AF842248

von Sydow • Borst (Hrsg.)

Systemische Therapie in der Praxis

Kirsten von Sydow • Ulrike Borst (Hrsg.)

Systemische Therapie in der Praxis

BELTZ

Anschrift der Herausgeberinnen:
PD Dr. phil. Kirsten von Sydow
Psychotherapiepraxis Osterstr. 163
E-Mail: kirsten.von.sydow@t-online.de
20255 Hamburg
& Universität Hamburg
Fakultät für Psychologie & Bewegungswissenschaften
Institut für Psychologie
Klinische Psychologie & Psychotherapie
Von-Melle-Park 5
20146 Hamburg
E-Mail: kirsten.von.sydow@uni-hamburg.de

Dr. rer. nat. Ulrike Borst
Leiterin des Ausbildungsinstituts für Systemische Therapie und Beratung
Stockerstr. 45
8002 Zürich
Schweiz
E-Mail: borst55@gmx.de

Das Werk einschließlich aller seiner Teile ist urheberrechtlich geschützt. Jede Verwertung ist ohne Zustimmung des Verlags unzulässig. Das gilt insbesondere für Vervielfältigungen, Übersetzungen, Mikroverfilmungen und die Einspeicherung und Verarbeitung in elektronische Systeme.

FSC www.fsc.org
MIX
Papier aus verantwortungsvollen Quellen
FSC® C089473

Dieses Buch ist erhältlich als:
ISBN 978-3-621-28527-8 Print
ISBN 978-3-621-28528-5 E-Book (PDF)

1. Auflage 2018

© 2018 Programm PVU Psychologie Verlags Union
in der Verlagsgruppe Beltz • Weinheim Basel
Werderstraße 10, 69469 Weinheim

Lektorat: Natalie Brecht
Einbandgestaltung / Umschlaggestaltung: www.anjagrimmgestaltung.de; Stephan Engelke (Beratung)
Bildnachweis: Ulrike Hischke – Kunst & Fotografie (www.ulrikehischke.com): »Alles im Fluss«

Herstellung: Uta Euler
Gesamtherstellung: Beltz Bad Langensalza GmbH, Bad Langensalza
Printed in Germany

Weitere Informationen zu unseren Autor_innen und Titeln finden Sie unter: www.beltz.de

Inhaltsübersicht

Inhalt

Vorwort

Kirsten von Sydow • Ulrike Borst

Herzlich Willkommen zu »Systemische Therapie in der Praxis«!

Ein neues – und auch noch ziemlich dickes – Lehrbuch wirft für die potenzielle Leserin oder den potenziellen Leser einige Fragen auf: Brauche ich das überhaupt? Was kann es mir Neues sagen? Wer sind die Menschen, die es verfasst haben? Und: Warum überhaupt ein weiteres Lehrbuch zur Systemischen Therapie?

Unser vorliegendes Lehrbuch weist einige Besonderheiten auf und setzt folgende Akzente:

- **Starke Praxisorientierung.** Der Praxisbezug spielt eine zentrale Rolle. Fast alle Buchkapitel beinhalten Fallbeispiele, konkrete Formulierungen und Dialoge aus Psychotherapiestunden sowie klare Empfehlungen für die Umsetzung von systemischen Therapieansätzen und den Umgang mit typischen Problemen (z. B. durch »Dos und Dont's«).
- **Enge Orientierung an der Grundlagen- und Psychotherapieforschung.** Die wissenschaftliche Fundierung der hier versammelten Ansätze und Interventionen ist uns wichtig. Zugunsten der Praxisorientierung wird in den Kapiteln die Forschungsliteratur jedoch nicht umfassend zitiert. Interessierte Leser erhalten jedoch Verweise auf die wichtigsten Studien und Übersichtsarbeiten sowie Empfehlungen für die vertiefte und weiterführende Lektüre.
- **Internationalität.** Nicht nur Fachleute aus Deutschland – West und Ost –, Österreich und der Schweiz, sondern auch Koryphäen der Systemischen Therapie bzw. der Paar-/Familientherapie aus Großbritannien (Eia Asen, Peter Stratton), Dänemark (Marianne Engelbrecht Lau), Israel (Haim Omer, Uri Weinblatt) und den USA (Guy Diamond, Peter Fraenkel, Eli Lebowitz, Daniel LeGrange, Howard Liddle, James Lock, Bill Pinsof) konnten als Autoren gewonnen werden.
- **Sprachliche Klarheit.** Alle Kapitel sind sprachlich klar und nachvollziehbar geschrieben.
- **Breiter Überblick über die Systemische Therapie mit neuen Entwicklungen.** Die Systemische Therapie befindet sich in ständiger Weiterentwicklung. Sie ist nachweislich sehr gut wirksam, bei manchen Störungen ist sie die Methode der ersten Wahl. Sie ist in der Schweiz und Österreich wie in fast allen anderen Ländern Europas sozialrechtlich anerkannt, wurde bereits 2008 vom deutschen Wissenschaftlichen Beirat Psychotherapie (WBP) wissenschaftlich anerkannt, aber bei Drucklegung dieses Buches (Sommer 2018) hat der Gemeinsame Bundesausschuss (G-BA) noch nicht über ihre sozialrechtliche Zulassung in Deutschland entschieden. Das Werk intendiert, sowohl die klassischen systemischen Interventionen

umfassend darzustellen als auch die neueren Entwicklungen ausführlich zu präsentieren und (kritisch) zu diskutieren.

- **Vertiefung von allgemein-psychotherapeutischen Aspekten.** Übergreifenden Aspekten wie der Gestaltung der therapeutischen Beziehung, der Motivierung von Klienten(-Paaren, -Familien), der Berücksichtigung von Lebenswelten des Patienten sowie auch individuellen biografischen und bindungstheoretischen Mustern wird viel Raum gegeben.
- **Optimale Einsetzbarkeit im Studium, der Therapieausbildung und –weiterbildung – aber auch für Praktiker mit bereits abgeschlossener Therapieausbildung.** Da die hier versammelten Inhalte viele wichtige Module des Aus- und Weiterbildungscurriculums umfassen, kann dieses Lehrbuch sowohl für »Anfänger«, als auch für »Fortgeschrittene« eine hilfreiche Lernplattform darstellen, aber auch für sehr erfahrene Praktiker nützlich sein, die ihre systemische Ausbildung vielleicht zu Zeiten und an Orten absolviert haben, die weniger eng an die empirische Forschung »angebunden« waren.
- **Ergänzende Videobeispiele verfügbar.** Psychotherapeutische Expertise kann man nicht allein durch Lesen erwerben – neben dem praktischen Training ist die Anschauung ein wesentliches Hilfsmittel. Insofern ist die ebenfalls von uns herausgegebene DVD (Borst & von Sydow, 2018; s. Hinweis am Ende des Buches) eine wichtige Ergänzung, deren Videobeispiele jeweils in direktem Bezug zu den Kapiteln unseres Buches stehen. Zahlreiche Autoren unseres Buches zeigen sich hier als Therapeutinnen und Therapeuten und demonstrieren in vivo die in den Kapiteln beschriebenen Interventionen und Ansätze, um sie auf lebendige Art erlebbar und erfahrbar zu machen.

An wen richten wir uns?

Die beschriebenen Besonderheiten machen deutlich, dass unsere Zielgruppe prinzipiell alle Menschen sind, die sich für Systemische Therapie bzw. Klinische Psychologie, Psychotherapie, Psychiatrie oder Psychosomatik interessieren. Auch sind natürlich Kolleginnen und Kollegen aus Nachbardisziplinen eingeladen, dieses Werk zu lesen. Insbesondere richtet es sich an:

- **Psychologiestudierende** mit Schwerpunkt Klinische Psychologie und Psychotherapie,
- **Psychologen, Ärzte, Sozialarbeiter/Sozialpädagogen** oder Menschen mit anderem Grundberuf **in psychotherapeutischer Aus- und Weiterbildung,**
- **erfahrene Praktiker (Fachärzte für Psychiatrie oder Psychosomatische Medizin),** die sich kompakt über neuere Entwicklungen informieren und bereits erworbenes Wissen auffrischen möchten,
- **Supervisoren und Dozenten,** die Anregungen und Materialien für Lehre und Supervision erhalten möchten,
- **Wissenschaftler** (auch Nicht-Kliniker z.B. aus der Paar-/Familienforschung), die den Bezug zur Praxis nicht verlieren wollen,
- **Interessenten** aus dem Gesundheits- und Erziehungswesen, von Kostenträgern sowie aus Verwaltung und (Gesundheits-)Politik.

- **Patienten und ihre Angehörigen.** Auch Betroffene und ihr Umfeld können sich hier über unterschiedliche Ansätze und therapeutische Möglichkeiten informieren. Es kann nützlich sein, Informationen auch noch mit dem Therapeuten zu besprechen.

In den Kapiteln werden überwiegend Situationen aus ambulanten Psychotherapien beschrieben, jedoch werden auch stationäre Konzepte und die Umsetzung in Gruppentherapien sowie Multi-Familiengruppentherapien einbezogen.

Wer sind wir – und wer sind unsere Autoren?

Die Idee zu diesem Buch wurde inspiriert davon, dass Kollegen und Kolleginnen der ersten Herausgeberin (KvS) an der Psychologischen Hochschule Berlin (PHB) beim Beltz-Verlag ein Lehrbuch »Verhaltenstherapie in der Praxis« (Brakemeier & Jacobi, 2017a) – kombiniert mit einer DVD (Brakemeier & Jacobi, 2017b) – herausgaben und ein zweites Lehrbuch »Psychodynamische Therapie in der Praxis« kurz vor der Publikation steht (Gumz & Hörz-Sagstetter, 2018). Die Idee, auch ein aktuelles Lehrbuch zur »Praxis der Systemischen Therapie« zu schreiben, war naheliegend. Dafür fanden sich Kirsten von Sydow, Wissenschaftlerin mit einem Forschungsschwerpunkt im Bereich Partnerschaft, Sexualität und Bindung sowie Wirksamkeitsforschung zur Systemischen Therapie, Dozentin und – tiefenpsychologische und systemische – Therapeutin mit eigener Praxis in Hamburg, und Ulrike Borst, Psychotherapeutin mit langjähriger klinischer Erfahrung, Leiterin eines Ausbildungsinstituts, Therapeutin in eigener Praxis in Zürich und Konstanz, und Mitherausgeberin der Zeitschrift »Familiendynamik«, zusammen.

Wir beiden Herausgeberinnen haben einige Gemeinsamkeiten – Interesse an empirisch fundierter Systemischer Therapie, Freude an klarer Sprache, weibliches Geschlecht und einem Bezug zur Stadt »Konstanz« –, aber wir haben auch Unterschiede, mit denen wir versuchen, konstruktiv umzugehen: Ulrike Borst sieht sich primär als Systemische Therapeutin mit großem Interesse an der Vielfalt der Lebensbedingungen ihrer Patientinnen und Patienten, Kirsten von Sydow versteht sich primär als Klinische Psychologin und Psychotherapeutin mit einem starken Interesse an der an Grundlagenforschung orientierten (»translationalen«), evidenzbasierten Psychotherapie und einer freundlicheren Haltung gegenüber kontrollierter Psychotherapieforschung und Manualen.

Aber im Grunde denken und handeln wir beide schulenübergreifend. Dabei arbeiten wir konstruktiv mit unseren verschiedenen inneren Anteilen (KvS ist systemische und tiefenpsychologisch fundierte Therapeutin und lehrt auch häufig im verhaltenstherapeutischen Kontext) und arbeiten konstruktiv mit Kollegen, die andere Therapieschulen vertreten, zusammen – sei es an der PHB (KvS mit den Verhaltenstherapeuten Frank Jacobi, Eva-Lotta Brakemeier und Nikola Stenzel, und den Tiefenpsychologen Antje Gumz, Susanne Hörz-Sagstetter, Timo Storck sowie weiteren Kolleginnen und Kollegen) oder im Wissenschaftlichen Beirat Psychotherapie (WBP: KvS). UB hat eine verhaltenstherapeutische Vergangenheit, hat in großen psychiatrischen Einrichtungen verfahrensintegrativ Organisationsentwicklung betrieben, ist in einer Intervisionsgruppe mit Verhaltenstherapeutinnen, lädt gerne kluge Menschen jeder Couleur zu Tagungs- und Zeitschriften-Beiträgen ein.

Wir beide haben uns seit Beginn unserer eigenen therapeutischen Ausbildung und Tätigkeit als *Scientist Practitioner* betrachtet und haben bei der Auswahl der Autorinnen und Autoren dieses Buches auch versucht, ebensolche für das Projekt zu gewinnen. Dabei konnten wir erfreulicherweise auf viele Freundinnen und Freunde und kollegiale Wegbegleiter zurückgreifen. Gleichzeitig haben wir durch das vorliegende Projekt auch neue Kollegen kennen und schätzen gelernt. Um die Vielfalt der Themen durch die jeweiligen Expertinnen und Experten abzudecken, haben wir letztlich 75 Autoren gewonnen.

Dank einer Befragung (Teilnahme-Rate: 66 %, demografische Daten bei den anderen meist durch Recherchen ergänzt) können wir unsere Autorinnen und Autoren folgendermaßen beschreiben (einschließlich der beiden Herausgeberinnen: N=77):

- **nicht ganz ausgeglichenes Geschlechterverhältnis:** 38 % Frauen, 62 % Männer.
- **breiter Range der Geburtskohorten und des Alters:** Die Autoren, die an der Befragung teilnahmen, wurden im Intervall zwischen 1938 bis 1989 geboren, ihr Alter lag Ende 2017 bei durchschnittlich 57 Jahren (Spannweite: 28-79 Jahre; N=51).
- **Internationalität.** Es ist uns gelungen, Fachleute aus vielen Ländern Europas, den USA und Israel zur Kooperation zu gewinnen (N=77):
  - 57 % der Autoren kommen aus Deutschland,
  - 19 % aus der Schweiz
  - 6 % aus Österreich
  - 8 % aus nicht-deutschsprachigen europäischen Ländern (Großbritannien: 4 %, Dänemark: 1 %, Israel: 3 %)
  - und 9 % aus den USA
- **Tätigkeitbereich und Qualifikationen:** Fast alle sind als Psychotherapeuten praktisch tätig (im Durchschnitt seit 27 Jahren, Range: 0-46 Jahre), und zwar meist auf Basis folgender Qualifikationen:
  - Psychologische oder ärztliche Psychotherapeuten
  - Kinder- und Jugendlichenpsychotherapeuten
  - Facharzt für Psychiatrie / Psychotherapie / Psychosomatik
  - Facharzt für Kinder- und Jugendlichenpsychiatrie
  - Diplom-/Master-Psychologen (in Psychotherapie-Ausbildung)
  - sonstige Qualifikation (z. B. Jurist, Sozialarbeiter)
- Der überwiegende Anteil (80 %) ist approbiert (N=49). Einige haben Doppelapprobationen (z. B. Kinder / Jugend und Erwachsene).
- Die Mehrzahl der Autoren ist nicht nur qualifiziert für Systemische Therapie (90 %), sondern auch für weitere Therapieverfahren wie Tiefenpsychologisch fundierte Psychotherapie (31 %), Verhaltenstherapie (29 %), Humanistische Therapie (23 %), Psychoanalyse (4 %) sowie besondere Ansätze (z. B. Traumatherapie: 19 %, Hypnotherapie: 15 %).

- Jeweils etwa die Hälfte der Autoren beschrieb einen oder mehrere störungsspezifische Arbeitsschwerpunkte bzw. schränkt ihr Arbeitsgebiet nicht auf bestimmte Störungen ein.
- **Akademische Qualifikation:** Neben einem abgeschlossenen Hochschulstudium, das alle Autoren (bis auf eine Studentin) vorweisen können, haben die Autoren auch noch folgende akademischen Qualifikationen (N=77):
  - 26 % Professoren
  - 4 % Habilitierte oder habilitationsäquivalente Leistungen
  - 55 % Promovierte
- **(Mit-)Geschriebene Beiträge für das vorgelegte Buch:** Die meisten Autoren erstellten nur ein Kapitel, das Maximum lag bei 10 bzw. 13 Beiträgen (von den Herausgeberinnen) bzw. bei den anderen Autoren bei drei (ein Autor) oder zwei Beiträgen (12 Autoren).
- Wenige Novizen und manche Vielschreiber unter den Verfassern der Buchkapitel (N=51):
  - Bei 8 % war dies das erste Kapitel für ein Herausgeberwerk
  - 20 % haben bislang 2-5 Kapitel geschrieben
  - 35 % 6-10 Kapitel
  - 16 % 11-20 Kapitel
  - 12 % 21-50 Kapitel
  - und 10 % haben 51+ Kapitel geschrieben.

Was ist noch wichtig?

- **Gendersensibilität.** Sofern die Geschlechtszugehörigkeit keine besondere Rolle spielt, werden im vorliegenden Lehrbuch der besseren Lesbarkeit zuliebe Begriffe wie »Klientin«, »Patient« oder »Therapeutin« meist nur in einer Form, aber grundsätzlich geschlechtsneutral verwendet, betreffen also stets beide Geschlechter.
- **Fallbeispiele.** Unsere Fallbeispiele orientieren sich an realen Beispielen, die natürlich ausreichend anonymisiert wurden, sodass die Patienten nicht mehr erkannt werden können. In der Regel wurde hier das Geschlecht von Patient und Therapeut beibehalten.
- **Editorials und Literaturverzeichnis.** Als Einführung und »Leseanleitung« bzw. »Schnelldurchlauf« sind den zehn Buchteilen Editorials vorangestellt. In den Kapiteln wird am Ende nur weiterführende Literatur genannt; ein Gesamtverzeichnis aller zitierten Literatur findet sich am Ende des Buches.

Wem möchten wir danken?

Das vorliegende Lehrbuch stellt den Endpunkt eines langen Prozesses dar und konnte nur durch die umfangreiche Unterstützung und Mitarbeit vieler Menschen zustande kommen. Daher gilt unser aufrichtiger und herzlicher Dank folgenden Personen und Institutionen:

- **Zuallererst unseren 75 Autorinnen und Autoren**, die unsere Vorgaben wunderbar berücksichtigt haben und zu dem »Systemische Therapie in der Praxis«-Gesamtprojekt den entscheidenden Beitrag leisteten.
- **Dem Beltz Verlag,** insbesondere Natalie Brecht und Dr. Svenja Wahl.
- **Unseren derzeitigen beruflichen Wirkungsstätten** – meiner Psychotherapiepraxis in Hamburg (mit meinen fünf Praxiskolleginnen und der Psychologischen Hochschule Berlin (KvS), und dem Ausbildungsinstitut Meilen (UB)).
- **Unseren Kolleginnen und Kollegen** in den systemischen Fachgesellschaften (SG, DGSF, SYSTEMIS) und in allgemein klinisch-psychotherapeutischen Fachgesellschaften (BDP, DGPs, DGPFG, DGfS, DPTV, SPR).
- **Wichtigen beruflichen Wegbegleitern und Mentoren** (Aufzählung kann an dieser Stelle nicht vollständig sein):
  - KvS (chronologisch angeordnet): Insa Fooken, Ursula Lehr, Ursula Tröscher-Hüfner, Reinhard Schmidt, Christian Reimer, Jochen Eckert, Hans-Ulrich Wittchen, Steffen Fliegel, Jochen Schweitzer, Rüdiger Retzlaff, Oskar Holzberg, Andrea Seiferth, Brigitte Gemeinhardt, Ricarda Rudert, Miriam Haagen.
  - UB (chronologisch angeordnet): Rudolf Cohen, Karl Studer, Luc Ciompi, Rosmarie Welter-Enderlin, Bruno Hildenbrand, Hans Rudi Fischer, Arist von Schlippe
  - Eva-Lotta Brakemeier und Frank Jacobi (2017), deren wunderbares VT-Lehrbuch sowie deren VT-DVD uns ein gutes Vorbild war. Vieles konnten wir uns davon abkucken oder adaptieren – das gilt bzgl. der formalen Struktur, der Existenz von Editorials zu jedem Hauptkapitel, der Autorenbefragung und vielem mehr.
- **Wir uns gegenseitig!** Dieses uns oft als Mammutprojekt erscheinende Lehrbuch wäre ohne unsere wechselnde gegenseitige Motivierung und immer wieder entfachte Begeisterung für das Projekt womöglich nicht zum (fristgerechten) Abschluss gekommen. Wir haben gemeinsam viel Herzblut in das Buch (sowie die DVD) gesteckt und erfreulich gut zusammengearbeitet auch über große räumliche Distanzen. Wir hoffen, dass unser Buch bei Ihnen als Leserinnen und Leser auf entsprechende Resonanz stößt!
  - **Dem Gemeinsamen Bundesausschuss (G-BA) und dem Institut für Qualität und Wirtschaftlichkeit im Gesundheitswesen (IQWiG):** Nach intensiver Prüfung wurde Systemische Therapie im Oktober 2018 als Verfahren der Erwachsenenpsychotherapie 2018 sozialrechtlich anerkannt und wurde 2020 zu einem Richtlinien-Psychotherapieverfahren.

Hamburg und Konstanz / Zürich, *Kirsten von Sydow und Ulrike Borst*
im Januar 2021

Einführung

Kirsten von Sydow • Ulrike Borst

Nach langen Forschungswanderjahren an unterschiedlichen Hochschulen mit einem Fokus auf der »Entwicklungspsychologie der Lebensspanne« fand ich (KvS) an der Klinik für Psychosomatik und Psychotherapie der Universität Gießen bei Prof. Dr. Christian Reimer eine Möglichkeit, Psychotherapeutin zu werden. Klinikintern machte ich eine Ausbildung in tiefenpsychologisch fundierter Psychotherapie und parallel dazu eine Ausbildung in Systemischer Therapie / Familientherapie am Institut für Familientherapie in Weinheim. Diese verschiedenen, z. T. durchaus miteinander in Konflikt stehenden Entwicklungslinien – Forschung, Systemische Therapie und Psychodynamische Therapie – zu integrieren, ist so etwas wie meine Lebensaufgabe. Ab 2004 habe ich angefangen zur Wirksamkeit von Systemischer Therapie zu forschen. Zunächst allein, dann in einer Forschungsgruppe zusammen mit Prof. Dr. Jochen Schweitzer, Dr. Rüdiger Retzlaff, Stefan Beher und anderen (s. Kap. 89). In einem meiner frühesten Vorträge zu diesem Thema habe ich bei einer Tagung in Berlin die mir bis dahin bekannte Evidenz zur Systemischen Therapie zusammengefasst, möglicherweise war es 2007. Danach wurde diskutiert und Prof. Dr. Kurt Hahlweg – ein renommierter verhaltenstherapeutischer Paartherapeut und Partnerschaftsforscher – fragte sinngemäß so etwas wie: Die von mir gezeigte Evidenz sei ja schön und gut – aber was diese RCT Studien denn mit der Praxis der systemischen Therapieausbildung in Deutschland zu tun hätten?! Ich weiß nicht mehr, was ich geantwortet habe – aber diese Frage hat mich in Bedrängnis gebracht, da sie tatsächlich einen wunden Punkt der damaligen Systemischen Therapie in Deutschland berührte: Die Systemische Therapie-Ausbildung war damals stark abgekoppelt von der Forschung – sowohl von der Grundlagen-, als auch von der Psychotherapieforschung.

Das zeigte sich auch in den heftigen Diskussionen unter den deutschen Systemikern über die Frage, ob man es riskieren solle, nach der Ablehnung des ersten Antrags auf wissenschaftliche Anerkennung der Systemischen Therapie beim Wissenschaftlichen Beirat Psychotherapie (WBP) einen zweiten Antrag zu stellen. Diese Diskussionen fanden auch bei den von Jochen Schweitzer ab 2004 organisierten Kongressen für Systemische Forschung in Heidelberg statt. Da wurde erbittert gestritten – die ausländischen Referenten standen staunend davor und verstanden gar nicht, was los war, da es für Systemiker aus den USA und anderen Industrieländern nicht in Zweifel stand, ob sie die Evidenz ihres Verfahrens in RCT Studien überprüfen wollen – das war damals bereits andernorts längst unverzichtbar.

Doch im deutschen Sprachraum herrschte eine andere Stimmung. So führte in diesen frühen Jahren einer meiner Vorträge unter den systemischen Forschern in Heidelberg dazu, dass mich danach eine namhafte Leiterin eines deutschen Ausbildungsinstitutes streng fragte, ob ich etwa Vertreterin der »Allgemeinen Psychotherapie« wäre?! Ich entgegnete, dass eine Orientierung an der allgemeinen Psychotherapie und als systemische Therapeutin ja keine Dichotomie sei, sondern beides mir durchaus vereinbar erschiene. Frau X widersprach energisch, die Ausbildung müsse sortenrein in nur einem Verfahren erfolgen, unterstellte mir und anderen forschenden Systemikern, es ginge uns nur um akademische Posten (nicht ganz verkehrt, aber auch verkürzt) und beteuerte, sie würde dagegen kämpfen! Und dann stand die Dame tatsächlich mit geballter, erhobener Faust vor mir und ich war verblüfft und auch ein bisschen geschockt über ihre Reaktion.

Eine ganz andere Geschichte habe ich (UB) mit der Forschung und der Systemischen Therapie. Im Rahmen meiner naturwissenschaftlichen Dissertation zur Schizophrenieforschung von meinem Doktorvater Rudolf Cohen mit allen methodisch-statistischen Wassern gewaschen, hätte ich mich als nächstes gerne den Zusammenhängen zwischen klinischer Phänomenologie und Hirnaktivität gewidmet, gab dann aber wegen meiner zwei Kinder meine Habilitationspläne auf und fing an, klinisch zu arbeiten. Bald merkte ich, dass ich der Komplexität des klinischen Arbeitens mit Patienten und ihren Netzwerken nur mit einer systemischen Weiterbildung gewachsen sein würde. Hier, bei Rosmarie Welter-Enderlin, wurde ich mit allen Wassern der Emotionsfokussierung und eines Schweizerischen Pragmatismus gewaschen. Aus geplanten circa zwei Jahren Psychiatrie wurden 18 Jahre in Festanstellung, weitere zehn Jahre als Projektleiterin im Bereich Psychiatrieplanung, Team-Supervision und In-House-Weiterbildung. Meine RCT- und Verhaltenstherapie-Vergangenheit prägte mein Denken und Argumentieren weiterhin, wurde aber auf sehr konstruktive Weise herausgefordert durch die Diskussionen im Team unseres Ausbildungsinstituts, in dem ich seit 2000 als Lehrtherapeutin, seit 2006 als Leiterin fungiere. Die Debatten mit Bruno Hildenbrand, einem qualitativen Sozialforscher, gingen nächtelang. In der schweizerisch-deutschen Koproduktion der »Allgemeinen Psychotherapie« nach Grawe fand und finde ich aufregende neue Denkansätze, um Psychotherapie- und Wirkfaktorenforschung mit der Evidenzbasierung (ursprünglich) medizinischer Prägung zu verbinden.

Langer Vorrede, kurzer Sinn: Dieses Buch ist auch eine Antwort auf die kritische Frage von Herrn Hahlweg. Was illustriert, dass eine einzelne gute Frage große Effekte haben kann (s. Kap. 14) und dass Ressourcen auch in kritischen Fragen gefunden werden können, die vielleicht nicht nur konstruktiv, sondern auch abwertend gemeint gewesen sein könnten (s. Kap. 12). Des Weiteren ist das Buch auch eine Antwort auf die erhobene Faust von Frau X: Eine nicht gewalttätige, aber – hoffentlich! – kraftvolle Antwort! Und es ist eine Antwort auf Bruno Hildenbrand: das eine tun (RCT-Studien) und das andere nicht lassen (qualitative Forschung und Fallverstehen in der Begegnung, s. Kap. 2, 3).

Einführend möchten wir einen kurzen Überblick über die Rahmenbedingungen geben, die die Praxis der Psychotherapie allgemein und insbesondere die der Systemischen Therapie prägen. Sie spielen damit für unser Buch eine bedeutsame Rolle.

Evidenzbasierte Psychotherapie
Alle elaborierten Gesundheitssysteme haben inzwischen eine Wende hin zur evidenzbasierten Medizin und Psychotherapie vollzogen. Das heißt, dass Interventionen nur dann als wissenschaftlich anerkannt und von den Sozialversicherungen finanziert werden, wenn sie belegen können, dass sie wirksam sind. Zentral dabei sind randomisierte, kontrollierte Studien (»randomized controlled trials, RCT«) und Metaanalysen (s. a. Kap. 89).

Systemische Therapie und Paar-/Familientherapie

In den USA spricht man weniger von Systemischer Therapie – um so wichtiger ist dort die »Couple (Marital) Family Therapy (CFT/MFT)«, die immer mit einer systemischen Grundorientierung arbeitet, aber auch offen für die Integration anderer Modelle ist. Systemische Therapie und Paar-/Familientherapie überlappen sich größtenteils, sind aber nicht identisch (s. a. Kap. 1; von Sydow et al., 2007).

Der deutschsprachige Sonderweg der Systemischen Therapie und forschungsorientierte Ansätze in englischsprachigen und vielen anderen Ländern

Während die Praxis der Systemischen Therapie und der Paar- und Familientherapie in den deutschsprachigen Ländern – beflügelt von Pionieren wie Helm Stierlin, Horst-Eberhard Richter, Jürg Willi und Rosemarie Welter-Enderlin – schon immer gedieh, herrschte besonders in den 1980er und 1990er Jahren in Bezug auf die theoretische Fundierung der Systemischen Therapie eine verwirrende Lage.

Besonders populär war in Teilen der deutschsprachigen Systemiker der Soziologe Niklas Luhmann (»Das Leben lebt sein Leben, ohne dass ihm Bewusstsein oder Kommunikation hinzugefügt werden könnte«, zit. n. von Schlippe & Schweitzer, 1996, S. 72), und die Berufung auf radikalen Konstruktivismus, der jede Wirklichkeit für komplett subjektiv hält – also auch den Tod, Gewalt, Erkrankungen usw. –, eine Haltung die mit empirischer Forschung unvereinbar ist und auch mit ethischen Normen. Gleichzeitig nahm die Popularität des katholischen Priesters Bert Hellinger zu – der bei aller berechtigter Kritik sehr klar und allgemein verständlich in seinen Aussagen war (s. Kap. 15). Doch der deutschsprachige systemische Mainstream war oftmals in griechisch-lateinische Fremdwörter gekleidet, kryptisch und unverständlich. Oft fand sich eine ambivalente, ebenso »gläubige« wie abwertende Haltung gegenüber dem, was die Autoren sich unter Naturwissenschaften allgemein und Physik im Besonderen vorzustellen scheinen. Physikalische Konzepte wie »Synergetik« wurden mit Begeisterung übernommen, wobei jedoch deren Anwendbarkeit auf psychotherapeutische und psychologische Fragen fragwürdig blieb. Fast unbemerkt blieb, dass wenig unternommen wurde, um klinische Theorien zu entwickeln. Gemeint sind Konzepte darüber, wie denn psychische Störungen entstehen und überwunden werden können und was die Aufgabe von Therapeuten dabei ist. Auch elaborierte klinische Theorien zum Stellenwert von Familie und Partnerschaft z. B.

aus dem englischsprachigen Raum wurden lange nur wenig integriert in die deutschsprachige Systemische Therapie (Geyerhofer, 2011; Geyerhofer et al., 2018; von Sydow, 1997, 2015).

Orientierung an der Grundlagenforschung und der Psychotherapieforschung – schließlich – auch in der deutschsprachigen Systemischen Therapie

Ein Weckruf war, dass der erste Antrag auf wissenschaftliche Anerkennung der Systemischen Therapie (Schiepek, 1999) im Auftrag der damals relevanten systemischen Fachgesellschaft (AGST) vom Wissenschaftlichen Beirat Psychotherapie (WBP) in Deutschland abgelehnt wurde, weil noch zu wenig Studien als Belege eingereicht worden waren – vor allem aber, weil der Zusammenhang zwischen Theorie und klinischer Praxis nur unzureichend dargelegt worden sei (WBP, 2000).

Eine zweite Expertise zur Wirksamkeit der Systemischen Therapie wurde erst mehrere Jahre später im Auftrag der beiden Dachgesellschaften (DGSF, SG) erstellt, nachdem eine deutsche Arbeitsgruppe in mehreren Reviews den guten Forschungsstand zur Systemischen Therapie dargestellt hatte (von Sydow, 2004; von Sydow, Beher, Retzlaff & Schweitzer, 2007b; Sydow, Beher, Schweitzer & Retzlaff, 2006). Die Expertise orientierte sich an den Anforderungen der evidenzorientierten Psychotherapie und referierte 33 RCT zur Wirksamkeit der Systemischen Therapie bei Störungen des Erwachsenenalters und 50 RCT zu Störungen des Kindes- und Jugendalters (von Sydow et al., 2007a). Der Antrag auf die wissenschaftliche Anerkennung der Systemischen Therapie wurde vom Wissenschaftlichen Beirat Psychotherapie (WBP) intensiv begutachtet. Systemische Therapie wurde dann Ende 2008 vom WBP als wissenschaftlich fundiertes Verfahren der Erwachsenen- sowie der Kinder- und Jugendlichentherapie anerkannt (WBP, 2009). Das hat Auswirkungen auf die Art, wie Systemische Therapie heute gelehrt wird – und auch auf die Patientenversorgung und die Forschung im deutschsprachigen Raum nachdem Systemische Therapie Ende 2018 vom Gemeinsamen Bundesausschuss auch sozialrechtlich anerkannt wurde in Deutschland – zunächst allerdings nur als Verfahren der Erwachsenenpsychotherapie (s. Kap. 88, 89, 90) – im restlichen Europa ist Systemische Therapie ja schon lange anerkannt (Borcsa, 2016).

Bedeutung der psychotherapeutischen Beziehung und der Allgemeinen Psychotherapie

Auch wenn uns die wissenschaftliche und sozialrechtliche Anerkennung der Systemischen Therapie ein wichtiges Anliegen ist, so wissen wir gleichwohl, dass nicht nur verfahrens- und störungsspezifische Aspekte bedeutsam sind, sondern auch – orientiert an Klaus Grawe – »allgemeinpsychotherapeutische« (s. Kap. 1, 2, 3, 91, Schlusswort).

Gliederung des Buches

Orientiert an den hier skizzierten Gedanken sowie dem Umfang sowohl »traditioneller Ansätze«, als auch »neuerer Ansätze der Systemischen Therapie« geschuldet, gliedern wir das Buch in folgende zehn Hauptkapitel:

- Teil I: Grundlagen und Rahmenbedingungen
- Teil II: Therapiebeginn, Erstgespräch und Diagnostik
- Teil III: Basisinterventionen der Systemischen Therapie
- Teil IV: Settings und Anwendungsformen
- Teil V: Störungs- und problemspezifische Ansätze: Erwachsene
- Teil VI: Störungs- und problemspezifische Ansätze: Kinder, Jugendliche (und junge Erwachsene)
- Teil VII: Systemische Therapie in besonderen Kontexten
- Teil VIII: Systemisch-integrative Therapiemanuale für Erwachsene
- Teil IX: Systemisch-integrative Therapiemanuale für Kinder und Jugendliche
- Teil X: Methodenintegration und weitere Aspekte professioneller Praxis

Zitierte und weiterführende Literatur

Borcsa, M. (2016). Systemische (Familien-)Therapie und staatliche Gesundheitssysteme in Europa – Ein Überblick. Familiendynamik, 41(1), 24-33.

Borst, U. (2013). Systemische Therapie. Handwerk der Psychotherapie, Band 1. Tübingen: Psychotherapie-Verlag.

Geyerhofer, S. (2011). Von den Mitteln und Zwecken der systemischen Therapie. Eine kritische Auseinandersetzung mit der »Kybernetik II« – und eine Erinnerung an den Nutzen störungsspezifischen Wissens in der Systemischen Therapie. Systemische Notizen, 01, 6-10.

Geyerhofer, S., Ritsch, M. & Thoma, C. (2018). Systemische Haltung und Störungsspezifisches Wissen – vom entweder/oder zum sowohl/als auch. Systeme, 32, 61-89.

Schiepek, G. (1999). Die Grundlagen der Systemischen Therapie. Göttingen: Vandenhoeck & Ruprecht. (Einschl. tabellarischem Überblick auf CD)

Schlippe, A. von & Schweitzer, J. (1996). Lehrbuch der systemischen Therapie und Beratung. Göttingen: Vandenhoeck & Ruprecht.

Sydow, K. von (1997). Rezension zu »Lehrbuch der systemischen Therapie und Beratung« (von Schlippe & Schweitzer). Psychotherapeut, 42(5), 332-333.

Sydow, K. von (2015). Systemische Psychotherapie. Wege der Psychotherapie. München: Reinhardt.

Sydow, K. von, Beher, S., Retzlaff, R. & Schweitzer-Rothers, J. (2007). Die Wirksamkeit Systemischer Therapie/Familientherapie. Göttingen: Hogrefe.

Wissenschaftlicher Beirat Psychotherapie (WBP) (2000). Gutachten zur Systemischen Therapie als wissenschaftliches Psychotherapieverfahren (Vom WBP außer Kraft gesetzte Veröffentlichung). Deutsches Ärzteblatt, 97(1–2), Seite A60-61, 10. Januar 2000.

Wissenschaftlicher Beirat Psychotherapie (WBP) (2009). Gutachten zur wissenschaftlichen Anerkennung der Systemischen Therapie. Deutsches Ärzteblatt, 106, 5, A208-A211. 30. Januar 2009.

I Grundlagen und Rahmenbedingungen

Editorial

Grundlagen und Rahmenbedingungen

Kirsten von Sydow • Ulrike Borst

Therapeutische Arbeit orientiert sich immer an den Theorien des Behandlers. Welche Fragen gestellt oder nicht gestellt, welche Bezugspersonen eingeladen oder nicht eingeladen werden, welche anderen Behandler einbezogen oder nicht einbezogen werden, mit wie viel oder wenig Empathie und Geduld oder mit wie viel oder wenig Pathologie- und/oder Ressourcenorientierung vorgegangen wird, richtet sich nach den expliziten oder impliziten klinischen Konzepten des Behandlers. Während in den USA und UK die klinischen Theorien der Systemischen Therapie und Paar- und Familientherapie seit Jahrzehnten an der Grundlagen- und Psychotherapieforschung orientiert sind (s. Kap. 1), war das im deutschsprachigen Raum zeitweise nicht ganz so eindeutig. Hier war es zeitweise unter Systemischen Therapeuten sehr populär, sich auf den radikalen Konstruktivismus und Niklas Luhmanns soziologische Systemtheorien zu berufen, während die Entwicklung klinischer Theorien vernachlässigt wurde (Geyerhofer, 2011; Geyerhofer et al., 2018; Sydow, 2000, 2015). Ein Weckruf war dann die Ablehnung des ersten Antrags auf wissenschaftliche Anerkennung der Systemischen Therapie (Schiepek, 1999) durch den Wissenschaftlichen Beirat Psychotherapie. Der Antrag wurde abgelehnt, weil noch nicht genügend RCT-Studien als Belege vorgelegt wurden – vor allem aber, weil die Gutachter konstatierten, es fehle »eine nachvollziehbare Beziehung zwischen Theorie und Praxis im Kontext einer übergeordneten Konzeption. … Die Ausführungen zu spezifischen ätiologischen Modellen … sind unzureichend …« (WBP, 2000). Das führte dazu, dass im zweiten Antrag auf wissenschaftliche Anerkennung der ST die vorliegenden klinischen Theorien zusammengefasst wurden (von Sydow et al., 2007), was zusammen mit der inzwischen noch weiter gewachsenen empirischen Evidenz zur Anerkennung der ST führte (s. Kap. 89). Insofern starten wir auch dieses Buch mit einem ersten Kapitel zu den theoretischen Grundlagen der Systemischen Therapie, das der Rahmen für die dann folgenden zwei Kapitel zur therapeutischen Grundhaltung und Beziehungsgestaltung ist und gehen an unterschiedlichen Stellen des Buches auf störungsspezifische und andere klinische Theorien ein (bes. in den Teilen V, VI, VIII und IX).

Die Psychotherapieforschung belegt, dass für alle Psychotherapieverfahren eine gelungene Gestaltung der therapeutischen Beziehung zentral ist. Deshalb sind auch für Systemische Therapeuten die »Common Factors« der Psychotherapieforschung wesentlich (Wampold, 2015).

Universelle therapeutische Beziehungs-Kompetenzen

Wampold (2011) fasst für die psychotherapeutische Weiterbildungsplattform der American Psychological Association (APA) 14 psychotherapeutische Kompetenzen zusammen, die aus der Psychotherapieforschung gut belegt erscheinen. Wir führen sie an dieser Stelle an, weil fast alle unmittelbar die Beziehungsgestaltung betreffen (zit. n. Jacobi & Brakemeier, 2017, S. 38-39, gekürzt).

»Effektive Therapeuten

(1) verfügen über zwischenmenschliche Fertigkeiten (u. a. gute sprachliche Ausdrucksfähigkeit, gute zwischenmenschliche Wahrnehmung, affektive Schwingungsfähigkeit, Wärme und Akzeptanz, Empathie, Fokus auf den anderen richten können).

(2) erzeugen Vertrauen und Zuversicht, demonstrieren Verständnis, auch durch nonverbales Verhalten; dies gilt für den ganzen Therapieprozess, aber insbesondere für Erstkontakt und Therapiebeginn.

(3) können mit den verschiedensten Patienten ein gutes Arbeitsbündnis (working alliance) entwickeln, das auf zwischenmenschlicher Verbundenheit, aber vor allem auch auf Einigkeit über die therapeutischen Ziele und das therapeutische Vorgehen beruht.

(4) stellen ein für den jeweiligen Patienten plausibles, konsistentes, akzeptables – und somit individuell angepasstes – psychologisches Erklärungsmodell für dessen Beschwerden bereit.

(5) leiten aus diesem Störungsmodell stringent einen Behandlungsplan ab, der in für den Patienten sinnvoller Weise nahelegt, was der Patient genau tun muss, um Leiden und Beeinträchtigung zu minimieren und die psychische Gesundheit zu steigern.

(6) verhalten sich glaubhaft und überzeugend, wecken Hoffnung und positive Erwartungen und motivieren damit den Patienten zur Mitarbeit.

(7) haben stets den Therapiefortschritt im Blick (u. a. mit einer Verlaufsmessung, die auch gemeinsam besprochen wird) und erkundigen sich regelmäßig in authentischer Weise, wie es dem Patienten geht; hierbei ist besonders wichtig, auch Verschlechterungen im Zuge der Therapie zu beachten.

(8) sind flexibel und können ihr Erklärungsmodell und ihren Behandlungsplan anpassen, wenn patientenseitig Widerstände auftreten oder erwartete Fortschritte ausbleiben (was zunächst einmal feinfühlig wahrgenommen werden muss).

(9) vermeiden schwierige und schmerzhafte Themen nicht, was bisweilen durchaus auch ein konfrontatives Vorgehen erfordert, wenn ein Patient (störungsbedingt oder aufgrund bestimmter Persönlichkeitseigenschaften) zur Vermeidung neigt. Da es dabei oft um Kernprobleme des Patienten geht, kommen hier meist rasch heftige Emotionen ins Spiel, womit der effektive Therapeut aber gut umgehen kann. Schwierigkeiten in der therapeutischen Beziehung (z. B. alliance ruptures) werden nicht ausgeblendet, sondern unmittelbar therapeutisch genutzt und bearbeitet.

(10) vermitteln Hoffnung und Optimismus – auch bei »schwierigen«, demoralisierten Patienten mit langer Leidens- und Behandlungsgeschichte; der effektive Therapeut traut sowohl dem Patienten zu, in der Therapie vereinbarte Ziele erfolgreich erreichen zu können als auch sich selbst, mit diesen Patienten erfolgreich zu arbeiten; hierbei werden Ressourcen und Stärken des Patienten mobilisiert, damit er die notwendige Überzeugung entwickeln kann, dass er selbst durch seine Mitarbeit für seinen Erfolg verantwortlich ist.

(11) sind sich der Diversität auf Patientenseite bewusst (z. B. hinsichtlich Alter, Geschlecht, (sub-)kulturellem Hintergrund, sozioökonomischem Status, sexueller Orientierung, Veränderungsmotivation, interner und externer Ressourcen etc.) und berücksichtigen diese bei ihren Indikationsentscheidungen (einschließlich der Vernetzung mit oder Überweisung zu anderen Hilfesystemen). Hierbei müssen Therapeuten sich ihres eigenen entsprechenden Hintergrunds, ihrer eigenen Persönlichkeit und ihrer Rolle im therapeutischen Beziehungsprozess bewusst sein.

(12) kennen sich und ihre eigenen psychologischen Prozesse gut und bringen keine eigenen Anteile und persönliches Material in die Therapie ein (es sei denn, sie tun es zielgerichtet für definierte therapeutische Zwecke). Hierbei wird hinsichtlich eigener Reaktionen auf das interaktionelle Patientenverhalten (»Gegenübertragung«) reflektiert, inwieweit diese in erster Linie patientenseitig ausgelöst werden, oder ob sie auch durch eigene, persönlicher Anteile des Therapeuten geprägt sind.

(13) kennen die beste wissenschaftliche Evidenz, die für die Behandlung des jeweiligen Patienten relevant ist, und haben ein gutes Verständnis für die bio-psycho-sozialen Grundlagen des Problemverhaltens (auf allen Ebenen des Erlebens und Verhaltens) bzw. der präsentierten Störung.

(14) entwickeln sich fortlaufend psychotherapeutisch weiter, nutzen hierbei Modelllernen und Feedback (z. B. in Super- und Intervision oder beim Monitoring von Therapiefortschritt und -ergebnis). Hierbei wird ein besonderes Augenmerk darauf gelegt, ein kohärentes Modell für die eigene Behandlungsdurchführung zu entwickeln und adaptiv einzusetzen, regelmäßig auf den Prüfstand zu stellen und zu verfeinern.«

Während viele dieser Faktoren selbstverständlich bedeutsam für Systemische Therapeuten sind (z. B. zwischenmenschliche Fertigkeiten, Vertrauen und Zuversicht erzeugen, gutes Arbeitsbündnis aufbauen, Ressourcenorientierung), sind andere im deutschsprachigen systemischen Kontext noch weniger stark verankert und werden bisher weniger oder eher informell realisiert (z. B. Behandlungsplan, Verlaufsmessung, die beste wissenschaftliche Evidenz kennen). Dieses Lehrbuch integriert auch diese allgemeinen psychotherapeutischen Aspekte.

Themenbereiche in Teil I

Die Gestaltung der therapeutischen Beziehung und der Umgang mit anspruchsvollen und manchmal auch schwierigen Klienten ist eine der Kernkompetenzen der Systemischen Therapie. So zeigt die Psychotherapieforschung, dass bei Systemischer Therapie (mit Einzelnen, Paaren, Familien, Gruppen, Multi-Familien-Gruppen) die Abbruchquoten geringer ist als bei allen anderen Therapieformen und dass paar-/familientherapeutisch trainierte Therapeuten eine geringere Abbruchquote haben als andere Therapeuten (s. Kap. 89). Das liegt vermutlich daran, dass die Arbeit mit Paaren, Familien und anderen Mehrpersonensettings zu den herausforderndsten Situationen in der Psychotherapie gehört und jeder Adept in der Praxis schmerzlich erfahren muss, wie leicht es bei Paaren und Familien zu Therapieabbrüchen kommen kann, wenn die Therapeutin nicht kontinuierlich an einer guten Beziehung zu allen Anwesenden (und Abwesenden) arbeitet.

Kapitel in Teil I

1 Was ist Systemische Therapie? (Theoretische Grundlagen) – Kirsten von Sydow: »Nichts ist so praktisch wie eine gute Theorie« (Lewin, 1951, S. 169). Grundlage für die Praxis ist die Zusammenfassung der wichtigsten theoretischen Grundlagen der Systemischen Therapie mit einem Fokus auf Klarheit, Verständlichkeit, Forschungsorientierung und klinische Relevanz.

2 Grundhaltung und Rahmen – Ulrike Borst: Hier wird die systemische Grundhaltung, das Menschenbild, die Sicht auf den / die Patienten und auf den Therapeuten selbst und der therapeutische Rahmen skizziert sowie ein kurzer Überblick über Risiko- und Schutzfaktoren in Bezug auf psychische Störungen gegeben.

3 Therapeutische Beziehung – Ulrike Borst: Die therapeutische Beziehung wird als dialektisches und dynamisches Geschehen beschrieben und – auch anhand von Beispielen – darauf eingegangen, wie zentrale therapeutische Beziehungskompetenzen erlernt werden können. In diesem Zusammenhang wird auch auf das Thema »Selbsterfahrung« eingegangen.

Weiterführende Literatur

Geyerhofer, S. (2011). Von den Mitteln und Zwecken der systemischen Therapie. Eine kritische Auseinandersetzung mit der »Kybernetik II« – und eine Erinnerung an den Nutzen störungsspezifischen Wissens in der Systemischen Therapie. Systemische Notizen, 01, 6-10.

Geyerhofer, S., Ritsch, M. & Thoma, C. (2018). Systemische Haltung und Störungsspezifisches Wissen – vom entweder / oder zum sowohl / als auch. Systeme, 32(1), 61-89.

Jacobi, F. & Brakemeier, E.-L. (2017). Editorial (Teil 1). Zum Einstieg: die aktive Gestaltung der therapeutischen Beziehung. E. L. Brakemeier & F. Jacobi (Hrsg.), Verhaltenstherapie in der Praxis (S. 38-43). Weinheim: Beltz.

Lewin, K. (1951). Problems of Research in Social Psychology. In D. Cartwright (Ed.), Field Theory in Social Science. Selected Theoretical Papers. New York: Harper & Row.

Schiepek, G. (1999). Die Grundlagen der Systemischen Therapie. Göttingen: Vandenhoeck & Ruprecht. (einschl. tabellarischem Überblick auf CD)

Sydow, K. von (2000). Systemische Psychotherapie mit Familien, Paaren und Einzelnen. In C. Reimer, J. Eckert, M. Hautzinger & E. Wilke (Hrsg.), Psychotherapie: Ein Lehrbuch für Ärzte & Psychologen (S. 294-332). Heidelberg: Springer.

Sydow, K. von (2015). Systemische Psychotherapie (In der Reihe »Wege der Psychotherapie«). München: Ernst Reinhardt.

Sydow, K. von, Beher, S., Retzlaff, R. & Schweitzer-Rothers, J. (2007). Die Wirksamkeit Systemischer Therapie / Familientherapie. Göttingen: Hogrefe.

Wissenschaftlicher Beirat Psychotherapie (WBP) (2000). Gutachten zur Systemischen Therapie als wissenschaftliches Psychotherapieverfahren. Deutsches Ärzteblatt, 97 (33), A-60/B-46/C-46.

Wissenschaftlicher Beirat Psychotherapie (WBP) (2009). Gutachten zur wissenschaftlichen Anerkennung der Systemischen Therapie. Deutsches Ärzteblatt, 106 (5), A208–A211. Im Internet: http://www.aerzteblatt.de/v4/archiv/artikel.asp?src=suche&id=63355. (Zugriff: 25.05.2018)

Wampold, B. E. (2015). How important are the common factors in psychotherapy? An update. World Psychiatry, 14(3), 270–277.

1 Was ist Systemische Therapie?

Kirsten von Sydow

»Ich lebe nicht mit mir allein, ich werde Teil von dem, was mich umgibt.«
(Lord Byron, 1788-1824, englischer Dichter)

1.1 Begriffsklärung

Die Definition von Systemischer Therapie, auf die sich die deutschen systemischen Dachverbände – orientiert an international gebräuchlichen Definitionen – geeinigt haben, lautet:

Definition

Systemische Therapie ist »ein psychotherapeutisches Verfahren, dessen Fokus auf dem sozialen Kontext psychischer Störungen liegt. Dabei werden zusätzlich zu einem oder mehreren Patienten (»Indexpatienten«) weitere Mitglieder des für die Patientin oder den Patienten bedeutsamen sozialen Systems einbezogen. Die Therapie fokussiert auf die Interaktionen zwischen Mitgliedern der Familie oder des Systems und deren weiterer sozialer Umwelt.« (vgl. Pinsof & Wynne, 1995, S. 586; Sydow et al., 2007a, S. 15)

Betrachtet werden Wechselwirkungen zwischen intrapsychischen, biologisch-somatischen und interpersonellen Prozessen von Individuen und Gruppen als wesentliche Aspekte von Systemen. Die Elemente der jeweiligen Systeme und ihre wechselseitigen Beziehungen sind die Grundlage für die Diagnostik und Therapie von psychischen Erkrankungen.

Auf dieser Definition aufbauend wurde die Systemische Therapie in Deutschland wissenschaftlich anerkannt (WBP, 2009). Andere Texte definieren Systemische Therapie – sehr weit – als das »Schaffen von Bedingungen für Selbstorganisationsprozesse« (Schiepek et al., 2013), was weder spezifisch für Psychotherapie noch für systemische Psychotherapie ist (von Sydow, 2015).

Ziel der Systemischen Therapie ist es, symptomfördernde familiäre Interaktionen und Strukturen, dysfunktionale Lösungsversuche und starre/einschränkende Familienerzählungen infrage zu stellen und die Entwicklung neuer, gesundheitsfördernder Interaktionen, Lösungsversuche und Erzählungen anzuregen.

Die psychologische Grundlagenforschung belegt die theoretischen Grundannahmen der Systemischen Therapie und stützt die systemische Prämisse, dass Kontexterweiterungen und ein Fokus auf zwischenmenschliche Beziehungen für das Verstehen und Behandeln individueller Pathologie entscheidende therapeutische Vorteile bieten. Die Ausführungen in diesem Kapitel orientieren sich an von Sydow (2015) und von Sydow et al. (2007).

Systemische Therapie und Paar-/Familientherapie

»Systemische Therapie« beschreibt eine theoretische Orientierung; diese kann als Einzel-, Paar-, Familien-, Gruppen- oder Multifamiliengruppentherapie realisiert werden. »Paar-/Familientherapie« bezeichnet dagegen ein therapeutisches Setting bzw. eine Anwendungsform. Neben der Systemischen Familientherapie existieren auch behaviorale, psychodynamische und humanistische Familientherapien (Scheib & Wirsching, 2004).

Systemische Therapie und Paar-/Familientherapie überlappen sich, sind aber nicht identisch. Systemische Therapie ist historisch aus der Familientherapie hervorgegangen. Die meisten Familien- und Paartherapeuten in Deutschland und im Ausland orientieren sich theoretisch und methodisch (nur oder auch) an systemischen Konzepten (von Sydow et al., 2007). In den USA ist ein systemisches Grundverständnis obligatorisch für die Akkreditierung aller Paar- und Familientherapie-Ausbildungsgänge bei der *American Association for Marriage and Family Therapy* (AAMFT; zit. n. von Sydow et al., 2007, S. 14).

Familie und Partnerschaft sind wesentliche soziale Kontexte des menschlichen Lebens. Orientiert an einem offenen Familienkonzept (Schneewind, 2010) bezieht die Systemische Therapie Partner, Eltern, Kinder, manchmal weitere Verwandte und andere Bezugspersonen sowie das weitere professionelle Helfersystem (Ärzte, Lehrer, Sozialarbeiter u. a.) in die Behandlung ein. Bezugspersonen werden direkt »in vivo« einbezogen (Arbeit im Mehrpersonensetting) oder indirekt, indem Fragen zum Verhalten, mutmaßlichem Erleben und den Intentionen abwesender Bezugspersonen gestellt werden. Paartherapie mit hetero- oder homosexuellen Paaren wird als eine Variante von Familientherapie verstanden.

Überblick zu grundlegenden Systemischen Therapieansätzen

Tabelle 1.1 gibt einen vereinfachten Überblick zu grundlegenden Perspektiven der Systemischen Therapie. Es wird deutlich, dass unser Buch, ebenso wie alle anderen Systemische-Therapie-Lehrbücher, stark auf die strukturelle und die ressourcenbezogene Perspektive setzt. Daneben räumen wir auch der Mehrgenerationen- und Bindungsperspektive und den neuen »Trademark-Therapien« einen hohen Stellenwert ein.

Tabelle 1.1 Überblick zu grundlegenden Perspektiven der Systemischen Therapie

Name der Perspektive / Grundidee	Prominente Vertreter	Zentrale Interventionen und Manuale	Mehr dazu in Kapitel
Strukturell-strategische Perspektive: ▶ Klinische Probleme werden als Ausdruck dysfunktionaler, nicht (mehr) entwicklungsgerechter familiärer Strukturen gesehen. ▶ Familien werden als regelgesteuerte Systeme betrachtet, deren Struktur von außen erkennbar und therapeutisch gezielt beeinflussbar ist. Zirkuläre Kausalität (»Teufelskreise«).	▶ Salvador Minuchin ▶ Jay Haley ▶ Cloe Madanes ▶ Mara Selvini-Palazolli	▶ Joining (Beziehungsaufnahme und -gestaltung) ▶ Enactments (Inszenierungen alltäglicher Interaktionsprobleme im Therapieraum) ▶ Blick auf strukturelle Merkmale von Familien ▶ Aufgaben und Verschreibungen ▶ Dosierte Konfrontation ▶ Fokus auf Koalitionen und Familiengeheimnisse ▶ Zirkuläre / triadische Fragen ▶ Hypothesenbilden und paradoxe Interventionen	**Das gesamte Buch, insbesondere:** ▶ fast alle Manuale für Störungen Erwachsener und Störungen von Kindern / Jugendlichen (Teil VIII, IX) ▶ Kap. 71: Londoner Manual ▶ Kap. 72: EFT ▶ Kap. 73: Leeds-Manual ▶ Kap. 75: BCT ▶ Kap. 79: ABFT ▶ Kap. 80: FBT ▶ Kap. 81: MDFT ▶ Kap. 82: MST
Mehrgenerationen-, Bindungs- und Mentalisierungsperspektive ▶ Verknüpft psychodynamische, bindungstheoretische, psychotraumatologische und systemische Konzepte. ▶ Bindungsmuster, Desorganisation und Differenzierung ▶ Mentalisierung ▶ Fokus auf transgenerationale Transmission von Traumatisierungen und Ressourcen ▶ Familiäre Delegationen, Vermächtnisse und Loyalitäten Familiäre »Schuld- und Verdienstkonten«	▶ John Bowlby ▶ Murray Bowen ▶ Ivan Boszormenyi-Nagy ▶ Helm Stierlin ▶ Eia Asen & Peter Fonagy ▶ David Schnarch	▶ Genogrammarbeit ▶ Mehrgenerations-Familiengespräche ▶ »Familienrekonstruktion« als Selbsterfahrungsansatz in der Psychotherapieausbildung ▶ Paar- und individualtherapeutische Interventionen mit einem Fokus auf Bindungssicherheit ▶ »Differenzierung« ▶ Mentalisierungsorientierte Familientherapie	▶ Kap. 13: Genogramm ▶ Kap. 22: Mentalisieren und Spiegeln ▶ Kap. 74: Differenzierungsorientierte Paar-/Sexualtherapie ▶ Kap: 72: EFT ▶ Kap. 79: ABFT ▶ Kap. 85: MBT-F

Tabelle 1.1 (Fortsetzung)

Name der Perspektive / Grundidee	Prominente Vertreter	Zentrale Interventionen und Manuale	Mehr dazu in Kapitel
Experientelle (erlebnisaktivierende) Familientherapie ▶ Verknüpft humanistische und systemische Konzepte ▶ Emotionsaustausch in Partnerschaften / Familien Selbstwert-Regulation ▶ Nähe-Distanz-Wünsche	▶ Virginia Satir ▶ Carl Whitacker	▶ Familienskulptur ▶ EFT	▶ Kap. 15: Skulptur / Aufstellung ▶ Kap. 72: EFT
Lösungsorientierter Ansatz ▶ Fokus auf Ressourcen und Lösungen statt auf Probleme / Symptome ▶ Abstimmung der Interventions-Intensität auf die Therapiemotivation	▶ Steve de Shazer ▶ Insoo Kim Berg	▶ »Solution talk« ▶ Lösungsorientierte Fragen und positive Umdeutungen ▶ Diagnostisches Raster zur Einschätzung der Therapiemotivation	▶ Kap. 12: Ressourcenaktivierung und positive Umdeutung ▶ Kap. 14: Systemische Fragen ▶ Kap. 70: Lösungsorientierte KZT
Selbstorganisations-Perspektive ▶ Fokus auf Selbststeuerung ▶ Selbstorganisation ▶ strukturelle Autonomie ▶ Verzicht auf normative Vorstellungen über Familien und Gesundheit	▶ Gianfranco Cecchin	▶ Wertschätzende Neutralität ▶ Infragestellen von Grundüberzeugungen	
Narrative Perspektive ▶ Fokus darauf, wie durch Sprache Realität und Identität mitkonstruiert wird	▶ Michael White ▶ Jaakko Seikkula ▶ Harlene Anderson	▶ »Dekonstruktion« dominanter Erzählungen und Entwicklung / Entdeckung von Alternativerzählungen ▶ »Reflektierendes Team« ▶ »Offener Dialog«	▶ Kap. 20: Reflektieren und Metakommunizieren ▶ Kap. 23: Externalisieren von Problemen ▶ Kap. 26: Internalisieren von Lösungen ▶ Kap. 68: Schreiben in der ST

Tabelle 1.1 (Fortsetzung)

Name der Perspektive/Grundidee	Prominente Vertreter	Zentrale Interventionen und Manuale	Mehr dazu in Kapitel
»Trademark-Therapien« ▶ Manualisierte systemisch-integrative Therapieansätze für die Behandlung spezifischer Störungen wie Depressionen, Substanz-, Sozialverhaltens-und Essstörungen ▶ Alle Ansätze basieren auf Minuchin und der Integration der Grundlagenforschung, z. T. werden auch noch andere Ansätze integriert (z. B. Verhaltenstherapie)	**Störungen von Kindern und Jugendlichen:** ▶ Guy Diamond ▶ Jose Sczapocznik ▶ James F. Alexander ▶ Howard Liddle ▶ Scott W. Henggeler ▶ Eli Lebowitz & Haim Omer ▶ James Lock & Daniel Le-Grange ▶ Tom Hegemann ▶ Haim Omer & Eli Lebowitz ▶ Eia Asen & Peter Fonagy	**Störungen von Kindern/Jugendlichen:** ▶ Attachment-Based Family Therapy (ABFT) ▶ Brief Strategic Family Therapy (BSFT) ▶ Funktionale Familientherapie (FFT) ▶ Multidimensionale Familientherapie (MDFT) ▶ Multisystemische Familientherapie (MST) ▶ Supportive Parenting for Anxious Childhood Emotions (SPACE) ▶ Family-Based Treatment for Adolescent Eating Disorders (FBT) ▶ »ich schaff's!« ▶ Elterliche Präsenz – Nonviolent Resistance (NVR) ▶ Mentalisierungsbasierte Familientherapie (MBT-F)	**Störungen von Kindern/Jugendlichen:** ▶ Kap. 79: ABFT ▶ Kap. 81: MDFT ▶ Kap. 82: MST ▶ Kap. 78: SPACE ▶ Kap. 80: FBT for Adolescent Eating Disorders ▶ Kap. 83: »Ich schaff's!« ▶ Kap. 84: NVR ▶ Kap. 85: MBT-F

Tabelle 1.1 (Fortsetzung)

Name der Perspektive/Grundidee	Prominente Vertreter	Zentrale Interventionen und Manuale	Mehr dazu in Kapitel
	Störungen und Partnerschaftsprobleme von Erwachsenen: ▶ Steve de Shazer ▶ Elsa Jones & Eia Asen ▶ Sue Johnson ▶ Peter Stratton ▶ Timothy O'Farrell ▶ Richard Schwartz ▶ Bill Pinsof ▶ Kopenhagener AG	**Störungen und Partnerschaftsprobleme von Erwachsenen:** ▶ Lösungsorientierte KZT ▶ Systemische Paartherapie bei Depressionen (London) ▶ Emotionsfokussierte Paartherapie (EFT) ▶ Leeds-Manual für Systemische FT ▶ Behavioral Couples Therapy for Alcohol/Substance Abuse (BCT) ▶ Systemische Therapie der inneren Familie ▶ Systemische Gruppentherapie bei komplexen Traumafolgen (Kopenhagener Manual) ▶ Integrative Systemic Therapy (IST)	**Störungen und Partnerschaftsprobleme von Erwachsenen:** ▶ Kap. 70: Lösungsorientierte KZT ▶ Kap. 71: Londoner Manual ▶ Kap. 72: EFT ▶ Kap. 73: Leeds Manual ▶ Kap. 75: BCT ▶ Kap. 76: ST der inneren Familie ▶ Kap. 77: Kopenhagener Manual ▶ Kap. 91: Integrative ST (IST)

1.2 Metatheoretischer Rahmen

Positivistische Grundhaltung

Die theoretischen Grundlagen der Systemischen Therapie sind im internationalen akademischen Kontext relativ klar definiert und werden in Lehrbüchern zur Systemischen Therapie oder zur »Couple (Marital) Family Therapy (CFT/MFT)« beschrieben (z.B. Becvar & Becver, 2009; Carr, 2012; Nichols, 2010). Die dort beschriebene Konzeptualisierung von Systemischer Therapie und »Couple and Family Therapy« orientiert sich an einer positivistischen Grundhaltung, der familien- und entwicklungspsycho(patho)logischen Grundlagenforschung und der Psychotherapieforschung – insofern ist Systemische Therapie ein »translationaler« und evidenzbasierter Psychotherapieansatz. Daran orientierten sich auch die Leitlinien zu Paar- und Familientherapie (Scheib & Wirsching, 2004), der Antrag auf wissenschaftliche Anerkennung der Systemischen Therapie beim Wissenschaftlichen Beirat Psychotherapie (WBP) (von Sydow et al., 2007a) und die dann erfolgte wissenschaftliche Anerkennung der Systemischen Therapie durch den WBP (2009, 2010; s. auch Kap. 89, 90).

Ähnlich wie praktisch alle englischsprachigen und viele andere deutschsprachigen Lehrbücher (Altmeyer & Hendrischke, 2011; Borst, 2013; Hähnlein & Rimpel, 2008; Retzlaff, 2008/2009, 2010; von Schlippe & Schweitzer, 2012/2013; Schweitzer & von Schlippe, 2006; von Sydow, 2015; Schwing & Fryszer, 2013) orientiert sich unser Lehrbuch primär an einer positivistischen Grundhaltung, die auch interpretative und kritische Haltungen berücksichtigt (s. Überblick), und an der psychologischen Grundlagen- und Therapieforschung. Insofern unterscheidet sich unser Buch von der radikalkonstruktivistischen empirie- und diagnosekritischen Haltung mancher deutschsprachiger Systemiker (z. B. Ludewig, 2005), die sich eher mit erkenntnistheoretischen Modellen befassen, und legt stattdessen empirisch prüfbare und klinisch umsetzbare Theorien zugrunde (vgl. Geyerhofer, 2011; Geyerhofer et al., 2017; Schmitt, 2014; von Sydow, 2015; von Sydow et al., 2007).

Übersicht

Wissenschaftstheoretische Grundhaltungen

- **Positivistisch:** Es gibt objektive Wahrheiten, Prozesse oder Realitäten, die über Familien herausgefunden werden können und sollten. Hypothesen werden geprüft und ggf. falsifiziert. Ziel ist Erklärung und Vorhersage.
- **Interpretativ:** Wahrheit ist subjektiv und Erkenntnis über Familienbeziehungen wird von interpretierenden Akteuren erzeugt, die miteinander sprechen. Ziel ist Verstehen.
- **Kritisch:** Wahrheit wird von denen definiert, die dazu die Macht haben. Ziel ist die Emanzipation unterdrückter Völker, Gruppen und Individuen.

(Klein & White, 1996, S. 48)

Gemäßigter Konstruktivismus

Henke verabschiedet sich morgens im Hausflur von seiner Frau: »Ach Liebling«, seufzt er und gibt ihr einen Kuss: »Die große Liebe ist doch etwas Wunderbares!« Seine Frau antwortet: »Ja schon, aber mit dir ist es eigentlich auch ganz nett!«

Orientiert am gemäßigten Konstruktivismus, differenziert die Systemische Therapie zwischen »harten«, objektiv messbaren (z. B. Einkommen, genetische Vaterschaft, Anzahl der T-Zellen im Blut) und »weichen«, subjektiv geprägten Daten (z. B. subjektive Bedeutung von Einkommen für Mann und Frau in einer Partnerschaft, Gefühle gegenüber dem sozialen Vater, subjektive Gesundheit). Entsprechend unterscheidet Watzlawick (1976) die »Wirklichkeit erster Ordnung« (weitgehend objektiv feststellbare Eigenschaften von Dingen) von der »Wirklichkeit zweiter Ordnung«. Letztere beschreibt subjektive Zuschreibungen von Wert und Bedeutung und beruht auf Kommunikation. So sind zum Beispiel die physikalischen Eigenschaften von Gold bekannt und jederzeit verifizierbar. Der Wert jedoch, der dem Edelmetall zugeschrieben wird, kann sich je nach Goldkurs ständig ändern – und diese zweite Wirklichkeit des Goldes lässt einen Menschen zum Krösus oder Bankrotteur werden.

Systemische Therapeuten interessieren sich sowohl für die harten Fakten als auch für die (oft sehr unterschiedlichen) Bedeutungen, die den harten Fakten beigemessen werden. Unterschiedliche Sichtweisen können zu Konflikten über die Richtigkeit und Nützlichkeit verschiedener Systembeschreibungen führen. Der multiperspektivische Ansatz versucht, den Reichtum unterschiedlicher Sichtweisen konstruktiv zu nutzen (McDaniel et al., 1997, 2013; Stierlin, 1997; von Sydow et al., 2007).

Klinische Implikationen des gemäßigten Konstruktivismus

Menschen ist oft nicht bewusst, dass andere »dasselbe« als etwas (ganz) anderes erleben. »Liebe« kann sich z. B. in liebevollen Blicken, in einem Kuss, in sexuellem Interesse, in der Bereitschaft, dem anderen interessiert zuzuhören, ihm ein Schinkenbrot zuzubereiten, einem Heiratsantrag, einem Kinderwunsch und vielem anderen zeigen. Oftmals gehen Partner jedoch ganz selbstverständlich davon aus, allein ihre Sicht davon, wie man Liebe »auf die richtige Weise« zeigt, sei die wahre. Diese impliziten Überzeugungen werden in der Systemischen Therapie herausgearbeitet, infrage gestellt und es werden neue, ressourcenorientierte Sichtweisen eingeführt (von Sydow, 2015).

Das biopsychosoziale Modell

Das biopsychosoziale Modell beschreibt komplexe Wechselwirkungsprozesse zwischen biologischen, psychologischen und sozialen Systemen. Erkrankungen beeinflussen Familien und familiäre Faktoren können Krankheitsverläufe günstig oder ungünstig beeinflussen. Bezugspersonen sind ein wichtiger Ansatzpunkt für therapeutische und präventive Maßnahmen. Neben dem Patienten und seiner Familie wird auch auf die Behandler und weitere soziale Systeme fokussiert, die ebenfalls Einfluss darauf haben, welche Wirklichkeitssicht die Familie von der Krankheit entwickelt.

Salutogenese-Konzept. Dieses Konzept fokussiert, als Gegengewicht zu den schon immer bedeutsamen belastenden Risikofaktoren (Pathogenese), auf gesundheitsfördernde Faktoren (Antonovsky, 1987). Auch Familien-Stress- und Familienresilienztheorien leiten ab, dass neben den »harten Fakten« familiäre Bedeutungsgebungsprozesse und Ressourcen für die Entstehung und den Verlauf von Erkrankungen bedeutsam sind (Engel, 1980; McDaniel et al., 2013; Patterson, 2002; von Sydow et al., 2007).

Klinische Implikationen des biopsychosozialen Modells

Systemische Therapeuten streben an, alle für das behandelte System relevanten Informationen (auch medizinische Parameter) zu erfassen, und bemühen sich um eine gute Kooperation mit dem Erkrankten, seinen wichtigen Bezugspersonen und den anderen Behandlern. Nicht nur Systemische Therapie, sondern auch andere psychotherapeutische Ansätze und somatische Interventionen (z. B. Medikamente, Operationen) können dazu beitragen, die Lage einer Familie mit einem erkrankten Mitglied zu verbessern (von Sydow, 2015). Ansätze der systemischen Familienmedizin und -psychosomatik werden in drei Kapiteln ausführlicher dargestellt (s. Kap. 43, 55 und 62).

1.3 Systeme, Strukturen und Kommunikation

Systemtheorie

Ein **System** wird definiert als ein »Satz von Elementen und Objekten zusammen mit den Beziehungen zwischen diesen Objekten und deren Merkmalen« (Hall & Fagan, 1965, zit. n. von Sydow et al., 2007, S. 30). Wichtige Parameter bei der Beschreibung von Systemen sind Grenzen und Regeln.

Während Psychologie und Psychotherapie zuvor auf individuelle Merkmale Einzelner fokussierten, entwickelten Forscher und Therapeuten wie Gregory Bateson, Jay Haley, Virginia Satir und Paul Watzlawick am Mental Research Institute in Palo Alto, Kalifornien eine neue metatheoretische Perspektive, die sich an der allgemeinen Systemtheorie und Kybernetik orientiert. Charakteristisch für die Systemtheorie ist ein Denken in Netzwerken und Kreisläufen gegenseitiger Beeinflussung (zirkuläres Denken).

Die Systemische Therapie befasst sich mit menschlichen Systemen (z. B. Menschen, Familien, Paaren), die im Unterschied zu nicht lebenden Systemen (z. B. Maschinen) und nichtmenschlichen lebenden Systemen (z. B. Viren, Mäuse) weitaus höhere Freiheitsgrade (größere Variationsspielräume) haben und insofern weniger gut vorhersehbar und nur begrenzt und weniger »zielsicher« beeinflussbar sind (Bateson, 1972/1983). Die Familiensystemtheorie (Minuchin, 1974/1997; Schneewind, 2010) untersucht, wie Familienmitglieder durch Interaktion und Kommunikation miteinander vernetzt sind und sich wechselseitig beeinflussen. Es lassen sich unterschiedliche Subsysteme (z. B. biologische, psychische, soziale) differenzieren, in und zwischen denen Kommunikation ausgetauscht wird, und im Kontext der sozial-ökologischen Theorie auch Wechselwirkungen mit außerfamiliären Systemen mit einbeziehen.

Strukturen und Grenzen

Die strukturelle Familientherapie von Salvador Minuchin (1997; Minuchin et al., 1991) versteht Symptome als Nebenprodukte struktureller Problemen von Familien. Aus Interaktionen werden Informationen über die Struktur der Familie abgeleitet. Ziel ist die Veränderung der Interaktionsmuster und damit der Struktur der Familie. Insofern ist die »Arbeit an den (interpersonellen) Grenzen« zentral. Dabei sollen sich »ungesunde« Strukturen weiter entwickeln (s. Übersicht). Wichtig sind auch Beziehungen zu Außensystemen (z. B. Schule), das Funktionieren von familiären Subsystemen (z. B. Paar), Machtfragen und Rollenverteilung, offene, verdeckte und umgeleitete Konflikte und Koalitionen. Es werden Hypothesen über die Familie aufgestellt, geprüft und gegebenenfalls revidiert.

Übersicht

Minuchins Typologie von Familienstrukturen

- **»gesunde« Familien:** klare Grenzen der Subsysteme (Generationen, Geschlechter, Funktionen)
- **»verstrickte« Familien:** fehlende oder zu schwache Grenzziehungen
- **»isolierte« Familien:** übermäßig starre Grenzen, nur wenig Nähe und Bindung

Strategische Familientherapie. Diese Therapie verfolgt einen verwandten Ansatz (Haley, 1984; Madanes, 1981), der sich ebenfalls mit strukturellen und kommunikativen Familienproblemen beschäftigt (s. Überblick »Familiäre Muster«).

Grenzen. In einem sozialen System sind Grenzen (meist implizite) Vereinbarungen darüber, wer zum System dazugehört oder nicht. System-Umwelt-Grenzen unterscheiden, was zu einem System gehört und was nicht. Sie sind z. T. biologisch (z. B. die Haut als Körpergrenze) und physikalisch bestimmbar (z. B. Wer liegt im Ehebett: Mann? Frau? Kinder?), werden aber in sozialen und psychischen Systemen auch ausgehandelt (z. B. Gehört die Partnerin der Tochter zur Familie?). Über Mitgliedschaft definiert ein soziales System, was den Kern seiner Identität ausmacht.

Regeln. Sie bezeichnen wiederkehrende Verhaltensmuster in sozialen Systemen. Die Regeln können explizit (z. B. »Wir sind Vegetarier«, »Bei uns gibt es keine Scheidungen«) oder implizit sein. Sie verkörpern die Normen des Zusammenlebens, die ein System definieren, und sind wichtig für die Stabilität des Systems. Regeln sind den Beteiligten nicht immer bewusst und werden manchmal erst dann erkennbar und formulierbar, wenn eine Regel übertreten wird (z. B. wenn der Sohn einer christlichen Familie eine muslimische Frau heiraten will).

Morpho-/Homöostase und Morphogenese. In menschlichen Systemen lassen sich Beharrungs- (Morpho-/Homöostase) und Veränderungsimpulse (Morphogenese) beobachten. Damit in Zusammenhang stehen Fragen wie z. B.: Wie können Systeme in einem Gleichgewicht gehalten oder aber aus einem für pathologisch gehaltenen Gleichgewicht herausgebracht werden? Oder: Wie entstehen Übergänge in Systemen? Manchmal führen kleine Fluktuationen (oder auch Interventionen) sehr plötzlich und überraschend in neue, andersartige Zustände. Und manchmal bleiben auch nach aufwendigen Interventionen Veränderungen aus.

Definition

Kybernetik 1. und 2. Ordnung

- **»Kybernetik 1. Ordnung:** Familien werden als ein von Regeln gesteuertes System verstanden; Psychotherapeuten versuchen, dieses System gezielt zu beeinflussen.
- **Kybernetik 2. Ordnung:** orientiert an Konzepten wie Selbststeuerung, Selbstorganisation, struktureller Autonomie von Lebewesen wird auf normative Vorstellungen über Familien und Gesundheit verzichtet; Psychotherapeuten versuchen das Klientensystem (irgendwie) zu ›verstören‹ (Levold, 1997).«

Problemsystem. Das Konzept des Problemsystems (Anderson & Goolishan, 1988) formuliert eine zirkuläre Wechselwirkung zwischen Problem und sozialem Kontext (z. B. Familie). Problemsysteme können auch dann noch aufrechterhalten werden, wenn die ursprüngliche »Krankheitsursache«, um die herum sich das Problemsystem organisiert hat, selbst gar nicht mehr existiert. Bei chronifizierten Prozessen zeigt sich oft, dass daran beteiligte Helfer- und Versorgungssysteme eine machtvolle Eigendynamik entwickeln können. Die Systemische Therapie strebt eine Auflösung der problematischen Kommunikationsmuster in Problemsystemen an.

Lebende Systeme haben eine Eigendynamik und sind von außen nur begrenzt beeinflussbar. (Jedes Elternteil und jeder Lehrer weiß das!) Im systemischen Kontext spricht man von »Selbstorganisation« und »autopoietischen Eigenheiten« lebender Systeme. Insofern können Interventionen nur dann (vielleicht) Veränderung bewirken, wenn sie gut abgestimmt sind auf die Eigenheiten der Klienten(-familie) (von Sydow, 2015). Bestimmte Positionen (»Attraktor«) verengen den Möglichkeitsraum und schränken die Wahrnehmung zunehmend ein (z. B. die Überzeugung »Alle Männer wollen nur das Eine« oder »Ich werde immer abgelehnt«. Oder auch eine Diagnose; Schiepek et al., 2013).

Kommunikation und »expressed emotion«

Watzlawick et al. (2011) beschreiben die Grundlagen der Kommunikationstheorie, so z. B. die Unmöglichkeit, nicht zu kommunizieren, die Kreisförmigkeit von Interaktionen (Zirkularität) und die Rolle der Interpunktion (s. a. Bateson, 1982). Jede Kommunikation ist ein Austausch von Botschaften zwischen Systemmitgliedern. Dabei lässt sich der Inhaltsaspekt (»Was wird explizit gesagt?«) vom Beziehungsaspekt unterscheiden (»Was denkt A darüber, dass B gerade dies gerade jetzt zu C sagt?«). Der Beziehungsaspekt einer Nachricht stimmt oft nicht mit dem Inhalt überein und ist dem Sender oft weniger bewusst, löst aber beim Empfänger meist heftigere Reaktionen aus.

Beispiel

Wenn der Mann zu seiner Frau z. B. sagt, »Der Kühlschrank ist leer«, so lässt sich das als sachliche Feststellung, als Appell, Erinnerung, Vorwurf oder Kampfansage verstehen. Die Frau kann den Satz gelassen oder auch genervt zur Kenntnis nehmen und ganz unterschiedlich reagieren: Einkaufen gehen, den Pizzaservice anrufen, das Zimmer verlassen, den Mann verlassen. Oder dem Mann ihrerseits Kritisches entgegnen, wie z. B. »Geh doch selbst einkaufen!« oder »Nie machst du irgendwas im Haushalt!« oder »Du bist genauso ein Pascha wie dein Vater!« oder »Immer bist du so destruktiv!«

Muster erkennen, zirkulär beschreiben und verändern. Bei einem Paarkonflikt ist es meist kaum ergründbar, wer angefangen hat. Meist liegt ein Teufelskreis vor, bei dem sich problematische Verhaltensmuster beider Partner gegenseitig verstärken. In konflikthaften Beziehungen neigen die Beteiligten dazu, unterschiedlich zu interpunktieren, also die Ursache für das Problem immer beim anderen zu suchen. Es ist dann nützlicher, statt kausaler Ursache-Wirkungs-Modelle eine neue zirkuläre Sichtweise zu verwenden: Weder er noch sie ist »schuld«, sondern beide sind in einem problematischen Interaktionsmuster gefangen, in dem sie gleichzeitig Täter und Opfer sind und sich kreisförmig gegenseitig verstärken (also beispielsweise die Frau immer vorwurfsvoller und anklagender wird, während der Mann sich immer mehr geärgert und verfolgt fühlt. Dies hat zur Folge, dass er immer weniger im Haushalt tut, weshalb die Frau sich noch stärker enttäuscht und im Stich gelassen fühlt …).

Diese wechselseitige Verflochtenheit impliziert jedoch nicht, dass alle Familienmitglieder gleich viel Macht und Einfluss haben. Orientiert am biopsychosozialen Modell sollten immer auch das soziale und materielle Umfeld, die historische Zeit und die Kultur – aber auch Gesundheit und Biologie und der Entwicklungsstand der Beteiligten berücksichtigt werden. Macht- und Einflussunterschiede dürfen nicht ignoriert werden (z. B. Kinder vs. Eltern).

Partnerschaftliche und familiäre Interaktionen weisen bestimmte beobachtbare Muster (formal ähnliche Kommunikationsabläufe bei wechselnden Inhalten) auf. Anhand des wiederholten Auftretens bestimmter Kommunikationsabläufe (Redundanzen) können Regeln abgeleitet werden (z. B. »Immer wenn der Mann sich ärgerlich zeigt, wendet die Frau sich von ihm ab und intensiv dem Kind zu«). In problematischen Fällen werden diese Muster in der Systemischen Therapie zunächst verdeutlicht und dann infrage gestellt.

Die folgenden zwei kommunikationstheoretischen Konzepte wurden bekannt:

(1) **Das »Double bind«-(Doppelbindungs-)Konzept von Bateson (1983).** Es beschreibt, wie eine Person einer anderen zwei widersprüchliche Botschaften sendet. Metakommunikation ist unmöglich, da der Empfänger der Botschaft in einer Abhängigkeitsbeziehung vom Sender steht. Entgegen ursprünglicher Hoffnungen bietet es keine ausreichende Erklärung zur Schizophrenie-Ätiologie und gilt inzwischen als theoretisch überholt.

(2) **»Expressed Emotion (EE)«-Forschung.** Im Forschungskontext wurden Expressed-Emotion-Skalen zur Analyse der Interaktion von Angehörigen beim Gespräch über oder mit einem Patienten entwickelt. Zentrale Aspekte von EE sind *kritische Kommentare* (die Bezugspersonen über den Patienten äußern), *Feindseligkeit* und emotionales Überengagement. Die EE-Forschung belegt, dass familiäre Interaktionen großen Einfluss haben: Ein hoher Anteil an kritischen Kommentaren von Bezugspersonen prognostiziert eine verzögerte Genesung und ein erhöhtes Rückfallrisiko von Menschen mit Schizophrenie, Depressionen oder Essstörungen (Butzlaff & Hooley, 1998). Doch bzgl. des *emotionalen Überengagements* sind die Befunde widersprüchlich: Überengagement der Angehörigen hatte negative Effekte bei Patienten mit Angst-, Essstörungen oder Schizophrenie, jedoch positive bei Borderline-Störungen. Offenbar muss differenziert werden in eher positive Anteile »emotionalen Überengagements«, die als soziale Unterstützung wirken, und in eher negativ wirkende Anteile, die als Grenzverletzung erlebt werden und die psychische Stabilität der Betroffenen in Gefahr bringen (Fredman et al., 2014).

Klinische Implikationen des systemisch-strukturell-kommunikationswissenschaftlichen Ansatzes

- Da die Dynamik eines Familiensystems »machtvoller« ist als die Dynamik einzelner Familienmitglieder, wird versucht, nicht nur den Einzelnen, sondern immer auch die Dynamik von Paar, Familie und sozialem Kontext zu verstehen und zu respektieren (auch in Einzeltherapien).
- Das Verhalten jedes Systemmitglieds ist gleichzeitig Ursache und Wirkung des Verhaltens der anderen Mitglieder. Einseitige lineare Ursache-Wirkungs-Beschreibungen (»Er ist depressiv, weil sie sich ihm verweigert«, oder umgekehrt: »Sie verweigert sich ihm, weil er depressiv ist«) sind Ergebnis willkürlicher Interpunktionen aus verständlichen Motiven. Im Kontext der Systemischen Therapie wird dagegen versucht, die zirkulären Muster in Verhalten und Wahrnehmung (Teufelskreise) herauszuarbeiten, an denen alle Beteiligten (meist unabsichtlich) mitwirken.
- Das geschieht durch das Einbeziehen von Bezugspersonen in Therapiegespräche und / oder durch spezielle systemische Fragen.
- Da Veränderungen eines Menschen oder einer Zweierbeziehung sich auf andere Beziehungen auswirken, ist systemische »Kindertherapie« oft Eltern-Paar- oder Individualtherapie.

- Es ist wichtig, dass Interventionen (und Therapeuten) eine gute Passung zum jeweiligen Klienten bzw. dem Paar oder der Familie aufweisen.
- In der systemischen Praxis gilt das besondere Augenmerk den Interaktionen zwischen den Familienmitgliedern, insbesondere Kritik, Feindseligkeit, hoher emotionaler Involviertheit und Grenzverletzungen.
- Systemische Therapeuten beobachten die aktuellen Interaktionen von Familien und leiten daraus Hypothesen über familiäre Strukturen und Grenzen ab. Ob gegebene interpersonelle und intrapsychische Grenzziehungen angemessen sind, und ob die Grenzen verschoben werden sollten, ist oft Thema Systemischer Therapie.
- Bei Chronifizierungsprozessen wird erkundet, wie die Beteiligten das Problem ungewollt stabilisiert haben und welche Unterlassungen zur Problemlösung beitragen könnten. Chronifizierung wird als Ergebnis einer aktiven, meist nicht intendierten und unbewussten »Gemeinschaftsleistung« angesehen und nicht primär als Ergebnis eines individuellen Defizits.

(s. von Sydow, 2015)

1.4 Die Sprache der Veränderung

Ob irritierendes Verhalten, Denken oder Fühlen eines Menschen als psychische Störung betrachtet wird, ist auch von sozialen Konsensbildungsprozessen in Familie, sozialem Umfeld und der Fachwelt abhängig. Insofern bildet Sprache Realität nicht nur ab, sondern prägt diese auch.

Daher streben systemische Therapeuten an, mit einer »Sprache der Veränderung« vermeintliche Gewissheiten über Störungen infrage zu stellen. Sie fragen nach Ausnahmen vom Problem, spielen in hypothetischen Zukunftsszenarien ein Leben mit weniger oder mehr behindernden Symptomen durch und tragen dadurch zu größerem Behandlungsoptimismus bei. Dabei waren unterschiedliche Theorieansätze einflussreich: die lösungsorientierte Therapie, narrative Ansätze und die Ressourcenorientierung.

Ressourcen- und lösungsorientierter Ansatz. Orientiert an dem Hypnotherapeuten Milton Erickson, dessen Ansatz von systemischen Therapeuten wie Virginia Satir, Salvador Minuchin, Paul Watzlawick und Steve de Shazer weiterentwickelt wurde, vertritt die Systemische Therapie eine ressourcenorientierte Grundhaltung. Die positive Umdeutung ist eine zentrale Intervention der Systemischen Therapie. Die Stärken jeder beteiligten Person und Beziehung werden herausgearbeitet, und die Therapeuten versuchen, auch in Symptomen etwas Gutes zu finden. Das stärkt das Selbstbewusstsein der Beteiligten und auch ihren Mut zur Selbstöffnung (von Sydow et al., 2007; von Sydow, 2015).

Der lösungsorientierte Ansatz der Arbeitsgruppe um de Shazer (1988/2012) wurde vom *Mental Research Institute* beeinflusst. Aus dem Theorem, dass Sprache unsere soziale Wirklichkeit (mit-)erschafft, wird abgeleitet, dass in Therapien weniger Problemsprache und mehr Lösungssprache verwendet werden sollte – denn »Problem talk creates problems. Solution talk creates solutions« (de Shazer). Technisch wird dies u. a. durch besondere Fragen wie »Ausnahme- oder Wunderfragen« realisiert (s. Kap. 14 und 70).

Narrative Konzepte. Narrative Ansätze der Systemischen Therapie (White, 1991) verstehen Störungen als Folge problemerzeugender, abwertender und entmutigender Erzähltraditionen von Familien. Wenn diese dominant und identitätsprägend werden (z. B. »Ich bin wertlos«), schränken Betroffene ihre Möglichkeiten kognitiv, affektiv, im Verhalten und in Beziehungen immer weiter ein, was ein klinisch relevantes Ausmaß erreichen kann. Der dialogische Ansatz eröffnete auf der Grundlage des sozialen Konstruktionismus neue Möglichkeiten, Themen (Symptome) aus unterschiedlichen Perspektiven zu beschreiben, sodass neue Sichtweisen und Lösungen entstehen, wie z. B. die Arbeit mit reflektierenden Teams, offener Dialog oder Kooperationsgespräche (Anderson, 1990; Seikkula, 2003).

Durch narrative Techniken werden dominante Geschichten identifiziert und deren Auswirkungen überprüft (»Wie gut tut Ihnen der Glaube an diese Geschichten?«). Es wird versucht, belastende Narrative zu »dekonstruieren« und positivere Familiengeschichten zu entwickeln. Hilfreich sind auch Externalisierungen und therapeutisches Schreiben (s. von Sydow, 2015; Kap. 68).

Klinische Implikationen der »Sprache der Veränderung«. Systemische Therapeuten streben an, sensibel mit Sprache und Etikettierungen umzugehen. Sie versuchen, negative Bezeichnungen und Entwertungen zu vermeiden (auch in Arztbriefen und Gutachten), diese bei Patienten, Angehörigen und anderen Behandlern infrage zu stellen, kontinuierlich Ressourcen herauszuarbeiten, und setzen häufig positive Umdeutungen und lösungsorientierte Fragen (s. Kap. 14) ein. Ziel ist, dass Klienten(-familien) positivere Alternativgeschichten entdecken oder entwickeln (s. Kap. 26, 70).

1.5 Bindungs- und Mehrgenerationenkontext

Ältere systemische Ansätze haben – in Abgrenzung zur Psychoanalyse – innere Prozesse vernachlässigt. Doch im Rahmen der »emotionalen Wende« der Systemischen Therapie (v. Schlippe & Schweitzer, 2012/2013, S. 64) finden inzwischen Konzepte wie Persönlichkeit, Biografie, Emotionen, implizit gelernte unbewusste Inhalte (wieder) Beachtung. Das wird auch deutlich in der »systemischen Bindungstheorie« (Johnson & Whiffen, 2003; von Sydow, 2008, 2017a) und neuen systemisch-bindungsorientierten Ansätzen, die z. T. einen mentalisierungsorientierten Fokus haben (von Sydow, 2017b; Kap. 22, 72, 79, 81 und 85).

Teil I

Die Bindungstheorie. Grundlage der Bindungstheorie ist John Bowlbys empirisch belegte These, dass es ein angeborenes, biologisch adaptives Bedürfnis gibt, emotionale Sicherheit in engen Beziehungen zu suchen, das bei kleinen Kindern am stärksten ausgeprägt ist, aber lebenslang bedeutsam bleibt (z. B. bei Angst, Kummer, Krankheit). Daneben besteht auch ein biologisch angelegter Explorationsdrang.

Innere Arbeitsmodelle. Bowlby postulierte, dass Menschen aufgrund ihrer Erfahrungen mit primären Bezugspersonen »innere Arbeitsmodelle« von Bindung entwickeln, also »kognitiv-affektiv-motivationale Schemata von Beziehungen« (Berman & Sperling, 1994). Diese inneren Arbeitsmodelle sind aus den realen Beziehungserfahrungen des Individuums abgeleitet und wirken sich lebenslang darauf aus, was Menschen in Beziehungen erwarten und wie sie sich in Beziehungen verhalten. Die Bindungsmuster entwickeln sich in der frühen Kindheit und tendieren zu Stabilität, sind aber lebenslang noch veränderbar. Es lassen sich ein »sicheres« Muster und drei Varianten »unsicherer« innerer Arbeitsmodelle unterscheiden (vermeidend, verstrickt und desorganisiert).

Psychische Gesundheit steht in Zusammenhang mit der Bindungssicherheit und der Beziehungsqualität. Menschen mit einer sicheren Bindungshaltung sind besser als solche mit einer unsicheren in der Lage, ihren Beziehungspartnern zu signalisieren, dass sie sich Zuwendung wünschen, und können umgekehrt auch ihren Bezugspersonen besser Zuwendung geben.

Aus der Integration von Bindungstheorie und systemischem Ansatz (s. Bowlby, 1979; Brisch, 2010; von Sydow, 2008, 2015, 2017a; Welter-Enderlin & Hildenbrand, 1998) ergeben sich Implikationen für die therapeutische Arbeit (s. Übersicht).

Übersicht

Implikationen der systemischen Bindungstheorie für die psychotherapeutische Arbeit

(1) **Therapeutische Beziehung.** Der Therapeut bemüht sich aktiv um eine warmherzige, empathische und verlässliche therapeutische Beziehung. In der Therapie werden Bindungs- und Explorationsbedürfnisse respektiert.

(2) **Bindungs-/Beziehungsmuster erkunden.** Unterstützung des Patienten bei der Exploration von Beziehungen zu bedeutsamen Bezugspersonen und dabei, Zusammenhänge zwischen gegenwärtigen und früheren Beziehungserfahrungen herzustellen und Beziehungsmuster kritisch zu überprüfen.

(3) **Überprüfung der therapeutischen Beziehung.** Da sich in der therapeutischen Beziehung zentrale Beziehungsthemen des Patienten (und des Therapeuten) unabsichtlich wiederholen können, ist die kontinuierliche Überprüfung der therapeutischen Beziehung bedeutsam (Übertragung, Gegenübertragung, Reaktion des Patienten auf Therapieunterbrechungen und -beendigung).

(4) **Fokus auf Gefühlswahrnehmung, -regulation und Mentalisierung.** Unterstützung des Patienten bei der Weiterentwicklung von Gefühlswahrnehmung, Verbalisierung von Gefühlen, Gefühlsregulation und Mentalisierung.

(5) **Bindungswertschätzende und ressourcenorientierte Grundhaltung.** Patienten und ihre Bezugspersonen dürfen nicht entwertet werden.
(6) **Flexibilität.** in Bezug auf die emotionale Intensität der therapeutischen Interaktion und das Therapiesetting (zeitlich, personell).
(7) **Mehrgenerationsperspektive und Traumasensibilität.** Sensibilität für den Einfluss von selbst erlittenen und von »ererbten« Traumata sowie auch für weitergegebene Ressourcen.
(8) **Sensibilität für komplexe triadische Beziehungsstrukturen.** Jede Therapie ist ein Eingriff in ein Partnerschafts- und Familiensystem, der bei den Angehörigen Ängste, Eifersucht und Wut ebenso wie auch Entlastung und Hoffnung auslösen kann. Gleichzeitig sollte auch der Behandlerkontext berücksichtigt werden, sofern mehrere Fachleute/Institutionen an der Behandlung eines Menschen oder einer Familie beteiligt sind.
(9) **Sensibilität für Bindungstraumata** wie sexueller und emotionaler Missbrauch, körperliche Misshandlung und Vernachlässigung.

Die Mehrgenerationsperspektive

In der systemischen Familientherapie hat die Mehrgenerationsperspektive und die Möglichkeit einer Weitergabe von Symptomen und Beziehungsproblemen (wie auch Stärken) von einer Generation an die nächste schon immer eine wesentliche Rolle gespielt (Boszormenyi-Nagy & Spark, 2006; Stierlin, 1978). Mit Genogrammen (Familienstammbäumen) können transgenerationale Familienmuster erkundet werden (Kap. 13).

Dieses systemische Vorgehen wird empirisch bestätigt durch die Forschung zur transgenerationalen Weitergabe von Bindungsmustern und »ererbten Traumata«. Die Bindungsforschung lieferte den empirischen Beleg für die – zuvor und unabhängig davon durch Erfahrungswissen etablierte – systemische Praxis des Einbezugs der Erfahrungen mehrerer Generationen (von Sydow, 2008, 2015).

Übersicht

Implikationen für die psychotherapeutische Arbeit

Es ist wichtig, dass Therapeuten einen »Blick« dafür entwickeln, (komplexe) Traumafolgestörungen zu erkennen und diagnostizieren, und Sensibilität für nonverbales Verhalten entwickeln, das mit Bindungs- und Traumafolgestörungen in Zusammenhang stehen kann (Dissoziation, »gefrorene Wachsamkeit«, starke innere Anspannung).

Psychoedukation über Traumafolgestörungen und kontinuierliche Ermunterung des Patienten dazu, seine Grenzen auch in der Therapie zu wahren, sind hilfreich (s. Kap. 24, 39, 40, 51; von Sydow, 2015; Flatten et al., 2011). Besondere Beachtung finden Verluste (Todesfälle, Verlassen-Werden, Trennungen) und Bindungstraumata (z. B. sexueller Missbrauch, körperliche Gewalt, Vernachlässigung) sowie Erfahrungen mit Krieg, Verfolgung oder Flucht – auch solche, die sich vielleicht lange vor der Geburt des Patienten ereigneten (z. B. bei »Kriegsenkeln«, den nach dem Krieg geborenen Kindern von »Kriegskindern«). Diese Themen sollten in der Therapie – vorsichtig und respektvoll – aufgegriffen werden. Daneben sind aber ebenso auch die Ressourcen der Familie bedeutsam.

Bindungs-, mentalisierungs- und traumasensible Arbeit impliziert auch eine Orientierung daran, dass Menschen Dinge »implizit lernen«, also am psychodynamischen Konzept des *Unbewussten*. So können z. B. die meisten Menschen ihre partnerbezogenen Bindungsmuster relativ gut selbst einschätzen – doch eine kleine Gruppe hält sich hier für bindungssicher, ist es aber in der Fremdbeurteilung nicht (von Sydow, 2016a, 2017a). Auch die Symptome von Traumafolgestörungen (z. B. chronische Übererregung, Vermeidung, Flashbacks, chronische Alpträume, Störungen der Selbst- und Beziehungsregulation) sind Betroffenen nicht immer bewusst (s. Kap. 40; Flatten et al., 2011; van der Kolk, 2015; Reddemann & Dehner-Rau, 2013). Auch Sensibilität für die therapeutische Beziehung (Übertragung, Gegenübertragung) ist bedeutsam.

Das Konzept der Differenzierung. Murray Bowen gilt in den USA als Begründer einer wesentlichen Richtung der Familientherapie (Nichols, 2010), doch sein Ansatz wurde in Deutschland erst durch die Bestseller »Bowen-orientierter« Therapeutinnen bekannt (s. Kap. 24 und 74). Bowen beschäftigt sich mit Beziehungsdreiecken, z. B. zwischen Mutter, Vater und Kind. Er sieht emotionale Verschmelzung als Hauptproblem in Familien. Das zentrale Therapieziel ist »Differenzierung«.

Triangulierung und belastete Dreiecksbeziehungen. Bowen (1972/1985) beschrieb Zwei-Personen-Systeme als instabil. Unter Stress verwandeln sie sich oft in Dreieckssysteme. »Triangulierung« beschreibt den eher ungesunden Prozess, bei dem z. B. ein Kind in die Beziehung zwischen zwei Erwachsenen »eingebaut« wird, die belastet ist durch unausgesprochene Konflikte (Nichols, 2010). Es besteht das Risiko, dass die zwei Koalitionspartner eine »verstrickte« Beziehung entwickeln. So könnte z. B. eine Frau, die es nicht wagt, sich direkt mit ihrem Mann über seinen Alkoholmissbrauch auseinanderzusetzen, ihr Leid einer Tochter klagen, die fortan (in der Regel erfolglos) versuchen wird, den Vater zu kritisieren und zu »erziehen«. (Insofern hat »Triangulierung« in der systemischen Familientherapie eine andere und negativere Bedeutung als in der psychodynamischen Therapie.) Ein verwandtes Konzept ist das »perverse Dreieck« (Haley, 1977), verstanden als Dreier-Konstellation, bei der zwei Menschen auf unterschiedlichen Generationsebenen eine verdeckte Koalition bilden. Bowen nannte das Konzept »pathologisches Dreieck«, während Minuchin es als »starres Dreieck« bezeichnete.

Differenzierung und Verschmelzung (nach Bowen). Differenzierung wird definiert als die Fähigkeit, im engen Kontakt zu wichtigen anderen Bezugspersonen ein stabiles Selbstwertgefühl zu wahren. Das geht einher mit guter Gefühlswahrnehmung, Selbstregulation und einer Resistenz gegen die »Infektion« durch Ängste von Beziehungspartnern. Differenzierung zeigt sich in der Fähigkeit, auch in emotional aufgeladenen Situationen ruhig und »bei sich zu bleiben«, den eigenen Standpunkt nicht zu verlieren und darin, dass man auch in solchen Stresssituationen noch klar rational denken kann (von Sydow, 2015).

Der Gegensatz zur Differenzierung ist die emotionale *Verschmelzung*. Hier passt sich ein Beziehungspartner dem anderen an, der dadurch stärker wirkt. Der Angepasste wirkt schwächer – aber eigentlich stehen beide nicht auf ihren eigenen Füßen. Eine solche Fusion kann in stressarmen Perioden gut funktionieren. Doch bei Stress kann Verschmelzung zu Partnerschaftskonflikten, Symptomen eines Partners (insbesondere des adaptiveren) und/oder zu Projektionen auf das Kind führen, das am meisten an die Eltern gebunden ist. Emotionale Fusion existiert in allen Familien, jedoch in unterschiedlich starker Ausprägung.

Übersicht

Klinische Implikationen des Bindungs- und Mehrgenerationskontextes

Im Kontext des Bindungs- und Mehrgenerationskontextes ist eine fragende Grundhaltung therapeutisch wichtig, Interesse auch an den inneren Prozessen der Klienten, die Mehrgenerationsperspektive und der Einsatz von Genogrammen und das Bemühen des Therapeuten, sich nicht in familiäre Dreiecke hineinziehen zu lassen. Klienten werden über diese Abläufe aufgeklärt und dabei unterstützt, mehr Selbstwahrnehmung und Selbstberuhigung zu entwickeln.

Wesentlich ist auch die direkte Auseinandersetzung mit Eltern und anderen Verwandten durch Briefe und Gespräche. In Beziehungsexperimenten sollen Klienten ausprobieren, sich anders als gewohnt zu verhalten, also z. B. im Kontext einer Verfolger-und-Distanzierer-Beziehung als Verfolger aufzuhören dem anderen nachzustellen und zu sehen, was dann passiert (Nichols, 2010).

Bowen versteht Differenzierung als individuellen Prozess, der dann zu Beziehungs-Veränderungen im gesamten Familiensystem führt. Eine zentrale Intervention ist »to go home again« – nicht um zu konfrontieren oder sich zu versöhnen, sondern um die Familienmitglieder kennenzulernen, mit all ihren guten und schlechten Seiten. Insofern arbeitet der Therapeut oft nur mit einer Person, die in ihrer subjektiven Weiterentwicklung und Auseinandersetzung mit der Herkunftsfamilie sowie ggf. ihrer neuen Familie unterstützt wird. Bowen hat auch die systemische Einzeltherapie und die Selbsterfahrung geprägt (von Sydow, 2015).

Die folgende Übersicht gibt einen Überblick zu wichtigen familiären Mustern in der Systemischen Therapie. Bei diesen z. T. problematischen Mustern besteht ein erhöhtes Risiko der transgenerationalen Weitergabe des Musters in die nächste Generation, wenn Betroffene das Problem nicht erkennen und sich damit auseinandersetzen. So sind ehemals parentifizierte Kinder oft selbst emotional so vernachlässigt aufgewachsen und »daran gewöhnt«, dass in einer Rollenumkehr Kinder für ihre Eltern sorgen, dass sie als Eltern gar nicht bemerken, wenn auch ihre Kinder sich für das Wohlergehen von Eltern(-teilen) zuständig fühlen (s. von Sydow, 2015).

Übersicht

Potenziell problematische transgenerationale familiäre Muster

- **Koalitionen und Verstrickung:** über Generationsgrenzen hinweg (z. B. zwischen Vater und jüngstem Sohn)
- **Konfliktumleitung:** die Umleitung von Konflikten zulasten eines Kindes im Sinn einer Sündenbockdynamik (z. B. die Frau ist wütend über ihren arbeitslosen, »faulen« Mann, wagt es aber nicht, ihn mit ihren Gefühlen zu konfrontieren, und verfolgt stattdessen ihren ältesten Sohn mit Vorwürfen über seine angebliche Faulheit)
- **Triangulation:** Eine dritte Person wird in eine Zweierbeziehung einbezogen, um diese zu entschärfen oder zu stabilisieren (z. B. Kind, Geliebter, Psychoanalytikerin).
- **Elterliches Entfremdungssyndrom (»parental alienation syndrome, PAS«):** verschärfte Variante der Triangulation. Ein Kind beginnt ein Elternteil abzulehnen, ohne dass ein für Externe nachvollziehbarer Grund (z. B. Missbrauch, Vernachlässigung) erkennbar wäre. Hintergrund ist z. T. eine aktive »Indoktrination« durch das andere Elternteil bei Sorgerechtstreitigkeiten, z. T. aber auch, dass sich ein Kind spontan mit dem »leidenden«, verlassenen, wütenden hauptsorgeberechtigten Elternteil identifiziert und aus Identifikation mit diesem das andere Elternteil ablehnt (vgl. Kap. 60).
- **Delegationen:** Eltern geben ihren Kindern bestimmte Aufträge (»Delegationen«) – ausgesprochen (z. B. die Praxis zu übernehmen), unausgesprochen, manchmal unbewusst (Stierlin, 1978). Delegationen gibt es immer. Sie sind nur dann pathogen, wenn sie nicht abgelehnt werden können.
- **Parentifizierung:** Wenn Eltern aufgrund eigener Traumatisierungen nicht in der Lage sind, die zentralen Bedürfnisse ihrer Kinder wahrzunehmen und es auch sonst niemand tut, bleibt betroffenen Kindern – um die Bindungsbeziehung zum Elternteil zu schützen und damit ihr Überleben zu sichern – keine andere Möglichkeit, als selbst in einer Rollenumkehr zum fürsorglichen »Elternteil« zu werden (Boszormeny-Nagy & Spark, 1973/2006). Emotionale Parentifizierung erhöht das Risiko für spätere psychische Belastungen im Erwachsenenalter, kann seltener aber auch positive Effekte haben (Hooper et al., 2011). Die Diagnose erfolgt über Selbstbeurteilungsfragebögen. Die klinische Erfahrung zeigt allerdings, dass längst nicht allen Erwachsenen mit massiver Parentifizierung diese z. B. zu Beginn einer Therapie bewusst ist (von Sydow, 2015).
- **Mini-Paartherapeut:** Eine Spezialvariante der Parentifizierung ist der »Mini-Paartherapeut«, der oft schon als Kleinkind verzweifelt und vergeblich versucht, die belastete Ehe der Eltern zu retten und womöglich auch noch eskalierende, gewalttätige Streits der Eltern zu stoppen (von Sydow, 2015).

1.6 Ätiologische Konzepte

Orientiert am biopsychosozialen Ansatz werden psychische Störungen als »Teil eines größeren Ganzen« betrachtet. Es wird angenommen, dass psychische Störungen meist nicht durch einzelne Faktoren (z. B. Gene, frühe Bindungstraumata), sondern durch komplexe zirkuläre Wechselwirkungsprozesse auf multiplen »Pfaden« entstehen. Orientiert an der Resilienzforschung hat das Erkunden von Ressourcen belasteter Familien, Paare und Individuen einen hohen Stellenwert in der Systemischen Therapie.

Die Frage nach der Ätiologie psychischer und/oder somatischer Störungen ist wissenschaftlich bedeutsam, beschäftigt aber auch Betroffene und ihre Angehörigen. Insofern ist es wichtig, dass Therapeuten darauf verzichten, simplifizierende Ursachenzuschreibung zu machen. Therapeuten sollten ätiologische Laientheorien explorieren und latenten oder manifesten Selbst- und Fremdbeschuldigungen der Beteiligten aktiv entgegenwirken.

Da Eltern und Partner in der Regel »Gutes« wollen, selbst wenn sie »ungut« agieren, sind positive Umdeutungen von Problemverhalten hilfreich (z. B. sehr fürsorgliches Verhalten einer Mutter gegenüber ihrem hochängstlichen Sohn als Ausdruck mütterlicher Besorgnis und Liebe). Bei Familien- und Paargesprächen fürchten die Eltern oder der weniger motivierte Partner oft, nun »auf der Anklagebank zu sitzen«, und entwickeln vor diesem Hintergrund Skepsis gegenüber der Therapie und dem Therapeuten. Die in der Systemischen Therapie beleuchtete Funktionalität von Symptomen und Interaktionen darf nicht mit einer unterstellten Intentionalität dieser Prozesse verwechselt werden. Entscheidend ist, dass Therapeuten sich aktiv bemühen, Selbst- und Fremdbeschuldigungen entgegenzuwirken und positive Beziehungen zu allen Beteiligten herzustellen. In Kap. 2 wird ein Überblick über relevante Risiko- und Schutzfaktoren gegeben.

Zugleich aber gilt es, die Retraumatisierung von Opfern körperlicher, sexueller oder emotionaler Gewalt oder schwerer Vernachlässigung unter allen Umständen zu verhindern: Bei Eltern oder Partnern, die schwer traumatisierend agiert haben, muss das Vorgefallene auch klar als Verantwortung des Täters beschrieben werden. Ein Einbezug von Tätern ist nur möglich, wenn diese bereit sind, ihre Verantwortung anzuerkennen.

1.7 Theoretische Integration

Ein grundlegender systemisch-integrativer theoretischer Konsens besteht in Bezug auf folgende Bereiche (von Sydow, 2015; von Sydow et al., 2007):

- **Wechselwirkungsbeziehung.** Jeder Mensch steht zu seiner Umwelt in einer Wechselwirkungsbeziehung. Er wird von der Umgebung beeinflusst und ist gleichzeitig selbst aktiv darin, seine Umgebung zu gestalten. »Gesundes« wie auch »gestörtes« Verhalten und Erleben ist geprägt vom sozialen Umfeld, insbesondere der aktuell stattfindenden Kommunikation und Interaktion und wirkt auch wieder auf diese zurück.

- **Interaktionsmuster.** In jeder dauerhaften Beziehung entwickeln sich bestimmte Interaktionsmuster, die sich durch wechselseitige Verstärkung verfestigen. Den problematischen Fall nennt man einen *Teufelskreis*. Solche Muster entstehen unbeabsichtigt und sind oft sehr stabil und veränderungsresistent.
- **Beachtung von kulturellen, historischen und biologischen Variationen und von Machtgefälle.** Die wechselseitige Verflochtenheit impliziert jedoch nicht, dass alle Beteiligten gleich viel Macht haben. Insofern müssen auch das soziale und materielle Umfeld, die historische Zeit und die Kultur sowie Entwicklungsstand, Gesundheit und Biologie berücksichtigt werden.
- **Symptom.** Als Problem gilt ein bestimmtes dauerhaftes Verhalten oder Erleben, unter dem der Betreffende selbst und / oder seine Umgebung ernstlich leiden. Unter einem Symptom wird eine sinnvolle und verstehbare Reaktion auf die Lebenswelt des Patienten verstanden, die sich nicht anders Ausdruck verschaffen kann. In systemischer Sicht ist das Symptom ein paradoxer Lösungsversuch, es stabilisiert das in die Krise geratene System und wird gleichzeitig als »Hilfeschrei« des Systems verstanden.
- **Beurteilung von Verhalten.** Ob ein Verhalten als mehr oder minder problematisch eingestuft wird, hängt nicht nur vom »objektiv« Beobachtbaren ab, sondern auch von den Ideen und Bedeutungen, die Handlungen zugeschrieben werden.
- **Persönliche Biografie.** Diese Grundüberzeugungen sind auch geprägt von der individuellen und familiären Biografie der Betroffenen (z. B. Bindungsmuster, Traumatisierungen, Familiengeschichte).
- **Problemlösung.** Hier ist entweder eine entsprechende Veränderung einer oder mehrerer Verhaltensweisen innerhalb des Interaktionssystems oder eine Veränderung der inneren Muster und Bewertungen des Verhaltens durch die Betreffenden notwendig.
- **Aufgabe des Therapeuten.** Ziel ist es, Klienten dabei zu unterstützen, Veränderungen umzusetzen, die zu erkennen und durchzuführen sie allein nicht in der Lage waren. Dabei ist der Therapeut selbst Teil des Systems, also trotz aller Bemühungen um Neutralität ist er oder sie nicht völlig neutral oder objektiv. Seine oder ihre Sichtweise ist geprägt durch Geschlecht, Kultur, Gesellschaft und die persönliche (Familien-)Geschichte. Umso wichtiger ist die Arbeit des Therapeuten an sich selbst durch Eigentherapie, Selbsterfahrung und Supervision (s. a. von Sydow, 2006).

Die empirischen Belege der Grundlagenforschung, die im Sinn der »translationalen Psychotherapie«, die Theorie und Praxis der Systemischen Therapie bestätigen, werden an anderer Stelle zusammengefasst (Kap. 2; von Sydow et al., 2007; von Sydow, 2015).

Tabelle 1.1 fasst alle grundlegenden Perspektiven der Systemischen Therapie zusammen, nennt prominente Vertreter / innen, zentrale Interventionen und Manuale und verweist auf relevante Kapitel dieses Lehrbuchs, die an diese Perspektiven anknüpfen.

Weiterführende Literatur

Becvar, D. S. & Becvar, R. J. (2009). Family therapy: A systemic integration (7th ed.). Boston: Pearson.

Carr, A. (2012). Family therapy: Concepts, process and practice (3rd. ed.). Chichester/UK: John Wiley & Sons.

Nichols, M. P. (2010). Family therapy: Concepts and methods (9th ed.). Boston: Pearson.

Sydow, K. von (2015). Systemische Psychotherapie. Wege der Psychotherapie. München: Reinhardt.

Sydow, K. von, Beher, S., Retzlaff, R. & Schweitzer-Rothers, J. (2007). Die Wirksamkeit Systemischer Therapie / Familientherapie. Göttingen: Hogrefe.

2 Grundhaltung und Rahmung

Ulrike Borst

Der Begriff der therapeutischen Haltung ist unscharf. Preß und Gmelch (2014) definieren: »Unter therapeutischer Haltung lässt sich die Realisierung therapiebezogener kognitiver Strukturen von Therapeuten in deren therapierelevanten Reaktionen verstehen.« (S. 360). Die kognitive Komponente umfasst Überzeugungen, Werthaltungen und Einstellungen, die im therapeutischen Handeln mehr oder weniger konsistent ausgedrückt werden.

Zu den Stärken der Systemischen Therapie gehört die Grundhaltung, die sich Kandidaten in der systemischen Psychotherapieweiterbildung im wahrsten Sinne des Wortes aneignen. Was den Weiterbildungskandidaten zunächst wenig fass- und aufschreibbar erscheint, geht als implizites Wissen so in Fleisch und Blut über, dass es nicht vollständig bewusst ist, aber in der Reflexion erschließbar und vor allem an den Auswirkungen erkennbar wird: Es wird zum Habitus.

Obwohl zum Teil nur implizit gewusst, soll die Grundhaltung hier zu Beginn des Kapitels mit einer Liste von Adjektiven kurz expliziert werden:

! Systemische Therapeuten legen eine entwicklungsfördernde, neugierige, kontextsensible, ressourcenorientierte, Hoffnung weckende, manchmal überraschende, immer allparteiliche Haltung an den Tag.

Die Auswirkungen werden von Klienten und Klientinnen so beschrieben: »Die Therapeutin stand nicht auf jemandes Seite, sondern war uns allen wohlgesonnen. Sie hat erstaunliche Fragen gestellt, die uns zum Nachdenken gebracht und das Gefühl vermittelt haben, dass sie sich wirklich für uns interessiert.«

Die sich aus dem gemäßigten Konstruktivismus ergebende Sensibilität für die Art von sozialer Wirklichkeit, die über Beschreibungen erzeugt wird, führt zu einer (hinter-)fragenden Grundhaltung. Jede Beschreibung wird daraufhin überprüft, ob sie auf Kosten eines oder mehrerer Menschen geht und ob sie einen Sachverhalt eher festschreibt und »betoniert«. Ausgehend von der Aussage Wittgensteins, dass alles, was beschrieben wird, auch anders beschrieben werden könne, wird nach ökologisch verträglichen Weisen gesucht, Wirklichkeit zu beschreiben, die ein Bewusstsein von Veränderbarkeit und Möglichkeiten anbieten. Von Schlippe und Schweitzer (2012, S. 207) bringen diese Grundhaltung auf den Punkt: »Respektlosigkeit gegenüber Ideen, Respekt gegenüber Menschen.«

In diesem Kapitel werden die Wissensgebiete dargestellt, die zu dieser Grundhaltung führen. Sie wird nur erworben, wenn das entsprechende Wissen implizit einfließt; keine Technik oder Methode per se bringt die Grundhaltung hervor. Die im

Kapitel 3 im Abschnitt 3.1 »In der therapeutischen Beziehung« beschriebenen Punkte zur Beziehungsgestaltung sind sozusagen der Ausfluss der hier aufgeführten Inhalte.

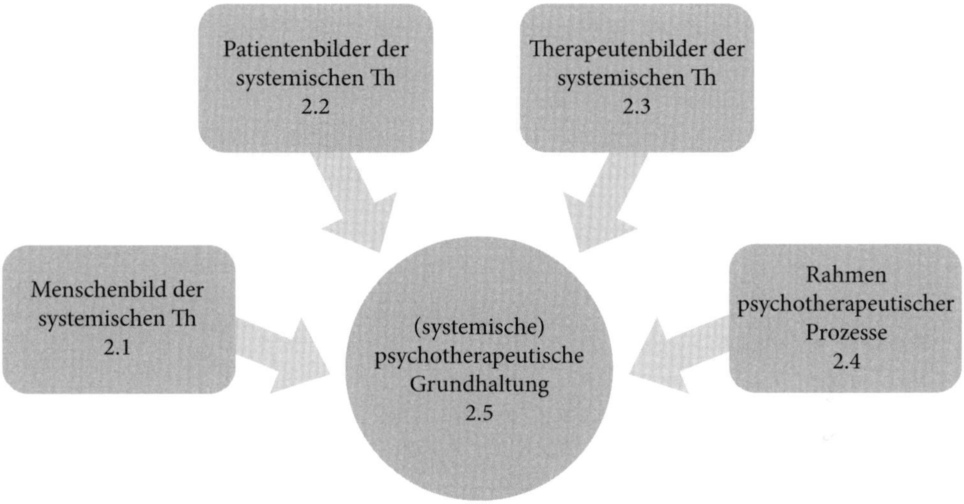

Abbildung 2.1 Quellen der (systemischen) psychotherapeutischen Grundhaltung

2.1 Menschenbild

Aus den in Kapitel 1 beschriebenen systemtheoretischen Annahmen darüber, wie menschliche Systeme funktionieren, ergeben sich unmittelbar folgende Elemente einer systemischen Grundhaltung, wie sie ganz ähnlich schon Rotthaus (1989) herausgearbeitet hat:

- Zurückhaltung beim Ergründen der »einen und einzigen« Ursache
- Interesse an der Erkundung vielfältiger Risiko- und Schutzfaktoren (sowohl orientiert an der Forschung, als auch orientiert an den subjektiven Theorien der Familienmitglieder)
- Bescheidenheit im Werten und Urteilen
- Vertrauen in die Selbstorganisation und die Ressourcen des Menschen / der Familie
- Anerkennung der Grenzen des therapeutisch Machbaren
- Wecken von Kreativität

Doch Rotthaus wäre nicht Kinder- und Jugendpsychiater, wenn er nicht – sogar ganz oben – auf die Liste geschrieben hätte:

- **Klärung der Verantwortung.** Gemeint ist die Anforderung, bei ungleicher Machtverteilung und Gefährdung eines oder mehrerer Familienmitglieder schnell für die Sicherheit der Schwächeren, meist der Kinder, zu sorgen. Der Therapeut oder die Beraterin muss sich, bei aller Bescheidenheit im Werten und Urteilen, also doch zuweilen direktiv verhalten und schützend vor die Schwächsten im System stellen.

Dass dieses Element der Grundhaltung in gewissem Widerspruch zu den anderen Elementen steht, ist evident.

Als weitere Einflüsse auf das Menschenbild und Grundlage für das, was in Abschnitt 2.4 unter dem Stichwort der Rahmung abgehandelt wird, gelten uns die Affektlogik von Luc Ciompi sowie die Ergebnisse der Säuglingsforschung von Daniel Stern und Kollegen.

- **Affektlogik.** Hiermit stellt Luc Ciompi (Ciompi, 1982, 1997) ein Konzept zur Verfügung, das zu erklären vermag, warum in manchen affektiven Zuständen manches nicht gedacht werden kann. Wenn jemand wütend ist, denkt er gemäß einer Wutlogik, und diese lässt zum Beispiel keine freudvollen Gedanken zu. Dann würde ein Therapeut nichts erreichen mit zirkulären Fragen, die auf die Wiederentdeckung der Freude, etwa in der Partnerschaft, abzielen. Zunächst muss ein Rahmen geschaffen werden, der so viel Sicherheit für das gerahmte System bietet, dass andere Gedanken gefasst werden können. Wir nennen das im Folgenden »affektlogische Rahmung«. Bezogen auf die Frage des Menschenbilds leiten wir ab: Der Mensch muss in seinen affektiven Zuständen wahrgenommen werden, die zumindest situativ einige Möglichkeiten ausschließen. Systemtheoretisch gesprochen, ist es nicht nur die Struktur des Systems, die sein Verhalten und die Wirkung von Interventionen bestimmt, sondern auch sein affektiver Zustand. Interventionen müssen dazu passen, sonst bewirken sie nichts oder das Gegenteil von dem, was beabsichtigt war.
- **Now moments.** Die Säuglingsforschung von Daniel Stern (z. B. Stern et al., 2001) hat konzeptualisiert, wie aus einem beruhigenden, aber auch wenig anregenden »moving along« zwischen Säugling und Bindungsperson plötzlich (»now moments«) Aufregung wird, die zu Lernen anregt. Übertragen auf die Psychotherapie ist anzunehmen, dass Lernen nicht (oder nicht ausschließlich) kontinuierlich erfolgt, sondern sprunghaft. Es geht einher mit einer gesteigerten Erregung. Demnach wäre nicht erstrebenswert, nur beruhigend auf Menschen einzuwirken, sondern es müsste für ausreichend Überraschendes gesorgt werden. Hier ist bereits eine Grundlage gelegt für das Verständnis dafür, wie Menschen sich ändern (s. Wirkfaktoren in Kapitel 3 »Therapeutische Beziehung«).

Weitere Elemente des Menschenbilds. Hier beziehen wir Ergebnisse entwicklungspsychologischer Grundlagenforschung, insbesondere zu Bindung (z. B. Grossmann, K. & Grossmann, K. E., 2008; s. Kap. 1), Mentalisierung (z. B. Fonagy, Gergely, Jurist & Target, 2004; s. Kap. 22) und triadischer Kommunikation (z. B. Fivaz-Depeursinge, 2009) in unsere Theoriebildung ein. Dies sind die Grundlagen, um zu verstehen, wie sich die Fähigkeiten zur Kommunikation und Perspektivenübernahme entwickeln, die in der Praxis der systemischen Therapie eine so große Rolle spielen. Diese Forschungsergebnisse, zu implizitem Wissen geworden, prägen das Menschenbild des systemischen Therapeuten.

Das im Folgenden dargestellte dialektische Verständnis von Geschichtlichkeit und gegenwärtiger Situation, Gewordensein und zukünftigen Möglichkeiten, Autonomie und Heteronomie schließt sich nahtlos daran an. Hier seien die beiden Begriffe in ihrer Auswirkung auf das Menschenbild zunächst als Extrempositionen beschrieben:

- **autonomieorientiertes Menschenbild**: Der Mensch schafft seine Wirklichkeit selbst und setzt sich also mit den vorgegebenen Rahmenbedingungen auseinander.
- **heteronomieorientiertes Menschenbild**: Der Mensch ist Ergebnis prägender konstitutioneller und umweltlicher Rahmenbedingungen und verhält sich innerhalb dieser Rahmenbedingungen. Verhalten, was aus dem vorgegebenen Rahmen herausfällt, gilt als nicht »normal«.

Das Konzept des »Fallverstehens in der Begegnung« (Welter-Enderlin & Hildenbrand, 2004) geht von einer dialektischen Beziehung von Heteronomie und Autonomie aus:

- **Geschichtlichkeit erschließen.** Das menschliche Dasein wird unter dem Aspekt der Geschichtlichkeit betrachtet. Nach Blankenburg (1989, S. 81) ist das eigentliche »Haus«, das ein Mensch bewohnt, seine Biografie. Zu ihr gehören in erster Linie die Menschen seines Umfeldes: die Familie und die nächsten Bezugspersonen; aber nicht nur im Hier und Jetzt, sondern mitsamt ihrer Geschichte: Familiengeschichte.
- **Vor- und Aufgegebenes unterscheiden.** Wir sehen die lebensweltlichen Rahmenbedingungen jedes einzelnen Menschen nicht nur als vor-, sondern auch als aufgegeben und damit als gestaltbar an. Menschen unterscheiden sich in ihrem Vermögen, sich ihre Rahmenbedingungen anzueignen, zu überschreiten oder zu gestalten, um sich zu individuieren. Hier ist angesprochen, was Goethe mit dem ständigen »Stirb und werde« im menschlichen Leben gemeint hat: Das Aneignen sozialer Wirklichkeit geschieht in einem beständigen Prozess autonomer Gestaltung vorgefundener Rahmenbedingungen. Dieser Prozess heißt, wenn er im Gesamten betrachtet wird, Biografie. Frei nach Sartre heißt die Frage: »Was macht der Mensch aus dem, was die Verhältnisse aus ihm gemacht haben?«
- **Muster erkennen.** Die Einmaligkeit von Individuen, Paaren und Familien erschöpft sich nicht in einmaligen kreativen Reaktionen auf Vorgegebenes, sondern formt sich zu einem Muster, das alltägliche Entscheidungen ständig als strukturierte hervorbringt. Die Rekonstruktion dieses Musters ist immer auch mit den Fragen verbunden: »Welche Entscheidungsmöglichkeiten haben damals zur Verfügung gestanden, welche stehen heute zur Verfügung?«
- **Muster infrage stellen.** Die Autonomie der Lebenspraxis und der Spielraum autonomer Handlungsmöglichkeiten können durch problematische Muster eingeschränkt werden. Sie sind die »Melodie«, nach denen das System »tanzt«. Diese Muster stehen in Beratung und Therapie zur Disposition.
- **Krisen als Wendepunkt begreifen.** Krisen werden als äußerer und innerer Anlass für Veränderung betrachtet. Bisherige Copingstrategien haben versagt oder sich als unzureichend herausgestellt, neue Strategien sind gefragt. Nach Oevermann (2004) und anderen Autoren mit soziologischem Hintergrund kann Lebenspraxis sogar als fortwährender Prozess der Krisenbewältigung gesehen werden.

Fallbeispiel

Herr K. in der Krise

Zum Zeitpunkt der Therapie, die ein knappes Jahr mit elf Sitzungen dauert, ist Herr K. 38 Jahre alt. Anlass für die Therapie ist, dass Herr K. nach plötzlicher Entlassung aus der Geschäftsleitung einer großen Versicherung den Boden unter den Füßen verloren hat. Als Therapieziele formulierte er, dass er verstehen möchte, wie es zur Kündigung kam, und dass er zumindest so viel Selbstsicherheit zurückgewinnen will, um auf Stellensuche zu gehen.

Zu Beginn der Therapie befindet er sich gewissermaßen in einer Problem-Trance, indem er immer wieder sagt: »Ich kann nicht bestehen im Haifisch-Becken eines Top-Managements.« Mit der Zeit erschließen wir seine Biografie: Er hat sich aus bäuerlichem Milieu ins Top-Management hochgearbeitet. Schon 17-jährig hat er seine intellektuellen Fähigkeiten entdeckt und nicht nur zum Guten genutzt. Dass er z. B. bei jeder Gelegenheit seine Lehrmeister bloßstellte, findet er heute arrogant und unnötig.

Besonders wirksam erwiesen sich in der Therapie die erlebnisaktivierenden Interventionen, die ihn aus der Problem-Trance herausführten, wie z. B. die Frage auf der Zeitlinie »Was werden meine Mitarbeiterinnen einmal über mich sagen?« und die Gesprächssequenzen, in denen es um seinen Führungsstil ging. Herr K. konnte nun die Krise als Wendepunkt betrachten, der ihn zu einem neuen, anderen Einsatz seiner intellektuellen Fähigkeiten, zu einem anderen Führungs- und Kooperationsstil bringen würde. Er verstand nun, wie es zu seiner Kündigung gekommen war und was er tun musste, um die Sympathien künftiger Verwaltungsratsmitglieder und Mitarbeiter für sich zu gewinnen.

Erst kurz nachdem er den Wendepunktes der Krise passiert hatte (also als klar war, dass er das Erlebte für die persönliche Weiterentwicklung würde nutzen wollen) erzählte er mir, dass er kurz vor dem Suizid gestanden hatte.

Biografieorientierung. Bei der Biografieorientierung im systemischen Arbeiten geht es darum, Sinnstrukturen zu entdecken. Diese werden als Hypothesen herausgearbeitet und ermöglichen den Einstieg in zentrale Themen der Klienten. Im weiteren Verlauf gilt die Hypothese nur so lange als plausibel, wie sich keine Gegenbelege finden lassen, nach denen freilich immer wieder zu suchen ist. Bei dieser Suche wird besonders auf die Geschichten geachtet, die für die Sinnstrukturen stehen.

- Wir interpretieren zunächst auf der Basis des Typischen. Oft stellen wir dann fest, dass Handlungsmuster ganz fallspezifische Eigenheiten bzw. Abweichungen zeigen. Dann beginnt eine neue Interpretationsrunde.
- Wir betrachten Individuen auf unterschiedlichen Ebenen in ihren sozialen Rahmen: Generationenlage, Familiengeschichte, Geschichte der Region, des Berufsfeldes etc. Der Therapeut sollte wissen, wo die Klienten herkommen, und von einer

Grundhaltung der Neugier getragen sein. Therapeutinnen und Therapeuten müssen also »gut informierte Bürgerinnen und Bürger« (Schütz, 1972) sein.

Die Biografie hat Doppelcharakter: Sie ist unabänderlich (»so war es«) und zugleich ständigen Umschreibungen unterworfen – die Vergangenheit wird aus der Perspektive der biografischen Gegenwart ständig rekonstruiert. Kierkegaard schreibt: »Nichts ist schwieriger vorherzusagen als die Vergangenheit.« Diese Offenheit der biografischen Rekonstruktion macht es den Klienten möglich, ihre Vergangenheit nicht als Käfig zu sehen, in dem ihre Zukunft gefangen ist, sondern ihre Biografie als ein Universum von Möglichkeiten zu betrachten, die noch zu realisieren sind. Aus der Geschichte kann nicht ausgestiegen werden, aber die Vergangenheit enthält neben Problematischem auch Ressourcen. Rosmarie Welter-Enderlin (1990, S. 196) spricht von »Skeletten im Keller und Schätzen auf dem Dachboden«.

2.2 Sicht auf die Patientin und den Patienten

Soll man die Person, die einem in der Therapie gegenübersitzt, überhaupt noch Patient oder Klient nennen? Oder ist es jeweils ein Kunde, ein Besucher oder ein Klagender, so wie de Shazer (2002, s. a. Kap. 6) vorschlug, sein Gegenüber einzuteilen? Je nachdem, mit welchem Anliegen oder Auftrag sie oder er kommt? Gegen den Begriff des Patienten, des »Leidenden«, gibt es im systemischen Feld Ressentiments. Bereits hierin ist ein Element der Grundhaltung zu erkennen: Lösungen sind im Fokus der Therapie, nicht der Probleme.

! Der »Kunde ist kundig« (Hargens, 2004), indem er die Lösung eigentlich schon kennt. Es geht nur noch darum, sie in die Tat umzusetzen.

Wir verwenden in diesem Buch den Begriff des Patienten dennoch weiter. Solange der Patient nicht bis in alle Ewigkeit Patient bleibt, sondern im Verlaufe der Therapie zum Kunden wird, ist es durchaus wichtig, zunächst zu akzeptieren, dass da jemand leidet. Das dialektische Konzept von Autonomie und Heteronomie ist geeignet, den Widerspruch aufzulösen.

Folgt man einem autonomieorientierten Menschenbild, dann ergibt sich als Aufgabe im therapeutischen Prozess, gemeinsam mit den Menschen, die Hilfe suchen oder ein Anliegen an die Therapeutin haben, an der Gestaltung und Erweiterung von Handlungsspielräumen zu arbeiten. Psychosoziale Störungen oder Krankheiten betrachten wir als Situationen, in denen Gestaltungsspielräume im Leben eingeschränkt sind.

Das therapeutische Handeln zielt nun nicht darauf ab, dem Patienten Verantwortung abzunehmen; die eher seltenen Extremsituationen akuter Selbst- oder Fremdgefährdung, in denen Therapeuten vorübergehend stellvertretend für Patienten handeln müssen, einmal ausgenommen. Vielmehr ist das Ziel, den Patienten die Verantwortung für die Gestaltung angemessener Handlungsspielräume (wieder) zu überlassen. Dabei besteht die besondere Kunst darin, zusammen mit dem jeweils relevanten Klientensystem bei der Ausgestaltung und Entwicklung der bestehenden Handlungsspielräume das jeweils rechte Maß zwischen Über- bzw. Unterforderung auszuhandeln.

Fallbeispiel

Herr D. zwischen Heteronomie und Autonomie

Herr D. ist 34 Jahre alt, als er im Rahmen der 15. Hospitalisation, wie immer von der Polizei und in Handschellen, in die Klinik gebracht wird. Die Akte zur Krankengeschichte ist zwar dick, liest sich aber schnell, denn das Muster ist fast immer gleich: Entlassung aus der Klinik, Absetzen der antipsychotischen Medikation, Versuch, im Leben zurechtzukommen, Rückzug ins Zimmer, zunehmender Cannabis- und Alkoholkonsum, Verfolgungsideen, Tätlichkeiten gegen ausländische Mitbürger und gegen die Eltern.

In den Therapieplanungen wird darauf geachtet, dass Herr D. mitwirkt und Verantwortung übernimmt. Ausführlich wird das Vorgehen, auch im Falle des Herrn D., in Borst & Leherr (2008) sowie in Kapitel 10 dargestellt.

Hier die Schlusssätze der letzten Therapievereinbarung, die kurz vor Herrn D.s Entlassung aus der Klinik erstellt wurde:

»… In erster Linie wird Herr D. selbst auf Frühwarnzeichen einer nahenden Krise achten und die nötigen Schritte tun, zum Beispiel sich bei seinem Psychiater oder Hausarzt melden, um Eskalationen zu vermeiden. Auch wäre es sehr zu begrüßen, wenn Herr D. freiwillig in die Klinik eintritt, um dort Schutz zu suchen und neue Kräfte für ein eigenständiges Leben zu sammeln.

Wenn Herr D. ein Jahr lang ohne Klinikeinweisung zurechtkommt oder allenfalls freiwillige Kriseninterventionen in der Klinik durchführt, lädt das Team der Station A ihn herzlich zu einem kleinen Fest ein.

Diese Vereinbarung kann im gegenseitigen Einvernehmen geändert werden, wenn die Änderung für die weitere Entwicklung Herrn D.s förderlich ist.«

Herr D. betrachtete die Vereinbarung als sein Werk. Sie sollte nach seinem Willen dennoch nicht in der ersten Person Singular geschrieben sein, da er die Veranlassung für die Vereinbarung völlig richtig bei den anderen Vertragspartnern sah. Nach dem Auszug in eine eigene Wohnung, die die Eltern ihm gekauft hatten, hielt Herr D. die Vereinbarung sehr gut ein. Er kam in den folgenden 16 Jahren noch ein einziges Mal auf Initiative der Eltern in die Klinik, dieses Mal ohne Handschellen. Die Wohnung gab er allerdings bald auf, da ihm die Hausarbeit über den Kopf wuchs. Stattdessen ging er vom Elternhaus aus an drei Tagen in der Woche einer Tätigkeit im Lager eines ökologisch orientierten Versandhandels nach.

Notabene sind es nicht die Professionellen, die bestimmen, was »das rechte Maß« ist. Jochen Schweitzer hat eine entsprechende Dienstleistungsphilosophie, die er – dann doch, als Kontrapunkt zu bestehenden Hilfesystemen – mit »Kundenorientierung« bezeichnet, gerade für die schwächsten der Hilfeempfänger gefordert (Schweitzer, 1995).

Therapeutisches und beraterisches Handeln hat aus dieser Perspektive das Ziel, Wandel in der Sinnstruktur eines Problemsystems voranzubringen. Die zentrale Frage lautet: »Was wäre, wenn ...?« Methodisch eignet sich auch das Geschichtenerzählen und das Umschreiben von Geschichten, um aus Vergangenem Neues entstehen zu lassen. Rituale des Übergangs können sich eignen, um Übergänge voranzubringen.

Das Denken in Sinnstrukturen wird ergänzt durch den Diskurs zur Entstehung und Aufrechterhaltung psychischer Störungen, wie er auf der Basis des biopsychosozialen Modells geführt wird. Auch hier werden psychische Störungen als Elemente in komplexen Wechselwirkungsprozessen größerer biopsychosozialer Systeme verstanden, in die ein Patient eingebunden ist (s. a. Kap. 1). Psychopathologische Symptome lassen sich auch im biopsychosozialen Modell nicht auf eine spezifische Ursache zurückführen, sondern gehen auf multiple Risiko- und Schutzfaktoren zurück, die sich gegenseitig beeinflussen.

Sowohl bei den Schutz- als auch bei den Risikofaktoren kommt der Familie eine besondere Bedeutung zu (Übersicht bei Heinrichs, Saßmann, Hahlweg & Perrez, 2002 sowie in Kap. 1) – aber bereits in der Aufzählung all der erforschten Risiko- und Schutzfaktoren in Tabelle 2.1 wird deutlich, dass »familiäre Schutz- und Risikofaktoren« nicht als isolierte Variable(n) relevant werden, sondern auch in ihren Einflussmöglichkeiten auf individuelle und gesellschaftliche Schutz- und Risikofaktoren.

Tabelle 2.1 Risiko- und Schutzfaktoren nach Heinrichs et al. (2002)

	Schutzfaktoren	**Risikofaktoren**
gesellschaftlich	▶ gehobene sozioökonomische Situation ▶ positiver Schulkontext ▶ unterstützendes und anregendes soziales Netzwerk	▶ geringer sozioökonomischer Status ▶ Arbeitslosigkeit ▶ schlechte Wohnverhältnisse ▶ schlechte Schulen ▶ Diskriminierung ▶ Migration und Flucht ▶ Einkommensungerechtigkeit
familiär	▶ hohe elterliche Wärme ▶ hohe Anteilnahme und Interesse der Eltern am Leben ihrer Kinder ▶ mittleres Maß an Zusammenhalt und Anpassungsfähigkeit der Familie an veränderte Situationen ▶ konsistentes elterliches Erziehungsverhalten	▶ dysfunktionales Erziehungsverhalten ▶ Vernachlässigung ▶ negative familiäre Kommunikationsmuster ▶ Partnerschaftskonflikte der Eltern ▶ familiäre Gewalt, körperliche und sexuelle Misshandlung ▶ Trennung / Scheidung der Eltern oder Tod eines Familienangehörigen ▶ psychische Störungen, Kriminalität und geringe Bildung der Eltern

Tabelle 2.1 (Fortsetzung)

	Schutzfaktoren	Risikofaktoren
		▶ fehlende außerfamiliäre soziale Bindungen
individuell	▶ Geschlecht und Geschlechterstereotype (differentieller Einfluss) ▶ höhere intellektuelle Fähigkeiten ▶ positives Selbstkonzept ▶ positives Temperament und soziale Fertigkeiten	▶ Verzögerung im Erwerb von Fertigkeiten, besonders der sozialen ▶ Schwierigkeiten in der Emotionsbewältigung ▶ schwieriges Temperament ▶ genetisch-biologische Einflüsse, wie z. B. chronische Erkrankungen / Infektionen

Psychologie und Psychiatrie gehen zunehmend von der Annahme aus, dass psychische Störungen in der Regel nicht durch einzelne spezifische Elemente von Systemprozessen (z. B. Gene, spezifische frühe Erfahrungen), sondern durch zirkuläre Wechselwirkungsprozesse auf multiplen »Pathways« entstehen. Nach wie vor sind es die »große Psychiatrie« und die psychotischen Störungen, die hier die interessantesten, aber auch kontroversesten Diskussionen hervorrufen; s. etwa Aderhold und Borst (2009). In diesen Diskussionen werden auch belastende Familieninteraktionen nicht als unmittelbare »Ursachen« psychischer Störungen angesehen, aber als für die Aufrechterhaltung und die Auflösung psychischer Störungen wichtige Bedingungen.

Eine Therapie, die solche komplexen Wechselwirkungsprozesse zu beeinflussen versucht, ist notwendigerweise mehr oder weniger systemisch. Zur Therapie tragen aber auch Interventionen bei, die nicht genuin psychotherapeutisch sind (z. B. Einnahme von Antipsychotika), weshalb sich der systemtherapeutische Ansatz nicht nur zur Begründung von Familien-, Paar- und Einzeltherapie, sondern als integratives Rahmenkonzept einer umfassenderen biopsychosozialen Behandlungsperspektive eignet (s. a. Kap. 91).

Die Denkweisen im Rahmen des biopsychosozialen Modells und das Denken in Sinnstrukturen nähern sich also aneinander an und ergänzen sich auf pragmatischer Ebene: Eine Therapie, die sich um die Rekonstruktion von Sinnstrukturen bemüht, würde die Krankheits- (besser: Symptom-) Entstehung aus der Familiengeschichte, der Biografie und aus den Interaktionen heraus verstehen, um dann den Stellenwert der Symptome im System zu verändern und vielleicht mithilfe vorgefundener Resilienz den Ausgang aus der Krise positiv zu gestalten; eine Therapie, die auf dem biopsychosozialen Modell beruht, würde dagegen versuchen, die einzelnen ätiologisch bedeutsamen Risiko- und Schutzfaktoren günstig zu beeinflussen und die Symptome direkt anzugehen, um die Störung zu beheben.

Ein Wort zur Auseinandersetzung um den Begriff der Krankheit und um die Notwendigkeit störungsspezifischen Vorgehens: Dem Denken in multiplen Pathways, Risiko- und Schutzfaktoren, Vulnerabilität und Resilienz liegt ein Krankheitsverständnis zugrunde, dem ein Teil der radikalkonstruktivistisch denkenden Therapeuten nicht folgt. Als Therapeutin in psychiatrischem Kontext würde ich jedoch ganz pragmatisch vorgehen: Ich arbeite systemisch, weil es gar nicht anders geht, und dekonstruiere Krankheiten und Diagnosen im Laufe der Zeit. Zugleich nutze ich das Wissen um Risiko- und Schutzfaktoren, um die passenden und wichtigen Fragen zu stellen und durch sie zu einem Fallverständnis jenseits aller gruppenstatistisch erhärteten Befunde zu gelangen.

Eine Gruppe von Psychiatrieerfahrenen, allen voran Dorothea Buck, plädiert seit den 1990er-Jahren dafür, den Sinn in den eigenen psychotischen Erfahrungen zu suchen, damit sich selbst besser zu verstehen, und aus der psychischen Krise heraus eine Weiterentwicklung zu beginnen. Die daraus entstandene »Recovery«-Bewegung verzeichnet gute Erfolge, indem sie gut ausgebildete Psychiatrieerfahrene in der Behandlung akut kranker Menschen einsetzt.

2.3 Sicht des Therapeuten auf sich selbst

Not Knowing. Die Bescheidenheit im Werten und Urteilen ist in der Haltung des »not knowing« (Anderson & Goolishian, 1992) besonders treffend ausgedrückt. Damit ist gemeint: Nicht ich als Therapeutin weiß, was hier »der Fall« und was gut für mein Gegenüber ist. Diese Haltung ist noch bescheidener als die, die sich in der Hypothesenbildung äußert. Wahrscheinlich liegen die meisten Therapeuten irgendwo dazwischen: Ihr Wissen und ihre Erfahrung lassen sie automatisch hypothetisieren, was hier »der Fall« ist. Doch die Hypothesen sind nur so gut, wie sie zum Fall passen. Jede unpassende Hypothese wird sofort fallengelassen, um weiter zu fragen.
Verstehen wollen statt Werkzeuge anwenden. Das Verstehen von Mustern über die konkrete Situation hinaus gründet zwar auf Wissenschaft, Wissen und Handwerkszeug stehen aber immer im Dienste des Fallverstehens und der Begegnung. Sie geraten nur dann in den Vordergrund, wenn über das professionelle Handeln reflektiert wird, also zum Beispiel in der Supervision.
Gekonnt fragen. Kontext einbeziehende, ungewohnte, unerwartete und überraschende Fragen der Therapeutin regen zur Veränderung an, sobald ein sicherer Rahmen für Veränderung geschaffen ist. Es gibt unendlich viele Fragen, und daraus die passenden zu wählen – daraus besteht die therapeutische Kunst.
Sicherheit herstellen. Auch dies ist eine Kunst, weil hier die Balance zwischen Veränderungsmotivation und Beharrungsvermögen der Patienten gefunden werden muss.

2.4 Rahmung der therapeutischen Beziehung

In folgendem Drei-Kreis-Modell der therapeutischen Beziehung wird visualisiert, welche Rahmen(-bedingungen) bedeutsam sind:

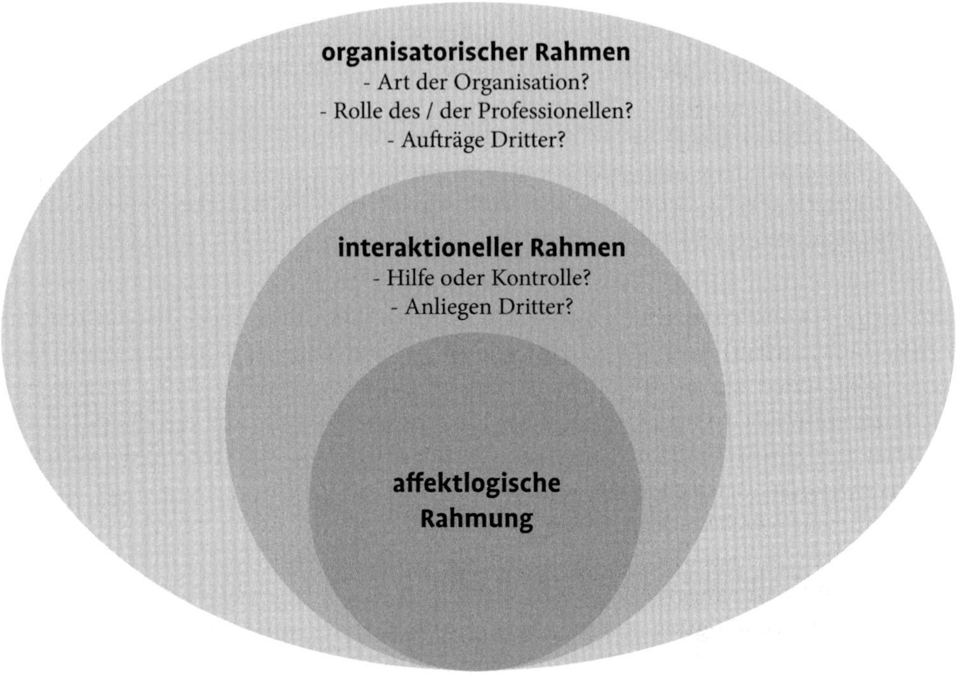

Abbildung 2.2 Drei Rahmen der Beziehungsgestaltung

Der organisatorische Rahmen sagt etwas darüber aus, was hier geschehen soll. Ein Gefängnis hat z. B. andere Aufgaben als eine Psychiatrie oder ein Kinderheim, und entsprechend sind die Rollen der dort arbeitenden Psychotherapeutinnen unterschiedlich.

Der interaktionelle Rahmen gibt Antwort auf die Frage: »Was tun wir hier?« Geht es um Hilfe oder Kontrolle? Welche Anliegen Dritter spielen eine Rolle?

Die affektlogische Rahmung ist innerstes Bestimmungsstück der Beziehung zwischen Therapeutin und Klientensystem. Ziel der affektlogischen Rahmung ist die Metastabilisierung eines instabilen Systems. Mit dieser Rahmung wird angestrebt, die Grundstruktur des gerahmten Systems zu erhalten, gleichzeitig aber Wandel durch Kopplung mit dem sicher rahmenden System zu ermöglichen. Sie ist also dem Generischen Prinzip 1 (vgl. Kap. 3) verwandt und stellt den Boden dar, auf dem das »Fallverstehen in der Begegnung« (Welter-Enderlin & Hildenbrand, 2004) stattfindet.

Die Art der Beziehung, die eine systemische Therapeutin mit ihren Klienten aufbaut, hängt außerdem ab von der Person der Therapeutin mit ihrer eigenen Geschichte, ihren beruflichen Erfahrungen, ihrem persönlichen Kontext und ihrem Habitus. Selbsterfahrung und Supervision sind unerlässlich, um diese eigenen Muster erkennen und reflektieren zu lernen.

2.5 Grundhaltung

Wie nun genau gehandelt und wie die Beziehung gestaltet wird, um die genannten Aktivitäten des Fallverstehens und der Begegnung herzustellen, und wie daraus Veränderung entsteht, wurde bis hierher noch nicht beschrieben. Die in Kapitel 1 aufgeführten Annahmen darüber, wie Menschen sich ändern, liefern hierfür Anhaltspunkte.

Als allgemeine Variablen einer therapeutischen Grundhaltung werden die zuerst in der Gesprächs-/klientenzentrierten / personzentrierten Psychotherapie beschriebenen Variablen bedingungslose positive Wertschätzung, Empathie und Kongruenz weithin akzeptiert. Zu einer spezifisch-systemischen Grundhaltung gibt der »Klassiker« von Cecchin et al. (1988) Auskunft:

- **Neugier:** Wird sie nicht-invasiv und freundlich geäußert, ist die Neugier eine therapeutische Grundtugend, die allerdings immer wieder hergestellt werden muss. Langeweile bei sich selbst festzustellen, sollte der Therapeutin Signal dafür sein, dass sie etwas in der therapeutischen Beziehung ändern und etwas unternehmen muss.
- **Hypothesen geleitete Fragen:** Solche Fragen zielen darauf ab, Hypothesen zur Fallstruktur zu bestätigen oder zu verwerfen. Die Fragen sollen für alle Beteiligten interessant und »angemessen ungewöhnlich« (Andersen, 1990) bleiben, indem sie weder reine Bestätigungen noch zu viele Ablehnungen hervorrufen.
- **Zirkularität:** Fokus der Problembeschreibung sind zunehmend die Interaktionen in der Familie oder im größeren System, und nicht mehr die individuelle »Störung« des »Indexpatienten«.

Fallbeispiel

Herr A. und die Grundhaltung der Neugier

Herr A. stammt aus Bosnien und kam 1992 als Flüchtling in die Schweiz. Er suchte wegen anhaltender, aber wechselnder Schmerzen das große somatische Spital der Kantonshauptstadt auf: Meist waren Rücken und Kopf betroffen, aber auch in Beinen oder Armen tat es ihm weh. Nachts schreckte Herr A. häufig auf. Bilder aus dem Krieg, den er größtenteils in Konzentrationslagern verbracht hat, tauchten dann blitzartig wieder auf. Wenn er sich an die Geschehnisse im Lager erinnerte, musste er auch tagsüber heftig würgen. Zu Hause hielt er es kaum noch aus. Seine Frau und die vier Kinder – die Tochter war schon zwanzig Jahre alt – schrie er häufig an. Am Arbeitsplatz häuften sich die Fehlzeiten, der Arbeitgeber hatte schon mit Kündigung gedroht.

Im Spital wurde keine organische Ursache der Schmerzen festgestellt. Nur sein Bluthochdruck und der Diabetes stellten Krankheiten dar, für die es klare Behandlungsleitlinien gab. Um dem Mann dennoch zu helfen, wurden schlussendlich zehn verschiedene Medikamente verordnet. Als Herr A. eines Tages einer Pflegefachfrau gegenüber Suizidgedanken äußerte, wurde ein Psychiater hinzu gezogen. Dieser diagnostizierte eine posttraumatische Belastungsstörung und überwies Herrn A. in die psychiatrische Klinik.

Die psychotherapeutische und medizinische Behandlung gingen nun Hand in Hand. Die Psychologin (UB), die die Fallführung übernommen hatte, begann mithilfe eines Dolmetschers, sich die Lagererlebnisse schildern zu lassen. Im gleichen Zeitraum vermittelte die Bewegungstherapeutin Herrn A. elementare Kenntnisse in Entspannungstechniken. Die Ärztin setzte allmählich die verschiedenen Beruhigungs-, Schlaf- und Schmerzmedikamente ab. Der Sozialarbeiter nahm mit Einverständnis von Herrn A. Kontakt zum Arbeitgeber auf, um über einen schrittweisen Wiedereinstieg am Arbeitsplatz zu verhandeln.

Nun wurden in den psychotherapeutischen Sitzungen die Erinnerungen an die Erlebnisse vertieft, nachdem Herr A. zunächst jeweils seine Entspannungsübungen gemacht hatte. Trotzdem war jede Sitzung wieder belastend, Herr A. schwitzte jedes Mal stark. Als Schlüsselszene in seinen Erinnerungen tauchte jeweils die Ermordung seines Nachbarn und Freundes auf, deren Zeuge er wurde, sowie die anschließende würdelose Entsorgung der Leiche, bei der er helfen musste. Er lernte aber mit der Zeit, aus dem Lager an einen »sicheren Ort« zurück zu kehren – dies alles in der Vorstellung. Die Psychologin achtete darauf, dass die Erinnerungen nicht überwältigend wurden. Auch das Therapiezimmer war ein sicherer Ort, der Dolmetscher und die Psychologin inzwischen vertraute Personen.

Nach den Vorstellungsübungen, die jeweils nur etwa zwanzig Minuten dauerten, stellten sie noch viele Fragen zur Lebenssituation vor dem Krieg und erfuhren, dass Herr A. in seinem Heimatort ein wohlhabender und angesehener Mann war. Er sagte, er sei der glücklichste Mann der Welt und »ein Mann wie ein Bär« gewesen. In der Schweiz fühle er sich dagegen immer noch fremd.

Die letzten zwei der insgesamt zehn Imaginationsübungen wurden etwas abgewandelt: Herr A. wurde durch neugieriges Fragen der Therapeutin zu den üblichen Beerdigungsritualen in seinem Heimatdorf dazu angeregt, sich ein »gutes Ende« der Beziehung zu seinem Nachbarn vorzustellen. Herr A. malte sich die würdevolle Beerdigung des Nachbarn in lebhaften Bildern und mit deutlich sichtbarer Freude aus.

Vier Monate nach dem Spitaleintritt wurde Herr A. zu seiner Familie entlassen. Die Schmerzen waren zwar nicht ganz verschwunden, sie schienen Herrn A. aber weniger zu plagen. Das Würgen war ganz verschwunden. Er schlief meistens durch, Schlafmittel brauchte er dazu nicht mehr. Die Zahl der Medikamente konnte bis zum Austritt von zehn auf drei reduziert werden.

Andere Autoren schlagen andere Taxonomien zur Grundhaltung vor:
Barthelmess (2016) definiert vier Haltungen (Nichtwissen, Nichtverstehen, Eingebundensein, Vertrauen) und ordnet ihnen die wichtigsten systemischen Methoden zu (Relativierung von Konstrukten, Nachfragen, Hinterfragen der eigenen Rolle, lösungsfokussierte Techniken).

Ochs (2013) beschreibt eine spezifische systemische Haltung mit

- Lösungs- und Ressourcenorientierung,
- Muster- und Kontextorientierung,
- Auftrags- und Kundenorientierung sowie
- Kooperations- und Beziehungsorientierung.

In Kapitel 3 zur therapeutischen Beziehung und Begegnung wird näher ausgeführt, in welchen konkreten Handlungen sich diese Haltungen äußern können, welche Wirkungen hierdurch zu erzielen sind, und wie die entsprechenden Kompetenzen erworben werden können.

FAQ

Was sind die wesentlichen Unterschiede einer systemischen Grundhaltung zu den Grundhaltungen anderer Therapieverfahren?
Sicher gibt es mehr Gemeinsamkeiten als Unterschiede. Ein wesentlicher Unterschied besteht jedoch darin, dass in einer Systemischen Therapie die Selbstorganisation der Patienten und ihrer Familien hoch eingeschätzt und respektiert wird. Der Glaube an die spezifische Wirkung von Interventionen ist deshalb gering; wir denken, dass das »Schicksal« unserer Interventionen vielmehr dadurch bestimmt wird, wie sie zum Klientensystem passen.

Weiterführende Literatur

Borst, U. (2013). Systemische Therapie. Handwerk der Psychotherapie, Band 1. Tübingen: Psychotherapie-Verlag.

Welter-Enderlin, R. & Hildenbrand, B. (2004). Systemische Therapie als Begegnung. Stuttgart: Klett-Cotta.

3 Therapeutische Beziehung

Ulrike Borst

Die therapeutische Beziehung gilt als einer der wirksamsten Faktoren in der Psychotherapie: Die Qualität der therapeutischen Beziehung erklärt zwischen 30 und 80 % der Varianz therapeutischer Ergebnisse. Das Wissen darüber, was eine therapeutische Beziehung eigentlich hilfreich macht, ist jedoch begrenzt. In diesem Kapitel wird zunächst dargestellt, welche dialektischen Verhältnisse eine Begegnung ausmachen, um dann an einem Fallbeispiel zu zeigen, wie in einer (zunächst zu scheitern scheinenden) therapeutischen Beziehung Begegnung entsteht. Im Weiteren wird Bezug zur Wirksamkeitsforschung genommen, um anschließend darzustellen, wie die entsprechenden Kompetenzen, auf der Basis der in Kapitel 2 beschriebenen Grundhaltung, erworben werden können.

3.1 Fallverstehen in der Begegnung als dialektisches, dynamisches Geschehen

Bereits Welter-Enderlin und Hildenbrand (2004) haben in ihrem Konzept des Fallverstehens in der Begegnung dargelegt, dass in professionellen beraterischen und therapeutischen Beziehungen jeweils zwei unverzichtbare Elemente vorkommen, die in dialektischem Verhältnis zueinander stehen, indem sie komplementär und im Zeitverlauf variabel sind. Abbildung 3.1 visualisiert das Konzept, indem es das Fallverstehen in der Begegnung als Hauptachse im therapeutischen Geschehen darstellt.

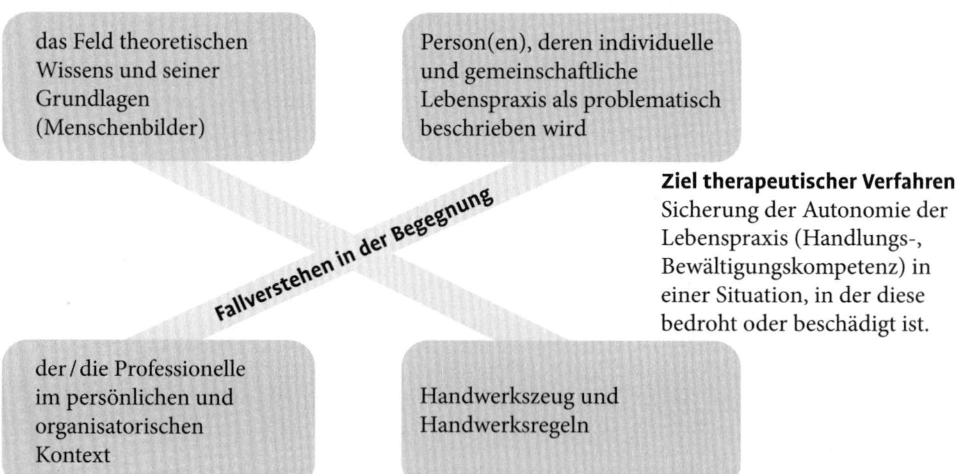

Abbildung 3.1 Ein Konzept professionellen Handelns (Welter-Enderlin & Hildenbrand, 2004)

Professionelles Handeln ist Rollenhandeln und damit durch Distanz charakterisiert. Doch therapeutisches Handeln muss auch Mitmenschlichkeit einbeziehen, um einen Zugang zur Lebenspraxis des Klienten zu ermöglichen, der auf Verstehen begründet ist. Beide Aspekte in ihrem Spannungsverhältnis zu realisieren, ist Kern der therapeutischen Kunst.

Wie Hildenbrand (2017) ergänzt, bleibt in therapeutischen Begegnungen jedoch eine Differenz zwischen den Begegnenden, da die Akteure unterschiedliche Bezugspunkte und Standorte einnehmen. Während die Fachperson im Regelfall im Vollbesitz ihrer Handlungsfähigkeit ist, ist es der Patient nicht. Daraus entsteht eine Asymmetrie, in der es aber immer darum geht, dass »Arzt und Patient einen gemeinsamen Boden gewinnen, auf dem sie sich verstehen, und es ist das Gespräch, das allein solches zu leisten vermag« (Gadamer, 1993, S. 160). In solchen Gesprächen entwickelt sich, wenn es gut geht, ein Verständigungsprozess.

! Fallverstehen bezeichnet das Erkennen und Verstehen von Mustern über die konkrete Situation hinaus.

Die dialektischen Verhältnisse in der therapeutischen Beziehung lassen sich weiter aufschlüsseln, und die Therapeutin kann in gewissem Ausmaß beeinflussen, wo sie sich verortet.

Es gilt, die Balance zu finden

- zwischen Betonung der Individualität des Klienten (wenn übertrieben, droht die Professionalität unterzugehen) und Bezug zu allgemeinem, wissenschaftlichem Wissen (wenn übertrieben, entsteht Technokratie). Die Therapeutin kann den Ort auf dem Kontinuum beeinflussen durch die Wahl der Themen, das Ausmaß der Selbstoffenbarung und den Grad ihres empathischen Mitschwingens,
- zwischen Augenhöhe (wenn übertrieben, entsteht Kurzsichtigkeit oder gar Blindheit) und Vogelperspektive (wenn übertrieben, hebt die Expertin ab und verliert den Kontakt). Der Ort auf dem Kontinuum wird bestimmt durch Perspektivenübernahme vs. -wechsel, Aussage- vs. Frageform im Gespräch und
- zwischen Stabilisierung (wenn übertrieben, bleibt die Therapie rein bestätigend) und Provokation und »Verstörung« (wenn übertrieben, entsteht Reaktanz oder Verschlimmerung). Der Ort auf dem Kontinuum wird bestimmt durch bestätigende (verbale und affektive) Äußerungen vs. komplementäre (verbale und affektive) Äußerungen.

Unbeantwortet bleibt jedoch die Frage: Was ist wann hilfreich? Manchmal lässt sie sich erst im Nachhinein beantworten, und häufig haben Klienten andere Schlüsselmomente in Erinnerung als ihre Therapeutinnen. Hier soll an einem Fallbeispiel gezeigt werden, wie eine therapeutische Beziehung zunächst an misslungenen Begegnungsmomenten zu scheitern drohte, um sich dann doch in eine hilfreiche Richtung zu entwickeln (s. a. Borst, 2016, 2017)

Fallbeispiel

Eine ständig hinterfragte Beziehung

Frau A., bei Beratungsbeginn 54-jährig, arbeitet in einer süddeutschen Kleinstadt als Lehrerin an einer Grundschule. Sie ist alleinstehend. Eltern und Geschwister leben ebenfalls in Süddeutschland, zu ihnen besteht wenig Kontakt. Frau A. beschreibt ihre Kindheit als unglücklich und einsam. Sie sei ihr Leben lang Außenseiterin gewesen und häufig ausgeschlossen oder sogar gemobbt worden. Ihr Anliegen an mich ist zu Beginn ausschließlich, dass ich sie in beruflichen Belangen unterstütze. Wir einigen uns darauf, unsere Sitzungen »Coaching« zu nennen.

Phase 1: »Ringen um die Beziehungsdefinition« – zwölf Sitzungen. Der Beginn unserer Beziehung ist äußerst schwierig. Ich scheine alles falsch zu machen. Meine Fragen passen Frau A. nicht und ich werde immer stiller, während sie in ihrem Redefluss kaum zu stoppen ist. Sie scheint in allergrößter Not zu sein, will aber von mir nichts – außer bedingungsloser Unterstützung in der Verurteilung ihres Chefs. Fragen zu ihrer Biografie dagegen untersagt sie mir nachdrücklich.

Dennoch: Bald schmeichelt sie mir damit, dass sie mich als einzig akzeptable Gesprächspartnerin bezeichnet. Ich merke, dass es ihr um mehr geht. Sie hätte gerne eine Freundschaft mit mir. Wann immer sie das zur Sprache bringt und ich es ausschließe, wirft sie mir Verächtlichkeit vor, wird sehr wütend und verlässt die Sitzung vorzeitig.

Oft deutet sie suizidale Gedanken und Impulse an, untersagt mir aber zugleich, deswegen etwas zu unternehmen, z. B. eine Klinikeinweisung zu veranlassen. Sie schreibt unzählige Mails, von denen ich nur etwa jede fünfte beantworte.

Längst habe ich den Eindruck, es handele sich viel eher um eine Therapie als um ein Coaching. Doch auch meine entsprechende Rückmeldung macht sie wütend: Sie sei doch nicht psychisch krank. Dennoch fragt sie mehrfach, was ich über sie denke und welche Diagnose ich für sie hätte. Einmal versuche ich es – mit desaströsen Folgen: Nachdem ich ihr gesagt hatte, dass sie in ihrer Beziehungsgestaltung zu anderen Menschen vermutlich ähnliche Schwierigkeiten habe wie mit mir, bricht sie das Coaching wortlos ab, meldet sich auch nicht, wie ich es inzwischen von ihr kenne, zwei Tage später mit einem Hilferuf per Mail.

Ein halbes Jahr später kommt dann doch wieder ein solcher Hilferuf. Ich stelle, nach einer Intervision mit meinen Praxiskollegen, einige Bedingungen für die Fortsetzung der Gespräche: keine Frageverbote, pünktliche Bezahlung der Rechnungen, kein Davonlaufen aus unseren Sitzungen. Wir vereinbaren fünf weitere Sitzungen, die eigentlich recht gut verlaufen. Als Erfolg verzeichne ich, dass sie ihre Stelle behält und mit Chef sowie Kollegen im Gespräch zu bleiben scheint.

Brisantes Thema bleibt jedoch unsere Beziehung: Sie ist enttäuscht, dass ich ausschließe, eine Freundin zu werden, und blockt alle Fragen ab, die ihr zu nahe gehen – zur Strafe, sozusagen. So kommt es, dass ich auch nach einem Dreivierteljahr noch so gut wie keine Informationen über ihre Biografie habe. Ich kann nur ahnen, was ihre Lebensgeschichte ihr »vorgegeben« hat.

Phase 2: »Und es gibt sie doch, die Familie …« – zehn Sitzungen. Frau A. sucht nun plötzlich meinen Rat in vertrackten Familiensituationen. Während sie mir ein halbes Jahr zuvor noch verboten hatte, ihr Fragen zu ihrer Familie zu stellen, berichtet sie nun (eher beiläufig) über ihre beiden jüngeren Geschwister und die alten Eltern. Mir wird klar, wie sie als Kind und als Jugendliche unter den äußerst herabwürdigenden, kalten und zynischen Äußerungen ihres Vaters und der hilflosen, kaum unterstützenden Haltung ihrer Mutter gelitten haben muss. Heute ist es allem Anschein nach so, dass die Geschwister ihr die Verantwortung für die Eltern überlassen, ja geradezu zuschieben.

Phase 3: »Wirklich Coaching!« – acht Sitzungen. Ich darf jetzt wissen, dass sie von Kindesbeinen an verunsichert worden ist und dass die Situationen in der Schule diese Unsicherheits- und Bedrohungsgefühle triggern. Gelegentlich darf ich Perspektivenwechsel und Realitätsprüfung anregen (»Könnte es auch anders gemeint gewesen sein?«); meistens muss ich jedoch vor allem bezeugen, dass die Kolleginnen sich unkollegial verhalten. Ab und zu darf ich fragen, was sie selbst dazu beigetragen hat.

Die therapeutische Beziehung bleibt schwankend. Ich kann nie sicher sein, dass wir die Sitzung positiv beenden. Frau A. dagegen lenkt, auch wenn sie weiterhin gelegentlich wütend die Praxis verlässt, immer schneller wieder ein und vereinbart den nächsten Termin. Misslungene Begegnungsmomente werden immer schneller »repariert«, so dass man von einer sich insgesamt verbessernden therapeutischen Beziehung sprechen kann.

3.2 Was wirkt?

Allgemeine Wirkfaktoren. Es ist paradox: Wir reden heute mehr denn je von »störungsspezifischem« Wissen und Können, und es mag Ursache, es mag Folge sein, dass Wirksamkeitsstudien dementsprechend mit möglichst homogenen diagnostischen Gruppen arbeiten. Zugleich aber wissen wir aus vielen hochwertigen Studien (z.B. Lambert, 2002; Wampold & Imel, 2015), dass die wichtigsten Wirkfaktoren von Psychotherapie ganz andere, und zwar über die Verfahren hinweg »allgemeine« sind. Die wichtigsten allgemeinen Wirkfaktoren sind nach heutigem Forschungsstand (Wampold & Imel, 2015): Übereinstimmung in den Zielen, Empathie und Arbeitsbeziehung (»alliance«). Auch die Überzeugtheit des Therapeuten von seinem Tun (»allegiance«) und daraus abgeleitet seine Überzeugungskraft, und damit die Überzeugtheit des Patienten von der Richtigkeit der Intervention scheinen eine große Rolle für die Wirksamkeit der Therapie zu spielen.

Auch praxeologisch ergibt sich daraus eine Paradoxie: Spezifische Verfahrensweisen sind nur wenig relevant, dennoch sind konkrete Interventionen unverzichtbar (Berns, 2006).

Eine brauchbare »spezifische« Therapietheorie würde auf den allgemeinen Wirkfaktoren aufbauen und zugleich eine Struktur dafür bereithalten, wo, wann und wie allgemeine Wirkfaktoren, allgemeine Behandlungsprinzipien und spezifische Methoden abgerufen und angewandt werden (vgl. Sexton et al., 2011). Die Beschreibung einer spezifisch systemischen Haltung (s. Kap. 2) ist dazu noch nicht in der Lage. Auch die Forschungsergebnisse zur Bedeutung von therapeutischer Beziehung, Empathie usw. erlauben noch keine Aussage darüber, wann der richtige Moment für etwas ist.

Synergetik. Die Lehre vom Zusammenwirken von Elementen, die innerhalb eines komplexen dynamischen Systems in Wechselwirkung treten, kann hier weiterhelfen. Vor diesem Hintergrund kann die Psychotherapie verstanden werden als das Schaffen prozessualer Bedingungen, die die Selbstorganisation des Systems fördern. Martin Rufer (2012) hat bereits in seinem Buch *Erfasse komplex, handle einfach* anhand vieler Fallbeispiele gezeigt, wie die Synergetik zur Beschreibung und Steuerung therapeutischer Prozesse eingesetzt werden kann.

Hier werden zunächst die Wirkfaktoren nach Grawe (2005) den generischen Prinzipien nach Haken und Schiepek (2010) gegenübergestellt (s. Abb. 3.2), um dann wieder zu einer Definition hilfreicher Begegnung zurückzukehren.

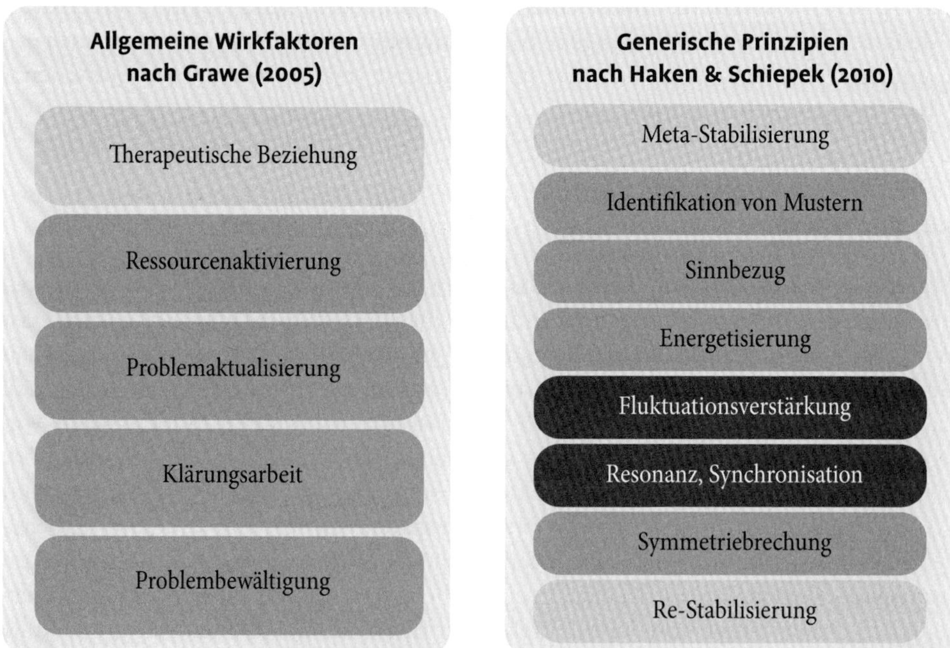

Abbildung 3.2 Gegenüberstellung: allgemeine Wirkfaktoren nach Grawe (2005) und generische Prinzipien nach Schiepek und Haken (2010)

Kritische Instabilitäten. Um zu verstehen, wie Veränderungen vor sich gehen, interessiert besonders die Frage, wie »kritische Instabilitäten« im Prozess zustande kommen, wie es also zu Phasen kommt, in denen sich Muster beim Klienten auflösen und neue Muster entstehen (sog. »Ordnungs-Ordnungsübergänge«). Es gilt als erforscht, dass im Vorfeld solcher kritischer Übergänge eine zunehmende Instabilität der bisherigen Dynamik steht, der Übergang sich also »chaotisch« ankündigt. Manchmal entsteht die Instabilität durch eine handfeste Lebenskrise, manchmal ist es nur ein unbestimmtes Gefühl des Klienten, dass das bisher verfolgte Lebenskonzept nicht mehr adäquat ist.

Attraktoren. Kriz (2004, 2017) betrachtet darüber hinaus das Zusammenwirken körperlicher, psychischer, interpersonaler und kultureller Prozesse. Auf jeder dieser vier Ebenen seien vor dem Hintergrund der Synergetik selbst organisierte Muster erkennbar, z. B. Denk- und Verhaltensschemata, Interaktionsmuster und kulturelle Narrationen, die mit Werten und Normen verbunden seien. Überall kommt es zu Vernetzungen und Rückkopplungsprozessen. Die jeweiligen, durch Selbstorganisationen hervorgebrachten Ordnungen nennt Kriz Attraktoren. Nun kann es sein, dass diese Ordnungen oder Muster beibehalten werden, obwohl sie eigentlich nicht mehr zu veränderten Umgebungsbedingungen passen. Dies ist etwa bei symptomatischem Verhalten von Patienten der Fall, die in Therapie kommen. Dann ließe sich dieses beschreiben als Ordnung, die den aktuellen Erfordernissen und Umgebungsbedingungen nicht mehr gerecht wird. Die Frage ist dann: Wie können sich die Attraktoren, also die individuellen Ordnungen und Muster, an veränderte Umgebungsbedingungen anpassen? Und wie kann Therapie und Beratung dazu beitragen, diese möglicherweise inadäquaten Attraktoren zu destabilisieren und neue Verstehensweisen und Ordnungen anzuregen?

Zu den vier generischen Prinzipien, die dem entscheidenden Moment der Veränderung zeitlich und inhaltlich am nächsten sind, existieren sehr konkrete Vorstellungen von nützlichen Interventionen (vgl. Haken & Schiepek, 2010):

- **Energetisierungen ermöglichen.** Aktivierung von intrinsischer Motivation für die Veränderung; Ressourcenaktivierung; Bezug zu Zielen und Anliegen des Patienten
- **Destabilisierung / Fluktuationsverstärkungen realisieren.** Neue / veränderte Erfahrungen durch Verhaltensexperimente, Musterunterbrechungen, Unterscheidungen und Differenzierungen einführen, Ausnahmen, ungewöhnliches, neues Verhalten erproben etc.
- **»Kairos« beachten / Resonanz und Synchronisation ermöglichen.** Zeitliche Passung und Koordination therapeutischer Vorgehensweisen und Kommunikationsstile mit psychischen und sozialen Prozessen / Rhythmen des Patienten
- **Symmetriebrechung.** Im Zustand kritischer Instabilität, wenn womöglich zwei oder mehrere Attraktoren (Ordner) eines Systems mit gleicher Wahrscheinlichkeit realisiert werden können, sollte der Therapeut die »Symmetriebrechung« in eine bestimmte Richtung zu lenken versuchen, z. B. durch Rollenspiele und das Fokussieren auf Emotionen, motorische Übungen, imaginierte Zielzustände, kognitive Antizipation von Verhaltensweisen.

All diese Punkte sollten, wenn mehrere Personen am Gespräch beteiligt sind, auf alle Personen in einem ausgewogenen Verhältnis zutreffen. Damit ist ein wesentlicher Bestandteil der therapeutischen Grundhaltung (Kap. 2) angesprochen, nämlich die Neutralität gegenüber Personen oder – anders ausgedrückt – die Allparteilichkeit.

Definition

Eine wunderbar einfache Definition der **Neutralität** stammt von Selvini Palazzoli et al. (1981): Neutral ist der Therapeut, wenn am Ende der Sitzung keiner eine Antwort weiß auf die Frage: »Auf wessen Seite stand der Therapeut?«

3.3 Wie werden Beziehungs- und Begegnungskompetenzen gelernt?

Was unter Begegnungskompetenz zu verstehen ist, liegt natürlich ganz im Auge des Betrachters. Weil sie also fallspezifisch auszugestalten ist, ist sie weit jenseits aller Tools. Basierend auf implizitem Wissen, ist nur schwer zu explizieren, was sie ist und wie sie gelernt wird.

Wir nähern uns von den therapeutischen Kompetenzen her an, wie sie etwa von Revenstorf (2008) beschrieben werden. Danach gehören zu den allgemeinen personalen Kompetenzen eines Psychotherapeuten

- überzeugende Erklärungen,
- Verfügbarkeit und flexibler Umgang mit Technikrepertoires,
- glaubhafte Inszenierung einer Technik / eines »Rituals«,
- Offenheit gegenüber Begegnungen mit unterschiedlichen Menschen (Empathie),
- Tolerieren eines vorübergehenden Zustands von Nichtwissen,
- Fähigkeit zur würdigen Beendigung der Arbeitsbeziehung und zur Beziehungskompetenz (alliance),
- »Chamäleon«-Funktion des Abholens (pacing), gemeint ist die teilweise Synchronisation von Körpersprache, Gestik, Mimik, Sprache,
- Reflexion von Gegenübertragungsmomenten,
- Bereitstellen geeigneter Übertragungsfunktionen (Eltern, Lehrer, Experten u. a.),
- Beachtung von Beziehungsfallen und negativer Übertragung,
- Motivierung des Patienten zur Veränderung; Mobilisierung seiner Ressourcen.

Schritte zur (Begegnungs-)Kompetenz – vom expliziten zum impliziten Wissen

Psychotherapeutische und beraterische Kompetenz, und ganz besonders die Beziehungs-, und noch mal mehr die Begegnungskompetenz, gleichen einer Kunst, die nicht durch explizit planbare, sondern durch implizite Wissens- und Lernprozesse gesteuert wird. Explizit werden diese Prozesse zum Beispiel in Supervision und Selbsterfahrung (mehr dazu im Folgenden), wenn die »Wissensachse« des zuvor beschriebenen Konzepts ins Bewusstsein gehoben wird, statt im Hintergrund und im Dienste der therapeutischen Begegnung automatisch mitzulaufen.

Der Chemiker und Philosoph Mihaly Polanyi (1985) beschrieb die Lernschritte mit Begriffen herkömmlicher Lehrer-Schüler-Verhältnisse, Georg Hans Neuweg (1999) führte die Gedanken weiter aus, Michael Buchholz (2007) stellte die Verbindung zu therapeutischen / beraterischen Kompetenzen her. In Tabelle 3.1 soll eine Übersicht gegeben und, in der dritten Spalte, der Bezug zur Begegnungskompetenz hergestellt werden.

Tabelle 3.1 Entwicklung von therapeutischen Fähigkeiten auf verschiedenen Ebenen (aus Borst, 2017)

Stufe	Fähigkeiten auf der Ebene		
	des Beobachtens	des Handelns	der Begegnung und der affektiven Feinabstimmung
Novize	Wahrnehmung von Unterschieden	kontextunabhängiges, regelgeleitetes Handeln	Grundregeln eines offenen Umgangs
Lehrling	Erkennen der Bedeutung von Unterschieden	Anpassung von Regeln und Algorithmen an Kontexte	Fähigkeit zu empathischen Reaktionen
Geselle	Zielbildung und Heuristiken, Gewichtung der beobachteten Phänomene	Übernahme der Verantwortung für Ziel, Plan und Konsequenzen	Differenzierung der eigenen affektiven Reaktionen
Könner	Ganzheitliches Erkennen der Situation	Handeln nach Maximen, Vertrauen auf die eigene Urteilskraft	situationsangemessene affektlogische Rahmung
Meister	Erkennen von Konfigurationen	intuitive, automatische Handlungsorganisation	Nutzen des Moments; schnelle, komplementäre Reaktionen (»affektive Feinabstimmung«)

Dieses implizite Lernen erfordert zusätzlich zur Vermittlung von Wissen und Können (die in größeren Kursgruppen möglich ist)

- das Üben in vertrauten Kleingruppen,
- mit der Möglichkeit, kleine Fehler selbst zu machen oder bei anderen zu beobachten,
- und deren Wirkung zu reflektieren, sowie die
- Supervision anhand von Videoanalysen und
- Patienten-Feedback.

Scott Miller (2015, S. 162) bezeichnet den Unterschied, den solches Lernen macht, folgendermaßen: »Der eigentliche Unterschied zwischen den besten Therapeuten und den übrigen besteht darin, dass die besten ein tieferes fachspezifisches Wissen besitzen. Sie haben eine höchst kontextualisierte, breite Wissensbasis, auf die sie bei entsprechenden Anhaltspunkten aus dem Kontext gut zugreifen können.«

Daneben ist meines Erachtens auch nötig, dass angehende Therapeutinnen ihre eigenen sozialen Erfahrungen reflektieren, um ihren normierenden Einfluss auf die Begegnung und in der Begegnung zumindest zu kennen, oder – besser noch – zu minimieren.

Wozu Selbsterfahrung?

Je nach »Ausgangslage« von Psychotherapeutinnen und Psychotherapeuten in Ausbildung erfüllt Selbsterfahrung, ob einzeln oder in Gruppen, verschiedene Funktionen und Zwecke. Sie werden hier in einer Rangreihe von »Schweregraden« der eigenen Probleme, von »mild« bis »schwer«, aufgeführt:

- **Anwendung der Methode auf die eigene Person.** Auch wenn kein Leidensdruck vorhanden ist, so wird in der Selbsterfahrung doch zumindest die Wirkung der Interventionen, z. B. des systemischen Fragens, am eigenen Leibe erlebt.
  Beispiele aus der Gruppenselbsterfahrung zur Familienrekonstruktion: Fragen werden schnell als »zu nah« erlebt.
- **Reflexion eigener sozialer Erfahrungen.** Der eigene Habitus, der das Ergebnis sozialer Erfahrung und normalerweise nicht bewusst ist, wird durch Selbsterfahrung bewusst und durch Reflexion in gewissem Ausmaß auch der Veränderung zugänglich.
  Beispiel aus einer Selbsterfahrungswoche in China: Eine 40-jährige Kinder- und Jugendpsychiaterin bezeichnet ihr Thema mit der Überschrift »My boss and I«. Sie meint damit, dass sie Angst vor Konfrontationen des Chefs hat. Sie kann deshalb keine Forderungen an ihn stellen. Wir machen ein Rollenspiel, in dem sie von ihrem Chef ein größeres Büro zu fordern versucht. Dabei wirkt die Psychiaterin wie ein kleines Mädchen. Anschließend erzählt sie, das Rollenspiel habe Erinnerung an ihre Grundschulzeit getriggert. Ihr Vater sei damals im Zuge der Kulturrevolution im Gefängnis gewesen, sie selbst sei heftig von Mitschülern und Lehrerin gemobbt worden.
- **Reflexion eigener Welt- und Menschenbilder.** Verfestigte Vorstellungen von Familie und Partnerschaft, die so normativ vorgetragen werden, dass sie die Therapien der Kandidatin stark beeinträchtigen, werden hinterfragt.
  Beispiel: Eine Ärztin russischer Herkunft scheint ihre Patienten jedweder Herkunft ganz nach den eigenen Familiennormen und -werten zu behandeln. In der Gruppenselbsterfahrung attackiert sie eine Kollegin, als diese sich als lesbisch outet. Gemeinsam gelingt es uns, Parallelen zu ziehen. Ihr Schwarz-weiß-Denken macht ihr zu schaffen; in der eigenen Familie hat es z. B. kürzlich zu einem Kontaktabbruch mit der Schwester geführt, die zur Hochzeit die falschen Geschenke mitgebracht hatte.
- **Lösen eigener Probleme / Eigentherapie.** Schließlich kann Selbsterfahrung auch der Bearbeitung persönlicher Probleme dienen und ist dann, bei entsprechendem Schweregrad der Probleme, als Therapie zu bezeichnen.

Fallstricke. Der Aufbau einer guten therapeutischen Beziehung wird behindert, wenn zwischen den unter 3.1. genannten Polen nicht das richtige Maß gefunden wird, also die Beziehung zu distanziert oder zu nah gestaltet wird, der Fokus zu sehr auf den ganz individuellen Beschwerden oder aber auf allgemeinem Wissen liegt, die Therapeutin zu viel Solidarität oder zu viel Expertise zeigt, die Interventionen zu stabilisierend oder zu provokativ wirken. Auch anderweitig nicht-passende Interventionen, zu frühe Mustererkennung oder voreilige Deutung von Symptomen können die therapeutische Beziehung beeinträchtigen.

3.4 Kritische Einordnung

Die Wirkfaktoren- und Outcome-Forschung, die die therapeutischen Kompetenzen zu quantifizieren sucht, gehört aktuell zu dem spannendsten, was die Psychotherapieforschung hervorbringt. Die in Kapitel 2 genannten Haltungen und Grundorientierungen (z. B. Ochs, 2013) korrespondieren mit den allgemeinen Wirkfaktoren, wie sie aus der Psychotherapieforschung bekannt sind (s. Tab. 3.2).

Tabelle 3.2 Grundorientierungen der Systemischen Therapie und allgemeine Wirkfaktoren der Psychotherapieforschung

Grundorientierungen / praxeologische Prinzipien der Systemischen Therapie nach Ochs (2013)	Allgemeine Wirkfaktoren nach Norcross (2011) = N und nach Grawe (2005) = G	Effektstärke nach Norcross (2011)
Lösungs- und Ressourcenorientierung	Problembewältigung (G) Ressourcenaktivierung (G)	
Auftrags- und Kundenorientierung	Goal Consensus / Collaboration (N)	0.72
Kooperations- und Beziehungsorientierung	Goal Consensus / Collaboration (N) Alliance (N) Empathy (N) Positive Regard / Affirmation (N)	0.72 0.57 0.63 0.56
Muster- und Kontextorientierung	extratherapeutic change (self-change, Spontanremission, soziale Unterstützung, zufällige Ereignisse)	Varianzanteil 40 % (Lambert & Barley, 2002)

Es kann also gesagt werden, dass die Theoriebildung der Systemischen Therapie gut an die aktuelle Psychotherapieforschung angekoppelt ist und dass die Kompetenzen, die in systemischen Weiterbildungen vermittelt werden, geeignet sind, gute Therapeuten hervorzubringen.

FAQ

Wie passt systemisches Denken zur Wirkfaktorenforschung?
Sehr gut! Die Grundorientierungen der Systemischen Therapie nach Ochs (2013) entsprechen den allgemeinen Wirkfaktoren sehr weitgehend. Hervorzuheben sind: Kooperations- und Beziehungsorientierung, Ressourcenorientierung und Auftragsorientierung. Die Kontextorientierung trägt dem Befund Rechnung, dass es sehr oft extratherapeutische Faktoren sind, die positive (wie negative!) Outcomes bestimmen.

Weiterführende Literatur

Norcross, J. C. (2011). Psychotherapy relationships that work. Evidence-based responsiveness (2nd ed.). New York: Oxford University Press.

Rufer, M. (2012). Erfasse komplex, handle einfach. Systemische Psychotherapie als Praxis der Selbstorganisation – ein Lernbuch. Göttingen: Vandenhoeck & Ruprecht.

II Therapiebeginn, Erstgespräch und Diagnostik

Editorial

Therapiebeginn, Erstgespräch und Diagnostik

Ulrike Borst • Kirsten von Sydow

Vom Erstgespräch zur Fallkonzeption

»Und jedem Anfang wohnt ein Zauber inne…« (Herrmann Hesse, Stufen, 1941)

… aber neben Hoffnungen sind es auch Befürchtungen, die den Anfang einer Psychotherapie »besonders« machen.

Dem Therapiebeginn geht vonseiten der Klientin, des Paars oder der Familie meist eine Phase der Ambivalenz und Unsicherheit und ein Entscheidungsprozess voraus: Soll ich es wagen, eine Psychotherapie zu beginnen? Kann ich einen Rückzieher machen, wenn mir die Therapeutin nicht sympathisch ist? Wie schnell und wie weitgehend muss ich mich öffnen? Wenn es um meine Paarbeziehung oder um einen Familienkonflikt geht: Werde ich es schaffen, die Themen auf den Tisch zu bringen, ohne die Konflikte noch zu verschärfen, oder sollte ich nicht lieber weiter schweigen?

Die Therapeutin steht vor der Aufgabe, Komplexität noch unbekannten Ausmaßes zu handhaben und dabei zugleich so individuell auf jeden Gesprächsteilnehmer zuzugehen, dass jede/r gerne wiederkommt. Es ist ein Spagat zwischen

- »ganz schnell ganz viel Information einholen« und »sich als gute Zuhörerin erweisen«
- Mustererkennung und individuellem Vorgehen

Wer vor dieser Aufgabe zurückschreckt, dem sei versichert: Man wird besser im Laufe der Zeit. Gemessen an der Quote der »Wiederkehrer« zur zweiten Sitzung, machen doch die meisten die Erfahrung eines steilen Zuwachses (s. a. Kompetenzen, Kap. 3).

In den kassenfinanzierten sogenannten Richtlinien-Verfahren gibt es die sinnvolle Einrichtung einer ganzen ersten Phase, bestehend aus Erstgespräch und probatorischen Sitzungen. Da spitzt sich nicht alles auf die eine Sitzung zu. In der Psychotherapie mit Selbstzahlern dagegen ist damit zu rechnen, dass nach jeder Sitzung abgewogen wird: »Ist es mir das wert?« Darum empfehlen wir ein »rundes« Erstgespräch samt Abschluss mit einem Angebot und Kontrakt sowie der Aussicht auf baldige Standortbestimmung. In der Psychotherapie im Rahmen einer stationären Behandlung kann bereits am Anfang, im Erstgespräch, diskutiert werden: Wie kann die zur Verfügung stehende Zeit optimal genutzt werden?

Ziele eines guten Beginns ist das Verstehen der Lage, in der die Klienten sich befinden, die Erkundung gemeinsamer Therapieziele, erste Ansätze einer Fallkonzeption (also eine erste Idee darüber, mit welchen Mittel welche Ziele aus welchen

Problemlagen heraus erreicht werden sollen), Beziehungsaufbau, Kenntnis der wichtigsten Kontextbedingungen und des sozialen Funktionsniveaus.

Ziel ist aber auch, falls ein Antrag auf Finanzierung gestellt werden soll, die Prüfung der Behandlungsbedürftigkeit (Indikationen und Kontraindikationen) und eines nachvollziehbaren Vorgehens.

Ergebnis eines guten Beginns ist die Indikationsstellung, die Identifikation von für alle Beteiligten akzeptablen Therapiezielen, ein »Kontrakt« oder die Weitervermittlung, Motivation, Hoffnung, Vertrauen in Allparteilichkeit der Therapeutin, Ideen darüber, wer noch wichtig ist für Problementstehung und Therapie. Vom Ende dieses guten Ergebnisses her gedacht, sollte der Prozess eines guten Beginns oft kompensatorisch sein – wenn spontan nur die beklagenswerte Gegenwart betont wird, wird die Therapeutin eventuell zur Vergangenheit fragen; wenn spontan zunächst nur die Vergangenheit betont wird, wird die Therapeutin zur Gegenwart fragen; wenn sorgenvoll über die Zukunft geredet wird, wird die Therapeutin schon früh nach Gelungenem in der Vergangenheit fragen; usw. Der Beginn dient nicht nur der Diagnostik, sondern einem guten Start der Therapie, mit einer guten Mischung aus den »Grundfarben der therapeutischen Palette« (Fraenkel, 2011).

Die psychopathologische Befunderhebung wird in diesem Lehrbuch nur sehr knapp in Kapitel 7 behandelt (s. Kap. 7.2 Klinische Diagnostik und Klassifikation von Störungen, Symptomatik und Ressourcen). Weitere Informationen dazu finden sich an anderer Stelle (z. B. AMDP, 2016; Brakemeier & Jacobi, 2017; Schmidt-Atzert & Amelang, 2012; Senf & Broda, 2011; Scharfetter, 2017).

Themenbereiche in Teil II

4 Das Erstgespräch mit Einzelpersonen – Kirsten von Sydow. Im Erstgespräch gilt es, eine Arbeitsbeziehung aufzubauen, sich einen Überblick über die Situation des Klienten zu verschaffen, beiderseits zu prüfen, ob man zusammenarbeiten kann oder ob ein anderes Angebot nützlicher ist und eine erste Vereinbarung zu treffen. Oft wird auch hier schon thematisiert, wer noch an den Therapiesitzungen teilnehmen sollte, regelmäßig oder gelegentlich.

5 Das Erstgespräch mit Paaren und Familien – Heike Bruchhaus Steinert. Zusätzlich zu den in Kap. 4 genannten Aspekten ist in Mehrpersonen-Settings die Herausforderung noch größer, von Anfang an Neutralität zu wahren, sich also in ausgewogenem Maß für die Anliegen aller an der Sitzung beteiligten Personen zu interessieren. Gelingt dies nicht, besteht die Gefahr, dass einzelne Personen nicht wieder kommen.

6 Auftrags- und Zielklärung – Ulrike Borst. Da beides oft noch nicht in der ersten Sitzung gelingt bzw. sich Aufträge und Ziele häufig erst später in Worte fassen lassen, ist diesen Themen ein eigenes Kapitel gewidmet. Eine in Zusammenarbeit mit allen Beteiligten erstellte systemische Problem- und Zieldefinition ist dann oft schon ein großer und wichtiger Schritt.

7 Standardisierte Diagnostik – Kirsten von Sydow. Neben der hoch individualisierten Auftrags- und Zielklärung ist für Patienten wie für Therapeuten interessant, auch symptom- und beziehungsorientierte standardisierte Verfahren einzusetzen. So erhöht man die Chance, dass kein wichtiges Thema untergeht, kann Vergleiche mit Normstichproben anstellen und kann den Therapieverlauf evaluieren. Bei von den Krankenkassen finanzierter Psychotherapie ist auch eine korrekte Diagnostik orientiert an dem aktuell gültigen Klassifikationssystem psychischer Störungen unverzichtbar (ICD-10, ICD-11).

8 Indikationen und Kontraindikationen – Kirsten von Sydow. Im allgemeinen psychotherapeutischen Diskurs stehen meist störungsbezogene Indikationen und Kontraindikationen im Vordergrund; hier gibt es keine Einschränkungen für eine systemische Therapie. Darüber hinaus sind auch settingbezogene Aspekte bedeutsam: Probleme werden am besten in einem Setting behandelt, in dem diese Schwierigkeiten aktualisiert werden, aber bearbeitbar bleiben.

9 Qualitätssicherung und Therapieevaluation – Hugo Grünwald. Passend zum individualisierten Vorgehen bei der Auftrag- und Zielklärung schlägt Hugo Grünwald die »Goal Attainment Scale (GAS)«, neben Messungen der Symptombelastung, der Funktionalität zwischenmenschlicher Beziehungen und der sozialen Integration / Lebensbewältigung als zentrales Instrument der Evaluation vor.

10 Umgang mit Diagnosen und Arztbriefen – Ulrike Borst. Weder der pauschalen Ablehnung einer Diagnosestellung noch der »gläubigen« Übernahme und Zementierung von Diagnosen wird hier das Wort geredet. Ein differenzierter, auf einer guten psychopathologischen Grundausbildung basierender Umgang mit Diagnosen wird propagiert, ein differenzierender, Eigenschaften in Verhaltensweisen übersetzender Umgang ebenso. Transparenz der Beschreibungen und Erklärungen von Therapeutenseite kann gewagt werden, indem z. B. der Arztbrief mit dem Patienten gemeinsam erstellt wird.

11 Umgang mit schwierigen Situationen in der Anfangsphase – Margarete Malzer-Gertz & Miriam Gertz. In diesem Kapitel geht es um ganz pragmatische Tipps zu einer Vielzahl typischer, die therapeutische Beziehung gefährdender Situationen.

Weiterführende Literatur

AMDP (2016). Das AMDP-System. Manual zur Dokumentation psychiatrischer Befunde (9. Aufl.). Göttingen: Hogrefe.

Brakemeier, E.-L. & Jacobi, F. (2017). Verhaltenstherapie in der Praxis. Weinheim: Beltz.

Scharfetter C. (2017). Allgemeine Psychopathologie. Eine Einführung.(7. Aufl.). Stuttgart: Thieme.

Schmidt-Atzert, L. & Amelang, M. (2012). Psychologische Diagnostik (5. Aufl.). (Lehrbuch mit Online-Materialien). Heidelberg: Springer.

Senf, W. & Broda, M. (2011). Praxis der Psychotherapie: Ein integratives Lehrbuch (5. Aufl.). Stuttgart: Thieme.

4 Das Erstgespräch mit Einzelpersonen

Kirsten von Sydow

4.1 Grundlagen

Während bei der therapeutischen Arbeit mit Kindern und Jugendlichen zwar oft auch mit Einzelsitzungen gearbeitet wird, werden dort jedoch fast immer auch Eltern und andere Bezugspersonen mit einbezogen (meist in gemeinsamen, manchmal auch in getrennten Sitzungen; s. Kap. 5, 30). Anders bei Erwachsenen: Hier wird manchmal rein einzeltherapeutisch gearbeitet, beispielsweise wenn kein Partner vorhanden ist, der Partner nicht an einer Therapie teilnehmen will oder aber die Erwachsene das Einzelsetting zur Bearbeitung ihrer Probleme vorzieht.

Es existieren verschiedene Lehrbücher zur Systemischen Einzeltherapie mit Erwachsenen (s. Kap. 28; Grossmann, 2014; Watzlawick et al., 2008; Weiss & Haertel-Weiss, 1991). Die Manuale zur Lösungsorientierten Kurzzeittherapie von de Shazer (2012; s. Kap. 70) sowie von Schwartz (2004; s. Kap. 76) zur Systemischen Therapie mit der inneren Familie werden ebenfalls überwiegend bei der Einzeltherapie Erwachsener eingesetzt.

4.2 Klinische Praxis

Bereits durch den Internetauftritt und den Anrufbeantwortertext des Therapeuten oder der Institution sowie beim telefonischen Erstkontakt werden erste Weichen gestellt: Je nach Arbeitskontext erfolgt der telefonische (oder E-Mail-)Kontakt mit einer Sekretärin und/oder der Therapeutin selbst. Entweder werden nur organisatorische Fragen (Termine, Abrechnung/Honorar) geklärt oder aber der erste Kontakt wird bereits zur Informationssammlung und Hypothesenbildung genutzt. Zum Teil werden auch vorab schon Fragebögen an die Klienten versandt.

Je nach Setting, Lebensalter und Eigenheiten der Klienten, organisatorischem Kontext und persönlichem Stil des Therapeuten variiert das genaue Vorgehen beim Erstgespräch. Doch allen Therapeuten stellen sich im Erstgespräch mehrere miteinander verzahnte Aufgaben. Im Folgenden werden die zentralen Elemente des Erstgesprächs dargestellt (s. von Schlippe & Schweitzer, 2012/2013; von Sydow, 2010, 2015).

Übersicht

Zentrale Aspekte des Erstgesprächs mit Einzelpersonen

- eine tragfähige Beziehung mit der Klientin herstellen (und auch konstruktiv auf abwesende Bezugspersonen zu blicken)

- Informationen über die Klientin und ihre(n) Lebenskontext(e) zu gewinnen – sowohl auf der Sachebene (einschließlich Diagnostik, Prüfen der Therapieindikation), als auch auf der Beziehungs- und emotionalen Ebene
- neue Informationen in das System einführen, die dazu beitragen, das Blickfeld der Beteiligten zu erweitern
- die Indikation(en), Kontraindikationen und alternative Behandlungen zu prüfen und den Klienten darüber zu informieren
- eine Vereinbarung (Kontrakt) darüber zu treffen, ob eine Therapie stattfinden soll, was die Ziele der Therapie und die äußeren Rahmenbedingungen sind (Frequenz / Zeiten, Bezahlung / Abrechnung, Stundenzahl, Absageregelung).

Beziehungsaufbau und Interaktion

Die Therapeutin bemüht sich aktiv um eine Einstimmung auf die Klientin und um die Herstellung einer tragfähigen, positiv gerahmten Arbeitsbeziehung (s. a. Kap. 2 und 3).

In der Systemischen Therapie wird die verbale und nonverbale Interaktion zwischen Therapeutin und Klientin / Klienten beachtet. Auffällige Verhaltensweisen und interaktionelle Probleme können einen Hinweis auf Eigenarten der Klientin (und der Therapeutin) geben. Hilfreich ist die ursprünglich psychodynamische Technik, die eigenen Gefühle der Therapeutin (Gegenübertragung) als Information (auch) über die Klientin zu beachten und nonverbales Verhalten auf freundliche und fragende Weise aufzugreifen.

Meine eigene therapeutische Haltung ist auch traumasensibel, insofern als ich genau auf die Körpersprache von Klientinnen achte und sie aktiv dazu auffordere, ihre Grenzen zu wahren, z. B. wenn sie auf bestimmte Fragen von mir nicht eingehen möchten (s. a. Kap. 1 und 40; von Sydow, 2008).

Fallbeispiel

Grenzen respektieren und zur Grenzziehung – auch der Therapeutin gegenüber – ermuntern

Eine Klientin kommt mit einer depressiven Problematik und berichtet auch von »ernsten Problemen« in ihrer Partnerschaft und Sexualität. Als ich nachfrage, worin genau sich denn die »ernsten Partnerschafts- und sexuellen Probleme« zeigen, wird ihr zuvor offenes und zugewandtes Gesicht plötzlich verschlossen, sie blickt zu Boden und scheint sich unwohl zu fühlen. Ich beschreibe dann, dass ich den Eindruck habe, dass ihr die Frage unangenehm ist, und frage, ob mein Eindruck richtig ist. Sie bejaht. Ich danke ihr für ihre Offenheit und betone, dass sie selbst entscheidet, ob und wann sie auf meine Fragen antworten möchte. Sie möchte erst mal nicht mehr dazu sagen. Ich beschreibe diese Entscheidung ressourcenorientiert als »gelungene Abgrenzung« und kläre noch, ob – sofern wir weiter zusammenarbeiten – die Klientin das Thema bei Bedarf wieder aufbringen wird oder ob sie sich von mir wünscht, dass ich das Thema wieder aufgreife.

Problem- und Ressourcenexploration. Es ist wichtig, zunächst die Sicht der Klientin genau zu erkunden. Vorhandene Vorinformationen der Therapeutin durch etwaige Vorbehandler sollten explizit gemacht und zusammengefasst werden. Die Klientin benötigt initial erst mal Raum dafür, ihr Problem zu schildern. Gegebenenfalls müssen auch Informationen gesammelt werden, die notwendig sind, um eine klinische Diagnose stellen (z. B. nach ICD-10) und die Therapieindikation prüfen zu können. Dabei können auch Fragebögen hilfreich sein (s. Kap. 7).

Es sollte aber vermieden werden, dass Therapeutin und Klientin in eine »Problem-Trance« fallen. Ein Gegengewicht sind systemische Fragen (s. Kap. 14) und positive Umdeutungen (s. Kap. 12). Selbst bei extrem traumatisierten und belasteten Klienten lässt sich z. B. immer noch erkunden: »Was hat Ihnen geholfen, diese unerträgliche Situation zu überleben?«

Erkundung des Auftrags- und Überweisungskontexts. In der Systemischen Therapie ist die initiale Klärung von Therapieanlass, Anliegen und Auftrag wesentlich. Dabei werden sowohl die Perspektiven des Indexpatienten, seiner (abwesenden oder anwesenden) Bezugspersonen als auch die von überweisenden Ärzten / Therapeuten und anderen involvierten Professionellen (z. B. Beratern, Lehrern, Ärzten, Justizsystem) erfragt.

Gerade bei sog. »Multiproblem-Individuen«, die mit vielen professionellen Helfern zu tun haben, und bei akuten schweren psychischen Krisen ist es wichtig zu klären, welche Helfer involviert und was deren Ziele sind. Sofern der Klient den Therapeuten und die anderen Helfer schriftlich von der Schweigepflicht entbindet und die zeitlichen Möglichkeiten existieren, ist es wünschenswert, zu den anderen Helfern Kontakt aufzunehmen (z. B. zu Hausärztin, Psychiater) und klare Absprachen darüber anzustreben, wer was macht und welche Konzeption verfolgt wird.

Es wird auch der »Überweisungskontext« erkundet: Wer hat der Klientin geraten, sich an diesen Therapeuten oder die Institution zu wenden und welche Intentionen und Ziele verfolgt der Überweisende damit mutmaßlich (»Was denkt Ihr Psychiater, was das Problem ist?« oder »Woran erkennt Ihre Tochter, dass Sie keine Therapie mehr brauchen?«). Es geht dabei sowohl um »offizielle« Überweiser wie Ärzte als auch um private Bezugspersonen, die der Klientin zur Therapie geraten haben.

Hier sollte auch die Therapiemotivation der Klientin exploriert werden (s. Kap. 70). Nur mit Klienten mit eigenem Anliegen kann ein Veränderungskontrakt geschlossen werden (de Shazer, 1988/2012).

Im Rahmen von Richtlinienpsychotherapie müssen auch die Diagnosen, Indikationen und Kontraindikationen geprüft und der Klient auf mögliche Alternativbehandlungen hingewiesen werden (s. Kap. 6 und 8).

Genogramm-Erhebung. Ein Genogramm (Familienstammbaum) stellt die Familienstruktur und wichtige familiäre Daten grafisch dar und ermöglicht den Zugang zu familiären Belastungen und Stärken und der historisch-kulturellen Einbindung eines Familiensystems. Es kann bereits im Erstgespräch erhoben und danach immer wieder weiter ergänzt werden (s. Kap. 13).

Gemeinsam entwickelte Therapieziele. Die Therapieziele werden zu Beginn der Therapie zusammen mit den Patienten bestimmt (ausführliche Darstellung s. Kap. 6). Und im weiteren Verlauf wird die Zielerreichung geprüft und auch erkundet, ob sich die Ziele inzwischen verändert haben (s. Kap. 7 und 9). Systemische Therapeuten akzeptieren im Prinzip jedes Ziel (abgesehen von solchen, die sie moralisch ablehnen) – auch solche, die den Therapeuten als zu kleiner Schritt oder als Umweg erscheinen. Es wird darauf vertraut, dass die Patienten dann von sich aus den nächsten Schritt machen werden. Typisch systemisch ist es, mögliche Risiken und Nebenwirkungen von Veränderungen vorab anzusprechen und sich an überprüfbaren und kleinen Änderungsschritten zu orientieren (»Was wäre ein erstes kleines Zeichen für eine Veränderung in die gewünschte Richtung?«, »Woran würden Sie merken, dass es 5% besser geworden ist?«).

Konkrete, begrenzte und positiv formulierte Therapieziele werden mithilfe systemischer Fragen (z. B. »Woran würden Sie merken, dass Sie keine Therapie mehr brauchen?«; s. Kap. 14) und anderer Techniken (z. B. Skulptur vom Ist- und Ziel-Zustand; s. Kap. 15) herausgearbeitet. Die Therapeuten bemühen sich auf diesem Weg, ihre Klienten da »abzuholen«, wo sie stehen.

Therapieziel ist, die Person, das Paar oder die Familie aus der Stagnation in »ein Stadium schöpferischer Unruhe« zu führen und Flexibilität zu induzieren. »So verstanden ist Therapie eine Kunst, die das Leben nachahmt« (Minuchin & Fishman, 1985).

Schließlich ist der Therapeut gefordert, eine systemische Problemdefinition zu entwickeln, die das Problem in einen interaktionellen Kontext stellt. Eine gute Problemdefinition weckt Zuversicht, indem sie das Gute im Schlechten herausarbeitet und indem sie impliziert, dass Änderungen möglich sind.

Fallbeispiel

Therapieziele entwickeln

Im Erstgespräch mit einem jungen Mann, der wegen einer depressiven Episode nicht mehr arbeitsfähig ist, wurde bereits in seinen ersten Worten deutlich, dass er sehr eng mit seiner Freundin verbunden und ihr sehr zugetan ist. Die Freundin ist ebenfalls wegen psychischer Probleme in Einzeltherapie. Bei der Genogramm-Erhebung entfaltete sich dann eine komplexe Familiensituation mit Eltern aus ganz unterschiedlichen Kulturen: Der Vater – ehemaliges Kriegskind mit einer Gehbehinderung, der als Kind über sehr lange Zeit im Krankenhaus war – ist wesentlich älter als die Mutter und fand in Indonesien eine jüngere Frau, die wahrscheinlich durch eine Vergewaltigung schwanger und dann alleinerziehende Mutter geworden war und die laut Aussage des Sohnes sehr oft weinen muss. Trotz dieser schweren Belastungen und der kulturellen und Altersunterschiede gelang es Vater und Mutter, stabil zusammenzufinden, und die erstgeborene Tochter der Mutter sowie den gemeinsamen Sohn (den Index-Klienten) gemeinsam liebevoll aufzuziehen. Der Klient war in seiner Kindheit lange Zeit das perfekte Kind: sehr gut in der Schule, gleichzeitig auch noch ein engagierter Sportler und Musiker. Bis im Jugendalter der

Schulabschluss und seine weitere Ausbildung zum Problem wurden. Immer wieder brach er etwas ab, fing neu an – und war aktuell in einer Krise, da er nach einem Umzug sich sehr seiner psychisch belasteten Freundin widmete und sich kaum mehr in der Lage sah, sein Studium abzuschließen.

Zu Beginn schildert er sich und seine Freundin als »zwei Ertrinkende, die sich aneinander festhalten«. Im Erstgespräch arbeite ich seine Ressourcen heraus: Die große Liebe zu und Verbundenheit mit seiner Freundin, auch die Liebe zu seinen Eltern und seiner Schwester, seine hohe Intelligenz und sein ungewöhnlich reicher kultureller Hintergrund (er spricht neben muttersprachlichem Deutsch auch Englisch sowie die Muttersprache der Mutter, spielt mehrere Instrumente und beherrscht mehrere unterschiedliche Sportarten sehr gut). Er entwickelt die Therapieziele, »nicht mit der Freundin zusammen zu ertrinken«, »Dinge zu tun«, »herauszufinden, was das Richtige ist« und sein »Studium abzuschließen«. Daneben besprechen wir lebenspraktische Fragen (beim Hausarzt vorsprechen wegen einer vermutlich indizierten Krankschreibung; Umgang mit der Hochschule und ihren Anforderungen).

Nach drei bis vier Gesprächen fängt sein Befinden an, sich zu bessern. Er beginnt wieder, Kampfsport zu praktizieren, nimmt sein Studium wieder auf, wählt für seine akademische Abschlussarbeit ein neues, besser zu ihm passendes Thema und fängt an, sich stärker von seiner Freundin abzugrenzen, was auch dazu führt, dass er sich wieder wohler mit ihr fühlt. Die depressive Symptomatik nimmt langsam ab. Zur weiteren Stabilisierung und zur Rückfallprophylaxe wird die Psychotherapie fortgesetzt, evtl. auch mit Einbezug der Partnerin.

Schlussinterventionen. Dem Klienten wird etwas »mit auf den Weg« gegeben – wie z. B. zusammenfassende Resümees des Gesprächs, Handlungsvorschläge oder Aufgaben. »Schluss« bezieht sich auf den Abschluss des Gesprächs, nicht notwendig auf den Abschluss der Therapie. Da in der Systemischen Therapie davon ausgegangen wird, dass die entscheidenden Prozesse nicht unbedingt während der Sitzung geschehen, sondern oft zwischen den Sitzungen, wird versucht, durch Schlussinterventionen Entwicklungsprozesse anzustoßen. Das kann bereits bei Abschluss des Erstgesprächs der Fall sein. Schlussinterventionen werden in mündlicher oder in schriftlicher Form (Brief) eingesetzt und auf den Einzelfall zugeschnitten. Sie sollten die Klienten gleichzeitig bestätigen und herausfordern. Es sollten dafür nur Informationen genutzt werden, die direkt aus dem Therapiegespräch stammen.

Übersicht

Typen von Schlussinterventionen

- direkte Interventionen wie Vorschläge, Informationsvermittlung (z. B. Buchempfehlungen; s. Kap. 24) oder »Hausaufgaben« (z. B. einen Brief an einen Elternteil zu schreiben, um diese Beziehung zu klären; s. auch Kap. 17 und 68).

Teil II

- positive Konnotationen (»compliments«) und Umdeuten (»reframing«; s. Kap. 12): Der Übergang von der positiven Rückmeldung zum positiven Umdeuten ist fließend. Beim Umdeuten wird das Problemverhalten als positiv und sinnvoll gedeutet, also in einen anderen Rahmen (engl. »frame«) gesetzt. Diese Interventionen dienen (während der gesamten Therapiesitzung, besonders zu Beginn und am Schluss) als vertrauensbildende Maßnahme. Sie können dazu beitragen, Angst, Scham- und Schuldgefühle zu reduzieren. Dadurch wird der Therapieprozess offener. Watzlawicks (2009) Bild vom halb gefüllten Glas Wasser illustriert, dass ein solches immer sowohl als halb leer als auch als halb voll beschrieben werden kann. Entsprechend lässt sich z. B. das, was Psychoanalytiker als »hysterisches Agieren« bezeichnen, auch als »anregend lebendig« beschreiben. Ressourcenorientierte Aussagen sind ein wesentliches Element der Systemischen Therapie, da es »ohne Selbstachtung keine Veränderung« gibt (Weiss & Haertel-Weiss, 1991, S. 181; s. auch Grawe & Grawe-Gerber, 1999).
- Die offene Symptomverschreibung ist in Bezug auf den Klienten selbst nicht paradox, enthält jedoch die Aufforderung, bewusst eine unterlegene Position einzunehmen und so aus einem Machtkampf oder aus dem steten Kampf um die Vermeidung einer peinlichen Situation auszusteigen.
- Verschreibung eines Rituals (s. Kap. 19): Mit »Ritualen« sind Handlungen oder eine Reihe von Handlungen gemeint, die von sprachlichen Formeln begleitet werden. Sie können von Einzelnen, Paaren oder ganzen Familien durchgeführt werden. Therapeutische Rituale werden speziell auf die Klienten zugeschnitten oder zusammen mit den Betroffenen entwickelt (z. B. ein Trauerritual).

(s. von Schlippe & Schweitzer, 2012/2013; von Sydow, 2010, 2015; von Sydow et al., 2007)

Beispiel

Schlussintervention mit Reframing, paradoxer Intervention und Humor
Eine Frau sucht wegen heftiger Ehestreitigkeiten allein Beratung. Fast täglich gebe es Streit mit ihrem Mann wegen der Schranktür. Dabei pflege sie die Tür offen zu lassen, während ihr Mann darauf bestünde, dass sie geschlossen sei. Nach der Diskussion mit dem Team erhielt die Frau den Auftrag, dem Mann mitzuteilen, das Team sei der Ansicht, dass das Offenlassen des Schrankes eine unbewusste, vielleicht sogar vorbewusste Geste sei, mit der sie ihre Bereitschaft signalisiere, mit ihm zu schlafen. Drei Wochen später berichtete sie lachend, es habe überhaupt keinen Streit mehr gegeben. Ihr Mann habe gesagt, dies sei das Verrückteste, was er je gehört habe – und die Tür machte er nun immer selbst zu (s. Furman & Ahola, 1995).

Schlussintervention mit offener Symptomverschreibung
Einem jungen Mann, der unter »mangelndem Erfolg beim anderen Geschlecht« leidet, wird die »Hausaufgabe« gegeben, in die Disco zu gehen und sich dort vier

Körbe »zu holen«. Durch diese Aufgabe wird er sich wahrscheinlich von seiner Erwartungsangst entlastet fühlen und weniger verkrampft an Flirtsituationen herangehen. Vielleicht wird er sogar auf positive Resonanz stoßen, zumindest aber kann er misslungene Versuche der Kontaktaufnahme dann als Lernübung sehen und nicht nur als erneutes Versagen (s. Weiss & Haertel-Weiss, 1991).

Die Ansprechbarkeit des Patienten für das therapeutische Beziehungsangebot

In der Systemischen Therapie bemüht sich der Therapeut sehr aktiv darum, dem Patienten z. B. sprachlich, stilistisch und organisatorisch entgegenzukommen, was relativ geringe Abbrecherquoten zur Folge hat (s. Kap. 89).

Beispiel

Eine nützliche systemische Frage zur Prävention von Therapieabbrüchen ist: »Natürlich hoffe ich, dass hier alles gut läuft zwischen uns und mit Ihrer Therapie, aber manchmal läuft ja leider etwas schief: Was müsste ich tun (oder: Was könnte zwischen uns passieren), dass Sie die Therapie bei mir abbrechen?«

Diese Frage bietet ein Fenster in die Bindungsmuster und Bindungstraumata des Klienten (soweit ihm diese selbst bewusst sind), in vorangegangene Beziehungserfahrungen (auch mit anderen Therapeuten) und in die bisherige Wahrnehmung des Therapeuten und der therapeutischen Interaktion durch den Patienten. Gleichzeitig lädt diese Frage dazu ein, auch über kritische Gefühle und Impulse zu sprechen. Sie signalisiert auch, dass solche Gefühle und interaktionellen Befürchtungen des Klienten ernst genommen werden. Schließlich erlaubt die Reaktion auf diese Frage, einen Eindruck vom Grad der Selbstwahrnehmung des Patienten, seinen Mut und die von ihm wahrgenommene Belastbarkeit der therapeutischen Beziehung zu gewinnen.

In Hinblick auf das Setting gilt, dass in die Therapiegespräche jeweils nur die Personen einbezogen werden sollten, für die die jeweiligen Probleme relevant sind. Der Wunsch von Klienten, ihre Probleme nicht mit Angehörigen zu besprechen, muss zunächst natürlich respektiert, manchmal aber auch problematisiert werden, sofern die Angehörigen nach Einschätzung des Therapeuten wichtig für die Entstehung des Problems und etwaige Lösungsmöglichkeiten sind (von Sydow et al., 2007). In solchen Fällen ist es wichtig zu erkunden, welche Katastrophen und hoffnungsvollen Fantasien in Hinblick auf die Einbeziehung von Bezugspersonen existieren (z. B. »Was könnte schlimmstenfalls passieren, wenn Sie Ihren Partner mitbringen würden?« und »Was könnte bestenfalls passieren?«).

Probleme werden am besten in einem Setting behandelt, in dem ebendiese Schwierigkeiten aktualisiert werden, aber bearbeitbar bleiben (s. Kap. 8).

FAQ

Was sind zentrale Elemente des einzeltherapeutischen systemischen Erstgesprächs?
Zentrale Elemente des systemischen Erstgesprächs mit Einzelpersonen sind der Aufbau einer konstruktiven therapeutischen Beziehung, die Exploration der Probleme und Ressourcen, Erkundung des Überweisungskontexts, Genogramm-Erhebung, Interaktionsbeobachtung, Klärung der Therapieziele sowie von Indikationen und Kontraindikationen und ggf. auch Schlussinterventionen.

Was kann man tun, wenn eine Klientin auf nonverbaler Weise Missfallen auszudrücken scheint (z. B. ihr Blick genervt, gestresst, vorwurfsvoll wirkt oder sie Blickkontakt komplett vermeidet)?
Die eigene Wahrnehmung vorsichtig und respektvoll ansprechen (z. B. »Ihr Gesichtsausdruck wirkt auf mich so, als ob Sie sich hier bei mir nicht so wohl fühlen.«) und fragen, ob an der eigenen Wahrnehmung »etwas dran ist« (z. B. »Ist da »was dran« an meiner Wahrnehmung? Oder nehme ich Sie da verzerrt wahr?«). Falls die Patientin zustimmt oder auch widerspricht, ihre Offenheit würdigen und genauer explorieren, was genau los ist. Ansonsten nicht weiter insistieren.

Weiterführende Literatur

Grossmann, K. P. (2014). Systemische Einzeltherapie. Göttingen: Hogrefe.

Schwartz, R. (2004). Systemische Therapie mit der inneren Familie. Stuttgart: Pfeiffer / Klett-Cotta.

de Shazer, S. (2012). Der Dreh: Überraschende Wendungen und Lösungen in der Kurzzeittherapie (12. Aufl.). Heidelberg: Auer.

Weiss, T. & Haertel-Weiss, G. (1991). Familientherapie ohne Familie. Kurztherapie mit Einzelpatienten. München: Kösel.

5 Das Erstgespräch mit Paaren und Familien

Helke Bruchhaus Steinert

Das Erstgespräch mit Paaren und Familien dient wie das Erstgespräch mit Einzelpersonen (s. Kap. 4) dem Aufbau einer tragfähigen therapeutischen Beziehung. Im Weiteren werden im Erstgespräch die Problematik, die bisherigen Lösungsversuche, die Ressourcen sowie die Anliegen aller Beteiligten erfasst. Es gilt, die Indikation für eine Paar- oder Familientherapie zu klären und eine Therapievereinbarung zu treffen. Im Mehrpersonensetting ist dies nicht immer schon am Ende der ersten Sitzung möglich, sondern es bedarf oft einer weiteren. Viele Vertreter der Familientherapie verstehen unter »Familienerstgespräch« deshalb einen Umfang von zwei bis drei Familiensitzungen (Riehl-Emde, 2008). Im Folgenden wird auf das Erstgespräch im Paarsetting fokussiert. Die Ausführungen gelten analog für das Familiensetting. Auf Unterschiede zwischen Paar- und Familiensetting wird eingegangen.

5.1 Therapeutische Fertigkeiten in der Arbeit mit Paaren

Im Paarsetting ist das Gespräch generell komplexer als im Einzelsetting. Die verschiedenen Ebenen, die es in der triadischen Situation zu beachten gilt, stellen an die Therapeuten spezifische Anforderungen. Im Paarsetting sind drei Ebenen der Beobachtung relevant:
(1) die beiden Partner als Individuen,
(2) die Beziehung der Partner zueinander und
(3) die therapeutische Beziehung zu beiden (Weber, 2012).

Die Prozesssteuerung bedarf einer aktiven, strukturierenden Gesprächsführung. Der Therapeut sollte flexibel auf das Geschehen im Gespräch reagieren können. Die aktive Strukturierung durch den Therapeuten vermittelt seine Kompetenz, für einen stabilen Rahmen zu sorgen. So können sich beide Partner sicher fühlen, mit ihren Anliegen gehört zu werden. Eine positive Atmosphäre ermöglicht es den Patienten, ihre Ressourcen wahrzunehmen und sich auf neue Sichtweisen einzulassen. Dabei ist der Therapeut mit einem authentischen Auftreten gefordert. Patienten durchschauen ein unechtes Interesse schnell. Weber (2012, S. 59) nennt es »interaktive Präsenz«, was für ihn bedeutet, »mit allen Sinnen aufmerksam zu sein, nach innen und außen hellwach zu sein«. Eine positive therapeutische Beziehung fördert zudem Neugier und Interesse. Beides sind Haltungen, die für eine Bereitschaft zur Veränderung notwendig sind.

> **!** Eine Haltung von Allparteilichkeit und Neutralität ist therapeutische Kernkompetenz im Mehrpersonensetting. Jeder Partner will sich verstanden und angenommen fühlen.

Neutralität ist gemeint sowohl als Neutralität gegenüber Personen als auch gegenüber möglichen Veränderungen (Weber, 2012). Eine gute Kenntnis der eigenen Werte und Haltungen ist notwendig. Der Therapeut wird sich gemäß seinen eigenen Werten spontan oft der Sichtweise des einen oder anderen Partners näher fühlen. Das kann sowohl die Sichtweise eines gleichgeschlechtlichen wie eines gegengeschlechtlichen Partners sein. Er sollte sich deshalb um den Partner, dessen Position er weniger spontan erfasst, bewusster bemühen.

5.2 Idealtypischer Ablauf eines Erstgesprächs mit Paaren

Der vorgestellte idealtypische Ablauf eines Erstgesprächs im Mehrpersonensetting ist als Orientierung zu verstehen. Jedes Paar bringt seine eigene Dynamik mit, der der Therapeut spontan folgen sollte. Ein strukturierter Ablauf hilft den Gesprächsfaden zu behalten, insbesondere wenn die Dynamik des Paares Umwege erfordert.

Ein Erstgespräch mit Paaren und Familien dauert in der Regel 90 Minuten. Auch weitere Sitzungen werden von den meisten Paar- und Familientherapeuten mit 90 Minuten veranschlagt.

Dem Erstgespräch geht immer eine Kontaktaufnahme voraus. Die Anmeldung kann durch eine Überweisung eines professionellen Helfers (Arzt, Psychotherapeut o. a.) oder den Patienten selbst erfolgen. Heute suchen immer mehr Menschen therapeutische Hilfe via Internet. Das heißt, dass die Anmeldung zunehmend über einen E-Mail-Kontakt erfolgt. Manchmal ist dieser sehr kurz gehalten, manchmal wird bereits das Problem ausführlich geschildert.

Manche Therapeuten wollen bewusst möglichst ohne Vorabinformationen ins Erstgespräch gehen, um so unvoreingenommen gegenüber beiden Partnern sein zu können. Andere bereiten das Erstgespräch vor, indem sie z. B. mithilfe von Fragebögen die persönlichen Angaben der Partner und ihre Anliegen erheben, um bereits eine erste Orientierung zu haben. Andere wiederum bereiten Paare und Familien mit kreativen Einladungen auf das Erstgespräch vor, um eine größtmögliche positive Erwartung zu erzeugen (Beilfuß, 2012). In Institutionen und Ambulanzen ist der Weg der Anmeldung ein anderer als in einer privaten Praxis. Entscheidend ist ein bewusster und transparenter Umgang mit den Vorabinformationen.

Im Erstgespräch sollen die Vorabinformationen transparent gemacht werden. Was weiß der Mann über die Anmeldung der Frau? Wer hat die Paartherapie vorgeschlagen? Gibt es einen skeptischen Partner? Die Asymmetrie durch die Vorabinformationen des einen kann dadurch aufgefangen werden, dass der Therapeut im Erstgespräch zuerst den anderen anspricht. Das Erstgespräch lässt sich in eine Einleitungs-, Explorations-, Konklusions- und Abschlussphase unterteilen. Manche Autoren unterscheiden nur eine Anfangs-, eine Mittel- und eine Endphase (Riehl-Emde, 2008).

Einleitungsphase

Am Beginn des Erstgesprächs steht das Joining mit dem Ziel, einen guten Kontakt zu allen Beteiligten aufzubauen. Der Therapeut oder die Therapeuten stellen sich selbst vor und erklären ihre Aufgabenteilung, wenn sie das Gespräch zu zweit führen. Der zeitliche Rahmen wird vereinbart. Über Vorabinformationen wird Transparenz hergestellt. Über den Einsatz von Videoaufnahmen muss orientiert und ein schriftliches Einverständnis aller eingeholt werden.

! Joining heißt, zu jedem Partner aktiv einen guten Kontakt herzustellen.

Geeignet sind Fragen nach der aktuellen Lebenssituation, dem Beruf, der Familie, Hobbys, was der Person wichtig ist, was ihr am Herzen liegt. Alle sollen selbst zu Wort kommen und nicht andere für sie reden. Es kann vorkommen, dass ein Partner emotional so aufgebracht ist, dass es ihm schwerfällt, zuzuhören und abzuwarten, bis er angesprochen wird. Der Therapeut sollte ihm zunächst den Raum geben, um eine Entlastung zu ermöglichen. Die Kontaktaufnahme zum anderen Partner muss später im Gespräch erfolgen.

Das Joining dient dem Angst- und Spannungsabbau aufseiten der Klienten. Für den Therapeuten dient es einer ersten Orientierung darüber, wem er gegenübersteht.

Explorationsphase

Die Explorationsphase dient der Erfassung des Problems sowie seiner Bedeutung für die Partner und die Partnerschaft (rsp. Familie). Manche Therapeuten beginnen die Explorationsphase mit der Frage nach einem guten Ziel des Gesprächs oder der Therapie: »Was wäre für Sie persönlich und für Ihre Beziehung ein gutes Ziel unserer Zusammenarbeit?«, »Was müsste sich für Sie oder in Ihrer Beziehung verändert haben, wenn Sie am Ende sagen möchten: ›Gut haben wir die Therapie gemacht‹?« Einerseits unterbrechen Fragen nach Zielen und wünschenswerten Veränderungen die Logik der Partner, die meist am Problem verhaftet sind. Andererseits wird implizit vermittelt, dass die Beteiligten auf eine gute Zukunft zusteuern können. Sie werden als Gestaltende angesprochen, weniger als Leidtragende problematischer Umstände.

Das Problem zu erfassen heißt, es sich präzise schildern zu lassen. Darüber hinaus ist bedeutsam, wer ein bestimmtes Verhalten als Problem sieht, wer mehr und wer weniger darunter leidet. Ein Verhalten wird oft erst in seiner Auswirkung auf andere zum Problem. Aufschlussreich ist, seit wann es als Problem erachtet wird und welche Umstände jetzt zur Therapie geführt haben. Die Partnerin kann die häufige Abwesenheit des Partners bedauern. Vielleicht wirft sie ihm vor, nicht den gleichen Wunsch nach Nähe und Intimität zu haben. Die Situation eskaliert aber erst, wenn z. B. eine Affäre herauskommt und sie sich betrogen fühlt. Deshalb weisen Fragen wie »Was sind Ihre Gründe, dass Sie gerade jetzt kommen?«, »Was hat sich in den letzten Wochen und Monaten verändert, dass Sie jetzt kommen?«, »Warum ist gerade jetzt ein guter Zeitpunkt für eine Paartherapie?« auf wichtige Veränderungen hin, die zur Therapie geführt haben.

Teil II

In der Explorationsphase eignen sich zirkuläre Fragen, um die Bedeutung eines Problems für die Paardynamik zu erfassen. »Was macht Ihrer Frau so große Sorgen, wenn Sie nun mehr für sich allein sein wollen?«, »Wie geht es Ihrem Mann, wenn Sie sich so intensiv mit Ihrer Gesundheit befassen?« Angaben aus der Anamnese können zum Verständnis beitragen und liefern Hinweise für erfolgreiche Problemlösungen. Fragen nach Ausnahmen wie »Wann tritt das Problem in den Hintergrund?«, »Wann haben Sie als Paar unbelastete Momente?« können auf Ressourcen und Stärken des Paares hinweisen. Es gilt zu erfassen, was das Paar bisher versucht hat, um das Problem selbst zu lösen.

! Die Explorationsphase nimmt meist den größten Raum des Erstgesprächs ein.

Konklusionsphase

Am Ende des Erstgesprächs steht eine wertschätzende Zusammenfassung. Die Leistungen aller Beteiligten sollen mit Wertschätzung gewürdigt werden. Schlüssig sollte auf das Problem, seine Bedeutung für die Partnerschaft, die bisherigen Lösungsversuche und vor allem die Ziele jedes Partners eingegangen werden. Ärger, Wut und Enttäuschung können z. B. als Engagement für die Beziehung verstanden werden.

Der Therapeut überprüft, ob sich in seiner Darlegung alle Beteiligten wiederfinden. Jeder Partner sollte sich vom Therapeuten in seiner Position verstanden und gewürdigt fühlen. Nur so kann Interesse und Neugier für die weitere Therapie geweckt und eine Gewinnerwartung der Partner erzeugt werden.

Es bedarf Übung und Erfahrung darin, verschiedene, oft konträre Sichtweisen kreativ und wertschätzend zusammenzufassen. In einer therapeutischen Haltung von Allparteilichkeit und Neutralität gelingt dies leichter.

Abschlussphase

In der Abschlussphase kann Gelegenheit zu einem Feedback gegeben werden. Die Einladung zum Feedback birgt die Gefahr einer erneuten Diskussion in sich. Am besten ist es, das Feedback ohne Kommentar entgegenzunehmen. Offen gebliebene Fragen werden benannt. Dem konkreten weiteren Vorgehen sollten alle Gesprächspartner zustimmen können. Es bewährt sich oft, dem Paar eine Bedenkzeit einzuräumen. Der Hinweis, dass ein Therapieprozess auch schmerzliche Erfahrungen mit sich bringen kann oder die Grenzen des Machbaren offenlegt, legt die Verantwortung für die Resultate in die Hände der Beteiligten. Der Therapeut ist für den Therapieprozess verantwortlich, das Paar für die Ergebnisse.

Unterschiede zwischen Paar- und Familiensetting

Es gilt Unterschiede zwischen Paar- und Familiensetting zu beachten, die auch für die Kontaktaufnahme im Erstgespräch bedeutsam sind. Eine Partnerschaft ist grundsätzlich frei gewählt und auflösbar. In einer Familie sind die Verbindungen zueinander gegeben. In eine Familie wird man hineingeboren. Die Familienmitglieder wählen sich nicht aus. Man kann den Kontakt abbrechen oder sich entziehen, aber die Mutter bleibt die Mutter und die Tochter die Tochter. In einer Familie bestehen Hierarchien und Abhängigkeiten, die es in dieser Weise in einer Partnerschaft nicht gibt. Eltern haben eine Fürsorge für ihre Kinder zu leisten. Kinder sind auf die Fürsorge der Eltern angewiesen. Selbst wenn sich Partner trennen, bleiben sie Eltern, sofern sie gemeinsame Kinder haben. Insofern gilt für das Gespräch mit Paaren, dass jeder Partner sich aus der Beziehung verabschieden kann. Trennung ist als Konsequenz möglich. Familienmitglieder bleiben gebunden.

Fallbeispiel

Paartherapie

Alex (60 Jahre) und Brigitte (55 Jahre) sind seit 28 Jahren verheiratet. Sie sind beide berufstätig und haben zwei erwachsene Kinder. Alex wirkt auf den ersten Blick jugendlich und neugierig, aber auch korrekt und konservativ. Brigitte ist eine hagere, blasse Frau, sie trägt praktische, unauffällige Kleidung. Sie wirkt zerbrechlich. Beide zeigen freundliche, korrekte Umgangsformen.

Alex' Anliegen. Er würde gerne wissen, ob es möglich sei, auf eine gute Art eine Beziehung zu dritt zu führen? Er schildert seine sexuelle Sehnsucht nach anderen Frauen, die in der letzten Zeit stärker geworden sei. Er wolle in jedem Fall mit seiner Frau zusammenbleiben, er liebe sie und sie hätten viel Gemeinsames aufgebaut, aber sexuell fühle er sich nicht mehr erfüllt. Er habe nun eine Frau kennengelernt, von der er sich emotional sehr verstanden und sexuell angezogen fühle.

Brigittes Anliegen. Sie möchte in Zukunft gerne mehr Zeit mit ihrem Mann verbringen, jetzt, wo die Kinder selbstständiger seien. Sie sei sich aber sehr unsicher, ob sie mit ihrem Äußeren ihrem Mann genügen könne. Um seinen Wünschen entgegen zu kommen, würde sie sich heute sogar einer kosmetischen Schönheitsbehandlung unterziehen, wenn er das wolle.

Beziehungsgeschichte. Sexuell sei es am Anfang durchaus schön gewesen. Vor allem sie habe den Sex genossen, wenngleich er die Sexualität selten als »herausragend« empfunden habe. Alex meint, seine Frau habe sich äußerlich selten erotisch und reizvoll gezeigt. Sie habe ihre Energie immer viel stärker in ihren Beruf gesteckt. Nach der Geburt der Kinder habe sie lange Jahre unter einer unerklärlichen körperlichen Schwäche gelitten, die ihre Energiereserven stark begrenzt habe. So habe er viele familiäre Aufgaben übernommen. Seine Familie sei für ihn das Wichtigste. Er habe für die Familie auch auf eine berufliche Karriere verzichtet. Nach einer medizinischen Behandlung vor drei Jahren sei sie wieder leistungsfähiger geworden und er habe gehofft, dass sie nun diese gewonnene Energie für ein verstärktes Engagement für ihn und ihre Beziehung nutzen würde. Er habe die Hoffnung gehabt, nun für seine jahrelange Aufopferung belohnt zu werden. Das aber sei nicht geschehen. Brigitte bestätigt ihre jahrelange einge-

Teil II

schränkte Leistungsfähigkeit, die gerade für den Beruf und die Familie ausgereicht habe. Sie wisse um die enorme Leistung ihres Mannes für die Familie. Sie habe aber nie auf ihre Berufsausübung verzichten können. So gesehen sei sie wohl eine »Feministin«. Sie liebe ihren Mann und für sie sei er noch heute ihr Traummann. Sie habe sich immer bemüht, ihren Mann beruflich zu unterstützen. Dass sie ihm sexuell nicht das bieten könne, was er sich wünsche, habe sie lange verdrängt und es mache ihr heute Schuldgefühle. Sie sei da aber ratlos.

Beobachtungen. Beide Partner sind höflich und freundlich zueinander, lassen sich ausreden. Das Anliegen von Alex zeugt inhaltlich von einer Sprengkraft und Konfrontation, auf die Brigitte erstaunlich ruhig reagiert. Das Verhalten beider Partner kann als Ausdruck von individueller Stärke und Konfliktfähigkeit gesehen werden. Die Erotik und Sexualität stand möglicherweise hinter Familie, beruflicher Verwirklichung und Krankheitsbewältigung zurück, verlangt aber jetzt Beachtung. Der Zeitpunkt der Aktualisierung der Problematik ist einerseits durch seine Verliebtheit in eine andere Frau und durch die aktuelle Familienphase (die Kinder sind aus dem Haus und das Paar ist mehr mit der Frage konfrontiert, was sie beide voneinander noch wollen) bedingt.

In diesem Sinne erfolgen nach der Explorationsphase eine wertschätzende Zusammenfassung der gemeinsamen Geschichte in der Konklusionsphase und ein Angebot für die Paartherapie: Aufgrund der Überlegung, dass beide in sich eine Stärke tragen und einer Konfrontation standhalten, frage ich zunächst Brigitte, ob es für sie persönlich lohnend wäre, sich mit ihrer Weiblichkeit zu befassen? Sie meint, dass sie sich gern weiblicher zeigen möchte, sie fühle sich darin aber sehr unerfahren. Nachdem ich ihr Einverständnis eingeholt habe, darüber in Anwesenheit des Mannes nachzudenken, entwickeln wir bereits am Ende des Erstgesprächs Ideen dazu. Sie erinnert sich an gemeinsame Einkäufe mit ihrem Mann. Sie meint, er könne sie immer so gut beraten. Aber er sei leider schon lange nicht mehr mit ihr einkaufen gegangen. Ich betone, dass es hier erst einmal darum gehe, Ideen zu sammeln, sie solle sich noch nicht festlegen, was sie wirklich umsetzen möchte. Die Atmosphäre am Ende der Sitzung ist geprägt von Neugierde und Interesse, aber auch Anspannung und Ernst. Für ihn ist es bedeutsam, dass seine Frau seine Anliegen ernst nimmt und sich mit ihrer Wirkung auf ihn auseinandersetzen will. Insofern ist der Fokus am Ende des Erstgesprächs darauf ausgerichtet, wie die gegenseitige Attraktivität und Sexualität auch nach langer Beziehungsgeschichte belebt werden kann. In diesem Sinne können die zunächst unterschiedlichen Anliegen zu einem gemeinsamen Auftrag umformuliert werden.

Die Paartherapie umfasste einige wenige Sitzungen. Das Paar erkundete eine für sie beide stimmige Intimität und Sexualität. Beide Partner waren mit dem Ergebnis zufrieden und erachteten die Therapie dazu als hilfreich.

Tabelle 5.1 Idealtypischer Verlauf eines Erstgesprächs mit Paaren und Familien

Idealtypischer Phasenverlauf	Inhalt	Ziel
Einleitungsphase	Joining, Orientierung über strukturellen Rahmen des Erstgesprächs, Transparenz über Vorabinformationen, aktuelle Lebenssituation	Aufbau einer positiven Beziehung zu allen Partnern, Angst- und Spannungsabbau
Explorationsphase	Zielformulierung, aktueller Anlass zur Therapie, Problem und Bedeutung für die Beziehung erfassen, bisherige Lösungsversuche, Ressourcen	Klärung der Anliegen aller Partner, Zielfokussierung, Informationsgewinnung, Problemverständnis und Erfassen der Beziehungsdynamik, Indikation zur Therapie
Konklusionsphase	Wertschätzende Zusammenfassung, positive Konnotation des Engagements aller Partner, Einschätzung prüfen	Verständnis und Wertschätzung, Aufmerksamkeit und Interesse für Therapie wecken
Abschlussphase	Feedback zum Gespräch, offene Themen, konkretes Vorgehen, Verabschiedung	Verbindlichkeit herstellen, Verantwortung für Therapieprozess, Klären des Vorgehens

Teil II

FAQ

Wie lassen sich Vorabinformationen durch einen Partner gut handhaben? (Gab es z. B. bereits ein Einzelgespräch oder ein langes Telefonat)

Wichtig ist es, Transparenz über Vorabinformationen und ein ausreichendes Joining zum Partner, der zum ersten Mal dabei ist, herzustellen. Es könnte z.B. gefragt werden: »Was hat Ihnen Ihr Partner von unserem Gespräch berichtet?« Oder der Partner, zu dem bereits Kontakt hergestellt wurde, kann gebeten werden, vom Gespräch zu berichten. Eine andere Möglichkeit wäre, dass der Therapeut zusammenfasst, was er bisher weiß. Anschließend gilt es, die Sichtweise und die Anliegen beider Partner zu erfassen.

Was tun, wenn ein Partner »nur mitkommt«, skeptisch ist und keine eigenen Anliegen hat?

Es gilt, auch diese Haltung wertschätzend entgegenzunehmen. So kann das Mitkommen als »sich Zeit nehmen« gewürdigt werden, z.B. »Ich glaube, das Wohlergehen Ihres Partners muss Ihnen sehr am Herzen liegen, dass Sie sich die Zeit für das Gespräch heute genommen haben, obwohl Sie selbst kaum etwas erwarten!« Die Skepsis kann als wichtiger Indikator genutzt werden, dass die Therapie in eine falsche Richtung läuft, z.B. »Ich möchte Sie bitten, sich sofort zu melden, wenn Ihre Skepsis laut wird. Vielleicht bewegen wir uns dann in eine falsche Richtung!« Ebenso kann die Frage nach Alternativen Hinweise auf andere Lösungsideen geben, z. B. »Was sind Ihre Vorschläge, um Ihre Probleme zu lösen?«

Wenn die Partner im Erstgespräch hoch emotional sind und sich ständig ins Wort fallen, was tun?
Es ist in dieser Situation besonders eine aktive Strukturierung vonseiten des Therapeuten gefragt. Manchmal muss an kommunikative Grundregeln erinnert werden, manchmal kann es helfen, die Allparteilichkeit zu betonen, z. B. »Es geht in erster Linie darum, dass ich die Anliegen und Sichtweisen von Ihnen beiden kennenlerne. Das geht nur, indem ich Sie beide anhören kann. Dazu muss ich vom anderen erwarten dürfen, dass er für eine Zeit zuhören kann. Denken Sie, das wird uns gelingen?« Es kann sein, dass der Therapeut einige Male an diese Grundregeln eines Gesprächs zu dritt erinnern muss. In der Regel gelingt es, wenn die Partner erfahren, dass sie selbst auch Redezeit erhalten.

Was kann der Therapeut tun, wenn eine Haltung oder Sichtweise eines Partners sehr im Widerspruch zu eigenen Überzeugungen steht?
Es kann hilfreich sein, sich zu fragen, welcher Wunsch oder welches nachvollziehbare Anliegen sich hinter der Haltung verbergen könnte. Hier bedarf die Allparteilichkeit besonderer Anstrengung. Manchmal hilft es auch zu deklarieren, dass man selber anders denkt, aber umso mehr Hilfe bedarf, um den anderen Standpunkt nachvollziehen zu können, z. B. »Ihre Sichtweise ist mir selbst wenig vertraut. Umso mehr bin ich darauf angewiesen, dass Sie mir genau erklären, wie Sie das meinen.«

Weiterführende Literatur

Weber, R. (2012). Navigieren auf Sichtweite – Prozesssteuerung in der Paartherapie. Stuttgart: Klett-Cotta.

Weber, R. (2013). Paare in Therapie (3. Aufl.). Stuttgart: Klett-Cotta.

Willi, J. (2004). Psychologie der Liebe (7. Aufl.). Stuttgart: Klett-Cotta.

6 Auftrags- und Zielklärung

Ulrike Borst

Die Übereinstimmung der Ziele von Therapeutin und Patient gilt als bedeutender allgemeiner Wirkfaktor (Wampold & Imel, 2015, Kap. 3). Die Systemische Therapie bietet hierzu viele Handreichungen, denn schließlich geht es um die Umsetzung der Grundhaltungen von Lösungs- und Ressourcenorientierung, Muster- und Kontextorientierung, Auftrags- und Kundenorientierung sowie Kooperations- und Beziehungsorientierung (Ochs, 2013; s. a. Kap. 3). Im Folgenden werden zunächst zentrale Konzepte dargestellt (Anliegen, Aufträge, Kontrakte), dann systemische Problemdefinitionen und Zielklärungen als Mittel der Fallkonzeption vorgestellt, der Forschungsstand zu Therapiezielen referiert, und das Auftragskarussell als probates Mittel der Klärung komplexer und konfligierender Auftragslagen vorgestellt. Mit der Auflistung guter Erfahrungen und typischer Schwierigkeiten schließt das Kapitel.

6.1 Anliegen, Aufträge und Kontrakte

Über den Begriff der Auftragsklärung ist in Deutschland in den letzten 20 Jahren so viel geschrieben und gesprochen worden, dass die Phrase schon manchmal abgedroschen klingt: »Was ist der Auftrag?« Denn oft wissen das weder die Klienten noch die Therapeutinnen explizit zu beantworten. Es lohnt sich, genauer zu unterscheiden.

Tabelle 6.1 Anlass – Anliegen – Auftrag – Kontrakt: Definitionen und Beispielfragen (nach Schwing, 2014)

	Anlass	Anliegen	Auftrag	Kontrakt
Definition	Ereignis(se), die so viel Druck aufbauen, dass jemand Hilfe engagiert oder aufsucht	Erwartung oder Veränderungswunsch (oft noch nicht explizit geäußert)	expliziertes Anliegen, Zuweisung einer aktiven Rolle an den Therapeuten	Auftrag und Angebot passen zueinander; Vereinbarung
Beispielfragen	Was führt Sie her? Wer hatte die Idee dazu, dass Sie zu mir kommen? Warum suchen Sie gerade jetzt Hilfe?	Was soll sich verändern? Wobei kann ich Sie unterstützen? Was wäre ein gutes Ergebnis unserer Treffen?	Was erwarten Sie von mir? Was sollte ich auf keinen Fall tun?	Welche Themen besprechen wir? Wie lange werden wir zusammen arbeiten? Welche Regeln gelten für die Treffen?

Eine weitere prägnante Unterscheidung – die angesichts des Leidens vieler Patienten und Klienten allerdings fragwürdig erscheint – stammt von de Shazer (2010). Er beschreibt Klienten als Kunden, Klagende oder Besucher, je nachdem, welche Beziehung sie uns anbieten.

- Kunden geben Aufträge, übernehmen Verantwortung und wirken an der Problemlösung mit.
- Klagende geben dagegen keine Aufträge, denn sie sehen keine Veränderungsmöglichkeit.
- Besucher werden in die Therapie geschickt; sie sehen keine Probleme, haben keine Anliegen oder Aufträge.

Fallbeispiel

Paartherapie Frau und Herr H. – vom Anliegen zum Kontrakt
Herr H. meldet sich per Telefon und gibt gleich zu verstehen, dass er schon lange nach einer Therapie für seine Frau suche. Nun sei sie endlich bereit, mit ihm zusammen Termine für eine Paarberatung abzumachen. Im Erstgespräch macht Herr H. deutlich, dass er bei seiner Frau eine krankhafte Zwangsstörung und eine übermäßige Beschäftigung mit dem Thema Hygiene beobachtet. Frau H. dagegen bezeichnet ihren Mann als »nicht normal«, indem er die hygienischen Probleme im gemeinsam bewohnten Haus ignoriere. Der kleinste gemeinsame Nenner ist zu diesem Zeitpunkt, dass sie zu den unmittelbar bevorstehenden Weihnachtsfeiertagen Besuch von der Tochter erwarten, der sie ein sauberes, aber nicht unbedingt steriles Zuhause bieten möchten (Anlass), und dass sie beide ihre Paarbeziehung erhalten möchten (Anliegen). Die Aufträge sind sehr unterschiedlich: Er möchte, dass seine Frau Einsicht in ihre Störung gewinnt (Auftrag 1), sie dagegen möchte, dass ihr Mann sie in ihrer Sorge ernst nimmt (Auftrag 2) – *und ich soll Überzeugungsarbeit leisten.*

Diese Aufträge lehne ich freundlich, aber bestimmt ab, biete aber an, dass ich in je einem Einzelgespräch die beiderseitigen Sorgen, in weiteren Paargesprächen das tägliche Zusammenleben thematisieren werde. Auf diesen Kontrakt lassen sich beide ein.

6.2 Systemische Problem- und Zieldefinitionen

Neben der standardisierten Diagnostik (s. Kap. 7) steht zu Beginn des Therapieprozesses eine gemeinsame, kooperativ erarbeitete Problem- und Zieldefinition im Vordergrund.

Ob Einzel- oder Mehrpersonensetting: Es wird, vor allem zu Beginn, viel über die Kommunikation und Interaktion um das beschriebene Problem herum (zum »Tanz um das Problem«) gefragt.

Dem Tanz liegt durchaus eine Melodie zugrunde, die es zu verstehen gilt. Das genau ist die Fallstrukturhypothese (Hildenbrand, 2005, und Kap. 2), die entwickelt und getestet wird. Oder um mit Buchholz (1998) zu sprechen: Diagnostik kommt in der Interaktion zwischen Klient und Therapeutin vor.

Hypothesenbildung. Der Stoff für die Hypothesen zur Fallstruktur speist sich aus verschiedenen Quellen: aus der Erhebung des Genogramms (s. Kap. 13), aus den Beobachtungen der Familieninteraktionen sowie aus Beobachtungen verbaler und nonverbaler Reaktionen der Klienten.

Folgende Faustregeln sollten beachtet werden:

- Hypothesenbildung ist nicht gleichzusetzen mit Ursachensuche!
- Der Wert einer Hypothese misst sich an der Nützlichkeit für den therapeutischen Prozess, d. h., sie ist so viel wert, wie sie zum Gesprächsverlauf passt.
- Jede Hypothese muss überprüfbar sein.
- Zusammenhänge zwischen der Lebensgeschichte und dem jetzigen Problem sollten die Patienten selbst herstellen, nicht die Therapeutin. Deshalb ist es nützlicher, Fragen zu stellen, als zu interpretieren!
- … und überhaupt: Der »Beobachter« ist Teil des Geschehens und deswegen kaum als »objektiv« zu bezeichnen, er sollte sich aber trotzdem um Objektivität bemühen.

> **!** Die Hypothesen werden dem oder den Klienten sozusagen angeboten, bevorzugt in Form von hypothesengeleitetem Fragen. Sobald die Klienten eine Hypothese ablehnen, wird sie nicht weiter verfolgt. Ablehnung wird also nicht als Widerstand und damit als Reaktionsweise oder gar Eigenschaft des Klienten gedeutet, sondern als Kommentar zur vorhergehenden Äußerung des Therapeuten.

Ableitung von Lösungsideen. Aus den Hypothesen werden in einem nicht deutlich zu unterscheidenden nächsten Schritt Lösungsideen abgeleitet. Eine typische Sequenz könnte etwa heißen: »Angenommen, Sie wollten mit Ihrem verrückten Benehmen dafür sorgen, dass Ihre Eltern Sie nicht alleine lassen: Was könnten Sie denn noch tun, um das zu erreichen?« Damit wird auf eine eher implizite Weise suggeriert, dass es immer mehrere Möglichkeiten gibt; das Symptom wird als Kommunikationsbeitrag gesehen, es wird eher als Lösungsversuch denn als Problem beschrieben, und der Möglichkeitsraum wird erweitert.

Aus einer ersten Runde von Hypothesenbildungen kann die systemische Problemdefinition entstehen – analog zur Diagnose – und als Basis für einen mehr oder weniger expliziten Therapievertrag und die Planung der weiteren Therapie dienen. Merkmale einer systemischen Problemdefinition sind:

- Das gezeigte Problem wird mit dem relevanten Kontext verknüpft.
- Die Problemsicht des Patienten / der Familie wird infrage gestellt.
- Sinn und Nutzen des Problems werden gleichwertig mit dem Schaden dargestellt (»Problemneutralität«; Retzer, 1998).
- Verschiedene Sichtweisen auf das Problem werden dargestellt.

- Handlungsspielraum und Eigenverantwortung werden aufgezeigt.
- In einem nächsten Schritt werden Ziele vereinbart und operationalisiert

Fallbeispiel

Herr F. – Therapieplan zu Beginn seiner 15. Hospitalisation wegen Tätlichkeiten in psychotischem Zustand (Auswahl)

Hier sind nur Teile der eben aufgeführten Liste erfüllt: Die Tätlichkeiten, nämlich Angriffe gegen ausländische Mitbürger, wurden nicht »problemneutral« beschrieben; das wäre weder der Familie noch der Behörde noch dem Team zu vermitteln gewesen. Aber immerhin konnte Herr F. bereits in diesem Anfangsstadium sich

(a) mit dem Therapieplan einverstanden erklären und
(b) Verantwortung für den Verlauf der Hospitalisation übernehmen. Das führte schlussendlich, nach einer späteren Vereinbarung mit dem externen psychiatrischen Dienst und der Entlassung aus der Klinik, dazu, dass
(c) Herr F. seit nunmehr 18 Jahren nicht mehr in die Klinik eintreten musste.

Tabelle 6.2 Therapieplan von Herrn F. (Auszug)

Probleme / Ressourcen (Wer sieht das Problem wie?)	**Entlassungshindernis?**	**Ziele (Woran merkt man, dass das Problem beseitigt ist?) (Wann ist das Problem kein Entlassungshindernis mehr?)**	**Maßnahmen**
(Therapeuten): Haben Befürchtungen auf Grund der Vorgeschichte – meist führten Tätlichkeiten zu den bislang 14 Hospitalisationen.	ja, laut Behörde	keine Bedrohung von Personal oder anderen Personen	schriftliche Vereinbarung mit dem Team, später mit den Nachbetreuenden machen
(Herr F.): Möchte wegkommen von den Zuständen, die ihn plötzlich überfallen. Es kommt immer erst die Angst, dann legt sich Herr F. ins Bett und wartet. Oft wird dann die Angst schlimmer, Herr F. fühlt sich bedroht und »setzt Zeichen«, indem er jemanden angreift.		Bedingungen der Angst verstehen, andere Methoden entwickeln, als sich ins Bett zu legen	Rückzug wohl dosieren, Kontakte planen, die »Zuversicht« und das »Vertrauen« im inneren Verein stärken
Eltern haben häufig die Einweisung veranlasst. Herr F. fühlt sich dadurch gegängelt.		jemand anderen finden, der draußen mit Herrn F. zusammen seinen psychischen Zustand im Auge hat und bei Bedarf die Klinikeinweisung organisiert	Vertrag mit dem externen psychiatrischen Dienst in R. machen

Den Verlauf reflektieren. Über den Fortgang der Therapie wird ständig reflektiert und verhandelt. Der Begriff Behandlung wird vermieden, denn es soll im Idealfall ein dialogischer und kooperativer Prozess sein, der da abläuft. In Zwangskontexten – wie er für Herrn F. bestand – ist diese Idealvorstellung natürlich nicht immer erfüllt. Hier lautet dann eine bewährte Frage, die sogar zum Titel eines Standardwerkes über Systemische Therapie in Zwangskontexten geworden ist: »Wie kann ich Ihnen helfen, mich wieder loszuwerden?« (Conen & Cecchin, 2011). Die Darstellung mehrerer Perspektiven auf das gezeigte Problem, also eben gerade nicht die konsensuelle Problembeschreibung, kann ebenfalls hilfreich sein, um trotz Zwangskontext eine Kooperation zu erreichen (s. a. Borst & Leherr, 2008).

Gut verträglich mit dem systemischen Vorgehen sind die Aushandlung von Therapiezielen zu Beginn und die Evaluation der Zielerreichung am Ende des Therapieprozesses. Da, wie bereits gesagt, die Anliegen der Klienten zu Beginn oft noch nicht so explizit sind, als dass sie sich als Auftrag oder als Therapieziel formulieren ließen, ist die Formulierung des Auftrags bereits Teil des Prozesses und ist auch eigentlich nie abgeschlossen. Und doch lassen sich Kriterien definieren, die eine Antwort auf die Frage ermöglichen: Wann ist zu Ende therapiert? Diese Frage lässt sich übrigens gut bereits am Anfang der Therapie stellen (s. Kap. 4).

Übersicht

Fragen zur Therapiezielplanung, bei Zwischenbilanzen und Evaluationen

Fragen nach Unterschieden (z. B. Skalierungsfragen, Prozentfragen)

- Welche Veränderungen sind für Sie am wichtigsten / am erfreulichsten / am überraschendsten, welche am zweitmeisten, usw.?
- Welche Ziele genau wollen Sie formulieren?
- Zu wie viel Prozent hat sich das Symptom / Problem verändert? Ist diese Veränderung aus Ihrer Sicht ausreichend oder wie viel Prozent möchten Sie noch mehr erreichen?
- Wie könnten Sie dafür sorgen, dass Sie dies erreichen?
- Woran genau würden Sie merken, dass Sie das Ziel erreichen oder erreicht haben?

Wirklichkeitsfragen zu wahrgenommenen Veränderungen

- Was hat sich verändert?
- Wenn sich nach Ihrer Einschätzung nichts verändert hat, wie haben Sie das geschafft?

Hypothetische Fragen

- Angenommen, Ihre Ziele wären erreicht, würden Sie dann …?
- Angenommen Sie würden sich aus guten Gründen entscheiden, dieses oder jenes Ziel nicht weiter zu verfolgen …

Teil II

Lösungsorientierte Fragen

- Wenn das Problem wie durch ein Wunder gelöst wäre, woran würden Sie selbst es merken?
- Wer würde es in Ihrem Umfeld als erstes bemerken und woran?
- Wie würde derjenige, wie würden andere darauf reagieren?
- Welche weiteren Folgen hätte dies?

Ressourcenorientierte Fragen

- Auf welche Fähigkeiten und Ressourcen können Sie zurückgreifen, um Ihrem Ziel näherzukommen?
- Was können Sie gut? Was schätzen andere an Ihnen?
- Wie haben Sie es bis hierher geschafft?
- Was haben Sie bereits früher in Ihrem Leben geleistet, geschafft, bewältigt? Und wie ist das gelungen?

(nach Schweitzer & Nicolai, 2010, S. 104f.)

Vereinbarungen schließen. In der Psychotherapie eignen sich Kontrakte, die die Anliegen der Patienten mit den (vereinbarten) Zielen verknüpfen und die Zusammenarbeit strukturieren, zugleich als Fallkonzeption (Loth, 2011). Die Kontrakte reduzieren Komplexität, lotsen Erwartungen, strukturieren die Zusammenarbeit, beeinflussen Anschlusswahrscheinlichkeiten und stiften neuen Sinn.

Stabilität vermitteln. Beim Übergang vom »Tanz um das Problem« zu neuem Sinn ist eine Phase der Instabilität zu überwinden. Dabei dienen klinische Kontrakte als Motivationshilfe für Blicke über den Tellerrand des vertrauten Problems, Orientierungshilfe für das Kennenlernen von Alternativen zum Problem, Übergangshilfe für die Phase der Instabilität und Wegweiser beim Aneignen der Alternative.

6.3 Forschung zu Therapiezielen

Therapieziele von Psychotherapiepatienten können als Teil ihrer persönlichen Ziele betrachtet werden. Wenn alle Ziele zusammen realistisch sind, gut zueinander passen sowie kongruent mit den persönlichen Motiven und dem Selbstkonzept sind, resultiert die Arbeit an diesen Zielen mit hoher Wahrscheinlichkeit in emotionalem Wohlbefinden. Annäherungsziele gelten als besser geeignet als Vermeidungsziele, das Wohlbefinden zu verbessern (Übersicht über den Forschungsstand zu Zielen bei Michalak & Grosse Holtforth, 2006).

! Die Formulierung von Therapiezielen ist alles andere als trivial. Therapieziele sollten, außer dass sie zu den sonstigen Zielen passen und »attraktiv« sein sollten, in nützlicher Frist erreichbar, die Schritte dorthin klein und »messbar« sein.

Außerdem ändern sich bei vielen Patienten die Therapieziele im Laufe der Therapie. Während etwa zu Beginn einer stationären psychiatrischen Behandlung meist das individuelle psychische Leiden im Vordergrund steht, treten bereits nach kurzer Zeit Beziehungs- und soziale Ziele hervor, um dann später wiederum von sinnorientierten, breiteren Lebenszielen abgelöst zu werden (Berking et al., 2003). Das bedeutet, dass immer wieder im Therapieverlauf über Ziele diskutiert werden sollte.

Denn die Übereinstimmung in den Therapiezielen und die auf die Ziele gerichtete Zusammenarbeit (engl. goal consensus / collaboration) zwischen Patient und Therapeutin gilt, neben der emotionalen Bindung und der Einigung auf therapeutische Aufgaben, als eine entscheidende Komponente des Arbeitsbündnisses (engl. alliance; Bordin, 1979). Empirisch gesehen hat diese Übereinstimmung eine positive Wirkung auf Prozess und Ergebnis der Psychotherapie; die Effektstärke ist mit 0.72 sogar, verglichen mit anderen allgemeinen Wirkfaktoren, die größte aus Metaanalysen errechnete (Übersicht bei Tryon & Winograd, 2011; vgl. Kap. 3).

Somit wäre es schon beinahe selbstverständlich, dass Therapeutinnen sich für die Fortschritte ihrer Patienten interessieren, indem sie Feedback einholen. Statt sich auf die Evidenzbasierung der Behandlung allein zu stützen, muss also eine »praxisbasierte Evidenz« dazukommen. Tatsächlich ist die Effektstärke von Feedback mit 0.50 moderat, aber eindrücklich genug, um ernst genommen zu werden (Übersicht bei Wampold & Imel, 2015; s. a. Kap 9). Wichtig ist jedoch, dass dann »action« folgt (vgl. Wampold & Imel, 2015).

6.4 Das Auftragskarussell

Es kann zu Blockaden im Therapieprozess kommen, wenn Personen, die nicht direkt im Therapiezimmer anwesend sind, eine große Rolle spielen. Widersprüchliche offene und verdeckte Aufträge, auch unsichtbarer Dritter, können mit dem »Auftragskarussell« erkenn- und erlebbar gemacht werden und so helfen, Blockaden aufzulösen und die Handlungsmöglichkeiten wieder zu erweitern. Die Methode kann mit bzw. von Einzelpersonen oder in Supervisionsgruppen durchgeführt werden. Hier sind die Schritte für die Durchführung mit bzw. als Einzelperson; Schritt (6) ist für den Fall mit aufgeführt, dass eine Supervisionsgruppe mitmacht (nach von Schlippe, 2007):

(1) Zeit und Raum schaffen (ein bis zwei Stunden, so viele Stühle wie Personen)
(2) äußeres Problemsystem benennen – für jeden einen Stuhl! (Leitfrage: »Wer hat eine Perspektive auf das Geschehen?«)
(3) innere Auftraggeber suchen – für jeden einen Stuhl! (eigene unterstützende und kritische Anteile suchen und benennen)
(4) Gefühl der Blockierung vergegenwärtigen – wo ist es am stärksten? dort beginnen …
(5) Identifikation (auf den Stuhl setzen und einen Satz sagen)
(6) ggf. Hilfs-Ichs einführen (Sätze laut von Rollenspielern sagen lassen)

(7) das »demokratische Grundgefühl« vergegenwärtigen – ich kann »Nein« sagen
(8) die Fülle differenzieren – Auftrag annehmen, modifizieren oder ablehnen?
(9) Wo stehe ich jetzt? Standortbestimmung und Umsetzung in die Praxis

6.5 Gute Erfahrungen und typische Schwierigkeiten

Gute Erfahrungen: Es ist ratsam, lieber häufiger als seltener die Zielerreichung gemeinsam mit den Patienten zu evaluieren (z. B. mit der »Goal Attainment Scale« s. Kap. 7). Es ist sinnvoll, eher Annäherungs- als Vermeidungsziele zu formulieren.
Typische Schwierigkeiten: Oftmals werden zu große Ziele gesteckt, wie z. B. »Ablösung«, »berufliche Rehabilitation« oder Ähnliches. Aber auch die Arbeit an prinzipiell erreichbaren Zielen kann zu Misserfolgen führen, wenn zu große Schritte vorgesehen sind. Es kann auch sein, dass die Ziele eher den Zielen der Therapeutin als den Zielen des Patienten entsprechen.

FAQ

Was kann ich tun, wenn der Patient gar nichts von mir will?
Dann gibt es ja sicher jemand anderen (eine Person oder eine Behörde), die einen Auftrag hat. Eine kooperationsfördernde Frage kann dann sein: »Wie kann ich Ihnen helfen, mich wieder loszuwerden?« (Conen & Cecchin, 2011). Aus den Antworten lassen sich Therapieziele ableiten, wie z. B.: »Ich werde dem Jugendamt beweisen, dass ich in der Lage bin, gut für meine Tochter zu sorgen. Dazu werde ich zeigen, dass ich ohne Alkohol leben kann.«

Weiterführende Literatur

Loth, W. (2011). Klinische Kontrakte entwickeln – Gemeinsames Anstiften von Sinn. In A. Lenz (Hrsg.), Empowerment – Ein Handbuch für die ressourcenorientierte Praxis (S. 137–160). Tübingen: dgvt.

7 Standardisierte Diagnostik

Kirsten von Sydow

»Wichtiger ist es, die PatientInnen zu kennen, die die Krankheit haben, statt die Krankheit zu kennen. Andererseits traue ich keinem Kliniker, der nichts über das DSM-System weiß und nur nach seinen subjektiven Urteilen, ohne irgendeine Rückbindung an Fachleute handelt, die mit den wichtigsten Forschungsarbeiten vertraut sind. Man sollte das System nutzen, aber es nicht anbeten.«
(Allen Francis, US-Psychiatrieprofessor und Vorsitzender der Arbeitsgruppe des DSM-III und DSM-IV, zit. n. Francis, 2017, S. 110)

Systemiker und Diagnosen – ein Spannungsfeld. Systemische Therapeuten stehen psychiatrischen Diagnosen eher skeptisch gegenüber, da sie es vermeiden, negative Systemzustände »festzuschreiben«. Doch Diagnosen sind notwendig für die Kommunikation mit Patienten, Angehörigen, anderen Behandlern, Krankenkassen und der Öffentlichkeit. Auch empirische Forschung kann nicht auf standardisierte Diagnostik verzichten. Insofern stellen auch systemische Therapeuten Diagnosen, verstehen sie aber als »Arbeitshypothesen für Systemkonstellationen mit begrenzter Laufzeit« (Spitczok von Brisinski, 1999). Übrigens sehen Klienten den Einsatz von Fragebögen manchmal positiver als ihre Therapeuten: Während systemische Therapeuten den Einsatz von Fragebögen mehrheitlich kritisch bewerteten, empfinden Paartherapieklienten Fragebögen eher positiv, da sie helfen, sich über eigene Probleme klar zu werden (33 %) und zum Nachdenken anregen (67 %; Pittermann & Kubinger, 2012).

Systemiker engagieren sich auch dafür, die diagnostische Kultur zu verändern: Neben der immer bedeutsamen Symptomatik des Indexpatienten interessieren sich Systemiker auch für etwaige Probleme der Bezugspersonen, die Ressourcen aller Beteiligten, ihre Beziehungsmuster und den Beziehungskontext.

Diagnostik hat immer auch einen Einfluss auf die Patienten und die Behandler und umgekehrt ist möglich, dass der Beobachter die Diagnose beeinflusst. Sogar dann, wenn er sich alle Mühe gibt, das zu vermeiden.

! Die Übergänge zwischen Diagnostik und Intervention sind in der Systemischen Therapie fließend. Diagnostische Maßnahmen sind gleichzeitig immer auch therapeutische Maßnahmen. Fragen können eine neue Sicht auf die Welt eröffnen bzw. die alte Sicht umstrukturieren und werden in Systemischen Therapien auch gezielt so eingesetzt.

Die folgenden Ausführungen orientieren sich an anderen Übersichten (Cierpka, 2008; von Schlippe & Schweitzer, 2012/2013; von Sydow et al., 2007; von Sydow, 2015). Weitere wichtige Aspekte in Bezug auf Diagnostik werden in den Kapiteln 9 und 10 erläutert.

7.1 Diagnostik im Erstgespräch

Im Mittelpunkt der systemischen Diagnostik steht das Gespräch mit dem Einzelklienten, dem Paar oder der Familie. Therapiesitzungen werden oft durch Film- (oder Ton-)aufnahmen dokumentiert. Während des Gesprächs und in der Nach- und Vorbereitung der nächsten Sitzung achten systemische Therapeuten besonders auf Informationen, die dazu beitragen, Hypothesen zu Wechselbeziehungen zwischen Symptomatik und Paar-/Familiensystem sowie dem weiteren Kontext zu entwickeln. Bei der Reflexion der Therapiestunde werden Inhaltsebene und Therapieprozess berücksichtigt: Wie verläuft die Interaktion, was lässt sich über die Beziehungsebene erschließen? (s. a. Kap. 4 und 5.)

Übersicht

Zentrale Aspekte systemischer Diagnostik

- wiederkehrende verbale und nonverbale Interaktionsmuster (z. B. die Frau unterbricht immer wieder den Mann)
- Hinweise auf die familiäre Beziehungsstruktur und -organisation:
  - Nähe und Distanz, Bindung, Grenzen und Koalitionen
  - Hierarchie, Autorität, Kontrolle
  - Rollenverteilung
  - Subsysteme und komplexe Beziehungsmuster (z. B. Triangulation, Parentifizierung; s. Kap. 1)
- Grundannahmen, Regeln und Geheimnisse der Familie
- Mehrgenerationsperspektive (z. B. bestimmte Eigenheiten treten über mehrere Generationen immer wieder auf, wie z. B. Alkoholabhängigkeit, Suizid oder auch Abenteuergeist, große Liebe oder Berufe, z. B. bei »Arztdynastien«)
- intrapsychische Variablen (z. B. Bindungssicherheit, Traumatisierungen, Selbstregulation, Differenzierung, psychische Probleme wie Depressionen)
- die Position des Therapeuten im System (Zu-/Abwendung einzelner Familienmitglieder, Gefühle des Therapeuten gegenüber den Familienmitgliedern, Erwartungen der Familie; auch: Übertragung und Gegenübertragung)

7.2 Klinische Diagnostik und Klassifikation von Störungen, Symptomatik und Ressourcen

In der Systemischen Therapie wird zunächst wie immer in Psychotherapiekontexten ein Anfangsbefund erhoben, indem unter anderem die Symptomatik des Indexpatienten (sowie ggf. weiterer Familienmitglieder) orientiert an den gültigen diagnostischen Klassifikationssystemen (ICD-10: Dilling et al., 2004; DSM-5: APA, 2013/Falkai & Wittchen, 2015) durch Exploration, standardisierte Interviews oder symptomorientierte Fragebögen erfasst und klassifiziert wird. Verschiedene Quellen ermöglichen einen Überblick über die Vielzahl vorliegender standardisierter, kostenpflichtiger Verfahren (Geue et al., 2017; www.testzentrale.de; s. a. Kap. 9). Auch die Ressourcen von Indexpatienten und Angehörigen lassen sich mittels Fragebögen identifizieren (s. a. Kap. 14).

Teil II

Übersicht

Ausgewählte normierte, lizenzfreie Symptomfragebögen in deutscher Sprache

- Für erwachsene Indexpatienten:
  ICD-10 Symptom-Rating (ISR; http://www.iqp-online.de/index.php?page=download [14.05.2017])
  Hamburger Module zur Erfassung allgemeiner Aspekte psychosozialer Gesundheit für die therapeutische Praxis (HEALTH-49) (Universitätsklinikum Hamburg Eppendorf/UKE, 2007; Sven Rabung, Timo Harfst, Uwe Koch, Holger Schulz; http://www.hamburger-module.de/download.htm [02.05.2018])
- Für Kinder und Jugendliche sowie ihre Bezugspersonen:
  Strengths and Difficulties Questionnaire (SDQ) (http://www.sdqinfo.org/py/sdqinfo/b3.py?language=German [02.05.2018)

7.3 Interpersonelle Diagnostik

Systemische Therapeuten arbeiten seit geraumer Zeit daran, »relational diagnoses« stärker in der etablierten klinischen Diagnostik zu verankern (z. B. Kaslow, 1996). Im DSM-5 und in der ICD-10 werden Beziehungsprobleme bisher nur grob (im Anhang) kodiert. Allerdings sind die V-Kategorien im neuen DSM-5 bereits wesentlich differenzierter als die Z-Kategorien in der ICD-10. Das gilt besonders für klinisch bedeutsame Risikofaktoren wie sexueller Missbrauch, Partnerschaftsgewalt oder »Expressed Emotion« (s. Kap. 1, 39 und 42). Die Bemühungen gehen weiter in Hinblick auf Neuauflagen von DSM und ICD.

In der Kinder- und Jugendpsychiatrie wird ein multiaxiales Klassifikationsschema für psychische Störungen verwendet, das sich an der ICD-10 orientiert. Auf Achse V werden »assoziierte aktuelle abnorme psychosoziale Umstände« erfasst (Remschmidt et al., 2001).

Die *Basisdokumentationen für Familien- und Paartherapien* und ein *Systemisch orientiertes Erhebungsinventar* ermöglichen die strukturierte und ökonomische Erfassung relevanter Daten (Cierpka, 2003; Wiesflecker & Kubinger, 2005).

Teil II

Übersicht

Formen von interpersoneller Diagnostik und Paar-/Familiendiagnostik

(1) Informationen über die objektive materielle und soziale Lebenslage der Beteiligten

(2) interne Repräsentationen (Vorstellungen) von Einzelpersonen über ihre Partnerschaft und Familie
Aussagen der Betroffenen
– zu ihrem aktuellen Beziehungserleben und Befinden
– Rekonstruktion erlebter und gemeinsam geschaffener Familiengeschichte
standardisierte Fragebögen
– Partnerschaftsfragebögen
– Familienfragebögen
Skulptur/Aufstellung (s. Kap. 15)
projektive Tests (z. B. Familie in Tieren)

(3) Beobachtung und Analyse der (non-)verbalen Interaktionen
Fokussierte Beziehung(en):
– zwischen den Partnern/Familienmitgliedern
– zwischen den Klienten und dem Therapeuten
Art der Beobachtung/Methodik
– offene, unstrukturierte Interaktionsbeobachtung
– standardisierte Interaktionsbeobachtungsverfahren

(4) strukturelle Merkmale von Paaren / Familien
Genogramm (s. Kap. 13)

(5) interpersonell relevante Eigenschaften von Personen
Persönlichkeitsmerkmale (z. B. Extraversion)
Interaktionsstile (z. B. dependent) und Verhaltensmuster
Bindungsmuster und interpersonelle Probleme
(komplexe) Traumafolgestörungen (s. Kap. 40, 51) u. a. psychische Störungen

Quellen: Cierpka (2008); Fiedler (2001); Schneewind (2010); von Sydow (2015)

Interpersonelle Diagnostik. Sie ist komplex – das wird deutlich, wenn man berechnet, wie viele strukturellen Einheiten einer vierköpfigen Familie untersucht werden können (s. die folgende Übersicht). Die Zahl der Konstellationen steigt exponentiell mit der Zahl der Familienmitglieder!

Beispiel

Untersuchbare strukturelle Einheiten einer vierköpfigen Familie
mit Mutter (M), Vater (V), Tochter (T), Sohn (S):

- vier Einzelpersonen (M, V, T, S)
- sechs Dyaden (M-V, M-T, M-S, V-T, V-S, T-S)

- vier Triaden (M-V-T, M-V-S, M-T-S, V-T-S)
- eine Tetrade (M-V-T-S)

Standardisierte Fragebögen zur interpersonellen Diagnostik

Im Kontext von Forschung, Paar-/Familientherapie und Systemischer Therapie wurden verschiedene standardisierte Fragebögen zur interpersonellen Diagnostik entwickelt. Fragebögen zielen auf Erfassung des Familiensystems als Ganzes, der Partnerschaft, der Eltern-Kind-Beziehung und Erziehungsstile sowie Geschwisterbeziehungen ab.

Tabelle 7.1 zeigt einige ausgewählte, standardisierte Fragebogen- und Beobachtungsverfahren zur interpersonellen Diagnostik, die sich durch gute Testgüte, Kürze, leichte Anwendung und Auswertbarkeit sowie Relevanz im Kontext der Systemischen Therapie auszeichnen (s. Aguilar-Raab, 2012; Cierpka, 2008; Reich & Stasch, 2012; Richter et al., 2015; Schneewind, 2010; von Sydow et al., 2007; von Sydow, 2015). Es wurden nur Verfahren berücksichtigt, die bereits auf Deutsch vorliegen. Weitere Verfahren wie z. B. STIC (Pinsof, 2014) oder EVOS (Schweitzer et al., 2014) werden in Kapitel 9 dargestellt. Verfahren zur Sexualdiagnostik (auch eine Form interpersoneller Kommunikation!) finden sich an anderer Stelle (Richter et al., 2014; von Sydow & Seiferth, 2015).

Fremdrating-Verfahren zur interpersonellen Diagnostik

Standardisierte Beobachtungsverfahren zur Analyse partnerschaftlicher (z. B. *Couples Interaction Scoring System*, CISS: Gottman, 1979; *Kategoriensystem für partnerschaftliche Interaktion*, KPI: Hahlweg et al., 1988) und familiärer Interaktionen (z. B. *Structural Family Systems Rating Scale*: Szapocznik et al., 1991) sind sehr aufwendig. Deshalb werden sie nur in Forschungskontexten eingesetzt (von Sydow et al., 2007).

Doch das gilt nicht für das Klinische Rating der Beziehungsqualität *Global Assessment of Relationship Functioning* (GARF), das in den USA von Lyman Wynne et al. entwickelt wurde. Die Befunde zur Testgüte sind positiv. GARF-Ratings können von Ratern mit größerer klinischer Erfahrung schnell und reliabel durchgeführt werden; sie weisen zudem eine relativ hohe Validität auf (s. Tab. 7.1).

7.4 Therapieevaluation und Qualitätssicherung

Eine wichtige Frage für Klienten, Therapeuten, Krankenkassen und Forscher ist die Veränderungsmessung und Therapieevaluation: Nehmen die Symptome im Lauf einer Therapie ab oder etwa zu? Verbessern oder verschlechtern sich die zwischenmenschlichen Beziehungen? Auch für diese Fragen werden (mindestens) zu Therapiebeginn und -ende standardisierte Fragebögen eingesetzt, die die globale Symptomlast, die Symptome spezifischer Störungen (z. B. *Beck Depression Inventory*, BDI; Beck et al., 2013; Hautzinger et al., 2009) und die interpersonellen Beziehungen erfassen (s. Abschn. 7.3, Kap. 9 und 89).

Tabelle 7.1 Standardisierte interpersonelle Diagnostik

Name des Verfahrens, Autoren und Internet-Quellen	Art des Verfahrens, Anzahl Dimensionen und Items	Art der Dimensionen	Sprache, Zeitaufwand und Erhebung / Auswertung	Altersbereich	Kosten
Fokus: Familiensystem					
Fragebogen zum Erleben in sozialen Systemen (EXIS) Hunger, Bornhäuser, Weinhold & Schweitzer, 2014 Hunger, Bornhäuser, Link et al., 2014b (Kurzzskalenbuch) www.klinikum.uni-heidelberg.de / Experience-in-Social-Sytems-Questionnaire-EXIS.134 411.0.html	▶ Fragebogen ▶ 4 Dimensionen ▶ 12 Items	▶ Zugehörigkeit ▶ Autonomie ▶ Einklang ▶ Zuversicht	▶ deutsch ▶ englisch	Erwachsene	kostenfrei verwendbar über C. Hunger
Global Assessment of Relationship Functioning Scale (GARF) Group for the Advancement of Family Psychiatry, 1996 Cierpka & Stasch, 2003 Denton et al., 2010; Stein et al., 2009 http://www.sabineschaefer.com/fileadmin/user_upload/Lizenzfreie_Testverfahren/GARF_2010-10-12.pdf	▶ Fremdrating ▶ eine Dimension ▶ Abstufung: 1%-100%	"relationship functioning"	▶ deutsch ▶ englisch	alle Altersgruppen auf Familien – nicht Individuen	frei verwendbar
Index of Family Function and Change (SCORE15) Borcsa & Schelenhaus, 2011; Hamilton et al., 2015; Stratton, Bland, Janes & Lask, 2012 http://www.europeanfamilytherapy.eu/efta-community-news/ (deutsch) http://www.aft.org.uk/view/15 101 224f1e.html (deutsch) http://www.aft.org.uk/about/view/score.html#SCORE_resources	▶ Fragebogen ▶ 3 Dimensionen ▶ 15 Items	strengts, overwhelmed by difficulties, disrupted communication	▶ englisch ▶ deutsch, u. a. Sprachen	12 Jahre und älter	frei verwendbar dt. Version: borcsa@fh-nordhausen.de

Tabelle 7.1 (Fortsetzung)

Name des Verfahrens, Autoren und Internet-Quellen	Art des Verfahrens, Anzahl Dimensionen und Items	Art der Dimensionen	Sprache, Zeitaufwand und Erhebung / Auswertung	Altersbereich	Kosten
Fokus: Familiensystem der Kindheit (retrospektiv): Kindheitstraumata und belastende Beziehungserfahrungen					
Adverse Childhood Experiences (ACE) Schäfer & Spitzer, 2009; Wingenfeld et al., 2011	▶ Fragebogen ▶ eine Dimension ▶ 10 Items	Summenwert = Grad der Belastung durch belastende Erlebnisse bis 18 Jahre	▶ deutsch ▶ englisch ▶ 5 Min. / 1 Min.	Jugendliche und Erwachsene	
Childhood Trauma Questionnaire (CTQ) Bernstein et al., 2003 Häuser et al., 2011	▶ Fragebogen ▶ 5 Dimensionen ▶ 28 Items	▶ emotionaler Missbrauch ▶ körperlicher Missbrauch ▶ sexueller Missbrauch ▶ emotionale Vernachlässigung ▶ körperliche Vernachlässigung (Bagatellisierung)	▶ englisch ▶ deutsch ▶ 10 Min. / 5-10 Min.	14 Jahre und älter	frei verwendbar s. Häuser et al., 2011; Anhang

Tabelle 7.1 (Fortsetzung)

Name des Verfahrens, Autoren und Internet-Quellen	Art des Verfahrens, Anzahl Dimensionen und Items	Art der Dimensionen	Sprache, Zeitaufwand und Erhebung / Auswertung	Altersbereich	Kosten
Fokus: Interpersonelle Eigenschaften von Personen					
Inventar zur Erfassung Interpersonaler Probleme (IIP-D) (Inventory of Interpersonal Problems, IIP-C) Horowitz et al., 2000 Horowitz, Strauß, Thomas & Kordy, 2016 https://www.testzentrale.de/shop/inventar-zur-erfassung-interpersonaler-probleme-deutsche-version.html	▶ Selbsteinschätzungsfragebogen ▶ 8 faktorenanalytische Skalen ▶ 32 / 64 Items ▶ 5-stufige Antwortskala	▶ Gesamtwert = Ausmaß interpersonelle Probleme ▶ autokratisch/dominant ▶ streitsüchtig/konkurrierend ▶ abweisend/kalt ▶ introvertiert/sozial vermeidend ▶ selbstunsicher/unterwürfig ▶ ausnutzbar/nachgiebig ▶ fürsorglich/freundlich ▶ expressiv/aufdringlich	▶ englisch (IIP-C) ▶ deutsch (IIP-D) u. a. ▶ IIP-64: 10 Min., ▶ IIP-32: 5 Min.	18–74 Jahre normiert für Männer/Frauen	kostenpflichtig über Testzentrale

Tabelle 7.1 (Fortsetzung)

Name des Verfahrens, Autoren und Internet-Quellen	Art des Verfahrens, Anzahl Dimensionen und Items	Art der Dimensionen	Sprache, Zeitaufwand und Erhebung / Auswertung	Altersbereich	Kosten
Experiences in Close Relationships Questionnaire (ECR-R, ECR-RD) Brennan et al., 1998 Ehrenthal et al., 2009 Ehrenthal et al., 2015 Fraley et al., 2000 von Sydow, 2016b, 2017b ECR-RD: www.klinische-bindungsforschung.de	▶ Fragebogen ▶ 2 Dimensionen ▶ 36 Items	▶ bindungsbezogene Angst ▶ bindungsbezogene Vermeidung	▶ englisch (ECR-R) ▶ deutsch (ECR-RD) ▶ 5-10 Min. / 10 Min.	Erwachsene	frei verwendbar für nicht kommerzielle Forschungszwecke
Fokus: Partnerschaft					
Partnerschaftsfragebogen (PFB) Hahlweg, 1996, 2015 https://www.testzentrale.de/shop/fragebogen-zur-partnerschaftsdiagnostik.html	▶ Fragebogen ▶ 3 Dimensionen ▶ 30+1 Items	▶ Streitverhalten ▶ Zärtlichkeit ▶ Gemeinsamkeit / Kommunikation (Terman-Item)	▶ deutsch ▶ 5-10 Min. / 5 Min.	16-70 Jahre normiert für Patienten / nicht klinisch	kostenpflichtig über Testzentrale

Ein Evaluationsbogen für die Praxis. Ein offener und auch für Systemiker gut passender Fragebogen ist die *Goal Attainment Scale (GAS)* bzw. Zielerreichungsskala (Kiresuk & Sherman, 1968; Schulte, 1996). Hier werden die initial gemeinsam bestimmten Therapieziele aufgelistet und es kann im Therapieverlauf immer wieder geprüft werden, inwieweit jedes einzelne Ziel erreicht wurde oder ob sich der Klient bzw. die Klientenfamilie vom Ziel entfernt hat. Der Fragebogen ist frei im Internet zugänglich (http://www.sabineschaefer.com/90.html [05.03.2018]).

Der Fragebogen zur Beurteilung der Behandlung (FBB; Mattejat & Remschmidt, 1999) ermöglicht, familientherapeutische Behandlungen von Kindern / Jugendlichen und ihren Familien zu evaluieren. Er erfasst die subjektive Qualität der Versorgung durch Befragung von Therapeuten, Eltern und Indexpatienten.

Mehrere US-amerikanische Verfahren erfassen und evaluieren die Manualtreue und das Therapeutenverhalten systematisch mittels Therapeutenselbstbeurteilung, Fremdbeurteilung durch die Patienten oder durch Fremdbeobachtungsratings von Therapievideos (s. von Sydow et al., 2007).

7.5 Kritische Einordnung

Es existiert eine Vielzahl von symptom-, ressourcen- und familiendiagnostischen Instrumenten. Im deutschsprachigen Raum erfolgt standardisierte Paardiagnostik in Forschung und klinischer Praxis meist über den *Partnerschaftsfragebogen* (PFB; Hahlweg, 1979, 1996). Neue systemische Instrumente erfassen das Funktionieren des gesamten Familiensystems mittels Fragebögen (z. B. SCORE-15) oder klinischem Rating (*Global Assessment of Relationship Functioning*, GARF). Die *Goal Attainment Scale* (GAS) ermöglicht es zu evaluieren, inwieweit die subjektiven Therapieziele der Klienten erreicht wurden.

Bisher existiert im deutschsprachigen Raum kein »Standardpaket zur Qualitätssicherung Systemischer Therapie«. Wie auch Grünwald (Kap. 9) plädiere ich dafür, dass forschende Systemiker und Praktiker sich möglichst bald auf ein solches Instrument für die Forschung und Qualitätssicherung einigen. Ich plädiere für eine Orientierung an internationalen und nationalen diagnostischen Standards (z. B. die einheitlichen Fragebögen, die derzeit in akademischen Richtlinien-Therapieausbildungskontexten in Deutschland eingesetzt werden; s. a. von Sydow, 2016b).

FAQ

Wie kann ich als niedergelassene Therapeutin mit wenig Aufwand standardisierte Diagnostik betreiben?

Schritt 1: Zunächst kann die *Goal Attainment Scale* (GAS; s. a. Kap. 9) eingesetzt werden. Zu Therapiebeginn werden mit den Klienten (positiv formulierte) Ziele identifiziert und aufgelistet. Spätestens bei Therapieende werden die Klienten darum gebeten einzuschätzen, inwieweit sie jedes einzelne Ziel erreicht haben.

Schritt 2: Etwas aufwendiger ist der zusätzliche Einsatz eines (oder mehrerer) Symptomfragebogens und eines Beziehungsfragebogens (z. B. *Partnerschaftsfragebogen* (PFB) oder / und SCORE-15), die zu Therapiebeginn und -ende (und evtl. auch zu festgelegten Zeitpunkten dazwischen) eingesetzt werden.

Selbstverständlich sollten die Klienten vorab aufgefordert werden, Fragebögen nur auszufüllen, wenn es für sie selbst akzeptabel ist, und immer über ihre Testergebnisse informiert werden. Die Ergebnisse sollten immer gemeinsam besprochen werden.

Mein Klient / Klientenpaar/-familie weigert sich Fragebögen auszufüllen – was mache ich nun?

Man sollte niemals Klienten zu etwas drängen. Also die Ablehnung akzeptieren und freundlich nachfragen, was dagegen spricht. Vielleicht lässt sich die Skepsis im Gespräch auflösen – wenn nicht, so ist eine gute therapeutische Beziehung noch wichtiger als perfekte Diagnostik.

Teil II

Weiterführende Literatur

Cierpka, M. (Hrsg.). (2008). Handbuch der Familiendiagnostik. Heidelberg: Springer.

Richter, D., Brähler, E. & Ernst, J. (2015). Diagnostische Verfahren für Beratung und Therapie von Paaren und Familien. Göttingen: Hogrefe.

Sydow, K. von (2016b). Forschungsmethoden zur Erhebung der Partnerschaftsbindung. In G. Gloger-Tippelt (Hrsg.), Bindung im Erwachsenenalter. Ein Handbuch für Forschung und Praxis (3. Aufl.; S. 275–294). Bern: Huber.

8 Indikationen und Kontraindikationen

Kirsten von Sydow

In Bezug auf die Indikationsstellung lassen sich verschiedene Fragen unterscheiden: Im allgemeinen psychotherapeutischen Diskurs stehen meist störungsbezogene Indikationen und Kontraindikationen im Vordergrund, doch darüber hinaus sind auch settingbezogene, soziokulturelle und interventionsbezogene Aspekte bedeutsam sowie die Passung von Therapeuten und Klienten.

8.1 Störungsspezifische Indikationen und Kontraindikationen

Indikationen. Empirisch gut belegte störungsspezifische Indikationen von Systemischer Therapie (in unterschiedlichen Settings: Paar-, Einzel-, Familien-, Gruppen-, Multifamiliengruppentherapie) als primärer Interventionsmethode bei erwachsenen sowie bei kindlichen und jugendlichen Indexpatienten werden in der folgenden Übersicht zusammengefasst (s. Kap. 89; IQWiG, 2017; Pinquart et al., 2014; Retzlaff et al., 2013; Riedinger et al., 2017; von Sydow et al., 2010, 2013).

Übersicht

Störungsspezifische Indikationen Systemischer Therapie bei Erwachsenen

- Angststörungen
- Depressionen
- Essstörungen
- Persönlichkeitsstörungen und komplexe Traumafolgestörungen
- Substanzstörungen
- Schizophrenie (in Kombination mit psychopharmakologischer Behandlung)
- psychosoziale Faktoren bei chronischen somatischen Erkrankungen (z. B. Krebs, Herzinfarkt, HIV/AIDS: jeweils in Kombination mit medizinischer Standardbehandlung)

Störungsspezifische Indikationen Systemischer Therapie bei Kindern und Jugendlichen

- Angststörungen
- Depressionen und Suizidalität
- Essstörungen
- Substanzstörungen
- Hyperaktivitätsstörungen
- Sozialverhaltensstörungen und jugendliche Delinquenz
- Schizophrenie (in Kombination mit psychopharmakologischer Behandlung)

- psychosoziale Faktoren bei chronischen somatischen Erkrankungen (z. B. Diabetes, Asthma, Adipositas: jeweils in Kombination mit medizinischer Standardbehandlung)
- schwere psychische Krisen

Teil II

Kontraindikationen. Absolute Kontraindikationen gegen Systemische Therapie sind nach über 50 Jahren systemischer Forschung nicht bekannt. In den analysierten Primärstudien (Pinquart et al., 2014; Retzlaff et al., 2013; von Sydow et al., 2007, 2010, 2014) sowie auch vonseiten des Wissenschaftlichen Beirats Psychotherapie (WBP, 2009) und des IQWiG (2017) wurden keine Befunde zu unerwünschten Wirkungen und spezifischen Risiken von Systemischer Therapie gefunden. Doch der Bereich »unerwünschter Wirkungen« verdient wie in den anderen Therapieverfahren auch eine umfassendere Beachtung.

Bestimmte relative Kontraindikationen gelten für alle Therapieverfahren: Psychotherapeuten dürfen ihren Patienten nicht schaden und nur Behandlungen durchführen, für die ihr Ausbildungsstand und ihre Kompetenz ausreichend sind.

Systemische Therapie als Paar- oder Familientherapie ist kontraindiziert, wenn dem Therapeuten die nötige Qualifikation für die Führung von Mehrpersonentherapien fehlt, wie das Aushaltenkönnen hoher interpersoneller Konfliktspannung, die Fähigkeit zu aktiver Gesprächsmoderation (auch dort, wo diese herausgefordert wird), die Fähigkeit zu Allparteilichkeit gegenüber den Beteiligten, ihren Lösungsideen und Veränderungsmotivationen. Auch wenn Vorgesetzte oder Supervisoren systemisches / paar-/familienbezogenes Arbeiten kritisch sehen, sollte es nicht praktiziert werden, da dann bei Problemen (die in der Psychotherapie immer auftreten können) kein stabiler Rückhalt existiert. Wenn andere Therapieverfahren bei bestimmten Störungen nachweislich wirksamer sind bzw. schneller zum Erfolg führen, sollte Systemische Therapie nicht eingesetzt werden.

Bei somatischen Erkrankungen sowie bei schweren psychischen Störungen wie Schizophrenie, Bipolaren Störungen oder schweren Depressionen kann Systemische Therapie nicht die Alleinbehandlung sein, sondern muss durch somatisch-ärztlich-pharmakologische Therapie(n) ergänzt werden. Bei Persönlichkeitsstörungen existieren elaborierte, evidenzbasierte Konzepte aus dem Kontext anderer Therapieschulen. Hier sollten Patienten auch auf alternative Angebote hingewiesen werden (s. Kap. 40 und 41).

! Therapien sollen nur begonnen werden, wenn die Motivation der Patienten Aussicht auf einen Behandlungserfolg erwarten lässt. Insofern macht sich eine Kontraindikation für Systemische Therapie an der Auftragslage des / der Patienten(-familie) fest.

Klienten, die beispielsweise primär bestimmte biografische Entwicklungen klären oder ihre Kompetenz trainieren wollen, finden passendere Angebote in anderen Verfahren. Über Beratungs- und therapeutische Behandlungsalternativen sollte im Erstgespräch aufgeklärt werden.

8.2 Settingbezogene Indikationen und Kontraindikationen

Indikationen und Kontraindikationen von Paar- und Familiengesprächen

Paar- oder Familientherapie. Systemische Paar- oder Familientherapie ist indiziert, wenn der Patient und/oder betroffene Bezugspersonen eine Einbeziehung wünschen, wenn eine Person mit Symptomen in einer starken Abhängigkeit von Angehörigen lebt (das ist naturgemäß immer bei Kindern und Jugendlichen der Fall, z.T. aber auch bei Erwachsenen), wenn gravierende Auswirkungen familiärer Interaktion auf das Krankheitsgeschehen offenkundig sind (z.B. Verschlimmerungen, die mit der Enge des Kontaktes korrelieren), wenn schwerwiegende Auswirkungen des Krankheitsgeschehens auf die Familie offenkundig sind (z.B. Erschöpfung, Angst oder Depression der Angehörigen bei schweren organischen und/oder psychischen Erkrankungen von Familienmitgliedern) oder wenn familiäre Ressourcen für die Unterstützung erkrankter Menschen aktiviert werden sollen (Scheib & Wirsching, 2004).

Kinder- und Jugendlichentherapie. In der systemischen Kinder- und Jugendlichentherapie wird dann angestrebt, das Therapiesystem so zu erweitern, dass es mindestens einen Verantwortungsträger einschließt. Dabei kann es nicht nur um die Eltern oder sonstige Verwandte gehen, sondern auch um das Jugendamt, Lehrer, Freunde sowie evtl. das Justizsystem.

Wenig motivierte Patienten. Bei jugendlichen und erwachsenen Indexpatienten (z.B. mit Substanzstörungen), die so gar keine Lust auf Therapie zu haben scheinen, ist es meist möglich, durch gezielte systemische Intervention bei den Eltern, Partnern und anderen Angehörigen die Kooperationsbereitschaft der Indexpatienten zu wecken. In geschützten und stärker kontrollierten Behandlungskontexten, wie z.B. der Akutpsychiatrie, erlaubt es die systemische Ver- (statt Be-)handlungskultur, auch nicht motivierte Patienten eher zur Behandlung zu motivieren und Behandlungsziele kooperativ zu definieren (Borst & Leherr, 2008).

Vorsicht bei häuslicher Gewalt und Misshandlungen. Eine weitere Kontraindikation für Paar-/Familiengespräche besteht, wenn die Gefahr droht, dass offene Mitteilungen im Therapiegespräch hinterher mit Gewalt oder Repression beantwortet werden (z.B. bei häuslicher Gewalt). Besonders bei sexuellem Kindesmissbrauch ist Vorsicht geboten, solange der Täter leugnet. Hier ist darauf zu achten, dass Systemische Therapie nicht im ungünstigsten Fall als Alibi für die Fortsetzung der Misshandlung missbraucht wird (s.a. Kap. 51, 59).

Kombinationen von psychischen Störungen und Partnerschaftsproblemen. In Hinblick auf Indikationen für ein bestimmtes Setting ist bei psychischen Störungen (z.B.

Depressionen), die begleitet sind von Partnerschaftsproblemen, Paartherapie statt Einzeltherapie indiziert (s. z. B. Kap. 36, 71).

Umgang mit Familiengeheimnissen. Der Umgang mit Geheimnissen, die einigen in der Familie bekannt sind, anderen hingegen nicht, ist eine anspruchsvolle therapeutische Aufgabe (Imber-Black, 1998, 1999). Familiengeheimnisse stellen aber keine generelle Kontraindikation dar. Allerdings sollten Familiengespräche vermieden werden, sofern die Gefahr besteht, dass einbezogene Angehörige dort etwas sie selbst Betreffendes erfahren könnten, was sie lieber nicht wissen wollen (z. B. eine genetische Diagnose).

Einbezug nahestehender Personen. In Therapiegespräche sollten jeweils nur die Personen einbezogen werden, für die die jeweiligen Probleme relevant sind – bei Partnerschafts- und Sexualproblemen der Eltern z. B. sollten die Kinder zu Hause bleiben. Für Paare, die an Trennung denken, oder für junge Erwachsen und Eltern, die sich stärker voneinander lösen wollen, wird eine Paar- oder Familientherapie oft als kontraindiziert gesehen, da man annimmt, Therapie in einem solchen Setting würde generell darauf abzielen, das Paar oder die Familie wieder »zusammenzuschweißen«. Das ist nicht der Fall. Es kann durchaus auch Ziel einer Systemischen Therapie sein, Abgrenzung und Differenzierung zu steigern, was manchmal auch heißt, eine Trennung oder einen Ablösungsprozess zu begleiten (s. a. Kap. 58, 60).

! Wenn Patienten den Einbezug von Bezugspersonen ablehnen, so sollten die Hintergründe hinterfragt und exploriert werden – letztlich aber bei erwachsenen Patienten respektiert werden. Auch Abgrenzung kann ein Zeichen für innerpsychische und interpersonelle Weiterentwicklung sein (von Sydow & Seiferth, 2015). Manchmal aber sollte diese Ablehnung auch problematisiert werden, sofern die Angehörigen nach Einschätzung des Therapeuten wichtig für die Entstehung des Problems und etwaige Lösungsmöglichkeiten sind (von Sydow et al., 2007). Bei gering motivierten Indexpatienten im Kindes- oder Jugendalter sowie bei jungen Erwachsenen, die noch im Elternhaus leben, sollte möglichst immer auch die Familie mit einbezogen werden. Das muss nicht notwendig durch gemeinsame Gespräche erfolgen – wirksam sind auch getrennte Gespräche mit dem Indexpatienten einerseits und den Eltern andererseits.

Konflikte sollten bearbeitbar sein. Probleme werden am besten in einem Setting behandelt, in dem diese Schwierigkeiten aktualisiert werden, aber bearbeitbar bleiben. Paar- oder Familientherapie ist vor allem dann gut wirksam, wenn die betreffende Familie überzeugt ist, dass das Problem mit der Familie zu tun hat (Grawe et al., 1994). Aus systemischer Sicht ist die Frage nach dem Setting nur zum Teil bedeutsam, da das soziale Umfeld immer einbezogen wird.

»Tatsächlich steht auch die Einzeltherapie immer in *unterirdischer* Verbindung mit der Familie. Wie in einem System von kommunizierenden Röhren, beeinflusst das Verhalten des einen immer auch das Verhalten des anderen. Es kommt lediglich darauf an, diese Verbindungen theoretisch zu erkennen und technisch zu berücksichtigen.« (Weiss & Haertel-Weiss, 1991, S. 17)

8.3 Auf den soziokulturellen Kontext bezogene Indikationen und Kontraindikationen

In der Systemischen Therapie hat die Berücksichtigung unterschiedlicher soziokultureller Kontexte eine lange Tradition – seien es »Geschlechts- (gender)« oder kulturelle Gesichtspunkte (z. B. Walters et al., 1988, 1991).

Übersicht

Systemische Angebote für spezifische soziokulturelle Gruppen

- Kinder und Jugendliche (s. Teil VI, IX, Kap. 64, 65; Hanswille, 2015; Retzlaff, 2008, 2013; Rotthaus, 2002)
- ältere Menschen (s. Kap. 63; Weakland & Herr, 1979/1992)
- Familienprobleme in Zusammenhang mit Sterben und Tod (s. Kap. 62; Hagen & Möller, 2013)
- Menschen mit Migrationshintergrund und Geflüchtete (s. Kap. 67; Hegemann & Oestereich, 2009; von Schlippe et al., 2003; von Wogau et al., 2004)
- »Multiproblemfamilien«, auch im Kontext aufsuchender Familientherapie (s. Kap. 33, 34; Conen, 2002)
- Menschen mit Behinderungen (Retzlaff, 2010; Rotthaus, 2002)
- spezifische Partnerschaftsprobleme (s. a. Kap. 5, 29, 58)
  - gewaltbelastete Beziehungen (Borst & Lanfranchi, 2011; von Sydow & Seiferth, 2015)
  - Probleme mit Außenbeziehungen (Glass, 2003/2015; Jellouschek, 2003; von Sydow & Seiferth, 2015)
  - Trennungs- und Patchworkfamilien (s. Kap. 60, 61; Fichtner, 2015)
  - ältere Paare (s. Kap. 63, Riehl-Emde, 2014; von Sydow, 1994)

Für den therapeutischen Umgang mit Therapieabbrechern und Patienten, die eine Behandlung ablehnen, gibt es differenzierte empirisch überprüfte systemisch-therapeutische Strategien (s. von Sydow et al., 2007). »Systemisch« bedeutet u. a. ja gerade, dass versucht wird, das therapeutische Angebot passgenau auf die Anliegen des/der Klienten abzustimmen, Ambivalenzen aufzugreifen und ernst zu nehmen. Die Berücksichtigung der patientenseitigen Veränderungsambivalenz ist zentral in der Systemischen Therapie.

8.4 Indikationen und Kontraindikationen für spezifische systemische Interventionen

Orientiert am Prinzip des »maßgeschneiderten Intervenierens« ist das therapeutische Handeln in der Systemischen Therapie sehr flexibel bzgl. Therapiezielen, -themen, -dauer, -setting und Anwendungsformen. In Hinblick auf den Einsatz spezifischer systemischer Interventionen ist nachgewiesen, dass Ressourcenorientierung und positive Umdeutungen (s. Kap. 12) hochwirksame therapeutische Interventionen sind (s. Kap. 89). Nach meiner therapeutischen Erfahrung sind auch Fragen zum Mehrgenerationenkontext (z. B. Genogramm) und zum Überweisungskontext generell indiziert und sehr hilfreich.

Die (Familien-)Skulptur. Diese Methode kann prinzipiell bei Menschen jeden Alters (ab ca. sechs Jahre) und jeden kulturellen Hintergrundes angewendet werden. Doch diese Intervention kann starke Wirkungen entfalten und die Abwehr unterlaufen, da existierende partnerschaftliche oder familiäre Probleme oftmals schnell sichtbar werden (s. Kap. 15): Der Therapeut benötigt eine Vertrauensbeziehung seiner Klienten zu ihm (sonst machen sie nicht mit oder stellen eine sehr »oberflächliche« Skulptur), eine systemische Therapieausbildung sowie auch genug Zeit und therapeutische Standfestigkeit, um das Sichtbargewordene aufzuarbeiten.

Die paradoxe Intervention. Auch diese Methode kann sehr wirksam sein, aber auch gefährlich, da eine missglückte paradoxe Intervention den Kontakt zum Patienten bzw. zur Patientenfamilie in Gefahr bringen und schädliche Nebenwirkungen haben kann. Bei emotional labilen Familien(-mitgliedern), die dazu neigen, Konflikte gewalttätig auszutragen oder deren Ich-Grenzen instabil sind, kann es zu Eskalationen kommen. Anfängern ist generell von dieser Technik abzuraten – mit Ausnahme von »offenen paradoxen Verschreibungen« (z. B. die Empfehlung zu konsequentem Schlafentzug, um Schlafstörungen zu lindern), die auf der Beziehungsebene unkompliziert sind.

8.5 Passung von Therapeut und Klient(en)

In der Systemischen Therapie bemüht sich der Therapeut aktiv darum, dem Patienten z. B. sprachlich, stilistisch und organisatorisch entgegenzukommen, was relativ geringe Abbrecherquoten zur Folge hat. Dennoch haben systemische Therapeuten ebenso wie alle anderen Behandler ihre Eigenheiten: Nicht alle Therapeuten und Klienten passen gut zusammen. Insofern sollte zu Beginn der Therapie offen besprochen werden, ob Angebot und Nachfrage zusammenpassen bzgl. Therapieverfahren und angebotenem Setting (z. B. Einzel-, Paar-, Familien-, Gruppen-, Multifamiliengruppentherapie). Wahrscheinlich viel wichtiger ist die Passung von Persönlichkeit und (therapeutischem) Stil von Therapeuten und Klienten.

> **!** Generell ist es hilfreich, insbesondere zweifelnde Klienten, die zum Erstgespräch kommen, aktiv zu ermuntern, weitere Erstgespräche mit anderen

Therapeuten zu führen, um herauszufinden, welcher Therapeut und welches therapeutische Angebot am besten für sie passt. Viele wollen das gar nicht mehr, weil sie sich wohlfühlen – doch für alle anderen ist das eine nützliche Strategie.

Potenziell problematische Konstellationen von Therapeuten und Klienten(-familien) sollten im Erstgespräch offen angesprochen und ihre Bedeutung für die Klienten exploriert werden, also z. B. bei Alters- (Therapeut deutlich jünger als Patient), sozialen, kulturellen, sprachlichen, ethnischen oder Geschlechtsdiskrepanzen (»Wie ist es für Ihre Tochter, hier mit zwei männlichen Therapeuten zu sitzen?«). Klientenseitige Wünsche nach Therapeuten mit dem »richtigen« (meist gleichen oder älteren) Alter, (meist gleichen) Geschlecht oder (meist gleichem) kulturellen oder ethnischen Hintergrund sind legitim, wenn auch nicht immer erfüllbar. Manchmal relativieren sie sich im Gespräch – ansonsten sollten Klienten darüber informiert werden, wie sie einen besser passenden Therapeuten finden könnten.

8.6 Kritische Einordnung

Systemische Therapie ist bei allen wichtigen psychischen und vielen somatischen Störungen indiziert. Bei Persönlichkeitsstörungen sind allerdings andere Ansätze besser beforscht (s. Kap. 40 und 41) und bei Schizophrenie, Bipolaren Störungen oder schweren Depressionen sollte immer auch ein Psychiater die Indikation für eine ergänzende medikamentöse Therapie prüfen. Bei somatischen Krankheiten muss ein Arzt mitbehandeln. Es ist keine absolute Kontraindikation von Systemischer Therapie bekannt. Allerdings existieren Kontraindikationen für das Setting »Paar« oder »Familie« (z. B. fortgesetzte/r Missbrauch/Gewalt und Gefahr einer Retraumatisierung). Entscheidend ist die Passung von Therapeut/in und Klient(en), die Fähigkeit des Therapeuten, sich auf unterschiedliche Alters-, kulturelle, ethnische und sozioökonomische Gruppen einzustellen und – vor allem – die Klienten dazu zu ermuntern, Probleme in der therapeutischen Beziehung möglichst frühzeitig zu thematisieren, sodass sie »repariert« oder aber durch einen Therapeutenwechsel gelöst werden können.

FAQ

Was kann ich tun, wenn Jugendliche mit schweren psychischen Problemen (z. B. Essstörung, dissoziale Störung, Substanzstörung) sich weigern, gemeinsam mit ihren Eltern an Familiengesprächen teilzunehmen?
Zunächst sollte exploriert werden, welche Befürchtungen die Jugendlichen bzgl. etwaiger Familiengespräche haben, was schon viel über die Beziehungsdynamik aussagt. Wenn sich die Bedenken des Jugendlichen nicht auflösen lassen, kann »getrennte« Familientherapie (Einzelgespräche mit dem Jugendlichen sowie ge-

trennte Gespräche mit den Eltern) erfolgen. Wesentlich dabei ist initial eine klare Aufklärung des Jugendlichen und der Eltern über die psychotherapeutische Schweigepflicht und ihre Grenzen (z. B. muss der Therapeut bei akuter Selbst- oder Fremdgefährdung des Jugendlichen die Eltern über die Gefahr aufklären).

Eine Klientin kommt mit einem Problem, bei dem Psychotherapie indiziert ist, ist sich aber unsicher, ob Systemische Therapie für sie das Richtige ist.
Hier kann erkundet werden, woran die Klientin merken würde, was »das Richtige« ist, welche Hoffnungen und Befürchtungen sie hat für eine Therapie. Aber vielleicht hat sie auch (unausgesprochene) Zweifel, ob die Therapeutin die Richtige ist – das sollte am besten direkt erfragt werden. Und schließlich benötigt sie vielleicht auch Psychoedukation über Psychotherapie und unterschiedliche Therapieverfahren. Bei hartnäckigen Zweifeln sollte sie ermuntert werden, weitere Erstgespräche mit anderen Therapeuten (mit ggf. anderen Therapieverfahren) zu vereinbaren, um herauszufinden, was am besten für sie passt.

9 Qualitätssicherung und Therapieevaluation

Hugo Stephan Grünwald

9.1 Kontext

Psychotherapie ist Teil des Gesundheitssystems, welches sich im Rahmen der zunehmenden Ökonomisierung vermehrt mit Fragen der gerechten Mittelzuteilung beschäftigen muss. Dabei rückt das Kriterium des Nutzens einer medizinischen oder psychotherapeutischen Leistung in den Vordergrund. Ob eine Psychotherapie nützt, wird anhand von Wirksamkeitsnachweisen belegt. In der Schweiz bspw. fordert das Krankenversicherungsgesetz (KVG) vom 18. März 1994 unter Art. 32 Voraussetzungen sogenannte WZW-Nachweise (Wirksamkeit, Zweckmäßigkeit und Wirtschaftlichkeit). Dementsprechend müsste auch die psychotherapeutische Praxis immer wieder belegen, dass sie diesen Vorgaben entsprechen kann. Dies findet im stationären Setting bedingt, im ambulanten Setting jedoch kaum statt.

Der Legitimationsdruck nimmt allerdings zu und so müssen Psychotherapien heute grundsätzlich evidenzbasiert sein. Für die Evidenzbasierung psychotherapeutischer Methoden wird das Konzept der »Evidence Based Medicine« (Berner et al., 2000) empfohlen, das der Überprüfungslogik von Pharmakotherapien entspricht. Das experimentelle Design ist jedoch nur bedingt auf Praxissituationen übertragbar. Aus verschiedenen Psychotherapieorientierungen wird grundsätzliche Kritik an dieser Evaluationsform geäußert (Revensdorf, 2005; Tschuschke, 2005) – bspw. aufgrund der fehlenden Gegenstandsangemessenheit und ungenügender Praxisrelevanz. Ein Hauptproblem liegt im Validitätsdilemma: Es rührt daher, dass randomisierte (experimentelle) Studien eine hohe interne Validität, jedoch eine ungenügende externe (ökologische) Validität aufweisen. In der Praxisforschung hingegen, unter naturalistischen Bedingungen, ist das Gegenteil der Fall. Aktuell wird der Praxisforschung allerdings nicht der gleiche forschungspolitische Wert beigemessen wie der experimentellen Überprüfungslogik.

9.2 Wirksamkeit von Psychotherapie

Zum sogenannten »Dodo Bird Verdict« (*everyone has won a price)*, wie es Luborsky et al. (1975) auf die Psychotherapie übertragen hat, gibt es unterschiedliche Auffassungen: Einige Forscher gehen davon aus, dass alle Psychotherapierichtungen eine gleich gute Wirksamkeit aufweisen (Benish et al., 2008; Lambert, 2007). Andere Wissenschaftler lehnen eine solche Verallgemeinerung ab (Ehlers et al., 2010). Die unterschiedlichen Auffassungen bezüglich der Wirksamkeit von Methoden in der Psychotherapie sind letzten Endes nicht auflösbar, da sie auch von unterschiedlichen

Forschungsparadigmen herrühren. Ein Ausweg aus dieser paradigmatischen Krise könnte die angewandte Therapieevaluation in Form von permanenter Qualitätssicherung (QS) in der Praxis sein. Grawe hat dies im Sinne einer kontrollierten Praxis schon relativ früh gefordert (Grawe & Braun, 1994). Weitere Argumente liefert die Forschung zu Wirkfaktoren und Wirksamkeit. Bedenkt man, dass lediglich 10% der Therapieeffekte auf die Behandlungsmethode zurückzuführen sind (Lambert & Barley, 2002) und das zentrale Merkmal erfolgreicher Psychotherapien die Passung zwischen Klient, Therapeut und Methode ist (Orlinsky et al., 1994), relativieren sich Methodenvergleiche. Insbesondere dem Faktor Therapiebeziehung wird von unterschiedlichen Psychotherapieforschern eine eminent hohe Bedeutung bei der Aufklärung der Varianz des Therapieerfolgs zugeschrieben (Lambert, 1992; Wampold & Budge, 2012). Außerdem hat eine gute Qualitätssicherung in der Praxis neben dem evaluativen auch immer einen diagnostischen Nutzen. Und diagnostische Maßnahmen sind ihrerseits immer bereits als therapeutische Intervention zu verstehen (s. a. Kap. 7).

! Trotz der Hinweise auf den untergeordneten Einfluss von Methoden können Wirksamkeitsbelege nicht vollkommen von den Ätiologieannahmen der psychotherapeutischen Schulen getrennt werden. Jede Schule sollte rationale und nachvollziehbare Ätiologiemodelle zur Entstehung, Aufrechterhaltung und Veränderung von psychischen Störungen haben.

Nach Schulte (1993) müsste neben der Symptomebene und der Ebene der Krankheitsfolgen auch die Ebene der angenommenen Hauptursache der Störung orientierungs- oder schulenspezifisch operationalisiert werden. Innerhalb der systemischen Orientierung sind die Modelle teilweise uneinheitlich. Es wird auch bemängelt, dass das Theoriegebäude mit der tatsächlichen Praxis zu wenig konsistent zusammenhänge (Schmitt, 2014). Die gemeinsame Grundannahme Systemischer Therapien ist die Ausrichtung auf Verbesserung und Veränderung von Beziehungen sowie die Kontextorientierung. Demnach müssten Wirksamkeitsbelege systemischer Orientierung primär Beziehungsverbesserungen dokumentieren.

9.3 Wirksamkeitsmessung in der Systemischen Therapie

Die Systemische Therapie gilt seit der Anerkennung durch den Wissenschaftlichen Beirat Psychotherapie (2008) im Sinne des Psychotherapeutengesetzes als ein wissenschaftliches Verfahren (von Sydow et al., 2007). Insbesondere bei den Praktikern bleibt die Skepsis gegenüber dieser Art von Wissenschaftlichkeit (Wirksamkeitsbestimmung mittels RCT-Studien) jedoch groß. Diese wird als zu reduktionistisch, für Multiproblemsituationen und für Mehrfachdiagnosen als nicht praxisadäquat zurückgewiesen. Außerdem ist die psychotherapeutische Grundversorgungspraxis in der Regel methodenkombinierend (Grünwald et al., 2008).

Teil II

Grundsätzlich ist es sicher sinnvoller, sich für die Idee der intersubjektiven systematischen Überprüfung von Psychotherapie zu öffnen als sich dieser zu widersetzen. Systemische Psychotherapeuten sollten pragmatisch und unideologisch epistemologische Barrieren neutralisieren oder abbauen. Konkret sind damit die Widerstände von systemisch konstruktivistischer Seite gemeint, die lineares, kausales Denken und Messbarkeit von Therapieeffekten epistemologisch infrage stellen (Kybernetik II- versus Kybernetik I-Denken). Hier wäre eine pragmatischere Zugangsweise – indem aus beiden Welten das Nützliche angeeignet wird – sowohl aus Sicht des Praktikers (Schmitt, 2014) als auch aus Sicht des Forschenden (Schiepek & Aichhorn, 2013) sinnvoller.

Therapieevaluation in Form von Qualitätssicherung bietet hier eine sinnvolle und nützliche Vorgehensweise und ist in der Systemischen Therapie nicht grundsätzlich neu. Herkömmliche Qualitätssicherungsmodelle basieren auf einem Problemlösedenken (Kordy & Lutz, 1995; Lutz et al., 1996). Dabei wird anhand von existierenden Standards und Leitlinien die Behandlung des Einzelfalls mit einem Qualitätsstandard verglichen, um bei Abweichungen von den zuvor entwickelten Standards entsprechende Maßnahmen zu initiieren. Solche Qualitätssicherungssysteme sind bspw. im *Heidelberger Modell der internen Qualitätssicherung stationärer Psychotherapie* realisiert worden (Lutz et al., 1996). Ähnliche Modelle für die ambulante Psychotherapie wurden von Grawe und Braun (1994) und Braun (1998) bereits vorgelegt. Ein neueres Konzept, das *Real-Time-Monitoring* von Schiepek und Aichhorn (2013), weist in die gleiche Richtung.

Qualitätssicherung kann als angewandte Praxisforschung oder permanente Therapieevaluation vor Ort angesehen werden (Grünwald et al., 2008, 2013; Grünwald & von Massenbach, 2003). Für die systemische Therapiepraxis wäre es angemessen, Qualitätssicherung im Sinne eines permanenten Qualitäts- oder Prozessmonitorings zu betreiben, was auch den Empfehlungen nach einer kontrollierten Praxis (Grawe, 1994), also einem Prozess-Outcome Monitoring entspräche (Lambert, 2010).

9.4 Qualitäts- und Wirksamkeitskriterien

Gemäß Donebedian (1966) sind die relevanten Aspekte der Qualitätssicherung die Struktur-, Prozess- und Ergebnisqualität. Die drei Dimensionen stellen eine Ziel-Weg-Mittel-Beziehung dar. Für den Kontext der Psychotherapie stellt sich also die Frage, mit welchen Grundvoraussetzungen (bspw. Qualifikation) und welchen therapeutischen Handlungen (Therapiebeziehung) welche Ergebnisse (bspw. Veränderungen des Gesundheitszustandes) erreicht werden. Die wichtigste Dimension im Rahmen von Qualitätssicherungskonzepten und -studien wird der Ergebnisqualität zugewiesen, wobei die Überprüfung der Prozessqualität von psychotherapeutischen Maßnahmen ebenso zentral und notwendig ist.

Für die Entwicklung eines Qualitätssicherungssystems muss die grundsätzliche Frage nach der adäquaten Bestimmung von Indikatoren zur Ermittlung von Psychotherapieerfolg gestellt werden. Angelehnt an die Ebenen Ursache und Defekt, Symptomatik und Krankheitsfolgen von Schulte (1993) scheint für die systemische Orientierung die Veränderungsmessung bei Beziehungen, Symptomen und Lebensqualität sinnvoll. Howard et al. (1993) bestätigen empirisch ähnliche Indikatoren. Sie haben festgestellt, dass sich zuerst das Wohlbefinden (Remoralisation), dann die Symptome (Remedation) und zuletzt die Lebensbewältigung und Lebensqualität (Rehabilitation) verbessern. Diese drei Aspekte bilden die Indikatoren für Ergebnisqualität hinreichend ab und lassen diagnoseübergreifend störungsunspezifische Aussagen über die psychische Genesung zu.

Störungsspezifische Indikatoren könnten zusätzlich durch entsprechende Messverfahren zur Anwendung kommen (Laireiter & Vogel, 1998). Die Ergebnisqualität muss durch geeignete validierte und reliable Verfahren bei Ein- und Austritt erhoben werden. Obwohl seit Längerem das Ende der Therapieschulen proklamiert und gefordert wird (Grawe, 1995; Schiepek & Aichhorn, 2013), wird nach wie vor schulenspezifisch gedacht, bewertet und Ressourcen zugewiesen. Für die Systemische Therapie ist es deshalb zielführend und adäquat, die Messung und Veränderung von Beziehungen als weiteres Kriterium zur Messung der Ergebnisqualität zu verankern. Bezüglich der Prozessqualität stellte sich die Therapiebeziehung mehrfach als das deutlichste Merkmal guter Therapieeffekte heraus (Wampold, 2001; Orlinsky et al., 1994; Schiepek & Aichhorn, 2013). Ein praktikables Qualitätssicherungssystem müsste diese empirisch bestätigten oder theoriengeleiteten Aspekte berücksichtigen.

! Es ist davon auszugehen, dass eine an Störungen und Methoden orientierte Wirksamkeitsbestimmung durch das bisher traditionelle experimentelle Überprüfungsdesign in den nächsten Jahren weiter bestehen bleibt. Eine sinnvolle Alternative bietet die Qualitätssicherung vor Ort mit der Intensivierung eines Qualitätsmonitoring im Sinne eines kombinierten Prozess-Outcome-Ansatzes. Damit wären Prozess- und Ergebnisqualität integraler Bestandteil eines solchen Monitoringsystems.

In der Praxis der Psychotherapeuten sind diese Ansätze allerdings noch nicht angekommen und stellen die Ausnahme dar.

9.5 Pragmatisches Modell einer Qualitätssicherung für Systemische Therapie

Im Folgenden werden aus der Perspektive des Praktikers die Grundvoraussetzungen für ein praktikables Modell systemisch-therapeutischer Qualitätssicherung dargestellt. Eine wichtige Grundvoraussetzung ist das Neutralisieren der nicht zielführenden Unterscheidung zwischen Kybernetik-I- und Kybernetik-II-Denken in der systemischen Gemeinschaft. Viel entscheidender ist das Kriterium der Anschlussfähigkeit. Qualitätssicherungsmodelle müssen bei Therapeuten, Klientensystemen und der

Teil II

Scientific Community anschlussfähig sein – es ist nicht funktional, Gegensätze und Grenzen zu betonen und aufrechtzuerhalten. Ein weiteres wichtiges Kriterium aus Sicht der Praxis ist das Ökonomiekriterium (zeitlich und finanziell). Qualitätssicherungssysteme müssen primär die Patientenperspektive beinhalten. Die Therapeutenperspektive ist zwar sinnvoll, weil sie aber zeitintensiv und aufgrund unzureichender Interrater-Reliabilität von fraglicher Aussagekraft ist, bleibt sie eher optional einsetzbar.

Qualitätssicherung sollte als installiertes Rückkoppelungssystem für den Therapeuten und den Klienten hilfreich und gewinnbringend sein. Das therapeutische System sollte die durch dieses Prozess- und Ergebnismonitoring grafisch aufbereiteten Daten (mittels Computerprogramm) als zusätzliche Erkenntnisquelle nutzen. Im Sinne geteilter, gemeinsamer Expertise sollen so neue Narrative entstehen und sich therapierelevante Erkenntnisse entwickeln. Messinstrumente zu den unterschiedlichen Qualitätsdimensionen müssen dabei reliabel und valide sein. Solche Monitoringsysteme finden sich bereits bei zahlreichen Autoren (Grawe, 1998; Kordy & Lutz, 1995; Lambert et al., 2002; Persevic et al., 2004; Pinsof, 2014; Schiepek & Aichhorn, 2013; Schiepek et al., 2016; Tilden & Wampold, 2017).

9.6 Standardpaket zur Qualitätssicherung systemischer Therapie

Eine Möglichkeit, den genannten Anforderungen gerecht zu werden, besteht in der Entwicklung und Anregung eines Standardpakets zur Qualitätssicherung systemischer Therapien (s. a. Schweitzer et al., 2014). Die Auswahl der darin enthaltenen Verfahren sollte sich dabei nach deren Ökonomie, Therapierelevanz und Anschlussfähigkeit richten. Im Zentrum stehen die drei Ebenen der Symptom-, Problem- und Beziehungsveränderung. Im Folgenden werden einige wichtige Messinstrumente hinsichtlich dieser Kriterien diskutiert und als Fazit ein mögliches Standardpaket vorgestellt.

Ebene Symptomveränderung

Zur Messung der Symptomveränderung gibt es unterschiedliche Instrumente. Weit verbreitet ist die *Symptom Checkliste SCL-90R* (Derogatis, 1997; Kurzform BSI, Franke, 2000) sowie der *Outcome-Questionnaire-45* (OQ45) von Lambert et al. (2002) und Haug et al. (2004). Der OQ-45, der in einer validierten Version auf Deutsch (*Ergebnis-Fragebogen EB-45*, Lambert et al., 2002) vorliegt, ist ein Instrument, das besonders breit, zeitökonomisch und anschlussfähig (an die wissenschaftliche Gemeinschaft) eingesetzt werden kann. Er ist geeignet für ein kontinuierliches Monitoring von Veränderungen durch die Psychotherapie und ist gut validiert, reliabel und veränderungssensitiv, wobei er die Symptombelastung sowie die Funktionalität zwischenmenschlicher Beziehungen und der sozialen Integration / Lebensbewältigung misst. Der in der Praxis breit angewandte Fragebogen kann in der computergestützten Version als Monitoringsystem verwendet werden (Persevic et al., 2004).

Ebene Problem-Ziel-Veränderung

GAS (Goal Attainment Scaling). Zur Messung der Problem-Ziel-Veränderung wird vor allem ein Verfahren immer wieder als besonders therapierelevant und praxistauglich genannt, nämlich die GAS (Kiresuk & Sherman, 1968). Im Folgenden soll eine praxisgerechte, leicht modifizierte Version vorgestellt werden (Braun, 1998; Grawe & Braun, 1994). Als Basis erarbeiten und priorisieren Therapeut und Klient in der Anfangsphase der Therapie (ein bis drei Sitzungen) gemeinsam die drei bedeutendsten Problembereiche: Dem Ist-Zustand wird dabei der Wert 0 zugeordnet (Beschreibung des aktuellen Problems), dem Therapieziel der Wert +4 (Beschreibung des Therapieziels) und einer potenziellen starken Verschlechterung gegenüber dem Ist-Zustand der Wert -2 (Beschreibung des Therapiemisserfolgs). Entscheidend ist, dass die Probleme und die Ziele psychologisch operationalisiert werden, indem sie möglichst in den Kategorien Denken, Fühlen und Handeln, also ganz im Sinne der systemischen Idee einer Verflüssigen von Eigenschaften, ausformuliert und schriftlich festgehalten werden. Eine realistische, vereinbarte Zielsetzung wäre bspw.: »Ich fühle wieder mehr Kraft in mir, kann wieder sinnvolle Aspekte in meinem Lebensalltag entdecken und gehe wieder vermehrt Aktivitäten nach, welche mir Freude bereiten« (realistischer Skalenwert +4). Das *Goal Attainment Scaling* entspricht dem systemischen Grundsatz der Kundenorientierung und der Auftragsklärung. GAS-Verfahren sind ebenfalls in Paar- und Familiensituationen einsetzbar, wobei die Problem- und Zieldefinition in der Wir-Form steht. Dadurch entwickelt sich auf ganz natürliche Art und Weise eine zirkuläre kontextuelle Sichtweise der Probleme und Ziele. Das *Goal Attainment Scaling* kann von Praktikern sowohl zur persönlichen Therapieevaluation (s. Kap. 7) als auch als individualisiertes valides Messmittel im Kontext der Qualitätssicherung und Forschung eingesetzt werden.

PRISM (Pictorial Representation of Illness and Self Measure). Ein weiteres Verfahren, das sich besonders für Jugendliche zur Entwicklung von Therapiezielen eignet, ist das PRISM nach Büchi und Sensky (1998; s. a. Kap. 45). Mit dieser visuellen Methode soll der subjektive Leidensdruck von Krankheit und Schmerz erfasst, visualisiert und therapeutisch angegangen werden. Dem Patienten wird eine weiße A4-Platte (sein Leben) mit einem fixen gelben Kreis (seinem Ich) dargeboten. Eine rote kreisförmige magnetische Scheibe wird als Repräsentanz von Krankheit eingeführt. Mit der Frage, welchen Platz seine Krankheit im Leben einnehme, wird der Klient aufgefordert, die Distanz zwischen seinem Ich und der Krankheit zu bestimmen – als Maß der subjektiven Belastung des Klienten. Zusätzliche Scheiben können bspw. als wichtige Systemmitglieder oder subjektiv wahrgenommene Ressourcen hinzugenommen werden. Der Klient kann im Verlauf gemeinsam mit dem Therapeuten spielerisch Kontextvariablen verändern und ohne viel Anstrengung eine kontextuelle, systemische Sichtweise entwickeln. Ausgehend von der gemeinsam erarbeiteten Ressourcen- und Systemaktivierung werden mit dem Klienten realistische Therapieziele erarbeitet. Das Verfahren ist auch digital erhältlich und verzeichnet eine hohe Compliance.

Teil II

Ebene Beziehungsveränderung
Zur Erfassung der Beziehungsveränderung existiert eine Fülle von unterschiedlichen Instrumenten, darunter bewährte auf Dysfunktionalität ausgerichtete Verfahren, die die normativen Strukturen und Funktionen von Familien oder Paare abbilden (bspw. die *Familienbögen* nach Cierpka und Frevert, 1994). Diesen stehen neuere Verfahren gegenüber, die Prozesse und Ergebnisse Systemischer Therapie vor allem veränderungssensitiver ermitteln (Schweitzer et al., 2014). Diese neuen Ansätze, die eher einer systemisch-konstruktivistischen Sichtweise entsprechen, werden im Folgenden weiter vertieft.

Real-Time Monitoring. Das *Real-Time Monitoring* nach Schiepek und Aichhorn (2013) entspricht dem systemischen und synergetischen Denken optimal und kombiniert Prozess- und Ergebnismessung auf einleuchtende Weise. Mithilfe der Technologie des synergetischen Navigationssystems (SNS) werden therapeutische Effekte erfasst. Ein zentrales Instrument dabei ist der Therapieprozessbogen (TPB, Schiepek et al., 2012), bestehend aus 42 Items, die das subjektive Erleben in verschiedenen Bereichen erfassen (bspw. therapeutischer Fortschritt / Zuversicht und Selbstwirksamkeit des Klienten; Klima / Atmosphäre in der Klinik; Beziehungsqualität / Offenheit und Vertrauen zum Therapeuten). Für Settings mit entsprechender Technologieorientierung und Akzeptanz für das synergetische Denkmodell kann dieses Monitoringsystem einen sinnvollen Ansatz darstellen, wobei der hohe Aufwand und die technologischen Anforderungen eher gegen eine Anwendung in der ambulanten Praxis sprechen.

STIC (Systemic Therapy Inventory of Change). STIC ist ein multisystemisches, multidimensionales Monitoringsystem zur Diagnostik von Klientensystemen und Erfassung der Veränderungen während der Therapie (Pinsof, 2014). Zum STIC-System gehören drei Fragebögen (Dauer je ca. 45 Minuten). Mit dem ersten Fragebogen (vor der ersten Sitzung) und dem Fragebogen bei Abschluss der Therapie werden sechs systemische Fragenbereiche erhoben. Im Verlauf der Therapie wird zusätzlich ein Prozessfragebogen ausgegeben. Die Stärke dieses Instruments ist eine gelungene Verbindung von multidimensionalen systemischen Grundannahmen und der tatsächlichen therapeutischen Planung und Handlung in enger Verzahnung mit der Patienten- und Therapeutenperspektive. Für ein Standardpaket ist die Methode vermutlich zu aufwendig.

SCORE. Ein weiteres relativ neues veränderungssensitives Instrument zur Einschätzung des familiären Funktionsniveaus für Paar- und Familientherapie ist der SCORE (s. a. Kap. 7; Stratton et al., 2010). Den Fragebogen gibt es in einer längeren Version mit 40 Items (SCORE-40) und in einer neueren, kürzeren Version als SCORE-15 (15 Fragen), welcher sich hinsichtlich der Praktikabilität eher für ein Standardpaket eignen würde (zur konzeptionellen Entwicklung und testgütetheoretischen Fundierung s. Stratton, 2014). Anhand des SCORE-15 wird jedes Systemmitglied zur aktuellen Sichtweise über seine Familie befragt. Dabei werden hauptsächlich Einschätzungen zu den Dimensionen Stärken und Widerstandsfähigkeit / Adaptabilität, Überforderung/Überwältigung durch Schwierigkeiten und abgebrochene Kommunikation erfragt. Der klinische Nutzen liegt vor allem in der Gewinnung therapierelevanter Informationen vor Beginn der Therapie, der Diskussion über die Items, welche für Klienten bedeutend sind, der

Benennung wesentlicher (fehlender) Veränderungen zwischen den Sitzungen und dem Erfassen der Differenzen in der Wahrnehmung von Therapeuten und Klienten (vgl. auch Tab. 7.1).

> **!** Die bisher vorgestellten Verfahren sollen Kontextveränderungen angemessen abbilden. Bezüglich der Praktikabilität ergeben sich Einschränkungen: einerseits in Bezug auf den routinemäßigen Einsatz in der ambulanten und stationären Grundversorgung und der Settingspezifizität bei Familien und Paaren (STIC und SCORE-40), andererseits bezüglich der starken Technologiebasiertheit (SNS).

Teil II

EVOS (Evaluation of Social System Scale). Der EVOS (Aguilar-Raab et al., 2015) wird dem systemisch konstruktivistischen Denken durch seine Mehrperspektivität gerecht und eignet sich besonders zur Wirksamkeitsforschung für die Mehrpersonentherapie. Er ist sowohl für private soziale Systeme (Paare, Familien, Patchwork etc.) als auch für organisationale Systeme (Teams, Schulklassen etc.) einsetzbar. Erfasst werden die Aspekte Beziehungsqualität (bspw. »Wie wir miteinander reden, finde ich …«) und kollektive Wirksamkeit (bspw. »Wie wir Entscheidungen treffen, finde ich …«). Auf einer vierstufigen Likert-Skala wird die Perspektive eines jeden Systemmitglieds erfragt. Neben einem Konsensitem kommen neun weitere Items zum Einsatz. Auswertungsmöglichkeiten sind die Ermittlung eines Skalen-Gesamtwertes, aber auch das Aufdecken von Unterschieden und Gemeinsamkeiten in der Einschätzung der Beziehungsqualität, der kollektiven Wirksamkeit sowie der Subsystem-Vergleiche (bspw. Eltern versus Kinder). EVOS ist bereits mit Klienten ab zwölf Jahren einsetzbar (Schweitzer et al., 2014).

EXIS (Experience in Social Systems Questionnaire). Ziel des EXIS (Hunger et al., 2014) ist die subjektive Abbildung des individuellen Erlebens in sozialen Systemen. Die zwei Unterformen von EXIS sind auf Systeme der privaten Sphäre (Paare, Familien, Wohngemeinschaften) in Form von EXIS.pers respektive auf Systeme der organisationalen Sphäre (Teams, Gremien, Schulklassen etc.) mittels EXIS.org ausgerichtet. Das subjektive Systemerleben wird anhand eines Gesamtwertes aus vier Subskalen erfasst. Die zwölf Items beziehen sich auf die Dimensionen Zugehörigkeit, Autonomie, Einklang und Zuversicht. Für den EXIS.pers konnte eine gute Veränderungssensitivität nachgewiesen werden.

Konkretes Standardpaket

Mit dem Ziel der Praktikabilität in der Routineversorgung einer stationären und / oder ambulanten systemischen Praxis sollte ein Standardpaket zeitökonomisch, alltagstauglich, anschlussfähig an Klienten, Therapeuten und Gesundheitssystem sein. Tabelle 9.1 enthält einen Vorschlag für ein minimal gehaltenes Standardpaket zur Qualitätssicherung systemischer Therapie (QSST).

Teil II

Tabelle 9.1 Vorschlag für ein minimal gehaltenes Standardpaket zur Qualitätssicherung Systemischer Therapie (QSST)

Ebene	Symptomebene	Beziehungsebene	Zielerreichungsebene	Optional
Gegenstand der Evaluation	Erfassung der Veränderung von Symptomen und Lebensbewältigung	Erfassung der Veränderung von Beziehungen und Kontext	Erfassung der Erreichung individueller Ziele	Erfassung der Veränderungen der therapeutischen Beziehung
Messinstrument	EB-45	EVOS und EXIS.pers	GAS	Therapie-Prozess-Fragebogen, z. B. HAQ

Anmerkungen. EB-45 = *Ergebnis-Fragebogen* (Lambert et al., 2002); EVOS = *Evaluation of Social System Scale* (Aguilar-Raab et al., 2014); EXIS = *Experience in Social Systems Questionnaire* (Hunger et al., 2014); HAQ = *Helping Alliance Questionnaire* (Bassler et al., 1995).

! Die Qualitätssicherung in der Systemischen Therapie sollte computergestützt als Prozess-Outcome Monitoring betrieben werden können und ein permanentes, direkt auf den Einzelfall bezogenes Feedback für Therapeuten und Klienten erbringen. Prozess- und Ergebnisqualität sollten sich dabei gegenseitig bedingen und zur Verbesserung von Systemischen Therapien beitragen.

9.7 Kritische Einordnung

Der im Abschnitt 9.6 genannte Vorschlag erfüllt das Kriterium der Gegenstandsangemessenheit der systemischen Orientierung (EVOS und EXIS) und liefert therapieunterstützende, generelle Wirksamkeitsbelege (EQ-45) für den systemischen Praktiker wie auch für gesundheitsökonomische Systeme und ist äußerst therapierelevant und qualitätssteigernd (GAS). Damit könnte die Systemische Therapie dem antizipierten Legitimationsdruck kreativ widerstehen und kontrollierte Praxis als Teil seiner Professionalisierung verstehen und integrieren. Die Entwicklung eines solchen Ansatzes müsste vor allem durch systemisch-orientierte Fachverbände, Institutionen wie Ausbildungsstätten als Merkmal einer modernen Strukturqualität verbindlich gefordert und gefördert werden. Es ist an der Zeit, eine systemische Psychotherapie zu betreiben, die routinemäßig Prozesse und Ergebnisse der Behandlungen intersubjektiv und systematisch erfasst und diese Daten zur Navigation im Therapieprozess einsetzt, ganz im Sinne von Lambert (2010).

FAQ

Wenn ich den Aufwand einer umfassenden IT-gestützen Qualitätssicherung nicht leisten kann, welches Vorgehen wäre dann sinnvoll?

Von all diesen Verfahren, die keinen technischen Aufwand erfordern, wäre als Methode der Wahl ein Verfahren der intersubjektiven Zielentwicklung und Zielüberprüfung wie hier mit dem GAS vorgeschlagen zu wählen. Alternative Verfahren wie das PRISM wären weitere Methoden der Wahl. Zielklärung oder Auftragsklärung ist ein entscheidendes Merkmal einer Qualitätssicherung.

Teil II

Weiterführende Literatur

Laireiter, A. & Vogel, H. (Hrsg.). (1998). Qualitätssicherung in der Psychotherapie und psychosozialen Versorgung. Ein Werkstattbuch. Tübingen: dgvt.

Tilden, T. & Wampold, B. E. (Hrsg.). (2017). Routine Outcome Monitoring in Couple and Family Therapy. Heidelberg: Springer.

10 Umgang mit Diagnosen und Arztbriefen

Ulrike Borst

Der Umgang mit Diagnosen stellt für viele systemische Therapeutinnen ein Dilemma dar: Einerseits gehört es ganz ausgesprochen nicht zur Grundhaltung, Kategorisierungen von Patienten und ihrem Erleben und Verhalten vorzunehmen und dadurch womöglich interaktionelles Geschehen zu individualisieren, zu pathologisieren und durch Ontologisierung zu verfestigen. Andererseits ist allen klinisch arbeitenden, systemischen Therapeuten klar, dass Diagnosen in Kontexten des Gesundheitswesens nötig, für Patientinnen und Patienten oft auch phasenweise nützlich und im Kollegenkreis der Kommunikation dienlich sein können (vgl. Kap. 7).

Es steckt eine weitaus größere Frage dahinter, die im Verhältnis der Systemischen Therapie zum gesamten Gesundheitswesen mitschwingt: Wo liegt die Schwelle zwischen psychisch »krank« und »gesund«? Wer stellt wie fest, wann sie überschritten ist? Wie gewichten wir die (subjektive) Realität psychischen Leidens gegenüber (intersubjektiv nachvollzogenen) sozialen Konstruktionen psychischer Störungen, und diese wiederum gegenüber objektiven Daten? Daraus abgeleitet ergibt sich die Frage: Denken wir, dass Behandlungsbedürftigkeit mit objektiven Methoden erhoben werden kann? Gibt es im Bereich der psychischen Phänomene überhaupt Objektivität, wenn sie schon in den Naturwissenschaften umstritten ist (Buchholz, 2017)?

> **!** Die hier vertretene Haltung ist: Wenn wir es mit schweren Störungen zu tun haben, müssen wir eine gute Aus- oder Weiterbildung in Psychopathologie haben, um überhaupt erkennen und verstehen zu können, mit welchen psychischen Phänomenen unser Gegenüber zu tun hat.

Alles weitere, vor allem die Kategorisierung in Diagnosen, sollten wir mit einer großen Portion Skepsis betrachten; Diagnosen sind historischem und gesellschaftlichem Wandel unterworfen. Behandlungsbedürftigkeit dagegen lässt sich direkt aus Symptomen ableiten und entsteht aus subjektivem Leid, und das wiederum lässt sich nur intersubjektiv nachvollziehen, bleibt vage und unbestimmt (Fuchs, 2011).

Diese »Sowohl-als auch«-Haltung wird in diesem Kapitel vertreten, indem zunächst
(1) die bestehenden, gängigen diagnostischen Manuale aus systemischer Sicht kritisch gewürdigt werden,
(2) dann die aus systemischer Sicht notwendigen Ergänzungen aufgeführt werden, um schließlich
(3) passende Arten des praktischen Umgangs, speziell mit Diagnosen und allgemein mit schriftlicher Behandlungsdokumentation, vorzustellen.

10.1 Kritische Würdigung der gängigen diagnostischen Manuale

Die diagnostischen Manuale dienten ursprünglich der Klassifikation von gesundheitsrelevanten Phänomenen zu vorwiegend epidemiologischen Zwecken. Als gängigste Varianten gelten das *Diagnostische Statistische Manual* (DSM, gegenwärtig in der Version 5) und die *International Classification of Diseases* (ICD, gegenwärtig in der Version 10). Mit der Aufnahme der psychischen Störungen in DSM und ICD war einerseits ein wichtiger Schritt in Richtung Gerechtigkeit für psychisch Leidende getan, andererseits ein fataler Schritt in Richtung Medikalisierung psychosozialer Problemlagen (s. Kriz, 2014).

Den Problemen geringer Reliabilität sollte ab DSM-IV und ICD-10 dadurch begegnet werden, dass man die Diagnostik »operational« und a-theoretisch gestaltet:

- Zur operationalen Diagnostik gehört die Einführung von Symptom-, Zeit- und Verlaufskriterien und entsprechenden Algorithmen zur Diagnosestellung,
- mit dem a-theoretischen, deskriptiven Ansatz gab man ätiologische Annahmen und diagnostische Hierarchieregeln weitgehend (Ausnahme: Traumafolgestörungen) auf, um eine möglichst präzise und umfassende Beschreibung von psychiatrischen Störungsgruppen zu gewährleisten. Diese sollen dann als Ausgangspunkt empirischer Studien dienen können. Das Postulat eines a-theoretischen Ansatzes ist jedoch nicht durchgängig eingehalten worden, »da eine Reihe von Annahmen in die Entwicklung eingegangen sind (z. B. Kategorien als theoretische Annahmen über die Art der Störungen, Symptome als Zeichen von Störungen, polythetischer Ansatz ...« (Stieglitz, 1999, S. 227).

Kritisch merkt Aderhold (2017) dazu an, dass die Diagnosen trotz der genannten Bemühungen nicht reliabler geworden sind und dass sich bei kleinsten Veränderungen der Kriterien große scheinbare Zuwächse in Inzidenz und Prävalenz ergeben. Da dadurch auch die Behandlungsbedürftigkeit (scheinbar) ansteigt, wächst auch der Markt für Psychopharmaka und andere Therapieangebote.

Schichtenregel oder Komorbidität? Der erwähnten Hierarchieregel (z. B. Jaspers'sche Schichtenregel) liegt die Annahme zugrunde, dass psychische Erkrankungen in Schichten angeordnet sind, wobei es tiefer liegende Störungen gibt, die sich in einer darüber liegenden Störung ausdrücken, weshalb nur eine, die tiefer liegende Störung, diagnostiziert wird.

> **!** In ICD-10 und DSM-IV (und DSM-5) werden keine Schichten oder Hierarchien abgebildet. Um Symptome zu klassifizieren und eine Diagnose zu stellen, werden Symptome lediglich gezählt und nicht auf ihre Entstehungsgeschichte (Ätiologie), Sinnhaftigkeit und Funktionalität untersucht.

Man spricht dementsprechend zunehmend von Komorbiditäten: Treten Symptome auf, die zwei Diagnosen zugeordnet werden, codiert man beide und impliziert durch den Begriff »Komorbidität«, dass es sich um zwei unabhängig voneinander entstandene, aber nun gemeinsam auftretende Krankheiten handelt. Das erscheint nicht immer sinnvoll.

Beispiel Angst und Depression. Diese beiden psychischen Störungen bzw. Störungsgruppen treten häufig bei ein und derselben Person gemeinsam auf (s. z. B. Preiß & Remschmidt, 2007). Eine moderne Form der Schichtenregel würde nun davon ausgehen, dass eine der beiden Störungen zuerst da war und die andere nach sich gezogen hat. In Biografieverläufen findet man das auch: Bei jungen Jugendlichen treten häufig Angstsymptome, z. B. soziale Ängste, auf. Führen diese dazu, dass Vermeidungsverhalten entwickelt wird, nehmen die Probleme insgesamt zu, es kommt zu sozialem Rückzug und häufig zu depressiven Verstimmungen. – »Komorbidität« im Wortsinne dagegen würde bedeuten, dass unabhängig voneinander erst die Angststörung, dann die depressive Störung entsteht, nosologisch und somit auch ätiologisch voneinander abgrenzbar.

Jaspers' Konzepte sind in manch anderer Hinsicht veraltet, aber eine Art Hierarchieregel erscheint im Bereich der psychischen Störungen doch sinnvoll. Vorläufig kann man sich damit behelfen, dass man neben den ICD-Codierungen noch Freitext schreibt, mit dem beschrieben wird, wie die Störungen auseinander hervorgehen.

Beispiel

Eine Supervisandin stellt einen Fall vor, bei dem – in den Teambesprechungen – vier Diagnosen im Sinne von Komorbiditäten diskutiert wurden: Schizophrenie, manische Episode, PTSD und Sozialphobie. Dabei war aus der Biografie des Patienten recht klar zu erkennen, wie es zu der Symptomatik kam und welchen Sinn sie haben könnte. In diesem Fall hätte ich z. B. in den Eintrittsbericht geschrieben: »Manische Episode (F30.2) mit psychotischen Symptomen, insbesondere Verfolgungsideen, die aber bei genauerer Prüfung meist auf realen Erfahrungen beruhen und die sozialphobisch anmutenden Verhaltensweisen erklären. Die aktuelle Symptomatik basiert auf traumatisch erlebten Kriegs- und Fluchterfahrungen, einer schwierigen Integration in der Schweiz und der Tätigkeit als Polizeiinformant zwischen den Fronten krimineller Milieus.«

Erst mit der Ausdehnung der Zwecke psychiatrischer Diagnosen auf Managementaufgaben im Gesundheitswesen traten jedoch die heute deutlichen Kritikpunkte auf – hier als Fragen verkürzt formuliert:

- Was kostet eine schizophrene Erkrankung?
- Ist die Zunahme der ADHS-Diagnosen auf eine tatsächliche, extern validierte Zunahme von Aufmerksamkeitsstörungen zurückzuführen? Handelt es sich hierbei (ätiologisch) um eine Krankheit oder um veränderte soziale und Umweltbedingungen?
- Wer ist krank und bekommt kassenfinanzierte Behandlung, wer nicht? Ist z. B. ein traumatisierter Kriegsrückkehrer krank?
- Welche Unterstützung braucht z. B. ein traumatisierter Kriegsrückkehrer?

Solche kritischen Fragen stellen selbst die Konstrukteure der Klassifikationssysteme, so etwa Frances (2016, 2017), der sich gegen die – wieder zunehmende – Dekontextualisierung und Medikalisierung psychischer Störungen stellt.

Ganz besonders in der Psychiatrie, aber auch in der Psychosomatik, sind Symptome nicht einfach die beobachtbaren Wirkungen von im Körper verborgenen, krankmachenden Ursachen. Sie sind vielfach Zeichen, die durch Sprache vermittelt und an einen Adressaten gerichtet sind. In ihnen schwingen ikonische Zeichen (sensorische Qualitäten) und indexikalische Zeichen (die auf etwas hinweisen, wie Rauch auf Feuer) in wechselndem Ausmaß mit (von Uexküll, 2001; in Anlehnung an Peirce). So ist das Klagen über Schmerz (symbolisch) und die Schonhaltung (indexikalisch) mit Schmerz (ikonisch) verbunden, das Verhältnis der drei Zeichen zueinander ist aber variabel. Nur der Therapeut, der sich um Verstehen der Zeichen bemüht, erhält Zugang zur ikonischen Erlebniswelt des Patienten. Der kommunikativen Kompetenz des Therapeuten kommt also eine entscheidende Bedeutung zu (Borst, 2003; Levold, 2014).

10.2 Systemische Ergänzungen

Symptome als Kommunikationsbeitrag. In den folgenden Sätzen wird, wenn man sie auf sich wirken lässt, die Macht der Zuschreibungen (1) und (2) einerseits, die Zirkularität der Geschehnisse (4) andererseits, deutlich:

(1) »Enzo ist schizophren«: Die Diagnose scheint den Menschen umfassend zu beschreiben; es ist kaum vorstellbar, dass er auch noch anders als schizophren sein kann.

(2) »Enzo hat eine Schizophrenie«: vielleicht nicht ganz so umfassend; wer etwas »hat«, kann es ja vielleicht mal weglegen …

(3) »Ich beobachte bei Enzo die Symptome einer Schizophrenie«: noch weniger umfassend; es könnte sein, dass der Beobachtete am nächsten Tag ganz anders auf seine Umgebung wirkt. Er hat vielleicht auch andere Eigenschaften als schizophren, kann die Symptome auch mal weglassen.

(4) »Immer wenn die Eltern streiten, redet Enzo konfus und keiner versteht ihn«: Hier scheint die Symptomatik eine Funktion zu haben; sie ist abhängig von Situation und Kontext.

Fallbeispiel

Psychotische Symptome als Ausstieg aus der Kommunikation

Herr F., 35 Jahre alt, muss sich im Familiengespräch von seiner Mutter anhören, dass er schon wieder die Socken falsch gewaschen habe. Sie wirft außerdem dem Stationspersonal vor, dass ihr Sohn nicht ausreichend beim Wäschewaschen beaufsichtigt werde. Herr F. schaut in die Zimmerecke und murmelt etwas von Halluzinationen. Die Therapeutin bittet ihn, nur noch für fünf Minuten präsent zu bleiben, um die Verantwortung für das richtige Waschen der Socken zu klären. Herr F. lässt sich darauf ein, schaut wieder in die Runde, diskutiert mit, erklärt sich für zuständig für seine eigene Wäsche und lässt auch nach Ende des Familiengesprächs das Halluzinieren vorerst sein.

Das »Problemsystem«. Ein Problem (bspw. Schulproblem) entsteht dadurch, dass ein Beobachter etwas als ein Problem bewertet, diese Bewertung durch Kommunikation soziale Relevanz erlangt und von jemand anderem akzeptiert, bestätigt, d.h. kommunikativ an diese angeschlossen wird.

Das Problem schafft damit ein soziales System, das »Problemsystem« (vgl. Goolishian & Anderson, 1989), dessen Mitglieder zum Thema »Problem« kommunizieren, bspw. indem sie es zu bekämpfen versuchen.

Probleme treten häufig in bestimmten Kontexten und Konstellationen auf. Mit dem Begriff der Konstellation wird laut Duden »das Zusammentreffen bestimmter Umstände und die daraus resultierende Lage« bezeichnet. So treffen bspw. Armut, Leben in der Stadt, Zugehörigkeit zu einer Minderheit, Mobbing in der Schule, Gefühle geringer Selbstwirksamkeit, soziale Isolation und psychotisches Erleben häufig bei ein und derselben Person zusammen. Oder, bei einer anderen Person, kommen gemeinsam vor: die frühe Lernerfahrung, nichts bewirken zu können, Überlastung durch die eigenen Kinder, Unzufriedenheit in der Paarbeziehung, depressive Stimmungslage.

Entsprechend betrachten wir ein Symptom nicht als Zeichen einer Krankheit, sondern

- als Kommunikationsbeitrag in einer Beziehung (s. o.),
- die in einem Kontext / einer Konstellation steht.

! Therapie setzt, wie ja auch die Forschung zu allgemeinen Wirkfaktoren nahelegt, mit Vorteil an den Kontextfaktoren und an den Beziehungen an.

Diese Sichtweise verleugnet nicht, dass sich die betroffene Person aktuell krank (psychotisch, depressiv) fühlen kann. Die Systemische Therapie setzt vielleicht in der Anfangsphase, wenn dies für die »Indexpatientin« im Vordergrund steht, sogar an den Symptomen an; sie versucht aber sehr bald, den Blick zu öffnen für die relationalen und kontextuellen Aspekte des individuellen Symptoms.

Familien- und relationale Diagnostik. Aus dem eben Gesagten folgt, dass die gängige (individuumzentrierte) Diagnostik unbedingt um eine »relationale«/interpersonelle Diagnostik ergänzt werden muss. Wobei auch hier zu beachten ist, dass der Beobachter Teil des Geschehens ist, indem auch er in der diagnostischen Situation mit den zu diagnostizierenden Personen interagiert und damit manche Verhaltensweisen erst hervorbringt. In Kapitel 7 zu standardisierter Diagnostik befasst sich der ganze Abschnitt 7.2 mit interpersoneller Diagnostik.

Ressourcendiagnostik. Der Blick auf Defizite und einschränkende Symptome entspricht dem Anlass, der Menschen in Therapie führt, und ist zu Beginn unerlässlich. Um die Therapie zu einem guten Verlauf und Ende zu führen, ist jedoch ebenso unerlässlich, die Ressourcen, Resilienz- und Schutzfaktoren zu erfassen. Ein Ressourceninterview ist z.B. bei Schiepek und Matschi (2013) beschrieben. Es stimuliert beim Interviewten das Nachdenken über eigene Kompetenzen und Fähigkeiten, materielle

Ressourcen, Ideelles wie Ideen, Visionen, Erinnerungen, Spiritualität und Religiosität usw., und wirkt dadurch bereits therapeutisch.

Diagnostik als Interaktion und Bestandteil der Therapie. Wenn wir Symptome als Mittel, um etwas auszudrücken, und somit Psychopathologie als funktional betrachten, dann ist der Diagnostiker bzw. der Therapeut Adressat dieser Äußerungen. Buchholz (1998) hat aus diesen Überlegungen einige Schlussfolgerungen gezogen, die hier in Form von Merksätzen wiedergegeben werden:

(1) Keine Diagnose ohne Interaktion.
(2) Die Diagnose *folgt* der Interaktion.
(3) Der Therapieerfolg hängt von der Interaktion, nicht von der Diagnose ab.
(4) Der / die Verstehende ist Adressat von Störungen; deren Therapie geschieht durch Interaktion; Diagnostik kommt darin vor.

Krankheitsbegrifflichkeiten lehnen wir in dem Maße ab, wie sie Gestaltungsmöglichkeiten verschließen oder »einfrieren«. Diagnostik kann nicht von Therapie getrennt werden. Therapie ist Arbeit an der Biografie als geschehenem und zukünftigem Lebenslauf. Es gibt nicht »die« Biografie, aus der eine Diagnose zu entwickeln wäre. Vielmehr wird die biografische Rekonstruktion zum Gegenstand des Dialogs gemacht mit dem Ziel, vielfältige Perspektiven auf die individuelle und gemeinsame Geschichte und Zukunft des Klientensystems zu entwickeln. Dabei kommt dem Geschichtenerzählen ein wichtiger Stellenwert zu. Geschichten bieten Metaphern für die Strukturprobleme des Systems an.

10.3 Praktischer Umgang mit Diagnosen und Arztbriefen

Es gehört zu den Patientenrechten (für Deutschland: gemäß Patientenrechtegesetz § 630g BGB), Einsicht in die eigene Krankenakte zu bekommen, soweit dem »nicht erhebliche therapeutische Gründe oder sonstige erhebliche Rechte Dritter entgegenstehen«. Nach dem Tod des Patienten gilt das auch für die Angehörigen, sofern nicht der ausdrückliche oder mutmaßliche Wunsch des Patienten dem entgegensteht.

In der Psychiatrie und Psychotherapie ist die Hürde aufseiten der Behandelnden höher als in den somatischen Fächern, da der Inhalt mündlicher und schriftlicher Kommunikation erfahrungsgemäß doch öfter Wertungen enthält, die der Autor dem Patienten nicht zumuten möchte. Die Sprache, die sowohl das Mitzuteilende gut ausdrückt als auch für Patientenaugen und -ohren nicht beleidigend, im Gegenteil sogar aufbauend ist, muss von vielen Therapeutinnen erst entwickelt werden (s. a. Kap. 20).

Sprechen über Diagnosen. Andererseits wollen Patienten in der Regel gerne wissen, was über sie gedacht und geredet wird, wie ihr Gesundheitszustand klassifiziert (diagnostiziert) wird, und was die Fachleute über die Prognose denken.

Teil II

> **!** Bei Gesprächen über die Diagnose, ob mit dem Patienten oder Angehörigen oder anderen Behandlern, sollte darauf geachtet werden, dass möglichst genau und ohne Wertung beschrieben wird, was beobachtet werden kann. Beobachtbare Verhaltensweisen sind leichter zu akzeptieren und zu verändern als (»dahinter«) vermutete Eigenschaften.

Sobald ein Gespräch über die Diagnose geführt wird, kann von einem gemeinsamen Konstruktionsprozess gesprochen werden, der wiederum das zu Beobachtende stark verändern kann.

Die Diagnosen betreffend können folgende Fragen des Behandlers an sich selbst, an das Team und/oder an den Patienten und seine Familie nützlich sein (nach Borst, 2003):

- Für wen ist die Diagnose wichtig?
- Welche Bedeutungen hat die Diagnose für die Beteiligten?
- Was ist das Ziel der Diagnosestellung?
- Welche Fragen, glaubt man, beantwortet die Diagnose?
- Welche Informationen glaubt man, dadurch zu gewinnen?
- Was soll die Diagnose mitteilen und wem?
- Was sollen die einzelnen Symptome mitteilen und wem?
- Ist die Diagnose respektvoll?
- Wie kann die Diagnose sinnvoll für alle Involvierten sein?
- Wie kann sie förderlich für die Zusammenarbeit, maßgeschneidert und nützlich sein?
- Welche Entwicklungen behindert die Diagnose?
- Wo hilft die Diagnose bei Entwicklung?
- Was würdest du als Behandler (als Familie, als Versicherung, als Firma ...) in der Therapieplanung/in der Interaktion anders machen, wenn die Diagnose nicht XY lauten würde?
- Unter welchen Umständen würdest du die Diagnose aufgeben bzw. ändern?
- Auf welches Wissen greifst du zurück, ausgehend von deiner Diagnose? (Cave: Wissen über Verläufe kann in Sich-selbsterfüllende Prophezeiungen münden)
- Welche Einschränkungen erlebt der Patient in der Lebenspraxis? Wie viel davon erklärt die Diagnose?
- Was wird dem Patienten alles nicht zugemutet aufgrund dieser Diagnose?

Entlassbriefe schreiben

Durch die Verschriftlichung erhält das Gesagte oft noch größere Brisanz. Krankenakten und Arztbriefe schreiben auf Jahre hinaus fest, was im eigenen Erleben, aber auch im Gespräch noch als flüchtig, vorübergehend, interaktionsbedingt und kontextbezogen gelten konnte.

So wird zum Beispiel im Rahmen des SYMPA-Projekts (Schweitzer & Nicolai, 2010) mit den teilnehmenden Ärzten und Psychologen geübt, Entlassbriefe so zu schreiben, dass die betreffenden Patienten sie lesen und verstehen oder sogar daran mitwirken können. Ziel ist es, das Erleben von Selbstwirksamkeit zu stärken. »Wesentlich ist der Austausch über die Sichtweisen« von Behandler und Patient, die auf beiden Seiten »Denkanstöße und Korrekturen anregen können« (Schweitzer & Nicolai, 2010, S. 127).

Ein Vorgehen wurde beispielhaft in der Psychosomatik des Klinikums Saarbrücken erprobt und beschrieben: Der Patient erhält den vorläufigen Entlassbrief möglichst einen Tag vor der Entlassung und hat Zeit, die Angaben zu prüfen, Verständnisfragen und Änderungswünsche zu markieren und – falls gewünscht – den Brief auch mit seinen Angehörigen zu besprechen. Am Entlassungstag klärt der behandelnde Arzt/Therapeut die entstandenen Fragen mit dem Patienten und, falls der Patient einverstanden ist, auch mit den Angehörigen in einem Gespräch. Die Adressaten des Entlassbriefs werden gemeinsam bestimmt, wobei der Patient festlegen kann, dass bestimmte Teile des Berichts weggelassen werden sollen (z. B. biografische Details). Der Patient erhält die endgültige Version für die Weiterbehandler in einem unverschlossenen Umschlag und falls gewünscht auch eine eigene Version. Der Entlassbrief ist in allgemein verständlicher Sprache geschrieben und vermeidet Fachterminologie.

Bei einer Anwendungsbeobachtung mit 224 Patienten über ein Jahr musste nur selten auf Transparenz verzichtet werden (bei einem Patienten aus therapeutischen Gründen, bei 9 % wegen organisatorischer Engpässe, bei 2 % wegen Sprachproblemen). Bei 53 % der Patienten führte das Gespräch zu vollständigem Einverständnis mit dem Entlassbrief, bei 31 % wurden inhaltliche Änderungen realisiert, bei 4 % ergab sich ein Dissens zwischen Patienten und Therapeuten und bei 1 % eine völlige Neubewertung. Die Patienten waren vom Vorgehen überrascht und nahmen es meist positiv auf. Bei 21 % konnte der Arztbrief mit den Angehörigen besprochen werden, die das durchweg positiv erlebten (Wambach et al., 2001; s. a. von Sydow, 2015).

Etwas aufwendiger, aber sehr lohnend kann die Formulierung einer »Epikrise« sein; dieser Baustein des Entlassbriefs geht auf eine Tradition zurück, die aus der Mode gekommen ist: Die Krise wird nachträglich in den Biografieverlauf eingeordnet, ihr wird so ein Sinn und eine Bedeutung zugeschrieben.

Fallbeispiel

Epikrise Frau R.

»Es handelt sich wohl um eine rezidivierende depressive Störung vor dem Hintergrund zahlreicher belastender Lebensereignisse in Kindheit und Jugend. Die damals gelernte Hilflosigkeit gegenüber Angriffen (meist männlicher) Verwandter und Bekannter führte vermutlich dazu, dass Frau R. sich später einen Beschützer und Manager ihrer Angelegenheiten als Partner suchte. Obwohl Frau R. ihre Ehe nicht gefährden will, sucht sie auch heute noch die Aufmerksamkeit von Männern, die sie durch ihr attraktives Äußeres leicht bekommt. Weiter reichendes Interesse dieser Männer kann sie dann schwer abwehren. Ihr Mann kann ihr bei der Lösung solcher Probleme nicht helfen, stellt im Gegenteil dann die Beziehung infrage. – Die zu Anfang gezeigte schwerwiegende psychotische Symptomatik kann als Ausweg verstanden werden: Frau R. konnte zunächst nicht anders ausdrücken, welche Probleme ein Familienkonflikt im Mai 20xy ihr bereitet hat. Ihr Mann konnte darüber nur Vermutungen anstellen. Ein Ausstieg aus der Realität war in dieser Situation durchaus ein passendes Mittel.«

Fragen bei Gesprächen über den Entlassbrief (nach Schweitzer & Nicolai, 2010)

- Welchen Formulierungen im Entlassbrief stimmen Sie zu, welchen würden Sie widersprechen? (Unterschiedsfrage)
- Was denken Sie, wie die Formulierung zustande kommt? (zirkuläre Frage)
- Welche Verhaltensweisen könnten die Behandelnden zu dieser Einschätzung veranlasst haben? (zirkuläre Frage)
- Was hat aus Ihrer Sicht das Behandlerteam dazu beigetragen, dass Sie sich so und nicht anders verhalten haben? (zirkuläre Frage)
- Wie könnten Sie außerhalb der Klinik, in der Familie oder beim niedergelassenen Psychiater, die gleiche Einschätzung hervorrufen? (Problemfrage)
- Was müssten Sie tun, damit Sie dort anders wahrgenommen werden? (Lösungsfrage)

10.4 Kritische Einordnung

Aus meiner klinischen Erfahrung heraus beurteile ich die Relevanz und Nützlichkeit der einzelnen Schritte des diagnostischen Prozesses für den Patienten folgendermaßen:

- Sehr wichtig und nützlich ist, im Gespräch zu erfahren und (idiosynkratisch) zu verstehen, in welcher Art von Krise der Patient gerade ist und was die Symptome damit zu tun haben könnten.
- Profunde Psychopathologie-Kenntnisse sind wichtig, um verstehen zu können, mit welchen psychischen Phänomenen es mein Patient gerade zu tun hat.
- Häufige Cluster psychischer Phänomene zu kennen ist nützlich für die »Mustererkennung«; diese darf aber nicht übertrieben werden. Kein Mensch hat das Recht, so zu tun, als kennte er sein Gegenüber.
- Die Benennung des Clusters (»Diagnose«) kann nützlich für die Verständigung sein.
- Die Bewertung als »krank« kann nützlich sein, um die Finanzierung der Therapie zu regeln.

FAQ

Wie gehe ich mit den paradoxen Anforderungen im Gesundheitswesen um?
Es stimmt, die Anforderungen sind paradox: Einerseits sind Diagnosen zu stellen, die eine Behandlungsbedürfigkeit des Patienten begründen, andererseits will ich einer Chronifizierung nicht weiter Vorschub leisten, indem ich durch eine Diagnose Verhaltensweisen zementiere.

Diagnosen können aber, vor allem zu Beginn einer Behandlung, auch für die Patienten und ihre Angehörigen nützlich sein. Im Laufe der Behandlung, mit zunehmender Wiederherstellung der Autonomie des Patienten, kann und sollte die Diagnose allmählich aufgegeben werden.

Kann ich, wenn ich die Therapie mit einem Patienten neu beginne, nicht einfach die Diagnose des Zuweisers übernehmen?
Nein. Eine Diagnose stellt immer die Klassifikation einer Anzahl von Querschnittsbeobachtungen (»Befund«) dar. Jede Krise muss neu beurteilt werden, jede neue Beobachtung in den Befund aufgenommen werden.

Weiterführende Literatur

Levold, T. (2014). Systemische Therapie und Diagnostik. In T. Levold & M. Wirsching (Hrsg.), Systemische Therapie und Beratung – das große Lehrbuch (S. 130–150). Heidelberg: Auer.

11 Umgang mit schwierigen Situationen in der Anfangsphase

Margarete Malzer-Gertz • Miriam Gertz

Teil II

11.1 Einleitung und Stand der Forschung

Immer wieder erlebe ich in der alltäglichen Arbeit in meiner Praxis, dass die ersten zwei Sitzungen mit einem neuen Klienten für die Prognose der künftigen Arbeitsbeziehung und Prozessgestaltung entscheidend sind. Was findet sich in der Literatur dazu? Welche Elemente lassen sich als Bausteine einer Matrix für einen guten Anfangsprozess definieren? Welche Hindernisse oder Stolperfallen können entstehen? Wie können wir damit umgehen, wenn es schwierig wird?

Es gibt kaum Grundlagenforschung und Übersichtsarbeiten zu diesem Thema. Eine Ausnahme ist die Arbeit von Noyon und Heidenreich (2013).

Auffallend ist, dass Therapeuten Schwierigkeiten in der Regel hauptsächlich den Klienten zurechnen, erfolgreiche Therapien aber meistens sich selbst attribuieren. In diesem Kapitel wollen wir gerade auch den Anteil der behandelnden Person an Misserfolgen im therapeutischen Setting betrachten (vgl. Seiffge-Krenke & Cincaya, 2017).

Qualitativ möchten wir den Beginn einer Therapie als den Zeitraum definieren, den Klienten und Therapeuten brauchen, bis der angelegte Rahmen und die Aufträge der Klienten deutlich sind und folgende Ergebnisse erreicht sind:

- Es besteht Klarheit über die Themen,
- die gemeinsame Aufgabe und die Aufträge sind geklärt,
- das Setting und die Rahmenbedingungen sind besprochen.

Erste Interventionen durch die Therapeuten vermittelten den Klienten: »Ich werde verstanden und erlebe neue Perspektiven. Die Sache könnte sich lohnen!« Die Entscheidung für eine bestimmte gemeinsame Therapieverabredung ist gefallen. Zeitlich erstreckt sich diese Phase über die ersten ein bis zwei bis maximal ca. zehn Therapiestunden.

11.2 Was ist ein guter Therapiebeginn?

Zunächst ein Negativbeispiel dafür, wie eine Therapie möglichst rasch und unbefriedigend wieder zum Ende kommt.

Beispiel

Ein Kollege erzählte mir aus einer ersten Therapiesitzung, die er vor vielen Jahren selbst erlebte. Er kam mit einem konkreten Anliegen zu einem systemischen Therapeuten. Der arbeitete mit einem Kollegen im Team. Der Klient hatte kaum sein Anliegen dargelegt, da hätten Therapeut und Kotherapeut einen Dialog über das Gehörte begonnen und recht flott mit einer Intervention geantwortet. Der Klient habe sich in dieser Situation überhaupt nicht verstanden und wahrgenommen gefühlt. Es habe jeder Versuch eines mitfühlenden Verstehens gefehlt, es habe für ihn keine Beziehung entstehen können und er sei nach dieser Sitzung nie wieder dorthin gegangen.

Stattdessen ein guter Beginn einer ambulanten Therapie in den ersten zwei bis drei Sitzungen.

Beispiel

Eine Klientin kommt, gerade aus der Klinik entlassen, zum Erstgespräch. Sie ist therapieerfahren, hat mehrere stationäre Aufenthalte hinter sich, auch ambulante Therapien. Sie habe eine Managementtätigkeit ausgeübt, in der sie immer wieder zu viel gearbeitet und die Erholung vernachlässigt habe. Seit etwa anderthalb Jahren sei ihr und den behandelnden Ärzten klar geworden, dass sie nicht in den Beruf zurückkehren könne und berentet werden müsse. Zuletzt sei sie in einer suizidalen Krise in die örtliche Akutpsychosomatik gegangen. Das habe einigermaßen aus der Krise geholfen, ansonsten fühle sie sich ratloser denn je.

Es gelingt im Lauf der ersten Stunde, in der sie sehr verzweifelt unter vielen Tränen vor mir sitzt, einen guten Kontakt herzustellen. Die Klientin meint auf meine Frage, was sie denn nun mitnehmen könne: Am wichtigsten sei für sie, dass im Gespräch für sie wieder eine Idee entstanden sei, wie sie sich und ihre Situation einschätzen und verstehen könne. Sie fühle sich weniger hilflos einem Geschehen ausgeliefert, sondern erkenne Sinn und den Anfang von etwas, das sie in nächster Zeit entwickeln wolle in ihrem Leben.

Es gab folgende Interventionen:

(1) Das Leid der Klientin zu würdigen und es auf Basis ihres Vorerlebens zu validieren
(2) emotional anzuschließen und Mitgefühl zu vermitteln
(3) mit der Klientin, die eine intelligente und auch rationale Person zu sein schien, zu sortieren, was in ihren bisherigen Therapien jeweils geholfen hatte, wovon sie wohl auch jetzt wieder mehr brauchen könne und was trotz aller Vorerfahrung fehlte, und was sie vielleicht darüber hinaus brauchen würde, wenn sie sich eine längerfristig gelingende Stabilisierung vorstellte.

11.3 Typische Schwierigkeiten und Störungen in der Anfangsphase einer Therapie

Verfahrensübergreifend lassen sich zwölf Problembereiche beschreiben (Märtens, 2005; s. Übersicht).

Übersicht

Schwierigkeiten in und Nebenwirkungen von Therapien

(1) Misserfolg im Vorfeld der Behandlung: Behandlungsbedürftige Patienten werden nicht erreicht.
(2) Therapieablehner: im Vorfeld werden Patienten abgeschreckt.
(3) Abbrecher
(4) Non-Responder: Klienten sprechen nicht auf die Behandlung an.
(5) Verschlechterungen: Eingangsprobleme nehmen zu, und/oder andere Symptome treten auf.
(6) Rückfälle
(7) Zeit und Kosten auf Patientenseite
(8) Effekte des Therapienutzerverhaltens: Enttäuschungen, die eine spätere notwendige Inanspruchnahme behindern, Therapieabhängigkeit, Immunisierung gegen spätere Therapie etc.
(9) Veränderungen von Einstellungen, Problembewältigung und Lebensstil
(10) Veränderungen in privaten Beziehungssystemen
(11) Veränderungen im Berufsleben
(12) Übernahme einer Therapiephilosophie, als Überanpassung, die nicht an den eigenen Bedürfnissen und Werten ausgerichtet ist

Es werden von Märtens (2002) auch Risiken Systemischer Therapie erörtert. Systemische Axiome können auch zu Hindernissen werden oder sogar Schaden im therapeutischen Prozess anrichten: z. B. zu rasche Zielorientierung, zu ausschließlich an kognitiven Zielen orientiertes Vorgehen, mangelndes Verstehen der biografischen Muster, das »Quasi-Leugnen« von Problemen, die vorschnell aus der Potenzialperspektive gesehen werden, wodurch belastende Emotionen eher gemieden statt gewürdigt und einbezogen werden.

Noyon und Heidenreich (2013, S. 7) sammeln mögliche Schwierigkeiten als Hilfestellung für die Praxis. Sie begreifen »schwierige Situationen dabei im weitesten Sinne (als) problematisches Verhalten und Erleben von Behandelnden und Klienten im Rahmen professioneller Kontakte«. Zu vielen dieser Situationen gibt es praktische Hinweise in dem Buch *Was tun?* von Fischer et al. (2016)

Übersicht

Schwierige Situationen bei der therapeutischen Arbeit (nach Noyon & Heidenreich, 2013)

(1) Abbruch der Behandlung	(16) Plaudermodus bei Klienten
(2) Abschluss von Beratung und Therapie	(17) Schweigen und »Ich weiß nicht«
(3) abweichende Wertvorstellungen und Ziele	(18) ständiges Reden (Logorrhoe)
(4) abwertendes und überkritisches Verhalten	(19) strafbare Handlungen von Klienten
(5) aggressives Verhalten und Gewalt	(20) Suizidalität
(6) Antriebslosigkeit	(21) therapeutische Vorprägung
(7) Beratungsanliegen im persönlichen Kontext	(22) Umgang mit Tod und Sterben
(8) Interlektualisieren	(23) ungünstige Arbeitsbedingungen
(9) kurzfristige Terminabsage oder Nicht-Erscheinen der Klienten	(24) Verliebtsein bei Klienten
(10) Machtkampf	(25) Verliebtsein von Behandelnden
(11) mangelnde Veränderungsmotivation	(26) wenig Eigenverantwortung
(12) negative Gefühlsäußerungen und exzessives Jammern	(27) Zerstrittenheit bei Paaren
(13) nicht-Einhalten von Absprachen	(28) zufällige Begegnungen mit Klienten im privaten Kontext
(14) persönliche Einladungen von Klienten sowie weitere Angebote zur Veränderung des Settings	(29) Zwangskontexte
(15) persönliche Fragen von Klienten	(30) Zweifel von Klienten an Behandelnden

Vertreter aller Therapieverfahren sind sich einig darin, dass ein entscheidender Faktor für das Gelingen einer Therapie in der gelingenden therapeutischen Beziehung liegt. Die Intensität der Therapiesitzungen variiert in Abhängigkeit von der Qualität der therapeutischen Beziehung (Beutler et al., 2012). Dieselben Autoren fanden auch, dass Patienten- und Behandlungsvariablen sehr stark voneinander abhängen und dass die Passung zwischen Patient und Behandlung, auf die wiederum die therapeutische Beziehung einen stark moderierenden Effekt ausübe, mehr zu beachten sei (vgl. Dinger, 2016; s. a. Kap. 3).

Die therapeutische Beziehung wird manchmal als Oneway-Beziehung von Klienten zu Behandlern beschrieben. Doch auch der Anteil der Therapeuten ist bedeutsam, z. B. deren Fähigkeit, mit den eigenen Bindungs- und Beziehungsmustern flexibel genug zu sein, um sich auf die Klienten einzustellen (Dinger, 2016; Ehrenthal et al., 2013). Für die Qualität der therapeutischen Beziehung scheinen die Bindungsmuster eine große Rolle zu spielen (s. Abschn. 11.4 und Kap. 1).

! Therapeutische Beziehung und Passung sind zentral, um Schwierigkeiten zu meistern.

Für Klienten ist es wichtig, dass sie sich verstanden und wertgeschätzt fühlen. Dazu gehört auch, dass Klienten die Sicherheit brauchen, dass sie von ihren Therapeuten für ihr So-Sein – z. B. für ihre nicht-heterosexuelle Orientierung oder andere gesellschaftlich diskriminierte Eigenschaften – nicht abgewertet werden.

11.4 Ein ressourcenorientierter Blick auf schwierige Situationen in der Anfangsphase der Therapie

Im praktischen Arbeitsalltag bewährt sich der ressourcenorientierte Blick aus vier Perspektiven, die in erster Linie die Qualität und die Bereiche möglicher Schwierigkeiten erlebbar machen sollen und hier keine vollständige Aufzählung von Lösungsmöglichkeiten beinhalten können. Therapeutische Erfahrung und Sichtung der Forschungslage lassen uns folgende Bereiche zum Thema fokussieren und in Modellen und Übersichten darstellen. Mögliche Störungen und Stolperfallen werden dabei aufgeführt, ohne vollständig zu sein. Einige Beispiele für mögliche therapeutische Interventionen und kleine Fallvignetten werden orientiert an diesen vier Fokussen aufgeführt (s. a. Kap. 2, 3 und 6).

Fokus 1: Der therapeutische Prozess

(1) Gelingender Prozessablauf – Schwierigkeiten bei Nichtbeachtung. Das klassische Basismodell zur Beschreibung eines gelingenden zeitlichen und inhaltlichen Ablaufs »vom Anlass zum Anliegen zum Auftrag zum Kontrakt« ist in Kapitel 6 beschrieben (s. a. Loth, 1998; von Schlippe, 2003, 2013). Wir haben es ergänzt um typische Schwierigkeiten, die entstehen können, wenn der Ablauf nicht beachtet wird.

Tabelle 11.2 Vom Anlass zum Contracting (von Schlippe, Systemagazin, entnommen 23.5.2018), ergänzt durch M. Malzer-Gertz

	Fragestellungen im Prozess	mögliche Störungen
(1) Anlass: »Was führt Sie her?«	»Was führt Sie her, gab es einen Auslöser, einen aktuellen Anlass?«	*Sich missverstanden fühlen*, wenn aktuelle Motivation und der spezielle Kontext nicht berücksichtigt werden *Sich nicht ernstgenommen fühlen:* Konstruktionen und Wirklichkeiten der Klienten werden von Therapeutin ignoriert
(2) Anliegen: »Was möchten Sie hier?«	Erwartungen: »Was soll am Ende der Sitzung geschehen sein, sodass Sie sagen: Es hat sich gelohnt?« Problemerklärung: »Was vermuten Sie, woran es liegt?«	*Konflikt und Unzufriedenheit* durch unterschiedliche Vorstellungen über Ziele bei Klientin und Therapeutin

Tabelle 11.2 (Fortsetzung)

	Fragestellungen im Prozess	mögliche Störungen
	Katastrophenfantasien: »Was ist Ihre schlimmste Befürchtung?« Umgekehrt: »Wie erklären Sie es sich, dass es nicht schlimmer ist?« Lösungsversuche: »Was haben Sie bisher versucht? Gab es Ausnahmen?« Lösungsideen: »Was sollte passieren?«	*Ängste, auch von Therapeutenseite:* Es kann nicht ausreichend Beziehungssicherheit und Offenheit entstehen. Abwertung und Ärger bei Klienten, da die Wertschätzung für bereits geleistete Arbeit fehlt »Teilnahmslose oder antriebslose« Klienten, da ihre Lösungsideen nicht erfasst werden
(3) Auftrag: »Was wollen Sie von mir?«	»Was genau wollen Sie dabei von mir?« »Womit würde/n ich/wir Sie enttäuschen?« »Wer sonst aus dem Problemsystem (anwesend oder nicht anwesend) möchte etwas von mir – und was genau?« »Möchten Sie das auch?« »Wie gehen wir mit möglichen Diskrepanzen der Interessen um?« (Auftragskarussell)	*Frust bei Therapeuten,* da anscheinend die Bemühungen nicht ankommen *Frustration bis Abbruch bei den Klienten:* Der Kontext und die relevante Umgebung der Klientin werden nicht einbezogen; so entstehen Nebenwirkungen, die den Prozess der Veränderung behindern.
(4) Kontrakt: »Was biete ich an?«	»Das habe ich verstanden.« (Wertschätzung von jedem Problemsystemmitglied:) »Jeder hat ein gutes Motiv!« (Kooperationsbasis – Passung/Abgrenzung:) »Das kann ich mit meinen Mitteln/können wir hier in der Institution leisten, das – zumindest in dieser Form – nicht.« (Angebot:) »Das kann ich Ihnen anbieten: Verstehen, was das Problem bedeutet, mit Ihnen gemeinsam nach Lösungen suchen, Sie dabei fachlich und persönlich unterstützen, Gesprächsmoderation bieten, und: Dazu brauche ich Ihre Ideen und Ihre Hilfe!« (Ankündigen von verschiedenen Stadien, auch von möglichen Turbulenzen, Wertschätzung für Nichtänderung – z. B. bis zum nächsten Mal.) (Einen klaren äußeren Rahmen setzen: vorläufige Sitzungsanzahl, Ort, Geld usw.)	Ärger der Therapeuten über eigene (Über-)Aktivität und als passiv erlebte Klienten *Enttäuschungen und Frustrationen, Aggressionen auf beiden Seiten* durch mangelnde Klarheit darüber, was realistisch möglich ist und vom Therapeuten tatsächlich angeboten werden kann *Hindernisse und Turbulenzen im Prozess,* besonders, wenn es um harte und belastende Themen geht; weil keine klaren Informationen gegeben wurden über Rahmenbedingungen (Kosten, Ort, Zeiten, Konsequenzen bei Nichteinhaltung etc.) *Frust durch Nichtänderung* für Klient und Therapeut *Dysfunktionale Loyalität* zum Klienten eingehen (z. B. ihm Klarheit und Grenze ersparen wollen, um ihn zu schonen) mit der Folge späteren Ärgers, bis hin zu Abbrüchen

Tabelle 11.2 (Fortsetzung)

	Fragestellungen im Prozess	mögliche Störungen
(5) (Zwischen-)Bilanz: »Wo stehen wir jetzt?«	»War es bisher ein guter Weg? Sind Sie zufrieden?« »Bin ich zufrieden?« neue Ideen, Wünsche, modifizierter Kontrakt	»*Was nicht funktioniert*«, dominiert die spontane Wahrnehmung, Fortschritte werden übersehen. *Stagnieren des Prozesses*, da er und die dazugehörigen Ziele nicht iterativ angepasst werden.

(2) Gelingender Veränderungsprozess der Klienten und Schwierigkeiten bei Nicht-Beachtung. Als Modell für den Veränderungsprozess der Klienten legen wir das Modell von Prochaska (2001) zugrunde, welches einen Zyklus von sechs Stufen der Veränderung beschreibt.

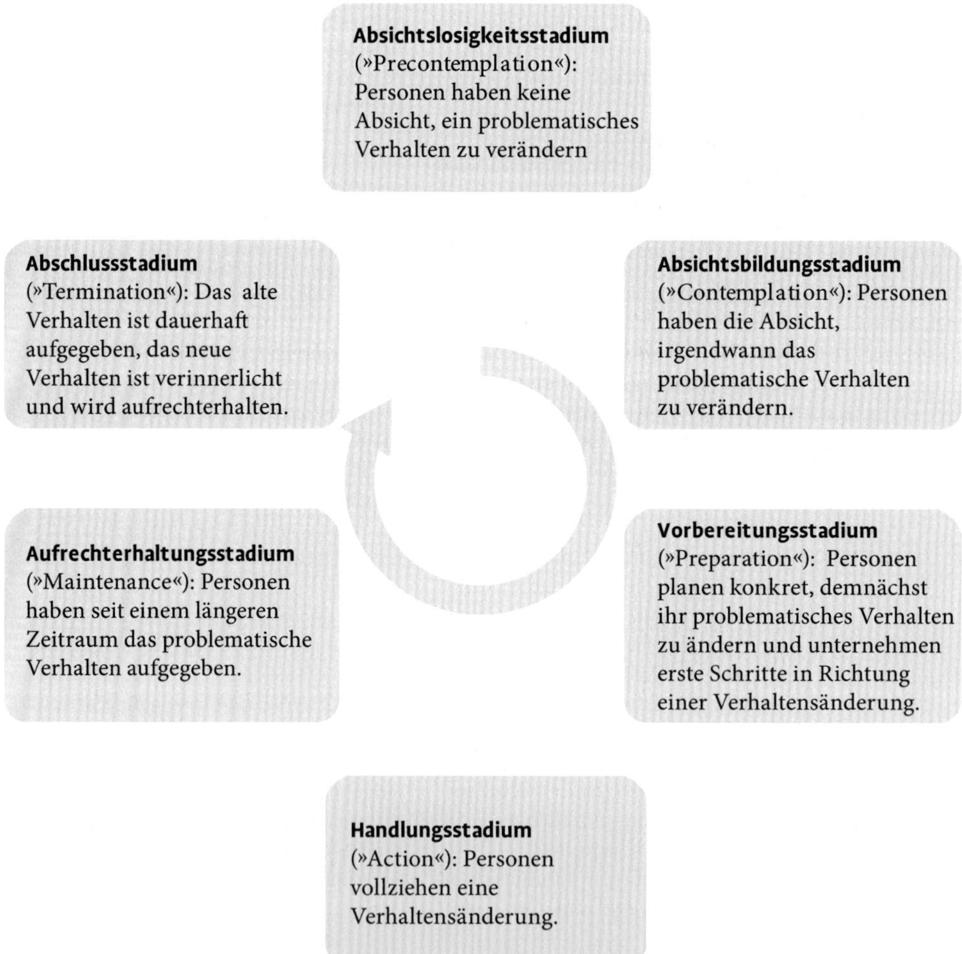

Abbildung 11.1 Zyklus der Veränderung nach Prochaska (2001)

Eine ganze Reihe von Störungen, gerade zu Beginn von Therapien, resultieren daraus, dass die Behandelnden ein anderes Verständnis über die Stufe im Veränderungsprozess ihrer Klienten haben als diese selbst. Am häufigsten ist nach unserer Erfahrung gerade im Kontext lösungsorientierter Therapien der Irrtum, die Klientin sei bereits entschieden für eine Veränderung, komme deswegen zur Therapie und es gehe nun darum, entsprechende Handlungsmuster oder -optionen zu finden. Häufig kommen Klienten aber in einem Zustand von Verunsicherung, Verwirrung, Leiden und nicht selten ohne spezielle Idee, worum es geht und was eigentlich los ist. Oder weil zunächst einmal die Partnerin den Ehemann schickt, der immer so antriebslos sei, oder der Hausarzt die Patientin, die ihm von großen Ängsten erzählt, aber bisher nicht selbst auf die Idee gekommen wäre, eine Therapie zu beginnen. In diesen Beispielen befindet sich jemand im Stadium der Präkontemplation, vielleicht auch der Kontemplation. Ganz deutlich ist sie oder er jedoch noch nicht auf der Stufe einer Entscheidung für notwendige Verhaltensänderungen oder Auseinandersetzungen oder gar schon bereit zu veränderndem Handeln.

Beispiel

Klärungs- wie Veränderungsprozesse eingehen

Ein ca. 56-jähriger Patient kommt, weil er sich kontinuierlich freud- und emotionslos fühle. In seinem Leben sei soweit alles gut: Er sei gesund, habe seit zwölf Jahren ein liebe Lebenspartnerin, die finanziell keine Sorgen habe. Er selber brauche nicht viel, sei genügsam und komme so mit seinem Krankentagegeld gut zurecht. Dennoch könne er sich über nichts freuen, seit vor ca. eineinhalb Jahren die Chefs der Firma, in der er bis dahin gearbeitet habe, von ihm forderten, er müsse einen Karriereschritt machen und mehr Verantwortung übernehmen. Andernfalls hätten sie keine Verwendung mehr für ihn. Ab da sei er stark unter Druck geraten, und wenn er jetzt auch nur an die Möglichkeit denke, wieder arbeiten zu müssen, wachse der Druck und er bekomme große Angst, wieder trinken zu müssen. Er sei trockener Alkoholiker, seit 15 Jahren absolut trocken, habe keinen Tropfen mehr angerührt, seine Selbstzerstörung sei ihm damals klargeworden und er habe so nicht weitermachen wollen.

Da ich ihn bezüglich seines Alkoholkonsums sehr klar erlebe, entwickle ich die Hypothese: Dieser Mann ist nüchtern im Kopf, er wünscht sich wieder mehr Gefühls- und Lebensqualität mit anderen Menschen, also passt er gut in eine meiner Gruppen und wird sich dort allmählich seinen Gefühlen öffnen.

Er profitierte im Laufe eines Dreivierteljahres tatsächlich von der Gruppe, lernte, anderen mehr zuzuhören, sich selber deutlicher mit seinen Vorstellungen einzubringen und seine anfänglich große Kränkbarkeit deutlich zu reduzieren. Er äußerte, dass die Gruppe ein interessanter Ort für ihn sei und dass er sich in ihr wohlfühle. Lediglich seine »Gefühlslosigkeit« erlebte er unvermindert weiter, war hierüber enttäuscht und wagte schließlich, das mit mir zu klären. Auch bei mir

Teil II

hatte sich ein etwas hilfloses Gefühl eingestellt, ihm irgendwie an dieser Stelle nicht recht weiter behilflich sein zu können.

Im Gespräch wurde deutlich, dass wir beide bezüglich der Auftragsklärung (s. Abschn. 11.3) und der Einschätzung, an welcher Stelle er für welches Anliegen und Ziel in seinem Prozess stand, unterschiedliche Vorstellungen hatten. Ich war vorschnell von eigenen Hypothesen ausgegangen. Es wurde deutlich, dass er selbst vor allem das Anliegen hatte, sich weiter mit dem Suchtdruck zu beschäftigen, den seine Entscheidung gegen den Alkohol nach wie vor in druckvollen Lebenssituationen wie in der Firma in ihm erzeugte. Das konnte diese Gruppe in ihrer Zusammensetzung nicht leisten. Er hatte vor Jahren die suchtspezifische Arbeit als hilfreich erlebt und war eigentlich auf der Suche nach deren Fortsetzung. Da ich ihm generell sympathisch war, ließ er sich auf mein Therapieangebot ein, auch wenn es nicht vollständig seinem Anliegen entsprach. Hinsichtlich seines Anliegens »Suchtdruck« war er deutlich in der Phase der Entscheidung, sich erneut einzulassen. Hinsichtlich des von mir verstandenen Anliegens und Auftrags, seine Emotionen aus einer Art Schutzstarre, die er davor zum Trockenwerden gebraucht hatte, zu befreien, schwankte er eher zwischen Präkontemplation und Kontemplation. Darüber konnten wir uns sehr gut verständigen und der Patient entschloss sich, die Therapie hier zu beenden, um zunächst seine Freundin zu heiraten, zu reisen, vielleicht eine Selbsthilfegruppe zu besuchen, und sich dann eventuell für ein verändertes Setting wieder zu melden. Die Verständigung über die Stufen des Klärungs- wie Veränderungsprozesses hatte, wie er sagte, für ihn einen Knoten gelöst, mir ging es genauso.

Fokus 2: Die therapeutische Beziehung

Zu beachten sind besonders die in Abschnitt 3.4 benannten »Fallstricke«, die auftreten, wenn Beziehungskompetenzen noch nicht ausreichend entwickelt sind.

Bindung scheint für das Gelingen oder Misslingen von therapeutischen Beziehungen eine große Bedeutung zu haben, ungeachtet der Tatsache, dass sie ungleich und nicht reziprok sind hinsichtlich der Rollen. Eher sicher gebundene Therapeuten können sich besser auf verschiedene Muster der Klienten einstellen. Schwierigkeiten können z. B. entstehen, wenn unsichere oder vermeidend gebundene Klienten auf Behandelnde treffen, die sich selbst als vermeidend gebunden beschreiben. Letzteres kann die Vermeidung von emotionaler Nähe fördern (Romano et al., 2009; Dinger, 2016). Behandelnde lernen aber im Laufe ihrer Entwicklung und Selbsterfahrung, damit gut umzugehen und ausreichend Bindung anzubieten. Eine bindungswertschätzende und ressourcenorientierte Grundhaltung ist als Grundhaltung und Anerkennung jeglichen Bindungsverhaltens als Überlebensmuster eine unabdingbare Voraussetzung. Zu Auswirkungen von Eingriffen in Familiensysteme siehe von Sydow (2016).

! Da unbewusste Bindungsmuster der Klienten und vermutlich auch der Therapeuten sich auf die therapeutische Beziehung auswirken, ist die kontinuierliche Überprüfung der therapeutischen Beziehung in Selbstreflexion, Intervision oder Supervision von großer Bedeutung (Übertragungs- und Gegenübertragungsphänomene).

Fokus 3: Die Bedeutung der Haltung der Behandelnden

! Im günstigen Fall ist die therapeutische Beziehung kooperativ. Authentizität, Achtsamkeit, Mitgefühl, Klarheit und die Fähigkeit zu Selbstreflexion und Selbsterfahrung sind unerlässlich, um Schwierigkeiten zu meistern.

Eine Haltung und Praxis von Achtsamkeit wird nicht mehr nur in der Verhaltenstherapie, sondern auch in der Systemischen Therapie zur Bewältigung schwieriger Momente und Themen postuliert und beschrieben (Schmidt, 2016). Achtsamkeit, gepaart mit Empathie, Mitgefühl und Selbstmitgefühl, ohne den Drang, eigene narzisstische Ziele durch den Erfolg einer Behandlung zu bedienen, erlauben der Therapeutin die Anwendung einer wertschätzenden, klaren, klientenfokussierten Haltung und Prozessstrategie in einem iterativen, sich ständig neu anpassenden Behandlungsprozess (s. Abschn. 11.3). Die Bewältigung von Brüchen und Konflikten, die unvermeidlich dabei auftauchen, sind im Rahmen einer hinreichend guten therapeutischen Beziehung zu bewältigen und von großer Bedeutung für nachhaltig wirksame neue Erfahrungen in einer Therapie (Stern et al., 2012).

Fokus 4: Die Bedeutung von Rahmenbedingungen und Kontexten von Klientinnen- und Behandlungssystem

Je verunsicherter und traumatisierter Klienten sind, umso mehr Sicherheit und sicheren Rahmen brauchen sie. Unabhängig von Traumatisierungen ist jeder Beginn einer Psychotherapie, wie vielleicht der Beginn von wichtigen Erfahrungs- und Entwicklungsphasen und der Beginn jeder Beziehung überhaupt, von jeder Menge unsicherer Variablen und von Unvorhersehbarkeiten geprägt. Um sich darauf einlassen zu können, ist einzig der Rahmen und die verhandelten Bedingungen des Umgangs miteinander eine halbwegs sichere Größe (s. auch Kap. 2).

Beispiel

Rahmenbedingungen einhalten

Eine jüngere Frau kommt zum Erstgespräch und zu Probesitzungen. Es gehe darum auszuloten, ob wir zusammen arbeiten könnten, da sie sich in den letzten Jahren nicht mehr an eine Therapie getraut habe. Die Klientin hat in ihrer Vorgeschichte eine Reihe von Traumata erlitten: sexueller Missbrauch durch die Männer ihrer Familie, als Jugendliche in einer Klinik, später durch den Traumatherapeuten, bei dem sie deswegen in Behandlung war, und dann in der Folge ein

Teil II

emotionales Trauma durch den Folgetherapeuten, als dieser realisierte, was sein Vorgängerkollege getan hatte und daraufhin überstürzt und abrupt in einem wohl eigenen Loyalitätskonflikt schroff die Therapie abbrach.

In einigen Vorgesprächen bei mir und immer wieder in den weiteren Sitzungen ging es um »knallharte« Verhandlungen mit Frau R. zu den generellen Rahmenbedingungen. Ich wusste bis dato nur sehr ungefähr von ihrer Vorgeschichte, das ganze oben skizzierte Ausmaß erschloss sich erst nach und nach. Konnte und wollte ich der Klientin einen Platz anbieten? Mir war klar, dass dies nur gelingen konnte, wenn ich mich zwar auf sie einlassen, aber ihr ein Setting anbieten würde, das mich nicht unter Druck setzte. Aufgrund äußerer Rahmenbedingungen liegt mein Schwerpunkt auf der Gruppentherapie und regelmäßigen Supervisions- und Fortbildungstätigkeiten. Daher war es vorhersehbar, dass ich nicht sofort regelmäßige Einzeltermine für die Klientin haben würde – außerdem würden dann auch immer wieder Abwesenheitszeiten entstehen. Frau R. ihrerseits machte sehr deutlich, dass für sie folgende Rahmenbedingungen unverzichtbar seien:

- eine Praxis, die nicht in der Wohnung der Therapeutin liege
- Klarheit darüber, dass sie möglichst nicht wieder von einem Tag auf den anderen wegen emotionaler Überforderung der Therapeutin »gekündigt und rausgeschmissen« würde
- eine spürbare Ahnung davon, dass es mir auch ohne sie gut gehe

Regelmäßige Termine waren durchaus auch wichtig, am liebsten zweimal pro Woche, es stellte sich aber in den »Verhandlungen« heraus, dass sie auch mit selteneren Terminen einverstanden sei, wenn über die anderen Punkte immer wieder Klarheit zu erzielen wäre. Ich wiederum musste mich darauf einstellen, dass, bei der Vorgeschichte vorhersehbar, Krisen, Bedürfnisse nach mehr Anbindung etc. entstehen würden und dass ich die Klientin hier würde frustrieren müssen, wollte ich nicht mein ganzes Arbeitsgefüge aushebeln. Dass ich dazu nicht bereit war und das vertreten konnte, entlastete die Klientin immer wieder. Später äußerte sie, gerade das habe sie zwar öfter traurig und auch wütend gemacht, ihr aber auch Sicherheit und Freiraum, den sie dringend brauchte, gegeben.

Peer Abilgaard (2013), der sich als Chefarzt einer Akutpsychiatrie mit der »Sicherheitsfrage« eingehend beschäftigt, geht davon aus, dass es in der Krise (die die meisten Klienten zu uns führt) grundlegend um Affektregulation und ein Bewältigen des »Außer-sich-Seins« geht. Bei Menschen, deren Selbstberuhigungsfähigkeit eingeschränkt sei (und das treffe auf den Großteil der Menschen, die sich in Psychotherapie begeben, zu), sei mit einer derartigen Regulationsstörung zu rechnen.

Das Bedürfnis der Klienten, die »Top-down«-Prozesse (von übergeordneten Steuerzentren im Gehirn Richtung Emotion und Körperausdruck) durch Kontrolle über die Situation zu stärken, solle respektiert und sogar genutzt und nicht als »neurotisches oder dysfunktionales Handlungsmuster diskreditiert« werden und das bedeute, von

Behandlerseite alles zu unternehmen, um diesem Kontrollbedürfnis gerecht zu werden (Abilgaard, 2013, Seite 53-54)

»Bottom-up-Prozesse« sind hingegen die unwillkürlichen physiologischen Fight-Flight-Fright-Reaktionen, also Angst- und Stressreaktionen von Körper und Psyche, die unwillkürlich und sehr schnell als Antwort auf Unsicherheit im Organismus ablaufen.

Diese für den akutpsychiatrischen Kontext aufgestellten Merkmale sind ebenso für den ambulanten psychotherapeutischen Bereich gültig und wurden von uns ergänzt (s. Übersicht).

Übersicht

Sicherheitsregeln und Rahmengestaltung nach Abilgaard (2013), modifiziert durch Malzer-Gertz und von Sydow

Für eine Down-Regulation der »Bottom-up-Prozesse« ist sinnvoll:

- gemeinsam mit den Klienten immer wieder die äußere Sicherheit des Behandlungssettings und der therapeutischen Allianz zu überprüfen
- Triggersituationen zu erkennen, zu benennen und so gut wie möglich zu vermeiden
- auf Dissoziation vorbereitet zu sein und entsprechend intervenieren zu können
- Klienten generell und besonders solche, die schwere Grenzverletzungen erlebt haben, immer wieder dazu zu ermuntern, ihre Grenzen zu ziehen. Immer wieder fragen, ob therapeutische Fragen okay oder schon zu viel sind, wie sie sich körperlich fühlen und wie es ihnen nach dem letzten Gespräch gegangen ist.

Für die Stärkung der »Top-down-Regulation«:

- Erklären, Erklären, Erklären!! (und das betrifft sowohl äußere Abläufe als auch innere Schwierigkeiten z. B. mit der Selbstberuhigung, dem Verstehen emotionaler Reaktionen, den Reaktionen des »jüngeren verletzten Kindes« etc.)
- wertschätzende, respektvolle Grundhaltung auch und gerade in Momenten des Kontrollverlustes
- immer wieder den gemeinsamen Auftrag und die Ziele klären und Mandate für das therapeutische Handeln holen
- viel Raum für die Fragen der Klienten lassen
- gezielt nach individuellen Vorerfahrungen fragen, wo sich Klienten bei der Bewältigung von Krisen wirkmächtig erlebten
- Klarheit über Finanzierungen, Kassenanträge, Ausfallregelungen und die zeitlichen Grenzen der Therapie herstellen
- klare Absprachen über Erreichbarkeiten, in Krisen gerade auch Erreichbarkeit jenseits der Sitzungen treffen
- Die Auswirkungen der Behandlung auf Familienangehörige, Kollegen, andere relevante Beziehungen thematisieren und einbeziehen.

- Klarheit über die eigenen methodischen Absichten und Hintergründe als Behandelnde herstellen
- In akuten suizidalen Krisen Anti-Suizidverträge ausarbeiten und schließen

11.5 Kritische Einordnung

Systemtheoretisch gesehen interagieren und kommunizieren wir als Behandelnde mit den Klienten immer zum einen direkt als Teil des Klientensystems, ohne dieses aber wirklich zu kennen, und wechseln von dort ständig hin und her in eine Position des begleitenden Beobachtens, was uns zu einem Teil der relevanten Umgebung des Systems macht. In jedem Fall ist unsere Position per se geprägt von der Unmöglichkeit, direkten Einfluss auf das Klientensystem zu nehmen. Die Bereiche, die wir tatsächlich beeinflussen können, sind die der Rahmengestaltung, des Prozessablaufs und der Steuerung unseres eigenen Verhaltens. Wir können dafür sorgen, dass der Kontext, den wir als Behandelnde zu verantworten haben, von einem förderlichen, sicheren und im Grunde liebevollen Klima geprägt ist. Auf dieser Basis, und mit der Bereitschaft zur Selbstreflexion und Supervision, können wir uns immer wieder auch unseren eigenen latenten Bindungs- und Beziehungsmustern stellen. So sind wir optimal ausgestattet, den Herausforderungen von Schwierigkeiten am Beginn oder auch später im Prozess zu begegnen. Indem wir etwas wagen und uns darauf einlassen, mit unseren Klienten eine achtsame, zugewandte und kooperative therapeutische Beziehung einzugehen, können für die Klienten neue Erfahrungen, neue Bindungserfahrungen entstehen. Darin liegt die Chance jeder Therapie.

FAQ

Was ist zu tun, wenn schon in den ersten Sitzungen die Frage aufkommt, ob ich die richtige Therapeutin für den Klienten bin?
Versuchen Sie, nochmal »auf Start« zu gehen und genauer zu fragen und zu verstehen, welches genau das Anliegen des Klienten ist und was seine Ideen dazu sind. Nehmen Sie sich Zeit, das Problem zu würdigen und auch die Erklärungen des Klienten dazu und seine Hypothesen für eine Bewältigung. Erarbeiten Sie gemeinsam den Auftrag neu oder genauer. Wenn das noch nicht reicht: Nehmen Sie ernst, wenn Sie eigene Hindernisse ihm gegenüber wahrnehmen, und gestehen Sie sich Mitgefühl für ihr eigenes angetriggertes Problem zu. Erlauben sie sich, den Klienten lediglich so gut Sie können und mit all Ihrer Expertise zu begleiten, und gleichzeitig, egal wie schwer sich seine Probleme darstellen, nicht verantwortlich für deren Lösung zu sein.

Was tun, wenn ich eine Klientin nicht mag?

Nehmen Sie ernst, wenn Sie eigene Hindernisse ihr gegenüber wahrnehmen und gestehen Sie sich Mitgefühl für ihre Aversion zu, die vielleicht an eigene Themen erinnert? Vielleicht gelingt es, mehr Mitgefühl und Akzeptanz für die Klientin zu entwickeln, wenn die Akzeptanz und das Mitgefühl für die eigene anklingende Schwierigkeit deutlicher sind? Vielleicht erleben Sie in der Gegenübertragung eine Ablehnung, die die Klientin vor allem sich selbst und anderen gegenüber erlebt und ausstrahlt; wenn Ihnen das klarer wird, wächst meist das Mitgefühl und die Fähigkeit, der Klientin gegenüber offen zu sein.

Teil II

Weiterführende Literatur

Abilgaard, P. (2013). Stabilisierende Psychotherapie in akuten Krisen – PITT für die psychotherapeutische Grundversorgung. Stuttgart: Klett-Cotta.

Dinger, U. (2016). Bindungsaspekte im Psychotherapieprozess. In B. Strauß & H. Schauenburg (Hrsg.), Bindung in Psychologie und Medizin (S. 270–282). Stuttgart: Kohlhammer.

Ehrenthal, J.C. et al. (2013). Bindungsrelevante Situationen in der Psychotherapie. Der Psychotherapeut, (58), 474–479.

Noyon, A. & Heidenreich, T. (2013). Schwierige Situationen in Therapie und Beratung (2. Aufl.). Weinheim: Beltz.

Prochaska, J.O. (2001). Wie Menschen es schaffen, sich zu ändern, und wie wir noch mehr Menschen dabei unterstützen können. In M.A. Hubble, B.L. Duncan & S.D. Miller (Hrsg.), So wirkt Psychotherapie (S. 253–286). Dortmund: Modernes Lernen.

III Basisinterventionen der Systemischen Therapie

Editorial

Basisinterventionen der Systemischen Therapie

Ulrike Borst • Kirsten von Sydow

In den 16 Kapiteln dieses Teils werden Interventionen vorgestellt, die die »Basis« der Systemischen Therapie bilden. Es gäbe noch weit mehr Kapitel in diesem Abschnitt, wenn wir Vollständigkeit angestrebt hätten. So aber haben wir uns beschränkt auf die Interventionen, die dem erkenntnistheoretischen Hintergrund der Systemischen Therapie am besten entsprechen, die intrapsychische wie interaktionelle Prozesse abbilden und verändern können und die sich gut kombinieren lassen.

Trennscharf zu Interventionen anderer Therapieverfahren sind die hier beschriebenen Interventionen nicht unbedingt. Bei manchen könnte man fragen: »Aber gehört diese Intervention denn wirklich zur Systemischen Therapie?«, und durchaus antworten: »Nicht ausschließlich ...«

Die Frage, welchem Verfahren welche Intervention »gehört«, ist zwar von Bedeutung, wenn es um den Nachweis der Wirksamkeit eines Verfahrens geht, und die Verfahrensorientierung der Psychotherapie in Deutschland leistet dem Bedürfnis nach Trennschärfe Vorschub. Den Ergebnissen moderner Psychotherapieforschung dagegen entspricht es eher, in der Praxis methodenintegrativ vorzugehen und alle Methoden und Interventionen zu verwenden, die man gut beherrscht, gerne durchführt und von denen man überzeugt ist.

Wir warnen davor, die Kapitel als Sammlung von Tools zu betrachten, die für sich alleine stehen. Jedes Werkzeug ist nur so gut wie seine Passung zum Einsatzgebiet, also zum Patienten und zum Problem. Ein gut gefüllter Werkzeugkoffer ist eine notwendige, aber keine hinreichende Bedingung für eine gute Therapie. Eine gute Therapeutin wird mit sicherem Griff, sozusagen habituell, das passende Werkzeug wählen und manchmal erst im Nachhinein reflektieren und begründen können, warum sie es gewählt hat.

Themenbereiche in Teil III

12 Ressourcenaktivierung und Positive Umdeutung – Liz Nicolai. Ressourcenorientierung ist in erster Linie eine therapeutische Haltung, die aus einer systemisch-konstruktivistischen Perspektive die Grundlage für Veränderungsprozesse bildet. Mit ressourcenorientierten Fragen regen wir Suchprozesse an, die im günstigen Falle neue Informationen aus dem eigenen Speicher hervorholen und damit Veränderungen ermöglichen. Die konkreten Vorgehensweisen der Therapeuten müssen sich daher daran ausrichten, welche Art von Fragen und Interventionen eben zu dieser Informationsgewinnung führen könnten, die einen Unterschied für den Klienten machen und sich so als anregend erweisen könnten. Diese kleinen »Überraschungseffekte« werden an ausführlichen Fallbeispielen gezeigt.

13 Genogrammarbeit – Bruno Hildenbrand. Genogrammarbeit – also die Arbeit mit Familienstammbäumen über mindestens drei Generationen hinweg – wird hier nicht als bloßes Abbilden von Familienstrukturen verstanden, sondern als Mittel, um den Kontext zu erschließen, der die Entwicklung des jeweiligen Falles (Individuum, Paar, Familie) bestimmt, und um den Rahmen und die Muster zu erarbeiten, der die jeweiligen Entwicklungsspielräume beschreibt.

14 Systemische Fragen – Carmen Kindl-Beilfuß. Es gibt Abermilliarden Fragen auf dieser Welt, doch was ist das Geheimnis einer guten, einer therapeutisch nützlichen Frage – einer Frage, die neue Möglichkeiten des Denkens und Handelns eröffnet, die Perspektive anderer Personen einnehmen lässt oder Ressourcen aktiviert? Die Vielfalt möglicher Fragen wird in diesem Kapitel bewusst nur ansatzweise kategorisiert und klassifiziert; der Hauptteil bemüht sich darum, den »Geist« systemischen Fragens darzustellen.

15 Skulptur und Aufstellung – Kirsten von Sydow. Manchmal sagen Bilder oder räumliche Metaphern (nah, fern, oben, unten, zugewandt, abgewandt) mehr als tausend Worte. Skulpturen und Aufstellungen können schnell aufzeigen, wie Menschen ihre sozialen Beziehungen sehen, lassen Vergleiche zwischen verschiedenen Sichtweisen zu und ermöglichen die einfache Erfassung von Gegenwarts- und Zukunftsbildern (z. B. Therapiezielen). Gewarnt wird – gut begründet – vor Familienaufstellungen nach Hellinger.

16 Psychoedukation – Josef Bäuml & Gabriele Pitschel-Walz. Aus systemischer Sicht unterstützt die Psychoedukation, ursprünglich ein Therapieelement verhaltenstherapeutischer Orientierung, Familien und Paare bei der Bewältigung der sie oft hilflos machenden Krankheitssymptome. Da schwere, akute psychische Krisen »wie durch ein Brennglas« sowohl positive als auch negative Kräfte bündeln können, werden gute Familienbeziehungen durch die Krise eines Mitglieds unter Umständen sogar besser, problematische Familienkonstellationen dagegen sind eher in Gefahr vollends zu eskalieren. Und gemeinsam geteiltes Wissen macht sowohl die Betroffenen als auch deren Angehörige zu kenntnisreichen Experten und aktiv Handelnden, was sowohl das Vertrauen in die eigene Selbstwirksamkeit als auch in die Unterstützungskompetenz des engsten Umfeldes stärkt.

17 Hausaufgaben und »intersession tasks« – Björn Enno Hermans. »Willst Du erkennen, so lerne zu handeln«, so hat es schon Heinz von Förster formuliert. Therapeutische Wirkungen entfalten sich zwischen den Sitzungen, und durch passende Aufgaben und Handlungsvorschläge kann diese Wirkung verstärkt und stabilisiert werden. Solche Interventionen sind besonders hilfreich, wenn sie den Inhalt der jeweiligen Sitzung vertiefen, Vertrautes und Neues beinhalten, Ressourcen aktivieren, bewältigbar sind, eine übende Dimension haben und zu spielerischer Exploration anregen.

18 Zeitlinienarbeit – Liz Nicolai. Die Zeitlinienarbeit eröffnet Klienten einen spielerischen Wechsel zwischen den zeitlichen Abschnitten ihrer Biografie – zwischen Gegenwart, Vergangenheit und Zukunft. So können neue Sichtweisen auf die Kausalität der

Ereignisse entstehen und neue Erzählungen angeregt werden. Ein wesentliches Interesse gilt der Frage, durch welche Erfahrungen in der Zukunft rückblickend alte Geschichten neu interpretiert (Futur-II-Frage) oder wie Ressourcen aus der Vergangenheit für die Gegenwart und die Zukunft genutzt werden können. Die Methode eignet sich für alle Settings: Einzelne, Paare, Familien, Teams.

19 Arbeit mit Ritualen – Kathrin Stolze. Rituale bilden einen gemeinsamen Bedeutungsrahmen und fördern so das soziale Zusammenleben von Individuen und Familien. Rituale können Übergänge markieren, aber auch Kontinuität ermöglichen. In therapeutischen Ritualen werden Symbolisierungen erst konstruiert und Verdichtungen von Handlungsabläufen initiiert. Diese Prozesse wiederum entwickeln eine orientierende und strukturierende Kraft, die neuer Sinnbildung dient. Ausführliche Fallbeispiele zeigen auf, wie Rituale im therapeutischen Kontext maßgeschneidert konstruiert werden können.

20 Reflektieren und Metakommunizieren – Ulrike Borst & Volkmar Aderhold. Die hier vorgestellte Art des Reflektierens ist besonders hilfreich in Situationen, wo Sichtweise auf Sichtweise, Position auf Position prallt, also zum Beispiel in Familien- und Netzwerkgesprächen mit vielen Meinungen. Es ist aber auch eine Technik, die einem in Einzelgesprächen Luft und neue Ideen verschaffen und von akutem Handlungsdruck entlasten kann. Im Mittelpunkt dieser systemischen Praxis steht die Förderung einer Atmosphäre von Offenheit und Spontaneität, in der ein wahrhaftiger dialogischer Austausch über alle von den Anwesenden für bedeutsam erachteten Themen möglich wird. Wir setzen also das Gespräch mit dem, was die Leute sagen, fort und nicht mit dem, was wir glauben, was sie mit dem meinen, was sie sagen.

21 Arbeit mit inneren Anteilen – Sebastian Baumann. In der therapeutischen Arbeit mit inneren Anteilen geht es darum, Persönlichkeitsanteile, die mit einem leidvoll erlebten Verhalten in Zusammenhang stehen, zu identifizieren und zu personalisieren; die Wahrscheinlichkeit zu erhöhen, diese Teile miteinander in eine kooperative Beziehung zueinander zu bringen; abgewertete und nicht beachtete Teile zu sehen, zu respektieren und zu integrieren, sogar die unsympathischen. Dieser Beitrag bildet sozusagen eine Klammer um Interventionen mit unterschiedlichen theoretischen Herleitungen, in denen es aber um Ähnliches geht – die Arbeit mit dem Intrapsychischen. Ob als inneres Team, inneres Parlament, innere Familie (s. auch Kap. 76), inneres Kind, Ego-States oder hypnotherapeutische Teilearbeit bezeichnet: die inneren Anteile werden miteinander ins Gespräch gebracht, wobei sämtliche anderen Basisinterventionen angewandt werden können.

22 Mentalisieren und Spiegeln – Uri Weinblatt. Eskalierende Emotionalität und die Unfähigkeit, Motive und Intentionen anderer Familienmitglieder korrekt wahrzunehmen, sind häufige Probleme in familiären Konflikten. Solche Zustände können als blockierte Mentalisierungsfähigkeit einzelner Familienmitglieder verstanden werden. Therapeutisch wirksam ist dann das »Spiegeln«, was darauf abzielt, dass Personen bedeutsame Elemente ihrer jeweiligen Wahrnehmung gemeinsam generieren, kommunizieren und integrieren. Dadurch entsteht ein gegenseitiges, implizites Beziehungsverständnis. Dieses Verständnis führt zu einem organisierten dyadischen Zustand wechselseitiger Emotionsregulation.

23 Externalisieren von Problemen – Carmen C. Unterholzer. Durch externalisierende Dialoge trennen wir die Person vom Problem. Wir setzen diese Art, Probleme zu betrachten, ganz gezielt ein, um andere Erzählungen als die problembehafteten zutage zu fördern. Der distanzierte Blick erlaubt eine andere Perspektive auf das Problem. Neben der Dekonstruktion dominanter Diskurse, dem Aufspüren noch nicht erzählter Erfahrungen und – damit verbunden – der Entwicklung neuer Erzähllinien zählen die externalisierenden Dialoge zu den wichtigsten Methoden des narrativen Ansatzes.

24 Hilfreiche Literatur (und Medien) für Klienten und Therapeuten – Kirsten von Sydow. Dieses Kapitel listet eine Vielzahl von Internetadressen, Selbsthilfe- und Fachbüchern. Für Patienten, die gerne lesen, sind solche Informationsquellen von großem Wert. Auch Romane, die Verbindung zu den psychischen Problemen und möglichen Lösungswegen haben, können empfohlen werden. Seltene Risiken sind der »Werther«-Effekt bei Suizidalität und zu spät erkannte Trigger bei traumatisierenden Inhalten.

25 Videounterstützte Interventionen – Carol Gammer. Die Arbeit mit Videos, die am besten von den Klienten selbstständig zu Hause aufgenommen werden und in der Therapiesitzung angeschaut und besprochen werden, ermöglicht einen schnellen Veränderungsprozess und macht ihn sichtbar. In der systemischen Arbeit ist diese Methode zwar nur eine unter vielen, hat sich allerdings als besonders ertragreich erwiesen. Paare und Familien können ausgesprochen schnell und effektiv davon profitieren.

26 Internalisieren von Lösungen – Stefan Geyerhofer. Es lohnt sich, am Ende einer erfolgreichen Therapie ausführlich Rückschau zu halten und zu fragen, wie es die Patienten geschafft haben, ihr Problem zu lösen. Denn wenn wir wollen, dass Klienten mit Stolz, Stärke und Zuversicht unseren Therapieraum verlassen, müssen wir sicherstellen, dass sie das Erreichte nicht uns als Therapeuten, nicht Medikamenten, dem Schicksal oder einem Glücksfall zuschreiben, sondern den Erfolg der Therapie auf ihr Tun und ihre Person zurückführen. Nur dann kann die Lösung von Problemen als Ressource, als Fertigkeit und als Kompetenz wahrgenommen werden, die es ermöglichen, nicht nur jenes Leiden zu bewältigen, das sie in Therapie bringt, sondern auch all die Probleme anzugehen, die draußen im Leben noch warten.

27 Reguläre Therapiebeendigung und Behandlungsabbrüche – Margarete Malzer-Gertz & Miriam Gertz. Grundlage eines guten Endes sind die Aufträge und Vereinbarungen, die zu Beginn der Therapie und in einem längeren iterativen Therapieprozess immer wieder erneuert und angepasst worden sind. In der Regel bestimmen die Klienten, wann sie sich so stabil und geklärt fühlen, dass sie wieder gut alleine zurechtkommen werden. – Therapieabbrüchen kann man also vorbeugen, indem man immer wieder gemeinsam überprüft, ob und wie weit die Therapieziele erreicht wurden, und das Therapieende rechtzeitig einläutet.

Weiterführende Literatur

Schwing, R. & Fryszer, A. (2015). Systemisches Handwerk. Werkzeug für die Praxis. Göttingen: Vandenhoeck & Ruprecht.

12 Ressourcenaktivierung und positive Umdeutung

Liz Nicolai

12.1 Hintergrund und allgemeine Merkmale

Teil III

Ressourcenverständnis im systemischen Kontext

Ressourcenorientierung gilt als eine der zentralen Grundlagen Systemischer Therapie. Sie durchzieht als ein Behandlungsprinzip von Beginn an den gesamten Therapieprozess und ist eng verbunden mit der Haltung der Neugier gegenüber dem Neuland, das der Therapeuten mit dem Klienten gemeinsam betritt und exploriert.

Systemisches Denken und Handeln in Therapie und Beratung geht von der Prämisse aus, dass die Klienten Experten für sich selbst sind und ihre Veränderungsprozesse autonom und selbstreferenziell (Luhmann, 1993) steuern. Nicht die Methoden und Techniken der Therapeuten, sondern die Fähigkeiten und Fertigkeiten, Entwicklungspotenziale, positiven Erfahrungen und Ausnahmen vom Problemverhalten der Klienten stehen im Vordergrund. Der Therapeut begleitet den Veränderungsprozess wertschätzend, hilft die Potenziale und Ressourcen aufzuspüren, während der Klient entscheidet, was davon er in welcher Weise für einen möglichen Veränderungsprozess nutzt.

In der Therapie wird davon ausgegangen, dass jede Person, ganz gleich mit welchen inneren und äußeren Problemlagen sie zu tun hat, Ressourcen hat, sich zu entwickeln und ihre Situation in einer günstigen Weise zu verändern. Bereits die Tatsache, dass Menschen ihr Leben – eben im Rahmen ihrer aktuellen Möglichkeiten – leben, zeugt vom Vorhandensein von Ressourcen. Menschen, die zudem nach einer traumatischen Erfahrung, wie etwa Vergewaltigung, dem unerwarteten Verlust naher Angehöriger oder Kriegserlebnissen nicht aufgeben, sondern wieder in ein normales Leben zurückfinden, nennt man »resilient«. Resiliente Menschen haben die Fähigkeit, »... Krisen im Lebenszyklus unter Rückgriff auf persönliche und sozial vermittelte Ressourcen zu meistern und als Anlass für Entwicklung zu nutzen« (Welter-Enderlin & Hildenbrand, 2006, S. 13).

In der Resilienzforschung hat man viele Faktoren identifiziert, die die psychische Widerstandsfähigkeit von Menschen jedoch immer nur indirekt beschreiben. Interessant ist dabei, dass es weniger die belastenden Situationen oder Reize als solche sind, die entscheiden, ob Stress entsteht, sondern die Art und Weise, wie das Individuum die Situation bewertet. Ein positiver Bewertungsstil schützt langfristig vor stressbedingten Erkrankungen und hilft Menschen, schwere Krisen zu bewältigen. Die Aktivierung individueller Ressourcen stärkt nachweislich die Resilienz auch angesichts existenziell bedrohlicher Lebenssituationen.

! Therapie bietet einen Rahmen, in dem die Klienten wieder Hoffnung schöpfen und Zutrauen in ihre Ressourcen und Möglichkeiten gewinnen können, was ihnen eine positive Bewertung der eigenen Situation erlaubt. Die Grundidee, dass immer Kompetenzen vorhanden sind, stärkt das Vertrauen in die eigene Kraft und hilft, langfristig Veränderungsprozesse im Leben umzusetzen.

Ressourcen im Kontext biografischer Narrative

Wenn Menschen grundsätzlich über Ressourcen verfügen, kann man sich fragen, wie es dazu kommt, dass sie auf ihre Ressourcen im Sinne von Fertigkeiten, Fähigkeiten, Erfahrungen und Potenzialen kurz- oder langfristig nicht zugreifen können.

Ob Ressourcen als solche wahrgenommen und zudem entsprechend genutzt werden können, ist abhängig von der subjektiven Wahrnehmung und Verarbeitung der Wirklichkeit, die in jedem Individuum über die gesamte Lebensspanne wie ein dichtes Gewebe von Überzeugungen, Erfahrungen und Narrativen entstanden ist. Michael White (2007) beschreibt diesen Zusammenhang in seinem narrativen Ansatz (vgl. Kap. 1).

Die Bedeutung narrativer Strukturen. White postuliert, dass Menschen ihr Leben rund um Geschichten organisieren. Diese Geschichten, sogenannte narrative Strukturen, ermöglichen es Einzelnen und Systemen, einerseits Erfahrung und Wahrnehmung von Wirklichkeit, andererseits Handeln und Interaktionen zu strukturieren. In Geschichten über unsere Erfahrungen erzeugen wir Sinn, Bedeutung und Zusammenhänge, denen entsprechende Reaktionen und Verhaltensweisen folgen, die wiederum unsere Konstruktionen bestätigen. Was wir über uns wissen, was wir über uns denken, welche Überzeugungen wir über unsere Fähigkeiten, Begabungen und Defizite haben, setzt sich aus unzähligen kleinen und größeren – uns bewussten oder unbewussten – Geschichten zusammen, die wir und unsere Umwelt in wiederholten Erzählungen aus Geschehenem gemacht haben. Welches Leben wir führen, hängt demnach davon ab, welchen Geschichten wir Bedeutung geben, Aufmerksamkeit schenken, welche wir anreichern und dominant werden lassen, welche wir als wesentlich auswählen und vor allem wie wir sie erzählen.

Der Teppich der Geschichte wird im Wechselspiel zwischen den Selbstbeschreibungen einer Person und den Beschreibungen oder Erzählungen ihrer Umwelt gewoben. Die im gemeinsamen Erleben entstehenden Wirklichkeitskonstruktionen werden zunehmend stabiler, indem wir uns wechselseitig die erwarteten Feedbacks geben. Für die Wahrnehmung der eigenen Ressourcen spielen also neben dem Selbstbild auch die Erwartungen, Werte und Normen der Umwelt eine Rolle, die kontinuierlich im Verlauf des Lebens zwischen dem Individuum und der jeweiligen psychosozialen Umwelt interagieren.

Fallbeispiel

Ressourcen nutzen

Frau M. sucht therapeutische Hilfe, da sie im Laufe der Jahre soziale Ängste entwickelt hat und zunehmend das Gefühl hat, sozialen Stresssituationen nicht mehr standhalten zu können.

In einer aktuellen Situation erzählt Frau M., dass ihr an ihrer Arbeitsstelle eine neue verantwortungsvollere Aufgabe angeboten wurde, die sie eigentlich gerne machen möchte. Frau M. traut sich jedoch nicht zuzusagen, da sie den Ärger einer konkurrierenden Kollegin fürchtet. Grundsätzlich ist sie für die neue Aufgabe qualifiziert und von den Vorgesetzten autorisiert, aber in der aktuellen Situation zögert sie und bildet innerlich Sätze wie »Dafür bist du zu schwach«, »Einer wie der hast du nichts entgegenzusetzen«. Sie ist sich nicht sicher, ob sie unter den gegebenen Umständen – mit der Kollegin in einem Büro und dabei in einem möglichen Konflikt – überhaupt wagen kann, sich dieser Aufgabe zu stellen. In der Therapie entdeckt sie Ähnlichkeiten mit früheren Erlebnissen, die sie mit ihrer Zwillingsschwester hatte. Sie erlebte sich häufig als unterlegen und glaubte, dass ihre Eltern ihr einerseits nicht zutrauten, sich durchzusetzen, aber auch um des Friedens willen sie nicht darin unterstützten, sich einem schwesterlichen Konflikt zu stellen. Soweit das zugrunde liegende Narrativ, das auch heute noch Frau M.s Einschätzung ihrer Konfliktfähigkeit so stark bestimmt, dass sie sich bereits zweimal krankschreiben lassen musste. Frau M.s Ehemann riet ihr daraufhin fürsorglich und wohlwollend von der neuen Aufgabe ab, um sie zu entlasten. Frau M. ist also gerade dabei, ihrer Hauptgeschichte mit dem inneren Satz »Ich habe so jemandem nichts entgegenzusetzen …« eine weitere bestätigende Erfahrung hinzuzufügen. Sie nimmt sich vor, einer ähnlichen Herausforderung in Zukunft schon weiträumig aus dem Weg zu gehen.

Auch das Narrativ der Vorgesetzten passt sich nun an und wird zu einem stabilisierenden Feedback für Frau M.: Sie wird als kompetente Mitarbeiterin eingeschätzt, sei aber bedauerlicherweise größeren Herausforderungen nicht gewachsen. Frau M. selbst sieht sich mit einer weiteren Erfahrung darin bestätigt, dass sie in Konfliktsituationen nicht für sich einstehen kann. Im ungünstigen Falle stabilisiert sich ein limitierendes Narrativ, mit dem sie sich den Zugang zu ihren Ressourcen verwehrt.

In der Therapie konnte Frau M. bisher von ihr weitgehend unbeachtete Erfahrungen gelungener Konfliktlösungen erinnern, Ressourcen fokussieren, die sie dabei genutzt hatte, und langsam alte Glaubenssätze infrage stellen. Im weiteren Verlauf begann sie, Erfahrungen zu relativieren und selbst das Scheitern entwicklungsorientiert zu betrachten. Zunehmend entdeckte sie ihre ganz eigenen Fähigkeiten und Ressourcen, die sie in Stresssituationen nutzen konnte. Es entstanden neue Überzeugungen und Geschichten, die ihr halfen, sich Herausforderungen – auch am Arbeitsplatz – souverän und reflektiert zu stellen.

Die von ihr selbst wahrgenommenen subjektiven Ressourcen stellten dabei eine weitaus bedeutendere Grundlage für ihren Umgang mit Problemen und Herausforderungen dar als jede von außen an sie herangetragene Ermutigung.

Probleme anders betrachtet – die positive Umdeutung. Das Konzept der positiven Umdeutung basiert auf der Annahme, dass Verhalten und Symptome, ganz gleich wie pathologisch sie erscheinen mögen, eine stabilisierende Funktion in einem System erfüllen. In dem Maße wie menschliche Denkmuster, Zuschreibungen und Erwartungen einen sich selbst erhaltenden Rahmen für die Wahrnehmung der Wirklichkeit darstellen, binden sie Menschen an ihre eigenen negativen Interpretationen. Im therapeutischen Prozess regen ressourcenorientierte Umdeutungen dagegen neue Bezüge an: Der Therapeut unterstellt positive Motive für Symptome und geht davon aus, dass selbst pathologisches Verhalten einen Beitrag zum Erhalt des jeweiligen Systems leistet. Das Mädchen, das das Essen verweigert, stabilisiert vielleicht die Beziehung der Eltern, was es ihr wiederum schwieriger macht, das schädliche Verhalten einfach wieder aufzugeben.

Selvini-Palazzoli et al. (1980) formulierten die Notwendigkeit, dass nicht nur das als problematisch erlebte Verhalten eines Familienmitglieds, sondern alle Kommunikationen im System rund um das Verhalten gewürdigt werden. Wenn sich die Bedeutung und Bewertung eines Verhaltens verändert, verändern sich zwangsläufig auch die folgenden Interaktionen der Familienmitglieder. Solche Veränderungen haben eine günstige Grundlage, wenn sich die Klienten nicht in der Defensive befinden. Die Würdigung der Anstrengungen aller Familienmitglieder – auch wenn sie nicht zum gewünschten Ergebnis führen – stärkt die therapeutische Beziehung und öffnet die Möglichkeiten eines erfolgreichen Joinings. Die positive Konnotation eröffnet den Blick auf die Ressourcen im Symptomverhalten und hilft diese Erkenntnis zu nutzen, um ungünstige zirkuläre Interaktionsmuster zu verflüssigen.

Ressourcenorientierung und die therapeutische Beziehung

Ressourcenorientierung im therapeutischen Gespräch fördert das Entstehen einer positiven Beziehung zwischen Therapeut und Klient. Sie kann zu einer exemplarischen Erfahrung veränderter Feedbackschleifen werden – von der entmutigenden inneren Überzeugung »Das kann ich sowieso nicht« zum gemeinsamen neugierigen Erkunden der Ressourcen und bisherigen gelungenen Erfahrungen. Ressourcenorientierte Gespräche stören gewohnte negative Gedankengänge und innere Dialoge.

Stattdessen entstehen positive Selbstverstärkungsprozesse: Ressourcen und Möglichkeiten werden wahrgenommen, die daraus entstehenden positiven Emotionen stellen aus neuropsychologischer Perspektive einen günstigen Lernkontext dar, denn sie befeuern maßgeblich die Motivation zu lernen, die Kreativität und das Durchhaltevermögen in Veränderungsprozessen.

Ein kleiner Exkurs ins menschliche Gehirn

Zur Veränderung von problemorientierten Gedächtnisstrukturen bedarf es einer länger anhaltenden und geradezu persistierenden Aktivierung von positiven Gedächtnisinhalten. Sind neuronale Netze erst einmal fest etabliert, können sie schnell aktiviert werden und überstehen neue Inputs lange unbeeindruckt. Bemerkenswert ist, dass dies sowohl für negative als auch für positive Gedächtnisinhalte gilt.

Wie das geschieht, lässt sich durch molekulare Mechanismen im Gehirn erklären. Wenn sich aus Erlebnissen und Erfahrungen Gedächtnisinhalte formen, bilden Nervenzellgruppen eine neue Struktur (»synaptische Plastizität«). Die Stärke der Reizübertragung ändert sich entsprechend.

! Durch die Fokussierung auf negative innere Dialoge bilden sich neuronale Strukturen aus, die die Aufmerksamkeit mit immer höherer Wahrscheinlichkeit wieder auf negative Gedankeninhalte lenken.

Die Aufmerksamkeitsfokussierung auf Ressourcen und Lösungen verändert dagegen die synaptische Plastizität zugunsten von Zutrauen in die eigene Handlungsfähigkeit und erleichtert den Zugang zu kreativen Lösungsprozessen im Gehirn. Unterstützt wird dieser Prozess der Umfokussierung durch systemische Fragen im Therapieprozess. Ressourcenorientierte Fragen und Interventionen zwingen das Gehirn sozusagen in einen Suchprozess, der die vorher festen Muster von Angst, Stress oder Mutlosigkeit deutlich »verstört«. Einmal in diesen Suchprozess eingetreten, sendet das Gehirn Signale einer besseren Befindlichkeit und Klienten erleben sich selbstwirksamer.

Zusammenfassung. Die Ressourcenorientierung bedient sich im therapeutischen Prozess mithilfe folgender Herangehensweisen:

- Der Raum möglicher Wahrnehmungen individueller Ressourcen wird erweitert, indem Fragen nach guten Erfahrungen, Erfolgen, Ausnahmen von Problem- oder Scheiternserfahrungen gestellt werden sowie Umdeutungen und Perspektivwechsel angeboten werden.
- Ein anderes Narrativ zu den eigenen Kompetenzen, Fertigkeiten und Potenzialen wird ermöglicht, indem verfestigte negative Überzeugungen und einschränkende Geschichten über sich selbst neugierig fragend in neue Narrative überführt werden, die mehr Spielraum für alternative Geschichten lassen, bei denen sich die Person selbst die Möglichkeit einräumt, ungeahnte Potenziale in sich zu entdecken.
- Die Außen- und Beobachterperspektive der Therapeuten wird für veränderte Feedbackschleifen zwischen Klient und Therapeut genutzt. Der Therapeut kann aus den direkten Feedbackschleifen heraustreten, sich als Beobachter zur Verfügung stellen und mit dem Klienten die Kommunikation auf einer Metaebene reflektieren.

12.2 Indikationen und Kontraindikationen

Ressourcenorientierung benötigt grundsätzlich keine spezifische Indikation. Sie ist zu allererst eine therapeutische Haltung, die die Grundlage für Veränderungsprozesse aus einer systemisch-konstruktivistischen Perspektive bildet. Mit ressourcenorientierten Fragen regen wir Suchprozesse an, die im günstigen Falle neue Informationen aus dem eigenen Speicher hervorholen und damit Veränderungen erst ermöglichen.

Die konkreten Vorgehensweisen der Therapeuten müssen sich daher eher daran ausrichten, welche Art von Fragen und Interventionen eben zu dieser Informationsgewinnung führen könnten, die einen Unterschied für den Klienten machen und sich so als anregend erweisen könnten (Bateson, 1982).

Es gibt ebenso keine Kontraindikationen für Ressourcenorientierung. Man findet schwerlich eine gefährliche oder schädliche Wirkung dieser Haltung.

12.3 Klinische Praxis

Gerade bei sehr verunsicherten, deprimierten oder hoffnungslosen Familien oder Klienten kann es eine wesentliche Musterunterbrechung sein, sich direkt in der ersten Sitzung ausführlich nach den Ressourcen der Einzelnen und der gesamten Familie zu erkundigen. Während der weiteren Therapie gilt die Ressourcenorientierung als grundsätzliche therapeutische Haltung, die die Therapeutin hält, auch wenn gerade nicht explizit über die Ressourcen des Klienten gesprochen wird.

Zunächst aber benötigen die Klienten / Familien etwas Zeit für eine kurze Schilderung des Problems und des Anliegens. Dies ist nötig, um zu verstehen, was der Anlass ist, um einen Therapeuten aufzusuchen. Zudem ist es sinnvoll, da bereits die bisherigen Bewältigungsversuche sowie der Entschluss und die Umsetzung, sich bei einem Therapeuten anzumelden, Ressourcen voraussetzen und zum Ausdruck bringen.

Fallbeispiel

Familie F.: Ressourcenorientierter Einstieg in den Therapieprozess

Familie F. meldet sich wegen andauernder Schulprobleme des 15-jährigen Sohnes Sven zur Therapie an. Die Geschichte, die die Familie in der ersten Sitzung erzählt, gibt bereits Hinweise darauf, wie sich die elterlichen Lebenserfahrungen, ihr Erwartungsrahmen an Elternschaft und die Verhaltensweisen des Sohnes sozusagen ineinander weben und eine stabile Problemgeschichte bilden.

Die Eltern berichten im Vorgespräch am Telefon, dass Sven, der jüngere ihrer beiden Söhne, »schon immer« schwierig gewesen sei. Sie hatten sich erst spät entschieden, Eltern zu werden. Bezüglich ihrer Rolle als Eltern waren beide verunsichert. In der Familie des Vaters waren die Eltern früh gestorben und er hatte bereits mit 19 Jahren die Verantwortung für die jüngeren Geschwister mittragen müssen. Die Mutter hatte ihre eigene Mutter sehr früh verloren und wuchs mit einem sehr kritischen Vater auf, der, ganz gleich, wie sehr sie sich bemühte, »es recht zu machen«, immer noch einen Mangel fand. Vor diesem Hintergrund hatten beide lange gezögert, selbst Eltern zu werden. Die Narrative beider Eltern sind zum Zeitpunkt unseres Erstgesprächs noch durchgehend geprägt vom Bedauern über die Schwierigkeiten und Zumutungen ihrer Kindheit und Jugend. Später werden wir auf diese Narrative noch zurückkommen, um die Bewältigung der harten Bedingungen und das Gelingen des bisherigen Lebens gebührend zu würdigen.

! Grundsätzlich geht es im therapeutischen Prozess nicht darum, die Klienten davon abzuhalten, über Probleme, Schwierigkeiten und negative Deutungen zu sprechen. Verschiedene – oftmals als erfolglos erlebte – Bewältigungsversuche, das Aushalten und schiere Durchleben schwieriger Zeiten müssen anerkannt werden und sind im Gegenteil wahre Schatzkisten an Ressourcen.

Während des Gespräches empfiehlt es sich für die Therapeuten, sich eine Art Themenspeicher anzulegen, um später auf Themen wieder mit anregenden Fragen zurückkommen zu können. Eine solche Themenverschränkung gibt dem Gespräch einen roten Faden und eine innere Konsistenz.

Thema 1 im Themenspeicher: Reframing der schweren Kindheitsphase. Nachdem dann schließlich doch der erste Sohn geboren war, waren beide glücklich-überrascht, dass es so »einfach« schien. Der zweite Sohn jedoch, Sven, kommt fünf Jahre später als sogenanntes »Schreibaby« (Wessel et al., 1954) in die Familie. Er schreit viele Stunden am Tag und in der Nacht und bringt beide Eltern an ihre Grenzen. Das Kind weint und nörgelt, die Eltern sind überfordert und interpretieren das Schreien des Kindes irgendwann in ihrer Erschöpfung als absichtsvolles »Generve« und entschließen sich, darauf möglichst wenig einzugehen. Hier wiederholen die beiden eigene Beziehungserfahrungen. Die Situation der überforderten Eltern und des bedürftigen Kindes schaukelt sich derweil auf.

Vater und Mutter interpretierten ihre eigene Hilflosigkeit als Problem des Kindes und suchen bereits früh die Hilfe verschiedenster Therapeuten. Der kleine Sven entwickelt das Selbstbild, ein Problemkind zu sein, da er so viel Zeit in Therapien statt auf Spielplätzen verbringt. Die Auffälligkeiten werden stärker und mit 13 Jahren hat Sven bereits einen viermonatigen Aufenthalt in der Abteilung für Kinder- und Jugendpsychiatrie zur diagnostischen Abklärung hinter sich.

Vor allem der Vater ist sehr beunruhigt über Svens weitere Entwicklung und reagiert vorwiegend mit Kritik auf dessen Verhalten. Der Sohn antwortet mit verweigerndem Verhalten, das der Vater mit zunehmendem Sarkasmus beantwortet.

Zur ersten Sitzung erscheinen die Eltern mit Sven, der 20-jährige Bruder ist nicht mitgekommen. Er studiert in einer anderen Stadt und kann nach Meinung der Anwesenden zur Problemlösung nichts beitragen.

Thema 2 im Themenspeicher: Die Rolle des Bruders als mögliche Ressource beleuchten. Die Eltern bezeichnen diese Therapie als letzten Versuch und erwägen – wenn sich nichts ändert – eine Fremdunterbringung von Sven. Der findet alle Therapien »ätzend«. Die Mutter möchte, dass Sven sein Verhalten ändert und einsieht, dass es »so nicht weitergeht«. Sie möchte die Therapie aber auch nutzen, um über Veränderungsmöglichkeiten ihres eigenen Verhaltens zu reflektieren. Der Vater fokussiert ausschließlich die Veränderungen im Verhalten – und vor allem in den Einstellungen – des Sohnes. Soweit die Ausgangslage.

In der ersten Sitzung entschließe ich mich, direkt mit den Ressourcen anzufangen: Das Joining (Minuchin et al., 1995) mit wertschätzenden Orientierungsfragen zu Beginn unserer Sitzung dient dazu, einen Zugang zum Familiensystem zu bekommen und ein Arbeitsbündnis aufzubauen. Nun formulieren alle reihum nochmals die Problembeschreibungen und ihre Ziele. Die Eltern sind sich einig, dass das Verhalten des Sohnes in der Schule und zuhause ein Problem ist. Die Mutter empfindet die andauernden Streitigkeiten als unerträglich. Sven schweigt. Nun bitte ich die Eltern um Erlaubnis, zuerst einige Fragen an ihren Sohn stellen zu dürfen, was sie bejahen. Mit Sven ist bereits geklärt, dass er geduzt werden möchte.

Die nun folgenden Fragen überraschen alle Familienmitglieder und bringen eine wohltuende Irritation in das gemeinsame Narrativ der Familie.

(1) Teil des Gesprächs: Stärken der Familienmitglieder

T: Sven, ich würde dich und deine Familie gerne noch etwas besser kennenlernen. Nun habe ich schon einiges über die Probleme gehört, und frage mich gerade, was in eurer Familie gut läuft.

Genaueres Nachfragen betrifft dann die Stärken der Familie, die Stärken jedes einzelnen und z. B. – zirkulär – die gegenseitige Wahrnehmung der Stärken der anderen, etwa mit der Frage: »Sven, was würde dein Vater sagen, was du an ihm magst?«

Fragen zu den Stärken der Familie an »das Problemkind« der Familie stellen eine erste Musterunterbrechung und Irritation in der familiären Kommunikation dar. Zirkuläre Fragen nach den Stärken der Familie und der Familienmitglieder aktivieren Humor und damit andere Verknüpfungen im Gehirn. Neue oder vergessene Beschreibungen werden aktualisiert.

(2) Teil des Gesprächs: Das Problem als gemeinsame Leistung

T: Das klingt doch ganz gut, eine Familie mit solchen Ressourcen ... wie schafft ihr es trotzdem, so viel zu streiten?

In der folgenden Sequenz sprechen wir darüber, ob alle gleich gut streiten können oder ob manche darin besser sind als andere in der Familie, und bieten damit schon eine erste Umdeutung an. Wir erkunden mit humorvollem Ernst, wer mit wem, wie viel, wie lange anhaltend streitet, wer sich heraushält und schließlich, wie alle Familienmitglieder genau das zusammen »hinbekommen«.

> **!** Ressourcenorientierter Problemtalk erzeugt eine Art von kognitiver Dissonanz. Das Problem wird zu einem aktiven Schaffensakt umgedeutet. Die Fragen führen weg vom Problem, das die Indexklientin – und nur sie – hat, hin zu der Idee, dass die Familienmitglieder gemeinsam mit ihren Kommunikationen das Problem erzeugen.

(3) Teil des Gesprächs: Gemeinsamkeiten statt Unterschiede in den Blick nehmen

T:	Wenn wir über Ihre familiären Stärken sprechen, welche Stärken haben Sie in Ihrer Jugend über die schwierigen Zeiten getragen?
Vater:	Bei mir war das sicher die Beharrlichkeit und dass ich immer dachte, ich schaff das …???
Mutter:	Ich hab mich einfach fast unsichtbar gemacht – und ich denke, das kann ich bis heute gut, vermitteln und so was …
T:	Was davon sehen Sie denn auch bei Ihrem Sohn?
Vater:	Nichts.
T:	Wie erklären Sie es sich, dass er gar nicht von Ihren Stärken und Erfahrungen profitieren kann?
Mutter:	[*mischt sich ein*] Das stimmt ja nun auch nicht ganz … und ihr habt viel Ähnlichkeit, ihr Dickköpfe mit der Beharrlichkeit …
Vater:	Ja, das stimmt – aber ich bin kein Dickkopf!
T:	Was glauben Sie, was Ihre Frau meint, wenn sie Sie als dickköpfig beschreibt?
Vater:	Am ehesten ist es so ein Dranbleiben, nicht aufgeben, das ist es. Wenn ich weiß, was notwendig ist oder was ich will, dann bringt mich so schnell keiner davon ab.
T:	Aha, das ist ja interessant … und Ihre Frau meint, dass Sven auch so eine Seite hat? Wo zeigt er die denn?
Mutter:	Na, früher hat er uns unbeirrbar die Ohren vollgebrüllt, haha [*alle lachen*].
Vater:	Er kann schon an etwas dranbleiben – aber eben nicht an den Sachen, die wir für wichtig halten – z. B. die Schule!
T:	Sven, wenn du diesem Gespräch so zuhörst, wo stimmst du zu, wo nicht?
Sven:	Ja, mein Vater hat schon recht … aber die Schule ist einfach nicht mein Ding …
T:	Dein Vater meinte ja, dass du schon an Sachen dranbleiben kannst, was wäre so was, an dem du dranbleibst?
Sven:	Im Basketball bin ich ganz gut und beim Training fehle ich nie!
T zu Vater:	Was glauben Sie, was es genau ist, was Sven dort so gefällt und das Dranbleiben einfach macht?
Vater	Hm … da bekommt er eben viel Anerkennung – [*grübelt*] aber das geht halt nicht überall, ich meine, wenn er eine Fünf in Mathe hat, kann ich ihn ja wohl kaum loben …
T zu Mutter:	Wie und wofür wird denn in Ihrer Familie gelobt? Wer lobt wen?

Mutter:	Viel zu wenig, wenn ich ehrlich bin. Das kommt aus unserer Kindheit – wir sind ja auch nie gelobt worden. Ich bemühe mich manchmal, aber es kommt immer wieder zu kurz, das weiß ich wohl …
T zu Vater:	Was würde Sven mir vermutlich sagen, wenn ich ihn fragte, was er an Ihnen besonders schätzt und wofür er Sie loben würde? [*alle lachen*].
Vater:	Sie meinen, wofür er mich loben würde?
T:	Ja, genau.
Vater:	Also ich weiß nicht … vielleicht findet er es gut, dass ich mich so um den Garten kümmere – ach, ich weiß nicht …
T:	Nun Sven, was meinst du zu der Vermutung deines Vaters?
Sven:	Ja, das stimmt schon, aber ich finde es auch gut, wenn er mir was zutraut, z. B. letzte Woche hat er mich die Hecke alleine schneiden lassen. Das war cool. [*Sven lacht verlegen.*]
Vater:	Das stimmt, das hat er gut gemacht und es hat mich gefreut.

Im weiteren Gespräch werden die Vor- und Nachteile des Lobens besprochen. Eine Befürchtung ist, dass zu viel Lob den Leistungsansporn mindern könnte, andererseits ist auch deutlich, dass Svens Motivation für seine erfolgreichen Beschäftigungen (Basketball) durch Lob noch deutlich zunimmt. Die Mutter spricht sich generell für mehr Lob aus, weiß aber noch nicht so recht, wann und wofür. Der Vater ist nachdenklich geworden und will sich das Verhalten des Sohnes genauer ansehen. Der Sohn findet die Idee gut, seinerseits die Eltern zu loben.

Das Gespräch endet nach 90 Minuten, und in der Abschlussrunde sind sich die drei Familienmitglieder darüber einig,

- dass sie »so zuhause noch nie miteinander geredet haben«,
- dass sie sich im Moment »fast wie eine andere Familie empfinden«,
- dass sie wiederkommen möchten, und auch Sven stimmt dafür, weitere Gespräche zu führen.

Resumee. Mit dem ressourcenorientierten Einstieg ist es gelungen, bisherigen Kommunikationsmuster und Deutungen der Familie zu unterbrechen. Die Familienmitglieder nehmen selbst diesen Unterschied wahr. Die Problembeschreibung hat sich verändert: Am Ende des Gesprächs machen sich die drei Beteiligten mehr Gedanken darüber, wie und zu welchen Anlässen sie positiver miteinander umgehen könnten, statt über Svens negatives Verhalten zu klagen.

12.4 Gute Erfahrungen, typische Schwierigkeiten und Fehler

Nochmals zurück zum Grundsätzlichen: Ressourcen sind die Potenziale eines Systems, die es für seine Lebensfähigkeit und zur Problemlösung nutzen kann. Ressourcenorientierung ist eine therapeutische Haltung, die bedingungslos an diese Potenziale anknüpft, um auf diese Weise die Verhaltensmöglichkeiten des Systems zu vergrößern.

Teil III

Da die Ressourcen für die Beteiligten nicht immer direkt erkennbar sind, ist eine Aufgabe der therapeutischen Arbeit, diese erkennbar zu machen oder die bisherigen Zuschreibungen so umzudeuten, dass sie als Ressourcen, nicht als Defizite gesehen werden. Dies ist für alle lebenden Systeme gleichermaßen bedeutsam, denn Veränderungen können sich nur aus den systemeigenen Fähigkeiten speisen.

Besonders gute Erfahrungen gibt es in Familien mit Kindern und Jugendlichen mit einem ressourcenorientierten Gesprächseinstieg. Wie im vorangegangenen Beispiel deutlich wurde, ist dort die positive Verstörung alter Muster unmittelbar zu erleben. Mit dieser Verstörung entsteht wieder Hoffnung auf eine mögliche Veränderung, die im Laufe einer langen Problemgeschichte immer unwahrscheinlicher zu werden schien. Vor allem die Kinder und Jugendlichen selbst erleben mit einem ressourcenorientierten Gesprächseinstieg einen erleichternden Unterschied zu den vorherigen negativen Zuschreibungen. Eltern sind häufig überrascht, dass nach einem solchen Gespräch der Widerstand ihrer Kinder gegen eine Familientherapie verflogen scheint.

Eine typische Schwierigkeit kann dort auftreten, wo der Therapeut durch ein einseitiges Hervorheben der Ressourcen des Kindes oder Jugendlichen seine Allparteilichkeit verliert. Das beeinträchtigt das Vertrauen der Eltern, die den Therapeuten in einer Allianz mit dem eigenen Kind gegen sich oder sogar in Eltern-Konkurrenz erleben.

! Die Ressourcenorientierung muss immer von der Annahme getragen sein, dass *alle* Familienmitglieder Ressourcen haben, die es zu entdecken gilt. Parteinahme ist dabei nicht nützlich. Im Gegenteil stellen die Verhaltensweisen und bisherigen Problemlösungsversuche aller Beteiligten das bislang Bestmögliche dar und sind insofern unbedingt mit Wertschätzung zu behandeln.

12.5 Kritische Einordnung

Ressourcenorientierung ist ein anerkannter Teil therapeutischer und präventiver Konzepte, auch verschiedener Therapieschulen, aber man findet immer noch zu wenig Forschungsarbeiten zur Wirksamkeit von Ressourcenorientierung oder Ressourcenaktivierung. Veröffentlichungen einzelner Forschergruppen um den 2005 verstorbenen Klaus Grawe (Gassmann & Grawe, 2009; Schmied & Grawe, 2013), um Christoph Flückiger an der Universität Zürich (Flückiger et al., 2008, 2014) und um Ulrike Willutzki an der Universität Witten-Herdecke (Willutzki & Teismann, 2013, 2017) haben sich des Themas angenommen.

Schmith und Grawe (2003) konnten an Hand von Videoanalysen von Therapiesitzungen nachweisen, dass die produktiven Sitzungen stärker ressourcenorientiert geführt wurden als die unproduktiven.

Auch Gassmann und Grawe (2004) zeigen mit Analysen von Videosequenzen eine positive Wirkung von Ressourcenaktivierung in Psychotherapiesitzungen.

Christoph Flückiger (2009) konnte zeigen, dass sich die Patienten in ihrem Selbstwert gestärkt fühlen und Kompetenzen und Lösungen deutlicher in den Fokus nehmen können, wenn die Therapie ressourcenorientiert durchgeführt wird.

Besonders interessant aus systemischer Sicht sind die Ergebnisse einer Interventionsstudie von Flückiger et al. (2008), die die Wechselwirkung zwischen einer ressourcenorientierten Haltung der Therapeuten und den Reaktionen der Patienten hervorheben. In der sogenannten »Ressourcenpriming-Gruppe« lenkten die Therapeuten vor jeder Sitzung ihre Aufmerksamkeit eingehend auf die Ressourcen der Patienten und deren bereits erarbeiteten Schritte im Therapieprozess. Im Vergleich zur Kontrollgruppe (treatment as usual) ging der therapeutische Beziehungsaufbau schneller und die Patienten berichteten früher als die Vergleichsgruppe von Bewältigungserfahrungen.

Teil III

FAQ

Ist Ressourcenorientierung nicht oberflächlich und nur mit der rosa Brille unterwegs?
Dieser Eindruck kann entstehen, wenn der Problemschilderung der Klienten – in bester Absicht des Therapeuten – kein oder zu wenig Raum gegeben wird. Das Erleben von Scheitern, von Misserfolg und Hilflosigkeit muss gewürdigt werden, bevor die Entdeckungsreise zu den Ressourcen angetreten werden kann.

Für das therapeutische Vorgehen bedeutet das, sich mit drei Themensträngen parallel zu beschäftigen:

(1) die Ressourcenseite des Problemverhaltens an sich
(2) die Würdigung der bisherigen Problemlösungsversuche
(3) die Fähigkeiten und Potenziale der Klienten, die bisher noch nicht entdeckt sind oder nicht entsprechend genutzt werden

Weiterführende Literatur

Grawe, K. & Caspar, F. (2012). Allgemeine Psychotherapie. In W. Senf & M. Broda (Hrsg.), Praxis der Psychotherapie. Ein integratives Lehrbuch (S. 33–46). Stuttgart: Thieme.

Willutzki, U. & Teismann, T. (2013). Ressourcenaktivierung in der Psychotherapie. Göttingen: Hogrefe.

13 Genogrammarbeit

Bruno Hildenbrand

13.1 Hintergrund und allgemeine Merkmale

Während heute vielfach noch die Auffassung von Monika McGoldrick und Randy Gerson (1990, S. 1) vertreten wird, das Genogramm ermögliche einen »raschen Überblick über komplexe Familienstrukturen und bilde eine reichhaltige Quelle zur Hypothesenbildung«, bin ich grundsätzlich anderer Auffassung:

- Von einem raschen Überblick über Familienstrukturen kann nicht die Rede sein; nötig ist ein methodisch stringenter, sequenzanalytischer Durchgang durch die in einem Genogramm abgebildeten Personen und ein ruhiges Eintauchen in die objektiven Möglichkeiten der damals Handelnden. Dazu ist Wissen erforderlich, das heute nicht mehr mühsam erschlossen werden muss, sondern neben Fachliteratur auch durch zahlreiche Internetquellen erworben werden kann.
- Prominent ist bei McGoldrick und Gerson der Begriff der »repetitiven Muster« (1990). Dabei bleibt unberücksichtigt, dass im Zeitverlauf jede Wiederholung eines Musters in einem anderen historischen Kontext stattfindet, mit dem es konfrontiert ist. Ein Beispiel: In Kriegszeiten verweist der Sachverhalt des abwesenden Vaters auf ein kollektives Schicksal; im »Goldenen Zeitalter der Familie«, das in den 1950er-Jahren zu Ende ging, wird die Abwesenheit des Vaters skandalisiert; in Zeiten hoher Scheidungsquoten löst sich das Skandalhafte am abwesenden Vater auf, andere Themen werden bedeutsam. Innerhalb von 50 Jahren hat sich dieses Muster mehrfach grundlegend gewandelt. Hier von Wiederholungen zu sprechen, wäre absurd.
  Und weiter: Es kann auch vorkommen, dass im Falle von »repetitiven Mustern« gerne das Wort »Muster« gemieden und ausschließlich auf »Repetitionen« geachtet wird. So wird die schweißtreibende Arbeit des Mustererkennens ignoriert.
- Drittens ist das Genogramm keine Quelle der Hypothesenbildung; das Ziel jeder Genogrammarbeit ist das Entdecken von Mustern (oder Hypothesen) und deren systematische Überprüfung.

So verstanden ist Genogrammarbeit also weit entfernt von »raschen Überblicken«; sie bedeutet Bohren dicker Bretter in Gestalt der Sequenzanalyse. Manchen ist der Zeitaufwand, der mit einer gründlichen Genogrammrekonstruktion verbunden ist, zu groß (Erfahrene benötigen dazu meistens weniger als zwei Stunden, zu Übungszwecken kann beliebig viel Zeit aufgewendet werden. Hier fällt mir folgende Metapher ein: Bevor man sich auf eine Reise begibt, sollte man sich gut überlegen, was man mitnehmen will.

> **!** Mithilfe der Genogrammarbeit wird der Kontext erschlossen, der die Entwicklung des jeweiligen Falles (Individuum, Paar, Familie) bestimmt, um den Rahmen (Muster) zu erarbeiten, der die jeweiligen Entwicklungsspielräume beschreibt.

Als Genogrammdaten eignen sich »objektive« Daten (Hildenbrand, 2012a), d.h. solche, die die Akteure im Genogramm charakterisieren. Dazu zählen unverzichtbar: Geburtsdatum, Geburtsort, Wohnortwechsel, Beruf(e) oder Beschäftigungen, Zeiträume von Partnerschaft(en). Bemerkungen wie »Soll jähzornig gewesen sein« beruhen auf nicht belastbaren Aussagen und werden erst in der Phase der genogrammgestützten therapeutischen Arbeit wichtig, wenn die Geschichten zu erzählen und zu interpretieren sind, zu denen die Genogrammarbeit Anlass gibt. Im Genogramm selbst haben sie nichts zu suchen.

Zur Logik der Sequenzanalyse. Diese ist die methodische Konsequenz der Annahme, dass sich die Lebenspraxis eines Falles in dem Maße individuiert, wie in Entscheidungssituationen aktiv gehandelt wird. Bei der Genogrammarbeit wird also vorausgesetzt, dass Akteure autonom (und nicht als Opfer) handeln, indem sie unter gegebenen Möglichkeiten auswählen.

Fallbeispiel

Ein Firmeninhaberpaar hat einen Sohn und eine Tochter. Für die Nachfolge kommt im patriarchalischen Denken (ob das so ist, hängt von den Zeitverhältnissen ab, die der Fall vorgibt) selbstverständlich nur der Sohn infrage. Die Tochter bleibt unberücksichtigt. Sie hat jedoch, genau wie ihr Bruder, den Selbstständigkeitshabitus der Familie in ihre Persönlichkeitsbildung aufgenommen, sodass sich die Frage stellt: Welche biografischen Optionen hat sie?

- Sie kann sich für eine Berufsausbildung entscheiden, die ihre Selbstständigkeit fordert, sie aber nicht in Konkurrenz zu ihrem Bruder bringt.
- Sie kann sich für eine Berufsausbildung entscheiden, die sie in Konkurrenz zu ihrem Bruder bringt.
- Sie kann schließlich das Feld räumen und andernorts ihr Auskommen suchen.

Methodische Anmerkung. Erst wenn diese Optionen ausbuchstabiert sind, was etwas Zeit benötigt, kann man im Genogramm nachsehen, wie die entsprechende Person tatsächlich gehandelt hat. Die eigenen Vermutungen über Möglichkeiten des Handelns im konkreten Fall werden dann mit dem realen Ergebnis konfrontiert, und wenn man diesen Prozess über einige Stufen (biografische Stationen der Person, Generationenabfolge) hinweg verfolgt hat, wird allmählich ein Muster sichtbar, mit dem man weiterarbeiten kann, indem nach Informationen im Genogramm gesucht wird, die dieses Muster verwerfen. Anders formuliert: Ein Grundprinzip der Sequenzanalyse ist das kontextfreie Analysieren (Wernet, 2000). Man interpretiert immer nur so viel, wie an Datum vorhanden ist, und deckt die folgenden Sequenzen ab, damit man unbefangen mögliche Entwicklungen im Fall erschließen kann. Kennt man die bereits eingetretene Entwicklung, ist die Fantasie für Möglichkeiten blockiert. Bei der Genogrammrekonstruktion hat man deshalb nie das ganze Genogramm im Blick.

13.2 Indikationen, Kontraindikationen und Nebenwirkungen

! Genogrammarbeit ist unerlässlich und sei es nur, damit man nichts übersieht.

Bei Jugendlichen im Ablöseprozess ist zu bedenken, dass sie im Aufbruch sind und wenig Interesse an Rückschau haben. In solchen Fällen muss für Genogrammarbeit geworben, die Vorgehensweise ausgehandelt werden. Dabei tauchen nicht selten Familiengeheimnisse auf – meistens dann, wenn man blinden Stellen im Genogramm nachgeht. In solchen Fällen sind Sorgfalt und Zurückhaltung und Aushandlung des Vorgehens mit den Klienten geboten.

13.3 Klinische Praxis

Im Erstgespräch mit Genogrammarbeit anzufangen ist nicht ratsam, aber man kann sich an sie heranschleichen, indem man in der ersten Sitzung die Frage stellt: »Woher kommen Sie?« (Black, 1996). Ist genügend Vertrauen gefasst, kann man auf Basis der spontanen Erinnerungen des oder der Klienten ein »vollständiges« Genogramm erstellen. Je nach Fall kann die Genogrammerhebung auf mehrere Sitzungen verteilt werden, damit aufkommende Geschichten bei der Datenerhebung Raum haben. Wenn es den Klienten zumutbar ist, kann man auch gemeinsam mit ihnen das Genogramm erschließen und nach Mustern suchen. Thematisiert werden dann die Möglichkeiten, die die Vorfahren realisiert haben (oder auch nicht). Das kann einen Prozess sokratischen Fragens anstoßen, der wie von selbst den Blick auf die Möglichkeiten des oder der Klienten richtet.

Es folgt nun ein Beispiel aus meiner Tätigkeit als Supervisor am Ausbildungsinstitut für Systemische Beratung und Therapie Meilen / Zürich. Bei der computertechnischen Erstellung von Genogrammen ist das von Klaus Wessiepe entwickelte Programm *Genograf 2.1* empfehlenswert, solange es nichts Besseres gibt. Auf die dort gegebenen Möglichkeiten, Bemerkungen zu den Personen einzutragen, ist zu verzichten (s. o.).

Diskutiert wird ein Fallbeispiel, das im Rahmen meiner Supervisionsarbeit von Brigitte Foggia-Nef (Pseudonym), einer in einem ambulanten psychiatrischen Dienst tätigen Sozialarbeiterin, präsentiert wurde.

Fallbeispiel

Belastende Migrationssituationen

Der 62-jährige süditalienische Arbeitsmigrant Emilio Coppi (Pseudonym) plant, nachdem er 30 Jahre in der Schweizer Großstadt G. gelebt hat, anlässlich seiner

Frühberentung zusammen mit seiner Ehefrau in seinen Heimatort zurückzukehren. Während eines Aufenthalts dort, der der Vorbereitung der Umsiedlung dient, entwickelt er ein Rückenleiden. Wegen der im Vergleich zur Schweiz dürftigen Krankenversorgung in Süditalien kehrt Herr Coppi vorzeitig nach G. zurück, um sich behandeln zu lassen. Doch die Ärzte finden trotz beharrlich von ihrem Patienten verlangten Untersuchungen nichts. Der Aufforderung, sein Bein zu belasten, kommt Herr Coppi nicht nach. Stattdessen entwickelt er Ängste davor, immer unbeweglicher zu werden, und nachdem er sich von den Medizinern zunehmend unverstanden fühlt, äußert er schließlich Suizidgedanken. Dies führt zur Einweisung in eine lokale psychiatrische Universitätsklinik. Dort wird Herr Coppi in die geschlossene Akutstation aufgenommen und hoch dosiert mit Neuroleptika behandelt. Weitere Behandlungen oder Gespräche erfolgen nicht. Brigitte Foggia-Nef wird im Rahmen einer probeweisen Entlassung von Herrn Coppi hinzugezogen, da sie sich (selbst mit einem Italiener verheiratet) mit Migrationssituationen auskenne.

Soweit die Fallpräsentation. Der Supervisor stellt nun die Frage: »Was ist hier los?« Zur Beantwortung dieser Frage wird das Genogramm von Herrn Coppis Familie herangezogen (s. Abb. 13.1).

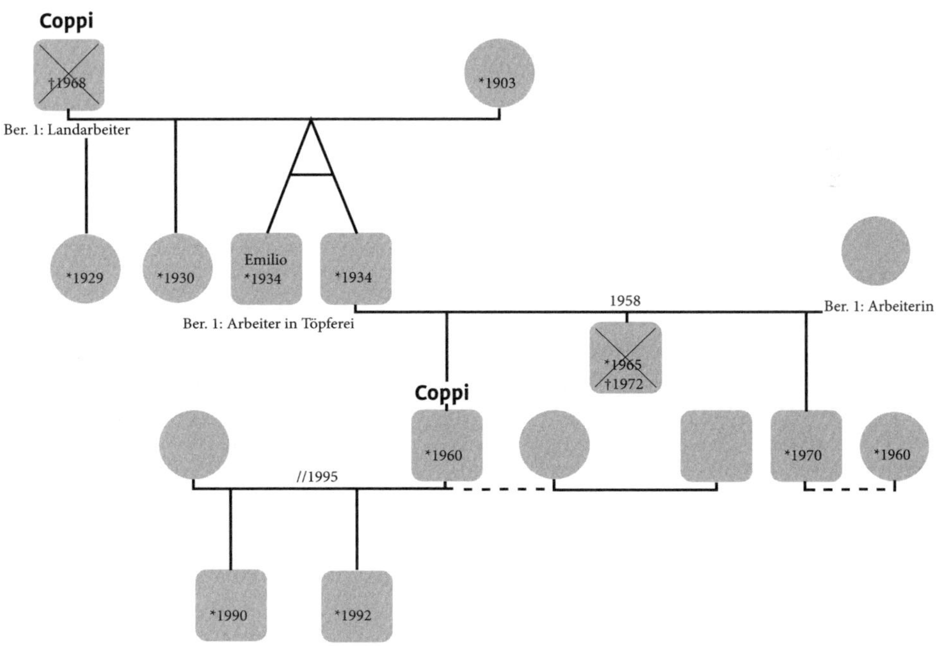

Abbildung 13.1 Genogramm der Familie im Fallbeispiel

Wie man sieht, ist dieses unvollständig: Berufe und Wohnorte fehlen. Jedoch reichen die gemachten Angaben und die dazu erzählten Geschichten aus, um ein Familienmuster zu rekonstruieren. Wissenschaftlichen Ansprüchen würde dieses Genogramm nicht genügen (vgl. für einen ähnlichen, vollständigen Fall: Hildenbrand, 2009).

Ich beginne nun mit der Interpretation des Genogramms und ignoriere in der Darstellung, dass diese in einer Supervisionsgruppe stattgefunden hat. Zunächst stelle ich an das Genogramm Fragen nach den wesentlichen Verselbstständigungsprozessen (Sicherung seines Lebensunterhalts, Eingehen einer Partnerschaft) von Emilio Coppi, des designierten Patienten. Beide Prozesse finden in den 1950er-Jahren statt (geboren ist Herr Coppi 1934). In dieser Zeit ist Süditalien in einer wirtschaftlich schwierigen Situation. Auswanderung ist für alle mobilen Bevölkerungsteile ein Schritt der Wahl. Es bieten sich folgende Optionen:

- Herr Coppi wandert aus nach Norditalien (vgl. Film: *Rocco und seine Brüder* von Visconti, 1960).
- Er geht ins Ausland, wenn nicht nach Argentinien, dann nach Belgien oder in die Schweiz. Beide Länder sind damals beliebte Auswanderungsziele von Süditalienern (vgl. Film: *Padre Padrone* von Taviani, 1977, sowie *Christus kam nur bis Eboli* von Rosi, 1979). Der Verweis auf die Filme zeigt, dass die Quellen, aus denen man bei der Genogrammrekonstruktion schöpfen kann, vielfältiger Natur sind: Romane und Filme mit künstlerischem Anspruch sind, bei aller notwendigen kritischen Distanz, gute Ressourcen).

Sehen wir im Genogramm nach: Auch Herr Coppi geht ins Ausland, in die Deutschschweiz. Damit folgt Herr Coppi zwar einem für seine Generation typischen Pfad, doch er hat genügend Selbstvertrauen, um sich mit der Fremde (andere Sprache, andere Kultur) zu konfrontieren. Den einfachen Weg geht er also nicht. Stellt sich als nächstes die Frage nach der Partnerschaft. Hier sehe ich folgende Optionen:

- Herr Coppi sucht eine Partnerschaft mit einer Schweizerin. Das wäre das Maximum der Distanz zu seiner Herkunft.
- Er sucht eine Partnerschaft mit einer Frau, die in derselben Lage ist wie er, aber aus einem anderen Land (z. B. Spanien) stammt.
- Er heiratet eine Jugendfreundin aus seinem Dorf.

Bei der Explikation dieser Optionen gehe ich nach dem Prinzip der »offenen und problematischen Möglichkeiten« (Schütz, 1971, S. 91ff.) vor. Offene Möglichkeiten sind solche, für die etwas spricht, problematische Möglichkeiten sind solche, die nicht auf der Hand liegen. Unter Berücksichtigung des mutmaßlichen Milieus, aus dem Herr Coppi stammt, schließe ich die Option einer gleichgeschlechtlichen Partnerschaft und die des Verzichts auf eine Partnerschaft aus.

Mit Blick ins Genogramm stellen wir fest, dass Herr Coppi eine junge Frau aus seinem Dorf heiratet. Nun können wir ein erstes Muster formulieren: Herr Coppi verfügt über Mut zur Veränderung (Auswanderung), federt diesen Mut jedoch ab durch traditionale Vertrautheit (Partnerwahl im Heimatdorf).

Die nächste Frage lautet: Wie wird sich dieses Paar als Familie in der Fremde konstituieren?

- Es werden viele Kinder geboren, die die Eltern nacheinander nach Süditalien zu Verwandten schicken.
- Die Berufstätigkeit der Partnerin verträgt sich nicht mit einem traditionalen Familienbild.

Beide Vermutungen können mit Blick ins Genogramm verworfen werden: Frau Coppi ist berufstätig und es werden drei Kinder geboren. Ein Sohn ist früh verstorben. Damit realisiert das Paar die Praxis einer städtischen Arbeiterfamilie. Das bereits formulierte Familienmuster kann also dahin gehend qualifiziert werden, dass das Paar einen erheblichen Modernisierungsschub (im Vergleich zu seiner geografischen Herkunft) macht.

Jetzt können wir einen großen Sprung machen und die Verselbstständigung der beiden Söhne thematisieren. Über ihre Berufe wissen wir leider nichts (die fallvorstellende Kollegin wird gebeten, diese Information zu beschaffen). Wir erfahren aber, dass die Söhne bei dem Verselbstständigungsschritt der eigenen Partnerschaft gescheitert sind. Der ältere Sohn war verheiratet und hat aus dieser Ehe zwei Kinder, die bei der Mutter leben. Mit seiner momentanen Beziehung zu einer verheirateten Frau reduziert er das Risiko, dass diese Beziehung verbindlicher wird. Der jüngere Sohn ist mit einer deutlich älteren Frau zusammen; damit schwindet zunehmend die Aussicht, dass sich diese Paarbeziehung in einer Triade realisiert (zum familiensoziologischen Hintergrund dieser Annahme vgl. Funcke & Hildenbrand, 2017). Ich komme zurück auf den im Alter von sieben Jahren verstorbenen mittleren Sohn der Familie. Hier stellt sich die Frage nach der Todesursache und dem Umgang der Familienangehörigen mit seinem Tod: Möglicherweise steht diese Familie noch unter dem Eindruck des frühen Todes dieses Kindes, was resultieren könnte in erschwerten Ablöseprozessen der inzwischen erwachsenen verbleibenden Kinder einerseits, einem Unwillen der gesamten Familie oder Teilen davon, den Ort zu verlassen, an welchem das Kind begraben ist, andererseits. Dem wäre in der weiteren Arbeit mit der Familie Coppi nachzugehen.

Zurück zum Familienmuster. Im problematischen Ablöseprozess der Söhne, die beide wieder bei den Eltern leben, erkenne ich einen ersten Hinweis auf ein Scheitern des Transformationsprozesses der Familie Coppi. Anders ausgedrückt: Die auf Modernisierung angelegte Familienentwicklung stagniert. Wir nähern uns nun einer Antwort auf die Frage: Was ist hier los?

In dieser Familie steht der nächste Transformationsschritt unmittelbar bevor: Es stellt sich die für eine Migrantenfamilie (vgl. Lanfranchi, 1993) unbedingt zu beantwortende Frage, wo die ältere Generation ihren Lebensabend verbringen wird. Bekannt ist, dass Migrantenfamilien schon früh Rückkehrfantasien haben. Im vorliegenden Fall werden diese allerdings nicht in eine ungewisse Zukunft verschoben, sondern Herr Coppi macht Nägel mit Köpfen: Er bereitet die Umsiedlung des Großelternpaars in das Heimatdorf vor. Damit hat er aber die Rechnung ohne den Wirt (im Grunde ohne die beiden Wirte) gemacht:

- Erstens hat er seinen Plan offenbar nicht mit seiner Frau besprochen, die die Erfüllung des Ruhestands nicht im Gespräch mit Freunden sieht, wie das bei ihrem Mann der Fall ist; mutmaßlich und generationstypisch spekuliert sie auf eine Position als Nonna, d. h. als Großmutter im Kreis ihrer Enkel.
- Zweitens kehren in diesem Zeitraum die Söhne wieder in die Familie zurück. Der Auflösung der Familie im Generationenübergang wird so ein Riegel vorgeschoben, es sei denn, die Söhne folgen ihren Eltern nach Süditalien.

Herr Coppi stellt sich also mit seiner Entscheidung sowohl gegen seine Frau als auch gegen seine Söhne. Wir können an dieser Stelle die Rekonstruktion des Genogramms abbrechen und konstatieren, dass im Übergang der älteren Generation in den Ruhestand das Transformationskapital aufgebraucht ist.

Methodische Bemerkung. In der Regel dauert eine Fallbesprechung im Rahmen einer Genogrammrekonstruktion zwei Stunden. Es wird also Zeit, auf die aktuelle Situation und auf künftige Interventionen einzugehen, dabei die Deutung aus dem rekonstruierten Familienmuster als Richtschnur nehmend.

Als Nächstes schaue ich auf die präsentierte Symptomatik und formuliere ein weiteres Muster: Weil die widersprüchlichen Interessen in der Familie (Herr Coppi auf der einen, seine Frau und seine Söhne auf der anderen Seite) bisher offenbar nicht zur Sprache kamen, finden sie ihren Ausdruck anderweitig, und zwar auf der Ebene latenter, also reflexiv nicht präsenter Sinnstrukturen: die Rückkehr der Söhne in ihr Elternhaus und ihre Muster von Paarbeziehungen, die eine Ablösung eher verhindern, sowie das Rückenleiden von Herrn Coppi, was im Sinne der Futur-II-Perspektive auf Krankheit (Blankenburg, 1989) so gedeutet werden kann, dass es zu etwas gut gewesen sein wird.

In einer offenen Entscheidungssituation werden getroffene Entscheidungen suspendiert, wodurch ein Spielraum eröffnet werden kann, um mögliche Zukünfte noch einmal zu besprechen, bevor die Familie erneut entscheidet. Dabei wäre es wichtig, Frau Coppi und die Söhne zu Wort kommen zu lassen. Durch das Individualisieren der Problematik von Herrn Coppi (»Psychose«) und die über längere Zeit erfolgte hoch dosierte Neuroleptika-Behandlung tritt zunächst ein weiterer Stillstand ein. In diesem Fall ist die Psychiatrie nicht hilfreich gewesen.

Die Supervisionssitzung endet mit der Planung eines gemeinsamen Gesprächs mit Herrn Coppi, seiner Frau und den beiden Söhnen über denkbare Zukünfte der Familie, festgemacht an möglichen Lebensorten.

Eine Option wäre, dass Herr Coppi zwischen seinem Heimatort und dem Wohnort seiner Familie pendelt (einen solchen Fall habe ich auf einer Bahnreise kennengelernt, was zeigt, dass die Deutung von Genogrammen in erheblichem Maße davon profitieren kann, dass der Deuter mit offenen, wachen und neugierigen Augen durch die Welt geht).

In der folgenden Supervisionssitzung wird, bevor ein neuer Fall diskutiert wird, besprochen, ob die in der vorigen Sitzung geplanten Interventionen für den Therapieverlauf nützlich waren (was im vorliegenden Fall so war) und ob Gesichtspunkte aufgetreten sind, die zu einer erneuten Einschätzung des Falles und des Therapieverlaufs herausfordern. (Für die Arbeit mit Genogrammen sei damit anhand des Fallbeispiels genug gesagt.

13.4 Gute Erfahrungen, typische Schwierigkeiten und Fehler

Besonders gute Erfahrungen mit der Genogrammarbeit habe ich – außerhalb der Familienforschung – nicht nur in der Supervision gemacht, sondern vor allem in der Arbeit mit Familienbetrieben (Hildenbrand, 2004; Jäckel-Wurzer, 2010) und in forensischen Kontexten. In einer Klinik, in der Patienten mit Doppeldiagnosen (Drogenabhängigkeit und Psychose) behandelt werden, verfügen wir über 20 Jahre Erfahrung mit Genogrammarbeit und über entsprechende katamnestische Daten. In forensischen Abteilungen psychiatrischer Kliniken wird Genogrammarbeit dazu genutzt, um einen neuen Blick auf den Patienten und seine Tat zu werfen und zusätzliche Einsichten hinsichtlich seiner Prognose zu gewinnen, bestehende Vermutungen zu bekräftigen oder zu verwerfen (Reutter und Hietel-Weniger 2018). Auch in der therapeutischen Arbeit mit Paaren und Familien ist die Genogrammarbeit ein unverzichtbares Hilfsmittel.

Auf Schwierigkeiten und Fehler habe ich bereits unter »Kontraindikationen und Nebenwirkungen« hingewiesen. Ergänzend sei die Gefahr genannt, dass man sich in einem Genogramm in den darin enthaltenen interessanten Informationen verlieren kann, sodass man den Zeitpunkt verpasst oder hinauszögert, an dem ein Muster zu entdecken und zu formulieren wäre, und dass man in der Fokussierung auf das Genogramm den Kontakt zu den Klienten verliert, der ohnehin nicht gegeben ist, wenn man das Genogramm ohne Klienten erschließt.

Ein typischer Fehler ist, sich an einer Hypothese festzubeißen oder den Fall unter eine vorgefasste Rubrik zu subsumieren (beispielsweise aus einer Situation von Vaterabwesenheit eine problematische Entwicklung extrapoliert) oder überall schwierige Situationen und Opfer zu sehen und Hinweise auf Resilienz zu ignorieren. Gegen diesen Fehler schützt das Üben der Genogrammarbeit in der Gruppe mit mindestens einem Erfahrenen.

13.5 Kritische Einordnung

Genogrammarbeit in einen beraterischen oder therapeutischen Prozess einzubinden bedeutet im Unterschied zu landläufigen Vorstellungen, sich auf methodische Stringenz zu verpflichten. Genogrammarbeit ist keine Sache von raschen Überblicken oder der Amortisation von Vorurteilen über historische oder milieuspezifische Gegebenheiten (»Kevin ist kein Vorname, sondern eine Diagnose«).

Rigoros im Husserl'schen Sinn wird die Genogrammarbeit, wenn man sich auf das Mustererkennen konzentriert, die erkannten Muster klar formuliert und im weiteren Verlauf der Genogrammarbeit wie auch der Beratung / Therapie überprüft, sich aber mindestens fragt, ob es vielleicht auch ganz anders gewesen sein könnte.

Outcome-Forschung über Genogrammarbeit gibt es meines Wissens nicht. Sie wäre, wenn sie mittels RCT-Studie betrieben würde, auch systemfremd, weil nicht kompatibel mit dem hermeneutischen Grundprinzip dieses Verfahrens. Einschätzungen über die Leistungsfähigkeit von Genogrammarbeit sind also auf individuelle Einschätzungen von Anwendern beschränkt (Hildenbrand, 2012a). Für die Überprüfung von Fallverläufen, bei denen die Genogrammarbeit eine Rolle gespielt hat, bieten sich wiederum fallrekonstruktive Verfahren an (Hildenbrand/2005, 2012a).

Genogrammarbeit ist keine Technik, sondern eine Haltung – eine Haltung, die davon ausgeht, dass Menschen aktiv handelnde Wesen sind, die sich in Situationen gemeinsam mit anderen sowie im Kontext allgemeiner Zeitverhältnisse individuieren. Dabei werden Regelmäßigkeiten (Muster) ausgebildet, die zumeist unterhalb der Ebene des reflexiven Zugriffs bleiben und in beraterischen / therapeutischen Prozessen zu thematisieren sind.

FAQ

Muss ein Genogramm vollständig sein, bevor es interpretiert werden kann?
Nein. Das Beispiel zeigt, dass man bereits auf Grundlage dürftiger Informationen ein Familienmuster rekonstruieren kann, vorausgesetzt, man wendet strikt das Verfahren der Sequenzanalyse an. Das ist natürlich keine Entschuldigung für die nachlässige Erstellung von Genogrammen.

Muss man viel wissen, wenn man sich an die Interpretation eines Genogramms wagt?
Nein. In Phasen der Handlungsentlastung, also solange man noch übt, sollte man sich über die im Genogramm enthaltenen Daten Hintergrundwissen beschaffen. Zudem empfiehlt sich die Durchführung von Genogrammarbeit in der Gruppe, um möglichst viele Perspektiven zu versammeln.

Wie geht man bei Genogrammen aus außereuropäischen Kulturräumen vor?
Man nimmt sie so, wie sie präsentiert werden, und vermeidet es bei der Rekonstruktion, europäische Heirats- und Familienmuster über dieses Material zu stülpen. Wenn manche Informationen unverständlich oder nicht nachvollziehbar sind, kann man immer noch die Klienten fragen oder einen Kulturvermittler zurate ziehen und unter Umständen kulturanthropologisches Material studieren.

Weiterführende Literatur

Hildenbrand, B. (2011). Einführung in die Genogrammarbeit (3. Aufl.). Heidelberg: Auer.

Hildenbrand, B. (2018). Genogrammarbeit für Fortgeschrittene. Vom Vorgegebenen zum Aufgegebenen. Heidelberg: Auer.

Reutter, P. & Hietel-Weniger, R. (2018). Genogrammarbeit in der forensischen Psychiatrie und Psychotherapie. Familiendynamik Jg. 43 Heft 3, S. 202-211.

Welter-Enderlin, R. & Hildenbrand, B. (2004). Systemische Therapie als Begegnung (4. Aufl.). Stuttgart: Klett-Cotta.

14 Systemisches Fragen

Carmen Beilfuß

14.1 Hintergrund und allgemeine Merkmale

Alle Therapeuten stellen Fragen – aber in der Systemischen Therapie wurde die Kunst des Fragenstellens besonders entwickelt. Wichtige Wurzeln für systemische Fragen sind der lösungsorientierte Ansatz von de Shazer (s. Kap. 70) und die Praxis der Familien- und Paartherapie bzw. der Arbeit im Mehrpersonensetting, die nur gelingen kann, wenn Therapeuten versuchen, Parteilichkeit zu vermeiden, also »allparteilich« oder »mehrparteilich« zu arbeiten.

Wenn man bei Anwesenheit mehrerer Personen einer Person besondere Aufmerksamkeit widmet, indem man z. B. die Kernaussage ihrer Rede wiederholt, beobachten und bewerten dies die anderen und erwarten ähnliche Aufmerksamkeit. Schnell erkannte man daher, dass eine verständnisvolle Haltung des Therapeuten nicht (allein) dem Einzelnen gelten kann, sondern auch dem System gelten muss. Man begann zu überlegen, wie man die Menschen im System füreinander interessieren kann und interessierte sich dafür, wie sie ihr Miteinander beschreiben. Die Welt mit den Augen des anderen sehen und miteinander mehr sehen – aus diesen Perspektiven entstand ein neues Vorgehen: das zirkuläre Fragen.

Anfangs wirkten die Fragen etwas »hölzern«, am systemischen Reißbrett konstruiert. Dennoch zeigten sie Wirkung.

> »Wenn ich Ihren Mann fragen würde, was Sie mit Ihren beiden Kindern zusammen am meisten genießen, was würde er mir sagen?«

Der Blick des einen (Beobachter) auf das Tun des anderen (Handelnder in Interaktion mit weiteren Mitgliedern des Systems) in einer Frage, war ein Novum.

Nicht selten erntete man ein Stirnrunzeln unter dem Motto: »Warum fragen Sie ihn nicht selbst, er sitzt ja hier neben mir.« Aber genau hier zeigt sich das Neue, denn ja, wissen kann die Frau nicht, was ihr Mann sagen würde, aber dennoch: Sie hat eine (beziehungsgestaltende) Annahme darüber – und er, er verfügt tatsächlich über Beobachtungswissen über seine Frau, seine Kinder, das Miteinander. So gelingt das, was man sich wünscht, sofort: Man schaut auf den anderen, nimmt Anteil an seinem Tun und ist in Beziehung zueinander. Es gibt kein »Außen vor«, man ist Teil des Geschehens, das man beschreibt, und damit in (Mit-)Verantwortung.

Fragen wurden von verschiedenen Autoren zu klassifizieren versucht. Beispielhaft sei hier Karl Tomm (2009) genannt. Eine seiner Klassifikationen lässt sich ungefähr so wie in Abbildung 14.1 darstellen.

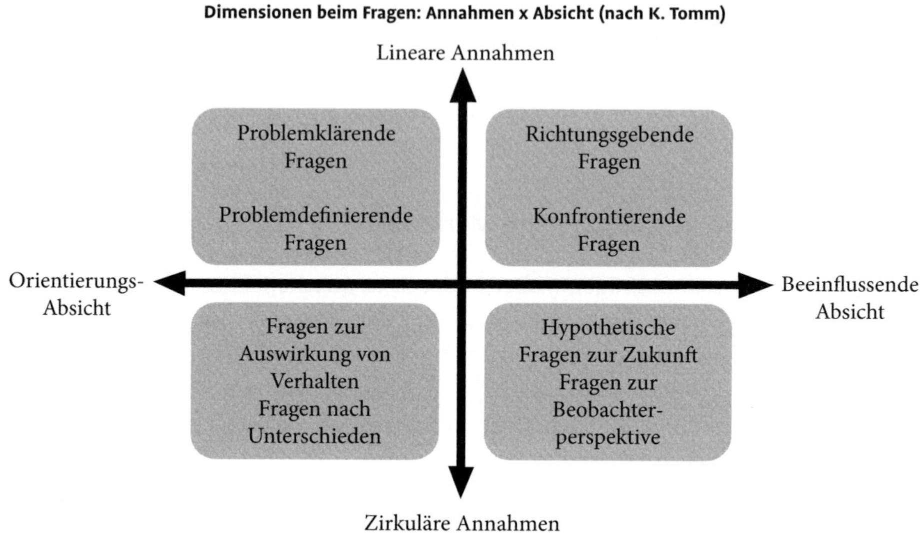

Abbildung 14.1 Dimensionen beim Fragen

Auch anhand zweier Zeitstrahlen lässt sich verdeutlichen, wie viele Fragemöglichkeiten es gibt, um

a) eine Person reflexiv zu ihrer Biografie und zu Zukunftsvorstellungen zu befragen,
b) die Beziehung zweier Personen zu explorieren, und
c) beides zu kombinieren. In Abbildung 14.2 symbolisieren Pfeile die (zirkuläre) Fragerichtung.

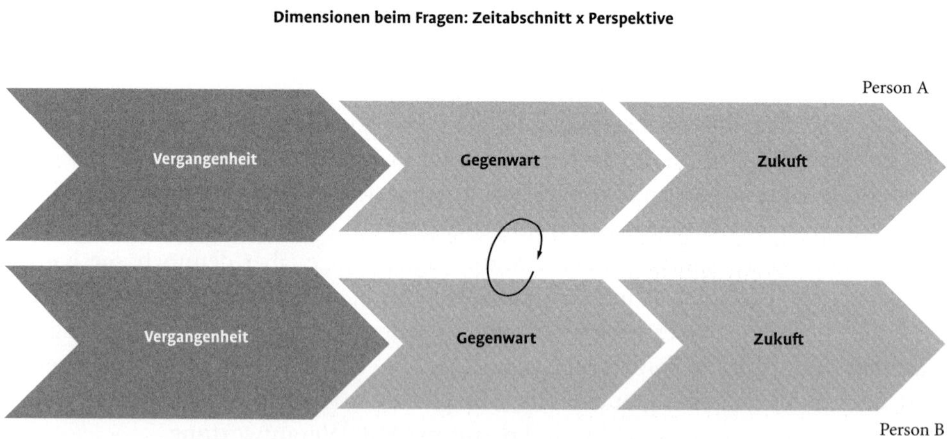

Abbildung 14.2 Dimensionen bei Fragen: Zeitabschnitt x Perspektive

Beispielfragen:

- zu Pfeil 1: »Wie haben Sie sich damals, am Ende des Studiums, Ihr Leben im Jahr 2018 vorgestellt?«
- zu Pfeil 2: »Wozu könnte es einmal gut gewesen sein, dass Sie heute dieses Problem haben?« (Futur-II-Frage)
- zu Pfeil 3: »Was hat Ihre Frau wohl früher gedacht, was Sie heute beruflich erreicht haben sollten?«
- zu Pfeil 4: »Wie sieht Ihre Frau Ihren beruflichen Erfolg heute?«
- zu Pfeil 5: »Was soll Ihre Frau, wenn Sie einmal pensioniert sind, rückblickend über Ihre Karriere sagen?«

Eine dritte Taxonomie ordnet Fragen danach, ob sie eher auf die Wirklichkeitskonstruktionen der Befragten abheben oder ob sie – und dazu werden sie meist im Konjunktiv gestellt – Möglichkeiten erschließen (z. B. bei von Schlippe & Schweitzer, 2016).

Aber Fragen können noch viel mehr:

- Die fragende Haltung des Therapeuten gibt den Klienten die Freiheit, ihre eigenen Antworten zu finden, ihre Geschichte zu erzählen und dabei bereits neue Perspektiven einzunehmen.
- Im Gesprächsfluss entstehen auf diese Weise Antworten zusammen mit körperlichen Reaktionen, die bereits Lösungsimpulse im wahrsten Sinne des Wortes »verkörpern«.
- Fragen nach Möglichkeiten, eine Situation zum Positiven zu wenden, bringen in den Antworten der Befragten angenehme Gefühle wie Neugier, Freude oder Zuversicht zum Vorschein. Steve de Shazer (2014, 2015), der sich stark von den Arbeiten Milton Erickson inspirieren ließ, beobachtete dies früh, und in den letzten Jahren hat Maja Storch (2017) diese Wirkungen wissenschaftlich umfangreich untersucht und in ihrem Züricher Ressourcenmodell verankert.

Das Wunder der alternativen Wirklichkeiten

Steve de Shazer (2016) hat mit seiner »Wunderfrage«: »Angenommen, es geschähe über Nacht ein Wunder und Ihr Problem wäre verschwunden, wer würde das zuerst merken? … Woran würde er / sie das merken? … Woran Sie selbst? … Wie würde sich Ihr Alltag verändern, Ihre Zeiteinteilung, Ihre Beziehung zu Ihrem Partner? … Wem würde das vielleicht sogar Nachteile einbringen und inwiefern? …« ein echtes Markenzeichen des systemischen Ansatzes geschaffen – und damit letztlich noch einmal unterstrichen, dass es die Annahmen über Dinge sind, die uns beunruhigen, und nicht die Dinge selbst. Gelingt uns ein Wandel in unseren Annahmen, werden Veränderungen »denkbar« und damit tatsächlich möglich. Das »Wunder« lässt alternative Wirklichkeiten »erscheinen«, es wird deutlich, dass in Zukunft tatsächlich Dinge anders sein können, als sie bisher waren, und dass eine Wende zum Guten möglich ist.

- Angenommen es gelingt Ihnen, Ihren Ärger miteinander zu besprechen, einen Schritt aufeinander zuzugehen, was wäre ein guter Ausgang in dieser Sache?
- Wenn einer deiner enttäuschten Freunde Verständnis für dich zeigt, wie kannst du ihm zeigen, dass du bereit bist für einen Neuanfang?
- Wenn die Therapie sich als hilfreich erweist, Sie bei Ihren Zielen gut unterstützt, welche Fortschritte erwarten Sie?

14.2 Indikationen, Kontraindikationen und Nebenwirkungen

Indiziert sind Fragen immer dann, wenn etwas gemeinsam erkundet werden soll. Aussagesätze dagegen geben eher die Expertise bzw. die Meinung des Therapeuten wieder und führen häufig zu Reaktanz. Wenn eine beeinflussende Absicht zugrunde liegt, sind Aussagesätze daher oft erstaunlich unwirksam. Wenn dagegen mit beeinflussender Absicht gefragt wird, wird oftmals zunächst ein Nachdenken, später dann die entsprechenden Handlungen bei den Patienten angeregt.

14.3 Klinische Praxis

Die Haltung des Fragenden

Ganz abgesehen davon, dass es Menschen mögen, nach ihrer Meinung, ihrer Haltung, ihrem Befinden, ihren Beziehungen, Ideen und Gedanken gefragt zu werden, sind manche Fragen einfach so schön, dass man schon deshalb gern über eine Antwort sinniert. Was macht eine Frage zu einer schönen Frage?

Wenn der Fragende sich dem Gesprächspartner mit einer Mischung aus liebevollem Respekt und ernst gemeinter Neugier nähert, ist das sicher eine gute Eintrittskarte in ein Gespräch. Andere Menschen sind primär »Fremde«, selbst der eigene Partner und die Kinder haben eine andere Art, die Welt zu sehen, andere Vorlieben und Gewohnheiten. Von diesem »Anderen« zu partizipieren ist ein großer Schatz. Unterschiede sind »spannend« und wir können dadurch viel lernen. Das setzt aber voraus, dass ich einige Annahmen zurücklasse, die eine solche Haltung verhindern, z. B. dass ich weiß, wie der andere ist oder wie er denkt und sich das Fragen erübrigt, oder dass ich glaube, dass meine Meinung »richtig« ist, die Meinung des anderen aber »falsch«. Bei dem Wort »falsch« erlischt das Interesse schnell, bei dem Wort »anders« wird es möglicherweise mit der Grundfrage »Wie ist das anders?« geweckt. Das heißt, auch, dass wir nicht fragen, um etwas besser »beurteilen« zu können, sondern dass wir fragen, um Kommunikation und Austausch anzuregen, sodass wir uns in unserer Unterschiedlichkeit begegnen können (Verständnis und Mitgefühl) und gleichzeitig ein gemeinsames Ziel verfolgen können (Aktivität und Handeln). Neugier ist ein Weg, der uns zueinander führt. Wenn ich neugierig bin, will ich mehr wissen, in Verbindung treten –

wo die Neugier erlischt, tritt Abstand ein, und aus Abstand wird schnell Desinteresse oder gar Abwertung.

Deshalb sind auch einfache Fragen wie »Wie gehťs dir?« oder »Was hast du heute erlebt?« oder »Wen hast du getroffen?« im Alltag sehr willkommen, wenn sie auf der Basis von ehrlichem Interesse gestellt sind. Familien schließen bereits aus den Bemühungen des Therapeuten, allen Mitgliedern Fragen zu stellen, auf ein Interesse an der ganzen Familie. Diese wertschätzende Haltung kann darüber hinaus in Fragen zu Themen münden, die unterstreichen, dass die Familie bereits wichtige Lebensübergänge gemeistert hat, Interesse aneinander zeigt und sich gegenseitig hilft und unterstützt. Fragen nach solchen Ressourcen dienen der Kooperation innerhalb der Therapie und Beratung, einem Problem-Löse-Prozess auf Augenhöhe.

! Nicht der Therapeut verfügt über die Lösung des Problems – Lösungen entstehen im Dialog der Erfahrungen und Ideen. Diese Ethik der Begegnung trägt die gesamte systemische Methodik und zeigt sich daher auch deutlich in der Gestaltung der Fragen.

Die Sprache des Fragenden

Mit Sprache kann man tatsächlich zaubern. Einzelne Worte können wie Schlüssel wirken und Türen in die Bilderwelt der Seele öffnen. Wenn das gelingt, schwingen der ganze Organismus und somit auch das ganze System in einer speziellen Gestimmtheit, z. B. im Gefühl des Stolzes auf etwas Erreichtes, in freudvollen Erinnerungen über eine Begegnung oder im Glück der Erwartung eines ersehnten Ereignisses. Die Sprache ist somit selbst ein Kunstwerk und ein Handwerk.

Die Frische der Metaphern, gut gesetzte Bilder und eine Prise Wortwitz können in manch müder Gesprächsrunde ein kleines Feuerwerk entfachen.

- Worauf freuen Sie sich am meisten, wenn Sie Freitagnachmittag die Bürotür zu machen?
- Wie sieht ein echt schöner Fernsehabend mit Ihren Kindern aus?
- Wenn Sie Ihr Herz malen, wer gehört da hinein?
- Wann haben Sie zuletzt Ihr Leben in vollen Zügen genossen?
- Welcher Duft gehört zu Ihrer Kindheit?
- Welcher Soundtrack illustriert Ihre wilden Jahre?
- Welches Foto begleitet Sie, wenn Sie auf eine lange Reise gehen?
- Welches Erinnerungsstück halten Sie oft und gern in der Hand? ... Und welche Erinnerung durchflutet Sie wie ein warmer Schauer?

… und auch schmerzliche Erfahrungen gehören dazu. Sie machen das Leben tief.

- Welche wichtigen Erfahrungen machen Sie mit sich selbst an dunklen Lebenstagen?
- Welche traurigen Gedanken gehören genauso zu Ihrem Leben wie die fröhlichen?
- Wenn Sie Ruhe brauchen für Ihre Seele, wo finden Sie diese?
- Welches Lied streichelt Ihre Seele, wenn sie wund ist?

- Welcher Seelentröster ist besser als jedes Beruhigungsmittel?

Die Blickrichtung des Fragenden

Eine großartige Fähigkeit des Menschen ist seine Gabe, sein Bewusstsein auf Zukünftiges auszurichten. Dadurch können wir planvoll handeln, uns Ziele stecken und sie verwirklichen. Gespeist wird das alles von unserem Vorstellungsvermögen. Wir stellen uns das Gewünschte vor und gehen ihm entgegen, erschaffen es Schritt für Schritt. Wenn wir enttäuscht werden, verletzt zurückbleiben, wenn wir uns betrogen fühlen oder verlassen werden, dann hören die Vorstellungen vom »guten Leben« nicht einfach auf. Sie leben weiter, nur meinen wir, dass andere sie erreichen, wir nicht. So werden wir »Opfer des Geschehens«, meinen, nichts wert zu sein, verbannen unsere Sehnsüchte und werden (häufig) krank. Es lohnt sich, behutsam unsere Wünsche, Träume und Sehnsüchte freizulegen und sie für möglich zu befinden – sie sind unser inneres Navigationssystem. Denn meist wünschen wir uns gar kein Haus, sondern ein Zuhause, sehnen uns nicht nach Erfolg und Geld, sondern nach gelingender Gemeinsamkeit, nach Zugehörigkeit in einer Gruppe, nach einer guten Aufgabe und Zusammenarbeit im Team, nach gelebter Zweisamkeit mit einem Partner, nach einem selbstbestimmten Leben trotz mancher Einschränkung. Es ist von großer Bedeutung, dass wir in Möglichkeiten denken und fühlen, denn nur so bewegen wir uns im Rhythmus unserer eigenen Bedürfnisse.

- Was ist im Moment wunderbar und darf gern so bleiben?
- Welche Aufgabe würden Sie gern übernehmen?
- Welche Begegnung wartet auf Sie?
- Was ist bereits eine kleine, beginnende Freude in Ihrem Herzen, wenn Sie an den kommenden Frühling denken?
- Auf welche Vergnügen beim Älterwerden freuen Sie sich? Was kann man sich ab einem bestimmten Alter besonders gut leisten?
- Wie wird das nächste Jahr verlaufen, wenn es neue Chancen für Sie bereithält?
- Was ist Ihre Lieblingsvorstellung, wenn Sie die Augen schließen und mit aller Kraft an etwas Schönes denken?
- Was halten Sie für »ein bisschen verrückt«, möchten es aber unbedingt noch erleben?
- Welcher Kindheitstraum wartet noch auf seine Vollendung?
- Welche Zukunftsideen, Lebensziele oder Lebensträume tragen Sie bereits jetzt in Ihrer Jackentasche mit sich herum? Wann ist der richtige Zeitpunkt, sie hervorzuzaubern?

Wie Fragen Systeme stärken. Die Fragerichtung bestimmt vieles. Ich kann mit Fragen die Welt und die Menschen dekonstruieren:

- Warum wehren Sie sich nicht?
- Warum trauern Sie dieser Beziehung hinterher?
- Warum machen Sie immer wieder die gleichen Fehler?

Die Aufmerksamkeit auf das Misslingen zu richten, auf das, was nicht ist, kann natürlich mit dem Verstehen-Wollen erklärt werden. Aber wenn dies die Richtung des Gesprächs vorgibt, wird es schnell zur Einbahnstraße. Was wäre, wenn Fragen uns helfen, diese gedanklichen Einbahnstraßen zu verlassen? Dann gäbe es Wege jenseits der Schlaglöcher!

Fragen nach den Ausnahmen

- Wann haben Sie sich zuletzt erfolgreich gewehrt?
- In welcher Situation ist es Ihnen gelungen, Ihren Standpunkt zu verteidigen?

Hilfe in schwierigen Situationen

- Wann haben Sie sich bei all der Trauer um das Verlorene einmal selbst in den Arm genommen?
- Wer schenkt Ihnen Aufmerksamkeit in dieser Trennungszeit und bietet Ihnen wertvolle Gespräche an?

Sinnvolles Handeln

- Wenn Sie diesen Fehler wieder machen, welche Hoffnung schwingt darin?
- Wer kann Sie unterstützen, diesmal nicht wieder den gleichen Fehler zu machen, sondern im eigenen Sinne zu handeln?

Es ist inzwischen gut erforscht (z. B. Bauer, 2008, 2010, 2013; Hüther, 2013; Fredrickson, 2012), dass der Kontakt mit den eigenen Fähigkeiten und Potenzialen bei Einzelnen und in Systemen (Familien, Paare, Gruppen) sowohl das eigene Selbstbewusstsein stärkt als auch zu mehr Zuversicht und Handlungsfreude führt. Daher kommt dem Auffinden, Beschreiben und Spüren von Ressourcen eine große Bedeutung zu (s. Kap. 1 und 12).

> **!** Vereinfacht kann man sagen: Wenn ein System über Ressourcen verfügt, bleibt es handlungsfähig. Krisen und das Erleben von Enttäuschung und Misserfolg mindern das Gefühl, über Ressourcen zu verfügen, phasenweise stark. Daher ist ein »Erinnern« an das, was man kann, und Probleme, die bereits erfolgreich gelöst wurden, eine Voraussetzung für zukünftige Problemlösungen.

Ressourcenorientiertes Fragen. Es gibt unzählige Möglichkeiten, ressourcenorientiert zu fragen, daher seien hier nur einige vorgestellt.

Ressourcen jenseits des Problems

- Abgesehen von der Baustelle, um die wir uns jetzt intensiv kümmern wollen, was gelingt Ihnen als Familie gerade gut?
- Die von Ihnen beschriebenen Schwierigkeiten kosten Sie Kraft und Aufmerksamkeit. Wenn Sie einmal Luft holen möchten und etwas Energie tanken, was tun Sie dann?
- Es gibt immer wieder einen Wechsel zwischen guten und schlechten Tagen. Welcher Tag meinte es in der letzten Woche mal gut mit Ihnen? Was hat Ihnen gut getan an diesem Tag?

- Wenn Sie sich mal frei nehmen vom »Problem«, was gönnen Sie sich dann?

Ressourcen der Vergangenheit. Die eigene Vergangenheit ist ein großes Feld. Bei ausreichend Zeit kann man in Kindheit und Jugend nach Ressourcen suchen, Partnerschaften, Familie und weitere Beziehungen als Verankerungen und Entwicklungsförderer des eigenen Lebens verstehen, berufliche Entwicklungen unter die Lupe nehmen oder das Leben selbst als Reise betrachten (s. Beilfuß, 2015). Oft muss man eine Auswahl treffen, die trotzdem ein Blick in die Erfahrungsfülle des eigenen Lebens erlaubt.

Im Kern geht es um »Selbstrekonstruktion« durch »Erinnern«. Durch anregende Fragen gelingt es dem Klienten, sein Leben als großen Erfahrungsschatz zu sehen und sich mitten darin. Die Erzählung ist wie ein »Fließtext«, ein Weg, der einmal begonnen, weiter gegangen werden will. Manches ist erfüllt, anderes abgeschlossen, doch manches führt als Lebensaufgabe, als Wunsch oder Sehnsucht zum nächsten Etappenziel.

- Welche Erinnerung an Ihre Kindheit wärmt Ihnen noch heute das Herz?
- Welche Rebellion in Ihrer Jugend war der Vorbote Ihres Gerechtigkeitssinns?
- Welches Ihrer Talente haben Ihre Eltern oder Großeltern gefördert?
- Was war Ihnen in Ihren Freundschaften während der Schulzeit ganz besonders wichtig?
- Welche Menschen aus Ihrer Kindheit haben ein Dauerabo in Ihrem Herzen?
- In welcher Zeit haben Sie Ihre besten Fehler gemacht?
- Was waren aus heutiger Sicht Ihre drei besten Entscheidungen?
- Wenn Sie als Eltern zurückschauen, mit welchem Talent, Erfolg, Fortschritt bei Ihren Kindern haben Sie nie und nimmer gerechnet?
- Welche »alten« Fotos werden immer wieder gern angeschaut? Welche Geschichte erzählen sie?

Ressourcen im Problemlösen. Jeder Mensch, jedes System hat bereits Probleme gelöst. Das hängt neben individuellen, gesellschaftlichen und familiären Bedingungen besonders damit zusammen, dass Veränderungen im Leben unvermeidlich sind. Unsere Lebensumstände verändern sich ständig, unsere Beziehungen unterliegen einem Wandel und ebenso wir selbst natürlich auch. Auf diese Weise geraten wir in Spannungsfelder zwischen Altem und Neuem, werden zur Anpassung, aber auch zur Mitgestaltung von Neuem aufgefordert. Das ist in der Regel, selbst wenn wir der Veränderung zustimmen, schmerzhaft. Die Schauspielerin Cameron Diaz formulierte es zur eigenen Ermunterung etwa so: »Mein Trick ist, die Veränderung zu mögen.«

- Welchen Lebensabschnitt haben Sie als eine Phase voller Veränderungen erlebt?
- Was war die bisher schwierigste Veränderung in Ihrem Leben?
- Was war die größte Herausforderung?
- Was haben Sie in dieser schwierigen Zeit erlebt?
- Was hat Ihnen Halt gegeben?
- Was hat Sie vorangebracht?
- Wer hat Sie unterstützt und begleitet? Wem sind Sie dankbar?

- Was haben Sie als sehr anstrengend empfunden? Wie haben Sie geschafft, weiterzumachen?
- Wenn Sie zurückdenken, was war eine gute Entscheidung? Ein wichtiger Schritt?
- Wie gelang Ihnen der Neuanfang?
- Worauf sind Sie, wenn Sie zurückblicken, besonders stolz? Was verdient Anerkennung?
- Welche wichtige Erfahrung nehmen Sie aus dieser Zeit mit?

Beziehungen erfragen – Erfahrung von Verbundenheit

Im systemischen Ansatz stehen »Beziehungswelten«, das Verbundensein des Einzelnen mit anderen im Fokus des Interesses (s. Kap. 1). Viele leidvolle Erfahrungen sind Beziehungsleiden – Abwertung, Missachtung, Angriff, Neid, Ausgrenzung, Verlassen-Werden sind Risikofaktoren für die Entstehung psychischer Erkrankungen. Umgekehrt sind gelingende, stabile Beziehungen das Stressreduktionsmittel Nr. 1 (vgl. Bauer, 2013). Daher ist es wichtig, sich auf positive Beziehungsqualitäten zu konzentrieren – hier gehen Verankerung und Entwicklung, Sicherheit und Veränderung, Geborgenheit und Risikobereitschaft Hand in Hand. Die nachfolgenden Fragen lassen sich als »Familienfragen« stellen oder auf das gesamte Netz wichtiger Beziehungen ausdehnen.

- Wo treffen Sie Menschen, mit denen Sie sich gern und oft austauschen?
- Wie haben Sie diese Kontakte geknüpft? Und wie gestalten Sie sie?
- Wie oft treffen Sie sich mit Ihrer Familie? Mit wem reden Sie gern?
- Was macht diesen Austausch so lohnenswert?
- Welche Beziehungen in Ihren Leben haben Sie geprägt?
- Welche Menschen haben einen tiefen Eindruck bei Ihnen hinterlassen?
- Welche Menschen sind zu wichtigen Begleitern Ihres Lebens geworden?
- Wer zeigt Ihnen ganz besonders, dass er Sie genauso mag, wie Sie sind?
- Mit welchem Freund sind Sie den bisher schwersten Weg gegangen?
- Wie erklären Sie sich diese berührende Treue zueinander?
- Wer in Ihrem Umfeld hat einen besonders glücklichen Einfluss auf Sie?
- Wer bringt Sie voran, schenkt Ihnen Mut, Kraft und Zuversicht?
- In welcher Beziehung ist das Geben und Nehmen sehr ausgeglichen?
- Was bekommen Sie dort reichlich?
- … und wie sind Sie für den anderen ein guter Geber / eine gute Geberin?
- In welcher Beziehung ist das Geben und Nehmen in einer Schieflage?
- Wer bekommt da zu wenig? Wie erklären Sie sich das?
- Wie wird es sich in nächster Zeit verändern?
- Wenn es so bleibt, welche Auswirkungen wird es haben?
- Wer zeigt Ihnen immer wieder, dass Loyalität und Ehrlichkeit keine leeren Worte sind?
- Was bedeutet Ihnen das?
- Was ist Ihr Kapital in dieser Beziehung?
- Wer bringt Sie immer wieder zum Lachen?

- Wie macht er / sie das?
- In welcher Runde wird am meisten gelacht?
- Wer hat Sie schon einmal aus einer verdammt schwierigen Situation befreit?
- Wer ist Ihr Ass im Ärmel, wenn es mal schwierig wird?
- Wer ist Ihr Telefonjoker, wenn Hilfe gebraucht wird?

Verknüpfungen von Fragen

Ein Gespräch ist immer eine Reise durch das Leben des Klienten. Die Reise beginnt in der Gegenwart, lädt ein, die Chancen für die unmittelbare Verbesserung des Lebens zu prüfen, bedient sich der umfangreichen Lebenserfahrung des Klienten und setzt diese immer in Relation zu einer weitreichenden Entwicklungsperspektive – einer Art Panoramablick auf das Leben.

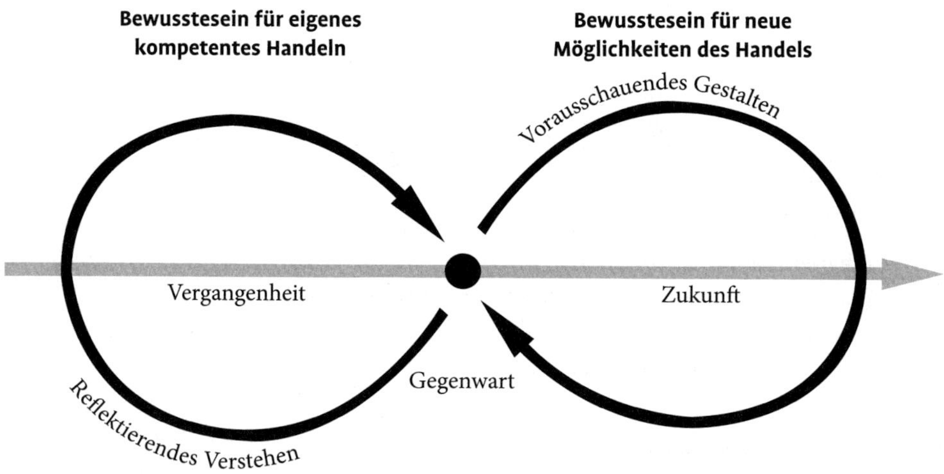

Abbildung 14.3 Bewusstsein für Handeln (Kindl-Beilfuß, 2012)

Im praktischen Handeln münden solche Erkenntnisse in der Ausrichtung von Methoden an der Zeit. In jedem systemischen Interview sollten daher Vergangenes, Gegenwärtiges und Zukünftiges miteinander verknüpft werden. Setzt man den Fokus allzu intensiv auf Vergangenes, verschwindet das »Wozu?« und »Wohin?«, setzt man nur auf Zukunft, schwächt man die erfahrungsreiche Lebensgeschichte, den Wert des Lebens, und vergöttert man »das Hier und Jetzt« (wie noch ein Naturgesetz vor einigen Jahren lautete), beschränkt man gelebte Erfahrungsräume ebenso wie Möglichkeitsräume der Zukunft (s. Abb. 14.3).

Sie erhöhen Ihre eigene Wirksamkeit immer dann, wenn es Ihnen gelingt, einem Klienten sozusagen in einem Schwung sowohl seine eigene Vergangenheit als auch seine Zukunft näher zu bringen als »gefühltes Wissen«.

Zeitreise mit Fragen. Die nachfolgende »Zeitreise« mit Fragen ist eine Struktur, die im systemischen Interview immer wieder Anwendung findet. Diese Drei-Fragen-Folge ist eine Vereinfachung, eine strukturelle Hilfe, um aufzuzeigen, wie es gelingen kann, die

Erfahrungen der Vergangenheit für die Aufgaben der Gegenwart und Zukunft in direkter Weise zu nutzen. Dadurch erleben sich Klienten als »selbstwirksamer« – Dinge, die sie bereits getan haben, können ihnen wieder gelingen. Bereits Begonnenes kann erfolgreich fortgesetzt werden.

Im Gespräch geht es natürlich um mehr als drei Fragen!

Beispiel

Beispiele für Fragefolgen

- **Vergangenheit:** Was waren die ersten guten Schritte ins eigene Leben nach Ihrer Trennung?
- **Gegenwart:** Welche drei Dinge gefallen Ihnen gegenwärtig am besten an Ihrem Leben?
- **Zukunft:** Wenn Sie zur Ruhe kommen, ins innere Gleichgewicht, was sind deutliche Anzeichen dafür, dass es Ihnen richtig gut geht?

- **Vergangenheit:** Was waren deine drei besten Schuljahre? Was ist dir da gelungen?
- **Gegenwart:** Was läuft momentan ganz passabel?
- **Zukunft:** Wenn wir an die guten Zeiten anknüpfen wollen, was ist dein Masterplan?

- **Vergangenheit:** Welcher Vorschlag hat Ihnen viel Zuspruch im Team gebracht?
- **Gegenwart:** Wer unterstützt Sie am meisten in der Umsetzung?
- **Zukunft:** Wenn es im nächsten Jahr noch einen Tuck reibungsloser läuft, was möchten Sie gern in Angriff nehmen?

Das »ideale« systemische Erstinterview

Ein systemisches Interview folgt einer Choreografie. Dazwischen liegen Spielräume, die der Therapeut mit eigenen Ideen und Erfahrungen anfüllt, um jedes Gespräch zu seiner Einzigartigkeit zu verhelfen. Die vorgeschlagene Struktur wirkt wie ein roter Faden wichtiger Verknüpfungen und hilft, durch die Komplexität eines Gesprächs im Mehrpersonen-Setting zu führen.

Übersicht

Die Struktur des systemischen Erstinterviews mit Beispielfragen aus der Paarberatung

(1) Begrüßung: Vorstellen der Therapeuten, Arbeitsweise

(2) Empfehlungskontext:
- Wie haben Sie Ihre Entscheidung getroffen, eine Beratung in Anspruch zu nehmen?
- Was hat Sie auf uns neugierig gemacht?
- Von wem haben Sie die Empfehlung / Information erhalten?
- Was erhofft sich derjenige für Sie als Paar?

Teil III

(3) Vorangegangene Erfahrung mit Beratung:
- Haben Sie bereits Erfahrungen mit Therapie oder Beratung gemacht, oder ist das heute eine Premiere?
- Welche Erfahrung war besonders nützlich / hilfreich für Sie?
- Angenommen, wir würden die Strategie unserer Vorgänger übernehmen, Sie in die Flucht zu schlagen, welches Mittel wäre das effektivste?

(4) Gemischte Gefühle – Erwartungen:
- Die meisten Menschen sitzen mit gemischten Gefühlen vor uns, neben viel Hoffnung gibt es Zweifel und Skepsis, ob das etwas bringt.
- Was glauben Sie, Frau …, mit wie viel Prozent Hoffnung und wie viel Prozent gesunder Skepsis startet Ihr Mann in dieses Gespräch? Was genau macht ihn hoffnungsvoll? Worin ist die gesunde Skepsis begründet? (gleiche Frage an den Mann)
- Woran können wir merken, dass sich im Laufe des Gesprächs die Hoffnung vermehrt? … und woran, dass sich Skepsis auszubreiten beginnt?
- Was vermuten Sie, wobei Sie eine Paarberatung besonders gut unterstützen kann?
- Was glauben Sie, was wir hier zusammen mit Ihnen erreichen können?

(5) Anliegen – Frage – Auftrag:
- Was glauben Sie, wäre für Ihre Frau ein wichtiges Ergebnis von diesem ersten Gespräch?
- Was glauben Sie, wäre für Ihren Mann ein wichtiges Ergebnis von diesem ersten Gespräch?
- Was spricht dafür, jetzt weitere Bemühungen zu starten? Was spricht dagegen?
- Was muss vor einem neuen Anlauf unbedingt berücksichtigt werden?
- Angenommen, es arbeitet nur einer von Ihnen mit, woran merken wir das, und was sollten wir dann tun?

(6) Visionen – Ziele:
- Worin sehen Sie eine gute Chance für Ihre Partnerschaft?
- Angenommen, Sie werden Ihr gegenwärtiges Problem lösen, wie wird sich die Beziehung weiter entwickeln? Wie sieht eine gelingende Partnerschaft aus? Was wird Sie persönlich besonders zufrieden machen?
- Angenommen, Ihre Partnerschaft bekommt neuen Schwung, woran merken Sie das?
- Was sind erste leise Anzeichen für eine gute Entwicklung in Ihrer Partnerschaft?

(7) Die Grundlagen / Ressourcen der Paarbeziehung:
- Sie sind seit … Jahren ein Paar. Was sind die wichtigsten Säulen Ihrer Beziehung? Was ist Ihnen miteinander gelungen?
- Was beschreiben uns Ihre besten Freunde, was Sie als Paar ausmacht?

(8) Wozu ist das gegenwärtige Problem, der Zustand nützlich oder sinnvoll (wichtig oder gar produktiv)?

- Welche wichtigen Erfahrungen machen Sie gerade jetzt in dieser schwierigen Phase?
- Welche neuen Fragen ergeben sich daraus?
- Wenn es eine Erklärung gibt, womit das, was Sie gerade miteinander erleben, am ehesten zusammenhängt, was vermuten Sie?
- Wenn Ihre gegenwärtige Situation den Grundstein für eine neue Entwicklung in Ihrer Partnerschaft legt, was könnte der Anfang dieser neuen Entwicklung sein?
- Wenn alles gut überstanden sein wird, was werden Sie später über diese Phase sagen? … Wie werden Sie diese Phase in Ihren Memoiren nennen?

(9) Wo zeichnen sich bereits jetzt Lösungen ab?
- Welche Schritte haben Sie bereits gemacht, die in diese Richtung führen?
- Welche Bemühungen haben Sie schon gestartet? Was war erfolgreich, was weniger?
- Welche Bemühungen Ihrer Frau / Ihres Mannes haben Sie bereits bemerkt?
- Was brachte vorübergehend Entspannung oder sogar Fortschritte?
- Worin zeigt sich Ihre Ausdauer? Worin Ihre Ungeduld?
- Wo hätten Sie alleine – ohne uns – weitergemacht?

(10) Möglichkeiten der Verschlimmerung der Situation:
- Angenommen, Sie entscheiden sich dafür, erst einmal abzuwarten, wie wird Ihr Miteinander sich entwickeln?
- Angenommen, Sie wollen – und Sie kennen das ja aus der einen oder anderen Frustration heraus – sich bereits heute Abend wieder mal kräftig streiten, wie kriegen Sie das aus dem Stand hin?
- Angenommen, wir kommen trotz Bemühungen nicht wirklich voran, woran merken Sie das? … Und was tun Sie dann?
- Angenommen, Ihre inneren Zweifel bekommen Kinder, woran merkt Ihre Frau / Ihr Mann Ihren Rückzug aus der Beziehung?
- Was wäre definitiv ein Grund zum Aufgeben für Sie?

(11) Was soll unbedingt so bleiben / weitergehen?
- Wie viel Prozent Ihrer Partnerschaft laufen trotz Ihrer aktuellen Schwierigkeiten stabil und unbeeindruckt weiter? Wie schaffen Sie das?
- Was möchten Sie sich auf jeden Fall erhalten?
- Auf welches gute Fundament können Sie aufbauen?
- Welchen Teil Ihrer Beziehung / Ihrer Gemeinsamkeit halten Sie für unzerstörbar?

(12) Was soll wie anders werden?
- Wie sieht es genau aus, wenn Sie Ihre guten Aussichten förmlich spüren können?
- Woran merken Sie, dass Sie Ihren Wünschen und Zielen immer näher kommen?

– Was könnte Ihr erster Etappensieg sein?
– Welche Hindernisse müssen wir aus dem Weg räumen? Wie?

(13) Was wäre ein nächster Schritt?
– Was wäre einen Versuch wert?
– Was wäre ein nächster guter Schritt?
– Wie genau sieht ein gelungener Start für Sie aus?
– Was ist Ihr Beitrag, was der Ihres Partners?
– Wie können wir Sie beim Start/beim Versuch/auf dem längeren Weg unterstützen?

(vgl. a. Kindl-Beilfuß, 2012, 2015)

14.4 Gute Erfahrungen, typische Schwierigkeiten und Fehler

Wenn die fragende Haltung zum Habitus geworden ist, mag man gar nicht mehr zurückkehren zu einem Sprachstil der Aussagesätze. Aber manchmal wird man gefragt: »Was meinen denn Sie dazu?«, und das ist etwas anderes; dann ist Selbstoffenbarung gefragt, die dann von den Patienten wiederum sehr gerne gehört und in ihre Erwägungen einbezogen wird.
Do not: mechanisches, einstudiertes zirkuläres Fragen ohne Beachtung der emotionalen Situation des Gegenübers.

FAQ

Sind zirkuläre Fragen nicht zu kompliziert? Werden sie wirklich von allen verstanden?
Wenn die Patienten eine reduzierte Aufmerksamkeitsspanne, geringe Deutschkenntnisse und/oder kognitive Einschränkungen aufweisen, dürfen die Fragen nicht zu lang und nicht zu verschachtelt sein. Jede zirkuläre Frage lässt sich aber so zerlegen, dass sie kurz genug ist, um verstanden zu werden. Es kann jedoch sein, dass die Mentalisierungsfähigkeit (s. Kap. 22) eines oder mehrerer Gesprächsteilnehmer gering ist und die durch die Frage angeregte Perspektivenübernahme zunächst nicht gelingt. Dann kann das zirkuläre Fragen, wenn es behutsam und geduldig eingeführt wird, sogar direkt beim Aufbau dieser wichtigen Kompetenz helfen.

Weiterführende Literatur

Kindl-Beilfuß, C. (2015). Fragen können wie Küsse schmecken: Systemische Fragetechniken für Anfänger und Fortgeschrittene. Heidelberg: Auer.

15 Skulptur und Aufstellung

Kirsten von Sydow

15.1 Hintergrund und allgemeine Merkmale

Durch Skulpturen lassen sich emotionale Bindungen und Hierarchien in Familien und Arbeitssystemen anschaulich darstellen. Skulpturverfahren wurden in den USA ab den 1970er-Jahren entwickelt. Sie sind eine Standardintervention der Systemischen Therapie und der Familientherapie. Es existieren zwei Varianten: Die »lebende Skulptur« wird aus Menschen »gebaut«, während Figurenplatzierungsverfahren Ersatzfiguren verwenden. In der Öffentlichkeit populär wurde eine umstrittene Variante der »lebenden Skulptur«, nämlich »Familienaufstellungen« nach Hellinger (Arnold et al., 2008; Schweitzer-Rothers & Ochs, 2008; von Sydow, 2015, 2017a).

Theoretischer Hintergrund. Die Fähigkeit, aus nonverbalen Daten Rückschlüsse auf soziale Beziehungen ziehen zu können (z. B. Nähe, Abwendung, Dominanz), ist überlebenswichtig: Kinder können nur in der Nähe ihrer Eltern überleben und auch Erwachsene sind lebenslang auf soziale Unterstützung angewiesen (s. Kap. 1; von Sydow, 2017a, 2017b; von Sydow & Seiferth, 2015). Insofern ist die symbolische Darstellung menschlicher Beziehungen (z. B. Puppenspiel, Kunst, Schachspiel) ebenso wie die Fähigkeit zum Erstellen und »Lesen« räumlicher Darstellungen zwischenmenschlicher Beziehungen universell verbreitet. Das wird seit fast 100 Jahren auch psychotherapeutisch genutzt, angefangen mit der »Sandspieltherapie« (von Sydow, 2018).

Familienskulpturen bilden nicht »reale« Beziehungen ab, sondern »innere Landkarten«, die einzelne Menschen von ihrem sozialen Kontext haben (Schweitzer & Weber, 1982), also (komplexe) innere Arbeitsmodelle von Bindung (von Sydow, 2015; Kap. 1). Skulpturverfahren thematisieren oft nicht explizit ihren theoretischen Hintergrund und setzen voraus, dass die Dimensionen »Abstand« und »Höhe« universell bedeutsam sind. Familienskulptur mit Playmobil-Figuren (FSPlay) orientiert sich an der Familiensystem- und Bindungstheorie (von Sydow, 2014; von Sydow et al., 2015).

»Lebende Skulptur«. Die »lebende Skulptur« ist weit verbreitet in systemischen Familien-, Paar- und Gruppentherapien, in Ausbildungs- und Selbsterfahrungsgruppen und Supervisionen (Papp et al., 2013; Schweitzer & Weber, 1982; von Sydow, 2015). Leider scheint bisher dazu keine empirische Forschung vorzuliegen (von Sydow, 2017a, b).

Familienaufstellungen nach Hellinger. In den 1990er-Jahren wurden die »Familienaufstellungen« des katholischen Theologen Bert Hellinger (*1925) sehr populär in Deutschland (Weber, 1994; von Sydow, 2015), eine Variante der »lebenden Skulptur« im Gruppensetting. Der Klient stellt seine Herkunfts- oder aktuelle Familie mithilfe anderer Gruppenteilnehmer auf. Die Stellvertreter werden nach ihrer Befindlichkeit in ihren Positionen befragt und dann wird die Skulptur umgestellt. Der Veränderungsprozess orientiert sich z. T. an den (impliziten) Theorien Hellingers (s. u.) und z. T. an den geäußerten Befindlichkeiten und Impulsen der Stellvertreter. Zum Abschluss nimmt der Klient oder die Klientin wieder den eigenen Platz in der Familienaufstellung ein. Die Aufstellung wird oft durch eine Ritualhandlung abgeschlossen: Hellinger schlägt dem Klienten vor, einen bestimmten Schlüsselsatz zu einem Elternteil zu sagen (z. B. »Ich danke euch für das, was ich von euch bekommen habe, es reicht, den Rest mache ich selbst«). Dieses Vorgehen löst bei den Betroffenen oft intensive Gefühle aus.

Hellingers Grundannahme ist, dass Symptome dann auftreten, wenn ein Familienmitglied sich in einer Position befindet, die ihm »nicht gemäß« ist, z. B. versucht, die elterliche Paarbeziehung in Ordnung zu bringen, oder ein Elternteil verachtet aus Treue zum anderen Elternteil. Die aus Not geborene »Anmaßung« sei Ausdruck von Verstrickung, Demut sei die Lösung. Diese Probleme können in der Aufstellung sichtbar werden und werden durch ein »Zurechtrücken« der Aufstellung bearbeitet. Hellinger geriert sich atheoretisch (z. B. Hellinger & ten Hövel, 1996), scheint aber beeinflusst von der Mehrgenerations- und strukturellen Familientherapie, Skulpturarbeit und Bindungstheorie (s. Kap. 1; von Sydow, 2007, 2015; Weber, 1994). So überrascht es nicht, dass manche Elemente seiner Arbeit einleuchtend sind und Menschen z. T. emotional berühren. Weiter bot Hellinger in Zeiten, in denen die deutschsprachige Systemische Therapie sich teilweise in hochabstrakten, kryptischen Formulierungen verlor, eine allgemein verständliche (implizite) Theorie mit klarer biblischer Sprache (s. von Sydow, 2015).

Gleichzeitig sind einige Aspekte von Hellingers Arbeit unethisch und wissenschaftlich fragwürdig, wie z. B. apodiktisch-destruktive Äußerungen (»Du bist verloren!«), Arroganz gegenüber Kritik (»Du bist noch nicht reif für die Arbeit mit mir«), Weigerung, sich evaluieren zu lassen, eine dogmatisch-alttestamentarische Haltung zu Frauen (z. B. »Die Frau muss dem Mann folgen«) und »therapeutische« Arbeit als Show vor Hunderten von Zuschauern (von Sydow, 2007, 2015). Inzwischen bieten viele Hellinger-Schüler (z. T. Laien ohne reguläre psychotherapeutische oder psychosoziale Ausbildung) ebenfalls Familienaufstellungen an. Die systemischen Dachverbände (DGSF, SG) haben sich inzwischen klar von Hellinger distanziert. Deshalb wird nicht weiter auf diesen Ansatz eingegangen.

Figurenplatzierungstechniken. Figurenplatzierungstechniken (FPT; Schneewind, 2010) geben Klienten die Möglichkeit, innere Repräsentationen ihres sozialen Kontextes (z. B. Familie, Arbeitsteam) oder eigene innere Anteile / Zustände symbolisch durch Spielfiguren darzustellen, die auf einem Spielbrett arrangiert werden (s. Arnold et al., 2008; Schmitt, 2006; von Sydow, 2015, 2017a).

In der systemischen Therapie-, der Berater- und Coaching-Szene werden verschiedene FPT-Material-Sets kommerziell vertrieben (z. B. Holz-, Playmobil-/Lego-Figuren, Lavasteine). Die meisten Ansätze wurden bisher nicht theoretisch fundiert und methodisch evaluiert. Von den vorliegenden standardisierten FPT erlauben bisher nur vier eine systematische quantitative Analyse, nämlich der Familiensystem-Test (FAST), die Familienskulptur mit Playmobilfiguren (FSPlay), die Kvaebaek Familienskulptur Technique (KFST; Cromwell et al., 1981) und SOBEKI, der nur bei Kindern anwendbar ist (s. Tab. 15.1; von Sydow, 2017a).

Tabelle 15.1 Familienskulptur Figuren-Platzierungs-Techniken (FPT)

Name des Verfahrens / zentrale Literaturquellen	Figuren	Spielbrett	Test-Zeit (min.)	Weiterführende Links und Kosten (ca. Angaben, Stand März 2018)
Kvebaek Family Sculpture Technique (KFST) Cromwell et al. (1981)	13 Holzfiguren 3 Größen rosa / rund oder blau / angular keine Augen	100 cm^2 102 oder 202 Quadrate nur 1 Figur pro Quadrat	k.A.	https://kvebaeksculpting.com/ 469,– $
Familien-Skulptur-Test (FST) Wille (1982)	16 Szeno-Figuren 8 Erwachsene 8 Kinder Holzklötzchen, Tiere	Szeno-Spielbrett	10–20	http://psydok.psycharchives.de/jspui/handle/20.500.11780/1533 https://www.testzentrale.de/shop/der-sceno-test.html Szeno-Test: 1.488,– €
Familienbrett (FB) Ludewig et al., (1983); Ludewig & Wilken (1999)	23 Holzfiguren 7 oder 10 cm rund und eckig mit Augen	50 cm^2	2–20	k.A.
Familiensystem-Test (FAST) Gehring (1998, 2015)	8 Holzfiguren 8 cm 2 Formen, z. T. farbig mit Augen und Mund 18 zylindrische Holzklötzchen (1, 5, 3, 4,5 cm)	45 cm^2 92 Quadrate nur eine Figur pro Quadrat	5–10	www.fast-test.com https://www.testzentrale.de/shop/familiensystemtest.html 487,– €
SOziales BEziehungsverfahren für KInder (SOBEKI) Berger (1996); Roos et al. (1995)	28 Lego-Duplo-Figuren 3 Generationen 2 Geschlechter Unterlegeplättchen	Spielbrett mit 6 konzentrischen Ringen (Größe: k. A.)	30	k.A.

Tabelle 15.1 (Fortsetzung)

Name des Verfahrens / zentrale Literaturquellen	Figuren	Spielbrett	Test-Zeit (min.)	Weiterführende Links und Kosten (ca. Angaben, Stand März 2018)
Familien-Skulptur-Test (FST) Hehl & Ponge (1997); Hehl & Priester (1998)	Holzfiguren ohne Augen 4 Größen, 3 Farben, 2 Geschlechter Mütze für Protagonisten	100 cm^2 400 Felder	k.A.	k.A.
Familienskulptur mit Playmobilfiguren (FSPlay) von Sydow (2014); von Sydow et al. (2015); Chehade & von Sydow (2016)	20 Playmobil-Figuren 6 Frauen, 6 Männer, 3 Mädchen, 3 Jungen, 2 Babys, 2 Tiere 3 Gruselfiguren 5 Holzklötze	Standardschachbrett 43 cm^2	10–20	Das Set wird bisher noch nicht vertrieben, aber Figuren und Brett sind einzeln im Spielzeughandel erhältlich ca. 100,– € https://www.zpid.de/retrieval/PSYNDEX-Tests.php?id=9006 705

15.2 Indikationen, Kontraindikationen und Nebenwirkungen

Zentrale Fragen beim Einsatz von Skulpturen

(1) **Arbeitskontext:** In Einzelsettings (Einzeltherapie-/beratung, Forschung mit Individuen) können nur Figurenplatzierungstechniken eingesetzt werden – in Mehrpersonensettings (Paar-/Familientherapie, Gruppenselbsterfahrung/-supervision, Forschung mit Paaren / Familien) können auch »lebende Skulpturen« genutzt werden.

(2) **Fragestellung:** Geht es um die Erfassung interpersoneller Beziehungen oder um die Auseinandersetzung mit verschiedenen inneren Anteilen eines Einzelnen?

(3) **Erfasster Zeitpunkt:** Gegenwart, Zukunft (z. B. Wunschzustand bei Therapieende) oder Vergangenheit (z. B. Situation vor der Geburt des ersten Kindes).

! »Lebende Skulpturen« werden oft als emotional noch bedeutsamer erlebt, weil die Rollenspieler körperlich erleben, wie bestimmte Distanzen und Körperpositionen in Zusammenhang mit bestimmten Gefühlen stehen.

Indikationen und Kontraindikationen. Skulpturen können in der Einzel-, Paar-, Familientherapie/-beratung, Supervision, Mediation und Diagnostik (Forschung, Sorgerechtsgutachten) sinnvoll eingesetzt werden. Die dabei genutzte Körpersprache ist universell verständlich für Menschen aller Altersgruppen (ab ca. sechs Jahren), Kulturen (auch bei schwachen Sprachkenntnissen) und sozioökonomischen Schichten. Oft macht das »Bauen« einer Familienskulptur den Beteiligten Spaß und es kann zu ganz überraschenden Einsichten beitragen.

Kontraindikation ist primär die Weigerung einzelner Personen, Skulpturen zu erstellen oder sich darin aufbauen zu lassen. Weigerungen müssen respektiert werden, der Therapeut sollte aber auch versuchen, sie zu verstehen. Bei Klienten, die sich unwohl fühlen, Skulpturen in vivo umzusetzen, ist es möglich, nur über fantasierte Skulpturen (z. B. der aktuellen und Wunschpartnerschaft) zu sprechen (Papp et al., 2013; von Sydow et al., 2007).

! Besonders in Kinder- und Jugendtherapien und bei der Arbeit in variablen Settings (Einzel-, Paar-, Familiengespräche) sollte vorab klargestellt werden, was mit einer Skulptur geschieht: Wird z. B. die Skulptur des Kindes auf jeden Fall den Eltern gezeigt oder nur dann, wenn das Kind einwilligt?

15.3 Klinische Praxis

Wenn mit Spielfiguren Skulpturen erstellt werden sollen, empfiehlt es sich eines der etablierten FPT-Verfahren (z. B. FAST, FSPlay) zu verwenden. Übrigens werden gerade die »gruseligen Figuren« (z. B. Gespenst, Vampir), die es nur bei FSPlay gibt, gern genutzt (Chehade & von Sydow, 2016; von Sydow, 2014; von Sydow et al., 2015).

Diagnostisch interessant ist die gegenwärtige und vergangene Situation der Familie aus der Sicht verschiedener Mitglieder. Als Intervention interessieren die familiären / partnerschaftlichen Ideal- und Zukunftsvorstellungen (z. B. angestrebte Situation bei Therapieabschluss).

In Paartherapien dienen Skulpturen dazu, zu verdeutlichen was die – unterschiedliche – Sicht beider Beteiligter auf das aktuelle Geschehen und die Therapieziele ist, oder um bei »steckenbleibenden« Paartherapien die Situation in Bewegung zu bringen. Interessant ist es auch, zurückliegende und zukünftige Entwicklungsstufen der Familie bauen zu lassen oder die Skulptur in Bewegung zu setzen (»Tanz der Familie«).

Die Dokumentation der Skulpturen erfolgt bei FSPlay z. B. mithilfe von standardisierten Fotos (Aufsicht und Perspektive des Aufstellers) und einem Dokumentationsbogen.

Ein systematischer Überblick über die Analysekategorien aller FPT wird an anderer Stelle gegeben (von Sydow, 2018). Die meisten Therapeuten werden sich auf die »Augenschein«-Auswertung von Skulpturen beschränken. Diese ist einfach und unkompliziert (s. Übersicht).

Übersicht

Zentrale Aspekte für die Analyse von Skulptur-Daten

(a) dyadische und triadische Distanzen zwischen zwei und mehr Figuren werden als Indikator emotionaler Nähe / Kohäsion interpretiert (FAST; KFST; FSPlay).

(b) Höhenunterschiede zwischen Figuren (Erhöhung durch Holzklötzchen) werden als Anzeichen von Hierarchie-Differenzen gedeutet (FAST; FSPlay).

(c) Zu- oder Abwendung von Körper und Blickrichtung einer Figur zu einer anderen Figur wird als emotionale Zu- oder Abwendung gedeutet (FB, FST; FSPlay); Zurückweisung kann aus der Abwendung einer Bezugsperson erschlossen werden (FSPlay).

(d) Platzierung auf dem Spielbrett: Zentrale vs. periphere Platzierungen auf dem Brett und außerhalb des Spielbretts werden als Aussage über die Zentralität der Figuren gedeutet (FB; FSPlay).

(e) Reihenfolge der Aufstellung der Figuren: Je früher jemand platziert wird, desto höhere Bedeutung wird ihm zugeschrieben (FB; FSPlay).

(f) Altersklasse der Figur: Sofern Spielfiguren mit unterschiedlichen Größen / Altersklassen (Erwachsener, Kind, Baby) verwendet werden, kann die Verwendung von inadäquaten Altersklassen z. B. auf evtl. vorliegende Parentifizierung (z. B. Kind wird als Erwachsener symbolisiert) hindeuten (KFST, FSPlay).

(g) Körperkontakt (nur bei Verwendung von Figuren mit beweglichen Armen und Beinen und keiner Begrenzung bzgl. der Anzahl der Figuren pro Feld; FSPlay).

(Quellen: von Sydow, 2018; von Sydow et al., 2015)

Teil III

Die folgenden Fallbeispiele zeigen unterschiedliche Anwendungsmöglichkeiten von Skulpturmethoden.

Fallbeispiel

Fallbeispiel 1: Lebende Skulptur eines Paares

Im Kontext eines Fortbildungsseminars stellt eine Teilnehmerin einen Paartherapiefall vor, den sie therapiert: Es geht um ein Ehepaar (beide Mitte 30, beide Vollzeit berufstätig, sie im Schichtdienst tätig) mit zweijähriger Tochter, bei dem der Mann unzufrieden ist, dass sexuell kaum mehr was läuft, und die Frau auf die Therapeutin sehr erschöpft wirkt.

Die vorstellende Therapeutin ist bereit, ihren Fall symbolisch darzustellen und wählt dafür unter den Seminarteilnehmern einen Mann und eine Frau aus, die bereit sind, die Rollen zu übernehmen. Die Therapeutin stellt dann die Situation des Paares, so wie sie wahrnimmt, als Skulptur auf: Sie setzt beide Rollenspieler nebeneinander auf den Boden, Oberkörper in ca. 50 cm Abstand. Das Kind wird durch eine Tasche symbolisiert, die sich seitlich an die Mutter anlehnt. Auf den Vorschlag, auch die Belastungen durch die Berufe, Haushalt und Elternschaft abzubilden, wählt die Therapeutin die größte aller Taschen im Raum, die prall gefüllt ist, und setzt sie der Frau so auf den Schoss, dass diese fast hinter der großen Tasche verschwindet. Befragt nach ihrem Befinden sagt die Frau, dass sie sich erschöpft und müde fühlt und fast erdrückt von der Tasche. Der Mann fühlt sich einsam und eher abgelehnt. Beide »Eltern« denken, dass es dem Kind gut geht.

Auf die Frage danach, was das wohl für die Sexualität bedeutet, müssen alle Seminarteilnehmer lachen, weil es so evident erscheint, dass unter diesen Umständen wirklich kein Raum dafür ist. Orientiert an den Impulsen der Rollenspieler, wird die Skulptur dann so umgebaut, dass sich beide Partner wohler fühlen (und es auch dem Kind weiterhin gut geht): Das Paar rückt etwas näher zusammen und die Tasche wird auf die Beine beider Eltern verteilt. Es wird besprochen, was es konkret heißt, hier für eine andere Arbeitsverteilung und Entlastung der Frau sowie für mehr Raum für gemeinsame Intimität (und dann vielleicht auch Sex) zu sorgen.

Fallbeispiel 2: Familienskulptur mit Playmobilfiguren (FSPlay)
In einer FSPlay-Studie mit psychisch belasteten Kindern (die in einer psychotherapeutischen Ambulanz vorgestellt wurden) erstellte ein zehnjähriger Junge folgende Skulptur zu seiner aktuellen Familiensituation (s. Chehade & von Sydow, 2016). Er stellt zuerst seine Mutter auf: Erhöht durch alle (!) vorhandenen Holzklötze. Links daneben steht der Vater. Um die Eltern herum werden noch weitere Figuren aufgestellt (väterliche Großmutter, zwei mütterliche Onkel, beide Großeltern mütterlicherseits). Zuletzt stellt der Proband eine Figur für den älteren Bruder und schließlich seinen eigenen Stellvertreter (eine Jungenfigur mit braunen Haaren) vor dem Vater auf. Alle Figuren außer der Mutter sind nicht erhöht. Auf Nachfrage der Untersucherin wird der bereits verstorbene väterliche Großvater auch noch dazugestellt. Alle Figuren kehren dem aufstellenden Kind den Rücken zu, werden in Blickrichtung zur Untersuchungsleiterin aufgestellt. Auf die Frage nach gewünschten Veränderungen, zuckt der Proband nur die Schultern. Er möchte niemanden umstellen und sagt: »Das ist doch Familie, was soll man denn da ändern?«

Hier könnten sich im therapeutischen Kontext Fragen zu wahrgenommenen Hierarchie- und Machtunterschieden zwischen den Eltern anschließen. Ein wichtiges Thema wäre auch zu erkunden, ob der Junge sich generell so resigniert fühlt und womit das in Zusammenhang steht …

15.4 Gute Erfahrungen, typische Schwierigkeiten und Fehler

Die Skulpturmethode bietet einen Zugang zu den inneren Bildern, die Menschen über die Beziehungsstrukturen ihrer Familie (oder ihrer inneren Anteile) haben. Das führt oft zu neuen Einsichten, da in Skulpturen auch implizite Bindungs- und Beziehungsmuster abgebildet werden können, die den Erbauern der Skulptur nicht immer bewusst sind (von Sydow, 2015, 2017a).

> **!** Das Erstellen von Skulpturen führt fast unweigerlich dazu, dass Klienten beginnen, Geschichten zu erzählen – z. T. auch über traumatische Erfahrungen. Insofern sollten Skulpturen therapeutisch nur angewendet werden, wenn auch der Kontext da ist, mit »den Geistern, die man ruft« dann konstruktiv umzugehen – also psychotherapeutische Kompetenz und möglichst eine kontinuierliche therapeutische Beziehung.

15.5 Kritische Einordnung

Skulpturen sind diagnostisch wertvoll, erlauben kreativen Ausdruck und die Sammlung »seriöser« Daten auf spielerische Weise. Das allein kann die psychische Gesundheit bereits verbessern (Winnicott, 1971, 2010).

Aufstellungsarbeit wurde erstmals wissenschaftlich evaluiert: Sie führt zu signifikanten Verbesserungen des Befindens psychisch gesunder Teilnehmer, deren eigene Anliegen bearbeitet wurden (Weinhold et al., 2013).

Befunde zur Testgüte von FPT werden an anderer Stelle dargestellt (Tab. 15.1; von Sydow, 2018): Belegt wird eine hohe Interrater-Reliabilität und eine mittlere Stabilität von Kohäsionswerten; einige Befunde stützen auch die Validität von FSPlay und FAST.

Orientiert an der Bindungs- und der Familiensystemtheorie (s. Kap. 1) und empirischen Arbeiten zur Familienskulptur können die folgenden Attribute von Skulpturen der Herkunftsfamilie auf klinische Risikofaktoren hindeuten (von Sydow, 2018; s. Übersicht).

Übersicht

Hinweise auf mögliche klinische Risikofaktoren in Skulpturen

(a) die Nichtrepräsentation wichtiger Bezugspersonen (z. B. Eltern, Partner / in, Kinder)
(b) ganz alleinstehende Protagonisten sowie große Distanz zu wichtigen Bezugspersonen (je nach Alter: Eltern, Geschwister bzw. Partner / in, Freunde, Kinder)
(c) vom Protagonisten abgewandte, weggedrehte wichtige Bezugspersonen
(d) bewusste Verwendung von Figuren der »falschen« Altersklasse (z. B. Verwendung von Erwachsenenfiguren für Kinder oder Kinderfiguren für erwachsene Elternteile – evtl. Hinweis auf Parentifizierung)
(e) extreme Höhenunterschiede innerhalb der Familie (s. Fallbeispiel 2)
(f) bizarrer / eigenartiger Gebrauch des Materials wie z. B. Verwendung von Tier- oder Gruselfiguren als Repräsentanten von Menschen (sofern kein Mangel an »normalen« menschlichen Figuren herrscht) oder gewaltsames Zerlegen von Spielfiguren

Es darf nicht vergessen werden, dass eine Skulptur eine subjektive Rekonstruktion ist, die Hinweise auf reale Beziehungen geben kann, aber immer mit Vorsicht interpretiert werden muss. Phasenspezifische Besonderheiten des Familienlebens dürfen nicht überinterpretiert werden (z. B. enge Mutter-Kind-Beziehung oder »hohe« Position des Babys bei jungen Eltern; von Sydow, 2018). Interpretationen sollten immer mit den Klienten abgeklärt und besprochen werden.

FAQ

Wann ist der Einsatz von Skulpturen schädlich?
Wenn Klienten zu etwas gedrängt werden oder ihre Gefühle und persönlichen Grenzen nicht respektiert werden (so ist das z. T. bei Hellinger und manchen seiner Schüler), wenn keine tragfähige therapeutische Beziehung vorhanden ist. Oder aber dann, wenn nicht genug Zeit und Raum zur Verfügung stehen, um eine emotional bewegende Skulptur auch therapeutisch nachzubesprechen.

Weiterführende Literatur

Arnold, S., Joraschky, P. & Cierpka, A. (2008). Die Skulpturverfahren. In M. Cierpka (Hrsg.), Handbuch der Familiendiagnostik (3. Aufl., S. 305–333). Heidelberg: Springer.

Natho, F. (2010). Gespräche mit dem inneren Schweinehund. Arbeit mit Tierfiguren in systemischer Beratung und Therapie (2. Aufl.). Göttingen: Vandenhoeck & Ruprecht.

Sydow, K. von (2014). FSPlay – Familienskulptur mit Playmobilfiguren (FSPlay) (PSYNDEX Tests Review). Leibniz-Zentrum für Psychologische Information und Dokumentation (ZPID) (Hrsg.), PSYNDEX (Online-Datenbanksegment PSYNDEX Tests Dok.-Nr. 9006 705). Trier: ZPID. (Zugriff: 26.3.2018, http://www.zpid.de/retrieval/PSYNDEXTests.php?id=9006 705)

Sydow, K. von (2017a). Bindung, Paar-/Familientherapie und Systemische Therapie. In B. Strauß & H. Schauenburg (Hrsg.), Bindung in Psychologie und Medizin: Grundlagen, Klinik und Forschung – Ein Handbuch (S. 327–339). Stuttgart: Kohlhammer.

Sydow, K. von (2017b). Bindung und Partnerbeziehung. In B. Strauß & H. Schauenburg (Hrsg.), Bindung in Psychologie und Medizin: Grundlagen, Klinik und Forschung – Ein Handbuch (S. 87–100). Stuttgart: Kohlhammer.

Sydow, K. von (2018). Skulpturverfahren: Ein systematischer Überblick. (zur Publikation eingereicht).

16 Psychoedukation

Josef Bäuml • Gabriele Pitschel-Walz

16.1 Hintergrund und allgemeine Merkmale

Der Begriff »Psychoedukation« wurde erstmals 1980 von Anderson als nicht-persuasiv orientierte Aufklärung der Patienten in Verbindung mit Kommunikationstraining, Problemlösetraining und Angehörigenberatung im Rahmen familientherapeutischer Sitzungen bei Schizophrenie erwähnt (Anderson et al., 1980; Falloon et al., 1985; Tarrier et al., 1988; Liberman et al., 1990; Hogarty et al., 1991).

Im deutschen Sprachraum hat sich seit Mitte der 1980er-Jahre ein eigenes Verständnis von Psychoedukation entwickelt in Form eines eigenständigen manualisierten und curricular geordneten Therapiekonzeptes. Besonders im stationären Bereich haben sich psychoedukative Gruppen durchgesetzt, zunächst für Patienten mit Schizophrenie und in geringerem Maße auch für deren Angehörige, dann auch für Patienten mit anderen Diagnosen. Laut einer Umfrage in allen deutschsprachigen Kliniken werden psychoedukative Gruppen für Patienten mit einer schizophrenen Erkrankung in ca. 85 % der Kliniken angeboten, die mittlere Teilnahmequote liegt bei 25 % der Patienten, aber nur 5 % der jeweiligen Angehörigen erhielten eine psychoedukative Gruppe. Bei den übrigen Diagnosen kann noch weniger von einer flächendeckenden Versorgung gesprochen werden (Rummel-Kluge et al., 2006; 2013).

Zielsetzung. Psychoedukation soll das fachspezifische Wissen im Sinne eines kleinsten gemeinsamen Nenners im Verbund verschiedenster Therapiebausteine (Bäuml et al., 2016) so aufbereiten und »dolmetschen«, dass es auch für medizinische Laien an Bedrohlichkeit verliert und als hilfreiche Richtschnur empfunden werden kann, damit Betroffene ihr Empowerment entfalten können.

Die Frage, ob Psychoedukation nur eine Mediatorfunktion einnimmt oder eine eigenständige Psychotherapieform darstellt, wird derzeit noch unterschiedlich diskutiert. Aus Sicht der DGPE (Deutsche Gesellschaft für Psychoedukation) stellt Psychoedukation die spezifische Basispsychotherapie bei akuten und postakuten schweren psychischen Erkrankungen dar.

Definition von Psychoedukation

»Unter dem Begriff der Psychoedukation werden systematische didaktisch-psychotherapeutische Interventionen zusammengefasst, um Patienten und ihre Angehörigen über die Krankheit und ihre Behandlung zu informieren, ihr Krankheitsverständnis und den selbstverantwortlichen Umgang mit der Krankheit zu fördern und sie bei der Krankheitsbewältigung zu unterstützen.

Im Rahmen einer Psychotherapie bezeichnet Psychoedukation denjenigen Bestandteil der Behandlung, bei dem die interaktive Informationsvermittlung, der Erfahrungsaustausch unter den Betroffenen und die Bearbeitung allgemeiner Krankheitsaspekte im Vordergrund stehen.

Die Wurzeln der Psychoedukation liegen in der Verhaltenstherapie, wobei aktuelle Konzepte auch gesprächstherapeutische Elemente in unterschiedlicher Gewichtung enthalten« (Arbeitsgruppe »Psychoedukation«; Bäuml et al., 2008a, S. 3).

Darüber hinaus gibt es auch viele Gemeinsamkeiten mit der systemischen Therapie durch das Mehrpersonensetting und die Integration wichtiger Prinzipien (Multiperspektivität, Berücksichtigung subjektiver Krankheitskonzepte, kooperative Behandlungsplanung).

! Aus systemischer Sicht unterstützt die Psychoedukation Familien und Paare bei der Bewältigung der sie oft unvermittelt überflutenden Krankheitssymptome. Gleichsam »wie durch ein Brennglas kann die Erkrankung dann sowohl positive als auch negative Kräfte bündeln«; während gute Beziehungen dadurch sogar besser werden können, sind problematische Familienkonstellationen eher in Gefahr vollends zu eskalieren.

Psychoedukativ orientierte systemische Ansätze setzen neben den interaktionsspezifischen Aspekten vor allem auf die Wirkkraft des gemeinsam geteilten Wissens. Dadurch können sich sowohl die Betroffenen als auch deren Angehörige als kenntnisreiche Experten und aktiv Handelnde erleben, was sowohl das Vertrauen in die eigene Selbstwirksamkeit als auch in die Unterstützungskompetenz des engsten Umfeldes stärkt (Kröger et al., 1998; Hendrischke & von Wachter, 2016).

Die Betroffenen können ihr Selbsthilfepotenzial am besten von einer informierten Warte aus mit Unterstützung durch die vier wesentlichen professionellen Behandlungszweige entfalten (Bäuml, 2008; s. Übersicht).

Übersicht

Psychoedukation als Basispsychotherapie innerhalb eines komplexen psychiatrisch-psychotherapeutischen Behandlungsansatzes

- Psychoedukation (Informationsvermittlung zur Stärkung von Autonomie und Empowerment)
- Psychopharmakotherapie (Reduktion der krankheitsimmanenten Vulnerabilität)
- spezifische Psychotherapie (Verbesserung von Selbstakzeptanz und Coping-Fähigkeiten)
- psychosoziale Maßnahmen (Beseitigung externer Stressfaktoren; Aufbau sozialer Hilfesysteme)

Die Einführung der Psychopharmaka seit den 1950er-Jahren führte in Kombination mit psychotherapeutischen und psychosozialen Therapiemaßnahmen zu einem Paradigmenwechsel in der Behandlung psychischer Erkrankungen (Becker et al., 2005; Möller et al., 2017). Damit die Patienten bereit sind, auch eine medikamentöse Therapiestrategie in ihr längerfristiges Behandlungskalkül einzubeziehen, muss eine differenzierte Information über die Erkrankung mit den zugrunde liegenden psychophysiologischen Faktoren sowie den sich daraus ableitenden Behandlungsprinzipien erfolgen. Die Psychoedukation soll den Betroffenen helfen, neben den für sie förderlichen psychotherapeutischen und psychosozialen Therapieformen besonders bei schweren psychischen Erkrankungen auch eine konsequente und intelligente Pharmakotherapie in Betracht zu ziehen. Im Sinne eines Synergieeffektes soll sie das aus der Pharmakotherapie erwachsende externe Kontrollpotenzial mit den individuellen internen Steuerungskräften der Patienten optimal verzahnen.

16.2 Indikationen, Kontraindikationen und Nebenwirkungen

Grundsätzlich gibt es für Psychoedukation kaum Kontraindikationen. Zurückhaltung empfiehlt sich bei maniformen Zuständen, massiven Denkstörungen, akuter Suizidalität oder mangelnden Sprachkenntnissen.

Vor dem gezielten Ansprechen der Angehörigen müssen die Patienten um ihr Einverständnis gefragt werden, da die Thematik »Psychische Erkrankungen« einer indirekten Diagnosenmitteilung gleichkommt (Hornung et al., 1995; Rabovsky et al., 2016).

Übersicht

Einschlusskriterien für psychoedukative Interventionen

- Patienten und/oder deren Angehörige (Eltern, Partner, Geschwister, erwachsene Kinder, andere wichtige Bezugspersonen)
- Fähigkeit zur intellektuellen Aufnahme und Verarbeitung des Informationsangebots
- ausreichendes sprachliches Verständnis (cave: Migrationshintergrund ohne bisherige ausreichende sprachliche Förderung mit der Gefahr von Missverständnissen!)
- keine schwerwiegenden psychopathologischen Symptome (akute Manie, imperative Stimmen, sehr schwere Depression, akute Suizidalität)
- möglichst homogene Diagnosen (in kleineren Einrichtungen sind aber diagnosenübergreifende Gruppen manchmal unerlässlich, da es je Diagnose zu wenig Teilnehmer gäbe).

16.3 Klinische Praxis

> **!** Psychoedukative Behandlungsverfahren stellen ein zentrales Bindeglied dar, um die von professioneller Seite initiierten Behandlungsverfahren optimal mit dem Selbsthilfepotenzial von Patienten und Angehörigen zu verzahnen.

Unbedingte Wertschätzung, empathisches Eingehen auf die Teilnehmer, Echtheit und Selbstkongruenz der Gruppenleiter stellen eine conditio sine qua non dar. Darüber hinaus liegt der Fokus auf einem bedürfnis- und ressourcenorientierten Vorgehen, um bildungsunabhängig im interaktiven Dialog die angstfreie Diskussion über die Erkrankung zu ermöglichen (Bäuml et al., 2016). Durch den persönlichen Erfahrungsaustausch der Teilnehmer untereinander und den Aufbau einer »Schicksalsgemeinschaft« wird gezielt versucht, Mut und Hoffnung zu induzieren (Yalom, 1989).

Ziele der Psychoedukation. Folgende Punkte sollten bei der Psychoedukation im Fokus stehen:

- informierter, selbstverantwortlicher Umgang mit der Erkrankung
- »Expertenrolle« der Patienten vertiefen
- »Kotherapeuten«-Funktion der Angehörigen stärken
- professionelle Therapieverfahren mit individuellen Selbsthilfestrategien optimal verzahnen
- Krankheitseinsicht und Compliance verbessern
- Rezidivprophylaxe fördern
- Gesundung unterstützen
- Informations- und Aufklärungsarbeit ökonomisieren
- Behandlungs- und Erkrankungskosten reduzieren

Organisatorischer Rahmen: Bifokale Patienten- und Angehörigengruppen. Kluge Planung des Einladungsmodus sowie ein heller, freundlich gestalteter Raum mit Stuhlkreis und Flipchart sind zu empfehlen. Die Patientengruppen finden in der Regel ein- bis zweimal wöchentlich statt, Dauer ca. 60 Minuten, Teilnehmerzahl zwischen sechs bis zwölf. Angehörigengruppen ein- bis dreiwöchig, ca. 90–120 Minuten, etwa 12–15 Teilnehmer; zumeist abends. Die Leitung der Gruppen wird von Ärzten und Psychologen übernommen, als Koleiter können Sozialpädagogen, Mitglieder des Pflegepersonals oder auch Mitarbeiter aller anderen Berufsgruppen und auch Peers fungieren. In vielen Kliniken haben sich zwischenzeitlich auch hauptsächlich von der Pflege geleitete Gruppen etabliert, die themenabhängig von Ärzten, Psychologen und Sozialpädagogen unterstützt werden.

Zentrale Elemente der Psychoedukation. Die interaktive Informationsvermittlung muss stets mit einer situationsadäquaten emotionalen Entlastung einhergehen (s. u.»Zentrale Themen der Psychoedukation«), denn die zu vermittelnden Informationen können zunächst als »Zumutung und Kränkung« empfunden werden (»schizophrene Psychose«, »Suchttyp«, »Persönlichkeitsstörung« etc.).

Hierbei nehmen die Therapeuten gleichsam die Rolle eines Dolmetschers ein, um die übergeordneten Gesetzmäßigkeiten des Krankheits- und Behandlungsprozesses mit der subjektiven Sichtweise der Patienten und Angehörigen vereinbar zu machen. Die partnerschaftliche Begegnung mit den Patienten selbst und der respektvolle Umgang mit von der Schulmedizin abweichenden Meinungen werden hierbei als essenziell betrachtet. Ziel ist die Erarbeitung eines funktionellen Krankheitskonzeptes, das auf der Basis des Vulnerabilitäts-Stress-Bewältigungs-Modells (Zubin et al., 1977) als kleinstem gemeinsamem Nenner die Integration und Kombination von professionellen Therapieverfahren und individuellen Selbsthilfestrategien erlaubt.

Fallbeispiel

»Dopamin-Überschuss« und »Dezibel-Überschuss«

»Stellen Sie sich vor, ein Paar versucht in einer Disco, Probleme in seiner Beziehung zu klären. Die Musik ist so laut, dass sie ihr eigenes Wort kaum verstehen; es besteht keine Chance, den Konflikt zu klären … Erst muss die Musik leiser gedreht werden oder die beiden gehen aus der Disco hinaus in einen ruhigen Raum … Das Leiserstellen der Musik löst natürlich längst noch nicht die Spannungen zwischen den beiden, aber erst bei normaler Lautstärke besteht die Chance, das Problem überhaupt vernünftig zu besprechen. Und übertragen auf eine Psychose bedeutet das: Erst nach einer Normalisierung der Reizweiterleitung durch Antipsychotika sind die Betroffenen wieder in der Lage, zwischen wirklichen Empfindungen und krankhaft übersteigerten Sinnesreizen zu unterscheiden. Also zunächst muss die ›Musik leiser gedreht‹, die Reizleitung wieder normalisiert werden, dann ist die Klärung von wichtigen Fragen und Problemen erst möglich …«

Wichtig: anschaulich paraphrasieren, verständlich erklären, nachvollziehbare Analogieschlüsse ermöglichen, Hoffnung und Zuversicht vermitteln.

Zentrale Themen der Psychoedukation. Im Vordergrund stehen hierbei die beiden Bereiche Informationsvermittlung und emotionale Entlastung. Im Einzelnen die folgenden Punkte:

Informationsvermittlung

- Krankheitsbegriff, Symptomatik
- Ursachen (V / S-Modell)
- Akuttherapie (Medikation, supportive Interventionen, Psychoedukation, Psychotherapie, Angehörigeneinbezug, etc.)
- Langzeittherapie (medikamentöse Rezidivprophylaxe, Psychoedukation, psychotherapeutische Behandlungen, psychosoziale Maßnahmen, Rehabilitationsprogramme)
- Selbsthilfestrategien (Gesundheitsverhalten, Früherkennung, Krisenmanagement)

Emotionale Entlastung

- Reduktion der Angst vor Stigmatisierung und Chronifizierung
- Trauerarbeit (Adaption der Lebensperspektive)
- Entlastung von Schuld- und Versagensgefühlen
- Relativierung der vermeintlichen Einmaligkeit des eigenen Schicksals
- Erfahrungsaustausch mit anderen
- Kontakt mit Schicksalsgenossen
- Kontaktaufnahme mit Selbsthilfegruppen
- Mut und Hoffnung geben

Spezifische Wirkfaktoren der Psychoedukation

Spezifisch psychoedukativ ist das konsequente Bestreben, die komplizierte Fachinformation mit laiengerechten Worten sehr anschaulich und didaktisch professionell aufbereitet zu vermitteln. Nach dem Prinzip »Wissen ist Macht« soll den Teilnehmern signalisiert werden, dass der tradierte hierarchische Wissensvorsprung der professionellen Helfer zugunsten einer solidarisch-partnerschaftlichen Informationsweitergabe umfunktioniert werden soll. Dadurch soll den Betroffenen das Gefühl des »Durchblicks« mit »Aha-Erlebnissen« ermöglicht werden. Speziell sollen hierbei jene problematischen Sachverhalte zur Sprache kommen, die Laien das Verständnis von psychophysiologischen und psychosozialen Zusammenhängen erschweren. Insbesondere der scheinbare Widerspruch zwischen »Chemie und Seele« muss durch ein integratives biopsychosoziales Modell aufgelöst werden (s. u.: »Spezifische Wirkfaktoren der Psychoedukation«).

Fallbeispiel

»Missing Links«

(Psychoedukative Gruppe für schizophren erkrankte Patienten; Erklärung, wie man sich das Zustandekommen der Plussymptomatik vorstellen kann)

P: … ich war wirklich überzeugt, dass mich eine finstere Macht verfolgt. Ich habe ganz deutlich die Stimme des Satans gehört, das hat mich in wahnsinnige Panik versetzt, ich habe mich schon in der Hölle gesehen … Das sind doch theologisch-philosophische Befürchtungen, Gut-Böse-Dimensionen, da bräuchte ich doch eher einen Pater statt Medikation? Vielleicht Exorzismus …

T: … da sprechen Sie sicher vielen Mitpatienten aus der Seele … Bei religiös-philosophischen Ängsten stehen doch Gedanken und Gefühle im Vordergrund … Und viele von Ihnen fragen sich, ob man hier überhaupt mit Medikamenten eingreifen soll, ja darf … Aus heutiger Sicht wissen wir, man muss mit Medikamenten eingreifen, sonst können die Betroffenen reale und nicht reale Sinneseindrücke und Empfindungen kaum voneinander trennen. Medikamente können natürlich keine Antworten auf theologisch-philosophische Fragen geben … Damit man sich aber den Herausforderungen des Lebens erfolgreich stellen kann, muss der innere Rechner, unser Computer, einwandfrei funktionieren … Ich versuche Ihnen das noch einmal am Synapsen-Modell zu erklären … Medikamente normalisieren die übersteigerte Weiterleitung von normalen Reizen …

Spezifische Wirkfaktoren. Für eine erfolgreiche Psychoedukation sollte Folgendes beachtet werden:

- professionelle Simplifizierung komplexer Fakten
- komplizierte Fachinformationen laiengerecht vermitteln (»Dolmetscherfunktion«)
- Durchblick und »Aha-Erlebnisse« ermöglichen
- »Missing links« darbieten
- Einsicht in die Krankheit und die erforderlichen Behandlungsmaßnahmen fördern
- Patienten und Angehörige zu »Experten« machen (»Wissen ist Macht«)
- Struktur und Ordnung in die therapeutischen Einzelmaßnahmen bringen
- zweiseitige Informationsvermittlung (Vor- und Nachteile erklären)
- schulmedizinische Grundhaltung als Orientierungshilfe
- gleichzeitig Respekt und Achtung vor subjektiven Einzelmeinungen
- Focus auf Ressourcen, keine Defizitorientierung
- adäquate Trauerarbeit fördern mit Adaption der Lebensplanung
- Einbeziehung der Angehörigen, Befähigung zur Kotherapeutenrolle
- Stärkung des protektiven Potenzials der Familien

Orientierungshilfen geben. Durch eine zweiseitige Informationsvermittlung müssen sowohl die Vor- als auch die Nachteile der vorgeschlagenen Behandlungsstrategien offengelegt werden. Aber bei allem Verständnis für individuelle Meinungen müssen die Gruppenleiter selbst eine klare Grundposition hinsichtlich der schulmedizinischen Krankheitssicht vertreten, um eine berechenbare Orientierungshilfe für alle Betroffenen zu sein (Bäuml, 2008b). Die aus professioneller Sicht als notwendig erachteten Behandlungsschritte dürfen nicht beliebig minimalisiert werden; gleichzeitig wird jedoch den davon abweichenden Meinungen Respekt und Achtung gezollt und es wird um anhaltende Gesprächsbereitschaft der skeptischen Teilnehmer geworben.

Ressourcenorientierung. Auf die vorhandenen Ressourcen der Einzelnen wird gezielt verwiesen, etwa indem betont wird, dass Vulnerabilität und Erkrankungsneigung in speziellem Maße auch Ausdruck einer besonders gelagerten Individualität und Einzigartigkeit sind.

Protektives Potenzial der Angehörigen. Die bewusste Einbeziehung des protektiven Potenzials der Angehörigen in das Therapiekonzept ist ebenfalls ein Spezifikum der Psychoedukation (Katschnig et al., 1997; Bäuml et al., 2003, 2016). Die Förderung des informierten selbstverantwortlichen Umgangs der Patienten mit der Erkrankung zur Vertiefung ihrer »Expertenrolle« und die Stärkung der »Kotherapeutenfunktion« der Angehörigen soll zur optimalen Verzahnung der professionellen Therapieverfahren mit den individuellen Selbsthilfestrategien beitragen (s. Tab. 16.1).

Curricularer Aufbau der psychoedukativen Gruppen. Es kommt darauf an, die in den jeweiligen S3-Leitlinien (Becker et al., 2013, 2018; DGPPN, 2006, 2018; APA, 2010) der einzelnen Krankheitsbilder beschriebenen wichtigsten Fakten interaktiv zu erarbeiten. Um eine gemeinsame Sprache zu finden, sollten die inhaltlichen Schwerpunkte in Patienten- und Angehörigengruppen möglichst identisch gestaltet werden. Die curriculare Staffelung der einzelnen Themenbereiche ist in Tabelle 16.1 exemplarisch für das Krankheitsbild der schizophrenen Psychosen dargestellt (Bäuml et al., 2010).

Tabelle 16.1 Curriculum der psychoedukativen Gruppen bei schizophrenen Psychosen (Bäuml et al., 2010)

Sitzung	Themenschwerpunkt
1	Begrüßung; Krankheitsbegriff, Diagnose
2	Symptomatik
3	»somatische Brücke« (Synapsenmodell)
4	Vulnerabilitäts-Stress-Bewältigungs-Modell
5	Medikation und Nebenwirkungen
6	psychotherapeutische Behandlungsmöglichkeiten
7	psychosoziale Maßnahmen
8	Frühwarnzeichen, Krisenplan, Rezidivprophylaxe, Verabschiedung

Teil III

16.4 Gute Erfahrungen, typische Schwierigkeiten und Fehler

Jeder Patient hat das Recht, möglichst gut über seine Erkrankung Bescheid zu wissen. Jedem Therapeut kommt in diesem Zusammenhang die Pflicht zu, gewissenhaft aufzuklären. Das stärkt das Selbstbewusstsein und Empowerment der Betroffenen. Das darf aber nicht heißen, Patienten zur Unzeit mit entmutigenden und hoffnungsvereitelnden Fakten zu überschütten, ohne Rücksicht auf das aktuelle Befinden. Der Grundsatz »nihil nocere« muss in diesem Kontext sehr ernst genommen werden! In der folgenden Übersicht werden typische »Stolpersteine« aufgelistet, um unnötigen Stress zu vermeiden.

Fallbeispiel

Typische »Stolpersteine«

Organisatorisch (bei mangelnder Absprache mit den anderen Kollegen):

- Psychoedukation wird als »konkurrierende« Einmischung missverstanden.
- Aus Unwissenheit wird den Patienten von »unnötiger therapeutischer Strapaze« abgeraten …
- logistische Mängel (Gruppenraum besetzt, Flipchart / Stifte etc. nicht vorhanden)
- Patienten im Ausgang, finden Gruppenraum nicht (klare Planung, Hinweisschilder)

Inhaltlich:

- Curriculare Rigidität, Widerstände der Patienten werden autoritär / direktiv negiert.
- mangelnde Struktur, zu viele Zwischenfragen, Vernachlässigung des Themas

- Frust und Unruhe bei Patienten, Überfrachtung mit nicht geplanten Zusatzdetails
- Affektaktualisierung, zu wenig diplomatisch-entaktualisierend bei Stress

16.5 Kritische Einordnung

Bei Schizophrenie liegen mittlerweile zahlreiche, bei anderen Diagnosen eine immer größer werdende Zahl an Wirksamkeitsnachweisen psychoedukativer Interventionen bzw. Familieninterventionen im Vergleich zu einer Standardbehandlung vor (Bäuml et al., 2016). Die 25 Studien umfassende Metaanalyse von Pitschel-Walz et al. (2001) zum Effekt der Einbeziehung von Angehörigen bei Schizophrenie ergab eine Reduktion der Rückfallraten von 20 %.

In einem zehn Studien umfassenden Cochrane-Review »Psychoeducation for Schizophrenia« von Pekkala und Merinder (2002) war die Rückfall- und Rehospitalisierungsrate zum 9- und 18-Monats-Follow-up im Vergleich zur Standardversorgung signifikant reduziert (NNT 12).

Lincoln et al. (2007) konnten in ihrer Metaanalyse über 18 Studien zeigen, dass vor allem die bifokale Psychoedukation kulturkreisunabhängig die stationäre Wiederaufnahmerate bei schizophrenen Erkrankungen deutlich reduziert ($p < 0.01$). Xia et al. (2011) konnten anhand von 44 Studien mit 5.142 Patienten zeigen, dass die stationäre Wiederaufnahmerate (NNT 5) und die Zufriedenheit mit den Behandlern (NNT 4) signifikant verbessert werden.

In den drei großen psychoedukativen Studien im deutschsprachigen Raum kamen sehr ähnliche Befunde zutage: Hahlweg et al. (1998) ermittelten bei 48 Patienten i. R. einer verhaltenstherapeutischen Familientherapie mit Psychoedukation unter kontinuierlicher neuroleptischer Medikation eine Rückfallrate in 18 Monaten von 3,9 %, ohne kontinuierliche Medikation 34,8 %.

Hornung et al. (1995/1999) verfolgten 191 schizophren erkrankte Patienten mit fünf verschiedenen ambulanten Behandlungsbedingungen aus PE, KVT und Angehörigengruppen über fünf Jahre. Die Kombination aus Psychoedukation, Kognitiver Verhaltenstherapie und Angehörigengruppen war allen anderen Konstellationen überlegen. Nach zwei Jahren betrug die Rückfallrate im Interventionssetting 24 %, in der Kontrollgruppe 50 %; nach fünf Jahren waren es 42 % vs. 69 %.

Bäuml et al. fanden in einer multizentrisch randomisierten Studie (236 schizophren erkrankte Patienten; 125 Interventions-/111 Kontrollgruppe) mit acht psychoedukativen Sitzungen für Patienten und Angehörige (bifokal) eine stationäre Wiederaufnahmerate im ersten Jahr von 21 % in der Interventions- und 38 % in der Kontrollgruppe. Im zweiten Jahr stieg die Rate auf 38 bzw. 58 % (Pitschel-Walz et al., 2006). Bei der Siebenjahreskatamnese einer Teilstichprobe betrug die Wiederaufnahmerate in der Interventionsgruppe 54 %, in der Kontrollgruppe 88 %. Die zwischenzeitlich im Krankenhaus verbrachten Tage betrugen in der Interventionsgruppe 75 Tage, in der

Kontrollgruppe jedoch 225 Tage (Bäuml et al., 2007, 2016a). In einer gepoolten Langzeitstichprobe von 152 Patienten mit 69 Interventionspatienten und 83 Kontrollpatienten betrug die Wiederaufnahmerate im Zeitraum von fünf bis acht Jahren bei den Interventionspatienten 54 %, bei den Kontrollpatienten 80 % (s. Abb. 16.1).

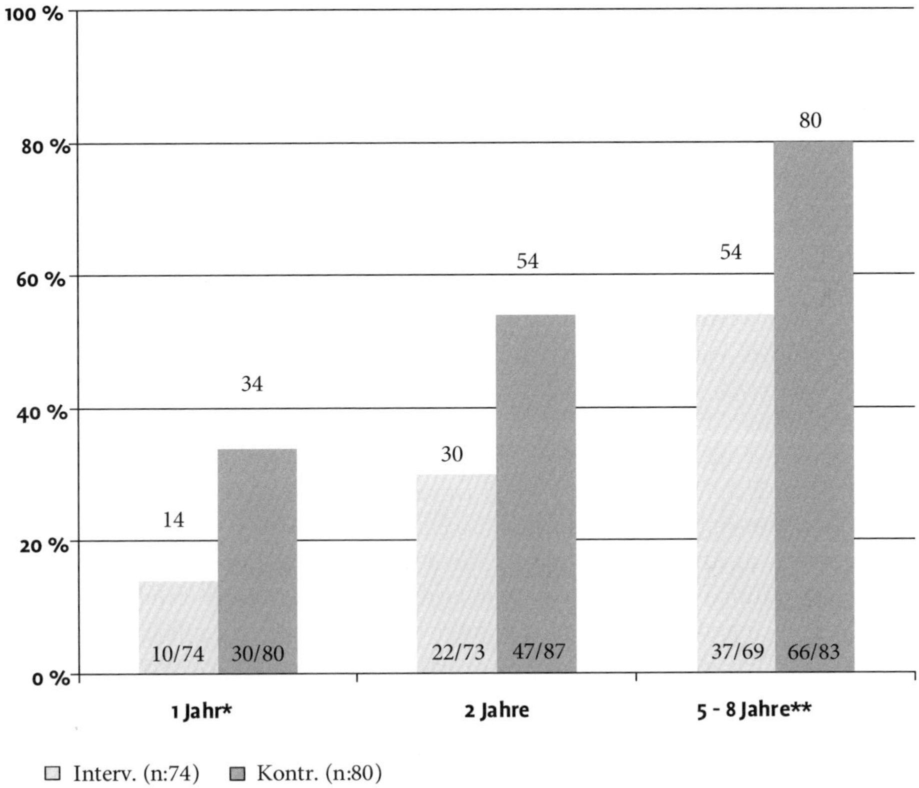

Abbildung 16.1 Langzeiteffekte von psychoedukativen Gruppen: Wiederaufnahmeraten nach 1, nach 2 und nach 5 bis 8 Jahren (Tarrier et al., 1994; Hornung et al., 1999; Bäuml et al., 2007)

* Tarrier et al.: ¾-J. ** Tarrier et al.: 8 J. ; Bäuml et al.: 7 J. ; Hornung et al.: 5 J.

Die zwischenzeitlich neu publizierten Studien (Magliano et al., 2006; Chien & Wong, 2007; Aguglia et al., 2007; Chan et al., 2008; Kulhara et al., 2008; Giron et al., 2009; Nasr & Kausar, 2009; McWilliams et al., 2012; Hasan et al., 2015; von Maffei et al., 2015; Bulut et al., 2016; Ngoc et al., 2016; Wang et al., 2016; Choe et al., 2016) bestätigen diese positiven Ergebnisse. Lediglich Cunningham et al. (2001) sowie Chabannes et al. (2008) fanden bei der alleinigen Ausgabe von Informationsmaterial oder dem Vorführen eines Videos ohne Gesprächsbegleitung keinen signifikanten Vorteil, was aber auch nicht den Qualitätskriterien der Psychoedukation (nach DGPE) entspricht (Bäuml et al., 2016).

FAQ

Wie sollen sich Gruppenleiter verhalten, wenn z. B. Patienten ihre Symptome nicht als Zeichen einer Erkrankung erkennen können?

- »Meine Stimmen sind keine Halluzinationen, die sind echt!«
  Wertschätzende Intervention, gleichzeitig für Klarheit sorgen: »Da spürt man, wie wichtig Ihnen Ihre eigene Einschätzung ist und dass Sie sehr couragiert sind und Ihre Meinung nicht gleich ändern. Das ist Ihr gutes Recht. Umgekehrt haben Sie aber auch ein Recht darauf, dass wir Ihnen die wissenschaftliche Sichtweise vor Augen führen. Mein Vorschlag wäre, dass Sie Ihre skeptische Haltung beibehalten und die Gruppe als kritischer Begleiter weiterhin besuchen. Betrachten Sie die Treffen als eine Art Volkshochschulkurs, um mit anderen Interessierten sich über neueste Erkenntnisse informieren zu lassen. Wäre das OK für Sie?«
- Oder: »Ich brauche keine Medikamente, die schaden nur!«
  Auch hier wertschätzendes und respektvolles Leiterverhalten: »Da sprechen Sie eine immer wieder auftauchende Skepsis von vielen Patienten an. Deshalb versuchen wir, Sie auf den neuesten Stand zu bringen. Wir versuchen, Ihnen die gemeinsamen Empfehlungen von Experten zu erklären, wie sie in den S3-Leitlinien (…) niedergeschrieben sind. Dort werden Antipsychotika mit dem höchsten Empfehlungsgrad A (…) eingeschätzt. Sowohl in der Akut- als auch in der Rückfallschutzbehandlung während der ersten ein bis zwei Jahre. Natürlich in Abhängigkeit von … Vielleicht nehmen Sie diese Empfehlungen einfach einmal zur Kenntnis und hören sich an, welche Erfahrungen und Meinungen andere berichten. Zu guter Letzt müssen Sie dann selbst entscheiden, wie Sie Ihre Erkrankung am besten meistern wollen …« (freundlich, akzeptierend, kurze Sätze. Konkrete Zahlen, anschaulich, visualisieren).

Teil III

Weiterführende Literatur

Psychoedukative Konzepte und Manuale bei psychischen Erkrankungen im deutschsprachigen Raum

Die meisten psychoedukativen Konzepte verstehen sich als strukturierte Informationsvermittlung auf dem Boden einer kognitiv-verhaltenstherapeutischen Basis. Aus Platzgründen können hier nicht alle existierenden Manuale für alle Diagnosen namentlich aufgelistet werden. Siehe hierzu:

Bäuml, J., Behrendt, B., Henningsen, P. & Pitschel-Walz, G. (Hrsg.). (2016). Handbuch der Psychoedukation für Psychiatrie, Psychotherapie und Psychosomatische Medizin. Stuttgart: Schattauer.

Außerdem: Kapitel 24; Hilfreiche Literatur (und Medien) für Klienten und Therapeuten

Nachfolgend nur einige Manuale für Psychosen und affektive Erkrankungen:

Bipolare Störungen

Erfurth, A., Dobmeier, M. & Zechendorff, F. (2005). Kurzpsychoedukation für Bipolare Patienten. Stuttgart: Thieme.

Schaub, A., Bernhard, B. & Gauck, L. (2004). Kognitiv-psychoedukative Therapie bei bipolaren Erkrankungen. Göttingen: Hogrefe.

Psychosen aus dem schizophrenen Formenkreis

Bäuml, J., Pitschel-Walz, G., Berger, H., Gunia, H., Heinz, A. & Juckel, G. (2010). Arbeitsbuch PsychoEdukation bei Schizophrenie (APES). Stuttgart: Schattauer.

Behrendt, B. (2001/2004). Meine persönlichen Warnsignale/Psychoedukative Gruppen für Angehörige schizophren oder schizoaffektiv Erkrankter. Tübingen: dgvt.

Berger, H., Friedrich, J. & Gunia, H. (2004). Psychoedukative Familienintervention (PEFI) – Manual zu Grundlagen und Praxis. Stuttgart: Schattauer.

Kieserg, A. & Hornung, W.P. (1996). Psychoedukatives Training für schizophrene Patienten (PTS). Tübingen: dgvt.

Kissling, W., Rummel, C. & Pitschel-Walz, G. (2005). Psychoedukation für Patienten mit schizophrenen Psychosen und deren Angehörige, Psychiatrische Praxis, 32 (2), 87–92.

Klingberg, S., Schaub, A. & Conradt, B. (2003). Rezidivprophylaxe bei schizophrenen Störungen. Weinheim: Beltz.

Luderer, H.J. (1991). Schizophrenie – Leben mit der Krankheit. Stuttgart: Trias.

Wienberg, G., Schönemann-Wurmthaler, S. & Sibum, B. (2016). Schizophrenie zum Thema machen – Grundlagen und Praxis (PEGASUS). Köln: Psychiatrie-Verlag.

Doppeldiagnose Schizophrenie und Sucht

D'Amelio, R., Behrendt, B. & Wobrock, T. (2007). Psychoedukation bei Schizophrenie und Sucht. München: Urban & Fischer/Elsevier.

Depressionen

Pitschel-Walz, G., Bäuml, J. & Kissling, W. (2017). Psychoedukation bei Depressionen (2. Aufl.). München: Elsevier.

17 Hausaufgaben und »intersession tasks«

Björn Enno Hermans

17.1 Hintergrund und allgemeine Merkmale

Teil III

Interventionen, die ihre Wirkung zwischen den Sitzungen entfalten, spielen in der Systemischen Therapie eine wichtige Rolle, sie gehören auch zu den geschichtlich frühen Interventionsformen. Vor allem in der Kybernetik 1. Ordnung und hier insbesondere in der Mailänder Schule fanden sie große Verbreitung und waren von zentraler Bedeutung (von Schlippe & Schweitzer, 2007). Der Begriff »intersession tasks« meint dabei vor allem Aufgaben, Rituale, Kommentare und Verschreibungen, die in einer Sitzung gemacht werden und in der Zeit bis zur nächsten Sitzung eine Bedeutung haben.

! Im Verständnis der Kybernetik 1. Ordnung kam »intersession tasks« in dem Sinne eine ausgeprägte strategische Bedeutung zu, dass damit ein bestimmtes Ziel oder eine gewünschte Veränderung erreicht werden sollte.

Handlungsvorschläge in der Praxis. Besonders bekannt ist das Setting, in dem Therapeuten hinter dem Einwegspiegel sitzen, das familientherapeutische Geschehen auf der anderen Seite des Spiegels beobachten, vom dort agierenden Therapeuten in einer Pause gegen Ende der Sitzung in Abwesenheit der Familie konsultiert werden und dann der Familie, übermittelt durch den Therapeuten, eine wirkmächtige, meist auch verstörende Abschlussintervention mit auf den Heimweg geben (Selvini-Palazzoli et al., 2011).

In einer weniger direktiven Art sind solche Interventionen auch heute ein häufiger Bestandteil Systemischer Therapie. Unterschiedliche Autoren teilen sie in verschiedene Kategorien ein. Eine grundsätzliche Unterteilung in die Bereiche Kommentare und Handlungsvorschläge nehmen Fryszer und Schwing (2017) vor.

Eine weitere Ausdifferenzierung der Handlungsvorschläge findet sich bei von Schlippe und Schweitzer (2007), die eine Aufteilung in die Kategorien Beobachtungsaufgaben, Ambivalenzarbeit, Veränderungsaufgaben, Rituale und Üben von Neuem vorschlagen. Genau dieser Reihenfolge unterlegen sie eine Achse, deren Beschreibung von niedriger über mittlere bis hin zu hoher Veränderungsbereitschaft reicht und damit deutlich macht, wann der Einsatz welcher der Interventionen am ehesten sinnvoll sein kann. Erklärungsbedürftig sind an dieser Stelle die Begriffe Ambivalenzarbeit und Rituale, vor allem in Abgrenzung zu den anderen Kategorien.

- **Ambivalenzarbeit** bedeutet, dass die Klienten gebeten werden, das problematische Verhalten zeitlich befristet noch aufrechtzuerhalten, was vor allem bei hoher

Ambivalenz des Klienten sinnvoll ist, um Respekt vor dem Zögern zum Ausdruck zu bringen und vielleicht auch zu prüfen, ob Nicht-Veränderung ggf. die bessere Möglichkeit sein kann.

- **Rituale** sind hingegen festgelegte Handlungsweisen in spezifischen, meist wiederholt auftretenden Situationen (vgl. Kap. 19). Mit ihnen wird zum einen Handlungssicherheit erzeugt, zum anderen der Aufmerksamkeitsfokus neu ausgerichtet, was neue Sichtweisen und Handlungsmöglichkeiten in solchen Situationen erzeugen kann.

Eine ähnliche Differenzierung der Kategorie Handlungsvorschläge schlägt Reinert Hanswille (2016) vor und definiert zudem einige Kriterien, wann solche Interventionen besonders hilfreich sind: wenn sie hypothesengeleitet sind und den Inhalt der jeweiligen Sitzung vertiefen, an der Sprache des Klienten orientiert sind, Vertrautes und Neues beinhalten, Ressourcen aktivieren, bewältigbar sind, eine übende Dimension haben und zu spielerischer Exploration anregen.

Kommentare. Als isolierte Intervention in Sitzungen bzw. zum Abschluss von Sitzungen (mit Entfaltung ihrer Wirksamkeit zwischen den Sitzungen) können Kommentare einsetzt werden. Sie werden aber auch in Kombination mit oder als ein Teil von Handlungsinterventionen verstanden. Auch ein Kommentar lässt sich in verschiedene Schritte oder Bestandteile gliedern. Eine mögliche Aufteilung sind z. B. Eindrücke, Hypothesen oder auch Ambivalenzen des Beraters (Fryszer & Schwing, 2017).

> **!** Die Wirksamkeit von Kommentaren ist nicht allein von deren Inhalt abhängig, sondern setzt vielmehr einen passenden Beziehungskontext inklusive eines entsprechenden Joinings voraus. Es geht also um Anschlussfähigkeit, damit der Kommentar die beabsichtigte Bedeutung im Klientensystem bekommt und dort die entsprechende Wirkung überhaupt entfalten kann.

Vielleicht mag man an dieser Stelle denken, dass Therapie doch laufend aus Dialogen und damit potenziell auch Kommentierungen besteht, und das ist sicher auch richtig. Dennoch lädt gerade der Einsatz von Kommentaren als gezielte Intervention und vor allem zum Abschluss von Sitzungen dazu ein, die therapeutische Kommunikation gut zu reflektieren und zu überprüfen, ob die Prämissen wirklich gegeben sind.

17.2 Indikationen, Kontraindikationen und Nebenwirkungen

Es ist sicher nicht leicht, deutliche Kriterien für oder gegen den Einsatz der geschilderten Interventionen zu formulieren oder eindeutige Nebenwirkungen zu beschreiben. Auch zur Forschung in diesem Feld ist wenig bekannt.

Grundsätzlich muss aber eine ausreichend stabile therapeutische Beziehung als Grundvoraussetzung gefordert werden. Zum einen, damit es überhaupt zu einer einfühlsamen und passgenauen Intervention, d. h. Formulierung des Kommentars kommen kann, zum anderen, damit die Wahrscheinlichkeit ausreichend groß ist, dass der Klient auch tatsächlich die Aufgabe angeht oder der Kommentar seine Wirkung entfalten kann.

Als in besonderem Maße indiziert kann eine entsprechende Intervention angesehen werden, wenn es verstärkt darum geht, neben einer kognitiven und eher auf Sprache basierten therapeutischen Ebene die konkrete Handlungs- und Alltagsebene mit einzubeziehen. Therapieschulenübergreifend besteht mittlerweile Einigkeit, dass der Erkenntnisprozess allein häufig nicht hinreichend Veränderung anregt oder sogar bedingt durch Wiederholungen in der Kommunikation und der Problembeschreibungen ein Muster der Aufrechterhaltung des Problems etabliert werden kann. Wenn in solchen Verläufen also ein Unterschied gemacht, etwas Neues eingeführt werden soll, sind Intersession-Interventions sicher eine geeignete Möglichkeit.

»Therapie ist die Zeit zwischen den Sitzungen« hat es Arist von Schlippe (mdl. Zitat) einmal zugespitzt formuliert. Diesem Verständnis folgend ist es natürlich besonders bedeutsam, dass diese wertvolle Zeit zwischen den Therapieterminen auch genutzt wird und dort entsprechende Wirkung entfaltet werden kann. Auch hierzu eignet sich die in den Sitzungen deutlich gemachte und wiederholte Bezugnahme auf genau diese Zeiträume. Spezifische Aufgaben oder Verschreibungen untermauern dies und sorgen im positiven Fall dafür, dass die Klienten sich immer wieder erinnern, zu Hause Bezug nehmen auf die therapeutischen Sitzungen und somit stärker in einem inneren Entwicklungsprozess aktiv und involviert bleiben. Auch ist anzunehmen, dass entsprechende neuronale Bahnungen so noch wirksamer gebildet werden (Grawe, 2004).

In der Systemischen Therapie sind aber vor allem die bereits erwähnten klassischen Schlussinterventionen durchaus nicht unumstritten. Zu den häufigsten Kritikpunkten gehört dabei zum einen die teils autoritär anmutende Verkündungspraxis, wenn nach einem Gespräch mit Beobachtern im Nebenraum eine nicht sonderlich transparente und scheinbar in einem expertokratischen Machtgefälle entstandene Intervention vorgenommen bzw. verkündet wurde. Ebenfalls als kritisch bewertet wurde, wenn es zu sehr deutlichen Verstörungen kam, die in dem betreffenden System nicht nur Veränderungen anregten, sondern teilweise die emotionale Lage einzelner Mitglieder auch deutlich beeinträchtigte oder irritierte (Fryszer & Schwing, 2017).

Beide Risiken bestehen auch für mildere Formen von Schlussinterventionen weiter, wobei das erstgenannte aufgrund der Settingveränderung (Reflecting Teams im selben Raum, s. Kap. 20) deutlich reduziert ist. Es muss aber darauf geachtet werden, dass die Intervention als respektvoll und keinesfalls als zu deutend und top-down wahrgenommen wird.

Letztlich geht es also um die Dosis der Verstörung, die sich nur im jeweiligen Einzelfall und selbst da nicht a priori einschätzen und beurteilen lässt. Insofern wird es auf therapeutische Erfahrung und situative Passung ankommen, um geeignete Interventionen auswählen und in angemessener Form kommunizieren zu können. Geschieht das nicht in der beschriebenen Weise, ist von möglichen Nebenwirkungen auszugehen, die in einer mindestens temporären Verschlechterung des emotionalen

Befindens einzelner Beteiligter ebenso bestehen kann wie in nicht intendierten Störungen in den Beziehungen der beteiligten Systemmitglieder.

Fazit. Wie viele therapeutische Interventionen ist also auch diese nicht risikolos, wobei die besondere Herausforderung bleibt, genau jene Dosis zu finden, die anregend und verstörend genug ist, um überhaupt Veränderung anzuregen, und andererseits eben nicht zu irritierend, intransparent oder verwirrend, um die geschilderten möglichen Nebenwirkungen zu vermeiden.

17.3 Klinische Praxis

Im Hinblick auf die praktische Durchführung ist es sinnvoll, mit dem Kommentar zu beginnen, da dieser meist auch Bestandteil und erster Schritt beim Vorschlag handlungsorientierter Interventionen ist.

Zunächst ist zu klären, was überhaupt den Kommentar unterscheidet vom sonstigen therapeutischen Dialog, der an verschiedenen Stellen ja auch Rückmeldungen und Bewertungen beinhaltet.

Dem Kommentar sollte in der therapeutischen Sitzung eine besondere Aufmerksamkeit zukommen, sich also durchaus von der regulären Kommunikation etwas abheben. Das kann zum Beispiel dadurch geschehen, dass eine einleitende Bemerkung gemacht wird, wie z. B. »Ich würde Ihnen gern eine Rückmeldung geben ...« oder »Hätten Sie Interesse an einer Rückmeldung aus meiner Sicht ...?« oder »Ich würde das gern einmal kommentieren ...«. Durch eine solche Vorbereitung erhöht sich die Aufmerksamkeit und Aufnahmebereitschaft, wenn die Beziehung gut und der Klient aufgrund der wertschätzenden Grundatmosphäre neugierig auf die Eindrücke und Wahrnehmungen des Therapeuten ist. Die Kooperationsbereitschaft des Klienten spielt also eine entscheidende Rolle und wird im besten Fall durch den Kommentar weiter erhöht (Hanswille, 2016).

Fallbeispiel

Kooperationsbereitschaft durch Wertschätzung

In einer Therapiesitzung mit einer 30-jährigen Lehrerin und ihrem Partner, der ein Jahr älter und ebenfalls Lehrer ist, geht es um wiederkehrende Zweifel an der Beziehung, genährt durch gegenseitige Vorwürfe, »nicht vollständig ehrlich« zu sein und durch eine bestimmte Art der Rücksichtnahme auf den jeweils anderen zur wechselseitigen Verunsicherung beizutragen.

Nach einem wiederholten Austausch über dieses Thema schaut das Paar gedankenverloren und etwas hoffnungslos wirkend in unterschiedliche Richtungen.

Der Therapeut sagt: »Ich würde Ihnen gern zu dem, was hier gerade passiert, eine Rückmeldung geben. Wären Sie daran interessiert?« Beide nicken.

»Ich kann mir vorstellen, dass Sie jetzt denken und erleben: Ach, es ist wie immer, irgendwie dreht es sich im Kreis.« Wieder nicken beide.

»Ich habe einen etwas anderen Eindruck. Mittlerweile wird hier immer deutlicher, dass Ihnen beiden klar ist, wie das Muster der Verunsicherung funktioniert. Dabei schaffen Sie es, als Paar zusammen zu sein und bislang auch zu bleiben, und berichten von vielen schönen Begebenheiten und Situationen, vor allem dann, wenn Sie nicht das Gefühl haben, sich gegenseitig zu sehr zu beobachten. Das finde ich eine anerkennenswerte Leistung. Daher schlage ich Ihnen Folgendes vor …«

Das Paar reagiert interessiert, fokussiert auf den Therapeuten und den jeweils anderen und bestätigt die Wahrnehmung, sichtlich erfreut über die positive Anerkennung durch den Therapeuten.

Der Kommentar kann nun entweder losgelöst stehen bleiben und durch seinen Inhalt und die Rahmung seine Wirkung entfalten. Der letzte Satz mit einer Empfehlung oder einem Vorschlag könnte also auch einfach fehlen.

Oder aber der Kommentar selbst stellt die Einführung zu dem Vorschlag einer handlungsorientierten Intervention dar. Die nötige Aufmerksamkeit ist bereits erzeugt, das entsprechende Thema fokussiert und somit auch der Zusammenhang zum bisherigen Therapieverlauf hergestellt. Dieser wahrnehmbare Sinnzusammenhang und die Transparenz gegenüber dem Klienten wird auch von anderen Autoren als wichtige Grundlage beschrieben (von Schlippe & Schweitzer, 2007). So weisen sie insbesondere im Hinblick auf Veränderungsaufgaben darauf hin, dass diese durch Fragen, szenische Arbeit oder weitere Methoden in der therapeutischen Sitzung vorbereitet werden können.

Um passgenaue Handlungsinterventionen vorschlagen zu können, muss der Therapeut ein ausreichendes Wissen über den Klienten und das Familiensystem haben und vor allem Handlungsmuster identifiziert haben. Auf dieser Basis werden anschlussfähige Interventionen kreiert und dem System angeboten (Hanswille, 2016).

Für das schon genannte Fallbeispiel bedeutete das, ohnehin von den Partnern gezeigte Verhaltensweisen explizit zu machen, zu variieren und mit einer Beobachtungsaufgabe zu verbinden.

Fallbeispiel

Muster durch Beobachtungsaufgaben erkennen

Therapeut: »Vielleicht hört es sich etwas ungewöhnlich an, aber bis zu unserer nächsten Sitzung bitte ich Sie, getrennt voneinander und so, dass der andere es nicht mitbekommt, jeden Morgen eine Münze zu werfen. Vorher legen Sie fest, welche Bedeutung Kopf oder Zahl haben, also ja oder nein. Ja bedeutet, dass Sie den anderen an dem Tag so viel wie möglich beobachten und mit detektivischem Blick herauszufinden versuchen, ob er oder sie das gesamte emotionale Befinden auch wirklich veröffentlicht. Das versuchen Sie in diesem Fall so genau wie möglich herauszufinden.

Sollten Sie aber ›Nein‹ geworfen haben, dann stellen Sie jede Beobachtung des Partners für diesen Tag ein und fokussieren sich nicht auf ihn. An diesem Tag, und es gilt ja nur für diesen Tag, tun Sie mal so, als ob es Ihnen völlig egal sei, was er oder sie von sich preisgibt.«

Bei solchen Vorschlägen ist es natürlich ungleich schwieriger, eine positive Resonanz und Zustimmung der Klienten zu erreichen, als bei einem vorhergehenden wertschätzenden Kommentar. Dennoch sollte ein solcher Vorschlag nicht zu intensiv diskutiert und damit auch hinsichtlich seiner potenziellen Wirksamkeit nicht »zerredet« werden.

Meist bietet es sich an nachzufragen, ob die Aufgabe entsprechend verstanden worden ist und ob sich die Klienten vornehmen, diese auch durchzuführen. Vom Grad des Zögerns kann dann abhängen, inwiefern es noch zu einer weiteren motivierenden Besprechung oder auch zu einer Variation der Aufgabenstellung kommt.

Mit dem Ende der Therapiestunde, in der ein Handlungsvorschlag entwickelt und vom Klientensystem akzeptiert wurde, und der möglichen Ausführung zwischen den Sitzungen ist die Intervention noch nicht vorbei. Die Rückmeldung in der nächsten Therapiestunde hat eine besondere Bedeutung, sollte am Anfang stehen und genug Zeit finden.

Wenn es sich um Handlungsaufgaben handelt, die für den Klienten eine größere Hürde darstellen, oder es bedeutsam ist, die Erfahrung möglichst unmittelbar besprechen zu können, ist eine Durchführung der Aufgabe direkt vor oder in relativer zeitlicher Nähe zur Sitzung sinnvoll.

Manchmal ist es am Anfang der Folgesitzung auch interessant abzuwarten, ob der Klient selbst die Erfahrungen aus der Zwischenzeit anspricht, und erst dann selbst nachzufragen.

In dieser Nachbesprechung sollten die positiven Anteile und Erfolge in besonderer Weise gewürdigt werden. Reinert Hanswille (2016, S. 416) schlägt noch einige weitere Fokussierungen bei einer solchen Besprechung vor, u. a.:

- auf Ausnahmen und Veränderungen achten
- den Erfolg beim Klienten lassen
- bei Misserfolg die Verantwortung selbst übernehmen
- Warnung vor Rückschlägen aussprechen
- Rückfälle durchspielen
- weitere Veränderungsschritte planen, wenn das Verhalten stabil erscheint

17.4 Gute Erfahrungen und typische Schwierigkeiten und Fehler

Mit Kommentaren und handlungsorientierten Aufgaben zwischen den Sitzungen gibt es überwiegend sehr gute Erfahrungen. In einigen Fällen ist es sogar ein ganz wesentlicher Bestandteil der Veränderung im systemisch-therapeutischen Prozess, wenn die rein dialogische Ebene verlassen wird und es zu konkreten Aktivitäten kommt.

Schwierigkeiten und Fehler lassen sich in sechs Punkten zusammenfassen:

(1) zu komplizierte Kommentare, die sich sprachlich nicht am Klienten orientieren und von ihm nicht sofort erschlossen werden können
(2) Kommentare, die nicht als wertschätzend, sondern als sehr kritisch aufgefasst werden und eine Art Abwehrreaktion auslösen
(3) zu früher Einsatz der Interventionen, wenn noch keine ausreichende therapeutische Beziehung besteht
(4) Vorschlag von Handlungsinterventionen, die vom Klienten nicht schlüssig als auf dem bisherigen therapeutischen Prozess basierend wahrgenommen werden
(5) Handlungsinterventionen, die den Klienten zu sehr unter Druck setzen und überfordern
(6) keine gezielte Auswertung der Intervention, sodass Wirkungen scheinbar im Therapieprozess »verpuffen« und nicht weiter entwickelt werden können

Wenn es zu den genannten Schwierigkeiten kommt, kann dies auf der Metaebene mit den Klienten zum Thema gemacht und so auch die Grundlage für eine weitere Intervention zwischen den Sitzungen geschaffen werden. Auch, wie bereits beschrieben, bei Nicht-Gelingen als Therapeut die Verantwortung zu übernehmen ist sehr wirkungsvoll.

Ferner geht es natürlich nicht bei allen Handlungsvorschlägen darum, dass diese auch tatsächlich ausgeführt werden. Oftmals ist allein die Imagination der entsprechenden Handlung schon wirksam, insbesondere wenn es um mögliche Veränderungsideen geht. Natürlich ist grundsätzlich zunächst eine Umsetzung der Ideen als Ziel zu fokussieren, es ergeben sich aber viele Möglichkeiten der Umdeutung oder anderen Umgangs mit nicht ausgeführten Ideen. Nicht selten schildern Klienten auch in der Beschäftigung mit der eigenen Nicht-Umsetzung interessante Erkenntnisgewinne oder die Entwicklung weiterer Handlungsideen.

Erkennen sollte man allerdings ein anhaltendes Vermeidungsverhalten, nicht um es in jedem Fall zu »durchbrechen«, sondern um es ebenfalls aktiv in der beschriebenen Weise mit dem Klientensystem thematisieren zu können.

Weiterführende Literatur

Fryszer, A. & Schwing, R. (2017). Systemisches Handwerk. Werkzeug für die Praxis. Göttingen: Vandenhoeck & Ruprecht.

18 Zeitlinienarbeit

Liz Nicolai

18.1 Hintergrund und allgemeine Merkmale

Die Arbeit mit der Zeitlinie (engl. timeline) wurde zunächst in den 1970er-Jahren durch Richard Bandler und John Grinder (Bandler et al., 1976; Bandler, 1978) als therapeutische Technik des Neuro-Linguistisches Programmierens (NLP) entwickelt. Robert Dilts (1998, 2006) entwickelte die Methode mit der Grundidee des Reimprinting weiter. Das Reimprinting geht davon aus, dass signifikante emotionale Ereignisse (S.E.E.) prägend sind für die internalen Überzeugungen und Glaubenssätze einer Person. Im Unterschied zu der systemisch weiterentwickelten Zeitlinienarbeit ist für Dilts wichtig, das auslösende signifikante emotionale Ereignis zu identifizieren.

Im systemtherapeutischen Prozess kann die Zeitlinienarbeit für verschiedene Zwecke genutzt werden. Es gibt den Klienten die Möglichkeit,

(1) die Geschichte ihres Systems im Gehen auf der Zeitlinie gleichzeitig ganz nah und doch aus einer Beobachterperspektive zu erleben und das Geworden-Sein auf eine andere Weise zu verstehen als zuvor. Das gilt übrigens nicht nur für Familiensysteme, sondern auch für Organisationen und Teams.

(2) Probleme, Krisen, Symptome und selbst Traumata nicht als eine schicksalhaft festgeschriebene Geschichte zu erleben, die durch nichts beeinflusst werden kann. Stattdessen kann der Fokus auf die Ressourcen gerichtet werden, die zur Bewältigung oder zumindest zum Überleben beigetragen haben, und darauf, wie sie für die Zukunft genutzt werden können.

(3) mehrere zukünftige Lösungsmöglichkeiten zu demselben Anliegen versuchsweise in mehreren, nebeneinander liegenden Zeitlinien anzusteuern. Das Nebeneinander mehrerer Zukünfte ist an sich bereits ungewohnt, was aber noch wirksamer wird, wenn wir aus dieser gedachten Zukunft das Futur II machen: Wie werden Sie es geschafft haben, die verschiedenen Zukunftsoptionen zu erreichen?

> **!** Gleich, für welche Ziele die Zeitlinie genutzt wird, geht es doch um die Grundüberzeugung vieler Menschen, dass Zeit sich linear kausal auswirkt: Das Eine geschieht als Folge von etwas anderem, das davor Geschehene und die Erfahrungen der Vergangenheit prägen unausweichlich die Erwartungen für die Zukunft.

Die Zeitlinienarbeit eröffnet Klienten eine ungewohnte Flexibilisierung im Wechsel zwischen Gegenwart, Vergangenheit und Zukunft. Damit wird eine neue Sicht auf die Kausalität der Ereignisse angeboten und neue Konstruktionen und Narrative der sozialen Realität angeregt. Ein wesentliches Interesse gilt der Frage, durch welche Erfahrungen in der Zukunft rückblickend alte Geschichten neu interpretiert oder wie Ressourcen aus der Vergangenheit für die Gegenwart und die Zukunft genutzt werden können. Möglicherweise werden die Folgen von schweren Krisen in der Vergangenheit in die Zukunft fortgeschrieben. Lassen sich bisher unbeachtete Veränderungen in der Vergangenheit entdecken, so können deren Auswirkungen auf die Erwartungen für die Zukunft reflektiert werden. Ebenso können Ressourcen, Lösungen und Unterstützungssysteme, die sich in der Vergangenheit bewährt haben, für die aktuelle Problembewältigung aktiviert oder modifiziert werden. Sowohl im Einzel- als auch im familien- und paartherapeutischen Setting verdichten dabei zirkuläre Sichtweisen und Fragen die Erlebnisqualität für die Beteiligten.

Kausale Ketten im menschlichen Gehirn

Unser menschliches Gehirn speichert kontinuierlich Erinnerungen an Ereignisse aus dem Alltag. Es macht dabei aus einer Kette von Ereignissen kleine Episoden von Erinnerungen, verbunden mit einem räumlichen und zeitlichen Ablauf.

Das Gehirn eines Erwachsenen ist kein starr verdrahtetes Organ, sondern bis ins hohe Alter veränderbar, denn neue Erfahrungen und Eindrücke verändern die Architektur des Gehirns, bauen Verbindungen zwischen den Nervenzellen aus und lassen neue entstehen.

Auf diese synaptische Plastizität bauen auch alle erlebnisorientierten Therapiemethoden. Das räumliche Durchschreiten eines zeitlichen Verlaufes stellt zwei Erlebnisse zur Verfügung: Während der Klient sich ganz in die Vorstellung bestimmter Ereignisse hineinbegibt, stellt das Gehirn äußerst lebendige kleine Erinnerungsepisoden zur Verfügung, deren emotionale Qualität nahe an das ursprüngliche Erleben kommen kann. Gleichzeitig baut das Setting der Zeitlinie eine beobachtende Distanz auf. Der Klient und der Therapeut gehen in die Erinnerungen hinein, setzen sie aber auch in Relation zu den Erfahrungen und nutzbaren Ressourcen der Vergangenheit oder der vorweggenommenen Zukunft. Mit dieser Flexibilisierung können neue Verknüpfungen entstehen, die wiederum neue Handlungsmuster ermöglichen.

> **!** Ein Ziel der Zeitlinienarbeit besteht darin, Gegenwart, Zukunft und Vergangenheit miteinander zu verknüpfen, sodass Ressourcen genutzt werden können und hinderliche Selbstsuggestionen verflüssigt werden können.

Klienten vollziehen schrittweise die Wechselwirkungen in ihrer Geschichte nach. Sie verstehen aus einer Beobachterperspektive heraus mehr über das Geworden-Sein und würdigen neben den Problemen und Dramen auch die Ressourcen, die das Überleben ermöglichten. Das Gehen auf der Zeitlinie bringt im wörtlichen Sinne Beweglichkeit in das Narrativ des Problems und in die verschiedenen Zukunftsoptionen.

18.2 Indikationen und Kontraindikationen

Die Indikation für eine Zeitlinienarbeit ergibt sich aus verschiedenen Gründen und ist stets als ein Teil eines therapeutischen Gesamtprozesses zu sehen.

(1) Zunächst ist eine klassische Indikation die Unterschiedsbildung. Wenn viel gesprochen und wenig sich bewegt wird, ist es oftmals günstig, eine Methode anzubieten, die Bewegung beinhaltet.
(2) Für Klienten, die sich selbst sehr auf determinierende Problemnarrative einengen, die sie gleichzeitig gerne lösen möchten, bietet sich die Zeitlinie an, um neben den Problemen auch die Ressourcen in den Blick zu nehmen.
(3) Klienten, die sich Zukunft nicht oder nur in der Hochrechnung von Schwierigkeiten vorstellen, ist das Spielen mit der Zukunft – auch in Form von mehreren Optionen – eine hilfreiche »Verstörung«.
(4) In Familientherapien können Kinder die Geschichte der Eltern (nicht gänzlich neu, aber aus einer anderen Perspektive) kennenlernen. Eltern und Kinder können gemeinsam eine Außenperspektive auf den Verlauf von problematischen Entwicklungen nehmen und schließlich relativiert der Blick in eine hypothetische Zukunft die aktuellen Problemlagen.
(5) Klienten, die mit ambivalenten Entscheidungslagen zu tun haben, profitieren von der Zeitlinienarbeit.
(6) Die Zeitlinie kann auch in der Phase der Auftragsklärung dazu dienen, klare Ziele in der Therapie zu formulieren.
(7) Ebenso ist die Entwicklung von Teilzielen möglich, wenn Klienten zwar Vorstellungen von fernen Zielen haben, die nächsten Schritte jedoch nicht sehen können.

Grundsätzlich sind keine Kontraindikationen bekannt.

Da Zeitlinienarbeit nicht nur auf sprachliche Kompetenzen baut, eignet sie sich auch besonders für Menschen, mit denen aus verschiedensten Gründen eine sprachliche Verständigung schwierig ist.

Mit traumatisierten Menschen muss eine sichere Rahmung (Vereinbarungen über Themen, Imagination eines sicheren Orts, usw.) sorgfältig vorbereitet sein; das stellt aber keine Kontraindikation dar.

18.3 Klinische Praxis

Konkrete Schritte

Grundsätzlich kann man mit Familien im Beisein aller Familienmitglieder oder mit einem einzelnen Klienten eine »Zeitlinienwanderung« durch die Jahre und Jahrzehnte der Familiengeschichte unternehmen und die mit bestimmten Zeitpunkten (Erfahrungen, Erwartungen) verbundenen Gefühle ganz intensiv spürbar machen.

Vorgehensweise. Dazu steckt man zunächst den Zeitrahmen ab (»Welcher Zeitraum ist in Bezug auf das Anliegen und den Auftrag relevant?«), den man betrachten will. Geht es um Fragen der beruflichen Weiterentwicklung, nennen Klienten häufig einen

Zeitpunkt in ihrer Schulzeit als relevanten Start der Zeitlinie, geht es um Beziehungsfragen, wird ein dafür relevanter Zeitpunkt in der Kindheit, Pubertät oder im Erwachsenenleben gewählt. Das Anliegen und die Zielsetzung der therapeutischen Sitzungen bestimmen dann auch, ob der Zielpunkt in der Gegenwart oder in der Zukunft (und wie weit in der Zukunft) liegen soll. Die Therapeutin wählt die längst-mögliche gerade Linie im Raum und achtet darauf, dass die Arbeit der Zeitlinie mit dem vermutlichen Zielpunkt im wörtlichen wie im metaphorischen Sinne nicht vor einer Wand endet. Man bittet also die Klienten, sich die Zeit als eine Linie mit Vergangenheit, Gegenwart und Zukunft vorzustellen. Dann sollen sie einen Punkt für die Vergangenheit und die Zukunft wählen. Beides wird mit einem Gegenstand markiert. Danach werden sie gebeten, zwischen Vergangenheit und Zukunft den Punkt der Gegenwart zu bestimmen.

Die Abstände zwischen Ereignissen sind als Jahreszahlen skalierbar, die Distanz soll sich mehr am Erleben als an solchen festen Zeiteinheiten orientieren. Im Erleben kann ein Jahr lang oder kurz sein und sich somit in der Distanz auf der Zeitlinie sehr stark oder gar nicht von – beispielsweise – fünf Jahren unterscheiden.

Arbeitet eine Familie an einer Zeitlinie, erfahren die Generationen etwas über die Sichtweisen und Erlebnisse der anderen und deren Wechselwirkungen in der Familie über die Jahre. Um dies zu visualisieren, können auch Seile nebeneinander gelegt werden. In der Arbeit von Einzelklienten wird die Sichtweise anderer Systemmitglieder hypothetisch und zirkulär mit hineingenommen. So entsteht ein Bewusstsein der familiären und individuellen Verhaltens- und Erlebensmuster, eigener Zuschreibungen und umfassender Narrative.

Drei Phasen. In der ersten Phase entwickelt sich die Zeitlinie anhand des Erzählmaterials der Klienten, begleitet durch den Therapeuten, der vorwiegend als neugierig fragender und zum Erzählen ermutigender Chronist der Geschichte bis zur Gegenwart wirkt.

In der zweiten Phase startet man mit der Erweiterung der Erzählung in die Zukunft – oft mit mehreren ambivalent erlebten Optionen. Die Optionen für die Zukunft müssen sehr sorgfältig ausgemalt werden, damit eine recht reale Vision – oder auch mehrere parallele – entstehen.

In der dritten Phase beginnt die flexible Arbeit zwischen den Zeitabschnitten, indem man mit den Klienten zwischen Gegenwart, Zukunft und Vergangenheit hin- und herwandert, immer mit dem Ziel, Klarheit und Verstehen anzuregen, ungünstige Festlegungen wieder beweglich zu machen und Ressourcen aus bereits bewältigtem Leben im Hier und Jetzt und für die Zukunft nutzbar zu machen.

Fallbeispiel

Zeitlinienwanderung mit einer Familie

Ausgangslage. Die Familie (Vater 42, Mutter 40, Sohn Timo 16, Sohn Lukas 13 Jahre alt) kommt in die Therapie, da es aus Sicht der Familie mit dem 16-jährigen Sohn massive Probleme gibt.

Seit seinem vierten Lebensjahr stottert Timo sehr stark und ist in der Schule in den beiden letzten Jahren nur knapp versetzt worden. Die Eltern sind besorgt, der Sohn erklärt, er habe keine Probleme, der 13-Jährige ist zwar sehr still, gilt aber der übereinstimmenden Beschreibung nach als unauffällig.

Die Familie steckt tief in einer Problemerzählung rund um den 16-jährigen Sohn. Im Vordergrund steht die schwierige aktuelle Lage, Vergangenheit und Zukunft sind davon unterschiedslos eingenommen. Der Vater kritisiert und beschimpft den Sohn wegen seiner schlechten Schulleistungen und wegen seines Stotterns. Er sei einfach nicht ehrgeizig genug und würde schon etwas ändern können, wenn er nur wolle. Die Mutter entschuldigt vieles, und das wiederum führt zu Streitigkeiten zwischen den Eltern. Um die Wahrnehmung unterschiedlicher Lebensphasen in der Vergangenheit und eine Öffnung der Optionen in der Zukunft anzuregen, schlage ich in der dritten Sitzung eine gemeinsame Zeitlinienarbeit der Familie vor.

Zu Beginn erkläre ich das Vorgehen wie folgt: »Ich bitte Sie jetzt aufzustehen und schlage vor, dass wir uns Ihre Geschichte mal im Gehen, also bildlich im Raum anschauen. Dazu möchte ich mir mit Ihnen zunächst anschauen, wie Sie sich kennengelernt haben, und schreibe auf Moderationskärtchen die Jahreszahlen und Ereignisse, die Ihren Weg markieren.«

T: Wir starten mit Ihnen beiden, als Sie sich kennenlernten. Wann war das? Wo haben Sie sich kennengelernt und wie?

Mutter: Das war im Sportverein, wir haben beide in der Tischtennismannschaft gespielt.

Vater: … Ich war erst 16 und meine Frau war 14 (*lacht*).

Mutter: Wir haben eine wirklich gute Zeit gehabt, Sport, die Freunde in der Mannschaft – am Anfang waren wir halt wie Teenager befreundet und so nach zwei Jahren ist es ernster geworden. [*Die Eltern strahlen beide, als sie aus dieser Zeit erzählen.*]

(*Die beiden Söhne sitzen am Rande und hören aufmerksam zu. Sie beobachten ihre Eltern genau.*)

T: Wie ging es dann weiter?

Mutter: Ich weiß nicht mehr so genau, wann wir beschlossen haben zu heiraten und eine Familie zu gründen, aber wir haben geheiratet, als ich 22 und mein Mann 24 war.

T: Und dann kam ja schon bald Ihr Sohn Timo auf die Welt …

Vater: Ja, genau. Wir haben uns bald entschlossen und wollten gerne junge Eltern sein und dann hat es ja auch bald geklappt.

T: … Würden Sie sagen, dass Ihr Sohn ein Wunschkind war oder eher ein willkommener Zufall?

Mutter: Eindeutig Wunschkind! (*Alle strahlen – auch der Sohn, den ich nun bitte, sich zu den Eltern zu stellen.*)

(*Alle drei stehen nun nebeneinander, der Sohn hat sich neben den Vater platziert.*)

T: Nun stehen Sie hier mit Ihrem Wunschkind (*alle lachen*), – was ist Ihnen aus dieser ersten Zeit mit Ihrem Sohn präsent?

Teil III

Mutter: Das war eine wunderbare Zeit! Mein Mann hat damals im Schichtdienst gearbeitet und war öfter auch mal tagsüber zuhause. Ich sehe die beiden heute noch, wie sie zusammen Mittagschlaf machen ... mein Mann auf dem Sofa und Timo auf seinem Bauch, das war so friedlich ... [*Sie lächelt versonnen in die Erinnerung hinein.*]

Vater: Ja, das war wirklich eine besondere Zeit. (*Vater und Sohn schauen sich für einen Moment direkt in die Augen und lächeln sich an.*)

T: Frau C., was vermuten Sie, was für Ihren Mann damals das Besondere war?

Mutter: Hmm, wir waren beide so stolz auf ihn und wir haben noch alles für möglich gehalten. (*Sie lacht verlegen.*) Wir dachten, er ist ganz einzigartig.

T: Aha, das ist ja interessant (*lacht aufmunternd*) – und heute? Wie denken Sie heute über die Einzigartigkeit Ihrer Söhne?

Vater: Eigentlich sind sie ja beide auch heute noch einzigartig, aber manchmal vergisst man das, wenn es so viele Sorgen gibt.

T: Wie ging es dann weiter?

Mutter: Nach zwei Jahren kam unser Sohn Lukas auf die Welt. (*Er stellt sich mit in die Zeitlinie auf die Seite der Mutter.*) Das war dann ganz anders, der lief einfach mehr mit, mein Mann war nicht mehr im Schichtdienst, da musste ich die Sache mit den beiden Kleinen alleine packen. Lukas war schon immer brav und hat als Baby viel geschlafen.

Wir wandern zusammen weiter, es folgen Erzählungen über die nächsten vier Jahre bis zur Einschulung des älteren Sohnes. Die Eltern berichten, dass der Vater den Sohn mit sechs Jahren an das Tischtennisspielen heranführen wollte, es dem Sohn aber keinen Spaß machte. Das schildert der Vater als eine große Enttäuschung, denn er hatte den Eindruck, der Sohn verweigere sich nur.

Es folgen Schritte, in denen alle von den Etappen des Familienlebens berichten: vom Beginn des Stotterns und dem Umgang damit, von Einschulung und erfolgreichen Grundschuljahren, Umzug, Arbeitsbeginn der Mutter usw., bis zur Gegenwart. Der Vater berichtet, er habe an vielen Stellen mit Enttäuschungen zu kämpfen gehabt und neige dann dazu, *alles* infrage zu stellen. Wir schauen gemeinsam zurück.

T: Wenn Sie so zurückschauen, was fällt Ihnen auf?

Vater: (*nachdenklich*) Na ja, da liegen jetzt rote Kärtchen mit den Problemen und doch auch einige grüne Kärtchen mit den guten Ereignissen und schönen Zeiten ...

Mutter: Ja, geht mir auch so – es war ja nicht immer so wie jetzt und wir haben schon ganz schön was gemeistert.

T: (*an die Söhne gewandt*): Was vermutet ihr beiden, was eure Eltern sagen würden, welche Herausforderungen ihr schon gut gemeistert habt?

(*Beide Söhne schauen sich an. Der Jüngere meint, dass die Eltern wohl schon sehen würden, dass es für den Bruder nicht so einfach sei mit dem Stottern in der Schule, und dass sie irgendwie schon wüssten, dass das eine ganz schöne Leistung sei, sich in der Schule zu behaupten. Timo nickt zustimmend.*)

T: Was hilft ihm dabei?

Lukas: Er versteht sich einfach mit allen … und ist cool, aber nicht so blöd cool, er ist einfach nur der Timo. Und dann akzeptieren ihn die anderen, wie er ist.

(Die Therapeutin stellt an alle Familienmitglieder Fragen zu den Ressourcen, guten Zeiten, Ausnahmen und wie, wann und eventuell mit wessen Hilfe diese erreicht wurden. Alle sind sich einig, dass sie Dinge gut meistern, wenn sie sich gegenseitig mit Wertschätzung begegnen und sich gegenseitig vertrauen. Gleichzeitig kommt die Erkenntnis auf, dass genau das seit einiger Zeit irgendwie verloren gegangen ist.)

T: Wenn wir jetzt mal einen großen Schritt in die Zukunft machen, wir wandern mal nach 20xx , also in drei Jahren …

Dann bist du, Timo, 19 und du, Lukas, bist 16 Jahre alt. Erzählt mir mal, was ich sehe, wenn ich euch treffen würde.

Timo: Also ich bin mit der Schule fertig, ich habe Abitur gemacht und ich habe einen Studienplatz in Medizin.

T: Und du, Lukas?

Lukas: Ich gehe noch in die Schule, es hat sich nicht viel verändert. Ich bin ja dann erst 16.

Vater: *(empört)* Wie will er das schaffen … Medizin, wo er doch grade mal die Versetzung geschafft hat!

Von diesem Widerspruch ausgehend, schauen wir zurück auf die Zeitlinie: Was haben die beiden Söhne erfolgreich gemeistert, welche Zuschreibungen und Vorannahmen waren dort hilfreich, welche Ressourcen haben sie und was hat den Zugang zu ihnen erleichtert.

Rückblickend sind die Eltern verblüfft, dass es sich schon einige Male bewährt hat, den Söhnen vertrauensvoll unter die Arme zu greifen, anstatt sie zu kritisieren.

Vater: »Es ist ja weniger die Frage, ob er es schafft, sondern wie wir ihm helfen können.«

Nachdem wir an mehrere problematische Ereignisse in der Vergangenheit zurückgewandert sind, dort die vertrauensvolle Unterstützung als eine erfolgreiche Lösungsstrategie entdeckt haben, resümiert der Vater: »Das ist manchmal ganz schön schwer, sich dazu durchzuringen, aber machbar … und besser.«

Mit den Söhnen bespreche ich, was sie tun müssten, um eher die unterstützende als die kritische Seite der Eltern zu aktivieren. Die Wechselwirkungen werden schnell deutlich. Wenn die Söhne nichts erzählen, können die Eltern keine Unterstützung anbieten und neigen mehr zu kritischem Nörgeln, das für die Söhne wiederum die Hürde erhöht, offen über Schwierigkeiten, z. B. in der Schule, zu sprechen und Hilfe zu erfragen.

Dann frage ich: »Was würden die Söhne von ihrem Standpunkt in der Zukunft, zurückschauend in die Gegenwart, auf dem Weg für notwendig halten, damit – vor allem Timo – an seinem Ziel eines Medizinstudienplatzes ankäme?«

Er überlegt kurz und sagt dann, er müsse dann wohl doch etwas konsequenter lernen. Wir gehen nochmals zurück zu der Zeit, in der die Schulleistungen noch stabil waren. Dort schauen wir, was hilfreich war und was man als Erfahrungsressource für die Gegenwart nutzen kann. Die Eltern schauen dem Prozess staunend und interessiert zu und kommentieren danach, dass sie ihrem Sohn eine so vernünftige Haltung nicht zugetraut hätten.

Die Familientherapie beenden wir nach weiteren vier Sitzungen mit dem Ergebnis, dass die Eltern weniger kritisieren und die Schulleistungen des Sohnes stabiler sind.

Teil III

18.4 Gute Erfahrungen und typische Schwierigkeiten und Fehler

Gute Erfahrungen. Es wirkt sich positiv auf den Therapieprozess aus, wenn der Therapeut für die Zeitlinienarbeit die Komplexität des Anliegens gemeinsam mit dem Klienten eingrenzt. Mehrere Fragestellungen für eine Zeitlinie sind ungünstig für das Ergebnis.

! Kinder können mit erlebnisorientierten Methoden – so auch mit der Zeitlinie – sehr gut einbezogen werden.

Typische Schwierigkeiten und Fehler. Erlebnisorientierte Methoden brauchen einen energetischen Anfang. Obwohl sich Klienten nach getaner Zeitlinienarbeit zufrieden und angeregt äußern, gibt es bei manchen zu Beginn eine Skepsis – sich zu blamieren, sich ungeschützt »im Raum zu bewegen«, etwas Falsches zu sagen usw. Die Therapeutin sollte daher gegebenenfalls die Methode vorschlagen und mit wenigen Sätzen deren Ziel und Vorgehensweise transparent machen. Unmittelbar mit den letzten Worten sollte man sich vom Stuhl erheben, sodass sich die Klienten »mitnehmen« lassen.

Ein möglicher Fehler ergibt sich, wenn ein Therapeut aus Furcht, er könne zu viele schwierige Themen aufrühren, nicht nachfragt, sondern oberflächlich bleibt. Natürlich muss jedes therapeutische Handeln von Sorgfalt und Fürsorge für den Klienten getragen sein. Gleichermaßen haben die Klienten einen Anspruch darauf, von Therapeuten als Prozessexperten zugleich gehalten und angeregt zu werden. Selbst wenn traumatische Erlebnisse angesprochen werden, bietet gerade die Zeitlinie die Möglichkeit, die Resilienz und die Ressourcen in den Blick zu nehmen.

FAQ

Für wen ist die Zeitlinienarbeit geeignet?
Klienten mit belastenden Erfahrungen, in Konflikten, mit Einschränkungen in den eigenen Narrativen und Glaubenssätzen oder mit dem Gefühl von Orientierungslosigkeit sowie mit Phobien, können von der Zeitlinienarbeit profitieren. Da das Verfahren sehr schonend ist, kann es Klienten zunächst ohne Einschränkung angeboten werden. Die Therapeutin muss jedoch einschätzen, ob und wann es im Therapieprozess indiziert ist.

Wie steige ich ein?

Die Zeitlinie ist ein Teil des Therapieprozesses und wird eingesetzt, wenn die Therapeutin die Wechselwirkungen zwischen Vergangenheit, Gegenwart und Zukunft deutlich machen und zugleich verflüssigen möchte. Ein proaktiver Zugang der Therapeutin erweist sich in der Praxis als hilfreich. Sie kündigt z.B. an: Ich möchte Ihnen heute einmal eine etwas andere Methode vorschlagen, bei der wir uns mal anschauen, wie Ihr Gefühl, entscheidungsunfähig zu sein, in der Vergangenheit entstanden ist, wie es sich in Ihrem Leben weiter entwickelt hat und welche Zukunftsprognosen Sie dem Gefühl geben wollen. Ich würde Sie gerne hier im Raum auf dieser kleinen Zeitreise begleiten. Dabei steht die Therapeutin bereits auf und deutet mit einer Handbewegung die Zeitlinie an.

Die Therapeutin erkundigt sich, wann das Gefühl zum ersten Mal erinnert wird, und beginnt mit Zustimmung der Klienten an diesem Zeitpunkt in der Vergangenheit die Zeitlinienarbeit. Die weitere Arbeit besteht aus einer Sammlung von Ereignissen, deren Bewertung, Ressourcen, die es drum herum gab, und Ressourcen, die daraus erwachsen sind.

Teil III

Weiterführende Literatur

Korittko, A & Pleyer, K.H. (2016). Traumatischer Stress in der Familie: Systemtherapeutische Lösungswege. Göttingen: Vandenhoeck & Ruprecht.

Levold, T. & Wirsching, M.(Hrsg) (2016). Systemische Therapie und Beratung – das große Lehrbuch (2. Aufl.). Heidelberg: Auer.

Nemestschek, P.(2013). Systemische Familientherapie mit Kindern, Jugendlichen und Eltern. Lebensfluss-Modelle und analoge Methoden (2. Aufl.). Stuttgart: Klett-Cotta.

19 Arbeit mit Ritualen

Kathrin Stoltze

19.1 Hintergrund und allgemeine Merkmale

Teil III

Das Feld der Rituale in der Psychotherapie ist faszinierend: In Ritualen können wir Menschen uns in Gemeinschaft erleben. Rituale vermindern Unsicherheit, Willkür sowie Beliebigkeit (Michaels, 2011). Somit können Rituale als Bestandteil von Sicherheit vermittelnder Lebenskunst und als »Erwartungsrahmen« für neue Verhaltensweisen beschrieben werden (Douglas, 1966, zit. in Imber-Black et al., 2015; Michaels, 2011).

Das Phänomen »Ritual« wurde im vergangenen Jahrhundert durch unterschiedliche Wissenschaftsdisziplinen (z. B. Anthropologie, Soziologie, Neurowissenschaften) auch in kulturvergleichender Perspektive (z. B. bei Alters-, Ahnen- und Sterberitualen) untersucht (Brosius et al., 2015; Hart & Michaels, 2003).

Was ist ein Ritual? Rituale lassen sich als verdichtete, gemeinschaftlich gelebte und symbolträchtige Handlungsabläufe definieren, die einen vorgeschriebenen Ablauf aufweisen und deren Ausführungen einen darüber hinausweisenden Sinn bzw. Bedeutungsgehalt offenbaren. Dabei können Worte enthalten sein oder nicht, wobei oft eine »führende Metapher« das Ritual zusammenhält (Schweitzer et al., 2016; von Schlippe & Schweitzer, 2012). Ein Beispiel für eine »führende Metapher« wäre die therapeutische Pflanzenmetapher, die im Sinne des »Zusammenwachsens« für den neuen Erwartungsrahmen der Familienidentität in einer Patchwork-Situation steht.

»Das Ritual«, losgelöst von historischen, regionalen oder sprachlichen Kontexten, gibt es nicht (z. B. Brosius et al., 2013).

Rituale werden nicht mehr als starr oder unveränderlich angesehen (Welter-Enderlin & Hildenbrand, 2004), sondern sie können als Handlungen gesehen werden, die »Neues« geradezu provozieren (Michaels, 2011).

Funktionen und Merkmale

Es ist eine Funktion von Ritualen, das soziale Zusammenleben von Individuen und Familien vergangenheits-, gegenwarts- sowie zukunftsbezogen zu fördern, in dem diese einen möglichen (auch neuen) Bedeutungsrahmen bilden (Imber-Black et al., 2015). Rituale können sowohl Veränderungen markieren, alte Muster z. B. verabschieden oder Übergänge markieren, als auch Nichtveränderungen (z. B. Kontinuität beim Einschlafritual) ermöglichen (Levold & Martens-Schmid, 1999). Levold und Wirsching (2016) beschreiben diese Aspekte von Ritualen mit den Begriffen performativ und transformativ sowie repräsentativ, symbolisch, affirmativ.

Kulturelle (Rituale des täglichen Lebens) und therapeutische Rituale (z. B. in der Familientherapie) haben gemeinsame und unterschiedliche Funktionen. Therapeutische Rituale sind weniger in zeitübergreifende Familiengeschichten eingebunden (Imber-

Black et al., 2015). Symbolisierungen werden erst konstruiert und Verdichtungen von Handlungsabläufen initiiert. Diese Prozesse wiederum bedingen eine orientierende und strukturierende Kraft, die neuer Sinnbildung dient (Levold & Martens-Schmid, 1999).

Rituale, insbesondere solche, die außerhalb des Alltags stattfinden, werden als Teil einer Handlungstheorie bezeichnet, wenn sie bestimmte Merkmale aufweisen. Sechs wesentliche Merkmale (Rappaport, 1999) oder Aspekte (Roberts, 2015) können auch Teil von Familienritualen sein:

(1) Wiederholung
(2) Tun bzw. Performanz
(3) Besonderes bzw. Vorgeschriebenes oder Stilisiertes
(4) Ordnung bzw. Rahmung
(5) Sinnträchtigkeit bzw. Sinnhaftigkeit
(6) Kollektivität

Daneben werden auch physiologische Aspekte des Rituals mit Kostümen, Masken, Gerüchen, Liedern, Tänzen u. Ä. angeführt.

Klassifikationen und Typenbildung

In der Literatur werden verschiedene Klassifikationen für Rituale beschrieben.

Übersicht

Zusammenfassende Klassifikation von Ritualen

(a) Übergangs-, lebens- und familienzyklische Rituale, wie Heirat oder Beerdigung, stellen Brücken in einen neuen Lebensabschnitt dar.
(b) Rituale des Fortbestehens (Jahres- und Feiertage) dienen der Erneuerung der Identität eines Systems und seiner Werte.
(c) Sühnerituale bestehen aus formeller und bedeutungsvoller Entschuldigung und Wiedergutmachung.
(d) Heilrituale unterstützen die Wiedererlangung von somatischer und psychischer Gesundheit, z. B. nach einem Trauma, und die Wiedereingliederung in das System.
(e) Schwellenrituale, z. B. bei Prüfungen, beruflichen Veränderungen, Hausbau
(f) religiöse Rituale, z. B. Taufe, Opferrituale, Reinigungsrituale
(g) Ernte- und Fruchtbarkeitsrituale
(h) politische Rituale
(i) Rituale des täglichen Lebens (z. B. Frühstück, »Tatort« gucken)
(j) ludische Rituale, wie Spiel und Sport, Feste, Musik, Tanz und rituelle Kunst

(Gilligan, 2015; Hart & Michaels, 2003; Roberts, 2015)

Zentrale Themen von Ritualen stellen für die therapeutische Konstruktion von Ritualen mit Individuen, Paaren, Familien oder größeren Systemen den »roten Faden« dar. Jedes Ritual kann eines oder auch mehrere Themen beinhalten.

Übersicht

Zentrale Themen von Ritualen

- Mitgliedschaft
- Heilung als Rekonstruktion von Wohlbefinden
- Definition der Identität
- Beziehungsgestaltung und Meinungsaustausch
- Zelebration

(Imber-Black, 2015)

Eine Möglichkeit der Typisierung von Ritualen bzw. der Einschätzung des ritualisierten Verhaltens in Familien wird auch als Ritualisierungsniveau beschrieben.

Übersicht

Typisierung von Ritualen nach Ritualisierungsniveau

- unterritualisiert
- starr ritualisiert
- einseitige Rituale
- leere Rituale als Ereignis, nicht als Prozess
- unterbrochene Rituale
- Flexibilität bei der Anpassung von Ritualen

(Quelle: Roberts, 2015; Levold & Wirsching, 2016)

Das Niveau der Ritualisierung wird mittels zirkulärer Fragen in der Explorationsphase erhoben.

Es ist wichtig, dass z. B. ein unterritualisiertes Verhalten in Familien nicht zwangsläufig Interventionen zu einem »Mehr an Ritualen« nach sich ziehen. Die Einschätzung des Ritualgebrauchs in Familien ist eher im Sinne der Kenntnis zur »Landkarte von Familien« zu betrachten.

Die Anwendung dieser Typologie und damit die Diagnostik des Ritualgebrauchs können bezogen auf die Klassifikationsmöglichkeiten für Rituale erfolgen. Die Ritualthemen können als richtungsweisend betrachtet werden und bilden Grundlagen für die Exploration des ritualisierten Verhaltens und für das Entwerfen und Durchführen therapeutischer Rituale (Imber-Black et al., 2015; Levold & Wirsching, 2016).

Therapeutische Rituale

Rituale werden Schulen übergreifend in der Psychotherapie eingesetzt, besonders häufig aber gezielt in der Systemischen Therapie genutzt (von Schlippe & Schweitzer, 2012; Brosius et al., 2013).

Symbole, die Gegenstände oder Wörter umfassen, werden als Bausteine von Ritualen und als Kraftquelle für Klienten genutzt (Belliger & Krieger, 2013; Whiting,

2015). Wichtig ist die Passfähigkeit der Symbole, die, wenn möglich, aus der Klientensprache, aus den Themen der Anliegen / Fragestellungen oder während der therapeutischen / beraterischen Prozessgestaltung mit dem Klienten / Klientensystem entstanden ist. Symbole werden ausgesucht, um Überzeugungen oder Beziehungen zu verändern oder um Ereignissen andere, lösungsdienliche Bedeutungen zuschreiben zu können.

Übersicht

Bedeutungen von Symbolen

- Fähigkeit zu vielfacher Sinn-/Bedeutungsgebung
- Fähigkeit zu komplexer Verknüpfung unterschiedlicher, ungleichartiger (disparater) Phänomene
- Fähigkeit, gleichzeitig mit sensorischen und kognitiven Polen einer Bedeutung zu wirken

(Whiting, 2015)

Teil III

Auch in Verbindung mit Metaphern können Symbole durch symbolische Handlungen in den Prozess der Ritualkonstruktion integriert werden. Aus literarischen Metaphern können therapeutische Metaphern entworfen werden (vgl. Lakoff & Johnson, 2014; Mills & Crowley, 2011; Welter-Enderlin & Hildenbrand, 2011; s. Tab. 19.1).

Fallbeispiel

Einzel-Ritual Kind (6 Jahre): »Ich bin ein Glückspilz. Meine Kräfte leuchten.«

Ein junges Mädchen (6 Jahre), konnte ihren leiblichen Vater nicht genügend kennenlernen, da er in ihrem ersten Lebensjahr an einer schweren Erkrankung verstarb. Die Eltern hatten sich vorausschauend darum bemüht (Videobotschaften), sie trotzdem mit einem Wissen um ihren Vater, der sie sehr liebte und ersehnt hatte, aufwachsen zu lassen. Ein neuer Mann im Leben ihrer Mutter wurde auch ein Vater für sie und ihre später geborene Schwester. »Wie das Herz zwischen zwei Vätern aufteilen?«, so ihre Frage. Im Verlauf des Interviews mit dem Kind (Visualisierungen zusätzlich zur Sprache) entwickelte sich die Metapher »ein Glückspilz zu sein«. Dieser »Glückspilz« ist nämlich in der Lage, zwei Vätern einen Platz in seinem Herzen bieten zu können. Der Fliegenpilz (große Holzkerze) konnte als Symbol für den »Glückspilz« konstruiert werden. Somit entstand die therapeutische Metapher »Ich bin ein Glückspilz, da ich meinen zwei Papas einen Platz in meinem Herzen geben kann«. Mit dem nun verfügbaren »Glückspilz« konnte im Weiteren eine ritualisierte Handlung konstruiert werden, die Teil eines größeren Rituals wurde (s. a. Abschn. 3.2). Damit wiederum verknüpften sich stärkende Ressourcen, die über Jahre aktivierbar und verfügbar sind. Hier wird der vergangenheitsbezogene, gegenwartsstärkende und zukunftsweisende Charakter der Rituale deutlich.

Welche Gemeinsamkeiten und welche Unterschiede zwischen literarischen und therapeutischen Metaphern bestehen, zeigt die folgende Tabelle.

Tabelle 19.1 Gemeinsamkeiten und Unterschiede zwischen literarischen und therapeutischen Metaphern (orientiert an Lakoff & Johnson, 2014; Whiting, 2015)

	Literarische Metaphern	**Therapeutische Metaphern**
Allgemeine Merkmale	Reduzieren als auch Erweitern von Komplexität Begünstigen und Fördern identifikatorischer Prozesse Formulieren und Illustrieren von Gedanken, Gefühlen und Fantasien wertvolle Hinweise für die »inneren Landkarten« der Klienten Unterstützen von Dialog und Reflexion	
Nutzen	liefert bildhafte Vorstellung einer Erfahrung	zusätzlich zur bildhaften Vorstellung: Ansprechen einer gemeinsamen Lebenserfahrung (entspricht: beziehungsmäßiger Vertrautheit)
Hauptziel	Beschreibung	Veränderung, Perspektivwechsel, Reframing (Umdeutung / Neurahmung)
Beispiele	an die Decke gehen, im Dunkeln tappen, die Sonne lacht, Decke fällt auf den Kopf, den Nagel auf den Kopf treffen, die Sache geht ins Auge, das Salz in der Suppe, lang und breit erzählen …	Symbole mit Metaphern verbinden zu therapeutischen Metaphern: Schiffsmetapher (Schiff plus Metapher – *in See stechen* – für die Markierung eines Beginns), Reisemetapher (Koffer plus Metapher – *meinen Koffer packen* – für die Ausrüstung mit Ressourcen), Türmetapher (Tür plus Metapher – *einen Spalt weit öffnen* – für die Prozessreflexion als Wichtung weiterer Möglichkeiten des Fortgangs)

Rituale in der Systemischen Therapie und Beratung

Wie Rituale in der Systemischen Therapie und Beratung genutzt werden, kann mit nachfolgenden Schwerpunkten betrachtet werden (z. B. Schweitzer et al., 2016, S. 274; von Schlippe & Schweitzer, 2012).

(1) Die Analyse, das Erkunden und damit das Gewinnen von (Er)-Kenntnissen zum Selbstverständnis sowie zum Umgang mit Ritualen (Niveau der Ritualisierung), zu ritualisierten Handlungen in sozialen Systemen sind bedeutsam.

(2) Der systemisch therapeutische Prozess selbst kann im Sinne eines Übergangsrituals als Schwellenphase verstanden werden, der die Möglichkeiten verdeutlicht, vom Problemzustand in einen Lösungszustand zu gelangen. Hier sind die Kontextbedingungen einer stationären (vgl. Durrant, 2015) oder ambulanten Systemischen Therapie (vgl. Retzer, 2007) wichtig.

(3) Für Familien, Organisationen oder für Individuen in Systemischer Therapie und Beratung können Abschlussinterventionen durch Ritualverschreibungen (s. a.

paradoxe Verschreibungen bei Selvini Palazzoli et al., 2011) zentrale Bedeutung erlangen. Dann werden Ritualtechniken und symbolische Handlungen erst in der Therapie entwickelt.

Zur Konstruktion systemisch-therapeutischer Rituale. Durch die Unterteilung in Vorbereitungs-, Durchführungs- und Reintegrationsphase wird die formelle Struktur für die Ritualkonstruktion gebildet (z. B. bei Imber-Black et al., 2015).

Die wichtigen Konstruktionselemente systemischer Rituale sind erstens die Symbolkonstruktionen. Zweitens ist die Wichtung von offenen (Raum für Improvisation und Spontanität) und geschlossenen (Spezifität) Aspekten bedeutsam. Drittens werden zeitliche (Zeitpunkt der Durchführung) und örtliche (sitzungsintern / extern / abwechselnd) Kontextbedingungen beachtet.

19.2 Indikationen, Kontraindikationen und Nebenwirkungen

Eine zentrale Frage besteht darin, ob das Ritual eine sinnvolle und gleichzeitig die beste Möglichkeit einer Intervention im Rahmen des therapeutischen oder beraterischen Prozesses darstellt. Rituale werden häufig als sehr »dichte« emotionale Intervention erlebt, da sie »wichtige Botschaften auf sehr erlebnisintensive und anschauliche Weise vermitteln« können (Levold & Wirsching, 2016, S. 274). Bei Familienritualen beispielsweise sind die in der Übersicht aufgeführten zentralen Fragen möglich.

Übersicht

Zentrale Fragen bei Familienritualen

- Welche Vorteile werden durch die Intervention eines Familienrituals zu diesem Zeitpunkt des therapeutischen / beraterischen Prozesses gesehen?
- Was ist für die Planung (Explorationsphase zum Ritualisierungsniveau), die Vorbereitung (Ritualthemen, Symbolkonstruktion), die Durchführung (Konstruktionselemente) und für die Reintegrationsphase zu beachten?
- Sind alle Familienmitglieder für die spezielle therapeutische Intervention eines Rituals emotional ausreichend beteiligt?
- Welche Stolpersteine, oder anders ausgedrückt, welche Fallen und Grenzen sind vorausschauend als bedeutsam in den Blick zu nehmen?

Indikationen. Rituale finden Einsatz in Psychotherapie, Team- und Organisationsentwicklung, Politik, Wirtschaft und Sport (Welter-Enderlin & Hildenbrand, 2011). Hierbei wird Therapie und Beratung für Einzelne, Paare, Gruppen / Teams sowie Familien favorisiert (Brentrup & Kupitz, 2015). Durch die Handlungsorientierung ist die Initiierung eines Rituals für alle Altersgruppen möglich (vgl. z. B. Abbildung 19.1). Kulturübergreifend zu sein und sozioökonomische Unabhängigkeit vorzuweisen, zeichnet sie zudem aus. Rituale sind oft positiv konnotiert und bringen für die Beteiligten, über eine emotionale Bedeutungsdichte hinausgehend, zusätzlich auch freudvolle Aspekte.

Einen Verweis auf die Skulptur- und Aufstellungsarbeit erscheint an dieser Stelle aufgrund inhaltlicher Verbindungen sinnvoll (z. B. Daimler et al., 2008; Drexler, 2015; vgl. Kap. 15). So werden Übergangsrituale für Systemaufstellungen bei Sax et al. (2010) angeführt.

Kontraindikationen. Im Wesentlichen ist eine Kontraindikation für den Einsatz von Ritualen die Verweigerung z. B. eines Team- oder Familienmitglieds. Hier sind Hypothesen zu prüfen, inwieweit sich jemand eventuell nicht genügend beteiligt oder angesprochen fühlt. Zudem können Aspekte der Rahmenbedingungen, wie z. B. ungenügende Zeitressourcen des Therapeuten / Beraters bei sitzungsinternen Ritualen, hinderlich sein.

! Erst, wenn genügend Ressourcen zur Verfügung stehen und der eingeleitete Prozess angemessen erscheint, kann der Rahmen des »Besonderen« eines Rituals genutzt werden. Insbesondere bei sogenannten »harten Themen« wie Tod, Verlust und Gewalt können gerade Rituale zur Entlastung und dem Wiedererleben von Selbstwirksamkeit beitragen (vgl. Hanswille & Kissenbeck, 2014). Oft gelingt dies durch nonverbale Zugänge und mit der Möglichkeit des Erfahrens / Erlebens neuer Bedeutungsgebungen.

19.3 Klinische Praxis

Innerhalb des systemischen Therapie- und Beratungsprozesses können sich Rituale als Schlussinterventionen anbieten. Es empfiehlt sich, der Struktur von Explorationsphase zur Kontextualisierung des Anliegens, der Vorbereitungs- oder Trennungsphase, der Durchführungs- (Kern-/Schwellen- oder Übergangsphase) und der Reintegrations- oder Nachbereitungsphase in den Alltag zu folgen.

Manche ritualisierten Handlungen stellen »kleinere« Interventionen dar und benötigen nicht den gleichen Aufwand, wie bspw. ein Familienritual. Erstere können auch während des therapeutischen Prozesses eingesetzt werden. Sogenannte große Rituale bilden jedoch häufig den Abschluss eines oft längeren therapeutischen Prozesses.

Besonders bedeutsam ist die Stärke der Intervention »Ritual«, sich als möglicher neuer Bedeutungsrahmen vergangenheitsbezogen, gegenwartsfördernd und zukunftsweisend zu präsentieren.

Zur Dokumentation und als Möglichkeit, die Nachbereitungsphase für die Klienten (speziell Kinder) zu unterstützen, ist es empfehlenswert, Videosequenzen und / oder Fotodokumentationen von der Ritualkonstruktion herzustellen. Das konkrete Vorgehen soll an zwei Fallbeispielen illustriert werden.

Fallbeispiel

Familienritual: »Wir geben uns symbolisch einen Halt. Wir gehören zusammen – das ist meine Familie.«

Ein 7-jähriges Mädchen wurde von ihrem Vater vorgestellt mit dem Anliegen, therapeutisch mit ihr so zu arbeiten, dass sie der Heirat mit seiner neuen Frau »endlich zustimme«. Diese würde zwei eigene Kinder (drei und vier Jahre) mit in die Verbindung bringen, die von der jungen Klientin gebissen, getreten und gekniffen werden.

Nach dem Tod der leiblichen Kindesmutter vor vier Jahren würde das junge Mädchen bei ihm und den bisherigen Lebensgefährtinnen leben. Die leibliche Mutter wurde vom Vater im Erstgespräch entwertet (»Die taugte nichts«). Zudem hätte er darauf bestanden, dass das junge Mädchen mit der Vergangenheit abschließe und ihre Mutter nicht mehr erwähnt (»Die konnte man doch vergessen«). Die zentralen Themen bestanden aus systemischer Perspektive demnach in:

(1) Rekonstruktion von Familienwurzeln (Wer bin ich und wo komme ich her?)
(2) Schaffen einer ressourcenstärkenden vergangenen Familienidentität (Würdigung der Kindesmutter)
(3) Stärkung der Selbstwirksamkeit des Kindes in der Gegenwärtigkeit
(4) Aktivierung gemeinsamer Handlungskompetenz zwischen Vater und Tochter (Beziehungen auf der neuen Grundlage schaffen und festigen)
(5) Einführen eines Symbols (Pflanze) für die Metapher des Wachsens für das Mädchen und im späteren Verlauf für das Zusammenwachsen der neuen Familienidentität (Ausrichtung auf Zukunft)

Somit bestand der themenbezogene »Rote Faden« in der Identitätsklärung und der Mitgliedschaft, die zu einer Verringerung des Gefühls der kindlichen Entfremdung von der Gemeinschaft beitragen. Das kindliche Ritual des »Einpflanzens« konnte auf der Grundlage der rekonstruierten vergangenen Familienidentität vorbereitet werden. Zunächst gelang es im systemisch therapeutischen Einzelkontakt mit dem Vater, dessen Überzeugung aufzulösen, dass er die verstorbene Kindsmutter abwerten müsse.

Für die Verknüpfung des Symbols »Pflanze« mit verschiedenen Handlungsebenen wurde zuerst ein symbolisches Bild der vergangenen Identität gefertigt (»Das bin ich, wie eine Blume« = Vorbereitungsphase), danach die nunmehr gefestigte symbolische Identität der Pflanze (Kind von Vater und Mutter) ausgesucht und in einen kleinen Pflanztopf (kleiner Topf symbolisch für Kind vs. großer Pflanztopf für Erwachsene) eingepflanzt (Durchführungsphase). Im nächsten Schritt wurden ein gezeichnetes Symbol-Bild und die eingesetzte Pflanze miteinander verbunden, indem sie zueinander gestellt wurden.

Therapeutin: »Das bist du, und du kannst dir zuschauen, wie du wächst« (lebendige Metapher). Erst im letzten Schritt kann das Thema »Familienidentität markieren und bewirken / schaffen« als neuer Erwartungs-/Bedeutungsrahmen in der therapeutischen Sitzung mit einem Familienritual bearbeitet werden. Alle Familienmitglieder wurden in die Vorbereitungen mit einbezogen (Kinder und Erwachsene). Die »führende Metapher« des »Zusammenwachsens« fand ihre Umsetzung im gemeinsamen Zeichnen des Symbols »meiner« Pflanze, dann des eigentlichen Pflanzens und schlussendlich des Zusammenführens aller Pflanzen in einer Pflanzschale (»Wir geben uns symbolisch einen Halt«). Verbunden mit dem Ritualsatz: »Das bin ich und ich gehöre in diese Familie – wir gehören zusammen.« Der Vater sprach spontan den bedeutungsvollen Satz: »Das ist meine ganze Familie – wir gehören zusammen.« Zur Reintegration in den Alltag (Reintegrationsphase) wurden alle Familienmitglieder eingeladen, ein Foto von sich auf ihre eigenen Pflanzen zu kleben und das gemeinsame Foto aus der therapeutischen Sitzung in die Pflanzschale zu integrieren. Zum Schluss wurde das Video dieser therapeutischen Ritualsitzung übergeben.

Im Folgenden wird der weitere Therapieverlauf beschrieben und ein Ritualsatz eingebunden.

Fallbeispiel

Der »Glückspilz«: weiterer Verlauf

Das Mädchen wollte nun als »Glückspilz« (»Ich kann zwei Vätern einen Platz in meinem Herzen geben«) einen Weg finden, in Kontakt zum verstorbenen Kindesvater zu kommen. Die Therapeutin schlug ihr daraufhin vor, mit dem Symbol »Pilz« zu arbeiten. Ihr wurde ein großer Pilz aus Holz mit Kerzenfunktion (Symbol) übergeben, der nunmehr eine Rahmung als Glückspilz erfuhr. Im Interview wurde exploriert, wie das Kind über den Tod und darüber »… wo die Toten leben« denkt. Davon wurde ein Video gefertigt. Sie erklärte der Therapeutin, dass sie denke, ihr Papa sehe aus dem Himmel auf sie. Daraufhin wurde ihr vorgeschlagen, ein Signal in den Himmel zu schicken, das wiederum ihren Kontaktwunsch (»Wenn ich mal mit Papa reden möchte«) umsetzen könnte. Das Signal wurde in eine ritualisierte Handlung verpackt: »Immer dann, wenn ich mit Papa reden möchte, zünde ich diese Kerze an.« Da die Kerze mit dem Symbol Pilz als Glückspilz verbunden wurde, konnte folgender Ritualsatz noch gefunden werden: »Papa, ich bin ein Glückspilz und ich leuchte und ich weiß, du siehst mich.« Der Kindesmutter wurde dieses Ritual vom Kind selbst mit großem Stolz berichtet. Das Video wurde der Familie übergeben, die sich nun gemeinsam dazu austauschen konnte.

19.4 Erfahrungen, typische Schwierigkeiten und Fehler

Rituale in der Systemischen Familientherapie erfordern von den Beratern/Therapeuten die Fähigkeit, bei der Ritualkonstruktion die Eltern bzw. das größere System und die Kinder oder Jugendlichen zu berücksichtigen. Je nach Anliegen und Problemexploration kann ein familientherapeutisches Setting das Kind als »Störer« entlasten und einen gemeinsamen Lösungsprozess, meist mit Fokus auf die Elternperspektive, initiieren.

Zudem sind von den Beratern/Therapeuten während der Durchführung der therapeutischen Rituale Fähigkeiten zum Timing (z. B. Zeitpunkt finden im therapeutischen Prozess), zur Flexibilität (im Sinne der sich verändernden Bedürfnisse der Familienmitglieder) sowie zur Struktur und Klarheit (im Sinne der Aneignung des Handwerkszeugs) zu aktivieren.

Besonders Kinder sind fantasievollen, kreativen Handlungen gegenüber sehr aufgeschlossen, die z. B. im Rahmen der Symbolkonstruktion stattfinden. Zudem kommt ihnen das erlebnisaktivierende Handeln während der Durchführung des Rituals sehr entgegen.

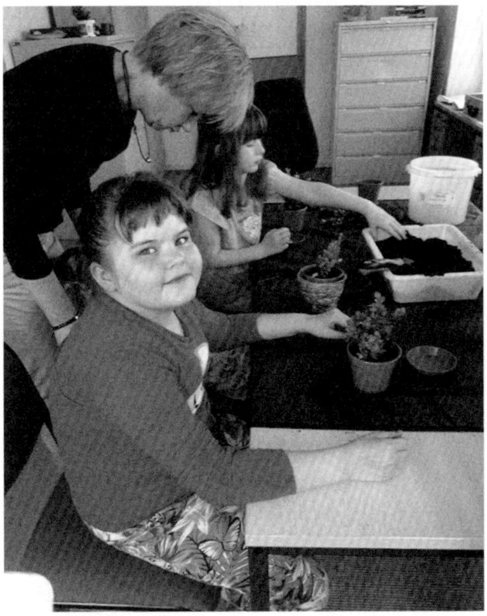

Abbildung 19.1 Auszug systemische Gruppentherapie, Pflanz-Ritual: Meine Kräfte wachsen

Eines noch: Aus der praktischen Arbeit heraus sind wir des Öfteren mit den Auswirkungen (z. B. Ängste, Suizidalität) spezieller destruktiver Rituale konfrontiert. Diese werden bspw. in Gruppen mit einer Ritualspiritualität wie Gläserrücken, die Toten befragen/beschwören o. Ä. beobachtet. Die zumeist Jugendlichen erleben sich nachfolgend häufig in höchstem Maß verunsichert und selbstunwirksam für die Anforderungen des Alltags sowie des Familienlebens. Zu betonen ist an dieser Stelle, dass demgegenüber ein therapeutisches Ritual positiv konnotiert ist, wobei eine Vision von Lösung mit der Zuversicht auf Lösung verbunden sein kann.

Teil III

19.5 Kritische Einordnung

In der verfügbaren Literatur wird die geringe Trennschärfe, die sehr umfassende Nutzung des Begriffes »Ritual« oder der synonyme Gebrauch von »Zeremonie«, »Brauch« und »Ritual« beklagt (z. B. Brosius et al., 2013; Michaels, 2011). Das kann aber auch als Chance gesehen werden zu hinterfragen, inwieweit eine Vereinheitlichung notwendig oder sinnvoll ist. Wichtig wäre eine vielfältige und differenzierte, in verschiedenen Fachkulturen verankerte Ritualforschung (s. Brosius et al., 2013). So existieren Publikationen und wissenschaftliche Filme aus dem weltweit größten wissenschaftlichen Verbund zur Erforschung von Ritualen, dem von der Deutschen Forschungsgemeinschaft geförderten Sonderforschungsbereich »Ritualdynamik« der von 2002 bis 2013 an der Universität Heidelberg bestand. Außer den Geistes- und Kulturwissenschaften sind zunehmend die Naturwissenschaften (besonders Hirnforschung und Neurobiologie) am Thema interessiert. Die Neurowissenschaften untersuchen, wie die neuronalen Netzwerke und damit die Verarbeitungsprozesse als Verknüpfung von vergangenen, gegenwärtigen und zukünftigen Erfahrungen funktionieren. Ebenfalls, wie in der Psychotraumatologie, richtet sich der Blick auch auf transgenerationale Weitergaben. Zudem werden Phänomene wie die sogenannte »emotionale Ansteckung«, als Zusammenhang zwischen lebenszyklischen Übergangsritualen und grundlegenden biologischen Vorgängen untersucht (Michaels, 2011).

Bisher sind nur wenige Veröffentlichungen zum therapeutischen Einsatz von Ritualen erschienen (vgl. Imber-Black et al., 2015).

FAQ

Was unterscheiden ritualisierte Alltags- und Routinehandlungen von systemisch therapeutisch konstruierten Ritualen?
Bei wiederkehrenden Alltags- und Routinehandlungen fehlen Elemente, die diese überhöhen, z. B. Symbole, die das Problem / Thema auf ein sogenanntes symbolisches Feld transferieren und dort Lösungen initiieren.

Wie kommt es, dass systemisch therapeutische Rituale wirken und heilen?
Über die Konstruktion des symbolischen Feldes (Problemtransfer), der Sprache und der unmittelbaren Erfahrung hinausgehend, werden gesundheitspsychologische Konzepte integriert, die Bestandteile der sozialen Unterstützung und Stressbewältigung enthalten (vgl. Lauterbach, 2015). Zudem ist das familientherapeutische Setting am besten geeignet, Kinder, die als Problemverursacher bzw. Störer präsentiert werden, zu entlasten, da die Konstruktion von Ritualen als gemeinsamer familiärer Lösungsversuch betrachtet werden kann.

Weiterführende Literatur

Brentrup, M. & Kupitz, G. (2015). Rituale und Spiritualität in der Psychotherapie. Göttingen: Vandenhoeck & Ruprecht.

Geelen, H. (1996). Jans Pflanze. München: Middelhauve. *(Beispiel für ein Kinderbuch, das für die Pflanzmetapher und das zu entwickelnde Ritual hilfreich ist)*

Hagen, H. & Geelen, H. (1996). Still, ich denke an das Huhn. München: Middelhauve. *(Beispiel für ein Kinderbuch, zur Annäherung an das einschneidende Lebensereignis mit Ritualkonstruktion, wenn Kinder / Erwachsene mit dem Tod konfrontiert sind)*

Imber-Black, E., Roberts, J. & Whiting, R. A. (Hrsg.). (2015). Rituale. Rituale in Familien und Familientherapie (6. Aufl.). Heidelberg: Auer.

20 Reflektieren und Metakommunizieren

Ulrike Borst • Volkmar Aderhold

Zu den Basis-»Interventionen« gehört auch eine bestimmte, systemische Art des Reflektierens. »Intervention« haben wir hier in Anführungsstriche gesetzt, weil es eben gerade nicht als Intervention gedacht ist (s. folgend). Dennoch wirkt es.

Besonders hilfreich ist diese Art des Reflektierens in Situationen, wo Sichtweise auf Sichtweise, Position auf Position prallt, also zum Beispiel in Familien- und Netzwerkgesprächen (s. a. Kap. 33) mit vielen Meinungen. Es ist aber auch eine Technik, die einem in Einzelgesprächen Luft und neue Ideen verschaffen und von akutem Handlungsdruck entlasten kann.

Als Basis der Gesprächsführung und als wesentlicher Bestandteil eines »offenen Dialogs« (Seikkula & Arnkil, 2007) wird das Reflektieren an dieser Stelle eingeführt, als wichtige Methode in Netzwerkgesprächen an anderer Stelle (Kap. 33) wieder aufgegriffen.

20.1 Hintergründe

Der erkenntnistheoretische Hintergrund dieser systemischen Praxis basiert auf dem sozialen Konstruktionismus: Wirklichkeit und Wahrheit werden als Ergebnis sozialer und kultureller Prozesse aufgefasst. Wahrnehmung und Sprache bilden die Wirklichkeit nicht ab, sondern bringen diese hervor. Dass so verschiedene Wahrheiten entstehen, ist damit unausweichlich (Gergen & Gergen, 2009).

Ein zweiter Pfeiler des systemischen Reflektierens ist der Dialogismus in der Philosophie von Mikhail Bakhtin (1988).

Dialogismus

Auf folgenden Annahmen basiert der Dialogismus:

- Zu nichts existiert nur *eine* Bedeutung, sondern vielmehr eine große Anzahl sich gegenseitig anzweifelnder Ideen.
- Sogar innerhalb einer Person gibt es vielfältige Stimmen und Perspektiven (vgl. Kap. 76).
- Weil immer unterschiedliche Standpunkte existieren, ist eine »Polyphonie« und diskursive Interaktion vieler, auch nicht vereinbarer Stimmen unausweichlich.
- Diese Unterschiedlichkeit kann zwar nicht durch eine gemeinsame Wahrheit überwunden werden, jedoch können echte Dialoge zu neuen Sichtweisen in den jeweils spezifischen Lebenskontexten führen.
- Dies ist ein niemals abgeschlossener Prozess, denn es kann immer nur eine vorübergehende, subjektive oder situativ gemeinsam empfundene Wahrheit entstehen.

- Diese »Wahrheit« entsteht erst durch eine Vielfalt von beitragenden Stimmen. Sie kann nicht von einer einzelnen Meinung bestimmt, von einem individuellen Bewusstsein gewusst und nicht von einer einzelnen Stimme ausgedrückt werden.

Jede Rede ist dabei auf ein Feld »fremder Worte« und fremder Werturteile gerichtet. Ein aktives und engagiertes Verstehen der Rede der anderen nimmt die Perspektive des Gegenübers in den eigenen Denkzusammenhang auf, verändert dabei diese wieder geringfügig in Form und inhaltlichen Nuancen. Es ist diese Möglichkeit des Lernens aus dem Denken des anderen und dem sich Verbinden mit dem Gesprochenen des anderen, das Dialog und Neuheit in der Sprache möglich macht. Sie ist als Dialog auch auf die Perspektive des anderen hin orientiert, und sucht nach Möglichkeiten, neue Elemente in die eigene Perspektive einzuführen. Sie findet damit »auf einem fremden Territorium« statt (Robinsohn, 2011).

Aber auch die eigenen Worte haben ihren Ursprung anderswo: »Nach Bakhtin besitzt der Sprecher seine Worte nicht. Stattdessen leiht er sich die Worte aus der Rednergemeinschaft der Vergangenheit und spricht sie jetzt, wie ein Schauspieler, der eine Szene spielt, und setzt sie mit seinen eigenen Absichten und Positionen in die soziale Landschaft ein. Das Wort ist eine gemeinsame Schöpfung (Volosinov, 1973). Es ist das Produkt des Dialogs zwischen Sprecher und Hörer, denn jede Äußerung lädt zu einer Antwort ein, und die erwartete Antwort des Empfängers wirkt sich auf die Äußerungen des Sprechers aus. Worte erwerben ihre Bedeutung erst in der eigentlichen Antwort des Zuhörers. Dies ist der Kern von Bakhtins dialogischem Ansatz: Das Sprechen verbindet immer einen Autor, der jemanden anspricht, spricht und eine Antwort antizipiert, mit einem soziokulturellen Kontext, aus dem die Worte des Sprechers ›geliehen‹ werden, und einem Zuhörer, der auf die Worte des Sprechers antwortet und ihre Bedeutung ausgestaltet (Leiman, 2004)« (Rober, 2005, S. 481).

Bakhtin fasst – wie selbstverständlich auch andere – menschliche Begegnungen als grundsätzlich einzigartig und einmalig auf, sodass sich in jedem wahrhaft dialogischen Gespräch immer wieder neue Begegnungen und Wege des Miteinanders eröffnen können (Seikkula & Arnkil, 2007, 2014). Damit wurden Konzepte zu spezifischen Beziehungs- und Kommunikationsmustern in Familien mit sogenannten Indexpatienten und deren absichtsvoller Veränderung verlassen. Auch die Idee einer tieferen, hinter dem Beobachtbaren liegenden, zu entschlüsselnden Wahrheit wurde aufgegeben (sog. post-strukturalistischer Ansatz).

> **!** Im Mittelpunkt der systemischen Praxis steht die Förderung einer Atmosphäre von Offenheit und Spontaneität, in der ein wahrhaftiger dialogischer Austausch über alle von den Anwesenden für bedeutsam erachteten Themen möglich wird.

Wir setzen also das Gespräch mit dem, was die Leute sagen, fort und nicht mit dem, was wir glauben, was sie mit dem meinen, was sie sagen.

Monologische, abstrakte, dominante Wahrheiten dagegen bedeuten den diskursiven Tod des anderen. Menschliches Bewusstsein wird als das ständig neue Ergebnis von Interaktionen aufgefasst, authentisches Leben als immer wieder ergebnisoffener, unabschließbarer Dialog.

Reflecting Teams: Geschichte und zentrale Annahmen über die Wirkung

In der Geschichte der Systemischen Therapie, noch zu Zeiten der Kybernetik 1. Ordnung, war das Team hinter der Einwegscheibe ein mächtiges Gremium, was in einer Gesprächspause vom Therapeuten konsultiert wurde und mit seinen Kommentaren, die der Therapeut dann wiederum der Familie überbrachte, oft auf drastische Weise die Familien zum Umdenken zu bewegen versuchte. Immer mehr Therapeutinnen und Therapeuten äußerten jedoch Befremden angesichts des hierarchischen Gefälles, der Intransparenz des Geschehens und der Einseitigkeit des »Gesprächs«.

Offenes Reflektieren. Es war zuerst Tom Andersen (1987), der die offene Form des Reflektierens propagierte; die Familie konnte nun hören, was das Team hinter, später vor der Einwegscheibe diskutierte. Die Familienmitglieder waren wider Erwarten sehr interessiert am Gedankenaustausch und kommentierten im Gegenzug die diversen Ideen. Einige Ideen nahmen sie an, andere fanden sie nicht interessant, wieder andere schienen ihnen abwegig.

Andersen entwickelte die Methode weiter. Seither hat die Zahl der Einwegscheiben weltweit stark abgenommen. Reflecting Teams sitzen im selben Raum wie die Klienten und äußern ihre Gedanken für diese hörbar.

Zum Begriff »Reflexion«. Was genau mit diesem Begriff gemeint ist, beschreibt Anderson (1990, S.18) wie folgt: »Wir dachten dabei an die französische Bedeutung des Wortes und nicht an die englische, die unseres Wissens ›Wiederholung‹ (Replikation) nahekommt. Das französische ›réflexion‹ hat dieselbe Bedeutung wie das norwegische ›refleksjon‹: etwas aufnehmen und überdenken, bevor eine Antwort gegeben wird«.).

Weitere Varianten entstanden: Heute werden Phasen des Reflektierens auch praktiziert, indem z. B. die Therapeutin das gerichtete Gespräch unterbricht und »laut nachdenkt«. Der Methode liegen Annahmen zugrunde, die der Erkenntnistheorie und Systemtheorie Rechnung tragen (s. Kasten).

Grundlegende Annahmen

(1) **Soziale Systeme sind kaum instruierbar.** Andersen (1987, S. 416) schreibt dazu: »Jedes lebende System ist als autonomes System organisiert, und nur das System selbst weiß, wie und wann es bereit ist, seine Struktur zu ändern, oder wann es bereit ist zu zerfallen und aufzuhören zu existieren. Ein Teil, ob eine Gruppe oder eine Person, muss bedenken, dass der andere Teil nur durch eine Weise der Verbindung teilnehmen kann, die in seinem Repertoire bereits verfügbar ist. Wenn die Beziehung zwischen den Teilen ›sicher‹ genug ist, nicht-intrusiv genug, interessant genug, kann der gegenseitige Austausch, der neue Ideen mit sich bringt, neue Weisen der Verbindung hervorrufen«.

(2) **Wirklichkeitskonstruktionen sind individuell unterschiedlich und subjektiv.** Das eigene Bild von oder Wissen über die Welt wird die Grundlage für die eigene Einstellung zu ihr sein. Personen, die dieselbe Welt erleben, machen sich unterschiedliche Bilder davon, und es treten Probleme auf, wenn sie diskutieren, welches Bild richtig ist: entweder meines oder deines.

(3) **Daraus ergibt sich eine unaufhebbare Vielstimmigkeit.** Professionelle haben nicht die Antworten, sondern können Reflexionen oder verschiedene Perspektiven / Ideen mitteilen, um sie der Polyphonie hinzuzufügen.

(4) **Der Weg ist das Wichtigste.** Diese Annahme begründet Anderson (1991, S. 11) folgendermaßen: »Das Ziel ist wichtig, aber nicht das Wichtigste – am wichtigsten ist der Weg zum Ziel ... Könnte es für diejenigen, die zu uns zur Beratung kommen, hilfreich sein zu sehen, wie wir arbeiten, wenn wir versuchen, Beiträge zu einem neuen Weg oder mehreren neuen Wegen zum Ziel zu finden?«.

(5) **Für Veränderung braucht es »angemessen ungewöhnliche« neue Information.** Klienten(-systeme) haben eine sinnvolle und notwendige Bewahrungstendenz. Veränderung ist aber ebenfalls im Grundrepertoire vorhanden, und eigentlich kennt das (Klienten-)System die Lösung am besten. Wir dagegen können nicht vorhersagen, wann und wie genau Veränderung stattfinden wird.
- Offenheit für Veränderung entsteht nur, wenn Respekt und Wertschätzung gewährleistet sind und die Therapeuten nicht-intrusiv sind.
- Neue Informationen müssen zum System passen.
- Sind die neuen Informationen zu ungewöhnlich, verschließen sich die Klienten.
- Sind die neuen Informationen zu gewöhnlich, sind sie uninteressant.

(6) **Reden ist mehr als informativ – es ist auch formativ, also gestaltend, formend, nachhaltig prägend.** Wir finden uns erst, indem wir unsere Erfahrung zum Ausdruck bringen: »Wir werden zu denjenigen, die wir werden, indem wir uns ausdrücken, während wir dies tun«; Andersen, 2004, S. 440, Übers. d. Aut.).

Kooperationen fördern. Neben der erkenntnis- und systemtheoretischen Begründung ist außerordentlich wichtig, dass mit der Entwicklung des Offenen Dialogs der Weg zum kooperativen Miteinander von Patienten und Therapeuten geebnet wurde. Diese »Nebenwirkung« war ein willkommener Effekt aus Sicht derer, die die machtvolle Sprache und Interventionen aus Zeiten der Kybernetik 1. Ordnung zu überwinden suchten (in Deutschland vor allem Deissler et al., 1995).

20.2 Indikationen, Kontraindikationen und Nebenwirkungen

Die beschriebene Art zu reflektieren ist dann angezeigt,

- wenn im Gespräch Sichtweisen geäußert werden, sich zunächst jedoch nicht weiter zu vertiefen scheinen,
- wenn der Gesprächsverlauf in eine Sackgasse geraten zu sein scheint und neue Ideen gebraucht werden,
- wenn der Handlungsdruck groß ist, weil sich z. B. in einem Paargespräch die Partner heftig streiten,
- wenn bei einem oder mehreren Gesprächsteilnehmern die Ambivalenz groß erscheint, aber (noch) nicht unbedingt alle Facetten des Problems und seiner Lösung angesprochen sind,
- wenn in einem Gespräch Transparenz über die Sichtweise der professionellen Helfer hergestellt werden soll.

Kontraindikationen vonseiten der Patienten sind nicht bekannt.

> **!** Auf der Seite der Reflektierenden sollten Äußerungen von Respekt und Wertschätzung bei Weitem die kritischen Kommentare überwiegen, abwertende Äußerungen dürfen nicht gemacht werden. Wenn zu wenig darauf geachtet wird, ob der Patient/die Gesprächsteilnehmer die geäußerten Gedanken interessant finden, kann es passieren, dass z. B. ein psychotischer oder anderweitig ablenkbarer Patient nichts davon hat oder sogar den Raum verlässt.

Höchst willkommene Nebenwirkung ist die Anreicherung der Sichtweisen auf Probleme und Möglichkeiten. Viele Patienten, Angehörige und Netzwerk-Zugehörige melden sogar zurück, die Phase des Reflektierens sei der wichtigste Teil des Gespräches gewesen. Inhalte der Reflexionen werden oft noch Jahre später erinnert.

20.3 Klinische Praxis

Es empfiehlt sich, ein bis zwei Mal im Gesprächsverlauf Reflexionen der Professionellen miteinander anzubieten. Immer entscheidet das anwesende Netzwerk, ob sie tatsächlich stattfinden. Sie sollten jeweils kurz sein und das subjektiv Wichtige wiedergeben.

Durch das Reflektieren wird dem Netzwerk zum einen deutlich, wie aufmerksam die Professionellen die Dialoge verfolgen, was meist die Ernsthaftigkeit des Gesprächs nach der Reflexion verstärkt. Des Weiteren existieren in jedem Anwesenden neben der geäußerten »Stimme« weitere und durchaus divergierende innere Stimmen (die sogenannte innere oder vertikale Polyphonie; s. a. Kap. 76), die jedoch nicht ausgesprochen werden.

Indem zentrale Inhalte der »äußeren Stimme« gespiegelt werden, werden diese oft gegensätzlichen inneren Stimmen aktiviert und so beginnt ein innerer Dialog. Zugleich werden auch die anderen evtl. im Konflikt stehenden Gesprächsteilnehmer zu Hörenden dieser gespiegelten Inhalte. Werden diese jetzt wertschätzend von anderen wiedergegeben, können sie neu gehört und bereitwilliger aufgenommen werden. (sog. Ricochet-Effekt) Auch dies führt oft zu neuen weiteren inneren Dialogen. Die (noch) nicht ausgesprochenen inneren Stimmen sind oft wichtiger als die formulierten. Sie können auch unausgesprochen bleiben, bestimmen jedoch unter Umständen die weitere Entwicklung mit. In späteren Gesprächen werden sie möglicherweise ausgesprochen.

! Die Reflexionen sind kein Ort für Lösungsvorschläge und Ratschläge. Sie sollen lediglich neue Anstöße geben, die konkreten Schritte und Lösungsideen sollten, wenn irgendwie möglich, aus dem Netzwerk selbst kommen.

Settings, Zeitplanung und Einführung

Derjenige, der das Gespräch führt, kann auch allein vor den anwesenden Gesprächsteilnehmern reflektieren. Falls zwei Therapeuten das Gespräch führen, können sie miteinander reflektieren. In institutionellen Kontexten bietet sich an, zwei bis fünf Kolleginnen zu bitten, ein Reflecting Team (RT) zu bilden. Dieses RT setzte sich am besten etwas abseits von der Gesprächsrunde, zunächst mit Blick auf die Gesprächsrunde, während des Reflektierens aber mit Blick zueinander. Gibt es ein separates RT, sollte der Interviewer als Teil des Problemsystems nicht mit reflektieren.

Beispiel

Am besten wird zu Beginn des Gesprächs die Methode erklärt:
»Hier sitzen, etwas abseits, noch drei Kollegen von uns. Wenn Sie mögen, unterbrechen wir nach einer Weile unser Gespräch und hören zu, was sie sich zu dem Gehörten so gedacht haben.« (Dann die Kollegen sich vorstellen lassen.)
oder:
»Wir haben die Angewohnheit, im Laufe eines Gesprächs über das Gehörte miteinander laut nachzudenken, so dass Sie uns dabei zuhören können. So wissen Sie, was wir bisher gehört und verstanden haben und welche weiteren Ideen und Fragen uns gekommen sind. Üblicherweise werden wir Sie zweimal während eines Gesprächs fragen, ob Sie damit einverstanden sind.«

Nach etwa 30 Minuten wird das Gespräch unterbrochen und die Klienten werden gefragt: »Ist das der richtige Zeitpunkt, um das Reflecting Team zu hören?«, »Sind Sie daran interessiert zu hören, was das Reflecting Team dazu sagt?« oder: »Könnte ich mich mal für einen Moment mit meiner Kollegin austauschen?«

Art und Weise des Reflektierens

Wichtig ist, dass »in aller Kürze« reflektiert wird. Das bedeutet konkret:

- etwa fünf, höchstens zehn Minuten Gesamtdauer; in mehreren Runden, jeder kann mehrere Fragen / Ideen äußern, aber besser immer nur eine Frage / Idee auf einmal, dann der Nächste usw.
- kurzfassen, langsam genug sein, möglichst Pausen (fünf Sekunden) zwischen den Beiträgen der einzelnen Personen machen.

Dabei wird ein »innerer Dialog« geführt, d. h. jeder redet wie mit sich selbst. Dazu werden die folgenden Punkte befolgt:

- **sich Fragen stellen, nicht antworten!** Die einzelnen Mitglieder des RT sprechen nicht miteinander; in der Unabhängigkeit voneinander entstehen mehr Einfälle. Höchstens lockeres Anknüpfen an eine bereits formulierte Idee
- **Äußerungen nur in der Möglichkeitsform.** Es gibt hier keine endgültige(n) Wahrheit(en). Einleitende Worte: »Ich bin nicht sicher …«, »Ich frage mich …«, »Vielleicht …«
- **Langsamkeit:** Ist mein Reden mit mir (und mit dem anderen) langsam genug, sodass er und ich genügend Zeit für unsere »inneren« Gespräche haben?
- **Im Modus des »Sowohl … als auch« und nicht des »Entweder … oder«.** »Sowohl diesen als auch jenen Aspekt konnte ich sehen …«, »Man kann dabei sowohl an dieses als auch an jenes denken …«, »Zusätzlich zu dem, was Sie sahen und ausgesprochen haben, fiel mir ein …« »Ich habe bereits einige einleuchtende Erklärungen gehört. Vielleicht kann ich aber folgende Erklärung dem bisher Gesagten noch hinzufügen …«

Inhalte des Reflektierens

Die Inhalte sollten »angemessen ungewöhnlich« (Andersen, 1996) sein.

- ***Immer mit einer Wertschätzung beginnen.*** Wertschätzung des Engagements der Familie / des Netzwerks, Wertschätzung der Ressourcen im Zusammenhang mit dem Problem, Entwicklungsschritte hervorheben, das Leiden anerkennen.
- ***Nur über das sprechen, was in dem Gespräch gesagt worden ist bzw. sich dort ereignet hat.*** Nicht über etwas reden, was aus anderem Kontext und Kontakt bekannt ist.
- ***Was habe ich gehört?*** Möglichst die Worte und Formulierungen der Anwesenden aufgreifen. Nach der Bedeutung einzelner Wörter fragen. »Ich habe mich gefragt, was ... für ... bedeutet?« Ergänzung ihres inneren Dialogs; die gehörten eigenen Worte laden dazu ein, innerlich weiter zu denken / sprechen. Die eigenen Worte sprechen in dem Gespiegelten oft auch Aspekte an, die er noch nicht formuliert hat: komplementäre Aspekte, die andere Seite einer Ambivalenz. Sie setzen damit eine innere reflexive Bewegung in Gang. Das Wiederholen der Worte Einzelner kann anderen Netzwerkmitgliedern helfen, aus der Position des Zuhörers diese Worte und ihre Bedeutung neu zu hören.
- ***Was hat mich berührt?*** Welches Wort hat mich am meisten berührt? Was hat mich körperlich berührt? Momente, in denen ich etwas Besonderes (in meinem Körper)

empfunden habe. Eigene Körperreaktionen als Indikator. Spannungen im eigenen Körper wahrnehmen und in Fragen übersetzen.

- ***Wechselndes Sich-Einfühlen, Hineinversetzen (Empathie / Identifikation) in die einzelnen anwesenden Personen.*** Vor allem auch zu denen, die unter Druck geraten sind, die aus dem Dialog herauszufallen drohen, die ich bisher eher ablehne.
- ***Den Blick auf alle richten. Jeder Teilnehmer soll in der Reflexion vorkommen.*** Auch Reflexionen zu denen, die wenig / nichts sagen, z. B. »Ich habe mich gefragt, was X gesagt hätte, wenn er sich zu der Fragestellung y geäußert hätte?«
- ***Welche Fragen sind mir in den Sinn gekommen?*** Offene Fragen stellen, zu denen es mehrere Antworten gibt. Interessierte, vertiefende Fragen zu Schlüsselwörtern. Fragen zu Beziehungen. Fragen stellen, die sich die Anwesenden selbst sonst / bisher nicht fragen.
- ***Weiterführende Ideen im Konjunktiv und subjektiv formulieren.*** »Ich frage mich, ob ...«, »Ich bin nicht sicher ...«, »Vielleicht ...«, »Könnte es sein, dass ...?«, »Es kommt mir so vor, als ob ...«
- ***Bei Ambivalenzen beide Seiten wertschätzend reflektieren und aushalten.*** Sowohl ... als auch ...; eine Stimme in mir ... eine andere .... Ungewissheit ertragen helfen – Ambivalenztoleranz; Vielschichtigkeit
- ***Positive Aspekte in problematischen Erfahrungen sehen, ohne sie zu verharmlosen.*** (Funktionalität / Reframing)
- ***Metaphern werden oft geschätzt, wenn sie treffen.*** Sie sind ein Angebot, das verändert oder zurückgewiesen werden darf.
- ***Aufmerksamkeit*** auch gegenüber subtilen Details
- ***Beobachtungen statt Erklärungen und Interpretationen.*** Erklärungen und Interpretationen sind keine »Reflexionen«!
- ***Aber Fragen:*** Kann die Situation / das Problem noch anders erklärt werden, als es bisher zur Sprache gekommen ist?
- ***»Heiße Eisen« vorsichtig ansprechen (Alkohol, Drogen, Inzest, Gewalt).*** Das RT kann diese Aspekte ansprechen. Sie erscheinen so zunächst als Ideen in relativer Distanz. Sie können dann im weiteren Gespräch mit dem System angemessen aufgegriffen werden.

Kooperation im RT

Unterschiede und Vielstimmigkeit sind wichtiger als Übereinstimmung im RT.

- komplementäre, aber auch widersprüchliche Ideen. Keine Konkurrenz.
- Alle Einfälle sollen gleichwertig nebeneinanderstehen. Jeder soll zu Wort kommen. Es gibt keine richtigen und falschen Einfälle.
- nicht zu viele Inhalte und zu lange Beiträge (Weniger ist meist mehr!)
- kurzer Bezug zur Vorgängerin / zum Vorgänger möglich (»den Faden weiterspinnen«), aber lieber neue Ideen statt Reaktion auf eine bereits formulierte Idee!

Teil III

Überleitung zum Klientensystem

Derjenige, der das Gespräch mit dem Patienten, der Familie oder dem Netzwerk führt, übernimmt das Gespräch wieder, dankt dem Reflecting Team und fragt: »Vielleicht möchten Sie etwas dazu sagen?« Falls zunächst geschwiegen wird, kann ruhig einige Sekunden abgewartet werden. Erst dann eventuell weiterfragen: »Vielleicht möchten Sie etwas aufgreifen?« oder »Welche Ideen schienen Ihnen sinnvoll?« oder »Welche Ideen sind für Sie von besonderem Interesse?«

Wenn Widerspruch spürbar wird, kann aber auch gesagt und gefragt werden: »Sie können selbstverständlich auch etwas kommentieren, das Ihnen nicht gefallen hat. Gab es irgendetwas, über das das Team nicht hätte sprechen sollen oder dem Sie gar nicht zustimmen können?«

Variante: Metakommunikation

Im Unterschied zum Reflektieren / Reflektierenden Team ist sie nicht eine Reflexion über das Klientensystem, sondern eine Selbstreflexion oder ein Austausch über die Art der Gesprächsführung. Sie dient der Aufrechterhaltung eines guten Rahmens, in dem ein Gespräch möglich ist.

Eine Frage oder eine Unklarheit, die ich gerade selbst zur Gesprächsführung habe, stelle ich als Frage an mich selbst oder an die andere Moderatorin. Das sollte unterschiedliche Ideen über das Vorgehen erzeugen, die sich zwischen den beiden Polen befinden: Etwas Verändern an der Gesprächsführung? So weitermachen? Die andere Moderatorin versucht, einen anderen Akzent zu setzen.

Die Antworten auf die Fragen sollten mit den Gesprächsteilnehmern gemeinsam gefunden werden.

Für den erfolgreichen Ablauf einer Metakommunikation sind die folgenden Punkte wichtig:

- einen einleitenden Satz sagen, z. B. »Ich bin unsicher, ob ich / wir so, wie ich / wir das Gespräch bisher geführt habe / n, hilfreich war / en.« oder »Ich brauche etwas Zeit, um meine (mit meiner Kollegin unsere) Gesprächsführung zu überdenken.«
- sich Zeit zum Nachdenken geben (zehn Sekunden)
- von sich selbst reden, nicht interpretierend über das Klientensystem sprechen

Weiterführende Fragen

Häufige Problemebenen im Gespräch	weiterführende Fragen in der Metakommunikation
Richtung des Gesprächs	»Nimmt das Gespräch die richtige Richtung?« »Sollten wir Vorschläge machen? Welche?«
Dominanz einer Person	»Sollten wir das Gespräch aktiver gestalten? Wie?« »Ich frage mich, ob sich alle Teilnehmer genügend einbezogen fühlen?«
längeres Schweigen einer Person	»Müssen wir X noch mehr ansprechen?« »Ich frage mich, ob das, was ich vorhin gesagt habe, den Sohn so verletzt hat, dass er danach nur noch geschwiegen hat?«

(Fortsetzung)

Häufige Problemebenen im Gespräch	weiterführende Fragen in der Metakommunikation
	»Ich frage mich, ob sich alle Teilnehmer genügend einbezogen fühlen?«
Konfliktparteien ohne Einigungswunsch	»(Wofür) kann ein solches Gespräch nützlich sein?«
gegenseitige Verletzungen	»Sollen wir die Angriffe zulassen oder müssten wir eingreifen?« »Geht unsere Allparteilichkeit verloren?« »Können wir sie zurückgewinnen?«
Missachtung der Moderatoren	»Sind wir die Richtigen?«
zu großer Zeitdruck	»Wer hat den größten Druck? Was kann entlasten?«
unrealistische Ziele	»Was macht Druck? Wer erwartet zu viel? Ist weniger und langsamer auszuhalten?«
falsches Setting	»Wer fehlt? Was bedeutet das für dieses Gespräch?«

Für die Überleitung zu den anderen Gesprächsteilnehmern bieten sich diese Fragen an:

- »Haben Sie einen Wunsch oder einen Idee?«
- »Können Sie uns da helfen?«

20.4 Gute Erfahrungen, typische Schwierigkeiten und Fehler

Gute Erfahrungen. In der Regel hat der Einsatz eines Reflektierens folgende positiven Wirkungen:

- Förderung der Selbstbeobachtung
- Förderung von Ambivalenztoleranz
- Förderung von Selbstwert und Selbstbefähigung bei den Betroffenen
- Förderung von Transparenz und »Nicht-Wissen« bei den Professionellen
- antiregressive Wirkung
- (situativ) antipsychotische Wirkung
- Förderung der Gleichwertigkeit aller Teammitglieder: Multiprofessionalität. Alle haben die gleiche Gelegenheit zu einem Beitrag und tragen die gleiche Verantwortung.
- Nach der Reflexion bewerten die Patienten, Angehörigen und Netzwerk-Zugehörigen, was ihnen von den Mitteilungen des RT sinnvoll und brauchbar erscheint. Patient und Netzwerk bestimmen so den therapeutischen Prozess wesentlich mit und haben die Möglichkeit, die Professionellen im Verlauf zu korrigieren.

Die Wirkung des Reflektierens wird noch viel deutlicher, wenn man es einmal selbst erlebt hat.

Zwei Therapeuten, die sich mit ihren Problemen bei einem Workshop für eine »Live-Demonstration« zur Verfügung gestellt hatten, beschrieben es so (nach Merl et al., 1988):

(1) Das Reflektieren führt irgendwie in Trance. Man stellt sich auf die vom Team entworfene Realität ein und prüft sie anhand der eigenen Erfahrungen. Wichtig ist dabei die positive Formulierung, da auf diesem Weg Zuwendung einfließt, und man sich leichter einlassen kann.
(2) Die Formulierung in der Möglichkeitsform ist wichtig, weil sie Annahme oder Ablehnung zulässt.
(3) Die Situationsbezogenheit aller Äußerungen ist günstig, weil sie vermittelt, dass das Team in der präsentierten Realität bleibt.
(4) Negative Formulierungen, auch wenn sie wahrscheinlich oder sogar zutreffend sind, ermöglichen den Aufbau von Widerstand.
(5) Vorerst negative und dann vom selben Teammitglied folgende positive Formulierungen bewirken »Vergebung« und bauen Widerstand wieder ab.
(6) Die Möglichkeit, das Team zu beobachten und seine Äußerungen zu kommentieren, bewirkt ihm gegenüber ein Gefühl von Gleichrangigkeit.

Typische Schwierigkeiten. Beim Reflektieren können aber auch folgende Hürden auftreten:

- *Fachsprache:* zu starke Betonung des eigenen inneren Dialogs. Besser: In der Sprache und mit den Worten der Klienten sprechen, um den inneren Dialog der Klienten weiter anzuregen.
- *längere Mono- oder Dialoge im RT:* Schwinden der Aufmerksamkeit der Klienten
- *Äußerungen von Gewissheiten, Deutungen, Bewertungen, Tipps, »richtigen Entscheidungen«:* Reaktanz der Klienten
- *Kommentare zu negativ erscheinenden Beziehungsdynamiken:* Reaktanz, häufig aus Loyalität zur Familie / zum Netzwerk

Besser: Beziehungsdynamik als Ausdruck unterschiedlicher Sichtweisen (»Polyphonie«) verstehen und zur Sprache bringen. Die unterschiedlichen Sichtweisen möglichst mit den Worten der jeweiligen Personen formulieren.

FAQ

Ist es für die Patienten nicht unangenehm, wenn über sie gesprochen wird?
Im Gegenteil! Die meisten finden es ausgesprochen angenehm und anregend, wenn so wertschätzend und nachdenklich über sie geredet wird. Wichtig ist aber auch die Grundregel, dass keine langen Monologe gehalten werden sollten.

In meinem Team gibt es Vorbehalte gegen die Methode. Wie können wir üben, um uns sicherer zu werden?
In Teambesprechungen kann diese Art der Reflexion geübt werden. Wie die Reflexionen bei den Patienten ankommen würden, kann getestet werden, indem

ein Teammitglied »mit den Ohren des Patienten« zuhört und zurückmeldet, welche Wörter oder Sätze als kränkend, abwertend, usw. empfunden werden.

Weiterführende Literatur

Andersen, T. (1987). The reflecting team: dialogue and meta-dialogue in clinical work. Family Process, 26 (4), 415–428.

Andersen, T. (1990). Das reflektierende Team. Dortmund: Modernes Lernen.

Andersen, T. (1992). Reflections on Reflecting with Families. In S. McNamee & K. J. Gergen (Eds.), Therapy as Social Construction (pp. 54-68). London: Sage.

Andersen, T. (1996). Von der Behandlung zum Gespräch. In T. Keller & N. Greves (Hrsg.), Systemische Praxis in der Psychiatrie(S. 119-131) . Bonn: Psychiatrie Verlag.

Andersen, T. (2002). Zum Geleit. In J. Hargens & A. von Schlippe (Hrsg.), Das Spiel der Ideen. Reflektierendes Team und systemische Praxis (2. Aufl., S. 20-29). Dortmund: Borgmann.

Anderson, H. (1999). Das therapeutische Gespräch. Der gleichberechtigte Dialog als Perspektive der Veränderung. Stuttgart: Klett-Cotta.

Anderson, H. & Jensen, P. (2007). Innovations in the reflecting process: The inspirations of Tom Andersen. London: Karnac Books.

Deissler, K. G. (1997). Einladung zu selbstreflexiven therapeutischen Gesprächen. In K. G. Deissler (Hrsg.), Sich selbst erfinden? Von systemischen Interventionen zu selbstreflexiven Gesprächen (S. 158-172). Münster: Waxmann.

Friedman, S. (Ed.). (1995). The reflecting team in action – Collaborative praxis in family therapy. New York: Guilford.

Hargens, J. & Schlippe, A. von (Hrsg.). (2002). Das Spiel der Ideen. Reflektierendes Team und systemische Praxis (2. Aufl.). Dortmund: Borgmann.

Wittmund, B., Schötz, D. & Wilms, H.-U. (2001). Gruppentherapie mit reflektierendem Team im teilstationären und ambulanten Setting einer psychiatrischen Klinik. Zeitschrift für systemische Therapie und Beratung, 19 (1), 4–10.

21 Arbeit mit inneren Anteilen

Sebastian Baumann

Teil III

21.1 Einführung und allgemeine Merkmale

Stellen Sie sich vor, Sie würden die Stimmen Ihrer Persönlichkeitsanteile in sich hören können, die Sie gerade dazu veranlasst haben, dieses Lehrbuch zu lesen. Es könnten etwa Neugierde (ich bin gespannt, was hier beschrieben wird), ein schlechtes Gewissen (endlich sollte ich mal wieder Fachliteratur lesen), Lust (ich freue mich darauf, mein Wissen zu erweitern), Selbstabwertung (ich werde das eh nicht verstehen) und/oder Skepsis (mal schauen, ob da jetzt überhaupt noch was Neues kommt) sein.

Bezogen auf den psychotherapeutischen Kontext ist die Frage relevant, welche inneren Anteile zusammenspielen, wenn Menschen eine Panikattacke erleben, wenn sie tieftraurig sind, wenn sie im Flow oder verzweifelt oder im zermürbenden Streit mit ihrem Partner sind.

> **!** In der therapeutischen Arbeit mit inneren Anteilen geht es darum, Persönlichkeitsanteile, die mit einem leidvoll erlebten Verhalten im Zusammenhang stehen, zu identifizieren und zu personalisieren. Die Wahrscheinlichkeit zu erhöhen, diese Teile miteinander in eine kooperative Beziehung zueinander zu bringen, abgewertete und nicht beachtete Teile zu sehen, zu respektieren und zu integrieren – sogar die unsympathischen –, ist Teil der therapeutischen Kunst.

Anders ausgedrückt: »Unsere hungrigen Hunde heulen unentwegt und beißen heftig um sich, wenn wir das Tor öffnen. Doch wenn wir für unsere Hunde sorgen, sie gut ernähren und sie akzeptieren, können wir sie gefahrlos frei herumlaufen lassen. Sie mögen bellen, aber sie werden dann nicht beißen« (Satir, 1995, S. 205).

Viele Wege führen zur Arbeit mit inneren Anteilen. Wohl selten hat ein Konzept so viel Anerkennung und Anwendung über die Grenzen von Psychotherapieverfahren und Beratungsformaten hinweg erfahren wie die Arbeit mit inneren Anteilen. Unter Verwendung unterschiedlicher theoretischer Herleitungen geht es um Ähnliches.

Übersicht

Verschiedene Ansätze der Arbeit mit inneren Anteilen

- inneres Team (Schulz von Thun, 1998)
- inneres Parlament (Schmidt, 2000)
- innere Familie (Schwartz, 1997; s. Kap. 76)
- inneres Kind (Transaktionsanalyse; Berne, 1970)

- Ego-States (Watkins & Watkins, 2003)
- hypnotherapeutische Teilearbeit

Bei traumatherapeutischen Vorgehensweisen kommt der Arbeit mit der inneren Bühne (Reddemann, 2001) eine besondere Bedeutung zu, weil hier die Integration verletzter und dissoziierter Anteile und Zustände im Mittelpunkt steht. Für viele psychotherapeutisch und beratend Tätige ist die Arbeit mit inneren Anteilen zu einem faszinierenden und handlungsleitenden Konzept geworden.

Die Vorstellung von inneren Teilpersonen, von inneren Tieren und inneren Aufpassern, die unser Verhalten und Erleben steuern, hat es bis in unsere Alltagssprache geschafft: Wer wurde nicht schon einmal von seinem inneren Schweinehund ans Sofa gefesselt statt draußen Joggingrunden zu drehen? Wer musste nicht zwischen Engelchen und Teufelchen mit ihren unterschiedlichen Einflüsterungen Kompromisse finden? Und wer wurde nicht schon einmal von der inneren Uhr geweckt?

Solche Vorstellungen als bekannte Alltagserfahrungen bieten eine optimale Voraussetzungen, um Klienten eine Methode anzubieten, die es erlaubt, mit diesen Teilen in Kontakt zu kommen, die Welt aus ihrer Sicht zu sehen und etwas über ihre Motive, Hoffnungen und Wünsche zu erfahren. Was sagt uns der innere Schweinehund, wenn wir ihn ansprechen statt ihn zu verteufeln? Welches Beziehungsangebot müsste man ihm machen, damit er sich gemütlich ausruhen, aber auch im Schweinsgalopp davonstieben kann? Und wie reagieren Schweinehunde, wenn man sie drückt? In Abwandlung des Sprichwortes »Urteile nie über einen anderen, bevor du nicht einen Mond lang in seinen Mokassins gelaufen bist« könnte man sagen: »Urteile nicht über einen Persönlichkeitsanteil von dir, bevor du nicht mindestens eine Sitzung lang mit ihm in Kontakt getreten bist.«

Das Systemische an der Arbeit mit inneren Anteilen. Aus einer systemisch-konstruktivistischen Perspektive ist das Ziel dieser Methode nicht, die wirklich-wirklichen Anteile des Klienten zu entdecken. Deswegen geht es – in Abgrenzung zu anderen Konzepten – auch nicht darum, Klienten vom Vorhandensein ganz bestimmter Anteile zu überzeugen. Es empfiehlt sich vielmehr, die Beschreibungen und Benennungen der Anteile des Klienten zu verwenden und Vorschläge zu machen, die auch als nichtpassend zurückgewiesen werden dürfen. Die Erlebnisorientiertheit dieser Methode bringt es überdies mit sich, dass Klienten über die Einstellung des Therapeuten hinaus die Anteile als sehr real erleben.

Systemische Therapie und intrapsychische Konzepte waren nicht zu jeder Zeit Freunde. Schienen diese Konzepte doch wieder psychische Störungen ausschließlich zu individualisieren, ohne ihren Kontext zu betrachten, und somit das Soziale im biopsychosozialen Verständnis zu übersehen. Immer mehr setzt sich aber ein Sowohl-als-auch interpersoneller und intrapsychischer Betrachtungsweisen durch (vgl. Kap. 1 und Schlusswort). Die in der Arbeit im Mehrpersonensetting erlernten Fertigkeiten und systemtheoretischen Hintergründe lassen sich dabei hervorragend auf den Umgang mit Teilpersönlichkeiten übertragen und nutzen.

21.2 Indikationen, Kontraindikationen und Nebenwirkungen

Indikationen

Moderne Klassifikationssysteme, wie die ICD-10, kommen großen Teils ohne Überlegungen zur Ätiologie psychischer Störungen aus. Sie beschäftigen sich also nicht mit interpersonellen oder intrapsychischen Dynamiken oder Lernerfahrungen, die mit den Störungen in Verbindung stehen, sondern sind reine Beschreibungen von Verhalten, Denken und Erleben, die als Kriterien für psychische Störungen mit Krankheitswert gelten. Eine diagnosebezogene Indikation für die Arbeit mit inneren Anteilen, die ja eine Querschnittmethode darstellt, ergibt deswegen wenig Sinn.

Übersicht

Viabler, also brauchbarer, ist eine Indikationsstellung aufgrund typischer Problembeschreibungen. Die Arbeit mit inneren Anteilen bietet sich an, wenn Klienten beschreiben, dass sie:

- im Prinzip wissen, was sie eigentlich tun müssten, sich das aber nicht umsetzen lässt.
- etwas aus sich weghaben wollen, z. B. Gefühle wie Angst oder Wut.
- unter körperlichen Beschwerden leiden, für die keine Ursache gefunden wurde.
- in immer wieder ähnlich frustrierend ablaufende Konflikte geraten.
- Probleme in nahen Beziehungen haben.
- unter mangelndem Selbstbewusstsein leiden.
- schlecht aktiv Entscheidungen treffen können.
- sexuelle Schwierigkeiten haben.
- unter plötzlichen auftretenden Stimmungsveränderungen leiden.
- Probleme bekommen, weil sie ihr Verhalten nicht kontrollieren können, z. B. im Bereich Sucht.
- ein- oder mehrmalig traumatische Erlebnisse erlitten haben.

Kontraindikationen und die Vermeidung von Nebenwirkungen

Eine relative Kontraindikation für die Arbeit mit inneren Anteilen stellt – beim Risiko weiterer Fragmentierung – die Arbeit mit akut psychotischen Menschen dar (vgl. Kumbier, 2013). Bei den folgenden Problemkonstellationen ist besondere Aufmerksamkeit gefordert, damit es nicht zu Nebenwirkungen kommt:

(1) Für Klienten, die ein- oder mehrmals traumatische Situationen erleben mussten und bei denen die körperliche Unversehrtheit bedroht gewesen ist, gilt:
   - Der Klient braucht eine gewisse Stabilität, um auch mit belastenden Anteilen in Kontakt kommen zu können. Sollte es daran Zweifel geben, müssen zuerst stabilisierende Angebote (z. B. Aufbau eines sicheren Ortes) gemacht werden.
   - Die therapeutische Beziehung muss ausreichend sicher und vertrauensvoll sein.

- Eine therapeutische Begleitung in ein starkes Assoziieren mit verletzten Anteilen erfordert Maßnahmen, um mitzubekommen, womit der Klient sich gerade beschäftigt. Bei dem Klienten zu bleiben und ihn nicht vor Schreck innerlich zu verlassen oder hektisch mit ihm in eine Krise zu gehen, sondern zu wissen, wie man sich als Therapeut selbst stabilisieren kann, ist hier eine wichtige Variable. Weitere praxisorientierte Hinweise hierzu finden sich z. B. bei Hantke und Görges (2012).

(2) Bei der therapeutischen Arbeit mit Menschen mit Konversionsstörungen (F44) geht es nach der Identifizierung der Anteile und Stimmen im Besonderen um das In-Beziehung-Bringen zu den anderen Anteilen und dem Kernselbst. Ein reines Benennen der Anteile reicht nicht aus, da die Anteile meist ohne Wissen voneinander nebeneinander existieren.

(3) Wenn die Arbeit mit inneren Anteilen ausschließlich dazu dient, der Herkunft der ungeliebten Anteile auf die Spur zu kommen und die Bilder von Persönlichkeitsanteilen darauf hin zu untersuchen, in welchen weiteren Bereichen sie problematisch sind, kann sich das Bild des eigenen »Monsters« im Klienten weiter vergrößern und das Leid verstärken. Es gilt hier, neben den leidvollen Aspekten, auch gute und schützende Absichten sowie Verschönerungsarbeiten an diesem Anteil zu gestalten.

Die Grenzen der Methode sind treffend bei Kumbier (2013) beschrieben.

21.3 Klinische Praxis

Das konkrete therapeutische Vorgehen lässt sich in vier Abschnitte unterteilen.

Übersicht

(1) Angebot einer Konstruktion des Selbst als multipel: Ich bin Viele. Es gibt mehrere Seiten, die unterschiedliche Aufgaben haben und Ziele verfolgen. Das ist normal.

(2) Unterstützung dabei, zu diesen unterschiedlichen Anteilen Kontakt aufzunehmen. Von besonderem Interesse ist es, die Anteile zu Wort kommen zu lassen, die abgelehnt werden (»Ich bin so cholerisch!«) oder bislang kaum in Erscheinung treten.

(3) Angebot einer Konstruktion des Anteils der Vorsitzenden, des Oberhauptes oder Kernselbst, welches die Entscheidungen trifft, nachdem es die unterschiedlichen Stimmen gehört hat.

(4) In-Beziehung-Bringen der Anteile. Absprachen für den Umgang zwischen den Anteilen und zwischen Anteilen und dem / der Vorsitzenden. Versöhnung oder Kooperationsbasis zwischen bislang verfeindeten Anteilen anregen.

Externalisierung innerer Anteile

Eine Möglichkeit mit vielen Varianten ist es, innere Anteile zu externalisieren: Externalisierte Anteile lassen sich z. B. als Personen auf Stühle setzen, als Bilder malen, als Figuren auf dem Systembrett darstellen oder als Kuscheltiere aufstellen (vgl. Kap. 23).

Stühlearbeit.

Wie sich Stühlearbeit erfolgreich in der Praxis umsetzen lässt, zeigt das folgende Fallbeispiel: Eine Frau kommt mit dem Auftrag zu mir, ich solle ihr dabei helfen, sich von ihrer Angst zu befreien. Sie hat schon einige Panikattacken erlebt und befürchtet, dass diese jederzeit wieder kommen könnten. Ich biete ihr an, diesen Angstanteil, der neben den anderen existiert, einmal genauer anzuschauen. Wenn dieser Teil sich nicht davon abhalten lässt, immer wieder zu kommen, könnte er ja vielleicht eine wichtige Botschaft bereithalten. Dieses Reframing (vgl. Kap. 12) macht es leichter, mit diesem Anteil in Kontakt zu treten.

Die Einleitung könnte etwa so aussehen: »Ich möchte Ihnen nun ein Gespräch anbieten, in der wir Ihre Angst etwas genauer untersuchen. Ich werde gleich zwei Stühle holen und Sie um Folgendes bitten: Wenn Sie auf dem einen Stuhl sitzen, sind Sie Frau F., mit allem was zu Ihnen gehört, mit der ganzen Palette Ihrer Persönlichkeit. Wenn Sie auf dem anderen Stuhl sitzen, sind Sie nur Ihre Angst. Wir holen also Ihre Angst aus Ihnen und basteln einen Körper drum herum, der nur aus diesem einen Persönlichkeitsanteil, nämlich Ihrer Angst besteht. Vielleicht fällt uns für diese Person sogar ein passender Name ein. Ich werde dann mit Ihnen beiden sprechen und Sie dann ab und zu bitten, die Stühle zu wechseln und sich in die jeweiligen Personen einzufühlen. Okay?«

Nun hole ich zwei neue Stühle (wenn möglich sollten zwei neue, »unvorbelastete« Stühle verwendet werden) und bitte die Klientin, sich auf den Stuhl zu setzen, auf dem sie sie selbst mit all ihren Facetten ist. Ich sitze zu den beiden Stühlen schauend im Dreieck und lade die Klientin ein, auf den leeren Stuhl zu schauen, der ein Symbol für den Angstanteil ist. Ich befrage sie nun dazu, wie sie sich die Angst vorstellt. Welchen Namen sie haben könnte, wie groß sie ist, wie sie gekleidet sein könnte, ob es ein »er«, eine »sie« oder etwas anderes ist. Wenn Sie den Eindruck haben, dass bei der Klientin ein Bild des Anteils entstanden ist, können Sie erste Beziehungsfragen stellen: »Wie ist denn Ihr Verhältnis zu Frau Angst, die Ihnen hier gegenübersitzt?« Meist wird dann eine eher feindschaftliche Beziehung beschrieben.

Im nächsten Schritt können Sie die Klientin bitten, sich auf den anderen Stuhl zu setzen und nun in die Rolle des abgelehnten Anteils zu gehen. Sie können dieses Hineinschlüpfen in die Rolle unterstützen, indem Sie wiederholen, was Sie gerade gehört haben: »Ich habe gehört, Sie sind eine schwarz gekleidete Person mit sehr kräftigen Oberarmen und einem Buckel.« Erfahrungsgemäß braucht es hier etwas mehr Zeit, damit die Klientin in diese Rolle finden kann. Sie erkennen es, wenn sie als Anteil in der ersten Person von sich spricht. Sie sollten beide Rollen zu Beginn möglichst häufig mit ihrem Namen ansprechen: »Okay, Frau Angst (...)«

Fallbeispiel

Wir steigen hier in einen anonymisierten und gekürzten Dialog ein, der beginnt, nachdem die Klientin das erste Mal auf dem Stuhl von Frau Angst Platz genommen hat und ich noch einmal wiederholt habe, was die ganzheitliche Klientin über sie als Frau Angst gesagt hat. (Kg = Klientin auf dem ganzheitlichen Selbststuhl; Ka = Klientin auf dem Stuhl von Frau Angst; T = Therapeut).

T: Frau Angst, Sie sitzen hier der Frau F. mit ihrer weißen Hose und ihrer lilafarbenen Bluse gegenüber. Sie haben ja recht viel miteinander zu tun. Wie viele Stunden arbeiten Sie eigentlich für Frau F.?

Ka: Wie viele Stunden sie für mich arbeitet? (*Auch an der Gestik wird deutlich, dass sie hier noch als Frau F. geantwortet hat.*)

T: Ach so, nein. Ich hatte mit Ihnen gesprochen, Frau Angst. Sie scheinen ja einen heftigen Job zu machen und haben ja auch schon ganz muskulöse Oberarme davon bekommen. Wie viel Zeit in der Woche sind Sie für Frau F. im Einsatz?

Ka: Naja, ich bin schon jeden Tag da. Mal mehr, mal weniger.

T: Das heißt, Sie haben immer Bereitschaftsdienst und sind auf Abruf bereit?

Ka: Ja, manchmal muss ich ganz schnell eingreifen.

T: Wenn es eine Arbeitsplatzbeschreibung gäbe, wie wäre die denn für Sie?

Ka: Arbeitsplatzbeschreibung ist gut. Ich schau halt immer, dass ihr nichts passiert.

T: Ihr Job ist es also, Frau F. zu beschützen.

Ka: Ja, schon. (*wirkt sehr nachdenklich*)

T: Wie viele Stunden machen Sie das am Tag?

Ka: Eigentlich bin ich immer da.

T: Auch nachts?

Ka: Nein; naja außer manchmal. Nachts hört sie besser.

T: Wenn Sie so viel für Frau F. arbeiten, gibt es doch manchmal Lob oder Dankbarkeit für Ihren ständigen Einsatz?

Ka: Nein, sie hasst mich. (*Pause. Hier ist es wichtig, die Klientin gut zu beobachten und anhand ihrer Augenbewegungen einzuordnen, ob die Klientin gerade Zeit braucht, nachzudenken / nachzuspüren, oder ob es mit dem Gespräch weitergehen kann. Der Prozess kann, so wie hier, sehr langsam, mit längeren Sprechpausen zwischendrin sein, indem eine sehr dichte Aufmerksamkeitsfokussierung stattfindet, wie sie von Trancezuständen bekannt ist.*)

T: Keine Anerkennung?

Ka: Nein. (*Pause*)

T: Darf ich Sie eben bitten, wieder auf dem anderen Stuhl Platz zu nehmen? Ich habe gerade mit Frau Angst gesprochen. Das war sehr interessant, sie hat erzählt, wie viel sie für Sie im Einsatz ist und dass sie Sie schützen möchte.

Kg: Ja. (*nachdenklich, Pause*) Sie kommt dann so über mich und ich kann mich gar nicht dagegen wehren.

T: Sie erleben es so, dass sie ungefragt das Kommando übernimmt, ja?

Kg:	Ja. Sie hat so viel Macht über mich.
T.:	Wäre ja spannend zu erfahren, ob Frau Angst so viel Macht ausüben muss, weil sie sonst nicht durchkommt, wenn sie Sie schützen möchte. Können wir sie ja nachher gleich mal fragen. [*Pause*]
Kg:	Ja, aber sie lässt es nicht zu, dass ich mich entfalte. Ich kann gar nicht tun, was ich tun will, immer kommt sie mir dazwischen.
T:	Es wäre Ihnen also schon geholfen, wenn sie nur noch manchmal kommen würde und bei anderen Gelegenheiten Sie einfach machen lassen würde?
Kg:	Ja, das wäre besser.
T:	Hm, sieht ja fast so aus, als wäre es gut, einen Deal miteinander zu schließen.
Kg:	Ja, wenn das geht?
T:	Ja, schaun wir mal.

Sind die beiden Rollen gut etabliert, können sie auch Zugang verschaffen zu Informationen, an die man sich sonst nicht erinnern würde. Die Frage »Wie haben Sie sich eigentlich kennengelernt?« fokussiert auf einen möglichen Entstehungsort des Anteils als abgelehnten Teil. Häufig wird auf diese Frage eine Szene geschildert, in der der Angstteil beschützend eingegriffen hat. Das hilft weiterhin, diesen Teil nicht mehr (nur) als verhasst wahrzunehmen, sondern eine gute Absicht oder eine Funktion zu erkennen, die sich mit der Zeit verselbstständigt und ins Übertriebene gesteigert hat. Metaziel ist es, von einer Kampf- in eine Kooperationsbeziehung zu diesem Anteil zu kommen (vgl. Schumacher, 2008).

Ein besonders bewegendes Beispiel dieser Veränderung war eine Klientin, die ihre Angst am Anfang der Übung umbringen wollte und die gegen Ende ihrer Frau Angst zuhauchte: »Ich liebe dich.«

Würde man noch weiter in der möglichen Auslösesituation arbeiten wollen, wie es etwa in der hypnotherapeutischen Zeitregression oder beim schematherapeutischen Vorgehen typisch ist, könnte man Frau F. weitere Anteile oder externe Personen hinzugeben, die ihr in der Situation damals geholfen hätten. So könnte man etwa einen Stuhl für eine gute Freundin hinzustellen, die an ihrer Seite sitzt, und schauen, ob Frau Angst dann etwas lockerer lassen könnte.

Im weiteren Verlauf des Gesprächs gab es weitere Annäherungen und es wurde der Deal ausgehandelt, dass Frau Angst sich etwas mehr ausruhen kann (es ist nämlich schon ganz schön anstrengend, fortwährend die Beziehungsumgebung zu scannen, räumte Frau Angst irgendwann ein). Im Gegenzug erhält sie von Frau F. Anerkennung für ihre Leistung. Dafür bekommt Frau F. mehr Freiraum, wofür Frau Angst zugesichert bekommt, in Notsituationen keine Gegenwehr entgegengesetzt zu bekommen.

! In der Gesprächsführung geht es darum, in einer Art oszillierendem Schaukelprozess Anteil und Selbst aufeinander zuzubewegen. Einwände und Widerstände (»Aber sie lässt mich nicht los!«) sollten dabei ernst genommen, aber behutsam wie in einer Art Mediationsarbeit zu einem Ausgleich geführt werden. Dazu ist eine therapeutenseitige Allparteilichkeit zu den Anteilen unabdingbar.

Varianten in der Stühlearbeit. Manchmal kommt man mit dem Dialog mit einem Anteil nicht weiter und braucht weitere Anteile, um ein gutes Ergebnis zu erreichen. Hierzu kann man während der Übung weitere Stühle hinzufügen. Der Person mit all ihren Facetten kann dann die Rolle des Kernselbst (Schwartz, 1997) oder Vorsitzenden gegeben werden, die sich entscheiden kann, auf welche Anteile sie wann hört. Neben der Angst könnte z. B. das Vertrauen sitzen, dass sich wieder erholt hat und größer geworden ist.

Während der Arbeit kann sich herausstellen, dass der »falsche Anteil« gewählt wurde, z. B., weil er doch nicht so große Probleme macht oder etwas anderes aufkommt, was als schwieriger erlebt wird. Man kann diesen anderen Anteil dann direkt hinzunehmen. Wenn aber der Eindruck beim Therapeuten entsteht, es könnte sich hiermit eine Ablehnung der Methode ausdrücken, geht man besser in ein Metagespräch über die Passung der Methode oder das therapeutische Beziehungsangebot zum momentanen Zeitpunkt.

Diese Form der Arbeit mit inneren Anteilen empfiehlt sich, wenn etwas als zu groß und mächtig erlebt wird und man es deswegen am liebsten weghaben möchte und diesen Anteil gerade durch das Weghabenwollen noch größer macht. Es empfiehlt sich ebenfalls, um einen stärkeren Eindruck von einem Anteil zu bekommen, der als zu klein und unbedeutend beschrieben wird (etwa Selbstvertrauen oder Mut).

Aufstellungen

Um den inneren Anteilen eine plastische Gestalt oder besser plastische Gestalten zu geben, können einzelne Teammitglieder als Figuren auf dem Systembrett (vgl. Kap. 15) aufgestellt werden.

Fallbeispiel

Das innere Team aufstellen

Frau C. beschreibt die Symptome einer mittelgradigen depressiven Episode. Auf dem Systembrett stellt sie ihr inneres Team auf, das aus Richterin, Beschützerin, der Fleißigen, der Polizistin und der Waisen besteht. Eine eigene Figur bekommt ihr Selbst. Die Richterin, für die eine schwarze Figur gewählt wird, steht an der einen Seite des Bretts und beobachtet die anderen Teammitglieder als »Richterin Gnadenlos«. Die Polizistin rahmt das Brett von der anderen Seite aus. Die Beschützerin steht vor dem Selbst und neben der Waisen, während die Fleißige hinter allen Figuren steht und bereits in die Knie gegangen ist.

Im Verlauf geht es darum, die Richterin auf die aktuelle Gesetzeslage upzudaten und der Polizistin entsprechend andere Handlungsbestimmungen an die Hand zu geben. Die beiden Figuren rücken stärker in die Mitte des Bretts, während die

Teil III

Beschützerin sich nicht mehr vor das Selbst stellen muss, sondern ihm von hinten den Rücken stärkt. Das Selbst versucht, einen bewussteren Kontakt zur Richterin und zur Polizistin aufzunehmen und die Polizistin zur Verteidigung des Selbst stärker in die Pflicht zu nehmen.

Statt der Holzfiguren des Familienbrettes lassen sich auch Playmobil-Figuren verwenden. Sowohl für die Arbeit mit Kindern und Jugendlichen als auch mit Erwachsenen können ebenso Kuscheltiere als Symbole für innere Anteile genutzt werden, die sich zueinander, wie eben beschrieben, in Beziehung setzen lassen.

(Selbst-)gezeichnete Bilder

Eine weitere Möglichkeit besteht darin, dem Klienten vorzuschlagen, einen oder mehrere Anteile zu zeichnen, um sich »ein besseres Bild« von diesen Teammitgliedern machen zu können. Wer nicht gern selbst malt, für den bieten Bücher, Filme und Internet viele Ressourcen für Bilder.

Wer ein Flipchart im Raum hat, kann einen zuvor als problematisch identifizierten Anteil als Symbol auf das Flipchart malen und den aktuellen Abstand dieses Anteils zur Person erspüren lassen.

Man bittet den Klienten, sich in den Raum zu stellen und aufmerksam zu sein, welche Körperempfindungen ausgelöst werden, je nachdem, wo das Flipchart mit dem gezeichneten Anteil steht. Dann fährt man mit dem Flipchart samt Gestell langsam um den Klienten und variiert dabei den Abstand zum Klienten zwischen ganz nah und zwei bis drei Meter Entfernung. Nach etwa zwei bis drei Umrundungen fragt man den Klienten, an welcher Stelle sich das Flipchart am passendsten in der aktuellen Situation angefühlt hat. Häufig steht das Flipchart am Ende ganz nah hinter dem Klienten und sitzt ihm bildlich »im Nacken«. Man lässt das Flipchart an dieser Stelle auf den Klienten wirken und interviewt ihn, wie es ihm dabei geht.

In der zweiten Runde wird der Klient gebeten, aufmerksam zu sein, wo ein besserer Ort für diesen Anteil sein könnte. Man fährt wiederum zwei bis drei Runden mit dem Flipchart um den Klienten und lässt sich dann zu dem Ort dirigieren, der dem Klienten am passendsten erscheint. Auch hier lädt man den Klienten ein zu beschreiben, wie es sich mit dem Anteil an diesem Ort anfühlt. Diese Bewegung von der ersten, unangenehmen, zur zweiten, besser passenden Stelle kann man noch ein paar Mal für den Klienten nachschieben, während er weiter auf seine Körpergefühle achtet. Je nach zur Verfügung stehender Zeit lassen sich weitere Anteile dazu holen und an ihren optimalen Ort bringen. Die Flipchartblätter können am Schluss an ihren guten Platz gelegt werden und es kann noch einmal nachgefragt werden, wie es sich jetzt mit diesen Anteilen leben lässt.

Ein Vorteil dieser Methode ist, dass Anteile nicht unbedingt benannt und ausgesprochen werden müssen, weswegen auch schambesetzte Mitglieder leichter ins Spiel kommen können.

Die Arbeit mit inneren Anteilen im Mehrpersonensetting
Festgefahrene Streitmuster bei Paaren können ebenfalls als Kampf innerer Anteile mit den inneren Anteilen des Partners beschrieben werden. Im Paarsetting können die Anteile identifiziert werden, die gerade besonders aktiviert sind, wenn es in eine weitere, als ermüdend erlebte Streitschleife geht.

Fallbeispiel

Arbeit mit Paaren
Bei einem Paar macht die Frau eine innere Schutzsucherin bei sich aus, die gute Antennen hat, ob ihr Mann gerade auf sie ausgerichtet ist. Wenn die schüchterne Schutzsucherin nicht genügend Aufmerksamkeit beim Mann wahrnimmt, übernimmt die wütende Selfmadefrau das Zepter und legt sich mit dem Rückzugsbläser des Mannes an, der irgendwie spürt, dass etwas nicht stimmt, und dazu aufruft, aus dem Kontakt mit der Frau zu gehen. Auch der Mann entdeckt einen inneren Schutzsucher bei sich, der aber die Tendenz hat, sich hinter einem Schild zu verstecken. Wenn der Mann den Eindruck hat, seiner Frau gegenüber selbst nichts falsch gemacht zu haben, gelingt es der Frau ganz gut, den Schutzsucher hervorzulocken. Umso mehr ärgert es sie, dass er das bei ihr nicht auch hinbekommt.
Lösungsweg. Wir arbeiten daran, dem Rückzugbläser des Mannes einen unverwüstlichen, in Drachenblut gebadeten Ritter zur Seite zu stellen, der ein paar Angriffe gut aushalten kann, um dann den Tröster zu nutzen, der in anderen Situation zuverlässig da ist, um im Kontakt mit seiner Frau bleiben zu können. Die Frau möchte ihrer Schutzsucherin etwas mehr Raum lassen und erhält Unterstützung von der in grellen Farben gekleideten Seiltänzerin, die sie dafür lobt, so mutig und groß zu sein, auch etwas von ihrer Schutzbedürftigkeit zu zeigen.

21.4 Gute Erfahrungen und typische Fehler

Die Arbeit mit inneren Anteilen kann als Paradebeispiel für den hypnosystemischen Ansatz gesehen werden, den Gunther Schmidt verbreitet hat. Es erlaubt, die ganze Kraft von inneren Bildern, Zuständen und (Tag)Träumen für die unbewusst vom Klienten gefundenen Lösungen und die Neuanordnungen innerer Anteile zu nutzen und eine symptomfreiere Bewältigung des (Beziehungser-)Lebens zu erreichen.

Dabei entstehen oft sehr berührende Momente, die sich wegen des Emotionsgehalts tief in die Wahrnehmung von Klienten graben und auch sinnstiftende Elemente für den Therapeuten enthalten. Die bildhafte Sprache und Vergleiche zu typischen Persönlichkeitsvertretern und ihren besonderen Eigenschaften, wie wir es aus Literatur und Filmen kennen, machen diese Methode so lebendig und kreativ.

Dazu einige Hinweise, um sich dieser Wirkung nicht zu berauben: Manchmal haben Klienten – meist weil sie ein Buch dazu gelesen haben – eine »korrekte« Vorstellung darüber, welche Teile in einem ungünstigen Verhältnis stehen. »Mein inneres Kind hat nicht genug bekommen« ist eine Formulierung, die darauf schließen lässt, dass der Klient das Konzept zwar kognitiv kennen gelernt hat, aber bislang noch nicht in Verbindung mit diesem inneren Kind gewesen ist. In der Therapie sollte deshalb darauf geachtet werden, dass Klienten eine emotionale Erlebnisqualität mit Anteilen erfahren können und mit ihnen in (nicht nur kognitive) Berührung kommen.

> **!** Klienten erleben zuweilen einen Anteil so stark, als bestünde das eigentliche Selbst nur daraus.

Hier ist es wichtig, eine Unterscheidung zwischen diesem Anteil und dem Selbst einzuführen und die weiteren Anteile zu erkunden, die es neben diesen Anteil noch gibt. Unklug wäre es, den übermächtigen Anteil als alles bestimmenden Vorsitzenden zu konzipieren.

Wenn ein Anteil als absolut desaströs beschrieben und benannt wird, gilt es, sich diesem Anteil ausgewogen und mit genügend Zeit zu nähern. Dem Anteil sollten nicht zu schnell positive Absichten unterstellen werden, um damit dem empfundenen Leid Raum zu lassen.

Beispiel

Die innere weise Frau einer Klientin führte sie einmal durch einen Wald zu einem Abgrund, worüber sie sehr aufgeregt war. Das behutsame Werben dafür, dem nachzugehen, brachte sie zu einem Erlebnis mit ihrem Vater, der ihr und ihrer Schwester in einem Urlaub androhte, sie den Abhang hinunterzuwerfen. Wir konnten diese und andere Erlebnisse dann traumatherapeutisch bearbeiten, weil wir dem Pfad der inneren weisen Frau gefolgt sind.

Nicht beteiligen sollten wir uns an vom Klienten gewünschten »Exorzismus«, d. h. dem Austreiben (Töten, Verschwindenlassen etc.) von unbeliebten Anteilen. Sie stellen ein »Mehr desselben« dessen dar, was der Klient sowieso schon die ganze Zeit versucht. Ziel ist die Integration des Anteils, und sei es nach einer Veränderungskur des Anteils.

Eine Einteilung des Klienten in gute und schlechte Anteile sollte mittelfristig nicht einfach so übernommen werden. Man wird den schlechten Anteilen damit nicht gerecht und kann die wichtigen Hinweise, die sich in ihnen verstecken, sonst nicht freilegen.

Es ist wichtig, eigene Vorschläge und Angebote kritisch zu hinterfragen, d. h., den Klienten danach zu befragen. Manchmal ist man als Therapeut selbst so begeistert von der wahrgenommenen Konstruktion bestimmter innerer Zusammenhänge, dass man sich leicht vergaloppiert und dabei den Anschluss zum Klienten verliert. Generell ist es gut, nah an der Sprache und den Bildern der Klienten zu bleiben.

21.5 Kritische Einordnung

Die Arbeit mit inneren Anteilen erstreckt sich auf ein weites Einsatzgebiet und es gibt viele Varianten und Anwendungsmöglichkeiten. Wenn die unter Abschnitt 21.3 beschriebenen Grundprinzipien verinnerlicht sind, lassen sie sich auf eine Reihe von konkreten Problemkonstellationen anwenden. Sie bieten die Möglichkeit, vor dem Hintergrund der epistemologischen Zugänge Systemischer Therapie potenzialorientiert innere Vorgänge zu bearbeiten und dabei die typische systemische Settingvariabilität zu nutzen. Die ganze Palette der systemischen Methoden lässt sich in der Arbeit mit inneren Anteilen einsetzen: Ausnahme-, Verschlimmerungs-, Wunder- und hypothetische Fragen, Reframings, Metaphern und Bilder, Emotionsfokussierungen oder auch provokative Ansätze. Die Arbeit mit inneren Anteilen bietet einen guten Ausgangspunkt für verfahrensintegrative Ansätze.

FAQ

Was mache ich, wenn Klienten ihre Anteile sehr negativ beschreiben, z. B. als »schwarzes Loch« oder »Monster«? Sollte ich den Klienten bitten, diese Namen gleich zu verändern?
Abgelehnte Anteile können recht erschreckend auftreten. Da man allerdings nie weiß, was Klienten mit einem Bild verbinden, empfehle ich, jede Namensgebung zu akzeptieren und zu explorieren, was es für den Klienten bedeutet. Es machen ja eher die abgelehnten Anteile Probleme, insofern sind abschätzige Namen für ungewollte Anteile eher die Regel als die Ausnahme. Manchmal drückt sich auch etwas von der Hoffnungslosigkeit im Namen aus. Das kann aber als Beginn für etwas Neues genutzt werden, denn zuweilen muss erst die Hoffnung sterben, dass es mit der bekannten Perspektive nicht weiter geht, bevor man offen dafür ist, einer anderen Raum zu geben. Die Umbenennung, d. h. das Sichtbarmachen der bislang unbekannten, positiveren Seiten des Anteils ist Ziel, nicht Voraussetzung des Prozesses.

Manche Anteile entpuppen sich bei näherer Beschreibung als die Verbindung zu einer engen Bezugsperson, z. B. zu den Eltern. Wie soll damit umgegangen werden?
Es ist recht plausibel, dass Anteile von wichtigen Menschen, meist Familienangehörigen, mitgeprägt wurden. Je nachdem, wie sich die Beziehung zu diesen Personen gestaltet hat, das eine Auswirkung auf die Beziehung zu diesem inneren Anteil. Entweder es lässt sich eine kooperative Beziehung zu diesem Teil aufbauen oder es ist möglich, ihm ein Eigenleben zuzuschreiben, dass sich weiter entwickelt hat als die reale Person, von der der Anteil geprägt wurde.

Einige der hier beschriebenen Techniken habe ich ausprobiert, aber sie funktionieren nicht immer. Mache ich etwas falsch?
Zum Glück sind wir und unsere Klienten keine Maschinen, bei denen das immer gleiche Vorgehen zu immer gleichen Ergebnissen führt. Wichtiger als eine bestimmte Methode anzuwenden ist es, mit dem Klienten im Kontakt zu bleiben. Das kommt zuerst, dann kommen die Methoden. Wenn die Beziehung stimmt, lässt sich die passende Methode leichter finden und das kann dann auch eine ganz andere sein.

Weiterführende Literatur

Fritzsche, K. (2013). Praxis der Ego-State-Therapie. Heidelberg: Auer.

Holmes, T. & Holms L. (2010). Reisen in die Innenwelt. Systemische Arbeit mit Persönlichkeitsanteilen. München: Kösel.

Kumbier, D. (2013). Das Innere Team in der Psychotherapie. Methoden- und Praxisbuch. Stuttgart: Klett-Cotta.

Mertens, S. (2009). Das Innere Team mit Tieren: Tiere als Persönlichkeitssymbole in Psychotherapie und Beratung. München: Reinhardt.

Peichl, J. (2014). Innere Kinder, Täter, Helfer & Co: Ego-State-Therapie des traumatisierten Selbst. Stuttgart: Klett-Cotta.

Schwartz, R. C. (2016). Systemische Therapie mit der inneren Familie. Klett-Cotta: Stuttgart.

22 Mentalisieren und Spiegeln

Uri Weinblatt

22.1 Hintergrund und allgemeine Merkmale

Eskalierende Emotionalität und die Unfähigkeit, Motive und Intentionen anderer Familienmitglieder korrekt wahrzunehmen, sind häufige Probleme in familiären Konflikten. In der Mentalisierungsbasierten Therapie (MBT) werden diese Zustände als gehemmte Mentalisierungsfähigkeit einzelner Familienmitglieder verstanden. Es geht darum, die eigenen und fremden subjektiven Erfahrungen zu verstehen. Wird die Fähigkeit zur Mentalisierung gefährdet, wird auch die Fähigkeit, eigene und fremde Erlebnisse erfolgreich zu interpretieren, reduziert. Dies wiederum führt zu emotionalen Reaktionen und ineffektiven Kommunikationsmustern: Beschuldigungen, Vorwürfen, Unterbrechen, fehlerhaftem Gedankenlesen und Vermeidung.

Was ist Mentalisieren?
Mentalisieren ist ein Prozess, in dem wir unseren eigenen mentalen Zustand und den anderer zu erfassen und verstehen versuchen. Er macht es möglich, das Verhalten anderer Menschen durch Zuschreibung mentaler Zustände zu interpretieren. Während Mentalisieren ein recht neues Konzept ist, beziehen sich klassische Konzepte wie Selbstaufmerksamkeit, Introspektion, Reflektivität, observing ego (nach Louis Orment), Metakognitionen und die Theory of Mind auf ähnliche Prozesse.

Mentalisieren ist die Fähigkeit, eigene und fremde emotionale Erfahrungen zu begreifen, indem man sich selbst von außen und sein Gegenüber von innen sieht (Asen & Fonagy, 2012).

> **!** Sind Menschen in der Lage zu mentalisieren, können sie ihre Gedanken und Bedürfnisse klarer erkennen, und reagieren weniger spontan affektiv.

Man nimmt seine Umwelt also bewusst und aktiv wahr. Da sich mentale Zustände laufend verändern, ist Mentalisieren nie exakt und erfordert kontinuierliche Reflexion, sodass neue Informationen rasch eingebaut werden können. In unserer Beziehung zu anderen und zu uns selbst findet ständig Mentalisieren statt, wobei die Fähigkeiten zum effektiven Mentalisieren Schwankungen unterliegen und von vielen Faktoren abhängen. Diese können z. B. die Vergangenheit einer Person, ihr Stresslevel und situative Faktoren sein. Werden Mentalisierungskapazitäten reduziert, können Selbstregulation und interpersonelle Beziehungen stark beeinträchtigt werden.
Mentalisieren in der Therapie. In den letzten Jahren hat sich die Perspektive des Mentalisierens als wichtige Brücke zwischen psychoanalytischem Denken und systemischem Diskurs etabliert (Donovan, 2015). Als integratives Konzept, das innerliche

Teil III

Prozesse und familiäre Muster vereint, wurde das Mentalisieren zu einem nützlichen Instrument für viele Praktiker, um familiäre Dynamiken zu verstehen, und es dient gleichzeitig als Basis für praktische Interventionen.

Mentalisierungstheorien basieren teilweise auf Bowlbys Bindungstheorie. Gute Mentalisierungsfähigkeit wird als Folge eines an die kindlichen Bedürfnisse angepassten Erziehungsverhaltens verstanden. Spiegeln Eltern die Reaktion des Kindes mehr oder weniger akkurat wider, dann entwickelt sich seine Fähigkeit, die eigenen mentalen Zustände zu verstehen. Nichtsdestotrotz scheint die Verknüpfung zwischen Mentalisieren und Bindung komplexer und bidirektionaler zu sein. Die Fähigkeit zu mentalisieren beeinflusst also auch die Qualität der Bindung. Die Korrelation zwischen Mentalisierungs- und Beziehungsqualität begleitet uns durch das gesamte Leben: Je gesünder unsere Beziehungen sind, desto größer ist die Chance, erfolgreich zu mentalisieren – und vice versa: Je effektiver Mentalisieren abläuft, desto größer sind die Chancen auf erfolgreiche Beziehungen.

22.2 Indikationen, Kontraindikationen und Nebenwirkungen

Auf Einzeltherapie ausgelegte mentalisierungsbasierte Behandlungsangebote richteten sich ursprünglich an Borderline-Patienten. Diese Persönlichkeitsstörung bedingt eine Schwierigkeit, manchmal auch eine augenscheinliche Unfähigkeit zum effektiven Mentalisieren, wodurch immense zwischenmenschliche Probleme und Schwierigkeiten in der Selbstregulation auftreten (Bateman & Fonagy, 2006). Allerdings zeigt sich reduzierte Mentalisierungsfähigkeit bei zahlreichen anderen Störungen und auch generell in problematischen Beziehungen. Daher erfolgte eine Erweiterung auf systemische Therapieansätze. Hier wird Mentalisierungsfähigkeit als entscheidend dafür angesehen, ob tägliche Familienkonflikte eskalieren und zu feindseligen Interaktionen führen oder ob effektives Problemlösen angestoßen werden kann und Versöhnung möglich wird. Immer häufiger ist die Fähigkeit zu mentalisieren zentrales Ziel vieler Interventionen und gilt zugleich als Haupterfolgskriterium.

Mentalisierungsbasierte Therapie mit Familien. Die elaborierteste Therapie auf Basis der Mentalisierungstheorie und systemischer Ansätze wurde von Eia Asen und Peter Fonagy entwickelt. Gemäß diesem therapeutischen Ansatz, Mentalisierungsbasierte Therapie mit Familien (MBT-F; Asen & Fonagy, 2012, s. Kap. 82) haben Schwierigkeiten im Mentalisieren beständig negative Einflüsse auf die Funktionsfähigkeit von Familien. MBT-F zielt auf diese Probleme ab und versucht, effektives Mentalisieren (auch Mentalisierungsstärken genannt) zu fördern.

Weitere mentalisierungsorientierte Vorgehen. Viele andere therapeutische Ansätze fokussieren ebenso hauptsächlich darauf, die Mentalisierungsfähigkeiten der Familienmitglieder zu stärken, ohne dies explizit Familien so zu erklären. Diese mentalisierungsorientierten Behandlungsansätze haben gemeinsam, dass der Therapeut kontinuierlich versucht, eine Art »Plattform« zu erzeugen (Wile, 1993) – einen vorwurfs- und angstfreien, günstigen Ausgangspunkt, von dem aus Klienten ihre sich verändernden Gedanken und Gefühle beobachten können, ohne von diesen aufgesogen zu werden. Sich auf dieser Plattform zu befinden, hilft Familienmitgliedern, mit sich selbst und anderen mitzufühlen – insbesondere dann, wenn es sich um geistigen Zustand handelt, über den man nur wenig Kontrolle hat. Sich auf einer solchen Plattform zu befinden, kann neue Perspektiven und eine mitfühlende Einstellung fördern, die auch im Umgang mit chronischen emotionalen Problemen helfen kann.

> **!** Mentalisierungsfördernde Interventionen sind besonders bei scheinbaren Sackgassen nützlich, oder dann, wenn die Therapeut-Klient-Beziehung gestört wurde.

Stellen Sie sich zum Beispiel vor, dass der Therapeut etwas sagt, was beim Klienten zu Ärger führt. Hier kann der Therapeut beim Klient nachfragen: »Habe ich gerade etwas gesagt, dass Sie verärgert?« Genauso könnte er aber auch eine Nachfrage stellen, die beim Klienten einen höheren Grad an Mentalisieren erfordert. Beispielsweise: »Wie viel von dem, was ich gerade gesagt habe, erscheint Ihnen unfair oder kritisch und wie viel davon erscheint Ihnen akzeptabel?«

Während mentalisierungsfördernde Interventionen den therapeutischen Prozess bereichern und sehr effektiv dabei sein können, Beziehungsprobleme zu lösen, gibt es auch Situationen, in denen Klienten spezifische Instruktionen brauchen, um vorwärts kommen zu können. Das ist vor allem der Fall bei Eltern von Kindern oder Jugendlichen, die sich in einer Krise befinden, in der Instrumente notwendig sind, um sofort mit riskantem Verhalten umzugehen. In solchen Situationen entsteht kein Nutzen aus einer verbesserten Reflexivität der Eltern. In solchen Momenten brauchen Eltern oft erst direkte Handlungsoptionen und einen konkreten Plan. Daher sollte das Mentalisieren auf einen späteren Zeitpunkt in der Therapie verschoben werden, wenn die Eltern bereits ein paar Antworten haben auf praktische Fragen wie: »Was tun wir, wenn unser Sohn wegrennt?« oder »Was tun wir, wenn er nicht aufstehen und zur Schule gehen will?«

Mit diesen Voraussetzungen kann das Integrieren von mentalisierungsfördernder Arbeit auch in einem pragmatischen Elterntraining sehr nützlich sein. Zum Beispiel kann vor dem Empfehlen einer »strengen« Maßnahme für Eltern von aggressiven Jugendlichen das Verstärken der elterlichen Mentalisation ihnen helfen, die Intervention zu akzeptieren oder eine kreativere Lösung zu finden. In einer solchen Situation kann ein Satz wie »Ich werde eine Maßnahme vorschlagen, die Sie Ihrem Sohn gegenüber anwenden können – aber ich bin mir nicht sicher, ob ich sie Ihnen empfehlen soll, da sie Ihnen eventuell zu hart vorkommt und Sie abschreckt« den Eltern nicht nur ermöglichen, direkt auf eine vorgeschlagene Maßnahme zu reagieren (»Das ist zu hart! Er wird abhauen! Das können wir nicht tun.«), sondern auch ihre eigene Anfangsreaktion zu bewerten (»Sie haben recht, das klingt sehr hart, aber es ist gut, dass Sie es vorgeschlagen haben – wir müssen uns jetzt überlegen, wie wir es für uns anpassen können«).

22.3 Klinische Praxis

Mentalisierungsfördernde Interventionen können von Beginn an in eine Therapie integriert werden. Beispielsweise wenn ein Klient ins Behandlungszimmer kommt und sich hinsetzt, ohne etwas zu sagen. Ein klassischer Therapieansatz wäre es, den Klienten mit einfachen Fragen aufzuwärmen: »Wie war Ihre Woche?«, »Wie hoch war die Angst in den letzten Tagen?« Ein Ansatz aus der Mentalisation wäre es, folgende Fragen zu stellen: »Ich frage mich, was bei Ihnen gerade los ist, dass Sie nichts sagen:

(a) Sie hatten eine großartige Woche und daher haben Sie nichts zu sagen,
(b) es ist etwas Schlechtes passiert und Sie sind sich nicht sicher, ob Sie darüber reden wollen oder nicht; oder
(c) etwas anderes?«

Diese Multiple-Choice-Fragen ermöglicht es dem Klienten, sein Schweigen zu reflektieren. Indem er seine Erfahrungen mit den verschiedenen Optionen des Therapeuten abgleicht, kann er den Grund für sein Schweigen einfacher herausfinden und hat einen Ansatz, ihn zu verbalisieren. Das Beispiel zeigt, dass die Konfrontation sanft und einfühlsam gestaltet ist, obwohl der Therapeut die aktuelle Frage direkt stellt. Daher fördern derartige Interventionen auch nicht den Widerstand eines Patienten.

Es wird immer wieder betont, dass Mentalisieren eine therapeutische Haltung ist, die auch von Therapeuten eingesetzt werden kann, die hauptsächlich mit anderen Therapieformen arbeiten. Tatsächlich finden sich sowohl die kooperative und neugierige Grundhaltung als auch Techniken, die Mentalisation fördern, in zahlreichen systemischen Ansätzen wieder. Beispielsweise wird die Mentalisierungsfertigkeit der Perspektivenübernahme auch durch zirkuläres und reflexives Fragen in konstruktivistischen und kollaborativen Ansätzen gefördert (Selvini et al., 1980; Tomm, 1987). Die Mentalisierungsfertigkeit des reflexiven Nachdenkens ist nah verwandt mit den Reflecting Teams (Anderson, 1987; s. Kap. 20).

Peter Fonagy (2013) hat festgestellt, dass Mentalisieren eine gemeinsame Komponente jeder erfolgreichen Psychotherapie ist: »Du, als Therapeut, musst die Fähigkeit haben, in deinem Kopf ein Bild von meiner geistig-seelischen Verfassung zu schaffen und das mir gegenüber so zu kommunizieren, dass ich meine eigene mentale Welt reorganisieren kann … und dabei zu erleben, dass dein Versuch, meine Gedanken und Gefühle zu verstehen, mir hilft, mich selbst zu organisieren.« (S. 18)

Die wahrscheinlich meistgenutzten therapeutischen Strategien, um dieses Ziel zu erreichen, sind das Spiegeln und das Reflektieren (s. Kap. 20). Spiegeln gilt als der einfachste Weg, Gefühle zu regulieren. Dank des Spiegelns lernt ein Kind, was es bedeutet, Gefühle zu haben und sie zu regulieren. In der Psychotherapie vermitteln wir durch Spiegeln und Reflexion Empathie und Verständnis – die stärksten Werkzeuge zur Heilung von Schmerz und Leid. Dank des Spiegelns lernen wir uns selbst und andere kennen.

Mentalisieren, systemisches Spiegeln und Schamregulation

Mentalisieren ergibt sich aus erfolgreichem Spiegeln, welches erreicht wird, wenn zwei Personen bedeutsame Elemente ihrer jeweiligen Wahrnehmung gemeinsam generieren, kommunizieren und integrieren. Dadurch entsteht ein gegenseitiges, implizites Beziehungsverständnis. Dieses Verständnis führt zu einem organisierten dyadischen Zustand wechselseitiger Emotionsregulation.

Die Interventionen sollen am Beispiel einer Emotion, der Scham, veranschaulicht werden. Diese Emotion ist am engsten damit verbunden, sich selbst und andere zu kennen. Scham ist eine häufige und unangenehme Emotion, die im Alltag auftaucht und zu vielerlei Problemen führt, die Klienten in die Therapie bringen können, wie zum Beispiel zwischenmenschliche Schwierigkeiten und schlechte Alltagsfunktionalität (Tangney & Dearing, 2002). Scham hängt eng mit Mentalisation zusammen, denn sie taucht ebenfalls in Verbindung mit der Selbsteinschätzung auf. Erfüllen wir unsere Ansprüche nicht und beginnen uns zu bewerten, uns Vorwürfe zu machen und uns zu beschuldigen, empfinden wir Scham. Scham kann getriggert werden, wenn wir uns selbst bewerten oder wenn wir von anderen negativ bewertet werden. Sie führt dazu, dass wir uns klein, entblößt und kraftlos fühlen.

Wenn Familienmitglieder mit ihren eigenen mentalen Prozessen und denen ihrer Angehörigen konfrontiert werden, werden sie anfälliger für Scham. Mit dieser Vulnerabilität sollte vorsichtig umgegangen werden, sonst werden Familienmitglieder zu starkem Schmerz ausgesetzt, der zu negativen therapeutischen Ergebnissen oder gar Therapieabbruch führen könnte. Einen neuen Ansatz zum Umgang mit Scham in solchen Situationen stellt das »systemische Spiegeln« (Weinblatt, 2016) dar. Die Hauptintervention besteht darin, dass der Therapeut sich mit zwei Familienmitgliedern zusammensetzt (Elternteil und Kind, ein Paar oder zwei Geschwister). Während sich die Unterhaltung zwischen den beiden Familienmitgliedern entwickelt, kann sich Scham aufgrund des Themas, das Schwächen und Verletzlichkeiten zutage fördert, oder infolge bestimmter Kommunikationsstrategien, wie Beschuldigungen und fehlender Anerkennung, einstellen. Wird dies ignoriert, so fühlen sich die Teilnehmer erniedrigt und verletzt. Das Ziel des Therapeuten sollte es sein, die Scham im Gespräch zu regulieren. Dies wird hauptsächlich dadurch erreicht, dass er spricht, als sei er selbst einer der Teilnehmer. Zieht der Therapeut die Schuhe eines der Familienmitglieder an, sollte er Augenkontakt mit dem anderen aufnehmen. So entsteht ein Dreieck, bei dem ein Familienmitglied beobachtet, wie der Therapeut sich verhält, als sei er dieses Mitglied selbst, und das andere Familienmitglied kommt in direkten Kontakt mit dem Therapeuten (s. Abb. 22.1).

Beispiel

In einer Sitzung mit einer Mutter und ihrem jugendlichen Sohn heizt sich die Stimmung auf und entfernt sich von effektiver Mentalisierung; die Mutter sagt: »Dich interessiert nichts, du denkst nur an dich selbst! Du bist so egozentrisch!«

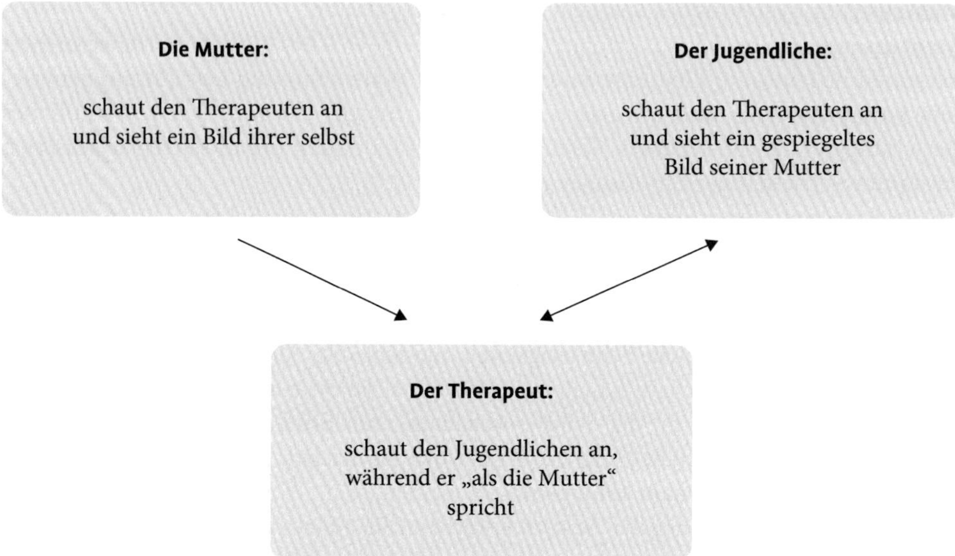

Abbildung 22.1 Reflexionen beim systemischen Spiegeln

Schreitet der Therapeut hier nicht ein, wird auch der Sohn nicht in der Lage sein, effektiv zu mentalisieren, und beschämt reagieren: »Das sagt die Richtige! Du bist die schlechteste Mutter der Welt!«

Daher sollte der Therapeut die ursprüngliche Aussage der Mutter schnell übersetzen in eine mentalisierungsfördernde Aussage. Bevor der Jugendliche seiner Mutter antworten kann, fragt der Therapeut, ob er die Rolle der Mutter einnehmen darf: »Sie, Mutter, haben etwas Wichtiges gesagt, und ich frage mich, ob ich Sie richtig verstanden habe. Ich würde gern sprechen, als wäre ich Sie, wäre das okay?«

Dann schaut er zum Sohn und sagt: »Ich denke, was deine Mutter gerade sagen wollte, war: Ich weiß, dass das, was ich sage, hart klingt, anklagend und sogar unfair. Aber ich sage das nur, weil ich wirklich verletzt bin und befürchte, dass ich dir egal bin.«

Solch eine – aus der Mentalisierungsperspektive verbesserte – Aussage kann den zuhörenden Jugendlichen von einer defensiven hin zu einer mentalisierungsfördernden Position bringen, sodass zum Beispiel folgende Reaktion möglich wäre: »Ja, was du sagst, tut mir weh und macht mich wütend auf dich. Aber dass du mir egal bist, stimmt nicht.«

Wird das im Fallbeispiel vorgestellte Dreieck im Hinblick auf Mentalisierung betrachtet, sind einige mentalisierungsfördernde Handlungen zu erkennen:

- Indem er für die Mutter spricht, gibt der Therapeut ihr eine Stimme und ermöglicht ihr, eine größere Bandbreite von Gefühlen und Überzeugungen zu vermitteln. Während die Mutter beobachtet, wie der Therapeut ihre Rolle einnimmt (allerdings mit einer gesteigerten Mentalisierungskapazität), wächst ihre Fähigkeit zu mentalisieren durch das Zusehen und die Identifikation mit den Worten des Therapeuten.

- Indem der Therapeut die Rolle der Mutter mit effektiverem Mentalisieren und feinfühligeren Worten einnimmt, kann er dem Jugendlichen dazu verhelfen, seine eigenen Mentalisierungsfähigkeit zu aktivieren. Dies führt zu einem Kreislauf von Verbundenheit und weiterem effektiven Mentalisieren.
- Indem er als Mutter spricht, schützt der Therapeut auch seine eigene Mentalisierungs- und Empathiefähigkeit. Er kann seine eigenen negativen Gefühle ihr gegenüber neutralisieren (»Ich kann nicht glauben, dass sie so etwas zu ihrem Sohn sagt! Das war unnötig und gemein von ihr!«) und sie durch einen produktiveren geistigen Zustand des Mentalisierens ersetzen (»Sie war hart getroffen durch die Worte ihres Sohnes. Ich wünschte, sie könnte das weniger aggressiv kommunizieren. Ich helfe ihr dabei.«).

Während der Therapeut damit fortfährt, nicht-mentalisierte Aussagen in mentalisierte zu übersetzen, entwickelt sich ein Kreislauf des effektiven Mentalisierens. Aus Sicht der Emotionsregulation wird die Scham beider Familienmitglieder reguliert, Bitterkeit wird durch Kollaboration, Isolation durch Intimität ersetzt. Dass Familienmitglieder bei sich selbst und den anderen ankommen, sich und einander verstehen, wird durch mentalisierungsstützende Interventionen gefördert. Die Maske der Scham kann abgenommen werden, ein Zusammenleben, das weniger symptomatisch und dafür authentischer und fruchtbarer ist, wird gestärkt.

Fallbeispiel

Aus Scham schweigen

Michael (14) kam mit seinem Vater zur Therapie, da er seit Monaten zu Hause ist und nicht zur Schule geht. Ein paar Wochen nach Beginn der Schulabstinenz war er bei einem Psychiater, der Soziale Phobie und Depression diagnostizierte. Er begann, Antidepressiva zu nehmen – ohne Erfolg. Er wurde zu einem auf Angststörungen spezialisierten Therapeuten geschickt. Weil Michael aber während zweier Sitzungen nichts sagte, erklärte der Therapeut den Eltern, nicht helfen zu können. Die Stunde begann, wie zu erwarten war:

T:	Was bringt euch beide zu mir?
Vater:	Michael will nicht zur Schule gehen. Wir haben alles versucht, aber er bleibt in seinem Zimmer und spielt Computer. Nicht mal seine Freunde will er sehen.
T:	Michael, was denkst du über das, was dein Vater gerade gesagt hat?
Michael:	[*Sagt nichts und bleibt stumm.*]

Oftmals zeigt Schweigen die Unfähigkeit, effektiv zu mentalisieren, insbesondere bei Jugendlichen und jungen Männern. Es steht nicht für Rebellion und Widerstand, wie viele denken. Die therapeutische Herausforderung besteht darin, die Mentalisierungsfähigkeit eine Person zu erhöhen, die nicht nur den Kontakt zu anderen verloren hat, sondern auch keinen Zugang zu sich selbst mehr findet. Im Ansatz des systemischen Spiegelns tun wir das, indem wir für den Klienten sprechen. Beobachtet der Klient den Therapeuten beim Versuch, eine mentalisierungsfreundliche

Haltung für ihn einzunehmen, beginnt ein Prozess der Identifikation. Dies kann dazu führen, dass der Klient seine Fähigkeit zur Mentalisierung wiederfindet.

T:	Okay, Michael, lass mich reden, als sei ich du, und sag mir, ob ich auf dem richtigen Weg bin, okay?
	(an den Vater gerichtet): Okay, Vater, wenn ich Michael wäre, würde ich über Sie denken: »Das habe ich alles schon mal gehört. Ich weiß nicht, warum ich nicht zur Schule gehe, und ich bin auch genervt davon, ständig darüber zu reden.«
	(an Michael gerichtet): Klingt das wie deine Erfahrung?
Michael:	*(nickt nur leicht)*
T:	Und Sie, Vater, wie reagieren Sie auf das Gehörte?
Vater:	*(ärgerlich)*: Was meinst du damit, dass du nicht weißt, warum du schwänzt? Und was willst du – nicht darüber sprechen?
T:	Okay, Vater, Sie habe einige wichtige Dinge gesagt. Jetzt würde ich gern Ihren Part übernehmen und aus Ihrer Sicht sprechen.
	(an Michael gerichtet): Was ich deinen Vater habe sagen hören, ist: »Wenn du sagst, du wüsstest nicht, warum du schwänzt, mache ich mir Sorgen, denn es klingt, als könnten wir das Problem nicht lösen. Und nur fürs Protokoll: Ich bin auch genervt davon, über dieses Thema zu reden, denn es hat uns alle gestresst.«
	(zum Vater): Beschreibt das, wie Sie sich fühlen?
Vater:	Ja, genau so ist es.

Während der Therapeut weiterhin für Vater und Sohn spricht, vertieft sich die Unterhaltung und Michael scheint involvierter. Eine Viertelstunde nach Beginn der Sitzung fängt er an zu reden: »Ja, genau so« oder »Nein, das sehen Sie falsch«. Eine Sitzung später formuliert er spontan seine eigenen Sätze.

! Der Fokus des mentalisierungsbasierten therapeutischen Prozesses liegt darin, die Fähigkeit zum Mentalisieren zu integrieren. Wir zielen darauf ab, den Moment zu bearbeiten – konzentrieren uns also darauf, das Problem des Nicht-Mentalisierens zu lösen, statt das eigentliche Problem zu lösen – wir suchen also keine pragmatischen Problemlösungen.

Beim Thema Schulabstinenz drängen Therapeuten häufig auf Lösungen, obschon es häufig ein besserer Weg ist, dem Jugendlichen zu helfen, wieder mit sich selbst und anderen in Kontakt zu kommen, um voranzukommen. Das kann nicht erreicht werden, ohne die Fähigkeiten zur Mentalisierung zu stärken. Während sich die Fähigkeiten des Kindes, seine eigenen Erfahrungen zu reflektieren, entwickelt, wachsen auch automatisch sein Interesse und seine Fähigkeiten, Lösungen zu finden. Michael findet seine Stimme wieder und somit auch eine Verbindung zu seinen eigenen inneren Zuständen und denen seiner Familie; gleichzeitig sinkt seine Beschämtheit. Zwei

Monate nach Therapiestart sagt Michael zu seiner Mutter, dass er gern seinen Geburtstag feiern würde (den er absagte, als er vor einem halben Jahr die Verbindung zu seinen Angehörigen verlor). Ein paar Wochen später, nachdem er wieder mit seinen Freunden in Kontakt gekommen war, ging Michael auch wieder zur Schule.

22.4 Gute Erfahrungen, typische Schwierigkeiten und Fehler

Intimität kann schon durch einige wenige Worte geschaffen werden (Wile, 1993.) Und tatsächlich: Hilft ein Therapeut Familienmitgliedern dabei zu vermitteln, was sie wirklich sagen wollten, aber nicht konnten, entsteht eine kraftvolle emotionale Reaktion, die eine tiefere Verbindung ermöglicht und Motivation für Veränderung darstellt.

Teil III

Wile liegt richtig – Momente der Intimität sind ganze nahe, es braucht nur die richtigen Worte, um sie anzustoßen. In der Arbeit mit Familien, in denen Emotionen kaum reguliert werden, können Momente der Intimität und effektive Mentalisierung nicht herbeigeführt werden, ohne auf Entfremdung und Eskalation hinzuweisen. Diese Achterbahn zu erwarten, ist für Therapeuten der beste Weg, ihre eigene Fähigkeit zur Mentalisierung aufrechtzuerhalten, sonst könnten sie wertend werden oder die Fähigkeit verlieren, die Familie effektiv zu führen. Zum Beispiel sagt der Ehemann in einer Paartherapie endlich: »Du bist mir wichtig und ich liebe dich.« Trotzdem wirkt die Ehefrau nicht glücklich, sondern vielmehr ärgerlich. In solchen Momenten können Therapeuten ihre Fähigkeit zur Mentalisierung verlieren und denken: »Jetzt hat sie bekommen, was sie will, und ist immer noch unglücklich. Wahrscheinlich hat der Mann recht, wenn er sagt, dass sie nie zufrieden mit dem ist, was er sagt!« Solche Momente zu erwarten, kann dem Therapeuten helfen, seine Fähigkeit, in hilfreicher Weise zu denken, zu behalten. Anstatt zu denken: »Sie ruiniert den therapeutischen Prozess«, kann der Therapeut schnell, bevor der Mann verletzt wird und sich angegriffen fühlt, einen Satz einfügen wie: »Ihr Ehemann hat liebevolle Worte Ihnen gegenüber verwendet, und trotzdem scheinen Sie nicht vor Glück zu platzen. Ich frage mich, ob ich Sie richtig verstanden habe. Ist Ihre Reaktion ein Ergebnis aus Gedanken wie: ›Was er sagt, ist wirklich nett, aber ich verstehe nicht, warum er so lang dafür gebraucht hat. Wenn er das jetzt zu mir sagen kann, warum hat er es nicht gesagt, bevor wir zur Therapie mussten? Soviel Leid hätte verhindert werden können.‹?«

Indem er eine solche Aussage einfließen lässt, reguliert der Therapeut die Kommunikation zwischen beiden und schützt sowohl ihre als auch die eigene Fähigkeit zur Mentalisierung.

> **!** Die deutlichsten Anzeichen dafür, dass die Fähigkeit des Therapeuten zur Mentalisierung sinkt, ist, wenn auch die Fähigkeit zur Empathie gegenüber den Klienten sinkt.

Der Verlust an Empathie kann dem Therapeuten als Hinweis auf reduzierte Mentalisierungsfähigkeiten dienen; außerdem kommt er häufig in Verbindung mit einem Gefühl der Scham auf. Die Ursachen dieser Scham könnten sein:

- Der Therapeut hat das Gefühl, den Klienten nicht helfen zu können.
- Der Therapeut wird von den Klienten angeschuldigt oder verantwortlich gemacht.
- Der Klient akzeptiert die Autorität des Therapeuten nicht.
- Der Therapeut macht einen Fehler, sagt etwas, mit dem er Klienten verletzt.

Die schamauslösenden Trigger können Therapeuten in eine nicht-mentalisierende Stimmung versetzen. Diese führt häufig zu einer entfremdeten oder feindseligen Dynamik mit den Klienten. Sich des Grades der eigenen Empathie gegenüber den Klienten bewusst zu sein, kann Therapeuten helfen, sich ihrer eigenen Scham bewusst zu werden und zu realisieren, inwiefern sie gerade zum effektiven Mentalisieren in der Lage sind. Zu wissen, dass derartige Zustände häufig sind und regelmäßig in therapeutischen Sitzungen auftreten, kann ebenso hilfreich sein, um sich nicht der eigenen Scham zu schämen.

22.5 Kritische Einordnung

Es konnte bereits empirisch belegt werden, dass Mentalisierung mit bedeutenden Entwicklungsstufen des Kindes und psychopathologischen Befunden in Zusammenhang steht (Allen & Fonagy, 2006). Aktuelle Evaluationen mentalisierungsbasierter Behandlung konnten vielversprechende Ergebnisse aufzeigen (Keaveny et al., 2012). In einem aktuellen RCT erwies sich Mentalisierungsbasierte Therapie (MBT) als hilfreich zur Reduktion von Ärger, Feindseligkeit, Paranoia sowie der Häufigkeit von selbstschädigendem Verhalten und Suizidversuchen bei Patienten mit Anteilen einer emotional instabilen Persönlichkeitsstörung vom Borderline-Typus in Kombination mit einer Dissozialen Persönlichkeitsstörung (Bateman et al., 2016). Da Mentalisierung in vielen Therapien – insbesondere den systemischen Ansätzen – stattfindet, ist es schwer, die Effekte der mentalisierungsfördernden Interventionen zu isolieren und mit anderen Interventionen zu vergleichen. Dies muss Gegenstand zukünftiger Forschung sein.

FAQ

Woher weiß ich, dass der Klient effektiv mentalisiert?
Wenn Klienten effektiv mentalisieren, werden kollaborative, interpersonelle Kreisläufe in Gang gesetzt. Diese Kreisläufe zeichnen sich durch Neugier und Respekt aus, sie führen zu besseren Verbindungen. Mentalisieren Menschen effektiv, nutzen sie sanftere Worte, die mehr Raum zum Erforschen lassen, wie beispielsweise: »Manchmal frage ich mich, ob ich mir all das ausdenke.« Effektives Mentalisieren zeigt sich auch darin, wie sich Klienten gegenüber dem Therapeuten präsentieren. Anstatt die therapeutische Beziehung zu ignorieren oder dem Therapeuten kritisch gegenüber zu stehen, wie es bei nicht effektivem Mentalisieren der Fall sein kann, fühlt sich der Klient auf ehrliche Weise mit dem Therapeuten verbunden. »Ich bin froh, hier zu

sein, aber auch ein wenig unsicher, da ich mir nicht sicher bin, was Sie über das denken, was ich Ihnen in der letzten Sitzung gesagt habe.«

Wie fühlt sich Mentalisieren an?
Mentalisieren hat eine klare kognitive Komponente, wird aber auch emotional verarbeitet. Die deutlichsten Zeichen in der Erfahrung sind Empathie und Mitgefühl gegenüber sich selbst und anderen. Die Kapazität zum Mentalisieren wieder zu erlangen, führt meist dazu, blockierte Gefühle wieder zu spüren. So erleben Klienten, die keine Traurigkeit, Scham oder Freude spüren konnten, dank einer mentalisierungsbasierten Therapie die Erlaubnis, diese Gefühle wieder zu erleben.

Warum verstärkt Spiegeln Mentalisieren?
Mentalisierung ist das Ergebnis eines Treffens auf Verstandesebene. Wenn eine andere Person uns unsere Erlebnisse spiegelt, überwindet unser Erleben die Schranke des Nur-in-unserem-Kopf-Seins. Es wird zu einem Objekt, das man betrachten kann, mit dem man spielen kann und das man verändern kann. Dies führt zu größerer Mentalisierungsfähigkeit. Außerdem reduziert Spiegeln Scham. Dank des Spiegelns wird das Grundbedürfnis, von anderen gesehen zu werden, erfüllt. Wir fühlen uns wertgeschätzt, unser Grad an Scham sinkt und die Kapazität, uns selbst und andere in nicht-kritischer Weise zu betrachten, steigt.

Was kann ich als Therapeut tun, wenn ich meine Fähigkeit zum Mentalisieren verloren habe?
Die Fähigkeit zum effektiven Mentalisieren schwankt bei jedem – auch bei Therapeuten. In Beziehungen schwankt sie oft von einem Moment zum anderen, ohne dass die Beteiligten sich dessen bewusst wären. Therapeuten können und sollten sich auf diese Fluktuationen einstellen, sie erwarten, sich ihrer nicht schämen und einen Plan entwickeln, wie sie aus diesen Zuständen wieder herauskommen können. Das deutlichste Zeichen dafür, in einem nicht-mentalisierenden Zustand zu sein, ist es, wenn man beginnt, den Klienten mehr und mehr zu beurteilen oder kurzzeitig die Fähigkeit zur Empathie einbüßt. Eine Möglichkeit des Ausstiegs besteht darin, für den Klienten zu sprechen oder der Klient zu werden. Das fördert die Mentalisierungsfähigkeiten des Therapeuten, was üblicherweise zu einem effektiveren Mentalisieren des Klienten führt (»Ja, ich weiß, dass das, was ich gerade gesagt habe, sehr gemein klang und nicht hilfreich war«) und so wird wiederum eine natürliche, empathische Antwort des Therapeuten begünstigt (»Machen Sie sich keine Gedanken, Sie haben das Recht, hier auch ärgerlich zu sein«).

Weiterführende Literatur

Weinblatt, U. (2016). Die Nähe ist ganz nah! Scham und Verletzungen in Beziehungen überwinden. Göttingen: Vandenhoeck & Ruprecht.

23 Externalisieren von Problemen

Carmen C. Unterholzer

23.1 Hintergrund und allgemeine Merkmale

Wir kennen das Externalisieren aus unserer Alltagssprache. Wenn wir vom Zorn, der ein schlechter Ratgeber ist, sprechen oder von der Angst, die uns im Nacken sitzt, dann »externalisieren« wir Emotionen und Affekte. Wir tun so, als wären sie etwas von uns Getrenntes. Auch Kinderbuchautorinnen nutzen diese Herangehensweise, wenn sie über belastende Themen wie Angst, Wut oder Ärger schreiben. Mirjam Zels beschreibt in *Fast wie Freunde*, wie Sophie ihre Angst bezwingt und wie sich das kleine Monster »Angst« zu einem hilfreichen Beschützer entwickelt. Mireille d'Allancé, Britta Schwarz oder Edith Schreiber-Wicke verleihen Wut, Eigensinn oder Zorn ein Eigenleben. Bewährt hat sich diese Methode auch in der Literatur für Erwachsene. Wilhelm Genazino charakterisiert so die Schwermut eines seiner Protagonisten:

> »Prompt fliegt eine kleine Schwermut heran, die ich jetzt über die Brücke trage. (...) Sie tänzelt vor mir her und will mit mir anbändeln. Ich gebe ihr den Namen Gertrud, damit ich sie wirkungsvoller verhöhnen kann. Gertrud Schwermut, hau ab. Prompt stellt sie sich vor: Gestatten, Gertrud Schwermut, darf ich Sie ein bisschen herunterziehen? Hau ab, wiederhole ich. Sie verschwindet nicht, im Gegenteil, sie fasst mich an, ich spüre ihre schwarze Wärme. Vermutlich denkt sie, sie hätte mich im Griff. Sie drängt mich zum Brückengeländer hin, ich sehe auf das dunkle Wasser hinunter. Wie wär's mit einer Trennung vom Leben, fragt sie, wegen erwiesener Geringfügigkeit? Ich kenne diese Fragen, sie machen mich stumm. Gertrud redet auf mich ein wie auf ein schwer erziehbares Kind. Und doch ist sie ein bisschen verärgert, weil ich wieder nicht alles tue, was sie von mir verlangt. Eine halbe Minute kämpfe ich, es sind ihre Kräfte, die nachlassen, nicht meine.«
> (Genazino, 2001, S. 125)

»Das Problem ist das Problem, nicht die Person.« Darauf hinzuweisen, wurden Michael White, Psychotherapeut und Sozialarbeiter am Dulwich Centre im australischen Adelaide, und David Epston, Psychotherapeut und Ko-Direktor des Family Therapy Centre in Auckland, Neuseeland, beide maßgeblich an der Entwicklung des narrativen Ansatzes in der Systemischen Therapie beteiligt, nicht müde. Durch externalisierende Dialoge trennen wir die Person vom Problem. Wir setzen diese Art, Probleme zu betrachten, ganz gezielt ein, um andere Erzählungen als die problembehafteten zutage zu fördern. Der distanzierte Blick erlaubt eine andere Perspektive auf das Problem.

Neben der Dekonstruktion dominanter Diskurse, dem Aufspüren noch nicht erzählter Erfahrungen und – damit verbunden – der Entwicklung neuer Erzähllinien zählen die externalisierenden Dialoge zu den wichtigsten Methoden des narrativen Ansatzes (White & Epston, 1998; White, 2010). Neu ist die Methode nicht. Tomm

(2009) weist darauf hin, dass religiöse Rituale wie der Exorzismus ähnlichen Prinzipien folgen. White und Epston haben das Externalisieren jedoch entmystifiziert und verfeinert.

23.2 Indikationen, Kontraindikationen und Nebenwirkungen

Wenn wir mit unseren Klienten die wechselhafte Beziehung zwischen ihnen und ihren Problemen erforschen wollen, hat sich das Externalisieren bewährt. Sinnvoll ist es dort einzusetzen, wo wir uns von problembehafteten Beschreibungen lösen wollen, wo wir uns neue, für uns lohnendere Geschichten als die alten, dominanten aneignen wollen. Das Externalisieren erleichtert es, neue Lebensgeschichten anzunehmen. Immer dann, wenn wir mit Klienten und ihren Familien gemeinsam gegen ein Symptom vorgehen wollen, helfen uns externalisierende Fragen und eine externalisierende Sprechweise. Befinden sich Klienten in einer Problemtrance, fällt es ihnen oft schwer, einen Blick für ihre Ressourcen zu entwickeln. Das Externalisieren macht Einflussmöglichkeiten auf Symptome sichtbar. So rücken problemfreie Zeiten und gesunde Anteile ins Blickfeld.

Kontraindikation. Manchmal ist das Externalisieren nicht angebracht, z. B. wenn Klienten die Ursachen ihrer Probleme ohnehin ausschließlich in ihrem Umfeld suchen und wenig Verantwortung für ihre Situation übernehmen. Denborough (2017) betont, dass das Externalisieren Klienten nicht aus der Verantwortung entlässt, da sie nach wie vor am Weiterleben der Probleme beteiligt sind. Bei Menschen mit Handicaps, bei akuten Psychosen und auch bei jeder Form von Missbrauch und Traumatisierung ist Vorsicht geboten. Statt des Handicaps oder des Missbrauchs lassen sich Konsequenzen der Beeinträchtigung externalisieren, z. B. der Selbsthass, die Zweifel, das Misstrauen.

Nebenwirkungen. Manchmal besteht die Gefahr, dass externalisierende Dialoge auf einer metaphorischen Ebene bleiben, deshalb ist der Transfer in den Alltag wichtig. Das gelingt durch Fragen wie: »Was können Sie konkret tun, um die Macht der Depression zu schwächen?« oder »Wie müssen Sie vorgehen, um Maggie Su (der externalisierten Magersucht) zu zeigen, dass Sie die Zügel wieder fest in der Hand halten?«

23.3 Klinische Praxis

Schritte zum Externalisieren des Problems nach Denborough (2017):

(1) Das Problem wird personifiziert. Aus »Ich bin zornig« wird »Der Zorn hat mich im Griff« oder aus »Kevin macht Ärger« wird »Was macht der Ärger mit dir, Kevin?« Manchmal kann es sinnvoll sein, dem externalisierten Problem einen Namen zu verleihen. Aus dem Ärger wird »Herr Störenfried«, aus dem Zorn »Zorro«. In Familientherapien erleben wir bei der Suche nach passenden Namen für das Symptom häufig eine beeindruckende Wende. Die Suche ebnet den Weg für eine konstruktive Zusammenarbeit. Die Familie kämpft nun nicht mehr gegen die Indexpatientin, sondern die gesamte Familie geht geschlossen gegen das

Symptom vor (Freeman et al., 2000). Wir untersuchen den Einfluss und die Wirkungsweise des Problems. »Wann ist der Zorn am heftigsten?« oder »Wie lange begleitet Sie Herr Störenfried schon?«

(2) Dann erkunden wir die Auswirkungen des Problems. »Welche Auswirkungen hat Herr Störenfried auf die Beziehung zu deinen Eltern?« oder »Welche Auswirkungen hat der Zorn auf Ihr Selbstbild?«

(3) Wir arbeiten heraus, warum Klienten ihr Verhältnis zum Problem verändern möchten. »Was wäre anders, wenn Herr Störenfried sich von dir verabschieden würde?« oder »Wie würde Ihr Leben aussehen, würde sich der Zorn in Luft auflösen?«
Doch damit ist es noch nicht getan, dies ist erst der erste Teil. Das Externalisieren sei keine Einbahnstraße, betont Denborough, deshalb sei es wichtig, auch unseren Einfluss auf das Problem zu erörtern: »Wenn wir die Geschichten unseres Lebens neu erzählen und die Probleme, mit denen wir konfrontiert sind, externalisieren, können wir den Einfluss des Problems auf unser Leben abschwächen und unseren Einfluss auf das Problem steigern« (Denborough, 2017, S. 56).

(4) Wir erkunden und würdigen Ausnahmen und »sparkling moments«, also strahlende Momente, in denen das Problem außer Kraft gesetzt ist. »Hat Maggie Su nur Macht über Sie oder können auch Sie auf Maggie Su einwirken?« oder »Was können Sie tun, um Maggie Su hin und wieder beiseite zu stellen?« Mit Fragen wie diesen lenken wir die Aufmerksamkeit der Klienten und Klientinnen und ihrer Angehörigen auf ihre Einflussmöglichkeiten. Wir stellen Fragen nach Ausnahmen. »Wann hatte Mad Hilde (die externalisierte Borderline-Störung, C. U.) das letzte Mal keine Macht über Sie?« oder »Gibt es Zeiten, in denen niemand in der Familie über Ihre Magersucht schimpft?« oder »Was wird anders sein, wenn Maggie Su Sie nicht mehr im Griff hat?« Diese Fragen verweisen auf Ereignisse, die problemorientierten Beschreibungen widersprechen. Sie lassen neue Einsichten, neue Ideen entstehen.

Fallbeispiel

Externalisieren in der Praxis

Die 37-jährige Frau L. (Daten anonymisiert) ist Geschäftsführerin einer Kulturorganisation. Sie lebt mit ihrem Mann im gemeinsamen Haushalt. Seit ihrem 13. Lebensjahr leidet sie an einer atypischen Bulimia nervosa (F50.3). Die normalgewichtige Frau hat immer wieder heftige Essattacken, erbricht aber nicht, sondern fastet dann mehrere Tage und betreibt exzessiv Sport. Ihre Gewichtsschwankungen sind beträchtlich (10–15 kg innerhalb eines Jahres).

1. Stunde: Frau L. erzählt in der Anamnese: »In meinem Leben dreht sich alles um das Essen und um mein Körpergewicht.« Sie isst nie mit anderen, auch nicht mit ihrem Mann. Sie kann sich schwer entspannen, fühlt sich oft sehr getrieben und leidet unter dem Druck, stets perfekt sein zu müssen. Gleichzeitig beschreibt sie sich als sehr harmoniebedürftig. Sie bezeichnet ihre Essattacken als schlechten

Umgang mit Stress. »Essen beruhigt mich«, meint sie, »es stillt eine Sehnsucht.« Als Therapieziel definiert sie: »Ich will ein normales Verhältnis zum Essen und zu meinem Körper entwickeln.« Ich verabschiede Frau L. mit folgender Hausübung: Jedes Mal, wenn sie die Kühlschranktür öffnen möchte, solle sie ihr dominantes Gefühl in Stichworten auf einem Zettel festhalten und den Zettel an die Kühlschranktür kleben.

2. Stunde: Frau L. berichtet vom Erfolg mit der Hausübung, im Vordergrund stünden Langeweile und Leere, das Gefühl, nichts »Sinnvolles zu tun«. Wir externalisieren das Gefühl der Leere. Sie beschreibt, wie sich die Leere anfühlt: »Ein Loch in der Körpermitte, dort wo der Magen ist. Deshalb habe ich das Gefühl, wenn ich viel esse, dann ist die Leere, die Sinnlosigkeit zumindest eine Zeit lang weg.« Als ich sie bitte, das Gefühl der Leere, der Sinnlosigkeit genauer zu beschreiben, prägt sie folgendes Bild: »Diese Leere ist wie ein mit Luft prall gefüllter Ballon, er ist knallrot, aalglatt.« Ich frage, ob der Ballon einen Namen habe. Sie meinte, der Ballon sei namenlos und »irgendwie auch gesichtslos«. Ich beende die Stunde mit einer Beobachtungsaufgabe: »Könnten Sie bis zu unserer nächsten Stunde in 14 Tagen beobachten, wann der Ballon ganz prall ist und wann er schlaff ist.«

3. Stunde: Frau L. erzählt, sie habe festgestellt, immer dann, wenn sie sich weit von eigenen Bedürfnissen entferne, »immer dann, wenn ich Papas brave Tochter bin und das tue, was andere von mir verlangen«, dann sei der Ballon besonders prall. Er verliere an Spannkraft, wenn sie stärker ihr Eigenes, ihre Wünsche in den Vordergrund stelle. Sie berichtet, sie habe festgestellt, dass sie eigentlich gar keine Wünsche mehr habe, sie seien ihr abhandengekommen. »Nein, ich glaube, sie sind mir nicht abhandengekommen, sondern ich hatte noch nie Wünsche.« Als jüngstes Kind mit zwei weiteren »Problemgeschwistern« aufgewachsen – ihr Bruder hatte früh massive Alkoholprobleme, ihre Schwester sei bereits mit zwölf Jahren das erste Mal von zu Hause fortgelaufen – entsprach sie stets den Vorstellungen ihrer Eltern. Sie wollte ihnen keine »Sorgen« machen. »Bis heute bin ich überangepasst.« Nun wisse sie nicht mal mehr, ob sie überhaupt noch Wünsche habe. Wir suchten nach Ausnahmen – und wir fanden sie. Ihren Wunsch nach einem Haustier hat sie gegen den Willen der Eltern durchgesetzt. Als sie mit 17 von der Schule abging, habe sie sich auch nicht »überangepasst« verhalten. Mit 24 holte sie das Abitur nach, mit 25 besuchte sie eine Fachhochschule. Auch hier realisierte sie ihre Wünsche, ihre Vorstellungen. Frau L. erinnert sich, dass die Zeit zwischen 24 und 28 eine nahezu symptomfreie Zeit war. »Damals hing dieser Luftballon schlaff in der Gegend herum.«

4. Stunde: Wir arbeiteten weiter an Ausnahmen. Sie meinte, auch in Gegenwart ihrer Großmutter habe sie den prallen Luftballon nie gespürt. Bei ihr fühlte sie sich wohl, bei ihr fühlte sie sich »gesehen, geliebt, akzeptiert«. Der Tod der Großmutter vor sieben Jahren löste bei der Klientin eine massive Krise aus, die Essattacken nahmen wieder zu. »In welchen Situationen verliert dieser Ballon in Ihnen noch an

Luft?« – »Wenn ich im Schrebergarten arbeite, wenn ich Gartenarbeit mache, dann hängt das Ding ganz lasch herum, nein, da weiß ich gar nicht, dass es existiert.« Ich verabschiede Frau L. mit folgender Idee: »Überlegen Sie doch in den nächsten drei Wochen, wie Sie weiter dazu beitragen können, dem Ballon die Luft zu rauben.«
5. Stunde: Frau L. erzählt, der Luftballon werde lasch, wenn sie aktiv sei. Aber nicht exzessiv aktiv so wie beim Laufen, sondern wenn sie aktiv für ihre Entspannung sorge. Voll Stolz erzählt sie, dass sie es wieder öfter schaffe, »faul« auf der Couch herumzuliegen und ein Buch zu lesen. Vor drei Monaten hätte sie das noch nicht geschafft, da wäre sie laufen gegangen oder ins Tanzstudio. Sie spüre, wie gut ihr dieses »Nachlassen« täte, wie positiv sich dies auf ihr Essverhalten auswirke. »Entspannung, Mir-Gutes-Tun bedrohen den prallen Ballon in mir, nimmt ihm die Luft.« Als weitere Feinde des prallen Luftballons nennt die Klientin: »Nein-Sagen, Sich-Zeit-Nehmen, Sich-wichtig-Nehmen … einfach alles, was dazu beiträgt, dass ich nicht mehr Papas brave Tochter bin.« Nachdem sich die Essattacken reduziert haben, schlägt Frau L. vor, erst in einem Monat wieder zu einem Therapiegespräch zu kommen. Nach drei Wochen ruft Frau L. an und teilt mir mit, die nächste Stunde sei die Abschlussstunde, da die Essattacken nicht mehr aufgetreten seien.
6. Stunde: Wir nutzen die Stunde, um Erarbeitetes zu internalisieren (s. a. Kap. 26). Frau L. bringt eine Collage mit: Ein dicker, fetter Luftballon schwebt inmitten eines azurblauen Himmels. Sie meint, so prall sei er gewesen, als sie zur ersten Therapiestunde kam. Die Collage ergänzt sie mit ihren »neuen« Erkenntnissen: Ein dicker Pfeil sticht in den Luftballon, darauf steht: »Ich tu mir Gutes.« Ein anderer Pfeil trägt den Satz: »Ich nehme mich wichtig.« Ein weiterer Pfeil ist beschriftet mit: »Ich bin nicht mehr Papas brave Tochter«. Weitere, andere Sätze machen dem Luftballon den Garaus, etwa: »Ich bin eine erwachsene Frau mit eigenen Wünschen und Bedürfnissen« und »Ich nehme mir Zeit für meine Wünsche«.

In der Praxis fallen Klienten immer wieder in ihre gewohnten Denk- und Sprechweisen zurück. Sie antworten auf eine Frage wie »Wann hatte Maggie Su das letzte Mal keine Chance bei Ihnen?« mit »Als ich vor zwei Jahren in London war, war ich weniger bulimisch.« Sich davon nicht abbringen zu lassen, vorsichtig und sanft wieder in den externalisierenden Dialog zurückzuführen, hat sich im therapeutischen Alltag bewährt.

Mehr Haltung als Technik, mehr Philosophie als Werkzeug. Jill Freedman und Gene Combs (1996, S. 47) betonen, dass Externalisieren mehr ist als eine Technik, vielmehr ist es eine Haltung.

Daher ist das Externalisieren eine Denkweise, die Klientinnen dabei unterstützt, sich von problembehafteten Beschreibungen ihres Lebens, ihrer Beziehung, ihrer Arbeit etc. zu lösen. »Solche externalisierenden Gespräche ›exotisieren das Heimische‹, indem sie den Menschen dabei helfen, die privaten Geschichten und die kulturellen Überzeugungen, in denen sie leben, zu erkennen und zu identifizieren«, betont White (1992, S. 52), wodurch sich der Blick darauf verändert, meist erweitert. Im besten Falle vergrößern sich dadurch Handlungsspielräume. Die Auswirkungen und Einflüsse des Problems auf einen selbst, auf Beziehungen und die eigenen Einflussmöglichkeiten auf das Problem rücken ins Blickfeld.

Weiterentwicklung des Externalisierens. Der australische Autor und Illustrator Matthew Johnstone kennt Depressionen aus eigener Erfahrung, zwei Bilderbücher dazu hat er bereits gestaltet. »Der schwarze Hund« ist die externalisierte Depression, er zeigt in beiden Büchern, wie er seine Depression immer wieder in den Griff bekommt und wie ihn Angehörige und Freunde dabei unterstützen können (vgl. Kap. 24).

Am Institut für Systemische Therapie (Wien) haben wir, auf Anregung unseres japanischen Kollegen Yasunaga Komori, unser störungsspezifisches Wissen über Magersucht, Depression, Schizophrenie und ADHS in Dialoge zwischen einer Puppe, die jeweils für das Störungsbild steht, und einer Interviewerin gefasst. Die DVDs *Ana Ex*, *Morton Mies*, *Vreni Shizzo* und *Ronni Rocket* dienen Kollegen als gutes Hilfsmittel in der therapeutischen Arbeit mit von diesen Störungen betroffenen Klientinnen. In unserer konkreten Arbeit mit den betroffenen Klienten konkretisieren, verändern oder ergänzen wir die vorhandenen Drehbücher zu den DVDs.

23.4 Gute Erfahrungen und typische Schwierigkeiten und Fehler

Bei Klienten, die von sich aus externalisieren, z. B. wenn sie vom inneren Schweinehund oder von der Depression, die wieder zu Besuch ist, sprechen, wenn sie für ihre Symptome Metaphern oder Bilder verwenden, ist es sinnvoll, den therapeutischen Dialog externalisierend fortzuführen. Das Externalisieren ist auch dann angebracht, wenn »Schuld« ein wichtiges Thema im Klientensystem ist. Schuldbeladene Diskurse – z. B. wenn eine oder einer in der Familie der Sündenbock sein muss – können durch das Externalisieren verändert werden.

Manchmal ist für Klientinnen ein externalisierender Dialog befremdlich, manchmal klingt er etwas abgehoben. Auch wenn Klienten zunächst irritiert sind, sollten wir uns nicht davon abbringen lassen, nachzufragen, was die Angst mit ihnen macht oder wie sie die Wut im Zaum halten können. Dranbleiben an dieser Art der Betrachtungsweise ist für Klientinnen häufig lohnend. Das Externalisieren muss nicht immer ein langer dialogischer Prozess sein, manchmal erstreckt es sich nur über zwei, drei Fragen.

Klinische Erfahrung. Das Externalisieren hat den großen Vorteil, dass es die Sprache in der Therapie verändert. Sie wird »untherapeutischer«, der »Psychotalk« verändert sich zugunsten kreativer Elemente, der therapeutische Prozess wird spielerischer. Wichtig ist es, am Ende eines therapeutischen Prozesses die externalisierten Anteile wieder zu internalisieren, d. h., die erzielten positiven Veränderungen dem Verdienst der Klienten zuzuschreiben (s. a. Kap. 26).

Teil III

FAQ

Wann sollten wir vom Externalisieren absehen (Kontraindikationen)?
Wenn Klienten in einer akuten Psychose sind oder wenn sie die Verantwortung immer im Außen suchen.

Welche positive Nebenwirkung kann das Externalisieren in der Familientherapie erzeugen?
Es schweißt die Familie gegen das Symptom zusammen. Der Kampf richtet sich nicht mehr gegen die »Indexpatienten«, sondern gegen das externalisierte Problem.

Was macht man, wenn Klienten immer wieder in eine nicht-externalisierende Sprechweise zurückfallen?
Man wiederholt die Aussage der Klienten und formuliert sie auf externalisierende Art und Weise um.

Weiterführende Literatur und DVDs

Denborough, D. (2017). Geschichten des Lebens neu gestalten. Grundlagen und Praxis der narrativen Therapie. Göttingen: Vandenhoeck & Ruprecht.

Freeman, J. & Epston, D. & Lobovits, D. (2011). Ernsten Problemen spielerisch begegnen. Narrative Therapie mit Kindern und ihren Familien. Dortmund: modernes lernen.

IST (2008). Ana Ex. Wie die Magersucht siegt und wie sie scheitert. DVD. Heidelberg: Auer.

IST (2011). Morton Mies. Wie die Depression siegt und wie sie scheitert. DVD. Heidelberg: Auer.

IST (2013). Vreni Shizzo. Wie die Schizophrenie siegt und wie sie scheitert. DVD. Heidelberg: Auer.

IST (2016). Ronni Rocket. Wie das ADHS siegt und wie es scheitert. DVD. Heidelberg: Auer.

Unterholzer, C. C. (2017). Es lohnt sich, einen Stift zu haben. Schreiben in der systemischen Therapie und Beratung. Heidelberg: Auer.

White, M. (2010). Landkarten der narrativen Therapie. Heidelberg: Auer.

White, M. & Epston, D. (1998). Die Zähmung der Monster. Der narrative Ansatz in der Familientherapie. Heidelberg: Auer.

24 Hilfreiche Literatur (und Medien) für Klienten und Therapeuten

Kirsten von Sydow

24.1 Hintergrund und allgemeine Merkmale

Die Nutzung von Selbsthilfeliteratur ist bei psychischen Problemen sehr populär. Auch Romane können belasteten Menschen helfen: So listet das Buch »Die Romantherapie« 253 Bücher als Heilmittel gegen unterschiedliche Beschwerden (Berthoud & Elderkin, 2014/2013).

Psychotherapeuten sind wahrscheinlich generell »geschichtenaffin« – fast alle interessieren sich für Bücher und Filme. Schließlich haben sie einen Beruf gewählt, in dem Lebens-, Problem- und Lösungsgeschichten zentral sind. Eine US-Internet-Studie belegt, dass auch Fachbücher eine hohe Bedeutung für Therapeuten haben. Als prominenteste Fachbuchautoren nominierten die befragten Therapeuten John Gottman (18 %), Irving Yalom (16 %) und Daniel Siegel (16 %), Marsha Linehan (11 %), Francine Shapiro (10 %), Susan Johnson (8 %) und auf den folgenden Plätzen u. a. Harriet Lerner (5 %) (Cook et al., 2009).

Als »beste« Psychotherapie-Bücher, die die befragten Therapeuten in den letzten drei Jahren gelesen haben, wurden neben Manualen und Fachbüchern bemerkenswert viele Sachbücher für ein allgemeines Publikum gelistet (s. Übersicht: dort in kursiver Schrift).

Doch unter systemischen Therapeuten ist Psychoedukation und der Einsatz von Büchern, Arbeitsblättern oder Internet-Links zum Teil eher unpopulär, da manche deutschsprachige Systemiker von der »Nicht-Instruierbarkeit von Systemen« überzeugt sind (Wagner & Kilian, 2016).

Übersicht

Die besten aktuellen Psychotherapiebücher aus Sicht von US-Therapeuten

- »Dialectical Behavior Therapy« text and / or manual (Marsha Linehan): 18.5 %
- »The Gift of Therapy« (Irving Yalom): 11.4 %
- *»Die 7 Geheimnisse der glücklichen Ehe (The 7 Principles for Making Marriage Work)« (John Gottman & Nan Silver): 9.2 %*
- *»Gemeinsam leben, gemeinsam wachsen: Wie wir uns selbst besser verstehen und unsere Kinder einfühlsam ins Leben begleiten können (Parenting From the Inside Out« (Daniel Siegel & Mary Hartzell): 9.5 %*
- Motivational Interviewing (William Miller & Stephen Rollnick): 8.8 %
- Feeling Good: The New Mood Therapy (David Burns): 7.7 %
- Getting the Love You Want (Harville Hendrix): 7.3 %

- *»Die Narben der Gewalt: Traumatische Erfahrungen verstehen und überwinden (Trauma and Recovery)« (Judith Herman): 6.2 %*
- The Developing Mind (Daniel Siegel): 5.7 %
- The Body Remembers (Babette Rothschild): 5,6 %

(Cook et al., 2009, p. 15; max. 5 Nennungen pro Therapeut; ggf. in deutscher Übersetzung)

Ein anderes Kriterium für die Relevanz bestimmter Bücher ist deren weltweite Verbreitung. Dazu liegt mir kein systematischer Überblick vor, nur anekdotische Evidenz. So soll der Weltbestseller »Wohin mit meiner Wut« (»The dance of anger«) (1985/2001) der US-amerikanischen systemisch-psychodynamischen Psychologin und Psychotherapeutin Harriet Lerner in 35 Sprachen übersetzt worden sein. Ähnlich weit verbreitet ist Susan Forwards (1989/1993) »Vergiftete Kindheit«.

24.2 Indikationen, Kontraindikationen und Nebenwirkungen

Psychoedukation ist ein Kernelement jeder Psychotherapie (z. B. Mühlig et al., 2017) – auch der Systemischen Therapie (z. B. von Sydow, 2015). Sie ist fast immer indiziert (Ausnahme: »Debriefing« nach traumatischen Ereignissen) – soweit der Klient sich darauf einlassen will. Insofern verweisen auch viele Behandlungsleitlinien auf den Stellenwert von Psychoedukation, z. B. fordern die Leitlinien Depression, »Psychoedukative Angebote für Betroffene und Angehörige« (DGPPN et al., 2015).

Informationsangebote über Bücher / Printmedien funktionieren natürlich nur bei Menschen, die gut lesen können, keine stark negativen Vorerfahrungen mit Lesen gemacht haben (z. B. in der Schule) und nur sofern die Texte in einer für den Klienten passenden Sprache vorliegen. Die meisten Klientinnen und Klienten stehen dem prinzipiell positiv gegenüber – aber nicht alle! Darüber hinaus ist es unterschiedlich, inwieweit Betroffene Zeit und Lust haben, etwas zum Thema zu lesen. Bücher langweilen manche – andere (besonders Menschen mit Traumafolgestörungen) sind von den Büchern so belastet, dass sie es manchmal nur schaffen, eine halbe Seite auf einmal zu lesen. Neben Büchern sind Internetquellen sowie Filme bedeutsam.

! Die Beschäftigung mit literarischen Texten oder Fachliteratur sowie anderen Medien, die eigene Probleme thematisieren, kann neue Informationen vermitteln, Anregungen zur Selbstreflexion und zur kritischen Auseinandersetzung mit Bezugspersonen geben, neue Möglichkeiten eröffnen, trösten und Einsamkeitsgefühle lindern.

Es gibt aber auch Gefahren. So beschreibt der »Werther-Effekt« die Auswirkungen der Publikation von Goethes Werther-Roman: gesteigerte Suizidraten, da manche unglückliche Menschen sich durch den Suizid des Protagonisten dazu ermuntert fühlten, ihre eigene Lebensmüdigkeit in die Tat umsetzen. Deshalb gibt es inzwischen Vereinbarungen, in denen sich Medien zu einer vorsichtigen Berichterstattung über Suizide verpflichten. Berichterstattung über Suizide kann Selbsttötungen sogar in Zukunft reduzieren, sofern bestimmte Grundregeln beachtet werden (z. B. keine Heroisierung oder Romantisierung, individuelle Problematik erklären, Lösungsansätze und professionelle Hilfsangebote aufzeigen). Das wird »Papageno-Effekt« genannt, orientiert an der Figur Papageno aus Mozarts Zauberflöte, der seine Suizidgedanken mithilfe von anderen überwinden kann (Wikipedia, 2017).

Vorsicht. Bei Menschen mit Traumafolgestörungen können Texte oder Filme immer auch als Trigger wirken, die PTSD-Symptome auslösen. Hier müssen Betroffene immer zu Vorsicht und Selbstfürsorge angehalten werden, da sonst die Gefahr besteht, dass sie Flashbacks erleben oder in die »Notabschaltung« (Dissoziation) gehen – und womöglich ganze Bücher lesen, ohne überhaupt mitzubekommen, was sie lesen.

24.3 Klinische Praxis

Ich empfehle Klienten oft zu Therapiebeginn und immer dann, wenn ein neues relevantes Thema zur Sprache kommt, bei dem neue Informationen hilfreich sein könnten, Sachliteratur. Ebenfalls hilfreich sein können Romane, Gedichte, Filme/YouTube-Angebote oder Apps sein.

Wobei es gerade bei Apps (z. B. zur Information, als Symptomtagebuch oder als Meditationsanleitung) sehr schwer ist, zu beurteilen, wie seriös diese sind und was mit evtl. eingegebenen Daten passiert (Krüger-Brand, 2017).

> **!** Abgeraten werden muss von Apps, bei denen das Impressum und/oder eine Datenschutzerklärung fehlen.

Das gesamte Feld potenziell hilfreicher Medien verändert sich kontinuierlich und die Nutzung ist geprägt von den subjektiven Interessen und Vorlieben des Therapeuten sowie des Klienten.

Die folgenden Übersichten geben einen Überblick über Sachbücher, die ich häufiger empfehle, und über nützliche Internet-Quellen.

Übersicht

Hilfreiche Bücher für Klientinnen und Klienten, nach Themen geordnet

Destruktive Beziehungserfahrungen in der Kindheit und dem Erwachsenenalter und deren Folgen: Komplexe Traumafolge-Störungen und Persönlichkeitsstörungen

- Forward, S. (1993). Vergiftete Kindheit. Elterliche Macht und ihre Folgen (Toxic parents: Overcoming their hurtful legacy and reclaiming your life. New York: Bantam) (11. Aufl.). München: Goldmann.

Teil III

- Reddemann, L. & Dehner-Rau, C. (2008). Trauma: Folgen erkennen, überwinden und an ihnen wachsen (3. Aufl.). Stuttgart: Trias.
- Bass, E. & Davis, E. (1988/2009). Trotz allem: Wege der Selbstheilung für Frauen, die sexuelle Gewalt erfahren haben (15. Aufl.).; The courage to heal: A guide for women survivors of child sexual abuse. New York: Harper & Row). Berlin: Orlanda Frauenverlag.
- Goldbeck, L., Allroggen, M., Münzer, A., Rassenhofer, M. & Fegert, J. M. (2017). Ratgeber Sexueller Missbrauch: Informationen für Eltern, Lehrer und Erzieher (Reihe »Ratgeber zum Leitfaden Kinder- und Jugendpsychotherapie«, Bd. 21). Göttingen: Hogrefe.
- Wardetzki, B. (2009). Eitle Liebe: Wie narzisstische Beziehungen scheitern oder gelingen können. München: Kösel.

Gewaltbeziehungen im Erwachsenenalter und komplexe Traumafolge-Störungen

- Kubany, E. S., McCaig, M. A. & Laconsay, J. R. (2015). Das Trauma häuslicher Gewalt überwinden. Ein Selbsthilfebuch für Frauen. Göttingen: Hogrefe.

»Kriegskinder« und »Kriegsenkel«

- Bode, S. (2009). Die vergessene Generation: Kriegskinder brechen ihr Schweigen (7. Aufl.). Stuttgart: Klett-Cotta.
- Bode, S. (2015). Kriegsenkel: Die Erben der vergessenen Generation (15. Aufl.). München: Piper.
- Radebold, H. (2009). Die dunklen Schatten unserer Vergangenheit: Hilfen für Kriegskinder im Alter (3. Aufl.). Stuttgart: Klett-Cotta.
- Reddemann, L. (2015). Kriegskinder und Kriegsenkel in Psychotherapie: Folgen der NS-Zeit und des Zweiten Weltkriegs erkennen und bearbeiten – Eine Annäherung. Stuttgart: Klett-Cotta.

Alkoholabhängigkeit

- Lambrou, U. (2010). Familienkrankheit Alkoholismus. Im Sog der Abhängigkeit (Neuausgabe). Reinbek bei Hamburg: Rowohlt.

Essstörungen

- Herman, N. (2016). Fettlogik überwinden (11. Aufl.). Berlin: Ullstein TB. *(für Menschen mit Adipositas)*
- Kast, B. (2018). Der Ernährungskompass (8. Aufl.). München: Bertelsmann.

Chronische körperliche Erkrankungen und Schmerzstörungen

- Kabat-Zin, J. (2006). Gesund durch Meditation: Das große Buch der Selbstheilung (Full catastrophe living. New York: Delacorte). Frankfurt / M.: Fischer.
- Phillips, M. (2009). Chronische Schmerzen behutsam überwinden: Anleitungen zur Selbsthilfe. Heidelberg: Auer.

Depressionen: Hilfen für Betroffene und Angehörige

- Borst, U. (2011). Wenn die Liebe überschattet wird – Leben mit einem depressiven Partner. Patmos TB.
- Johnstone, M. (2010). Mein schwarzer Hund: Wie ich meine Depression an die Leine legte (3. Aufl.) (I had a black dog. Sydney: Pan). München: Kunstmann.
- Johnstone, M. & Johnstone, A. (2008/2009). Mit dem schwarzen Hund leben: Wie Angehörige und Freunde depressiven Menschen helfen können, ohne sich selbst dabei zu verlieren (Living with a black dog. Sydney: Pan). München: Kunstmann. *(für Partner und erwachsene Angehörige, Freunde Betroffener)*
- Epstein Rosen, L. & Amador, X. F. (2002). Wenn der Mensch, den du liebst, depressiv ist: Wie man Angehörigen oder Freunden hilft. Reinbek: Rowohlt TB.

Zwangsstörungen

- Rufer, M. & Fricke, S. (2016). Der Zwang in meiner Nähe. Rat und Hilfe für Angehörige von Zwangskranken Menschen (2. Aufl.). Göttingen: Hogrefe.

Alpträume

- Pietrowsky, R. & Thünker, J. (2015). Ratgeber Alpträume: Informationen für Betroffene und Angehörige. Göttingen: Hogrefe.

Partnerschaftsprobleme

- Gottman, J. M. & Nan Silver (2002). Die 7 Geheimnisse der glücklichen Ehe (The 7 principles for marriage work. New York: Crown). München: Ullstein.
- Holzberg, O. (2015). Schlüsselsätze der Liebe: 50 kluge Gedanken, die ihre Beziehung verbessern können. Köln: DuMont.
- Holzberg, O. (2017). Neue Schlüsselsätze der Liebe: Was Beziehungen scheitern, und was sie gelingen lässt. Köln: DuMont.
- Johnson, S. (2011). Halt mich fest. Sieben Gespräche zu einem von Liebe erfüllten Leben. Emotionsfokussierte Therapie in der Praxis (Hold me tight. London: Piatkus). Paderborn: Jungfermann.
- Lerner, H. (2008). Wohin mit meiner Wut? Neue Beziehungsmuster für Frauen (6. Aufl.) (The dance of anger. A woman's guide to changing the patterns of intimate relationships. New York: Harper & Row). Frankfurt / M.: Fischer. *(speziell für Frauen)*

Sexuelle Probleme

- Clement, U. (2015). Guter Sex trotz Liebe. Berlin: Ullstein.
- Drimalla, E. (2015). Amor altert nicht: Paarbeziehung und Sexualität im Alter. Göttingen: Vandenhoek & Ruprecht.
- Schnarch, D. (2006). Die Psychologie sexueller Leidenschaft (Passionate marriage: Love, sex, and intimacy in emotionally committed relationships. New York: Henry Holt & Comp. (Owl Book)). Stuttgart: Klett-Cotta.

- Schnarch, D. (2011). Intimität und Verlangen: Sexuelle Leidenschaft in dauerhaften Beziehungen (Intimacy & desire – Awaken the passion in your relationship. New York: Beaufort.). Stuttgart: Klett-Cotta.
- Sydow, K. von (1994). Die Lust auf Liebe bei älteren Menschen (2. Aufl.). Reinhardts Gerontologische Reihe, Bd. 5. München: Ernst Reinhardt.

Außenbeziehungen

- Jellouschek, H. (2003). »Warum hast du mir das angetan?«: Untreue als Chance (12. Aufl.). München: Piper.

Teil III

Unerfüllter Kinderwunsch

- Wischmann, T. & Stammer, H. (2016). Der Traum vom eigenen Kind: Psychologische Hilfen bei unerfülltem Kinderwunsch (5. Aufl.). Stuttgart: Kohlhammer.

Erziehungsprobleme und Probleme in der Beziehung zwischen Eltern und Kindern

- alle Werke von Jesper Juul
- Siegel, D. & Hartzell, M. (2009). Gemeinsam leben, gemeinsam wachsen: Wie wir uns selbst besser verstehen und unsere Kinder einfühlsam ins Leben begleiten können. Freiburg: Arbor-Verlag.

Bücher mit deren Hilfe psychisch belastete Eltern ihren Kindern die Problematik erklären können

- Homeier, S. (2008). Sonnige Traurigtage: Ein Kinderfachbuch für Kinder psychisch kranker Eltern (3. Aufl.). Frankfurt/M.: Mabuse. *(für Kinder Betroffener)*
- Homeier, S. & Schrappe, A. (2009). Flaschenpost nach irgendwo: En Kinderfachbuch für Kinder suchtkranker Eltern. Frankfurt/M.: Mabuse. *(für Kinder Betroffener)*
- Mosch, E. (2009). Mamas Monster: Was ist nur mit Mama los? (2. Aufl.). Bonn: Balance. *(für Kinder Betroffener)*
- Vincent, G. (2013). Ernest und Celestine. Die Fragen von Celestine. Heidelberg: Auer. *(Katzenkind fragt nach seiner Herkunft – wurde aus Mülltonne gezogen und muss das verarbeiten)*

Bücher für verwitwete Elternteile

- Haagen, M. (2017). Mit dem Tod leben: Kinder achtsam in ihrer Trauer begleiten. Stuttgart: Kohlhammer.

Familiengeheimnisse

- Imber-Black, E. (1999). Die Macht des Schweigens: Geheimnisse in der Familie. Stuttgart: Klett-Cotta.

Seriöse Internet-Ressourcen: eine Auswahl

Gesundheitsinformationen (somatische und psychische Gesundheit)

- Arbeitsgemeinschaft für Wissenschaftliche Medizinische Fachgesellschaften (AWMF): Leitlinien für Diagnostik und Therapie somatischer und psychischer Störungen, http://www.awmf.org/leitlinien
- Cochrane Deutschland, www.cochrane.de
- Deutsches Netzwerk Evidenzbasierte Medizin (DNEbM), www.ebm-netzwerk.de/was-ist-ebm/links
- Harding-Zentrum für Risikokompetenz, www.harding-center.mpg.de/de
- IGeL-Monitor, Angebot des Medizinischen Dienstes der Krankenkassen e.V. (MDS), www.igel-monitor.de
- Institut für Qualität und Wirtschaftlichkeit im Gesundheitswesen (IQWiG), www.gesundheitsinformation.de
- Krebsinformationsdienst des Deutschen Krebsforschungszentrums, www.krebsinformationsdienst.de
- Patient/innenleitlinien des Ärztlichen Zentrums für Qualität in der Medizin (ÄZQ), www.patienten-information.de/patientenleitlinien
- Unabhängige Patientenberatung, www.unabhaengige-patientenberatung.de
- Was hab ich? – Kostenfreie Möglichkeit, Befunde einzusenden und schnell eine verständliche Übersetzung zu erhalten, www.washabich.de

(Zugriff: 04.05.2018)

Psychotherapiebezogene Informationen

- Bundespsychotherapeutenkammer, www.bptk.de
- Wissenschaftlicher Beirat Psychotherapie (WBP), www.wbpsychotherapie.de
- Patientenrechtegesetz: Bundesgesundheitsministerium, https://www.bundesgesundheitsministerium.de/themen/praevention/patientenrechte/patientenrechte/#c3648
- Unabhängiger Beauftragter der Bundesregierung für Fragen des sexuellen Kindesmissbrauchs (auch für erwachsene ehemalige Betroffene), http://beauftragter-missbrauch.de/
- Informationen speziell zur Systemischen Therapie und Paar-/Familientherapie,
  - Deutsche Gesellschaft für Systemische Therapie und Familientherapie (DGSF), www.dgsf.info
  - Systemische Gesellschaft (SG): Deutscher Verband für systemische Forschung, Therapie, Beratung und Supervision, www.systemische-gesellschaft.de

(Zugriff: 04.05.2018)

Teil III

Lehrfilme zur Bindungstheorie und Bindungsforschung (auf englisch)

- Attachment Theory – John Bowlby (School of Life, 6,33 Min.): https://www.youtube.com/watch?v=3LM0nE81mIE
- Dr. Dan Siegel – On Disorganized Attachment (5.29 Min.), https://www.youtube.com/watch?v=iGDqJYEi_Ks
- The strange situation – Mary Ainsworth (3,14 Min.), https://www.youtube.com/watch?v=QTsewNrHUHU
- Video: Still Face (Baby mit Mutter) – Dr. Edward Tronick (2,48 Min.), https://www.youtube.com/watch?v=apzXGEbZht0
- Video: Dad's Still Face (4,28 Min.), https://www.youtube.com/watch?v=7Pcr1Rmr1rM

(Zugriff: 04.05.2018)

24.4 Gute Erfahrungen, typische Probleme

Nicht selten lesen Klienten die von mir empfohlenen Bücher nicht. Was ich natürlich respektiere. Manchmal ist schon die Beschaffung der Bücher ein Problem.

Beispiel

Ich empfehle einer Klientin, deren Vater in ihrer Kindheit und Jugend über viele Jahre alkoholabhängig war, das Buch »Familienkrankheit Alkohol«. Bei meinen späteren Nachfragen stellt sich heraus, dass sie der Titel zwar interessiert, sie sich aber nicht in der Lage fühlt, das Buch zu bestellen, da sie nicht möchte, dass ihr Name mit so einem tabuisierten Thema verknüpft wird. Ich weise sie darauf hin, dass sie das Buch ja auch unter einem falschen Decknamen in einer Buchhandlung bestellen kann – was sie dann auch tut.

In Einzelfällen missfällt manchen Klienten etwas an der Buchgestaltung (z. B. das betont aggressive Gesicht auf dem Titel von Lerner, 2008), sodass das Buch nicht gelesen wird. Oft bestehen auch Ängste davor, dass Angehörige (Partner, Kinder, Eltern) das Buch sehen und daraus Rückschlüsse auf den Leser ziehen könnten.

Und manchmal lesen die Klienten das Buch – z. T. prompt, z. T. irgendwann, wenn ich schon fast vergessen habe, dass ich es ihnen empfohlen hatte. Und nicht selten reagieren sie emotional stark auf Bücher. Manche lesen die Bücher gleich durch, sind dabei aber gar nicht anwesend (dissoziiert?) – andere müssen das Buch nach wenigen Seiten weglegen, da es zu belastend ist.

Beispiel

Im Erstgespräch stellt sich eine junge Frau mit leiser Stimme vor. Sie leidet u. a. unter chronischen Depressionen und Beziehungsproblemen. Sie berichtet im Erstgespräch u. a. von starken Schreckreaktionen bei lauten Geräuschen, von Gewalterfahrungen und davon, dass in ihrer Herkunftsfamilie ein Suizid und jahrzehntelange Kontaktabbrüche aufgetreten sind. Die umfangreichen Vorbehandlungen (vier stationäre, zwei ambulante Therapien, zuletzt 160 Stunden Psychoanalyse) waren wenig erfolgreich. Ich äußere die Vermutung, dass sie evtl. unter einer Traumafolgestörung leiden könnte und empfehle ihr das Buch von Dehner-Rau und Reddemann (2008) zum Thema.

In der zweiten Stunde hat sie das Buch bereits gelesen:

Ich: »Was waren Ihre Gefühle dabei?«

Sie: »Anstrengend. Frustrierend. Ich ärger' mich, dass so viel drin steht, was passt (*weint). Dass keiner von den Therapeuten mir jemals was gesagt hat.*«

Sie war entlastet dadurch, dass ihr für sie selbst problematisches Verhalten erstmals verstehbar und sinnvoll wurde als (komplexe) Traumafolgestörung. Sie war aber auch ärgerlich über die vielen Vorbehandler, die nicht erkannt oder angesprochen hatten, dass sie unter einer solchen Störung leiden könnte. Und ihr so die Möglichkeit vorenthalten hatten, ihre Problematik und damit sich selbst besser zu verstehen zu können.

Teil III

Bücher können auch in interpersoneller Hinsicht deutliche Wirkungen haben.

Beispiel

Einer Einzeltherapieklientin mit einer heimlichen Außenbeziehung empfahl ich das Buch von Jellouschek (2003) zum Thema. Sie las es erst nach Monaten – hat dann aber sofort (und ohne Rücksprache mit ihrer Therapeutin) ihren Mann mit der Wahrheit konfrontiert, was zu großen Turbulenzen bei beiden Beteiligten und in ihrer Ehe führte, später dann aber auch zu einer Konsolidierung der Paarbeziehung (s. von Sydow & Seiferth, 2015).

In Hinblick auf Lehrfilme liegt die breiteste Palette zur Bindungstheorie und Bindungsforschung vor (s. Übersicht). Klienten, Studierende und (angehende) Therapeuten regieren oft stark auf Filme z. B. zum »Still Face« Experiment – aber ganz unterschiedlich: Manche sind entlastet, weil es ihnen hilft zu verstehen und zu würdigen, unter was für belastenden Umständen sie aufgewachsen sind (z. B. mit einer depressiven Mutter), andere sind emotional schwer belastet von einem solchen Video, wieder andere haben eher Sorgen und Schuldgefühle weil sie sich fragen, wie sie selbst als Mutter oder Vater auf ihre Kinder wirkten oder wirken …

24.5 Kritische Einordnung

Medien wie Bücher, Internetressourcen oder Lehrfilme auf Youtube können sehr nützlich und hilfreich sein für Klienten (sowie auch in der Aus- und Weiterbildung von Therapeuten), da sie Informationen vermitteln, die Selbstwahrnehmung, das Selbstmitgefühl und das Verständnis für sich selbst und andere Beziehungspartner – die Mentalisierung – stärken können (s. a. Kap. 22). Sie können aber auch abschrecken, belasten, verwirren, überfordern oder Schuldgefühle induzieren. Deshalb ist es essenziell, dass Klienten ermuntert werden, ihre subjektiven Reaktionen auf solche Medien zu schildern – insbesondere auch kritische Gedanken und belastende Erfahrungen.

FAQ

Ein Klient beschafft und liest ein empfohlenes Buch nicht – was tun? Ich betone immer, dass jeder Klient JEDEN Vorschlag von mir ablehnen kann und es gut ist, wenn er auf seine Grenzen achtet. Nützlich ist es aber auch nachzuforschen, was die Hintergründe sind, z. B. »*Wenn Sie das nicht lesen wollen, so ist das Ihr gutes Recht – ich würde nur gern besser verstehen, was dahintersteckt?*«

Eventuell kann es auch hilfreich sein, Antwortalternativen anzubieten: »*Mögen Sie keine Bücher? Oder haben Sie vielleicht in der Schule schlechte Erfahrungen mit Lesen und Schreiben machen müssen? Liegt es am Thema oder am Titelbild? Haben Sie Befürchtungen, was die Buchhändlerin, ihr Mann oder Ihre Kinder denken, wenn sie sich für so ein Buch interessieren?*«

Eine Klientin erzählt begeistert von einem Fachbuch oder Film, das / den sie als sehr hilfreich erlebt. Sie selbst kennen das Buch oder den Film gar nicht und sind womöglich skeptisch – was tun? Lassen sie sich Autor und Titel nennen und erzählen, was genau an diesem Medium so positiv gesehen wird. Je nach Zeitbudget kann es sinnvoll sein, Buch oder Film mal in echt oder im Internet anzusehen – vielleicht auch zu lesen. Ich habe durch Klienten schon viele gute mediale Anregungen erhalten. Schwieriger wird es, wenn ein Medium empfohlen wird, das Ihren Geschmack nicht so ganz trifft oder das Ihnen unseriös erscheint. Für mich kritisch sind Bücher, die ich als sehr esoterisch oder / und als sprachlich wenig gelungen empfinde. An diesen Stellen übe ich mich in der Gratwanderung zwischen Wertschätzung des Klienten und seiner Suche nach dem subjektiv richtigen Weg auf dem vielleicht auch esoterische Bücher hilfreich sind, und »Echtheit«, indem ich auch meinen Standpunkt deutlich mache, der u. a. von bestimmten wissenschaftlichen Standards geprägt ist.

25 Videounterstützte Interventionen in der Systemischen Therapie

Carole Gammer

25.1 Hintergrund und allgemeine Merkmale

Die meisten Paar- und Familientherapeuten sind an den Einsatz von Videotechnik in den Kontexten von Lehre und Supervision gewöhnt. Bei der videounterstützten systemischen Paar- und Familientherapie geht es jedoch um etwas anderes: Auch in der direkten therapeutischen Arbeit mit den Paaren und Familien kann der Einsatz von Videotechnik als Intervention außerordentlich hilfreich und Nutzen stiftend sein. In den Kapiteln 32 bzw. 64 wird der Einsatz von videounterstütztem Feedback an die Klienten in bestimmten Settings (Multifamilientherapie, Paartherapie und Gruppentherapie) bzw. bei bestimmten Zielgruppen (Eltern-Säuglings-Kleinkind-Psychotherapie) beschrieben. Im vorliegenden Kapitel geht es um eine allgemeine Einführung zur Frage, wie Videoaufnahmen in der Systemischen Therapie genutzt werden können.

Im Rahmen einer systemisch-therapeutischen Behandlung wird Videotechnik genutzt, indem die Patienten zunächst in einer kurzen Interaktionssequenz gefilmt werden. Es sollten möglichst nur die Personen gefilmt werden, um die es in der Therapie geht. Unter therapeutischer Anleitung wird das Video dann in einer gemeinsamen Sitzung angeschaut und nach verschiedenen Aspekten reflektiert. Das Video eignet sich dabei sehr gut als Grundlage, um über die eigenen Wahrnehmungen, Gedanken, Gefühle und Verhaltensweisen ins Gespräch zu kommen und mögliche alternative Lösungswege gemeinsam zu entwickeln.

> **!** Im systemischen Ansatz der Phasischen Paar- und Familientherapie (Gammer, 1999, 2009) ist diese Methode zwar nur eine unter vielen, hat sich allerdings als die ertragreichste erwiesen. Vor allem Paare und Familien können ausgesprochen schnell und effektiv davon profitieren.

Es gibt unterschiedliche Möglichkeiten, die Videositzungen zu gestalten. Die im Folgenden vorgestellte Methode kommt aus der von George Downing entwickelten Video Interventionstherapie (VIT; Downing, 2008, 2015; Downing et al., 2008, 2013). Die VIT wurde zunächst vor allem in psychiatrischen Settings, in der familientherapeutischen Arbeit mit psychisch schwer kranken Eltern eingesetzt. Später wurde die Anwendung von VIT auch auf andere, ambulante Settings im Bereich der Arbeit mit psychischer Gesundheit ausgeweitet.

VIT ist eine empirisch gestützte Methode (Facchini et al., 2016; Riva Crugnola et al., 2016), die sich, als Modul entwickelt, als ein Element einer breiteren therapeutischen

Behandlung gut und flexibel einsetzen lässt. In der Regel werden Sitzungen mit Einsatz von Videotechnik im Rahmen einer längeren Behandlung auch mit anderen Methoden und Interventionen kombiniert.

Einsatzbereiche und Datenschutz. Die Videos können in einer Therapieeinrichtung, einer privaten Praxis oder auch zu Hause aufgenommen werden, wobei die meisten Patienten Szenen aus ihrem Alltag zu Hause filmen. In diesem Fall sind es die Eltern des Familiensystems oder das sich in Therapie befindende Paar, das das Video aufnimmt. Die Kamera wird dabei von den Patienten selbstständig im Haus installiert, meistens auf einem Regal oder Schrank. Manchmal kann auch der Therapeut anwesend sein, um das Filmen zu übernehmen.

Technisch gesehen wird es immer einfacher, dass Familien auch zu Hause ihre Interaktionen filmen. Selbst Handyaufnahmen sind inzwischen für solche Zwecke geeignet, und einfache Videokameras gibt es günstig zu kaufen. Anspruchsvoller wird dagegen die Einhaltung der immer strenger werdenden Datenschutzauflagen für Speicherung, Transport und Aufbewahrung von Bildmaterial, auf dem Personen zu sehen sind. Therapeuten sollten das Filmmaterial also möglichst nicht selbst auf den eigenen Rechner überspielen und dort oder anderswo speichern / aufbewahren; wenn das aus technischen Gründen nötig sein sollte, sollte das Einverständnis aller gefilmten Personen (Kinder: ab 14 Jahren) bzw. der Erziehungsberechtigten (bei Kindern unter 14 Jahren) schriftlich und unter Angabe des Verwendungszwecks eingeholt werden.

25.2 Indikationen, Kontraindikationen und Nebenwirkungen

Die Art der Szene, die gefilmt wird, wird im Voraus von dem Paar oder der Familie gemeinsam mit dem Therapeuten definiert und festgelegt. Bei der Auswahl der Szenen gibt es vielfältige Möglichkeiten:

Zum Beispiel kann man ein Konfliktgespräch filmen, die gemeinsame Planung eines zukünftigen Vorhabens, eine gemeinsame Mahlzeit oder einen Elternteil, während es einem Kind bei den Hausaufgaben hilft etc. Erfahrungsgemäß bieten Videos, die zu Hause selbstständig von den Patienten aufgenommen werden, ein deutlich breiteres Spektrum an interessanten Szenen, die in der therapeutischen Sitzung verwendet werden können.

Sowohl manche Patienten als auch Therapeuten haben dabei zunächst die Bedenken, das Verhalten der Patienten könnte angesichts ihres Wissens um die Anwesenheit der Kamera unnatürlich oder besonders sozial erwünscht sein. Dies ist allerdings in den seltensten Fällen ein Problem. Vielmehr ist es in der Praxis so, dass die (maladaptiven) Verhaltens- und Interaktionsgewohnheiten rasch von selbst einsetzen und die Szene sich im Verlauf ganz natürlich entfaltet.

25.3 Klinische Praxis

Der Therapeut sollte einige Zeit vor der Sitzung, in der das Video angeschaut und reflektiert wird, die Möglichkeit haben, sich darauf vorzubereiten. Dazu sollte ihm das Material elektronisch oder postalisch von den Patienten zugesendet werden. Er sucht dann im Voraus Interaktionsszenen heraus, die Schlüsselsequenzen oder anderweitig prägnante Vorkommnisse beinhalten. Die ausgewählten Szenen werden dann in der Sitzung vom Paar bzw. der Familie und dem Therapeuten gemeinsam angeschaut und besprochen.

Im Rahmen einer Familientherapie sollte dabei genau vorbesprochen werden, wer bei der Sitzung, in der das Video angeschaut wird, anwesend sein sollte. Ist das betroffene Kind beispielsweise ein Säugling oder Kleinkind, kommen in der Regel nur die Eltern zur Sitzung. Bei älteren Kindern (sechs Jahre oder älter) gibt es vier Möglichkeiten:

(1) Ein Elternteil oder beide Eltern können das Video in Abwesenheit des Kindes mit dem Therapeuten anschauen.
(2) Das Kind schaut das Video in Abwesenheit seiner Eltern mit dem Therapeuten an.
(3) Eltern und Kind sind anwesend und schauen das Video gemeinsam mit dem Therapeuten an.
(4) Dasselbe Video wird zunächst mit den Eltern in einer Sitzung, dann mit dem Kind in einer separaten Sitzung gemeinsam mit dem Therapeuten angeschaut.

Der Vorteil dieser verschiedenen Konstellationen ist, dass es individuell möglich bleibt, auf die Bedürfnisse (vor allem) des Kindes einzugehen. Während sich manche Kinder damit durchaus wohlfühlen, die Sequenzen mit ihren Eltern gemeinsam anzuschauen, fühlen sich andere dabei gehemmt und können sich freier äußern und die Möglichkeiten besser nutzen, wenn sie mit dem Therapeuten alleine sind.

> **!** Die Erfahrung zeigt, dass es den Kindern in einem Einzelkontakt mit dem Therapeuten meist leichter fällt, offen über ihre positiven und negativen Verhaltensweisen in einer Interaktion nachzudenken und zu sprechen, da sie sich in einem geschützten und wertungsfreien Raum befinden.

VIT kann darüber hinaus auch im Rahmen einer Gruppentherapie eingesetzt werden, wobei dies sowohl Gruppen von Kindern oder Jugendlichen als auch Elterngruppen sein können. Gemeinsam mit der Gruppe werden die zu Hause entstandenen Szenen angeschaut und in einem anschließenden Gruppengespräch reflektiert. Die Gruppe stellt dabei ihre Wahrnehmungen und Empfindungen zu der dargebotenen Szene zur Verfügung, wobei es die Aufgabe des Therapeuten ist, sicherzustellen, dass dies wohlwollend und unterstützend geschieht. Eine solche Gruppenarbeit kann natürlich auch zusätzlich zu einer Paar- oder Familientherapie stattfinden.

In allen Sitzungen, in denen Videotechnik zum Einsatz kommt, wird nach einem bestimmten Manual gearbeitet (Downing et al., 2013). Jede dieser Sitzungen kann entweder abgekürzt oder vollständig stattfinden.

Abgekürzte Sitzung. Hier werden in der Reflexion der Videos zuerst die initialen Beobachtungen der Patienten diskutiert. Dann hebt der Therapeut einige positive Interaktionselemente hervor und erklärt, was genau daran positiv und konstruktiv zu bewerten ist. Im Anschluss an diese Rückmeldung sprechen Therapeut und Patienten gemeinsam über diese Punkte. Die Indikation für eine Sitzung, in der nur positive Elemente besprochen werden, kann unterschiedlicher Natur sein: Beispielsweise, wenn ein Patient wenig Vertrauen zum Therapeuten hat oder nur eine geringe Therapiemotivation mitbringt.

Vollständige Sitzung. Hier werden noch weitere Schritte einbezogen: Nach dem Besprechen der positiven Interaktionsmuster weist der Therapeut respektvoll, wohlwollend und unterstützend auf maladaptive Interaktionsmuster hin. Die Auswahl der fokussierten und gezeigten Muster, die der Therapeut zuvor getroffen hat, erfolgt dabei nach zwei maßgeblichen Kriterien:

(1) Welches negative Interaktions-/Verhaltensmuster ist am relevantesten für die Zielerreichung der Therapie?
(2) Welches Muster ist für den Patienten am leichtesten veränderbar?

Nach einer ersten Reflexion der Videosequenzen und der gemeinsamen Analyse der Interaktionsmuster folgt dann eine intensivierte therapeutische Bearbeitung. Der Fokus kann hierbei entweder mehr auf dem »äußeren Film«, also dem objektiv im Video sichtbar gewordenen Verhalten liegen. Er kann aber auch auf dem »inneren Film«, den Gedanken, Gefühlen oder auch der Körpersprache, die sich in der Videosequenz ausdrücken, liegen. Liegt der Fokus auf dem »inneren Film«, werden in einem abschließenden Schritt hilfreichere Gedanken oder eine hilfreichere Körpersprache gesucht, um eine erste Veränderung einzuleiten. Liegt der Fokus auf dem »äußeren Film«, wird zum Ende einer Sitzung ein Plan für bestimmte Verhaltensänderungen einvernehmlich festgelegt.

Während all dieser Phasen einer Videositzung bezieht der Therapeut sein Vorgehen aus verschiedensten Techniken und methodischen Hintergründen. Manche Techniken zielen darauf ab, die Mentalisierungsfähigkeit der Patienten zu erweitern (Fonagy et al., 1991; Steele & Steele, 2008, vgl. Kap. 22). Andere Techniken unterstützen interaktionelle Fähigkeiten. Auch kann emotionsfokussiert vorgegangen werden, indem entweder diejenigen Gefühle betrachtet werden, die direkt in der gefilmten Szene erlebt wurden oder aber auch die, die beim Zuschauen empfunden werden. Auch klassische kognitiv-behaviorale Techniken werden häufig integriert, um Paaren oder Familien dabei zu helfen, dysfunktionale Gedanken über sich selbst oder andere Menschen zu identifizieren und zu modifizieren. Im Verlauf der Sitzung werden die Teilnehmer schließlich ermutigt, neue Verhaltensweisen zu planen und diese zu Hause auszuprobieren.

Es ist nicht immer unbedingt notwendig, dass die ganze Familie dabei anwesend ist, wenn das Video angeschaut wird. Der Therapeut sollte stets mit der Familie gemeinsam im Vorhinein entscheiden, wer beim Anschauen dabei sein sollte. So kann es beispielsweise in einer explosiven Konfliktsituation zwischen Eltern und Kind am sinnvollsten sein, dass der (zur Veränderung bereits motivierte) Elternteil alleine kommt und das Video im Hinblick auf eigene dysfunktionale Verhaltensweisen in Ruhe analysieren kann. Auch kann es zum Beispiel in einer Situation, in der zwei Geschwister ihre Beziehung verbessern wollen, sinnvoll sein, wenn die Eltern bei der Reflexion nicht anwesend sind, da die Kinder in der Regel dann freier sprechen und sich austauschen können. Nichtsdestotrotz ist es in den meisten Fällen ebenso gut, wenn die ganze Familie anwesend ist, wie es auch in den anderen familientherapeutischen Sitzungen der Fall ist.

Fallbeispiel

Einsatz in familientherapeutischen Sitzungen

Frau Stark bat in ihrer Maßnahme für Suchterkrankte um Unterstützung bei dem Versuch, ihre Familie wieder zusammenzuführen. Nach einer langen Suchtvorgeschichte ist Frau Stark aktuell clean und konsumiert seit einem Jahr kein Heroin mehr. Ihre sechsjährige Tochter Jacqueline sollte nun zurück zu ihr ziehen, nachdem sie zwei Jahre bei Frau Starks Schwester und deren Ehemann gelebt hatte. Frau Starks andere Tochter, Francine, 13 Jahre, die in einer Institution des Jugendamts untergebracht war, wollte sich ebenfalls der Familie anschließen. Seit zwei Monaten verbrachte Francine wieder regelmäßig die Wochenenden mit ihnen. Der Vater der Kinder hatte weder Kontakt zu den Kindern noch zu Frau Stark und war nicht bereit, an den Sitzungen teilzunehmen.

In einem ersten Interview stimmten Frau Stark und Francine darin überein, dass sie eigentlich gar nicht wüssten, »wie man die Dinge als Familie so macht«. Sie hätten nur selten miteinander gespielt oder irgendwelche anderen versorgenden, liebevollen Kontakte miteinander erlebt. Als ich beschrieb, wie wir unter Einbezug der Videotechnik miteinander arbeiten könnten, stimmte Francine sofort enthusiastisch zu: »Ja, das machen wir!« Wenngleich etwas passiver, gab auch Frau Stark ihr Einverständnis zu dem Einsatz der Videos.

Im Verlauf der acht Familientherapiesitzungen kam die Videotechnik dreimal zum Einsatz. Sich selbst auf einem Video zu sehen, war gerade für Francine extrem hilfreich. Im Verlauf wurde eine deutliche Parentifizierung bei ihr offensichtlich. Mithilfe der Videos konnten wir darüber ins Gespräch kommen und sie lernte rasch, sich besser zu entspannen und in Familieninteraktionen weniger zu versuchen, alles zu kontrollieren. Frau Stark lernte indessen, wie sie die Kontakte mit den Kindern besser strukturieren und so ihrerseits den Kindern wieder mehr Kontrolle anbieten konnte. Auch gelang es Frau Stark mithilfe der Videos zunehmend, eine größere Bandbreite an Emotionen auszudrücken. So stellte sie beispielsweise fest, wie reglos und ausdruckslos ihr Gesicht stets blieb, selbst wenn sie eigentlich lachte. In einer Sitzung zeigte ich ihr allerdings auch Gegenbeispiele, in denen es ihr durchaus gelang, Gefühle zum Ausdruck zu bringen: so zum Beispiel eine kurze, traurige mimische Reaktion, als Jacqueline ihr etwas erzählte, das sie bedrückte. Frau Stark war sehr dankbar und froh, diese »Ausnahmen« zu sehen, in denen es ihr durchaus gelang, Gefühle zu zeigen.

Im dritten Video wurde eine Szene alleine mit Jacqueline und Francine gefilmt. Die Sequenz half Francine zu verstehen, wie das, was sie tat, verschiedene Arten von Reaktionen bei Jacqueline hervorrief. Wir konnten zum Beispiel beobachten, dass immer dann, wenn Francine in einem autoritären Ton mit ihr sprach, Jacqueline sich wegdrehte oder sich unterordnete. Wenn Francine dagegen die kindlich-verspielte Tonlage in Jacquelines Stimme imitierte, blieb diese im Kontakt und die Interaktion verlief positiv. Mit Jacqueline hingegen konnte ich gemeinsam herausfinden, dass sie sich in Interaktionen nicht so schnell unterlegen fühlen und ihren eigenen Willen aufgeben muss und wie sie Francine etwas selbstbewusster begegnen kann.

Ein besonderer Vorzug videounterstützter Interventionen ist darüber hinaus, dass sie sich für die familientherapeutische Arbeit bei Problemen mit Säuglingen oder Kleinkindern sehr gut eignen. In der Literatur zur Familientherapie ist dazu bis heute bemerkenswert wenig zu finden (eine interessante Ausnahme sind Cierpka & Cierpka, 2000), obwohl es viele Familien gibt, in denen es gerade in dieser Lebensphase der Kinder zu großen Problemen kommt, zum Beispiel, wenn Babys nicht schlafen können, Kleinkinder keine Bindung aufbauen, Fütterprobleme auftreten oder unerklärliche Entwicklungsstörungen zutage treten.

Pädiater oder andere Behandler empfehlen dabei oftmals eine Mutter-Kind-Psychotherapie, wohingegen ich in den meisten Fällen zu einem systemischen Ansatz raten würde. Die besondere Herausforderung in der Arbeit mit Säuglingen oder Kleinkindern ist, dass der größte Teil der Interaktion zwischen einem Baby und den anderen Familienmitgliedern körperlich und nonverbal stattfindet (Beebe, 2003; Downing, 2004; Tronik, 2007). Angesichts der Arbeit mit (mindestens) einem Familienmitglied, das nicht oder nur wenig sprechen kann, ist es sehr wertvoll, ein Video in die Behandlung mit einzubeziehen: die klinischen Mikroanalysen der Videos können präzise und unverzerrt zeigen, was auf dieser nonverbalen Ebene stattfindet.

Fallbeispiel

Familie Berault kam in die Behandlung und bat um Hilfe im Umgang mit der fünfjährigen Caroline. Beide Eltern hatten große Schwierigkeiten darin, ihr Grenzen zu setzen. Oftmals war sie unkooperativ und aggressiv gegenüber ihren Eltern. Im ersten Interview zeigte sich allerdings, dass die Familie vor einem noch dringenderen Problem stand: Der neunmonatige Sohn Gerald schrie nachts exzessiv und schlief kaum. Die gesamte Familie hatte einen gravierenden Schlafmangel über die letzten Monate zu verzeichnen. Rat von anderen Fachkräften hatte diesbezüglich bisher zu keiner Verbesserung geführt.

Zwei der nächsten drei Sitzungen mit der Familie waren der Videointervention gewidmet. Zu Hause filmte die Familie zwei Sequenzen. Das erste Video zeigte die Familie, wie sie gemeinsam versuchte, Gerald am späten Abend ins Bett zu bringen. Die Kamera stand dabei auf der Kommode und lief ununterbrochen. Als die Familie das Video in der Sitzung gemeinsam anschaute, wurde deutlich, dass Gerald bei den Bemühungen, ihn ins Bett zu bringen, permanent überstimuliert wurde und kaum eine Chance hatte, zur Ruhe zu kommen. Die Eltern waren darüber ausgesprochen überrascht und auch etwas schockiert, konnten dann aber auch über sich lachen. Im Weiteren betrachtete ich mit den Eltern einige Szenen etwas detaillierter und legte den Fokus auf einige Mikrosequenzen in den Videos. Schritt für Schritt formulierten sie so neue Ideen, wie sie mit Gerald beim Zu-Bett-Bringen anders interagieren könnten. Wir besprachen auch, wie sie ihn beispielsweise anders halten und tragen könnten, sprachen über Veränderungen ihrer Intonation und Stimmlautstärke, ihres mimischen Ausdrucks usw.

Im zweiten Video, das zur selben Zeit am Abend eines anderen Tages aufgenommen wurde, konnte ich ihnen dann die diesbezüglichen positiven Veränderungen aufzeigen. Darüber hinaus zeigte sich allerdings auch, dass die beiden Eltern eine Tendenz hatten, sich in ihren Interaktionen mit Gerald immer wieder gegenseitig zu überholen, indem der eine oftmals direkt in die Interaktion des anderen platzte. Deutlich wurde, dass Gerald oft gar keine Zeit blieb, auf die jeweilige Interaktion mit dem Einzelnen kohärent und responsiv zu reagieren.

Im Verlauf der nächsten vier Wochen begann Gerald, viel besser in den Schlaf zu finden. Nun konnten wir beginnen, an dem Verhältnis der Eltern zu ihrer Tochter Caroline zu arbeiten.

25.4 Gute Erfahrungen und typische Schwierigkeiten und Fehler

Die meisten Familien reagieren schnell begeistert auf die Videointerventionen. Sie erwähnen häufig, dass die Videos ihnen ein neues Verständnis ihrer Interaktionen als Familie geben. Die Familien sehen mithilfe der Videos direkt, wie gegenseitige Einflussnahme in jedem Moment greift, und dass menschliche Beziehungen wahrhaftig systemisch funktionieren.

Für einen systemischen Therapeuten ist es daher klar zu empfehlen, videogestützte Interventionen in die Behandlung zu integrieren. Der Übergang dazu ist für gewöhnlich einfach, da sich diese spezielle Methode ganz intuitiv in die klassische systemische Arbeit einfügt. Nicht zuletzt ist die Arbeit unter Einsatz von Videotechnik ausgesprochen spannend und oftmals faszinierend.

Kritische Einordnung. Viele meiner Kollegen und ich empfinden die Videointerventionen als eine Technik, die sich natürlich in unsere Arbeit einfügen lässt. Videounterstützte Interventionen sind inhärent systemisch. Hat man sich einmal an die Technik und die Abläufe gewöhnt, ist die Umsetzung für Therapeuten mit Erfahrungen im systemischen Arbeiten leicht. Und auch die meisten Paare und Familien mögen es nicht zuletzt deshalb so sehr, weil die Arbeit mit den Videos einen schnellen Veränderungsprozess ermöglicht und auch sichtbar macht.

Weiterführende Literatur

Buckwalter, K. & Downing, G. (2017). Slowing down the dance: Use of Video Intervention Therapy with parents and children. In K. D. Buckwalter & D. Reed (Eds.), Attachment Theory in Action. Building Connections between Children and Parents (pp. 131-143). Landham: Roman & Littlefield.

Gammer, C. (2009). Die Stimme des Kindes in der Familientherapie. Heidelberg: Auer.

26 Internalisieren von Lösungen

Stefan Geyerhofer

26.1 Hintergrund und allgemeine Merkmale

Wenn wir wollen, dass Klienten mit Stolz, Stärke und Zuversicht unseren Therapieraum verlassen, müssen wir sicherstellen, dass sie das Erreichte nicht uns als Therapeuten, nicht Medikamenten, dem Schicksal oder einem Glücksfall zuschreiben, sondern den Erfolg der Therapie auf ihr Tun und ihre Person zurückführen. Nur dann kann die Lösungen von Problemen als Ressource, als Fertigkeit und als Kompetenz wahrgenommen werden. Gute Therapeuten trachten danach, Klienten mit eben der Zuversicht und Stärke auszustatten, die es ihnen ermöglicht, nicht nur jenes Leiden zu bewältigen, das sie in Therapie bringt, sondern auch mit mehr Stärke und Zuversicht all die Probleme anzugehen, die draußen im Leben auf sie warten. Denn wie John Weakland, mein Supervisor am MRI, einmal zu mir sagte: »Der einzige Unterschied zwischen der Zeit in Therapie und dem Leben danach ist: In der Therapie ist es ein und dasselbe Problem immer und immer wieder. Nach der Therapie ist es ein blödes Problem nach dem anderen!« Und auch wenn es nicht sehr positiv oder »lösungsorientiert« klingt, ich fürchte, er hatte nicht unrecht.

Dass es Sinn macht, am Ende einer erfolgreichen Therapie Lösungen in der Person zu verankern, bestätigt uns auch die Therapieforschung. Schon frühe Effizienzstudien zur Systemischen Therapie (Weakland et al., 1974; de Shazer, 1989; Nardone & Watzlawick, 1993; Mcdonald, 1994) konnten zeigen, dass die Tendenz, in der Therapie erreichte Lösungen auf andere Probleme zu generalisieren, groß ist.

! Klienten sind in hohem Maße in der Lage, die Lösungen jener Probleme, die sie in Therapie brachten, auch für andere Probleme nutzbar zu machen.

Die Ergebnisse einer Zufriedenheitsbefragung unter Klienten des Instituts für Systemische Therapie (IST) in Wien bestätigten die Erfahrungen aus diesen frühen Studien (Geyerhofer et al., 2004).

Die damalige Studie hat das Therapeuten-Team des IST dazu bewegt, regelmäßiger auf eine gemeinsame Abschlussstunde zu achten, sowie weitere Methoden zum Internalisieren von Lösungen zu entwickeln. So finden heute am IST im Durchschnitt 1,2 Sitzungen mehr pro Therapie statt. Und es wird vermehrt darauf geachtet, dass Klienten die erreichten Ziele und Lösungen als Werk ihres eigenen Handelns und Bemühens verstehen.

26.2 Klinische Praxis

In erster Linie helfen uns Fragen beim Internalisieren von Lösungen. Wie durch White und Epston (2002) angeregt, bieten sich Fragen nach der Wahrnehmung von Lösungen als Einstieg an – Wahrnehmung durch einen selbst oder auch durch andere. Sie dienen vor allem dem Ausbauen der Lösungsgeschichte (vgl. Kap. 23):

- »Was ist noch anders geworden in Ihrem Leben, jetzt wo die Angst Ihr Leben nicht mehr bestimmen kann?«
- »Du lässt dir von ADHS nicht mehr das Leben vermiesen?! Wem ist das noch aufgefallen? Deiner Oma?! Woran hat sie das bemerkt? Was hat sie gesagt?«
- »Wer außer Ihnen und Ihren Eltern hat noch bemerkt, dass Sie die Magersucht hinter sich gelassen haben und diese Ihr Leben und Ihr Essverhalten nicht mehr beeinflusst? Ihre Freundinnen?! Und zwei Lehrer! Woran haben die das bemerkt? Was haben sie denn gesagt?«

Fragen nach der Bedeutung für die Person sind Fragen, die direkt helfen sollen, gemachte Lösungen internal zu attribuieren, sie als Fähigkeit und Ressource innerhalb der Person zu verankern. Diese Gruppe von Fragen lässt sich auch sehr schön geschlechtsspezifisch stellen:

- »Was sagt Ihnen das über Sie als Person, dass es Ihnen gelungen ist, sich von Angst und Panikattacken zu befreien und Ihr Leben und Ihre Lebensfreude wiederzuerlangen?«
- »Was sagt Ihnen das über sich selbst als Person, aber auch als Mutter / Vater, dass Sie sich in Ihren Erziehungsmöglichkeiten nicht mehr von Schuldgefühlen behindern lassen?«

In der Paar- und Familientherapie lassen sich diese Fragen auch zirkulär stellen. Man lädt damit andere Familienmitglieder ein, über die / den (anderen) Klienten / in etwas zu sagen, was mit ihr / ihm als Person zu tun hat:

- »Was sagt Ihnen das über Ihre Tochter als Person, dass es ihr gelungen ist, sich aus dieser schädigenden Beziehung zu befreien, und sie sich vom Ritzen und von Drogen als Entspannungsritual und Problemlösungsstrategie verabschiedet hat?«

Fragen nach möglichen Bedeutungen für die Zukunft helfen, weitere Entwicklungen zu antizipieren und Lösungen auszubauen, indem man versucht, sie hypothetisch über die Zeit zu stabilisieren:

- »Auch wenn Rückschläge möglich sind, lassen Sie uns einmal annehmen, die Sache entwickelt sich weiterhin so positiv. Was könnte dann in Ihrem Leben möglich werden, was bisher vielleicht noch nicht einmal anzudenken war?«

Fragen nach Auswirkungen auf Beziehungen – private und berufliche – sollten wir mit einer gewissen Vorsicht begegnen, denn sie können auch eine negative Kehrseite haben. Es gehört zu den manchmal unerwarteten oder sogar unerwünschten Nebenwirkungen erfolgreicher Therapien, dass sich Beziehungen dadurch verändern können – sowohl zum Positiven als auch zum Negativen. Wenn Menschen zum Beispiel durch den Wegfall von Schuld oder Angst freier und selbstsicherer werden, kann das negative Auswirkungen auf Beziehungen im Beruf und auch privat haben. Manchmal gehört es ja mit zum Therapieziel, dass sich Beziehungen verändern. Es macht also Sinn, diese Möglichkeiten gegen Ende einer Therapie in Fragen zu untersuchen:

- »Welche Auswirkungen könnte die begonnene Entwicklung auf private und berufliche Beziehungen haben?«
- »Wenn sich diese Veränderungen stabilisieren, was könnte das für Ihre Paarbeziehung bedeuten? Was für die Beziehung zu Ihren Kindern?«

26.3 Lösungsgeschichten »festschreiben«

Beim Verschriftlichen von Lösungsgeschichten nutzen wir ein Phänomen, das White und Epston (2002) bereits beschrieben haben – die größere Bedeutung des geschriebenen gegenüber dem gesprochenen Wort. Etwas niederzuschreiben kann einen Sachverhalt bedeutungsvoller machen, ihn fixieren, ihn festschreiben. In ihrem Buch *Es lohnt sich, einen Stift zu haben* beschreibt Unterholzer (2017) eindrucksvoll die Bedeutung und die Vielzahl von kreativen Möglichkeiten des Schreibens in der Systemischen Therapie (s. Kap. 68). »Schreibend verdichten Klienten ihre Erzählungen, verleihen ihnen Erfahrungen und Gewicht, untermauern sie Ausnahmen von Problemen, konsolidieren sie Lösungen«, resümiert Unterholzer.

Abschlussberichte und Briefe verfassen

Eine gute Möglichkeit, um erfolgreiche Lösungswege festzuhalten, kann das Verfassen von Briefen oder Abschlussberichten sein, wie das folgende Fallbeispiel zeigt.

Fallbeispiel

Abschlussbericht über den Kampf gegen die Magersucht

Zuerst dachte Carla, ihr Therapeut macht einen Scherz. Die vorletzte Stunde und noch einmal eine »Hausübung«!? Aber sie wollte nichts sagen. Immerhin hatte er ihr so viel geholfen, sie durch die schwierigste Zeit ihres Lebens begleitet und auch die zwei Rückfälle mit großer Zuversicht und Gelassenheit übertaucht. Es war nicht immer leicht gewesen, die Magersucht zu bekämpfen. Heute konnte auch sie mit etwas Gelassenheit zurück- und mit ein bisschen Zuversicht nach vorne blicken. Vielleicht war das der Grund für die »Hausübung«? »Das ist nicht so wie in der Klinik damals. Wir sind hier ein privates Institut. Deshalb muss man seinen Abschlussbericht selber schreiben!«, hatte er mit einem etwas ironischen Unterton eingeleitet und sie gebeten, bis zur endgültig letzten Stunde einen Aufsatz zum Thema »Wie ich die Magersucht besiegte« zu verfassen. So wirklich Lust hatte sie nicht. Immerhin hatte sie mittlerweile einen Freund, ging in die Tanzschule und hatte neben der Schule also jede Menge andere Dinge zu tun. Aber sie fragte: »Wie viele Seiten soll ich schreiben?« Ihr Therapeut lächelte. Aber es war kein ganz zufriedenes Lächeln.

So oder ähnlich mag meine Klientin die damalige Situation erlebt haben. Carla schickte mir ihren persönlichen »Abschlussbericht« nach unserer letzten Therapiestunde. Ich bedankte mich in einem Brief, in dem ich die Leistungen von Carla und allen anderen Familienmitgliedern noch einmal hervorhob. Carla erlaubte mir, ihre schriftlich verfassten Gedanken über den Kampf gegen die Magersucht an andere Betroffene weiterzugeben. Ihr Bericht ist einer von denen, die ich anonymisiert an andere Klienten mit ähnlichen Problemen weitergeben darf. So können ehemalige Klienten zu einer Ressource für spätere Therapien werden (Sparks, 1997; Geyerhofer & Unterholzer, 2003, 2008a, 2008b).

Die Erfahrung hat gezeigt, dass Klienten unaufgefordert auch ihren Leidensgeschichten Platz geben, wenn sie am Ende der Therapie in den Abschlussberichten zurückblicken. Erst danach widmen sie sich ihrer persönlichen Lösungsgeschichte.

Die Beschreibung des Problems erleichtert die Anschlussfähigkeit für Leser in ähnlichen Situationen, sollte man planen, die Abschlussberichte anonymisiert weiterzugeben. Erst so können einige wenige Zeilen zu »Hoffnungsträgerinnen« in Situationen vorherrschender Verzweiflung und Hoffnungslosigkeit werden. Für die Schreiber selbst gewinnt die Lösungsgeschichte an Bedeutung, wenn sie auf der Problemgeschichte aufbaut.

! Wer sich erinnert und vor Augen führt, wie schwer es war, erkennt auch die Leistung an, die es gebraucht hat, ein Problem zu überwinden.

Das Gleiche gilt für Briefe, die wir manchmal zwischen den Sitzungen verfassen und an Familien oder andere Helfer (nur mit Einverständnis der Klienten) schicken – in der Hoffnung sie auch zwischen den Sitzungen im Kampf gegen Probleme zu vereinen, den Lösungsfokus auszubauen und positive Veränderungserwartung zu unterstützen.

Urkunden, Diplome, Zertifikate, Gegenbefunde, Unabhängigkeitserklärungen
In Urkunden, Diplomen und Zertifikaten lassen sich Errungenschaften besonders gut, aber auch in aller Kürze ausdrücken und festschreiben. Ähnlich wie beim Externalisieren von Problemen (White & Epston, 2002), wo die »problembeladene Geschichte« der »alternativen Geschichte« gegenübergestellt wird, sollte man auch bei der Beurkundung von Lösungen darauf achten, dass die Problemgeschichte erwähnt wird.

Fallbeispiel

Eine Urkunde für Marcel
Die letzte Therapiestunde gefiel dem 13-jährigen Marcel besonders gut. Sein Therapeut hatte den Raum mit bunten Fahnen geschmückt, es gab Geschenke für ihn, und Kristina, eine Studentin, die ihn im letzten Jahr bei den Hausübungen und beim Lernen geholfen hatte, war auch da und hatte eine Sachertorte für ihn

gebacken. Damals wollten sie ihn aus der Schule werfen. Jetzt, eineinhalb Jahre später war klar: Er wird diese Schule abschließen können.

Zur Feier des Tages lud ihn der Therapeut ein, eine kleine Rede zu halten. Er nutzte die Gelegenheit, sich bei seiner Mutter und Kristina für die Unterstützung zu bedanken. Dann stand auch der Therapeut auf, bat ihn, sich vor ihn zu stellen und las eine Urkunde vor, die er zuvor in eine Rolle mit einem roten Band gesteckt hatte. »Diese Urkunde wird Marcel M. für seine Leistungen im Schuljahr 2000/2001 verliehen. Marcel hat durch seine schulischen Leistungen nicht nur aufgezeigt, wie ›clever‹ er ist, sondern auch seine Bereitschaft, hart zu arbeiten, außer Zweifel gestellt. Obwohl er am Schulbeginn noch in argem Kampf mit TPE (ADHS, oder wie Marcel es nannte ›Trans-Physische Energie‹) lag, hat er über das Jahr hinweg TPE in seine Schranken gewiesen. TPE ist heute nicht mehr in der Lage, Marcels schulische Laufbahn, seine Freundschaften in Sport, Schule und bei den Pfadfindern und Beziehungen mit Lehrern, Großeltern und seiner Mutter zu bedrohen. Es wurde klargestellt, wer hier der Chef im Kinderzimmer ist!«

Der Therapeut fuhr fort: »Trotz schwieriger Bedingungen und Rückschlägen hat Marcel in diesem Jahr einen großen Erfolg errungen – mit Geduld, Konzentration und mit Hyper-Einsatz! Diese Urkunde wurde Marcel am 28. Juni 2002 in Anwesenheit einiger Helfer und Helferinnen feierlich überreicht. Datum und Unterschrift.«

Sein Therapeut rollte das Papier wieder zu einer Rolle zusammen, schob das rote Band darüber und übergab ihm die Rolle mit den Worten: »Und hiermit übergibt Obi Wan Kenobi dem jungen Luke Skywalker die Insignien der Macht. Möge die Macht mit dir sein!« Marcel und sein Therapeut wussten, was gemeint war.

Der Einsatz von Urkunden und Zertifikaten ist auch für Klienten und Klientinnen im Erwachsenenalter sinnvoll.

Fallbeispiel

Eine Urkunde über die Bewältigung der Angst

Jahrelang hatte ich Urkunden und Zertifikate nur für Jugendliche und Kinder geschrieben, bis ich Doris kennenlernte. Doris war damals schon verheiratet, Mutter zweier Kinder, hatte einen Halbtagsjob und pflegte ihren kranken Vater. Sie nahm über zwei Stunden Zugfahrt in Kauf, um zu mir in Therapie zu kommen – zu Beginn der Therapie eine der wenigen Auszeiten in ihrem Leben. Schon über ein Jahr hatte sie keine Panikattacken mehr erlitten, hatte es geschafft, sich im Alltag kleinere und im Leben auch größere Auszeiten zu schaffen, und hatte sich erlaubt, für die Pflege ihres Vaters Unterstützung zu organisieren.

In längeren Abständen kam sie immer noch zu Follow-up-Terminen zu mir ans Institut – bis meine Geduld ein Ende hatte und ich sie mit ihren Leistungen konfrontierte. »Jetzt haben Sie schon seit über einem Jahr keine Panikattacken mehr und haben wesentliche Dinge in Ihrem Leben verändert, die eigentlich sicherstellen sollten, dass es zu keiner neuerlichen Überlastung kommt. Es kann immer etwas auftauchen, das eine neue Herausforderung bedeutet, keine Frage. Und ich werde für Sie da sein, wenn Sie mich brauchen. Aber irgendwie habe ich das Gefühl, Sie teilen meine Sicherheit und Zuversicht in Ihre Fähigkeiten und in das Geschaffte nicht!?«

»Das stimmt, ich traue es mir nicht zu!«, bestätigte sie. »Nach all den Monaten der Bestätigung vertrauen Sie immer noch nicht auf Ihr Können! Vielleicht brauchen Sie‹s schriftlich!« »Ja, schriftlich wäre nett!«

Also vereinbarten wir einen allerletzten Follow-up-Termin in fünf Monaten, und sollte bis dahin kein Rückfall passieren, versprach ich Doris, ihr eine Urkunde auszustellen. Dort stand wie folgt: »Urkunde über die Bewältigung der Angst: Diese Urkunde wird Frau Doris M. überreicht, in Anerkennung ihres erfolgreichen Kampfes gegen Angst und Panik. Viele Monate haben diese ihr das Leben zur Hölle gemacht und sie mit Zweifel über sich selbst, ihre Intuition, ihre Gefühle und ihre eigenen Stärken überschüttet. Heute ist die Angst nicht mehr in der Lage, ihr derart zuzusetzen und ihr damit den Spaß am Leben und den Glauben an sich selbst zu nehmen. Vielmehr ist die Angst zu einer Verbündeten geworden, die Schutz, Warnung und Erinnerung an ihre eigenen Grenzen ist. Doris M. hat die Vormachtstellung in ihrem Leben wieder zurückgewonnen. Sie hat die Angst in die letzte Sitzreihe verbannt, wo sie bei Bedarf auf ihre Anwesenheit aufmerksam machen darf – aber bitte mit vorherigem Aufzeigen! Doris M. hat auf vorbildliche Art und Weise und in einer Vielzahl von Beispielen die Angst auf den ihr zustehenden Platz verwiesen. Datum und Unterschrift.«

Beim Überreichen der Urkunde in unserer letzten Stunde verriet sie mir den Grund für ihre Rührung. Sie war als Kind und Jugendliche im Skilandeskader mitgefahren, war aber immer nur Vierte geworden. Pokale und Urkunden waren zu dieser Zeit den ersten Dreien vorbehalten gewesen. Es war die erste Urkunde, die sie jemals für besondere Leistungen erhalten hatte.

Siegesfeiern, Ehrungen, Abschlusspartys, Schatzkisten

Wie man die Planung von Feiern schon früh in der Therapie als Motivator verwenden kann, hat uns Ben Furman (2005, 2010) in seinem Programm »*Ich schaffs*« aufgezeigt (s. Kap. 83). Wir achten in unseren Siegesfeiern oder Abschlusspartys auf feierliche Atmosphäre, dekorieren den Raum ein bisschen, es gibt immer Geschenke für die Kinder, wir laden Gäste – meist Helfer der Kinder – ein und fast immer gibt es Kindersekt und Torte. Die Kinder werden eingeladen, eine Rede zu halten, und auch wir als Therapeuten blicken zurück an den Beginn der Therapie, bringen die Problemgeschichte noch einmal zurück in den Therapieraum und laden Kinder und Helfer mit Fragen ein, abschließend mit uns auszutauschen, wie und wodurch genau es zu diesem positiven Abschluss kommen konnte. Recht oft gibt es Urkunden und Zertifikate, die das Erreichte noch einmal zusammenfassen. In manchen Fällen interviewen wir die Kinder als Experten für ihr Problem und fragen, welche Ratschläge oder Tipps sie für Kinder und deren Eltern hätten, die an einem ähnlichen Problem leiden.

Mit älteren Jugendlichen lassen sich auch Abschlüsse feiern. Sie finden nur meistens nicht in Form einer richtigen Feier statt, sondern haben mehr den Charakter von Ehrungen. Oft umfassen die in Urkunden bescheinigten Lösungsgeschichten nicht nur die Leistungen eines Klienten bzw. einer Klientin, sondern die Leistungen von allen Familienmitgliedern. In besonderen Fällen (wenn passend – z. B. wenn es Befunde gab, die Anlass zur Therapie waren) haben wir diese dokumentierten Lösungsgeschichten auch schon als »Befunde« ausgestellt – so eine Art »Gegenbefund«, ähnlich den Gegendokumenten oder Unabhängigkeitserklärungen von White und Epston (2002).

Kollegen, die mit kleineren Kindern und ihren Familien arbeiten, überreichen den Kindern in der letzten Stunde eine Schatztruhe. Die Kinder selbst, die Geschwister, Eltern sowie andere Helfer werden eingeladen, jene Handlungen, Fähigkeiten und Ressourcen auf einen Zettel zu schreiben und in die Kiste zu geben, die geholfen haben, das Problem in den Griff zu kriegen. Die Therapeuten ergänzen ihre Beobachtungen und werfen sie auch ein. Andrecht und Geiken (2006) haben die Familienschatzkiste ursprünglich zur ressourcenorientierten Diagnostik entwickelt, stellten aber fest, dass sie sich am besten für das Ende einer Kinder- oder Familientherapie eignet. Carsten Diener (2009) weist in der Methodensammlung von Fliegel und Kämmerer in seiner Beschreibung der »Ressourcenkiste« darauf hin, dass die Stärken und Ressourcen so über die Therapie hinaus erhalten bleiben können.

Ehemalige Klienten als Vorzeigebeispiele und positive Modelle

Angefangen hat alles, als ich einmal mit Julia, einem 14-jährigen Mädchen, im Therapieraum saß und Taschentücher reichte. Sie hatte den Kampf gegen die Magersucht schon aufgenommen, aber ein schwerer Rückfall hatte ihr wieder alle Hoffnung genommen, diese Krankheit je überwinden zu können. »Gibt es überhaupt jemanden, die das geschafft hat?«, fragte sie mich unter Tränen. Ich gab ihr ein paar von den gesammelten, anonymisierten Abschlussberichten von ehemaligen Klienten mit. Sie meinte, es wäre schön, jemanden kennenzulernen, die oder der die Magersucht überwunden hatte. Ich überreichte Julia noch eine Kopie von Carlas Aufzeichnungen und versprach, ihrem Wunsch gemäß, die Möglichkeit einer gemeinsamen Stunde mit Carla zu prüfen. So kam es, dass Carla meine erste Ex-Klientin als Konsultantin in einer laufenden Therapie wurde.

Aus einem einmaligen Ereignis wurde eine spannende Routine an unserem Institut, über die wir an anderer Stelle ausführlicher berichten (Geyerhofer & Unterholzer, 2003, 2008a, 2008b). Auch Julias Geschichte ist darin nachzulesen. Besonders interessant aber sind die Aussagen der ehemaligen Klienten über diese Stunden.

Nach dem Erinnern und den damit verbundenen Emotionen konfrontieren sich die ehemaligen Betroffenen mit der Frage: »Wie habe ich das geschafft?«

! Modellhaft anderen Betroffenen Lösungen und Ideen zu präsentieren aktiviert eigene Ressourcen, die Erinnerung an entdeckte Lösungsstrategien und an persönliche Stärken in der Auseinandersetzung mit einstmaligen Leidenszuständen.

Bereits die Einladung in eine solche Stunde schafft die Möglichkeit, vorhandene Lösungen ein weiteres Mal zu internalisieren« (Geyerhofer & Unterholzer, 2003, 2008a, 2008b).

Interviews für sich oder für eine breitere Öffentlichkeit führen

Eine weitere kreative Möglichkeit, Lösungsgeschichten festzuschreiben, bietet der Einsatz von Interviews – sei es nur für den eigenen Gebrauch oder für die Lektüre durch andere.

Fallbeispiel

Gemeinsam zurück blicken

Edith hatte nicht lange gezögert. Sie fand die Idee spannend. Immerhin war sie selbst Journalistin und fand es witzig, einmal auf der anderen Seite zu sitzen. Ihr Therapeut hatte vorgeschlagen, als Abschlussstunde ein journalistisches Interview mit ihr zu machen – sozusagen als Rückblick auf ihre Leidensgeschichte und ihren erfolgreichen Kampf gegen Ängste und Panikattacken. Als er dieses Interview aber mit einer Zusammenfassung der ersten Stunde begann, war sie doch etwas überrascht. So schlecht war es ihr damals gegangen? Sie hatte es mittlerweile vergessen. Dabei war es noch nicht so lange her. Da waren sie auch gleich wieder – die Emotionen von damals – Hilflosigkeit, Schwäche, Ohnmacht. Gott sei Dank schwenkte ihr Therapeut recht bald um und fragte, wie sie es geschafft hatte, die Zeit hinter sich zu lassen und die Angst in ihre Schranken zu weisen. Wie ein echter Journalist wollte er wissen, welche Tricks sie entwickelt hatte gegen ihre Panikattacken, wie genau sie es geschafft hatte, ihren Alltag und die Kontrolle über ihre Wahrnehmung und ihre Gefühle wieder zurückzuerobern. Er fragte nach der Bedeutung dieser Leistung für sie als Person, mögliche Auswirkungen auf ihre berufliche und private Zukunft und wie sich die Tatsache, dass die Angst von ihr heute als eine Art Freundin und auch als Schutzmechanismus erlebt wird, auf ihr Leben und auf Beziehungen auswirken könnte. Zu dem Zeitpunkt hatten bereits andere Gefühle die Ohnmacht und Hilflosigkeit verdrängt. Sie fühlte Stärke, Sicherheit, Zuversicht und so etwas wie Stolz in ihr.

Abschlussinterviews, wie jenes mit Edith, sind eine weitere Variante, miteinander auf jene Entdeckungen zurückzublicken, die geholfen haben, mit der Krankheit oder dem Problem fertig zu werden (White & Epston, 2002; Epston & White, 1990; Epston et al., 1995). Therapeuten haben die Gelegenheit, über die am Beginn der Therapie formulierte Beschwerde und das definierte Therapieziel hinaus, diese alternativen Geschichten mit den Klienten ein letztes Mal festzuschreiben. Weltweit, so auch in Deutschland, Österreich und der Schweiz, gibt es strikte Gesetze zur Verschwiegenheit in der Therapie. Genauso wie David Epston in Neuseeland haben wir uns daher entschlossen, diese Interviews aus der Therapie herauszunehmen und erst nach Therapieabschluss als »journalistische Interviews« durchzuführen – sofern eine Aufzeichnung angedacht wird. Wenn man nicht an eine mediale Aufzeichnung denkt, kann man dieses Interview, so wie mit Edith, einfach am Ende der Therapie als abschließende Stunde durchführen – mit dem einfachen Ziel: Am Ende der Zusammenarbeit nicht nur an den Beginn zurückzublicken, sondern möglichst genau auf alles, was Klienten zur Erreichung ihrer Ziele beigetragen haben – auf dass sie sich von uns verabschieden mit Gefühlen von Stärke, Stolz und der Zuversicht, etwas geschafft zu haben, das sie vorbereitet auf andere Herausforderungen, die im Leben auf sie warten.

26.4 Kritische Einordnung

Sowohl in telefonischen »Follow-up-Befragungen« sechs Monate nach der letzten Sitzung als auch in einer schriftlichen Befragung ein Jahr nach Therapieende zeigte sich in einer Studie des Instituts für Systemische Therapie die Fähigkeit von Klienten, das Erfahrene und Erreichte im weiteren Alltag nutzbar zu machen (Geyerhofer et al., 2004). Klienten, die die Therapie in einem gemeinsamen letzten Gespräch abgeschlossen hatten, gaben zu 84,5 % (Paare: 75,9 %) an, dass ihnen die erreichten Lösungen auch bei der Lösung anderer Probleme hilfreich waren. Dies war bei nur 25 % der Einzeltherapie-Klienten und bei 50 % der Paartherapie-Klienten der Fall, wenn sie die Therapie von sich aus frühzeitig abgebrochen hatten. Auch wenn die Therapie erfolgreich war, die Probleme gelöst und die Symptome verschwunden waren, konnten Klienten, die die Therapie gemeinsam mit ihrem Therapeuten bzw. ihrer Therapeutin in einer letzten Stunde zu einem Abschluss gebracht hatten, mehr für die Zukunft profitieren (Geyerhofer et al., 2004).

Während es beim Externalisieren von Problemen durchaus Kontraindikationen gibt (vgl. Kap. 23), konnten wir beim Internalisieren von Lösungen bisher keine entdecken.

Es ist daher in jedem Fall sinnvoll, am Ende einer erfolgreichen Therapie noch ein bisschen Zeit zu investieren, die erreichten Lösungen in den anwesenden Personen zu verankern, um sicherzustellen, dass sie ihnen als Ressource für das weitere Leben zur Verfügung stehen – ganz im Sinne einer Erhöhung der Selbstwirksamkeit und einer Verringerung der Abhängigkeit.

Weiterführende Literatur

Geyerhofer, S. (2017). Internalisieren von Lösungen – Oder: Was tun am Ende einer erfolgreichen Psychotherapie? Systeme, 31 (2), 265–291.

27 Reguläre Therapiebeendigung und Behandlungsabbrüche

Margarete Malzer-Gertz • Miriam Gertz

27.1 Hintergrund und allgemeine Merkmale

Systemische Therapie wird in vielen Interventionen, allen voran mit der »Wunderfrage« (s. Kap. 14, 70), vom Ende her gedacht. Dabei wird das »Ende« auch als der »Lösungsraum« gesehen. Auf den ersten Blick gibt es für das Beenden von Therapien klare Vorstellungen: »Schluss ist, wenn die Klienten es sagen« (Hargens, 2007, S. 135). Loth (2007, S. 151)meint, »bei einer ›bescheidenen Therapie‹ unter systemischen Perspektiven geht es um eine vereinbarte Kooperation für eine Zeit mit dem Ziel, dass die Hilfesuchenden am Ende das, was sie dabei erleben, als Hilfe für sich beschreiben können« und »Das letzte Gespräch kann jederzeit sein. Ich vereinbare Termine in der Regel nur von Mal zu Mal«. Diese Haltung ist geprägt von einem im Konstruktivismus verankerten Respekt vor der Autonomie und Autorenschaft der Klienten für ihren Prozess.

Forschung zur therapeutischen Beziehung und deren Beendigung sowie bindungstheoretische Aspekte spielen in diesen Überlegungen noch keine Rolle, ebenso wenig wie Emotionen und Erfahrungsprozesse zur Bewältigung von Abschied und Übergang. Ende und Abschied werden bisher stärker in tiefenpsychologisch und verhaltenstherapeutisch geprägten Kontexten beachtet.

Das im Folgenden beschriebene Vorgehen integriert bindungstheoretische und emotionsfokussierte Ansätze mit klassisch systemisch-lösungsorientierten Ansätzen und Haltungen (vgl. Kap. 1, 2 und 3). Überlegungen für ein gutes reguläres Ende sowie Anlässe und Voraussetzungen für Abbrüche sollen so verstehbar gemacht und in therapeutisches Handeln umsetzbar werden.

27.2 Klinische Praxis: ein gelungenes Therapieende

Grundlage eines guten Endes sind die Aufträge und Vereinbarungen, die zu Beginn der Therapie und in einem längeren iterativen Therapieprozess immer wieder erneuert und angepasst worden sind. In der Regel bestimmen die Klienten, wann sie sich so stabil und geklärt fühlen, dass sie wieder gut alleine zurechtkommen werden.

> **!** Der Keim für ein gutes Ende liegt am Anfang.

Grundvereinbarung für das direkte Abschiednehmen sollte eine zu Beginn getroffene und in passenden Momenten erneuerte Verabredung darüber sein, dass es Zeit für einen bewussten Abschied gibt. Die Abschiedsphase kann das letzte Drittel einer Therapie ausmachen (vgl. Schwing, 2016). Mir (M. Malzer-Gertz) erscheint es ideal, dass der definitive Abschied sechs bis drei Sitzungen vor dem Ende (nochmals) angekündigt wird. Und ich ergänze für den Fall großer Sitzungsabstände oder von sehr großen Schwierigkeiten mit dem Abschiednehmen, dass ich in jedem Fall Wert auf eine letzte definierte Abschiedssitzung lege. Das gilt für Gruppen- und Einzelsitzungen gleichermaßen.

Fallbeispiel

Ein gelungener Abschied

Herr J. (40 Jahre), der seit vielen Jahren, zuletzt in großen Sitzungsabständen, bei mir war, verbindet den Abschied von mir mit dem Abschied von seiner Stadt und der Arbeit hier. In einem langen und ambivalenten Prozess und in gründlicher Auslotung aller Fakten konnte er sich entscheiden, zu seiner Freundin in einen einige Autostunden entfernten Ort zu ziehen. Er ist seit ca. fünf Jahren mit ihr zusammen und es ist seine erste gelebte Beziehung. Das Abschiednehmen ist seit vielen Sitzungen über ca. ein Jahr hinweg Thema. Zuerst in Form von Arbeitsplatzsuche, Umorientierung, Entwickeln von Ideen, wo er sich dort bewerben könnte, wie sein Leben dort aussehen könnte, und immer wieder geht es um den Abschied von hier und seinem alten Leben, der Furcht vor dem neuen Beziehungsleben. Parallel geht es um den Abschied von mir und der Furcht davor, aber auch mit Überlegungen, dass er sich zunehmend zutraue, auch am neuen Ort Hilfe zu suchen, wenn er sie benötigen sollte. Als die neue Stelle gefunden ist, rückt der Abschied von Sitzung zu Sitzung näher, begleitet von Konflikten mit der Freundin, die immer wieder lösbar sind, bei denen er mich noch als Begleitung und Rückversicherung sucht. Er hat Ängste bezüglich seiner neuen Arbeit und seines neuen Lebens. In der allerletzten Stunde rekapituliert er, quasi in einem kleinen Ritual, noch einmal seinen umfassenden Entwicklungsprozess vom Beginn bis heute und ist dabei den Tränen nahe. Er hat sich viel Neues getraut in all den Jahren, es war eine langfristige Lebensbegleitungsbeziehung zwischen uns. Auch ich spüre in einer Mischung aus Stolz, Dankbarkeit und Trauer, dass diese Etappe hier endet, und freue mich sehr für den Patienten, der jetzt einen Lebenstraum umsetzt, von dem er sich lange kaum vorstellen konnte, dass er ihn je erreichen würde. So verabschieden wir uns. Er weiß, dass er sich generell gerne einmal melden darf.

Die Vignette zeigt einen gelungenen Abschied aus der Therapie mit der dazugehörigen emotionalen Dynamik: Trauer, Verwirrung, Angst bis Panik, die Einsicht, dass etwas unwiderruflich zu Ende geht und dass es keine wirkliche Sicherheit für das Neue gibt, haben hier ihren Platz gefunden und konnten gut integriert werden. Wie in einem Phasenmodell ein gelungener Abschiedsprozess einer Psychotherapie zu verstehen ist, zeigt Abbildung 27.1.

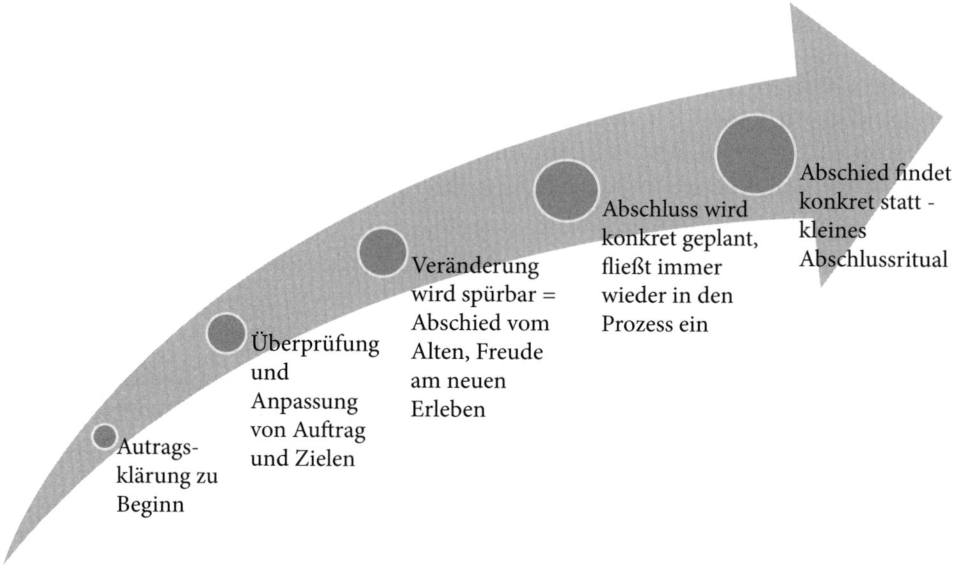

Abbildung 27.1 ein guter Abschiedsprozess

Übersicht

Wichtige therapeutische Interventionen in der Abschiedsphase

(1) zu Beginn und im Verlauf immer wieder Klärung der Therapieziele und des Auftrags und Klärung, wer was tun muss, damit die Ziele erreicht werden. Evtl. auch immer wieder die Zielerreichung mit einem Fragebogen überprüfen (s. Kap. 7).

(2) Raum geben für die eher »chaotischen« Emotionen wie Ängste, Trauer, Verwirrung, Hilflosigkeit, die mit dem Verlassen des Alten und dem Wagen von Neuem einhergehen. Anpassung des therapeutischen Stils an die unterschiedlichen Beziehungs- und Bindungsstile der Klienten. Die Therapeutin kann zurückhaltender auf ängstlich klammernde Klienten reagieren und aktiver Nähe herstellen gegenüber mehr vermeidenden Klienten. Gegenüber desorientierten traumatisierten Klienten kann sie einen auch im Abschluss ausreichend Halt gebenden und strukturierenden Rahmen setzen.

(3) rechtzeitiges Ansprechen von offenen Fragen, Widersprüchen, Realitätscheck der Klientenvorstellungen

(4) respektvolles Ansprechen der mit dem Abschiedsprozess verbundenen Gefühle – der Gefühle, die evtl. unausgesprochen beim Klienten vermutet werden (reale Gefühle und Übertragung), aber auch der Gefühle der Therapeutin (reale Gefühle und Gegenübertragung).

(5) aktives Beitragen / Anregen zur Gestaltung des Weiteren sozialen Rahmens. Vielleicht braucht es weitere psychiatrische Behandlung, Besuch von Selbsthilfegruppen, den Aufbau eines Freundeskreises?
(6) Angebot für Intervalltherapie oder punktuelle Klärungen auch nach dem Abschluss dieser Etappe, wenn erforderlich.
(7) Ermunterungen an die Klientinnen und Klienten, selbst aktiv nach ihren Möglichkeiten den Abschluss zu fantasieren und zu gestalten. Was könnte ein gutes Ritual dafür sein? Auch Abschiedsbriefe und Abschiedstexte können nützlich sein (s. Kap. 68).

Während der Abschiedsphase sollten erreichte Ziele resümiert und Zukunftsstrategien entwickelt werden (s. folgende Übersicht).

Übersicht

Wichtige Inhalte der Abschlussphase

- das Erreichte würdigen
- bewältigte Krisen und den Prozess der gelungenen Bewältigung würdigen
- Nicht-Erreichtes würdigen und sich damit versöhnen
- die Wahrnehmung von Unterschieden wahrnehmen und so verankern
- Strategien für die Wahrnehmung von und den Umgang mit künftigen Krisen, »Ehrenrunden« (meist Wiederholungen alter Muster im »Autopilotmodus« und Überraschungen) entwickeln
- den eigenen Veränderungsprozess und seine Phasen verstehen (s. Abschn. 11.4, 6-Stufen-Zyklus nach Prochaska)
- zugehörige Emotionen möglichst zulassen und halten können
- auf die »Zwischenreich-Phase zwischen dem Alten und dem Neuen« vorbereitet sein
- Keimzellen und erste Erfahrungen für Neues erleben und verankern

(s. Schwing, 2016)

Klienten tendieren, aus inhärenter physiologischer Tendenz, für (emotionales) Überleben und Sicherheit zu sorgen, immer eher dazu, Veränderungen zum Schlechteren deutlicher wahrzunehmen als die zum Besseren. Es ist daher oft Therapeutenaufgabe, Verbesserungen besonders zu besprechen (vgl. Kap. 26).

Altes und Neues gehen selten nahtlos ineinander über. Spezielles Augenmerk verdient deshalb das »Zwischenreich« zwischen dem Vergehen und Abschluss von Altem und dem Entstehen neuer Strukturen. Es ist geprägt von erheblicher emotionaler »Durchschüttelung«, da es einen Zustand besonderer Verunsicherung darstellt. Es gibt »keinen festen alten Boden« mehr und noch keinen neuen. Das stellt keinen Misserfolg einer Therapie dar, sondern ist menschlichen Entwicklungsprozessen geschuldet und sollte daher unbedingt berücksichtigt werden.

27.3 Erfahrungen mit verschiedenen Varianten der Beendigung

Es gibt nicht die eine Art des richtigen Therapieendes, sondern verschiedene Varianten (s. Übersicht).

Übersicht

Verschiedene Varianten der Therapiebeendigung

- ein Ende ohne weitere Kontakte
- ein Ende mit der Absprache, dass weitere Kontakte möglich sind
- Ein Therapieintervall nach einer mehrjährigen Pause kommt erneut zum Ende.
- Eine regelmäßige Therapiearbeit an den Themen des Auftrags ist beendet, aber es braucht eine weitere niederfrequente Stabilisierungs- oder Nachsorgephase unbestimmter Dauer.
- Es findet eine sehr niederfrequente gelegentliche Lebensbegleitung statt ohne vorhersehbares Ende.

Je nach den Bindungsmustern und Lebensvorerfahrungen der Klienten kann ein sehr individuelles Abschlusssetting zustande kommen. Das Setting wird dabei kooperativ von Klienten und Therapeuten mitgestaltet.

Eine Klientin mit eher vermeidendem Bindungsstil, die Näheerfahrungen scheut, wird das Thema Abschied und die Dauer seines Erlebens möglichst kurz halten. Ängstlich klammernde Klienten werden Schwierigkeiten haben, überhaupt zu gehen. Die Systemische Therapeutin sollte nicht einseitig den vermeidenden Bindungs- und Abschiedsstil fördern in einer sehr eng ausgelegten Anliegen-Auftrags-Interventions-Abschlusssequenz, sondern Raum geben und flexibel die optimale und weiterführende Erfahrung für die Klienten ermöglichen (s. Kap. 3; Märtens, 2002).

27.4 Therapieabbrüche und atypische Therapiebeendigungen

In vierzig Jahren Forschung zu Therapieabbrüchen ist es nicht gelungen, eine allgemeingültige Definition für den Therapieabbruch zu formulieren (Seiffge-Krenke & Cincaya, 2017).

Definition

Als Abbruch definieren wir, wenn entweder Therapeuten oder Klienten, ohne dass die abgesteckten Aufträge erreicht wären und obwohl eine Arbeitsverabredung bestanden hat, zu keiner Fortführung der gemeinsamen Arbeit mehr bereit sind.

Hilfreich ist es, zu Therapiebeginn direkt zu erfragen: »Wenn wir weiter zusammenarbeiten sollten, was müsste ich tun, dass Sie die Therapie bei mir abbrechen?« (s. von Sydow, 2015). Die Frage ist ein Fenster in die gelungenen und besonders misslungenen Beziehungs-/Bindungs- und Therapievorerfahrungen der Klienten und kann der Therapeutin dabei helfen, sensibel für interaktionelle Gefahren zu werden, die zum Therapieabbruch führen könnten.

Im Kontext von Paartherapien ist bei einer unbalancierten Allianz zwischen Therapeut und den Partnern die Therapieabbruchrate höher. Insofern ist es sehr wichtig, dass der Therapeut bzw. die Therapeutin versucht, gemeinsam mit dem Paar aus den unterschiedlichen Anliegen der Einzelnen ein gemeinsames Ziel der Paartherapie herauszuarbeiten und immer wieder überprüft, dass sich nicht ein Partner »im Hintertreffen« fühlt (von Sydow, 2015).

Wann immer etwas passiert, das Therapeut und / oder Klient als Abbruch erleben, sollte der Therapieverlauf bis zum Abbruch analysiert werden und etwaige eigene Anteile des Therapeuten am Abbruch in der Supervision / Intervision erkundet werden (von Sydow, 2015).

Fallbeispiel

Abbruch durch Klientin

Eine Klientin kommt mit großem anhaltenden Leidensdruck nach dem Tod eines nach Frühgeburt wegen einer Anomalie verstorbenen Kindes. Sie ist selbst beruflich ständig mit kranken, manchmal sterbenden Kindern konfrontiert, was ihr, da sie nach ihrem eigenen Trauma des verstorbenen Kindes zumindest von Nacht- und Wochenenddiensten befreit sei, dennoch nur einigermaßen zu bewältigen gelinge. Immer mehr stellt sich eine konflikthafte Beziehung zum zehnjährigen Sohn des Mannes aus erster Ehe und noch mehr zu dessen Mutter heraus. Dankbar nimmt sie meine Bahnung eines stationären Aufenthaltes und die Erledigung diverser Formalitäten an, äußert dies auch. Zum Konflikt und schließlich abrupten und von ihrer Seite hochverärgerten Abbruch der Therapie kommt es, als ich den von ihr zunehmend geäußerten Ärger gepaart mit massiven Schuldzuweisungen und Erwartungen an die Ex-Partnerin des Mannes nicht ähnlich affektiv beantworte. Ich versuchte dann, mit ihr mehr ihre eigenen Muster und Beteiligungen an der Lage zu eruieren. Für mein Empfinden hatte ich viel Verständnis für ihre Reaktion, was ich mehrmals deutlich äußerte, aber wenig für ihr sehr aggressiv geschildertes Verhalten und ihre stark Schuld zuweisende Schilderung. Darüber äußerte sie sich sehr erbost, empfand das als »Zumutung« von mir ihr gegenüber, bedankte sich nochmal für meine Bemühungen zur Klinikeinweisung und wollte definitiv nie wiederkommen.

Teil III

Abbruch durch Therapeutin

Ein Klient kommt unter der Maßgabe, dass ich einen Platz in einer Therapiegruppe freihabe, zu Einzelvorgesprächen. Wir beginnen, sein Thema und mögliche Aufträge zu eruieren, erste Interventionen finden statt. Auf den nun anstehenden Gruppenbeginn angesprochen, meint er, dass er doch eigentlich gar nicht in die Gruppe wolle, aber doch gerne einmal die ersten Gespräche angenommen habe. Er habe gehofft, er könne dann doch in Form einer zunächst regelmäßigen Einzeltherapie mit mir weiterarbeiten. Dafür habe ich keine Kapazität. Da die Aufträge und seine Vorstellungen zu komplex für gelegentliche niederfrequente Sitzungen sind, breche ich an dieser Stelle den Prozess ab.

Atypische Abbrüche. In meiner Arbeit zu Beginn meiner Tätigkeit im stationären Setting hatten Abbrüche durch uns als Klinik den Effekt, dass, vor allem im Rahmen von Suchttherapien, ein suchtreduziertes oder suchtfreies Verhalten, das laut Klinikkonzept die für alle bekannte Voraussetzung für die Therapie dort war, zu fordern und so Klarheit in der Rahmengestaltung ernst zu nehmen. Es gab immer das Angebot, nach Einhaltung bestimmter vereinbarter Absprachen, wiederzukommen, der Kontakt wurde unterdessen über Briefverkehr gehalten.

Sehr frühzeitige und schnelle Therapiebeendigungen. Eine Klientin kann nach einigen Sitzungen, früher, als ursprünglich geplant, wieder gehen, weil es ihr deutlich besser geht. Diesen Verlauf werten wir nicht als Abbruch, sondern als autonome Entscheidung der Klientin, die im gemeinsamen Erörtern in aller Regel gut von der Therapeutin nachvollzogen werden kann. Selbst wenn die Therapeutin nach Kenntnis der Umstände denkt, eine weitergeführte Therapie wäre der Erfahrung nach wohl besser, ist eine Entscheidung der Klientin bindend. Durchaus haben wir erlebt, dass Klienten im Anschluss viel besser klarkamen, als von uns vorher erwartet. Es gibt häufig Ressourcen, die wir nicht kennenlernen konnten. Und auch wenn nicht, hat per se jeder Klient und jede Klientin die Autonomie, sich dafür zu entschieden, dass Symptome (noch) gebraucht werden.

Der Blick auf Prochaskas (2001) Veränderungsstufen kann hilfreich dabei sein, Therapieabbrüche und frühe Beendigungen besser zu verstehen (s. Übersicht sowie Abb. 11.1).

Übersicht

Veränderungsstufen nach Prochaska (2001) und daraus abgeleitete Fragen

- In welchem Stadium bezüglich welches Anliegens befindet sich die Klientin / der Klient?
- Ist derzeit die Therapie hier das Richtige?
- Braucht er / sie etwas anderes?
- Einen anderen Zeitpunkt?
- Gibt es vorher anderes im Leben zu regeln?
- Hilft eine andere Therapeutin bzw. ein anderer Therapeut zur besseren Passung?

Wenn wir die gemeinsame Arbeit grundsätzlich als einen Abschnitt sehen, in dem wir die Ehre haben, einen Klienten begleiten zu dürfen, bekommt der Begriff Abbruch oft eine andere Bedeutung oder erübrigt sich. Es wird dann möglicherweise ein Prozess unterbrochen, eine therapeutische Beziehung beendet für eine passendere, in jedem Fall »nur« ein Abschnitt beendet auf einem Weg, der ohnehin längst vor unserem Zusammentreffen begonnen hat und lange danach unaufhörlich, in welcher Form auch immer, mit welchen Wegbegleitern und Wegbegleiterinnen auch immer, weitergehen wird.

27.5 Kritische Einordnung

Inge Seiffge-Krenke und Fatima Cincaya analysierten im Jahr 2017 verfahrenübergreifend den Forschungsstand zu Behandlungsabbrüchen. Sie identifizierten 101 Studien mit N = 23.596 Patienten aus 19 Ländern. Ihre Metaanalyse belegt, dass die meisten Abbrüche während des Behandlungsbeginns stattfinden (bezogen auf Langzeittherapien). Grund für eine frühe Therapiebeendigung sind unüberwindbare Schwierigkeiten, v.a. im Beziehungsaufbau, aber auch eine rasche Besserung. Sie finden eine durchschnittliche Abbruchrate von 26 % quer durch alle Studien und führen aus: »Die meisten Abbrecher (beenden die Therapie) aus Gründen der Unzufriedenheit mit der Behandlung« (Seiffge-Krenke & Cincaya, 2017, S. 21). Abbrecher seien psychisch stärker belastet, jünger, öfter weiblich, hätten geringeres Schulabschlussniveau und seien sozial weniger eingebunden als Completer. Die meisten Abbrüche (40 %) ereignen sich in den ersten 10–15 Sitzungen einer Therapie und am häufigsten im ambulanten Setting. Daher verdienen Schwierigkeiten im Anfang des Therapieprozesses ein besonderes Augenmerk (vgl. Kap. 11).

Die Metaanalyse von Pinquart et al. (2014) zur Wirksamkeit von Systemischer Therapie bei psychischen Störungen Erwachsener belegt signifikant geringere Drop-out-Raten der Systemischen Therapie: Die Abbruchrate der Systemischen Therapie liegt bei nur 15 %, während sie bei alternativen Psychotherapien bei 23 % liegt (s.a. Kap. 89).

Bemerkenswert ist, dass Paar- und Familientherapeuten in den USA die geringste Drop-out-Rate unter allen Behandlern haben (Moore et al., 2011). Widersprüchlich sind die Befunde zur settingspezifischen Abbruchquote: Während die Metaanalyse von Seiffge-Krenke und Cincaya (2017) belegt, dass die Abbruchrate beim Setting »Einzeltherapie« erhöht sei, belegen Moore et al. (2011), dass Einzeltherapie einer geringere Drop-out-Rate als Paar-/Familientherapie habe.

Abbrüche können auch etwas mit »nicht mehr reparierbaren Brüchen« in der therapeutischen Beziehung zu tun haben. Stern und die Boston Change Process Study Group betonen, dass eine therapeutische Beziehung ebenso wenig »perfekt« sein kann wie eine Eltern-Kind-Beziehung, dass es geradezu Brüche geben muss. Gerade über die Bewältigung dieser Brüche und »Jetzt-Momente« entstehen neue Erfahrungen und neue Beziehungssicherheiten (Stern et al., 2012). Ihre Nichtbewältigung bahnt Abbrüche. Maßnahmen, wie sie in Abschnitt 27.2 für ein gelungenes Therapieende beschrieben sind, reduzieren ebenso deutlich die Wahrscheinlichkeit von Therapieabbrüchen (s. a. Swift et al., 2012).

FAQ

Woran erkenne ich ein gutes Therapieende?

(a) Wenn Ihnen ein Klient, sei es bald nach Beginn, sei es nach längerer Therapie, sagt, er fühle sich zufrieden und glaube jetzt, gut alleine zurecht zu kommen.
(b) Wenn Ihnen eine Klientin sagt, sie möchte die Therapie bei jemand anderem fortsetzen, und Sie sie gut gehen lassen können, weil Sie ihr dieses Selbstbestimmungsrecht zugestehen und ihre Gründe akzeptieren können.
(c) Wenn Ihnen ein Klient sagt, es gehe zwar längst nicht alles gut, aber er habe gute Gründe, an dieser Stelle ohne weitere Therapie bei Ihnen sein Leben zu meistern.

Wie gehe ich mit einem Therapieabbruch durch Klienten um?

Schauen Sie, ob es möglich ist, über die Gründe des Abbruchs zu sprechen. Vielleicht können Sie Raum für das Benennen Ihrer Gefühle dabei herstellen und so auch den Klienten Raum für das Benennen und Zulassen der eigenen (meist frustrierten, enttäuschten, ärgerlichen ...) Gefühle geben. Wenn es gelingt, Emotionen wahrzunehmen und zu benennen, können schwierige Beziehungssituationen leichter verarbeitet und bewältigt werden, und der Abbruch kann eine Chance für eine neue, trotz Schwierigkeiten bereichernde Erfahrung sein. Für Therapeuten und Klienten.

Wenn kein Gespräch vom Klienten gewünscht ist, versuchen Sie Mitgefühl für sich und ihre enttäuschten oder ärgerlichen Emotionen zu haben. Es hilft zusätzlich die Vorstellung, dass es die autonome Entscheidung des Klienten ist, für die er gute Gründe hat, die Sie nur fantasieren können, ohne eine Gespräch zu gehen, und dass es nicht in Ihrer Macht steht, das zu verhindern.

Weiterführende Literatur

Schwing, R. (2016). Beendigung der Therapie. In T. L. Levold & M. W. Wirsching (Hrsg.), Systemische Therapie und Beratung – das große Lehrbuch (2. Aufl., S. 175-177). Heidelberg: Auer.

Seiffge-Krenke, I. & Cincaya, F. (2017). Behandlungsabbrüche: Therapeutische Konsequenzen einer Metaanalyse. Göttingen: Vandenhoeck & Ruprecht.

Wirsching, M. (2016). Behandlungsabbrüche. In M. Wirsching & T. L. Levold (Hrsg.), Systemische Therapie und Beratung – das große Lehrbuch (2. Aufl., S. 177-181). Heidelberg: Auer.

IV Settings und Anwendungsformen

Editorial

Settings und Anwendungsformen

Ulrike Borst • Kirsten von Sydow

Kernkompetenz systemisch aus- und weitergebildeter Fachleute ist das Navigieren in Mehrpersonen-Settings. Dennoch ist der Bereich, den systemische Therapie abzudecken in der Lage ist, nicht vollständig deckungsgleich mit dem Bereich der Paar- und Familientherapie. An den »Rändern« des Bereichs befinden sich zum einen die Einzeltherapie, die aber – mehr als andere Verfahren – andere Personen dennoch, notfalls eben »nur« in der durch Fragen angeregten Vorstellung, einbezieht, und zum anderen die Arbeit mit größeren Systemen.

Mit Settingwechseln geht die Systemische Therapie vergleichsweise unbefangen um, denn in den Aus- und Weiterbildungen wird auch gelernt, mit neu Dazukommenden gut ins Gespräch zu kommen und schwierige Triangulationen auszubalancieren. Settingwechsel können sogar selbst als Intervention betrachtet werden, weil das Setting auch eine Symbolisierung von Systemgrenzen, Autonomieentwicklung, Bindungswünschen, etc. darstellt.

Themenbereiche aus Teil IV

28 Einzeltherapie – Konrad Peter Grossmann. Systemische Einzeltherapie zielt sowohl auf eine Transformation dysfunktionaler familiärer/sozialer Interaktionen wie auch die Transformation von Erzählungen bzw. der »sprachlichen Konstitution« von Problemen und Lebensweisen. Das Outcome wird zentral bestimmt durch die Entwicklung einer positiven Selbstbeziehung, und nicht so sehr wie in einer Paar-, Familien- und Gruppentherapie durch die zwischen den Therapieteilnehmern realisierte »positive Reziprozität«. Therapeutische Interventionen sind Versuche, Problemdissoziation, Problem-Lösungs-Übergänge, Lösungsaktualisierung und den Transfer von Lösungen in den Alltag anzuregen und zu fördern.

29 Paartherapie – Hans Jellouschek. Drei Grundmodelle kommen in dem hier geschilderten Ansatz systemischer Paartherapie zur Sprache: das »Lebenszyklus-Modell«, das »Drei-Zeiten-Modell« und das »Ebenen-Modell«. Diese drei Modelle kommen je nach Anliegen, Problemkonstellation und Therapiephase unterschiedlich und flexibel zum Tragen.

30 Familientherapie – Reinert Hanswille. Therapie im familientherapeutischen Setting ist der Ursprung der Systemischen Therapie und wird in diesem Kapitel auch in seinen historischen Dimensionen dargestellt. Dann werden die häufigsten Probleme, die in diesem Setting auftreten können, thematisiert sowie die Phasen des Therapieprozesses beschrieben und mit einem Fallbeispiel illustriert.

31 Systemische Gruppentherapie – Bettina Wilms. Gruppentherapeutische Ansätze wurden vergleichsweise spät in der Geschichte der Systemischen Therapie in das therapeutische Repertoire aufgenommen, obwohl die Annahmen über ihre Wirkung sehr wohl für das Gruppensetting sprechen. Es wird angenommen, dass Veränderungsprozesse als Teil einer zwangsläufig stattfindenden Neuorganisation der Systeme zu verstehen sind und weit über den Kontext der anwesenden Gruppenmitglieder hinausgehen. Denn auch der jeweilige Kontext, in dem der Patient lebt, organisiert sich um dessen durch die Behandlung initiierte Veränderung herum neu.

32 Multifamilien-/-paar-Gruppentherapie – Eia Asen. Im Multifamilien- und Multipaar-Setting potenziert sich die Wirkung der Therapie auf die einzelne Familie, denn Familien helfen sich gegenseitig. Die Rolle der Therapeutin kann dann als die einer »Facilitatorin« beschrieben werden.

33 Arbeit mit komplexen Helfersystemen – Ulrike Borst & Volkmar Aderhold. Wenn man bedenkt, wie viele professionelle Helferinnen und Helfer häufig mit ein und demselben Patienten befasst sind, drängen sich Netzwerkgespräche geradezu auf. Der Komplexität solcher Gespräche wird gerne durch Überstrukturiertheit in der Gesprächsführung begegnet, aber das muss nicht sein bzw. ist eher kontraproduktiv. In diesem Kapitel wird dargestellt, wie mit den Prinzipien des »Offenen Dialogs« und des »antizipatorischen Dialogs« große Gesprächsrunden zu guten Ergebnissen gelangen können.

34 Aufsuchende Familientherapie (»Home treatment«) – Hartmut Epple. Aufsuchende therapeutische Arbeit finden wir in unterschiedlicher Form sowohl in klinisch-medizinischen als auch in sozialpädagogischen Zusammenhängen. Zu ersteren zählen die Hausbesuche der (Familien-) Hebammen, Kinder- und Jugendgesundheitsdienste im Rahmen der frühen Hilfen, akut-psychiatrische Behandlungen zu Hause und die bedürfnisorientierte Psychiatrie. Für die Therapeuten, die immer zu zweit zu ihren Patienten nach Hause gehen, stellt Home Treatment ein »Auswärtsspiel« nach gewissen, hier näher erläuterten Regeln dar.

35 Veränderungen des Settings als Intervention – Martin Rufer. In einer systemisch orientierten Therapie, die regelhaft mit Komplexität, internalen und interpersonellen Wechselwirkungen sowie Selbstorganisation zu tun hat, ist die Frage nach dem »relevanten System« zentral. Auch wenn dieses nicht immer einfach zu bestimmen ist, müssen Therapeuten in jedem neuen Fall (idiografisch) und immer wieder von Neuem klären und entscheiden, mit wem kooperiert, d.h. in welchem Setting Problemmuster erkannt und Veränderungsprozesse dementsprechend gesteuert werden können.

28 Systemische Einzeltherapie

Konrad Peter Grossmann

28.1 Einleitung

Gegenstand Systemischer Therapie sind »äußere wie innere Kommunikationen« von Klientinnen in ihrem Zusammenhang mit gegebenen biopsychosozialen Leidenszuständen (Kuttenreiter & Thomanetz, 2010). Einzeltherapie und Therapie im Mehrpersonensetting bilden keinen Gegensatz, sondern die beiden Enden eines Kontinuums – während Einzeltherapie zumeist stärker auf die Selbstbeziehung und auf innere Kommunikationen von Klientinnen fokussiert, stehen im Mehrpersonensetting zumeist ihre sozialen Bezüge sowie äußere Kommunikationen im Vordergrund.

Systemische Therapie wurde über lange Zeit hinweg als Synonym von Familientherapie gedacht, aber ihre Gleichsetzung ist längst nicht mehr gültig und war es wohl auch nie: Ein Setting der Familientherapie ist längst nicht mehr zentrales Bestimmungsstück systemischer Praxis. Zu der langsamen Annäherung zwischen Systemischer Therapie und Einzeltherapie trugen u. a. folgende Prozesse mit bei:

- die konstruktivistische Wende Systemischer Therapie Ende der 1970er-Jahre
- der Verschiebung ihres Fokus auf Narrative bzw. Prozesse individueller wie sozialer Bedeutungsgebung (White, 2007)
- ein erweitertes, die Person einschließendes Systemverständnis (Ludewig, 1993)
- ein verstärkter Bezug auf Modelle Allgemeiner Psychotherapie (Schiepek et al., 2013) und Ergebnisse therapeutischer Wirkforschung (Hubble et al., 2001; von Sydow et al., 2007)
- die Entwicklung der Synergetik (Haken & Schiepek, 2010)
- der Einbindung bindungstheoretischer Überlegungen (von Sydow, 2008), traumatherapeutischer Modelle (Phillips & Frederick, 2003), schematherapeutischer Modelle (Wagner & Russinger, 2016), von Modellen der Ego-States-Therapie sowie von Teile-Konzeptionen des psychischen Systems (Schwartz, 1995; Penn & Frankfurt, 1994)

Die Annäherung von Systemischer Therapie und Einzeltherapie war und ist nicht zuletzt eine Reaktion auf Therapievorstellungen und -wünsche von Klienten. Der verstärkte Wunsch von Klienten nach Einzeltherapie steht mit gesellschaftlichen Transformationsprozessen in Zusammenhang. Einzeltherapie wird im Kontext eines zunehmenden sozialen wie familiären Entbettungsprozesses (Giddens, 1995) zu einem immer wichtigeren Entwicklungsraum für eigene Identität, zuweilen auch zur vorübergehenden Zuflucht vor einer Welt, die immer schneller, komplexer und unberechenbarer wird.

! Einzeltherapie ist ein möglicher Rahmen für die individuelle Bewältigung soziokultureller Veränderungen. Dass sich Systemische Therapie immer häufiger als Einzeltherapie verwirklicht (Schiepek, 1999; Leitner et al., 2012), ist unter anderem Ausdruck einer verstärkten »Kundenorientierung« systemischer Therapeutinnen.

Systemische Einzeltherapie kann Klientinnen unter anderem helfen, einen positiven Selbstbezug zu stärken oder zu entwickeln. Wie eine »Kartierung des eigenen Selbstbezugs« sinnvoll eingesetzt werden kann, zeigt das folgende Beispiel.

Fallbeispiel

Positiven Selbstbezug stärken
Im Kontext der Therapie mit einer Klientin, die unter Angst und depressiver Verstimmung litt, war ihr entwertender Umgang mit sich selbst Thema eines der Therapiegespräche.

Vorgehensweise. Wir erkundeten, wie diese dominante Form der Selbstreferenz entstanden war und welche anderen Weisen des Selbstbezugs sie noch realisierte. Ich bat sie, all ihre Weisen des Selbstbezugs in Analogie zu unterschiedlichen »Stimmen« in einem Chor auf dem Flipchart zu visualisieren. Als Rahmen diente eine gezeichnete Silhouette, in deren Mitte ein Kreis das Selbst der Klientin markierte. Innerhalb dieser Silhouette verortete sie die einzelnen Stimmen, indem sie sie in Form von Kreisen und anderen Figuren in unterschiedlicher Größe und Farbe nahe oder weiter entfernt von ihrem Selbst einzeichnete. In der Darstellung ihrer erlebten Gegenwart waren die Stimmen des »Ich bin nichts wert« und des »Ich bin nicht liebenswert« groß gezeichnet und nahe dem Selbst positioniert, während jene Stimmen, die ihre Wertschätzung und Anerkennung für sich selbst zum Ausdruck brachten, klein und weit entfernt davon eingetragen waren.

Im Kontext der gemeinsamen Betrachtung der so veranschaulichten »Landschaft« ihres Selbstbezugs erforschten wir, welche Auswirkung die Dominanz ihrer selbstentwertenden Stimmen auf ihr Befinden, ihre Symptomatik und ihre Beziehungen barg. Dann bat ich sie, in einer neuen Zeichnung einen kleinen erwünschten Unterschied der stimmlichen Anordnung ihres »Chors« zu zeichnen, den wir in der Folge konkretisierten und mit einer die Therapiestunde abschließenden Empfehlung verknüpften.

28.2 Die Vielfalt systemischer Einzeltherapie

Systemische Therapie hat viele Gesichter. Das gilt auch für systemische Einzeltherapie. Systemische Einzeltherapie ein Überbegriff für höchst vielfältige Erzählformen

- für ambulante, stationäre und aufsuchende Einzeltherapie;
- für Einzeltherapie, die einem lösungsfokussierten, narrativen, hypnosystemischen oder anderem Paradigma folgt;
- für Einzeltherapie, in deren Mittelpunkt die Dekonstruktion dominanter (Selbst-)Erzählungen und Sichtweisen steht, wie für Einzeltherapie, die auf das Entwickeln alternativer Fühl-Denk-Verhaltensmuster fokussiert (Grossmann, 2016);
- für Einzeltherapie, die auf problem-/störungsbezogene Annahmen weitgehend verzichtet (de Shazer, 1985), wie für Einzeltherapie, die auf einem »bescheidenen Expertentum von Therapeuten« (Weingarten, 1999) beruht.

Teil IV

Gemäß einem Paradigma »bescheidenen Expertentums« lässt sich therapeutisches Handeln nicht allein aus einer konstruktivistischen bzw. konstruktionistischen Epistemologie ableiten. Es bedarf einer klinischen Theorie, die ein Missing-Link zwischen Erkenntnistheorie und therapeutischem Tun überbrückt (von Sydow, 2008). Es impliziert so die Orientierung an »diagnostischen Hypothesen, die als Konstruktionen im Arbeitsprozess gesehen und zur Handlungsorientierung genutzt werden, die für Korrekturen offenbleiben und im Verlauf einer Therapie falsifiziert, erweitert oder differenziert (werden)« (Schwing, 2014, S. 156) bzw. realisiert sich als »anhaltender spiralförmiger Prozess von Hypothesenbildung, Verstehen und Verändern« (Wirsching, 2002, S. 164). In ein entsprechendes Fallverständnis fließen subjektive Problemtheorien von Klientinnen ebenso mit ein wie theoriegeleitete Annahmen von Therapeutinnen (Wagner & Russinger, 2016).

28.3 Wirkfaktoren und Outcome von Einzeltherapien

Das Ergebnis einer Einzeltherapie wird wesentlich durch Klienten- bzw. extratherapeutische Faktoren, durch die von Klientinnen erlebte Qualität der Therapiebeziehung, durch Placeboeffekte, Hoffnung und Erwartung sowie in geringem Maß durch Modell- oder Technikfaktoren determiniert (Hubble et al., 2001). Während das Outcome einer Paar-, Familien- und Gruppentherapie in hohem Maß durch die zwischen Partnern, Familienmitgliedern bzw. den Mitgliedern einer Therapiegruppe realisierte »positive Reziprozität« mitbestimmt wird (Sexton et al., 2004), stellt in Einzeltherapien das Entwickeln einer positiven Selbstbeziehung durch Klientinnen einen das Therapieergebnis zentral bestimmenden Faktor dar (Grossmann & Russinger, 2011). Die Wirksamkeit Systemischer Einzeltherapie für unterschiedlichste biopsychosoziale Leidenszustände ist durch eine Vielzahl kontrollierter randomisierter Outcome-Studien belegt (von Sydow et al., 2007; Schiepek, 1999). Systemische Einzeltherapie ist zumeist mit geringen Drop-out-Raten von Klientinnen, durch eine hohe Kundenzufriedenheit sowie durch eine günstige Kosten-Nutzen-Relation charakterisiert.

28.4 Zur Praxis von Einzeltherapie: Würdigen und Anregen

Systemische Einzeltherapie lässt sich mit Freeman et al. (2000, S. 65) als Vorgang der »Ko-Konstruktion heilender Narrative« denken. Dieses Ko-Konstruieren birgt eine inhaltliche und eine relationale Dimension.

Therapeutinnen tragen zu diesem Ko-Konstruieren bei, indem sie sowohl Bestätigung/Würdigung als auch Anregung realisieren (Ludewig, 2002) bzw. indem sie »Destabilisierung« (Anregung) in einen Kontext von »Stabilisierung« (Bestätigung) einbetten (vgl. Kap. 3). Das explorative Verhalten von Klientinnen bedarf – so Schiepek et al. (2013) – eines emotional sicheren Orts, von dem es ausgeht und an den es zurückkehren kann. Je belasteter Klientinnen sind, desto mehr Bestätigung bzw. Stabilisierung müssen sie im Kontext der therapeutischen Beziehung erfahren und desto dosierter muss sich therapeutische Anregung und Destabilisierung gestalten (Grossmann, 2005).

Therapeutische Bestätigung bzw. Würdigung realisiert sich in

- einem Aktualisieren von Empathie und Wertschätzung,
- einer hohen Ressourcenorientierung,
- einer expliziten Kooperations- sowie Ziel- und Auftragsorientierung,
- einem Wahren (mitfühlender) Neutralität,
- einem mittleren Grad an Führung,
- einem Bemühen um Egalität und in der Anerkennung gleichwertigen Expertentums (Klientinnen sind Expertinnen für die in einer Therapie entwickelten Lösungen, Therapeutinnen Expertinnen für hilfreiche kommunikative Such- und Entwicklungsvorgänge).

28.5 Klinische Praxis

Mit White (2007) bzw. Retzer (2007) lässt sich Einzeltherapie als dreiphasiger Übergangsprozess verstehen. Die grundlegenden Aufgaben zu Beginn einer Einzeltherapie sind jene des Herstellens einer kooperativen und vertrauensvollen Beziehung zwischen Klientin und Therapeutin, jene des Förderns eines positiven Selbstbezugs von Klientinnen und jene des Konstruierens von »guten« Problemen und Zielen, die als Sinnthemen einer Therapie fungieren können.

> **!** Für ein gelingendes Erstgespräch wie auch für hilfreiche therapeutische Folgegespräche ist die Abstimmung therapeutischen Handelns auf gegebene motivationale Zustände von Klientinnen von entscheidender Bedeutung.

Potenziallandschaften erkennen, verstehen, bearbeiten. Im Kontext eines synergetischen Verständnisses lässt sich menschliche Persönlichkeit einer vielfältigen Potenziallandschaft gleichsetzen – einer Tal- und Hügellandschaft, innerhalb welcher die Täler unterschiedliche Fühl-Denk-Verhaltensmuster darstellen und die Hügel Übergänge zwischen diesen Tälern repräsentieren. Der Entwicklung biopsychosozialer Leidenszustände entspricht, dass sich in dieser Landschaft im Lauf der Zeit bzw. infolge traumatischer oder anderer hoch belastender Erfahrungen mit Leidensdruck und Einschränkung assoziierte Täler bzw. Leidenszustände formen. Im Kontext von Problemchronifizierung gewinnen diese Täler zunehmend an Weite (ihr Einzugsbereich nimmt zu) und Tiefe (es fällt Betroffenen zunehmend schwer, problemassoziierte Täler wieder zu verlassen und in mit Lösung verbundene Potenzialtäler überzuwechseln). Psychotherapie zielt darauf, gegebene Potenziallandschaften von Klientinnen in Abstimmung mit ihren Zielen und Hoffnungen zu verändern: »Ziel therapeutischer Arbeit ist es, bestimmte Potenzialtäler, die Problemzustände darstellen, zu verflachen und andere Täler, die gewünschte Zustände repräsentieren, zu vertiefen und zu verbreitern. Insgesamt sollte die Landschaft vielgestaltiger und differenzierter werden (…), sodass ein flexibles und situationsangemessenes psychisches Funktionieren möglich wird.« (Haken & Schiepek, 2006, S. 341)

Teil IV

Einzeltherapie lässt sich als strukturierter Lernprozess verstehen. In diesem Zusammenhang fokussiert jedes Therapiegespräch auf ein eingegrenztes Sinnthema. Jedes Folgegespräch birgt nach Möglichkeit einen in sich geschlossenen Erzählbogen; und jedes Folgegespräch schafft am Ende eine Brücke zu einem nachfolgenden Gespräch (Grossmann, 2014).

Therapeutische Folgegespräche. Zumeist wird mit einer Klärung des aktuellen Befindens, von zwischenzeitlichen Erfahrungen und wahrgenommenen Veränderungen von Klienten begonnen.

In einem zweiten Schritt legen Klientin und Therapeutin in einem Vorgang des schrittweisen Eingrenzens das Thema eines Folgegesprächs fest und klären damit verbundene (Veränderungs-)Hoffnungen und Ziele. Das Stundenziel soll mit dem Gesamtziel einer Therapie verbunden sein; Stundenthema und Stundenziel bilden die beiden Seiten der Leitdifferenz des nachfolgenden gemeinsamen Erzählens und Handelns.

In einem dritten Schritt wird das Stundenthema konkretisiert. Die so angeregte Problemaktualisierung umfasst zwei Teilschritte – jenen der Problemassoziation und jenen der Problemdissoziation. Im Kontext von Problemassoziation wird das Stundenthema konkretisiert und so dosiert im Hier und Jetzt aktiviert. In der daran anschließenden Problemdissoziation wird die Klientin dazu angeregt, gegenüber dem Problemthema eine distanzierte Beobachter- bzw. »auktoriale Erzählperspektive« einzunehmen, etwa indem sie dieses symbolisiert oder visualisiert.

Auf die Problemaktualisierung folgt als vierter Schritt die Anregung eines Problem-Lösungs-Übergangs bzw. das Überschreiten eines Hügelkamms zwischen einem Problem- und einem Lösungstal. Hierfür gibt es im Wesentlichen die beiden Wege des vorwärts- und rückwärtsgewandten Erzählens. Vorwärtsgewandtes Erzählen erkundet lösungsverbundene Täler in der Zukunft von Klienten. Es nützt die Fähigkeit der Fiktivität, des »So-tun-als-ob«, der Fantasie, des »Möglichkeitssinns« von Klienten (Musil, 1930, 1978). Mittels des »Was wäre wenn« werden einer Veränderung entgegenstehende Hindernisse umgangen und/oder vorübergehend außer Kraft gesetzt. Vorwärtsgewandtes Erzählen wird dadurch angeregt,

- dass Therapeuten Klienten nach ihren Wünschen, Zielen, Sehnsüchten fragen;
- dass sie ein über Nacht stattgefundenes »Wunder« oder andere Formen der Zeitprogression nahelegen;
- dass sie eine Klienten bitten, eine in der Zukunft liegende Lösung auf einer Zeitlinie abzubilden, sie in einer Skulptur zu veranschaulichen oder sie mithilfe eines Systembretts dazustellen.

Rückwärtsgewandtes Erzählen hingegen tastet sich (oder springt zuweilen) von der problemverbundenen Gegenwart in eine lösungsverbundene Vergangenheit. Es realisiert sich als Wieder-Entdecken von Problemunterschieden, Ausnahmen und früher bestandenen Lösungen. Es verwirklicht sich nach Monk et al. (1997) als»Archäologie der Hoffnung«. Beide Wege des Erzählens führen letztlich wieder zusammen – ein Konstruieren von Fühl-, Denk- und/oder Verhaltensunterschieden in der Zukunft begünstigt ein (Re-)Konstruieren von Unterschieden in der Vergangenheit und umgekehrt.

Im auf einen Problem-Lösungs-Übergang folgenden Schritt der Lösungsaktualisierung werden imaginierte oder erinnerte lösungsbezogene Unterschiede angereichert. Therapie realisiert sich als Vorgang des »Creating a Thick Story« (White, 2007) rund um erwünschte Lösungen bzw. als Aktivierung und Förderung lösungs-verbundener Fühl-Denk-Verhaltensmuster (Grawe, 2004, S. 423): »Voraussetzung und Beginn jeder Bahnung ist die Aktivierung dessen, was besser gebahnt werden soll. Damit es gut gebahnt wird, muss es wiederholt und anhaltend aktiviert werden. Alles, was der Patient mehr denken, fühlen und tun soll, muss also möglichst oft hervorgerufen und möglichst lange aufrechterhalten werden.« Je plastischer Antizipationen (oder auch rekonstruierte Unterschiede) beschrieben werden – so Schiepek (1999, S. 161) –, »umso mehr Sogwirkung entfalten sie auf Prozesse der Neuorganisation.«

Der Abschluss eines Folgegesprächs realisiert sich in einer das Therapiegespräch abrundenden Evaluierung und in der Formulierung einer Empfehlung (»Hausaufgabe«), die der Vertiefung und Sicherung der im Verlauf des Therapiegesprächs angeregten Unterschiede und deren Transfer in den gelebten Alltag von Klienten dient.

In der Abschlussphase einer Einzeltherapie steht die Auflösung der Therapiebeziehung sowie das gemeinsame Evaluieren des Therapieergebnisses und ein Sichern und Verankern erreichter Veränderung im Mittelpunkt von Therapiegesprächen.

28.6 Über Veränderung

Problemlösung oder -linderung in Einzeltherapien realisiert sich schrittweise und diskontinuierlich. Das stärkste Ausmaß an Veränderung findet sich zumeist während der ersten Therapiestunden (Hubble et al., 2001). Veränderung in Einzeltherapie ist nicht die Folge »einer einzelnen therapeutischen Intervention, sondern sie erfordert ein ständiges Engagement in Richtung auf das therapeutische Ziel« (Minuchin, 1983,

S. 133). Sie entsteht durch »kleine Fluktuationen« (Böse & Schiepek, 1994, S. 37) bzw. indem im guten Fall im Lauf der Zeit lösungsverbundene Fühl-Denk-Verhaltensmuster gegenüber problemassoziierten Mustern an größerem Gewicht gewinnen.

Therapeutische Interventionen sind Versuche, Problemdissoziation, Problem-Lösungs-Übergänge, Lösungsaktualisierung und den Transfer von Lösungen in den Alltag anzuregen und zu fördern. Interventionen dienen dazu, Unterschiede in ein für Klienten passendes Gewand zu kleiden –– sie sind Formen des »gift wrapping« (Zeig, 2002). Die hohe Plastizität von Interventionen eröffnet große Wahlfreiheit in der methodischen Gestaltung von Therapiegesprächen. Jenseits von Erfahrung und Intuition sind für die Wahl einer bestimmten Interventionen Kriterien des (erhofften) Nutzens, der Schönheit und des Respekts (Ludewig, 1988) sowie der Taktung (Brandl-Nebehay, 2005) ausschlaggebend. »Systemische Therapie« – so Ludewig (2002, S. 47) – »stellt nicht den Anspruch, eine komplett neue Technologie für die therapeutische Arbeit vorzulegen. Vielmehr bedient sie sich (...) der verschiedenen Techniken, die in über hundert Jahren Psychotherapiegeschichte entwickelt worden sind, und sie ergänzt diese mit Techniken eigener Provenienz.« Zentrale Interventionen in Einzeltherapien sind neben mikrosprachlichen Interventionen, Fragen, Kommentaren, Empfehlungen, Symbolisierungen, Visualisierungen, Imaginationsübungen vor allem Praktiken des sog. negativen oder positiven bzw. doppelten / mehrfachen Externalisierens.

Fallbeispiel

Das Gespräch mit Phobie

Eine Klientin fokussierte in einem Therapiegespräch ihre Angst bei der Benutzung öffentlicher Verkehrsmittel. Sie beschrieb, wie sich ihre ängstliche Anspannung in ihrer unruhigen und stockenden Atmung, in ihrem erhöhten Gefühl der Ängstlichkeit und ihrem erhöhten Muskeltonus zeigte. Sie erzählte, wie sie diese Angst durch eine »Beschäftigungstherapie« – u. a. durch Lesen und das Lösen von Rätseln – in Schach hielt.

Ich würdigte ihre Lösungsstrategie; ich würdigte, dass sie es immer wieder von Neuem schaffte, ihrer Angst Widerstand zu leisten, und dass es ihr gelang, nicht auf die naheliegende Strategie der Vermeidung der Nutzung öffentlicher Verkehrsmittel zurückzugreifen. Ihr Sich-Konfrontieren mit der ängstigenden Situation zeigte ihren Mut und ihre Stärke.

Die Klientin wünschte sich, die »Wurzeln ihrer Angst« zu verstehen (sie hatte als junge Frau Psychologie studiert, war belesen und sehr therapieerfahren; sie selbst vermutete einen sexuellen Konflikt als Hintergrund ihrer Problematik). Ich schlug ihr ein auf ihren Wunsch abgestimmtes Vorgehen vor, das sie (so die Begründung) möglicherweise zu einem erweiterten Wissen über die Wurzeln ihrer Angst führen könnte – jenes des »Gesprächs mit dem externalisierten Problem«. Ich bat sie, die von ihr als Phobie benannte Erfahrung auf einem Stuhl zu externalisieren und multimodal anzureichern. Sie imaginierte sie als etwa dreißig Zentimeter große

Buchrolle, pergamentfarben, mit einer hohen, schrillen Stimme ausgestattet. Sie war einverstanden, der Phobie ihre Stimme zu leihen, damit ich sie befragen konnte.

Seit wann kannten Phobie und die Klientin einander? Ihre Beziehung – so Phobie – reiche bis in die früheste Kindheit zurück. Bereits im Volksschulalter habe sie ihr Leben dominiert – in Form der Angst vor Erwachsenen und in Form von Schüchternheit gegenüber Gleichaltrigen. Sie sei aber zugleich eine Wächterin in Bezug auf die Klientin gewesen, denn zu jener Zeit habe ein Sexualstraftäter in ihrem Wohnbezirk sein Unwesen getrieben. Der Preis ihrer Vorherrschaft im Leben der Klientin habe freilich darin bestanden, dass sie isoliert und einsam gewesen sei. Erst mit dem Wechsel der Klientin in die Oberstufe der Mittelschule bzw. mit dem Studium habe sich ihre Vorherrschaft über die Klientin gelockert. Seit einigen Jahren – seit der Frühpensionierung der Klientin – habe sie diese aber wieder stärker im Griff. Ihren gegenwärtigen Einfluss – so Phobie auf mein Nachfragen hin – schätze sie auf einer zehnstufigen Skala bei sieben bis acht ein. Ich befragte sie danach, was sie gegenwärtig für die Klientin leiste. Sie sei nach wie vor ihre Wächterin – sie helfe der Klientin, »unsichtbar« zu werden und minimiere so das Risiko, von Männern »angemacht« zu werden. Wie genau sorge sie als Wächterin für diesen Schutz? Sie veranlasse die Klientin, in der Öffentlichkeit die Schultern hochzuziehen, den Kopf einzuziehen, eine Tasche oder einen sonstigen Gegenstand vor ihre Brust zu halten; zudem lenke sie ihren Blick nach unten. In öffentlichen Verkehrsmitteln sitze sie gleichsam neben der Klientin und instruiere sie.

An dieser Stelle unseres Gesprächs merkte ich an, dass es zuweilen so sei, dass jemand, der uns von Kindheit an kenne, in uns nicht so sehr die gegenwärtige bzw. erwachsene Persönlichkeit wahrnehme, sondern das kleine Kind, das wir einmal gewesen wären. So jemand könne unter Umständen »vergessen«, dass der nun erwachsene Mensch kraft seiner Lebenserfahrungen über all jene Fähigkeiten verfüge, die er brauche, um gut durchs Leben zu kommen und sich vor Bedrohung und Übergriffen zu schützen. Möglicherweise würde dieser Fehler auch ihr unterlaufen – möglicherweise würde sie die Klientin unterschätzen. An dieser Stelle führte ich einige Beispiele von Selbstbehauptung und erfolgreicher Abgrenzung an, die sich aus den Erzählungen der Klientin in den vorausgegangenen Therapiegesprächen ergaben. Nach längerer Abwägung stimmte Phobie dieser Vermutung zu. So wendete sich unser Gespräch der Frage zu, ob es nach wie vor erforderlich sei, dass sie in öffentlichen Verkehrsmitteln den Platz direkt neben der Klientin einnahm. Phobie verneinte – der Klientin sei zuzutrauen, dass sie sich ihrer Haut zu wehren wisse. Sie könne durchaus auch in einem weiter entfernten Abteil Platz nehmen, solange sie in Ruf- und Sichtweite der Klientin bliebe.

Systemische Einzeltherapie birgt nicht zuletzt aufgrund der im Vergleich zu anderen Therapieansätzen durchschnittlich geringeren Sitzungszahl (Leitner et al., 2012; Schiepek, 1999) den Ruf einer »hasty therapy« (Lipchik, 1994). Längere und langsamere Therapie ist jenseits störungsspezifischer Aspekte vor allem dort indiziert, wo unterschiedsbildende Prozesse einer Basis hohen Vertrauens bedürfen.

- Nachhaltige Veränderungen stellen sich vielfach erst dann ein, wenn Klientinnen über ausreichende Zeit verfügen, ihre leidvolle Erfahrung zu erzählen und ihr Erzählen gehört und gewürdigt wird (Seligman, 1995; Stierlin, 1997).
- Langsame Therapie folgt einem langsamen Herzschlag – jedweder Veränderungsanregung von Therapeutinnen soll ausreichendes empathisches Verstehen vorausgehen, und jedwede Reaktion von Klientinnen auf eine Veränderungsanregung soll erneut mit empathischem Verstehen beantwortet werden (Grossmann, 2009).
- Langsamkeit ermöglicht eine größere Chance, therapeutische Präsenz und das Angebot einer positiven Bindungserfahrung zu realisieren. Langsamkeit bedeutet mehr Passungsfähigkeit und mehr Genauigkeit im interventiven Vorgehen: »Der therapeutische Prozess, unter dem Aspekt des Umgangs mit Zeit betrachtet, ist ein An- und Innehalten: Einen Halt bekommen durch freundlichen Rückblick und bewertende Betrachtung des zurückgelegten Weges; im Sichten und frischen Erzählen des Vergangenen werden neue Selbstgeschichten entwickelt, die eine lebbare Richtung in die Zukunft weisen« (Brandl-Nebehay, 2004, S. 113).

28.7 Kritische Einordnung

Mit White und Epston (1998) lassen sich systemische Einzeltherapeutinnen als »Übergangsbegleiter« im Kontext von vielfach mit Lebensumbrüchen assoziierten Leidenzuständen verstehen. Im Rahmen zunehmend beschleunigter Lebenswelten, der Auflösung tradierter Lebensformen und familiärer Entbettung kommt Einzeltherapie damit auch eine zunehmend wichtige klärende, stabilisierende und transformative Funktion für die Weiterentwicklung der persönlichen Identität von Klientinnen zu.

FAQ

Was verbindet all die unterschiedlichen Formen systemischer Einzeltherapie?
Ein zirkuläres und komplexes Verständnis von Leidenszuständen, welches diese als zugleich in intrapsychische, biologische wie (aktuelle und biografische) soziale Erfahrungen eingebettet betrachtet. Vor diesem Hintergrund zielt systemische Einzeltherapie sowohl auf eine Transformation dysfunktionaler familiärer / sozialer Interaktionen wie auch die Transformation von Erzählungen bzw. der »sprachlichen Konstitution« von Problemen und Lebensweisen (von Sydow et al., 2007). Weitere Gemeinsamkeiten sind jene des Fokus auf Ressourcen von Klientinnen, des Respekts vor Klientinnen sowie die Orientierung auf realisierbare, mit Klientinnen abgestimmte Ziele und Anliegen.

Weiterführende Literatur

Grossmann, K. P. (2014). Systemische Einzeltherapie. Göttingen: Hogrefe.

Grossmann, K. P. (2016). Therapie mit Männern. Heidelberg: Auer.

Retzer, A. (2007). Passagen (2. Aufl.). Stuttgart: Klett-Cotta.

Wagner, E. & Russinger, U. (2016). Emotionsbasierte systemische Therapie. Intrapsychische Prozesse verstehen und behandeln. Stuttgart: Klett-Cotta.

29 Paartherapie

Hans Jellouschek

29.1 Theoretischer Hintergrund und Grundlagen

Die Darstellung orientiert sich am Ansatz der »Systemisch-integrativen Paartherapie«, den ich in den letzten 35 Jahren zunächst zusammen mit meiner inzwischen verstorbenen Frau Margarete Kohaus entwickelt und dann mit meinen Kolleginnen Friederike von Tiedemann, Marianne Walzer und meiner Frau Bettina Jellouschek-Otto weiter ausgebaut habe). Die Systemische Therapie stellt dabei den Rahmen unseres »ressourcen-« und »entwicklungsorientierten« Ansatzes dar, innerhalb dessen wir kommunikationstherapeutische, lerntheoretische und tiefenpsychologische Ansätze miteinander verbinden (Jellouschek, 2014; von Tiedemann & Jellouschek, 2000; Welter-Enderlin & Jellouschek, 2002).

Bei meiner Darstellung blicke ich zunächst auf die Beziehung Therapeut – Paar, und dann auf das konkrete Vorgehen zur Erreichung der angestrebten Ziele.

Die Beziehung Therapeut – Paar

Welche Art von Beziehung zwischen Paar und Therapeut entsteht, ist für einen konstruktiven therapeutischen Prozess von zentraler Bedeutung. Der Therapeut muss imstande sein, jedem der Partner das Gefühl zu vermitteln, von ihm verstanden und als Person akzeptiert zu sein, selbst wenn die beiden als Paar gerade in heftigem Gegensatz zueinander stehen.

> **!** Die »affektive Rahmung des Prozesses« (Welter-Enderlin, 1998) ist Aufgabe des Therapeuten vom Anfang bis zum Ende der Therapie und muss immer wieder »justiert« werden.

Diese positiv-affektive Rahmung ist eine Grundvoraussetzung für einen konstruktiven Veränderungsprozess. Paare, die wegen einer Beziehungskrise in Paartherapie kommen, sind verunsichert, fühlen sich nicht »in guten Händen« und kämpfen daher um ihre Position oder geben klein bei. Die positive Zuwendung für beide Partner, das echte Verständnis des Therapeuten für die spezifische Situation eines jeden und sein spürbares Wohlwollen für beide geben Sicherheit und Zutrauen, dass man Neues ausprobieren kann.

Damit wird auch die immer wieder drohende Situation der Entstehung einer »Koalition« vermieden, von der wir dann sprechen, wenn einer der Partner den Therapeuten dauerhaft an der Seite des anderen erlebt. Die nicht ganz einfache Konstellation der Dreier-Gruppe »Frau – Mann – Therapeut« leistet der Entstehung dieses »Zwei-zu-Eins«-Gefühls Vorschub und muss darum vom Therapeuten immer wieder in einen Ausgleich gebracht werden.

Wir orientieren unsere Arbeit im Weiteren an folgenden drei »Grundmodellen«: dem »Lebenszyklus-Modell«, dem »Drei-Zeiten-Modell« und dem »Ebenen-Modell« (Jellouschek, 2005; Tiedemann & Jellouschek, 2000).

Das Lebenszyklus-Modell

Wir betrachten hier das Leben der beiden Partner unter dem Aspekt ihrer Entwicklung als Paar. Es lassen sich »vier Jahreszeiten der Liebe« unterscheiden. Dies sind:

- Die Phase des jungen Paares – von der Verliebtheit bis zur Entscheidung für ein gemeinsames Leben,
- die Familienphase, also des Paares mit Kindern, die wir bis etwa zur Lebensmitte ansetzen (bei kinderlosen Paaren steht hier eine »Phase des [verbindlichen] Zusammenlebens«),
- die Nachfamilienphase, wenn die Kinder sich von den Eltern lösen und allmählich das Haus verlassen,
- und schließlich die Altersphase, die etwa mit 60 Jahren beginnt, wenn das Berufsleben allmählich zu Ende geht. Hier unterscheiden wir nochmals die Zeit der »jungen Alten« (60–75 Jahre) von den »Hochbetagten« (75–85 Jahre; s. Abb. 29.1).

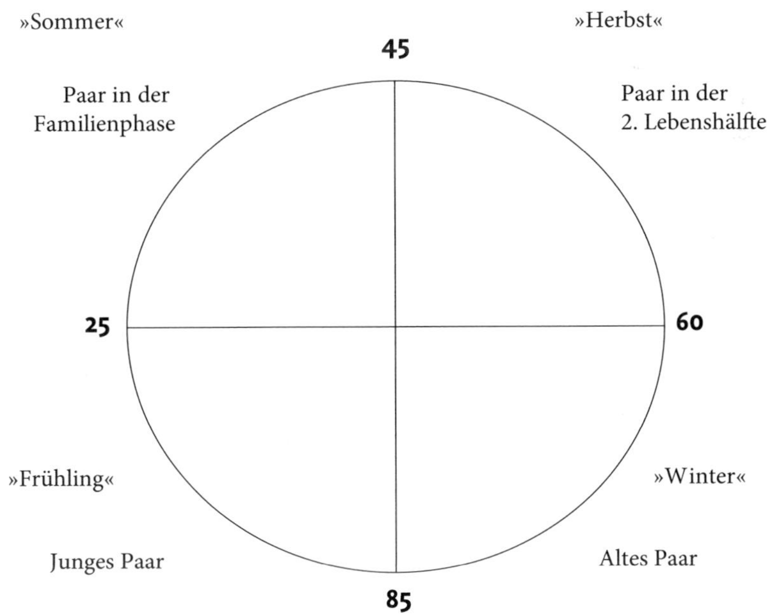

Abbildung 29.1 Lebenszyklus-Modell

Das Modell verdeutlicht, dass Paarbeziehungen auf Entwicklung hin angelegt sind, und dass diese Entwicklung in verschiedenen Phasen verläuft, die das Paar vor jeweils unterschiedliche Entwicklungsherausforderungen stellen. Dabei muss das Paar immer wieder den Mittelweg finden zwischen Stabilität und Veränderung.

! Bei zu viel Stabilität droht Erstarrung, bei zu viel Veränderung Auflösung, also Trennung.

Besonders deutlich wird dies an den in Abbildung 29.1 durch die geraden Linien gekennzeichneten »kritischen Lebensübergängen«: Wenn aus dem Paar eine Familie wird, wenn sich die Kinder von zu Hause lösen und die Partner wieder stärker aufeinander verwiesen sind, und wenn schließlich – in der Altersphase – einer oder beide aus dem Beruf ausscheiden. Als »kritisch« werden diese Übergänge bezeichnet, weil sie für die meisten Paare krisenhaft erlebt werden: Altes Vertrautes muss aufgegeben und Neues, noch Unbekanntes entwickelt werden, wie zum Beispiel, wenn aus dem Liebespaar durch die Geburt eines Kindes ein Elternpaar wird – oder werden soll. Gelingt das, bedeutet dies einen Zugewinn an Lebensqualität für beide, gelingt es nicht, kann das zu Entfremdung, chronischer Krise, ja Trennung führen. Die Partnerschaftskrise kann also immer gesehen werden als Herausforderung zu Entwicklung. Hier ist die zentrale Aufgabe des Therapeuten, dem Paar zu einer entwicklungsorientierten Sichtweise und zum Aufbruch in diese Richtung zu helfen.

Das fällt bei vorhersehbaren Krisen im Zusammenhang mit Übergängen im Lebenszyklus in der Regel leichter als bei nicht vorhersehbaren Krisen, die Paare ebenfalls erleben, ohne dass sie sich schon vorher darauf einstellen könnten. So zum Beispiel, wenn sich in der Familienphase der Mann einer Frau mit zwei kleinen Kindern auf eine Außenbeziehung einlässt und damit den Bestand der Beziehung mit einem Schlag infrage stellt. Aber auch hier gilt: Es kann gut weitergehen, wenn das Paar es schafft, auch eine solche »nicht vorhersehbare Krise« als eine Chance zu sehen und zu nutzen: In unserem Beispiel, wenn sich beide Partner durch die Außenbeziehung herausfordern lassen, die vernachlässigten Seiten ihrer bisherigen Beziehung anzuschauen und diese neu zu beleben. Um das zu schaffen, braucht es die Begleitung und Hilfestellung durch den Therapeuten in besonderem Maße, wieder gemäß der Fragestellung: Zu welcher Entwicklung fordert euch auch diese Krise heraus – dich als Frau, dich als Mann, euch als Paar?

Das Lebenszyklus-Modell verweist auf die Bedeutung folgender Fragen:

- In welcher Phase des Lebenszyklus befindet sich dieses Paar?
- Mit welchen Krisen – vorhersehbaren wie nicht-vorhersehbaren – ist dieses Paar konfrontiert?
- Welche Schwierigkeiten bereitet es dem Paar, diese Krise zu bewältigen?

Dabei ist der zentrale Lernprozess, den der Therapeut beim Paar anstoßen und begleiten soll, die Krise –vorhersehbar oder nicht – zu nehmen als Herausforderung für positive Entwicklung.

Das Drei-Zeiten-Modell
Bei diesem Lernprozess spielen immer die drei Zeitdimensionen unseres Lebens eine Rolle: die Gegenwart, in der die Krise erlebt wird, die Vergangenheit, deren Erfahrungen immer in die Krise mit einfließen, und die Zukunft, in die das Paar sich weiterentwickeln will (s. Abb. 29.2).

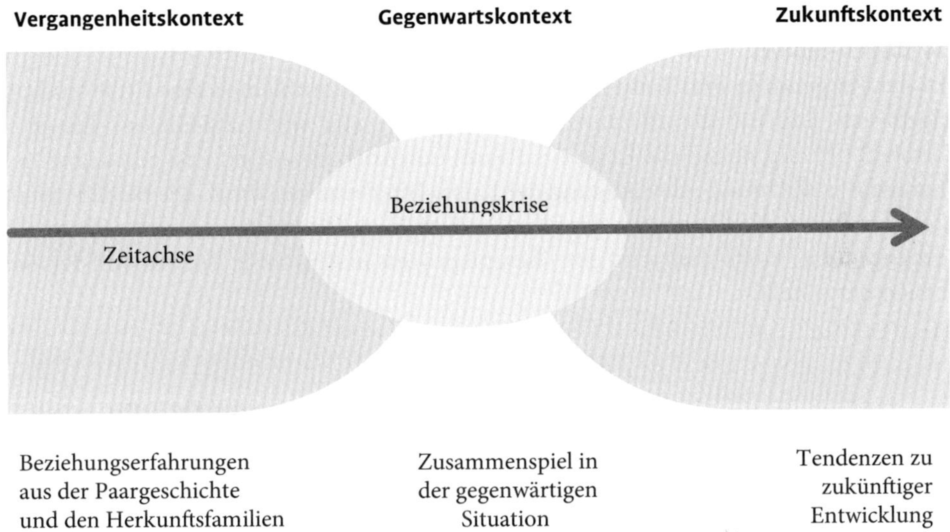

Abbildung 29.2 Drei-Zeiten-Modell

Vorgehensweise. Der Therapieprozess beginnt in der Gegenwart, wenn das Paar mit seinem aktuellen Problem dem Therapeuten gegenübersitzt. Hier spielt die Einführung einer systemischen Sichtweise eine zentrale Rolle: Es soll gelingen, dem Paar anstelle monokausaler Betrachtungsweisen die jeweiligen Wechselwirkungen für die Entstehung des derzeitigen Problems deutlich zu machen und damit das Paar von gegenseitigen Beschuldigungen weg zu bringen: »Nicht der andere ist schuld, nicht ich bin schuld, wir sind beide am Entstehen des Problems beteiligt, und unsere Lebenssituation drum herum trägt auch dazu bei!« Die Kunst des Therapeuten besteht hier vor allem darin, durch geeignete Fragen zur Lebenssituation des Paares diese multikausale Betrachtungsweise zu fördern.

> **!** Ziel dieser Phase ist es, zu einer ersten angemessenen Problem- und Zieldefinition zu kommen, die der Aufmerksamkeit und den Handlungsimpulsen des Paares einen klaren Fokus gibt.

Für das Verstehen des Problems und für ein lösungsorientiertes Handeln spielt aber auch die Vergangenheit des Paares eine große Rolle. Dabei geht es sowohl um die gemeinsame Geschichte (z. B. nicht verziehene Verletzungen), als auch die biografischen Erfahrungen aus den Herkunftsfamilien beider Partner.

Schließlich ist auch die Zukunft wichtig, insofern das Paar eine bessere Zukunft will, und es Aufgabe des Therapeuten ist, das Paar dabei zu unterstützen, das Problem, das sie in die Therapie geführt hat, als die entscheidende Herausforderung zur Entwicklung in die Zukunft nutzen zu lernen, sodass das Paar am Ende der Therapie sagen kann: »Ohne diese Krise wären wir nicht da, wo wir jetzt sind!«

Das Ebenen-Modell

Mit den dargelegten drei Zeitdimensionen, die bei Paarproblemen eine Rolle spielen, zeigen sich nun für das therapeutische Vorgehen vier unterschiedliche »Ebenen« (s. Abb. 29.3), auf denen die Krise des Paares beschrieben werden und auf denen der Therapeut in Richtung »Bewältigung der Krise« intervenieren kann. Die beiden ersten Ebenen nehmen die Gegenwart des Paares in den Blick, die dritte und vierte Ebene die Vergangenheit. Ausführlich wird der Therapieprozess in Abschnitt 29.2 anhand der vier Ebenen dargestellt.

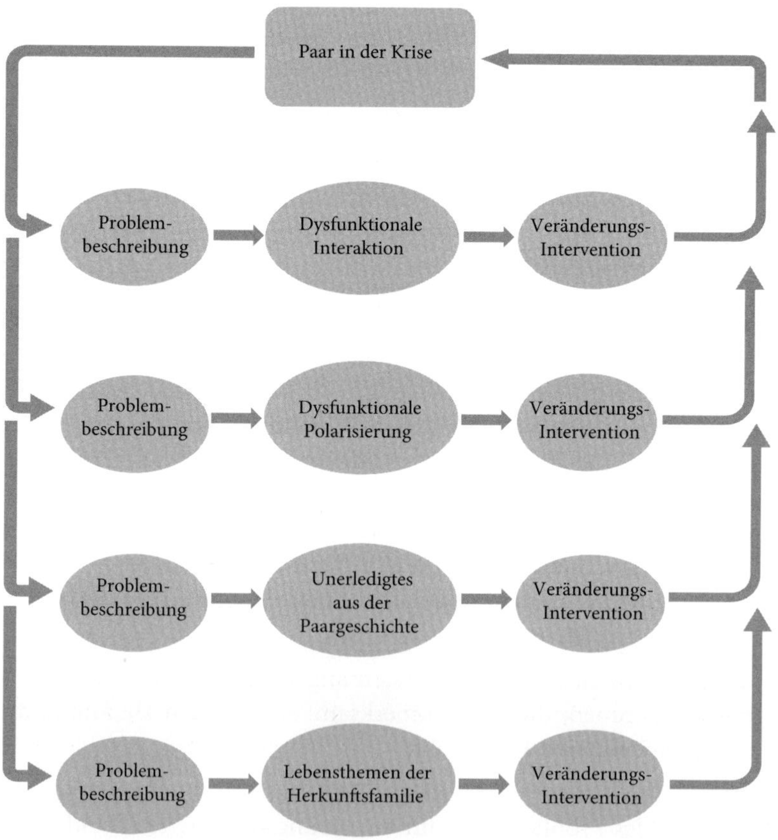

Abbildung 29.3 Das Ebenen-Modell

Teil IV

29.2 Therapieprozess und Abschluss

Ebene 1. Auf der Ebene der dysfunktionalen Interaktion muss als Erstes interveniert werden, wenn sich das Paar schon bei der Schilderung seiner Probleme immer wieder so ineinander verhakt und blockiert, dass nichts geklärt werden kann. Hier kommen dann Interventionen aus der Kommunikationstherapie zum Einsatz. Wenn das Paar dadurch lernt, konstruktiver miteinander zu sprechen, ist das aber meist noch keine Lösung, sondern lediglich die Voraussetzung dafür, dass wir »das eigentliche Problem« in den Blick nehmen können.
Ebene 2. Hier geht es darum, was eigentlich die zentralen Themen sind, hinsichtlich derer die Partner sich so extrem polarisieren? Das »Polaritäten-Modell« (Thomann, 1991) eröffnet die Möglichkeit, ressourcenorientiert mit den Gegensätzen des Paares umzugehen.
Ebene 3. Oft stellt sich heraus, dass solche Polarisierungsprozesse auch mit »Unerledigtem« aus der Vergangenheit zu tun haben: Auf der dritten Ebene nehmen wir deshalb die Vergangenheit des Paares in den Blick: Was taucht hier immer wieder auf, weil es bisher nicht losgelassen werden konnte, und verstärkt den Polarisierungsprozess? Hier spielen oft unverziehene Verletzungen eine Rolle oder schlimme Erfahrungen aus früheren Partnerbeziehungen, welche die jetzige Beziehung negativ beeinflussen, z. B. übergroße Angst vor neuerlicher Trennung.
Mit Ritualen arbeiten. Beim Thema der unverziehenen Verletzungen hat sich die Arbeit mit einem Versöhnungsritual sehr bewährt, bei dem derjenige, der sich durch den anderen noch immer verletzt fühlt, diesem ausdrücklich verzeiht (Retzer, 2016; Jellouschek, 2016), was oft sehr erleichtert wird dadurch, dass der Verletzer den anderen um Verzeihung bittet. Überhaupt sind Rituale in der Arbeit mit Unerledigtem aus der Paar-Vergangenheit oft sehr nützlich, zum Beispiel ein sog. »Bilanzritual«, bei dem sich die Partner gegenseitig sagen, was sie im Laufe ihrer gemeinsamen Geschichte vom anderen bekommen haben und was sie ihm schuldig geblieben sind (Jellouschek, 2017). Das verändert die gegenwärtige Stimmung des Paares oft grundlegend.
Ebene 4. Schließlich haben dysfunktionale Polarisierungsprozesse zwischen Partnern immer auch zu tun mit ihren Erfahrungen als Kinder in ihren Herkunftsfamilien. Und darum ist es meist wichtig, auch die vierte Ebene, die der Lebensthemen aus den Herkunftsfamilien, mit in die Arbeit einzubeziehen (Abschn. 27.3).

Im konkreten Prozess der Therapie ist es natürlich nicht so, dass immer sofort nach einer ersten Bearbeitung der vierten Ebene der Abschluss erfolgen kann. Vielmehr bewegt sich der Prozess immer wieder hin und her, indem zum Beispiel durch die Herkunftsfamilienthemen wieder neue »Hausaufgaben« auf der Ebene der Polarisierung oder auch auf der Ebene der Interaktion aktuell werden, und dadurch können dann für Paar und Therapeut auch wieder neue Themen aus der Geschichte des Paares oder neue Aspekte der Herkunftserfahrungen aktuell werden und müssen wieder aufgegriffen werden.
Abschluss. Wenn das Paar den Eindruck gewinnt, dass es erreicht hat, was erreicht werden sollte, kann die Therapie abgeschlossen werden. Es gibt keine festgelegte

Stundenanzahl. Meist werden etwa 10 bis 25 Terminen zu jeweils ca. eineinhalb Stunden im Abstand von zwei bis vier Wochen benötigt.

29.3 Fallbeispiel

Hintergrund. Viktor und Anneliese, waren bei Beginn der Paartherapie Ende vierzig, am Anfang der »Nachfamilienphase«, in der es darum geht, sich als Paar wieder »zu finden«, weil die Kinder die Eltern nicht mehr so beanspruchen. Viktor war Ingenieur und Anneliese war nach der Kinderbetreuung wieder voll in ihren Beruf als Lehrerin eingestiegen.

Das Problem war, dass die beiden sich immer wieder – und vor allem an den freien Wochenenden – in heftige Konflikte verstrickten, und zwar bezüglich der Erledigung der Haushaltsaufgaben. Davon war dann auch die gemeinsame Freizeit, die sie hier gehabt hätten, überschattet, sodass sich beide mehr und mehr voneinander entfremdeten.

Da das Paar zwar wütend aufeinander war, aber doch einigermaßen bereit, aufeinander einzugehen, lenkte ich ihren Blick von Anfang an auf die »zweite Ebene« der dysfunktionalen Polarisierung. Es war auffallend, dass es die Frau mit den Vereinbarungen, wer was wann zu machen hatte, sehr genau nahm, während der Mann sich dabei sehr viel mehr Spielraum zugestand. Er vergaß auch öfter etwas, z. B. beider Vereinbarung, den bestellten Braten für Sonntag am Samstagvormittag vom Metzger abzuholen. Wenn das passierte, fand er es nicht so schlimm. Die Frau aber ärgerte sich über diese Unzuverlässigkeit maßlos und es veranlasste sie, sich für den Rest des Wochenendes zurückzuziehen und keine Nähe mehr zuzulassen, obwohl sie sich diese so wie Viktor eigentlich sehr gewünscht hatte.

Um solche Konflikte zu lösen, verwenden wir das Polaritäten-Konzept nach Thomann (1991; s. Abb. 29.4).

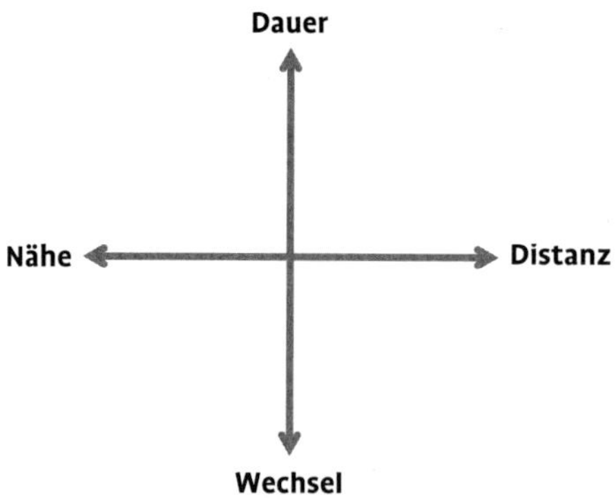

Abbildung 29.4 Polaritäten-Konzept

Thomann beschreibt die menschlichen Grundbedürfnisse, die jeweils in einer polaren Spannung zueinanderstehen: Nähe versus Distanz (d. h. Eigenständigkeit), und Abwechslung und Flexibilität (»Wechsel«) versus Beständigkeit (»Dauer«). Chronische Konflikte bei Paaren beruhen in der Regel darauf, dass sich Paare bei einer oder bei beiden Polaritäten nicht mehr ergänzen, sondern sich in Gegensätze »polarisiert« und sich darin festgefahren haben.

Viktor und Anneliese polarisierten sich immer wieder vor allem auf der Ebene »Wechsel« (Viktor) und »Dauer« (Anneliese). Es anders zu machen als vereinbart oder etwas zu vergessen, machte ihm wenig aus, aber es verletzte Annelieses Bedürfnis nach Verlässlichkeit. Viktor wurde für Anneliese immer mehr der unzuverlässige »Schlamper« und Anneliese für Viktor immer mehr zur »überstrengen Lehrerin«, die keine Nachlässigkeit duldete.

Einstieg. Dies so zu sehen, half den beiden als Erstes, aus den gegenseitigen Beschuldigungen herauszufinden. Zum einen sahen sie immer deutlicher, dass die Bedürfnisse beider ihre Berechtigung hatten, ja sogar eigene Bedürfnisse waren: Auch Viktor wollte sich auf Anneliese verlassen können, und auch Anneliese brauchte Flexibilität und Beweglichkeit, wenn etwas mal anders lief als geplant. Und auch Anneliese hatte Sehnsucht nach Nähe, auch körperlicher, und Viktor brauchte andererseits auch seine Distanz von Anneliese, um Zeit für sich zu haben. So gesehen konnten die beiden das jeweilige Bedürfnis des anderen auch als berechtigt sehen lernen. Als Problem wurde nun deutlich, dass sie ausgerechnet an Wochenenden ihr Zusammenleben so organisierten, dass es immer wieder zu dieser konflikthaften Polarisierung kam. Viktor achtete zu wenig darauf, dass gerade an diesen beiden Tagen für Anneliese nach einer Woche mit viel Unzuverlässigkeit von den Schülern seine Zuverlässigkeit besonders wichtig war, und Anneliese übersah, dass sie mit der Nachlässigkeit Viktors am Wochenende nach einer Woche ständigen »Funktionierens« im Beruf doch übermäßig streng ins Gericht ging. Beide sahen, wie sie dadurch die persönliche Nähe, die sich ja beide für die Zeit gewünscht hatten, verhinderten.

Weiterer Verlauf. Diese Einsicht stimmte beide versöhnlicher und war wichtig für Schritte im konkreten Alltag. Dazu reichen die bloßen Einsichten meist nicht aus. Deshalb formuliere ich mit dem Paar zusammen an dieser Stelle immer eine konkrete Aufgabe für zu Hause bis zum nächsten Mal, um alte eingeschliffene Muster zu verändern. So veranlasste ich Viktor, sich auf eine für Anneliese wichtige Sache zu konzentrieren und sich vorzunehmen, diese auf keinen Fall am Wochenende zu vergessen, nämlich den vereinbarten Einkauf für Sonntag. Und mit Anneliese besprach ich, über welche kleineren Schlampereien und Vergesslichkeiten von Viktor sie großzügiger hinweggehen konnte, ohne sich gleich in ihren Ärger zurückzuziehen. Jeder der beiden bekam also die Aufgabe, dem anderen von »seinem Pol« der Polarität Wechsel–Dauer aus dem anderen einen Schritt entgegenzukommen: Viktor durch einen Schritt »Zuverlässigkeit« in Annelieses Richtung, und Anneliese mit einem Schritt »Großzügigkeit« in Viktors Richtung. Hilfreich ist es dabei immer zu realisieren: Der Schritt auf den anderen zu ist auch gut für mich! Viktor tut es gut, zuverlässiger zu werden, also einen Schritt in Richtung »Dauer« zu tun, und Anneliese tut es gut, ein Stück mehr Flexibilität zuzulassen, also einen Schritt in Richtung »Wechsel« zu machen, weil ja jeweils beide Pole wichtig im Leben eines jeden von uns sind, und indem wir einen solchen Schritt in Richtung des anderen machen, werden wir selber in unserer Persönlichkeit »vollständiger«.

Bei Viktor und Anneliese klappte die praktische Umsetzung gut. Es war auch über das hinaus, was wir in diesem Prozess schon angesprochen hatten, kein eigenes Eingehen auf die »Ebene der Unerledigten aus der Paargeschichte« nötig. Allerdings beschäftigte beide immer wieder die Frage: »Warum müssen wir uns eigentlich die nötigen Veränderungsschritte so bewusst vornehmen? Warum fällt uns das immer wieder so schwer? Warum ist es mit Einsicht allein hier nicht getan?«

Wenn solche Fragen auftauchen, ist es meist an der Zeit, die vierte Ebene der Lebensthemen aus den Herkunftsfamilien anzusteuern: »Wie war es denn mit diesen Themen in Ihren Herkunftsfamilien? Wie ist man denn damit umgegangen? Was war denn da wichtig?« Hier stellte sich heraus: Viktor stammte aus einer Flüchtlingsfamilie, die gegen Ende des Zweiten Weltkriegs aus den Ostgebieten nach Deutschland gekommen war und hier zunächst keine Heimat fand, sondern immer wieder umziehen und wieder neu anfangen musste, was zu seiner »Grunderfahrung« wurde: Nirgendwo hat man eine Bleibe, man muss sich immer wieder auf Neues einstellen, immer wieder kann es ganz anders sein. Anneliese dagegen stammte aus einem kleinen schwäbischen, pietistisch geprägten Ort, in dem ihre Familie schon seit Generationen verwurzelt ist, der Zeitablauf Tag für Tag, Woche für Woche und Jahr für Jahr immer der gleiche war und nach genauen Regeln ablief. Ihre Grunderfahrung war: »Sicherheit ist im Gleich-Bleibenden zu finden«.

Als ich danach fragte, was für die beiden am Anfang ihrer Beziehung ihre Verliebtheit ausgemacht hatte, stellte sich heraus, dass es gerade das war: Viktor hatte das Gefühl: »Hier, bei ihr, ist Zuhause, hier ist Sicherheit, hier finde ich endlich Ruhe und festen Halt!« Und bei Anneliese war es gerade im Gegenteil das Gefühl von Freiheit und Flexibilität, das sie bei Viktor spürte und an ihm faszinierte, ja sogar damals als Befreiung aus ihrer eigenen Starre erlebte. Das war damals! Und genau diese Seiten des anderen waren im Alltag der Beziehung heute zum Problem geworden: Aus der faszinierenden Flexibilität Viktors wurde für Anneliese »Unzuverlässigkeit« und aus der ebenso faszinierenden Beständigkeit und Zuverlässigkeit Annelieses wurde für Viktor Starrheit und Pedanterie. Die »inneren Kinder« der beiden hatten in der Verliebtheitsphase am anderen ihre nicht gelebten Seiten erlebt und sich von da Befreiung aus der jeweils erlebten Einschränkung erhofft. Als wir darauf zu sprechen kamen, konnten die beiden im jeweils anderen auch das »Kind von damals« sehen und mit ihm mitfühlen: Bei Viktor war es das »Fehlen von Heimat«, bei Anneliese die »Starre und Enge« von Heimat. Hier wurde die entscheidende Aufgabe füreinander deutlich: einander eine »Heimat« zu werden, die einerseits verlässliche Sicherheit und Geborgenheit, andererseits aber auch Freiheit und Beweglichkeit bedeutete.

! Bei der Arbeit auf der vierten Ebene der individuellen Vergangenheiten kommt es nicht so sehr darauf an, ausführlich in tiefe emotionale Einzelprozesse einzutauchen, vielmehr kann sich durch den Austausch darüber ein »Spüren« des eigenen inneren Kindes und des inneren Kindes des anderen vollziehen, das eine neue Atmosphäre des Mitgefühls für einander und die »wunden Punkte« des anderen bewirkt, was sich für die konkreten Veränderung im Alltagsverhalten als sehr nützlich erweist.

So war es auch bei Viktor und Anneliese: Das Problem, das sie miteinander hatten, war dadurch nicht einfach verschwunden. Sie stießen immer mal wieder drauf. Aber sie gingen anders damit um: An die Stelle von »Konflikt« trat jetzt immer mehr »Kooperation«: Indem sie sich rechtzeitig aufmerksam machten, wenn das Wochenende oder eine ähnliche Situation bevorstand, indem sie sich Anerkennung gaben, wenn es gelang, die Wünsche des anderen zu berücksichtigen und indem sie sich in der freien Zeit wieder mehr auf liebevolle und körperliche Nähe miteinander einlassen konnten. Als sich dieses neue Verhalten einigermaßen eingespielt hatte, konnten wir die Therapie mit guten Gefühlen beenden.

29.4 Gute Erfahrungen und typische Schwierigkeiten

Da unser Ansatz etwa 10 bis 25 Sitzungen umfasst, erlebt das Paar dabei nicht nur Konfliktklärung, sondern in der Regel auch ein tieferes Verständnis der Person und Eigenart des Partners.

Der längere therapeutische Prozess bringt es aber auch mit sich, dass Paare während dieser Zeit neue Varianten ihres Konfliktmusters, scheinbare Rückschritte und neue Krisen erleben. Dies verursacht nicht selten Enttäuschung, eröffnet aber die Möglichkeit, das Problem tiefer zu erfassen und umfassender anzugehen. Paaren fällt es oft nicht leicht, diesen Prozess durchzuhalten.

Früher stießen Paartherapeuten oft auf die Schwierigkeit, die Männer für die Arbeit zu motivieren. Inzwischen stellen wir fest, dass sich die Motivationslage bei Frauen und Männern mehr und mehr angeglichen hat und Männer oft auch die Erstkontakte machen.

29.5 Kritische Einordnung

Ein Überblick über die Wirksamkeitsforschung zur Paartherapie findet sich in Kapitel 87. Unser Ansatz hat sich sehr bewährt, Paaren wirksam zu helfen, aus Stagnation aufzubrechen und (wieder) in eine gute Entwicklung in die Zukunft hinein zu kommen, entweder als Paar oder auch, wenn Trennung sich nicht vermeiden lässt, als Einzelpersonen.

Der großen Mehrzahl vor allem der Paare, die Kinder haben, ist am Erhalt der Beziehung sehr gelegen. Allerdings ist für die meisten dabei entscheidend, dass sie wieder Zugang auf der Ebene der Liebe zum anderen finden, die konfliktfreie Bewältigung des Alltags allein genügt ihnen heute in der Regel nicht mehr, um miteinander weiterzugehen.

FAQ

Braucht es in der Paartherapie immer die Anwesenheit beider Partner?
In der Regel ja, auch dann, wenn es um Fragen des Zusammenhangs des Paarkonflikts mit der Herkunftsfamilie eines Partners geht. Denn es stellt sich als nützlich heraus, wenn der Partner vom prägenden Schicksal des anderen in der Kindheit erfährt. Bei Einzelgesprächen muss allerdings darauf geachtet werden, dass der Therapeut nicht zum Geheimnisträger gegenüber dem anderen Partner wird.

Ist auch bei Problemen des Einzelnen – wie Sucht, chronische Erkrankung, psychiatrische Krankheit – Paartherapie sinnvoll?
Als begleitende Therapie mit der Fragestellung »Wie gehen wir beide konstruktiv mit der Krankheit um?« kann sie sehr wichtig sein. Der Erkrankte braucht aber in jedem Fall dann auch die nötige psychotherapeutische / psychiatrische Einzelversorgung (oder die Paartherapie muss auch speziell auf die Störung ausgerichtet sein; s. z. B. Kap. 71, 72).

Wie weit sind Kinder- und Erziehungsfragen in die Paartherapie miteinzubeziehen?
Ein Paar mit Kindern gehört zwei Systemen an: dem »Paarsystem« als Frau und Mann, deren Zusammenhalt die Liebe ist, und dem »Elternsystem« als Mutter und Vater, die gemeinsam für ihre Kinder verantwortlich sind. Die Paartherapie hat vor allem das »Paarsystem« im Blick. Weil dieses aber mit dem Elternsystem in Wechselwirkung steht, spielen auch Kinderfragen immer wieder einmal eine Rolle.

Weiterführende Literatur

Jellouschek, H. (2014). Paartherapie. Damit die Liebe bleibt. Freiburg: Herder.

Jellouschek, H. (2016). Der Schlüssel zur Treue. Warum es sich lohnt, für die Liebe zu kämpfen. Freiburg: Herder.

Jellouschek, H. (2018). Trennungsschmerz und Neubeginn. Wie aus Abbrüchen Aufbrüche werden. Freiburg: Herder.

Jellouschek, H. & Jellouschek-Otto, B. (2013). Grenzen der Liebe. Nähe und Freiheit in Partnerschaft und Familie. Stuttgart: Klett-Cotta.

Jellouschek, H. & Jellouschek-Otto, B. (2014). Familie werden – Paarbleiben. Wie man einen wichtigen Lebensübergang meistert. Bern: Huber.

Retzer, A. (2016). Lob der Vernunftehe. Eine Streitschrift für mehr Realismus in der Liebe. Frankfurt a. M.: Fischer.

30 Familientherapie

Reinert Hanswille

Die Familientherapie ist die zentrale Wurzel der Systemischen Therapie. Auch wenn damit heute in erster Linie ein Setting gemeint ist, so ist in der Öffentlichkeit die Bezeichnung »Familientherapie« immer noch bekannter als »Systemische Therapie« oder wird als Synonym verwendet. Sie hat sich als Standardverfahren in zahlreichen Beratungs- und Therapiekontexten etabliert. Außerhalb des deutschsprachigen Raums wird weiterhin oft von Familientherapie oder Systemischer Familientherapie gesprochen.

30.1 Hintergrund und allgemeine Merkmale

Die Entwicklung der Familientherapie ist dadurch gekennzeichnet, dass es nicht einen Gründer gibt wie in anderen Therapieverfahren. Vielmehr begannen in den frühen 1950er-Jahren viele Therapeuten, vor allem in den USA, mit Familien therapeutisch zu arbeiten. Von ihren Berufskollegen und Berufsverbänden wurden sie heftig kritisiert, ließen sich aber nicht von ihrem Weg abbringen. In den 1960er- und 1970er-Jahren entwickelten sich unterschiedliche familientherapeutische Schulen (s. Tab. 1.1) wie die wachstumsorientierte oder entwicklungsorientierte FT (Satir u. a.), die strukturelle (Minuchin u. a.), strategische (Haley u. a.) und die Mehrgenerations-Familientherapie (Boszormenyi-Nagy u. a.), die Mailänder Schule (Selvini Palazzoli u. a.) etc. Später kamen die konstruktivistische, narrative und Lösungsorientierte Familientherapie hinzu. Die modernen Konzepte der Familientherapie wie z. B. Multifamilientherapie, Attachment-Based Family Therapy (ABFT), Manual Multidimensionale Familientherapie (MDFT), Multisystemische Therapie (MST) (s. dazu u. a. von Sydow, 2015) greifen neben strukturellen Konzepten auch auf andere Therapieverfahren zurück und kombinieren diese.

Viele Konzepte, die die Familientherapie heute prägen, sind gleichzeitig oder nacheinander entstanden und haben sich teilweise abgelöst oder ergänzt. Einige Elemente der frühen Ansätze gelten heute teilweise als überholt, aber viele Methoden und theoretische Überlegungen haben weiterhin Bedeutung (s. Kap. 1).

30.2 Indikationen, Kontraindikationen und Nebenwirkungen

Kontraindikationen sind in der Forschung und Praxis nicht bekannt, wenn die Therapie »State of the Art« durchgeführt wird.

Im Laufe des Therapieprozesses kann mit unterschiedlichen Subsystemen gearbeitet werden. Wenn es sinnvoll erscheint, können die Kinder, das Paar als Liebes- und / oder

Elternpaar, Eltern-Kind-Dyaden und systemerweiternde Subsysteme, wie z.B. der getrennt lebende Vater mit seiner neuen Partnerin oder die Großeltern oder auch Einzelkontakte den Therapieverlauf unterstützen. So können Allianzen genutzt, Beziehungen fokussiert oder Konflikte geklärt werden. Häufig wird die Elternebene oder Paarebene genutzt, um Themen und Probleme zu bearbeiten, die die Eltern in ihrer Elternfunktion oder als Liebespaar betreffen. In manchen modernen Familientherapiekonzepten werden Subsysteme genutzt, um Sitzungen im gesamten Familiensystem vorzubereiten oder zu planen und so Entschuldungsprozesse, Konfrontationen oder andere Entwicklungsschritte vorzubereiten. Allerdings wird in der Praxis das Gespräch mit den Erwachsenen auch dann als Setting gewählt, wenn die Therapeuten unsicher sind, ob und wie die Kinder hilfreich in den Veränderungsprozess integriert werden können.

> **!** Grundsätzlich ergibt sich aus allen Setting-Varianten das Problem, wie diese Sitzungen in den Gesamtprozess integriert werden können, ohne dass die Neutralität verloren geht.

Familientherapien sind zu beenden, wenn
- Behandlungsfortschritte nicht mehr zu erwarten sind oder unerwünschte Effekte auftreten,
- im Rahmen der Ziel- und Auftragsklärung deutlich wird, dass die Familie einer Familientherapie skeptisch gegenübersteht,
- die Gefahr droht, dass Ergebnisse oder Mitteilungen aus dem Therapieprozess nach den Sitzungen zu Gewalt oder Repression führen (z.B. bei häuslicher Gewalt, sexuellem Kindesmissbrauch),
- durch die Therapie Gesundheitsprobleme verschlimmert werden können,
- bei innerfamiliärer Traumatisierung die Therapie zu Retraumatisierungen führt.

30.3 Klinische Praxis

Die besondere Herausforderung für den Familientherapeuten besteht darin, mit mehreren Menschen in einen therapeutischen Prozess zu gehen und dabei die Entwicklungen, Gefühle, Interaktionen aller Familienmitglieder im Auge zu haben und sich zu deren Beschreibungen, Wirklichkeitskonstruktionen, Lösungsversuchen und Problembeschreibungen neutral oder allparteilich zu verhalten, ihre Kommunikations- und Interaktionsmuster zu erkennen und sie anzuregen, neue und hilfreichere Muster zu entwickeln, ihre individuelle Biografie und die familiäre Systemkonstruktion zu berücksichtigen und wertschätzend aufzunehmen.

Die Komplexität wird dadurch erhöht, dass auch Familientherapeuten entlang ihrer therapeutischen Landkarte davon ausgehen, dass jedes Familienmitglied unterschiedliche Selbstanteile (Ego-States) besitzt, die wiederum mit den States der anderen Familienmitglieder in Interaktion stehen.

> **!** In der Familientherapie gilt es, die äußere Familiendynamik und die »inneren Familiendynamiken« der Familienmitglieder im Blick zu halten und ihnen gegenüber allparteilich zu bleiben.

Die komplexe Verzahnung innerer und äußerer Dynamiken schafft unterschiedliche Wirklichkeiten, die einerseits Probleme konstellieren, aber auch neue Lösungsideen und Ressourcen eröffnen können.

Familientherapeuten gehen davon aus, dass eine Familie immer mehr Ressourcen zur Verfügung hat als die reine Addition der Ressourcen der einzelnen Familienmitglieder zusammen. Diese »Systemressourcen« sind es, die es für den Entwicklungsprozess der Familie zu nutzen gilt.

Übersicht

Zentrale Haltungen und Handlungsmuster des Therapeuten

- **Neutralität, Allparteilichkeit und Neugier.** Die Familientherapeutin ist neutral zu allen Personen (auch nicht anwesenden Familienmitgliedern), den Problemkonstruktionen und den Lösungskonstruktionen der Familien. Denn selbst vermeintlich objektive Feststellungen über Streitereien, aggressives oder symptomatisches Verhalten oder traumatisierende Situationen sind immer subjektive Beobachtungen – das Gleiche gilt für die jeweiligen Lösungsideen oder -vorschläge. Neutralität bedeutet, keine Sichtweise als bessere, richtigere oder wahrere Beschreibung zu übernehmen, sondern lediglich als jeweils individuell »wahre« Wahrnehmungen der sozialen Wirklichkeit zu betrachten.
- **Wertschätzung und Respekt.** Wertschätzung und Respekt gegenüber den Menschen, mit denen der Therapeut in der Familientherapie arbeitet, sind die Grundlage für eine gute Therapiebeziehung und eine gute Kooperation mit dem Familiensystem. Wertschätzung und Respekt beziehen sich auf die anwesenden wie auch abwesenden Menschen, ihre Wirklichkeitskonstrukte und Lebensgeschichten. Sie fördern das Interesse und die therapeutische Neugier und zeigen sich ganzheitlich bei den Therapeuten (Hanswille, 2015, S. 50ff).
- **Ressourcenorientierung.** Die Arbeit an und mit den Ressourcen will den Fokus der Therapie auf gelungene Familieninteraktionen und Prozesse lenken und so die Selbstwirksamkeit in der Familie anregen und den Selbstwert der Beteiligte stärken.
- **Systemische Hypothesen.** Die Arbeit mit den Hypothesen ist der »rote Faden« der Familientherapie. Sie werden überprüft, verworfen, ergänzt und leiten die Therapeutin durch die Sitzungen. Sie sind weder falsch noch wahr, stellen also keine »objektiven« diagnostischen Befunde dar, sondern sind Wirklichkeitskonstrukte, die Ideen für therapeutische Vorgehensweisen geben und jederzeit überprüft bzw. geändert werden können. Hypothesen sollten möglichst viele Familienmitglieder und ihre Interaktionen in wertschätzender Art einschließen,

Unterschiede zwischen ihnen markieren, Ressourcen und Lösungsversuche einbeziehen und die Kontextbedingungen berücksichtigen. Systemische Hypothesen beinhalten Beobachtungen des Familiensystems, Ordnungsaspekte (mögliche Erklärungen für die Familiendynamik) und Anregungsaspekte (Anregungen für das weitere Vorgehen, Ideen zur Überprüfung von Systemwahrnehmungen). Doch sie stellt nicht nur eine Art »Erklärung« des beobachteten Systems zur Verfügung, sondern beinhaltet auch eine Idee oder Perspektive für das weitere Vorgehen (s. Hanswille, 2016; von Schlippe & Schweitzer, 2012; Schwing & Fryszer, 2010; s. a. Kap. 2 und 3).

Diagnostik. In der Familientherapie werden im deutschsprachigen Raum bisher standardisierte diagnostische Instrumente wie Fragebögen seltener eingesetzt (s. Kap. 7). Gleichwohl ist die Exploration von diagnostischen Daten von größter Wichtigkeit für eine Einschätzung der Geschichte der Familie sowie der Art und Weise, in der die entwicklungsbedingten Aufgaben im Lebens- und Familienzyklus bewältigt wurden, und der Möglichkeiten, die anstehenden Aufgaben innerhalb und außerhalb der familiären Beziehungen zu meistern. Die Diagnostik ist in der Familientherapie nicht eine Vorphase der Therapie, sondern eine Prozess gestaltende Intervention.

Techniken und Interventionen. Wenngleich die Systemische Familientherapie sich in ihrer Praxis weniger durch ihr methodisches Repertoire von anderen Verfahren unterscheidet, sind doch in der Familientherapie viele Techniken und Techniken entwickelt worden, die mittlerweile auch in anderen Psychotherapieverfahren Eingang gefunden haben. Dazu gehören grundlegende Interventionen wie z. B. die Arbeit mit Skulpturen und Aufstellungen, Fragetechniken, Metaphern, Externalisierungen, Skalierungen, Reframing, Abschlussinterventionen, Genogramme oder Reflecting Team. Die Entscheidung für eine Intervention wird aus den Hypothesen abgeleitet.

Co-Therapie. Die Arbeit mit zwei Therapeuten wird in der Familientherapie gerne genutzt. Vorteile dieser Co-Therapie sind zum Beispiel die zweite Sichtweise auf das Geschehen, die Möglichkeiten eines Splittings, in der die beteiligten Therapeuten Unterschiede akzentuieren können, der Einsatz von Reflecting Teams oder geschlechtshomogenen Allianzen, die Modellfunktion als Paar, parallele Arbeit mit Subsystemen etc. Hinzu kommt die Möglichkeit zum kollegialen Austausch. Diese kann sich allerdings nur entfalten, wenn das Therapeutenpaar eine »integrative Diversität« entfalten und schätzen kann, einen wertschätzenden und respektvollen Umgang pflegt und sich aufeinander verlassen kann, damit beide ihre therapeutische Kreativität und Intuition nutzen können.

Dauer und Sitzungshäufigkeit. Schon früh hat sich in der Familientherapie die Idee durchgesetzt, dass zwischen den Sitzungen bedeutsame Veränderungsprozesse der Therapie vollzogen werden. In den therapeutischen Sitzungen werden Veränderungsprozesse angebahnt, neue Muster erprobt, gefühlt und erlebt, wichtige Erfahrungen gemacht, Reflexionen angestoßen und Einsichten erarbeitet. Durch Abschlussinterventionen angestoßen, werden diese Veränderungsprozesse umgesetzt, neue Muster erlebt, Veränderungen realisiert. Es war und ist ein Unterscheidungsmerkmal der Systemischen Familientherapie gegenüber anderen Verfahren, dass dem Zeitraum zwischen den Sitzungen eine besondere Bedeutung für den erfolgreichen Verlauf der Therapie zukommt. Aus diesem Grund sind die Sitzungsabstände in der Regel großzügig bemessen. Die hohe Fähigkeit einer Familie, sich selbst zu organisieren, die familiären Ressourcen zu aktivieren und Veränderungen zu entwickeln, auch ohne Anwesenheit des Therapeuten, kann durch längere Abstände (ca. drei bis vier Wochen) besser angeregt und genutzt werden. In Krisenzeiten kann ein kürzerer Abstand sinnvoll sein, eine Faustregel könnte sein: Je höher die Krisenanfälligkeit, umso enger der Abstand zwischen den Sitzungen, je höher die integrative Kapazität der Familie, umso größer der Sitzungsabstand.

30.4 Der Prozess der Familientherapie

Anmeldung und Therapiebeginn. Familientherapien beginnen nicht mit der ersten Sitzung. Der Startpunkt einer Familientherapie ist, wenn ein Familienmitglied zum ersten Mal mit dem Gedanken spielt, eine Familientherapie könnte wichtig und nützlich sein. Ab diesem Zeitpunkt befindet sich die Familie bereits in einem Veränderungsprozess. Das Familiensystem beginnt, sich auf die Therapie einzustellen, und der Veränderungsprozess läuft an.

Die Art der »Überweisung« der Familie hat natürlich Einfluss auf die Gestaltung und den Prozess der Familientherapie. Oft wird nur der Symptomträger zur Therapie angemeldet und es ist eine gewisse Überzeugungsarbeit notwendig, die gesamte Familie zur Therapie zu bewegen.

Übersicht

Die häufigsten Zugänge zu einer Familientherapie

(1) Ein Familienmitglied nimmt (z. B. auf Empfehlung durch eine Freundin) telefonisch Kontakt mit dem Therapeuten auf und meldet die Familie zur Therapie an.

(2) Die Familientherapie wird durch eine außerfamiliäre professionelle Kontaktperson oder Institution angeregt (z. B. Schule, Klassenlehrerin, Jugendamt, Individualtherapeut, Kinderarzt).

(3) Die Familientherapie kommt durch einen sogenannten Zwangskontext zustande (z. B. durch eine Auflage des Jugendamts oder des Gerichts).

Anfangsphase / Joining. Wenn die Selbstheilungskräfte und Ressourcen einer Familie erschöpft und Lösungsversuche gescheitert sind, Stress oder Krisen die Familien weiter belasten, dann suchen Familien oft Unterstützung. Schon unmittelbar nach der Anmeldung und vor dem Erstgespräch sind in vielen Familien erste Veränderungen beobachtbar, die genau erforscht und wertschätzend konnotiert werden sollten.

In dieser Phase werden nicht selten Skepsis und ambivalente Gefühle hinsichtlich einer Therapie deutlich. Dieser Prozess wird später aufgegriffen, weil in ihm wichtige Systemressourcen und das Verhältnis von Bremser und Antreiber der Veränderung aktiviert werden und so die Vielfalt des Familiensystems und die Bedeutung jeder Position spürbar werden.

Die Anfangsphase einer Familientherapie dient dem Beziehungsaufbau zwischen Therapeut und Familie. Der Therapeut ist in dieser Phase auf mehreren Ebenen aktiv. Zum einen muss er sich in der »fremden« Situation zurechtfinden und den Kontakt zur Familie gestalten – gleichzeitig aber beobachten, wie sich die Familie in dieser Anfangsphase verhält: Wie verläuft die Begrüßung, welche Sitzordnung wird gewählt, wer spricht, wie ist der Kontakt zwischen den Familienmitgliedern, wie wird der Therapeut behandelt, wie verhalten sich die Eltern und die Kinder etc. Außerdem gestaltet er durch interessante Fragen das Joining und zeigt eine wertschätzende, ressourcenorientierte Haltung. Alle sollen sich willkommen und gesehen fühlen. Der Therapeut wird die Leistung der Familie und die Bereitschaft aller, an der gemeinsamen Therapie teilzunehmen, anerkennen. Dadurch werden schon zu Beginn die Familienressourcen aktiviert. In dieser Phase ist das »Anmeldeproblem« oder das »Familiensymptom« häufig noch kein Thema.

In der nächsten Phase wird besprochen, wie es dazu kam, dass eine Familientherapie gesucht wurde, der »Überweisungskontext« wird geklärt und wer die ersten Initiativen gestartet hat, welcher Anlass dazu geführt hat, ob es schon andere Lösungsversuche gab, wie die Motivation in der Familie verteilt ist, ob es »implizite« Aufträge gibt, welche Veränderungen in dieser Phase bereits in der Familie erlebt und gemacht wurden etc.

Ziel und Auftragsklärung. Ein wichtiger Abschnitt der ersten Therapiephase ist die Zielklärung. Hier kommt es in besonderem Maße auf Neutralität und eine zirkuläre Betrachtungsweise an. Wie ein Problem in einer Familie beschrieben wird, ist von der jeweiligen Wirklichkeitsbeschreibung des einzelnen Familienmitglieds (Beobachters) abhängig, genauso wie die jeweiligen Lösungs- und Veränderungsideen.

Ziel und Auftrag sollten im Möglichkeitsraum der Familie liegen, d. h. realistisch sein, positiv formuliert werden und in kleine Teilziele zerlegbar sein, die schnell erreichbar sind, damit die Familie ihre Selbstwirksamkeit zeitnah erleben kann und die familiäre Resilienz gestärkt wird.

> **!** Es ist hilfreich, die Ressourcen der Familie früh für den Veränderungsprozess und den Auftrag zu nutzen.

Bei der Ressourcenorientierung als Grundhaltung der Familientherapie wird davon ausgegangen, dass eine Familie über alle Möglichkeiten verfügt, die zur Lösung der Probleme notwendig sind, die notwendigen Ressourcen aber zum gegenwärtigen Zeitpunkt und unter den jeweiligen Kontextbedingungen nicht nutzbar sind.

Die mittlere Phase. Im Laufe des Therapieprozesses werden schwierige und problematische Muster deutlicher und neue, funktionalere Muster erarbeitet und erprobt. Bei den Beschreibungen der Problemsituationen ist es bedeutsam, die zu erwartende familiäre »Inszenierung« des Familienproblems durch die Prozessgestaltung so einzurichten, dass die Symptomträger nicht noch mehr belastet und dysfunktionale Muster durch die Therapeuten nicht verstärkt werden.

Übersicht

Typische Schwierigkeiten in der mittleren Phase einer Familientherapie

Im Klientensystem:

- Eskalationen und Chaos nehmen zu.
- Geheimnisse werden erkennbar, aber nicht angesprochen.
- Symptome werden stärker oder es kommen neue hinzu.
- Einzelne Familienmitglieder kommen nicht mehr zu den Sitzungen.
- Der Prozess stagniert.
- Die Komplexität der Aufträge wächst.
- Die Therapie läuft »zu gut«, Veränderungen kommen zu schnell.

Auf der Therapeutenseite:

- Die Position von Neutralität und Allparteilichkeit wird verlassen.
- Der Auftrag und die Ziele der Familie stehen nicht mehr im Mittelpunkt.
- Die Therapeutin / der Therapeut fühlt sich durch die Komplexität überfordert.
- Die Therapeutin / der Therapeut verfolgt keine relevante systemische Hypothese.
- Die Therapeutin / der Therapeut wird verwickelt.
- Persönliche Probleme des Therapeuten werden stark berührt.
- Die Therapeutin / der Therapeut wird durch die Emotionalität der Familie überfordert.
- Die Therapeutin / der Therapeut sieht sich einer Bedrohung durch bestimmte Symptome ausgesetzt (z. B. Suizidalität).

Abschlussphase und Verabschiedung. Da die Familientherapie keine Idee von Heilung verfolgt, wird das Ende auch nicht erst dadurch markiert, dass alle Symptome verschwunden sind. Das Ende der Therapie, sei es durch die Therapeutin oder die Familie angestoßen, ist eine Phase, in der deutlich wird, dass das Familiensystem jetzt wieder auf seine Ressourcen und Potenziale zurückgreifen kann und neue hilfreiche Muster angestoßen worden sind.

Der Abschluss kann sehr unterschiedlich gestaltet werden. Von der Auswertung der einzelnen Therapieschritte über die Entwicklung eines Rituals bis zur Gestaltung einer Zukunftswerkstatt ist alles möglich. Die Familie sollte im Bewusstsein ihrer Ressourcen entlassen werden. Am Ende des Prozesses sollten die einzelnen Familienmitglieder und das gesamte System ihre Ressourcen wieder nutzen können, die Probleme oder Symptome zumindest reduziert sein und die Familie Möglichkeiten und Wege sehen, die Herausforderungen ihrer Zukunft zu meistern. Aber auch sogenannte »Abbrüche« können das Ende einer Familientherapie bilden. Sie können als ein Zeichen des Systems verstanden werden für: Unzufriedenheit, Starre, »Es ist genug«, Pause, Konfliktvermeidung, es reicht, es ist genug an Veränderung etc. Vielleicht hat aber die Familie auch selbst eine Lösung gefunden, ohne den Therapeuten. In jedem Fall empfiehlt sich eine Nachfrage, damit der Prozess abgeschlossen werden kann.

30.5 Fallbeispiel

Hintergrund. Frau M. fragt nach einem Termin bei einem Systemischen Therapeuten. Ihre Tochter entwickelt zusehends Ängste. Anna ist zwölf Jahre alt und ein aufgewecktes Mädchen. Seit ca. zwei Jahren entwickelt sie unterschiedliche Ängste. Anfänglich vor Erkrankungen, dann vor dem plötzlichen Tod der Mutter und/oder des Vaters, dann vor Attentaten. Inzwischen verlässt sie nur noch im Beisein der Mutter das Haus. Seit einiger Zeit wirkt sie depressiv und lustlos und der Schulbesuch ist nur noch selten möglich. Frau M. möchte Anna bei der Therapeutin vorstellen. Diese erklärt ihr am Telefon, dass sie gerne die gesamte Familie – Vater, Mutter, Tochter Anna und den 8-jährigen Sohn Thomas – in der ersten Sitzung kennenlernen möchte.

Vorgehensweise. Nach einem ausführlichen Joining beginnt die Therapeutin mit der Zielklärung, die sich schwierig darstellt. Das Ehepaar M. fokussiert anfänglich ganz und gar auf Anna. Thomas ist der Sonnenschein. Neben dem Ziel von Anna, ihre Ängste loszuwerden, entwickeln auch die Eltern im weiteren Verlauf jeweils ein Ziel für sich für die Therapie. Frau M. möchte wieder gelassener werden, ihre diffusen Ängste überwinden und sich wieder mehr auf sich besinnen können, dadurch könnte sie ruhiger werden, sich selbst besser spüren und auch wieder für ihre Familie da sein. Herr M. fühlt sich im Beruf überfordert und in der Familie manchmal überflüssig. Er will mehr für die Familie da sein und sich mit sich selbst wieder wohler fühlen. Dann würde er sich auch wieder mehr als Vater und Mann erleben. Anna will wieder mutiger werden und ihre Freunde in der Schule treffen und wünscht sich unbeschwerte Zeiten ohne Streit mit der Familie. Sie möchte lernen, weniger Angst zu haben, damit sie mehr mit ihren Freunden zusammen sein kann.

Die Familie berichtet, dass sie in den Ferien, wenn sie im Urlaub sind, immer viel Spaß haben und es genießen, viel Zeit und Spaß zu haben. Besonders Herr M. blühe dann auf und würde sehr gerne mit den Kindern toben und viel mit ihnen unternehmen. Die gesamte Familie wünscht sich, im Miteinander auch etwas davon zu haben, wenn grade keine Ferien sind.

In der Anamnese erzählen die Eltern, dass Frau M. vor vier Jahren eine Fehlgeburt und danach eine depressive Episode durchlebt hat. Sie ist oft nicht aufgestanden, um die Kinder zu versorgen, und Anna habe dann den kleinen Bruder betreut. Es sei eine sehr schwere Zeit für sie und ihre Kinder gewesen. Anna habe ihr den Halt gegeben, den sie verloren hatte. Mit der Unterstützung ihres Mannes hätte sie nicht rechnen können in dieser Zeit, denn Herr M. hatte Probleme bei der Arbeit, er drohte seinen Arbeitsplatz zu verlieren. In dieser Zeit wäre dann auch Anna immer ängstlicher geworden und die Probleme hätten die gesamte Familie überfordert. Herr M. hat sich in dieser Zeit immer mehr zurückgezogen und sei immer erst sehr spät von der Arbeit nach Hause gekommen, er dachte, durch Überstunden könne er seinen Arbeitsplatz sichern. Er wurde leicht reizbar und schlug Anna hin und wieder, wenn er keinen Ausweg mehr wusste. Als Ehepaar haben sie sich in dieser Zeit ganz aus den Augen verloren.

In der Familiengeschichte von Herrn M. wurde deutlich, dass sich seine Eltern in einer ähnlichen Krise getrennt haben, weil seine Mutter einen anderen Mann kennengelernt hatte. Er und seine Geschwister haben dann den Kontakt zu ihrem Vater verloren. Er war damals zehn Jahre alt und habe unter der Situation sehr gelitten. Herr M. erklärt sich so auch seine große Eifersucht und seine Angst, seine Kinder zu verlieren.

Nach einer ersten Phase, in der mal die Eltern alleine und mal die Geschwister alleine zur Therapie kamen, wurden in den gemeinsamen Sitzungen die Ressourcen besprochen und neue aktiviert und wie jede und jeder diese in die Familie einbringen kann. Vereinbart wurde, dass Mutter und Tochter und Vater und Sohn mehr Zeit gemeinsam gestalten und Dinge unternehmen sollten, die ihnen gemeinsam Spaß machen.

Dann wurden einige Sitzungen nur mit den Eltern vereinbart. In diesen Sitzungen stand die Beziehungskrise im Mittelpunkt. Seit der Fehlgeburt hatte das Paar keine Sexualität mehr und beide beschreiben sich eher als Freunde, aber nicht als Liebespaar. Sie seien ein gutes Team, wenn es darum gehe zu arbeiten und Krisen zu bewältigen, aber die Leidenschaft sei schon lange eingeschlafen. Das Paar gibt der Therapeutin den Auftrag, an der Beziehung zu arbeiten. Nach einigen Sitzungen beginnt das Ehepaar, sich wieder mehr als Liebespaar zu verstehen, und zeigt sich zaghafte Gesten der Liebe und Zärtlichkeit. Es gelingt ihnen, sich die lange angesammelten Verletzungen, Abwertungen und Ungerechtigkeiten gegenseitig zu vergeben, und sie erarbeiten gemeinsame Umgangsformen, die neue Verletzungen vermeiden sollen. Sie berichten, dass sich gleichzeitig in der Familie einiges verändert habe: Anna sei viel selbstbewusster geworden und die Kinder würden sich immer wieder einen Spaß erlauben, wenn sie sich vor den Kindern küssen. Zusammen mit den Eltern bereitet der Therapeut die nächste Sitzung mit Anna vor. Die Eltern möchten eine Sitzung, in der sie sich bei ihrer Tochter für einige Vorfälle (Gewalt, Vernachlässigung, Abnehmen der Elternverantwortung etc.) entschuldigen können. Für Anna werden diese zwei Sitzungen sehr bedeutsam. Sie wirkt danach entlastet und befreit. Sie kann jetzt die neuen Beziehungsangebote der Eltern aufgreifen und sich auch auf andere Regeln im Familienleben einlassen.

Nachdem das Elternpaar sich auch wieder mehr als Liebespaar fühlt, seine Konflikte geklärt hat und in den Sitzungen mit Anna alte Verletzungen bearbeitet werden konnten, kommt jetzt wieder die gesamte Familie zusammen. Anna erzählt, sie würde wieder zur Schule gehen und es gelinge ihr immer besser, ihre Angst im Zaum zu halten. Sie mache sich jetzt keine Gedanken mehr, dass sie ihre Eltern verlieren könnte, und sie brauche sich jetzt auch keine Sorgen mehr um ihre Mutter machen, weil diese viel fröhlicher geworden sei. Auch mit Papa habe sie jetzt wieder mehr Kontakt. Ihr Bruder Thomas äußert jetzt stärker seine Bedürfnisse und übt sich darin, nicht mehr der kleine Prinz der Familie zu sein. Herr und Frau M. zeigen sich entspannter, fröhlicher und in intensiverem Kontakt mit ihren Kindern.

30.6 Kritische Einordnung

Die Wirksamkeit der Familientherapie wurde in vielen Studien zur wissenschaftlichen und sozialrechtlichen Anerkennung der Systemischen Therapie nachgewiesen, da dort häufig familientherapeutische Settings zum Einsatz kamen (s. Kap. 89; von Sydow et al., 2006, 2007; IQWIG, 2016).

FAQ

Wann ist Familientherapie besonders sinnvoll?
Die systemische Theorie geht davon aus, dass Entwicklung, Lernen, Problementwicklung, Symptome, Veränderungen und Lösungen immer in Interaktionen eines Systems geschehen. Entsprechend liegt die Idee nahe, die relevanten Systemmitglieder im therapeutischen Prozess zu versammeln. Hier können u. a. problematische und entwicklungshemmende Muster, die zur Entwicklung von Symptomen führen können, angeregt, irritiert, ergänzt und erweitert, Ressourcen der Familie spürbar und Teil der Kommunikation und aufmerksame, liebevolle kommunikationsformen erlernt werden. Das Ziel ist dabei, neue Interaktionsmuster zu entwickeln.

Ist es sinnvoll eine Aus-, Weiter- oder Fortbildung in Familientherapie zu machen?
Für alle Kolleginnen und Kollegen, die systemisch arbeiten möchten, ist eine Weiterbildung in Familientherapie sinnvoll. Durch das Erlernen, wie das anwesende System angeregt werden kann,

- ihre zentralen Kommunikations- und Interaktionsmuster zu zeigen und diese zu verändern,
- wie mehrgenerationale Muster das Leben in der Gegenwart prägen,
- Regeln oder Mythen den Alltag beeinflussen etc.

erfährt und erlernt die Weiterbildungsteilnehmerin Systemprozesse und Systemdynamiken zu »lesen« und sie therapeutisch anzuregen.

Weiterführende Literatur

Boscolo L., Cecchin J. F., Hoffmann, G. & Penn, P. (1988). Familientherapie – Systemtherapie. Das Mailänder Modell. Dortmund: modernes Lernen.

Boszotmenyi-Nagy, I. & Spark, G. M. (2006). Unsichtbare Bindungen. Die Dynamik familiärer Systeme (8. Aufl.). Stuttgart: Klett-Cotta.

Ludewig, K. (2005). Einführung in die theoretischen Grundlagen der systemischen Therapie. Heidelberg: Auer.

Minuchin, S. (1992). Familien und Familientherapie: Theorie und Praxis struktureller Familientherapie (9. Aufl.). Freiburg: Lambertus.

Minuchin, S. & Fishman, H. C. (1988). Praxis der strukturellen Familientherapie. Strategien und Techniken (3. Aufl.). Freiburg: Lambertus.

Schwing, R. & Fryszer, A. (2013). Systemische Beratung und Familientherapie – kurz, bündig, alltagstauglich (4. Aufl.). Göttingen: Vandenhoeck & Ruprecht.

Satir, V. (1990). Kommunikation – Selbstwert – Kongruenz. Konzepte und Perspektiven familientherapeutischer Arbeit. Paderborn: Junfermann.

Satir, V., Banmen, J., Gerber, J. & Gomori, M. (1995). Das Satir-Modell: Familientherapie und ihre Erweiterung. Paderborn: Junfermann.

31 Systemische Gruppentherapie

Bettina Wilms

31.1 Hintergrund und allgemeine Merkmale

Theoretischer Hintergrund

Die Domäne der Systemischen Therapie sind Veränderungsprozesse von mehr als einer Person. Primär bezieht sich dies auf »natürliche« Systeme, also Paare und Familien. Gruppentherapeutische Ansätze wurden vergleichsweise spät in der Geschichte der Systemischen Therapie in das therapeutische Repertoire aufgenommen und entwickelten sich meistens aufgrund klinischer Besonderheiten mit störungsspezifischem Fokus – oft in einer Methodenkombination mit Techniken anderer Therapieverfahren (z.B. Fischer & Menn, 1994; Georgi et al., 1990) oder auch ausschließlich mit einer systemischen Methodik (z.B. Molter & Osterhold, 2009; Angermaier, 2010). Dabei besteht die Besonderheit aus theoretischer Sicht neben einer ressourcen- und lösungsorientierten Haltung in dem Bewusstsein eines in jedem Falle über den Kontext der anwesenden Gruppenmitglieder hinausgehenden Veränderungsprozesses. Dies geschieht in anderen gruppentherapeutischen Verfahren in ähnlicher Weise – dort jedoch eher als selten direkt adressierte (Neben-)Wirkung. Im systemischen Paradigma ist diese Wirkung jedoch als Teil einer zwangsläufig stattfindenden Neuorganisation der Systeme zu verstehen, in denen der Patient oder die Patientin lebt, und zwar um dessen / deren durch die Behandlung initiierte Veränderung herum. Oder anders ausgedrückt: Im systemischen Verständnis ist die Gruppentherapie, wie auch in paar-, familien- und einzeltherapeutischen Settings, ein Ort, an dem Therapeuten potenziell hilfreiche Gespräche für Experten in eigener Sache anbieten. Dies geschieht in dem Wissen, dass diese Gespräche die Systeme, in denen unsere Klienten leben, verändern werden (und wir diese Veränderung initiieren und begleiten sollten, jedoch nicht im Sinne einer direktiven Interaktion lenken können; Wilms, 2014).

Ein theoretischer Rahmen, mit dem sich Gruppentherapieprozesse in Hinblick auf die Dimensionen »Kontext«, »Beziehung« und »Zeit« beschreiben und erklären lassen, wurde von Hesse et al. (2001) vorgelegt.

Formen

Neben der Multifamilientherapie (s. Kap. 30) besteht die Besonderheit systemischer Gruppentherapiekonzepte darin, dass sowohl Einzelpersonen, die ein Veränderungsanliegen haben, wie auch Paare oder z. B. auch indirekt von einer krankheitswertigen Störung Betroffene, also beispielsweise Angehörige oder geschwisterliche Subsysteme, angesprochen werden können. Ferner können neben der Therapie krankheitswertiger Störungen auch die Kontexte Supervision und Weiterbildung für systemisch gruppentherapeutisches Arbeiten genutzt werden (s. Wedekind & Georgi, 2010). Als Behandlungssettings stehen stationäre, teilstationäre und ambulante Kontexte zur Verfügung und weisen entsprechende Risiken und Chancen auf.

Bedeutsam im Vergleich zu anderen Verfahren dürfte die Frage der Frequenz und ggf. der Dauer von Sitzungen sein. So ist aus systemischer Perspektive der oft als gegeben betrachteten Regel »90 Minuten jede Woche« eine klare Absage zu erteilen: Vielmehr sollten Gruppenkohäsion, inhaltliche Themen, Setting, Selbstorganisationskompetenz der Gruppe oder auch die Wahrscheinlichkeit von Krisensituationen die Entscheidung des Therapeuten(-teams) bezüglich dieser Parameter flexibel und an den Bedarfen und Bedürfnissen der Gruppe orientiert leiten (Wilms, 2014). Dies betrifft auch die Frage eines virtuosen Einsatzes systemischer Techniken: Von Menschen mit Psychoseerfahrung durften wir lernen, wie wichtig und sicherheitsgebend klare und wiederkehrende Abläufe sind (Greve et al., 2004). Auch die Arbeit mit einer Therapeutendyade oder -triade sowie die Nutzung z. B. von Skulpturen (s. Kap. 15) sollte sich selbstverständlich an den Aufträgen und Bedürfnissen der Gruppenteilnehmer und ihrer Angehörigen orientieren.

Das Methodenrepertoire Systemischer Therapie steht auch für die Arbeit mit Gruppen zur Verfügung. Hierbei ist allerdings bedeutsam, das psychotherapeutische Arbeiten mit Einzelnen *in* einer Gruppe vom Arbeiten *mit* einer Gruppe zu unterscheiden. Mit dem methodischen Element des Sharing (deutsch: Teilen) können in der Gruppe erarbeitete Perspektiven einzelner Klienten für alle Teilnehmer quasi als Modell nutzbar gemacht werden. Für offene und halb-offene Gruppen dürfte dies die verbreitetste Arbeitsform sein (s. Abschn. 31.3). Mit dem Element unterschiedlicher reflexiver Positionen auch innerhalb der Klientengruppe wird entsprechend mehr die »Weisheit der Gruppe« in den Mittelpunkt von Selbstorganisationsprozessen gerückt, die dann die Gruppe als solches zum Ziel der Interventionen machen.

31.2 Indikationen, Kontraindikationen und Nebenwirkungen

Wo immer festgefahrene Ideen über Probleme, Krankheiten oder Unvermögen bestehen, arbeiten Systemiker daran, diese zu »verflüssigen«. Dies heißt: Menschen in Bewegung zu bringen, mit dem Ziel, das, was in ihnen steckt, zu mobilisieren. Die Gruppenkonstellation eröffnet dabei besondere Möglichkeiten: In einer Gruppe mit Menschen, die aus ähnlichen Problem- und Auftragslagen heraus zusammenfinden, kann eine Kultur der Veränderung entstehen, die die Erprobung von neuen Gedanken und Verhaltensweisen ermöglicht, die so im Einzel-, Paar- oder Familiensetting vielleicht nicht herstellbar sind.

Jenseits dieser globalen Indikation, sollten einige Aspekte bedacht werden: Systemische Gruppentherapiekonzepte können schnell sehr komplex werden und Menschen in Krisensituationen unangemessen zusätzlich herausfordern und belasten. Ist dies der Fall, ist weniger mehr! Wen eine akute psychische Störung in eine Klinik führt, der benötigt kleine, gut integrierbare Portionen von angemessener Ungewöhnlichkeit zu bisherigen Denkmustern. Dies beinhaltet z. B. die behutsame Unterstützung von

Psychoseerfahrenen in Aufstellungen und das Wissen um kognitive Defizite von Menschen in depressiven Episoden.

> **!** Der oder die Bedürftigste bestimmt das Tempo in der Gruppe und die Komplexität der Methodik. Dies gilt insbesondere für Menschen mit einer Intelligenzminderung: Hier sind auch in der systemischen Methodik die Anregungen leichter Sprache zu beachten und die Gruppengröße ist dem Bedürfnis der Teilnehmer anzupassen.

31.3 Klinische Praxis

Eine typische Gruppenstunde im Rahmen einer tagesklinischen Behandlung könnte mit einem kurzen »Wetterbericht« beginnen: Die Teilnehmer berichten in zirkulärer Reihenfolge über die eigene Befindlichkeit (Metapher »Wetter«), ggf. bestehende Reste, wie z. B. Fragen zur vorangegangenen Gruppenstunde und persönlichen Anliegen für das aktuelle Treffen. Anschließend kann im Rahmen einer reflektierenden Position (in der Patientengruppe oder auch in der Form eines reflektierenden Teams einer Therapeutendyade oder -triade) das Thema der Stunde bestimmt werden oder auch, vermeintlich simpel anmutend, per Abstimmung in der Patientengruppe.

Fallbeispiel

Skulptur in der Gruppe

Hintergrund. Fr. M., die mit rezidivierenden Depressionen und aktuell einer schweren depressiven Episode in die Klinik kam, berichtet in einem kurzen Interview mit einem der Gruppenleiter in der Mitte des Stuhlkreises über ihre vergangene Belastungserprobung am Wochenende und einen Konflikt mit der Nachbarin, die sie zu einem Grillfest einlud.

Vorgehensweise. Die Gruppentherapeutin schlägt eine Aufstellung bzw. Skulptur vor mit dem Thema »Wie ich mich fühlte, als ich von dem Besuch bei der Nachbarin nach Hause kam«. Frau M. bestimmt die Personen und stellt ihren Mann und ihre beiden Kinder auf. Anschließend wird sie von der Therapeutin gefragt, ob jemand fehle: Frau M. denkt kurz nach und entscheidet sich, dass ihre Schwiegermutter in der Szene fehle. Sie wählt eine weitere Person aus der Gruppe der Mitpatientinnen aus, stellt sie in die Skulptur und dann eine Person für sich. Die Therapeutin geht mit ihr alle Positionen durch und befragt die Stellvertreterinnen nach deren Befinden und körperlichem Erleben. Anschließend bittet sie Frau M., Platz zu nehmen, und bittet die Mitpatienten, die Aufstellung im Sinne einer Simultanskulptur zu verändern, orientiert an ihren Impulsen. Frau M. wird ermutigt, dieses Bild als eine mögliche Ergänzung ihres bisherigen Erlebens in die kommende Wochenendbelastungserprobung mitzunehmen. Anschließend werden alle Teilnehmer gebeten, sich auf einen Platz im Stuhlkreis zu setzen, den sie vorher nicht eingenommen haben, und aufgefordert, sich in einer Runde aus ihrer Rolle zu verabschieden: »Ich bin jetzt wieder Frau XY oder Herr XY.« Es schließt sich eine Abschlussrunde an, in der jeder Teilnehmer und jede Teilnehmerin die Möglichkeit erhält mitzuteilen, was sie persönlich aus dieser Gruppenstunde für sich und ihren eigenen Veränderungsprozess mitnehmen.

31.4 Gute Erfahrungen, typische Schwierigkeiten und Fehler

Authentisch bleiben. Therapeutinnen und Klientinnen machen gute Erfahrungen, wenn sie bei sich bleiben. Dies beinhaltet für die Therapeutinnen, nichts zu tun, womit sie sich selbst unsicher und überfordert fühlen oder was ihrer eigenen Therapeutenpersönlichkeit widerspricht.

Klienten sollten ermutigt werden, sich frei zu äußern, welche Ideen passen, welche nicht und was nicht anschlussfähig oder auch abseitig erscheint. Oft geht es nicht um direkte »Einsichten« oder »das Aha-Erlebnis«, sondern manches ungewöhnliche Neue benötigt Zeit, um bedacht zu werden und zu wachsen.

Die Gruppe den eigenen Weg gehen lassen. Ein typischer Therapeutenfehler ist, »irgendwie doch eine Idee zu haben, wie es für Frau M. richtig wäre und was sie tun müsste, damit es ihr besser ginge und es irgendwie so zu drehen, dass die ›Moral‹ von der Gruppenstunde bitteschön die sein sollte, die Frau M. heute mitnehmen müsste …«. Daher ist ein Unterbrechen durch den Therapeuten immer dann ein Fehler des Therapeuten, wenn er Gedanken der Gruppe abkürzt, die ihm »abwegig« erscheinen, und immer dann hilfreich, wenn es ein geäußertes Mehr des »selben Alten« für die Gedankenstruktur und das Fühlen der Protagonistin der Stunde ist, das festgefahrene Muster unterstützt, anstatt sie zu verstören.

31.5 Kritische Einordnung

Der systemische Beitrag zu gruppentherapeutischem Arbeiten erfordert die erfahrene Therapeutin oder den sich ausprobierenden Therapeuten in einem erfahrenen Team. Die Einschätzung, wie viel Ungewöhnlichkeit für eine Gruppe von Klienten angemessen ist, welche Optionen der Krisenintervention angeboten werden sollten, um Verstörung therapeutisch wirksam und nicht destruktiv oder einfach gar nicht möglich zu machen, ist kein »Hexenwerk«, basiert aber auf gründlicher Selbsterfahrung und selbstkritischer Einordnung der eigenen Möglichkeiten. Für Therapeutenpersönlichkeiten, die sich in der Initiierung von Selbstorganisationsprozessen in der Therapie wohlfühlen, ist systemisches Arbeiten in und mit Gruppen eine der erlebbar wirksamsten Methoden, die in der Psychotherapie beschrieben werden können.

Allerdings ist limitierend anzumerken, dass bisher nur wenige Studien zu systemischer Gruppentherapie in einem RCT-Design mit Vergleich zu anderen Psychotherapie-Ansätzen publiziert wurden (s. Kap. 88 und 77).

Die Aura der »heilerischen Anmutung« wird darüber hinaus z. B. durch Autoren wie Bert Hellinger mit seiner Interpretation einer »Aufstellungsarbeit« gefördert, von der sich die Autorin dieses Beitrags ausdrücklich distanziert (s. a. Kap. 15): Die Arbeit mit Skulpturen/Aufstellungen in Gruppensettings bedarf der persönlich kontinuierlichen therapeutischen Begleitung und hat in kostenintensiven Selbsterfahrungsworkshops in exklusivem Ambiente nur dann etwas zu suchen, wenn es sich nicht um Klienten handelt, die unter krankheitswertigen psychischen Störungen mit oder ohne somatische Komorbidität leiden.

FAQ

Ist systemische Gruppentherapie auch mit offenen oder halb-offenen Gruppen möglich?
Ja, das Miteinander von Erfahrenen und Neuen ist eine wesentliche Ressource in diesen Kontexten, bevorzugt wird allerdings bei offenen Gruppen die sog. »slow open group« (Greve et al., 2004), d. h. eine an sich offene Gruppe, deren Wechsel im Sinne gehender und hinzukommender Gruppenmitglieder nicht häufig (slow) und nicht zu festen Terminen erfolgt.

Kann man das auch im psychiatrischen Versorgungskontext anbieten?
Ja, insbesondere in Tageskliniken oder im Rahmen stationärer Psychotherapie, da hier die Behandlungszeiten hilfreiche Veränderungsprozesse jenseits purer Kriseninterventionen ermöglichen.

Was ist bei Menschen mit Psychoseerfahrung zu bedenken?
Eine sicherheitsgebende und klare Ablaufplanung der einzelnen Stunden. Aufstellungsarbeit in akuten Krankheitsepisoden sollte kritisch betrachtet werden; dies gilt aber auch für Menschen, die in emotional belastenden Situationen zu Dissoziationen neigen.

Ist das nicht eigentlich was für Gesunde?
Glücklicherweise sind Dinge, die für Menschen mit krankheitswertigen Störungen hilfreich sind, nicht automatisch sinnlos für Menschen, die sich als gesund erleben, siehe z. B. Nordic Walking. Systemische Gruppentherapiekonzepte sind daher auch im Coaching und in der Therapieausbildung gut geeignet, persönliche Entwicklungsprozesse einzuleiten und zu begleiten.

Weiterführende Literatur

Friedrich-Hett, T. (2008). Das Reflektierende Team in der systemischen Gruppentherapie mit älteren Menschen. Zeitschrift für Systemische Therapie und Beratung, 26 (2), 110-118.

Molter, H. & Hargens, J. (Hrsg.). (2006). Ich, du, wir und wer sonst noch dazugehört (2. Aufl.). Dortmund: Modernes Lernen.

32 Multifamilien- und Paargruppentherapien

Eia Asen

32.1 Theoretischer Hintergrund und Grundlagen

Multifamilientherapie (MFT) hat ihre Wurzeln in der psychodynamischen Gruppentherapie (Foulkes, 1962) und der Systemischen Therapie (z. B. Minuchin et al., 2000), wie auch in Selbsthilfegruppen und im Community Empowerment (Craig & Mayo, 1995). Die Praxis der simultanen Arbeit mit mehreren Familien entwickelte sich in den Vereinigten Staaten, wo in den 1940er- und 1950er-Jahren verschiedene Teams die Großgruppenarbeit mit chronisch psychotischen Patienten und deren Angehörigen ausprobierten. Peter Laqueur wird meist als der »Vater« der Multifamilientherapie bezeichnet. Er arbeitete in New York mit Patienten mit Schizophrenie und begann, Familienmitglieder direkt in den Heilungsprozess miteinzubeziehen (Laqueur, 1972).

Bei der therapeutischen Arbeit in Mehrfamiliengruppen oder Multipaargruppen lassen sich spezifische gruppentherapeutische Wirkfaktoren nutzen, wie z. B. gegenseitige Unterstützung, konstruktive Kritik, gemeinsamer Erfahrungsaustausch und Modelllernen. Allgemeine Wirkfaktoren stärken weiterhin die Effektivität, beispielsweise die Erkenntnis, dass Leid keine isolierte Erfahrung ist, dass auch andere Menschen ähnlich betroffen sind und dass Veränderungen möglich sind.

> **!** Multifamilientherapie ist am wirksamsten, wenn man Familien zusammenbringt, die ähnliche Schwierigkeiten und / oder Störungsbilder haben.

Das schafft einen gemeinsamen Nenner und kann die erlebte soziale Isolation und Stigmatisierung reduzieren. Wenn Familien sozusagen »alle im gleichen Boot sitzen« und Ähnliches durchmachen oder durchgemacht haben, sind sie offener und weniger defensiv. Anders als bei der traditionellen psychodynamischen Gruppentherapie werden bei der MFT Familien bewusst dazu ermuntert, Kontakte außerhalb des therapeutischen Kontextes zu knüpfen, um soziale Vernetzung zu »üben«.

Übersicht

Ziele der MFT

- Förderung von Solidarität: »Wir sind im gleichen Boot.«
- Überwindung von schambedingter Isolation und Stigmatisierung
- Anregung zu neuen Sichtweisen / Perspektiven
- voneinander »Modelllernen«
- sich in anderen »gespiegelt« sehen
- gegenseitige Unterstützung und Rückmeldung

- Erfahrung, hilfreich statt hilflos zu sein
- Entdeckung und Erweiterung von eigenen Kompetenzen
- experimentieren mit »Pflegefamilien«/Surrogaten
- gegenseitig inspirieren und Hoffnung wecken
- üben von neuen Verhaltens-/Erziehungsmustern im »Schonraum«
- Stärkung von Selbstreflexion und Offenheit durch »öffentlichen« Austausch

32.2 MFT als Kontext für Perspektivenerweiterung

Teil IV

An MFT teilnehmende Familien werden dazu angehalten, eine wohlwollende Neugierde (Cecchin, 1987) in Bezug auf andere Familien und deren einzelne Mitglieder aufzubringen. So entsteht ein Arbeitskontext, in dem Familien sich gegenseitig betrachten und dann ihre Eindrücke und Beobachtungen untereinander austauschen. Sie können sich auch in anderen Familien gespiegelt sehen und Interaktions- und Kommunikationsmuster bei ihnen entdecken, für die sie selbst einen blinden Fleck haben. Das fördert Selbstreflexion, sodass man sich auch anders – und vielleicht sogar selbstkritischer – betrachten kann. Beim gegenseitigen Feedback können dann Kommentare von anderen Familien besser gehört und akzeptiert werden, als wenn fast identische Kommentare von Therapeuten geäußert werden.

Mit der Hilfe von Videofeedback lassen sich Interaktionen, vor allem auch Erfolge, sichtbar machen und sie können per »Playback« anderen Familien vorgestellt und von diesen begutachtet werden. So sehen sich Familien durch die Augen anderer und die multiplen Sichtweisen helfen ihnen, weiterhin Metaperspektiven zu entwickeln.

! Im Kontext einer Multifamiliengruppe lassen sich Probleme und Symptomatiken vielschichtiger bearbeiten, vor allem wenn Mitglieder von anderen Familien ihre eigenen Perspektiven und Erfahrungen einbringen.

Es ist ja nicht selten, dass Menschen in Konfliktsituationen für das eigene Problem eine eingeengte Sichtweise haben, aber eine hohe Sensitivität für ähnliche Probleme bei anderen entwickeln. Diese menschliche Besonderheit kann in der Arbeit mit mehreren Familien genutzt werden, wenn eine Gruppenatmosphäre mit gegenseitiger Anteilnahme, mit Empathie und Transparenz geschaffen wird. Während es für eine Einzelperson oder eine Familie oft schwierig ist, sich über die eigene Perspektive zu erheben und so ihre eigenen Schwierigkeiten zu erkennen und zu »behandeln«, gibt es in einer Gruppe von Familien eine Vielzahl von differenzierten Außenperspektiven. Diese aktive Einbeziehung der Familie bei der Wahrnehmung des gleichen Problems bei ihrem Gegenüber stärkt auch das eigene Selbstwertgefühl.

MFT lässt sich in geschlossenen wie auch in halb-offenen und ganz offenen Gruppen durchführen. Bei geschlossenen Gruppen fangen alle Familien – oder Paare – zum gleichen Zeitpunkt an und hören dann auch zusammen auf – z. B. nach 15 bis 20 Gruppentagen, wie bei der Arbeit mit anorektischen Jugendlichen und ihren Familien (Eisler et al., 2016). In der Praxis sind allerdings halb-offene Gruppen viel häufiger: Hier kommen neue Familien dazu, wenn einige fertig sind oder aussteigen. So befinden sich Familien in der Großgruppe in unterschiedlichen Phasen des therapeutischen Prozesses und die schon »Erfahreneren« können den »Neuen« Mut machen und sie unterstützen, sich ihrer eigenen Selbsthilfekräfte bewusst zu werden und vielleicht vergessene oder verschüttete Ressourcen wiederzuentdecken. Ganz offene Gruppen können beispielsweise in stationären Einrichtungen laufen, wenn einmal pro Woche die Familienmitglieder der aufgenommenen Patienten zu einem Multifamilientreffen kommen, das zwei oder drei Stunden dauern mag.

MFT kann in den verschiedenartigsten Arbeitskontexten – Jugendhilfe, Kinder- und Jugendpsychiatrie, Schulen und Kindergärten – durchgeführt werden, mit unterschiedlicher Frequenz und Dauer. Wie oft und wie lange MFT-Gruppen stattfinden und dauern, hängt von vielen Faktoren ab, wie Form, Schweregrad und Chronizität der Störungen wie auch von den institutionellen Bedingungen des Arbeitssettings. Tagesklinische MFT (Asen, 1992) ist natürlich intensiver, als es ambulante MFT sein kann, aber das Nichtvorhandensein einer tagesklinischen Einrichtung bedeutet nicht, dass man deshalb nicht mit schwierigen Familien arbeiten kann. In anderen Worten, die Dosierung der MFT ist sehr variabel – sie kann eben von zweistündig wöchentlich oder alle zwei bis vier Wochen variieren bis zu fünf oder sechs Stunden pro Tag, fünfmal die Woche, in einer Familientagesklinik.

Paradigmenwechsel. Der systemische Ansatz verlangte einen Paradigmenwechsel von einem kindzentrierten zu einem familienzentrierten Modell. In der Systemischen Familienarbeit bleibt die Verantwortung für die Kinder von Anfang an bei deren Eltern, obschon der Therapeut voll verantwortlich für die Gestaltung des Therapiekontexts ist. Bei der MFT ist dieser Grundsatz noch viel expliziter, denn hier sollen sich Familien gegenseitig helfen, wenn nicht sogar »therapieren«. Gerade im stationären Kontext ist es für traditionell kindzentriert arbeitende Fachkräfte über lange Strecken oft nicht leicht, die Verantwortung für das Kind während der MFT den Eltern ganz zu übertragen und sich sozusagen auf den (therapeutischen) »Rücksitz« zu begeben.

MFT: Die Verantwortung für das Kind bleibt bei den Eltern!

MFT-Therapeuten sollten sich deshalb stets fragen:

- Was kann die Familie und was kann die Gruppe der Familien eigenverantwortlich übernehmen?
- Was kann der Familie übertragen werden, was kann die Gruppe selbst regeln oder organisieren?
- Und was sollten wir als Therapeuten tun, damit die Eltern die Verantwortung für ihr Kind übernehmen und / oder die Gruppe aktiv und selbstständig arbeiten kann?

- Wann behindern wir durch unsere Aktivität und Fürsorge und unsere gewohnte Haltung diesen wichtigen Prozess?

Therapeutenpositionen. Bei der MFT ist es notwendig, mit zwei Therapeuten zu arbeiten, die allerdings verschiedene Rollen haben: die des aktiven und die des beobachtenden Therapeuten. Diese Rollen können beliebig gewechselt werden, aber es sollte immer klar sein – auch für die Familien –, wer nun gerade der aktive Therapeut ist. Der beobachtende Therapeut kann seine Ideen transparent und für alle hörbar dem aktiven Therapeuten mitteilen (also Prozessbeobachtungen und -kommentare machen). Eine der Hauptaufgaben der Therapeuten ist es, Familien untereinander und die Teilnehmer insgesamt ins Gespräch miteinander zu bringen, sodass eine gemeinsame Sprache erarbeitet wird. Dazu dient eine Technik, die eine wesentliche Grundlage der MFT-Arbeit ist, um inter- und intrafamiliäre Verbindungen herzustellen, das »Verbinden«. Wie ein chemischer Katalysator bringen die Therapeuten Prozesse zwischen Familien in Gang, Interaktionen, die sonst nicht zustande kommen würden. Der Therapeut verweilt nicht nur bei einer Familie, sondern ist und bleibt in Bewegung und nimmt sich sofort zurück, sobald interfamiliäre Verbindungen geschaffen sind, um die sich entwickelnden Interaktionen nicht zu stören. Mit nonverbalen Gesten, wie z. B. bewusstem Wegschauen, oder mit einem raschen Platzwechsel signalisiert der Therapeut, dass er sich aus dem heraushält, was zwischen zwei Familien vor sich geht. Deshalb fixiert der Therapeut nicht eine bestimmte Person oder Familie, sondern seine Augen wandern (wie bei einem Scanner) zwischen den Teilnehmern der Großgruppe. Auf diese Weise demonstriert der Therapeut auch sein Interesse am Gesamtgeschehen und begibt sich in eine Art Metaposition, die es ihm erlaubt, aus der Distanz zu beobachten, was sich in und zwischen den Familien ereignet. Eine solche Distanz hat den Effekt, dass die Gruppe selbst aktiviert wird und, mehr und mehr auf sich selbst gestellt, losgelöst vom Therapeuten arbeitet.

Multimodales Arbeiten. Bei MFT-Arbeit gibt es die Möglichkeit, das Setting auch für andere therapeutische Interventionen zu benutzen, wie Systemische Einzelfamilien- und Paararbeit und methodenübergreifende Arbeit mit Individuen. Im MFT-Setting ergeben sich oft Situationen, in denen man spontan Einzelsitzungen – oder vielleicht sogar »Stehungen« oder »Laufungen« – anberaumt, um mit einer sich plötzlich akut darstellenden Problematik zu arbeiten, allerdings nicht für eine Stunde oder die traditierten 50 Minuten, sondern vielleicht nur für zehn Minuten. Hier lässt sich dann wirklich das Eisen schmieden, so lange es noch heiß ist! Ebenso können Paar- und Einzelfamiliensitzungen schnell inszeniert werden – der MFT-Arbeitskontext lädt förmlich zum Improvisieren ein. Allerdings benötigt man bei der MFT-Arbeit zwei Therapeuten, sodass sich einer um die Großgruppe kümmert, wenn der andere gerade mit einem Elternpaar oder Individuum arbeitet.

> **!** MFT ist nicht nur eine Form der Systemischen Therapie, sondern auch ein Arbeitskontext, in dem multimodale therapeutische Arbeit erfolgen kann, nicht nur mit der Großgruppe der Familien, sondern auch mit anderen Subsystemen.

Wenn die Arbeit sehr strukturiert ist, mit genauen Zeitplänen und häufigen Übergängen von einer Aktivität und einem Kontext zu einem anderen, dann müssen nicht nur die Familienmitglieder, sondern auch die Therapeuten innerhalb kurzer Zeiträume ständig ihre Rollen und Aufgaben ändern. Familien kommentieren oft, dass sie sich wie in einem Gewächshaus oder Schnellkochtopf vorkommen, und dieser »Treibhauseffekt« ist durchaus gewollt, denn er veranlasst alle MFT-Teilnehmer, fortwährend ihre Standpunkte und Sichtweisen zu verändern, und trägt so zum »Wachstum« bei. Die Schaffung von lebensnahen Situationen erlaubt das detaillierte Beobachten, Bearbeiten und Verändern von scheinbar banalen familiären Alltagssituationen mit konkreten Interventionen über die Gruppe. So ist die Arbeit oft sehr konkret und lebensnah.

In der MFT wird das Potenzial des Spielens bewusst genutzt in den vielen Übungen und Aktivitäten, die entwickelt worden sind (Asen & Scholz, 2012). Hier werden Eltern dazu angeregt, mit ihren Kindern etwas Gemeinsames zu tun, und so werden Interaktions- und Kommunikationsmuster sichtbar und über das Spiel veränderbar, mit und durch die Einbeziehung von anderen Familien. Spielen ist von großer Wichtigkeit, denn im Spiel können wir Situationen so verändern, dass Neues und bislang Unvorstellbares entsteht und Lösungen für scheinbar nicht mehr lösbare Probleme entdeckt werden können.

Übersicht

Prinzipien der MFT

- gleichzeitige Behandlung von sechs bis acht (max. zehn) Familien in Gruppen
- gemeinsamer Nenner
- ambulant, tagesklinisch, stationär
- in verschiedenen Dosierungen: stundenweise – täglich, wöchentlich oder weniger frequentiert, über Monate / ein Jahr
- in offenen, halb-offenen oder geschlossenen Gruppen
- zwei Therapeuten – aktiv und beobachtend
- je nach Störungsbild als Begleit-, manchmal auch einzige Therapie
- detaillierte Beobachtung von konkreten Alltagsproblematiken in realen Settings mit in situ-Interventionen
- unentwegte Schaffung von multiplen Mini-Kontexten mit immer wieder neuer Aufgabenstellung
- Intra-Familienarbeit mit ad hoc Einzel-, Paar- und Familien-»Stehungen« (-Sitzungen, »Laufungen«, und »Knieungen»)

32.3 Klinische Vignette: MFT in einer Familientagesklinik

Sieben Familien treffen sich sechs Stunden pro Tag, vier Tage pro Woche, über einen Zeitraum von zwölf Wochen. Das erlaubt In-vivo-Beobachtungen und intensive therapeutische Arbeit. Der Tagesablauf ist hochstrukturiert, wie das typische Beispiel im Kasten zeigt.

Beispiel

Ablauf

- **9:00 Uhr:** Ankommen der Familien
- **9:15 Uhr:** Die Familien bereiten ein gemeinsames Frühstück zu. Jede Familie hat dazu etwas mitgebracht. Tischdecken, Gemüse schneiden etc. – diese Aufgaben teilen die Familien unter sich auf.
- **9:30 Uhr:** gemeinsames Frühstück
- **10:00 Uhr**: Alle helfen beim Aufräumen.
- **10:15 Uhr:** Begrüßung und Eingangsspiel »Speed-Dating« – gegenseitig Informationen geben über »Wie bin ich hier heute angekommen und wie geht es mir jetzt?«
- **10:25 Uhr:** Jede Familie formuliert ein Ziel für diesen Tag (z.B. mein Kind soll beim Essen am Tisch sitzen bleiben; wir wollen konzentriert mit unserem Kind spielen; wir wollen als Eltern alle Meinungsverschiedenheiten lösen, ohne unsere Kinder zu involvieren).
- **11:10 Uhr:** Einleitung ins Thema »Zehn Familien-Gebote«: Welche könnte es geben? Wofür sind sie gut? Schaden oder nützen sie? Geht es auch ganz ohne Regeln?
- **11:15 Uhr:** Eltern und Kinder arbeiten getrennt und stellen spezifische Familiengebote auf, wobei je ein Therapeut die Kinder und die Eltern parallel begleitet.
- **11:45 Uhr:** Pause
- **12:00 Uhr:** Im Gruppenarbeitsraum setzen sich die Kinder in einem inneren Stuhlkreis zusammen und die Eltern in einem großen äußeren Kreis um sie herum (Goldfischaquarium): Die Kinder stellen erst ihre Gebote vor und dann, nachdem sich die Kinder in den Außenkreis begeben und die Eltern in den Innenkreis, stellen die Eltern ihre Gebote vor.
- **12:30 Uhr:** Reflexionsrunde mit allen über das Thema Gebote/Regeln und die sich daraus ergebenden ersten kleinen Handlungsschritte für jede einzelne Familie
- **13:00 Uhr:** Mittagspause. Die Eltern und Kinder decken gemeinsam den Tisch mit Speisen, die sie bereits zuhause vorbereitet und mitgebracht haben. Es gibt Zeit für Gespräche, Spiele mit den Kindern etc.
- **13:30 Uhr:** Aufräumen

- **13:45 Uhr:** reflexive Runde (Blitzlicht): »Haben Sie Ihr Ziel bisher erreicht – was war hilfreich, was war schwierig dabei – was meinen die anderen Familien dazu?«
- **14:00 Uhr:** Erklärung der Familienübung »Familienverfassung«. Jede Familie erstellt gemeinsam ihre eigene »Familienverfassung« mit den Regeln (nicht mehr als sieben), die sie als Familie für wichtig erachtet.
- **14:45 Uhr:** Pause
- **15:00 Uhr:** Jede Familie stellt ihre »Verfassung« den anderen Familien vor, mit anschließenden Fragen, Rückmeldungen und Austausch.
- **15:35 Uhr:** Auf die Einhaltung welcher Regel will jede Familie für sich in der nächsten Woche besonders achten? Rückmeldung darüber beim nächsten Multifamilientreffen
- **15:50 Uhr:** Abschlussspiel, Plätze wechseln unterm Fallschirmtuch
- Verabschiedung

32.4 Erfahrungen und typische Schwierigkeiten

Das in den USA von Laqueur und McFarlane entwickelte MFT-Modell war und ist weiterhin sehr verhaltenstherapeutisch und psychoedukativ orientiert. Das *Marlborough-Modell* (Asen et al., 2001) hingegen, das Ende der 1970er-Jahre in London aufblühte, wurde von der Antipsychiatrie (Cooper, 1971) und dem Konzept der Therapeutischen Gemeinschaft (Jones, 1976) geprägt, mit der Forderung, die Institution selbst müsse therapeutisch werden (Main, 1981).

Diese Pioniere wollten vor allem das therapeutische Potenzial der Patienten bestätigt und gefördert sehen und ihnen ermöglichen, für sich selbst und für einander zu sorgen. Die Zeitgenossen Antipsychiatrie und Therapeutische Gemeinschaft waren typische Produkte der liberalen 1960er- und 1970er-Jahre, in denen Innovation und Experimentierfreudigkeit nicht nur geduldet, sondern sogar erwünscht waren, vor allem im britischen staatlichen Gesundheitsdienst. Gleichzeitig entwickelte sich die systemische Szene, mit regelmäßigen Workshops und Show-Konferenzen von Minuchin, Whitaker, Selvini Palazzoli, Boscolo, Cecchin, Watzlawick, de Shazer und anderen. All diese Pioniere ermunterten das Marlborough-Team, aber vor allem Salvador Minuchin und die bahnbrechende Arbeit seines Teams mit Unterschichtsfamilien (Minuchin et al., 2000) beeinflusste das Marlborough-Modell entscheidend. Im deutschsprachigen Raum hat sich vor allem diese Form von MFT etabliert und die Praxis in Jugendhilfeeinrichtungen, Schulen und klinischen kinder- und jugendpsychiatrischen Settings durchgesetzt. Die ständig steigende Popularität der MFT mag auch etwas mit wirtschaftlichen Faktoren zu tun haben: Die Arbeit ist vergleichsweise kostengünstig, da mit zwei Therapeuten bis zu zehn Familien simultan behandelt werden können.

Oft scheint es schwierig zu sein, Familien für die MFT-Teilnahme zu motivieren. Eltern sagen, dass sie ihre schmutzige Wäsche nicht in aller Öffentlichkeit waschen wollen. Nicht selten nennen sie auch den Zeitaufwand als einen Grund, warum sie an MFT nicht teilnehmen können. Allerdings haben wir die Beobachtung gemacht, dass die Familien umso motivierter sind, je stärker der Leidensdruck ist – und das ist besonders der Fall bei Familien mit einem anorektischen Mitglied. Im Gegensatz dazu scheinen Multiproblemfamilien kaum motiviert zu sein und ein Zwangskontext ist oft hilfreich, diese Familien in den therapeutischen Prozess einbinden. Wir haben die Erfahrung gemacht, dass gerade diese Familien nach anfänglichen Widerständen oft nicht genug von MFT bekommen können: Sie schätzen es eben, mit ähnlich strukturierten Familien im gleichen Boot zu sitzen!

32.5 Kritische Einordnung

MFT hat empirische Unterstützung für ihre Anwendbarkeit und Effektivität in vielen verschiedenen Bereichen erfahren (Gelin et al., 2017). Das gilt für verschiedene psychische, somatische und Beziehungsstörungen sowie für eine Reihe von Erziehungs- und sozialen Problemen, sowohl bei Kindern und Jugendlichen als auch bei Erwachsenen. Eine beträchtliche Zahl randomisierter kontrollierter Studien (RCTs) beschäftigt sich mit den Auswirkungen von MFT auf die Familien von Menschen, die unter Schizophrenie und anderen Psychosen leiden. Die Arbeit von William McFarlane und seinen Kollegen in den Vereinigten Staaten hat erheblich zur Entwicklung der MFT und zur Sicherung ihrer empirischen Bestätigung beigetragen (McFarlane, 1993). Ähnliche psychoedukative Formen von MFT erweisen sich bei Affektiven Störungen (schweren Depressionen und Bipolaren Störungen) langfristig als wirksam und steigern die Remissionsraten deutlich (Anderson et al., 1986). Multipaargruppenarbeit hat sich ebenfalls bei depressiven Erkrankungen sehr bewährt (Lemmens et al., 2009). Es liegen darüber hinaus immer mehr Anhaltspunkte für die Wirksamkeit von MFT bei Essstörungen, Alkohol- und Substanzmissbrauch und Süchten sowie bei somatischen Erkrankungen vor. So sieht man Verbesserungen der spezifischen Symptomatiken, der Lebensqualität, des Selbstwertgefühls und der Stimmungslage, der Selbstwirksamkeit von Eltern und der Betreuerbelastung. Es gibt einige Hinweise darauf, dass MFT auch bei anderen psychischen Störungen sowie in entsprechenden Kontexten von Nutzen sein kann, beispielsweise im Falle von Zwangsstörungen (OCD), Posttraumatischen Belastungsstörungen (PTBS), bei Autismus, Störungen des Sozialverhaltens, Kindesmisshandlung/-missbrauch und Kindesvernachlässigung sowie bei Aufmerksamkeitsdefizit-/Hyperaktivitätsstörungen (ADHS).

FAQ

Wie wird ein MFT-Therapeut mit der Komplexität des Geschehens fertig, bei über 20 Personen im Raum?

Indem er sich nicht lange bei einer Familie aufhält, sondern sie schnell dazu bringt, selbst oder mit Unterstützung anderer Teilnehmer weiterzuarbeiten. Außerdem sollte der zweite Therapeut eher in einer beobachtenden Funktion sein, um die »aktiveren« Therapeuten auf Geschehnisse hinweisen zu können, bei denen eine Intervention gefragt ist.

Wie viel Aufwand ist es, eine MFT-Gruppe zu starten?

Der Aufwand ist nicht gering. Die Therapeuten brauchen Weiterbildung in MFT; die vollumfängliche Unterstützung durch die Einrichtung, in der sie arbeiten; ein Händchen für Projektplanung und –steuerung; ein gutes Netzwerk an Zuweisern; und – last not least – Freude und Energie an dieser Art von aktiver, kreativer Arbeit.

Weiterführende Literatur

Asen, E. & Scholz, M. (2012). Praxis der Multifamilientherapie (2. Aufl.). Heidelberg: Auer.
Asen, E. & Scholz, M. (Hrsg.). (2017). Handbuch der Multifamilientherapie. Heidelberg: Auer.

33 Arbeit mit komplexen Helfersystemen

Ulrike Borst • Volkmar Aderhold

Teil IV

In psychiatrischen Kontexten und in der Kinder-, Jugend- und Familienhilfe hat man es häufig mit komplexen Helfersystemen zu tun. Es ist keine Seltenheit, dass neben dem primären (natürlichen) Netzwerk aus Familie, Freunden und Nachbarn auch noch zwölf oder 15 professionelle Helfer (Hausärzte, niedergelassene Psychiater, Behördenmitarbeiter, Lehrer, Lehrmeister, Personalchefs, Integrationsfachleute etc.) von psychischen Krisen mitbetroffen sind und ein Interesse daran haben, in die Behandlung einbezogen zu werden. Da die Grundhaltung der Kooperation und Allparteilichkeit sowie das systemische Handwerkszeug für die Gesprächsführung in Mehrpersonensettings gut geeignet sind, ist es nur ein kleiner Schritt vom Familiengespräch zum Netzwerkgespräch. Allerdings braucht es mit wachsender Zahl der Teilnehmer an einem Gespräch doch besondere Methoden.

Zu den Netzwerken gehören zunehmend auch sogenannte Peers. Das sind in psychiatrischen Kontexten die Psychiatrieerfahrenen, die sich haben ausbilden lassen, um als bezahlte Fachkräfte akut kranke Patienten in ihrer Genesung zu begleiten. Organisationen, wie EX-IN (Experienced Involvement, http://www.ex-in.de/), bieten solche Ausbildungen an.

> **!** Arbeit im Netzwerk und der Einsatz von Peers haben eine gemeinsame Grundlage im Recovery-Konzept, welches davon ausgeht, dass Patienten auch nach längerer Krankheit wieder zu Genesung und autonomer Lebensgestaltung zurückfinden, wenn sie dabei auf kooperative Weise und mit hoher personeller Konstanz unterstützt werden.

Diese Entwicklungen wurden durch die Resultate einer Reihe von Langzeitstudien mit Patienten, die an häufig vorkommenden psychiatrischen Krankheitsbildern litten, gefördert. In die Studien waren Menschen aus nahezu allen Weltgegenden einbezogen. Ebenso wurden die Länderstudien der WHO aus den 1970er- und 1990er-Jahren herangezogen, die unerwartet hohe Raten vollständiger (20 bis 25 %) und sozialer Gesundung (40 bis 45 %) zeigten (Übersicht z. B. bei Knuf, 2016).

33.1 SYMPA – systemtherapeutische Methoden psychiatrischer Akutversorgung

Theoretischer Hintergrund und Grundlagenforschung

Auf einer Reihe psychiatrischer Klinikstationen wurde seit 2002 ein Rahmenkonzept für eine berufsgruppenübergreifende, systemisch orientierte Behandlung eingeführt (zusammenfassend: Schweitzer & Nicolai, 2010; Schweitzer & Aderhold, 2013). Dazu wurden Weiterbildungen (18 Tage über zwei Jahre) für alle Mitarbeiter auf diesen Stationen durchgeführt und parallel dazu auf den Stationen eine gemeinsame Vorgehensweise implementiert.

Zentrale Bausteine der Weiterbildung und Implementierung in den Stationsalltag sind

- die Erarbeitung eines kontextorientierten Krankheitsverständnisses, das von Patienten, Angehörigen und Mitarbeitern geteilt wird (»Warum kommt es gerade jetzt zu dieser Krise?«),
- die gemeinsame Auftragsklärung (»Wer erhofft sich was von diesem stationären Aufenthalt?«) und
- die gemeinsame Therapiezielplanung (»Wer kann was beitragen, um diese Krise möglichst gut zu überwinden?«).

Die Mitarbeiter nehmen eine lösungs- und ressourcenorientierte Haltung zum Patienten und seinen Angehörigen ein, indem sie in der Symptomatik und den Reaktionen darauf z. B. gute Absichten und Veränderungspotenziale vermuten (»Welche positiven Nebenwirkungen und unerkannten Entwicklungspotenziale könnten auch in akuten Krisenzuspitzungen verborgen liegen?«).

Angehörige, aber auch Nachbarn, Kollegen, Lehrer, Betreuer und andere wichtige Menschen werden einbezogen. Dies geschieht zum einen im Familien- oder Netzwerkgespräch mit den Menschen, die am Problem und seiner Lösung besonders interessiert sind. Aber auch in der Vorstellung werden diese Menschen einbezogen: Mit dem Patienten wird dazu zu Behandlungsbeginn ein Genogramm-/Netzwerkinterview (»Wer gehört zu den für Sie wichtigen Menschen, und wie sind diese mit Ihren aktuellen Problemen verbunden?«, s. Abschn. 33.5) sowie individuelle Auftragsklärungsgespräche geführt (»Was wäre für Sie ein guter Ausgang der stationären Behandlung?«).

Für den weiteren Behandlungsverlauf werden folgende Vorgehensweisen gemeinsam erarbeitet:

- Zwischenbilanzen und Revisionen der Therapieziele
- kooperationsfördernde Verhandlungstechniken für kritisch zugespitzte Situationen (Konflikte über Medikamenteneinnahme, Freiheitseinschränkungen)
- Fallsupervisionen in Anwesenheit des Patienten und zuweilen seiner Angehörigen
- Arztbriefe, die die Patienten gegenlesen und kommentieren (vgl. Kap. 10).

Der unauflösbare Widerspruch, mit Patienten eher normalisierend, mit dem Medizinischen Dienst der Krankenkassen hingegen eher Pathologie fokussierend zu kommunizieren, wird im Konzept der systemtherapeutischen Methoden psychiatrischer Akutversorgung (SYMPA) fortlaufend bearbeitet.

Praktische Umsetzung

Es ist zu empfehlen, je Team mindestens die Hälfte des Personals (Pflegekräfte, Ärzte, Psychologinnen, Sozialarbeiter u. a.) weiterzubilden. Eine »kritische Masse« ist erforderlich, damit sich bewährte, feste Routinen ändern. In der Zeit der Weiterbildung kann es passieren, dass mit Neuerungen, die von den Personen in Weiterbildung angestoßen werden, von den Noch-nicht-Weitergebildeten sehr kritisch bis boykottierend umgegangen wird.

Patientinnen und Patienten, und ebenso ihre Angehörigen, reagieren in der Regel erfreut und überrascht auf die Veränderung der Stationsroutinen und -kultur.

Eine Patientin fragte anlässlich ihrer 18. Hospitalisation: »Seit wann fragt ihr denn die Patienten, was ihre Ziele für den Klinikaufenthalt sind?«

Übersicht

Gute Erfahrungen und typische Schwierigkeiten

- Von den Teams wird sehr geschätzt, dass sich die Zusammenarbeit der Berufsgruppen verbessert. Die einzelnen Mitarbeiter fühlen sich weniger belastet, ihr Burn-out-Risiko sinkt (Zwack & Schweitzer, 2008).
- Die Mitwirkung der Patienten führt dazu, dass sich die Behandlungsergebnisse verbessern. Das wird von Mitarbeitern, Patienten und Netzwerkpartnern berichtet, ohne dass es bisher statistisch nachgewiesen werden konnte (Haun et al., 2012).
- Schwierig ist der Projektstart: Es ist Projektleitungskompetenz nötig, die absolute Zustimmung der Klinikleitung sowie die Motivation der Mitarbeiter für die Weiterbildung.
- Schwierig ist weiterhin, die üblichen Hierarchien in psychiatrischen Diensten zu überwinden. Das ist aber teilweise nötig, damit z. B. die Pflege die Umsetzung des Gelernten im Klinikalltag vorantreiben kann.
- Es ist noch nicht bekannt, ob die Errungenschaften von SYMPA einen Chefarztwechsel überleben.

33.2 Bedürfnisangepasste Behandlung und »offener Dialog«

Theoretischer Hintergrund und Grundlagenforschung

Das Konzept einer »bedürfnisangepassten Behandlung« wurde in Finnland seit 1975 zunächst für Menschen mit einer ersten schizophrenen Episode entwickelt (Alanen, 2001; Aderhold et al., 2003). Bedürfnisangepasst bedeutet, dass die therapeutischen Aktivitäten flexibel und dem individuellen Fall angepasst geplant und ausgeführt werden, sodass sie den tatsächlichen, sich verändernden Bedürfnissen der Patienten und ihrer Familien entsprechen. In diesem Konzept wurden seit 1984 die »Therapieversammlungen« zur Hauptachse des gesamten Therapieprozesses. Damit wurden systemische Konzepte – neben der Einzelpsychotherapie – in das öffentliche psychiatrische Versorgungssystem integriert.

Die Prinzipien der bedürfnisangepassten Behandlung (nach Alanen et al., 1991; Alanen, 2003) lassen sich wie folgt zusammenfassen:

(1) **Individuelle Planung, flexible Ausführung.** Die therapeutischen Aktivitäten werden in jedem Fall individuell geplant und flexibel ausgeführt, sodass sie den wirklichen, veränderlichen Bedürfnissen der Patienten ebenso entsprechen wie den Menschen, die ihr persönliches soziales Netzwerk (meist ihre Familie) bilden.

(2) **Patient ist anwesend.** Der Patient soll in Situationen, die ihn und seine Behandlung betreffen, anwesend sein. Er hat als Experte für seine eigene Lebenssituation zu gelten. Wenn der Patient beteiligt wird, so hilft ihm dies, die Kontrolle über sein Leben zurückzugewinnen. Es ist Aufgabe der Mitarbeiter, Gespräche so zu moderieren, dass dies möglich wird.

(3) **Treffen von Mitarbeitern mit Patient und Netzwerk (Therapieversammlungen).** Es werden regelmäßig gemeinsame Treffen von Mitarbeitern mit Patienten, Familienangehörigen und/oder anderen wichtigen Personen aus dem Netzwerk ihrer Beziehungen durchgeführt. Dies beginnt mit einem intensiven anfänglichen Assessment, wenn der Patient in die Behandlung kommt. Die Bezeichnung als ›Therapieversammlungen‹ setzte sich durch, als klar wurde, dass die Versammlungen eine therapeutische Wirkung haben und die psychotische Regression sowie die Anzahl der Tage in stationärer Behandlung reduzieren (Räkköläinen et al., 1991).

(4) **Verschiedene therapeutische Zugänge.** Therapeutische Aktivitäten (wie verschiedene Therapieformen, psychopharmakologische Behandlung und rehabilitative Maßnahmen) werden in einem übergreifenden Behandlungsplan integriert. Als Voraussetzung für eine integrierte Behandlung ist die notwendige Kooperation mit Personen und Einrichtungen herzustellen.

(5) **Psychotherapeutische Haltung.** Untersuchung und Behandlung sind durch eine psychotherapeutische Haltung bestimmt. Dies bezieht sich auf den Versuch zu verstehen, was passiert ist, was weiterhin mit dem Patienten und den Personen in seinem sozialen Netzwerk geschieht und wie wir dieses Verstehen als Basis nutzen können, um uns ihnen anzunähern und zu helfen.

(6) **Kontinuierlicher Prozess.** Die Behandlung soll die Qualität eines kontinuierlichen Prozesses erreichen und aufrechterhalten. Dies bedeutet, dass eine Sitzungsroutine bzw. schematische Abfolgen zu vermeiden sind.

(7) **Nachuntersuchung.** Eine Nachuntersuchung der Wirksamkeit der Behandlungsmethoden im Einzelfall ist wichtig, auch hinsichtlich der Auswirkung und der Weiterentwicklung des gesamten Behandlungssystems.

(8) **Multidisziplinäre Psychoseteams.** Spezielle multidisziplinäre Psychoseteams sollten in psychiatrischen Versorgungsregionen eingerichtet werden.
(9) **Neuroleptika.** Auch schwere psychotische Erkrankungen können ohne neuroleptische Medikamente oder mit niedrigen Dosierungen behandelt werden, sofern der Kontext ein intensives Vertrauen in die Behandlung garantiert.

Konkret sind die Kernelemente des Modells folgendermaßen ausgestaltet:

- **Psychoseteam bzw. Krisenteam – sofort, mobil und flexibel.** Ein Team kommt innerhalb von 24 Stunden (Frühintervention) wenn möglich an den Lebensort des Menschen in der Krise zu einem Gespräch von ca. 1,5 Stunden Dauer.
- **Therapieversammlungen.** Möglichst viele Familienmitglieder und wichtige weitere Bezugspersonen nehmen teil, die sich Sorgen machen, Kenntnisse haben oder hilfreich sein könnten (soziales Netzwerk). Dadurch sollen größtmögliche Transparenz sowie eine offene Diskussion des Problemverständnisses und der Behandlungsschritte entstehen. Gemeinsam wird überlegt, welche therapeutischen Angebote aus dem vorhandenen Repertoire von z. B. Einzelpsychotherapie, Kunsttherapie, Ergotherapie, Pharmakotherapie und unterstütztes Arbeiten passend sein könnten und ausgewählt werden.
- **psychologische Kontinuität.** Diese Versammlungen werden so oft wie gewünscht durch dasselbe Team durchgeführt; in einer ersten schweren akuten Krise auch täglich über zehn bis zwölf Tage, und auch dann, wenn der Patient doch noch stationär aufgenommen wird. So bleibt das anfängliche Team für Patienten und Netzwerk so lange zuständig, wie es für erforderlich gehalten wird. (Für ca. 50 % der Ersterkrankten sind dies zwei Jahre, für die anderen auch fünf Jahre und länger. Die Gesamtzahl der Netzwerkgespräche beträgt durchschnittlich 29 bis 35, je nach Erfahrenheit der Teams.)
- **selektive Neuroleptikaanwendung.** Neuroleptika werden bei ersterkrankten Menschen in den ersten drei bis vier Wochen möglichst nicht angewendet, um die eigengesetzliche Remission bei einem episodischen Verlauf der Psychose abzuwarten und zu nutzen. Ansonsten werden sie sehr niedrig dosiert, Benzodiazepine jedoch bei Schlafstörungen und ausgeprägten Ängsten frühzeitig eingesetzt (Lehtinen et al., 2000).

Für die Gesprächsform des Offenen Dialogs in den »Therapieversammlungen« und Netzwerkgesprächen kamen später folgende Schlüsselelemente (Olson et al., 2014) hinzu:

(1) zwei oder mehr Therapeuten
(2) Teilnahme der Familie und / oder von Mitgliedern des sozialen Netzwerks
(3) Anwendung von offenen weiterführenden Fragen zu Beginn
(4) Antwort (verbal und nonverbal) geben auf die Äußerungen des Klienten bzw. der Klientin
(5) Betonung des gegenwärtigen Augenblicks

(6) vielfältige Standpunkte erfragen (äußere und innere Polyphonie)
(7) den Austausch über die Probleme oder das gezeigte Verhalten als bedeutungsvoll anerkennen
(8) den Fokus auf die Beziehungen setzen, z. B. mit zirkulären Fragen
(9) Betonung von aktuellen »Erzählungen«, erzählten Erfahrungen statt von Symptomen
(10) Reflexionen unter den Professionellen
(11) Prinzip der Transparenz
(12) Unsicherheit aushalten

Die Toleranz von Unsicherheit (Punkt 12) ist dabei ein wichtiges Prinzip. Der Rahmen der Netzwerkgespräche, die, falls in der akuten Krise erforderlich, sogar täglich stattfinden, gibt Sicherheit. Jeder Beteiligte sollte sich in diesem Setting sicher genug fühlen, sodass übereilte Entscheidungen, z. B. über Medikation und Hospitalisierung, vermieden werden können (Seikkula & Alakare, 2015).

Das Fördern von Dialogen ist primär, erst sekundär geht es um Veränderungen beim Patienten und in der Familie. Grundlage ist Bakhtins (1984) Idee einer polyphonen (vielstimmigen) Dialogik (Seikkula & Arnkil, 2007; Kap. 20).

Die wesentlichen systemischen Methoden mit komplexen Helfersystemen sind (s. a. Kap. 20):

- respektvolles, allparteiliches, empathisches Zuhören und erweiternde Fragen (Fragen, um zu hören, statt Hören, um zu fragen)
- gemeinsame Reflexionen in der Weise des reflektierenden Teams nach Andersen: Wertschätzungen aller Anwesenden, Spiegelungen des Gehörten, empathisches Einfühlen in die unterschiedlichen Gefühle und die innere Situation der Anwesenden, möglichst unterschiedliche (polyphone) vielperspektivische weiterführende Ideen und Fragen, Beobachtungen und auch das Aussprechen eines persönlichen Berührtseins
- Hören jeder Stimme, Beantworten jeder Stimme in den Reflexionen oder in Form einer weiterführenden Frage
- selbstkritische Metakommunikation (s. Kap. 20) der moderierenden Professionellen über die eigene Gesprächsführung in schwierigen Gesprächsphasen

Die möglichst divergente Vielstimmigkeit im professionellen Team – bis hin zur transparenten Benennung kontroverser Positionen – ist zunächst ungewohnt, aber auf Dauer erleichternd, ja befreiend, und gibt den anderen Gesprächsteilnehmern mehr Impulse und Entwicklungsmöglichkeiten. Vielstimmigkeit ohne erzwungene Einigkeit oder polarisierende Ablehnung wird unmittelbar vorgelebt.

Gleichwertigkeit. Grundsätzlich werden alle Gesprächsteilnehmer als kompetente Partner in einem gemeinsamen therapeutischen Prozess der Koevolution aufgefasst. Die Familie und das persönliche Netzwerk des Patienten werden als Ressource angesprochen. Jede Stimme soll als gleichwertig anerkannt werden. Die anstehenden Fragen und Themen werden mithilfe des allparteilichen Teams im Dialog gehalten, um zu einem gemeinsamen Nachdenken, Nachspüren und Abwägen unter möglichst allen

Anwesenden zu verhelfen (Dialogik). Alle wichtigen Themen, auch die schwierigen, sollen Raum finden. Dafür genügend Vertrauen und Sicherheit herzustellen, ist die Aufgabe der Professionellen. Auf eine Steuerung des Prozesses, z. B. durch vorgegebenes Expertenwissen, wird weitgehend verzichtet. Zugleich werden erst durch diese Zurückhaltung weitgehend normale Lösungen gefunden, die den Professionellen gar nicht eingefallen wären.

Alle anstehenden Entscheidungen werden gemeinsam durchdacht und möglichst im Konsens entschieden, z. B. auch die Gabe von Neuroleptika. Dabei sollten kein vorschneller Konsens zwischen den Anwesenden hergestellt und Unsicherheiten im prozessorientierten Vorgehen möglichst ausgehalten werden (Toleranz von Unsicherheit), um nicht in vereinfachende und polarisierende Denkmuster zu geraten oder vorschnelle Entscheidungen zu treffen, die längerfristig nicht tragfähig wären. Ein sicherer Rahmen durch einen angemessenen Abstand der Sitzungen und einen Krisendienst über 24 Stunden im Hintergrund ist dafür eine wichtige Voraussetzung. Routinen und dauerhafte Schlussfolgerungen oder Einschätzungen sollten vermieden werden, das eigene Handeln überdacht und verändert werden, anstatt in strategischer Absicht eine Veränderung im Klientensystem anzustreben.

Unausgesprochenes. Neben den äußeren Stimmen existieren in jedem Teilnehmer – auch den Professionellen – meist weitere und durchaus divergierende innere Stimmen. Die nicht ausgesprochenen Stimmen sind oft wichtiger als die formulierten. Viele dieser inneren Stimmen entstehen durch die gesprochenen Dialoge, indem sie darin keinen Ausdruck gefunden haben. Sie können auch unausgesprochen bleiben und können die weitere Entwicklung durchaus positiv beeinflussen. Oft geschieht erst nach den Gesprächen Entscheidendes, was zuvor gar nicht zur Sprache kam oder verabredet wurde.

Auch psychotisches Erleben wird grundsätzlich als verstehbare Reaktion auf unerträgliche und ungelöste Lebensprobleme aufgefasst. »Psychotische Erfahrungen beinhalten oft reale Begebenheiten, und der Patient spricht über Themen, für die er zuvor keine Worte fand. Auch mittels extremer Emotionen wie Wut, Trauer, Angst oder durch ›schwieriges‹ Verhalten ›spricht‹ der Patient über Themen, über die zuvor nicht geredet wurde. Auf diese Weise eröffnet die Hauptperson in der Krise etwas, das für die anderen in seiner Umgebung bisher nicht zugänglich war. Ziel der Zusammenarbeit ist es dann, einen Umgang damit und Worte für diese Erfahrungen zu finden, für die es bisher keine Ausdrucksmöglichkeiten oder keine gemeinsame Sprache gegeben hat« (Seikkula & Arnkil, 2007, S. 69f.).

Psychotische Stimmen und wahnhafte Vorstellungen werden als weitere Stimmen neben den vielen anderen betrachtet. Eine unmittelbare Reaktion könnte sein: »Ich habe eine solche Erfahrung nie gemacht. Können Sie mir mehr darüber erzählen und es genauer erklären, damit ich Ihre Erfahrung besser verstehen kann?« Der Betroffene kann auch gefragt werden, ob zu den Anwesenden genug Vertrauen besteht, um den Inhalt bzw. einen Teil des Inhalts der gehörten Stimmen wiederzugeben.

Gerade am Anfang sollte nicht der Versuch gemacht werden, das psychotische Erleben zu korrigieren. Leitfragen in Krisen können sein:

- *Was ist passiert?* Auch geringfügig erscheinende Veränderungen und Ereignisse der letzten Monate werden zusammentragen und rekonstruiert.
- *Was ist das Problem?* Alle subjektiven Problemdefinitionen, auch z. B. ein »Wahn«, bleiben möglichst gleichwertig nebeneinanderstehen. Durch den polyphonen Dialog entsteht ein neues Verständnis. Eine gemeinsame Sprache für das Leiden wird gefunden.
- *Was ist nun zu tun? Wer tut wem jetzt gut?* Zu wem besteht derzeit das meiste Vertrauen? Wie kann es jetzt Orte und Zeiträume von Entspannung und Sicherheit geben? Wie kann ausreichender Schlaf gewährleistet werden? Die erforderlichen nächsten Schritte bis zum nächsten Treffen werden vereinbart.

Die Teams verzichten auf eine Nachbesprechung, um das Netzwerk nicht von diesen Überlegungen und der dadurch entstehenden Entwicklung auszuschließen. Über die eigenen erlebten Unzulänglichkeiten und die Möglichkeiten der Veränderung sollte jedoch gesprochen und nachgedacht werden.

Praktische Umsetzung und klinische Fallvignette

In Deutschland gelingt es gegenwärtig in einigen Regionen, vor allem in solchen mit dem neuen Finanzierungssystem der »integrierten Versorgung«, eine offene dialogische Praxis umzusetzen. Dies wurde durch 20 Weiterbildungsgruppen mit je ca. 30 Teilnehmern möglich, die bis heute in den jeweiligen Regionen durchgeführt wurden. Die Weiterbildung umfasst 16 bis 18 Tage. Aber bereits einzelne Netzwerkgespräche im Rahmen üblicher stationärer oder ambulanter Behandlungen können die gesamte therapeutische Kultur spürbar verändern.

Fallbeispiel

Herr R. im Setting Tagesklinik

In einer Inhouse-Weiterbildung zum Offenen Dialog wurde ein Netzwerkgespräch mit dem natürlichen und dem professionellen Netzwerk des damals 30-jährigen Herrn R. durchgeführt. Es nehmen zehn Personen teil, ein Reflecting-Team von drei Personen sitzt etwas abseits.

Anlass. Das Team der Tagesklinik berichtet, dass sich Herr R. in einer schweren psychischen Krise befand, seit er wusste, dass die Krankenkasse seinen Aufenthalt in der Tagesklinik in J. nicht länger bezahlen wollte. Er fühle sich nur in dieser Tagesklinik und bei seiner Verlobten sicher, obwohl er sich anfangs, zehn Monate zuvor, gegen den Wechsel aus vollstationärer in tagesklinische Behandlung noch sehr gewehrt hatte.

Verlauf. Zu Beginn des Netzwerksgesprächs, zu dem die Eltern von ihrem etwa 100 km entfernt liegenden Wohnort angereist waren, werden alle Anwesenden gefragt: »Wozu möchten Sie dieses Gespräch nutzen?« Fast alle Anwesenden möchten erreichen, dass Herr R. sich zum Verlassen der Tagesklinik und zu einer Eingliederungsmaßnahme aufrafft. Nur Herr R. selbst schweigt zunächst und zuckt mit den Schultern.

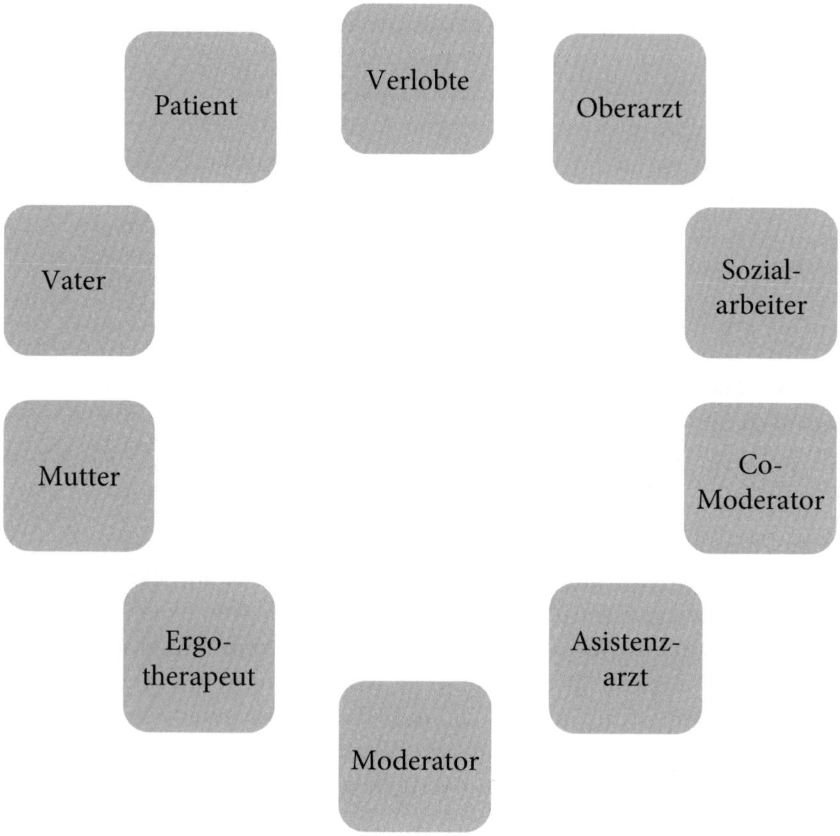

Abbildung 33.1 Netzwerkgespräch

Der Vater erzählt nun die wichtigsten Fakten aus der Lebensgeschichte seines Sohnes, während Herr R. finster in die Runde blickt. Herr R. sei immer schon Sorgenkind gewesen, sei in der Schule gemobbt worden und habe mit 14 Jahren begonnen, Drogen zu konsumieren. Er habe den Beruf des Schreiners gelernt, habe auch eine Anstellung gefunden, sie aber aufgrund seines Drogenkonsums nach etwa einem Jahr verloren. Eine Drogentherapie mit 22 Jahren habe guten Erfolg gezeigt, und dort habe er auch seine spätere Verlobte kennengelernt.

Er habe sich dann für kurze Zeit einer Rockerbande angeschlossen und sich in dieser Zeit zunächst sehr stark gefühlt. Bald aber habe er Angst und Verfolgungsideen entwickelt, die sich unter anderem um diese Rockerbande rankten. Er habe sich zunehmend zurückgezogen, habe das Haus kaum noch verlassen. Schließlich hätten die Eltern, als Herr R. 28 Jahre alt war, unterstützt von der Verlobten eine Klinikeinweisung veranlasst. Nach einem halben Jahr habe die Klinik sehr darauf gedrängt, dass Herr R. in die Tagesklinik wechseln solle. Er habe das nicht wollen, da sie so weit von seinem Elternhaus entfernt liege. Als seine Verlobte sich bereit erklärte, in die Nähe der Tagesklinik zu ziehen, habe er dann schließlich eingewilligt. Nun dauere der Aufenthalt in der Tagesklinik aber schon viel zu lange, eine Änderung sei nicht in Sicht.

Der anwesende Oberarzt schildert seine Sicht: Es handle sich um eine paranoide Schizophrenie, die insofern erfolgreich mit Antipsychotika und Benzodiazepinen behandelt werde, als Herr R. sich nun nicht mehr so ängstlich und angetrieben zeige. Allerdings sei nun die Antriebslosigkeit ein Problem. Herr. R. sei zu nichts zu bewegen.

Herr R. redet nun erstmals, schaut die Moderatorin (UB) erstmals direkt an und fragt sie: »Ja, was würden Sie denn tun, wenn Sie draußen ständig bedroht würden?« Art, Ausmaß und Häufigkeit der Bedrohungen werden nun genauer erfragt; auch nach Ausnahmen und »sicheren Zeiten und Orten« wird gefragt. Herr R. erzählt, dass er eben mit seinen Arbeitsstellen sehr viele Enttäuschungen erlebt habe. In den acht Jahren seit seiner Drogentherapie habe er sieben Zeitarbeitsstellen gehabt, und jedes Mal habe der Chef ihm versprochen, ihn behalten zu wollen, ihn dann aber ohne Angabe von Gründen doch entlassen.

Zusammen mit Eltern und Verlobter werden den Symptomen nun neue Bedeutungen und neuer Sinn zugeschrieben:

Wahnideen	– (früher) Befürchtungen, dass die Rockerbande ihm sein Fernbleiben übel nimmt – (heute) Befürchtungen, jemanden zu treffen, der ihn von früher her kennt und feststellt, dass er es »zu nichts gebracht habe« – dass die Rocker ihm heute noch etwas anhaben können, glaubt er nicht wirklich
Angst	– Erfahrungen/Vermeidung von Vertrauensmissbrauch und Misserfolg
Antriebslosigkeit	– Stillstand – Nebenwirkungen der Medikamente

Über die Interaktionen mit den Angehörigen und darüber, was diese Interaktionen mit den Symptomen zu tun haben könnten, wird ebenfalls gesprochen. Dabei meint Herr R., dass er die Gespräche mit seinem Vater sehr schätzt, da dieser ein guter »Realitätsprüfer« mit einer ganz bodenständigen, rationalen Art sei; die Mutter sei dagegen ein wenn auch herzensguter, aber doch ein wenig zu ängstlicher Mensch. Seine Verlobte tue ihm gut, weil sie auch mal sagen können: »Schluss mit der Angst – jetzt bringst du den Müll runter!« Dadurch sorge sie dafür, dass er sich doch recht oft für einigermaßen normal halte.

Das Netzwerkgespräch wird zweimal unterbrochen, um dem Reflecting Team zuzuhören. Ideen, die Herr R. weiterverfolgen möchte:

- Das Fenster der Krise könne genutzt werden; es handle sich um eine »zweite Krise« – noch zwei Monate Kostenübernahme sei ja tatsächlich ein ganz schöner Druck, etwas zu verändern.

- Die Hilfe kann ja schließlich weitergehen – eben jetzt dann aufsuchend und ambulant!
- Motto könne sein: Stillstand auflösen.

In der Fortsetzung und zum Abschluss des Netzwerkgesprächs wird Herr R. gefragt, wer ihm denn am ehesten helfen könne, einmal probeweise eine Integrationswerkstätte zu besuchen. Er antwortet wie aus der Pistole geschossen: »Herr W.« (der Ergotherapeut).

33.3 Variante »Good Future Dialogue«

Teil IV

Diese Methode (Arnkil, 2007), die in die Rubrik der antizipatorischen Dialoge gehört, ist anwendbar in der Einzelpraxis, mit Familien und Projektteams, in Workshops und Konferenzen mit verschiedenen Interessengruppen. Ihr Grundprinzip besteht darin, im gemeinsamen Gespräch eine »plausible Zukunft« zu entwickeln; es soll keine Utopie sein, sondern etwas, was wirklich geschehen könnte. Die Zeitperspektive ist abhängig von Thema und Rahmenbedingungen – von einigen Monaten bis ca. drei Jahre.

Übersicht

Schlüsselelemente des Good Future Dialogue

- zwei außenstehende »Facilitatoren« moderieren und machen (öffentlich) Notizen
- jede/r Teilnehmende spricht aus der eigenen Perspektive
- plausible Zukunftsperspektive – etwas wurde getan (konkrete Handlungen der Beteiligten), es ist nicht automatisch passiert
- subjektive Sichtweisen und Vielstimmigkeit – jede Stimme wird bedingungslos akzeptiert und beachtet.
- Beachtung von inneren Dialogen – um eine Anreicherung und Vertiefung der Sichtweisen zu erreichen
- Nachdenken über subjektive Sorgen, nicht Probleme – um abstrakte, abgehobene Definitionen und Beschreibungen zu vermeiden

Der Good Future Dialogue hat zwei Phasen:

- **1. Phase – Aus dem Blickwinkel einer guten Zukunft befragen.** In der Vorstellung wird ein Sprung in die Zukunft gemacht. Es wird vermutet, dass im Leben des/der Interviewten einiges Gute geschehen sein wird. Zunächst werden die Klientinnen bzw. Familien zu drei Themen befragt:
  (1) Wie sind die Dinge jetzt (»in der Zukunft«) für Sie, da sie gut sind?
  (2) Was haben Sie selbst dazu beigetragen, dass diese guten Dinge passieren? Wer hat Ihnen dabei geholfen, und wie sind Sie dahin gekommen?

(3) Was hat Ihnen (»damals«) Sorgen gemacht und was hat die Sorgen reduziert?

Dann werden den professionellen Helfern aus der Zukunftsperspektive zwei Fragen gestellt:

(1) Was haben Sie dazu beigetragen, diese gute Entwicklung zu unterstützen? Wer hat geholfen und wie?

(2) Was hat Ihnen (»damals«) Sorgen bereitet und was hat die Sorgen gemindert?

- **2. Phase – Einen praktischen Plan in der Gegenwart fassen.** Die zweite Phase der Sitzung dient der konkreten Planung: Wer macht als Nächstes was und mit wem?

Ein Beispiel für ein Setting / eine Sitzordnung wird in Abbildung 33.2 dargestellt.

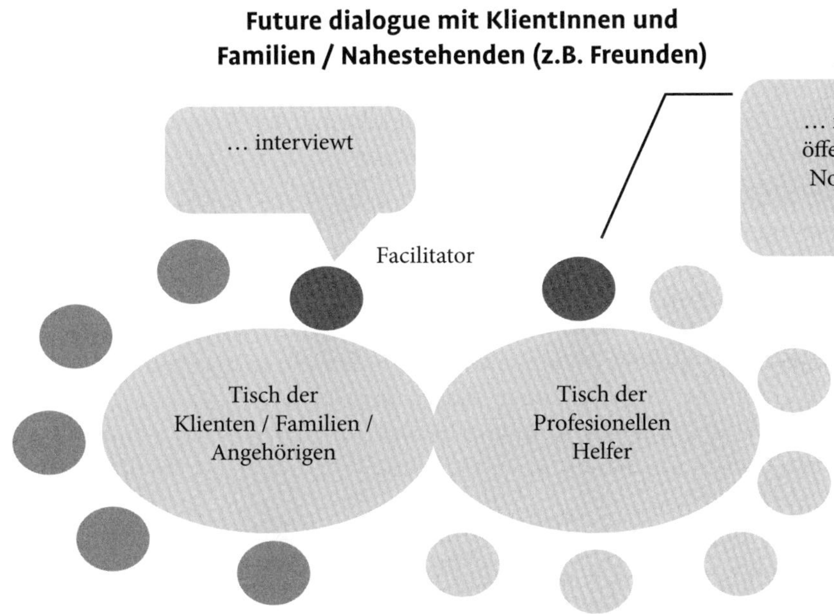

Abbildung 33.2 Beispiel einer Sitzordnung

33.4 Netzwerke

Netzwerkgespräche: frühe Hilfen / Kinderschutz. Netzwerkgespräche haben in der Jugendhilfe eine lange Tradition. Sie werden aber in der Regel (noch) nicht nach den Prinzipien des »Offenen Dialogs« geführt. Die Mitarbeiter der Behörden haben meist das berechtigte und verständliche Anliegen und die Pflicht, für die Sicherheit der Kinder zu sorgen. Deshalb wird nicht immer in gleichem Maße auf Dialog und Kooperation gesetzt, wie es inzwischen in psychiatrischen Kontexten für möglich gehalten wird. Zu bedenken ist allerdings, dass mit direktivem Stil häufig das Gegenteil von Kooperation erreicht wird. Und auch bei einem dialogischen Stil der Gesprächsführung können am

Ende, bei guter Rollenteilung zwischen Moderator und Entscheider, die Sicherheitsbedürfnisse der betroffenen Kinder und Mitarbeiter gewahrt werden.

Für den Werkzeugkasten: Netzwerkkarte. Herwig-Lempp (2007) beschreibt sehr praxistauglich, wie natürliche und professionelle Netzwerke erfasst werden können. Dabei sind die therapeutischen Zwecke mindestens ebenso wichtig wie die diagnostischen. Denn der Schwerpunkt der Arbeit mit der Karte liegt auf dem Gespräch, das man führt, während sie erstellt wird, und auf den Erkenntnissen, die sich im Verlauf dieses Gespräches ergeben. Wichtig sind dabei:

- das Interesse, das man für das Leben des Klienten zeigt
- die Zeit, die man sich für die Erkundung nimmt
- die Suche nach positiven Erlebnissen und Beziehungen
- die Erarbeitungen von bereits vorhandenen oder möglicherweise noch zu erschließenden Ressourcen im sozialen Umfeld des Klienten

Ein Schwerpunkt beim Arbeiten mit der Karte liegt darin, nach Ressourcen und dem »sozialen Kapital« (Früchtel et al., 2012) zu fahnden: Wer könnte im Umfeld der Klientin Unterstützung bieten,

- indem er »einfach da« ist als möglicher Gesprächspartner (»Mit wem könnten Sie darüber sprechen?«), Tröster oder Ermunterer,
- durch seine / ihre Lebenserfahrung (»Wer in Ihrem Bekanntenkreis war schon mal in einer ähnlichen Situation?«),
- als Ideen- und Hinweisgeber (»Wer könnte Ihnen da wohl ein paar nützliche Tipps geben? ... Welchen Rat würde er Ihnen denn geben?«),
- mit materieller Hilfe (»Bei wem könntest du denn für ein paar Tage wohnen, wenn du jetzt nicht nach Hause kannst?«, »Wer könnte Ihnen vielleicht für die nächsten Wochen Geld leihen?«),
- als Vorbild (»Wie würde sich denn dieser Lieblingsonkel in so einer Situation verhalten haben? ... Was davon könnten Sie denn ähnlich machen?«).

Die Personen – aber auch z. B. Haustiere –, die zum Netzwerk gehören, werden in vier Quadranten eingezeichnet (s. Beispiel in Abb. 33.1). Ihre räumliche Nähe zum Mittelpunkt, dem Patienten, signalisiert die emotionale Nähe.

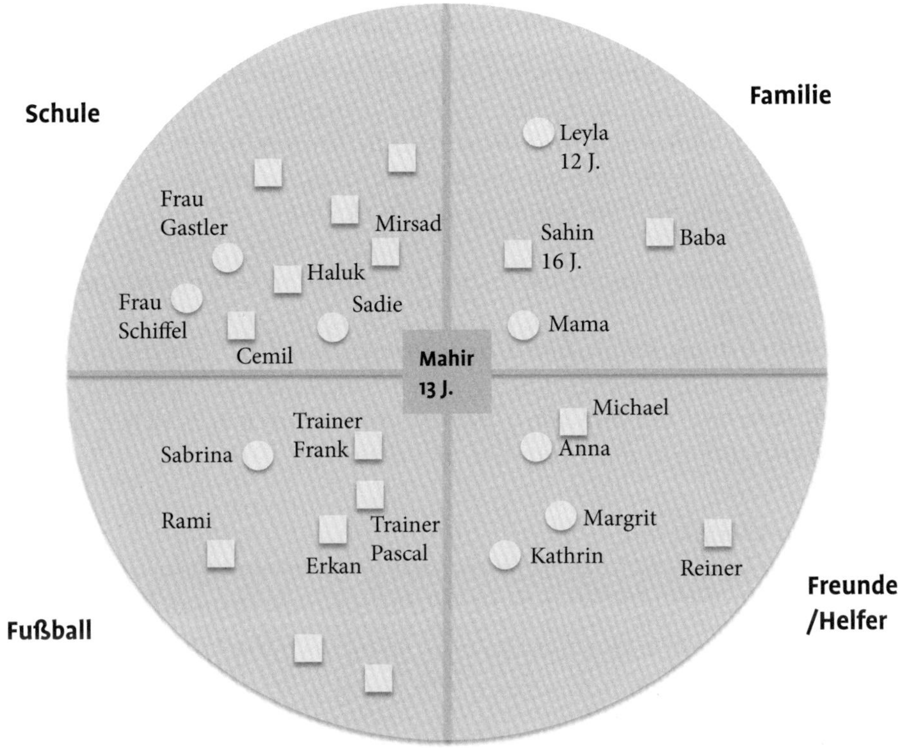

Abbildung 33.3 Netzwerkkarte von Mahir, 13-jährig

33.5 Kritische Einordnung

Kritische Einordnung

Bislang liegen vier naturalistische Kohortenstudien an Ersterkrankten mit nichtaffektiven Psychosen zu Behandlungsergebnissen über zwei und fünf Jahre vor (Lehtinen et al., 2000; Seikkula et al., 2006, 2011). In allen Studien ergaben sich eine ungewöhnlich niedrige Rate von Krankenhaustagen, hohe Raten von Integration in Ausbildung/Studium und Arbeit auf dem ersten Arbeitsmarkt von durchgängig 70 bis 80%, geringe Rückfallraten von 17 bis 28% innerhalb von zwei Jahren in Verbindung mit einer sehr niedrigen Dosis verwendeter Psychopharmaka. Es wurden 50 bis 70% der ersterkrankten psychotischen Patienten über den gesamten Untersuchungszeitraum von zwei und fünf Jahren ganz ohne Neuroleptika behandelt, nur 11 bis 28% längerfristig. Neben der systemischen Intervention nahmen 46 bis 63% der Patienten zusätzlich eine Einzeltherapie in Anspruch (meist Patienten, die schon relativ abgelöst aus ihrer Ursprungsfamilie waren). Dieses Modell wird seit Längerem auch in anderen skandinavischen Ländern umgesetzt und stößt in Deutschland sowie den USA auf wachsendes Interesse.

FAQ

In welchem Verhältnis stehen Netzwerkgespräche zur Psychotherapie?
Psychotherapie im Einzel- und/oder im Familiensetting ist idealerweise eingebettet in die Netzwerkgespräche, indem z. B. die Familientherapeutin oder der Einzeltherapeut bei Bedarf und auf Wunsch des Patienten am Netzwerkgespräch teilnimmt oder auch per Telefon zugeschaltet wird.

Wie können in Zeiten knapper werdender Ressourcen so aufwendige Gespräche organisiert werden?
Teams können sich gegenseitig aushelfen, indem sie (in »Open Dialogue« weitergebildete) Moderatoren oder Teilnehmer fürs Reflecting Team zur Verfügung stellen. Ansonsten sind wir der Ansicht, dass ein Netzwerkgespräch viele bilaterale Gespräche ersetzt und so sogar Aufwand reduziert.

Weiterführende Literatur

Seikkula, J. & Arnkil, T. E. (2007). Dialoge im Netzwerk. Neue Beratungskonzepte für die psychosoziale Praxis. Neumünster: Paranus.

34 Aufsuchende Familientherapie (»Home Treatment«)

Hartmut Epple

Aufsuchende therapeutisch-beraterische Arbeit finden wir in unterschiedlicher Form sowohl in klinisch-medizinischen als auch in sozialpädagogischen Zusammenhängen. Zu ersteren zählen (Familien-)Hebammen (Staschek, 2011), Kinder- und Jugendgesundheitsdienste im Rahmen der frühen Hilfen, akut-psychiatrische Behandlungen zu Hause (Hepp & Stulz, 2017) und die bedürfnisorientierte Psychiatrie (Seikkula & Arnkil, 2007; Aderhold & Greve, 2011).

34.1 Hintergrund und ausgewählte Forschungsergebnisse

Vor allem in den angelsächsischen Ländern, aber auch in Norwegen und Finnland ist Home Treatment mehr oder weniger gut integrierter Bestandteil der psychiatrischen Akutversorgung. Im deutschsprachigen Raum setzt sich diese gemeindeorientierte Behandlungsform erst langsam durch. Hepp und Stulz (2017, S. 1) definieren Home Treatment im engeren Sinne als »... intensive, stationsäquivalente Akutbehandlung psychisch kranker Menschen in der häuslichen Umgebung statt in der psychiatrischen Klinik«. Diese Behandlung wird durch ein mobiles multiprofessionelles Team erbracht, das 24 Stunden täglich erreichbar ist und innerhalb einer Stunde vor Ort sein kann. Zum Team gehört immer ein Facharzt für Psychiatrie. Zentrale Aufgabe dieser HT-Teams ist die Klärung, ob eine Akutbehandlung zu Hause durchgeführt werden kann oder ob eine stationäre Aufnahme sinnvoller ist (»Triagierung« oder »Gatekeeping«).

Es geht im Weiteren darum, »einen für Patienten und Angehörige annehmbaren Behandlungsplan zu etablieren«. Dabei kommen je nach Bedarf Pharmakotherapie, Psychoedukation, Kurzinterventionen zur Steigerung der Problemlösungsfähigkeit, aber auch konkrete praktische Unterstützung bspw. bei der Beantragung von Sozial- oder Jugendhilfe zum Einsatz. Die Angehörigen werden maßgeblich in das Home Treatment einbezogen.

Bei einer Dauer von zwei bis sechs Wochen handelt es sich dabei zunächst um eine Akutbehandlung respektive Krisenintervention. Eine weitere Einsatzmöglichkeit ist die Nachbehandlung nach einer kurzen stationären Aufnahme. Es liegt auf der Hand, dass diese Art der Behandlung für Kliniken und Kostenträger interessant ist, wenn dadurch vollstationäre Behandlungstage reduziert werden können, wofür einiges spricht.

Vorteile häuslicher Kriseninterventionen. Hier beschreiben Hepp und Stulz (2017) die Alltagsorientierung, die bessere Zusammenarbeit mit Angehörigen und sozialem

Umfeld, Erleichterungen beim Bearbeiten von Auslösern für die Krisenentstehung und nicht zuletzt der Wegfall des oft schwierigen Übergangs von der Klinik nach Hause. Die Patienten erleben weniger Einschränkungen durch die Behandlung und ihre Zufriedenheit ist besser (Johnson et al., 2011).

Netzwerkdialoge. Während systemische Konzepte und Ideen bei der Home Treatment-Krisenintervention eher als eine mögliche von vielen Methoden gesehen werden, können die von Seikkula und Arnkil (2007) entwickelten Netzwerkdialoge in der bedürfnisangepassten Behandlung als systemisch orientierte Vorgehensweisen beschrieben werden. Wichtige Merkmale systemisch inspirierten Vorgehens, wie Auftragsklärung, partnerschaftliche, kooperative und transparente Zusammenarbeit zwischen Patienten, Angehörigen, Behandlern und anderen Beteiligten, Prozess- und Dialogorientierung sowie eine hohe Anforderung an die Selbstreflexion der Professionellen, bilden die Grundpfeiler der Netzwerkdialoge.

Therapieversammlung. Kommt es zu einer telefonischen Anmeldung, wird ein multiprofessionelles Team beauftragt, so schnell wie möglich eine Therapieversammlung einzuberufen. Zu dieser Therapieversammlung werden neben den Patienten alle wichtigen persönlichen und professionellen Bezugspersonen eingeladen. Diese Versammlung ist im weiteren Verlauf das zentrale Instrument der »Steuerung« des Behandlungsprozesses und wird auch in späteren Phasen der Therapie, vor allem, wenn wesentliche Entscheidungen oder Veränderungen anstehen, einberufen. Es wird darauf geachtet, dass auch über einen längeren Zeitraum die personelle Kontinuität von meist zwei Kolleginnen des Behandlungsteams gewährleistet ist (Aderhold & Greve, 2011).

Seikkula und Arnkil (2007) beschreiben die therapeutischen Prinzipien für die bedürfnisorientierten Netzwerkdialoge (s. a. Kap. 30):

(1) sofortige Hilfe innerhalb von 24 Stunden möglichst in der Wohnung der Patienten und / oder ihrer Familien
(2) Einbeziehen des sozialen Netzwerkes der Patienten: Neben den privaten Bezugspersonen werden auch (ehemalige) therapeutische oder sonstige professionelle Bezugspersonen eingebunden.
(3) Flexibilität und Mobilität bedeuten vor allem Einstellung auf die Bedürfnisse der Patienten, d. h., dass es kein standardisiertes Vorgehen gibt, sondern jeder Fall als einzigartig gesehen wird.
(4) Teamverantwortung aller Beteiligten für den Therapieprozess und die Selbstreflexion
(5) persönliche Kontinuität der Teammitglieder so weit möglich auch über mehrere Jahre
(6) Unsicherheitstoleranz meint den Vorrang von Suchprozessen und behutsamen Schlussfolgerungen und den Verzicht auf vorschnelle (diagnostische oder verfahrenstechnische) Festlegungen.
(7) Dialogik beschreibt eine Haltung und eigene Verhaltensweisen der Professionellen, die helfen, Dialoge über Schwierigkeiten und Probleme fruchtbar und lösungsorientiert zu gestalten.

In Untersuchungen konnte gezeigt werden, dass bei dieser Art der integrierten Behandlung die Gabe von Neuroleptika bei ca. der Hälfte aller Patienten unnötig war und signifikant weniger psychotische Symptome und Hospitalisierungen zu verzeichnen waren. Etwas verkürzt könnten die empirischen Befunde so zusammengefasst werden, dass Rückfallquoten, Hospitalisierungen und Wiederaufnahmen durch diese Art von Aufsuchender Therapie bzw. Home Treatment reduziert werden. Durch die konsequente Einbeziehung des sozialen Netzwerks reduziert sich die Häufigkeit psychotischer Verhaltensweisen und der deutlich reduzierte Einsatz von Neuroleptika verbessert die Möglichkeit, Patienten wieder in Arbeit zu bringen. Was sich hingegen wenig verändert, ist die Psychopathologie und soziale Funktionsfähigkeit der Patienten (Aderhold & Greve, 2011, S. 319ff). Die Autoren mutmaßen, dass dies mit der geringen therapeutischen Ausrichtung der Netzwerkdialoge zu tun haben könnte (ebd., S. 321).

Eine stärker (familien-)therapeutisch ausgerichtete Form des Home Treatments in einem anderen Kontext, dem der Jugendhilfe, wird im Folgenden näher vorgestellt.

34.2 Aufsuchende Therapie in Jugendhilfe-Kontexten

Im Rahmen der Jugendhilfe existieren unterschiedliche Formen aufsuchender Hilfen: sozialpädagogische Familienhilfe, (intensive) sozialpädagogische Einzelfallhilfe und die Aufsuchende Familientherapie (AFT).

Aufsuchende therapeutisch orientierte Arbeit im Jugendhilfekontext bieten außerdem noch die stärker manualisierte *Multisystemische Therapie* (s. Kap. 81) und die den Homebuilder-Modellen im angelsächsischen Raum nachempfundenen aufsuchenden Kriseninterventionen wie FAM (*Familienaktivierungsmanagement*) und FiM (*Familie im Mittelpunkt*; Kinney et al., 1991).

> **!** Während MST, FAM und FiM systemische und lösungsorientierte Vorgehensweisen als eine unter mehreren Methoden einsetzen, kann Aufsuchende Familientherapie als originär Systemische Therapie im aufsuchenden Kontext beschrieben werden.

Im folgenden Abschnitt wird die Aufsuchende Familientherapie (AFT) als eine Vorgehensweise systemischer Therapie vorgestellt, die sich von systemischen Familientherapien in »Kommstruktur« in Klinik oder Beratungsstelle an einigen Punkten deutlich unterscheidet.

Entwickelt wurde die Aufsuchende Familientherapie als systemisch-therapeutische Krisenintervention hauptsächlich für sogenannte Multiproblemfamilien, die von Therapie- und Beratungsangeboten in »Komm-Struktur« nicht erreicht werden (Conen, 2007; Wedekind, 2003). Conen ist zu verdanken, US-amerikanische Konzepte der *Home-based Family Therapy* in Deutschland als Erste publik gemacht zu haben (Conen, 1996, 2002, 2007).

Aufsuchende Familientherapie ist inzwischen in Deutschland eine anerkannte Hilfe zur Erziehung im Rahmen des SGB VIII. In den letzten Jahren praktizieren zunehmend auch Erziehungs- und Familienberatungsstellen aufsuchende Beratung und teilweise auch Aufsuchende Familientherapie (bke, 2013; Heekerens, 2009).

34.3 Klinische Praxis

Die Fachverbände SG und DGSF haben Qualitätskriterien für die Aufsuchende Familientherapie formuliert, die in der Praxis leider noch sehr häufig deutlich unterschritten werden. Zentrale Qualitätsmerkmale sind:

- die Arbeit im Co-Team mit zwei erfahrenen Familientherapeuten
- 26 Sitzungen im Verlauf von sechs bis zwölf Monaten (die Erfahrung der letzten 20 Jahre zeigt, dass z. B. bei schwer traumatisierten Eltern eine bis zu sechs Monate längere Therapiedauer bzw. weitere 20 Sitzungen nötig sein können, um nachhaltige Veränderungen zu erreichen)
- Einbindung der Therapeuten in ein (multi-)professionelles Team
- regelmäßige Inter- und externe Supervision
- Transparenz im Berichtswesen und in der Kommunikation zwischen unterschiedlichen Hilfesystemen
- Evaluation und Dokumentation

Aufsuchende Familientherapie im Rahmen der Jugendhilfe findet in einem Auftragsdreieck zwischen der Familie, dem Jugendamt und den Therapeuten statt. Dabei sind zwei Szenarien zu unterscheiden:

(1) Melden sich die Eltern beim Jugendamt und beantragen Hilfe zur Erziehung (sog. Leistungsbereich), wird an den von der Familie formulierten Zielen gearbeitet und die Therapie beendet, wenn die Familie die Therapeuten nicht mehr braucht (oder das Sitzungskontingent erschöpft ist). Der inhaltliche Kunde der Therapeuten ist dann die Familie, der zahlende Kunde, der im Rahmen des Case-Managements den Prozess begleitet und kontrolliert, ist das Jugendamt.

(2) Nehmen Dritte (Schule, Kindergarten, Ärzte, Sozialarbeiter, Nachbarn etc.) Hinweise auf eine Gefährdung des Kindeswohls wahr, wird dies vom Jugendamt im Rahmen seines Wächteramts überprüft und es werden gegebenenfalls Auflagen zur Abwendung der Kindeswohlgefährdung erteilt (Gefährdungsbereich oder Zwangskontext). Auflagen sollten dabei so formuliert sein, dass ihre Einhaltung überprüfbar ist und sie von den Familien erfüllt werden können. Eine der Auflagen kann sein, regelmäßig AFT-Sitzungen abzuhalten, um die Gefährdungen abzuwenden. Die Familientherapeuten starten dann mit der Frage: »Wie können wir Ihnen helfen, uns (und das Jugendamt) wieder loszuwerden?« (vgl. Conen & Cecchin, 2007) In diesem Fall lässt sich das Auftragsdreieck wie folgt darstellen (s. Abb. 34.1).

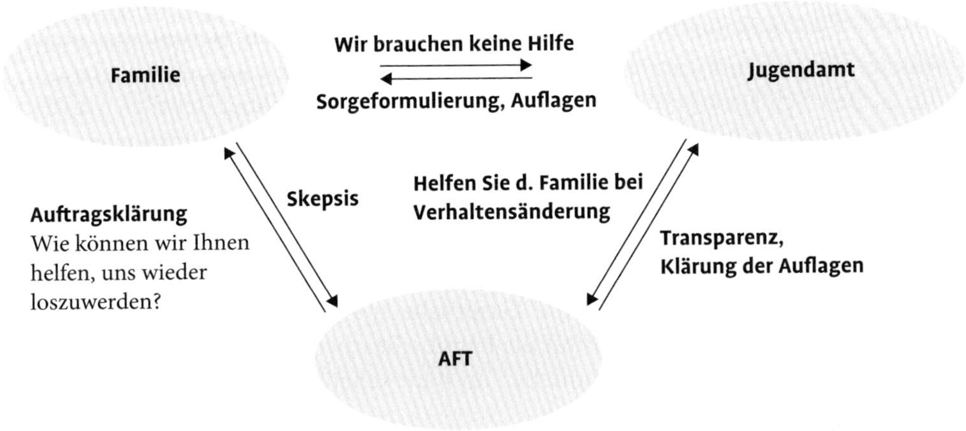

Abbildung 34.1 das Auftragsdreieck

Neben der klaren Formulierung der Auflagen ist es gerade im sogenannten Zwangskontext wichtig, dass Jugendamt und Therapeuten vertrauensvoll zusammenarbeiten. Das bedeutet anzuerkennen, dass beide Seiten einen wichtigen Beitrag zu einem möglichen Erfolg der Familie leisten, der nur im gelungenen Zusammenspiel erreicht werden kann.

Fallbeispiel

Unfreiwillig – freiwillig: Arbeit mit Auflagen

Ein 14-Jähriger berichtet seiner Schulsozialarbeiterin, dass er zu Hause geschlagen worden sei. In der Schule ist außerdem aufgefallen, dass die Eltern für seine Lehrer (und die seiner Geschwister) nicht erreichbar sind, was die Lehrer aber anstreben, weil die Kinder kaum Hausaufgaben machen. Die Familie hat drei Kinder (17, 14 und 10 Jahre). Die Sozialarbeiterin des Jugendamtes beschließt nach Rücksprache mit der Familie, folgende Auflagen zu erteilen:

(1) einmal wöchentlich eine Sitzung mit den aufsuchenden Familientherapeuten
(2) einmal im Monat telefonisch in Kontakt mit den jeweiligen Klassenlehrern ihrer Kinder zu treten
(3) ihre Kinder bei den Hausaufgaben zu unterstützen
(4) Die Eltern sollten lernen, die Bedürfnisse ihrer Kinder besser wahrzunehmen.

Die ersten drei Auflagen waren klar, überprüfbar und für die Familie zu erreichen. Die vierte Auflage konnte auch anhand der von den Therapeuten gestellten Frage, woran das Jugendamt erkennen würde, dass die Eltern die Bedürfnisse ihrer Kinder besser wahrnehmen, nicht weiter präzisiert werden.

Zu Beginn der Gespräche erlebten wir die Familie als reserviert bis feindselig. Wir saßen an einem engen Küchentisch und bekamen keine Getränke angeboten. Erst die Frage, wie wir ihnen helfen könnten, uns wieder loszuwerden, ließ ein skeptisches Schmunzeln möglich werden. Es zeigte sich schnell, dass die

Familie die ersten drei Auflagen gut erfüllen konnte, bei der vierten aber nicht wusste, was gemeint war. Nachdem es gemeinsam gelungen war, die Eskalation, die zu den Schlägen geführt hatte, zu besprechen, und dabei deutlich wurde, dass es ansonsten nicht zu körperlichen Züchtigungen kam, beschlossen wir, der Familie und dem Jugendamt zurückzumelden, dass wir keine Kindeswohlgefährdung erkennen könnten, die bspw. eine Herausnahme der Kinder gerechtfertigt hätte, und dass wir weiterhin die Familie jede Woche besuchen würden, es der Familie aber freistellen würden, worüber sie mit uns reden wollten. In der Folge wurden die Gespräche ins Wohnzimmer verlegt, wir bekamen Getränke angeboten und die Familie bearbeitete mit uns Themen wie Ablösung, Erlebnisse von Jugendlichen im städtischen Raum und eigene biografische Zusammenhänge.

Netzwerkarbeit

In der Aufsuchenden Familientherapie haben wir es häufig mit vielfältigen Kontexten zu tun, in denen die Familien sich bewegen. Schulen, Kliniken, Ämter, Therapeuten, Jugendfreizeitheime, Schulpsychologen, Nachbarn und Freunde haben häufig sehr unterschiedliche Vorstellungen darüber, was das Problem sei und wer was zur Lösung beitragen könnte oder sollte. Hier sind aufsuchende Familientherapeutinnen häufig in einer moderierenden, Lösungen ermöglichenden Rolle gefragt (vgl. Orban & Ochs, 2011). Nicht selten und durchaus therapeutisch erwünscht entstehen dann größere Runden.

Fallbeispiel

Wichtige Netzwerke aufbauen

Die 12-jährige Tochter einer alleinerziehenden Mutter fällt in der Schule immer wieder durch Beschimpfungen von Lehrern und Schülern und tätliche Angriffe auf Mitschülerinnen auf. Es fällt ihr außerdem schwer, sich über einen längeren Zeitraum zu konzentrieren. Immer wieder kommt es zu Schulhilfekonferenzen, die zu einer Art Tribunal für Mutter und Tochter werden. Im Verlauf der Aufsuchenden Familientherapie kommt es erneut zu einer Einladung durch die Schule. Anwesend sind neben Mutter und Tochter die Schulleitung, der Klassenlehrer und die Englischlehrerin, der Betreuer des Praxisprojektes, die Schulsozialarbeiterin, eine Schulpsychologin und die AFT-Therapeuten. Nach der Eröffnung durch die Schulleitung schlägt die AFT-Therapeutin vor, doch einmal eine Runde zu machen, in der über die Kompetenzen und Stärken der Tochter aus Sicht aller Beteiligten gesprochen wird. Die Schulleitung greift diesen Gedanken auf und alle Beteiligten tragen etwas bei. Danach gelingt es sehr gut, auch darüber zu sprechen, was sich verbessern sollte und konkrete Unterstützungsideen aus allen Bereichen zu entwickeln. Mutter und Tochter berichten nach dem Gespräch, dass sie so etwas noch nie erlebt hätten.

34.4 Indikationen, Kontraindikationen und Nebenwirkungen

Wozu aufsuchende Familientherapie (Hauptindikation)?

Grundsätzlich gelten für die Aufsuchende Familientherapie dieselben »Indikationen« wie für Familientherapie überhaupt (vgl. Wirsching & Scheib, 2002). Was aber sind Hinweise darauf, dass Familien zu Hause besucht werden sollten? Der wichtigste und letztendlich ausschlaggebende Grund dafür ist, dass wir die Familie insgesamt oder einzelne Familienmitglieder sonst nicht für die Mitarbeit gewinnen können. Viele der von uns besuchten Familien haben langjährige Erfahrungen von Ausgrenzung und Abwertung durch Gesellschaft und Institutionen gemacht. Sie werden von professionellen Helfern gerne als unmotiviert beschrieben. Hier sprechen wir von Familien, die unmotiviert wirken, weil sie nur andere für ihre Probleme verantwortlich machen, keine Hilfsangebote aufsuchen, Therapeutinnen und Sozialarbeiter kritisieren, weil – nach ihrem Eindruck – nichts ihnen hilft.

Besonders (aber nicht nur) arme Familien entwickeln häufig ein Gefühl von Hoffnungslosigkeit, resignieren angesichts der Lebensumstände, ihrer Perspektivlosigkeit und der erlebten Dauerkrisen. Es entsteht eine sich selbst erfüllende Prophezeiung, nicht erfolgreich sein zu »dürfen«. Über die Jahre entwickeln manche Familien eine tiefe Skepsis, ob es jemals wieder besser in ihrem Leben gehen könnte. Es sei hier aber darauf hingewiesen, dass diese Gefühle und Selbstbeschreibungen nicht auf (ressourcen-)arme Familien beschränkt sind. Von daher ist auch die »Indikation« für Aufsuchende Familientherapie besser an die Erreichbarkeit aller Familienmitglieder zu knüpfen, die für die Lösungsfindung relevant sind, statt sie auf Multiproblemfamilien zu beschränken (vgl. Riedel & Epple, 2004).

Besonders (Stief-)Väter und Jugendliche zeigen sich gegenüber therapeutischen Gesprächen oft skeptisch. Sie kommen erfahrungsgemäß eher nicht mit in eine Beratungsstelle oder Klinik. Sind die Therapeuten aber zu Hause bei der Familie, ist die Wahrscheinlichkeit, die Skeptischen auch anzutreffen und in den Therapieprozess einbeziehen zu können, wesentlich größer. Väter sind meist interessiert daran, wer sich da in ihre Sphäre wagt, und Jugendliche befürchten aus der Erfahrung mit Lehrern und Sozialarbeitern häufig weitere negative Beschreibungen ihrer selbst.

Fallbeispiel

Wir suchten eine alleinerziehende Mutter eines Sohnes (14 Jahre) und einer Tochter (13 Jahre) zu Hause auf. Der Sohn ging seit mehreren Monaten nicht mehr in die Schule, die Tochter schon. Das erste Gespräch fand bei der Familie zu Hause statt. Mutter und Tochter nahmen teil. Der Sohn hielt sich in seinem Zimmer auf, aus dem er im Verlauf des Gespräches herauskam, um sich in der Küche ein Brot zu schmieren. Nebenher lauschte er dem Gespräch, ohne sichtbar zu sein. Nachdem er eine Weile zugehört hatte, widersprach er vehement einer Aussage seiner Mutter und nahm dann die Einladung zum Gespräch an.

Teil IV

Welche Problemstellungen werden in der Aufsuchenden Familientherapie bearbeitet? Eine der zentralen »Eintrittskarten« für eine Aufsuchende Familientherapie ist die Frage, ob ein Kind oder ein Jugendlicher außerhalb der Familie leben soll. Eigene Erhebungen ergaben, dass die Frage nach Fremdunterbringung in 75 bis 95 % aller Anfragen der Jugendämter eine Rolle spielen (Riedel & Epple, 2004). Jugendliche und Kinder machen durch unterschiedliche Signale (Schulprobleme, Drogenkonsum, auffälliges, delinquentes oder [auto-]aggressives Verhalten) darauf aufmerksam, dass in ihrer Umgebung etwas nicht stimmt. Wir sind dann häufig in den Familien mit Gewalt, Vernachlässigung, Trennungskrisen, Patchwork- und Stieffamiliendynamiken, Alkohol- und Drogenproblemen, sexueller Gewalt und oder psychischer Erkrankung der Eltern konfrontiert.

Die Vorteile aufsuchender Arbeit sind dabei:

- Die meisten Familien fühlen sich zu Hause sicherer als »in der Fremde« einer Praxis oder Beratungsstelle, sie haben sozusagen ein Heimspiel.
- Im aufsuchenden Setting können gerade Kinder und Jugendliche ihre Teilnahme an den Gesprächen selbst gestalten.
- Die Therapeuten können Ressourcen der Familie vielfältiger und unmittelbarer wahrnehmen und wertschätzen (Hobbys, Wohnungseinrichtung, Familienatmosphäre, Pflege von Haustieren, Kochen, Ressourcen im familiären Umfeld).
- Therapeuten finden mehr Anregungen und Möglichkeiten, ein als problematisch beschriebenes Verhalten von Eltern und Kindern neu zu rahmen (»Reframing«, s. Kap. 12).
- Alle während der Therapie erarbeiteten alternativen Verhaltensmuster, neue Narrative und Lösungsideen verankern sich wesentlich leichter im familiären Kontext.

34.5 Gute Erfahrungen, typische Schwierigkeiten und Fehler

Gute Erfahrungen bestehen mit Aufsuchende Familientherapie

- im Vorfeld von erwogenen Fremdplatzierungen von Kindern und Jugendlichen, vor allem dann, wenn die Kinder und Jugendlichen gar nicht von zu Hause weg wollen. Aufsuchende Familientherapie kann helfen, Fremdunterbringungen zu vermeiden oder sinnvolle Fremdunterbringungen gut vorzubereiten.
- anstelle einer Kinder- und Jugendtherapie für eine / n Jugendliche / n, wenn letztere / r klar bekundet, nicht zur Therapie gehen zu wollen.
- bei Schulproblemen, vor allem dann, wenn sie mit der familiären Dynamik in Verbindung gebracht werden können oder wenn es darum geht, die Kooperation zwischen Schule und Eltern wieder zu ermöglichen und zu stärken.
- im Zwangskontext, wenn dieser klar definiert ist.
- bei »entgleisten« Autonomiekonflikten zwischen (meist älteren) Jugendlichen und ihren Eltern.

Typische Schwierigkeiten / Fehler entstehen bei
- unklarer Auftragslage, beispielsweise bei einem verdeckten oder unklaren Zwangskontext.
- Übernahme der Verantwortung für Veränderungen durch die Therapeuten.
- Selbstbeauftragung der Therapeuten.
- unklarem Umgang mit eigenen Bedürfnissen.

Was bedeutet aufsuchende Arbeit für Therapeuten?
Für die Therapeuten bedeutet aufsuchende Arbeit eine Art Paradigmenwechsel. Nicht sie gestalten das Setting, den Rahmen, in dem die Gespräche stattfinden, sondern die Familien. Die Therapeuten haben ein Auswärtsspiel. Das bedeutet konkret:
- Therapeuten begeben sich in das »Kraftfeld« der Familie und sind somit eine Art Wanderer zwischen den Welten (der Welt der Familie und der »Außenwelt«/dem Jugendamt).
- Therapeuten müssen sich ihrer eigenen Bedürfnisse und Grenzen gewahr sein und sehr bewusst entscheiden, ob sie diese mit der Familie verhandeln (bspw. Rauchen, laufender Fernseher) oder hinten anstellen.
- Die Familiendynamiken sind im Heim der Familie wesentlich stärker zu spüren und die Einladungen zu Verstrickungen mannigfaltig. Das stellt hohe Anforderungen daran, arbeitsfähig zu bleiben. Hier wird die Notwendigkeit der Co-Team-Arbeit besonders deutlich.
- Therapeuten müssen mit unterschiedlichsten »Störungen« während der Sitzungen umgehen (nicht genug Sitzgelegenheiten, Telefonanrufe, Hunde, Katzen, Nachbarinnen, Freunde etc.) – Störungen in Anführungszeichen, weil die Kunst darin besteht, diese zu utilisieren bzw. mit der Familie zu erarbeiten, welche verstehbare Funktion sie haben könnten.

34.6 Kritische Einordnung

Aufsuchende Familientherapie hat sich als qualifizierte Hilfe zu Recht in der Jugendhilfe etabliert. Durchgeführt von zwei erfahrenen Therapeuten können auch in hoffnungslos erscheinenden Familiensituationen mit hoher Komplexität erfolgreiche Prozesse angestoßen werden. Ein nicht zu unterschätzender Erfolgsfaktor ist dabei die Überzeugung der Sozialarbeiter im Jugendamt, dass Aufsuchende Familientherapie wirksam ist.

> ! Aus der Erfahrung wird Aufsuchende Familientherapie außerdem noch viel zu selten eingesetzt, um Rückführungen aus Fremdunterbringungen vorzubereiten und zu begleiten.

Wirksamkeit und Effektivität. Obwohl einige Indizien dafür sprechen, dass aufsuchende familienorientierte Interventionen wirksam sind, ist kritisch anzumerken, dass nach wie vor wissenschaftliche Studien zur Wirksamkeit und Effektivität der Aufsuchende Familientherapie fehlen (vgl. Heekerens, 2008,; 2009). Hier wird ein selbst erhobener Anspruch nicht eingelöst.
Qualitätskriterien. Eine weitere kritische Bemerkung zur Praxis der Aufsuchenden Familientherapie ist an dieser Stelle ebenfalls angezeigt. Aus Weiterbildungskontexten und in Gesprächen mit Kollegen wird deutlich, dass häufig von Trägern der Jugendhilfe etwas als Aufsuchende Familientherapie verkauft und abgerechnet wird, das nicht im entferntesten mit den Qualitätskriterien der Fachverbände (und manchmal auch nicht mit den Trägervereinbarungen) übereinstimmt, indem zum Beispiel Weiterbildungskandidaten Aufsuchende Familientherapie durchführen oder nicht immer im Co-Team gearbeitet wird.

Teil IV

> **!** Systemische Therapie findet in der Aufsuchende Familientherapie ein Anwendungsfeld, für das sie sehr geeignet ist: Unter komplexen Rahmenbedingungen in Familie und sie umgebenden Organisationen werden systemische Sichtweisen und die daraus abgeleiteten therapeutischen Methoden wirksam.

Nachsorge. Derzeit noch in den Kinderschuhen stecken gute funktionsfähige Kooperationen zwischen Kinder- und Jugendpsychiatrie und aufsuchender Familientherapie als Nachsorge. Ein integriertes Konzept würde diese bereits zu Beginn einer stationären Behandlung eines Kindes oder Jugendlichen einbeziehen. Derzeit können wir schon froh sein, wenn Kliniken nicht entlassen, bevor die Nachsorge durch geeignete Jugendhilfeangebote geklärt ist. Erst langsam setzt sich die Erkenntnis durch, dass eine engere Verzahnung der beiden auch finanziell aus unterschiedlichen Töpfen gespeisten Systeme im Sinne der Patienten und ihrer Familien, aber auch im Sinne einer besseren Effizienz wäre.
Kindeswohl. Die Folgen von psychischer Erkrankung von Eltern werden inzwischen häufig beschrieben (vgl. bspw. Wiegand-Grefe et al., 2010). Lange war es in stationären Behandlungen von Erwachsenen dem Zufall überlassen, ob die Patienten nach eigenen Kindern gefragt wurden. Im aufsuchenden Setting hingegen wird sofort klar, wenn Kinder zum Haushalt gehören und was diese womöglich brauchen, wenn ein Elternteil psychopathologisch beschreibbare Verhaltensweisen zeigt.
Kooperation der Systeme. Aus meiner Sicht wäre es wünschenswert, dass die Kompetenzen aufsuchender Familientherapeuten und die der Fachkräfte in der Psychiatrie gemeinsam zum Einsatz kommen, um flexiblere und passendere Angebote für Familiensysteme mit einem als psychisch erkrankt beschriebenen Familienmitglied vorhalten zu können. Man stelle sich einmal vor, die Aufsuchende Familientherapie würde von den Erfahrungen aus den beschriebenen Netzwerkdialogen profitieren und viel konsequenter und schneller Netzwerkdialoge mit Familien, Jugendamt, Schulen, Ärzten und Therapeuten in aktuellen Krisen einberufen. Andersherum könnten die

Teams, die mit Netzwerkdialogen bereits erfolgreich sind, es nutzen, dass Familientherapie bspw. bei Schizophrenie wirksam ist (Pharao et al., 2006; Wirsching & Scheib, 2002) und vom Knowhow der AFT-Kollegen profitieren. Um derartige Kooperationen voranzubringen wäre es jedoch hilfreich, berufsstandbedingte Vorbehalte ebenso abzubauen wie Hindernisse bei der Frage: »Wer bezahlt was ?«

Weiterführende Literatur

Conen M. L. (2011). Wo keine Hoffnung ist, muss man sie erfinden: Aufsuchende Familientherapie. Heidelberg: Auer.

Stüdemann, M. (2015). Reisen ins Ungewisse – Geschichten über aufsuchende systemische Familientherapien. Hamburg: Karras Reklame-Büro e.K.

Stüdemann, M. (2018). Reisen ins Ungewisse 2 – Geschichten über aufsuchende systemische Familientherapien. Hamburg: Karras Reklame-Büro e.K.

35 Veränderungen des Settings als Intervention

Martin Rufer

35.1 Das Setting in der Psychotherapie

Der Begriff »Setting« bezeichnet in der Psychotherapie die Rahmenbedingungen, unter denen eine Behandlung durchgeführt wird. Dies beinhaltet nach Ringler (1995):

- personelle und institutionelle Fragen (z. B. involviertes Therapeuten- und Klientensystem, Helfer)
- finanzielle und ökonomische Fragen (z. B. Kassenzulassung, Kosten)
- Ort und Raum (z. B. Privatpraxis, Klinik, Raumgestaltung, z. B. auch Video- und / oder Einwegscheibe)
- organisatorische und rechtliche Aspekte (z. B. Aktenführung, Schweigepflicht, Therapieevaluation)
- zeitliches Arrangement (z. B. Festsetzung von Terminen, Anzahl und Frequenz der Sitzungen)

Soweit möglich sollten diese kontextuellen Bedingungen bei Beginn einer Therapie mit dem Patienten und weiteren Personen, die allenfalls einbezogen werden, geklärt und vereinbart werden. Grundsätzlich gilt das Setting als relevanter (allgemeiner) Wirkfaktor, der das Arbeitsbündnis zwischen Therapeut und Klient und damit Prozess und Outcome einer Therapie in hohem Maße mitbestimmen (Wampold, 2015).

35.2 Das (Mehrpersonen-)Setting in der Systemischen Therapie

Basierend auf der familientherapeutischen Tradition liegt der Fokus in der Systemischen Therapie oft auf dem Mehrpersonensetting. Nicht selten wird daher im klinischen Diskurs Systemische Praxis mit dem Einbezug von Dritten, insbesondere Eltern oder Partner, gleichgesetzt. Eine solche, allein auf das Setting bezogene Sichtweise ist aber systemtheoretisch nicht haltbar (z. B. Schiepek et al., 2015). Mit Schiepek zusammen habe ich deshalb an anderer Stelle eine Sicht- und Schreibweise vorgeschlagen, in welcher Systemische Therapie (mit großem S) sowohl als Therapieverfahren (u. a. settingbezogen) wie auch als Teil einer schulenübergreifenden, systemisch-integrativen Theorie und Praxis (mit kleinem s) verstanden und konzeptualisiert werden kann (Schiepek & Rufer, 2008; Rufer & Schiepek, 2015).

Auch wenn das Setting als Definitionsmerkmal Systemischer Therapie einer systemtheoretischen Sichtweise nicht standhält, zeigen die Erfahrungen aus der Praxis (Liechti & Darbellay, 2011; Rufer, 2012) wie auch Studien, basierend auf der Ressourcen- und Bindungsforschung, dass Angehörige von Patienten genauso leiden (Hirst, 2005), und der Einbezug und Support von Partnern und Eltern nicht nur naheliegend, sondern auch therapierelevant ist (Flückiger et al., 2016). So resümieren Schmitt und Weckenmann (2009) in ihrem Überblicksartikel zur Forschung des Settingdesigns in der Therapie mit Kindern: »Einzeltherapie mit Kindern ist störungsbildübergreifend wenig effizient« (S. 85). Daher ist es naheliegend, auf dem Hintergrund empirischer Forschung das systemische Settingdesign, d.h. die Arbeit in unterschiedlichen Settings, mit Fallbeispielen (Kinder, Jugendliche und Erwachsene) zu konkretisieren.

35.3 Relevantes System, variables und flexibles Setting

In einer systemisch orientierten Therapie (z.B. Synergetik), die sich an Komplexität, internalen und interpersonellen Wechselwirkungen, Selbstorganisation und daraus abgeleiteten »Generischen Prinzipien« orientiert (Haken & Schiepek, 2006; Rufer, 2012), ist die Frage nach dem »relevanten System« (zweites generisches Prinzip) zentral.

Definition

Generischen Prinzipien

Generische Prinzipien entsprechen in gewissem Sinne den allgemeinen, unspezifischen Wirkfaktoren (Wampold, 2015) und verstehen sich weder störungs- noch verfahrensspezfisch. Diese acht Prinzipien, abgeleitet aus der Theorie der Selbstorganisation (Synergetik) und vergleichbar einer Partitur für die Interpretation eines musikalischen Werks, dienen dem Therapeuten fortlaufend als Filter und Kriterien für passende, adaptive Indikationsentscheidungen (Rufer, 2012). Als »Generische Prinzipien« gelten z.B: Herstellen von Stabilitätsbedingungen (1); Erkennen des relevanten Systems und seiner Muster(2); Sinnbezug (3); Erfassen von Phasen der Instabilität (5); Zielorientierung (7); Restabilisierung (8).

Auch wenn dieses nicht immer einfach zu bestimmen ist, müssen Therapeuten in jedem neuen Fall (idiografisch) immer wieder klären und entscheiden, mit wem kooperiert , d.h. in welchem Setting Problemmuster möglichst früh erkannt und Prozesse dementsprechend gesteuert werden können. Dabei gilt es, wenn auch mit offenem Blick auf psychisch relevante Störungen, Patienten (im gewählten Settings) nicht vorschnell zu pathologisieren.

Fallbeispiel

Flexibilität in der Settingauswahl

Hintergrund. »Wir sind eine Familie mit zwei Kindern (Sohn 22-j., Tochter 21-j.). Der Sohn ist vor zehn Monaten im Rahmen der Armee tödlich verunglückt. Seither versuchen wir alle, mit dieser schweren Situation zurechtzukommen. Das ist uns bisher auch, soweit dies möglich ist, gelungen. Nun hat jedoch die Tochter ein Problem mit ihrer Rolle (plötzlich ›Einzelkind‹, an erster Stelle, ganze Aufmerksamkeit für sich). Zudem öffnen sich bei ihr Situationen aus der Vergangenheit, die nicht mehr vollständig gelöst werden können, da der Bruder nicht mehr da ist. Uns als Eltern ist es wichtig, dass unsere Tochter einen Weg findet, mit ihrer Situation zurechtzukommen. Als Eltern sehen wir auch unsere Rolle in der ganzen Sache« (Therapieanfrage per E-Mail).

Vorgehensweise. Im elterlichen Hinweis auf die veränderte Familiendynamik (»Tochter hat ein Problem mit ihrer Rolle«), verbunden mit ihrem Anliegen und Ziel (»dass unsere Tochter einen Weg findet, damit zurechtzukommen«), ist ein klärungsorientiertes Erstgespräch im Familiensetting angezeigt: Wer will was? Dabei gilt es, die individuelle und familiäre Traumatisierung nicht auszublenden, zugleich aber auch kritisch die Frage zu stellen, ob denn Familientherapie nun die Methode der Wahl ist bzw. in welcher Personenkonstellation am besten gearbeitet werden kann.

Im Rahmen von zwei Erstgesprächen im Familiensetting wird deutlich, dass auf dem Weg der Tochter in die Selbstständigkeit die Eltern gefordert sind. Den sich verändernden familiären Bedingungen entsprechend müssen diese sich nun (auch als Paar) neu orientieren, damit die Tochter in dieser instabilen und belastenden Situation nicht zu viel Verantwortung (für das Wohl der Eltern) übernehmen muss (Parentifizierung). Demzufolge werden jetzt Sitzungen in einem Eltern-/Paarsetting vorgeschlagen. Dieses Vorgehen quittiert die Tochter anerkennend und spontan: »Dann darf ich jetzt gehen?!«

In diesem neuen Setting wird, wenn auch nicht unerwartet, spürbar, dass die Eltern als Paar schon länger voneinander losgekoppelt und durch das traumatische Ereignis zusätzlich belastet und emotional blockiert sind. Während die Mutter nach dem Tod des Sohnes bei einer Therapeutin Hilfe fand, zeigt sich schon im ersten Paargespräch, dass der Vater in seiner (versteckten) Trauer mit dem Verlust seines Sohnes nicht klarkommt. Angestoßen durch den bevorstehenden Auszug der Tochter aus dem Elternaus (Instabilität als inputsensible Phase, vgl. fünftes generisches Prinzip) und ersten Sitzungen im Paarsetting findet Herr X. langsam Zugang zu eigenen Stimmungen und Sehnsüchten. Unterstützt durch die Ehefrau werden nun mit ihm auch Sitzungen im Einzelsetting vereinbart. Herr X wird im Einzelsetting zugänglicher und beginnt darüber zu reden, dass er (Manager und Gemeindepräsident) mitten in einem Burn-out und kurz vor der Kündigung stehe. Mit seinem exzessiven Lebensstil (Autos, Frauen) habe er, so Herr X., »dabei nichts ausgelassen …«.

Damit liegen nicht nur der je unterschiedliche Umgang mit Tod, Trauer und Trauma, sondern auch die Gegensätzlichkeit des Paares (narzisstische versus abhängige Persönlichkeitszüge) und die damit verbundene Paardynamik offen auf dem Tisch. Aufgrund weiterhin zu erwartender Turbulenzen stellt sich erneut die Frage nach dem nun passenden Setting. Rückblickend hier nur so viel: Die Therapie findet trotz Auszug des Ehemannes aus dem gemeinsamen Haushalt fortgesetzt in Einzel- und Paarsettings statt. In einem zunehmend auch konfrontativ geführten Prozess wird auf Wunsch von Herr X. zudem ein klinisch-stationäres Setting (Klinik für Depression und Burn-out) etabliert.

35.4 Therapiesystem – diadische und triadische Therapiesettings

Therapeuten sind also gefordert, nichts auszublenden und Patienten sowohl individuell wie auch kontextuell wahrzunehmen. Ausgehend von natürlichen Settings erfordert dies therapeutische Flexibilität und den umsichtigen Aufbau wechselnder, diadisch und triadisch aufgebauter Therapiesysteme. Deshalb scheint es angezeigt, von adaptiv induzierten Settings (Schiepek & Rufer, 2015) zu sprechen. Entlang von motivationalen Prozessen und Problemmustern gilt es immer wieder neu zu entscheiden, in welchem Setting (Passung) z. B. auch eine fehlende Mentalisierungsfähigkeit entwickelt werden kann (Asen & Fonagy, 2014). So sind bei Paaren nicht a priori »alle Paarprobleme Paarprobleme«. Oft wird Wesentliches erst im Einzelsetting mit Blick auf die eigene Biografie versteh- und erlebbar (vice versa). Eia Asen (2013) unterscheidet darum in der Arbeit mit Paaren zwischen »partnerassoziierter Therapie« (störungsspezifischer Fokus, Patient als Auftraggeber) und »Paartherapie« (paardynamischer Fokus, Paar als Auftraggeber). So ließe sich auch in der Praxis besser differenzieren zwischen Setting (Einbezug von Angehörigen) und Verfahren (Paar- und Familientherapie).

Auch wenn ein Settingwechsel als Intervention angezeigt ist, sind in jedem Setting die »Allgemeinen Wirkfaktoren der Psychotherapie« (Wampold, 2015) die Basis für eine gelingende Beziehungsgestaltung. Dies wiederum aber heißt nicht, dass »alles wirkt« und das Settingdesign beliebig ist (Schmitt & Weckenmann, 2009).

35.5 Indikatoren und Kriterien für die Wahl und Veränderung eines Settings

Entlang Generischer Prinzipien gilt es bei Wahl und Wechsel des Settings folgende Punkte besonders zu beachten:

Bindungs- und Klientenorientierung. Immer muss diese im Interesse des Indexpatienten und so weit möglich mit dessen Einverständnis geschehen. Dies gilt (auch für Kinder und Jugendliche) im Besonderen dann, wenn Außenstehende (Angehörige, Helfer) einbezogen werden. Nicht selten liegt gerade darin der Schlüssel zur Therapiemotivation (Herr K.) bzw. ein wesentlicher Impuls für die Veränderung von Problemmustern (Frau N.).

Beispiel

Herr K. (26 Jahre, Persönlichkeitsstörung, Suchtmittelabhängigkeit): »Ja, ich glaube schon, dass Familiengespräche Sinn machen. Wenn es nicht darauf hinausläuft, dass mich die Eltern jede Woche hierher schicken, komme ich gerne mit der Familie einmal pro Monat. Ansonsten würde ich vielleicht zwei-, dreimal kommen und dann (wie früher) nicht mehr« (Rufer, 2013).

Frau N. (28 Jahre, sexueller Missbrauch in der Kindheit durch den inzwischen verstorbenen Vater in einer E-Mail drei Jahre nach Therapieende): »Das prägendste Erlebnis war aber die Sitzung, an der meine Mutter teilgenommen hatte. Ich hätte nie und nimmer für möglich gehalten, dass dies überhaupt einmal geschehen könnte. Ich glaube, danach hat meine Mutter endlich erfasst, was geschehen ist« (Rufer, 2013). Diese eine im Rahmen einer längeren »Einzeltherapie« vorbereitete Sitzung mit der Mutter war aus Sicht der Patientin der »breaking point«.

Problemmuster und Problemaktualisierung. Überstabile Problemmuster (z. B. Angst) verflüssigen sich oft erst im Rahmen einer Systemerweiterung bzw. Systemreduktion. So unterstützt der Settingwechsel das Mentalisieren und bringt eine festgefahrene Therapie auch wieder zum Laufen.

Teil IV

Beispiel

Herr N. (42 Jahre, verh., Vater von zwei Kindern, Paartherapie): »Die Sitzungen alleine mit Ihnen (T.) haben mir die Augen geöffnet, sodass ich mich heute auch meiner Frau gegenüber klarer positionieren und auch abgrenzen kann. Ansonsten wären wir wohl geschiedene Leute.«

Überzeugung und Sicherheit des Therapeuten. Auch wenn ein bestimmtes Setting indiziert ist (z. B. Einbezug der Eltern bei Kindern und Jugendlichen; vgl. Schmitt & Weckenmann, 2009), ist die eigene Überzeugung (allegiance) dem vorgeordnet (Wampold, 2015). Nicht selten werden Therapeuten mit sehr belastenden Lebensereignissen konfrontiert und in der Therapie werden auch destabilisierende Prozesse angestoßen. Keinesfalls darf fehlende Sicherheit aufseiten des Therapeuten den Patienten angelastet oder gar als deren Widerstand / Vermeidungsverhalten umgedeutet werden. Mit zunehmender Erfahrung wachsen neben dem Wissen auch das Können und damit auch das Vertrauen in das Bauchgefühl als Voraussetzung dafür, auch schmerzvolle Therapieprozesse feinfühlig steuern zu können:

Beispiel

Herr und Frau M. (Eltern einer von deren Ehemann ermordeten Tochter und deren Kind): »Wir haben gemeinsam etwas Schreckliches erlebt, auch wenn wir dies vielleicht unterschiedlich verarbeiten. Wir kommen zusammen, weil wir überfordert sind und als Eltern gemeinsam Hilfe brauchen.« Davon ausgehend muss der Therapeut erwägen, ob er sich die Bearbeitung und Bewältigung von Trauma und Trauer zusammen mit den Eltern (wenn auch in wechselnden Settings) zutraut, ohne in eine den Therapieprozess blockierende Problemtrance zu fallen.

Fallstricke für die Allparteilichkeit

Patienten sind die Experten für ihr eigenes Leben und damit auch für die die Inhalte und Ziele der Therapie. Therapeuten dagegen sind die Experten für den Therapieprozess und damit auch für die Navigation im passenden (adaptiv induziert) und ggf. auch wechselnden Setting. In hohem Maße sind Therapeuten deshalb gefordert, nicht nur Inhalten und Zielen, sondern Patienten und Mitbetroffenen gegenüber Allparteilichkeit bzw. Neutralität (Retzer, 1996) zu realisieren. Da die Gefahr einer Triangulation groß ist, hat sich in der Praxis ein Therapieverständnis als Anwaltschaft für die Entwicklung (und nicht einer Anwaltschaft für die Person) sehr bewährt (Rufer, 2012). Gerade dann, wenn Umstände eine Therapie im Auftrag Dritter erfordern, ist eine solche Haltung zentral. Orientiert an den Interessen des Patienten und getragen von wohlwollender Neugier für seine Lebenswelt wird so eine »offene« Therapie in wechselnden Settings auch für den Patienten selber gut nachvollziehbar. In gegenseitigem Einverständnis und Transparenz schützt sich damit auch der Therapeut selber vor der Gefahr, selber zum Geheimnisträger oder »Anwalt seines Patienten« und damit Teil des Klienten- bzw. Problemsystems zu werden.

Fokuswechsel in der Fallsupervision als Veränderung des Settings

Supervision ist ein System, in dem besprochen wird, was im System Therapie besprochen wird. Der Blick von Supervisor und Supervisand richtet sich dabei sowohl auf den Patienten (und ggf. mitbetroffene Dritte), den Therapeuten, deren Kontexte, die Interaktion von Patient und Therapeut und z. B. im Konfliktfall auch auf die Interaktion von Supervisor und Supervisand (Lieb, 2015). In diesem Sinne sind mit einem Fokuswechsel in der Supervision, d. h. dem Verstehen von Prozessen im System Therapie auf verschiedenen Ebenen, immer mindestens triadische Systeme integriert (das gilt natürlich genauso für die KVT und andere Therapien).

Schaffen von Bedingungen für Selbstorganisation

Das Schaffen von (günstigen) Bedingungen und die Förderung von Selbstorganisation ist die Basis systemischer Psychotherapie (Haken & Schiepek, 2006; Rufer, 2012). Ein letztes Fallbeispiel soll illustrieren, wie sich Selbstorganisationsprozesse sowohl behindern als auch fördern lassen und wie ein stabiles, aber flexibles Setting »Neues« eröffnen kann.

Fallbeispiel

Gute Bedingungen schaffen

Adrian M. (15 Jahre, ADHS) zeigt im Rahmen einer supportiven Therapie unter Einbezug der Eltern zunehmend präpsychotische Symptome. Im Hinblick auf eine Risikoabschätzung werden den Eltern daher eine Konsultation bei einem Kinder- und Jugendpsychiater sowie eine Abklärung bei einer entsprechenden Früherfassungsstelle (klinisches Setting als second opinion) vorgeschlagen.

Im Bericht des Psychiaters (nach Gespräch mit Eltern und Jugendlichem) an den fallführenden Therapeuten wird eine baldige Einweisung in eine Kinder- und

Jugendpsychiatrische Klinik empfohlen. Obwohl dies für Eltern und Adrian vorläufig (!) keine Option ist, wird im Anschluss an das Kontaktgespräch in der Klinik auch eine, vom Therapeuten vorgeschlagene, genauere Abklärung abgelehnt: »Wir schließen uns der Meinung (des Psychiaters) an, dass bei Adrian bereits eine psychotische Episode vorliegt, und raten ebenfalls sehr zu einer stationären Aufnahme.« Etwas konsterniert über den Bericht veranlasst dies die Eltern (mit Adrian zusammen weiterhin in gutem Kontakt mit dem Therapeuten), nun selber (!) aktiv zu werden. Sie nehmen Adrian aus dem Gymnasium, organisieren eine »Vater-Sohn-Woche« (natürliches Setting) und im Anschluss daran ein strukturierendes, vorläufig nicht befristetes Betreuungsangebot im Rahmen einer Schreinerei.

Einige Wochen später findet (wie gehabt) ein Familiengespräch beim Therapeuten statt. Für alle Anwesenden ist offensichtlich: Adrian hat sich stabilisiert, den Cannabiskonsum abgesetzt und zeigt keinerlei Symptome mehr, die auf eine psychotische Entwicklung hinweisen. Ein klinisch-stationäres Setting ist (vorläufig) nicht angezeigt. Der bisher noch reservierte Platz in der Klinik wird freigegeben.

»Die Grenzen zwischen originell, unangemessen, absonderlich und krank sind verwaschen« (Melle, 2016, S. 288). Auch hier gilt es von Betroffenen / Patienten zu lernen. Thomas Melle, selber an einer schweren manisch-depressiven Psychose erkrankt, zeigt in seinem autobiografischen Buch eindrücklich auf, dass unter bestimmten Bedingungen (Selbst- oder Fremdgefährdung) nicht ein Therapiesetting (Freiwilligkeit), sondern ein ärztlich-/behördlich verordnetes Fürsorgesetting (Zwang) die Methode der Wahl sein muss.

35.6 Kritische Einordnung

Das Wissen um Selbstorganisationsprozesse kann Therapeuten, auch in ihrer Rolle als (diagnostische) Experten, helfen, vermeintlichen Sicherheiten gegenüber kritisch zu bleiben. Das gilt im Übrigen nicht nur für die personelle oder inhaltliche Festlegung des Settings, sondern auch für die Frequenz und Anzahl der Sitzungen. Es gibt keine wissenschaftlichen Untersuchungen, die zeigen, dass Therapien bei hoher Sitzungszahl (z. B. mehr als 30 Sitzungen) und hoher Frequenz (z. B. wöchentlich) nachhaltig bessere Resultate erbringen. Vielmehr sind es vornehmlich extratherapeutische Faktoren, mitunter wesentlicher Teil von Selbstorganisationsprozessen, die die Outcome-Varianz von Therapie in hohem Maße mitbestimmen (Wampold, 2015).

Die Flexibilität in der Settingwahl (Reduktion oder Erweiterung) hilft Therapeuten nicht selten aus vermeintlichen Sackgassen herauszufinden, so dass z. B. unter aktivem Einbezug von Eltern oder Partnern blockierte Veränderungsprozesse möglich werden. Damit aber zu meinen, dass Selbstorganisation immer in die gewünschte oder erwartete Richtung laufen würde, wäre naiv. Auch mit dem passenden Setting lassen sich gordische Knoten nicht einfach so durchschlagen. Insofern gilt es als an den Prozessen der Selbstorganisation orientierter Systemiker die Grenzen der Machbarkeit (auch in der Gestaltung therapeutischer Settings) zu erkennen und respektieren.

FAQ

Kann ich nach einigen Sitzungen Einzeltherapie zu einer Paartherapie übergehen (vice versa)? Was muss ich beachten, was könnte schiefgehen?
Grundsätzlich ist nichts »verboten«, solange dies in allseitiger Absprache und im Einverständnis meines oder meiner Patienten/Klienten geschieht (vgl. Kap. 3). Wegleitend ist der Therapieauftrag und ggf. damit verbunden die erhoffte Auflösung von Leid erzeugenden Problemmustern. Oft ist ein Settingwechsel dann angezeigt, wenn Therapeut und Patient/en in einer Sackgasse stecken bzw. Problemmuster sich nicht »verstören« lassen (Vermeidungsverhalten). Dabei ist es wichtig die Haltung der Allparteilichkeit (Therapeut als Anwalt der Entwicklung) beizubehalten, um nicht instrumentalisiert oder trianguliert zu werden.

Können Therapien bei zwei Therapeuten (z. B. Einzel- und Paar- oder Familientherapie) gleichzeitig stattfinden?
Wenn dies ein Patient ausdrücklich wünscht und für ihn auch Sinn macht, gilt es dies zu akzeptieren. Die Praxis zeigt allerdings, dass eine »Doppelspurigkeit« (Gleichzeitigkeit) für alle Beteiligten eine große Herausforderung bedeutet. Sie verlangt gegenseitige Synchronisation der »Behandler« (auch Therapien im Paar- oder Familiensetting sind Psychotherapien!). Oft unterbrechen Patienten aus eigener Initiative eine angefangene Therapie im Hinblick auf einen indizierten Settingwechsel.

Besondere Vorsicht gilt bei (direkten oder indirekten) Behandlungsaufträgen von Dritten oder von Behandlungen im Rahmen von klinischen Institutionen (Doppelrolle als »Fallführender« und »Therapeut«). Hier empfiehlt sich mit Blick auf die Kontinuität einer therapeutischen Beziehung ein Splitting (Rollenaufteilung).

Gibt es eine Kontraindikation für Mehrpersonensettings (Paar, Familie)?
Jede therapeutische Arbeit in Mehrpersonensettings verlangt Navigationskompetenz in systemischer Gesprächsführung (Rufer, 2013). Insofern steht der Therapeut selber auf dem Prüfstand, denn auch Paar- oder Familientherapien können negative Spuren hinterlassen. Falls ein/e Patient/in den Einbezug von Eltern oder Partner ablehnt (insbesondere z. B. bei massiven Gewalterfahrungen), gilt es dies zu respektieren. Allerdings gilt auch zu beachten, inwieweit eine Absage (z. B. zu Beginn einer Therapie) – wenn auch gut nachvollziehbar – doch auch angst- bzw. vermeidungsorientiert sein könnte und der Einbezug von Dritten (vgl. Kap. 41) als »kritische Instabilität« (Haken & Schiepek, 2006) gerade das Zünglein an der Waage sein könnte.

Weiterführende Literatur

Lieb, H. (2015). Fallsupervision: Den passenden Fokus finden und dabei alles im Auge haben. Psychotherapie im Dialog, 1, 30–35.

Rufer, M. (2013). »Erfasse komplex, handle einfach«. Systemische Psychotherapie als Praxis der Selbstorganisation – ein Lernbuch (2. Aufl.). Göttingen: Vandenhoeck & Ruprecht.

Schiepek, G., Eckert, H. & Kravanja, B. (2013). Grundlagen systemischer Therapie und Beratung. Psychotherapie als Förderung von Selbstorganisationsprozessen. Göttingen: Hogrefe.

Schmitt, A. & Weckenmann, M. F. (2009). Settingdesign in der (systemischen) Therapie mit Kindern. Familiendynamik, 34, 74–90 u. 182–192.

Wampold, B. E. (2015). How important are common factors in psychotherapy? An update. World psychiatry, 14, 270–277.

V Störungs- und problemspezifische Ansätze: Erwachsene

Editorial

Störungs- und problemspezifische Ansätze: Erwachsene

Ulrike Borst • Kirsten von Sydow

In diesem Teil werden, geordnet nach den üblichen diagnostischen Kategorien, Therapieansätze vorgestellt. Die Störungsspezifität der Ansätze ist mittelgradig: Einerseits wird dem Umstand Rechnung getragen, dass nicht alles bei allen gleich gut wirkt. Andererseits wird berücksichtigt, dass immer ein ganzer Mensch mit seiner Biografie und seinem Lebensumfeld leidet. Diese Einbettung in Kontexte und Konstellationen wird jeweils thematisiert, die therapeutischen Strategien darauf bezogen. Entsprechend werden auch hier, wie in Teil III, sowohl spezifisch-systemische als auch methodenintegrative Therapiestrategien aufgeführt.

Themenbereiche in Teil V

36 Depressionen – Ulrike Borst. Es ist eine Frage des Schweregrads und der Schwelle, wann einer depressiven Störung »Krankheitswert« zugeschrieben werden kann und muss. Dies im Hinterkopf, werden in diesem Kapitel vor allem die Kontexte beleuchtet, in denen depressive Störungen stehen und nach ihrer Funktionalität und Sinnhaftigkeit befragt werden können: Steht die depressive Störung in Verbindung mit einer unglücklichen Paarbeziehung? Hat sie etwas zu tun mit früheren oder aktuellen Lebensereignissen? Wer leidet mit?

37 Angststörungen – Christina Hunger-Schoppe & Ulrike Willutzki. Folgende systemische Interventionen werden vorgestellt: Ressourcen- und Lösungsorientierte Interventionen, Verstehen der aufrechterhaltenden Beziehungsmuster, Entwicklung eines gemeinsamen Systemverständnisses der intra- und interpersonalen Bedingtheit der Angst, Verschreibungen problematischer Symptommuster zur Veränderung sich selbst bestätigender Grundannahmen und die Dekonstruktion dysfunktionaler Glaubenssätze.

38 Zwangsstörungen – Igor Tominschek. Zwangsstörungen haben oft eine ordnende und stabilisierende Funktion. Damit sie überflüssig werden, muss der Betroffene lernen, seine Emotionen funktionaler zu regulieren. Gemeinsam mit dem mit-betroffenen System (Familie, Partner, Arbeitskollegen) müssen die Problembereiche hinter den Zwängen erkannt und bearbeitet werden. Dafür sind Paar- und Familiengespräche hilfreich oder sogar unerlässlich.

39 Belastungs-, Anpassungsstörungen und einfache PTBS – Urs Hepp. Therapeutinnen und Therapeuten neigen oft dazu, für ihre Patientinnen und Patienten die Einzigartigkeit ihrer belastenden Situation in den Vordergrund zu stellen und die potenziell traumatische Wirkung zu betonen. Dabei ist es gerade wichtig, den Betroffenen und ihren Angehörigen gegenüber zu erklären, dass belastende Lebensereignisse zum Leben gehören und somit auch eine gewisse »Normalität« aufweisen. Zudem sollen auch von Beginn weg die Resilienz und die Selbstwirksamkeit gefördert und betont werden. Zuviel Therapie zu Beginn kann sogar schädlich sein. Dagegen ist »Watchful Waiting« (wachsames Abwarten) durchaus eine evidenzbasierte und ressourcenschonende Strategie. Spezifische Therapien können auch später noch erfolgreich eingesetzt werden, wenn die Symptome nicht von selber abnehmen.

40 Komplexe Traumafolge- und Borderline-Persönlichkeitsstörung – Kirsten von Sydow. Auf der Basis dialektisch-behavioraler, schematherapeutischer sowie bindungs- und mentalisierungsorientierter Ansätze wird hier ein integratives Therapiekonzept vorgestellt, das die therapeutische Beziehung in den Vordergrund stellt, um die Therapieziele Stabilisierung und Integration des Traumas erreichen zu können. Fragen zum Einbezug der Angehörigen werden ausführlich diskutiert.

41 Weitere Persönlichkeitsstörungen – Elisabeth Wagner. Zunächst wird gezeigt, wie zu Beginn der Therapie die problematischen Fühl-/Denk-/Verhaltensmuster einer ökosystemischen Bilanz unterzogen werden: Gemeinsam mit den KlientInnen wird überprüft, was für oder gegen Veränderung spricht, in welchen Kontexten sich bestimmte FDV-Muster bewährt haben, in welchen Kontexten die negativen Konsequenzen überwiegen. Kontextualisierendes und unterschiedserzeugendes Fragen und Ressourcenorientierung eröffnen sodann Einflussmöglichkeiten; Veränderungsoptimismus und Zielorientierung ermutigen zu konkreten neuen Erfahrungen. – Während der gesamten, oft langen Therapiedauer erfordert das Ausbalancieren von Beziehungsbedürfnissen (Verständnis und Bestätigung) und Veränderungsimpulsen viel therapeutisches Feingefühl.

42 Psychotische Störungen – Ulrike Borst & Volkmar Aderhold. Neben allgemeinen und sozialpsychiatrischen Therapiestrategien werden in diesem Kapitel systemische Strategien vorgestellt, die vor allem auf der »Wiedereinführung des Ex-Kommunizierten in die Kommunikation« (Retzer) basieren. Vor allem vor dem Hintergrund, dass Menschen mit Psychoseerfahrungen sehr oft Ausgrenzungs- und traumatisierende Erfahrungen in ihrer Vorgeschichte haben, ist es systemisch-therapeutisches Bestreben, jede, auch die psychotische Stimme zu hören und, wenn auch nicht in ihrer »realen Existenz«, so doch in ihrer Bedeutung zu validieren.

43 Psychosomatik – Lothar Eder. Als zentrale Aspekte der therapeutischen Arbeit werden dargestellt: eine Haltung und Sprache, die der passiven Erwartungshaltung der Patienten entgegenwirken; Fragen nach Ausnahmen; Kontextualisierungen; Verbesserung der »Lesefähigkeit« von Körpersignalen; Metaphern, die Resilienz und soziale Kompetenz ausdrücken; Teilearbeit, inneres Parlament; Psychoedukation: Verhaltensaktivierung von Selbstfürsorge; körperbezogene, achtsamkeitsbasierte und auch energetisch begründete Verfahren als Ergänzung.

44 Sexuelle Störungen und Probleme – Kirsten von Sydow. Sexuelle Funktionsstörungen werden unterdiagnostiziert. Zentral ist also zunächst, dass Therapeuten überhaupt nach der Sexualität und sexuellen Problemen fragen. Dann werden die oft divergierenden »Aufträge« beider Partner identifiziert und ein übergeordnetes Ziel entwickelt, mit dem beide einverstanden sein können. Klärende Fragen werden gestellt, eventuell wird »das ideale sexuelle Szenario« (Clement) von beiden Partnern unabhängig voneinander entwickelt. Sowohl dessen Offenlegung als auch die Geheimhaltung kann ein Akt der Differenzierung sein, die häufig ein übergeordnetes Therapieziel ist.

45 Burn-out und Arbeitsstörungen – Sebastian Haas. Folgende fünf sich ergänzende Blickwinkel auf Burn-out erlauben die Unterscheidung der jeweilig im Vordergrund stehenden Behandlungsstrategien: Burn-out als subjektives Erschöpfungssyndrom, als Folge objektiver Belastung, mit einem biografischen Hintergrund, mit einem starken Bezug zu Faktoren der Arbeitssituation und als Sinnkrise. Je nach Blickwinkel stehen verschiedene Therapieoptionen zur Verfügung.

36 Depressionen

Ulrike Borst

36.1 Diagnostik, Epidemiologie, Risiko- und Schutzfaktoren

Kernsymptome der Depression sind nach ICD-10 eine deutlich gedrückte oder traurige Stimmung, Interessenverlust oder Freudlosigkeit sowie verminderter Antrieb oder gesteigerte Ermüdbarkeit über einen Zeitraum von mindestens zwei Wochen. Häufig treten auch Schlaf- und Appetitstörungen sowie verschiedene körperliche Beschwerden auf. Menschen, die unter Depressionen leiden, sind meist in ihrer gesamten Lebensführung beeinträchtigt: Es gelingt Betroffenen nicht oder nur schwer, alltägliche Aufgaben zu bewältigen, sie leiden unter starken Selbstzweifeln, Konzentrationsstörungen und Grübelneigung. Depressionen gehen mit hohem Leidensdruck einher. Typisch für Depressionen ist ein episodischer Verlauf, d.h. die Krankheitsphasen sind meist zeitlich begrenzt und klingen häufig auch ohne therapeutische Maßnahmen wieder ab.

Die Diagnose einer Unipolaren depressiven Störung wird im ICD-10 weiter unterschieden in (rezidivierende) depressive Episoden, anhaltende affektive Störungen (Dysthymie) und »andere affektive Störungen« (F32, F33, F34.1, F38). Als Reaktion auf schwere Belastungen kann auch eine »Anpassungsstörung mit depressiver Reaktion« (F43) kodiert werden. Die Diagnostik von Depressionen orientiert sich an den ICD-10 Kriterien sowie standardisierten Fragebögen und Interviews (s. Kap 7; DGPPN et al., 2015).

> **!** Wichtig ist, dass bei Betroffenen immer auch eine Suizidanamnese durchgeführt wird (s. Kap. 56).

Epidemiologisch gesehen (Zusammenfassung bei Jacobi et al., 2014) zählen Depressionen zu den häufigsten seelischen Störungen.

- Das Risiko, im Laufe des Lebens an einer Depression zu erkranken (Lebenszeitprävalenz), liegt weltweit bei 16-20 %. Etwa 8 % der 18-79-Jährigen in Deutschland berichten, dass sie aktuell unter einer depressiven Symptomatik leiden. Damit liegt die Anzahl der Betroffenen in Deutschland, die innerhalb von 12 Monaten an einer unipolaren Depression erkrankt sind, bei ca. 6,2 Mio.
- Bei Frauen werden etwa doppelt so häufig wie bei Männern depressive Störungen diagnostiziert (12-Monats-Prävalenz: 11 % vs. 5 %). Dafür werden verschiedene Ursachen diskutiert, evtl. zeigen Männer Bedrücktheit weniger offen als Frauen oder sie flüchten sich häufiger in Alkohol oder Drogen.

- Depressionen treten in jedem Lebensalter auf, selten schon bei Kindern, häufiger ab dem Jugendalter und auch im hohen Alter häufig. Die Suizidrate (»vollendete Suizide«) steigt kontinuierlich mit dem Lebensalter an und ist bei Hochbetagten am höchsten.
- In Bezug auf sozioökonomische Faktoren ist das Depressionsrisiko geringer bei Menschen mit höherem Bildungsniveau und sicherer beruflicher Anstellung.

Eine vertrauensvolle Partnerschaft oder eine andere enge Beziehung ist ein wichtiger Schutzfaktor. Getrennte, geschiedene und verwitwete Personen und solche ohne enge Bezugspersonen erkranken eher. Es bestehen auch empirisch gut belegte Zusammenhänge zwischen geringer Partnerschaftsqualität und Stimmungslage bzw. Depressionen. Die Forschung hierzu entstammt mehreren Ursprüngen und Forschergruppen, und aus ihr lassen sich verschiedene Therapieziele ableiten:

(1) Zusammenhang Stress und Partnerschaftsqualität (Bodenmann 2000)
Therapieziel: Stress senken

(2) Zusammenhang Partnerschaftsqualität und Depression (zusammenfassend: Whisman & Beach, 2015)
Therapieziel: Partnerschaftsqualität verbessern

(3) Zusammenhang 'high expressed emotion' (high EE) und Rückfallrisiko (z. B. Leff et al. 2000)
Therapieziele: (ursprünglich) high EE senken; (später) Veränderung der Paar-Kommunikation

(4) traumatische Erfahrungen im Kindesalter als gemeinsame Ursache (»dritte Variable«) für Depression (Mandelli et al. 2015) und Beziehungsprobleme
Therapieziel: bindungsorientierte/emotionsfokussierte Paartherapie (s. Kap. 72).

Die besondere Herausforderung für Forschung und Therapie liegt darin, dass die Frage: »Was kam zuerst – Paarproblem oder Depression?« oft nicht zu beantworten ist. Es handelt sich häufig um eine Wechselwirkung, einen zirkulären Ursache-Wirkungs-Zusammenhang zwischen Partnerschaft und Depression.

»Komorbidität«. Depressive Störungen treten oft gemeinsam mit anderen psychischen Störungen auf. Unter den Menschen, die bezogen auf die letzten zwölf Monate die Kriterien einer unipolaren depressiven Störung erfüllten, erfüllten 61 % auch die Kriterien für mindestens eine weitere psychische Störung – bei 24 % wurden sogar drei und mehr zusätzliche Diagnosen diagnostiziert. Besonders häufig zeigt sich ein gemeinsames Auftreten von Depression und Angst-, Substanz-, Ess-, somatoformen, Persönlichkeits- und Zwangsstörungen. Depressionen stehen auch in einer komplexen Wechselwirkung mit somatischen Erkrankungen (DGPPN et al., 2015). Patienten mit komorbiden Erkrankungen haben ein höheres Chronifizierungs- und Suizidrisiko und eine ungünstigere Prognose.

Auswirkungen auf das soziale/familiäre Umfeld. Eine depressive Störung stellt auch an Partner und Familienangehörige enorme Anforderungen. Eine Depression eines Elternteils kann zu erheblicher Verunsicherung der Kinder und zu einer möglichen Vernachlässigung der Kinder führen. Studien konnten bei Kindern depressiver Mütter eine verlangsamte motorische und geistige Entwicklung, Schulprobleme, Verhaltensauffälligkeiten und verringertes Selbstwertgefühl nachweisen (DGPPN et al., 2015, S. 23).

Ursachen. Ätiologisch gesehen, können Depressionen multifaktoriell durch biopsychosoziale Faktoren erklärt werden. Die komplexe Interaktion zwischen genetischer Disposition, frühkindlichen Erfahrungen, somatischen Erkrankungen und psychosozialen Faktoren (Armut, Trennung / Scheidung / Verwitwung, Vereinsamung, gesellschaftlicher Statusverlust, Stress) ist für das Entstehen sowie den Verlauf depressiver Störungen von besonderer Relevanz. Doch die Bedeutung der verschiedenen Faktoren kann von Patient zu Patient erheblich variieren.

Historisch gesehen, wird die »Melancholie«, später die »Depression«, seit Jahrtausenden und in unterschiedlichen Kulturen auch als Teil der »conditio humana« (z. B. Rottenberg, 2014) gesehen. Sie ist Begleiterscheinung historischer Ereignisse (z. B. der Wirtschaftskrise in den 1930er-Jahren); es sind auch historische Phänomene und Zeiterscheinungen, die Depressionen auslösen (vgl. Rosa 2011); es ist auch Gender-Thema, wie Depressionen ausgedrückt werden (Elkhaouda, 2010).

Sowohl aus individueller Perspektive, wenn etwa nach dem Verlust der Arbeitsstelle die Frage nach dem Sinn des Lebens überhandnimmt und in der Bilanz negativ beantwortet wird, als auch aus interaktioneller Perspektive, wenn z. B. Rückzug, Schweigen und Niedergeschlagenheit Kommunikationsbeiträge gegenüber der vorwurfsvollen Partnerin sind und umgekehrt durch die Vorwürfe der Partnerin noch verstärkt werden: es ist dann nicht mehr von einer Krankheit – einem »Morbus« – im medizinischen Sinne zu sprechen; der Betroffene »krankt« dann vor allem an psychosozialen und interaktionellen Problemen. Das subjektive Leiden und die Einschränkungen arbeitsrelevanter Fähigkeiten sind jedoch so groß, dass die Störung Krankheitswert bekommt und zu Recht auf Kosten der Solidargemeinschaft der Versicherten behandelt wird.

! Für die Psychotherapie bedeutet das, dass die allgemeinen Wirkfaktoren (allen voran die therapeutische Beziehung, die Arbeit an gemeinsamen Zielen, Hoffnung, Aktivität) von besonders großer Bedeutung sind, daneben aber auch die extratherapeutischen Faktoren wie Arbeitssituation und Paarbeziehung. Entsprechend »idiografisch« und individualisiert sollte das therapeutische Vorgehen geplant werden.

Es gibt aber auch systemisch-integrative Manuale mit nachgewiesener Wirksamkeit bei Depressionen. Sie werden gesondert dargestellt, nämlich die »Lösungsorientierte Kurzzeittherapie« (als Einzeltherapie, Kap. 70) sowie zwei Paartherapien (s. Kap. 71, 72).

36.2 Systemtherapeutische Ziele und Strategien

Der Trend in der Depressionsbehandlung geht in Richtung einer allgemeinen, störungsspezifischen und individualisierten Psychotherapie (Grosse Holtforth et al., 2013), in der Elemente mehrerer Therapieverfahren miteinander verbunden werden.

Systemtherapeutische Strategien beziehen sich auf das ätiologische Modell, das depressives Verhalten und depressiven Ausdruck als Teil des interaktionellen Geschehens, etwa in einer Paarbeziehung (vgl. Asen, 2013) betrachtet, z. B.:

- als Aufforderung an den Partner, sich mehr zu engagieren;
- um den Partner in der Beziehung zu halten;
- um Hilfe zu erhalten;
- als Zeichen von Loyalität (»Warum soll es mir besser gehen als …«).

Schon lange sind jedoch hermeneutisch basierte, emotionsfokussierende Ansätze in der Systemischen Therapie auf dem Vormarsch (Welter-Enderlin & Hildenbrand, 2004).

Die folgende Tabelle 36.1 listet dementsprechend ein breites Spektrum an Behandlungsstrategien auf und verweist auf andere Kapitel dieses Buchs sowie weiterführende Literatur. In Abschnitt 36.3 sind einzelne spezifisch antidepressiv wirkende Methoden und paartherapeutische Methoden ausführlich beschrieben.

Tabelle 36.1 Systemtherapeutische Behandlungsstrategien bei Depressionen

Bereich / Thema	Ziele	Strategien	Literatur
allgemein	Positive Erfahrungen vermehren	Verhaltensaktivierung; Sport, Bewegung	Lochmann & Hoyer (2013), Holz & Michael (2013)
	Im Gespräch ermutigen	»sokratischer Dialog«	Beck (2004)
	Probleme lösen	lösungsorientierte ST	Kap. 70
	Information	Psychoedukation	DGPPN et al. (2015), Kap.16
	Prävention für Stärkung der Familien	praktische Hilfestellungen	
akute Krise	Suizidprävention	Sprechen über suizidale Gedanken	Borst & Hepp (2012)
	Krisenentwicklung verstehen, Fenster der Krise nutzen	alle relevanten Bezugspersonen versammeln	Seikkula & Arnkil (2007), Kap. 33
depressive Symptomatik	negatives Denken und Fühlen reduzieren	(hypnosystemische) Aufmerksamkeitslenkung	Meiss (2016); Schmidt (2017); Kap. 21
	Bedeutung depressiven Verhaltens verstehen, durch anderes Verhalten ersetzen	Ressourcenaktivierung / Erhöhung der Selbstwirksamkeit	Willutzki (2016); Kap. 12
	Wechsel zwischen Stimmungslagen ermöglichen	Externalisierung / Reframing / Utilisation / inneres Team	Kap. 12, 21, 23
interaktionelle Probleme	Verbesserung der Interaktionen	Interpersonelle Therapie (IPT)	Weissman et al. (2009)
Paarbeziehung	Veränderung der Interaktionsmuster (emotional und kommunikativ)	1. Phase: Partner als »Co…«	Reiter (1997); Kap. 71 Kap. 71, 72

Tabelle 36.1 (Fortsetzung)

Bereich/ Thema	Ziele	Strategien	Literatur
		2. Phase: emotions- bzw. bindungs-fokussierte Therapie; Problemlösung, Konfliktbearbeitung	
Kinder	Situation der Kinder erfassen, verstehen und verbessern; Prävention	Kinder-Gruppen, Familiengespräche, externe Hilfen	Lenz (2010, 2012)
depressive Krisen im Biografieverlauf verstehen	Sinn und Bedeutung verstehen	biografieorientierte ST Aufarbeitung von (Bindungs-) Traumata Einsatz von Experten aus Erfahrung (›experienced-involvement‹)	Hell (2014) Kap. 40 http://www.ex-in.net/

36.3 Klinische Praxis: Wege aus der Depression

Allgemeine, depressionsspezifische, individualisierte Psychotherapie

In Gesprächen mit Menschen in depressiven Stimmungslagen haben sich die Prinzipien der Mäeutik besonders bewährt. Gutes Zureden hilft ja bekanntermaßen auf die Dauer nicht. Spätestens seit Beck (2004) ist der so genannte »sokratische Dialog« oder die Mäeutik (Hebammenkunst) in die Depressionstherapie eingeführt. Dabei wird dem Gesprächspartner etwas vermittelt, ohne ihn zu belehren. Stattdessen wird er durch Fragen dazu gebracht, bisherige ungünstige Vorstellungen aufzugeben und neue Zusammenhänge selbst zu entdecken. Es wird also der Seele, die mit einer Einsicht schwanger geht, nur »Geburtshilfe« geleistet. – Diese Art der fragenden Gesprächsführung ist gut kompatibel mit systemischem Denken und Handeln.

Sehr nützlich ist auch im systemischen Kontext die aus der Verhaltenstherapie stammende Technik des »Symptomtagebuchs«, in dem der Klient sein Befinden und/oder die Stärke seiner Symptome mithilfe einer Skala notiert (z. B. einmal täglich). Wenn die Skalenwerte dann noch ergänzt werden durch kurze Notizen zum Kontext, besonders dann, wenn sich das Befinden deutlich verbessert oder verschlechtert hat, so wird das Symptomtagebuch zu einer genuin systemischen Intervention. So wird meist schnell für die Klienten und ihre Therapeuten erkennbar, welche Kontextfaktoren in Zusammenhang mit dem Befinden des Patienten stehen (z. B. Ehestreit, Besuch der eigenen Mutter, beruflicher Stress).

Wie zuvor erwähnt, muss bei Patienten mit depressivem Zustandsbild immer auch an eine Mit-Verursachung der psychischen Störung durch eine aktuelle oder eine zu Ende gegangene Paarbeziehung, aber auch an die Belastung der Paarbeziehung und der Familie durch die Depression gedacht werden. Beide Richtungen eines möglichen kausalen Zusammenhangs bilden die Indikation für Paartherapie. Die NICE-Leitlinie (2016) empfiehlt für die Fälle, in denen psychosoziale Interventionen niedriger Intensität keine adäquate Wirkung gezeigt haben, psychologische Interventionen höherer Intensität, z. B. Paartherapie für Patienten, die in Partnerschaft sind und bei denen die Beziehung zur Entwicklung und Aufrechterhaltung der Depression beitragen könnte, oder wo der Einbezug des Partners von therapeutischem Nutzen sein könnte.

Einzelne systemische Methoden, von denen eine spezifische antidepressive Wirkung anzunehmen ist

»Spezifische antidepressive Wirkung« heißt in diesem Zusammenhang: Die im folgenden aufgeführten Methoden sind in der Lage, depressive Symptome gezielt zu beeinflussen (vgl. Tabelle 1). Sie können dazu führen,

- dass wieder mehr Möglichkeiten gesehen werden;
- dass der Patient sich wieder selbstwirksam fühlt;
- dass er weniger schwarz sieht;
- dass Interaktionsmuster geändert werden.

Teil V

(Hypnosystemische) Aufmerksamkeitsfokussierung auf neue Möglichkeiten. Geht von der Annahme aus, dass die Aufmerksamkeit eines Menschen in einer depressiven Episode stark auf negative Ereignisse und negatives Erleben fokussiert ist, evt. sogar eine »Problem-Trance« vorliegt (Schmidt, 2001, 2017; Meiss, 2016). Das depressive Erleben wird als Ergebnis und Ausdruck einer Aktivierung bestimmter neuronaler Netzwerke gesehen; das Erleben wirkt wiederum selbstrückbezüglich auf diese Netzwerke zurück, verstärkt und stabilisiert also das Muster. Dieses Muster ist mit vielen Alltags-Stimuli (»problemhypnotische Anker«) relativ fest verknüpft und wird so immer wieder schnell und unbewusst aktiviert.

Da aber durch Fokussierung der Aufmerksamkeit die Aktivierung neuronaler Netzwerke beeinflusst werden kann, kann durch eine Umfokussierung das aktivierte Erleben geändert werden. Dazu braucht es viele Wiederholungen von willkürlichen Musterunterbrechungen und ebenso häufige Wiederholungen z. B. imaginativer Methoden zur Umgestaltung der Netzwerkaktivierungen.

Dies geschieht unter anderem durch Fragen, die neue Möglichkeiten denkbar werden lassen: »Angenommen, die jetzt begonnene Therapie würde in einem Jahr mit optimalem Ergebnis abgeschlossen, wir würden uns danach wiedertreffen, und ich würde Sie fragen: Was machen Sie jetzt anders? Was würden Sie antworten? Angenommen, die Therapie würde alles viel schlechter machen: Was wäre im schlimmsten Fall in einem Jahr? …« (Ruf, 2015, S. 108)

Ressourcenaktivierung / Erhöhung der Selbstwirksamkeit. Basieren auf der Annahme, dass vor allem die negative Sicht auf sich selbst, die »Demoralisation« nach Jerome D. Frank, durch die Erfahrung von Selbstwirksamkeit verändert werden kann (ausführlich bei Willutzki, 2016; Kap. 12). Eine Sprache, die aktive Verbformen verwendet, auch wenn über das Problem gesprochen wird, trägt dazu bei: »Wann haben Sie sich zum Rückzug aus Ihren Aktivitäten entschlossen? Was hat Sie dazu bewegt? Wofür können Sie den inneren Rückzug manchmal ganz gut brauchen?«

positive Konnotation / Reframing. Beruhen auf der grundlegenden Annahme, dass jedes Verhalten einen Sinn hat, wenn man den entsprechenden Kontext berücksichtigt. So kann etwa die Depression als »Denkpause«, »Auszeit«, »Ferien von der Hausarbeit« konnotiert werden. Ein Reframing würde beschreiben, welche Fähigkeiten im depressiven Rückzug zu erkennen wären.

Ruf (2015, S. 116) listet mögliche positive Konnotationen depressiven Verhaltens auf:

setzt keine Grenzen	hat ein großes Herz
schwach	schützt sich vor Überforderung
besorgt	verantwortungsbewusst
ängstlich	vorsichtig
Vermeidungsverhalten	hört auf die Warnsignale seines Körpers
lässt alles mit sich machen	die Familie ist ihm wichtig
passt sich an	Harmonie ist für ihn ein hoher Wert
Rückzug	lässt anderen den Vorzug
antriebslos	geht ökonomisch mit der Energie um

Grenzen haben positive Konnotationen dann,

- wenn Verhalten ethisch bewertet werden muss, z. B. bei Gewalt oder Missbrauch,
- wenn Vermeidungsverhalten zu groß wird und damit langfristig als schädlich zu bewerten ist.

Externalisierung/Utilisation / inneres Team. Zielen darauf ab, dass Symptome, wenn sie als außerhalb der Person liegend wahrgenommen werden können, besser handhabbar sind.

Winston Churchill und Charlie Chaplin, die bei aller Unterschiedlichkeit miteinander befreundet waren, litten beide unter Depressionen, und beide nannten sie den »schwarzen Hund«. Damit zeigten sie auf, was für sie ein bewährter Ansatz war, mit ihren Depressionen besser umgehen zu können.

Therapeutisch kann diese Technik der Externalisierung durch folgende Fragen eingeleitet werden: »Wenn Ihre Depression ein Mensch wäre, wäre sie ein Mann oder eine Frau? Wie groß? Welche Eigenschaften hätte sie? Wo würde sie sich (hier im Raum) befinden? Wäre sie immer an derselben Stelle? Wann wäre sie näher bei Ihnen, wann weiter weg? Was würde sie mit Ihnen machen? Angenommen, Sie wollten, dass der Herr Depression (oder: die Frau Depression) näher zu Ihnen kommt, was müssten Sie tun? Falls Sie wollten, dass sie weiter weg geht, was müssten Sie tun?« (Ruf 2015, S. 118)

Die Arbeit mit der Inneren Familie oder dem inneren Team (Kumbier, 2013; Schmidt, 2001; Schwartz, 1997; und Kap. 21) nutzt den Umstand, dass Ambivalenzen im Rahmen depressiver Störungen gegenüber dem Alles-schwarz-Sehen schon eine wesentlich Verbesserung und Erweiterung darstellen. Den inneren Anteilen und Stimmen wird zum Ausdruck verholfen, sie werden in Diskussion miteinander gebracht, und schlussendlich wird das Ich des Patienten gestärkt, indem er als »Teamleiter« seine Entscheidung verkündet.

Paarberatung und -therapie

Auf die Paarbeziehung fokussierte Therapie ist, wie bereits erwähnt, gemäß NICE-Leitlinie (2016) für alle Patienten mit Depression indiziert, die in einer festen Partnerschaft leben und von anderen Kurzinterventionen nicht profitiert haben.

Systemische Paartherapie ist besonders geeignet,

- ▶ um die Interaktionsmuster zu verändern, die recht regelhaft bei Paaren mit einem depressiven Partner zu beobachten sind,
- ▶ bei Paaren, die ihre Beziehung verbessern möchten.

Bei folgenden Konstellationen sind jedoch andere Therapieelemente vorzuschalten:

- ▶ Bei schwerer Partnergewalt sollte so lange (auch und vor allem in Einzelarbeit mit dem Täter) an der Gewaltproblematik gearbeitet werden, bis die Tätlichkeiten, ihre Auswirkungen und die Verantwortung nicht mehr geleugnet werden.
- ▶ Bei schweren Depressionen sollte zunächst dafür gesorgt werden, dass die Vitalitätseinbußen nicht mehr so schwer sind, dass gar kein Gespräch geführt werden kann.
- ▶ Paarkonflikte sollten erst dann besprochen werden, wenn eine aktive Teilnahme des depressiven Partners am Gespräch möglich ist.
- ▶ Schon weit gediehene Trennungsabsichten eines oder beider Partner sollten zunächst transparent gemacht und geklärt werden. Ein »Moratorium«, d. h. eine Vereinbarung, keine schwerwiegenden Entscheidungen für eine gewisse Zeit zu fällen, sollte ausgehandelt werden.

Nebenwirkungen. Gelegentlich werden Paargespräche bei (zunächst vielleicht nicht offen geäußerten) Trennungsabsichten des nicht-depressiven Partners genutzt, um befürchtete Schwierigkeiten, z. B. erhöhte Suizidalität, beim depressiven Partner abzufedern. Eine Trennung ist dann nur vordergründig »Nebenwirkung« der Paartherapie; vielmehr ist die Trennungsabsicht als verdecktes Anliegen schon zu Beginn da; sie stellt eine große Herausforderung für Neutralität bzw. Allparteilichkeit des Therapeuten dar.

Je nach Stadium der Depression und Phase der Therapie wird der Partner zunächst im Sinne einer Psychoedukation einbezogen, später dann im Sinne einer gemeinsamen Problemlösung (s. Tab. 36.2).

Tabelle 36.2 Indikation für Psychoedukation, Einzel-, Paar- und Familientherapie bei depressiven Störungen (nach Reiter 1997)

	anhaltender Paar-/Familienkonflikt vor der depressiven Episode	
Stadium der Depression	**vorhanden**	**nicht vorhanden**
akut	»Dämpfen« der interpersonellen Konflikte durch Psychoedukation (Stützung, Führung, Information)	
subakut remittiert chronisch	Bearbeitung der interpersonellen Probleme und Konflikte durch Paar-/Familientherapie	(bei entsprechender Indikation) Bearbeitung der intrapsychischen Probleme durch individuelle Psychotherapie

Um den phasenhaften Verlauf der Paartherapie bei Depression eines Partners auch sprachlich abzubilden, spricht Asen (2013) von »Partner-Assistierter Therapie«. Sie sollte durchschnittlich etwa zwölf Sitzungen in zwei bis drei wöchigen Abständen haben und folgende Phasen enthalten:

(1) Fokus auf Symptomatik (Beschreibungen, zeitlicher Verlauf, Reaktionen anderer, zugeschriebene Bedeutungen, Ziele der Veränderung); Partner = teilnehmender Beobachter
(2) Arbeit mit Beziehungsmustern, »Rollen« der Depression (Externalisierung), Fokussierung auf Stärken und Ressourcen; Partner als Partner einbezogen
(3) Rückfallprophylaxe (hypothetische Szenarien entwickeln, antizipieren, Bewältigung vorwegnehmen).

Am folgenden Fallbeispiel ist zu sehen, wie auch im stationären Setting, in dem die »Indexpatientin« zu Beginn ganz im Fokus ist, mittels Paargesprächen der Kontext der depressiven Störung in den Fokus genommen wird und das Problem dadurch – im wahrsten Sinne des Wortes – stark relativiert wird.

Fallbeispiel

Paartherapie gegen Depression

Frau R. wird von ihrem Hausarzt mit der Diagnose einer rezidivierenden depressiven Störung in die psychiatrische Klinik eingewiesen. Sie zeigt psychotische Symptome, sodass die depressive Episode als »schwer« eingestuft wird. Zu Beginn wird der stark verunsicherte Mann im Sinne einer Psychoedukation über Symptomatik, Medikation und mögliche praktische Hilfestellungen informiert. Im Verlauf der Hospitalisation erzählt Frau R. im Einzelgespräch von einem dramatisch zugespitzten Familienkonflikt in ihrer spanischen Herkunftsfamilie. Sie hat ihrem Mann davon nichts erzählt, da es um die sexuellen Annäherungsversuche ihres Schwagers geht und ihr Mann ohnehin schnell eifersüchtig wird. Je besser es Frau R. gelingt, die amourösen Verwicklungen in der Heimat zu klären, umso schwächer wird die psychopathologische Symptomatik und umso besser gelingt es Frau R., in den Paargesprächen ihren Standpunkt zu vertreten. Im abschließenden Paargespräch, kurz vor Austritt aus der Klinik, wird das Geheimnis zwar nicht geöffnet, aber angedeutet. Als Ziel der weiterführenden ambulanten Paarberatung wird formuliert, dass Frau R. lernen möchte,

(1) Konflikte in ihrer Herkunftsfamilie mit ihrer eigenen Menschenkenntnis sowie ihrer eigenen Urteilskraft anzugehen und

(2) auch in ihrer neuen Heimat selbst einzuschätzen, wie weit sie mit ihren Flirts gehen kann, ohne sich ständig in Schwierigkeiten zu bringen.

Herr R. möchte lernen, seiner Frau in puncto Menschenkenntnis mehr zuzutrauen. Beide möchten in der Erziehung des gemeinsamen zwölfjährigen Sohnes die Leitlinien künftig besser absprechen und festlegen.

Das zu Beginn gezeigte Problem, die schwerwiegende psychotische Symptomatik, geriet völlig in den Hintergrund, als die Familienbeziehungen geklärt werden konnten. Zurück blieb die rezidivierende depressive Störung geringeren Schweregrads. Dies entspricht durchaus klinischer Erfahrung: mit steigender Qualität der therapeutischen Beziehung wird von Patienten mehr erzählt, und die psychopathologischen bis hin zu psychotischen Symptomen werden dadurch für den Therapeuten »verstehbarer«. Das bedeutet, dass das gezeigte Verhalten und berichtetes Erleben in dem immer deutlicher werdenden Kontext »sinnvoll« erscheinen (s. auch »Epikrise« in Kap. 10).

Ein ernstes Wort zu den Kindern

Auch wenn z. B. die mittelschwere depressive Episode einer Mutter als weniger bedrohlich für ihr Kind angesehen wird als etwa eine psychotische Erkrankung, sollte man sich genau vergegenwärtigen, was die Depression der Mutter für das Kind bedeuten könnte (Vernachlässigung?, gemeinsamer sozialer Rückzug?, Bindungsunsicherheit?, fehlende Mentalisierung?, Sorgen oder Angst des Kindes um die Mutter?, Übernahme von zu großer Verantwortung durch das Kind?) und durch entsprechende Fragen an den nicht-depressiven Elternteil oder an das Kind selbst genauer zu eruieren:

Teil V

- »Wer wäscht bei Euch die Wäsche, wer kauft Essen ein, wer kocht?«
- »Bekommt Ihr manchmal Besuch? Was macht Ihr so am Wochenende?«
- »Zu wem gehst Du und erzählst, wenn Du z. B. in der Schule Streit gehabt hast?«
- »Wer weiß denn am ehesten, wie es Dir geht?«
- »Machst Du Dir manchmal Sorgen? Worüber?«
- »Wer kümmert sich denn am meisten drum, dass es Deiner Mutter bald wieder besser geht?«

36.4 Weitere Therapieoptionen

Einen integrativen Ansatz zu verfolgen heißt, auch Methoden anderer Verfahren zu integrieren. Die S3-Leitlinie (DGPPN et al., 2015) ist diesbezüglich eine Fundgrube. Aktuell gut belegt ist die Wirksamkeit von Pharmakotherapie, Verhaltenstherapie, psychodynamischer Therapie, Systemischer Therapie, Gesprächspsychotherapie, Interpersoneller Therapie sowie Lichttherapie bei saisonaler Depression.

Die Leitlinien zur Depression empfehlen

- bei leichten Depressionen eine »aktiv-abwartende Begleitung«,
- bei mittelschweren Depressionen Psychotherapie oder Pharmakotherapie,
- bei schweren Depressionen eine Kombinationsbehandlung von Psychotherapie und Pharmakotherapie,
- falls keine Kontraindikation für körperliche Belastungen vorliegt: die Durchführung eines strukturierten und supervidierten körperlichen Trainings.

Zu beachten ist, dass Antidepressiva nur so lange wirken, wie sie auch genommen werden, während Psychotherapie auch nach Therapie-Ende weiter wirkt. Zur Stabilisierung des Therapieerfolgs sowie zur Senkung des Rückfallrisikos sollte jedoch allen Patienten mit schwerer/rezidivierender Depression im Anschluss an eine Akutbehandlung eine angemessene psychotherapeutische Nachbehandlung (Erhaltungstherapie) angeboten werden (DGPPN et al., 2015).

Als Setting-Variation bietet sich die Multifamilientherapie an: sechs bis acht Familien werden über drei bis vier Monate mehrmals pro Woche gesehen (Miller et al., 2004; Lemmens et al., 2007, 2009). Diese Variante ist besonders indiziert für sozial isolierte Paare und Familien, aber auch für alle anderen geeignet, da hierdurch die privaten Netzwerke gestärkt werden (s. Kap. 32).

In der Paartherapie sind Kombinationen mit anderen Methoden (-inventaren) sinnvoll:

- Die Präventionsprogramme von Bodenmann (Übersicht bei Bodenmann, 2014) dienen in erster Linie der Stressreduktion und können in einzelnen Teilen auch gut kurativ eingesetzt werden.
- Die »Therapeutische Palette« von Peter Fraenkel (2011) ist zwar nicht ausdrücklich für die Arbeit mit Menschen in depressiven Episoden und ihre Partner konzipiert, eignet sich aber sehr gut auch für diesen Indikationsbereich. Denn die darin beschriebenen Dimensionen therapeutischer Interventionen geben sehr nützliche Entscheidungshilfen dafür, wann und wie auf die Emotionalität/affektive Ausgangslagen eingegangen wird.
- Die »Emotionsfokussierte Therapie« (EFT; s. Kap. 72) nimmt ausdrücklich Bezug auf Emotionen und Affekte. Sie eignet sich auch für Paare, die von Depression eines Partners betroffen sind, wenn die Depression ihren Ursprung in biografischen Erfahrungen zu haben scheint.
- Die »Pragmatisch Erfahrungsorientierte Methode« (PEM; Brent Atkinson, 2015) zielt auf individuelle, innerlich ablaufende Reaktionsmuster (Interpretationen, Erregung) sowie auf interpersonelle Muster.

36.5 Typische Probleme, gute Erfahrungen

Langeweile. Therapeutische Gespräche mit Patienten in einer depressiven Episode können sehr ermüdend sein. Die Patienten leiden ja selbst an Energie- und Antriebslosigkeit, die Themen wiederholen sich, Wortproduktion, Mimik und Gestik sind gering. Sich in einer solchen Situation gelangweilt zu zeigen, würde den Patienten in seiner negativen Sicht von sich selbst weiter verstärken (»Nicht mal meine Therapeutin interessiert sich für mich.«) Darum ist es Aufgabe der Therapeutin, sich die Lebendigkeit und die Neugier zu erhalten, indem sie z. B. die Therapie im Gehen fortsetzt, immer wieder spannende Themen entdeckt, auf uniforme Selbstbezichtigungen mit immer wieder neuen Fragen reagiert.

Zu wenig / zu viel Empathie. Für jemanden, der selbst nie in gedrückter Stimmungslage war, ist das Gefühl der Gefühllosigkeit schwer zu verstehen. Auch hier hilft interessiertes Nachfragen. Zu viel Empathie dagegen könnte die Spirale des negativen Denkens noch weiter verstärken. Es ist nicht hilfreich, auf die negativen Erklärungen der Patienten zu sehr einzugehen und zum Beispiel das Krankheitsmodell zu übernehmen, dass die Biografie nun mal das Schicksal bestimmt. Hier hat sich bewährt, pro Sitzung jeweils nur eine kurze Zeit, z. B. zehn Minuten, für rückwärtsgerichtete, negative Beschreibungen zu reservieren.

Zu aktiv / zu träge sein. Die eigene Aktiviertheit sollte sich in einem mittleren bis leicht erhöhten Bereich bewegen. Wenn man selbst im Gespräch eher träge wird, stockt das Gespräch zu sehr; wenn man selbst zu aktiv wird, »hängt« man den Patienten ab und stärkt wieder dessen negative Sicht, dass er es allein nie schaffen würde.

Die Familie / die Kinder »vergessen«. Kaum eine psychische Störung betrifft so viele andere Menschen mit, allen voran die Familienangehörigen. Denn es ist nicht nur die Sorge, die sie belastet. Die Angehörigen müssen zeitweise stellvertretend all die Energie, die depressiven Menschen fehlt, aufbringen – um den Alltag weiter zu bewältigen und die nötige Hilfe zu organisieren.

Dos in der Paarberatung/-therapie:	Don'ts in der Paarberaung/-therapie:
phasengerecht den nicht-depressiven Partner zunächst als Helfer, später als Partner ansprechen	den depressiven Partner zu lange in der »down«-Position verharren lassen, indem der nicht-depressive Partner in der Helferrolle bestärkt wird
Verhaltensaktivierung und Selbstwirksamkeit beim depressiven Partner allmählich verstärken und den nicht-depressiven Partner in der Unterstützung anleiten	den depressiven Partner zu lange durch Fürsorge des nicht-depressiven Partners schonen (lassen)

36.6 Empirische Befunde und kritische Einordnung

Eine Metaanalyse zur Wirksamkeit der Systemischen Therapie beim Störungsbild unipolare Depression hat das IQWiG (2017) vorgelegt. Einen Gesamtüberblick über den Forschungsstand gibt Kapitel 89.

Beispielhaft soll hier nur die Helsinki Psychotherapy Study (Knekt et al., 2008, 2013) erwähnt werden:

In dieser randomisiert-kontrollierten Studie zeigte sich bei einer gemischten Stichprobe von ängstlichen und depressiven Patienten, dass zehn Stunden lösungsorientierte Systemische Therapie zwar zu den Erhebungszeitpunkten drei / sieben / zwölf Monate nach Therapiebeginn in der Symptomreduktion ebenso wirksam waren wie 20 Stunden psychodynamische Kurzzeittherapie, aber in der Langzeitwirkung (Drei-Jahres-Katamnese) noch übertroffen wurde durch psychodynamische Langzeittherapie mit zwei bis drei Sitzungen pro Woche über die Dauer von bis zu drei Jahren. Das kann so interpretiert werden, dass bei manchen Patienten, vermutlich bei solchen mit schweren Bindungsstörungen, längere Therapien nötig sind.

Zur Wirksamkeit systemischer Paartherapie bei der Behandlung von Patienten mit depressiven Störungen liegen etliche Studien vor:

- Leff et al. (2000; im Detail s. Kap. 71)
- Seikkula et al. (2013): randomisiert-kontrollierte Studie (n=66) zum Vergleich von systemischer Paartherapie mit einer treatment as usual-Kontrollgruppe mit dem Ergebnis einer signifikant stärkeren Symptomreduktion nach Paartherapie als nach TAU, u. a. auf dem GSI der SCL-90 und der HDRS, nicht jedoch auf dem BDI.
- Anderson et al. (1986) sowie Lemmens et al. (2009) zur Wirksamkeit systemischer Multi-Familien-Therapie (MFT)
- sowie mehrere Studien zu Wirkungen von MFT auf: Expressed-Emotion-Werte, insbesondere Anzahl kritischer Äußerungen (Leff & Vaughn 1985), die Belastung der Betreuer (Harter, Kick & Rave-Schwank 2002; Keitner et al. 2002; Keller & Schuler 2002), Verringerung der Stigmatisierung und der sozialen Isolation (Harter, Kick & Rave-Schwank 2002), Verbesserung der Zusammenarbeit mit Psychotherapeuten und Psychiatern (Keitner et al., 2002).

FAQ

Ist es sinnvoll (oder im Gegenteil sogar schädlich), Paartherapie und Einzeltherapie parallel durchzuführen? Einzelne, wenige Sitzungen mit nur einem der Partner können in die Paartherapie eingestreut werden, wenn a) beide Partner damit einverstanden sind, b) dadurch bei keinem der Partner der Eindruck entsteht, sie oder er werde benachteiligt, c) der Therapeut in einer Einzelsitzung nicht zum Träger beziehungsgefährdender Geheimnisse (z. B. Affären) gemacht wird. Letzteres lässt sich vorbeugend in der Paarsitzung, die dem Einzelgespräch vorausgeht, ansprechen.

Was tue ich, wenn sich im Therapieverlauf zu lange nichts an den Interaktionsmustern eines Paares verändert? Wenn »mehr desselben« nicht funktioniert, können »Ausweichbewegungen« in die Vergangenheit und Zukunft gemacht werden, um bei beiden Partnern wieder Erinnerungen an die besseren Zeiten in der Paarbeziehung und Vorstellungen von einer besseren Zukunft zu aktivieren. Beides geschieht mit Vorteil mit erlebnisaktivierenden Methoden wie z. B. der Zeitlinie oder Übungen, die in Weber (2013) beschrieben sind.

Weiterführende Literatur

Borst, U. (2011). Wenn die Liebe überschattet wird. Ostfildern: Patmos.

DGPPN, BÄK, KBV & AWMF (2015). S3-Leitlinie/Nationale Versorgungs-Leitlinie (NVL) Unipolare Depression Langfassung 2. Aufl., Version 5, AWMF-Register-Nr. nvl-005 Ergänzungen.

Hell, D. (2014). Welchen Sinn macht Depression? Reinbek: Rowohlt.

Reiter, L. (1997). Zur Rolle der Angehörigen in der Therapie depressiver Patienten. In: L. Reiter, E. J. Brunner & S. Reiter-Theil (Hrsg.). Von der Familientherapie zur systemischen Perspektive. Heidelberg: Springer.

Ruf, G. D. (2015). Depression und Dysthymia. Störungen systemisch behandeln. Heidelberg: Auer.

Teil V

37 Angststörungen

Christina Hunger • Ulrike Willutzki

»Wenn einer keine Angst hat, hat er keine Fantasie« – so ein Zitat von Erich Kästner. Es trifft, ins Positive gekehrt, sehr gut auf Menschen mit einer Angststörung zu. Menschen mit Angststörungen verfügen über die ausgeprägte Fähigkeit, intensiv in Vorstellungsszenarios eintauchen zu können, meistens leider in negativ besetzte Szenarien. Dennoch bleibt die Kraft zur Vorstellung an sich etwas Besonderes und ein solch positiv konnotierendes Verständnis von Ängsten eine besondere Sinngebung, die für die Systemische Therapie charakteristisch ist.

37.1 Diagnostik, Komorbidität und Differenzialdiagnostik

Diagnostik. Die diagnostischen Kriterien der in diesem Kapitel beschriebenen Angststörungen sind in der ICD-10 für die Phobischen Störungen (F40: inkl. Agoraphobie mit/ohne Panikstörung; Soziale Phobie; spezifische Phobie) und anderen Angststörungen (F41: inkl. Panikstörung; Generalisierte Angststörung; Angst und depressive Störung, gemischt) operationalisiert.

Erhebungsinstrumente. Zur Einschätzung des Schweregrades und Typus existieren psychometrisch zuverlässige und normierte Fremd- und Selbstberichtsverfahren (Hoyer et al., 2005).

Epidemiologie. Angststörungen gehören zu den häufigsten mentalen Störungen in der deutschen Allgemeinbevölkerung (im Mittelwert ca. 15,3 %; Bandbreite: 7–16 %, Lebenszeitprävalenz). In der Allgemeinbevölkerung sind Frauen häufiger betroffen als Männer, in klinischen Populationen zeigt sich jedoch eine ausbalancierte Geschlechterverteilung. Angststörungen »kommen selten allein« – eher berichten Betroffene zusätzlich andere Angst-, Substanzkonsum- und depressive Störungen sowie ängstlich (vermeidende) Persönlichkeitsstörungen. Menschen mit Angststörungen verfügen oftmals über ein geringeres Einkommens- sowie Bildungsniveau und sind häufiger arbeitslos sowie unverheiratet. Erstmanifestationen zeigen sich bereits im Kindes- bzw. Jugendalter. Unbehandelt zeigen Angststörungen eher chronische Verläufe (Jacobi et al., 2014; Szafranski et al., 2014; Wittchen & Fehm, 2003).

Differenzialdiagnostik. Die Abgrenzung der einzelnen Angststörungen ist nicht einfach, da einzelne Symptome fließende Übergänge schaffen (s. Tab. 37.1).

Tabelle 37.1 Kurzdarstellung phobischer Störungen und anderer Angststörungen

Diagnose	Merkmal
Agoraphobie (F40.0)	Angst / Vermeidung von Situationen, aus denen eine Flucht nur schwer möglich erscheint (z. B. große Menschenmengen, Fahrstühle); mit / ohne Panikstörung (F40.00, F40.1) *Symptomwahrnehmung*: vitale Bedrohung, v. a. nicht-sichtbare Symptome (z. B. Herzrasen, Enge in der Brust, Benommenheitsgefühl) *Leitaffekt*: Vermeidung von Hilflosigkeit
Soziale Phobie (F40.1)	Angst / Vermeidung von Situationen, in denen peinliches Verhalten befürchtet wird (z. B. Sprechen mit unbekannten Personen und / oder Autoritäten) *Symptomwahrnehmung*: soziale Bedrohung, v. a. sichtbare Symptome (z. B. Erröten, Schwitzen, Stottern) *Leitaffekt*: Vermeidung sozialer Abwertung
Spezifische Phobie (F40.2)	Angst / Vermeidung einzelner, eng umschriebener Situationen, v. a. von Gegebenheiten der Natur (z. B. Spinnenphobie, Höhenangst) *Symptomwahrnehmung*: vitale Bedrohung *Leitaffekt*: Vermeidung von Hilflosigkeit
Panikstörung (F41.0)	plötzlich auftretende extreme Angst / Vermeidung von körperlichem Kontrollverlust (z. B. Sterben) *Symptomwahrnehmung*: vitale Bedrohung *Leitaffekt*: Vermeidung von Kontrollverlust
Generalisierte Angststörung (F41.1)	Sorgen über eine Vielfalt sozialer Situationen (z. B. Gesundheit, sozialer Status, Familie, Beruf), bezogen auf die eigene Person ebenso wie auf Dritte *Symptomwahrnehmung*: vitale Bedrohung *Leitaffekt*: Vermeidung existenzieller Katastrophen
Angst und depressive Störung, gemischt (F41.2)	gleichzeitiges Auftreten von Ängsten und Depression, ohne dass ein Störungsbild dominiert bzw. voll ausgeprägt ist

37.2 Systemtherapeutische Ziele und Strategien

In der Systemischen Therapie gibt es gut beschriebene Ansätze zur Behandlung von Angststörungen (Tab. 37.2). Auch existiert ein Übersichtsartikel zur Qualitätssicherung Systemischer Therapie und der Entwicklung einer systemtherapeutischen Adhärenzskala, die sowohl störungsspezifisch als auch störungsrelevant eingesetzt werden kann (Hilzinger et al., 2016).

Tabelle 37.2 Systemtherapeutische Ansätze bei Angststörungen (Hunger et al., 2016)

Ansatz	Ziele	Strategien
Evidenzbasierte Ansätze		
Wenn Lösungen das Ziel sind (Knekt et al., 2008)	»individuelle und systembezogene Ziel-/Ressourcen- und Lösungsarbeit« »Ableitung Lösungsmodell« »aus der Lösungsperspektive heraus Veränderungen im Hier und Jetzt angehen«	ressourcen- und lösungsorientierte Kurzzeittherapie
Von der Verschreibung des Symptoms zur Symptomlösung (Rakowska, 2011)	»individuelle Ziel-/Ressourcenarbeit« »Ableitung eines Modells zur Symptomverschreibung inkl. aufzusuchender Situation und zu zeigendem Verhalten« »Verschreibungen problematischer Symptommuster zur Veränderung sich selbst bestätigender Grundannahmen« »Rückfallprophylaxe«	strategische Kurzzeittherapie inkl. Symptomverschreibungen
Integration systemischer Arbeitsweisen (Schweitzer et al., eingereicht)	»ressourcenorientierter Aufbau und Gestaltung einer tragfähig-wertschätzenden Therapiebeziehung« »Verstehen des Familiensystems, v. a. der die Symptomatik aufrechterhaltenden Beziehungsmuster« »Entwicklung eines gemeinsamen Systemverständnisses und damit der intra- und interpersonalen Bedingtheit der sozialen Ängste sowie Behandlungsplanung« »Verschreibungen problematischer Symptommuster zur Veränderung sich selbst bestätigender Grundannahmen« »Dekonstruktion dysfunktionaler Glaubenssätze« »Rückfallprophylaxe«	radikaler Konstruktivismus; Systemdiagnostik (Genogramm, Netzwerkdiagnostik); Auftragskonstruktion; positive Konnotationen; Externalisierungen; Symptomverschreibungen; Skalierungen, Bilanzen; Sprechchöre; Einbezug wichtiger Bezugspersonen
Kombiniert-ressourcenorientierte Therapie (Willutzki et al., 2006)	»ressourcenorientierter Aufbau und Gestaltung tragfähig-wertschätzender Therapiebeziehung« »Ableitung Störungs-/Lösungsmodell« »Stärkung individueller Selbstwirksamkeit durch Rückbezug auf positiv gemeisterte Entwicklungsaufgaben, hypothetische Lösungen, Arbeit mit Vermeidungs-/Sicherheitsverhalten sowie Therapiefortschritt«	Ressourcendiagnostik; ressourcenorientierte Basisinterventionen; ressourcenorientiert interpretierte kognitiv-verhaltenstherapeutische Interventionen
Fallbeschreibungen		
Von der Choreografie der Unterscheidung (Eder, 2003)	»Eintauchen in individuelle Vorstellungsszenarios, inkl. Entwicklung kohärenter Lösungsnarrative« vom »Lösungsopfer« zum »Lösungstäter«	positive Konnotationen; Strategische Kurzzeittherapie inkl. Symptomverschreibungen

Tabelle 37.2 (Fortsetzung)

Ansatz	Ziele	Strategien
Evidenzbasierte Ansätze		
Wenn Leistung blockiert (Nardone & Hildenbrand, 2007)	»Verstehen individueller Sinnkonstruktionen« »Verschreibungen problematischer Symptommuster zur Veränderung sich selbst bestätigender Grundannahmen« »Auflösung der Selbstabwertungskämpfe und Initiierung ganzheitlicher Integrationsprozesse«	radikaler Konstruktivismus; strategische Kurzzeittherapie inkl. Symptomverschreibungen, kombiniert mit Erickson-scher Trance-Logik
Systemische Therapie in einer Sitzung (Schumacher, 2008a, 2008b)	»Exploration aufrechterhaltender Muster in der Beziehung zur Angst« »Entstörung der Zuordnung von körperlichen Phänomenen zu Bewusstseinsprozessen (z. B. erhöhte Herzfrequenz als Hinweis auf nicht [nur] Angst, sondern auch sportliche Aktivität)« »Ableitung eines Störungsmodells zu »acht Lösungen der Angst« (z. B. Kanalisierung von (Angst-)Energie in Beruf, Sport und Hobbys)«	alternative Erklärungen; Psychoedukation; positive Konnotationen; Externalisierungen; Symptomverschreibungen; Skalierungen

37.3 Klinische Praxis

Im Folgenden wird exemplarisch ein Fallbeispiel eines Klienten vorgestellt, der sich insbesondere mit der sozialen Bewertung durch andere beschäftigt (Primärdiagnose: Soziale Angststörung).

Fallbeispiel

Klient mit sozialen Abwertungsängsten

Hintergrund. In der ambulanten Versorgung stellte sich ein Ende 20-jähriger Klient mit primär generalisierter sozialer Angststörung und komorbid mittelgradig depressiver Episode vor. Er berichtete ausgeprägte Ängste vor allem beim Sprechen mit wenig bekannten Personen in kleinen Gruppen und in Leistungssituationen gegenüber Autoritäten (v. a. mündliche Prüfungen, Partys im Freundeskreis). Seit einem Jahr sei er praktisch den ganzen Tag zu Hause, habe starke Zukunftssorgen, weil er nicht wisse, ob er das Studium abschließen könne. Er gehe Aktivitäten, die er früher als lustvoll erlebt habe, nicht mehr nach und sei stimmungsbezogen äußerst niedergeschlagen. Im Herkunftssystem sei er leiblicher Sohn einer beruflich erfolgreichen Vaterlinie und einer künstlerisch talentierten Mutterlinie. Er sei drittes Geschwister eines leiblichen und eines Halbbruders mütterlicherseits. Im Gegenwartssystem lebe er in Partnerschaft.

Verlauf. Zu Beginn der Therapie stand der Aufbau einer tragfähig-wertschätzenden Beziehungsinteraktion im Therapiesystem im Mittelpunkt, zunächst eingebettet in die sorgfältige, gemeinschaftliche Formulierung des Auftrags und dessen, was Aufgabe der Therapeutin sein sollte. Als Therapieanlass beschrieb der Klient die Zuspitzung seines aufgrund der sozialen Ängste lange hinausgezögerten Studiums, bei dem ihm nun die Exmatrikulation wegen Überschreitung der maximalen Studiendauer drohte. In einer lösungsorientierten Anliegenarbeit formulierte er als Zielvorstellung über vor allem hypothetische Fragen wieder mehr Selbstachtung (z. B. »mit breiter Brust anderen gegenübertreten können«) und dadurch weniger Angst vor negativer und beschämender Kritik durch andere erleben zu wollen. Als Sinnesanker wählte er den Song *Like a Hobo* von Charlie Winston aus seinem Musikrepertoire, der ihn schon seit einiger Zeit begeistere. Darüber hinaus zeigte sich als Ergänzung dieser Zielvorstellung in einer späteren ebenfalls ressourcenorientierten Arbeit durch Aktivierung von Ausnahmen das Bild eines im Sandkasten lebensfroh spielenden, lachenden Jungen. Die ressourcenorientierte Betonung von Ausnahmen der sozialängstlichen und depressiven Symptomatik (z. B. »Früher war ich Klassensprecher«, »Ich bin eigentlich schon immer auch ein gemütlicher Mensch gewesen«) und Erlaubnis zu selbst gewähltem positivem Verhalten (z. B. »ausgedehntes Morgenritual mit Kaffee auf dem Balkon«) erlebten der Klient und die Therapeutin als besonders wertvoll im Aufbau einer stabilen und von gegenseitigem Respekt und Wertschätzung geprägten Therapiebeziehung. Der Klient erlebte sich in diesem Prozess als sehr selbstwirksam, da er direkt zu Therapiebeginn zur Dekonstruktion dysfunktionaler Glaubenssätze wie »Ich habe stets das Gefühl, etwas falsch oder nicht richtig gemacht zu haben!«, »Ich kann halt nix wirklich gut!« und »Die anderen denken von mir ›Was ist das denn für eine Schnarchnase!‹« beitrug. Auch bemerkte er, dass er mit einem gemütlichen Morgenkaffee nicht nur sich selbst, sondern ebenso andere wie seine Partnerin begeistern konnte. Als erstes wichtiges Fazit formulierte er: »Kümmere ich mich um mich, sorge ich auch gut für andere.«

In der Entwicklung eines gemeinsamen Systemverständnisses auf Basis der intra- und interpersonalen Bedingtheit der sozialen Ängste, Depression, familien- und arbeitsbezogenen sozialen Interaktionen zeigte sich vor allem die große Ehrfurcht vor dem Vater als »Leistungsträger der Familie«. Hilfreich war hier der Blick auf die entstörenden und aufrechterhaltenden Beziehungsmuster in einer Genogrammarbeit und Diagnostik des sozialen Unterstützungs- und Angstnetzwerkes. Auf seinen Vater hatte der Klient oft bewundernd geschaut, ihn bewundert und im subjektiv wahrgenommenen Wunsch des Vaters ein technisches und nicht musisches Studium gewählt. In der Behandlungsplanung stimmten der Klient und die Therapeutin überein, aufgrund aktuell anstehender Prüfungen im Studium zunächst die sozialängstliche Symptomatik im professionellen Bereich anzugehen und familienbezogene Themen flankierend dabei zu berücksichtigen.

In einer Problemlösungsarbeit auf Grundlage von Externalisierungen zeigte sich jedoch sogleich, dass die Angst vor negativer Bewertung durch andere schon seit frühester Kindheit bestand. Als ursächlich beschrieb der Klient seine Wahrnehmung des Vaters als »Übermenschen« und gleichzeitig »komisch« im Umgang mit dem Halbbruder (z. B. keine Geburtstagsgeschenke, kein Interesse an dessen Sport). Das hatte ihn in der wahrgenommenen Stabilität seiner Beziehung zu den Eltern verunsichert. Erst auf der Hochzeit des Halbbruders erfuhr der Klient, dass sein Halbbruder nicht der leibliche Sohn des Vaters sei. Gegenüber dem Klienten hingegen zeigte sich der Vater stets loyal und betonte, der Klient solle eigenmächtig einen für ihn passenden Beruf wählen. Als die nächste große Prüfung anstand, erlebte der Klient schließlich eine ausgeprägte Krise. In Erinnerung an die Problemlösungsarbeit und seinen Wunsch, »ich zu sein, fröhlich und lachend, beruflich und privat den Augenblick genießend«, zeigten sich ausgeprägte Zweifel an der Fortführung des Studiums. Dieses habe ihm noch nie gefallen. Bei Gedanken an den Abbruch des Studiums zeigte sich jedoch deutliche Angst, begleitet von massiver Selbstabwertung, einerseits vor dem Vater und andererseits inzwischen auch vor »der Gesellschaft«, nach so langer Studienzeit versagt zu haben. Mit verzweifelt-aufgelöstem Blick in den Spiegel schwor er sich, sich so nie wieder erleben zu wollen. Er entschied sich gegen die Prüfung, stellte sich seiner extremen Angst vor dem familiären Ausschluss und berichtete seinen wichtigen Bezugspersonen von seinen Zweifeln daran, das Studium überhaupt beenden zu wollen. In den folgenden Familien- und Paargesprächen zeigten sich die Angehörigen ausgesprochen unterstützend, v. a. da sie den Sohn, Bruder und Partner nun deutlich mehr als Mensch mit eigener Meinung, voller Stimme und körperlicher Präsenz (»breiter Brust«) wahrnahmen. Zirkuläre Fragen ermöglichten den Systemmitgliedern, sich nun auch selbstsicherer im Kontakt mit dem Klienten zu erleben. Gemeinsam formulierten sie, dass eine auf Gegenseitigkeit beruhende sichere soziale Interaktion die Möglichkeit zur Wahrnehmung sozialer Ablehnung vermindere. Diese Erkenntnis stärkte die Systemmitglieder sowohl reziprok in ihrer sozialen Interaktion miteinander als auch jeden für sich in seinem jeweiligen sozialen System.

Gleichzeitig beschrieb die Familie die großen Herausforderungen eines solch veränderten Verhaltens. Besonders der Mutter fiel es schwer, den erwachsenen Status ihres »Jüngsten« anzuerkennen und ihn selbstverantwortlich seine finanzielle Situation gestalten zu lassen. In einer Arbeit zur positiven Konnotation dieser Situation im Einzelsetting konnte der Klient die umfängliche finanzielle Versorgung durch die Eltern als Chance benennen, sich ungeachtet externer Notwendigkeiten gemäß seinen individuellen Kompetenzen sowie Interessen frei weiterzuentwickeln. So erprobte er verschiedene musische (Berufs-)Möglichkeiten (z. B. Leitung einer Grundschulmusik-AG) und erlebte ein Eintreten für seine Wünsche und Bedürfnisse, ohne dass der antizipierte soziale Ausschluss real wurde.

In der Rückschau auf den therapeutischen Prozess konnte der Klient bedeutsame intra- und interpersonelle Veränderungen entlang seiner eingangs formulierten Anliegen beschreiben. Auf intrapersoneller Ebene besonders bedeutsam war für ihn, »dass ich mich getraut habe, mein ganz eigenes Gesicht zu zeigen; dass ich mich mir selbst gestellt habe, dabei einen Riesenschritt gemacht habe und heute viel näher an mir selbst dran bin«. Auf interpersoneller Ebene zeigte sich die Feststellung »Es ist gerade nicht gut, daher lass uns gucken, dass wir es ändern, vielleicht sogar besser machen« als wesentlich in der Initiierung positiver Veränderungsprozesse. So hatte der Klient erfahren, wie wichtig es für ihn war, sich stets treu zu bleiben und dadurch gleichzeitig zunehmend an Freiheit zu gewinnen.

Abschluss. Die Therapie abschließend formulierte der Patient in einer Bilanzierungsarbeit, dass er sich nun auch in sozialen Interaktions- und Leistungssituationen traue, 70 % seiner Persönlichkeit versus 30 % zu Behandlungsbeginn zu zeigen. Zugleich hatten sich seine sozialen Ängste von zuvor 100 % auf 35 % verringert. Insgesamt beschrieb er, nun viel besser prüfen zu können, was er in bestimmten Situationen von sich sowie anderen einfordere und wie er dabei sympathisch im Kontakt bleiben könne. Diese Erfolge hielt der Klient in Form einer Urkunde mit dem eingangs erwähnten Bild eines im Sandkasten lebensfroh spielenden, lachenden Jungen für sich und mit Ausblick auf die Zeit nach Therapieende fest.

37.4 Weitere Therapieoptionen

Laut S3-Leitlinie (Bandelow et al., 2015), die im Bereich der Psychotherapie jedoch nur Richtlinienverfahren berücksichtigt, soll bei spezifischer Phobie expositionsbasierte Kognitive Verhaltenstherapie angeboten werden. Für die anderen phobischen Störungen und anderen Angststörungen ist Psychotherapie und / oder Pharmakotherapie im Sinne evidenzbasierter Behandlungsmethoden zu empfehlen. Dabei ist die Präferenz des informierten Klienten zu berücksichtigen, d. h., es muss zuvor über Wirkeintritt, Nachhaltigkeit, unerwünschte Wirkungen und Verfügbarkeit der Therapien aufgeklärt werden. Die Leitlinie empfiehlt, zunächst die Kognitive Verhaltenstherapie anzubieten. Erweist diese sich nicht als wirksam, ist sie nicht verfügbar oder entgegen der Präferenz des Klienten, soll eine Psychodynamische Psychotherapie angeboten werden. In jedem Fall soll sich die Behandlung an gut fundierten Manualen orientieren (z. B. Leichsenring et al., 2015; Schweitzer et al., eingereicht; Stangier et al., 2016). Psychopharmakotherapeutisch sollen Antidepressiva angeboten werden, v. a. Selektive Serotonin- oder Noradrenalin-Wiederaufnahmehemmer (SSRIs, SNRIs).

Aussagen über eine Empfehlung zu Systemischer Therapie werden in der S3-Leitlinie nicht getroffen. Hierbei ist zu berücksichtigen, dass die systemischen Dachverbände nicht zu den an der Erstellung der Leitlinien beteiligten Fachgesellschaften, Berufsverbände und Organisationen zählten. Gerade in den letzten Jahren wurden systemtherapeutische Zugänge für die Psychotherapie der Angststörungen entwickelt (s. Tab. 37.2, für Angststörungen), deren Effektivität gezeigt werden konnte. Zudem ist die Systemische Therapie bei Erstellung dieses Beitrages (noch) nicht sozialrechtlich anerkannt.

37.5 Gute Erfahrungen und typische Schwierigkeiten

Gute Erfahrungen. Die Arbeit mit Klienten mit Angststörung bereitet viel Freude. Viele Klienten sind stets bemüht, mitzuarbeiten und zeigen eine hohe Veränderungsmotivation. Ist erst mal eine tragfähige therapeutische Beziehung aufgebaut, spielen die Ängste im Therapiegeschehen weniger im Vordergrund mit und es kann zu sehr fruchtbaren Veränderungsprozessen kommen. Wird die ausgeprägte Fähigkeit, intensiv in Vorstellungsszenarios eintauchen zu können, im therapeutischen Geschehen wertschätzend genutzt, eröffnen sich viele Zugänge zu systemtherapeutischen Experimenten und Interventionen.

Typische Herausforderungen. Für Klienten mit Angststörungen ist die Aufnahme einer neuen, auch der therapeutischen Beziehung oftmals ambivalent. Einerseits wird sozialer Anschluss an das therapeutische Hilfesystem gesucht; andererseits wird die Aufnahme einer neuen sozialen Beziehung als bedrohlich erlebt. Komplementäres Beziehungsverhalten, d. h. sich erfüllend und bestätigend zu den für den Klienten wichtigen positiven Zielen zu verhalten, bietet dem Klienten einen Ausweg aus diesem scheinbaren Dilemma (Willutzki, 2002). Möglichen Verführungen zu symmetrischer Kommunikation kann durch eine offene und den Klienten und seine Bedürfnisse, jedoch nicht die Symptomatik, wertschätzende und respektierende Haltung begegnet werden. Gerade für Angstpatienten bedeutet die Möglichkeit, sich in einer sicheren und angstfreien Umgebung auszudrücken, einen bedeutsamen Unterschied im emotionalen Erleben und im Vergleich zu ihren oftmals alltäglichen Erfahrungen (Bateson, 1983). Transparenz und Authentizität im therapeutischen Vorgehen ist stets wichtig. Dies kann besonders in der Symptomverschreibung bedeutsam werden, vor allem wenn Rationale offen kommuniziert werden und es eher um ein »Spielen mit den Symptomen« seitens des Klienten als um eine einwandfrei gesetzte Intervention des Therapeuten geht.

Darüber hinaus zeichnen sich Familien von Klienten mit Angststörung vielfach durch ein sehr zugewandtes und nach Harmonie strebendes Familienklima aus. In Familiengesprächen geht es nicht selten um das gegenseitige Sich-etwas-Zutrauen und darum, eigene Bedürfnisse wahrzunehmen und zu kommunizieren, bis hin zur Ermutigung, sich sozial sympathisch konstruktiv auseinanderzusetzen. Insofern unterscheiden sie sich von zum Beispiel offen strittigen Familien- und Paarsystemen.

Empfehlungen für die Supervision. Die Supervision sollte möglichst handlungsbasiert therapeutische Dialoge und Angebote von therapeutischen Experimenten an die Klienten ermöglichen, v. a. in Videoanalysen, Rollenspielen und Live-Demonstrationen (Milne et al., 2010). So kann die Sicherheit und Authentizität im therapeutischen Tun ebenso wie im Umgang mit sozialen Konflikten gestärkt werden. Gerade für ängstliche Klienten mag dies besonders hilfreich sein. In einer als sicher erlebten Umgebung fällt es den Klienten leichter, therapeutische Angebote in ihrer Passung auch für sich selbst zu überprüfen. Dies wiederum ist wichtig, damit Entscheidungen nicht vorschnell und in Angst oder Panik getroffen werden, etwas falsch zu machen oder den Therapeuten als Bindungsperson zu verlieren. Darüber hinaus kann die sowohl störungsspezifisch als auch störungsrelevant nutzbare systemtherapeutische

Adhärenzskala (Hilzinger et al., 2016) in der Frage »Wie prüfe ich, ob es systemisch war?« für Supervisoren als auch Supervisanden hilfreich sein.

37.6 Empirische Befunde und kritische Einordnung

Es existieren bisher vier Wirksamkeitsstudien zur Systemischen Therapie der Angststörungen.

- **Lösungsorientierte Kurzzeittherapie (LKT; Knekt et al., 2008**). Im Vergleich zu Psychodynamischer Psychotherapie / Psychoanalyse zeigte die LKT in bis zu 12 drei- bis vierwöchentlichen, dyadischen Therapiestunden eine stärkere psychopathologische Symptomreduktion bei Nachbefragung 18 Monate nach Therapiebeginn.
- **Kombiniert-ressourcenorientierte Therapie (KROT; Willutzki et al., 2006).** Im Vergleich zu Kognitiver Verhaltenstherapie zeigte die KROT in bis zu 30 wöchentlichen, dyadischen Therapiestunden eine stärkere Reduktion sozialängstlicher Symptome, mit stabilen Effekten über zwei bis zehn Jahren (Willutzki et al., 2012).
- **Strategische Kurzzeittherapie (SKT; Rakowska, 2011).** Im Verglich zu minimal unterstützender Therapie (MUT) zeigte die SKT in 10 wöchentlichen, dyadischen Therapiestunden eine stärkere Reduktion sozialängstlicher Symptomatik. Dieses Ergebnis zeigte sich jedoch nur für Klienten ohne komorbide Persönlichkeitsstörung.
- **Integration systemischer Arbeitsweisen (ISA; Schweitzer et al., eingereicht).** Im Vergleich zu Kognitiver Verhaltenstherapie zeigte die ISA in bis zu 26 (mehr-)wöchentlichen, dyadischen wie auch wichtige Bezugspersonen einschließenden Therapiestunden eine stärkere Reduktion sozialängstlicher Symptomatik, mit stabilen Effekten bis zu neun Monate nach Therapiebeginn.

In der systemtherapeutischen Forschung rund um Angststörungen werden v. a. dyadische Settings genutzt. Die Einbindung von Bezugspersonen wird nur im integrativen systemtherapeutischen Ansatz explizit gefordert. So sind Aussagen über die Wirksamkeit von Mehrpersonensettings bisher noch unzuverlässig. Unter Berücksichtigung auch der in Tabelle 37.2 beschriebenen Ansätze fällt auf, dass überwiegend mit Lösungs- in Ergänzung zu Störungsmodellen gearbeitet wird und Symptomverschreibungen in den meisten Ansätzen die am stärksten betonte Intervention darstellt.

FAQ

Kommen ängstliche Menschen trotz ihrer Angst überhaupt in Therapie?
Viele Klienten erleben einen hohen Leidensdruck, der zur Veränderung motiviert. Bei erster Kontaktaufnahme sind die meisten Klienten zudem bereits aus der tiefsten Krise heraus (Prior, 2010). Bedeutsam ist, frühzeitig wichtige Bezugspersonen z. B. über Genogrammarbeit und Netzwerkdiagnostik zu identifizieren und in den Therapieraum einzuladen. Auch das kann zur erlebten Sicherheit des Klienten beitragen, wenn der »Beschützer« in die Therapie eingebunden und später aus dieser Rolle entbunden werden darf.

Haben ängstliche Menschen überhaupt wichtige Bezugspersonen?
Ja, auch Menschen mit Angststörungen haben Personen, die ihnen wichtig sind, die sie unterstützen und/oder die ihnen Angst machen (Hunger, et al., in Vorb.). Erneut wird der Einbezug wichtiger Bezugspersonen bedeutsam. Dabei kann das »wie« der Einladung und der Umgang mit antizipierten sozialen Erfolgs- wie auch Misserfolgserlebnissen im therapeutischen Prozess sehr gut genutzt werden.

Wann ist der Einbezug wichtiger Bezugspersonen schädlich?
Generell sind alle in die Entstehung und Aufrechterhaltung der Symptomatik involvierten sozialen Interaktionspartner zu berücksichtigen (»face-to-face« oder virtuell, z.B. über zirkuläre Fragen). Wenn Klienten und/oder wichtige Bezugspersonen sich aber zu sehr gedrängt fühlen, am therapeutischen Gespräch teilzunehmen, ist der Aufbau einer Sicherheit vermittelnden tragfähigen therapeutischen Beziehung erschwert bis unmöglich. In diesem Fall ist der mit beiden Optionen verbundene antizipierte Gewinn und Verlust mit dem Klienten abzuwägen. Wichtig ist stets, dabei die Wünsche, Bedürfnisse und Entscheidungen des Klienten ebenso wie der Systemmitglieder im Sinne viel gerichteter Parteilichkeit zu respektieren.

Weiterführende Literatur

Eder, L. (2003). Der systemische Ansatz in der Therapie sozialer Ängste. Psychotherapie im Dialog, 4 (1), 17–24.

Hunger, C., Schweitzer, J. & Hilzinger, R. (2016). Wenn einer keine Angst hat, hat er keine Phantasie. Soziale Ängste, soziale Angststörungen und systemtherapeutische Behandlungsmöglichkeiten. Familiendynamik, 41 (2), 2–15.

Schumacher, B. (2008a). Systemische Angsttherapie in einer Sitzung, Teil I. Familiendynamik, 33 (1), 16–34.

Schumacher, B. (2008b). Systemische Angsttherapie in einer Sitzung, Teil II. Familiendynamik, 33 (2), 177–193.

Schweitzer, J., Hunger, C. & Hilzinger, R. (eingereicht). Soziale Angststörungen (Reihe: Störungen systemisch behandeln; Hrsg. Hans Lieb). Heidelberg: Auer.

Willutzki, U., Neumann, B., Haas, H., Koban, C. & Teismann, T. (2006). Therapiemanual zur kombiniert-ressourcenorientierten Vorgehen bei sozialen Ängsten. Bochum: Fakultät für Psychologie, Ruhr-Universität Bochum.

38 Zwangsstörungen

Igor Tominschek

38.1 Diagnostik, Komorbidität und Differenzialdiagnostik

Bei Zwangsstörungen erkennen die Betroffenen die Sinnlosigkeit ihrer Gedanken und Handlungen (sog. Ich-Dystonie), müssen diese aber trotzdem immer wieder denken bzw. ausführen. Es gibt zwei Häufigkeitsgipfel bei der Entstehung: einen zwischen 12–15 Jahren (early-onset) und einen zweiten mit Anfang 20 Jahren (late-onset). Die Prävalenz in der Bevölkerung liegt bei ca. 3 % und ist nicht kulturspezifisch. Frauen haben häufiger Waschzwänge, Männer häufiger Kontrollzwänge. Differenzialdiagnostisch ist die Zwangsstörung abzugrenzen von einer hypochondrischen Störung, einer Generalisierten Angststörung, einer Essstörung, von Störungen der Impulskontrolle sowie von der Zwanghaften Persönlichkeitsstörung. Die häufigste Komorbidität stellt eine Depressive Störung dar, da sich Zwangspatienten durch ihre Symptome im Alltag häufig stark beeinträchtigt sind.

38.2 Systemtherapeutische Ziele und Strategien

Aus Sicht der Selbstorganisation (Schiepek et al., 2013; Kap. 3) stellt die Zwangsstörung einen Ordner dar, der dafür sorgt, dass der Ist-Zustand aufrechterhalten wird. Innerpsychisch führt die Zwangsstörung dazu, dass der Betroffene sich mit seinen Zwangsgedanken und -handlungen beschäftigt, statt sich anstehenden Herausforderungen zu stellen. Interpersonell erzwingt der Betroffene über die Zwangsstörung, dass sich seine Bezugspersonen seinem Zwangssystem unterordnen.

> **!** In der Therapie hilft der Therapeut dem Klienten (und seinen Bezugspersonen), das Prinzip der Zwangsstörung zu verstehen und den Fokus von der Symptomatik zu den Problembereichen zu lenken.

Die Problembereiche, die im Zusammenhang mit der Zwangsstörung stehen, sind den Systemmitgliedern häufig nicht bewusst, da die Symptomatik deren Aufmerksamkeit bindet (z. B. der überfällige Auszug eines adoleszenten Zwangspatienten aus dem Elternhaus). Zwangsstörungen erzeugen einerseits Leid beim Betroffenen, sind andererseits aber auch sehr wirksam zur Spannungsreduktion bei aversiven emotionalen Zuständen (v. a. Angst, Ärger, Wut, Ekel, Ohnmacht). Durch die ritualisierte Ausführung vermitteln Zwänge beim Betroffenen zumindest kurzfristig ein Gefühl von Kontrolle und Sicherheit. Wenn der Betroffene in der Therapie seine Zwänge unterlässt, muss er sich mit den aversiven Emotionen auseinandersetzen. Damit dies möglich wird, benötigt er einen stabilen therapeutischen Rahmen, z. B. in Form einer stabilen therapeutischen Beziehung und ggf. auch eines Kliniksettings (s. hierzu auch die generischen Prinzipien aus Haken & Schiepek, 2006, S. 436ff). Damit die ordnende und stabilisierende Funktion der Zwangsstörung überflüssig wird, muss der Betroffene lernen seine Emotionen funktionaler zu regulieren, und das System muss die Problembereiche hinter den Zwängen erkennen und bereit sein, sich mit ihnen auseinanderzusetzen. Dabei sind Paar- und Familiengespräche hilfreich.

38.3 Klinische Praxis

Da Angehörige häufig auch unter den Folgen der Zwänge leiden – z. B. weil sie bestimmte Bereiche der gemeinsamen Wohnung nicht mehr benutzen dürfen – ist es sinnvoll, sie frühzeitig in Form von Familien- und Paargesprächen in die Therapie einzubinden. Ihnen sollte erklärt werden, dass der Betroffene sich den zwangsauslösenden Situationen stellen muss. Das Expositionstraining mit Reaktionsverhinderung ist nach anfänglicher Überwindung für den Betroffenen befreiend und motivierend, reicht aber als einzelne Intervention nicht aus. Eine Therapie der Zwangsstörung, die nachhaltige Symptomfreiheit für sich beansprucht, sollte folgende Aspekte berücksichtigen:

- **Psychoedukation.** Hier soll ein biopsychosoziales Erklärungsmodell für die Entstehung und ein Verständnis für die Funktion der Zwänge aufgebaut werden. Im Verlauf einer gelingenden Therapie macht der Betroffene die Erfahrung, dass durch die Steigerung seiner Affekttoleranz, seiner sozialen Kompetenz und seiner Selbstfürsorge die Zwänge überflüssig werden.
- **Exposition.** Das Expositionstraining mit Reaktionsverhinderung hilft den Betroffenen, einen Zugang zu unterdrückten Emotionen und damit verbundenen Konflikten zu finden. Außerdem fördert es das Erlernen einer funktionalen Affektregulation.
- **Frage nach einer symptomfreien Zukunft.** Fragt nach einem Leben ohne Zwangssymptomatik und gibt Hinweise darauf, welchen Problembereichen sich der Betroffene (bzw. das System) stellen müsste.
- **Einbindung von relevanten Systemmitgliedern.** Paar- und Familiengespräche helfen herauszufinden, welchen Anteil jedes Systemmitglied dazu beiträgt, dass die Zwangssymptomatik aufrechterhalten wird. Den Angehörigen sollte erklärt werden, dass sie dem Betroffenen nicht »beim Zwang« helfen können. Auch professionelle Helfer können ungewollt zur Aufrechterhaltung der Zwangsstörung beitragen.

Fallbeispiel

Fallbeispiel 1: erwachsen werden

Eine Ende 20-jährige Studentin wird mit Infektionsängsten und daraus resultierenden Wasch- und Kontrollzwängen in der Klinik aufgenommen. Die Wochen vor Aufnahme musste sie von ihrer Mutter wie ein kleines Kind versorgt werden, da sie aufgrund ihrer Infektionsängste nicht mehr in der Lage war, alleine einzukaufen, zu kochen und ohne beruhigende Rückversicherungen zu essen und zu trinken. In der Klinik fordert sie immer wieder die Zuwendung der Therapeuten ein und versucht, eine Sonderbehandlung zu erreichen. Die Eltern werden täglich von ihr angerufen und vor allem der Vater (von Beruf Arzt) muss ihr immer wieder versichern, dass keine Gefahr besteht. In mehreren Familiengesprächen stellt sich heraus, dass der Vater – ebenso wie die Tochter – der »schönen Zeit« nachtrauert, als die Kinder »noch klein« waren, man gemeinsam in den Urlaub fuhr und viel Zeit zusammen verbrachte. Die Mutter versucht ihrer Tochter schon seit längerem Grenzen zu setzen, der Vater würde aber immer wieder nachgeben, da er ja auch ihr »Hausarzt« sei. Mit den Familienmitgliedern wird eine Reduktion der Telefonkontakte vereinbart. Aber erst nachdem die Patientin einen neuen Partner kennenlernt, vor dem sie ihre Zwangsstörung verheimlicht, ist sie bereit, nicht mehr so häufig mit den Eltern zu telefonieren, ihre Zwangshandlungen und ihr Vermeidungsverhalten zu reduzieren und sich »erwachsen« zu verhalten.

Fallbeispiel 2: Grenzen akzeptieren

Ein junger Mann kommt auf Anraten seines ambulanten Therapeuten in die Klinik, da er Wasch- und Sammelzwänge hat. Diese bestünden bereits seit dem Jugendalter, hätten sich aber mit dem Wohnortwechsel zu Beginn seines Studiums deutlich verstärkt. In der Klinik fällt er durch seine freundlich-unverbindliche Art und das Aufschieben von Therapieaufgaben auf. In den Familiengesprächen mit den getrennten Eltern wird deutlich, dass er sich – im Gegensatz zur Schwester – in der Schule nie für gute Leistungen anstrengen musste und deswegen als »hochbegabt« angesehen wurde. Der beruflich erfolgreiche Vater fühle sich der zielstrebigen Tochter nahe und kritisiere den Sohn, weswegen die Mutter von ihrem Sohn immer weniger gefordert und ihn verteidigt habe. Im Verlauf der weiteren Gespräche wurde vereinbart, dass Vater und Sohn sich regelmäßig treffen, aber nicht mehr über die Zwänge sprechen, und dass die Mutter nicht mehr die Wohnung des Sohnes reinigt. Es wurde besprochen, dass der Sohn die gleiche finanzielle Unterstützung von den Eltern bekommt wie die Tochter, darüber hinaus aber keine Sonderzuwendungen. Außerdem wurde eine Frist gesetzt, bis wann der Sohn sich für oder gegen ein neues Studium entscheiden muss. Die Klarheit der Eltern half dem Patienten, Grenzen anzuerkennen und Veränderungsmotivation aufzubauen. Er kümmerte sich um einen Nebenjob und entschied sich für ein duales Studium, das er zu Beginn des Klinikaufenthaltes als »minderwertig« im Vergleich zum universitären Studium eingestuft hatte. Im Verlauf der Therapie wurde immer weniger über seine Zwänge und immer mehr über seine Berufswahl gesprochen.

38.4 Weitere Therapieoptionen

Die Wirksamkeit der Kognitiven Verhaltenstherapie (KVT) und des Expositionstrainings mit Reaktionsverhinderung ist durch viele Studien belegt worden (s. S3-Leitlinie, DGPPN, 2018). Allerdings zeigen katamnestische Untersuchungen, dass sich die Zwangssymptomatik bei ca. einem Drittel der Betroffenen trotz Expositionsbehandlung nach einiger Zeit wieder einstellt. Deswegen werden in den letzten Jahren achtsamkeitsbasierte Ansätze – z. B. die Akeptanz- und Commitmenttherapie (ACT; Hayes & Strosahl, 2014) eingesetzt, um die Affekttoleranz und Veränderungsmotivation der Betroffenen zu steigern. Auch die Psychopharmakotherapie hat einen zentralen Stellenwert bei der Therapie der Zwangsstörung. Vor allem bei komorbiden depressiven Störungen, bei starker Symptomausprägung, reinen Zwangsgedanken und beim Fehlen bzw. Versagen von Psychotherapie hat sich der Einsatz von selektiven Serotonin-Wiederaufnahmehemmern (SSRI) bewährt. Allerdings zeigt sich bei alleiniger Psychopharmakotherapie häufig lediglich eine Abnahme der Symptomatik und beim Absetzen ein Rückfall. Insofern sollten SSRI möglichst mit Psychotherapie kombiniert werden.

38.5 Gute Erfahrungen und typische Schwierigkeiten und Fehler

Zwangspatienten neigen dazu, ihre Zwangssymptome kognitiv lösen zu wollen. Dies kann zu langen Diskussionen über Sinn und Unsinn der Symptomatik führen, wenn der Therapeut diese nicht begrenzt. Der Zwangspatient sollte mithilfe der Therapie neue emotionale und interpersonelle Erfahrungen machen. Emotionsaktivierende Techniken wie Rollenspiele, Stuhldialoge, Skulpturarbeit und Expositionstraining sind hierbei hilfreich. Bei lebenden Skulpturen sollte unbedingt auch der Zwang aufgestellt werden, da hierbei seine Funktion im System ersichtlich wird. Bei stark ausgeprägter Zwangssymptomatik ist in der Regel ein störungsspezifisches Gruppensetting notwendig (Tominschek & Schiepek, 2007; Tominschek et al., 2016). Der Vorteil einer tagesklinischen Behandlung besteht darin, dass der Patient das Setting und die hohe Therapiedosis einer Klinik bekommt, gleichzeitig aber weiterhin in seinem persönlichen Umfeld wohnt und mit relevanten Bezugspersonen interagiert.

38.6 Empirische Befunde und kritische Einordnung

Klinische Forschung zur Zwangsstörung gibt es vor allem im Bereich der Verhaltenstherapie und der Psychopharmakotherapie. Ein ausschließlich systemisches Vorgehen kann bei diesem Störungsbild bisher nicht empfohlen werden. Bewährt hat sich eine Kombination aus Psychoedukation über das Störungsbild, verhaltenstherapeutischem Expositionstraining, emotionsfokussierten Techniken und der Einbindung von Angehörigen in Form von Paar- und Familiengesprächen.

FAQ

Sind Zwangsstörungen therapieresistent?
Zwangsstörungen können heute erfolgreich behandelt werden. Entscheidend hierbei sind störungsspezifische Kenntnisse des behandelnden Therapeuten und eine aktive Mitarbeit des Patienten.

Wie sollen sich Angehörige verhalten?
Angehörige werden meist in das Zwangssystem des Betroffenen eingebunden und leiden darunter. Es ist für einen positiven Therapieverlauf entscheidend, dass Angehörige ermutigt werden, sich gegenüber den Zwängen abzugrenzen.

Ist es sinnvoll mit dem Betroffenen über seine Zwänge zu diskutieren?
Der Betroffene benötigt ein einfaches Erklärungsmodell, z. B. das Zwei-Faktoren-Modell nach Mowrer (1947). Dieses erklärt die spannungsreduzierende Funktion der Zwänge, die im Sinne einer negativen Verstärkung zur Aufrechterhaltung und Ausweitung der Zwangssymptomatik beiträgt. Über eine systemische Selbstbeobachtung können sowohl die Auslöser wie auch die Funktion der Zwänge verstanden werden.

Weiterführende Literatur

Tominschek, I. & Schiepek, G. (2007). Zwangsstörungen. Praxis der Paar- und Familientherapie, Band 4. Göttingen: Hogrefe.

Tominschek, I., Zaudig, M., Mehl, C., Vant, E. & Hauke, W. (2016). Gruppentherapie bei Zwangsstörungen. Ein verhaltenstherapeutisch-systemischer Leitfaden. Göttingen: Hogrefe.

39 Belastungs-, Anpassungsstörungen und einfache PTBS

Urs Hepp • Jochen Binder

39.1 Diagnostik, Komorbidität und Differenzialdiagnostik

Belastende Lebensereignisse gehören zum Leben und sind nicht a priori pathogen. Zudem haben die meisten Menschen eine gute Resilienz und entwickeln im Laufe ihres Lebens ein Repertoire an Copingstrategien. Therapie oder Beratung sind erst dann nötig, wenn diese Copingstrategien nicht mehr ausreichen (Lazarus, 1993). Lazarus Stresstheorie betont die primäre und sekundäre Bewertung stressvoller Ereignisse, die individuell sehr unterschiedlich sein können. So kann dieselbe stressvolle Situation von verschiedenen Menschen als Herausforderung (challenge), als Bedrohung (threat) oder als Schädigung/Verlust (harm/loss) erlebt werden. Die sekundäre Bewertung betrifft die Beurteilung der eigenen Fähigkeit, das Ereignis zu bewältigen, was wiederum von den individuellen Copingstrategien abhängt. Eigene Erwartungen bezüglich der Erholungsfähigkeit sind ein wichtiger Prädiktor für das gesundheitsbezogene Outcome (Mondloch et al., 2001). Nach Lazarus wird bei stressvollen Situationen, die als kontrollierbar erlebt werden, eher problemorientiertes Coping zum Tragen kommen. Wird die Situation hingegen als unveränderbar erlebt, werden eher emotionsorientierte Copingstrategien eingesetzt (Lazarus, 1993; Lazarus & Folkman, 1984). Allerdings gibt es ganz unterschiedliche Copingstile und es gibt nicht ein richtiges Coping (Chung et al., 2001). Zudem ist Coping wahrscheinlich sowohl State als auch Trait, d. h., je nach Lebenssituation können sich Copingstrategien auch an die Situation anpassen (Lazarus & Folkman, 1984; Schnyder et al., 2000).

In Situationen, wo Betroffene realistischerweise wenig Einfluss haben, kann allzu aktives Coping durchaus auch negativ sein. Galt lange Zeit aktives problemorientiertes Coping als hilfreich in Belastungssituationen, zeigt sich, dass je nach Phase andere Copingstrategien sinnvoll und wirkungsvoll sind. So ist wahrscheinlich aktives-problemorientiertes Coping nach schweren unfallbedingten Verletzungen auf der Intensivstation, wo die Patienten tatsächlich weitgehend den Behandlern und der Situation »ausgeliefert« sind und sie wenig Einfluss auf das Geschehen nehmen können, wenig hilfreich, während diese Copingstrategie im späteren Verlauf der Rehabilitation durchaus erfolgsversprechend sein kann (Hepp et al., 2005). Wird die Vorstellung von Beherrschbarkeit einer Situation über- oder unterschätzt, kann dies die Resilienz schwächen (Boss, 2008).

! Es gibt keine »typischen« Verläufe nach belastenden Lebensereignissen, die Entwicklung und der Verlauf einer posttraumatischen Symptomatik können individuell sehr stark voneinander abweichen (Hepp et al., 2008), wobei es sowohl degressive Verläufe als auch Verläufe mit verzögerter und/oder zunehmender Symptomatik gibt. Dies hat Einfluss auf die Bewältigungsstrategien und die Therapie.

Unterscheidungskriterien. Bei potenziell traumatischen Ereignissen wird unterschieden zwischen einmaligen Ereignissen, wie Unfällen, Naturkatastrophen, einmaligen gewalttätigen Übergriffen einerseits und lang anhaltenden, wiederkehrenden, meist in der Kindheit beginnenden Traumatisierungen andererseits. Es wurden dafür auch die Begriffe Typ-1- und Typ-2-Traumata verwendet. In der ICD-11, die zurzeit in Erarbeitung steht, werden voraussichtlich die Posttraumatische Belastungsstörung, die komplexe posttraumatische Belastungsstörung, die anhaltende Trauerreaktion und die Anpassungsstörung unterschieden. Die komplexe posttraumatische Belastungsstörung tritt nach extrem bedrohlichen Ereignissen oder wiederholten und/oder anhaltenden bedrohlichen Ereignissen auf. Die komplexe posttraumatische Belastungsstörung zeichnet sich zusätzlich durch schwere Probleme der Affektregulation und Schwierigkeiten, Beziehungen aufrechtzuerhalten, aus (Maercker & Augsburger, 2017). In diesem Kapitel werden aber nur einmalige potenziell traumatische Erfahrungen behandelt, auf komplexe Traumafolgestörungen wird in Kapitel 40 eingegangen.

Eine weitere Unterscheidung betrifft die Ursache von potenziell traumatischen Erfahrungen: So wirken sich durch Menschen verursachte Traumata wie interpersonelle Gewalt, sexuelle Gewalt und Missbrauch sowie Krieg und Terroranschläge viel verheerender aus als Unfälle und Naturkatastrophen. Letztere können deutlich besser als »schicksalsbedingt« eingeordnet und integriert werden (Brewin et al., 2000; Ozer et al., 2003).

Epidemiologie. Epidemiologische Daten zu Anpassungsstörungen gibt es kaum, da die Störungen per Definition zeitlich begrenzt sind und auch nicht das Ausmaß einer anderen spezifischen Störung erreichen.

Daten zur Epidemiologie von Posttraumatischen Belastungsstörungen reichen von rund 1–12% Lebenszeit- und 0,2–4% Einjahresprävalenz, wobei die Zahlen stark divergieren (Shalev et al., 2017) und in Konfliktregionen weit höher liegen (de Jong et al., 2001). Auch Daten zu potenziell traumatischen Erfahrungen unterscheiden sich je nach Studie und Region. Diese epidemiologischen Daten sind aber wenig zuverlässig und generell mit großer Vorsicht zu genießen (Hepp et al., 2006). Mehr als 70% der Menschen erleben mindestens eine, 30% sogar mehr als drei potenziell traumatische Erfahrungen (Shalev et al., 2017). Die Schwere der (einzelnen) potenziell traumatischen Erfahrung korreliert dabei weniger mit der Ausprägung der Symptome als die Anzahl der traumatischen Ereignisse.

Anpassungsstörungen. Im Zusammenhang mit belastenden oder traumatisierenden Lebensereignissen denkt man zuerst an Akute oder Posttraumatische Belastungsstörungen als spezifisches psychopathologisches Reaktionsmuster. Dabei wird oft vergessen, dass unspezifische Reaktionen wie Angst, Depression und somatoforme Beschwerden viel häufiger auftreten. Die sogenannten Anpassungsstörungen werden dann diagnostiziert, wenn die Störung entweder vom Schweregrad oder vom Zeitkriterium nicht die Diagnose einer Depression, einer Angststörung oder einer Akuten bzw. Posttraumatischen Belastungsstörung erreicht. Erfüllen Patienten hingegen beispielsweise die diagnostischen Kriterien für eine Depression, so soll diese Diagnose gestellt werden, auch dann, wenn ein klarer (traumatischer) Auslöser vorliegt. Dies kann insbesondere auch versicherungsrechtliche Implikationen haben. Abbildung 39.1 zeigt mögliche Entwicklungen nach potenziell traumatischen Erfahrungen.

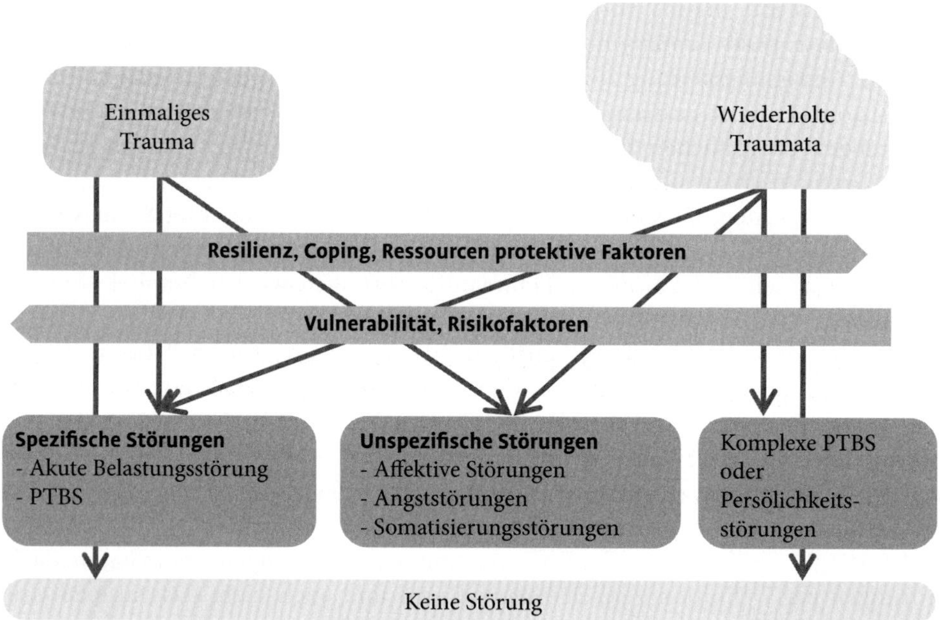

Abbildung 39.1 Spezifische und unspezifische Reaktionsmuster nach ein- oder mehrmaligen potenziell traumatischen Erfahrungen

Gute Übersichten über die diagnostischen Kriterien im DSM-IV, DSM-5 und ICD findet sich bei Shalev und Maercker (speziell ICD-11; Maercker & Augsburger, 2017; Shalev et al., 2017). Bei einer voll ausgebildeten Posttraumatischen Belastungsstörung finden sich oft psychiatrische Komorbiditäten wie Depressionen und Angststörungen, wobei sich die Symptome teilweise auch überschneiden und die diagnostische Abgrenzung sehr künstlich ist. Weiter ist zu beachten, dass Posttraumatische Belastungsstörungen im Verlauf nicht selten mit erhöhtem Substanzkonsum oder Substanzabusus einhergehen.

39.2 Systemtherapeutische Ziele und Strategien

Zur Behandlung von Anpassungsstörungen gibt es kaum evidenzbasierte Vorgehensweisen: Das hat einerseits damit zu tun, dass die Auslöser für Anpassungsstörungen durchaus alltägliche Ereignisse sein können, die individuell sehr unterschiedlich bewertet werden. Andererseits liegt es daran, dass die Anpassungsstörung, wie oben dargelegt, eine »Ausschlussdiagnose« ist, die nur dann gestellt werden kann, wenn die Kriterien für andere spezifischere Diagnosen nicht erfüllt sind und sie somit schlecht operationalisiert ist.

Nach traumatischen Erfahrungen haben sich einmalige strukturierte Interventionen, das sogenannte *Critical Incident Stress Debriefing* (Mitchell & Everly, 1993), als nicht sinnvoll oder gar schädlich erwiesen (Rose et al., 2001/2005). Anders muss die Situation beurteilt werden, wenn es sich um eine geschlossene Gruppe Professioneller (z. B. Mitarbeitende der Polizei oder Feuerwehrleute) handelt, die gemeinsam ein traumatisches Erlebnis im Rahmen ihrer Tätigkeit erlebt hatten. Auch multiple Interventionen kurz nach traumatischen Ereignissen scheinen sich nicht zu bewähren (Roberts et al., 2009; Shalev et al., 2017).

Während bei der Posttraumatischen Belastungsstörung extreme traumatische Ereignisse, die bei fast jedem Menschen negative psychische Reaktionen hervorrufen, Auslöser der Krise sind, sind es bei Anpassungsstörungen in der Regel »alltägliche« Belastungen. So können Verluste durch Todesfälle in der Familie, Trennungen von Beziehungen, Arbeitsplatzverluste und ähnliche Ereignisse subjektiv durchaus belastend sein, aber die meisten Menschen können diese Ereignisse auch ohne längerfristige psychische Störung in ihr Leben integrieren.

! Normale Trauerreaktionen sollten nicht pathologisiert werden. Trauer hilft, belastende Ereignisse zu integrieren, und hier wäre Therapie fehl am Platz.

Gelegentlich sind aber ein, zwei Beratungs- und Abklärungsgespräche unter Einbezug der Angehörigen sinnvoll, um abzugrenzen, ob es sich um eine normale Trauerreaktion handelt.

Bei Kriegsveteranen mit Posttraumatischer Belastungsstörung finden sich bei Partnerinnen und Kindern deutlich vermehrt gesundheitliche Probleme (Renshaw et al., 2011). Obwohl negative familiäre Interaktionen das individuelle Therapieergebnis schmälern (Monson et al., 2005; Tarrier et al., 1999), Angehörige den Einbezug in die Therapie wünschen (Monson et al., 2012) und Symptomreduktion per se nicht das familiäre Funktionsniveau verbessert (Glynn et al., 1999), fokussieren viele Studien auf Einzeltherapie und Symptomreduktion (Monson et al., 2012). Glynn et al. (1999) konnten zeigen, dass Familientherapie zusätzlich zu Expositionstherapie auf der Ebene der Problemlösungs-Skills zu Verbesserung führte, nicht jedoch auf der Ebene der individuellen Symptombelastung.

Obwohl es dazu wenig Studien gibt, ist der Einbezug von Angehörigen in solchen Situationen sinnvoll und erleichtert die Verarbeitung. Dabei kommt dem »Normalisieren« eine wichtige Rolle zu. Therapeuten neigen oft dazu, für ihre Patienten die Einzigartigkeit ihrer Situation in den Vordergrund zu stellen und die potenziell traumatische Wirkung zu betonen. Dabei ist es gerade wichtig, den Betroffenen und ihren Angehörigen gegenüber zu erklären, dass belastende Lebensereignisse zum Leben gehören und somit auch eine gewisse »Normalität« aufweisen. Zudem sollen auch von Beginn an die Resilienz und die Selbstwirksamkeit gefördert und betont werden (Mondloch et al., 2001). Zuviel Therapie zu Beginn kann schädlich sein (Roberts et al., 2009; Rose et al., 2001, 2005 updated).

Das Gefühl von Sicherheit und Unterstützung ist in solchen Situationen sehr wichtig und deshalb sollten Angehörige wenn immer möglich miteinbezogen werden, dies mit einem doppelten Fokus: Angehörige können als Ressource genutzt werden. Dazu brauchen sie aber entsprechende Informationen und Psychoedukation, damit sie die notwendige Sicherheit erlangen und entsprechend auch vermitteln können (Monson et al., 2012). Auf der anderen Seite können Angehörige auch selber belastet werden und brauchen deshalb Unterstützung (National Institute for Health and Care Excellence, 2005). Aus der Forschung ist auch bekannt, dass beispielsweise bei Feuerwehrleuten nach Brandkatstrophen Unterstützung durch Peers viel effektiver und hilfreicher erlebt wird als professionelle Therapie. Das Gefühl von Verbundenheit der Menschen miteinander scheint sehr heilsam und Resilienz fördernd zu sein (Boss, 2008).

39.3 Klinische Praxis

Sobald ein potenziell traumatisches Ereignis aufgetreten ist, kommt rasch der Ruf nach psychotraumatologisch geschulten Fachleuten. Professionelle ohne entsprechende Zusatzausbildung fühlen sich nicht kompetent und überfordert. Ohne Care-Team, das notfallpsychologische oder notfallseelsorgerische Soforthilfe zur Verhinderung von posttraumaischen Folgestörungen bei außergewöhnlich belastenden Lebensereignissen oder Katastrophen bietet, fühlen sich viele unsicher und überfordert.. Dabei geht es zunächst nicht um eine umfassende psychotraumatologische Behandlung.

Vielmehr ist es wichtig, aufseiten der professionellen Helfer Ruhe zu bewahren und Sicherheit auszustrahlen. Nichts ist schlimmer, als wenn die Professionellen selber Hektik verbreiten oder aus Angst, etwas falsch zu machen, selber erstarren.

Dabei müssen die ersten Handlungen weder verbaler Natur sein noch müssen es spezifische psychotherapeutische Interventionen sein. Oft können eine warme Decke und ein Tee schon sehr viel bewirken und erst ein geordnetes Gespräch ermöglichen. Oft ist es hilfreich, nicht zu sehr auf die Ereignisse zu fokussieren, sondern das Gespräch auf das Hier und Jetzt zu konzentrieren und gegebenenfalls auch konkrete Sachhilfe zu organisieren. Dies kann einerseits das Gefühl von Sicherheit erhöhen, andererseits gibt dies den Betroffenen das Gefühl von Kontrolle und Beherrschbarkeit (mastery) über die Situation zurück. Das Gefühl der Beherrschbarkeit hängt aber auch von der individuellen Vorstellung, das Leben zu meistern, und der tatsächlichen Handlungsbefähigung (agency) ab (Boss, 2008).

Psychoedukation für Betroffene, aber auch ihre Angehörigen ist in der Regel hilfreich. Wenn Symptome wie Flashbacks, Alpträume, erhöhte Schreckhaftigkeit oder dissoziative Symptome auftreten, kann es sehr hilfreich sein, diese Phänomene als durchaus normale Reaktionen auf ein nicht-normales Ereignis zu erklären und somit auch zu entpathologisieren. Zum Verstehen der psychophysischen Zusammenhänge und der Entstehung von posttraumatischen Symptomen findet sich eine gute Übersicht bei van der Kolk (2015). Zu viel Aktivismus in der akuten Phase macht keinen Sinn, zumal auch Symptome, die zu Beginn häufig auftreten, im weiteren Verlauf spontan remittieren. Erst wenn die Symptome anhalten und zu deutlichen Einschränkungen im Alltag mit z. B. Rückzug und Vermeidung führen, sind i. d. R. weiterführende therapeutische Maßnahmen angezeigt. Es ist auch nicht so, dass man befürchten muss, viel zu verpassen, wenn nicht sofort mit Therapien im engeren Sinne eingesetzt wird. Die Gefahr, dass diese sogar schaden, ist nicht unerheblich. »Watchful Waiting« (wachsames Abwarten) ist durchaus eine evidenzbasierte und ressourcenschonende Strategie. Spezifische Therapien können auch später noch erfolgreich eingesetzt werden, wenn die Symptome nicht von selber abnehmen. Die NICE Guidelines empfehlen »Watchful Waiting« für mindestens vier Wochen, klinische Erfahrung und neurobiologische Erkenntnisse lassen aber auch drei bis sechs Monate als sinnvoll erscheinen (National Institute for Health and Care Excellence, 2005). Eine Ausnahme zum oben Genannten bilden Menschen, die während einer Traumatisierung dissoziieren. Diese sogenannte peritraumatische Dissoziation oder auch primäre Dissoziation ist ein Risikofaktor für die Entwicklung einer späteren Posttraumatischen Belastungsstörung. Hierbei wird dem Kohärenzverlust der einzelnen Erinnerungsqualitäten eine pathologisierende Langzeitwirkung zugeschrieben. Auf diese Gruppe traumatisierter Menschen sollte man im Verlauf besonders achten (Brewin et al., 2000; Ozer et al., 2003; Sack, 2010).

> **!** Sicherheit ist eine der wichtigsten Rahmenbedingungen, die nach einer traumatischen Erfahrung nötig ist.

Nach Unfällen ist eine rasche und kompetente chirurgische Versorgung wichtig, die ursprüngliche Gefahr ist dann aber meist gebannt. Anders sieht es z. B. bei häuslicher Gewalt aus. Hier ist die Bedrohung meist anhaltend, sobald man ins ursprüngliche Umfeld zurückkehrt. Am besten wären dann eine räumliche Trennung und ein Aufenthalt an einem unbekannten Ort, beispielsweise einem Frauenhaus. Oft wollen dies aber Betroffene – meist Frauen – nicht und die Täter geloben Besserung und Einsicht. In diesen Fällen ist es wichtig, einerseits Stellung zu beziehen und Unterstützung anzubieten, aber auch Entscheidungen von Betroffenen zu akzeptieren, auch wenn diese aus Sicht der professionellen Helfer nicht immer nachvollziehbar sind.

Solange aber eine reale Bedrohung anhält, sind therapeutische Interventionen, die immer auch auf die nicht mehr anhaltende Bedrohung abstützen, kaum anwendbar und nur mit großer Zurückhaltung einzusetzen. Das primäre Ziel sollte hier sein, dem Betroffenen Wege aufzuzeigen, sich aus der wiederholenden traumatisierenden Situation zu lösen.

Eine hilfreiche therapeutische Haltung in Krisensituationen einzunehmen ist nicht ganz trivial: Einerseits sollte man bis zu einem gewissen Grad emotional mitschwingen, andererseits ist es wichtig, auch genügend emotionale Distanz zu bewahren. Weder Überinvolviertheit noch professionelle Unbeteiligtheit sind hilfreich. Rupp (2017, S. 94) bezeichnet das treffend als »Haltung des ernst Nehmens, aber nicht des tragisch Nehmens«. Das richtige Maß der therapeutischen Aktivität zu finden ist auch nicht immer einfach. Dazu sei auch auf Kapitel 56 zu Krisenintervention und Suizidalität bei Erwachsenen verwiesen.

Fallbeispiel

Fallbeispiel 1: Sicherheit schaffen

Eine 32-jährige Patientin wird von der Polizei auf die Notfallstation eines Allgemeinspitals gebracht. Sie wurde im Nachthemd auf der Straße aufgegriffen und zeigt Spuren körperlicher Gewalt. Nach Erstversorgung der Wunden wird der psychiatrische Notfalldienst zugezogen. Die Patientin ist anfänglich kaum ansprechbar und ein Gespräch ist nicht möglich. Zeitweise wirkt sie »wie abwesend«, sodass vermutet wird, dass sie dissoziiert. Da vermutet wird, dass häusliche Gewalt im Spiel ist, wird die Patientin informiert, dass sie vorerst im Krankenhaus bleiben kann und sie nicht nach Hause entlassen wird, obwohl dies vom Grad der körperlichen Verletzungen her möglich wäre. Diese Information ist für die Patientin sehr entlastend und sie beginnt bruchstückhaft zu berichten, was ihr widerfahren ist: Die Patientin wollte sich, nach mehrfachen körperlichen und sexuellen Übergriffen durch ihren Freund, von diesem trennen. Als sie dies ihrem Freund in ihrer Wohnung mitteilte, rastete dieser aus, prügelte auf sie ein und drohte, sie umzubringen. Der Patientin gelang die Flucht über den Balkon auf die Straße. Sie ist überzeugt, dass sie sonst nicht überlebt hätte.

Sofort wird veranlasst, dass die Patientin in einen Spezialstatus geführt wird und keine Auskünfte an Anrufer und Besucher erteilt werden (z. B. in welchem Zimmer sich die Patientin aufhält). Telefonanrufe werden nicht durchgestellt.

In der sicheren Umgebung erholt sich die Patientin rasch, sie zeigt zwar noch erhöhte Schreckhaftigkeit und gelegentlich flashbackartige Erinnerungen an das Vorgefallene. Die Patientin wird vom Sozialdienst unterstützt: Es wird ein Aufenthaltsort für die Zeit nach dem Krankenhausaufenthalt gesucht. Der Kontakt mit der Opferhilfestelle wird hergestellt, wo die Patientin auch juristische Unterstützung erhält. Ein Gespräch mit dem Arbeitgeber wird organisiert. Die verständnisvolle Reaktion des Arbeitgebers ist für die Patientin sehr entlastend.

Bei einem Familiengespräch gelingt es, die Eltern und eine Schwester unterstützend »ins Boot« zu holen. Die Patientin hatte die Befürchtung, dass die Familie ihr Vorwürfe machen würden, weil sie schon immer gegen diese Beziehung gewesen seien.

In der Folge erholt sich die Patientin erstaunlich rasch. Sechs Wochen nach dem Ereignis zeigt sie noch Schlafstörungen und Flashbacks bei Trigger-Situationen und Schreckhaftigkeit. Störungsspezifisch wird eine Exposition durchgeführt und die Symptome nehmen rasch so weit ab, dass die Patientin gut damit umgehen kann.

Fallbeispiel 2: Selbstvorwürfe auflösen

Eine 45-jährige Patientin wird zugewiesen wegen Posttraumatischer Belastungsstörung. Der Ehemann der Patientin verstarb vor einigen Wochen an einem akuten Herzinfarkt. Sie fand ihren Ehemann in der Küche am Boden liegend und rief die Rettungssanitäter. Sie begann mit einer Herz-Lungen-Wiederbelebung. Als die Rettungssanitäter kamen, stellten sie den Tod fest und beendeten die Reanimation.

Die Patientin konnte nach dem Tod des Ehemannes nicht richtig trauern und fühlte sich für den Tod verantwortlich: Sie sei zu spät dazu gekommen, habe die Wiederbelebung zu wenig gut gemacht. Symptome einer Posttraumatischen Belastungsstörung liegen nicht vor.

Gemäß der rechtsmedizinischen Abklärung, die im Einverständnis der Patientin angefordert wurde, lag ein ausgedehnter Herzinfarkt vor und auch eine professionelle Reanimation hätte kaum den Tod des Ehemannes verhindern können. Diese Information entlastet die Patientin von ihren Schuldgefühlen. In der Folge reagiert die Patientin mit Trauer, die sie bis zu diesem Zeitpunkt nicht erlebt hatte. Diese Reaktion wird als normale Trauerreaktion und nicht als Depression interpretiert. Die Patientin selber erlebt es als befreiend, dass sie nun endlich die Trauer, frei von Schuldgefühlen, zulassen kann.

39.4 Weitere Therapieoptionen

Pharmakologische Ansätze kommen grundsätzlich in Krisensituationen infrage, wobei sich die Medikation nicht an einer Diagnose, sondern an den zu behandelnden Symptomen orientiert. So kann es sinnvoll sein, vorübergehend Schlafstörungen zu behandeln. Benzodiazepine sind aber vor allem in Bezug auf die Posttraumatische Belastungsstörung kontraproduktiv und sollten nicht verwendet werden (Shalev et al., 2017). Wenn überhaupt, dann sollten am ehesten Medikamente aus der Gruppe der Antidepressiva eingesetzt werden (American Psychological Association, 2017).

Neuere Methoden wie Neurofeedback und transkranielle Magnetstimulation sind zu wenig erforscht, als dass sie empfohlen werden könnten (Shalev et al., 2017).

Entspannungsverfahren haben sich als nicht wirksam erwiesen und können nicht generell empfohlen werden (American Psychological Association, 2017), in entsprechenden Settings haben sie aber als Zusatzbehandlung durchaus ihren Platz.

39.5 Gute Erfahrungen, typische Schwierigkeiten und Fehler

Wann immer Menschen in kritischen Lebenssituationen und / oder nach potenziell traumatischen Erfahrungen in Behandlung kommen, steht das Vermitteln von Sicherheit an erster Stelle. Das Vermitteln von Zuversicht, das Normalisieren der für die Betroffenen i. d. R. alles andere als normalen Situation bewirkt schon sehr viel. In meist ohnehin emotional aufgeladenen Situationen sollten Therapeutinnen und Therapeuten selber nicht allzu emotional reagieren. Anstelle von therapeutischem Übereifer können konkrete Hilfestellungen und Sachhilfen viel Ruhe und Entspannung bringen. Die Vorstellung, dass ausschließlich Therapeutinnen und Therapeuten mit einer traumaspezifischen Weiterbildung Menschen nach traumatischen Erfahrungen helfen könnten, führt zu Verunsicherung auf allen Seiten und verhindert oft Handeln gemäß gesundem Menschenverstand.

> ! Traumatisierte Menschen haben oft Mühe, sich verbal auszudrücken, und können sich gelegentlich auch auf Grund dissoziativer Gedächtnisstörungen nicht oder nur bruchstückhaft an das Geschehene erinnern.

Das zu respektieren fällt vor allem wenig erfahren Therapeutinnen und Therapeuten gelegentlich nicht leicht. Das Bedürfnis, alles genau zu dokumentieren, und die Vorstellung, nur helfen zu können, wenn man weiß, was vorgefallen ist, können dazu verleiten, zu viele und intrusive Fragen zu stellen.

39.6 Empirische Befunde und kritische Einordnung

Anpassungsstörungen sind schon rein diagnostisch wenig operationalisiert, zeitlich begrenzt und deshalb für klinische Studien kaum zugänglich. Evidenzbasierte Behandlungen von Anpassungsstörungen im engeren Sinne gibt es deshalb kaum. Auf Konzepte der Krisenintervention wird in Kapitel 56 eingegangen.

Wenn drei bis sechs Monate nach einem Trauma immer noch erhebliche Symptome mit entsprechender Beeinträchtigung des Wohlbefindens und der Leistungsfähigkeit vorliegen, macht der Einsatz einer störungsspezifischen Therapie Sinn (APA, 2017; National Institute for Health and Care Excellence, 2005; Shalev et al., 2017). Für die Behandlung von spezifischen Posttraumatischen Belastungsstörungen haben sich spezifische, vor allem traumaorientierte Expositionsverfahren bewährt. Die meisten randomisierten kontrollierten Therapiestudien für Posttraumatische Belastungsstörungen basieren auf kognitiv-verhaltenstherapeutischen Konzepten. Eine gute Übersicht über familientherapeutische Ansätze zur Behandlung der Posttraumatischen Belastungsstörung findet sich bei Monson et al. (2012).

Eine evidenzbasierte Therapie, die auch systemische Elemente integriert, ist die *Brief Eclectic Psychotherapy for PTSD* (APA, 2017; Gersons & Schnyder, 2013). Die *Imagery Rescripting and Reprocessing Therapy* bei Traumafolgestörungen arbeitet mit verschiedenen Persönlichkeitsanteilen als Protagonisten auf der inneren Bühne des Patienten (s.a. Kap. 21 und 76) und bewährt sich in der Praxis (Schmucker & Köster, 2017).

FAQ

Muss nach einer potenziell traumatischen Erfahrung sofort eine traumaspezifische Therapie erfolgen?
Nein, als erste Maßnahme geht es darum, Sicherheit zu vermitteln, und es kommen eher »unspezifische« stabilisierende Therapiemaßnahmen zum Einsatz. »Watchful Waiting« ist in dieser Phase sinnvoll.

Macht ein Debriefing nach einer potenziell traumatischen Erfahrung Sinn?
Critical Incident Stress Debriefing hat sich als negativ erwiesen und sollte nicht angewendet werden. Es sollte vielmehr auf die individuellen Bedürfnisse der Betroffenen und ihrer Angehörigen eingegangen werden.

Weiterführende Literatur

American Psychological Association (2017). Clinical practice guideline for the treatment of posttraumatic stress disorder (PTSD) in adults. Washington, D.C.: American Psychological Association.

Boss, P. (2008). Verlust, Trauma und Resilienz. Die therapeutische Arbeit mit dem »uneindeutigen Verlust«. Stuttgart: Klett-Cotta.

Monson, C.M., Macdonald, A. & Brown-Bowers, A. (2012). Couple/family therapy for posttraumatic stress disorder: Review to facilitate interpretation of VA/DOD Clinical Practice Guideline. Journal of Rehabilitation Research and Development, 49 (5), 717–728.

Rupp, M. (2017). Notfall Seele. Ambulante Notfall- und Krisenintervention in der Psychiatrie und Psychotherapie (4. Aufl.). Stuttgart: Thieme.

Shalev, A., Liberzon, I. & Marmar C. (2017). Post-traumatic stress disorder. The New England Journal of Medicine, 376 (25), 2459–2469.

van der Kolk, B.A. (2015). Verkörperter Schrecken. Traumaspuren im Gehirn, Geist und Körper und wie man sie heilen kann. Lichtenau: G.P. Probst.

40 Komplexe Traumafolgestörungen und Borderline-Persönlichkeitsstörungen

Kirsten von Sydow

40.1 Konzeptualisierung, Diagnostik und Epidemiologie

Systemische Therapeuten haben neben einer generellen Diagnostikskepsis (s. Kap. 7 und 10) oft eine besonders kritische Haltung zu Persönlichkeitsstörungs-Diagnosen, da diese negative Erwartungshaltungen bei Klient, Therapeut und Bezugspersonen wecken, Betroffene kränken und auf eine Pathologie ihrer Persönlichkeit festlegen können (Lieb, 2009). Vor diesem Hintergrund haben sich Systemiker bisher nur selten mit der Thematik beschäftigt (s. Kap. 41; Ebbecke-Nohlen, 2000; Kilian, 2001; Schweitzer & von Schlippe, 2006; von Sydow et al., 2007; Wagner et al., 2016). Doch die meisten Therapeuten, viele Betroffene und ihre Bezugspersonen finden die Diagnose »Persönlichkeitsstörung (PS)« nützlich. Es ist entlastend, wenn problematische Gefühlszustände und Beziehungsmuster einen Namen erhalten, damit verstehbar werden, Hoffnung auf Heilung der Störung und therapeutische Geduld impliziert wird.

Während Kapitel 41 einen allgemeinen Überblick über die Diagnostik und Therapie von Persönlichkeitsstörungen gibt, widmet sich dieses Kapitel einer einzigen Persönlichkeitsstörung, die als eher schwer behandelbar gilt, für die aber auch die meisten störungsspezifischen Behandlungsmanuale entwickelt wurden: der Borderline-Persönlichkeitsstörung, deren Symptome sich oft auch als komplexe Traumafolgestörung verstehen lassen.

Symptomatik und Klassifikation

Wir alle haben Persönlichkeitszüge, also überdauernde Muster des Wahrnehmens, der Beziehungsgestaltung und des Denkens. Persönlichkeitszüge werden als »Persönlichkeitsstörung« diagnostiziert, wenn sie unflexibel, unangepasst, überdauernd sind und in bedeutsamer Weise funktionelle Beeinträchtigungen, subjektives Leiden und Einschränkungen der beruflichen und sozialen Leistungsfähigkeit verursachen.

> **!** Die emotional instabile Borderline-Persönlichkeitsstörung (BPS) wird verstanden als eine schwerwiegende Störung der Gefühlsregulation, des Selbstbildes und des zwischenmenschlichen Verhaltens.

Meist entwickelt sich die Problematik im Jugendalter. Starke Stimmungsschwankungen und schwere Selbstzweifel sind begleitet von problematischen Verhaltenweisen wie

Selbstverletzungen, Suizidalität, Essanfällen oder Substanzmissbrauch. Diese klinischen Auffälligkeiten lassen sich als Folge einer gestörten Gefühlsregulation verstehen – bzw. als (dysfunktionaler) Versuch, diese zu bewältigen; symptomatische Verhaltensweisen werden häufig zur Milderung intensiver Erregungszustände eingesetzt. Die Verhaltensmuster können sich zu komorbiden Störungen entwickeln, die die Prognose und Therapie häufig erschweren.

Übersicht

Kriterien und Unterformen der emotional instabilen Persönlichkeitsstörung (F60.3-) (ICD-10)

deutliche Tendenz, Impulse ohne Berücksichtigung von Konsequenzen auszuagieren, verbunden mit unvorhersehbarer und launenhafter Stimmung. Neigung zu emotionalen Ausbrüchen und Unfähigkeit, impulshaftes Verhalten zu kontrollieren

Tendenz zu streitsüchtigem Verhalten und zu Konflikten mit anderen, insbesondere wenn impulsive Handlungen durchkreuzt oder behindert werden

- F60.30 Impulsiver Typ (emotionale Instabilität und mangelnde Impulskontrolle)
- F30.31 Borderline-Typ (zusätzlich: Störungen von Selbstbild, Zielen und inneren Präferenzen, chronisches Gefühl von Leere, intensive, aber unbeständige Beziehungen und Neigungen zu selbstdestruktivem Verhalten wie parasuizidalen Handlungen, Suizidversuche)

Teil V

Die bisher übliche kategoriale Diagnostik von Persönlichkeitsstörungen ist nicht optimal, da die Trennschärfe der Diagnosen schwach ist, viele »Komorbiditäten« bestehen (also einige Patienten gleichzeitig die Kriterien von zwei und mehr PS erfüllen) und unterschiedliche Schweregrade nicht abbildbar sind. Für das DSM-5 wurde eine alternative dimensionale Klassifikation von Persönlichkeitsstörungen entwickelt. Diese wurde dann aber doch nicht in das Klassifikationssystem DSM-5 übernommen (s. Fiedler & Herpertz, 2016). Die Diskussion geht weiter in Bezug auf ICD-11 (Bateman et al., in press).

Diagnostik

Die Übersicht führt zentrale klinische Hinweise und einige ausgewählte standardisierte Instrumente zur Diagnostik von Persönlichkeitsstörungen auf. Fragebögen sind zeitökonomisch, strukturierte diagnostische Interviews sind aufwendig, in Hinblick auf ihre Testgüte aber noch besser (Fiedler & Herpertz, 2016).

Teil V

Übersicht

Klinische Diagnostik der Borderline-Persönlichkeitsstörung

Klinische Hinweise

- einschießende intensive aversive Anspannung,
- starke Gefühlsschwankungen,
- dissoziative Symptome,
- Selbstverletzungen,
- chronische Suizidalität auch außerhalb depressiver Episoden

Operationalisierte Diagnostik mittels strukturierter Interviews

- IPDE (International Personality Disorder Examination, Borderline-Modul; Loranger, 1996)
- SKID II (Strukturiertes Klinisches Interview für Persönlichkeitsstörungen – Achse II-Störungen, nach DSM-IV; First et al., 1997; dt. Fydrich et al., 1997; Wittchen et al., 1997)

Selbsteinschätzungs-Fragebögen

- BSL (Borderline-Symptom-Liste – Selbstrating) (Wolf et al., 2009)
- BSL-95 mit 95 Items: https://www.zi-mannheim.de/fileadmin/user_upload/redakteure/psychosomatik/BSL_95_deutsch_06_2009.pdf
- BSL-23 Kurzfassung mit 23 Items: https://www.zi-mannheim.de/fileadmin/user_upload/downloads/forschung/PSM_downloads/BSL_23_deutsch_03_2007.pdf
- BSL-23 Auswertungshinweise: https://www.zi-mannheim.de/fileadmin/user_upload/downloads/forschung/PSM_downloads/BSL_23_deutsch_Auswertung_06_2007.pdf

! *Dissoziative Symptome* sind bei Menschen mit Borderline- und/oder Traumafolgestörungen häufig, werden aber oft nicht spontan berichtet. Deshalb sollten sie aktiv vom Therapeuten exploriert werden, z. B. durch Fragen nach »Erinnerungslücken« und »Wegdriften«, ggf. auch mittels Fragebögen und strukturierten Interviews. Das Konzept der Dissoziation sollte erklärt werden (Reddemann & Wöller, 2017).

Epidemiologie

Die Lebenszeitprävalenz der Borderline-PS liegt in Bevölkerungsstudien in den USA oder Europa bei 1–6 %. Das Geschlechterverhältnis ist ausgeglichen, doch BPS-Psychotherapie-Patienten sind meist weiblich. Betroffene Männer sind wegen häufigeren Fremdaggressionen und Substanzstörungen eher in anderen Kontexten zu finden (forensische Abteilungen, Gefängnisse, Suchtkliniken). Es besteht eine hohe Komorbidität mit anderen Persönlichkeits- sowie weiteren psychischen und somatischen Störungen (Grant et al., 2008; Torgersen et al., 2001).

15 % aller psychiatrischen Patienten sind betroffen von einer Borderline-Diagnose (Loranger et al., 1994). Die jährlichen Behandlungskosten belaufen sich in Deutschland auf 3,5 Milliarden Euro, das entspricht 25 % aller Kosten, die für die stationäre Behandlung psychischer Störungen ausgegeben werden (Bohus et al., 2007). Neuere US-Studien zeigen, dass der Langzeitverlauf der BPS deutlich besser erscheint als früher vermutet.

Risikofaktoren und Ätiologie von Borderline-Persönlichkeitsstörungen

Sexueller Missbrauch und andere traumatische Bindungserfahrungen des Kindes- und Jugendalters wie emotionaler Missbrauch, Vernachlässigung und Gewalterfahrungen sind zentrale Risikofaktoren für die Entwicklung von Borderline-PS (Ford & Courtois, 2014; Waxman et al., 2014). Es bestehen familiäre Häufungen sowie neurobiologische Besonderheiten Betroffener, die genetisch und / oder interaktionell erklärbar sein könnten. Borderline-PS manifestieren sich oft in chronischen Beziehungsstörungen in Partnerschaften, gegenüber eigenen Kindern und am Arbeitsplatz (Fiedler & Herpertz, 2016).

Die ätiologischen Konzepte der vorliegenden Therapiemanuale zur Behandlung von Borderline-Störungen orientieren sich an der Grundlagenforschung, so z. B. das *Diathese-Stress-Modell* der *Dialektisch Behavioralen Therapie (DBT)* (Linehan, 1987, 1996), das auf familiären Stress und ein »invalidierendes Umfeld« fokussiert, also auf unangemessene und unberechenbare Reaktionen der Eltern auf persönliche Erfahrungen des Kindes, das Unterdrücken kindlicher Gefühle durch Bestrafung, Ignorieren, Zurückweisung und unverarbeitbare Erfahrungen wie innerfamiliärer sexueller Missbrauch. Fonagy und Kollegen fokussieren in ihrer *Mentalisierungsorientierten Therapie (MBT)* (s. a. Kap. 22 und 85) auf das Mentalisieren, die Fähigkeit sich auf »innere Zustände« in sich selbst und in anderen Menschen zu beziehen, die es erlaubt, soziale Situationen zu verstehen, vorherzusagen und eigene Gefühle zu modulieren. Diese Fähigkeit ist in Stresssituationen generell eingeschränkt und davon geprägt, ob die Gefühle des Kindes durch die Eltern angemessen gespiegelt wurden. Dadurch lernt das Kind, seine Gefühle zu modulieren und nicht von ihnen überwältigt zu werden. Wichtig ist, dass das Gefühl nicht identisch gespiegelt, sondern »markiert« zurückgegeben wird (z. B. abgemildert mit einem beruhigenden Anteil).

Neue ICD-11-Diagnose: komplexe Traumafolgestörung (kPTBS)

Wie schon lange gefordert (z. B. Herman, 1997/2010) wird es in der ICD-11 voraussichtlich ein neues Kapitel für stressassoziierte Störungen geben (universimed.com, 26.05.15). Darin soll die neue Diagnose »Komplexe PTBS (kPTBS)« als Folge mehrfacher, repetitiver, schwerster Traumatisierung abgebildet werden, die neben den Symptomen einer »einfachen« PTBS (s. Kap. 39) noch weitere Symptome umfasst (Cloitre et al., 2013; Reddemann & Wöller, 2017). Es besteht eine große Schnittmenge zwischen den Diagnosen »Borderline-PS« und »kPTBS«, da die meisten Borderline-Patienten schwerst multipel traumatisiert sind und auch die Kriterien einer kPTBS erfüllen.

Übersicht

Komplexe Posttraumatische Belastungsstörung (kPTBS; voraussichtliche ICD-11-Diagnose)

- Symptomatik wie »einfache« PTBS (s. a. Kap. 51)
  - sich aufdrängende Erinnerungen; »Flashbacks«; Alpträume
  - Vermeidung von traumassoziierten Reizen
  - Übererregung (Hyperarousal); Schreckhaftigkeit; Schlafstörungen
- anhaltende Störung der Affektregulation
- anhaltende Störung der Selbstregulation / negatives Selbstkonzept
- anhaltende Störung der Beziehungsregulation

40.2 Therapieziele

Teil V

Übersicht

Hierarchie von Behandlungszielen (schulenübergreifend)

- Überleben und körperliche Unversehrtheit sichern (Suizidalität, Selbstverletzung, Fremdgefährdung)
- Gefährdung der Therapie vermeiden / reparieren
- Lebensgrundlagen stabilisieren (Geld, Wohnen etc.)
- Impulsivität verringern, Selbststeuerung erhöhen (Traumafolgesymptome, Leere aushalten)
- Beziehungen klären
- kohärentes Narrativ entwickeln: verstehen und verständlich machen
- konstruktive Lebensperspektiven eröffnen (Ausbildung / Beruf, Beziehungen)
- Entwicklungen ermöglichen, anstoßen, begleiten
- Bearbeiten spezieller therapeutischer Themen
- Grenzen des Machbaren

(s. a. Renneberg et al., 2010)

40.3 Klinische Praxis

Da praktisch alle systemischen Ansätze auf Vorarbeiten aus anderen Therapieschulen aufbauen, werden diese hier zuerst dargestellt.

Ansätze anderer Therapieschulen zur Behandlung von Borderline-PS

Es existieren vier manualisierte Therapieansätze für die Behandlung von Borderline-Persönlichkeitsstörungen, die ihre Wirksamkeit empirisch belegt haben (s. Übersicht).

Übersicht

Manuale zur Behandlung von (Borderline-)Persönlichkeitsstörungen

- Dialektisch-Behaviorale Therapie (DBT) (Linehan, 1987, 1996)
- Übertragungsfokussierte Psychotherapie (Clarkin et al., 2008)
- Mentalisierungsbasierte Therapie (MBT) (Batman & Fonagy, 2004/2008) (s. auch Kap. 22: Mentalisieren und Spiegeln; Kap. 85: MBT-F)
- Schematherapie (Arntz & van Genderen, 2010; Young et al., 2005)

Während sich die »Übertragungsfokussierte Psychotherapie« theoretisch und in der klinischen Praxis stärker an traditionellen psychoanalytischen Konzepten orientiert, weisen die drei anderen Ansätze viele Gemeinsamkeiten auf. DBT, MBT und Schematherapie orientieren sich theoretisch alle an der empirischen Grundlagenforschung (z. B. Bindungsforschung und Psychotraumatologie), sind integrativ orientiert und gehen alle davon aus, dass Menschen in der Kindheit durch die Interaktionen mit Elternfiguren implizit (unbewusst) bestimmte Beziehungs- und Gefühlsregulationsmuster lernen (s. auch Kap. 1). Die daraus entstandenen Muster (»mentale Modelle«) sind und bleiben oft unbewusst. Sie können nur aus dem späteren Beziehungsverhalten erschlossen werden. Umso wichtiger ist ein Fokus auf die therapeutische Beziehung und auf Beziehungsmuster im »echten Leben« der Betroffenen (Fonagy et al., 2004). DBT, MBT und Schematherapie sind einander auch in ihrer therapeutischen Grundhaltung ähnlich, nämlich ressourcenorientiert, »fragend« (nicht »besserwisserisch«) und respektvoll den Anliegen der Patienten gegenüber (Fiedler & Herpertz, 2016).

Dem ähnelt auch Rudolfs (2008) »Strukturbezogene Psychotherapie«, die bisher nicht in RCTs evaluiert, aber auf dem Hintergrund von Therapiestudien entwickelt wurde. Fokus sind basale psychische Funktionen, die aufgrund mangelnder früher Unterstützung nicht genügend entwickelt werden konnten. Es geht also um ein »Noch nicht Können« (s. Übersicht). Zentral sind wohlwollende Nachfragen, Einladungen zur Selbstreflexion sowie die Erkundung von interpersonellen und intrapsychischen Mustern. Das ähnelt dem explizit bindungsorientierten Vorgehen der MBT sowie den von Ciompi (2007) beschriebenen »Fühl-Denk-Verhaltensprogramm-(FDV)-Mustern« bei Persönlichkeitsstörungen (s. Kap. 41; Wagner, 2016). Immer geht es um – implizit gelernte – z. T. unbewusste (Bindungs-)Muster (oder Schemata), die Wahrnehmung, Gefühle, Denken und Beziehungsverhalten prägen (s. Kap. 1).

Übersicht

Grundlegende Therapieziele der Strukturbezogenen Psychotherapie

(1) das problematische Verhalten als Muster sehen lernen
(2) das Verhaltensmuster als Antwort auf die aktuelle Situation verstehen
(3) das grundlegende Muster herausarbeiten
(4) das Muster als biografisch gewachsen akzeptieren, das auch Bewältigungsaspekte enthält

Teil V

(5) Untersuchen, inwieweit das Muster aktuell nützlich und / oder schädlich ist
(6) das Muster als etwas Eigenes akzeptieren und Verantwortung dafür übernehmen
(7) Erkundung neuer, alternativer Lösungsansätze
(8) Nutzung der therapeutischen Situation, wenn sich strukturelle Probleme innerhalb der therapeutischen Beziehung zeigen

(Rudolf, 2008, S. 137f)

Systemische Interventionen bei Borderline-Persönlichkeitsstörungen
Aus systemischer Sicht liegen allgemeine Überlegungen vor zur Arbeit mit Menschen, die unter Persönlichkeitsstörungen leiden (s. Kap. 41), sowie manualisierte Therapieprogramme für Borderline-PS, von denen zwei in gesonderten Kapiteln dieses Buches dargestellt werden (s. Übersicht).

Übersicht

Systemisch-integrative Manuale zur Behandlung von Borderline-PS

- Integrative Borderline Personality Disorder Oriented Adolescent Family Therapy (I-BAFT), eine Integration aus struktureller Familientherapie und DBT zur Behandlung von Jugendlichen mit Borderline- sowie Substanz-Störungen (Santisteban et al., 2003).
- DBT Familientherapie für jugendliche Indexpatienten mit Borderline-Symptomatik (Fruzzetti et al., 2007) und DBT-A für Jugendliche (Fleischhacker et al., 2010), bei der immer auch Familiengespräche integriert sind.
- DBT mit Paaren (Fruzzetti & Fantozzi, 2008).
- Mentalisierungsbasierte Familientherapie (Kap. 85: MBT-F).
- Systemische Gruppentherapie bei komplexen Traumafolgestörungen (Frauen nach sexuellem Missbrauch, Kopenhagener Manual; Kap. 77)

Übertragung, Gegenübertragung und Einladungen
In der psychodynamischen Therapie von Borderline-PS spielen die Konzepte von Übertragung und Gegenübertragung eine große Rolle: Menschen haben bestimmte interpersonelle Muster gelernt und übertragen diese auch in die therapeutische Beziehung, erwarten z. B. erneut verlassen und missbraucht zu werden. Und sie »laden« ihr Gegenüber (unabsichtlich und unbewusst) auch zu bestimmten komplementären Handlungen »ein« (Kilian, 2001). Es kann sinnvoll sein, diese Muster anzusprechen – aber nur dann, wenn bereits eine gefestigte therapeutische Beziehung besteht. Am besten ist es, wenn der Klient den Raum hat, selbst seine (impliziten) Muster zu entdecken. Einen ersten Einblick in interaktionelle Befürchtungen und belastete Vorerfahrungen bieten systemische Fragen (s. u.). Wichtig ist Supervision oder Intervision, da die Arbeit mit derart belasteten Patienten sehr herausfordernd sein kann.

T:	Natürlich möchte ich, dass es gut zwischen uns läuft, aber manchmal ist es hilfreich, mal nach dem Gegenteil zu fragen: Was könnte schlimmstenfalls zwischen uns passieren?
K:	Sie könnten mir nicht glauben, oder das nicht ernst nehmen, was ich erzähle.
T:	Wie würden Sie darauf reagieren?
K:	Ich würde immer weniger erzählen.
T:	Haben Sie bisher schon mal das Gefühl gehabt, dass ich Ihnen nicht glaube oder Sie nicht ernst nehme?
K:	Bisher eigentlich nicht.
T:	Ich bitte Sie, mir, wenn Sie auch nur ein bisschen das Gefühl haben, ich würde Sie nicht ernst nehmen, das gleich zu sagen. Okay?
K:	Das fällt mir schwer, aber ich werde es versuchen.

Es kann dann weiter erkundet werden, inwieweit die Klientin schlechte Erfahrungen mit Vorbehandlern, in ihrer Herkunftsfamilie oder in anderen Kontexten gemacht hat …

Psychotherapie mit (komplex) traumatisierten Patienten

Die wichtigsten Aspekte bei der Therapie (komplexer) Traumafolgestörungen sind in die unten folgende Übersicht mit eingeflossen.

> **!** Die »Kompetenz (Traumatisierter) im Umgang mit dem eigenen Schicksal ist immer größer als die der TherapeutInnen!« (Reddemann, 2015, S. 155). Nicht-traumasensible therapeutische Arbeit mit traumatisierten Patienten ist **nicht** leitliniengerecht (Flatten et al., 2011).

Therapievereinbarung

Neben den Rahmenbedingungen (Finanzierung, Dauer und Frequenz der Behandlung, Absageregelung) sollte bei schweren PS, bei denen mit suizidalen Krisen zu rechnen ist, vorab geklärt werden, unter welchen Bedingungen stationäre Aufenthalte als sinnvoll erachtet werden. Bei (chronisch) suizidalen Patienten sollte – für alle Beteiligten transparent – ein »Krisenmanagement«-Plan erstellt werden, der geeignete Maßnahmen (auch Telefonnummern von Notfallambulanzen) in Abhängigkeit von der jeweiligen Steuerungsfähigkeit auflistet. Es ist wichtig, dass Patienten wissen, wo und unter welchen Bedingungen sie im Notfall den Therapeuten oder andere Hilfsinstanzen auch telefonisch erreichen können. Es sollten auch Absprachen darüber getroffen werden, ob und ggf. wie Audio- und Videoaufzeichnungen zum Selbstmanagement und/oder im Rahmen der Supervision eingesetzt werden. Der Patient sollte auch wissen, ob und ggf. wo sich der Therapeut supervidieren lässt und welche Materialien dabei zum Einsatz kommen (Renneberg, 2010).

Integrative Psychotherapie bei Borderline-PS und komplexer Traumafolgestörung (kPTBS)

Übersicht

Zentrale Aspekte der integrativen Therapie von Borderline-PS und kPTBS

Klarheit, Transparenz, Verständlichkeit
- Psychoedukation über Traumafolgestörungen / Borderline-PS

Klären der Arbeitsbeziehung und ihrer Grenzen (alle Ansätze)
- Welcher Belastungsgrad (z. B. Suizidalität) kann durch den Therapeuten und seinen Arbeitskontext getragen werden – was nicht mehr?!
- stationär – ambulant
- Gibt es eine tragende Supervisions-/Intervisionsgruppe?
- Belastbarkeit des Therapeuten
- Umgang mit Krisen, Therapievertrag, ggf. Anti-Suizid-Vertrag

Freundliche, zugewandte, sichere und kollaborative therapeutische Beziehung
- Therapie als – möglichst – sicherer Ort
- aktives Bemühen des Therapeuten um eine positive Therapiebeziehung und Zusammenarbeit
- neutrales Abwarten ist kontraindiziert: Es kann verunsichernd / bedrohlich wirken!
- kollaborativ entwickelte Therapieziele
- Autonomie und Grenzziehungen des Patienten respektieren und ermutigen
- Begegnung auf Augenhöhe
- Grundprinzip: zwei Erwachsene (Therapeut und Patient) bemühen sich beide um die misshandelten Anteile des Patienten
- Fokus auf Übertragung und Gegenübertragung (DBT, MBT, Strukturbezogene Psychotherapie)
- fragende Grundhaltung (MBT, ST)

»Beidäugiges Sehen«: Resilienz-/Ressourcenorientierung UND Traumaorientierung
- Hoffnung vermitteln und Selbstwirksamkeit stärken
- individuelle und interpersonelle Ressourcen sowie »survival skills« identifizieren

Resilienz und Selbsthilfe stärken
- Veränderungen auf die Anstrengungen des Patienten zurückführen
- Respekt vor den bisherigen Bewältigungsbemühungen des Patienten (z. B. auch Dissoziation, Verleugnung, Weigerung, sich mit der Traumatisierung zu befassen)

Fokus auf selbstdestruktives Verhalten (alle Ansätze)
- Monitoring von selbstdestruktivem Verhalten
- Entwicklung weniger belastender Verhaltensalternativen (z. B. Sich-selbst-Ohrfeigen statt zu schneiden)

Fokus auf Gefühlswahrnehmung und Gefühlsregulation (DBT; MBT; Rudolf)

- Interventionen aus DBT, MBT, Strukturbezogener Psychotherapie

Traumatherapie im engeren Sinn: I. Stabilisierung

- Arbeit mit Imaginationen (Reddemann), z. B. »Tresor-Übung«: Schutz vor Überflutung
- »Arbeit mit dem Inneren Kind«/mit unterschiedlichen Selbstanteilen/-zuständen (s. a. Kap. 76)
- Skills aus der Dialektisch Behavioralen Therapie (DBT; Linehan)
- (ermuntern zu) Körperarbeit (z. B. Yoga, Feldenkrais, Qi Gong)
- Förderung der Selbstfürsorge

Traumatherapie im engeren Sinn: II. Integration des Traumas in die Lebensgeschichte (»Traumasynthese – früher »Traumakonfrontation« genannt)

- Möglichkeit, über das Trauma zu sprechen (z. B. die Geschichte zu erzählen)
- Hilfe beim Ausdruck von Unsagbarem bieten (z. B. Nutzung kreativer Medien)
- »Making sense of traumatic event« und der Reaktion des Patienten auf das Ereignis – Wort, Bild, Affekt, Körpersensation integrieren
- Exposition / Desensibilisierung (in der Sitzung, in-vivo außerhalb der Therapie)
- Erkundung der Verkettung von Verhaltensabläufen: Integration ins bewusste, verbale, deklarative, explizite Gedächtnis

Verbesserte Beziehungen, Schutz vor erneutem Missbrauch und Rückfall-Prävention

- Die Sicherheit des Patienten sicherstellen, insbesondere dann, wenn der Pat. zum Opfer geworden ist (z. B. nach Missbrauch, häuslicher Gewalt)
- Mit Patienten besprechen, wie er / sie Reviktimisierung vermeiden kann
- Vermittlung von Bewältigungs-Fertigkeiten
- Ermutigung dazu, soziale Unterstützung zu suchen und zu nutzen.
  - Fokus auf aktuelle Beziehungen im »echten Leben« (alle Ansätze)
  - Fokus auf Herkunftsfamilie, Verluste und Bindungtraumatisierungen (DBT, MBT, Strukturbezogene Psychotherapie, Schematherapie)
- Kontextualisierung von Symptomen (alle Ansätze)

Ressourcenorientierung und positive Umdeutung

- Herausarbeiten der Stärken des Patienten (DBT, ST)
- positive Umdeutung von Symptomen – Symptome als kreative Lösung und Anpassungsleistung (DBT, MBT, Strukturbezogene Psychotherapie, ST)
- Wertschätzung der »sogenannten Abwehr« – nicht auf Veränderung drängen (MBT, Strukturbezogene Psychotherapie, ST)

Kontextklärung (ST)

- Überweisungs- und Mitbehandlungskontext usw.
- Therapieziele aller (!) Beteiligter
- Mehrgenerationenkontext (Genogramm)

Quellen:

- Dialektisch-Behaviorale Therapie (DBT) (Linehan, 1987, 1996)
- Mentalisierungsbasierte Therapie (MBT) (Batman & Fonagy, 2004/2008) (s. auch Kap. 22 und 85)
- Schematherapie (Arntz & van Genderen, 2010; Young et al., 2005)
- Strukturbezogene Psychotherapie (Rudolf, 2008)
- Systemische Therapie (ST) (Schweitzer & von Schlippe, 2006; von Sydow, 2015; von Sydow et al., 2007).
- Therapie von (k)PTBS: Flatten et al., 2011; van der Kolk, 2014/2015; Reddemann, 2015; Reddemann & Wöller, 2017; von Sydow, 2015; Wampold et al., 2010

Fallbeispiele

Therapieabbruch in der Anfangsphase

Die Patientin berichtet am Telefon von sexuellen Übergriffen eines Nachbarn, wirkt in Not, sodass ich ihr zeitnah einen Termin gebe. Es kommt eine schlanke, hochintelligente Frau Mitte 30 in großer Anspannung, die mich rührt und auch als sehr anspruchsvolle Patientin herausfordert. Die Grenzverletzung des Nachbarn liegt – wie sich jetzt erst herausstellt – Jahre zurück, aber sie lebt in chronischer Angst vor ihm. Die Klientin wurde in der Kindheit von ihrem wesentlich älteren Bruder sexuell missbraucht und hat nie Verständnis und Unterstützung von der alleinerziehenden Mutter gefunden. Initial arbeite ich ressourcenorientiert und stützend mit ihr (Wie kann sie die nächsten Wochen gut für sich sorgen?), was der Klientin gut tut. Sie stabilisiert sich ein wenig. In Anbetracht der rundum schwierigen Situation (prekäre Selbstversorgung, berufliche Probleme trotz hoher Bildung, soziale Isolation, ständige Angst vor dem Nachbarn), rate ich ihr zu einer stationären Therapie in einer Traumaklinik (die haben meist sehr lange Wartezeiten). Sie fährt zu einem Informationsgespräch – und stimmt (ohne Rücksprache mit mir) zu, sofort in der Klinik zu bleiben. Während ich drei Tage beruflich unterwegs bin, versucht sie wiederholt und erfolglos mich telefonisch zu erreichen. Als ich sie nach meiner Rückkehr zurückrufe, stellt sich heraus, dass sie zu meiner Verblüffung bereits in die Klinik aufgenommen worden war und dort sehr unglücklich war (u.a., weil ihre Essenswünsche kaum beachtet wurden und weil die Fenster nicht zu öffnen waren). Sie ist tief enttäuscht, dass ich erst nach drei Tagen zurückrufe und hat inzwischen den Klinikaufenthalt schon wieder abgebrochen. Zwei Tage später versuche ich in meiner Praxis, die Probleme zwischen uns zu reparieren. Die Klientin versteht, dass ich unterwegs war, nicht von ihren Anrufen wusste und deshalb erst nach meiner Rückkehr zurückgerufen habe – aber emotional ist ihre Enttäuschung dennoch offenbar unüberbrückbar (wieder eine Frau, die sie in der Not im Stich gelassen hat). Sie droht mich bei der

Psychotherapeutenkammer wegen angeblicher Falschabrechnung anzuzeigen (meines Erachtens ohne nachvollziehbaren Grund), was meine Motivation, mich weiter um sie zu bemühen, schwinden lässt. Da sie unsere Konflikte dann nicht mehr in Therapiestunden besprechen will, folgt eine Flut von E-Mails, auf die ich erst kurz, dann gar nicht mehr antworte. Nach einigen Wochen stellt sie das ein. Angezeigt wegen angeblicher Falschabrechnung wurde ich bisher nicht.

Klientin mit hohen persönlichen und interpersonellen Ressourcen

Die 25-jährige, attraktive und sympathisch wirkende Patientin Frau S. berichtete, sie sei schon öfter in Therapie gewesen (ambulant und stationär), das habe aber nicht viel genützt. Sie habe Borderline-Züge und habe therapeutisch »alles brav mitgemacht«, aber die (DBT-)Skills würden ihr nicht viel bringen. Sie möchte ihre Selbstverletzungs-Impulse und weitere Symptome (Schneiden, Wutausbrüche, Gewalt- und kriminelle Neigungen, Neigung, nachts »abzuhauen«, dissoziative Zustände, chronische Ängste, innere Unruhe, starkes Schwitzen) in den Griff kriegen – vor allem wegen ihrem Freund, der darunter leidet und den sie nicht verlieren will. Therapieanlass war, dass sie sich drei Monate zuvor nach längerer Pause wieder selbst verletzt habe, sie habe »blanken Hass auf alles« empfunden, könne sich aber an den Auslöser nicht erinnern. Erst viel später erzählt sie mir, dass ihr Freund damals erstmals ihre Selbstverletzung mitbekommen, den Notarzt gerufen und geweint habe, weil sie so handelt. Diagnostisch erfüllte sie initial die Kriterien einer emotional instabilen Persönlichkeitsstörung (F60.3). Im Childhood Trauma Questionnaire (CTQ) beschrieb sie deutliche Belastungen.

Frau S. kam als Kind von Hippieeltern unter schwierigen Umständen zu Welt. In ihren ersten Lebensjahren reiste die Familie durch die Welt. »Diese traute Dreisamkeit endete mit der Geburt meines Bruders«. Danach wurde die Familie sesshaft, lebte eher ärmlich und alternativ auf dem Land. Ihr Vater ist Jurist, hat aber seinen Beruf nie ausgeübt, die Mutter Sozialarbeiterin. Frau S. entwickelte eine hochambivalente Beziehung zum Bruder, der sehr an ihr hing (und dem sie einmal das Leben rettete, als er ins Wasser gefallen war) und heftige Rivalität auslöste, weil er besondere Beachtung (»dumm, klein und süß«) bekam, obwohl sie doch alles viel besser konnte. Mit fünf Jahren wurde sie vom Vater einer Freundin sexuell missbraucht, was ihre Eltern bis heute nicht wissen. Ab diesem Alter habe sie intensiv an den Tod/Suizid gedacht. Die Mutter agierte immer wieder körperlich grenzverletzend und als Jugendliche erlebte die Patientin wiederholt sexuelle Bedrohungssituationen durch Gleichaltrige, in denen sie »Schlimmeres« aber abwenden konnte. Die Eltern trennten sich, als sie zehn Jahre alt war, die Kinder blieben bei der Mutter, der Vater zahlte keinen Unterhalt. Die Vollzeit berufstätige Mutter war mit der Situation komplett überfordert: »Das Gefühl, ich bin Kind, war total weg.« Die Mutter hatte wechselnde Affären, die Tochter musste im Zimmer direkt daneben alles mithören. Sie fühlte sich hilflos

Teil V

und ausgeliefert. Ihr einziger Trost war ein Meerschweinchen, das starb, als die Patientin zwölf Jahre alt war. In der Folge entwickelte die Klientin psychische Probleme (ADHS-Diagnose, Ritalinmedikation, Schulverweigerung). Die Patientin brachte mit 14 Jahren mit einer ebenfalls betroffenen Freundin den zurückliegenden sexuellen Missbrauch zur Anzeige bei der Polizei (ohne Unterstützung durch erwachsene Bezugspersonen) – doch es passierte nichts (es wurde kein Verfahren eröffnet). Danach verschlimmerte sich ihre Symptomatik (Selbstverletzung, Essstörung, Zwangssymptome), was beide Eltern nicht bemerkten. Die Mutter war selbst schwer körperlich und seelisch belastet. Anfang Zwanzig hatte die Klientin einen »ersten Zusammenbruch«, später litt sie unter Kopfschmerzen und Depressionen. Frau S. wurde von ihrer Mutter immer wieder zurückgewiesen und allein gelassen. Stabilisierend waren ihre Freundinnen und die Großeltern mütterlicherseits. Die Beziehung zu beiden Eltern ist bis in die Gegenwart schwer belastet: Sie erlebt die Mutter als hochgradig bedürftig und ist sehr bemüht, diese zu stützen (Parentifizierung) – ist gleichzeitig aber auch voller Wut darüber, dass es nie um ihre Gefühle geht (»ich kann zu ihr mit nichts kommen«). Den Vater erlebt sie als stützender, aber ebenfalls als emotional grenzverletzend. Ihr Freund unterstützt sie. Er war die erste Bezugsperson, die angesichts ihrer Symptomatik hingesehen, Hilfe geholt und deutlich gezeigt hat, dass ihm ihr Wohlergehen wichtig ist. Zu Therapiebeginn arbeitete die Klientin als Kinderkrankenschwester. Sie kam mit den Kindern sehr gut klar, konnte sich aber von bestimmten Erwachsenen überhaupt nicht abgrenzen.

Die Klientin scheint schwere Bindungstraumata (Vernachlässigung, emotionalen und sexuellen Missbrauch) und mit der Mutter Rollenumkehr (Parentifizierung) erlebt zu haben. Auf dem Hintergrund ihrer hohen Sozialkompetenz und Intelligenz entwickelte sie als Anpassungsleistung unterschiedliche (dissoziierte) Persönlichkeitsanteile. Ihr geringes Erinnerungsvermögen für ihre Kindheit und eine initial schwache Gefühlswahrnehmung können als komplexe Traumafolgestörung mit Dissoziation, emotionaler Taubheit, Vermeidungsverhalten, psychosomatischen Symptomen und Beziehungsproblemen verstanden werden.

Orientiert an der strukturbezogenen Psychotherapie (Rudolf, 2005) und den Leitlinien zur Arbeit mit traumatisierten Patienten (Flatten et al., 2011) wurden auch systemische Elemente integriert. Die Therapie erstreckt sich bisher über vier Jahre mit rund 50 Stunden; derzeit erfolgen noch niederfrequente Gespräche zur Behandlung der noch vorhandenen Residualsymptome und zur Rezidivprophylaxe. Meine therapeutische Haltung war und ist aktiv-unterstützend, ressourcenorientiert und wertschätzend. Grenzziehungen der Patientin wurden respektiert. Fokusse der Arbeit waren Selbstwahrnehmung und -regulation, ihre aktuellen Beziehungen, die dort deutlich werdenden Muster, Zusammenhänge zwischen traumatischen Erfahrungen in der Herkunftsfamilie und ihren »Ausrastern«, die als Notsignal verstanden wurden. In der späteren Phase der Therapie wagte die Klientin sich mit ihren schlimmsten traumatischen Erfahrungen auseinanderzusetzen (sexueller Missbrauch, Zurückweisung durch die Mutter). Außerdem begann sie auch ihre verschiedenen inneren Anteile genauer wahrzunehmen – ein verlassenes »inneres Kind«, eine »Super-Nanny«, ein strenges »Zwangs-Ich«, das Sicherheit in Regeln und Ordnung findet und ein unterwürfiges »Engelchen« – und zu erkunden, welchen Nutzen jeder Anteil hat und wie diese besser zusammenarbeiten können. Schließlich stellte sie sich auch ihren destruktiven Anteilen und berichtete davon, wie sie früher ihren Bruder sadistisch gequält hat. Sie konnte ihn dafür um Verzeihung bitten, was er akzeptierte. Interpersonell lernte sie, sich – etwas – besser abzugrenzen und ihre Bedürfnisse klarer zu artikulieren.

Die Klientin hat im Lauf der Therapie ihre Arbeit als Kinderkrankenschwester beendet und ein Studium aufgenommen. Als Kind wurde sie als hochbegabt diagnostiziert und es sei immer von ihr erwartet worden, dass sie »alles aus dem Ärmel schüttele«. Sie ist sehr leistungsorientiert und hatte initial im Studium starke Versagensängste – hat sich inzwischen jedoch zu einer erfolgreichen Studentin entwickelt.

In der Goal Attainment Scale (GAS) berichtet die Patientin von einer hohen Zielerreichung bzgl. ihrer ursprünglichen Therapieziele (Reduktion der Borderline-Symptomatik) von 3,83 (Skala -1 bis +4=Ziel voll erreicht). Ihre neuen Ziele sind: »entspannter mit mir selbst« sein; mich nicht so harsch bewerten; äußerliche »Gegebenheiten« akzeptieren lernen; besser mit Stress klarkommen; emotionale Abgrenzung und ihre Altlasten soweit »vom Tisch (zu) haben«, bevor sie Kinder bekommt. Im Borderline-Symptom-Fragebogen lag sie initial bei einem Prozentrang von 52 % – inzwischen nur noch bei 4 %, sodass sie inzwischen nicht mehr die Kriterien einer Borderline-Persönlichkeitsstörung erfüllt. Allerdings bestehen weiterhin Symptome einer atypischen Essstörung sowie zwanghafte Neigungen.

Frau S. hat durchgängig engagiert in der Therapie mitgearbeitet. Förderlich für die Therapie war die Unterstützung durch ihren Freund, der mit in die Therapie einbezogen wurde, ihre hohe Intelligenz und Sozialkompetenz. Zwischen der Patientin und mir als Therapeutin gab es keine besonders problematischen Übertragungssituationen, was vermutlich damit zusammenhängt, dass sie trotz der traumatischen Belastungen doch z.T. mit den Eltern, Großeltern, Freundinnen und vor allem mit ihrem Freund sowie in den Vorbehandlungen so etwas wie (partiell) sichere Bindung erleben konnte und sie deshalb auch eine halbwegs sichere therapeutische Beziehung mir gegenüber aufbauen konnte.

40.4 Gute Erfahrungen und typische Probleme

Die deutsche Leitlinienkommission konstatiert, dass für die Borderline-PS derzeit vier störungsspezifische Verfahren mit empirischen Wirksamkeitsbelegen vorliegen: die DBT, die MBT, die Schematherapie und die übertragungsfokussierte Therapie (TFP) (Renneberg et al., 2010). Auch in den neuesten Metaanalysen sind die Belege am überzeugendsten bei DBT, MBT und TFP (Cristea et al., 2017). Eine andere Metaanalyse zeigt, dass auch (komplexe) PTBS nach sexuellem Missbrauch wirksam behandelt werden kann – besonders durch trauma-fokussierte Interventionen und besser in Einzel- als in reiner Gruppentherapie (Ehring et al., 2014).

Zwei RCT belegen auch die Wirksamkeit systemischer Ansätze: Systemisch-lösungsorientierte Einzeltherapie ist in der Helsinki-Studie auch wirksam bei Persönlichkeitsstörungen und systemische Gruppentherapie hilft Frauen mit Persönlichkeitsstörungen (und vermutlich kPTBS) nach sexuellem Missbrauch (s. Kap. 77; Kap. 89). Ein weiteres RCT zeigt, dass »Integrative Borderline Personality Disorder-Oriented Adolescent Family Therapy« (I-BAFT) bei Jugendlichen mit Borderline- und Substanz-Störungen nur ähnlich wirksam wie individuelle Drogenberatung war, allerdings war I-BAFT bei der Teilgruppe der Jugendlichen mit besonders schwerer Symptomatik sowie Depressionen wirksamer (Santisteban et al., 2015).

Die Zukunft wird vermutlich dimensionale Klassifikationen bringen, die die traumatische Genese von Borderline-PS berücksichtigen, und die stärkere Berücksichtigung systemischer Aspekte in der Behandlung: »Personality disorder can be considered, in part, as maladaptive communication« (Bateman et al., in press) – aber für Systemiker wohl auch die stärkere Berücksichtigung innerer Prozesse und neuropsychologischer Eigenheiten.

Meine persönliche Erfahrungen mit Betroffenen erfolgten bisher im Kontext meiner Kassenpraxis – als tiefenpsychologisch fundierte Therapie, ergänzt durch systemische und traumaorientierte Elemente. Meine Erfahrungen lassen sich in drei Gruppen teilen:

- Therapien, die schon zu Beginn scheitern (selten, s. Bsp.)
- Therapien mit erfolgreichem Beziehungsaufbau, jedoch begrenztem Erfolg (die größte Gruppe)
- Therapien mit (sehr) guten Erfolgen bei Klienten / Klientinnen mit hohen persönlichen und interpersonellen Ressourcen (mittel häufig) (s. Bsp.)

Ganz wesentlich ist der Grad der persönlichen und interpersonellen Ressourcen sowie der Bindungssicherheit und -desorganisation der Klienten: Es ist viel schwerer, eine tragfähige therapeutische Beziehung zu sozial isolierten und arbeitsunfähigen Klientinnen aufzubauen (und auch viel schwerer, diese dann wieder zu beenden, da in solchen Fällen auch eine große Abhängigkeit von der Therapeutin entstehen kann), als zu »Borderlinerinnen« mit Ressourcen in Partnerschaft, Beruf und sozialem Umfeld, die privat oder in vorherigen Therapien auch schon »gute« Beziehungserfahrungen machen konnten (s. auch Bateman et al., in press).

FAQ

Sollte man Familien-/Paargespräche durchführen bei entwertenden und missbrauchenden Beziehungsmustern? Paar- und Familiensitzungen können nützlich sein, müssen aber sehr gut vorbereitet werden (»Was könnte schlimmstenfalls passieren?«). Kontraindikationen bestehen, wenn das Risiko der Retraumatisierung durch sehr destruktive Interaktionen besteht und/oder der Patient bzw. die Patientin das nicht wirklich will. Nicht selten wünschen Patienten den eigenen Raum in der Therapie für sich zu haben, besonders dann, wenn in der Familie ständig Grenzüberschreitungen stattfanden oder gar immer noch stattfinden.

Wie kurz können Therapien bei Borderline-Persönlichkeitsstörungen und komplexen Traumafolgestörungen sein? – Die Faktoren Zeit und Therapiedosis. Die Schematherapie betont ebenso wie die im psychodynamischen Kontext entstandenen Therapien, dass eine enge Bindung an den Therapeuten entstehen kann. Diese ist laut Young – dem Begründer der Schematherapie – erst dann zu beenden, wenn die Patientin einen guten Partner gefunden hat (Arntz & von Genderen, 2010). Das aber tritt leider nicht immer ein, wird auch mit zunehmendem Alter schwieriger. Wesentlich ist jedoch immer der Aufbau tragfähiger Beziehungen (Partnerschaft, Freundschaften, Familienbeziehungen). Alle Betroffenen benötigen längere bis sehr lange Therapien. Selbstzahler gibt es hier praktisch nie. Notwendig sind ein langer Atem (Jahre) und hohe Therapiekontingente (50–100 Stunden sind nicht immer genug). Die Therapiebeendigung muss von Anfang an eingeplant und vorbereitet werden. Einzelne schwerst traumatisierte Betroffene benötigen eine langfristige niederfrequente Erhaltungstherapie, u. U. sogar lebenslang (was für die Krankenkassen kostengünstiger wäre als immer wiederkehrende stationäre Aufenthalte; s. auch Bateman et al., in press).

Weiterführende Literatur

Bateman, A.W. & Fonagy, P. (2004/2008). Psychotherapie der Borderline-Persönlichkeitsstörung. Gießen: Psychosozial.

Cloitre, M., Cohen, L.R. & Koenen, K.C. (2006/2014). Sexueller Missbrauch in der Kindheit: Ein Therapieprogramm komplexer Traumafolgen. Göttingen: Hogrefe (Dehner-Rau, C. & Reddemann, L. (2008). Trauma: Folgen erkennen, überwinden und an ihnen wachsen (3. Aufl.). Stuttgart: Klett-Cotta/Pfeiffer.

Fiedler, P. & Herpertz, S. (2016). Persönlichkeitsstörungen (7. Aufl.). Weinheim: Beltz.

Forward, S. (1989/1993). Vergiftete Kindheit. Elterliche Macht und ihre Folgen (11. Aufl.) München: Goldmann.

Kolk, B. van der (2014/2015). Verkörperter Schrecken: Traumaspuren in Gehirn, Geist und Körper und wie man sie heilen kann. Lichtenau: Probst.

Reddemann, L. & Wöller, W. (2017). Komplexe Posttraumatische Belastungsstörung. Praxis der psychodynamischen Therapie. Göttingen: Hogrefe.

Renneberg, B., Schmitz, B., Doering, S., Herpertz, S., Bohus, M. & Leitlinienkommission Persönlichkeitsstörungen (2010). Behandlungsleitlinie Persönlichkeitsstörungen. Psychotherapeut, 55:339–354. DOI 10.1007/s00278-010-0748-5. Online publiziert: 16. Juli 2010.

Unabhängiger Beauftragter für Fragen des sexuellen Missbrauchs

- http://beauftragter-missbrauch.de/
- http://www.kein-raum-fuer-missbrauch.de/
- www.sprechen-hilft.de

41 Weitere Persönlichkeitsstörungen

Elisabeth Wagner

41.1 Diagnose von Persönlichkeitsstörungen

In den internationalen Klassifikationssystemen psychischer Störungen werden »Persönlichkeitsstörungen« als wiederholt beobachtbare, persontypische Fühl-, Denk- und Verhaltensmuster beschrieben, die als unflexibel und sozial als wenig angepasst gelten. Die Diagnose sollte nur gestellt werden, wenn die zwischenmenschlichen Beziehungsstörungen der Betroffenen die berufliche und private Leistungsfähigkeit erheblich beeinträchtigen und wenn dies möglicherweise zu subjektiven Beschwernissen führt. Voraussetzung für die Diagnose einer Persönlichkeitsstörung sind somit Erlebnis- und Verhaltensweisen, die zeitlich überdauernd in vielen Kontexten bemerkbar sind, von den Erwartungen des soziokulturellen Umfeldes abweichen und zu Beeinträchtigung in wichtigen Funktionsbereichen führen. In der systemischen Fachliteratur findet sich vorwiegend eine kritische Auseinandersetzung mit dem Konzept Persönlichkeitsstörung, neben der stigmatisierenden Wirkung der Diagnose wurde sie vor allem aus erkenntnistheoretischer Perspektive als logischer Kategorienfehler infrage gestellt (Lieb, 2014).

Statt einer radikalen Ablehnung des Konzepts »Persönlichkeitsstörung« und der Weigerung, sich dieser Diagnose zu bedienen, hat sich der Fachdiskurs zu diesem Thema auch in der Systemischen Therapie in den letzten Jahren differenziert. Aufgrund der hohen Prävalenz von »Persönlichkeitsstörungen« in klinischen Populationen (ca. 40 % unter psychiatrischen Patienten, Loranger et al., 1994; Torgersen, 2012) sollten sich auch Systemische Therapeuten mit der Frage auseinanderzusetzen, welche Modifikationen des therapeutischen Vorgehens sinnvoll und nötig sind, um diesem Klientel ein adäquates Behandlungsangebot zu machen.

Im Folgenden sollen die wichtigsten Grundsätze der Systemischen Therapie von Persönlichkeitsstörungen dargestellt werden (s. Wagner et al., 2016).

41.2 Dysfunktionale Fühl-Denk-Verhaltensprogramme bzw. Schemata

Für ein systemisches Verständnis des Phänomenbereiches »Persönlichkeitsstörung« empfiehlt sich die Bezugnahme auf Luc Ciompis Konzept der Fühl-Denk-Verhaltensprogramme (FDV-Programme, 1997) und damit ein synergetisches Verständnis psychischer Prozesse (vgl. Schiepek et al., 2013). Der allgemeine Fachdiskurs orientiert sich an den verwandten Konzepten »Bindungsmuster« bzw. »Schemata« (vgl. Grawe, 1998, Young, 2005; Kap. 1). Gesunde Menschen verfügen über ein großes Potenzial an FDV-Programmen, die flexibel eingesetzt werden können, um in den verschiedensten

Situationen die Befriedigung wichtiger Grundbedürfnisse sicherzustellen. »Persönlichkeitsstörungen« können als Einschränkung dieses flexiblen Potenzials verstanden werden: In persontypischer Weise reproduzieren sich in den unterschiedlichsten Situationen spezifische FDV-Programme, z. B. »Die Welt ist gefährlich, ich bin schwach, ich muss mich unterordnen und meine Bedürfnisse zurückstellen« (dependentes Muster).

Da davon auszugehen ist, dass die mit einer Persönlichkeitsstörung assoziierten leidvollen Erlebnis- und Verhaltensweisen häufig ich-synton – also zur eigenen Persönlichkeit gehörig – erlebt und daher von den Betroffenen nicht spontan problematisiert werden, bedarf es bestimmter Modifikationen des typisch systemischen Gesprächsverhaltens.

41.3 Klinische Praxis

Modifikationen des systemischen Gesprächsverhaltens in der Anfangsphase der Therapie

Die Klientin mit einer dependenten Persönlichkeitsstörung mag ihre Panikattacken beklagen, das anklammernde Beziehungsverhalten aber für selbstverständlich halten, ebenso mag der Klient mit der zwanghaften Persönlichkeitsstörung ein »Burn-out« beschreiben, ohne sein überschießendes Kontrollverhalten und seinen Perfektionismus zu problematisieren. Solange es kein Bewusstsein für die persontypischen problemassoziierten Erlebnis- und Verhaltensweisen gibt, wirkt ein strikt ressourcenorientiertes und unterschiedserzeugendes Vorgehen (»Wann ist es anders, wann tritt das Problem nicht auf? Was gelingt gut in Ihrem Leben?«) wie eine Zerstreuungslinse: Die problematischen FDV-Programme werden unsichtbar gemacht. Im Unterschied dazu müssen wir, um zu einem adäquaten gemeinsamen Bewusstsein für die den geschilderten Problemen zugrunde liegenden Muster zu gelangen, die dysfunktionalen FDV-Programme sichtbar machen.

> **!** Wir nützen eine »Sammellinse«, um das Ähnliche der geschilderten Situationen – die »Wiederholungen« zu markieren (»Es klingt so, als würden Sie in vielen Lebenssituationen immer wieder dieselbe Erfahrung machen. Ich habe den Eindruck, dass Sie in unterschiedlichen Situationen Folgendes erleben …«)

Der erste Schritt besteht also darin, die sich wiederholenden Muster zu problematisieren und mit dem Narrativ des Klienten zu verweben. Neben die Panikattacken, die spontan berichtet werden, wird das dependente Beziehungsverhalten, neben die Burn-out-Symptomatik wird das zwanghafte Kontrollieren und der Perfektionismus als problemaufrechterhaltendes FDV-Programm gestellt.

Um das »Problemmuster« sichtbar zu machen, wird in einer ersten Therapiephase daher die Wiederholung, nicht die Ausnahme fokussiert, d. h., Systemische Therapeuten arbeiten in dieser Phase mehr problemorientiert als lösungsorientiert. Sie unterstellen auch nicht systematisch eine Funktionalität des »Symptoms«, sondern unterziehen die problematischen FDV-Muster einer ökosystemischen Bilanz: Gemeinsam mit den Klienten wird überprüft, was für oder gegen Veränderung spricht, in welchen Kontexten sich bestimmte FDV-Muster bewährt haben, in welchen Kontexten die negativen Konsequenzen überwiegen.

> **!** Die genannten Modifikationen des systemischen Gesprächsverhaltens sind erforderlich, um die problemaufrechterhaltenden FDV-Programme, die den Betroffenen so selbstverständlich vertraut sind, dass sie anfänglich nicht in ihrer Problemdefinition und ihrem Veränderungsauftrag enthalten sind, besprechbar zu machen.

Die Fokussierung dieser häufig unbewussten Muster und die Erarbeitung eines diesbezüglichen Therapieauftrages stellen die ersten Herausforderungen in der Behandlung von »Persönlichkeitsstörungen« dar.

Weitere therapeutische Strategien

Sobald gemeinsam mit der Klientin ein adäquates Verständnis ihrer problemaufrechterhaltenden Fühl-Denk- Verhaltensmuster erarbeitet worden ist, kann das gesamte Spektrum systemischer Interventionen nutzbringend angewandt werden. Kontextualisierendes und unterschiedserzeugendes Fragen (»In welchen Situationen gelingt es Ihnen denn am ehesten, Ihr ängstlich-vermeidendes Verhalten abzulegen und sich entschlossen für Ihre Interessen einzusetzen?«) und Ressourcenorientierung eröffnen Einflussmöglichkeiten, Veränderungsoptimismus und Zielorientierung ermutigen zu konkreten neuen Erfahrungen.

> **!** Ein wichtiger therapeutischer Fokus ist die Förderung eines beobachtenden »neutralen« Selbst, das nach und nach lernt, die eigenen FDV-Programme zu erkennen, zu benennen und absichtlich zu verändern.

Die Förderung dieses »steuernden Ichs« wird in vielen Therapiemethoden, die sich auf die Behandlung von Persönlichkeitsstörungen spezialisiert haben (z.B. Mentalisierungsbasierte Therapie, Schematherapie und Strukturbezogene Therapie nach Rudolf) als zentraler Wirkfaktor betrachtet. Innerhalb der Systemischen Therapie hat diesbezüglich vor allem die hypnosystemische Teilearbeit geeignete Metaphern entwickelt (Arbeit mit dem inneren Parlament, Vereinspräsident etc.).

Biografie fokussieren. Die Auseinandersetzung mit den biografischen Entstehungszusammenhängen dysfunktionaler FDV-Programme ist aus systemischer Sicht zwar nicht zwingend erforderlich, da aus systemischer Perspektive psychische Störungen nicht als Folge von eindeutig identifizierbaren »Ursachen« entstehen, sondern aus der Wechselwirkung vielfältiger zirkulärer Prozesse in biologischen, psychischen und sozialen Systemen. Dennoch erweist es sich in vielen therapeutischen Prozessen als hilfreich, biografischen Entstehungszusammenhängen einen Platz zu geben. Vielen

Klienten ist es ein Bedürfnis, jene oft schmerzhaften Erfahrungen mitzuteilen, die subjektiv für die Entwicklung der problematischen Erlebnis- und Verhaltensweisen bedeutsam waren. Darüber hinaus kann das Verständnis für das »Geprägtsein« durch frühere Erfahrungen (»Ah, daher kommt das!«) eine versöhnliche Haltung sich selbst gegenüber fördern. Dabei ist darauf zu achten, dass das Thematisieren von Kindheitserfahrungen über die Würdigung des damals adaptiven Wertes (»Ja, damals konnten Sie nicht anders …«) positive Aspekte der Selbstbeziehung fördert, ohne eine passive Opferidentität zu stärken.

Die therapeutische Beziehung. Ein weiteres Charakteristikum in der Behandlung von »Persönlichkeitsstörungen« sind die zu erwartenden Belastungen der therapeutischen Beziehung. Wenn wir dysfunktionale FDV-Programme als konstituierendes Merkmal dieser Diagnose betrachten, ist zu erwarten, dass sich diese auch im Therapiekontext manifestieren. Ängstlich-vermeidendes, abhängiges, histrionisches oder narzisstisches Verhalten stellt jeweils ganz spezifische Anforderungen an eine professionelle therapeutische Beziehungsgestaltung. In Weiterentwicklung einer Frage von Gunthard Weber »Wozu lädt uns dieser Patient ein?« hat Kilian (2016) ein differenziertes Verständnis der für die verschiedenen Persönlichkeitsstörungen typischen »Einladungen« erarbeitet. Im Unterschied zum psychoanalytischen Konzept von »Übertragung-Gegenübertragung«, das ein Macht- und Wissensgefälle zwischen dem »Überträger«, der unbewusst seine inneren Konflikte ausagiert, und dem »Gegenüberträger«, der analysierend und wissend seine eigenen Gedanken, Gefühle und Impulse kontrollieren muss, beinhaltet, wird mit dem Konzept der »Einladung« absichtsvoll ein Begriff aus der Alltagswelt eingeführt, der Beziehungsgestaltung auf Augenhöhe impliziert. Eine Einladung kann angenommen oder ausgeschlagen werden, sie kann eine Gegeneinladung zur Folge haben, sodass der weitere Verlauf von beiden Beteiligten in einem gemeinsamen Prozess gestaltet wird (vgl. Wagner et al., 2016, S. 132).

In diesem Verständnis bieten störungsspezifische Interaktionsmuster, die sich in der therapeutischen Beziehung realisieren, Gelegenheit, persontypische FDV-Programme im Hier und Jetzt zu beobachten und zu thematisieren.

Am Anfang einer Therapie ist es notwendig, diesen »Einladungen« wohlwollend oder zumindest neutral zu begegnen, da eine konfrontative Thematisierung die therapeutische Beziehung gefährden würde. In weiterer Folge ist es aber sinnvoll, die reflexive Beobachterposition auch für die Wahrnehmung störungsspezifischer FDV-Programme in der therapeutischen Kooperation zu etablieren. Dies gelingt am ehesten, wenn man die mit den spezifischen »Einladungen« assoziierten Appelle benennt und das daraus resultierende »therapeutische Dilemma« thematisiert. Einem ängstlich-vermeidenden Klientin könnten wir dann sagen: »Sie bringen mich in eine schwierige Situation: Einerseits verstehe ich gut, wie sehr Sie sich vor neuen Erfahrungen und dem Risiko der Zurückweisung und des Scheiterns fürchten, und dieser Teil in mir ist willens, Sie auf unbestimmte Zeit zu trösten und zu ermutigen. Ein anderer Teil in mir ist aber ganz sicher, dass dieser Trost und diese Bestärkung auch langfristig nicht dazu führen werden, dass Sie sich neuen Erfahrungen stellen, dass ich mit all meinem Verständnis vielleicht sogar zur Stabilisierung dieser Situation beitrage.

Wie sehen Sie das denn – in welchem Ausmaß beauftragen Sie mich weiterhin zu Trost und Beruhigung, in welchem Ausmaß erlauben Sie es mir, mit Ihnen an konkreten Veränderungsschritten zu arbeiten?«

41.4 Gute Erfahrungen und typische Schwierigkeiten und Fehler

Die größte Herausforderung im Umgang mit Persönlichkeitsstörungen besteht darin, in adäquater Weise dysfunktionales ich-syntones Erleben zu problematisieren. Erfolgt dies zu früh und in konfrontativer Art, wird die therapeutische Beziehung belastet, da sich der Klient unverstanden und kritisiert fühlt. Im Sinne einer konstruktivistischen Grundhaltung und der damit verbundenen »bescheidenen Expertenschaft« neigen systemische Therapeuten jedoch eher zum entgegengesetzten Fehler: Sie vermeiden den »objektivierenden Blick« auf den Klienten und bewegen sich ausschließlich innerhalb des Narrativs, der Bedeutungskonstruktion des Klienten. In diesem Fall wird sich der Betroffene zwar verstanden fühlen, aber mit hoher Wahrscheinlichkeit nicht verändern. Das Ausbalancieren von Beziehungsbedürfnissen (Verständnis und Bestätigung) und Veränderungsimpulsen (»interessant, dass Sie das so erleben, das könnte man ja auch ganz anders sehen«) erfordert besonders viel therapeutische Feinfühligkeit und sollte daher konsequent reflektiert werden.

41.5 Empirische Befunde und kritische Einordnung

Empirische Forschung zur Diagnostik von Persönlichkeitsstörungen bringt zwei wesentliche Kritikpunkte hervor: Zum einen ist die Störung sehr viel weniger konstant als erwartet. Obwohl für die Diagnose einer Persönlichkeitsstörung gefordert ist, dass das problematische Erlebens- und Verhaltensmuster stabil und bis in Adoleszenz oder frühes Erwachsenenalter zurückzuverfolgen ist, wird in der Verlaufsforschung die 2-Jahres-Stabilität nur mit 40–60 % angegeben (vgl. Herpertz 2013). Der zweite Kritikpunkt betrifft die Validität einer kategorialen Einteilung der Persönlichkeitsstörungen: Aufgrund der Überlappung von Diagnosekriterien kommt es zu einer hohen »artifiziellen Komorbidität«. Relativ selten liegt bei dieser Art der Diagnostik eine distinkte Persönlichkeitsstörung vor, sehr viel häufiger müsste man mehrere, kombinierte oder »nicht näher bezeichnete« Persönlichkeitsstörungen beschreiben. Aus diesem Grund wurden für DSM-V weitreichende Veränderungen für die Diagnose von Persönlichkeitsstörungen erarbeitet: ein Hybrid aus dimensionaler und kategorialer Diagnostik sollte die Beeinträchtigung im Funktionsniveau der Persönlichkeit und die für die Behandlung relevanten problematischen Persönlichkeitsmerkmale spezifizieren. Um die Kontinuität in der klinischen Praxis nicht zu gefährden, wurde diese anspruchsvollere Art der Diagnostik als »alternatives DSM-5 Modell für Persönlichkeitsstörungen« zusätzlich in das Manual aufgenommen, »um die zahlreichen Schwächen in der gegenwärtigen Herangehensweise zu überwinden«, hat diese aber nicht abgelöst.

FAQ

Muss man bei Verdacht auf eine Persönlichkeitsstörung eine exakte psychologische Diagnostik veranlassen? Sofern man Psychotherapien über gesetzliche oder private Krankenversicherungen abrechnet oder aber Forschung betreibt, ist eine exakte Diagnose unverzichtbar. Bei der Arbeit mit Selbstzahlern ist eine exakte Persönlichkeitsstörungsdiagnose nicht in jedem Fall zwingend erforderlich. Wenn keine Gefährdungsmomente (selbstverletzendes Verhalten wie z. B. bei der Borderline-Störung) vorliegen und der Betroffene die offizielle Etikettierung als »persönlichkeitsgestört« als stigmatisierend erlebt und daher ablehnt, ist von psychometrischen Verfahren kein großer Nutzen zu erwarten. Steht der Klient psychologischer Diagnostik hingegen offen gegenüber, können dadurch evtl. auch weitere problematische Persönlichkeitszüge erfasst werden, die für die Aufrechterhaltung der Probleme mitverantwortlich sind und daher im therapeutischen Prozess berücksichtigt werden sollten.

Muss ich meinen Klienten informieren, wenn meiner Einschätzung nach eine Persönlichkeitsstörung vorliegt? Es ist nicht zwingend erforderlich und häufig auch nicht sinnvoll, in der Psychotherapie den Begriff »Persönlichkeitsstörung« zu verwenden. Der Begriff enthält nach wie vor ein stigmatisierendes Potenzial und kann sowohl Abwehr als auch Resignation auslösen – beides ist für eine veränderungsorientierte Auseinandersetzung mit problematischen Persönlichkeitsmerkmalen wenig hilfreich. Im therapeutischen Kontext ist es wichtig, das Bewusstsein und die Wahrnehmung dysfunktionaler FDV-Programme zu schärfen und eine individuell passende Formulierung zu finden.

Weiterführende Literatur

Wagner, E., Henz, K. & Kilian, H. (2016). Persönlichkeitsstörungen. Störungen systemisch behandeln. Heidelberg: Auer.

42 Psychotische Störungen

Ulrike Borst • Volkmar Aderhold

Seit jeher gehören die psychotischen Störungen zu den größten Herausforderungen für die psychiatrische Fachwelt. Sie kommen bei verschiedenen, auch organischen Krankheiten vor, können durch Drogen hervorgerufen werden, sind relativ krankheitsunspezifisch, und wirken auf den ersten Blick unverständlich. Störungen des schizophrenen Formenkreises sind relativ häufig, aber längst nicht immer mit psychotischen Störungen verbunden und gelten – heute wieder mehr als z. B. in den 1980er-Jahren – als Erkrankungen des Gehirns, die angeblich vorwiegend pharmakotherapeutisch behandelt werden müssen. Psychotherapie dagegen bleibt vielen betroffenen Menschen genau mit dieser Begründung verwehrt.

In diesem Kapitel wird gezeigt, dass eine solche Haltung unangemessen und überholt ist. Teilweise sind es Erfahrungen früherer Generationen von Klinikern, teilweise Ergebnisse neuester Forschung, die eine rein biologisch orientierte psychiatrische Behandlung psychotischer Phänomene obsolet werden lassen. Psychotische Störungen sind höchstwahrscheinlich auf eine Sensibilisierung des mesolimbischen Dopaminsystems zurückzuführen. Etwa 6 bis 8 % der Bevölkerung haben gelegentlich psychotische Erlebensweisen. Bei Depressionen, Manien und Borderline-Störungen kommt es etwas häufiger, bei schizophrenen Erkrankungen häufig zu psychotischem Erleben, bei manchen Verlaufsformen auch chronisch. Bereits Klaus Conrad hat beginnende Schizophrenien beschrieben und gezeigt, wie Lebensereignisse, deren Bewertungen und Verarbeitungen sowie die sozialen Folgen der ersten Symptome so zusammenwirken, dass daraus ein voll ausgebildeter, systematisierter Wahn entstehen kann. Die heutigen Früherkennungsstudien und frühen Interventionen machen sich dieses Wissen, was heutzutage erweitert ist um das Wissen über unspezifische Basissymptome, zunutze.

> **!** Hier setzt denn auch die Systemische Therapie an: Symptome werden zu verstehen versucht (z. B. als Ausdruck des »Nicht-erwachsen-werden-könnens«), der betroffene Mensch möglichst in seiner Lebenswelt belassen und unterstützt und die Kommunikation aufrechterhalten.

42.1 Diagnostik, Komorbidität, Epidemiologie und Ätiologie

Aus den über Länder, soziale Schichten und Geschlechter gleich bleibenden Prävalenzen und Inzidenzen schizophrener Erkrankungen wurde geschlossen, dass vorwiegend biologische Faktoren pathogen seien. Bei genauerer Analyse sind jedoch große

Unterschiede in der Epidemiologie festzustellen (mit Inzidenzen zwischen 7.7 bis 43.0 per 100 000, McGrath, 2006), die einen Einfluss wirtschaftlicher, sozialer und sozialpsychologischer Faktoren auf die (Neu-) Erkrankungsraten belegen.

Ein weiterer »biologisch« interpretierter Befund ist die frühere Ersterkrankung bei Männern (mit durchschnittlich 25 Jahren) als bei Frauen (mit durchschnittlich 35 Jahren).

42.1.1 Viele Wege in die Psychose

Aderhold und Borst (2009) fassen neue Daten zusammen, um die alte Vulnerabilitäts-Stress-Hypothese (Spring & Zubin, 1977) zu bestätigen, zu erweitern und zu spezifizieren. Neue Reviews (z.B. Bonoldi et al., 2013) und kritische Reflexionen früherer Forschung (Murray, 2016) bestätigen die Daten und Schlussfolgerungen aus der Übersicht von 2009.

Bis heute ist, trotz gewaltiger Datenmengen aus genetischen Studien, keine direkte genetische Determination von Schizophrenie zu belegen. Wissenschaftler betonen heute zunehmend die Bedeutung von Gen-Umwelt-Interaktionen und von psychosozialen Risikofaktoren für Psychosen. Aus neurobiologischer Sicht wird den Genen eine Rolle bei der Regulierung grundlegender (patho-)physiologischer Prozesse zuerkannt, die die Wahrscheinlichkeit, dass Psychosen auftreten, bei Interaktionen mit Umweltfaktoren erhöhen.

Die Dopaminrezeptoren des mesolimbischen Systems sind nach heutigem Kenntnisstand bei allen Störungen, die mit psychotischen Symptomen einhergehen, sensibilisiert, d.h. phasenweise wird zu viel Dopamin ausgeschüttet. Diese präsynaptisch erhöhte Dopamin-Ausschüttung ist das Korrelat akuter und prodromaler Psychosen, psychosenaher Zustände bis hin zur Schizotypie und auch anderer, sonst nosologisch abgegrenzter Störungen wie psychotischer Depressionen und psychotischer Manien. Sie gilt als neurobiologisches Substrat für veränderte Umweltwahrnehmung und abweichendes Bedeutungserleben in beginnenden Psychosen und Wahn.

Die Präfrontalregion wird als das neurobiologische Substrat für Negativ-Symptome, herabgesetzte kognitive Funktionen und die besondere Stressanfälligkeit des dopaminergen Systems aufgefasst. Die Unterfunktion des präfrontalen Cortex wirkt sich – so wird angenommen – als mangelhafte Hemmung des mesolimbischen Dopaminsystems mit folglich erhöhter Dopamin-Ausschüttung im ventralen Striatum aus. Die Überaktivität des mesolimbischen Systems hat umgekehrt vermutlich auch eine beeinträchtigende Wirkung auf die Präfrontalregion. Weitere wichtige Regelungsmechanismen werden im Hippocampus und im Hypophysen-Nebennierenrinden-System gesehen.

Im Zentrum einer erweiterten Dopamin-Hypothese stehen epidemiologische und tierexperimentelle Befunde, die Umwelteinflüsse für die Entstehung psychotischer Erkrankungen bedeutsam erscheinen lassen. In Interaktion mit genetischen (aber möglicherweise auch ohne diese), psychologischen und physiologischen Faktoren sensibilisieren Umwelteinflüsse das mesolimbische Dopaminsystem. Bleibt die Sensibilisierung kurzfristig, entstehen subklinische psychotische Phänomene. Aus epidemiologischen Studien wissen wir heute, dass paranoide Ideen bei 20 % und andere subklinische psychotische Symptomatik, v. a. Halluzinationen, bei 8 % der Bevölkerung auftreten. Ist die Sensibilisierung anhaltender, so wird angenommen, dass manifeste psychotische Störungen von klinischer Bedeutung entstehen. Neuere epidemiologische, experimentelle und klinische Studien haben eine große Anzahl von Umweltfaktoren bestätigt, die das Risiko, an einer Schizophrenie zu erkranken, signifikant erhöhen und vermutlich direkt oder indirekt an der Sensibilisierung mesolimbischer Dopaminrezeptoren Anteil haben. Aus heutiger Sicht werden diese Faktoren als unterschiedliche Wege in Psychosen und Schizophrenie aufgefasst, wobei die akute Psychose die gemeinsame Endstrecke ist.

Psychosoziale Risikofaktoren für die Entstehung von Psychosen

- sexueller Missbrauch, physische Misshandlung, Vernachlässigung, emotionaler Missbrauch vor dem 16. Lebensjahr
- Mobbing, soziale Ablehnung / Diskriminierung
- soziale Niederlagen (»social defeat«)
- Armut, soziale Notlage (»social adversity«)
- Verlust der Eltern
- Aufwachsen in Großstädten (bis zum 15. Lebensjahr) und belasteten Nachbarschaften
- Migration
- niedriger IQ
- Stress erzeugende Lebensereignisse
- Cannabiskonsum, v. a. in Interaktion mit vorangegangener Traumatisierung

Die Kombination von genetischem und Umweltrisiko wurde in aufwendigen Adoptions- und High-Risk-Studien untersucht. Danach wäre »Umwelt« nicht nur der auslösende, sondern der entscheidende ätiologische Faktor. Ungünstige Umwelten wirken bei geringem genetischem Risiko kaum pathogen für die Entstehung einer Schizophrenie-Spektrum-Störung. Hier hat demnach die genetische Disposition einen weitgehend protektiven Effekt. Günstige Umwelten haben umgekehrt einen fast vollständigen protektiven Effekt – und dies auch nach den Belastungen im Rahmen einer Adoption.

Die »gemeinsame Endstrecke«: Vor dem Hintergrund von negativen Lebenserfahrungen und Lebensereignissen sowie basaler Vulnerabilität können ungewohnte plötzliche Veränderungen von Affekten, Störungen von Kognitionen und Aufmerksamkeit, Veränderungen von Wahrnehmungen und Bewertungen entstehen (Garety et al., 2001). Sie treten ins Bewusstsein als nicht integrierbare Intrusionen aus gespeicherten Erinnerungen, Gedanken, die nicht als selbst generiert erkannt werden können, als seltsam empfundene Synchronizität zweier Ereignisse, gesteigerte Wahrnehmung oder gestörte Informationsverarbeitung. Diese ungewöhnlichen Wahrnehmungen und Bewusstseinsinhalte werden nun abhängig von kognitiven und emotionalen Faktoren bewertet. Erzeugen sie eine innere Notlage (»distress«) mit Bedrohung, Angst oder Depressivität, wird eine weitere pathologische Entwicklung wahrscheinlicher. Sie wird verstärkt durch intrapsychische Risikofaktoren.

Intrapsychische Risikofaktoren

- kognitiver Verarbeitungsstil des vorzeitigen Schlussfolgerns (»jumping to conclusions«)
- externaler Attributionsstil
- externale Fehlattributionen bei vermehrtem innerem Sprechen
- negative kognitive Schemata über sich selbst und andere
- mangelhaftes Verständnis für die Intentionen anderer (Theory of Mind – ToM)
- geringe Ambivalenztoleranz
- geringe Flexibilität für alternative Erklärungen

Das soziale Umfeld, z. B. die ausgedrückte Emotionalität (EE, s. auch Kap. 1) oder der affektive Stil (AS) in der Familie, entfaltet seine Wirkung vermutlich über emotionale Reaktionen (Zunahme von Angst, Depressivität, geringem Selbstwert), die mit einer Übererregung einhergehen: Sie sind gleichzeitig die wichtigsten aufrechterhaltenden Faktoren. Umgekehrt wirkt soziale Unterstützung stabilisierend auf die Affektlage.

Sicher ist stärker nach Subgruppen von Patienten zu differenzieren. Dabei sollte die Unterscheidung nach einzelnen spezifischen Symptomen bzw. Symptomclustern und nicht nach diagnostischen Kategorien erfolgen.

Vulnerabilitäten kennzeichnen kausal relativ unspezifische Merkmale, die erst durch ihre Gen-Umwelt-Interaktion und durch Wechselwirkung der Umweltfaktoren untereinander Spezifität erhalten und in einer »gemeinsamen Endstrecke« in eine akute Psychose einmünden. Das hohe protektive Potenzial früher bis präadoleszenter familiärer Umwelten dagegen ist bemerkenswert. Für den weiteren Verlauf ist wieder das Zusammenspiel dieser und weiterer Risiko- und Protektionsfaktoren bedeutsam.

42.1.2 Familienkonstellationen – eher Folge der Belastung!

Für die Entwicklung der Familientherapie waren, historisch gesehen, die Erfahrungen mit schizophrenen Patienten und ihren Familien grundlegend, aber aus Sicht der Angehörigen auch unglücklich. Mitte der 1950er-Jahre haben etwa Frieda Fromm-Reichmann mit ihrem Begriff der »schizophrenogenen Mutter« sowie Gregory Bateson (Bateson et al., 1956) mit der »Double-Bind-Theorie« und der Beschreibung »paradoxer Kommunikation« viele Familien implizit beschuldigt und zusätzlich verunsichert. Heute fragt man sich in Studien zu Mustern familiärer Kommunikation eher, wie Angehörige trotz »verrücktem« Verhalten des Betroffenen die für den Verlauf so günstige gelassene Haltung entwickeln können, und versucht, die Familien darin therapeutisch zu unterstützen.

Expressed Emotion (EE) und Affektiver Stil (AS). Im Interview oder durch Beobachtung erhobene hohe Emotionalität (high EE), in den Dimensionen Feindseligkeit, Kritik und Überinvolviertheit, ist ein wesentlicher Prädiktor des zukünftigen Rückfallrisikos. Selbstverständlich ist hierbei von reziproken Interaktionsprozessen mit zirkulärem Charakter auszugehen. Feindseligkeit und Kritik bei hoher EE sind eben in der Regel nicht Ausdruck allgemeiner Ablehnung, sondern ein Versuch, soziale und emotionale Kontrolle wiederzugewinnen. Überinvolviertheit kann als Kompensationsversuch von Schuldgefühlen verstanden werden.

Im Unterschied dazu hat ein negativer affektiver Stil (AS), der in Beobachtungen direkter Interaktionen gemessen wird, in den Jahren vor Beginn einer psychotischen Störung einen prädiktiven Wert für ihre spätere Entstehung. Dabei scheinen sich die affektiven Stile in Familien unabhängig von spezifischen syndromalen Merkmalen bei den Indexpatienten zu entwickeln, d. h. die beginnende psychotische Störung induziert den affektiven Stil vermutlich nicht.

Konfliktvermeidung. Menschen mit einem hohen genetischen Risiko für Schizophrenie(-Spektrum) scheinen eine höhere Sensitivität für Probleme in den Familien zu haben, in denen sie aufwachsen.

> **!** Ein günstiges Familienmilieu hat eine hohe, fast vollständige protektive Wirkung bei hohem genetischem Risiko (Tienari et al., 2004).

Klinisch-therapeutisch ist in vielen Familien zu beobachten, dass die Patienten Konflikten eher aus dem Weg gehen und auch ihre Angehörigen, vermutlich aus Sorge um erhöhtes Rückfallrisiko, Konflikte eher nicht ansprechen, wenn der Patient dabei ist.

Ablösung unter erschwerten Bedingungen Die erste psychotische Episode fällt, besonders bei Männern, oft in eine Lebensphase, in der wichtige Entwicklungsschritte anstünden: Berufswahl, erste Liebe, Auszug aus dem Elternhaus, Festigung von Freundschaften. Werden diese Entwicklungen durch Krankheit zu lange verzögert, wird es immer schwieriger, das zu vollziehen, was Helm Stierlin (1994) »bezogene Individuation« nannte: einen Prozess, der bereits im Säuglingsalter beginnt und sich vollzieht in einer Beziehungsdialektik von Individuation und Trennung einerseits und von immer neuen Form der Bezogenheit andererseits (Ich / Wir Dialektik).

Chronifizierung. Stabile, negative Selbstbilder, geringe Selbstwirksamkeit und wiederholte Misserfolge ergeben eine Spirale, die allzu leicht in die Chronifizierung führt. Auch dies ist kein Spezifikum für die psychotischen Störungen, aber hier besonders häufig. Die Meinung der Fachleute, die Schizophrenie sei eine vorwiegend biologisch begründete Krankheit, fördert die Chronifizierung zusätzlich.

42.2 Systemtherapeutische Ziele und Strategien

Tabelle 42.1 Systemtherapeutische Ziele und Strategien

Bereich	Ziele	Strategien	Literatur
allgemein	Inklusion Teilhabe Prävention, Stärkung der Familien	»Alltag als Therapie« psychosoziale Therapien, Gruppentherapie, offene Ateliers, supported employment Abbau sozialen Stresses	Hildenbrand (1991) NICE-Leitlinie Aderhold & Borst (2009)
akute Krise	Fenster der Krise nutzen, Zusammenhang zwischen Symptomen und erlebten Belastungen / Traumata verstehen	Therapie früh beginnen	Seikkula & Arnkil (2007)
Rückzug, Ausstieg aus der Realität	Wiedereinführung in die Kommunikation	Ent-Pathologisierung »verrückten« Sprechens Dialoge im Netzwerk	Retzer (2004) Seikkula & Arnkil (2007)
Kooperation	gemeinsames Fallverständnis	Verhandeln über Krankheitskonzepte und Behandlungen	Schweitzer & Nicolai (2010)
Familienbeziehungen	Behandlung transparent gestalten Konflikte sichtbar machen und besprechen Begegnungsmomente schaffen	Psychoedukation Familiengespräche ohne Konfliktvermeidung offener Dialog	Kap. 16 Retzer (2004) Seikkula & Arnkil
Rückfallprophylaxe	Chronifizierung vermeiden	jede Krise neu betrachten Beziehungskontinuität, Frühintervention als Netzwerkgespräch	Retzer (2004) Seikkula & Arnkil (2007)
Krisen im Biografieverlauf	Sinn und Bedeutung verstehen, Recovery	Einsatz von Peers	Bock (2014); EX-IN

Teil V

42.3 Klinische Praxis

42.3.1 Wiedereinführung in die Kommunikation

Konflikte in der Familie und außerhalb werden häufig dadurch gemindert, dass die Kommunikation vage bleibt, abbricht oder ausweicht. Auch hier drängt sich häufig der Eindruck auf, dass solche Kommunikationsmuster Folge der Störung sind. (Auch Fachleute sind übrigens häufig der Meinung, Patienten müssten geschont werden,

indem Themen ausgespart werden!) Einer Diskussion um individuelle Verantwortlichkeit, Autonomie und Abhängigkeit wird so eher aus dem Weg gegangen.
In der Therapie hat sich bewährt (Retzer, 2004, Schweitzer & Aderhold, 2013):

- Sprechen: auch und gerade mit dem Familienmitglied, das sich – zeitweise und vorläufig, so ist die Annahme – unverständlich äußert (vgl. auch das Prinzip »Jede Stimme wird gehört« des Open Dialogue, s. Kap. 33);
- Versuchen zu verstehen: gute Gründe dafür annehmen, dass etwas noch nicht klar ausgesprochen werden kann;
- Metakommunizieren: den Unterschied zwischen verständlichem und unverständlichem Reden feststellen; versuchen, die Bedingungen zu verstehen; letzteres auch als Leistung verstehen

42.3.2 Sichtbarmachen und Bearbeiten von Konflikten

Durch die hohe Akzeptanz des Vulnerabilitäts-Stress-Modells in Fachkreisen besteht zu viel Sorge, es könne durch Netzwerk- oder Familiengespräche zu viel Stress und somit psychotisches Erleben ausgelöst werden. Diese Sorge ist unberechtigt.
Für die Therapie bedeutet das (Retzer, 2004):

- Konfliktbearbeitung: Konflikte werden wieder beobachtbar gemacht und es wird ein Umgang mit Konflikten angeregt, der das symptomatische Verhalten überflüssig macht;

Dazu gehört:

- Diachronisierung: Tendenzen, die im Konflikt miteinander liegen, werden nacheinander ausgedrückt, ein Ausleben dieser Tendenzen nacheinander wird befürwortet;
- Aufweichung harter »Entweder-oder«-Muster: »Sowohl-als-auch« oder »Weder-noch«-Entscheidungen werden befürwortet und gefördert.

Im SYMPA-Projekt (Schweitzer & Nicolai, 2010, s.a. Kap. 33) wird den Teams nahegebracht, die Therapieplanung mit den Betroffenen gemeinsam vorzunehmen, anstehende Lebensentscheidungen nicht zu meiden und die natürlichen und professionellen Netzwerke regelmäßig einzubeziehen. Es ist nicht bekannt, dass sich dadurch die Häufigkeit psychotischer Zustände bei den Patienten vermehr hätte.

42.3.3 Verhandlung über Krankheitskonzepte

Das Sprechen und Verhandeln über die Krankheitskonzepte der Betroffenen selbst, der Angehörigen, des Umfelds, der Fachleute usw. führt zu einer Aufweichung der Annahme, psychotische Phänomene seien rein »endogen« entstanden, schicksalhaft in das Leben der Betroffenen eingebrochen und nur mit Medikamenten zu beeinflussen.

Exkurs zur Psychoedukation

Wie in Kapitel 16 dargestellt, kann Psychoedukation und damit die Vermittlung eines Experten-Krankheitsmodells in der akuten Phase sehr entlastend für Betroffene und Angehörige sein. Aber auch bei der Psychoedukation ist das Ziel letztlich, die Selbstwirksamkeit der Betroffenen zu erhöhen. Psychoedukation, die allein den Zweck hat, die Medikamenten-Compliance zu erhöhen, greift zu kurz und ist abzulehnen.

In der Therapie wird das Thema der Krankheitskonzepte so abgehandelt (Retzer, 2004; Borst, 2003):

Fragen zu den lebenspraktischen Folgen der Diagnosestellung: Welche Konsequenzen hat es, wenn psychotische Erlebens- und Verhaltensweisen als Ausdruck einer Krankheit angesehen werden? Welche Konsequenzen haben unterschiedliche oder gemeinsame Auffassungen über die Krankheit zwischen Patient und Angehörigen? Welche Folgen hat es, wenn Patient und Angehörige sich auf deren Ausbruch und Verlauf wenig oder viel Einfluss und Verantwortung zuschreiben? Erscheint sie als ein lebenslanges Schicksal, oder kann man sich von ihr wieder verabschieden?
Dazu gehört (Retzer, 2004):

- Transformation von zugeschriebenen Eigenschaften und Bewertungen in Verhaltensweisen: »Was genau tut oder sagt der Patient, wenn er von anderen als ›paranoid‹ bezeichnet wird? Was müsste er tun (und wie lange), dass er nicht mehr als ›paranoid‹ angesehen werden würde?«
- Zeitliche, räumliche und interaktionelle Kontextualisierung dieses Verhaltens: »Was tut er wann, wo und wem gegenüber? Und wie reagieren seine Angehörigen, Nachbarn, Behandler … darauf?«
- Verknüpfung des symptomatisch-schizophrenen Verhaltens mit den Verhaltensweisen anderer zu Feedback-Schleifen: »Wenn die Angehörigen den Patienten zu beruhigen versuchen – zeigt er sich danach tatsächlich ruhiger oder eher noch beunruhigter?«
- Exploration der Erzeugung problematischen und symptomatisch-schizophrenen Verhaltens: »Was müsste der Patient tun, damit die Angehörigen denken, jetzt beginne eine erneute psychotische Krise?«

Retzer (2004) konnte in einer Nachuntersuchung bei 60 Patienten mit kürzerer, durchschnittlich fünfjähriger Erkrankungsdauer (darunter 20 mit Diagnose einer schizophrenen, 20 mit Diagnose einer schizoaffektiven Störung) zeigen, dass eine solche Aufweichung biomedizinischer Krankheitsvorstellungen mit einer Verringerung der Rückfallrate einherging. Bei Menschen mit langjährigen Krankheitsgeschichten dagegen wirkt es möglicherweise ängstigend, wenn das Krankheitskonzept als Ganzes infrage gestellt wird (Schweitzer et al., 1995, S. 298 ff.). Dabei ist zu bedenken, dass ein anerkannter Behindertenstatus als chronisch psychisch Kranker zur materiellen Lebensgrundlage (z. B. für Rente, Wohnen etc.) geworden ist.

42.3.4 Von Rück-, Vor- und Zwischenfällen

Der Begriff des Rückfalls impliziert, dass jemand in genau gleiche Muster verfällt wie schon mal gesehen und erlebt. Zur systemischen Rückfallprophylaxe gehört es, genau diese Sicht zu verändern und erneute psychotische Episoden eher als »neue« Vorfälle oder Zwischenfälle zu beschreiben.

Mindestens im gleichen Ausmaß wie die Betroffenen und ihre Angehörigen müssen aber auch die Fachleute lernen, jede Krise wieder neu zu betrachten!

> ! »Man kann nicht zweimal in denselben Fluss steigen, denn andere Wasser strömen nach. Auch die Seelen steigen gleichsam aus den Wassern empor.« *(Heraklit)*
> Krisen sind Weggabelungen und zeigen an, dass sich etwas verändern muss.

Therapeutisch kann das so aussehen:

- Die Unterschiede zwischen den psychischen Krisen und den Lebenslagen, in denen sie auftreten, werden gemeinsam verstanden.
- Es wird durchgesprochen, wie man einen psychotischen Zustand allein oder gemeinsam wieder erzeugen könnte, wenn man dies wollte. Das führt oft zu therapeutisch nützlichen »Unterlassungsideen« (Retzer, 2004).

Teil V

Dazu gehört:

- Beschreibung, Erklärung und Bewertung von Unterschieden zwischen Rückfällen: Es wird darüber gesprochen, was die jüngeren Rückfälle von älteren unterscheidet und welche Fortschritte zwischenzeitlich im Umgang mit konflikthaften Auslösesituationen gemacht worden sind. Mancher »Rückfall« zeigt sich in diesem Lichte dann als »Vorfall«.
- Vorwegnahme des Vermeidbaren: Betroffene, Angehörige und Netzwerkmitglieder werden befragt, was passieren müsste (und wer evtl. ungewollt was dazu tun müsste), damit das symptomatisch-schizophrene Verhalten wieder auftritt.
- Exploration negativer Konsequenzen ausbleibender Rückfälle: Wenn Menschen früher gezeigte schizophrene Verhaltensweisen nicht mehr aufweisen, kann dies für sie auch negative Konsequenzen haben – im Extremfall den Verlust sozialer Begünstigungen (Rente, Wohnplatz oder Betreuung). Zumindest aber wird ihnen wieder mehr Selbstverantwortung zugemutet.

Wege aus der Chronifizierung Menschen mit langen Krankheitsgeschichten haben häufig nur noch wenig Kontakt zu ihrer Familie. Umso wichtiger ist es dann, andere Netzwerke zu finden, aufzubauen und zu aktivieren (s. a. Kap. 33).

42.3.5 Die Suche nach dem Sinn

Die Betroffenen-Verbände, unterstützt von einigen Fachleuten (s. z. B. Bock, 2014), betonen immer stärker, dass die psychotischen Krisen entgegen alten – und auch vielen neuen – Lehrmeinungen einen Sinn vermitteln. Bei der Suche nach dem Sinn wünschen sich Betroffene therapeutische Unterstützung, die noch zu oft verwehrt wird (s. Psychotherapie-Richtlinie 2009/2017, in der schizophrene und affektive psychotische Störungen nicht unter den Indikationen für Psychotherapie aufgeführt sind, sondern explizit nur »neben oder nach einer somatisch ärztlichen Behandlung von Krankheiten oder deren Auswirkungen angewandt werden« kann (§ 26 (2)).

Der Einsatz Psychoseerfahrener, so genannter »peers«, nach Art der EX-IN-Bewegung bietet vielen Betroffenen eine weitaus größere Bereitschaft des Gegenübers, sich die psychotischen Erfahrungen anzuhören und sie gemeinsam zu verstehen.

Auch die Methode des »Open Dialogue« (s. Kap. 33) geht in diese Richtung und bezieht peers in Netzwerkgespräche ein.

Ziel ist jeweils, das psychotische Erleben in der Krise nicht aus dem Erfahrungsschatz zu verbannen, sondern seinen Sinn zu verstehen und dadurch Recovery und Weiterentwicklung zu fördern.

Fallbeispiel

Urs W.: Psychose oder Geschäftsübernahme?

Hintergrund. Urs W. ist ein Beispiel für einen jungen Mann, der seinen inneren Konflikt um die Frage: »Schaffe ich es, das Lebenswerk des Vaters fortzusetzen?« in manisch gefärbten psychotischen Episoden zugespitzt erlebt. Das geht so lange, bis er sich seiner Sache sicher ist.

Urs W. ist jüngstes Kind seiner Eltern, die in den 1950er Jahren in einer Kleinstadt ein Büroartikel-Geschäft gegründet und etabliert, daneben fünf Kinder in die Welt gesetzt und sich in der Kirchengemeinde engagiert haben. Die Kinder erlernen alle einen kaufmännischen Beruf, Urs hilft nach der Lehre den Eltern im Geschäft. Er durchlebt als 20-Jähriger die erste psychotische Episode und muss psychiatrisch hospitalisiert werden, als er im Rahmen des Militärdienstes in eine Außenseiterposition gerät, weil er den Dienst mit der Waffe aus Glaubensgründen verweigert. Seine Symptomatik ist durch großspuriges Auftreten in der Klinik, Spott und Hohn gegenüber dem Vater und anschließender großer Unsicherheit gekennzeichnet. Im Verlauf dieser ersten psychiatrischen Hospitalisation verlässt er immer öfter die Klinik, um dem Vater im Geschäft zu helfen.

Urs ist 28 Jahre alt und als Nachfolger des Vaters im Familienbetrieb im Gespräch, als er das zweite Mal in die Klinik gebracht wird. Wieder ist er großspurig und angetrieben. Die erneute Episode ist eine Katastrophe, wird ihm doch nun, obwohl psychopathologisch bald wieder besser dran, von Familie und Therapeuten die Fähigkeit zur Geschäftsübernahme abgesprochen. Ein interessantes Detail wird bekannt: Auch die zwei Brüder waren schon psychiatrisch hospitalisiert. Urs bleibt nicht lange in der Klinik, weil er im Geschäft unter Druck steht: Er ist mit den Quartalsabrechnungen in Verzug. Bereits nach sechs Wochen ist er jedoch wieder in der Klinik, und die Diskussionen zu Hause, meist über die Nachfolge im Familienbetrieb, nehmen kein Ende.

Vorgehensweise. In der nun folgenden Serie von Einzel- und Familiengesprächen, die zuerst im stationären Rahmen, später ambulant erfolgen, geht es nicht mehr um die psychische Erkrankung, sondern um die Zusammenarbeit zwischen Vater und Sohn, die allmähliche Geschäftsübergabe, die Rolle der Geschwister und die Verselbstständigung der Lebensführung von Urs, der weiterhin im Elternhaus lebt. Dazu gehört ganz wesentlich, dass Urs ohne Hilfe seiner Mutter eine Frau findet. Während die Mutter sich bis etwa zum 30. Lebensjahr des Sohnes sehr stark in seine sozialen Beziehungen einmischt, indem sie ohne sein Wissen und sein Einverständnis mit seinen Freunden telefoniert und sie einlädt, lässt sie ihn – im Verlaufe der familientherapeutischen Gespräche – nun zunehmend seine sozialen Kontakte selbst in die Hand nehmen. Er lernt in der Kirchengemeinde seine spätere Frau kennen. Nach der Heirat zieht sie zu ihm in ein bis dahin wenig genutztes Stockwerk des Eltern- und Geschäftshauses, das er vorher liebevoll umbaut.

In den Familiengesprächen erweist sich der Vater als pflichtbewusster Geschäftsmann, dem die pünktlichen Buchungen und Steuererklärungen zunächst noch sehr am Herzen liegen. Er erträgt es kaum, dass Urs auch in Zeiten großen Termindrucks alle zwei Tage sein Reitpferd bewegen geht. Erst nach zähen Verhandlungen akzeptiert er, dass Urs sich selbstständig um die Fristverlängerung bemüht und sich dadurch Freiraum für Entspannung und Freizeit verschafft. Hinter der sachlichen Strenge des Vaters kommt immer mehr sein Wohlwollen und Zutrauen in die andersartigen Lösungskompetenzen des Sohnes zum Vorschein.

Die volle Verantwortung für das Geschäft übernimmt Urs kurz nach der Heirat mit 34 Jahren, als sein Vater über mehrere Wochen krank ist. Heute, seit nunmehr 32 Jahren, führt er das Geschäft sehr erfolgreich. Die Eltern haben sich nach und nach aufs Altenteil zurückgezogen. Mit seiner Frau hat er zwei Kinder. Seit seinem zweiten Klinikaufenthalt nimmt er »zur Sicherheit« abends 50 mg Leponex, um auf jeden Fall gut einschlafen zu können.

Kommentar. Urs W. ist in seiner Biografie ein Mehrfaches vorgegeben: Er wächst in einem Familienbetrieb auf, in dem die Differenz zwischen Innen und Außen, zwischen der Privatheit der Familie und der Öffentlichkeit des Geschäftslebens als eines Teils der außerfamilialen Welt, nicht ohne weiteres gegeben ist. Die Ablösung des für die Nachfolge vorgesehenen jungen Mannes aus einer solchen Familie wird sich also erheblich komplexer gestalten, als wenn er lediglich vor der Aufgabe stünde, außerhalb der Familie Arbeit und Liebe zu finden. Im Familienbetrieb findet alles unter den Augen der Eltern bzw. des Vaters statt.

Zum Aufwachsen als Nachfolger im Familienbetrieb gehört des Weiteren, dass der Nachfolger ein klassisches Dilemma zu bewältigen hat (Bourdieu 2000): Einerseits soll der Nachfolger das Geschäft in der vom Vorgänger, also vom Vater bewährt eingerichteten Weise fortführen und ihn dadurch ehren. Andererseits soll er dem erfolgreichen Vater nacheifern, indem er ihn überflügelt und damit dessen Lebenswerk zur Vergangenheit werden lässt, es also entwertet.

Dazu kommt schließlich im vorliegenden Fall, dass der Vater das Geschäft in erster Generation aufgebaut hat. Es bestehen in dieser Familie demnach noch keine Erfahrungen mit Geschäftsübergaben. Der Vater ist der Held, der den Sprung in die Selbstständigkeit geschafft hat, und das muss ihm erst einmal einer nachmachen. Indem der Vater überdies seinen jüngsten Sohn zum Nachfolger ernennt, verlängert er seine eigene Präsenz im Geschäft.

Mit seinen manisch gefärbten psychotischen Phasen hat Urs W. einen originellen Weg gewählt, um diese komplexe biografische Situation zu bewältigen. Seine Größenideen nehmen – wenn auch auf groteske Weise – einen Lebensverlauf vorweg, der von ihm als Betriebsnachfolger und somit Chef erwartet wird. Eine Alternative zu diesem Weg wäre gewesen, das Feld der Bewährung andernorts zu suchen, beispielsweise sein Engagement in der Kirchengemeinde fortzuführen und dort die Anerkennung zu holen, die ihm aufgrund der Präsenz des Vaters versagt bleibt. Bourdieus Dilemma (»Den Vater überflügeln oder nicht?«) wurde demgegenüber von Urs W. zwischen dem 20. und dem 30. Lebensjahr noch diachron gelöst, indem er nacheinander in manische und in weniger selbstbewusste Zustände verfiel. Die Therapie half, dieses Nacheinander starker Stimmungsschwankungen aufzuheben und hinter den Anforderungen des Vaters dessen Wohlwollen sichtbar werden zu lassen.

Ohne die Kooperation der Eltern hätte Urs W. allerdings auf verlorenem Posten gestanden: Der Vater hat die Umstrukturierung des Geschäfts toleriert, die Mutter hat die Ehefrau akzeptiert, als Paar haben die Eltern sich aufs Altenteil zurückgezogen. Wären diese Entscheidungen im familialen Dreieck nicht so gefallen, wäre der Übergang von der Situation als Kind seiner Eltern zum verantwortlichen Vater und Geschäftsmann erheblich erschwert gewesen.

42.4 Weitere Therapieoptionen

Kognitive Verhaltenstherapie. Dysfunktionale Schemata (als Folge von traumatisierenden oder anderweitig negativen interpersonellen Erfahrungen), dysfunktionale Bewertungsprozesse bei der Verarbeitung von Stressoren und Urteilsverzerrungen begründen auch die Anwendung kognitiv-verhaltenstherapeutischer Interventionen (Lincoln, 2017).

Pharmakotherapie. Der Einsatz von Antipsychotika sollte weitaus zurückhaltender erfolgen, als dies in der alten S3-Leitlinie (DGPPN, 2005) empfohlen wird. Es ist zu fordern, dass die revidierte S3-Leitlinie (ab 2018) die Betroffenen-Perspektive wesentlich stärker mit einbezieht; aus Sicht vieler Betroffener wirken die Antipsychotika so stark dämpfend, dass neben dem psychotischen Erleben auch viel an Lebensfreude, Interesse und Motivation verloren geht. Außerdem sind schädliche Wirkungen inzwischen so gut belegt, dass eine vorsichtige Indikationsstellung und Dosierung (»minimal effektive Dosis«) geboten ist.

Andere Therapien. Sehr gute Evidenz besteht für die Wirksamkeit von Kunsttherapie, vor allem zur Linderung von Negativ-Symptomatik. Sie wird daher in der NICE-Leitlinie für alle Phasen schizophrener Störungen empfohlen.

42.5 Gute Erfahrungen, typische Schwierigkeiten und Fehler

Gute Erfahrungen:

- selbst keine Angst vor Konflikten haben;
- durch die therapeutische Beziehung einen sicheren Rahmen geben, damit psychotisches Erleben erzählt werden kann;
- bei der Realitätstestung helfen und so die Angst vor bedrohlichen Einflüssen reduzieren;
- bei Halluzinationen ins Hier-und-Jetzt holen;
- durch transparente, kooperative Vorgehensweisen die Angst vor institutioneller Gewalt reduzieren (vgl. SYMPA).

Typische Schwierigkeiten:

- Eltern fühlen sich oft beschuldigt, wenn ihr Anteil an den Kommunikationsmustern in den Fokus gerät.

Fehler:

- zu früh / zu stark beruhigen (medikamentös und psychotherapeutisch)
- Berichte von psychotischem Erleben sofort mit einer Erhöhung der Medikation beantworten; das kann dazu führen, dass der Patient nie wieder von seinem Erleben berichtet!

42.6 Empirische Befunde und kritische Einordnung

Von Sydow et al. (2010) identifizierten acht RCT-Studien zur Wirksamkeit Systemischer Therapie bei schizophrenen und bipolaren psychotischen Störungen. Alle acht Studien zeigen, dass die Kombination von systemischer Familientherapie mit antipsychotischer Medikation wirksamer ist als Medikation allein in der Reduktion von Behandlungsabbrüchen und Rückfallrisiko, Symptomreduktion, Verbesserung von Compliance, Lebensqualität und Gesundheitszustand der Patienten und ihrer Angehörigen (s. auch Kap. 89).

FAQ

Was tun, wenn die Patientin / der Patient keine Netzwerk- oder Familiengespräche will?
Warten und gemeinsam abwägen – was könnten Vor-, was Nachteile gemeinsamer Gespräche sein? Vielleicht auch das persönliche Interesse der Therapeutin betonen, einmal die wichtigen Personen im Netzwerk kennenzulernen.

Ist es nicht zu spät für Psychotherapie, wenn ein Patient mit chronischer Symptomatik im Wohnheim lebt?
Es ist nie zu spät für Psychotherapie. Natürlich sind die verfestigten Überzeugungen manches Patienten, dass ihm nichts im Leben gelungen ist und dass auch in Zukunft nichts gelingen kann, nicht leicht zu ändern. Das ist ja auch gar nicht das vorrangige Ziel, sondern es geht eher darum, Interessen und Lebensfreude zu stärken. Das kann auch im Rahmen von geschütztem Wohnen und Arbeiten geschehen.

Was ist der Unterschied zwischen Netzwerkgesprächen und »reinen« Familiengesprächen?
Netzwerkgespräche beziehen alle Personen ein, die in der Behandlung und Begleitung des Patienten wichtig sind, und sollten mit zwei Moderatoren durchgeführt werden; Familiengespräche beziehen vorwiegend die Familie des Patienten ein und werden meist von der fallführenden Psychologin bzw. Ärztin moderiert, die natürlich nicht in gleichem Maße neutral sein kann wie ein (externer) Moderator.

Teil V

Weiterführende Literatur

Aderhold, V. & Borst, U. (2009). Viele Wege in die Psychose. Neue Empirie zur alten Hypothese von Vulnerabilität und Stress. Familiendynamik, 34, 370-385.

Retzer, A. (2004). Systemische Familientherapie der Psychosen. Göttingen: Hogrefe.

Schweitzer, J. & Aderhold, V. (2013). Systemische Therapien bei Menschen mit psychotischen Verhaltens- und Erlebnisweisen. Psychotherapeut 58, 357-363.

43 Psychosomatik

Lothar Eder

» ... daß es überhaupt der Körper war, der die eigentliche und wahre Geschichte jedes Menschen schrieb.«
Wilhelm Genazino, Die Ausschweifung, S. 73

43.1 Diagnostik, Komorbidität und Differenzialdiagnostik

Die psychosomatische Sichtweise beschäftigt sich mit dem Zusammenhang zwischen körperlichen und seelischen Prozessen. Sie entwickelte sich im beginnenden 19. Jahrhundert (vgl. Eder, 2007, 2008 a).

Theoretische Grundlagen der systemischen Arbeit mit (psycho-)somatisch erkrankten Menschen und deren Familien bzw. familiärem Hintergrund sind das biopsychosoziale Modell (Uexküll & Wesiack, 2003; Luhmann, 1996), die Familienmedizin, das Konzept der Salutogenese (Antonovsky, 1987) sowie Familien-Stress- und Familien-Resilienz-Konzepte (Engel, 1980; McDaniel et al., 2013; von Sydow et al., 2007; s. Kap. 1).

Biopsychosoziales Modell

Es geht um die Wechselbeziehungen zwischen drei Systembereichen:

- Beziehungen (Kommunikation, Bindungen)
- Seele (Gefühle, Motive, Bewertungen, Überzeugungen, Handlungstendenzen, Verarbeitungsmuster etc.)
- Körper (alle körperlichen Prozesse)

Empirische Befunde zur Wechselwirkung zwischen Beziehungsqualität und somatischer Gesundheit werden an anderer Stelle zusammengefasst (von Sydow, 2015; Abschn. 3.3). Beispielsweise dauert die postoperative Wundheilung bei Patienten, die in konflikthaften Partnerschaften leben, signifikant länger als bei Patienten aus intakten Partnerschaften (Kiecolt-Glaser et al., 2005)

Differenzialdiagnostisch sind mit psychosomatischen Störungen im engeren Sinn solche körperlich manifesten Störungen gemeint, deren Entstehung, Aufrechterhaltung und / oder Intensität allein durch organische Störungen nicht hinreichend erklärt werden können. In der Klassifikation der ICD-10 sind dies zunächst die sog. somatoformen Störungen (F45.0-9). Dazu kommen Erschöpfungssyndrome (Neurasthenie F48.0) und die bereits bei Freud beschriebenen Konversions- bzw. dissoziativen Störungen (F44.4-7). In der F54-Kategorie (Psychologische oder Verhaltensfaktoren bei andernorts klassifizierten Krankheiten) findet man die traditionell als psychosomatisch beschriebenen Krankheitsbilder wie Colitis ulcerosa, Asthma bronchiale, Neurodermitis, Magengeschwür und Reizdarmsyndrom. Aktuell ist gut belegt, dass bei allen somatischen Erkrankungen sowie nichtorganischen Schlafstörungen (F51.-) psychosomatische Dynamiken bedeutsam sein können (McDaniel et al., 2013).

Somatoforme Störungen machen mindestens 20 % der Patienten beim Hausarzt und 10-40 % in der stationären medizinischen Versorgung aus. Sie gelten als »schwierig beim Hausarzt und als unmotiviert beim Psychotherapeuten« (Henningsen et al., 2002, S. 3). Patienten dieser Störungsgruppe berichten von körperlichen Beschwerden, die nicht (hinreichend) durch organmedizinische Befunde erklärbar sind. Eine medizinische Abklärung ist im psychotherapeutischen Kontext angezeigt.

Im Narrativ sind die Schilderung von konkreten oder diffusen Organbeschwerden, Krankheitsängsten und Schmerzen vorherrschend. Interaktionale Einbettungen und seelische Aspekte finden sich häufig ausgeblendet oder untergewichtet. Im ambulanten psychotherapeutischen Kontext werden häufig diffuse oder wechselnde Symptome geschildert, ebenso häufig sind Erschöpfungsproblematiken und Schmerzsyndrome ohne körperliches Substrat.

Henningsen et al. (2002) weisen darauf hin, dass Patienten häufig belastende Lebensereignisse ohne das entsprechende emotionale Belastungserleben benennen. Leithypothese im therapeutischen Vorgehen ist demzufolge, dass negative Affekte wie depressive oder ängstliche Stimmungen über den Körper Ausdruck finden. Entsprechend liegen hohe Komorbiditäten mit depressiven, ängstlichen, aber auch mit Persönlichkeitsstörungen vor.

43.2 Systemtherapeutische Ziele und Strategien

Aus systemtherapeutischer Sicht können psychosomatische Problemstellungen als Störungen im Zusammenspiel der drei Systembereiche Kommunikation (soziale Interaktion, Beziehungen, Bindungen), Psyche (Affekte, Bewertungen, Überzeugungen, Strebungen etc.) und Soma (körperliche Ebene von der Zelle über Stoffwechsel hin zu vegetativen Prozessen) verstanden werden.

Aus systemischer Sicht ist die Berücksichtigung von Informationen aus allen drei Bereichen von Bedeutung (Arbeits- und familiäre Situation ebenso wie individuelle Verarbeitungsmodi der Person bis hin zu medizinischen Aspekten). Die Kooperation mit anderen Behandlern kann ebenso bedeutsam sein, wie der Einbezug von Bezugspersonen. Letzteres kann auch durch entsprechendes zirkuläres Befragen in der Einzeltherapie oder Genogrammarbeit erfolgen.

Nicht nur Systemische Therapie, sondern auch andere psychotherapeutische Ansätze sowie auf den Körper bezogene Interventionen (z. Medikamente, Ernährungsumstellung, Bewegung / Sport etc.) können in Erwägung gezogen werden (vgl. von Sydow, 2015).

Weitere Aspekte der systemischen Familienmedizin und -psychosomatik werden in zwei weiteren Kapiteln dargestellt (s. Kap. 53 und 60).

Kommunikation. Hier sind folgende Punkte von Bedeutung; Bindungsgeschichte und -stil, Familienstile (Herkunft und mehrgenerationale Perspektive!), aktuelle Bindungssituation (Familie und Partnerschaft), soziale Stressoren und soziale Kompetenz.
Psyche und Soma. Der Verschränkung beider Bereiche als primäre Überlebenseinheit kommt eine entscheidende Bedeutung zu. Hier bereits greift die Beziehungsmetapher: Psyche und Soma sind gewissermaßen Partner auf Lebenszeit.
Beziehungsmetaphorische Aspekt. Dieser wiederum verweist auf die narrative Tradition: Das körperliche Symptom ist eine verdichtete »Erzählung«, die eigentlich einen anderen als den symptomatischen Ausdruck sucht (Ressourcenorientierung!). Dies kann durch Sprache oder Handeln (Ausagieren, Gestaltung sozialer Interaktion etc.) geschehen.

Im therapeutischen Vorgehen sind in Bezug auf die Psyche-Soma-Beziehung folgende Aspekte von Bedeutung:

- Fokussieren der psychischen Ebene und des Erlebens
- Entwicklung der »Lesefähigkeit« von Körpersignalen. Der Körper kann im inneren Parlament oder symbolisch dargestellt »zu Wort« kommen (s. a. Kap. 21 und 74).
- Erkundung von etwaigen Zusammenhängen zwischen (symptomatischem) Körpererleben und biografischen, beziehungsbezogenen, situativen und erlebensbezogenen Aspekten
- Die Rolle des Körpers ist eine zweifache: Zum einen ist er »abhängig« von der situativen Steuerung und »Beachtung« seitens der Person. Andererseits ist er gewissermaßen der »Chef« – verkürzt: ohne Körper keine Person und auch keine menschliche Erlebensinstanz.

Selbstregulation. Auch dieser Punkt ist zentral. Hiermit ist einerseits die organismische (leib-seelische) Fähigkeit gemeint, sich selbst (Affekte, Anspannung-Entspannung etc.) so zu regulieren, dass der Organismus sich in einem angenehmen Zustand befindet. Darüber hinaus ist die Fähigkeit gemeint, sich selbst zu erneuern und zu regenerieren. Dafür bedeutsam sind entsprechende situative und an innere Haltungen gebundene Kontexte (z. B. eine Pausenkultur). Es bietet sich also die Einbindung von Entspannungs-, körperbezogenen oder achtsamkeitsbasierten Methoden, sowohl aktiv als auch passiv, an.

43.3 Klinische Praxis

Im systemischen Kontext werden Therapeutenvariablen traditionell eher weniger beachtet. Besonders im Umgang mit psychosomatischen Patienten jedoch scheint es förderlich zu sein, dass der / die Therapeut / in selbst einen guten Zugang zur eigenen Affektivität und Leiblichkeit besitzt. Nur so sind Therapeuten in der Lage, für Neurahmungen und neue Erfahrungen von entsprechenden Patienten den geeigneten Resonanzraum zur Verfügung zu stellen.

Beispiel

Man wird als Therapeut einem Patienten mit einer chronischen Erschöpfung aufgrund von Arbeitsüberlastung nur schwer Aspekte wie »Auf den Körper hören«, Entschleunigung, Pausenkultur etc. authentisch vermitteln können, wenn diese Aspekte nicht hinreichend im eigenen Leben integriert sind.

Das therapeutische Vorgehen orientiert sich an übergeordneten therapeutischen Haltungen (Empathie, Öffnen eines Erkundungsraums, Klärung des »Auftrages«, Balance zwischen Unterstützung und Autonomie etc.; s. Kap. 2 und 3) und den Besonderheiten psychosomatischer Problemstellungen.

Übersicht

Zentrale Aspekte der therapeutischen Arbeit:

- Wahrnehmen der und konstruktiver Umgang mit der manchmal anzutreffenden passiven Erwartungshaltung von Patienten (sog. »psychosomatische Passivierung«), die beim Therapeuten wie beim Arzt oft und ausführlich über ihre körperlichen Beschwerden klagen und implizite Aufträge mitbringen, diese »genommen« zu bekommen. Therapeutische Fragen, welche dies unterstützen, sind somit nicht förderlich. Statt der Eingangsfrage »*Was führt Sie zu mir?*« ist eine aktivierende Formulierung besser (z. B. »*Was kann ich für Sie tun?*«). Hilfreich sind auch »Produktinformationen«, die deutlich machen, was die Aufgabe von Therapie ist und was nicht (»Therapie ist keine Salbe!«). Klar kommuniziert werden derlei Hinweise von Patienten oft positiv aufgenommen.
- Förderlich sind Fragen nach Ausnahmen und Kontextualisierungen: »Wann sind die Kopfschmerzen aufgetreten, was und welche Gefühle gingen ihnen voraus und damit einher, welche Handlungen folgen daraus?« »Was hilft Ihnen am besten, wenn Ihr Reizdarmsyndrom mal wieder sehr stark ist?«. So entstehen möglicherweise Lösungsszenarien, die mit Selbstfürsorge und Veränderungsideen zu tun haben. Auch ein Symptomtagebuch kann sehr hilfreich sein, um Intensität und Kontext des Auftretens zu erfassen. Dabei sind unbedingt auch Problemausnahmen zu fokussieren.
- Von Bedeutung sind zudem Strategien, die »Lesefähigkeit« von Körpersignalen bei Patienten zu erhöhen. Oft werden im Patientennarrativ nur äußere, situative Anlässe und daneben körperliche Reaktionen beschrieben. Die Bedeutungsebene (Emotionen, Bewertungen) bleibt ausgeblendet und sollte – etwa durch Fragen oder Vermutungen des Therapeuten dazu – gezielt angesprochen und eingeführt werden (s. a. Kap. 22).
- Die Rolle von Sprache und Metaphern: So sagt eine Patientin mit chronischem Magenulkus spontan: »Ich brauche ein dickeres Fell«. Damit wird Resilienz und soziale Kompetenz angesprochen, was therapeutisch genutzt werden kann (s. a. Kap. 65).

- Teilearbeit, inneres Parlament: metaphorisches Einführen des Körpers in die innere Kommunikation mit der Vorstellung, er habe »Sitz und Stimme« (s. Kap. 21: Arbeit mit inneren Anteilen; Kap. 74: ST mit der inneren Familie).
- Psychoedukation: Verhaltensaktivierung von Selbstfürsorge. Entsprechende Übungen (z. B. Körperübungen) können auch in der Stunde durchgeführt und vermittelt werden.

Fallbeispiel

Die eigenen Grenzen beachten

Eine 28-jährige Patientin kommt wegen einer Somatisierungsstörung (F45.0) zur Therapie. Sie klagt über wiederkehrende körperliche Symptome. Dazu zählen v. a. Schwindel, erhöhte Infektanfälligkeit, sie sei ständig müde, Druckempfinden auf der Brust, Taubheitsgefühle in wechselnden Körperpartien etc. Körpermedizinisch wurde sie u. a. wegen Verdachts auf eine HIV-infektion und Pfeiffersches Drüsenfieber untersucht, es ergaben sich keine positiven Befunde.

Die Patientin entstammt einem Elternhaus, das sie als sehr einengend erlebt hat. Sie hatte sich in der Pubertät vorgenommen, so bald wie möglich auf eigenen Füßen zu stehen. Nach der Mittleren Reife begann sie eine Lehre als Friseurin, zog daheim aus und finanzierte die eigene Wohnung und ihren Lebensunterhalt durch zusätzliche Nebentätigkeiten. Dies war nur möglich aufgrund einer hohen Eigenmotivation und einem starken Leistungswillen. Dabei überschritt sie eigene Belastungsgrenzen nach dem Motto »Augen zu und durch«. Zwei Jahre vor Behandlungsaufnahme absolvierte sie unter großen Anstrengungen die Meisterschule und arbeitet nun in verantwortlicher Position in einem exklusiven Friseursalon. Die Symptomatik war bereits in früheren Lebensphasen aufgetreten. Nach der Meisterprüfung hatte die Patientin einige Wochen Urlaub gemacht und war danach in die leitende Funktion eingestiegen. Kurz danach trat die Symptomatik erneut auf. Sie könne das gar nicht verstehen, denn sie sei doch jetzt sehr ausgeruht und sie finde, ihr Körper »spinne« einfach. Das sei doch nicht normal.

In den Sitzungen ist ihre identitätsstiftende hohe Leistungsorientierung, die sie ihre Körpersignale ausblenden lässt, wiederholt Thema. Entspannungsübungen u. a. aus dem Jin Shin Jyutsu erlebt sie als sehr angenehm, das »dauere ihr jedoch zu lange«, um es daheim zu üben.

Hier nun Ausschnitte aus der siebten Sitzung (zusammengefasste Wiedergabe):

P.: Also, ich fühle mich sehr schlecht, mir ist seit dem Wochenende dauernd schwindelig, alles ist mir zu viel. Ich war am Wochenende lange weg und habe dann den ganzen Sonntag nur geschlafen. Ich verstehe das nicht, ich müsste doch eigentlich ausgeschlafen sein, das ist doch nicht normal, da stimmt was nicht mit dem Körper, andere haben das doch auch nicht. Und das macht mir auch Angst, denn ich habe das Gefühl, dass ich irgendwann gar nicht mehr arbeiten kann. *(Anschließend berichtet sie, dass sie bei der Arbeit nun noch mehr Mitarbeiterverantwortung aufgeladen bekommen hat und sich nicht dagegen wehren konnte.)*

Hypothese. Die Symptomatik ist eine Reaktion auf eine aktuell erhöhte Belastung, fußt auf einer langen Phase zurückliegender Belastung seit dem 17. Lebensjahr und geht einher mit einer mangelnden Grenzziehung gegenüber Anforderungen von außen. Der situative Kontext und die körperlichen Symptome sind im Narrativ repräsentiert, die eigentliche Erlebensebene, also ihre z. B. emotionale Bewertung, jedoch fehlt.

T.: Was würde wohl Ihr Körper sagen zu der letzten Arbeitswoche? Also, wie er das fand und ob er auch der Meinung ist, genügend entspannt zu haben am Wochenende?
Anmerkung. Hier wird der »exkommunizierte« Körper in die innere Kommunikation eingeführt. Damit wird auch die Bewertungsebene zur Sprache gebracht und die »Lesefähigkeit« der Körpersignale potenziell aktiviert.

P.: (*lächelt verlegen*) Naja, das stimmt schon. Also, ich dachte schon selbst, das wird mir zu viel. Ich habe vielleicht zu viel gearbeitet in der letzten Woche.

Der Therapeut will nun Aspekte ansprechen, wie die körperliche Ebene mehr Aufmerksamkeit bekommen könnte, und spricht die Patientin auf die Entspannungsübungen an, die sie kennengelernt hatte.

P.: Ja, das tut ja auch gut. Ich weiß, ich sollte das öfter machen. In der Stunde hier hat mir das gut getan, Ich habe einfach mal an nichts gedacht. [...] Das Problem ist, dass ich mich selbst immer vergesse und meine Grenze überschreite.
Anmerkung. Das ist insofern eine wertvolle Problembeschreibung, als dass sie potenziell Lösungsaspekte enthält: sich selbst mehr beachten und die eigene Grenze im Blick haben.
(fährt fort) Ich glaube, ich sollte im Geschäft öfter mal sagen, wie es mir geht.
Anmerkung. Das ist eine konstruktive Einsicht, die zunächst aber nur auf der kognitiven Ebene repräsentiert ist. Es lässt sich im weiteren Verlauf der Stunde und der Therapie gut darauf aufbauen. Zum einen kann man nun mit der Patientin besprechen, wie sie denn konkret im Alltag auf Körpersignale achten könnte. Zum anderen ist der Aspekt der sozialen Kompetenz angesprochen, also wie sie z. B. ihrem Chef kommunizieren könnte, dass sie mit den aktuellen Anforderungen überlastet ist. Und zum dritten ist auf der psychoedukativen Ebene der Aspekt der Selbstfürsorge (z. B. durch Entspannungsübungen) beinhaltet.

43.4 Weitere Therapieoptionen

Jenseits von »Reden, Reden, Reden« sind bei dieser Störungsgruppe körperbezogene, achtsamkeitsbasierte und auch energetisch begründete Verfahren als Ergänzung zu erwägen, soweit sie beim Patienten anschlussfähig sind. Dazu zählen im aktiven Bereich Meditation, Yoga, Qi Gong, progressive Muskelrelaxation, MBSR, Selbsthilfe aus dem Jin Shin Jyutsu etc. Im passiven Bereich bieten sich (v. a. bei Schmerzsyndromen) Shiatsu, Akupunktur, Jin Shin Jyutsu oder manuelle Therapie an. Alle Verfahren zielen auf die Verbesserung der Selbstregulationsfähigkeit des Organismus. Zudem verbessern sie den Zugang zum eigenen Körper. Es bieten sich auch Elemente des von Gendlin (Gendlin & Wiltschko, 2007) entwickelten Focusing an. Der Felt Sense (»gefühlte Bedeutung«) eines Körpererlebens kann mithilfe dieser Methode im psychischen System zu lösungsorientierter Ideenproduktion mit entsprechenden Handlungsimpulsen führen.

43.5 Gute Erfahrungen und typische Schwierigkeiten und Fehler

Tabelle 43.1 Verhaltensregeln (Dos und Don'ts)

Vermeiden	stattdessen
Passivierung Beispielsweise »Was führt Sie zu mir« als Eingangsfrage. Auch Narrative, in denen der Patient lediglich »Symptomopfer« ist.	**Erhöhung der subjektiven Selbstwirksamkeit** Fokussieren der individuellen Verarbeitung, des Erlebens, der Handlungs- und Bewertungsmöglichkeiten, z. B. »Wie sind Sie denn mit der inneren Anspannung in dieser für Sie anstrengenden Zeit umgegangen?«
»Immer«-Narrative Erzählung des Typus (exemplarisch): »ich bin ständig erschöpft«, »immer habe ich diese Schmerzen am ganzen Körper« etc.	**»Immer« stimmt nie!** Frage nach Ausnahmen und Kontexten. Wenn Patient keine benennt, fragen, wie er / sie (d. h. mit welchen Ressourcen) dies (so lange schon!) erträgt und aushält. Welche besonderen Fähigkeiten des Patienten also ermöglichen es ihm, seine Symptomatik zu ertragen (Umbewertung, Reframing)
Körper als Adresse Typisch im psychosomatischen Narrativ ist der Aspekt »Körper als Adresse«: Äußere Situationen, Ereignisse etc. schlagen scheinbar ungefiltert auf den Körper durch. Beispiel: »Dann kam meine Mutter ins Zimmer und danach hatte ich den ganzen Tag diese heftigen Kopfschmerzen.«	**Körper als Subjekt** Einführen der Erlebensebene. In dem Beispiel: Wie hat die Klientin sich gefühlt, als die Mutter ins Zimmer kam, welche Bedeutung hat sie dem gegeben? Metaphorische Befragung des Körpers, wie er das Hereinkommen der Mutter erlebt hat etc.
Übersteigerter therapeutischer Ehrgeiz Haltung, den Patienten »heilen« zu wollen, teils aus narzisstischen Motiven heraus (Therapeut wünscht Erfolg *für sich*, um sich wertig zu fühlen)	**Problem-/Lösungsneutralität** Therapeut nimmt eine interessierte, erkundende, unterstützende und empathische Haltung ein. Therapieerfolg ist eine gemeinsame Leistung und nicht allein Ergebnis der »richtigen« Intervention des Therapeuten.

43.6 Empirische Befunde und kritische Einordnung

Therapeutische Hypothesen etwa zum Zusammenhang von übersteigerter Leistungsorientierung und Perfektionismus bei Migräne und Kopfschmerz finden in der Literatur empirische Bestätigung (Bischoff et al., 2003). Ebenso ist dies bei koronaren Erkrankungen hinsichtlich familiärer Konfliktlagen und mangelnder Regulation negativer Affekte der Fall (Albus et al., 2003).

In Bezug auf die Störungen Erwachsener belegt ein RCT die Wirksamkeit von Systemischer Therapie bei somatoformen Störungen (Schade et al., 2011) und sieben RCT zeigen die Wirksamkeit von Systemischer Therapie bei somatischen Erkrankungen wie Rückenschmerzen, Diabetes, kardiovaskulären und Krebserkrankungen (von Sydow et al., 2010; von Sydow, 2015). Beim Vergleich von Systemischer Therapie mit aktiven Behandlungsgruppen wurde in der Metaanalyse von Pinquart et al., 2014 bzgl. somatoformen Störungen Erwachsener ein signifikanter und bemerkenswert hoher Effekt (g = .98) gefunden. Die Outcome-Studien werden genauer in Kapitel 88 dargestellt.

FAQ

Wie komme ich an Patienten bzw. Patientinnen heran, die immer nur körperliche Beschwerden vortragen? Versuchen, empathisch Anschlüsse zu erzeugen (Joining, Patient abholen, wo er ist). Vermeiden von Passivierung in den Fragen und Kommentaren. Fragen nach situativen Einbindungen von Symptomen (Kontextualisierung). Eventuell sanft insistierendes Fragen nach der Erlebensebene (z. B.: »Ja und wie war das dann für Sie?«)

Meine Klientin klagt immer nur und geht auf meine Fragen gar nicht ein. Klagen kann manchmal sehr hilfreich sein (wo kann die Klientin ansonsten klagen? – Frage nach der Beziehungssituation!), sicherlich aber nicht durchgehend. Klärung des Auftrages, Fragen nach den Prozessfantasien der Klientin. Dabei sanft insistieren!

Nichts hilft, keine Frage, keine Intervention! Der Patient will aber weiterhin zur Therapie kommen (oder: Ich muss ihn im stationären Kontext weiterbehandeln).
(1) Auftragsklärung!
(2) Fokuswechsel!

Hilfreich und anregend können Elemente aus der Familienrekonstruktion sein (Arbeit mit Genogrammen, Einfühlen in die Systemmitglieder). Hat der Patient kreative Potenziale, über die er sich ausdrücken kann? Handeln statt Reden, Einführen von achtsamkeitsorientierten Übungen. Symbolisierungsorientiertes Arbeiten: Wenn mein Körper, mein Symptom sprechen, Laute geben, tanzen könnte …

Weiterführende Literatur

Eder, L. (2001). Qi Gong und Psychotherapie – einige Anmerkungen. Jing Gong, Zeitschrift für das Stille Qi Gong, 25–30.
Eder, L. (2004). Vom Organdialekt zur Symptomerzählung: Systemische Psychosomatik als narrative Disziplin. Systeme 18, 97–113.
Eder, L. (2007). Psyche, Soma und Familie. Theorie und Praxis einer systemischen Psychosomatik. Stuttgart: Kohlhammer.
Ermann, M. (2005). Herz und Seele. Psychosomatik am Beispiel des Herzens. Stuttgart: Kohlhammer.
Frick, E. (2009). Psychosomatische Anthropologie. Ein Lern- und Arbeitsbuch für Unterricht und Studium. Stuttgart: Kohlhammer.
Rief, W. & Henningsen, P. (2015). Psychosomatik und Verhaltensmedizin. Stuttgart: Schattauer.
Weizsäcker, V. von (2008). Warum wird man krank? Ein Lesebuch. Frankfurt a. M.: Suhrkamp.

44 Sexuelle Störungen und Probleme

Kirsten von Sydow

Für viele Menschen gehören Berührung, Erotik und Sexualität zu den größten Glücksquellen ihres Lebens – manchmal auch zu den stärksten Quellen von Leid. In Einzel- und Paartherapien finden diese Themen oft noch zu wenig Beachtung.

44.1 Diagnostik, Komorbidität und Differenzialdiagnostik

Die Diagnostik sexueller Probleme erfolgt durch offene Fragen, eine Sexualanamnese und standardisierte Fragebögen und Interviews (Überblick: Richter et al., 2014; von Sydow & Seiferth, 2015; Wolf et al., 2015). Ein einfach einsetzbares Screening-Instrument ist der »Kurzfragebogen zur Sexualität (Screening)« (Hoyer et al., 2015).

Fast jeder Erwachsene hatte schon mal sexuelle Probleme. Doch nicht jedes sexuelle Problem erfüllt die Kriterien einer psychischen Störung. 43 Prozent einer repräsentativen US-Stichprobe erwachsener Frauen berichtete von sexuellen Problemen – doch nur 22 Prozent davon fühlte sich dadurch deutlich belastet (Shifren et al., 2008).

! Sexuelle Diagnosen sind beeinflusst vom soziokulturellen Kontext.

Insofern überrascht es nicht, dass sich die Klassifikation sexueller Störungen im ICD kontinuierlich verändert. Derzeit erfolgt der Wandel von ICD-10 (Dilling et al., 2004) zu ICD-11 (Reed et al., 2016). Während auch in Zukunft sexuelle Funktionsstörungen (z. B. erektile Dysfunktion, Vaginismus) klassifiziert werden, werden diese vermutlich im ICD-11 etwas anders gruppiert werden. Bei den Störungen der Geschlechtsidentität (d. h. die Selbstwahrnehmung von sich selbst als Mann / Frau widerspricht der eigenen Anatomie) wird aus »Transsexualismus« oder »Störung der Geschlechtsidentität des Kindesalters« dann »Gender incongruence of adolescence and adulthood / childhood«. Die Kategorie »Transvestitismus« soll gestrichen werden. Auch bei den »Störungen der Sexualpräferenz«/»Paraphilien« (sexuelle Erregung tritt primär in Zusammenhang mit nichtmenschlichen Objekten oder angesichts unakzeptabler Sexualhandlungen auf) fallen im ICD-11 voraussichtlich Störungen weg (nämlich z. B.: »Fetischismus«; »Fetischistischer Transvestismus«), während andere neu konzeptualisiert werden wie z. B. »Coercive sexual sadism disorder« (sustained, focused and intense pattern of sexual arousal that involves the infliction of physical or psychological suffering on a non-consenting person)«. Doch andere verbreitete und belastende sexuelle Probleme, wie Probleme mit Außenbeziehungen oder sexuelle Gewalt im Kontext von Partnerschaftskonflikten und deren Auswirkungen, »zählen« wohl auch im ICD-11 nicht als psychische Störungen. Die Neigung zu Geheimhaltung tabuisierter sexueller Erfahrungen sowie durch Medien vermittelter sexueller Leistungsdruck tangieren das Sexualleben aller Menschen, die Forschung und die therapeutische Praxis (von Sydow & Seiferth, 2015).

Die Kriterien einer sexuellen Funktionsstörung sind nur dann erfüllt, wenn die Schwierigkeit chronisch oder wiederholt auftritt, den Betroffenen und/oder den Partner erheblich belastet. Sexuelle Störungen lassen sich danach differenzieren, ob sie lebenslang bestehen oder erst nach einer problemlosen Phase auftreten, ob sie immer oder nur in bestimmten Situationen, mit bestimmten Partnern oder bei der Selbstbefriedigung auftreten. Wenn die Störung ausschließlich auf eine körperliche Erkrankung zurückgeführt wird, ist im ICD-10 eine organisch bedingte Dysfunktion zu diagnostizieren. Tatsächlich entstehen sexuelle Probleme jedoch oft im Wechselspiel zwischen somatischen und psychosozialen Prozessen (z. B. im Kontext von Schwangerschaftswünschen, Schwangerschaft, Geburt/Stillen, Wechseljahren, Alterungsprozessen, Erkrankungen; von Sydow, 1994; von Sydow & Seiferth, 2015).

Epidemiologie. Angaben zur Verbreitung sexueller Funktionsstörungen variieren je nach befragter Altersgruppe und Kontext. Bei Männern sind Erektionsstörungen am häufigsten (1-Jahres-Prävalenz: 2–76 %), gefolgt von vorzeitiger Ejakulation (4–32 %), seltener (unter 20 %) sind Versagensängste und »fehlendes« sexuelles Interesse, und noch seltener sind ausbleibende Orgasmen. Bei bis zu 40 % der Frauen verbreitet sind fehlendes/vermindertes sexuelles Interesse, schwache Erregung/Lubrikation und Orgasmusprobleme; seltener sind Schmerzen beim Geschlechtsverkehr (Dyspareunie: 5–1 %), Versagensängste (6 %) und Vaginismus (1 %) (von Sydow & Seiferth, 2015).

Teil V

! Von *sexuellem Missbrauch* im Kindes-/Jugendalter berichten 13 Prozent der deutschen Jugendlichen und Erwachsenen (schwer/extrem: 2 %). Mädchen und Frauen sind häufiger betroffen als Jungen/Männer (Häuser et al., 2011). Da traumatische Erfahrungen, wie sexueller Missbrauch, gravierende Risikofaktoren für viele psychische und manche somatische Störungen sind (Flatten et al., 2011), ist vermutlich ein hoher Anteil der Psychotherapiepatienten davon betroffen (s. a. Kap. 40).

Fast alle Frauen, die routinemäßig einen Gynäkologen aufsuchen, haben (auch) sexuelle Anliegen. Am häufigsten (jeweils 60–90 %) berichtet wurde von sexuellen Funktionsstörungen, Problemen mit dem Körperbild, unerfüllten sexuellen Wünschen und fehlenden Informationen über sexuelle Fragen. Mehr als die Hälfte der Routine-Gynäkologie-Patientinnen haben Probleme nach körperlichem/sexuellem Missbrauch; mehr als 40 Prozent wurden schon sexuell bedrängt und unter Druck gesetzt (Nusbaum et al., 2000).

44.2 Therapeutische Ziele

Ziel ist zunächst zu erkunden, inwieweit die Klientin und/oder der Klient unter sexuellen Problemen leiden (s. 44.1), was sexuell und erotisch gut läuft und welche ätiologischen und Kontext-Bedingungen bedeutsam sind (s. Kasten). Dann kann geklärt werden, was passende Hilfsangebote sind und es können ggf. gemeinsam realistische Therapieziele entwickelt werden.

Wesentlich ist auch die Frage, in welchem Therapiesetting gearbeitet werden soll: einzeltherapeutisch, paartherapeutisch oder in einem gemischten Setting mit beiden Modalitäten.

Übersicht

Risikofaktoren für psychosexuelle Funktionsstörungen

(1) körperliche/somatische Faktoren:
- (höheres) Alter (Männer: nur bzgl. Erektionsproblemen)
- Erkrankungen/beeinträchtigte somatische Gesundheit (Frauen, Männer)
- Operationen
- Urininkontinenz (Frauen)
- hormonelle Veränderungsprozesse/Probleme (Frauen)

(2) Drogen, Alkohol und Medikamente

(3) individualpsychologische Faktoren I: aktuell
- Ängste (z. B. vor HIV-Infektion, Schwangerschaft, Versagen, Nähe)
- Störung durch Selbstbeobachtung der sexuellen »Leistungen«
- falsche/fehlende Informationen

(4) individualpsychologische Faktoren II: Biografie und Persönlichkeit
- psychische Störungen wie Depressionen, Angst(-störung) (Frauen, Männer)
- Erfahrungen mit sexuellem Missbrauch im Kindesalter (Frauen, Männer)
- Erfahrungen als Opfer sexueller Gewalt (Frauen, Männer)
- Erfahrungen mit sexueller Gewalt (aktiv) (Männer)
- schwaches Selbstwertgefühl und geringe »Differenzierung«
- belastete Beziehungs-/Bindungserfahrungen in der Kindheit
- sehr religiöse/sexuell restriktive Herkunftsfamilie
- uneingestandene homosexuelle Neigungen in Lebenskontexten, die diese stigmatisieren

(5) Partnerschaft und Paardynamik
- nicht verheiratet (vs. verheiratet) (Frauen, Männer)
- Leben in einer Partnerschaft (Frauen: erhöhtes Risiko!)
  Hier geht es um statistische Zusammenhänge: Unverheiratete berichten häufiger von sexuellen Problemen als Verheiratete – aber auch Frauen in Partnerschaften berichten häufiger davon als Singles (wahrscheinlich weil viele ältere alleinstehende Frauen das Thema Sex eher »abschreiben« und dann auch keine sexuellen Probleme nennen.)

Teil V

- Zufriedenheit mit der Partnerschaft (Frauen: Schutzfaktor!)
- sexuelle Funktionsstörung des Partners (Frauen)
- negative Interaktionsmuster und »Teufelskreise« (z. B. »demand-withdraw«)
- Probleme mit der Unterschiedlichkeit bzgl. sexueller Wünsche umzugehen
- Kommunikationsprobleme des Paares
- nicht-sexuelle Partnerschaftskonflikte, deshalb Lustlosigkeit oder sexuelle Abstinenz als »Strafmaßnahme« gegen den Partner

(6) sozioökonomische Faktoren
- wenig Bildung (Männer; Frauen?)
- sozialer Abstieg / Arbeitslosigkeit (Männer)

(7) Kontextbedingungen
- beruflicher, familiärer und sonstiger Stress; Schlafentzug
- unerfüllter Kinderwunsch
- fehlende Ungestörtheit
- soziale Stigmatisierung von lesbisch-schwuler Sexualität / Beziehungen

(von Sydow & Seiferth (2015); Wolf et al. (2015))

Wichtige Elemente der therapeutischen Arbeit werden im Folgenden aufgelistet (von Sydow & Seiferth, 2015):

- **Psychoedukation:** durch den Therapeuten, durch Bücher, Internet; z. B. über Anatomie, sexuelle Reaktionszyklen, Veränderungen von Körper und sexuellen Reaktionen mit dem Altern, hilfreiche Informations- und Beratungsangebote (z. B. Pro Familia)
- **Normalisierung:** Alle Menschen haben irgendwann sexuelle Probleme; bei fast allen Paaren nimmt die Häufigkeit sexueller Kontakte mit der Zeit eher ab; viele sexuelle Abweichungen sind unproblematisch, sofern sie für den Partner akzeptabel sind; Stress und Schlafmangel geht oft mit Lustlosigkeit einher.
- **Einleitung einer organmedizinischen Abklärung z. B. durch Gynäkologen oder Urologen / Andrologen:** dort wo es indiziert ist und ggf. interprofessionelle Kooperation
- **Diagnostik:** im Sinn der ICD-10 oder -11 und Diagnostik weiterer belastender sexualitätsbezogener Probleme (z. B. Traumafolgestörung nach sexuellem Missbrauch; Eifersucht und / oder Probleme mit Außenbeziehung)
- **Klärung der Indikation** (Psychotherapie, Beratung, Selbsthilfe? Einzel-, Paar- oder Gruppenintervention?)
  (von Sydow & Seiferth, 2015)

44.3 Klinische Praxis

Zentrale Ziele und integrative Interventionen

Das therapeutische Vorgehen orientiert sich an der Art der Problematik, der Ätiologie der Störung (s. o. Übersicht) sowie dem Forschungsstand. Zentrale Aspekte bei der Arbeit mit Sexualstörungen sind:

- dass das Thema überhaupt zur Sprache kommt (soweit vom Klienten gewünscht),
- Wahrnehmung und Diagnose bestehender sexueller und Traumafolgestörungen sowie weiterer sexualitätsbezogener Probleme,
- Wichtig für alle Therapeuten ist ein möglichst sicherer therapeutischer Umgang mit den häufigsten sexualitätsbezogenen Problemen wie:
  - funktionellen Sexualstörungen (psychogenen und/oder somatogenen). Potenziell somatisch mitverursachte sexuelle Probleme sollten auch somatisch abgeklärt werden.
  - Bei Traumafolgestörungen nach sexuellem Missbrauch (z. B. PTSD, Depressionen) ist eine traumaorientierte Psychotherapie indiziert (s. Kap. 40, Kap. 51; Flatten et al., 2011). Darüber hinaus ist therapeutische Sensibilität dafür wichtig, dass sexuelle und nicht-sexuelle Grenzverletzungen oft komplexe Auswirkungen auf die Sexualität haben (z. B. Vermeidung, aber auch sexualisiertes Verhalten und Verarbeitung von Traumata in sexuellen Fantasien; von Sydow & Seiferth, 2015).
- Wichtig sind auch die Auseinandersetzung mit den eigenen emotionalen Grenzen und ein konstruktiver Umgang damit. Jeder Therapeut sollte nur so weit therapeutische Gespräche über die Sexualität der Klienten führen, wie sie oder er sich damit hinreichend wohl fühlt.
- Hilfreich ist Wissen über Überweisungsmöglichkeiten (z. B. sexualtherapeutische Universitätsambulanzen; Sexual-/Paartherapeuten; Sexual-/Paarberatungsstellen).
- Bei seltenen, klinisch bedeutsamen Störungen wie Transsexualität und Pädophilie ist der erste Schritt, dass die Problematik erkannt und diagnostiziert, die Offenheit der Patienten gewürdigt wird und diese an fachkundige Stellen verwiesen werden (s. a. Fiedler, 2004).
  - Hauptziel bei der Behandlung Pädophiler ist, dass diese Kontrolle über ihre pädophilen Impulse gewinnen, da die Grundorientierung wahrscheinlich nicht veränderbar ist (https://www.kein-taeter-werden.de).
  - Mit dem deutschen Transsexuellengesetz wurde ab 1980 die affirmative Behandlung von Transsexuellen möglich (Hormonbehandlung, Operation, Identitätsänderung), die eine kontinuierliche therapeutische Begleitung erfordert.

Übersicht

Therapie/Beratung sexueller Probleme und Störungen – integrative Interventionen

Fokus, Ziele und Motive der Beteiligten klären

- konkrete, spezifische und begrenzte Ziele erarbeiten
- Fokus auf das, was gewünscht wird – weniger auf das, was nicht gewünscht wird
- Maßgeschneiderte Ziele, die die Eigenheit(en) der Person(en) würdigen
- unterschiedliche Motive und intrapersonale und interpersonelle Zielkonflikte herausarbeiten (Warum wird Veränderung gewünscht? Risiken von Veränderung?)
- Settingfragen klären (Einzeltherapie, Paartherapie, gemischtes Setting)

Arbeit an der Beziehung und der Interaktion

- Fokus: sexuelle und nichtsexuelle Interaktion (verbesserte sexuelle Kommunikation; Sensualitätsübungen; vielfältigere sexuelle Praktiken; Inszenieren von Ausnahmesituationen)
- Fokus: sozioemotionale Beziehung (Entflechtung beider Partner; Ermunterung zu offenem Streit; (Wieder-)Herstellung der Gesprächskultur des Paares im Alltag; Auseinandersetzung mit alten Verletzungen; Auseinandersetzung mit Geschlechts- und kulturellen Unterschieden und individuellen Eigenheiten der Partner)

Abgrenzung der Beziehung nach außen

- Abgrenzung des Paares von Eltern, Kindern, Berufen etc.: Zeit und Raum und »Rituale der Beständigkeit« schaffen
- emotionale Trennung der Paar- von der Elternbeziehung
- Abgrenzung gegenüber außerehelichen sexuellen Versuchungen (hierbei ist zu beachten, dass (Paar-)Therapeuten unterschiedlich stark »die Treue zum Partner« vs. »die Treue zu sich selbst« (Welter-Enderlin) propagieren)

Andere Sichtweise einführen (»change meaning of situation«)

- Normalisieren sexueller Abnahmen und Probleme
- Neutralität – Verzicht auf die »Pro Sex«-Position; Leben ohne sexuelle Aktivität ist ebenso wie jede andere Menschen nicht schädigende sexuelle Aktivität okay
- Psychoedukation / Aufklärung über normale Alterns-, Krankheits- und phasenspezifische Veränderungen und die Normalität sexueller Probleme (»Normalisieren«)
- Problem positiv umdeuten (»Reframing«)

Förderung der individuellen Persönlichkeitsentwicklung

- Entwicklung der eigenen »Differenzierung« (Anerkennung von und Betrauern von Verlusten; Neues riskieren; Selbstberuhigung; eigene Stärken erkennen)
- Auseinandersetzung mit biografischen »Altlasten« (z. B. Bindungsstörungen, Traumatisierungen)
- Reflexion der eigenen sexuellen Entwicklung

(zit. n. von Sydow & Seiferth, 2015, Tab. 2, S. 154)

Systemisch-integrative Sexualtherapie

Zu den einflussreichsten Sexual- und Paartherapeuten zählt David Schnarch (2006, 2011). Sein systemisch-integrativer Ansatz orientiert sich am Konzept der »Differenzierung«, verstanden als der Mut, sich – auch sexuell – mit seinen Wünschen zu zeigen, und die Selbstberuhigungsfähigkeit, auch in einer engen Beziehung Ablehnung riskieren zu können. Schnarchs Ansatz wird ausführlich in Kapitel 74 dargestellt.

Folgende Elemente Systemischer Therapie (von Sydow, 2015) werden bei der paar- und einzeltherapeutischen Behandlung sexueller Probleme eingesetzt (Clement, 2004; Eck, 2017; von Sydow & Seiferth, 2015):

- **Auftragsklärung:** Die oft divergierenden »Aufträge« beider Partner werden identifiziert und ein übergeordnetes Ziel entwickelt, mit dem beide einverstanden sein können.
- **Therapeutische Neutralität:** Alle erotischen Wünsche (so weit nicht unethisch, also schädigend für andere Menschen oder den Klienten selbst) werden respektiert. Die »Pro-Sex Position«, die oft nur Widerstand bei den Klienten erzeugt, wird vermieden.
- **Erkundung des Mehrgenerationskontextes:** mithilfe des Genogramms (s. a. Kap. 13)
- **Klären:** Was findet wer sexuell gut? Was wirkt hemmend, was steigert die Lust (Kontextfaktoren)? Was möchte jeder eigenverantwortlich sexuell gestalten?
- **Systemische Fragen** (z. B. »Angenommen, Sie hätten plötzlich sehr viel Lust, mit Ihrem Mann Sex zu haben, und würden ihm etwas vorschlagen, was Sie noch nie gemacht haben. Welcher Vorschlag würde ihn am ehesten erschrecken?«, Clement, 1998, S. 374f).
- **Familienskulpturarbeit** (symbolische Darstellung der aktuellen oder erstrebten Partnerschaft, s. Kap. 15)
- **Ressourcenorientierung und positives Umdeuten**(s. Kap. 12)
- **Das ideale sexuelle Szenario:** Beide Partner werden aufgefordert, unabhängig voneinander ihr ideales sexuelles Szenario zu entwickeln und aufzuschreiben. Sowohl das Offenlegen als auch das Geheimhalten kann ein Akt der Differenzierung sein.

Die vier folgenden Beispiele können das Vorgehen illustrieren.

Beispiel

Auftragsklärung und therapeutischen Neutralität

Im Rahmen eines Erstgesprächs mit einem Paar im mittleren Alter wird deutlich: Der Mann hat expansive sexuelle Wünsche, er wünscht sich abenteuerlicheren Sex an ungewöhnlichen Orten, oral-genitale Kontakte und Fesselspiele. Die Frau dagegen fühlt sich von ihrem Mann sehr bedrängt und will eigentlich nur in Ruhe gelassen werden. Ein gemeinsames Ziel könnte hier z. B. sein, mehr darüber herauszufinden was jeder von beiden unter Sexualität und Erotik versteht, was jedem von beiden wichtig ist, was jeden an- oder abturned, und dann zu klären, ob und ggf. was gemeinsam möglich ist und was nicht.

Beim oben erwähnten Paar z. B. ist es wesentlich, dass nicht nur die expansiven Wünsche des Mannes, sondern auch die eher still und nonverbal kund getanen Bedürfnisse der Frau ernst genommen werden (z. B. könnte das sein: Wunsch nach Zärtlichkeit, Ärger über subtile Grenzverletzungen des Partners, Wunsch, sich unbelastet von familiären Anforderungen sexuell zu entdecken etc.).

Erkunden des Mehrgenerationskontextes und Genogramm

In einer Einzeltherapie, ausgelöst durch eine individuelle und Paarkrise wegen einer Außenbeziehung der Klientin beginnt diese – angeregt von der Genogrammarbeit – in ihrer Verwandtschaft Fragen zur Vergangenheit zu stellen. Auf diese Weise erfährt sie schließlich von einer Tante ein Familiengeheimnis: Die Schwester des mütterlichen Großvaters verblutete mit 16 Jahren nach einer illegalen Abtreibung. Dadurch wird so einiges verstehbarer:

- warum die Mutter sie in ihrer sexuellen Entwicklung so aufdringlich überwacht hat und bei allen erotischen Themen griesgrämig dreinschaute.
- die tief ambivalente Haltung der Klientin zu Sexualität – intensive sexuelle Gefühle, begleitet von Abwertung (»Diese Gier!«) und Schuldgefühlen.
- warum der Großvater über Jahrzehnte hinweg jedes Jahr zur gleichen Zeit depressiv wirkte ...

Erst nach dieser Enthüllung gelingt es der Klientin, eine selbstbewusstere Haltung zu ihrer eigenen Sexualität zu entwickeln: »Ich verstehe jetzt, warum Sex immer etwas Böses, Schreckliches und Schmutziges hatte. Mir fällt da ganz viel von den Schultern« (zit. n. von Sydow & Seiferth, 2015, S. 185).

Ressourcenorientierung und positive Umdeutung

Ein Klient Mitte 30 berichtet von »sexsüchtigem« Verhalten: Er schaut nachts stundenlang Pornos im Internet und masturbiert, schläft erst am Morgen, ist so kaum arbeitsfähig, da ihn das sehr viel Kraft und Zeit kostet, und leidet selbst unter der Situation. Bei Würdigung seines biografischen Kontextes (einziger Sohn einer alleinerziehenden, von Männern tief enttäuschten, depressiven und grenzverletzenden Mutter), lässt sich das problematische Verhalten auch positiv deuten als Selbstfürsorge und als Versuch, ein abgegrenztes sexuelles Eigenleben als Mann zu entwickeln.

Lebende Skulptur

Anlass der systemischen Paartherapie mit einem jungen Studentenpaar war, dass die Frau im Nachhinein von einer zurückliegenden Außenbeziehung seinerseits erfahren hatte. Sie war sehr enttäuscht und emotional belastet angesichts dieses Vertrauensbruchs.

In der zweiten Stunde wurden Paarskulpturen gestaltet. Aus Sicht der Frau war die aktuelle Situation so: Beide stehen sich – mit ca. einen halben Meter Abstand – aufrecht gegenüber, sehen sich an und halten sich an den Händen. Nach den Befindlichkeiten in dieser Position gefragt, sagt er »unsicher«. Ihr fällt plötzlich auf, dass sie in dieser Skulptur ihren Partner mit dem einen Arm »zu sich hin zieht« – gleichzeitig jedoch mit dem anderen Arm »wegdrückt«. Dabei fühlte sie sich angespannt und angestrengt.

Auf diesem Hintergrund wurde ihr erstmals deutlich, dass sie nicht nur »Opfer«, sondern ebenso auch »Täterin« ist. Danach konnte besprochen werden, auf welche Weise sie ihn zu sich zieht und wie sie ihn wegschiebt, welche Rolle seine Außenbeziehung und seine Neigung zu scheinbar passivem und ausweichendem Verhalten spielen und mit welchen biografischen Wurzeln diese Paar-Interaktion zusammenhängt.« (von Sydow, 2015, S. 85)

44.4 Weitere Therapieoptionen

Behavioral-integrative Sexualtherapie. William Masters und Virginia Johnson (1970/1973) entwickelten das erste an der Grundlagenforschung orientierte, symptomspezifische Behandlungskonzept zur Behandlung sexueller Funktionsstörungen. Zentral sind Paartherapie, ein gemischtgeschlechtliches Therapeutenteam und der Einsatz symptomorientierter Verhaltensanweisungen, wie z. B. ein initiales Verbot jeglichen sexuellen Kontaktes (zur Entlastung von Leistungsdruck), Streichel- und Sensualitätsübungen (»sensate focus«), Sexualerziehung, Techniken zur Angstreduktion, angeleitete Masturbation, Fertigkeits- und Kommunikationstraining (z. B. den Partner wissen zu lassen, was man sexuell mag und was nicht).

Teil V

Ziele sind der Abbau von Versagensängsten, Vermeidungsverhalten und an Normen orientiertem Verhalten, die Förderung der Körperwahrnehmung, der Abbau von Informations- und Lerndefiziten, die Verbesserung der sexuellen Kommunikation und die Förderung der Eigenverantwortung für die eigene sexuelle Stimulation.

Der Ansatz wurde inzwischen weiterentwickelt, z. B. im Sinn des Hamburger Modells, dass neben verhaltenstherapeutischen auch psychodynamische und paardynamische Aspekte integriert (Hauch, 2006).

Pharmakologische Präparate. Sildenafil-, Tadalafil- und Vardenafil-Medikamente wie z. B. Viagra®, Levitra® oder Cialis® sind bei Männern mit psychogenen und/oder organisch bedingten Erektionsstörungen meist wirksam. Diese Medikamente sind verschreibungspflichtig, werden aber nicht von den Krankenkassen bezahlt (Deutsche Gesellschaft für Neurologie, 2012).

Sexualhormone wie Östrogene, evtl. kombiniert mit Progesteron, haben bei (post-) menopausalen Frauen mit intakter Gebärmutter und Eierstöcken möglicherweise positive Effekte auf sexuelle Probleme wie schmerzhaften Geschlechtsverkehr und Scheidentrockenheit – doch es ergeben sich keine signifikanten Effekte auf weitere sexuelle Variablen (Interesse, Interesse des Partners, Aktivität, Genuss, Orgasmus, Erregbarkeit). Insofern sind Hormongaben bei gesunden Frauen meist keine adäquate Therapie für sexuelle Probleme, anders ist das jedoch bei Frauen nach einer Eierstockoperation. Bei postmenopausalen Frauen, denen eine Verlängerung des »Vorspiels« und der Einsatz von Gleitmitteln nicht genügend helfen, kann eine lokale Therapie mit Östrogencreme hilfreich sein; auch hier müssen die Risiken abgewogen werden (Schwenkhagen, 2011).

Bei Frauen mit krankheitswertiger sexueller Lustlosigkeit nach Entfernung beider Eierstöcke und der Gebärmutter, die bereits mit Östrogenen behandelt werden, kann ein Testosteronpflaster (Intrinsa®), das pro Tag 300 µg Testosteron freisetzt, eine signifikant positive Wirkung auf die Sexualität haben, die jedoch nur wenig besser ist als die eines Placebo-Pflasters. Häufige Nebenwirkungen sind Akne, vermehrte und vermännlichte Behaarung. Noch offen sind etwaige Langzeitrisiken (Schwenkhagen, 2011).

Während die Forschung zum ursprünglich als Antidepressivum entwickelten Wirkstoff Flibanserin in Deutschland 2010 eingestellt wurde, wurde es in den USA 2015 als erstes Psychopharmakon gegen weibliche Lustlosigkeit bei prämenopausalen Frauen zugelassen. Es ist ein wenig wirksamer als Placebobedingungen (von Sydow & Seiferth, 2015).

44.5 Typische Probleme

Das häufigste Problem ist vermutlich, dass wichtige sexuelle Probleme und Anliegen des Patienten nicht zur Sprache kommen.

> ! Sexuelle Funktionsstörungen werden unterdiagnostiziert (Hoyer, 2015). Zentral ist, dass Behandler überhaupt nach der Sexualität und etwaigen sexuellen Problemen fragen! Sexuelle Funktionsstörungen werden nämlich von Behandlern, die regelmäßig danach fragen, über 20-mal häufiger diagnostiziert (bei 7 % ihrer Patienten) als von Behandlern, die »nie« danach fragen (bei 0,3 % der Patienten; Rump & Maß, 2015).

Auch traumatische Vorbelastungen wie sexueller Missbrauch werden häufig nicht erkannt bzw. erfragt – oder führen zu problematischen Umgangsweisen aufseiten des Therapeuten: Entweder wird das Thema aus Unsicherheit komplett vermieden oder aber manchmal »grenzverletzend erfragt«. Bei traumatisierten Patienten können Gespräche über das Trauma traumatische Erinnerungen »triggern« und Flashbacks auslösen. Es ist wichtig, hier Gesprächsbereitschaft zu signalisieren, aber immer auch die Grenzziehungen des Patienten zu respektieren (s. a. Flatten et al., 2011; s. a. Kap. 40, Kap. 51).

44.6 Empirische Befunde und kritische Einordnung

Der Forschungsstand zur therapeutischen Behandlung von sexuellen Funktionsstörungen wird in der folgenden Übersicht zusammengefasst (s. von Sydow & Seiferth, 2015). Allerdings existiert bisher noch kein RCT zur Wirksamkeit Systemischer Therapie bei sexuellen Problemen / Störungen. Nur ein RCT belegt die Wirksamkeit von zur Emotionsfokussierter Paartherapie (EFT; s. Kap. 72), also einer systemisch-integrativen Intervention (McPhee et al., 1995).

Teil V

Übersicht

Forschungsstand zur Psychotherapie sexueller Funktionsstörungen

- »Paartherapie bzw. »mixed therapy« (Kombination aus Einzel- und Paargesprächen) ist der Einzeltherapie überlegen.
- Es ist wichtig, dass die Therapie (auch) direkt auf die sexuelle Interaktion fokussiert ist – allgemeine auf Emotionen und Kommunikation gerichtete Interventionen helfen meist nicht hinreichend bzgl. sexueller Probleme.
- Viele Paare haben gleichzeitig sexuelle und nichtsexuelle Partnerschaftsprobleme. Beides sollte in der Therapie berücksichtigt werden.
- Die 19 randomisierten, kontrollierten Therapiestudien (RCT) zur psychosozialen Behandlung weiblicher Sexualstörungen orientieren sich fast alle an Masters und Johnson und anderen verhaltenstherapeutisch-integrativen Ansätzen. Beide Varianten bewirken signifikante Verbesserungen im Vergleich zu Kontrollgruppen, die jedoch nicht immer stabil im Follow-up sind (Schmidt et al., 2017).
  - »Verminderte sexuelle Appetenz« wird durch Verhaltenstherapie, Orgasmustraining und EFT signifikant gesteigert; der Einbezug des Partners in die Behandlung kann die Zufriedenheit steigern.
  - Zu Orgasmusstörungen liegen nur drei ältere RCT vor, deren Ergebnisse nicht überzeugen.
  - Störungen mit sexuell bedingten Schmerzen: Psychosoziale Interventionen (z. B. Verhaltenstherapie, Biofeedback) können die Schmerzintensität bei Vulvodynie deutlich reduzieren (Missempfindungen / Schmerzen im Bereich der Vulva, für die oft keine somatischen Ursachen gefunden werden). Übrigens ist Vulvodynie eng assoziiert ist mit vorausgegangenem physischen und sexuellem Missbrauch des Kindesalters (Harlow & Stewart, 2005), insofern ist auch hier eine traumasensible Behandlung wichtig. Verhaltenstherapeutisches Vorgehen (mit Vaginaldilatoren) ist bei Vaginismus wahrscheinlich wirksam.
  - In Bezug auf unterschiedliche sexuelle Störungen als Folge von sexuellem Missbrauch im Kindesalter belegt ein RCT positive Effekte von expressivem Schreiben in Kombination mit Einzeltherapie.
- Auch die etwa 20 randomisierten kontrollierten Studien (RCT) zu psychosozialen Interventionen bei männlichen Dysfunktionen orientieren sich an der Verhaltenstherapie. Sie belegen signifikant positive Effekte auf das sexuelle Funktionieren (Berner & Günzler, 2012).
  - Übungen helfen bei vorzeitiger Ejakulation (»squeeze«-Technik).
  - Bei Erektionsstörungen ist sowohl Sildenafil-Medikation als auch Sexualtherapie wirksam.
- VT-Paartherapie lindert (auch langfristig) die sexuelle Störung, ist allerdings nur bei etwa der Hälfte der Fälle wirksam.

- Es fehlen RCT-Studien zur Wirksamkeit systemischer Paartherapie bei Sexualstörungen.
- Eine Evaluation der Online-Sexualberatung (www.sextra.de) von Pro Familia zeigt, dass Internetangebote wirksam sind und gut angenommen werden – gerade von jungen Erwachsenen (Eichenberg, 2007).
- Bei Problemen mit Außenbeziehungen sind integrative verhaltenstherapeutisch-systemische Ansätze nachweislich hilfreich (s. auch Sydow & Seiferth, 2015).
- Bei Gewalt in Beziehungen sind neben täter- und opferorientierter Therapie und Beratung auch Paartherapie und insbesondere Paargruppentherapie nachweislich wirksam – sofern der Täter bereit ist anzuerkennen, dass ein ernstes Problem besteht.

(s. von Sydow & Seiferth, 2015)

FAQ

Ich weiß nicht, wie ich anfangen soll?! Offene Frage stellen, z. B. »Welche Rolle spielt für Sie Ihre Sexualität?«. Dann weiter nachfragen, wenn der Klient darauf eingeht. Wenn der Patient auszuweichen scheint oder skeptisch blickt, auf der Metaebene nachfragen, z. B. »Ich habe das Gefühl, dass Sie sich unwohl fühlen mit dieser Frage, stimmt das?« Wenn das bejaht wird, weiter nachfragen: »Manchmal kann es hilfreich sein, auch über peinliche Themen zu sprechen – soll ich weiterfragen oder sollen wir zunächst einmal das Thema wechseln?«

Mir ist es peinlich, mit Patienten über Sex zu reden. Sex ist ein intimes Thema, insofern ist ein solches Gespräch allen Menschen mehr oder minder peinlich. Leichter und gut zum Üben für Anfänger sind meist Gespräche mit aufgeschlossenen Menschen des gleichen Geschlechts, die gleichaltrig oder jünger sind. Ansonsten sollten Therapeuten versuchen zu ergründen, was genau los ist. Eigene Probleme mit der Thematik sollten in der Selbsterfahrung oder Eigentherapie bearbeitet werden, allgemeine Unsicherheit oder spezielle Probleme mit bestimmten Klienten in der Supervision. Generell sollte kein Therapeut Gespräche führen, in denen er oder sie sich stark unwohl fühlt. In solchen Fällen ist es immer besser, den Patienten weiter zu überweisen.

Was mache ich mit Patienten, die berichten, dass sie sich sexuell zu Kindern hingezogen fühlen? Das große Vertrauen würdigen, das der Patient zeigt, wenn er Ihnen als Therapeut solche hochtabuisierten Neigungen enthüllt. Die therapeutische Arbeit mit solchen Fällen ist anspruchsvoll und sollte nur von sexualtherapeutisch weitergebildeten Therapeuten übernommen werden. Insofern empfiehlt sich eine Überweisung z. B. an das Projekt »Kein Täter werden«: https://www.kein-taeter-werden.de/; Fokus erwachsene Männer bzw. für Jugendliche an das Projekt »Du träumst von ihnen«: https://www.du-träumst-von-ihnen.de

Weiterführende Literatur

Clement, U. (2006). Guter Sex trotz Liebe. Berlin: Ullstein.

Fiedler, P. (2004). Sexuelle Orientierung und sexuelle Abweichung. Weinheim: Beltz.

Fliegel, S. & Veith, A. (2010). Was jeder Mann über Sexualität und sexuelle Probleme wissen will. Ein Ratgeber für Männer und ihre Partnerinnen. Göttingen: Hogrefe.

Maß, R. & Bauer, R. (2016). Lehrbuch Sexualtherapie. Stuttgart: Klett Cotta.

Sydow, K. von (1994). Die Lust auf Liebe bei älteren Menschen (2. Aufl.). München: Ernst Reinhardt.

Sydow, K. von & Seiferth, A. (2015). Sexualität in Paarbeziehungen (Praxis der Paar- und Familientherapie). Göttingen: Hogrefe.

Wolf, G., Fünfgeld, M., Oehler, R. & Andrae, S. (2015). Empfehlungen zur Psychotherapie und Beratung mit lesbischen, schwulen und bisexuellen Klient_innen. Verhaltenstherapie und psychosoziale Praxis, 47(1), 21–48.

45 Burn-out und arbeitsassoziierte Störungen

Sebastian Haas

45.1 Hintergrund

Entgegen der öffentlichen Diskussion um Überforderung und Stress in der Arbeitswelt ist empirisch klar belegt: Arbeit ist eine der wichtigsten Quellen psychischer Gesundheit. Soziale Einbettung, Tagesstruktur, sozialer Status, ökonomische Absicherung – all dies sind wichtige gesundheitsfördernde Aspekte von Arbeit. Demgegenüber ist Arbeitslosigkeit einer der größten Risikofaktoren für psychische und körperliche Morbidität.

Erwerbstätig zu sein und eine gute, wechselseitige Passung zwischen sich als Person und der eigenen Arbeit zu haben, wirkt sich auf viele Gesundheitsparameter begünstigend aus. Ein Übermaß an Stress oder psychischer Belastung am Arbeitsplatz kann hingegen zu Burn-out und anderen arbeitsassoziierten Störungen führen.

Aus medizinischer Sicht gilt Burn-out nicht als Krankheit, sondern als unspezifischer Risikozustand, der von psychischer und physischer Erschöpfung gekennzeichnet ist. Dieser kann bei chronischer Stressbelastung mit mangelnder Erholung und entsprechender Prädisposition sowohl in psychiatrische (z. B. Schlafstörungen, Depression, Angststörungen, Sucht) als auch in somatische Folgeerkrankungen (z. B. Diabetes, kardio- und zerebrovaskuläre Erkrankungen, Tinnitus) münden (DGPPN, 2012).

Aus systemischer Sicht kann Burn-out verstanden werden als der grundsätzlich sinnvolle Versuch eines Organismus, bei einem anhaltenden Missverhältnis von Aufwand und Ertrag (sog. Minusgeschäfte in sozialen Verrechnungssystemen), gegenüber der Arbeit oder anderen Anforderungen in einen Energiesparmodus mit entsprechender Symptombildung zu wechseln, um damit eine längerfristige Ressourcenverschwendung zu verhindern. Wer bei der Entstehung von Burn-out ausschließlich auf das Individuum blickt, sieht nur die Hälfte. Der Mensch lebt in einer sozialen Gemeinschaft und diese wirkt auf das Individuum zurück. Insbesondere die Partnerschaft und das familiäre Umfeld, manchmal aber auch die Arbeitsbedingungen und gesellschaftlichen Umstände, in denen die Patienten leben, sind zu berücksichtigen (nach Meiss, 2016).

Fallbeispiel

Marketingleiter, 47 Jahre, verheiratet, zwei Kinder
Ein langjähriger, erfahrener Marketingleiter mit Führungsverantwortung arbeitet in einem größeren Unternehmen gewissenhaft. Er ist seit Jahren im vollen Einsatz für Kunden und Mitarbeitende. Im Rahmen einer Umstrukturierung macht er zunehmend Überstunden, arbeitet auch an Wochenenden zu Hause. Sein Familienleben leidet darunter und er vernachlässigt seine Hobbys und sozialen Kontakte.

Zunehmend reagiert er innerlich gereizt gegenüber Kunden und der Familie. Nachts schläft er schlecht und fühlt sich ausgelaugt.

Er fühlt sich im Kopf »wie leer« und würde morgens am liebsten einfach liegen bleiben. Auch in den Ferien findet er keine Erholung. Da er sich selbst nicht so kennt, bekommt er zunehmend Angst und schämt sich. Auch seine Kollegen geben ihm entsprechende Rückmeldungen, die er aber noch zu ignorieren scheint. Schließlich meldet er sich wegen der Schlafprobleme bei seinem Hausarzt.

45.2 Klinik, Diagnostik und Differenzialdiagnostik von Burn-out

Klinik von Burn-out

Das klinische Erscheinungsbild von Burn-out ist gekennzeichnet durch eine ausgeprägte und andauernde Erschöpfung bei gleichzeitig beeinträchtigter Erholungsfähigkeit, begleitet durch Symptome einer Stressbelastung. Die Symptomatik ist individuell variabel, zeigt sich aber meist auf vier Ebenen der Erschöpfung (s. Tab. 45.1).

Teil V

Tabelle 45.1 Vier Ebenen der Erschöpfungs-Symptomatik bei Burn-out (nach Hochstrasser et al., 2016)

Psychische Erschöpfung	Körperliche Erschöpfung	Kognitive (mentale) Erschöpfung	Soziale Erschöpfung und Verhaltensänderungen
emotionale Labilität Reizbarkeit, Ärger Aggressivität Unsicherheit Ängste Niedergeschlagenheit Motivationsverlust innere Leere Hoffnungslosigkeit	Energiemangel Schlafstörungen chronische Müdigkeit Infektanfälligkeit psychosomatische (vegetative) Symptome Verdauungsstörungen Verspannungen, Schmerzen, Tinnitus u. a.	Aufmerksamkeitsstörung Konzentrationsstörung Gedächtnisstörung Entscheidungsschwierigkeiten Ineffektivität Abbau von Kreativität negative Einstellungen Sinnlosigkeitsgefühle	erhöhte oder verminderte Aktivität (z. B. nach Aufgabe von Hobbys) Verlust von Empathie sozialer Rückzug Suchtverhalten Leistungsminderung Arbeitsabwesenheit Belastungsinsuffizienz Zynismus

! Neben der Erschöpfung werden gemäß Maslach et al. (2001) als weitere Symptome eines Burn-outs Distanziertheit oder Zynismus gegenüber der Arbeit sowie Leistungseinbuße und Ineffektivität genannt. Im englischen Sprachraum lautet die Trias des Burn-out somit:
(1) Erschöpfung (exhaustion)
(2) Distanziertheit (detachment)
(3) Ineffektivität (inefficacy)

Nosologie und Differentialdiagnose von Burn-out

Gemäß ICD-10 gehört Burn-out zu den »Störungen verbunden mit Schwierigkeiten bei der Lebensbewältigung« und wird klassifiziert unter »Z73.0 Erschöpfungssyndrom (Burn-out)«. Es gilt also nicht als eigenständige psychische Erkrankung oder Diagnose. Differenzialdiagnostisch eng mit Burn-out assoziierte, nach ICD-10 kodierbare Störungen sind: Anpassungsstörungen (F43), depressive Störungen (F3, insbes. Erschöpfungsdepression), Angst- und Zwangsstörungen (F4), Neurasthenie (F48.0), Störungen durch Alkohol oder andere Substanzen (F1), Hyperaktivitätssyndrom und Aufmerksamkeitsstörung (F9) sowie Persönlichkeits- und Verhaltensstörungen (F6).

Verlaufs-Stadien von Burn-out

Burn-out wird als Prozess verstanden, der sich vereinfacht in drei zunächst schleichend und oft nicht-linear verlaufenden Phasen über Wochen oder Monate entwickelt. Ausgehend von einer chronisch erhöhten Stressbelastung (Stadium 1), nicht selten als Folge gesteigerten Einsatzes für Ziele (z. B. in Form von Überstunden), resultieren zunehmende Erschöpfung und vegetative Überreaktionen (Stadium 2), welche bei längeren Erholungsphasen zunächst noch reversibel sind. Ein fortgeschrittenes Burn-out (Stadium 3) ist von einer klinischen Depression schwer zu unterscheiden. Dennoch präsentieren sich typische Burn-out-Patienten mit einem anderen Welt- und Selbstbild, unterschiedlicher Leistungseinstellung und anderen Umweltbedingungen als depressive Patienten (vgl. FAQ, nach Burisch, 2013; Schulze, 2006).

Evaluation und Diagnose von Burn-out

Da Erschöpfung und weitere Symptome bei Burn-out nicht spezifisch für dieses Syndrom sind, muss nach der Anamneseerhebung eine gründliche psychiatrische, internistische und ggf. neurologische Evaluation erfolgen. Primär körperliche Erkrankungen (z. B. Schilddrüsenfunktionsstörungen, Blutarmut, entzündliche Erkrankungen), welche zu einer chronischen Erschöpfung führen können, müssen ausgeschlossen werden.

Es ist empfehlenswert, die Evaluation auch auf Fragebogen gestützt vorzunehmen. Neben dem Einsatz einer Skala zur Einschätzung des Burn-outs, z. B. dem Maslach Burn-out Inventory (MBI), dem Shirom-Fragebogen (SMBM) zur Erschöpfung oder dem Hamburger Burn-out-Inventar (HBI, Burisch, 2013), sollten validierte Depressionsskalen (Fremd- und Selbsteinschätzung), eine Angstskala, die Hypomanieskala (Doppeldiagnose: Bipolare Depression), Skalen zur Erfassung psychosomatischer Symptome, einer Evaluation der Schlafstörungen und der Tagesschläfrigkeit eingesetzt werden. Hilfreich für die Psychotherapie sind auch Skalen zur Evaluation der Bewältigungsstrategien, der kognitiven und emotionalen Antreiber und der Emotionskontrolle (Hochstrasser et al., 2016).

45.3 Therapeutische Ziele und Strategien

Ziel der Therapie von Burn-out ist eine stabile Remission mit

- Aufhebung der Erschöpfung und der depressiven Symptome,
- Regeneration der Belastbarkeit (im Rahmen beruflicher und sozialer Funktionen),
- Erhöhung der Vitalität und Lebensfreude.

Die Verhaltenstherapie und die analytische Psychotherapie fokussieren bekanntlich primär auf intrapsychische Prozesse und nutzen die interpersonalen Ressourcen eher passiv und implizit. Systemische Therapie dagegen fokussiert auf kommunikative Prozesse und bezieht interpersonale Ressourcen aktiv und explizit mit ein. Auch internale (intrapersonelle) systemische Dynamiken können in einem erweiterten Verständnis des Systembegriffs Gegenstand der Therapie von Burn-out sein.

Wegen der Vielschichtigkeit des Krankheitsbildes gibt es keine Interventionsstrategie, die allein geeignet wäre, alle Ebenen von Burn-out zu behandeln (Rösing, 2008). Die Therapie sollte daher, wie die meisten psychiatrisch-psychotherapeutischen Interventionen, mehrdimensional und methodenübergreifend erfolgen.

Die folgenden fünf sich ergänzenden Blickwinkel auf Burn-out erlauben die Unterscheidung der jeweilig im Vordergrund stehenden systemisch- psychotherapeutischen Behandlungsstrategien.

(1) Burn-out als Erschöpfungssyndrom (subjektive Dimension)

Bei Erschöpfung ist folgende Herangehensweise angezeigt:

- gute und zugewandte Beziehungsgestaltung als Hauptkomponente wirksamer Psychotherapie
- Erfassen der Wirklichkeitskonstruktion des Klientensystems: Auftragsklärung, Problemkontext, bisherige Lösungsversuche im Umgang mit der umfassenden Erschöpfung. Ziel: Betroffene entwickeln gemäß dem Dreischritt (beschreiben-erklären-bewerten) über Symptom- und Situations-Beschreibungen ein Erklärungsmodell für ihre Erschöpfung auf den vier Ebenen (vgl. Tab. 45.1).
- Einbezug der Angehörigen oder anderer relevanter Systemmitglieder mittels zirkulärer Befragung
- Entlastung, z. B. durch vorübergehende Reduktion des Arbeitspensums
- Stabilisation durch regelmäßige, verlässliche Strukturen

> **!** Im Kampf gegen die Erschöpfung werden die hohen Ansprüche oder die subjektive Wichtigkeit der Arbeit oft als »Verbündete«, Humor und Leichtigkeit als »Feinde« des Burn-outs erkannt (Geyerhofer et al., 2009).

(2) Burnout als Folge von Stressbelastung

Somatisch orientierte Behandlungsstrategien können auf vielfältige Weise umgesetzt werden. Im Folgenden werden vier Vorgehensweisen angezeigt:

Biologisch-medizinische Maßnahmen. Bei Vorliegen einer klinischen Depression ist eine adäquate Pharmakotherapie mittels Antidepressiva unverzichtbar. Dabei können alle Antidepressiva zur Anwendung kommen, welche für die Behandlung leichter bis schwerer Depressionen empfohlen werden (Holsboer-Trachsler et al., 2010). Wenn Betroffene trotz Krankschreibung nicht schlafen oder sich tagsüber nicht selber beruhigen oder strukturieren können, sollte eine Hospitalisation erwogen werden.

> **!** Oft spricht bei einem Burn-out der depressive Affekt schneller an oder remittiert gar vollständig, bevor Erschöpfung und Konzentration oder andere kognitive Störungen verbessert sind. Dies weist auf die neurasthenische Komponente der stressbedingten Depression hin und erfordert ein strukturiertes Energiemanagement des Patienten z. B. über ein visuell-analoges Energie-Monitoring (Hochstrasser et al., 2016).

Sportliche Aktivierung. Moderate körperliche Bewegung kann bei Burn-out als Adjuvans eine klinische Verbesserung der Depression herbeiführen: Gemeint ist damit eine mäßige, an die körperliche Leistungsfähigkeit angepasste, wenn möglich tägliche, körperliche Aktivität mit leichter Kreislaufaktivierung (Dale, 1990).

Entspannung. Jeder von stressassoziierten Störungen Betroffene sollte zumindest ein aktives Entspannungsverfahren erlernen, welches er im eigenen Alltag anwenden kann, z. B.PMR (Progressive Muskelrelaxation), AT (Autogenes Training) oder Achtsamkeitsförderung und Meditation z. B. durch das strukturierte MBSR-Programm (Mindfulness based Stress Reduction, Kabat-Zinn, 2006).

Körperorientierte Behandlungen, z. B. Shiatsu (Fingerdruckmassage) fördern eine achtsame Selbstwahrnehmung, passive Entspannung mittels Massagen fördert die Regenerationsfähigkeit und die Schlafqualität.

(3) Persönliche Faktoren von Burn-out

Häufige familiäre Konstellationen und lebensgeschichtliche Einflussfaktoren bei Burn-out-Betroffenen sind:

- Selbstwirksamkeit und Kompetenz nur unter Zurückstellung und Ausblendung eigener Bedürfnisse
- Bestätigung, Liebe und Wertschätzung in der Familie nur für außergewöhnliche Leistungen
- Beachtung und Bedeutung nur dann, wenn man sich nützlich macht (z. B. in der Familie oder in Vereinen)

Hieraus resultieren Eigenschaften oder Verhaltensweisen wie übertriebene Leistungsorientierung, Perfektionismus, Verausgabungsbereitschaft (nicht nein sagen können), Mangel an Konfliktlösungsfähigkeit, Selbstfürsorge und Selbstvertrauen.

- Unfähigkeit, sich einer persönlich sinnhaften, nicht arbeitsbezogenen Tätigkeit zu widmen
- Vernachlässigung von persönlichen Ressourcen und Werten wegen Zeitmangel

Ziel der Psychotherapie ist eine neue Lebensgestaltung mit weniger Selbstausbeutung, besserer Selbstfürsorge und ausgewogener Balance in allen Lebensbereichen. Bewährte Ansätze und Methoden in der Behandlung sind:
- Verbesserung der Selbstregulation und persönlichen Werteerfüllung über Förderung angenehmer, gewinnbringender Aktivitäten und Erfahrungen (z. B. Reaktivierung vergessener Leidenschaften)
- Kritische Reflexion der bisherigen Balance der Lebensbereiche und relevanter inter- und intrapersonaler Muster (sogenannte kognitive und emotionale Antreiber)
- Modifikation potenziell krankmachender Verhaltensmuster und Persönlichkeitsmerkmale z. B. über integrative Therapieverfahren (Grawe, 2004), der Arbeit mit Selbstanteilen z. B. das Konzept des inneren Kindes (Reddemann, 2016) und des inneren Teams (Schulz von Thun, 2004) oder hypnotherapeutische Interventionen (z. B. das Symptom als Berater, Meiss, 2016).
- Verzicht auf Anerkennung und Wertschätzung durch die Eltern mittels Entwickeln von eigenen Kriterien für ein erfolgreiches Leben und das Üben adäquater Bewältigungsstrategien, z. B. über Rollenspiel
- Das wichtigste Instrument zur Selbstwahrnehmung ist der eigene Körper. Er kann als eine Art Seismograph dazu verhelfen, eigene Bedürfnisse frühzeitig zu erkennen und effektiv zu befriedigen.

> **!** Burn-out als Kompetenz: Burn-out-Betroffenen fällt es schwer, eigene Bedürfnisse zu erkennen oder zu benennen. Werden diese vom Betroffenen nur selten eingefordert und kaum jemals erkämpft, kommt es zu einer Anhäufung von Minusgeschäften (Missverhältnis zwischen zu hohem Aufwand und zu niedrigem Ertrag). Aus systemischer Sicht hat das Burn-out also einen Sinn, indem es den Betroffenen daran hindert, einfach so weiterzumachen wie bisher und damit weitere Minusgeschäfte anzuhäufen. Burn-out kann sogar als Kompetenz verstanden werden: Über das Nicht-Nutzen von Ressourcen und das unbewusste »Herstellen von Symptomen« wird ein bestmöglicher Kompromiss angeboten und Loyalität gezeigt (nach Meiss und Schmidt, 2016).

Häufig leiden die Patienten zusätzlich an einer Beziehungsproblematik, die sich auch aus der Entwicklung des Burn-outs ergeben kann. Der Einbezug und die Sitzungen mit dem Partner, der Familie oder anderen relevanten Bezugspersonen sind aus systemischer Perspektive stets empfehlenswert, um deren Verständnis für die Erkrankung zu stärken, zirkuläre Wechselwirkungen zu erschließen und offene Fragen zu klären.

(4) Arbeitsbezogene Faktoren von Burnout

Strategien der beruflichen Reintegration. Ein weiterer wichtiger therapeutischer Baustein ist die arbeitsbezogene therapeutische Begleitung. Es ist sinnvoll, sich folgenden Aspekten erst nach ausreichender Regeneration und Symptombesserung zu widmen, da die Sichtweise anfangs noch verzerrt sein kann:

- Schaffung einer Übereinstimmung zwischen den Ressourcen des Patienten und den Anforderungen des Arbeitsplatzes mittels einer Analyse der beruflichen Entwicklung und der aktuellen Arbeitsplatzsituation (z. B. mittels des PRISM-Tools).
- Identifikation der Auslöser der aktuellen Krise und der dysfunktionalen berufsbezogenen Bewältigungsstrategien des Betroffenen
- Berufsbezogene Stärken und Schwächen identifizieren, konstruktivere Bewältigungsmuster und Ressourcen erarbeiten und weitere Berufsperspektiven ausloten
- Den Patienten bei einem Gespräch mit dem Arbeitgeber unterstützen und dabei den schrittweisen Wiedereinstieg und die notwendigen Anpassungen am Arbeitsplatz diskutieren
- Zur Unterstützung der Reintegration nach Möglichkeit Case-Manager oder Job-Coaches als Bindeglied zwischen Patient, Behandelndem und Arbeitgeber einsetzen

Visuelles Erfassen der Bedeutung von Arbeit für den Patienten

Menschliche Beziehungen lassen sich leichter visualisieren als sprachlich beschreiben. Mittels Genogrammen können z. B. Beziehungsmuster innerhalb der Herkunftsfamilie deutlich gemacht werden. Mithilfe des einfachen Visualisierungsverfahrens »PRISM-Work« lässt sich der Stellenwert der Arbeit im Leben eines Patienten und deren subjektive Bedeutung eruieren. Mit der Frage: »Welchen Platz nimmt die Arbeit in Ihrem Leben derzeit ein?« lässt sich das Thema Arbeit allgemein in das Therapiegespräch einführen; gefolgt von der Frage: »Was bedeutet es für Sie, die Scheibe gerade an diesem Ort zu platzieren?« Diese Methode kann unter anderem Aufschluss geben über die Qualität der Passung zwischen einer Person und ihrem Arbeitsauftrag. Zusätzlich können mittels farbiger Scheiben weitere arbeitsrelevante Systemaspekte sichtbar gemacht (z. B. die Funktion des Burn-out-Symptoms innerhalb des Systems) und damit therapeutisch genutzt werden (vgl. Didaktik-DVD in der Beilage).

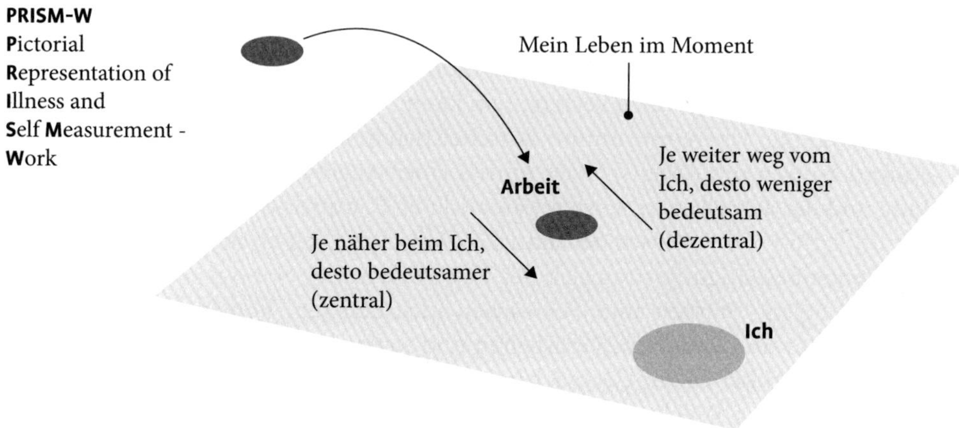

Abbildung 45.1 mein Leben im Moment

(5) Burnout als Sinnkrise

Existenzielle Dimension der Therapie. Jede Krise, und gerade ein Burn-out mit seinen tief greifenden Folgen, lässt sich letztlich nicht überwinden, ohne die persönlichen Werte und Ziele zu reflektieren und zu überprüfen, inwiefern sie für die individuelle Lebensgestaltung geeignet sind.

Die Auseinandersetzung mit dem Lebenssinn anhand anthropologischer oder existenzieller Modelle (Brühlmann, 2011; Yalom, 2000) kann beispielsweise erfolgen über:

- die Erfahrung der eigenen Grenzen und der Endlichkeit des Lebens, die bei einem Burn-out oft als beängstigend wahrgenommen wird, jedoch auch den Zugang zu Grundfragen der menschlichen Existenz öffnet
- die Reflexion der bei Burn-out meist erlebten Sinnkrise und das Erkennen der bisherigen, vorwiegend an Leistung und Erfolg orientierten Lebensweise als untauglich für ein zukünftiges, sinnerfülltes Leben

Die systemische Perspektive fokussiert auf den Menschen in seiner existenziellen Position als Beziehungs- und Gruppenwesen, dies in Spannung zur sonst in der Psychotherapie stark fokussierten individuellen Sichtweise. Geeignete Fragen hierzu sind:

- Wo fühlen Sie sich zugehörig, in einer Gemeinschaft eingebunden?
- Wofür lohnt es sich für Sie, sich mit ganzer Kraft einzusetzen?
- Wofür möchten Sie ihre Lebenskraft einbringen?

45.4 Klinische Praxis

An systemischen Interventionen (Tschuschke, 2015) haben sich bei Menschen mit arbeitsassoziierten Störungen unter anderen die in Tabelle 45.2 aufgeführten Vorgehensweisen bewährt.

Tabelle 45.2 Systemische Interventionen

Systemische Intervention	Fragetypen und Beispiele bzgl. Arbeit
Fragen zur Wirklichkeitskonstruktion ▶ Auftragskontext ▶ Problemkontext ▶ Bisherige Lösungsversuche	Zirkuläre Fragen / Unterschiedsfragen: ▶ »Wer hatte die Idee hierher zu kommen?« ▶ »Für wen ist das Problem (z. B. Leistungseinbuße, Erschöpfung) am größten, am kleinsten?«, »Was brodelt unter der Oberfläche?« ▶ »Wo und wann gab es schon Ausnahmen vom beklagten Zustand?« ▶ »Was war bisher hilfreich, was war eher kontraproduktiv?«
Fragen zur Möglichkeitskonstruktion ▶ Verbesserungsfragen ▶ Verschlimmerungsfragen ▶ Motto: »Wie bringe ich mich an diesem Job am besten in ein Burnout?«	Hypothetische Fragen: ▶ »Was wäre für eine mögliche Lösung wirklich wichtig?« ▶ »Unter welchen Umständen würden Sie sich bei der Arbeit rundum glücklich und erfüllt fühlen?« ▶ »Wie könnte die Situation am Arbeitsplatz verschärft werden?« ▶ »Welche Lösungsversuche werden mit Sicherheit scheitern?«
Ressourcenorientierte Genogrammarbeit ▶ Wer gehört zum fraglichen System dazu? ▶ Innerfamiliäre Beziehungsmuster, Kommunikationsmuster, Glaubenssysteme ▶ Welche Ressourcen sind im System erkennbar?	Ressourcenorientierte Fragen: ▶ »Welches waren wichtige Leitbilder und Werte in Ihrer Familie?« ▶ »Was haben Sie Positives von Ihrem Vater / Ihrer Mutter zum Thema Arbeit gelernt?« ▶ »Welche Fähigkeiten haben Sie als Rüstzeug für Ihr Arbeitsleben von Ihre Verwandtschaft mitbekommen?« ▶ »Wem gegenüber sind Sie loyal, wenn Sie sich bei der Arbeit engagieren?«
Kommentare ▶ Reframing / Einstellungsmodulation ▶ Positive Konnotation	Umdeutende Fragen oder Kommentare ▶ »Welche Aspekte Ihrer Arbeit möchten Sie auf keinen Fall missen?« ▶ »Worauf sind Sie stolz in Ihrer Arbeit?«

Tabelle 45.2 (Fortsetzung)

Systemische Intervention	Fragetypen und Beispiele bzgl. Arbeit
Metaphern **Imaginationen** **Wunderfrage**	▶ »Wenn Sie Ihre Situation bei der Arbeit in einer Metapher (Bild) verdichten müssten, was für ein Bild wäre das?« ▶ Z. B. die »Grabstein«-Frage: »Welche Inschrift möchten Sie dereinst auf Ihrem Grabstein oder in einem Nachruf über sich haben?« resp. konkreter: »Was sollen die Ihnen wichtigen Menschen denken, wenn sie von Ihrem Ableben erfahren?« ▶ »Wenn Ihr Probleme mit der Arbeit sich durch ein Wunder in Luft auflösen würden, woran würden Sie oder Ihr Umfeld dies merken?«

45.5 Gute Erfahrungen, typische Schwierigkeiten

Der Heilungsprozess kann längere Zeit (d. h. mehrere Monate) in Anspruch nehmen und immer wieder von Rückschlägen begleitet sein. Ursache dafür ist, dass leistungsorientierte und leistungsgewohnte Menschen sich in einem geschwächten, dysfunktionalen Zustand sehr fremd sind und oft nicht auf ihre üblichen Ressourcen zurückgreifen können. Daher muss der Behandler den Patienten immer wieder ermutigen, Geduld und Vertrauen zu haben, und ihnen einen schrittweisen Behandlungs- und Genesungsverlauf aufzeigen.

Typische Schwierigkeit 1: neuropsychologische Einbußen. Nicht selten sind die fortbestehenden ausgeprägten neuropsychologischen Einbußen – wie verminderte Konzentrationsfähigkeit, Aufmerksamkeit, Auffassung und erhöhte Vergesslichkeit – Ursache für eine missglückte berufliche Reintegration und persistieren, während sich die anderen Symptome bereits in Remission befinden. Diese Symptome müssen durch sorgfältige Testung eingegrenzt, behandelt (z. B. durch neuropsychologisches, computerassistiertes Training) und im Verlauf beobachtet werden.

Typische Schwierigkeit 2: berufliche Reintegration. Das traditionelle Reintegrationsmodell entspricht einem stufenweisen Wiedereinstieg in den ersten Arbeitsmarkt in Abhängigkeit von der Leistungsfähigkeit unter behutsamer Begleitung. In der Reintegration psychisch Kranker hat sich mit dem Modell »Individual Placement und Support« (IPS) eine neue Vorgehensweise etabliert, die Patienten, welche in einer psychiatrischen oder psychotherapeutischen Behandlung stehen, früh in den ersten Arbeitsmarkt eingliedert (Lauber et al., 2013). Diese als Job-Coaching bezeichnete Vorgehensweise betrachtet die Integration nicht nur als Ziel, sondern auch als Mittel für die Rehabilitation. Die Job-Coaches übernehmen vornehmlich koordinative und vermittelnde Funktionen. Zum Job-Coaching liegen zurzeit erst wenige kontrollierte, prospektive Studien vor.

45.6 Empirische Befunde und kritische Einordnung

Mehrdimensional konzipierte Behandlungsansätze für Burn-out und andere arbeitsassoziierte Störungen scheinen aus klinischer Erfahrung Erfolg versprechend. Es liegen zurzeit kaum kontrollierte, prospektive Studien vor. Etwas besser untersucht sind die Wirksamkeiten von einzelnen Elementen der Therapie.

Gemäß einer kürzlich publizierten Studie (Schwarzkopf et al., 2016) ist eine stationäre multimodale Psychotherapie als effektive Behandlungsmethode zu empfehlen. Nach sechswöchiger Therapie in einer auf Burn-out spezialisierten Klinik haben 71 % der Teilnehmenden den beruflichen Wiedereinstieg geschafft.

FAQ

Welchen Einfluss haben die Arbeitsbedingungen auf den subjektiv empfundenen Stress am Arbeitsplatz? Arbeitsbedingungen werden bivalent erlebt, sie bestehen also aus positiven Anteilen (Ressourcen resp. Energiequellen) und negativen Anteilen (Anforderungen resp. Belastungen). Diese können folgendermaßen unterschieden werden.

Ressourcen	Belastungen
unterstützendes Vorgesetztenverhalten, »gute« Führung	Konflikte mit Vorgesetzten, »schlechte« Führung
allgemeine Wertschätzung, Belohnung und soziale Unterstützung	Konflikte mit Arbeitskollegen, Mobbing etc.
ganzheitliche Tätigkeiten	quantitative Überforderung, Zeitdruck oder arbeitsorganisatorische Probleme
Handlungsspielraum	arbeitsbezogene Unsicherheit oder qualitative Überforderung

Siegrist (2015) hat in einem viel beachteten Balance-Modell die Summe der Anforderungen und Verpflichtungen (Effort) der Summe der materiellen und immateriellen Belohnungen (Reward) gegenübergestellt. Besteht hierbei über längere Zeit ein Ungleichgewicht, z. B. infolge übersteigerter Verausgabungsneigung, kann es zu beruflichen Gratifikationskrisen und Stressfolgeerkrankungen kommen.

Was ist über den Zusammenhang zwischen Burn-out und Depression bekannt? Burn-out (als Risikoprozess) und Depression (als psychische Erkrankung) sollten begrifflich auseinandergehalten werden. Allerdings nimmt mit zunehmender Dauer und Schweregrad eines Burn-outs die Wahrscheinlichkeit zu, dass eine klinische Depression diagnostiziert werden kann.

Zu Burn-out neigende Menschen ...	Zu Depression neigende Menschen ...
haben prinzipiell lösbare Probleme; glauben, in Zukunft alles hinbekommen zu können.	leiden an Unabänderlichem; sehen kaum Chancen, ihre Zukunft positiv zu beeinflussen.
kämpfen oder haben gekämpft und haben sich dabei erschöpft.	haben nichts, wogegen sie kämpfen könnten.
überschätzen ihre Kräfte und Einflussmöglichkeiten, bleiben aktiv, machen kaum Pausen und geben erst spät auf.	unterschätzen ihre Einflussmöglichkeiten, resignieren vor Anforderungen, die dem Außenstehenden zumutbar erscheinen (Selbstschonung).
hätten durchaus Freude an allerlei, wenn sie nicht so kraftlos wären.	haben an nichts mehr Freude, können sich für gar nichts mehr begeistern.

Weiterführende Literatur

Burisch, M. (2013). Das Burn-out-Syndrom (5. Aufl.). Heidelberg: Springer.
Meiss, O. (2016). Hypnosystemische Therapie bei Depression und Burn-out. Heidelberg: Auer.
Siegrist, J. (2015). Arbeitswelt und stressbedingte Erkrankungen. München: Elsevier.

VI Störungs- und problemspezifische Ansätze: Kinder, Jugendliche (und junge Erwachsene)

Editorial

Störungs- und problemspezifische Ansätze: Kinder, Jugendliche (und junge Erwachsene)

Kirsten von Sydow • Ulrike Borst

»Störung« – ein Tabu-Wort in der Systemischen Therapie?!

Psychotherapie ist definiert als die Behandlung psychischer Störungen, also von Symptomen und Problemen, die den Einzelnen (und seine Umgebung) belasten (Leiden verursachen) und beeinträchtigen (zu Funktionseinschränkungen und Behinderungen führen) – und zwar »in klinisch bedeutsamer Weise« (APA, 2013/2015). Das lässt viel Raum für Diskussionen. Viele Wissenschaftler, Ärzte und Therapeuten streiten sich darüber, wo die genauen Grenzen zwischen »gesund« und »nicht mehr gesund« liegen, haben aber meist keine Zweifel daran, dass es auch nützlich ist, solche Grenzen zu ziehen (z. B. als Entscheidungshilfe dabei, wer eine Psychotherapie durch die Krankenkasse finanziert bekommen sollte und wer nicht, wer krankgeschrieben, früh berentet, operiert usw. werden sollte) und als Kriterium, was es ermöglicht zu bestimmen, ob eine Therapie hilfreich war oder nicht.

Doch systemische Therapeuten haben oft – und auch mit durchaus guten Gründen – eine diagnosekritische Haltung (s. Kap. 7 und 10), deshalb hat sich die störungsspezifische Arbeit zumindest im deutschsprachigen Raum erst relativ spät verbreitet. Doch inzwischen ist die Beachtung störungsspezifischer Aspekte auch in der Systemischen Therapie mit kindlichen und jugendlichen Indexpatienten und ihren Eltern ein etablierter Ansatz (s. a. Retzlaff, 2009, 2010; Schweitzer & Schlippe, 2015; von Sydow et al., 2007; von Sydow, 2015).

Die klinische Erfahrung zeigt auch, dass sich Familien oftmals verstanden fühlen durch störungsspezifische Ansätze, die es erleichtern, anschlussfähige Kommunikation aufzubauen (s. a. Kap. 53).

Störungsspezifische systemische Therapie mit kindlichen und jugendlichen Indexpatienten – eine Gratwanderung

Störungsspezifische systemische Therapie ist immer eine Gratwanderung, bei der unterschiedliche Sichtweisen balanciert werden (s. a. Kap. 53):

- Störungsspezifische Arbeit impliziert die Orientierung an empirischer Evidenz, also auch die Bereitschaft zur Integration nicht-systemischer Interventionen mit nachgewiesener Wirksamkeit bei der jeweiligen Störung (z. B. verhaltenstherapeutische Interventionen; ein Medikament als »Werkzeug«, das dem Kind helfen soll).
- Das Kind und seine Probleme sehen – aber gleichzeitig vermeiden, die Eltern explizit oder implizit zu beschuldigen, und Verständnis nicht nur für den Indexpatienten, sondern auch für die Eltern entwickeln.

- Berücksichtigt der Therapeut gleichermaßen intrafamiliäre und störungsspezifische Aspekte?
- Reflexion zum Recht auf »So Bleiben« im Rahmen menschlicher Vielfalt versus Verantwortlichkeit Erwachsener für die bestmögliche Entwicklung und gesellschaftliche Integration Minderjähriger.

Kapitelstruktur von Teil VI

Die Kapitel dieses Teils sind so gegliedert, dass der praktischen Durchführung und den typischen Problemen der Praxis wie in den vorherigen Teilen wieder ein hoher Stellenwert zukommt:

(1) Diagnostik, Komorbidität und Differenzialdiagnostik
(2) Therapieziele und Vorgehen
(3) Klinische Praxis
(4) Weitere Therapieoptionen
(5) Gute Erfahrungen und typische Probleme
(6) Empirische Befunde und kritische Einordnung (Outcome-Forschung und evtl. persönliche Meinung aus klinischer Erfahrung abgeleitet)
(7) FAQ
(8) Weiterführende Literatur

Beschriebene Störungsbilder

Die Auswahl der hier versammelten zehn Störungsbilder orientiert sich an ihrer Relevanz im Versorgungsgeschehen – selbstverständlich kann damit nicht das gesamte Feld störungsspezifischer Arbeit mit Kindern und Jugendlichen abgedeckt werden. Die meisten Kapitel bilden ICD-Diagnosegruppen ab (Depressionen, ADHS, Ess-, Substanzkonsum- Angst-, Traumafolge-, Autismus-Spektrum-Störungen, Psychosomatik), doch zwei Kapitel weichen davon ab und beschreiben wichtige Syndrome, deren Integration in ICD und DSM gerade diskutiert wird (Pathologischer Medien- und Internet-Gebrauch bzw. »Schulverweigerung«), was unterschiedliche psychopathologische und / oder psychosoziale Ursachen und gravierende Auswirkungen haben kann.

Wichtig ist noch, dass manche dieser Störungen »typischerweise«, aber nicht immer, im Jugendalter und im frühen Erwachsenenalter auftreten. Deshalb handeln Kapitel 46 (Essstörungen) und Kapitel 47 (Substanzkonsumstörungen) diese Probleme altersklassenübergreifend ab. Weitere störungsspezifische Ansätze der Kinder- und Jugendpsychotherapie werden in Teil IX (Systemisch-integrative Therapiemanuale für Kinder und Jugendliche) beschrieben.

Weiterführende Literatur

American Psychiatric Association (Ed.). (2013). Diagnostic and Statistical Manual of the Disorders (5th Ed.). Washington: APA. Deutsch: Falkai, P. & Wittchen, H.-U. (2015). Diagnostisches und statistisches Manual psychischer Störungen DSM-5. Göttingen: Hogrefe.

Retzlaff, R. (2009). Spiel-Räume: Lehrbuch der systemischen Therapie mit Kindern und Jugendlichen (3. Aufl.). Stuttgart: Klett-Cotta.

Retzlaff, R. (2010). Familien-Stärken. Behinderung, Resilienz und systemische Therapie. Stuttgart: Klett-Cotta.

Schweitzer, J. & Schlippe, A. von (2015). Lehrbuch der systemischen Therapie und Beratung I: Das störungsspezifische Wissen (6. Aufl.). Vandenhoeck & Ruprecht.

Sydow, K. von (2015). Systemische Psychotherapie (In der Reihe »Wege der Psychotherapie«). München: Ernst Reinhardt Verlag.

Sydow, K. von, Beher, S., Retzlaff, R. & Schweitzer-Rothers, J. (2007). Die Wirksamkeit Systemischer Therapie/Familientherapie. Göttingen: Hogrefe.

46 Essstörungen bei Kindern und Jugendlichen

Dagmar Pauli

46.1 Diagnostik, Epidemiologie und Komorbidität

Die Anorexia nervosa ist nach ICD 10 (s. Tab. 46.1) definiert als absichtlich herbeigeführter Gewichtsverlust bis unter einen Body-Mass-Index (Gewicht in kg geteilt durch Größe in Zentimetern zum Quadrat) von 17,5 bei einer Selbstwahrnehmung als »zu dick«. Für Kinder und Jugendliche sind die Kriterien der ICD-10 in mehrfacher Hinsicht problematisch. Da der BMI altersabhängig ist, müssen zur Bestimmung des Grenzwertes zum Untergewicht BMI-Perzentilenkurven verwendet werden. Die zehnte Altersperzentile wird als unteres Gewichtskriterium empfohlen, da sonst bei vorbestehendem Gewicht im oberen Normbereich und raschem Gewichtsverlust eine diagnostische Unterschätzung droht (Hebebrand et al., 2004). Die Körperwahrnehmung der Jugendlichen muss äußerst sorgfältig exploriert werden. Aufgrund von sozial erwünschten Äußerungen oder geringer Selbstreflexion wird die Absichtlichkeit des Gewichtsverlustes häufig verneint. Es zeigt sich aber bei genauer Befragung, dass dennoch große Ängste vor Gewichtszunahme vorliegen. Bei der Anorexie wird der Gewichtsverlust teilweise nur durch Hungern erzeugt (restriktiver Typ), bei anderen Betroffenen zusätzlich durch Maßnahmen wie Erbrechen oder exzessive Bewegung (purgativer Typ).

Bei der Bulimia nervosa stehen Essattacken im Vordergrund, welche von Gegenmaßnahmen gefolgt sind, meist Erbrechen, aber auch exzessive sportliche Betätigung oder Medikamentenabusus (z. B. Abführmittel). Das Binge Eating zeigt sich durch Essattacken ohne Gegenmaßnahmen und ist häufig von Adipositas begleitet.

Tabelle 46.1 Diagnostische Kriterien der Anorexia nervosa und Bulimia nervosa nach ICD-10

Anorexia nervosa	Bulimia nervosa
Gewichtsverlust (BMI < 17,5) oder fehlende Gewichtszunahme	Essattacken während drei Monaten mindestens zweimal pro Woche
Selbst herbeigeführter Gewichtsverlust	Andauernde Beschäftigung mit dem Essen; Gier und Zwang zu essen
Selbstwahrnehmung als »zu dick«; niedrige Gewichtsschwelle für sich selbst	Gegenmaßnahmen: Erbrechen, Hungerepisoden, Medikamente, exzessiver Sport
Endokrine Störung	Selbstwahrnehmung als »zu fett«
Kriterien der Bulimia nervosa nicht erfüllt	Exzessive Angst, zu dick zu werden

Epidemiologie. Die Prävalenz der Anorexia nervosa liegt bei ca. 0,5 %, der Bulimia nervosa bei ca. 1-2 % und des Binge-Eating bei ca. 3 % (Nielson, 2007). Epidemiologische Untersuchungen zeigen, dass Mischformen von Essstörungen und atypische Formen mit einer Prävalenz von bis zu 5 % ebenso häufig vorkommen wie die klassischen Krankheitsbilder (Le Grange et al., 2012). Bei Jugendlichen überwiegt die restriktive Anorexie, wobei diese häufig nur eine erste Krankheitsphase darstellt und die Symptomatik später ins bulimische Spektrum kippt. Wie bereits in Tabelle 46.1 ersichtlich, überlappt sich die Symptomatik der verschiedenen Essstörungen und die Diagnose für die Betroffenen wechselt nicht selten im Lebenslauf, weshalb für die Behandlung transdiagnostische Ansätze entwickelt wurden (Fairburn & Harrison, 2003).

Die Angststörung ist mit ca. 75 % die häufigste Komorbidität bei Essstörungen und geht dieser im Lebensverlauf häufig voraus (Flament, 2001). Eine depressive Symptomatik ergibt sich meist als Folge der Unterernährung, kann aber mit bis zu 18 % auch als echte komorbide Störung vorliegen (Giovanni et al., 2011). Häufig kann erst durch den Ernährungsaufbau demaskiert werden, ob die depressive Verstimmung und Verlangsamung als Folge des körperlich reduzierten Zustandes und Energiemangels besteht oder als eigenständige Problematik zu behandeln ist.

Adoleszente mit Essstörungen weisen mit 25 % eine erhöhte Rate von Persönlichkeitsstörungen auf, wobei die restriktive Essstörung mehr mit einer zwanghaften Persönlichkeit und die bulimische mit einer Persönlichkeitsstörung vom Borderline-Typ einhergeht (Cassin & von Ranson, 2005). In der Beurteilung ist Vorsicht geboten, weil die neurophysiologischen Begleiterscheinungen der Essstörung eine Verstärkung von prämorbid bestehenden Charakterzügen bedingt, welche bei kürzerer Krankheitsdauer im Jugendalter und gutem Verlauf teilweise reversibel ist. Traumatisierungen treten in der Lebensgeschichte von jungen Menschen mit Essstörungen gehäuft auf, insbesondere bei Essstörungen vom purgativ-anorektischen und bulimischen Typ (Jaite et al., 2013).

! Insbesondere im Kontext von unfreiwilligen Behandlungen junger Menschen mit Essstörungen ist besonders auf die Vermeidung von Retraumatisierungen zu achten.

46.2 Systemtherapeutische Ziele und Strategien

Kinder und Jugendliche präsentieren sich dem Behandler in einer ersten Phase der Essstörung häufig in unfreiwilligem Kontext und mit nicht selten rapidem Gewichtsverlust. Dies bedingt besondere Herausforderungen, da das erste Ziel in einer zeitnahen Unterbrechung des Gewichtsverlustes liegen muss, ohne dass die Betroffenen bereits zu Beginn die notwendige Kooperation zeigen. Das eigentliche Dilemma liegt darin, dass die notwendige Zeit für den Beziehungs- und Motivationsaufbau bis zum

Beginn einer Gewichtszunahme häufig nicht gegeben werden kann, eine Behandlung ohne Motivation der Betroffenen aber gleichzeitig zum Scheitern verurteilt ist.

Die wichtigsten systemtherapeutische Ziele lauten wie folgt:
- Etablieren regelmäßiger Mahlzeiten
- Unterbrechen von familiären Interaktionen, welche die Essstörung aufrechterhalten
- Coachen der familiären Bezugspersonen im Umgang mit der Essstörungsproblematik
- Einbinden der Familie als Ressource für den Genesungsprozess
- Fördern des gegenseitigen Verständnisses zwischen Betroffenen und ihrer Familie
- Motivationsaufbau bei den Betroffenen
- Angehen der interaktionellen Prozesse, welche die Essstörung mitbedingen
- Auflösen der Blockade im adoleszenten Reifungs- und Ablösungsprozess

Dabei können störungsspezifische systemtherapeutische Strategien eingesetzt werden:
- Therapievereinbarungen
- Externalisieren; die Essstörung wird als Krankheit definiert und somit als unabhängig von der Person der Betroffenen gesehen; dies ermöglicht eine Vorgehensweise »gemeinsam gegen die Essstörung«
- Psychoedukation und Kommunikationsschulung für das familiäre System

In der familienbasierten Therapie werden die Eltern angeleitet, vorübergehend die Verantwortung für die Mahlzeiten der betroffenen Jugendlichen zu übernehmen (Manuale: Lock et al., 2001; Le Grange et al., 2007). Ziel ist es, dass die Betroffenen in einem zweiten Schritt die Eigenverantwortung wieder übernehmen und danach die altersentsprechenden Ablösungsprozesse gefördert werden können.

46.3 Klinische Praxis

Ein guter Therapieplan gibt der Therapeutin sowie dem familiären System Sicherheit. In der Krise einer akuten Essstörung, in der die Eltern meist komplett hilflos sind, erweisen sich strukturierte therapeutische Interventionen als wirksam, welche sowohl für die Betroffenen als auch für die Eltern klare Handlungsempfehlungen enthalten.

Erstkontakt

Das Erstgespräch erfolgt bevorzugt mit den Betroffenen gemeinsam mit den Eltern, die initial meist die Auftraggeber sind, da sie sich Sorgen um ihr Kind machen. Eine Vorbesprechung mit den Eltern wird nicht empfohlen, da die Therapeutin in der Folge meist stark als mit den Eltern koalierend erlebt wird. Eine allparteiliche Exploration im Familiensetting validiert sowohl die Sorge der Eltern als auch die häufig starke Abwehr und Angst der Jugendlichen.

Beispiel

Therapeutin: »Ich höre, dass Sie als Eltern sich starke Sorgen machen, weil Ihre Tochter in nur drei Monaten zehn Kilo verloren hat. Sie fühlen sich hilflos und wissen nicht, wie Sie Ihre Tochter erreichen können. Andererseits höre ich von dir, dass du dich von deinen Eltern bedrängt fühlst und meinst, sie sehen dich nur noch als krank und wollen dich ständig zum Essen zwingen. Du findest nicht, dass du zu wenig Gewicht hast und hast große Angst, dass dir dein Körper nicht mehr gefallen wird, wenn du zunehmen musst. Das ist ein großes Dilemma.«

Die bisherigen Bemühungen der Familie werden durch die Therapeutin wertgeschätzt, jedoch als aufrechterhaltende Interaktionen demaskiert.

Therapeutin: »Sie haben versucht, Ihren Sohn durch Druck und ständige Ermahnungen zum Essen zu bringen. Damit wollten Sie Ihre Verantwortung wahrnehmen und ihm helfen, aus dem Hungern herauszukommen. Nun höre ich wiederum von ihm, dass er das Gefühl hat, erst recht nicht mehr essen zu können, wenn das am Tisch immer Thema ist.«

Das Ziel des Erstkontaktes ist eine Einschätzung des Schweregrades, der Beziehungsaufbau zu allen Beteiligten sowie ein Ausblick auf erste Maßnahmen. Es werden weitere Gespräche mindestens im Wochenrhythmus vereinbart.

Psychoedukation

Indem die Essstörung genau erklärt wird, gelingt es, das typische Verhalten der Betroffenen (z. B. Ausreden, Lügen) als essstörungsbedingt zu erkennen und somit Entlastung zu schaffen. Ein Externalisierung der Essstörung ermöglicht es der Therapeutin, die Familie anzuleiten, sich gemeinsam gegen »Ana« (Anorexie) oder »Mia« (Bulimie) zu verbünden, anstatt gegeneinander zu kämpfen. Es wird zum Beispiel erklärt, dass das Verstecken von Essen oder der Bewegungszwang als typische Symptomatik bei Essstörungen häufig vorkommen. Hierdurch werden moralisierende Vorwürfe der Eltern an die Jugendlichen entkräftet.

Vereinbarung des Therapieziels

Die Zielvereinbarung zwischen Eltern und Betroffenen sollte sich nicht hauptsächlich auf ein Gewichtsziel fokussieren. Vielmehr geht es um ein für die Betroffene nützliches und gesundheitsförderndes Verhalten. Dazu gehört meist, dass gemeinsame Mahlzeiten (wieder) eingeführt werden. In der Regel schöpfen die Eltern das Essen, wobei es wichtig ist, dass die Menge und Zusammensetzung nicht diskutiert wird. Eine nützliche Regel für die Vereinbarung lautet: »Beim Essen wird nicht über das Essen diskutiert, sondern andere Themen besprochen«. Hierdurch werden störungsaufrechterhaltende »Essstörungsgespräche« (bei denen um jeden Löffel gestritten wird) unterbrochen. Die Gewichtszunahme ist dann die logische Folge des vereinbarten gesunden Essverhaltens. Eltern fühlen sich unter Umständen mit dem Anspruch einer klaren und autoritativen Haltung in Bezug auf den Nahrungsaufbau überfordert und benötigen hierbei klare

Unterstützung durch die Behandler. Dies muss in den Sitzungen thematisiert und kann eventuell mit Home Treatment intensiviert werden.

> **!** Essenziell ist die Kombination von Verständnis und Einfühlungsvermögen für die Ängste und Nöte der Betroffenen bei gleichzeitiger Klarheit in der Stellungnahme gegen die Essstörung durch die Therapeutin.

Hierdurch dient sie den Eltern als Modell. Es wird allen Beteiligten erklärt, dass durch eine klare und von allen bestätigte Vereinbarung eine große Entlastung der familiär eskalierten Interaktion ermöglicht wird.

In der Behandlung von Erwachsenen mit chronifizierter Essstörung beinhalten neuere Konzepte eine Motivationsphase zu Beginn der Behandlung, in der (noch) keine Gewichtszunahme verlangt wird (Fairburn et al., 2009). Dieses Konzept kann bei Folgebehandlungen älterer Adoleszenter mit sich bereits chronifizierender Essstörung hilfreich sein. Bei Jugendlichen, welche sich in einer akuten Gewichtsabnahme befinden, ist dies kontraindiziert.

Benennung von Dilemmata und Ambivalenz

Junge Menschen mit Essstörungen befinden sich in aller Regel in einer starken Ambivalenz. Während sie einerseits panische Angst haben, sich in die Therapie einzulassen, wissen sie doch gleichzeitig, dass sie sich in einer Sackgasse befinden und Hilfe benötigen. Indem die Therapeutin beide Seiten benennt, lässt sie einerseits Widerstand zu, schlägt aber auch eine Brücke zu einem Teil der Betroffenen als möglichem Bündnispartner. In parallel zu den Familiensitzungen stattfindenden Einzelgesprächen mit den Betroffenen kann die Ambivalenzarbeit vertieft werden. Hier bieten sich Techniken wie das Vierfelderschema (kurz- und langfristige Vor- und Nachteile der Essstörung mit Bewertung der Argumente) sowie Brief an die Essstörung als Feindin und als Freundin (Serpell et al., 1999) an.

Die Therapeutin benennt explizit, dass sie die Eltern in die Behandlung einbezieht, nicht weil sie dies als Ursache für die Störung ansieht, sondern weil sie eine Ressource darstellen. Das Dilemma der Eltern, die nicht zuschauen können, wie ihr Kind verhungert, und hilflos agieren, kann wie folgt formuliert werden: »Alles was Sie tun, erscheint Ihnen falsch, aber nichts tun ist noch falscher.«

Abbau familiärer Kommunikationsstörungen

Zu Beginn der Behandlung werden der Ablauf der gemeinsamen Mahlzeiten und die familiäre Kommunikation rund um das Problem genau exploriert. Aufrechterhaltende Mechanismen werden ohne Schuldzuweisung benannt, wobei der Fokus auf den »guten Willen« aller Beteiligten gelegt wird. Die Therapeutin ist Experte für Essstörungen und kann daher Vorschläge für nützliche Interventionen machen, aber die Familienmitglieder sind je Experten für sich selbst und für ihre Interaktion. So wird die Familie im gemeinsamen Trialog mit dem Behandler herausfinden, welche Interaktionen für die Betroffenen hilfreich sind und welche nicht. Als gemeinsames Ziel kann meist die Beruhigung der Familienatmosphäre definiert werden.

Als nützliche Kommunikationsstrategien rund ums Thema Essen haben sich bewährt:

- Kommunikation über Gefühle und nicht über Nahrungsmittel
- klare Regeln ersetzen ständige Ermahnungen und Diskussionen
- gegenseitiges Zuhören und Respektieren des »guten Willens«
- keine Diskussionen um Details, Erkennen der großen Linien ist wichtig

Erst nach Beruhigung der akuten Symptomatik wird sich zeigen, welche der familiären Kommunikationsstörungen Bestand haben und mit Hilfe von systemtherapeutischen Techniken (z. B. Rollenspiele, zirkuläres Fragen, Reframing) bearbeitet werden müssen.

Förderung von Selbstständigkeit und adoleszentärer Ablösung

Die Essstörung kann als Regression sowohl der Betroffenen (nicht mehr selbstständig essen können) als auch des Systems (Eltern müssen das Kind füttern) verstanden werden. Es handelt sich nicht selten um eine »Auszeit«, ein verlängertes präadoleszentäres Moratorium, mit dem sich die Betroffenen vor den Anforderungen des Erwachsenwerdens und des schulischen / sozialen Umfeldes schützen. Bei den Jugendlichen zeigt sich gleichzeitig aber auch ein Wunsch nach Entscheidungsautonomie, der in der Essensverweigerung Ausdruck findet. Die familienbasierte Behandlung erkennt das Bedürfnis nach vorübergehender Regression in eine nicht altersentsprechende Stufe durch die Essensvorgabe an. Die Therapeutin zeigt den Jugendlichen gleichzeitig auf, dass die im therapeutischen Rahmen vorübergehende Abgabe der Verantwortung im Essensbereich mittelfristig der Autonomiegewinnung dient, indem die Betroffenen sich durch die Gesundung von der Therapie und der Unterstützung durch die Eltern ablösen können. Sobald die Essstörungssymptomatik deeskaliert ist, wird Raum gewonnen für die Auseinandersetzung über die typischen Themen der Adoleszenz wie Peergruppe, Berufsfindung, Geschlechtsidentität und Sexualität. In diesem Bereich kann die Vertiefung im Rahmen von einzeltherapeutischen Gesprächen mit den Jugendlichen hilfreich sein.

Fallstricke

- Weniger ist mehr: Psychoedukation nur dosiert verwenden. Ständige Belehrungen durch die Therapeutin über die Gefahren der Essstörung perlen ab.
- Ursachenforschung zu Beginn der Therapie wird von den Familien oft durch Fragen induziert, ist aber meist nicht hilfreich. Zunächst sollten Sie mit der Familie aufrechterhaltende Faktoren erkennen und bearbeiten.
- Gewichtskontrollen sind notwendig und werden regelmäßig durchgeführt. Lassen Sie sich jedoch nicht verleiten, die Symptomatik kontrollieren zu wollen. Wenn die Betroffenen schummeln wollen, wird ihnen das auch gelingen. Vertrauen stärkt die therapeutische Beziehung. Der Vertrauensaufbau wird als Ziel und Rückschläge als krankheitsbedingt definiert.

- Es sei gewarnt vor der ursächlichen Zuschreibung der im Rahmen der Essstörung verzögerten Ablösung als bedingt durch »Überfürsorge« meist der Mutter. Ob das im Rahmen einer Essstörung stark protektierende Verhalten eines Elternteils auch nach Abklingen der Akutsymptomatik bestehen bleibt, muss zunächst abgewartet werden.
- Bei Therapeuten entsteht immer wieder der Eindruck, dass die eskalierte familiäre Interaktion die Ursache der Essstörung darstellt (» Bei einer solchen Mutter könnte ich auch nichts essen«). Denken Sie daran, dass der Teufelskreis der Essstörung mit Abwehr, Angst und Druck die Interaktion eskalieren lässt.

46.4 Weitere Therapieoptionen

Home Treatment. Mittels aufsuchender Arbeit können diagnostisch wertvolle Beobachtungen der familiären Interaktion insbesondere im Rahmen der Familienmahlzeiten gewonnen werden. Zudem kann die Familie vor Ort in der Umsetzung der therapeutischen Ziele gecoacht werden.

Multifamilientherapie. Ein viel beachtetes Konzept von Dare et al. (2000) beschreibt die Multifamilientherapie für Familie mit Essstörungen. Durch das Mehrfamiliensetting wird das gegenseitige Verständnis zwischen Betroffenen und Eltern gefördert, da die intergenerationelle Kommunikation außerhalb der Familie oft unbelasteter funktioniert. Psychoedukative Inhalte werden in der Gruppe gemeinsam vermittelt und die essstörungsbedingten, vielen Familien gemeinsamen Problematiken können externalisiert werden.

Psychoedukative Elternabende. Elternabende dienen der Vermittlung von Fakten, aber auch dem Sharing unter den Teilnehmenden. In einem von Treasure et al. (2017) entwickelten Elterntraining werden unterschiedliche elterliche Kommunikationsstile beschrieben und nützliche Strategien zum Aufbau von Verständnis und Anbieten von Unterstützung eingeübt.

Medikamentöse Therapie. Bei der akuten Bulimia nervosa empfiehlt sich eine begleitende Behandlung mit Fluoxetin, deren Wirksamkeit auch für Jugendliche gezeigt werden konnte (Kotler et al., 2003). Für die Wirksamkeit von Medikamenten bei Jugendlichen mit Anorexie gibt es kaum Evidenz, insbesondere zeigen die selektiven Serotonin-Wiederaufnahmehemmer (SSRI) keine Wirkung auf die depressive Begleitsymptomatik oder die Gewichtsrestitution (Kaplan et al., 2007). Bei der restriktiven Anorexie mit zwangsähnlicher Symptomatik kann unter Umständen eine Begleitmedikation mit Olanzapin oder Aripiprazol hilfreich sein (Marzola et al., 2015).

Verhaltenstherapie. Ein verhaltenstherapeutisches Vorgehen im Einzelsetting empfiehlt sich nur bei ausreichender Motivation der Betroffenen zur Mitarbeit. Neuere Ansätze der Verhaltenstherapie bei Essstörungen fokussieren sich stark auf die Motivationsförderung (z. B. Fairburn, 2008). Hier können Techniken der motivationsfördernden Gesprächsführung hilfreich sein. Bei bulimischen Essstörungen von Jugendlichen sind verhaltenstherapeutische Programme zur Normalisierung des Essverhaltens und zum Abbau von Essattacken evidenzbasiert und begleitend zu den Familiensitzungen empfehlenswert (z. B. Fairburn, 2008).

46.5 Empirische Befunde und kritische Einordnung

Die familienbasierte Therapie ist die am besten evidenzbasierte Behandlung bei Kindern und Jugendlichen mit Essstörungen, insbesondere bei Anorexia nervosa mit neun, aber auch mit zunehmender Evidenz für Bulimia nervosa mit bisher drei randomisierten Studien. Als Wirkfaktoren werden vor allem der konstruktive Einbezug der Eltern ohne Schuldzuweisung, der klare und Sicherheit gebende Rahmen der Behandlung sowie die klare Fokussierung auf Verhaltensänderungen und somit Durchbrechung des neurophysiologischen Teufelskreises der Essstörungssymptomatik gesehen. Dennoch liegen die Remissionsraten aufgrund der Schwere des Störungsbildes unter 50 % (Reviews: Forsberg et al., 2015; Jewell et al., 2016).

Eine randomisierte Studie von Eisler et al. (2016) vergleicht die Ergebnisse von familienbasierter Therapie im Einzelfamiliensetting mit einer Behandlung im Multifamilientherapiesetting. Es zeigte sich eine gute Wirksamkeit beider Behandlungen mit leichten Vorteilen der Multifamilientherapie, wobei dieser Unterschied in einem Follow-up nach 18 Monaten nicht mehr signifikant war.

In einer randomisierten Studie von Agras et al. (2014) wurde die störungsspezifische familienbasierte Therapie für Jugendliche mit Essstörungen (ähnlich wie in Kap. 3 beschrieben) mit einer klassischen systemisch orientierten Familientherapie verglichen. Es zeigten sich ähnliche Remissionsraten, wobei die essstörungsspezifische familienbasierte Therapie eine schnellere Gewichtszunahme und geringere Hospitalisationsraten aufwies.

Teil VI

FAQ

Wann müssen Jugendliche mit schweren Essstörungen eingewiesen werden?
Das Gewicht selbst ist nicht die entscheidende Größe. Gefährlich ist vor allem ein schneller Gewichtsverlust mit einer instabilen Kreislaufsituation sowie häufiges Erbrechen. Im ambulanten Setting müssen daher klinische Kontrollen des Kreislaufes und der Laborwerte durchgeführt werden und der Gewichtsverlauf sehr gut beobachtet werden. Ein sehr niedriges Gewicht kann bei ausreichender Motivation für eine ambulante Behandlung und einer guten Bereitschaft zum Aufbau eines regelmäßigen Essverhaltens durchaus auch ambulant behandelt werden. Es gilt aber: Die Betroffenen müssen ausreichend Motivation aufbringen, sich im ambulanten Setting therapeutisch helfen und von den Eltern im Aufbau der Ernährung unterstützen zu lassen. Die Familie muss ausreichend Ressourcen haben, die Situation zu tragen und die Jugendlichen bei den Mahlzeiten zu unterstützen.

Die Familie liegt ja im Konflikt miteinander und die Eltern sind meist hilflos und verzweifelt. Wie können da Eltern die Verantwortung für die Mahlzeiten übernehmen?

Das richtige Coaching der ganzen Familie ist entscheidend. Durch die ausführliche Psychoedukation über die Eigendynamik der Krankheit findet eine Entlastung von Schuldgefühlen statt. Die Eltern werden angeleitet, die Symptome als Symptome zu begreifen und nicht ihrem Kind zuzuschreiben. Durch genaue Vereinbarung mit allen Beteiligten wird eruiert, welche Verhaltensweisen hilfreich sind und welche nicht. Hierdurch entsteht Sicherheit. Alle Interventionen zielen darauf ab, gesündere Beziehungsinhalte zwischen Eltern und Betroffenen zu fördern und die Fixierung auf das Essen zu durchbrechen.

Was tun, wenn die Betroffenen die Eltern und Behandler hintergehen, z. B. bei Gewichtskontrollen?

Das »Schummeln« bei Gewichtskontrollen oder beim Essen entsteht aus Angst vor der Veränderung. Es wird von der Therapeutin verdeutlicht, dass es nichts mit dem Charakter der Betroffenen zu tun hat. Es soll nicht versucht werden, die Betroffenen so gut zu kontrollieren, dass sie nicht »schummeln« können. Vielmehr wird ein Vorschussvertrauen gegeben und bereits bei Behandlungsbeginn thematisiert, dass es zu Situationen kommen kann, wo die Betroffenen aus lauter Angst eine Vereinbarung nicht einhalten können, und dass es für alle Beteiligten wichtig ist, dass dies offen kommuniziert wird. Vertrauen erzeugt Vertrauen. Zu viel Kontrolle erzeugt eher den Eindruck, dass die Behandlung nicht die Sache der Betroffenen ist und dass sie dagegen ankämpfen müssen.

Weiterführende Literatur

Le Grange, D. & Lock, J. (2007). Treating bulimia in adolescents. A family based approach. New York: Guilford.

Lock, J., Le Grange, D., Agras, W. S. & Dare, C. (2001). Treatment manual for anorexia nervosa: A family-based approach. New York: Guilford.

Treasure, J., Smith, G. & Crane, A. (2017). Skills-based learning for caring for a loved one with an eating disorder: The new Maudsley method (2nd ed.). New York: Routledge.

47 Substanzgebrauchsstörungen bei Jugendlichen und (jungen) Erwachsenen

Andreas Schindler (unter Mitarbeit von Brigitte Gemeinhardt)

47.1 Diagnostik, Komorbidität und Differenzialdiagnostik

Substanzgebrauchsstörungen (SGS) sind weltweit eines der folgen- und kostenreichsten gesundheitlichen Probleme überhaupt. In Deutschland geht man von ca. 5,6 Mio. Betroffenen aus (DHS, 2017). Der Zeitraum zwischen dem 16. und 20. Lebensjahr ist die Zeit des höchsten Substanzkonsums und der kritische Zeitraum für eine Abhängigkeitsentwicklung. In Deutschland rauchen bis zu 13,5 % der Jugendlichen, 17,5 % der 12–25-Jährigen betreiben einen riskanten Alkoholkonsum, 10 % einen Alkoholmissbrauch und 6 % sind bereits abhängig. Im Jahr 2015 gab es 21.907 Krankenhausbehandlungsfälle aufgrund von Alkohol bei Kindern und Jugendlichen. Cannabis-Konsumerfahrungen haben 31 % der 15 bis 16-Jährigen, 14 % konsumieren aktuell, 0,95 % betreiben einen Missbrauch und 2,75 % sind abhängig. Darüber hinaus haben 10 % dieser Altersgruppe Konsumerfahrungen mit anderen Drogen.

Diagnostisch liegen derzeit zwei unterschiedliche Konzepte vor. Die ICD-10 unterscheidet zwischen schädlichem Substanzgebrauch und Abhängigkeit. Das DSM-5 spricht nur noch von einer eindimensionalen »Substanzgebrauchsstörung«, die die Kriterien beider Störungen zusammenfasst. Derzeit ist noch offen, welcher Definition die ICD-11 folgen wird.

Übersicht

Für die Diagnose einer »Abhängigkeit« nach ICD-10 müssen mindestens drei der folgenden Kriterien erfüllt sein:

(1) Ein starker Wunsch oder eine Art Zwang, psychotrope Substanzen zu konsumieren.
(2) Verminderte Kontrollfähigkeit bezüglich des Beginns, der Beendigung und der Menge des Konsums.
(3) Ein körperliches Entzugssyndrom (Bei Beendigung oder Reduktion des Konsums, nachgewiesen durch die substanzspezifischen Entzugssymptome oder durch die Aufnahme der gleichen oder einer nahe verwandten Substanz, um Entzugssymptome zu mildern oder zu vermeiden.)
(4) Nachweis einer Toleranz. Um die ursprünglich durch niedrigere Dosen erreichten Wirkungen der psychotropen Substanz hervorzurufen, sind zunehmend höhere Dosen erforderlich.

(5) Fortschreitende Vernachlässigung anderer Vergnügen oder Interessen zugunsten des Substanzkonsums, erhöhter Zeitaufwand, um die Substanz zu beschaffen, zu konsumieren oder sich von den Folgen zu erholen.
(6) Anhaltender Substanzkonsum trotz Nachweises eindeutiger schädlicher Folgen, wie z. B. Leberschädigung durch exzessives Trinken, depressive Verstimmungen infolge starken Substanzkonsums, drogenbedingte Verschlechterung kognitiver Funktionen. Es sollte dabei festgestellt werden, dass der / die Konsument / in sich tatsächlich über Art und Ausmaß der schädlichen Folgen im Klaren war oder dass zumindest davon auszugehen ist.

Die Forschung geht von hochkomplexen, multifaktoriellen biopsychosozialen Modellen substanzbezogener Störungen aus. Hinzu kommen hohe Raten von mindestens 20–40 % komorbiden psychischen Störungen, die in komplexer Wechselwirkung mit dem Substanzkonsum stehen. Hier sind vor allem Depressionen, PTSD und Angststörungen, ADHS, Essstörungen, Störung des Sozialverhaltens, Persönlichkeitsstörungen und Psychosen zu nennen.

Systemische Konzepte substanzbezogener Störungen. Die Systemische Therapie hat sich seit ihren Anfängen mit dem Thema Sucht auseinandergesetzt (Harbin & Maziar, 1975). Die Sichtweisen reichen von einem Verständnis von Sucht als entgleistem Lösungsversuch oder als »Verlust von Wahlmöglichkeiten« (Schmidt, 2017, S. 348), bis zu einem entwicklungspsychologischen Verständnis als »stecken gebliebener Übergangsprozess« (Klein, 2009, S 109ff). Isebaert (2005, S. 152) versucht Substanzgebrauchsstörungen frei von negativen Konnotationen als »Gewohnheit« zu beschreiben. Efran et al. (1989, S. 2ff) definieren Sucht aus radikal konstruktivistischer Sicht als »Ansichtssache«.

Anliegen und Auftrag. Ein zentrales Merkmal systemischen Arbeitens ist die Orientierung an den Anliegen der Betroffenen. Dies ist im Bereich der SGS besonders wichtig, aber auch besonders schwierig. Da die Problematik per Definition Merkmale wie Kontrollverlust und eingeschränkte Steuerungsfähigkeit umfasst, fühlt sich das Umfeld der Betroffenen häufig zur Intervention veranlasst. Fremdanliegen sind häufig (»XY soll endlich aufhören zu kiffen …«), Abstinenzgebote werden aufgestellt und moralische Bewertungen spielen eine große Rolle. Eine besondere Stärke systemischer Ansätze ist in diesem Zusammenhang die Auftragsklärung. Diese ermöglicht es, anschlussfähige Aufträge zu erarbeiten, indem z. B. nicht vorausgesetzt wird, dass ein Jugendlicher seinen Konsum reduzieren oder beenden will. Vielleicht liegt ihm aber etwas daran, seinen Ausbildungsplatz zu behalten. Und möglicherweise ist er bereit zu diesem Zweck seinen Konsum zu verringern.

Dennoch ist es im Bereich der SGS nicht immer möglich, anliegenorientiert zu arbeiten, weil eine konkrete Gefahr im Verzug ist (z. B. durch Überdosierung). In diesen Fällen ist es wichtig, den Bereich anliegenorientierter Hilfen klar und transparent abzugrenzen von dem der sozialen Kontrolle, die notwendig werden kann, um akute Gefahren abzuwenden.

Entwicklungspsychologische Aspekte. In der Regel beginnt jeglicher Konsum im Jugendalter. In einer Gesellschaft, in der der Konsum im Erwachsenenalter üblich und akzeptiert ist, bekommt das Erlernen des Umgangs mit Substanzen wie Alkohol den Charakter einer Entwicklungsaufgabe. Studien zeigen, dass Jugendliche mit alterstypischem Konsum sozial-emotional besser angepasst sind als solche, die ganz abstinent sind (Cooper et al., 1998). Substanzmissbrauch dagegen scheint eher mit problematischen Entwicklungen zusammenzuhängen. Er kann Zeichen der Überforderung sein, ein Versuch der »Selbstmedikation« oder auch der Vermeidung anstehender Entwicklungsschritte dienen. Und schließlich kann der Substanzmissbrauch auch autodestruktiven Charakter annehmen.

Substanzkonsum und Beziehungsregulation. Ein besonderer Fokus der systemischen Therapie ist der Fokus auf den Beziehungskontext des Substanzkonsums. So werden in der familientherapeutischen Literatur immer wieder Zusammenhänge mit Ablösungsproblemen vom Elternhaus genannt. Dem Substanzkonsum wird eine stabilisierende Funktion für das gesamte Familiensystem zugeschrieben (s. u. familientherapeutische Ansätze). Dementsprechend stellen paartherapeutische Ansätze dessen Funktion für die Regulation von Paarbeziehungen in den Mittelpunkt. Noch deutlich weiter gefasst ist der Beziehungskontext bei mehrgenerationellen Ansätzen. Hier wird mithilfe von Genogrammen über mehrere Generationen beschrieben, wie der Substanzmissbrauch als eine Art Lösungsstrategie von einer Generation zur nächsten »weitergereicht« wird (Gemeinhardt, 2006a; Stachowske, 2009).

Bindung und Substanzmissbrauch. Empirische Studien belegen Zusammenhänge zwischen unsicheren Bindungsmustern und Substanzstörungen. Menschen ohne hinreichend »sichere Basis« haben oftmals Schwierigkeiten, Affekte und Beziehungen zu regulieren. Der Substanzkonsum wird dann als Ersatz, als Versuch der Selbstmedikation und der chemischen Affektregulation verstanden. Neben den bekannten Risiken des Substanzmissbrauchs beeinträchtigt dieser in der Folge aber die Fähigkeit zur Exploration und Mentalisierung, ebenso wie die Möglichkeit, neue Beziehungserfahrungen zu machen (Schindler, 2012). Bindungstheoretische Studien haben außerdem einen Blick auf die gravierenden Konsequenzen elterlichen Substanzmissbrauch auf die Entwicklung von Kindern gelenkt (s.a: Prävention).

Therapeutische Beziehung. Wenn wir von hoher Bindungsunsicherheit ausgehen und annehmen, dass Substanzkonsum als Beziehungsersatz dienen könnte, dann ist der Aufbau einer tragfähigen therapeutischen Beziehung ein ebenso schwieriger wie bedeutsamer therapeutischer Schritt. Aus dieser Perspektive ist Abstinenz Voraussetzung für eine echte Beziehungsaufnahme, zugleich aber auch eine schutzlose Situation, in der die bisherigen Bewältigungsstrategien nicht mehr zur Verfügung stehen. In der therapeutischen Arbeit sollte daher auch immer beachtet werden, wie viel an Beziehung der Klient aushält. Rückfälle und Behandlungsabbrüche lassen sich unter dieser Perspektive auch als Beziehungsvermeidung verstehen.

47.2 Therapieziele und Vorgehen

Im Suchtbereich sind in den letzten Jahrzehnten Auseinandersetzungen geführt worden um die Voraussetzungen und Ziele von Behandlungen und den Grad notwendiger Kontrolle. Es ging im Wesentlichen um die Fragen, ob Abstinenz bereits eine Voraussetzung von Therapie ist oder ob eine gewisse »Therapiefähigkeit« auch bei aktuellem Substanzkonsum besteht. Bezüglich der Behandlungsziele ging es um die Frage, ob dieses immer Abstinenz beinhalten soll oder ob auch »Harm Reduction« und kontrollierter Konsum mögliche Ziele sein können. Die Antworten auf diese Fragen werden unterschiedlich ausfallen, je nach Behandlungsangebot, -kontext und institutionellem Auftrag. Sie werden sich aber auch nach Schwere und Dauer des Konsums, Ausmaß des Kontrollverlusts, aktueller Gefährdungslage und vor allem nach den Anliegen der Betroffenen richten müssen.

Systemische Strategien:

- Klärung von Anliegen und Auftrag mit allen Beteiligten
- Lösungsorientiertes Erarbeiten von Zielen und Schritten zur Zielerreichung
- Analyse und Veränderung des Beziehungskontextes und entsprechende Anpassung des Behandlungssettings (Einzel, Familie, Paar, Multidimensional, Gruppe)
- Klärung der systemischen Funktionalität der Symptomatik und in dem Verlauf die Frage nach dem »statt dessen«
- Integration suchtspezifischer Behandlungsschritte (z. B. Entzug, Medikation, Psychoedukation, Rückfallprävention)

Teil VI

47.3 Klinische Praxis

Lösungsorientierte Ansätze. Lösungsorientierte Ansätze stellen einen differenzierten Therapieprozess zur Verfügung, der sich konsequent auf die Entwicklung von Lösungen konzentriert. Wichtiger als Problembeschreibungen sind Fragen nach »Ausnahmen« vom Problemzustand und nach hypothetischen Lösungsbildern. Aus Letzteren werden Ziele entwickelt, auf die, von den Ausnahmen ausgehend, hingearbeitet wird (s. a. Kap. 70). Zentral ist, was die Funktion des Substanzkonsums ersetzen kann. Die Leitfrage ist: »… was stattdessen?« (s. Berg & Miller, 2009; Isebaert, 2005; Smith et al., 2006; Smock et al., 2008). Auch Schmidt (2017) arbeitet mit seinem hypno-systemischen Ansatz lösungsorientiert und bezieht dabei verschiedene Sinnesebenen und ein Modell innerer Anteile (»Seiten«) mit ein.

Familientherapeutische Ansätze. Der erste speziell für die Behandlung junger Drogenabhängiger entwickelte und evaluierte Ansatz war die strukturell-strategische Familientherapie (SSFT; Stanton & Todd, 1982). Diese begreift den Substanzmissbrauch als paradoxe Lösung eines adoleszenten Ablösungskonfliktes: Im Drogenrausch kann sich der Konsument nach dieser Sichtweise von seiner Herkunftsfamilie (bei realer

Präsenz) distanzieren. Die Droge verschafft ihm ein Gefühl von Kraft und Omnipotenz, während er von seinen Eltern abhängig bleibt und es zusätzlich von der Droge wird. In der Behandlung wird der beziehungsregulierenden Funktion des Suchtmittelgebrauchs eine zentrale Bedeutung beigemessen. Wichtige Interventionen sind das positive Umdeuten von Problemen (Reframing), Aufgaben, die der Familie mitgegeben werden, aber auch Symptomverschreibungen und paradoxe Interventionen. Die Entwicklung geht im Behandlungsverlauf häufig aus der drogengestützten »Pseudoablösung« zunächst zurück in die elterliche Kontrolle, um mit deren Hilfe den Drogenkonsum beenden zu können. Erst danach kann eine funktionierende Ablösung von den Eltern erfolgen.

Die Eppendorfer Familien-Therapie (EFT; Thomasius, 2004; Schindler et al., 2010) integriert strategisch-strukturelles Problemverständnis mit einer Arbeit im systemisch-familientherapeutischen Setting mit einem lösungsorientierten Therapieprozess. Die EFT ist eine ambulante, auf ca. 15 Sitzungen angelegte, nicht-substituierende, abstinenzorientierte Behandlung. Sie konzentriert sich auf die Kernfamilie und arbeitet mit allen Familienmitgliedern, die ein Anliegen an die Behandlung haben. (Dies kann auch bedeuten, dass zuerst nur die Eltern erscheinen, die drogenkonsumierenden Jugendlichen aber erst dann, wenn sie spüren, dass ihre Eltern ihr Verhalten ihnen und dem Substanzkonsum gegenüber verändern.) Das therapeutische Setting umfasst immer ein Team von Therapeut und Co-Therapeut im Zweikammersystem, Besprechungspause und Abschlussinterventionen.

Übersicht

Vorgehen bei der Eppendorfer Familien-Therapie (EFT)

Phase I – Klärungsphase

- Anliegenklärung (z. B. Abstinenz, familiäre Beziehungen, elterliche Paarbeziehung, psychische Befindlichkeit)
- Definition eines Therapieauftrags
- Erarbeitung konkreter (vorläufiger) Therapieziele

Phase II – Veränderungsphase

- Orientierung an den definierten Therapiezielen, z. B. Abstinenz (ggfs. inklusive Entgiftung, Urin-Kontrollen, Rückfallbearbeitung)
- Orientierung an den Ressourcen der Familie
- Entwicklung und Erprobung alternativer Interaktionsmuster, familiärer Rollen und Regeln
- Methoden: Erarbeitung von Ausnahmen, Wunderfrage, Skalen, Hausaufgaben, Reflecting Team, Abschlusskommentar, Familienbrett, Arbeit mit dem Setting

Phase III – Neustrukturierung

- Haupttherapieziele sind erreicht (i. d. R. Drogenabstinenz und Klärung familiärer Beziehungen)
- Transfer der Veränderungen in den Alltag

- Jugendliche: Autonomieentwicklung / Ablösung von den Eltern
- Eltern: Zulassen der Ablösung, Umgang mit »Empty-nest-situation«, Rückbesinnung auf eigene Person, Neudefinition der Partnerschaft
- alle Familienmitglieder: Entwicklung neuer Lebensperspektiven (Schule / Ausbildung / Beruf, Freundeskreis, Partnerschaft, Freizeitgestaltung)
- bei Indikation: Vermittlung in weitere therapeutische Maßnahmen (Einzeltherapie für den Jugendlichen, Elternberatung, Einzeltherapie für Angehörige, Paartherapie für Eltern, stationäre Suchttherapie)

Das folgende Fallbeispiel zeigt das Vorgehen in der Praxis.

Fallbeispiel

Klient »Malte«

Hintergrund. In der Drogenambulanz für Jugendliche und junge Erwachsene stellt sich Familie M. vor. Die Mutter ist Angestellte, 43 Jahre alt, berufstätig. Der Vater ist Handwerker, 44 Jahre alt, ebenfalls berufstätig. Der 16-jährige Malte geht noch zur Schule. Anlass der Vorstellung ist der Drogenkonsum von Malte und das Gefühl der Eltern, mit ihm nicht mehr klarzukommen. Malte gibt an, er habe erstmals Heroin gespritzt. Die Eltern berichten, er habe bereits in den Wochen zuvor offenbar immer mehr und offensichtlicher Drogen konsumiert. Außerdem habe er sich immer weniger an die familiären Regeln gehalten, sei gekommen und gegangen, wann er wollte. Die Eltern hätten ihn vor vier Tagen aus der Wohnung geworfen. Seitdem sei er in einer Krisenwohnung für Jugendliche. Der erste Kontakt kommt über die Eltern und die Betreuer der Krisenwohnung zustande. Malte kommt mit, beteiligt sich aber zunächst kaum. Die Eltern berichten, dass es mit Malte seit etwa zwei Jahren immer schwieriger werde. Es habe in der Schule zunehmend Probleme und Prügeleien gegeben. Er habe sich mit älteren Jugendlichen zusammengetan, mit denen er Alkohol, Cannabis und Ecstasy konsumiert habe. Gefallen habe ihm an den Drogen vor allem, dass er damit »seine Probleme abschalten« konnte. Besonders gut sei das schließlich mit Heroin gegangen. Der Heroinkonsum habe sich nach und nach so gesteigert, dass er in den letzten vier Monaten täglich ein halbes Gramm geraucht habe. Bei seinem ersten und bislang einzigen intravenösen Konsum vor zehn Tagen habe er das Gefühl gehabt, sein Leben absichtlich aufs Spiel zu setzen. Darüber sei er im Nachhinein sehr erschrocken und fürchte nun in eine Abhängigkeit zu rutschen, an der er möglicherweise wirklich sterben könne. Auffällig ist, dass Maltes »Problemverhalten« zum gleichen Zeitpunkt begann, als bei der Mutter die Diagnose »Depression« gestellt wurde.

Vorgehen. Die nach Erstgespräch und Diagnostik folgende familientherapeutische Behandlung nach dem »Eppendorfer Modell« umfasst elf Sitzungen über einen Zeitraum von sechs Monaten, zunächst in wöchentlicher Frequenz und ab der siebten Sitzung in immer größeren Abständen. Die Sitzungen werden durchweg mit zwei Therapeuten im Zweikammersystem mit Spiegelscheibe durchgeführt.

In der ersten Therapiephase, der »Klärungsphase«, werden die Anliegen jedes einzelnen Familienmitgliedes erhoben und Therapieziele vereinbart. Malte möchte wieder nach Hause zurück. Die Eltern erwarten dafür aber das Einhalten der häuslichen Regeln und Drogenfreiheit. Malte selbst ist beim Thema Drogen weniger eindeutig, schließt sich aber den Vorstellungen seiner Eltern über Abstinenz von allen Drogen an. Die Therapeuten vermuten in der Depression der Mutter einen Belastungsfaktor. Die Mutter möchte diese in der Therapie aber nicht zum Thema machen.

In der nachfolgenden »Veränderungsphase« wird mit der Familie ein »Vertrag« zwischen Malte und seinen Eltern erarbeitet, der festhält, unter welchen Voraussetzungen Malte wieder nach Hause kann. Der Vertrag wird schriftlich fixiert und zu Hause am Kühlschrank aufgehängt. Die nächsten Sitzungen konzentrieren sich auf die Umsetzung. Malte gelingt es, den Heroinkonsum ohne stationären Entzug zu beenden, nötig sind dazu allerdings Unterstützung und auch Kontrolle durch die Eltern sowie für eine Phase von zwei Wochen engmaschige ärztliche Kontakte in der Drogenambulanz. Es wird außerdem vereinbart, unangekündigt Drogenscreenings durchzuführen. Darüber hinaus behalten die Eltern explizit eine Kontrollfunktion. Beide Formen der Kontrolle werden von Malte als Unterstützung ihres Abstinenzwunsches erlebt. Er zieht sich in dieser Phase stark von seinen Drogen konsumierenden Freunden zurück. Es wird deutlich, wie überfordert er sich in der Drogenszene gefühlt hat. In dieser Phase finden nicht nur Familiensitzungen, sondern auch einzelpsychotherapeutische Sitzungen statt.

In der »Neustrukturierungsphase« stabilisiert sich Malte mehr und mehr, das familiäre Miteinander zu Hause spielt sich zunehmend ein. Die Abstände der einzelnen Sitzungen werden weiter gestreckt, bis die Situation allen Beteiligten so stabil erscheint, dass die Therapie beendet werden kann. Bevor dies geschieht, wird noch einmal nach möglichen weiteren Anliegen gefragt. Der Therapeut streicht heraus, was die Familie in relativ kurzer Zeit erreicht hat, spricht aber auch noch einmal das Thema Depression an. Die Familie verneint allerdings weitere Anliegen. Sie ist zufrieden mit dem Ergebnis. Wir beenden daher die Therapie, vereinbaren aber, die Familie weiterhin zweimal im Jahr zu sehen, um die Stabilität der Erreichten zu überprüfen.

Während die Situation bei dem ersten Folgetermin noch weitgehend unverändert ist, sind nach einem Jahr erneut Probleme aufgetreten. Malte scheint zwar weiterhin abstinent zu sein, hat sich allerdings durch Schläge gegen die Wand selbst verletzt. Es stellt sich heraus, dass sich der Zustand der Mutter zwischenzeitlich deutlich verschlechtert hat und diese z. Zt. auch nicht arbeitsfähig ist. Nunmehr wird der Zusammenhang zwischen der Erkrankung der Mutter, der Belastung der ganzen Familie und den Symptomen von Malte offensichtlich und zu einem Anliegen an die Therapie. Es findet nun eine erneute Folge von acht

Therapiesitzungen statt, die sich inhaltlich auf zwei Bereiche konzentriert: Zum einen führt die Auseinandersetzung der Familie mit der Depression der Mutter schließlich dazu, dass diese eine eigene Behandlung beginnt. Für Malte ist es wichtig zu sehen, dass sich seine Eltern um ihre eigenen Probleme kümmern. Er kann damit aus der Rolle als »Symptomträger« heraustreten. Zum anderen geht es in diesen Sitzungen um Maltes Selbstschädigungen. Hier werden mit ihm Strategien erarbeitet, sich in affektiv schwierigen Situationen besser selbst steuern kann. Dies gelingt ihm im Verlauf weitgehend, wir vereinbaren aber, ihn in etwas größeren Abständen weiter therapeutisch in seiner Autonomieentwicklung zu begleiten.

Multidimensionale Ansätze. Neben diesen auf die Kernfamilie konzentrierten Ansätzen wurden in den USA eine Reihe manualisierter, multidimensionaler Ansätze entwickelt (Übersicht bei Schindler & von Sydow, 2010). Der letzte metaanalytische Vergleich vier dieser Ansätze (Brief Strategic Family Therapy, funktionale Familientherapie, Multidimensionale Familientherapie, multisystemischer Therapie) bewertet sie als gleichermaßen wirksam (Baldwin et al., 2012; s. a. Kap. 90). Die Multidimensionale Familientherapie (MDFT; Liddle, 2010) stellt die am breitesten evaluierte (Van der Pol et al., 2017) und auch für den deutschen Sprachraum adaptierte (Spohr et al., 2011) Variante dar (s. Kap. 82 und 83).

Teil VI

47.4 Weitere Therapieoptionen

Im Rahmen der Behandlung von Substanzgebrauchsstörungen (SGS) muss das systemtherapeutische Vorgehen eingebettet werden in ein allgemein suchtspezifisches Vorgehen. Dieses kann je nach Substanz und Schwere der SGS beispielsweise Entzugsbehandlungen, Substitution oder auch eine pharmakotherapeutische Unterstützung beinhalten. Hinzu kommen motivationsfördernde Maßnahmen, Rückfallprophylaxe und bei Vorliegen weiterer komorbider Störungen auch Therapieelemente, die sich beispielsweise an Angst, Depression, Trauma oder Psychose orientieren. So hat beispielsweise Gemeinhardt (2006b) ein systemisch orientiertes Gruppenkonzept für alkoholabhängige Patienten mit komorbider Angststörung entwickelt.

Prävention und Reduktion von transgenerationaler Weitergabe von Substanzproblemen. Systemisch orientierte Präventionsprogramme richten sich meist an Kinder, deren Eltern unter Suchtproblemen leiden. Ansätze für 8-14-Jährige (z. B. »Trampolin« oder »Familien stärken«, Stolle et al., 2011) folgen einem sozial-ökologischen Ansatz und arbeiten vordringlich im Gruppensetting mit den Kindern, aber auch mit den Eltern und der Gesamtfamilie. Sie zielen darauf ab, die Bewältigungsstrategien zu verbessern und die Selbstwirksamkeit und Resilienz zu steigern. Eltern sollen ihren Erziehungsstil reflektieren und verbessern. Auch für den Kleinkindbereich liegen inzwischen Präventionskonzepte vor, die in der Regel auf einem bindungstheoretischen Hintergrund arbeiten (Übersicht bei Schindler & Bröning, 2015). Bisher noch eine Besonderheit ist die Studie von Slesnick und Zhang (2016), die erstmals eine systemische Familientherapie für substanzkonsumierende Mütter mit minderjährigen Kindern vorstellt. Eine Metaanalyse von Allen et al. (2016) zeigt zudem die Effektivität von Interventionen für Eltern jugendlicher Substanzkonsumenten auf.

47.5 Gute Erfahrungen und typische Schwierigkeiten und Fehler

Die Systemische Therapie hat im Bereich der Substanzstörungen vor allem zwei Stärken im Vergleich mit anderen Ansätzen. Dies sind erstens die sorgfältige Erarbeitung von Anliegen und Auftrag und zweitens die Arbeit in und mit dem Beziehungssystem

Probleme ergeben sich immer wieder daraus, wenn unreflektiert an Anliegen gearbeitet wird, die nicht die des Konsumenten sind. Außerdem entstehen immer wieder Situationen, in denen dem Betroffenen Verantwortung und Kontrolle für sein Handeln in unangemessener Weise abgenommen wird. Außerdem wird bei fehlender Feldkompetenz oft die Eigendynamik der Sucht falsch eingeschätzt.

47.6 Empirische Befunde und kritische Einordnung

Heute ist die Systemische Therapie bei Jugendlichen und jungen Erwachsenen mit SGS einer der am besten evaluierten Bereiche der Psychotherapie überhaupt (Rowe, 2012). Umfangreich evaluiert sind hierbei die ökosystemischen Ansätze Multidimensionale Familientherapie (MDFT) (Van der Pol et al., 2017) und Multisystemische Therapie (MST) (s. Kap. 82 und 83). Im Erwachsenenbereich liegen ebenfalls Wirksamkeitsnachweise vor, allerdings weniger als bei Adoleszenten (von Sydow et al., 2010).

In den USA gelten systemische/familiäre Interventionen bei der Behandlung von Substanzstörungen als essenzielle Behandlungskomponente und fanden Eingang in die Behandlungsrichtlinien.

Auch wenn die manualisierten systemischen »Marken« unter dem Kriterium randomisiert kontrollierter Studien hervorstechen, so ist die Systemische Therapie doch erheblich breiter und vielschichtiger. Es existieren sowohl evaluierte Behandlungskonzepte zur SSFT, zum Mailänder Modell, zum Brügger Modell und anderen lösungsorientierten Ansätzen. Es existieren spezifische Konzepte für Jugendliche und Erwachsene, für Alkohol- wie auch für Cannabis- und heroinbezogene Störungen. Es fehlen allerdings spezifische Konzepte für die Therapie von Kokain-/Crack-, Amphetamin- und Benzodiazepin-bezogene Störungen. Dennoch ist davon auszugehen, dass eine stärkere Nutzung systemischer Behandlungskonzepte und einer systemischen Grundhaltung das deutsche Suchthilfesystem erheblich bereichern würde. Die in der Suchthilfe als Kostenträger fungierenden Rentenversicherer haben die Systemische Therapie noch nicht anerkannt. Eine Finanzierung über KJHG bei Jugendlichen hat sich bisher nur in Einzelfällen umsetzen lassen (z. B. Therapieladen Berlin). In welchem

Ausmaß systemische Konzepte bisher schon im deutschen Suchthilfesystem zur Anwendung kommen, lässt sich wegen der bisher fehlenden sozialrechtlichen Anerkennung schwer abschätzen. Unstrittig scheint aber, dass ein nicht unerheblicher Anteil der hier tätigen Therapeuten (auch) systemisch ausgebildet ist und dass Systemische Therapie in Suchtberatungsstellen und z. T. auch in stationären Einrichtungen angewendet wird. Die sozialrechtliche Anerkennung der Systemischen Therapie dürfte hier mehr Transparenz und eine breitere Nutzung ermöglichen.

FAQ

Was kann ich tun, wenn ein substanzkonsumierender Jugendlicher nicht mit in die Therapie kommt?
Es ist durchaus möglich, zunächst nur mit den Eltern zu arbeiten. Wenn diese eine klarere Haltung ihrem Kind gegenüber entwickeln, wird dies auch von den Jugendlichen wahrgenommen. Diese kommen dann häufig mit, um ihre eigenen Interessen im Rahmen des familiären Veränderungsprozesses wahrnehmen zu können.

Kann ich auch mit Klienten arbeiten, die aktuell noch konsumieren?
Ja, eine Abstinenz oder zumindest Konsumreduktion ist ja in der Regel ein Therapieziel, kann aber zu Anfang noch nicht vorausgesetzt werden. Gegebenenfalls muss auch eine Entzugsbehandlung im Rahmen der Therapie organisiert werden.

Was würden Sie Supervisoren empfehlen, worauf diese bei der therapeutischen Arbeit mit Substanzkonsumstörungen besonders achten sollten?
Anliegen und Auftrag der Indexklienten und ihres Umfeldes, Suchtstatus und eine etwaige Funktionalität des Substanzkonsums im Beziehungskontext.

Literatur zum Weiterlesen

Gemeinhardt, B. (2006a). Die Funktionalität der Alkoholabhängigkeit auf dem Hintergrund mehrgenerationaler familiärer Muster. Suchttherapie, 7, 1–7.

Gemeinhardt, B. (2006b). Systemisch Lösungsfokussierte Gruppentherapie im Suchtbereich. In R. Basdekis-Josza & M. Krausz (Hrsg.), Gruppentherapie in der Suchtbehandlung (S. 215–235). Stuttgart: Klett-Cotta.

Schindler, A. (2012). Bindung und Sucht – theoretische Modelle, empirische Zusammenhänge und therapeutische Implikationen. In K. H. Brisch, Bindung und Sucht (S. 13–31). Stuttgart: Klett-Cotta.

Schindler, A., Sack, P. M., Küstner, U., Gemeinhardt, B. & Thomasius, R. (2010). Familientherapeutische Frühintervention bei jungen Drogenabhängigen – Ergebnisse und klinische Implikationen der Eppendorfer Familientherapiestudie. Sucht, 56, 1.

48 Internet- und medienbezogene Störungen

Oliver Bilke-Hentsch

48.1 Diagnostik, Komorbidität und Epidemiologie

Die Komplettausstattung der Haushalte und Familien mit elektronischen Geräten und die permanente Verfügbarkeit von Smartphones sind seit einigen Jahren Realität (ARD/ZDF-Studien, KIM/JIM-Studien sowie JAMES-Studie). Mittlerweile können die sozialen und neurobiologischen Auswirkungen auf das Lern- und Belohnungsverhalten von Kindern und Jugendlichen und auch auf gesundheitliche Schäden hin beurteilt werden (Bilke-Hentsch et al., 2014). Fragen hierzu werden Therapeuten gehäuft gestellt, da man diesen Berufsgruppen Kompetenz für Kindergesundheit zuschreibt. Dem gegenüber steht die oft selektive (Anwender-)Kenntnis der Fachpersonen als sog. »digital immigrants«.

Die Technologie entwickelt sich schnell weiter und die typischen Verhaltensweisen von Kindern und Jugendlichen in der spätmodernen multimedialen Gesellschaft ebenso. Ungeachtet der positiven kulturellen und vergnügungstechnischen Auswirkungen des Web 2.0 und der interaktiven Spiele bei gleichzeitiger Unausweichlichkeit ihrer Nutzung (Industrie 4.0, E-banking, Cloud etc.) ist es Aufgabe von Therapeuten, etwaige Frühzeichen gestörten Medienverhaltens bzw. Medienabhängigkeit zu erkennen und im Einzelfall Therapien einzuleiten. Grundlage hierfür ist eine basale Kenntnis der Mechanismen von Gefährdungen, der Typologie von Spielen und der Verhaltensweisen der Spieler sowie der Interventionsmöglichkeiten. Viele Phänomene sind vordergründig »alter Wein in neuen Schläuchen«, dennoch gilt Marshall McLuhans Erkenntnis (1967): »Das Medium ist die Botschaft«. Neue technische Möglichkeiten zeigen sich in der Praxis durch neue Symptome und neue Risiken.

Prävalenz und Epidemiologie

Die großen epidemiologischen Studien der letzten Jahre im deutschsprachigen und europäischen Raum (Pinta-Studie 2012, Seyle-Studie 2014, BLIKK-Studie 2017) zeigen ein gestörtes Medienverhalten bei etwa 10 bis 12 % der Kinder und Jugendlichen, d. h. es betraf in Deutschland etwa zwei Mio. und in der Schweiz ca. 200.000 Personen. Von einem abhängigen Verhalten im engeren Sinne ist bei etwa 1,5 bis 3 % der Bevölkerung auszugehen, also in absoluten Zahlen in Deutschland ca. 200.000, in der Schweiz ca. 20.000 Personen. Diese Raten mögen prozentual gering erscheinen.

Es ist aber im Sinne der indizierten Prävention bei Risikogruppen zu bedenken, dass bestimmte kinder- und jugendpsychiatrische Störungsbilder wie ADHS, Sozialphobie, adoleszente Depression, aber auch instabile Persönlichkeiten und Menschen mit Traumafolgestörungen mit einer erhöhten Rate an medienassoziierten Störungen einhergehen (vgl. Reis, 2014).

Die Prävalenz von medienassoziierten Störungen geht – ähnlich wie bei anderen Risikophänomenen der Adoleszenz – im frühen Erwachsenenalter generell eher zurück (»maturing out«), wobei einzelne Klienten den Einstieg in das Berufsleben und das Studium nicht schaffen und in einer multimedialen Parallelwelt verharren. Sie kommen mit Mitte 20 zur Beratung und die weiteren Interventionen sind aufwendig.

Anamneseerhebung

Für eine gute Medienanamnese, die heute zur Standardanamnese im Kindes- und Jugendbereich gehören sollte, fehlt scheinbar oft die Zeit. Es helfen einige kontextbezogene Schlüsselfragen, die auch im klinischen und praktischen Alltag gut erfragbar sind (s. Übersicht).

Übersicht

Systematische Erfassung und Bewertung der psychosozialen und der medizinisch-biologischen Folgen des Medienkonsums

- Ressourcen des Kindes / Jugendlichen
- Informationen aus der Schule (mit Einverständnis der Eltern!)
- aktueller Leistungsstand im Vergleich zum intellektuellen Potenzial
- Fehlzeiten (entschuldigt und unentschuldigt)
- bisherige negative Konsequenzen in familiärer, schulischer und psychosozialer Hinsicht
- Vergesellschaftung mit Alkohol- und Drogenkonsumierenden und / oder dissozialen Jugendlichen
- delinquente Aktivitäten bzw. Strafen wegen Verstoß gegen Betäubungsmittel, Eigentumsdelikten oder aggressiven Gewalthandlungen
- Substanzkonsum
- Therapieauflagen seitens der Schule, von den Eltern selbst oder durch Gerichtsbeschluss
- riskantes Sexualverhalten z. B. bei Datingportalen
- Cyber-Mobbing

Des Weiteren sind Fragebogenverfahren einsetzbar, die sich üblicherweise noch eher als das persönliche Gespräch dazu eignen, ein ggf. schamhaft erlebtes Verhalten von Kindern und Jugendlichen zu erfassen. Diese Fragebogenverfahren können auch von Hilfskräften durchgeführt werden (CIUS, C-SAS etc.).

Praktisch hilft ein systematisches, bereits lösungs- und interventionsorientiertes gezieltes Erarbeiten der Kriterien der »Internet-Gaming-Disorder« (IGD) des diagnostischen und statistischen Manuals in der 5. Auflage (DSM-5), um das problematische Verhalten in Hinblick auf eine Suchtentstehung zu erfassen. In naher Zukunft (vermutlich 2019) werden auch die ICD-11-Kriterien zur Verfügung stehen.

> **!** Indikatoren: Die Störung besteht in häufigem und wiederholtem episodenhaften Internetspiel, das die Lebensführung des betroffenen Patienten beherrscht und zum Verfall der sozialen, beruflichen, materiellen und familiären Werte und Verpflichtungen führt.

Es wäre je nach Lage auch zu überlegen, ob man nicht die Medienanamnese incl. Fragebogen bei Verdachtsfällen einer jüngeren oder technologie- bzw. spielaffinen Praxisassistentin / Kollegin überlässt, die u. U. einen besseren »Draht« zum Kind bzw. Adoleszenten hat. Die Eltern sind in ihrer Auskunftsfähigkeit in der Realität häufig eingeschränkt, da ihnen viele Mediennutzungszeiten aufgrund der mobilen Smartphone-Problematik schlicht verborgen bleiben und ein prinzipiell sehr medienaffiner Erziehungsstil vorherrscht (KIM/JIM-Studien, Medienpädagogischer Forschungsverbund Südwest, 2016).

Hilfreich kann die konsequente Bearbeitung eines sog. Medientagebuches sein, um auf der Basis der Einschätzung des Patienten und der Eltern das Medienverhalten zumindest ansatzweise zu objektivieren. In vielen Fällen erbringt dies (man vergleiche z. B. mit dem Kopfschmerz- oder Bauchschmerztagebuch) bereits eine Reduktion des Verhaltens, eine entspanntere Beziehungsgestaltung und eine erleichterte, quasi versachlichte Kommunikation darüber.

Teil VI

Klassifikation

Pathologietypus. Zunächst ist der grundsätzliche Pathologietypus zu bestimmen, wobei sich auch nach fast 20 Jahren die von der Pionierin der Internetsuchttherapie Kimberley Young entwickelte Klassifikation zur Interventionsplanung sehr bewährt.

Übersicht

Klassifikation

(1) Pathologisches Online-Sex-Verhalten und Online-Pornografie
(2) Pathologisches Chatten, E-Mail schicken, SMS schicken, MMS schicken, Messenger Dienste (»WhatsApp«)
(3) Pathologisches Online-Rollenspiel
(4) Pathologisches Online-Glücksspiel
(5) Pathologisches Computerspielen mit Spielen hoch-aggressiven und destruktiven Inhalts (sog. Ego-Shooter-Spiele)
(6) Pathologisches E-Mail-Checking und zwanghaftes Recherchieren im Internet
(7) Pathologisches Kaufen und Ersteigern
(8) Polymediomanie / Multiple Medienabhängigkeit

(adaptiert nach Young 1996,)

Diese praktische Einteilung reicht im Alltag, um z. B. die zwar ggf. ethisch verwerfliche oder zeitraubende Social-Media-Nutzung oder die letztlich wenig gefährliche Nutzung von Killerspielen und Strategiespielen von eben jener umfassenden Online-Welt (sog. Immersion) zu unterscheiden. Hier stellen beispielsweise Viel-Personen-Online-Rollenspiele (MMPORGs) eine komplette grandiose Gegenwelt zur Realität dar und weisen vor allem durch die Figur des Avatars erheblichen Suchtcharakter auf (Lemenager et al., 2016).

Nutzungstyp. In einem zweiten Schritt ist der allgemeine Nutzungstyp des Klienten zu erfassen. Man unterscheidet grob zwischen nach intern und nach extern gerichteten Nutzungstypen sowie Nutzungstypen im Einzelsetting und in der öffentlichen Situation.

Beispiel auf der einen Seite wäre eine ganz regelmäßig ihr Profil updatende, kreative junge Frau, die mit online wie offline relevanten Anderen ihre Ansichten, technische Projekte, künstlerische Dinge, das Drehen von Videofilmen etc. oder auch politische Aktionen teilt und damit intensiv sozial interagiert.

Auf der anderen Seite des Spektrums stünde ein völlig zurückgezogener, in einer algorithmisierten virtuellen Einzelwelt für sich allein verharrender junger Mann mit de facto keinen sozialen Kontakten und erheblichen Schwierigkeiten auch in der realen Offline-Welt – ein Phänomen, das in Japan als »Hikikomori« bekannt ist.

Spieletypus. Neben dieser eher dichotomen Einteilung des Spielenden gilt es im dritten Schritt, den Spieletypus zu erfassen, wobei sich die Selbsteinschätzung nach den Kriterien der unabhängigen Selbstkontrolle anbieten (s. Tab. 48.1).

Teil VI

Tabelle 48.1 Spieletypologie nach unabhängiger Selbstkontrolle

Shooter	Strategie	Simulation	Arcade	Rollenspiel
Ego-Shooter	Aufbaustrategie	Zivile Simulation	Racer	Online-Rollenspiele
First-person-Shooter	militärische Strategie	militärische Simulation	Beatem up	massive multiplayer online role game (MMPORG)
Third-person-Shooter			Shoot`em up	aktionsbasiertes Rollenspiel
Taktik-Shooter			Musik	rundenbasiertes Rollenspiel
Online-Shooter			Geschicklichkeit	

Es ist zu unterscheiden zwischen ethisch schwierigen oder vielleicht auch den Erwachsenen schlichtweg nicht interessierenden Spielen sowie Social-Media-Nutzungen, die primär zeitaufwendig sind. Auf der anderen Seite stehen solche Spiele, die spezifisch das individuelle, ggf. durch eine psychische Störung vorgeschädigte Belohnungssystem aktivieren und so Schritt für Schritt den Jugendlichen in eine Nebenwelt ziehen. Insbesondere bei Sozialphobikern, aber auch bei Patienten mit Autismus-Spektrum-Störung und depressiven Patienten, besteht hier ein Risiko.

48.2 Systemtherapeutische Ziele und Strategien

Indikationsstellung

Bei leichten Fällen und vorübergehenden Phasen reicht häufig eine fachliche Beratung aus, wenn man den richtigen Augenblick (»teachable moment«) erfassen und den Jugendlichen und seine Familie von der Ernsthaftigkeit der Problematik überzeugen kann. Dies gelingt meist im Kontext messbar gesunkener Schulleistungen oder konkreter körperlicher und sozialer Probleme. Bei diesen Fällen sind Hinweise auf die Angebote der Landesmedienanstalten, der Institutionen für gesundheitliche Aufklärung sowie der Telekommunikationsunternehmen hilfreich. Nützlich ist der systemische Blick darauf, ob nicht ein Kind oder Jugendlicher mit seiner pathologischen Medienverhaltensweise als »Indexpatient« andere Schwierigkeiten, z. B. im familiären Kontext, kaschiert.

Anspruchsvoller sind die mittelschweren bzw. wechselnden Fälle, bei denen sich Phasen von intensivem Konsum und völliger sozialer Abschottung (z. B. am Wochenende) mit Phasen des eher prosozialen und nützlichen Medienkonsums abwechseln. Es entsteht kein einheitliches Bild, innerhalb der Familien herrscht oft große Anspannung, wenn beispielsweise eine Intensivspielphase nun genau mit unwiederholbaren schulischen oder ausbildungsbezogenen Aufgabenstellungen zusammentrifft. Der Jugendliche weist dann zwar häufig darauf hin, dass er (unter der Woche) im Vergleich zu anderen nicht viel im Internet und in den Medien aktiv ist, die konkrete Schädigung ist aber da. Es zeigt sich bei diesen Indexpatienten klinisch häufig eine zugrunde liegende familiäre Problematik, die letztlich an anderer Stelle zu verorten ist.

Die schweren chronischen Formen mit vielstündigem Spielen, Tag-Nacht-Umkehr, körperlichen Schäden und komplettem Abbruch der Offline-Aktivitäten in der realen Welt sind de facto nur interdisziplinär und stationär zu behandeln. Hier muss in einer Anfangsphase eine – langfristig als Therapieziel nicht geeignete – Abstinenz stattfinden, um überhaupt die Art der Verstricktheit des Kindes oder Jugendlichen in virtuelle oder soziale Gegenwelten im Detail zu erkennen. Gegebenenfalls sind hier familientherapeutische Maßnahmen erst in einer späteren Phase nach Stabilisierung des Individuums günstig, um das System nicht zu überfordern.

Therapeutischer Fokus und Ansatzpunkte

Funktionalität des Verhaltens. In allen Fällen hat man eine scheinbar simple Frage zu stellen (und zu beantworten …), nämlich: wozu? Hiermit geht es nicht um die Herleitung einer Problematik (warum), sondern um die Funktionalität. Besteht ein »gezielter« Einsatz moderner Medien beispielsweise zur Emotionssteuerung oder zur Abwehr / Coping von unangenehmen intrapersonalen oder Beziehungskonflikten – individuell wie familiär bzw. im System?

Hat man diese Funktionalitäten erfasst, erscheinen die therapeutischen Schritte meistens einfach und logisch.

Wichtig erscheint aus systemischer Sicht ein mehrschrittiges Vorgehen:

(1) kritische Kenntnis des gesellschaftlichen und medialen Wandels
(2) salutogenetischer und ressourcenorientierter Grundansatz

Teil VI

(3) relativierende Vorbildfunktion qua Alter und prosozialer Orientierung
(4) weitgehend objektivierbare Erfassung des Medienverhaltens
(5) lebensweltnahe altersbezogene Beratung
(6) Entwicklung eines Problembewusstseins
(7) realistische Therapieplanung und Arbeit an pragmatischen Zielen
(8) Beginn einzelner Veränderungen
(9) stärkerer Aufbau realer interpersonaler Erlebensweisen in der »Offline-Welt«
(10) prosozialer »Offline«-Peer-Gruppenbezug
(11) Stärkung der allgemeinen Medienkompetenz und der Medienmündigkeit

Unter systemischem Aspekt hat insbesondere die Arbeitsgruppe um Eidenbenz aus Zürich ein Konzept vorgelegt, das systemisch-lösungsorientierte Aspekte mit denen von Medienpädagogik und psychodynamischem Verständnis verbindet (Eidenbenz et al., 2016). Internetabhängigkeit wird hier (auch) als familienimmanentes und transgenerationales Problem verstanden, das nur in familiärem Kontext hinreichend gut gelöst werden kann. Hierfür spricht die Tatsache, dass es insbesondere Menschen in der Spätadoleszenz sind, die für Medienabhängigkeit eine Gefährdung zeigen, bzw. junge Männer in der Phase zwischen Jugend und entwickeltem Erwachsensein (Emerging Adulthood, ca. 20 bis 25 Jahre), die noch in familiären Rahmenbedingungen leben, sich aber letztlich in eine Online-Welt geflüchtet haben. Eine Reifung (maturing out) bleibt hier aus.

! Zunehmend wird auch in der Therapie der Tatsache Rechnung getragen, dass die heutige Elterngeneration ebenfalls eine langjährige intensive interaktive Mediengeschichte hat.

Ein Mehrgenerationenansatz ist daher naheliegend. Dabei bedenke man zur Rolle der Sorgeberechtigten stets: Ein rechtlich verbindlicher Handyvertrag kann nur von einem Volljährigen abgeschlossen – und gekündigt (!) –werden. Kein minderjähriger »Besitzer« eines Endgerätes ist somit der eigentliche »Eigentümer« eines Handyvertrages. Manchmal hilft so eine Klarstellung in verstrickten Systemen.

48.3 Klinische Praxis

Im Folgenden sollen anhand von drei Beispielen typische Fälle aus der Praxis vorgestellt und so Ansatzpunkte für mögliche Interventionen veranschaulicht werden.

Fallbeispiel

Simulationsspiele: Laura mit Enuresis und einem schönen Bungalow
Die neunjährige blond gelockte Laura sitzt seit Stunden vor ihrem kleinen Laptop und baut im SIMS-Spiel immer wieder ihr winziges kellerloses Bungalow um. Sie drapiert Nippes und Kissen im Wohnzimmer, gießt die Blumen auf der Terrasse

und kocht in der virtuellen Küche feinste Speisen, Stunde um Stunde. Auch wenn der impulsive Stiefvater (als Fernfahrer ist er oft unterwegs) das so nicht möchte, lädt die mit Zwillingen hochschwangere 35-jährige Mutter (Sozialarbeiterin) in der Offline-Welt überraschend ein anderes Kind ein und belohnt dieses dafür mit Süßigkeiten. Die gleichaltrige Carla wundert sich über das eigenartige Häuschen ohne Bad/WC, ohne Keller und vor allem auch ohne Schlafzimmer. Als sie Laura darauf hinweist, dass das ja »gar kein richtiges« Haus sei, weint Laura untröstlich und nässt ein (das war auch der Vorstellungsgrund in der Kinderpsychiatrie). Das vertreibt Carla, die das Geschehen am nächsten Morgen detailliert den Klassenkameradinnen berichtet und dazu das heimlich gedrehte Video von der einnässenden Laura zeigt. Der Schulbesuch unterbleibt alsbald wegen des starken Brechreizes von Laura, der auch in der Kinderklinik nicht geklärt werden kann. Erst die terminlich schwer zu gestaltenden Paar- und später Familiengespräche viele Monate nach der Zwillingsgeburt und einem verlorenen Schuljahr lösen die Spirale aus Angst und häuslicher Gewalt. In der neuen Klasse läuft es gut und im Souterrain der neuen vielzimmerigen SIMS-Villa gibt es ein Schwimmbad und einen geheimen Fluchttunnel. Den virtuellen Schlüssel dazu hat nur Laura.

Online-Militärstrategiespiele: Kevin und seine Karriere

Der kurzsichtige, nach dem ungeklärten Unfalltod seines Vaters (Fußballtrainer) in einer Institution untergebrachte 17-jährige Kevin mit nachlässigem Nerd-Styling will den Heimleiter und die Fürsorgebehörde verklagen – auf Verdienstausfall. Im PC-Spiel »World of Battleships« steht er nachweislich in der Weltrangliste auf Platz drei von mehreren Millionen anderen Spielern (meist männlich und höheren Alters) und erwartet nach vielen online gewonnenen Turnieren nun endlich die hoch bezahlten Offline-Auftritte bei WLAN-Partys. Leider gestattet ihm die Hausordnung nur tagsüber zwei Stunden PC-Zeit an einem viel zu schwachen Rechner und Kevin verpasst die nachts stattfindenden globalen Ausscheidungskämpfe. Er wird nicht zur WM eingeladen und unternimmt einen fast erfolgreichen Suizidversuch. Seine leibliche Mutter ist währenddessen wegen einer bipolaren Störung hospitalisiert. So kann sie dem Kampf des Sohnes nicht folgen, auch nicht seiner Erkenntnis, dass das besagte Spiel zwar sehr beliebt ist, aber selbst die Weltbesten – im Gegensatz zu manch anderen Spielen – praktisch nichts damit verdienen. Seine Wut (auch über die kranke Mutter) geht nach mehreren lösungsorientierten Interventionen mit der mittlerweile stabilisierten Mutter in Trauer über, die begleitet werden kann auf dem Weg zum erfolgreichen stolzen Hobbyspieler und anstelligen Lehrling.

Social Media: Jacqueline und ihre Identitäten

Die leicht adipöse 15-jährige Anwaltstochter Jaqueline ist stark von Akne gezeichnet und leidet unter Legasthenie. Sie gestaltet monatelang ihr Onlineprofil mit Bildern ihres tollen

Familien- und Freundeslebens und mit vielen schönen offenherzigen Fotos – ihrer attraktiven Schwester (17). Als dies der als Innenarchitektin sehr erfolgreichen Mutter klar wird, stellt Jacqueline über Nacht ihr Profil völlig um und berichtet vor allem über ihre Selbstverletzungen, Drogenerfahrungen und sexuellen Eskapaden. Bei ihren Offline-Klassenkameradinnen erregt dies Unglauben und zunächst Mitleid, da sie Jacqueline als schüchterne Langweilerin kennen. Sie erhält sehr wenig Likes, aber die Anregung, doch einmal Live-Bilder ihrer Selbstverletzungen zu senden. Trotz erheblicher Schmerzen entschließt sie sich dazu, filmt die Schnitte mit dem neuen Smartphone mit besonders guter Kamera und steigt schlagartig in der virtuellen Beliebtheitsskala. Sie bekommt Zuwendung, neue Anregungen und viele gut gemeinte Ratschläge, zunehmend aber auch Anfeuerungen, weiter zu gehen. Das tut sie. Die stationäre Behandlung beginnt nach mehreren schweren Wundinfektionen und schließlich einer psychosomatischen Konsiliaruntersuchung mit Verdacht auf Borderline-Persönlichkeitsstörung. Dialektisch-Behaviorale Therapie für Adosleszente (DBT-A) und eine systemische Familienperspektive bilden die Grundlage für den Neuanfang, der nach dem Auszug der Schwester gut gelingt.

Diese drei typischen Fallvignetten machen deutlich, dass das mediale Verhalten engstens eingewoben ist in familiäre, schulische und andere soziale Systeme, ebenso aber Teil einer individuellen Psychopathologie sein kann. Nur die systematische Beachtung der oben dargestellten Schritte kann die Komplexität lösen – immer hilfreich ist die Beachtung der Funktionalität im Einzelfall. Der systemische Ansatz unterstützt und trägt dann die anderen Interventionen.

48.4 Weitere Therapieoptionen

Pharmakotherapie. Die bisherigen pharmakologischen Ansätze beispielsweise mit impulshemmenden Substanzen wie Methylphenidat oder atypischen Neuroleptika bzw. Antidepressiva vom SSRI-Typ haben keine relevanten Ergebnisse erbracht. Sie sind ggf. für die Behandlung komorbider Störungen nützlich. Zu beachten ist eine »Selbstmedikation« der Klienten mit beruhigenden Substanzen wie Alkohol oder Cannabis bzw. stimulierenden Stoffen wie Amphetaminen und Koffeinpräparaten sowie sog. Energydrinks.

Kognitiv-behaviorale Ansätze. Mehrere Autoren aus dem verhaltenstherapeutischen Bereich unterscheiden distinkte Therapiephasen (z. B. Wölfling et al., 2013), die sich in der Praxis jedoch überschneiden können. Die verhaltenstherapeutischen Ansätze sind zum aktuellen Zeitpunkt am weitesten elaboriert und empirisch überprüft bzw. manualisiert. Sie verbinden bewährte Methoden der Behandlung der Glückspielsucht mit den medienbezogenen Aspekten, z. B. der Interaktivität und des dysfunktionalen sozialen Engagements.

Psychodynamische Ansätze. Die mittlerweile auch neurobiologisch gesicherten Phänomene der Belohnungssteuerung und der Angstauslösung sowie des Cravings (umfassend beschrieben bei Greenfield, 2016) korrelieren mit psychodynamischen Überlegungen und Konzeptionen. Eine unbewusst genutzte und extrem schnell verfügbare lustvolle Kompensation negativer Gefühle und verdrängter Konflikte ist durch viele Spiele, aber auch Social-Media-Anwendungen ein zentraler Mechanismus der Abhängigkeitsentwicklung (Bilke-Hentsch et al., 2015; te Wildt, 2015). Der psychodynamisch verstehbare Einsatz von Internet-Spielen zur Emotionssteuerung wurde übrigens auch im DSM-5 berücksichtigt.

Therapie im stationären Spezialsetting

Die sozialpädagogisch-jugendpsychiatrische Einrichtung »Modellstation SOMOSA« in Winterthur/Zürich hat mit ihrem »Medialab« bzw. einer Medienwerkstatt eine hochintensive stationäre Intervention entwickelt, die sich über sechs bis acht Wochen an fünf Tagen in der Woche mit sechs bis acht Stunden Interventionszeit pro Tag der Medienthematik aus verschiedenen Richtungen widmet.

Max Mustermann		Arbeitsplatz:	C	Medienwerkstattwoche:	1
		Wochenbeginn:	01.01.2016	Kalenderwoche:	1
Uhrzeit	**Montag** 01.01.2016	**Dienstag** 02.01.2016	**Mittwoch** 03.01.2016	**Donnerstag** 04.01.2016	**Freitag** 05.01.2016
08.00 - 09.40	Newsround	Newsround	Newsround	Newsround	Medienwerkstatt reinigen Wochenbesprechung
09.40 - 10.00	**Pause**	**Pause**	**Pause**	**Pause**	**Pause**
10.00 - 11.30	Sport mit AHA	Graphic Design Übungen Gimp	Persönliches Projekt	Office Word	Kochen mit AHA
11.30 - 11.55		Kognitives Training	Kognitives Training	Kognitives Training	
11.55 - 13.30	**Mittagspause**	**Mittagspause**	**Mittagspause**	**Mittagspause**	**Mittagspause**
13.30 - 15.15	(WWW abklären) Graphic Design Namensschild	Office Power Point	Medienkompetenz	Office Excel 10-Finger-System	Wochenabschluss mit AHA
15.15 - 15.30	**Pause**	**Pause**	**Pause**	**Pause**	**Nur bis 14.50**
15.30 - 17.00	Serious Gaming nur bis 16.30	Ausflug mit AHA	Medienkompetenz	Sport mit WG	

Abbildung 48.1 Wochenplan

Anhand des Wochenplans (s. Abb. 48.1) wird deutlich, dass neben intensiver Beschäftigung mit den Office-Anwendungen und anderen für die Arbeits- und Ausbildungswelt notwendigen Programmkenntnissen auch ein angeleitetes Spielen bis hin zur Spieleentwicklung, die kritische Nutzung von Informationsmedien, die kritische Nutzung von YouTube und anderen Unterhaltungskanälen und Social Media sowie letztlich eine Medienkompetenz und Medienmündigkeit im umfassenden Sinne gefördert wird. Das Zielklientel sind hier seit Jahren Intensivspielende bzw. völlig in einer Offline-Welt aufgegangene Klientinnen und Klienten mit schwerer Sozialphobie, hoch funktionierendem Asperger-Autismus und vor allem depressiven Erkrankungen sowie Aufmerksamkeitsdefizitsyndromen, denen mit herkömmlicher ambulanter oder teilstationärer Therapie nicht geholfen werden konnte. Nach etwa drei Monaten Interventionsdauer hat sich bei fast allen Patienten ein deutlich geändertes Medienverhalten eingestellt, sodass keine Kriterien von medienassoziierten Störungen mehr erfüllt werden.

48.5 Gute Erfahrungen, typische Schwierigkeiten und Fehler

Die Erfahrung zeigt, dass man sich als professioneller Helfer laufend zwischen zwei Polen bewegt:

- Zum einen gilt es stets, die zugrunde liegenden Basismechanismen eines gestörten Medienverhaltens zu erfassen und sich nicht von technologischen Phänomenen oder einem lässigen Techno-Jargon der Klienten blenden zu lassen – zu häufig sind die zugrunde liegenden Probleme seit langem bekannt.
- Andererseits ergeben bestimmte neue Technologien neue Verhaltensmöglichkeiten bzw. verstärken vorher bestehende latente Problemfelder. Man denke z. B. an die »Cyber-Disinhibition«, die beispielsweise Mobbern heute ganz andere Möglichkeiten gibt, z. B. virale Verbreitung von kompromittierenden Videos. Dabei leiden die Opfer ganz anders, wenn die Täter quasi Endlosschleifen des peinlichen Verhaltens ins Netz stellen (s. hierzu ausführlich Aiken, 2017).

Praktisch nicht verpassen sollte man Nachfragen nach stundenlangem Recherchieren, »Dauersurfen« und anderen sehr viel Zeit benötigenden Aktivitäten, die üblicherweise mit Entwicklungsaufgaben (Lernen für die Mathematikklausur etc.) kollidieren und auch innerhalb der Familien erhebliche Anspannung bedeuten. Diese fallen nicht direkt unter die Internet Gaming Disorder–Kriterien.

Wichtig sind auch jene nicht einfach erklärbaren Übergänge zwischen den Nutzungstypen, vor allem wenn der Wechsel schleichend in die Richtung des passiv-individuellen Stils geht (bei Sozialphobie und Depression) oder plötzlich extrem offen und darstellend wird (z. B. bei Traumafolgestörungen, selbstverletzendem Verhalten oder Psychosen).

Hilfreich ist die Nutzung der Website www.eukids-online.org, die aktuelle interdisziplinäre Studienergebnisse zur Situation in Europa zusammenfasst.

48.6 Empirische Befunde und kritische Einordnung

Die digitale Revolution mit ihren vielfältigen Vorteilen und Gefährdungen stellt Kinder, Jugendliche, Familien und deren Hilfspersonen vor erhebliche Herausforderungen. Es ist mittlerweile nicht mehr möglich, diese Thematik zu negieren. Es bedarf der eigenen Beschäftigung damit, die auf verschiedenen fachlichen Ebenen erfolgen kann.

Es geht für die Fachpersonen aus dem psychotherapeutischen, sozialen und medizinischen Bereich weniger um eine tagesaktuelle Detailkenntnis, beispielsweise der neuesten Updates von Spielen, sondern um Grundkenntnisse der Suchtentwicklung, der Lern- und Leistungsstörungen sowie vor allem der Funktionalität moderner Medien im Kontext kinder- und jugendpsychiatrischer Störungen und heute »normaler« Entwicklungen.

Letztlich ist pragmatisch zu unterscheiden zwischen sozialen und soziologischen Phänomenen einer sich epochal wandelnden Gesellschaft (Ulrich Beck spricht von der »Metamorphose der Welt«, 2016) und den wenigen ernsthaften klinischen Problemfällen. Der systemische Ansatz ist hierbei besonders hilfreich. Er geht verschiedene Problemebenen lösungsorientiert und pragmatisch vom Indexpatienten zum System hin an und hat seit jeher »Beziehung in Entwicklung« im Fokus. Grundlage muss allerdings eine einzelfallbezogene Mehrebenendiagnostik (s. Übersicht) sein, so dass psychische Erkrankungen im engeren Sinne, Teilleistungsstörungen sowie diskrepante Intelligenzprofile berücksichtigt werden.

Übersicht

Multiaxiales Klassifikationsschema seelischer Erkrankungen im Kindes- und Jugendalter (MAS)

- Achse 1: psychiatrische Störung
- Achse 2: Teilleistungsstörungen
- Achse 3: Intelligenzprofil
- Achse 4: körperliche Erkrankungen
- Achse 5: abnorme psychosoziale Umstände
- Achse 6: Schweregrad

Weiterführende Literatur

Boyd, D. (2014). Es ist kompliziert. Das Leben der Teenager in sozialen Netzwerken. München: redline.

Mann, K. (Hrsg.). (2014). Verhaltenssüchte. Heidelberg: Springer.

Möller, C. (2016). Internet- und Computersucht bei Jugendlichen (2. Aufl.). Bern: Hogrefe.

Müller, K. & Wölfling, K. (2017). Pathologischer Internet- und Mediengebrauch. Stuttgart: Kohlhammer.

49 Depressionen bei Kindern und Jugendlichen

Ingo Spitczok von Brisinski

49.1 Diagnostik, Komorbidität, Epidemiologie

Obwohl die Symptomatik depressiver Störungen altersabhängig ist (s. Übersicht), gibt es in der ICD-10-GM für Kinder und Jugendliche keine andere Beschreibung als für Erwachsene. Im DSM-5 wurde für Kinder die »Disruptive Affektregulationsstörung« im Kapitel »Depressive Störungen« aufgenommen mit im Vordergrund stehender chronischer, nichtepisodischer Reizbarkeit und häufigen Wutanfällen, da diese Symptomatik häufig später in eine Depression des Jugend- und Erwachsenenalters übergeht. Allerdings wird diese Diagnose noch kontrovers diskutiert (Birkle et al., 2017).

Übersicht

Altersabhängigkeit der Symptomatik depressiver Störungen (DGKJP, BAG & BKJPP, 2007)

Kleinkindalter (ein bis drei Jahre)

- wirkt traurig
- ausdrucksarmes Gesicht
- erhöhte Irritabilität
- gestörtes Essverhalten
- Schlafstörungen
- selbststimulierendes Verhalten: Kopfwackeln, auch im Bett beim Einschlafen (Jactatio capitis), exzessives Daumenlutschen
- genitale Manipulationen
- auffälliges Spielverhalten: reduzierte Kreativität und Ausdauer
- Spielunlust
- mangelnde Fantasie

Vorschulalter (drei bis sechs Jahre)

- trauriger Gesichtsausdruck
- verminderte Gestik und Mimik
- leicht irritierbar und äußerst stimmungslabil
- mangelnde Fähigkeit, sich zu freuen
- introvertiertes Verhalten, aber auch aggressives Verhalten
- vermindertes Interesse an motorischen Aktivitäten
- Essstörungen bis zu Gewichtsverlust/-zunahme
- Schlafstörungen: Alpträume, Ein- und Durchschlafstörungen

Grundschulalter

- verbale Berichte über Traurigkeit
- suizidale Gedanken
- Befürchtungen, dass Eltern nicht genügend Beachtung schenken
- Schulleistungsstörungen

Pubertäts- und Jugendalter

- vermindertes Selbstvertrauen
- Apathie, Angst, Konzentrationsmangel
- Leistungsstörungen
- zirkadiane Schwankungen des Befindens
- psychosomatische Störungen
- Kriterien der depressiven Episode
- psychische und somatische Symptome zu früherem Zeitpunkt vorhanden

Depressive Störungen können als einmalige Episode von wenigen Wochen bis mehreren Monaten, rezidivierend oder chronisch auftreten, ohne erkennbaren Anlass oder auch als Anpassungsstörung nach einem belastenden Ereignis. Eine angemessene Trauerreaktion wird nicht als depressive Störung klassifiziert. Einer depressiven Episode kann eine manische Episode vorausgehen oder folgen (bipolare Störung).

Der Beginn kann akut oder schleichend sein. Die Betroffenen leiden unter gedrückter Stimmung und Verminderung von Antrieb und Aktivität. Die Fähigkeit zu Freude, Interesse und Konzentration ist vermindert. Ausgeprägte Müdigkeit kann nach kleinster Anstrengung auftreten. Der Schlaf ist meist gestört, der Appetit vermindert. Selbstwertgefühl und Selbstvertrauen sind fast immer beeinträchtigt. Die gedrückte Stimmung verändert sich von Tag zu Tag wenig, reagiert nicht auf Lebensumstände und kann von Interessenverlust, Verlust der Freude, Früherwachen, Morgentief, psychomotorischer Hemmung oder Agitiertheit, Appetitverlust, Gewichtsverlust und Libidoverlust begleitet sein. Je nach Schweregrad werden unterschiedliche Empfehlungen zur Behandlung gegeben.

Schweregrade

- **leichte depressive Episode:** Zwei oder drei der Symptome sind vorhanden. Der Patient ist beeinträchtigt, aber oft in der Lage, die meisten Aktivitäten fortzusetzen.
- **mittelgradige depressive Episode:** Vier oder mehr der Symptome sind vorhanden. Der Patient hat meist große Schwierigkeiten, alltägliche Aktivitäten fortzusetzen.
- **schwere depressive Episode ohne psychotische Symptome:** Mehrere der oben angegebenen Symptome sind vorhanden. Es bestehen Verlust des Selbstwertgefühls sowie Gefühle von Wertlosigkeit und Schuld. Suizidgedanken und -handlungen sind häufig, meist liegen somatische Symptome vor.

- **schwere depressive Episode mit psychotischen Symptomen:** Zusätzlich liegen Halluzinationen, Wahnideen, psychomotorische Hemmung oder Stupor vor. Alltägliche soziale Aktivitäten sind unmöglich und es kann Lebensgefahr durch Suizid und mangelhafte Flüssigkeits- und Nahrungsaufnahme bestehen.

Skalierungsfragen. Fragebögen, die eine Skalierung der Symptomausprägung zulassen, können als Sammlung von Skalierungsfragen verstanden werden, deren Beantwortung und Auswertung nicht nur zur Verlaufsmessung geeignet ist, sondern auch zum Vergleich mit Gleichaltrigen.

Normierte Fragebögen zu depressiver Symptomatik bei Kindern und Jugendlichen zur Selbstbeurteilung:

- DISYPS-III SBB-DES (Diagnostik-System für psychische Störungen für Kinder und Jugendliche – III Selbstbeurteilungsbogen für depressive Störungen, 11;0-17; 11 Jahre),
- DIKJ (Depressionsinventar für Kinder und Jugendliche, 8 bis 16 Jahre, 3. überarbeitete und neu normierte Auflage 2014),
- DTK-II (Depressionstest für Kinder – II, 9 bis 14 Jahre),
- ADS (Allgemeine Depressionsskala, ab 12 Jahre, auch für Erwachsene, 2. überarbeitete und neu normierte Auflage 2012)
- BDI-II (Beck Depressions-Inventar Revision, ab 13 Jahre, auch für Erwachsene)

zur Fremdbeurteilung durch die Eltern:

- DISYPS-III FBB-DES (Fremdbeurteilungsbogen für depressive Störungen, 4;0-17; 11 Jahre).

Teil VI

! Kinder mit Depression können Schamgefühle haben und eine ausgeprägte Verleugnungstendenz aufweisen.

Die Beurteilung von Spielverhalten (Spielunlust, schnelle Entmutigung, dysphorisches Abwehrverhalten, ggf. spezifische Spielthemen wie z. B. Tod), Essverhalten (Mäkeligkeit, verminderter oder gesteigerter Appetit) und Schlafverhalten (Ein- und Durchschlafstörungen, Früherwachen, Albträume) ist bei jüngeren Kindern besonders wichtig (DGKJP et al., 2007). Diagnostik basiert bei kleineren Kindern auf Spielinterview und Beobachtung der Eltern-Kind-Interaktion, im Jugendalter eher auf Gespräch und Selbsteinschätzungsfragebögen (Seiffge-Krenke, 2007).

Epidemiologie, Verlauf und Begleitprobleme/Komorbidität

Die Prävalenz beträgt vor der Pubertät 1–3 %, danach ca. 6 % (Dolle & Schulte-Körne, 2014). Jugendliche haben ein besonders hohes Risiko für rezidivierende Verläufe (auch im Erwachsenenalter), präpubertär auftretende depressive Störungen sind dagegen mit einem geringeren Risiko verbunden (Fombonne et al., 2001). Das Risiko für einen ungünstigen Verlauf steigt mit der Schwere der Erkrankung, Problemen in der

Eltern-Kind-Interaktion, Vorliegen komorbider Störungen und wenn die Eltern selbst an Depression erkrankt sind. Die saisonale depressive Störung tritt meist als Winterdepression auf, die Prävalenz bei 10- bis 20-Jährigen liegt bei etwa 8 %, wobei Mädchen häufiger betroffen sind als Jungen und junge Erwachsene häufiger als Kinder (Borisenkov et al., 2015). Die prämenstruelle dysphorische Störung (PMDS) ist im DSM-5 ebenfalls den depressiven Störungen zugeordnet (DGPPN et al., 2015).

Etwa 60 % der 10- bis 18-Jährigen mit Depressionen haben mindestens eine komorbide Störung (z. B. Sozialverhaltens-, Angst-, somatoforme, hyperkinetische, posttraumatische Störungen) (Hoffmann et al., 2012; Jaffee et al., 2002). Auch körperliche Erkrankungen wie z. B. Schilddrüsenfunktionsstörungen können depressive Symptome erzeugen, ebenso Medikamente und Drogen (Saxena et al., 2013). Etwa die Hälfte aller suizidalen Kinder und Jugendlichen leidet unter einer Depression, ca. 50 % aller Jugendlichen mit bipolarer Störung hat Suizidideen (Hauser et al., 2013).

Risiko- und Schutzfaktoren. In der Kindheit gibt es keine Geschlechterunterschiede, ab der Adoleszenz nimmt der Mädchenanteil auf das Zwei- bis Dreifache gegenüber Jungen zu. Weitere Risikofaktoren sind Migration (auch in der zweiten Generation), chronische körperliche Erkrankungen sowie familiäre Belastungsfaktoren wie Trennung der Eltern, psychische Erkrankung der Eltern, Gewalt in der Familie und sexueller Missbrauch (Ceri et al., 2017; Jaffee et al., 2002, Poole et al., 2016; Seiffge-Krenke, 2007).

49.2 Zentrale Therapieziele

McCarty und Weisz (2007) selektierten aus einer Metaanalyse zu Psychotherapie depressiver Störungen bei Kindern und Jugendlichen (kognitive Verhaltenstherapie, Interpersonale Therapie, Bindungsbasierte Familientherapie) folgende Strategien:

- Fokussierung auf das Erreichen messbarer Ziele und Erhöhen der Fertigkeiten in einem bestimmten, von den Jugendlichen selbst identifizierten Bereich
- soziale Beziehungs- und Kommunikationsfähigkeiten
- Verbesserung der Eltern-Kind-Beziehung
- Psychoedukation

49.3 Klinische Praxis

Attachment-Based Family Therapy (ABFT). ABFT ist eine manualisierte Kurzzeittherapie für depressive Störungen im Alter von 12 bis 17 Jahren. Der Ansatz orientiert sich an der Bindungstheorie von Bowlby (1997), mehrgenerationaler »Contextual Family Therapy« von Boszormenyi-Nagy und Spark (2015), struktureller Familientherapie, multidimensionaler Familientherapie (MDFT) sowie Emotionsfokussierter Therapie (EFT). Ein primäres Ziel der ABFT ist das Wiederherstellen von Vertrauen und fairem Umgang miteinander in der Familie (Diamond et al., 2003). Der Ansatz wird ausführlich in Kapitel 78 dargestellt.

Systemic Behavior Family Therapy (SBFT). Dieser Ansatz für Jugendliche von 13 bis 18 Jahren mit depressiver Störung (Brent et al., 1997) umfasst 12 bis 16 Sitzungen à 60 Min. in wöchentlichem Abstand. Psychoedukation bzgl. depressiver Störungen steht am Anfang. Darauf folgt eine Phase, die auf »Functional Family Therapy« (FFT) basiert: Der Therapeut klärt Sorgen und Bedenken, die die Familie in die Behandlung gebracht haben, und bietet Reframings an zur Optimierung des Engagements in der Therapie und des Erkennens dysfunktionaler Verhaltensmuster. Die nächste Phase basiert auf dem Problemlösungsmodell von Robin und Foster (2003): Die Aufmerksamkeit der Familienmitglieder wird auf Kommunikation, Problemlösefertigkeiten und Veränderung familiärer Interaktionsmuster fokussiert. Wichtige Themen sind Erziehungs- und Entwicklungsaspekte, Kommunikation, Problemlösen und Interaktionsmuster innerhalb der Familie.

Systems Integrated Family Therapy (SIFT). SIFT integriert strukturelle Familientherapie, narrative Therapie, sozialen Konstruktionismus, psychodynamische Therapie sowie in den letzten Jahren auch Epigenetik und Neurowissenschaften (Miller & Wrate, 2014). Der manualisierte Ansatz von Trowell et al. (2007) für Patienten im Alter von 9–15 Jahren mit depressiver Störung umfasst 8 bis 14 Sitzungen à 90 Minuten über neun Monate und fokussiert auf intrafamiliäre dysfunktionale Muster unter Berücksichtigung narrativer (»rewriting family scripts«) und bindungstheoretischer Ansätze.

Multifamilien-Therapie: BEST MOOD. Das manualisierte Programm von Poole et al. (2016) zielt auf Behandlung adoleszenter Depression sowohl hinsichtlich individueller als auch familiärer Faktoren. Es beinhaltet einen familien- und systemtherapeutischen Ansatz, der auch Psychoedukation und bindungstheoretische Elemente einbindet. Es werden acht Multifamilien-Therapiegruppen à zwei Stunden in wöchentlichem Abstand angeboten sowie eine zweistündige Sitzung drei Monate nach Therapieende. An den ersten vier Sitzungen nehmen nur die Eltern teil, ab der fünften Woche auch die Jugendlichen (12 bis 18 Jahre) und ihre Geschwister. Das Programmdesign zielt darauf ab, dass sich auch anfangs ablehnende Jugendliche engagieren, und auf die Optimierung der psychischen Gesundheit des Jugendlichen und seiner Familie (s. a. Kap. 30).

Fallbeispiel

Tapetenwechsel

Der 15-jährige Max hatte sich nach der Trennung der Mutter vom Stiefvater und dem damit verbundenen Umzug und Schulwechsel zurückgezogen. Er klagte zudem über Konzentrationsschwierigkeiten und erhöhte Ablenkbarkeit. Auch Leistungsprobleme hatten sich eingestellt. Im ambulanten Erstgespräch war er wortkarg und schaute zu Boden. Die Stimmungslage wirkte gedrückt. Antrieb, Mimik, Gestik und affektive Schwingungsfähigkeit waren vermindert. Auf Fragen antwortet er nicht oder sehr verlangsamt. Im DIKJ erzielte er einen Gesamtrohwert von 24 Punkten sowie einen T-Wert von 69 (T-Werteband 65–73) und damit ein klinisch auffälliges Ergebnis. Ein mehrdimensionaler Intelligenztest ergab einen durchschnittlichen Gesamt-IQ mit homogenem Verteilungsmuster.

Bindungsrelevante Familienkonflikte und Gründe, warum der Jugendliche nicht bei seinen Eltern Hilfe gesucht hat: Die konflikthaften Trennungen der Mutter vom leiblichen Vater und später vom Stiefvater führten zu Einsamkeit in der Familie. Die Erwachsenen waren mit den partnerschaftlichen Konflikten und ihrem eigenen Leiden beschäftigt. Vom leiblichen Vater war Max immer wieder enttäuscht worden, da er Versprechungen nicht einhielt.

»Menschen, die lange in Problemmustern gelebt haben, haben dort eine Art Zuhause gefunden, sie sind daran gewöhnt, es ist für sie schwer vorstellbar, dieses ›Zuhause‹ zu verlassen und ein anderes Leben zu leben« (Kindl-Beilfuß, 2010, S. 59): Max traf sich nicht mehr mit Freunden, ging keinem Hobby mehr nach, verbrachte seine Zeit mit Tablet und Handy in seinem Zimmer und hatte keine Lust etwas zu unternehmen. Er verließ kaum das Haus und es fiel ihm schwer, morgens aufzustehen und die Schule zu besuchen.

»Des Weiteren treffen wir auf Zweifler, Vorsichtige, Unentschlossene und Skeptiker, und diese bringen das große »Ja, aber …« auf die Bühne unserer Begegnungen« (Kindl-Beilfuß, 2010, S. 59): Max äußerte Wut auf die Erwachsenen, die Entscheidungen trafen, ohne zu fragen, wie es ihm damit geht. Wut und Trauer wurden reflektiert. Es wurde der dringende Wunsch deutlich, dass es harmonischer in der Familie zugeht. Er äußerte Schuldgefühle, für die Trennung der Mutter vom leiblichen Vater verantwortlich zu sein.

Externalisierung. Die Depression wurde von Max als dunkle Wolke gemalt. Sie war mit der Trennung vom leiblichen Vater erstmals in Erscheinung getreten und mit der Trennung vom Stiefvater in sein Zimmer eingezogen. Befreien konnte Max sich von ihr nur vorübergehend durch Eintauchen ins Internet. Außerhalb des Internets fühlte er sich von ihr dominiert. Daher wurde mit ihm überlegt, wie er den Einfluss der »dunklen Wolke« verringern kann. Einsperren in den Schrank, Verschieben in ein anderes Zimmer, aus dem Fenster werfen waren keine erfolgsversprechenden Lösungen, da Wolken durch Ritzen gelangen. In einem ersten Schritt rangierte er in seinem Zimmer alles aus, was er nicht unbedingt brauchte, aber »Nahrung für die dunkle Wolke« sein könnte (»ab in den Müll«). Außerdem drapierte er Möbel, die nochmal gebraucht werden könnten und die die »dunkle Wolke« immer gern mochte, in einem anderen Zimmer, in dem sie sich gern aufhalten durfte, sofern sie ihn nicht belästigt.

Ressourcenaktivierung. Lustige Tapeten könnten die Macht der »dunklen Wolke« verdünnen. Grelle Farbtöne scheinen auch bei Nebel durch. Max ging mit seiner Mutter in den Baumarkt, um eine Tapete auszusuchen, die dunkle Wolken nicht dominieren lässt. Diese Tapete klebte er am Wochenende zusammen mit der Mutter und einem alten Kumpel an die Wände seines Zimmers. Er zeigte sich handwerklich sehr geschickt dabei und dies wurde seitens Mutter, Kumpel und Therapeut an Max kommuniziert mit dem Ziel des Abbaus negativer Selbstkonzepte und des Aufbaus vermehrter Autonomie.

Mit der Mutter wurden ihre sie selbst belastenden Bindungserfahrungen reflektiert, ihre Verlusterfahrungen gewürdigt und ein potenzieller Einfluss auf das depressive Verhalten von Max erfragt.

Im Rahmen von Psychoedukation wurde für einen positiv verstärkenden Erziehungsstil geworben und für das direkte Ansprechen von Problemen.

In weiteren Familiengesprächen wurde an der Reaktivierung einer kraftvollen, konstruktiven Eltern-Kind-Beziehung gearbeitet, die auch eine klare Kommunikation von Erwartungen der Mutter an Max umfasst.

Im weiteren Verlauf erlebten wir Max offener und in der Lage, seine Bedürfnisse zu äußern. Er zeigte deutliche Fortschritte im Ausdruck von Gedanken und Gefühlen. Mittels Aktivierung ausgeglichener Freizeitbeschäftigung und Anleitung zu angemessenem Umgang mit Gleichaltrigen konnte er weitere positive Erfahrungen sammeln. Die depressive Verstimmung bildete sich zurück und die schulische Entwicklung einschließlich Kontakten zu Gleichaltrigen verlief wieder positiv.

49.4 Weitere Therapieoptionen

Die Psychotherapie erfolgt ambulant – in schweren Fällen auch stationär.

Als »Systemische Psychopharmakotherapie« kann auch medikamentöse Therapie ressourcenorientiert und systemisch erfolgen: Voraussetzung ist, dass nicht vermittelt wird, dass das Kind »eingestellt« wird (wie mit einem Schraubenzieher) oder gar eine »Krücke« bekommt. Vielmehr erhält das Kind bzw. der Jugendliche ein Werkzeug, mittels dessen es bzw. er aktiv seine alltäglichen Aufgaben besser meistern kann (Spitczok von Brisinski, 2003).

49.5 Gute Erfahrungen und typische Probleme

In der Therapie mit depressiven Kindern und Jugendlichen sollten die folgenden »Dos and Don'ts« berücksichtigt werden:

Do:

- ausreichend, aber nicht zu viel Raum für Klagen lassen
- Verschlimmerungsfragen zu Beginn der Therapie
- verstörende Interventionen bei langanhaltender Depression
- wenn ein Familienangehöriger auch einmal depressiv war: Exploration, wie er es geschafft hat, diesen Zustand zu überwinden, oder damit zu leben

Do not:

- »Kopf hoch«-Bagatellisierung (Hermans, 2016)
- dem Klienten frühzeitig die Kundenrolle aufzwingen, wenn er sich noch als »Klagender« gemäß de Shazer (2015) fühlt

- Verbesserungs- und Bewältigungsfragen zu Beginn der Therapie
- sich anstecken lassen von der Problemtrance, es sei denn für einen kontrollierten Zeitraum als Maßnahme zur Gestaltung der Anschlussfähigkeit (strukturelle Kopplung) oder zur Entwicklung einer paradoxen Intervention bei langanhaltender Depression

Darauf sollten Supervisoren besonders achten:

- Depressives Verhalten kann den Therapeuten langweilen, müde machen, lähmen, frustrieren (»keine Lust mehr auf diesen Klienten«) – wie kann er Interesse am Klienten, Aktivität, Spannung und Zuversicht wiedererlangen?
- Depressives Verhalten kann Aggressivität bei anderen – auch beim Therapeuten – erzeugen. Wie spürt, reflektiert, nutzt dies der Therapeut? Wie kann diese Energie ein konstruktives »Feuer« entfachen?
- Wie können Familie und Therapeut angeregt werden, für die »Befreiung aus dem Betonkorsett zu brennen«, ohne den betroffenen Jugendlichen, die Angehörigen und den Therapeuten zu »verbrennen«? Was sind verlässliche »Temperaturfühler«?

49.6 Empirische Befunde und kritische Einordnung

Für Kinder unter acht Jahren kann aufgrund mangelnder empirischer Evidenz keine Empfehlung für eine bestimmte Therapieform gegeben werden (DGKJP et al., 2013). Bei älteren Kindern und Jugendlichen ist die Wirksamkeit von Kognitiver Verhaltenstherapie (KVT), Interpersoneller Psychotherapie (IPT) sowie medikamentöser Therapie mit Fluoxetin oder eine Kombination aus KVT und Fluoxetin empirisch gut belegt (DGKJP et al., 2013). Aber auch für die Wirksamkeit Psychodynamischer Fokaltherapie gibt es Hinweise (Trowell et al., 2007).

In der Metaanalyse von McCarty und Weisz (2007) über 35 RCTs lag die durchschnittliche Effektstärke über alle Psychotherapieverfahren bei Cohens d = 0,34, also zwischen klein (0,2) und mittel (0,5). Größere Effektstärken erreichte u. a. die Attachment Based Family Therapy (ABFT; Diamond et al., 2002) und erfolgreiche RCT bei Jugendlichen liegen auch zur SBFT (Brent et al., 1997) und SIFT über 39 Wochen (Trowell et al., 2007) vor. Offenbar wirken sich höhere Sitzungsfrequenzen und längere Behandlungsdauern positiv auf die Rückbildung depressiver Störungen aus. Andererseits bleibt teils unklar, ob es sich um Therapieeffekte oder Spontanremissionen handelte, da die Angaben zur durchschnittlichen Dauer depressiver Episoden im Kindes- und Jugendalter zwischen zwei und 17 Monaten schwanken – im Mittel 8 Monate (Mehler-Wex, 2008) –, während z. B. die Therapiedauer bei Trowell et al. (2007) neun Monate betrug. Für die Wartegruppe in der RCT von Diamond et al. (2002) fand sich in der Selbsteinschätzung mittels BDI auch eine deutliche Verbesserung ohne Therapie (s. a. Kap. 87).

Die jüngsten Patienten der o. g. Ansätze zu Systemischer Therapie bei depressiven Störungen waren neun Jahre alt. An drei- bis siebenjährige Kinder mit depressiver Episode richtet sich die »Eltern-Kind-Interaktion-Therapie – Emotionsentwicklung«

(PCIT-ED), bei der die Mutter- oder Vater-Kind-Dyade in 14 Sitzungen über zwölf Wochen behandelt wird. Ziel ist die Stärkung der Eltern-Kind-Beziehung durch Vermitteln und In-vivo-Coaching von positiven Spieltechniken, Erteilen von wirksamen Anweisungen, Methoden zum Umgang mit Trotzverhalten des Kinders auf sichere, nicht-bestrafende Weise und Förderung der emotionalen Entwicklung, Erkennen eigener und fremder Emotionen sowie Strategien zur Emotionsregulation (Luby et al., 2012).

In der Multifamilien-Psychoedukation bei acht- bis elfjährigen Kindern mit depressiver Störung und ihren Familien nach Fristad et al. (2003) als Ergänzung zu laufender Behandlung spielt das Konzept der »Expressed Emotions« (kritische Kommentare, Feindseligkeit, Überengagement als negativen Stress auslösende Faktoren) eine wichtige Rolle, aber auch die interpersonelle Natur depressiver Störungen. Es wird herausgearbeitet, wie Depression und Manie das Familienleben kaputtmachen können. Anschließend thematisiert der Therapeut, was die Sorgeberechtigten tun können, was sinnvolle Techniken in der Unterstützung eines depressiven Kindes sind und was vermieden werden sollte. Dazu gehört auch die Anerkennung multipler Realitäten, insbesondere die Unterscheidung zwischen Kind und Symptomen der Depression, und Betonung darauf, dass die Eltern ihr Kind nicht analysieren, sondern unterstützen sollten. Die Eltern werden angehalten, sich selbst zu schützen und ihre »Akkus wieder aufzuladen« (Fristad et al., 1998).

Bei älteren Jugendlichen mit rezidivierender Depression sollte die nationale Versorgungsleitlinie für Erwachsene mit unipolarer Depression (DGPPN et al., 2015), in der auch Systemische Therapie berücksichtigt ist, beachtet werden, auch im Hinblick auf Individuation und Transition in das Erwachsenenalter (Spitczok von Brisinski, 2017).

FAQ

Wann ist medikamentöse Therapie sinnvoll? Antidepressiva sollten bei mittelgradiger bis schwerer depressiver Störung in Betracht gezogen werden, wenn sich nach vier bis sechs Sitzungen Psychotherapie keine Besserung zeigt (DGKJP et al., 2013). Es gibt keine Belege dafür, dass Medikation die Psychotherapie beeinträchtigt, jedoch Hinweise, dass ein additiver Effekt auftritt. Fluoxetin ist in Deutschland zugelassen für Kinder und Jugendliche ab acht Jahren.

Wie lange dauert die Behandlung? Wenn sich nach zwölf Wochen Psychotherapie keine bedeutsame Verbesserung eingestellt hat bzw. bei Pharmakotherapie nach vier Wochen keine Besserung eintritt, sollte eine Veränderung der Behandlungsmodalitäten in Betracht gezogen werden.

Bei erfolgreicher Pharmakotherapie sollte die Behandlung mindestens sechs Monate fortgesetzt werden. Danach kann durch langsames Ausschleichen geprüft werden, ob die Behandlung beendet werden kann. Kommt es unter Dosisreduktion erneut zu depressiven Symptomen, kommt eine Wiederaufnahme der vorigen Dosierung in Betracht.

Für Empfehlungen zur Dauer der Psychotherapie liegen keine ausreichenden empirischen Belege vor.

Wenn sich Kinder oder Jugendliche in der Phase der Erholung befinden (d.h. mindestens zwei Monate ohne bedeutsame depressive Symptome), sollten die Behandelnden mindestens zwölf Monate regelmäßige Wiedervorstellungen anbieten. Wenn die Kinder oder Jugendlichen bereits zwei oder mehr Episoden einer depressiven Störung erlebt haben und sich in Erholung befinden oder wenn aufgrund von fortbestehenden Belastungsfaktoren ein erhöhtes Risiko für ein Rezidiv besteht, sollten für mindestens 24 Monate regelmäßige Wiedervorstellungen angeboten werden (DGKJP et al., 2013).

Wann ist stationäre Behandlung erforderlich? Kinder und Jugendliche mit depressiven Störungen sollten stationär behandelt werden, wenn zumindest eines der folgenden Kriterien erfüllt ist:

- Suizidalität mit fehlender Absprachefähigkeit
- erheblicher Mangel an Ressourcen oder erhebliche aktuelle psychosoziale Belastungen
- erhebliche Funktionseinschränkungen, insbesondere bei unzureichender Alltagsbelastbarkeit

(DGKJP et al., 2013).

Teil VI

Weiterführende Literatur

Diamond, G., Siqueland, L. & Diamond, G.M. (2003). Attachment-based family therapy for depressed adolescents: Programmatic Treatment Development. Clinical Child and Family Psychology Review, 6 (2), 107–127.

Poole, L.A., Lewis, A.J., Toumbourou, J.W., Knight, T., Bertino, M.D. & Pryor, R. (2016). A multi-family group intervention for adolescent depression: The BEST MOOD program. Family Process, 56 (2), 317-330. [Epub ahead of print]

50 Angststörungen von Kindern und Jugendlichen

Wilhelm Rotthaus

50.1 Formen der Angst, Häufigkeit und Komorbidität

Angst ist eine lebensnotwendige Reaktion, auch wenn sie mit einem unangenehmen Gefühl der Bedrohung einhergeht. Sie warnt vor Gefahren und kann Motivation zum Handeln und Lösen von Problemsituationen sein. Angststörungen unterscheiden sich von normaler Angst durch ihre Intensität, ihre Dauer und ihre »Unangemessenheit« zum situativen Kontext – oft auch im eigenen Erleben, immer aber im Erleben der meisten Beobachter. Sie treten in verschiedenen Erscheinungsformen auf.

- **Störung mit Trennungsangst.** Kinder mit Trennungsangst haben die Befürchtung, eine wichtige Bezugsperson zu verlieren. Sie weigern sich, in den Kindergarten oder die Schule zu gehen, tagsüber allein zuhause zu sein, im eigenen Bett zu schlafen. Häufig treten psychosomatische Beschwerden auf, wenn eine Trennung von der Hauptbezugsperson bevorsteht.
- **Spezifische Phobien.** Die häufigsten Inhalte spezifischer Phobien bei Vorschulkindern sind Fremde, Dunkelheit oder Tiere, bei Grundschulkindern Stürme und Gewitter, bei Jugendlichen spezifische Situationen wie beengte Räume, Fahrstühle, Tunnel, hohe Brücken und Ähnliches. Während der phobischen Reaktion kommt es zu starken körperlichen Symptomen wie Herzklopfen, Zittern, Schwitzen oder Bauchschmerzen. Phobien im Kindes- und Jugendalter verlaufen häufig chronisch bis ins hohe Erwachsenenalter.
- **Soziale Phobie.** Wenn Kinder oder Jugendliche eine dauerhafte, unangemessene Furcht vor sozialen Situationen zeigen, spricht man von einer Sozialen Phobie. Die häufigste Angst besteht darin, vor anderen Menschen etwas falsch zu machen, für dumm oder schwach gehalten und/oder verlacht zu werden. Als Anzeichen einer sozialen Phobie im Kindesalter gelten: Abfall der Schulleistungen, Schulverweigerung, Vermeidung von altersgemäßen sozialen Aktivitäten, Trotzreaktionen und Wutanfälle, Klagen über Kopf- und Bauchschmerzen.
- **Generalisierte Angststörung.** Diese Diagnose trifft zu, wenn Kinder und Jugendliche übermäßige Sorgen äußern, sich von Ängsten überwältigt fühlen und Stunden damit verbringen, darüber nachzudenken, was während des vorangegangenen Tages geschehen ist und was morgen passieren könnte. Die häufigsten Inhalte der Sorgen betreffen die Fähigkeiten in der Schule oder beim Sport, die Pünktlichkeit, Naturkatastrophen wie Erdbeben und Kriege. Die Angst geht zumeist einher mit Ruhelosigkeit, Müdigkeit, Konzentrationsstörungen, Reizbarkeit, Muskelverspannungen und Schlafstörungen.
- **Panikstörung.** Sie tritt selten vor der Adoleszenz auf. Es handelt sich um zeitlich begrenzte Episoden akuter Angst. Charakteristisch ist das plötzliche, oft als nicht

vorhersehbar erlebte Auftreten von Herzklopfen, Schwitzen, Atemnot und Erstickungsgefühlen, der Furcht zu sterben und der Angst, die Kontrolle zu verlieren oder verrückt zu werden. Die Symptome erreichen typischerweise innerhalb von zehn Minuten ihren Höhepunkt und gehen dann im Lauf der nächsten 30 Minuten langsam zurück. Leicht entwickelt sich ein Teufelskreis aus Angst und Angst vor der Angst.

- **Agoraphobie.** Diese Angststörung erreicht erst im jungen Erwachsenenalter einen ersten Auftretensgipfel. Sie ist gekennzeichnet durch die Tendenz, bestimmten Situationen auszuweichen, in denen Flucht oder Vermeidung nicht möglich ist, beispielsweise das Fahren mit öffentlichen Verkehrsmitteln, das Betreten von Räumen, in denen viele Menschen sind (Häuser, Kinos, Restaurants), sowie Autofahren oder Nutzen von Fahrstühlen.

! Angststörungen gehören zu den häufigsten Störungen im Kindes- und Jugendalter. Ungefähr 10 % der Kinder und Jugendlichen erfüllen irgendwann in ihrem Leben die diagnostischen Kriterien. Mädchen weisen im Durchschnitt zwei- bis viermal höhere Raten von Angststörungen auf als Jungen; Phobien treten bei Mädchen etwa sechsmal häufiger auf, die Panikstörung etwa doppelt so häufig.

Komorbidität. Isolierte Angststörungen trifft man in der Praxis nur selten an. Die häufigste komorbide Störung ist die Depression. Dies lässt sich durch eine Veränderung der Kontrollerwartung erklären: Wenn eine Person sich nicht in der Lage erlebt, das Ergebnis ihrer Handlung zu kontrollieren, reagiert sie darauf mit Angst. Nimmt der Mangel an Kontrollüberzeugung zu, entwickelt sich ein ängstlich-depressives Erleben. Geht schließlich die Kontrollerwartung vollständig verloren, dann erlebt die Person einen depressiven Zustand, der bis in die Suizidalität führen kann (Rotthaus, 2017).

50.2 Systemtherapeutische Ziele und Strategien

Störungsverständnis

Zentraler Aspekt eines systemtherapeutischen Störungsverständnisses ist die Verortung des Problems nicht in der Person des Symptomträgers, sondern in den Beziehungen des relevanten Systems. Wenn man Hüther (2013) folgend Angst als den entscheidenden stammesgeschichtlichen und individuellen Motor der Entwicklung des Menschen betrachtet, so leitet sich daraus das Verständnis für das Symptom Angst als ein Signal für einen anstehenden Entwicklungsschritt oder eine notwendige Entscheidung innerhalb des relevanten Systems ab. Dabei bleibt offen, für welche Person oder Personen dieser Entwicklungsschritt am schwierigsten ist. Im Dialog mit der Familie ist es dann hilfreich, die im jeweiligen Alter anstehenden Entwicklungsaufgaben eines Kindes oder eines Jugendlichen zu betrachten und ihnen die korrespondierenden Entwicklungsaufgaben der Eltern gegenüberzustellen (s. Rotthaus 2015a).

Ziele

- **Eine neue Sicht auf die eigene Angst anregen.** Angst ist das vielleicht wichtigste Gefühl, das wir Menschen haben, weil sie uns vor Gefahren schützt. Keine Angst zu haben, kann deshalb niemals Ziel der Therapie sein. Dieses sollte vielmehr lauten: »so viel Angst wie nötig und so wenig Angst wie möglich.« Kierkegaard (2005, S. 171) formulierte als Ziel: »sich zu ängstigen nach Gebühr«.
- **Die Kampfbeziehung zu der Angst verstören.** Jeder Versuch einer direkten Lösung, einer Unterdrückung der Angst oder eines Kampfes gegen die Angst macht sie größer und stärker. Ziel muss es sein, eine Lösung 2. Ordnung anzustreben, nämlich die eigene Angst einerseits zu akzeptieren, weil sie gute Absichten verfolgt, sie andererseits aber in die Schranken zu verweisen, damit sie das Kind oder den Jugendlichen in seinen Erlebens- und Verhaltensmöglichkeiten nicht einschränkt. Das Kind lernt beispielsweise zu sagen: »Ich habe Angst und gehe trotzdem zur Schule.«
- **Das Frontalhirn ertüchtigen.** Die Amygdala als wichtiger Teil des Angstzentrums signalisiert häufig Angst; das Frontalhirn hat die Aufgabe, die Situation zu bewerten und ggf. Entwarnung zu geben. Länger eingefahrene Angstreaktionen kann man nicht löschen. Der Weg der Angstreduzierung ist Hemmung. Diese hemmenden Signale gehen vom Frontalhirn aus und entstehen dadurch, dass eine Person aufgrund neuer Erfahrungen ihr Situationsverständnis ändert. Häufige Wiederholungen solcher neuen Erfahrungen sind notwendig.
- **Das Vermeiden vermeiden – sich der Angst aussetzen.** Das Vermeiden der Angst auslösenden Situationen ist ein gut nachvollziehbarer Versuch, der Angst zu entgehen. Doch dieser Lösungsversuch wird zum Problem, weil der Betroffene sich jede Möglichkeit nimmt festzustellen, ob die Angst in der nächsten Situation überhaupt wieder auftritt. Nicht trotz, sondern gerade wegen der Vermeidung des Verhaltens verschwindet die Angst also nicht.
- **Kontrollerleben anregen.** Die Formulierung »Angst haben« beschreibt ein Geschehen, dem der Betroffene passiv und machtlos ausgesetzt ist. Sich-Ängstigen ist aber ein aktives Handeln, von Thoma (2009) mit der Wortschöpfung »angsten« beschrieben. Das eröffnet die grundsätzliche Möglichkeit zu der Entscheidung, weniger zu angsten und nicht mehr zu angsten. Allerdings hat der Jugendliche einen äußerst wichtigen, im Augenblick vielleicht noch rätselhaften Grund für sein Angsten, obwohl er so sehr darunter leidet.
- **Der Angst die Energie entziehen.** Angst zu produzieren erfordert Energie. Wut ist deshalb gut gegen Angst, sie verbraucht Energie. Auch exzessives Spielen am Computer oder die Einnahme von Marihuana können in diesem Sinne als Behandlungsversuch angesehen werden, da sie zur Energievernichtung führen.
- **Ablenkung anregen.** Ablenkung ist eine janusköpfige Strategie. Tut eine Person etwas, damit sie nicht an die Angst denkt, wird sie ihre Aufmerksamkeit verstärkt auf ihre Angstgefühle lenken, um zu überprüfen, ob ihre Strategie auch funktioniert. »Echte« Ablenkung kann man demgegenüber nicht aktiv

Teil VI

erzeugen. Sie geschieht unwillkürlich und spontan, wenn ein Interesse für eine Sache geweckt wird. Solche Interessengebiete lassen sich beispielsweise durch Ausnahmefragen erkunden.

- **Familiäres Entgegenkommen reduzieren.** Familiäre Nachgiebigkeit und familiäres Entgegenkommen sind der Versuch, dem von Angst geplagten Kind zu helfen. Sie reduzieren aber das Zutrauen des Kindes in die eigene Fähigkeit, ein gewisses Maß an Angst auszuhalten. Ziel ist dann die Selbstveränderung der Eltern statt einer Fremdveränderung des Kindes (s. Kap. 77).

Methoden

Systemische Hypothesen zu bilden, ist eine der wichtigsten Aufgaben der Therapeutin. Sie sind Annahmen darüber, welchen Sinn, welche Funktion, welche guten Grund ein Symptom in dem jeweils relevanten Kontext haben könnte. Sie schließen die wichtigsten Mitglieder des Systems ein. Ihre Qualität bemisst sich daran, wie nützlich sie für die Gestaltung der therapeutischen Gespräche sind, und nicht daran, ob sie »richtig« sind.

Exposition. Eine der wirksamsten therapeutischen Maßnahmen zur Behandlung von Angststörungen, vor allem von spezifischen Phobien, ist die Exposition. Das Kind wird angeregt, sich der angstbesetzten Situation auszusetzen und sie hinreichend lange auszuhalten, bis die Angsterregung zurückgeht. Diese Konfrontationstherapie sollte bei Kindern graduell erfolgen, d. h. beginnend mit der am wenigsten angstbesetzten Situation fortschreitend zu immer schwierigeren. Dieses Vorgehen wurde bereits von Johann Wolfgang von Goethe in seiner Straßbuger Zeit sehr erfolgreich praktiziert (Goethe, 1955).

Familienskulptur. Eine Skulptur der Familie aufstellen zu lassen, ist eine gute Möglichkeit, den anstehenden Entwicklungsschritt allen Familienmitgliedern plastisch vor Augen zu führen. Wird nicht nur eine Ist-Skulptur, sondern auch eine Wunschskulptur gestellt, lässt sich zumeist gut erkennen und mit den Familienmitgliedern erörtern, wer welchen Schritt gehen sollte, damit die familiäre Koevolution wieder gelingt.

Paradoxe Handlungsvorschläge. Sie zielen auf die Unterbrechung eingeschliffener Verhaltensmuster. Sie dienen dazu, die gewohnte Art und Weise, wie die Dinge in der Familie ablaufen, auf wertschätzende Weise so zu verändern, dass die Betroffenen neue Erfahrungen machen. Der klassische paradoxe Handlungsvorschlag ist die Symptomverschreibung. Das Kind wird beispielsweise gefragt, ob es Interesse daran habe, ein kleines Angstforschungsprojekt durchzuführen. Es wird dann aufgefordert, sich eine Angstsituation jetzt in der Therapiestunde vorzustellen, die Angst zu skalieren und dann zu versuchen, sie um einen Punkt zu steigern. Das gelingt eigentlich nie. Ähnlich kann man dem Patienten auftragen, täglich mindestens einmal für fünf Minuten einen Angstlevel bewusst herzustellen, der leicht unter dem gerade noch Ertragbaren liegt.

Externalisierung. Durch eine Externalisierung wird die Angst von dem Kind getrennt und als eigenständiges Wesen außerhalb der Person verortet. Das Problem wird zum Problem – nicht das Kind, das ein Problem zeigt. Dadurch steigt die Bereitschaft des

Kindes zur Mitarbeit. Die entscheidende gedankliche Wende besteht darin, dass alle Schwierigkeiten, die die Familienmitglieder wegen der Angst haben, der externalisierten Angstfigur als Verursacherin attribuiert werden. Sie hat grundsätzlich gute Absichten, aber übertreibt, so dass sie in ihre Schranken verwiesen, aber nicht besiegt werden muss (White & Epston, 1990; White, 2010; Rotthaus, 2015a, 2015b).

Teilearbeit. Die Angst wird ebenfalls externalisiert, jedoch hier als ein Teil – eine Eigenschaft, eine innere Stimme – der Persönlichkeit des Kindes konzipiert. Daneben gibt es noch weitere Persönlichkeitsanteile. Nachdem die Angst als ein Persönlichkeitsanteil genau beschrieben ist, kann nach einem Gegenspieler der Angst gefragt werden, beispielsweise dem mutigen, zupackenden Anteil oder auch dem wütenden, aggressiven. Geschieht die Arbeit unter der Metapher der »inneren Firma«, wird das Kind als Chef der Firma installiert, dem die verschiedenen Anteile als seine Mitarbeiter zuarbeiten. Implizit wird das Kind damit zum Verantwortlichen für das Gesamtgeschehen ernannt, wodurch seine Kontrollüberzeugung gestärkt wird. Alle Mitarbeiter haben gute Absichten. Aber natürlich funktioniert die Firma am besten, wenn alle Mitarbeiter kooperieren. Dafür hat der Chef zu sorgen. Diese Arbeit kann mit Kindern bis zu einem Alter von acht bis zehn auch mit Handpuppen durchgeführt werden.

Familienbrettskulpturen. Eine lebensgeschichtliche Sequenz von Familienbrettskulpturen ist besonders dann nützlich, wenn Anregungen zu Verhaltensänderungen in der Familie wenig aufgegriffen werden und ein schwerwiegender Grund vorliegt, an bestimmten leiderzeugenden Verhaltensweisen festzuhalten. Mit einer Reihe von Familienbrettskulpturen wird dann von allen Familienmitgliedern ihre emotionale Lebensgeschichte geschildert (s. Rotthaus, 2015a). Die große Chance dieser Arbeit liegt darin, dass sich zwischen den Familienmitgliedern ein neues, emotional getragenes Verständnis für den jeweils anderen entwickelt.

Pharmakotherapie. Der Einsatz von Selektiven Serotoninwiederaufnahmehemmern (SSRI) hat die trizyklischen Antidepressiva wegen ihrer geringeren Toxizität im Falle einer Überdosierung abgelöst. Bei ihrem – möglichst nur kurzfristigen – Einsatz ist trotz mehrfach belegter Effektivität ein sorgfältiges Monitoring im Hinblick auf mögliche sicherheitsrelevante unerwünschte Nebenwirkungen (z. B. erhöhte Suizidalität) unabdingbar. Die Anfangsdosis sollte sehr niedrig gewählt und gegebenenfalls langsam gesteigert werden. Der Wirkungseintritt ist meist erst nach zwei bis acht Wochen zu beobachten.

50.3 Gute Erfahrungen und häufige Fallstricke

Gute Erfahrungen. Der Diskurs über die Angst, die einerseits zurzeit noch viel Leiden verursacht und das Leben einschränkt, die andererseits jedoch ein Freund und Helfer ist, sollte ein wesentliches Element des gesamten Therapieprozesses sein. Die Externalisierung der Angst ist dafür eine sehr elegante Methode, die zu Beginn eine relativ rasche Entlastung des Kindes oder Jugendlichen ermöglicht, dem Therapieprozess die Schwere nimmt und gute Ansätze für eine Rückfallprophylaxe bietet (z. B. Rotthaus, 2015b).

Häufige »Fallstrike«. Es werden individuumzentrierte Hypothesen entwickelt, die nicht falsch sind, aber wenig Anregung für die konkrete Arbeit bieten.

Empfehlung an die Supervisorin. In der kritischen Selbstreflexion und der externen Supervision ist es immer nützlich, der Frage nachzugehen, auf welche notwendige Entscheidung und auf welchen anstehenden familiären Entwicklungsschritt die Angst verweist und welches Familienmitglied die meiste Unterstützung dabei braucht, um diese Entscheidung treffen und diesen Entwicklungsschritt gehen zu können.

50.4 Empirische Befunde und kritische Einordnung

Die therapeutische Arbeit gestaltet sich umso leichter, je besser es gelingt, die Angst nicht in der Person des Kindes oder Jugendlichen, sondern in den familiären Beziehungen zu verorten. Entsprechend formulierte systemische Hypothesen verweisen zumeist unmittelbar auf geeignete methodische Vorgehensweisen (Rotthaus 2015a, S. 133-143).

Weiterführende Literatur

Retzlaff, R. (2008). Spielräume. Stuttgart: Klett-Cotta.

Rotthaus, W. (2015a). Ängste von Kindern und Jugendlichen. Störungen systemisch Behandeln, Bd. 3. Heidelberg: Auer.

Rotthaus, W. (2015b). Externalisieren. In R. Hanswille (Hrsg.), Handbuch der systemischen Kinder- und Jugendlichentherapie (S. 402–409). Göttingen: Vandenhoeck & Ruprecht.

51 Traumafolgestörungen

Alexander Korittko

Unterschiedliche Verhaltensauffälligkeiten bei Kindern und Jugendlichen können als Folgen von traumatischen Erlebnissen diagnostiziert werden. Es entwickeln jedoch nicht alle Kinder und Jugendlichen, die einer traumatischen Erfahrung ausgesetzt sind, chronische Folgesymptome.

51.1 Diagnostik, Komorbidität und Differenzialdiagnostik

Während Posttraumatische Belastungsstörungen zunächst nur bei Erwachsenen erforscht und behandelt wurden, existieren heute auch für die Psychotraumatologie von Kindern und Jugendlichen forschungsorientierte Behandlungskonzepte (Streeck-Fischer, 2011; Hensel, 2013). Das Thema gewinnt weiter an Bedeutung angesichts der großen Zahl von Kindern und Jugendlichen, die wegen innerfamiliärer Vernachlässigung, körperlicher, sexueller und/oder emotionaler Gewalt von den Jugendbehörden in Obhut genommen oder fremd untergebracht werden, sowie angesichts einer wachsenden Anzahl von unbegleiteten minderjährigen Flüchtlingen.

Sie alle haben häufig Situationen zu verarbeiten, die ein Gefühl von existenzieller Bedrohung verursachen und mit extremer Hilflosigkeit und Ohnmacht einhergehen. In solchen Schockmomenten sind die normalen Stressverarbeitungsmöglichkeiten des Menschen überfordert, die höher entwickelten Bereiche des Gehirns werden außer Kraft gesetzt. Archaisch angelegte Reflexe und Instinkte übernehmen die Führung: Flucht und Kampf, Erstarrung und Unterwerfung. Dabei bruchstückhaft gespeicherte Traumafragmente (z. B. ein Anblick, ein Geräusch, ein Geruch) können später als Schlüsselreize erneut zu diesen Reaktionen führen. Je jünger der betroffene Mensch ist und je häufiger diese unkontrollierbaren Prozesse zur Anwendung kommen, je intensiver werden die Traumareaktionen neuronal gebahnt und verfestigt. Aus zunächst angemessenen Notfallreaktionen werden problematische Persönlichkeitszüge (Hüther et al., 2012; Perry et al., 1995).

> **!** Nicht jede Verletzung der Seele führt zu chronischen Traumafolgestörungen: Ein Teil der betroffenen Kinder zeigt sich resilient, entwickelt in den ersten Wochen nach einem Trauma Symptome, die nach einigen Wochen wieder nachlassen. Eine zweite Gruppe entwickelt heftige Symptome, die jedoch nach einigen Monaten in eine Gesundung münden (»recovery«). Eine dritte Gruppe entwickelt chronische Symptome und erholt sich ohne therapeutische Unterstützung nicht davon.

Je nach Art des traumatischen Ereignisses unterscheiden sich die Muster in ihrer Häufigkeit. Bei Monotraumata, wie z. B. Unfallverletzungen, entwickelt nur ein geringer Teil der Kinder, die in der akuten Phase hochgradig Symptome zeigen, chronischen Stress (Le Brocque et al., 2010). Kriegstraumatisierte Kinder in Palästina zeigten nach einem Jahr noch zu 12 % chronische Symptome (Punamäki et al., 2014). Nach innerfamiliärer Gewalt zeigten 40 % der Kinder und Jugendlichen noch drei Jahre später chronische Symptome, obwohl sie sich in Sicherheit befanden und therapeutisch interveniert wurde (Nugent et al., 2009). Nicht nur körperliche Gewalt- und Vernachlässigungserfahrungen des Kindesalters, sondern auch Erfahrungen von »nur« emotionaler Gewalt (Beobachten von häuslicher Gewalt, ständige verbale Erniedrigungen, Überforderung durch sucht-/psychisch kranke Eltern u. Ä.) können zu chronischen Beeinträchtigungen führen, die u. U. ebenso lebenslang nachwirken (Vachon & Cicchetti, 2015).

Ob und zu welchem Zeitpunkt Kinder und Jugendliche Symptome einer Posttraumatischen Belastungsstörung (PTBS) entwickeln, hängt u. a. von genetischen Faktoren und bisher schon erworbenen Kompetenzen ab, aber vor allem davon, ob Bezugspersonen oder Mentoren eine abpuffernde Wirkung entfaltet haben. Nur wenige Kinder zeigen das Vollbild einer PTBS (ungewolltes Widererleben in Albträumen oder Flashbacks, Vermeiden von Erinnerungsfragmenten, emotionale Taubheit, körperliche Übererregung; s. a. Kap. 36), viele zeigen eine subsyndromale Symptomatik. Zusätzlich entsteht gerade bei kleinen Kindern eine vorher nicht vorhandene Trennungsangst, Wiederholung des Erlebten im Spiel oder ein stetiger Wechsel zwischen dissoziativen Zuständen (Wegträumen) und unvorhersehbaren Wutausbrüchen. Andere werden durch Angststörungen, Depressionen, Regelverletzungen oder hyperaktives Verhalten auffällig.

51.2 Systemtherapeutische Ziele und Strategien

Galt lange Zeit die »Aufarbeitung des Traumas« als vorrangiges Ziel der Traumatherapie, stehen heute die Stärkung der Ressourcen und die Affektregulierung im Vordergrund. Es ist daher weniger wichtig, genau zu wissen, was jemand im Einzelnen erlebt hat, sondern was ein Kind oder ein Jugendlicher benötigt, um sich in Sicherheit zu erleben. Die Orientierung an Sicherheit bietenden Bezugssystemen und die Wertschätzung bisher gefundener Lösungsversuche und Bewältigungsstrategien, also der persönlichen und interpersonellen Ressourcen, sind wesentliche Merkmale Systemischer Therapie. Der Blick in die Vergangenheit ist zweitrangig, primär geht es um Sicherheit und Ressourcen in Gegenwart und Zukunft.

Übersicht

Zielführende Fragestellungen

Äußere Sicherheit und Kontext

- Befindet sich das Kind in äußerlicher Sicherheit?
- Welche Erwachsenen umsorgen das Kind bzw. den Jugendlichen?

- Erlebt es sich in seiner Umwelt umsorgt und geborgen?
- Erlebt es angemessene soziale Interaktionen mit Gleichaltrigen?
- Erlebt es sich als selbstwirksam?
- Wer könnte zusammen mit dem Kind von Interventionen profitieren?

Verstehen und Kohärenz

- Spürt das Kind erste Anzeichen von »erinnert werden« und kann es mit den dann entstehenden Gefühlen umgehen?
- Weiß es, dass der gute Grund für diese Gefühle in der Vergangenheit liegt? Dass die Reaktionen damals sinnvoll waren, heute zu Konflikten führen?

Ressourcenorientierung und Wertschätzung

- Was sind die Ressourcen des Kindes, die permanent zur Verfügung stehen?
- Was benötigt das Kind, wenn es ihm schlecht geht?
- Welche Fähigkeiten haben dem Kind damals ermöglicht, das Schreckliche zu überleben?
- Was hat das Kind schon ausprobiert, um sich von schlimmen Erinnerungen abzulenken? Was davon war erfolgreich?
- Falls in einem traumatischen Kontext jemand verstorben ist, welche positiven Erinnerungen an diesen Menschen bleiben für immer erhalten?

51.3 Klinische Praxis

In der Psychotraumatologie hat sich Rosner und Steil (2013) nach folgende Vorgehensweise durchgesetzt:

- Beziehungsaufnahme und Diagnose
- äußere und innere Stabilisierung (inkl. Emotionsregulationstraining)
- Integration des traumatischen Ereignisses und Veränderung dysfunktionaler Bewertungen inkl. Psychoedukation
- Bewältigung von Entwicklungsaufgaben im Alltag

! Es ist von Bedeutung, dass traumatisierte Kinder und Jugendliche sich in sozialen Systemen geborgen fühlen, denn im Trauma erleben sie sich als herauskatapultiert aus menschlichen Bezügen. Sie sollten sich wieder als selbstwirksam erleben, denn dem Trauma waren sie ohnmächtig ausgeliefert. Und sie sollten ihren Körper als vital erleben, im Gegensatz zu körperlicher Erstarrung angesichts des Traumas.

Den Eltern oder anderen primären Bindungspersonen kommt je nach Alter des traumatisierten Kindes eine zentrale Rolle bei der Bewältigung der Symptomatik zu.

Emotionale Sicherheit stärken. Bei sequentiellen Traumatisierungen im Kindes- und Jugendalter, sogenannten Entwicklungstraumatisierungen (Kolk, 2005) nimmt die Phase der Stabilisierung den längsten Zeitraum ein. Bei innerfamiliären Traumata geht es zunächst darum, äußere Sicherheit (wieder) herzustellen. Danach folgen Interventionen, die dem Kind oder dem Jugendlichen in verlässlichen Beziehungen und wiederkehrenden Strukturen emotionale Sicherheit vermitteln (Traumapädagogik und/oder Traumatherapie). Zusätzlich können Jugendliche durch die Vermittlung neuer Fähigkeiten (skills) darin gestärkt werden, sich als handlungsfähig und selbstwirksam zu erleben und plötzlich durch Erinnerungsfragmente ausgelöste Affekte besser steuern zu können. Extreme Reize (Geruch, Geschmack, taktile Reize) sollen z. B. dazu beitragen, dass die Betroffenen sich emotional in der Gegenwart verankern. Die Arbeit in Jugendhilfeeinrichtungen birgt für Mitarbeiterinnen das Risiko einer Mitgefühlserschöpfung (Daniels 2006). Eine gute Personalstruktur und die Konzentration auf die eigenen Ressourcen wirken protektiv.

Traumaintegration. Die möglicherweise nach längerfristiger Stabilisierung gewinnbringende Traumaintegration kann mithilfe von EMDR (Eye Movement Desensitisation and Reprocessing), einer Screentechnik oder im Rahmen einer Trauma-Erzähl-Geschichte geschehen. Ebenso eignen sich narrative, körperorientierte, hypnotherapeutische und spieltherapeutische Ansätze (ausführlicher bei Korittko, 2016). Formen der Trauma-Integration sollten nur von Menschen angewandt werden, die spezifische Fortbildungen absolviert haben.

Traumanarrative. Nach außerfamiliären Traumata bietet es sich an, mit den Betroffenen gemeinsam zu arbeiten, um familiären posttraumatischen Erstarrungsprozessen entgegen zu wirken und eine heilende Selbstorganisation der Familie zu (re-)aktivieren. Hilfreich ist die Entwicklung eines familiären Traumanarrativs unter Zuhilfenahme von Zeichnungen oder anderen symbolischen Darstellungsformen (Korittko & Pleyer, 2016; Korittko, 2016). Idealtypisch wird zunächst eine sichere Situation vor dem Trauma, danach eine einigermaßen stabile Situation nach dem Trauma und erst dann der bedrohlichste Moment visualisiert und kommentiert. Auch wenn dabei die traumatische Vergangenheit fokussiert wird, stehen die jetzigen emotionalen, körperlichen und kognitiven Reaktionen im Vordergrund.

51.4 Weitere Therapieoptionen

Hilfreich sind auch tiergestützte Therapieformen. Wer das Vertrauen in Menschen verloren hat, kann in der Begegnung mit einem Pferd oder einem Hund wieder lernen, Nähe zuzulassen, sich als handlungsfähig und selbstwirksam erleben und den eigenen Körper spüren. Zu pharmakologischen Behandlungen von Traumafolgestörungen bei Kindern und Jugendlichen liegen keine empirischen Wirksamkeitsstudien vor (Cohen, 2015), gleichwohl halten einige Autoren die Vergabe von Clonidin oder Propranolol zur Senkung der vegetativen Übererregbarkeit und der Angstsymptomatik für vertretbar (Marti, 2012). Einer der führenden Traumaforscher, Bessel van der Kolk (2015), bevorzugt dagegen den folgenden Ansatz:

- Heilung in Beziehungen und Gemeinschaften
- Heilung durch Sprache, die ermöglicht, Erlebnisse mitzuteilen und einen Sinn zu formulieren
- Heilung durch Einwirkung auf die Physiologie durch Atmung, Bewegung und Berührung
- Heilung durch Veränderung von sozialen Situationen

51.5 Gute Erfahrungen und typische Schwierigkeiten

Wenn Kinder und Jugendliche mit traumatischen Hintergründen nicht auf ihre seelische Beeinträchtigung, die sie davongetragen haben, reduziert werden, sondern auch als Heranwachsende mit »normalen« Interessen und Hoffnungen gesehen werden, können sie sich schneller von ihren Traumata erholen. Sie sind immer auch Kinder und Jugendliche mit entwicklungs- und altersentsprechenden Bedürfnissen.

Fallstricke. Ein Behandlungsproblem könnte darin bestehen, in der Arbeit mit traumatisierten Kindern oder Jugendlichen in eine Haltung von Überengagement zu geraten und mehr und mehr über die grauenhaften Erlebnisse sprechen zu wollen, um die Betroffenen besser verstehen zu können. Traumazentrierte Gespräche ohne vorher erfolgte Stabilisierung können bei ihnen Gefühle von Scham und Schutzlosigkeit erhöhen, sowie schwer zu steuernde Affekte auslösen.

Ein anderer Fallstrick in der Arbeit mit traumatisierten Kindern und Jugendlichen besteht darin, dass manche Praktiker, aus Furcht vor den schrecklichen Erlebnissen und damit verbundenen hin und wieder aktualisierten (angetriggerten) Erinnerungen und Erlebnissen Abstand von den betroffenen Kindern oder Jugendlichen nehmen und nach Spezialisten Ausschau halten, die die erlittenen Traumata mit ihnen aufarbeiten können. Entscheidend für erste Schritte in Richtung Genesung ist dagegen ein stabiles Gefühl von äußerer Sicherheit, verbunden mit emotionaler Sicherheit durch Halt gebende Bezugspersonen. Zusätzlich helfen Gespräche über Ressourcen und Aktionen, die die Selbstwirksamkeit der Betroffenen erhöhen und ihre Wahrnehmung möglichst konstant im Hier und Jetzt verankern. Nach wie vor gilt: »Sicherheit zuerst« anstelle von »Trauma zuerst«.

51.6 Empirische Befunde und kritische Einordnung

Für die Behandlung von Traumafolgestörungen bei Kindern und Jugendlichen besteht eine Forschungslücke. Vielversprechende Ansätze sind die Traumafokussierte kognitive Verhaltenstherapie, EMDR, die narrative Expositionstherapie (Rosner & Steil, 2013) sowie auch traumapädagogische (Weiß et al., 2016), spieltherapeutische (Weinberg, 2013; Brächter, 2010) und systemische Ansätze (Hanswille & Kissenbeck, 2008; Korittko & Pleyer, 2016; Korittko, 2016). Zukünftig ist damit zu rechnen, dass auch für

Kinder und Jugendliche internetgestützte Therapieformen per Tablet, Smartphone oder Laptop entwickelt werden (Cohen, 2015).

FAQ

Besteht nicht die Gefahr der Retraumatisierung, wenn ich mit traumatisierten Kindern und Jugendlichen zu tun habe? Meist nicht. Unter Retraumatisierung versteht man einen Prozess, in dem etwas sehr Ähnliches oder dasselbe passiert, wie im Trauma: Ein ehemals verprügeltes Kind wird erneut geschlagen; ein eingesperrtes Kind wird eingesperrt; ein vernachlässigtes Kind wird absichtlich missachtet. Im Alltag passiert viel häufiger, dass ein Kind durch Traumafragmente »angetriggert«, also erinnert wird, und mit aggressivem oder dissoziativem Verhalten reagiert. Das kann man nur teilweise verhindern.

Ist es nicht besser, wenn Kinder oder Jugendliche sich ihre schrecklichen Erlebnisse von der Seele reden? In der Regel nicht. Wer von traumatischen Erlebnissen berichtet und sich noch nicht gut vor Affektüberflutungen schützen kann, fühlt sich nach einem solchen Gespräch schlechter als vorher. Möchte ein Kind von sich aus berichten, sind folgende Fragen und Bemerkungen hilfreich: »Wie geht es dir jetzt, während du erzählst?« »Was hast du herausgefunden, was dir jetzt helfen könnte, wenn du daran denkst?« Oder »Das muss ja schrecklich gewesen sein. Wie genau hast du das überstanden?« »Wer hat dir geholfen? Was hast du gemacht, um da durchzukommen?« »Welche deiner eigenen Fähigkeiten waren hilfreich?« Übersetzen Sie die Traumageschichte in eine Überlebensgeschichte!

Was tue ich, wenn ein Kind plötzlich ausflippt oder sich von einer Minute auf die andere wegträumt? Oder wenn sich eine Jugendliche selbst verletzt? Es gibt natürlich kein Patentrezept. In der Regel ist das Kind oder die Jugendliche emotional in die vergangene Traumasituation geraten und reagiert so, wie es damals am besten war (Dissoziation) oder wie es am besten gewesen wäre (Kampf oder Flucht) oder es muss etwas getan werden, um die damit verbundenen unerträglichen Gefühle loszuwerden (Traumakompensation). Wenn man versteht, dass es nicht um Aufmerksamkeit oder Provokation geht, ist schon viel erreicht. Die Aggressiven benötigen eine Auszeit, die Dissoziativen müssen in die Gegenwart zurückgeholt werden. Alle benötigen Hilfe dabei, weniger problematische Aktionen zu finden, die sie im Hier und Jetzt verankern (Skills).

Weiterführende Literatur

Kolk, B. van der (2015). Verkörperter Schrecken. Traumaspuren in Gehirn, Geist und Körper und wie man sie heilen kann. Lichtenau: G. P. Probst.

Korittko, A. (2016). Posttraumatische Belastungsstörung bei Kindern und Jugendlichen. Reihe Störungen systemisch behandeln. Heidelberg: Auer.

Krüger, A. (2013). Powerbook. Erste Hilfe für die Seele. Trauma-Selbsthilfe für junge Menschen. Hamburg: Elbe und Krueger.

Perry, B. & Szalavitz, M. (2009). Der Junge, der wie ein Hund gehalten wurde. Was traumatisierte Kinder uns über Leid, Liebe und Heilung lehren können. München: Kösel.

Scherwath, C. & Friedrich S. (2016). Soziale und pädagogische Arbeit bei Traumatisierung. München: Reinhardt.

Weinberg, D. (2015). Verletzte Kinderseele. Was Eltern traumatisierter Kinder wissen müssen und wie sie richtig reagieren. Stuttgart: Klett Cotta.

Weiß, W., Kessler, T. & Gahleitner, S. B. (Hrsg.). (2016). Handbuch Traumapädagogik. Weinheim: Beltz.

52 ADHS

Helmut Bonney

Der Nervenarzt Heinrich Hoffmann beschrieb 1845 im »Struwwelpeter« ein kindliches Verhaltensmuster, das 150 Jahre später als Folge eines Mangels an Aufmerksamkeit aufgefasst und heute als Aufmerksamkeitsdefizit-/Hyperaktivitätsstörung (ADHS) klassifiziert wird. Bereits um die Wende zum 20. Jahrhundert entstanden neu definierte Pathologien der Aufmerksamkeit (Crary, 2001), denen mit hoher Dringlichkeit therapeutisch begegnet werden sollte, da die Betroffenen den Anforderungen der modernen Kultur an die Aufmerksamkeitsleistungen nicht entsprechen könnten.

52.1 Diagnostik, Komorbidität, Differenzialdiagnostik und Risikofaktoren

Grundlage einer Falldefinition sind bei Fehlen von biologischen Markern seit ca. 30 Jahren Ratings von 18 Items, die in der ICD-10 (1990) und dem DSM (DSM III-R, 1980 bis DSM-5, 2014) definiert wurden. Diese beziehen sich auf unaufmerksames, impulsives und hyperaktives Verhalten, das in wenigstens zwei unterschiedlichen sozialen Kontexten als von einer empfundenen Norm abweichend klassifiziert wird. Diese Klassifikation war in der ICD-10 auf das Grundschulalter begrenzt. Erweiterte und variierte Item-Listen versuchen Falldefinitionen für das Kleinkind-, Jugend- und Erwachsenenalter.

Seit den klinischen Beobachtungen von Bradley (1937) und der Synthetisierung von Methylphenidat (MPH) 1944 werden als Ursache einer ADHS-Entwicklung Abnormitäten neurobiologischer Parameter angenommen, u. a. des Dopaminstoffwechsels, die jedoch bei Grundschulkindern bisher stoffwechselanalytisch nicht zu beweisen waren. Eine belegte familiäre Häufung von ADHS führte zu Forschungen über genetische Risikofaktoren – könnte aber auch in Zusammenhang mit familiären Faktoren stehen. So belegt die prospektive Mannheimer Risikokinderstudie (Laucht, 2004), dass Säuglinge mit multiplen Regulationsstörungen und frühen familienbezogenen psychosozialen Risikofaktoren im Grundschulalter ein erhöhtes Risiko für die Entwicklung hyperkinetischer, oppositioneller und aggressiver Verhaltensauffälligkeiten tragen.

Generell gilt: Das Gehirn verändert sich laufend unter der Einwirkung der Erfahrungen (Damasio, 2005; Edelmann & Tononi, 2002; Hüther, 2007).

Tierversuche haben den Zusammenhang zwischen Dopaminaktivität und Stimulationsintensität gesichert (Winterfeld, 1998; Morgan, 2002). Die Gene haben nicht die Macht, allein »den Organismus nach ihren Befehlen tanzen zu lassen« (Bauer, 2006); vielmehr werden sie auch durch epigenetische Einflüsse in Kooperation mit zahlreichen externen Faktoren gesteuert.

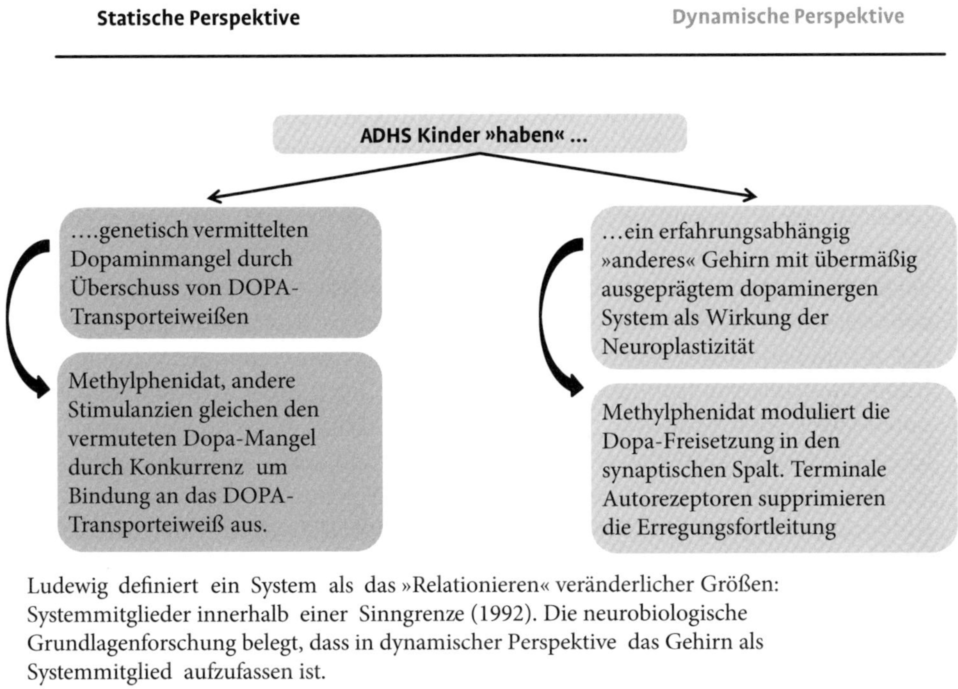

Abbildung 52.1 Systemmitglieder innerhalb einer Sinnesgrenze

Systemtherapeutische Ziele und Strategien. Die Behandlungsleitlinien empfehlen bei ADHS Psychoedukation, Psychotherapie (Familientherapie und/oder Verhaltenstherapie) und auch die Gabe von Ritalin bei schwereren Fällen (DGKJP et al., 2007, 2014). Psychotherapie ist ebenso wirksam wie Arzneigaben (Jensen et al., 2007). Systemische Therapie beachtet sowohl das Beziehungssystem, in dem ein Kind lebt (z. B. Familie, Schule, Freunde), als auch neurologische Parameter.

52.2 Klinische Praxis

Das praktische Vorgehen wird anhand einer Fallvignette zu einer Systemischen Therapie in Dreigenerationenperspektive bei einer ADHS-Konstellation aufgezeigt.

Fallbeispiel

Hintergrund. Die Eltern K. müssen den frühen Kindstod ihres ersten Sohnes bewältigen. Ein Jahr später wird der zweite Sohn Leo geboren. Als Risikokind wird er mit Home Monitoring nach Hause entlassen. In Sorge um sein Überleben, reagieren die Eltern, namentlich die Mutter, bei Schreien und jeder Unmutsäußerung von Leo mit intensiver Stimulation. Als Kleinkind ist er grenzenlos und hyperkinetisch und entzieht sich jeder verbalen Intervention der Eltern. Nach schulischem Versagen erhält er mit neun Jahren eine ADHS-Diagnose. Während die Mutter noch sehr unter dem Verlust ihres ersten Kindes leidet, wird sie gleichzeitig von ihrer Schwiegermutter wegen angeblich »falscher« Erziehung kritisiert und muss die Abwendung ihres Mannes erleben, der zusammen mit seiner Mutter eine Koalition gegen sie gebildet hat. So fixiert sie sich noch mehr auf Leo.

Vorgehen. Die therapeutischen Interventionen fokussierten darauf, einen Wandel des Erziehungsstils gegenüber der scheinbaren akustischen Unerreichbarkeit von Leo einzuüben (vom Reden zum Handeln), mit Leo Handlungsplanung und Impulskontrolle zu trainieren und die Mutter psychotherapeutisch dabei zu unterstützen, den Kindstod zu bewältigen und damit mehr in der Gegenwart leben und seelisch verfügbar werden zu können. Im weiteren Verlauf konzentrierte sich die Therapie auf die Wiederherstellung der Kooperation der Eltern und die Auflösung der destruktiv wirkenden Koalition zwischen dem Vater und seiner Mutter.

Übersicht

Bausteine einer multimodalen systemischen Therapie

- die Wandlungsfähigkeit des Gehirns nutzen hin zu passendem Empfinden und konstruktivem Handeln
- das wahrnehmungsintensive Kind zu verbesserter Impulskontrolle befähigen
- die Anerkennung des Kindes durch das häusliche und pädagogische Umfeld steigern
- eine tragfähige Beziehung zwischen den Eltern und eine förderliche Verteilung der Verantwortung unter den beteiligten Erwachsenen (wieder) herstellen

Das nachstehende Flussdiagramm beschreibt die einzelnen Bausteine einer multimodalen systemischen Therapie, die Abfolge der analysierenden Schritte und der einzelnen Interventionen. Sind die Kriterien der ADHS-Falldefinition erfüllt (unverzichtbar: Handelt es sich um ein kontextunabhängiges Verhalten?), klärt die Anamnese die Entwicklungsumstände des Kindes seit Geburt (frühe Regulationsstörungen, Lebensereignisse mit traumatisierenden Wirkungen) und den familiären Kontext unter Beleuchtung des Erziehungsstils. Initiale Interventionen richten sich auf den Wandel des Erziehungsstils. In der Regel dominieren bei ADHS-Konstellationen kaum wirksame Einflussnahmeversuche auf das Kind mittels des gesprochenen Wortes. Die Eltern lernen zu handeln (Hüther & Bonney, 2012; Bonney, 2015). Parallel durchläuft das Kind spielerisch ein Training von Handlungsplanung und Impulskontrolle (Bonney, 2008, 2015). Schrittweise erfolgt die Klärung des familiären und schulischen

Kontextes und Interventionen, um von Anerkennung und Vertrauen gekennzeichnete Beziehungen wachsen zu lassen. In der Dreigenerationenperspektive fokussieren systemische Interventionen auf eine Stärkung der Autonomie bei den Eltern und Angebote für Subsysteme, also z. B. die Verbesserung der seelischen Verfassung Einzelner, die Paardynamik, Geschwisterkonstellationen, die Zusammenarbeit von Elternhaus und Schule oder die Weiterentwicklung der pädagogischen Kompetenzen der Fachpersonen.

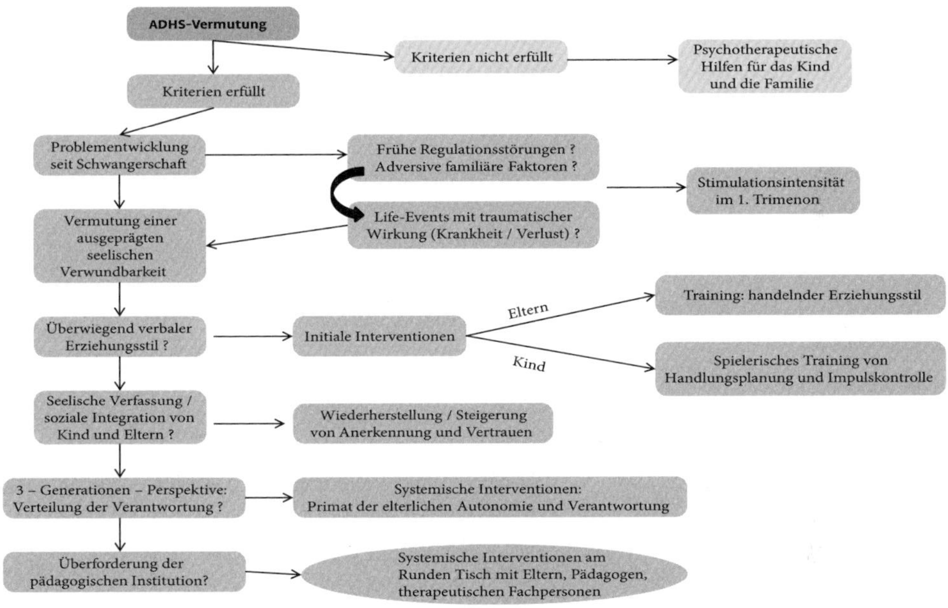

Abbildung 52.2 Flussdiagramm einer multimodalen systemischen Therapie bei ADHS-Konstellationen

52.3 Empirische Befunde und kritische Einordnung

Die Diagnose ADHS wird im systemischen Kontext oft kritisch gesehen, so ist z. B. laut Tschacher und Feuz (2012) ADHS nicht als Krankheitskategorie, sondern als Persönlichkeitsstil aufzufassen. Bis zu 80 % der Kinder, die die Kriterien einer ADHS-Diagnose erfüllen, leiden auch unter weiteren psychischen Problemen (z. B. Störungen des Sozialverhaltens, Entwicklungsstörungen, emotionale Störungen; DGKJP et al., 2007). Ursachen und Entstehungsmechanismen der ADHS sind noch nicht vollständig geklärt.

FAQ

Was kann ich Eltern sagen, die mich fragen:
»Wie kann mein Kind ADHS bekommen, was sind die Ursachen?«

Definitive Ursachen sind nicht gesichert. Es gibt entsprechend keinen Test oder ein anderes Untersuchungsverfahren, dass eine ADS oder ADHS beweisen könnte. Die »Diagnose« ist lediglich das Ergebnis einer Verhaltensbeobachtung. Kein Kind wird mit ADHS geboren. Es gibt Hinweise darauf, dass Anpassungsstörungen, die im Säuglingsalter bestehen (sog. Regulationsstörungen) die spätere Entwicklung einer ADHS begünstigen. Ebenso können belastete Familienverhältnisse sich derart auf die Kinderentwicklung auswirken, dass sich eine ADHS entwickelt. Die neurobiologische Forschung nimmt an, dass bei ADHS-Kindern Besonderheiten im Gehirn bestehen. Ob diese Besonderheiten aber Ursache der ADHS sind oder sich im Lebensverlauf unter dem Einfluss der Lebenserfahrungen entwickeln, ist nicht geklärt.

Weitere Fragen und Antworten siehe Liste: www.familientherapie-bonney.ch

Weiterführende Literatur

Bonney, H. (2015). ADHS – na und? Vom heilsamen Umgang mit handlungsbereiten und wahrnehmungsstarken Kindern. Heidelberg: Auer.

DGKJP et al. (Hrsg.). (2007). Leitlinien zur Diagnostik und Therapie von psychischen Störungen im Säuglings-, Kindes- und Jugendalter (3. Aufl.). Köln: Deutscher Ärzte Verlag. http://www.awmf.org/uploads/tx_szleitlinien/028-019l_S1_Hyperkinetische_Stoerungen_ADHS_01.pdf

Hüther, G. & Bonney, H. (2016). Neues vom Zappelphilipp (4. Aufl.). Weinheim: Beltz.

53 Autismus-Spektrum-Störungen

Ingo Spitczok von Brisinski

53.1 Diagnostik, Komorbidität, Epidemiologie

Als Autismus-Spektrum-Störungen (ASS) werden in der ICD-10-GM »Tief greifende Entwicklungsstörungen« mit qualitativen Abweichungen in den sozialen Interaktionen und Kommunikationsmustern und eingeschränktem, stereotypem Repertoire an Interessen und Aktivitäten bezeichnet (Deutsches Institut für Medizinische Dokumentation und Information, 2018).

»Atypischer Autismus« kann diagnostiziert werden, wenn die Beeinträchtigungen erst nach dem dritten Lebensjahr manifest werden oder nicht in allen drei Bereichen. Das Asperger-Syndrom unterscheidet sich vom Frühkindlichen Autismus durch Fehlen eines Sprachentwicklungsrückstands, eine geistige Behinderung darf nicht vorliegen.

Im DSM-5 wird nicht mehr zwischen Subtypen differenziert, alle Ausprägungen werden als ASS bezeichnet (American Psychiatric Association, 2013). Der Schweregrad der sozialen Defizite reicht von überhaupt nicht sprechend bis zu hohen verbalen Kompetenzen mit subtilen Beeinträchtigungen. Stereotypes Verhalten und Einengung der Interessen reichen von umfassender Stimulierung bis zu leichtem Vertieftsein in bestimmte Themen oder Aktivitäten.

Früherkennung ist ab dem zweiten Lebensjahr möglich (Kamp-Becker et al., 2010). Frühe Diagnostik ist anzustreben, um früh Interventionen veranlassen und damit den Verlauf positiv beeinflussen zu können.

Es ist nicht empirisch belegt, dass standardisierte Verfahren dem Urteil erfahrener Kliniker überlegen sind. Zwar sollte gemäß S3-AWMF-Leitlinie ein standardisiertes Instrument eingesetzt werden, jedoch wird kein bestimmtes als obligatorisch empfohlen (DGKJP et al., 2016). Es kommt vor, dass Anamnese und/oder Befunde widersprüchlich oder grenzwertig sind. Hier ist auch wichtig, die Vor- und Nachteile der Kategorisierung innerhalb bzw. außerhalb einer ASS zu berücksichtigen (Spitczok von Brisinski, 2013).

Epidemiologie, Verlauf und Begleitprobleme/Komorbidität. Die Prävalenz liegt bei 0,9–1,1 % (DGKJP et al., 2016). ASS werden als überwiegend lebenslang bestehend angesehen. Manche Kinder entwickeln sich sehr positiv (Fountain et al., 2012) und bei einigen wenigen bilden sich die Symptome soweit zurück, dass die Kriterien für ASS nicht mehr erfüllt sind (Orinstein et al., 2014).

Bei 70 bis 80 % liegt mindestens eine weitere psychische Störung vor (z. B. Angststörungen, Depression, AD(H)S, aggressive Störungen; Poustka et al., 2012). Das Intelligenzprofil ist oft heterogen (DGKJP et al., 2016).

Risiko- und Schutzfaktoren für ASS. Genetische Risikofaktoren werden von den Eltern ererbt oder entstehen durch Neumutation. Die Erblichkeit liegt bei 40–80 %. Das

Teil VI

Risiko steigt mit zunehmendem Alter der Eltern. Somatische und psychiatrische Erkrankungen, Migrationserfahrungen, geringere Bildung und niedriger sozioökonomischer Status der Eltern, Belastungen der Mutter (Rötelninfektion, Feinstaubbelastung), die Einnahme bestimmter Medikamente (z. B. Antiepileptika, Antidepressiva) während der Schwangerschaft sowie Frühgeburt erhöhen ebenfalls das Erkrankungsrisiko des Kindes. Weibliche Personen sind seltener von ASS betroffen als männliche (Verhältnis ca. 1:2–3 (DGKJP et al., 2016).

Übersicht

Folgestörungen

- Besonders so lange die ASS nicht erkannt ist, sind die Eltern Schuldvorwürfen ausgesetzt, was sie bei der Erziehung vermeintlich falsch gemacht haben. Die Vorwürfe stammen vom Umfeld, von Professionellen und/oder von ihnen selbst.
- Aufgrund besonderen Verhaltens und beeinträchtigter sozialer Kompetenzen werden Kinder und Jugendliche mit ASS oftmals Mobbing-Opfer.
- Gerade in der Pubertät realisieren Jugendliche mit ASS oft, dass sie in vielen sozialen Feldern mit Gleichaltrigen nicht mithalten können. Dies kann zu Depression und Suizidalität führen.
- Pubertät und Selbstständigkeitsentwicklung treten bei Jugendlichen mit ASS oft später auf und dauern länger, sodass dies vom Umfeld und von Professionellen (fälschlicherweise) als Ablösungsproblematik interpretiert werden kann.
- Aufgrund der Beeinträchtigung sozialer Kompetenzen kommt es oft zu Problemen in schulischer und beruflicher Entwicklung.
- Wegen des besonderen Verhaltens sowie der beeinträchtigten sozialen Kompetenzen bleiben Probleme in der sozialen Integration oft sehr lange bestehen.

(Spitczok von Brisinski, 2009)

Ressourcen und Resilienz

- Kinder mit Asperger-Syndrom »haben die Fähigkeit, die Dinge und Vorgänge der Umwelt von neuen Gesichtspunkten aus zu sehen. Diese Gesichtspunkte sind oft von einer ganz erstaunlichen Reife, die Probleme, die sie sich stellen, reichen weit über das hinaus, was anderen Kindern gleichen Alters Inhalt des Denkens ist« (Asperger, 1944, S. 115).
- Loyalität, Zuverlässigkeit, Unvoreingenommenheit, Enthusiasmus für einzigartige Interessen und Themen, Wertschätzung von Details, Neigung, »ritualistischen Small Talk« oder sozial triviale Bemerkungen und oberflächliche Konversation zu vermeiden, sowie enzyklopädisches Wissen über bestimmte Themen (Remschmidt & Kamp-Becker, 2006) können als Stärken positiv konnotiert werden.

- Die Fähigkeit, intensiv und über lange Zeit auf ihr Spezialinteresse zu fokussieren, ohne bei Hindernissen aufzugeben, ist häufig (Fitzgerald, 2004).
- ASS-Betroffene leben gesünder als der Bevölkerungsdurchschnitt bzgl. Nicht-Rauchen (Bejerot & Nylander, 2003), selteneren Drogenproblemen (Mandell et al., 2005) und einem geringeren Body-Mass-Index bei männlichen Betroffenen (Sobanski et al., 1999).

Familiäre Belastungen. Eltern von Kindern mit Autismus sind dauerhafter Belastung ausgesetzt. Diese zeigt sich vor allem in Hilflosigkeit, Verstehens- und Verständnisschwierigkeiten gegenüber dem Kind und in eigenen Vorwürfen, nicht genügend für ihr Kind getan zu haben (Hille & Wünsche, 2012). Auch homöostatische Ausgleichsbemühungen können als Leid auslösender Faktor bedeutsam sein (Bach, 2013).

Im Vergleich zu Kindern und Jugendlichen ohne autistische Geschwister zeigen Geschwisterkinder von ASS-Betroffenen oft ein positiveres Selbstkonzept, allerdings auch vermehrt internalisierende Störungen. Die Lebensqualität ist deutlich beeinträchtigt. Bizarres, aggressives oder nerviges Verhalten des Bruders bzw. der Schwester mit ASS kann schwer zu ertragen sein. Geschwister erwarten auch 1:1-Zeit mit den Eltern und ihr Wohlbefinden hängt auch vom Wohlbefinden des autistischen Geschwisters ab (Thomas, 2015).

53.2 Systemtherapeutische Ziele und Strategien

Teil VI

Die folgenden Therapieziele sind von zentraler Bedeutung bei der Arbeit mit ASS-Betroffenen.

Übersicht

Zentrale Therapieziele

- konstruktiver Umgang mit der autistischen Kernsymptomatik
- Therapie der Begleit- und Folgestörungen beim Indexpatienten und seinem Umfeld
- Unterstützung von individueller und gemeinsamer Trauerarbeit bzgl. enttäuschter Erwartungen und ggf. lebenslanger Behinderung
- Optimierung des Zusammenspiels von Indexpatient, Familie und Professionellen, auch der Professionellen untereinander (Schule, Jugendhilfe, Therapeuten)

53.3 Klinische Praxis

Videogestützte Therapie. Bei Autismus-Spektrum-Störungen ist oft die Interaktion mit den Bezugspersonen früh beeinträchtigt. Wichtig ist daher Förderung der Interaktion zwischen Kind mit ASS und Bezugsperson.

»Marte Meo« (Aarts, 2013) wurde in der Arbeit mit autistischen Kindern entwickelt. »Aus eigener Kraft« soll der Klient bereits erlernte eigene Kommunikationsstrategien als gut und richtig wahrnehmen und ermutigt werden, sie häufiger und gezielter einzusetzen. Dazu analysiert der Therapeut Videosequenzen, in denen der Klient in Interaktion mit anderen Menschen zu sehen ist, und präsentiert dem Klienten die schönen Momente der Interaktion. So sorgt er für positive Emotionen und gibt neue Impulse für stetige Verbesserung der Alltagskommunikation. Das lässt sich auch in Mehrfamiliengruppen realisieren (Hille & Wünsche, 2012; s. a. Kap. 32).

Geeignet ist auch die Kinderorientierte Familientherapie (KOF), die Videoaufzeichnungen des Spiels mit dem Kind und Reflexion mit den Eltern einschließlich Bezug zum familiären Alltag beinhaltet. Sechs bis zehn Spielsequenzen mit der Familie sind üblich (Reiners, 2013). Ist das Spiel mit Figuren im Sand nicht passend (z. B. aufgrund des Alters), kann es durch andere gemeinsame Tätigkeiten wie Musikmachen (mit Instrumenten und Alltagsgegenständen), Kochen oder Beschäftigung mit stereotyp genutztem Material ersetzt werden. Wichtig ist, mit dem Kind oder Jugendlichen auf einer ihm vertrauten Ebene zu interagieren und diese Interaktion mithilfe der Videoaufnahmen ins Elterngespräch einzubringen (de Haen, 2013; s. a. Kap. 65).

Lösungsorientierte Therapie. Es wird dem autistischen Klienten und seinem Umfeld bei der Konstruktion von Lösungen vorgetragener Probleme assistiert (Spitczok von Brisinski et al., 1998).

Teil VI

Fallbeispiel

Der 14-jährige Tim kam zur stationären Behandlung, weil er in der Schule und zu Hause aggressives Verhalten zeigte. Mehrere Male war er von der Schule und von zu Hause weggelaufen.

Das Passen entwickeln. Gering differenzierter emotionaler Ausdruck und Vorliebe für das Allein-Sein führten zu autismusspezifischer Diagnostik. Die Diagnose »Asperger-Syndrom« schien zu passen: Wir beobachteten Schwierigkeiten in Mimik und Gestik zur Regulation sozialer Interaktionen. Außerdem gelang es ihm nicht, zu Gleichaltrigen angemessen Beziehungen aufzunehmen und zu pflegen.

Die ICD-10 beschreibt die Probleme mit starker Tendenz zu persistieren. Dies führte zu Geduld und vermindertem Erwartungsdruck bei Angehörigen und Behandelnden.

Zunächst erwarteten wir nun vor allem Änderungen im Verhalten von uns und von der Familie, nicht von Tim. Dies sollte zu verbesserter Anpassung zwischen der Umgebung und Tims Bedürfnissen führen. Aufgrund von Tims Schwierigkeiten im Verständnis sprachlicher Nuancen versuchten wir, verbal besonders klar zu sein. Da Veränderungen des Tagesablaufs Tim irritierten, wurden spontane Änderungen des Tagesablaufs minimiert. Notwendige Veränderungen wurden angekündigt.

Tims Fähigkeiten im Verständnis sozialer und verbaler Nuancen nahmen zu und er konnte flexibler mit Situationen umgehen. Sein Interesse an Gleichaltrigen wuchs. Soziale Konflikte nahmen ab.

Stell dir vor, dein nächster Wutanfall ist gerade vorbei – was ist dann anders? Tim berichtete, dass er bei einem Wutanfall die Situation und den Raum – sei es in der Schule oder zu Hause – verlassen müsse, sodass er Abstand von anderen Personen bekomme und allein sein dürfe. Was noch? Es prassele nicht so viel auf ihn ein, es sei ruhiger.

Kompetenzkontexte finden. Symptome können verstanden werden als suboptimale Lösungen eines Problems. Menschen mit Autismus-Spektrum-Störungen brauchen mehr soziale Pausen. Wutanfälle und Weglaufen waren möglicherweise (unbewusste) Lösungen, Tim eine gerade dringend notwendige soziale Pause zu verschaffen. Diese Hypothese wurde mit ihm und seinen Eltern diskutiert und es wurde nach akzeptableren Wegen zur Kontrolle des sozialen Stresses gesucht. Mit Tim wurde erforscht, woran er merkt, wenn er mehr Abstand braucht. Er stellte fest, dass ihm dann die anderen Personen zu laut seien und er immer weniger verstehe und zunehmend Spannung im Kopf spüre. Die Eltern wurden befragt, was frühe Anzeichen sein könnten, dass es Tim zu viel wird. Sie erinnerten sich an die letzten Situationen zu Hause, in denen ein Wutanfall oder Weglaufen aufgetreten war: Entweder waren viele Menschen im Raum und er wirkte immer angespannter oder er kam bereits angespannt aus der Schule und sollte sich dann an den gemeinsamen Mittagstisch setzen, um zu essen und von der Schule zu berichten. Es wurde vereinbart, dass Tim sich frühzeitig zurückziehen darf, wenn er Anzeichen eines bevorstehenden Wutanfalls bei sich bemerkt oder die Eltern entsprechende Vorwarnzeichen bei ihm wahrnehmen in den Belastungserprobungen zu Hause bzw. das Betreuerteam auf der Station. Im Laufe der nächsten Wochen traten die Wutanfälle immer seltener auf.

Mehr von dem tun, was funktioniert: Da auch Weglaufen als »Abstandskontrolle« interpretiert werden kann, wurde der Klassenlehrer in die Familientherapiesitzung eingeladen. Das bisher Erreichte wurde mit ihm diskutiert und er wurde gefragt, ob er es sich vorstellen könnte, Tim selbstständig Überlastungssituationen im Unterricht kontrollieren zu lassen, in dem ihm gestattet würde, dass er das Klassenzimmer verlässt, wenn es für ihn erforderlich ist, und wieder hineinkommt, wenn er es sich wieder zutraut. Der Klassenlehrer willigte in dieses Experiment ein, sodass die Probebeschulung in der Heimatschule beginnen konnte. Das besprochene Vorgehen klappte gut. Tim ging verantwortlich mit seinem »Freiraum« um. Wutanfälle und Weglaufen traten nicht mehr auf.

Narrative Therapie. ASS bedingte neurobiologische Defizite können nicht systemtherapeutisch beseitigt werden, jedoch sind die Reaktionen der Familie und des erweiterten Umfelds auf Diagnose und Herausforderungen gestaltbar. Familiäre Narrative, ein Kind mit ASS zu haben, können unterstützend sein oder schwächend (Goepfert et al., 2015). Die Arbeit mit Bedeutung und Sinn kann den Eltern helfen, die Erlebnisreise des jeweils anderen mitzuerleben und tiefgehende Akzeptanz für Unterschiede zwischen ihnen zu kultivieren. Verbundenheit und Empathie offenbaren sich besonders, wenn

Eltern unterschiedlicher Meinung sind oder sich verstricken lassen bezüglich Warum-Fragen: Eltern, die glauben, dass die ASS ihres Kindes Resultat fehlerhafter Gene ist, verfluchen möglicherweise ihr Unglück. Eltern, die glauben, dass die ASS durch Impfungen (obwohl die empirischen Studien dagegen sprechen) oder Umweltgifte bedingt ist, werden konfrontiert mit Entscheidungen, die sie selbst getroffen haben. Der Therapeut kann Eltern helfen, solche Fragen in den Dienst von Resilienz und gegenseitiger Verbundenheit zu übertragen (Solomon & Chung, 2012).

Soziale Geschichten. »Social Stories« (Gray, 2015) sind in der Therapie autistischer Menschen seit Langem etabliert. Lerngeschichten beschreiben exemplarisch bestimmte Situationen, Konzepte oder soziale Fähigkeiten. Anhand der Geschichte werden soziale Informationen und Strategien vermittelt, die autistische Menschen üblicherweise nicht intuitiv erlernen. Es handelt sich um konkrete Instruktionen zur Navigation in sozialen Begegnungen. Der Klient erhält Informationen, in welchen Situationen die Geschichte anwendbar ist, klare Regeln zum Handeln und dazu, wie das Verhalten des Klienten auf andere wirkt. Oft werden ergänzend visuelle Informationen angeboten, da viele autistische Menschen sie besser verarbeiten können als akustische.

Social Stories werden zu narrativer Therapie, indem nicht eine fertige Story verwendet wird, sondern der Klient eine Geschichte mit Unterstützung des Therapeuten selbst schreibt: Es werden konkrete Ereignisse erzählt, untersucht und bearbeitet (s. a. Kap. 65). Dabei werden Bezüge dazu hergestellt, wie der Klient Ereignisse interpretiert, die ihm signalisieren, wo er in die Welt passt. Es geht dabei viel um Neuordnung und Umstellung. Jeder Teil der Reise wird aufgeschrieben und illustriert, sodass sie verfolgt werden kann. Der Klient übernimmt dafür die Verantwortung und schreibt damit seine eigene Social Story. Wichtige Personen im Umfeld nehmen Anteil an der Geschichte, um an ihrer Beziehung zum und Auffassung vom Problem zu arbeiten (Cashin, 2008).

Spezialinteressen als Ressourcen. Bereits Asperger (1944) empfahl, die Spezialinteressen für die Behandlung zu nutzen. In Therapie und Alltag kann es sehr nützlich sein, ganz unterschiedliche Themen mit dem Spezialinteresse des autistischen Kindes/Jugendlichen zu verknüpfen, um so sein Interesse zu binden.

Fallbeispiel

Der 8-jährige Max interessierte sich sehr für Waschgaragen. Jeden Tag zeichnete er stundenlang Waschgaragen und der Vater musste mit ihm immer wieder die Waschgaragen der Umgegend besuchen. Im Unterricht beteiligte er sich nur, wenn er sein Wissen über Waschgaragen einbringen konnte. Mit den Lehrkräften wurde vereinbart, probeweise die Inhalte der verschiedenen Unterrichtsfächer für Max auf Waschgaragen anzuwenden (z. B. Mathematik: »Wenn Waschprogramm 1 fünf Minuten dauert und Waschprogramm 2 zehn, wie lange dauert es insgesamt, wenn zwei Autos mit Programm 1 und eins mit Programm 2 gewaschen werden?«). Hierdurch beteiligte Max sich nun viel häufiger konstruktiv am Unterricht.

Der sozialkonstruktionistische Ansatz von Simon (2004) betrachtet Spezialinteressen als ein für das autistische Kind bzw. den autistischen Jugendlichen bedeutungsvolles regelgebundenes System, das Therapeut und Familie gemeinsam explorieren, um darüber eine gemeinsame sinnhafte Sprache bzw. Bezüge und anschlussfähige Metaphern für andere Lebens- und Themenbereiche zu finden.

Multifamilientherapie, Elterngruppen und Kindergruppen. Das systemische Familientraining nach Hille und Wünsche (2012) für Familien mit autistischem Kind umfasst Multifamilientherapie (s. a. Kap. 32), Elterngruppen und Kindergruppen. Ziele sind

- Familienbeziehungen und Kompetenzen der einzelnen Familienmitglieder als Ressource zu sehen und zu stärken;
- gegenseitige Vermittlung eines Konzepts über Ursachen, Begleitung und Behandlung sowie Prognose der ASS (Psychoedukation);
- gegenseitige Vermittlung von Handlungsstrategien und Fertigkeiten zum Verhaltensmanagement des Kindes im Alltag und zur Förderung seiner kognitiven und sozio-emotionalen Entwicklung.

Ein Zyklus läuft über sechs Monate, die Gruppen finden monatlich statt. In den Familiengruppen geht es darum, das Expertentum der Familien zu nutzen, Alltagssituationen nachzuempfinden, sich gegenseitig zu unterstützen und gemeinsam Lösungen zu suchen. Die Elterngruppen beinhalten Reflexion aus den Familiengruppen durch Videofeedback, Übertragung von Lösungen auf den Alltag und Psychoedukation. Teilnehmer der Kindergruppen sind die autistischen Kinder und deren Geschwister. Ziele sind Förderung sozialer Fähigkeiten, Spielen und kreatives Tun unter Gleichaltrigen sowie Förderung verbalen und nonverbalen Verstehens.

Multisystemische Therapie (MST). Dieser familien- und gemeindebasierte Ansatz, von Wagner et al. (2014) für Jugendliche mit ASS adaptiert, fokussiert auf Behandlung aggressiven Verhaltens (s. Kap. 82). Der Therapeut ist rund um die Uhr erreichbar. Anfangs finden zwei bis drei Sitzungen pro Woche statt, im Verlauf von fünf bis sieben Monaten verringert sich die Frequenz auf 14-tägige Sitzungen. Die Behandlung erfolgt im natürlichen Umfeld der Familie (zu Hause, in der Schule, in der Nachbarschaft). Der Therapeut deckt den größten Teil an Behandlung ab, koordiniert aber auch die Inanspruchnahme sinnvoller anderer Angebote (z. B. medizinischer, pädagogischer) und betreibt kontinuierlich Qualitätskontrolle.

Arbeit mit größeren Systemen. Mit der Förderung von Kindern und Jugendlichen mit ASS sind Familie, Kindergarten / Schule, Kinderarzt und / oder Kinder- und Jugendpsychiater, ein Autismustherapiezentrum, Jugendamt und / oder Sozialamt, ggf. ein Integrationshelfer, Frühförderung und / oder Ergotherapeut, Logopäde, Bewegungstherapeut befasst. Die Subsysteme des Behandlungssystems arbeiten nicht immer optimal zusammen, sodass »Netztherapie« (Girsberger, 2014) bzw. Arbeit mit größeren Systemen (Imber-Black, 2006) erforderlich sein kann (s. a. Kap. 33).

Weitere Systemische Ansätze bzgl. familiärer Probleme. Intrafamiliäre Interaktionsprobleme trotz angemessener ASS-spezifischer Behandlung können Folge der ASS sein und / oder unabhängig davon auftreten. Als therapeutische Ansätze kommen außer

Narrativer Therapie u. a. Strategische Therapie, Mehrgenerationentherapie und Strukturelle Therapie in Betracht (Goepfert et al., 2015).

53.4 Weitere Therapieoptionen

Umfassende autismusspezifische Therapie ist multimethodal (de Haen, 2016; Matoni, 2004) und dauert mehrere Jahre. Meist sind verschiedene Berufsgruppen beteiligt. Nicht jedes Kind profitiert von derselben Therapie, sodass ein flexibles, breites Angebot nötig ist (Freitag, 2008).

Für intensive verhaltenstherapeutische Interventionsprogramme, insbesondere »Applied Behavior Analysis« (ABA, »Angewandte Verhaltensanalyse«, 25 bis 40 Stunden pro Woche über drei Jahre in 1:1-Übungssituationen mit Therapeuten bzw. Eltern) besteht bisher die beste Evidenz bzgl. junger und schwer betroffener Kinder. Für hochfunktionale ältere Kinder und Jugendliche existieren weniger und auch weniger gut evaluierte Therapieangebote (Poustka et al., 2012). Außerdem zeigen mehrere Reviews, dass ca. 60 % der Kinder mit ASS, die verhaltenstherapeutisch behandelt wurden, keine signifikanten Verbesserungen zeigen (Narzisi et al., 2014).

Weltweit und auch in Deutschland weit verbreitet sind u. a. TEACCH (»Treatment and Education of Autistic and related Communication handicapped Children«, Universität von North Carolina, 1972) und PECS (»Picture Exchange Communication System«, Frost & Bondy, 1985). Mittlerweile sind auch im deutschsprachigen Raum evaluierte Therapiemanuale erschienen, konzipiert als Teil einer mehrdimensionalen Behandlung, u. a.:

- Autismusspezifische Therapie im Vorschulalter (Teufel et al., 2017)
- Soziales Kompetenztraining für Kinder und Jugendliche mit ASS (Cholemkery & Freitag, 2014)
- Zürcher Kompetenztraining für Jugendliche mit ASS (Jenny et al., 2011)
- Frankfurter Autismus-Elterntraining (Schlitt et al., 2015)
- Freiburger Elterntraining für ASS (Brehm, et al., 2015)
- Theory of Mind-Training bei Autismus-Spektrum-Störungen (Paschke-Müller et al., 2017)

Außer verhaltenstherapeutischen, vorwiegend trainierenden / führenden Ansätzen existieren kontakt- und beziehungsorientierte bzw. dialogische Ansätze mit dem Ziel, aufgrund entwicklungspsychologischer Erkenntnisse Kompetenzen in der Beziehungsentwicklung zu verbessern (de Haen, 2013). Hierzu gehören u. a. »Aufmerksamkeits-Interaktions-Therapie« (Hartmann, 2011), »Emerging Body Language« nach Rutten-Saris sowie »Relationship Development Intervention» (Gutstein & Sheely, 2002).

! Auch die Kombination Systemischer Therapie mit verhaltenstherapeutischen und entwicklungstheoretischen Ansätzen ist möglich (Stoddart, 1999).

Spieltherapie. Die Wirksamkeit von Spieltherapie mit Gleichaltrigen ist in mehreren Studien belegt für Kinder von vier bis zwölf Jahre. Jüngere und schwerer betroffene Kinder profitieren eher von stark strukturierten / direktiven Spieltherapien und ältere, weniger stark betroffene Kinder eher von am natürlichen Verlauf des Spiels orientierten Gruppen (Freitag, 2008).
Medikamentöse Therapie. Auch eine solche Therapie kann systemisch orientiert erfolgen. Voraussetzung ist, dass nicht das Bild vermittelt wird, dass das Kind passiv »eingestellt« wird (wie mit einem Schraubenzieher) oder gar eine »Krücke« bekommt. Vielmehr erhält das Kind bzw. der Jugendliche ein Werkzeug (Tool), mittels dessen es bzw. er aktiv seine alltäglichen Aufgaben besser meistern kann (Spitczok von Brisinski, 2003). Die empirische Datenlage spricht dafür, dass Psychotherapie durch Psychopharmakotherapie unterstützt und nicht behindert wird (Frazier et al., 2010). Bisher ist für kein Medikament eine Wirksamkeit bzgl. der autistischen Kernsymptomatik ausreichend belegt, für die Serotonin-Wiederaufnahmehemmer (SSRI) Fluvoxamin und Fluoxetin gibt es jedoch Hinweise, dass sie repetitives bzw. stereotypes Verhalten bessern können (Béhérec et al., 2014). Zur Behandlung auto- oder fremdaggressiven Verhaltens ist die Wirksamkeit von Risperidon und Aripiprazol belegt (Politte et al., 2014). Für die Therapie von Ängsten, zwanghaftem Verhalten und depressiven Störungen können ebenfalls SSRI eingesetzt werden. Bei einer Aufmerksamkeitsdefizitstörung mit oder ohne Hyperaktivität (ADS/ADHS) kommen Stimulanzien, Atomoxetin oder Guanfacin in Betracht (Béhérec et al., 2014).

Selbsthilfe im Rahmen regionaler und / oder virtueller Betroffenengruppen und Elterngruppen ist eine wertvolle Ergänzung professioneller Unterstützung. Die Teilnehmer erfahren, dass sie nicht allein sind mit ihren Problemen, und erhalten praktische Anregungen für Bewältigung und Lösungen.

53.5 Gute Erfahrungen, typische Schwierigkeiten und Fehler

Do:

- Berücksichtigung wichtiger ASS-spezifischer Angebote, regionaler Verfügbarkeit und Nachweise ihrer Wirksamkeit
- Psychoedukation: Benennen von Stärken und Schwächen, qualitativen und quantitativen Besonderheiten, evaluierten Behandlungsansätzen, Prognose
- Nutzung der Spezialinteressen zur Verknüpfung mit anderen Themen
- zeitlich begrenzter Rückzug als Pause von sozialem Stress ist sinnvoll – langfristiger aber nicht
- bei Ironie und Formulierungen im übertragenen Sinne vergewissern, was das autistische Kind bzw. der Jugendliche verstanden hat
- bei offen formulierten Fragen und bei komplexen Themen dem Indexpatienten viel Zeit lassen, da autistische Menschen oft mehr Zeit zum Sortieren, Einordnen, Auswählen benötigen, bevor sie antworten
- wiederholte Überprüfung des Transfers neuer Kompetenzen in verschiedene Lebenssituationen/-felder

Do not:

- Erklärung der autistischen Kernsymptomatik durch familiäre Interaktionsmuster (Behauptung, dass Mangel an emotionaler Zuwendung durch die Mutter zu emotionalen Beeinträchtigungen beim Indexpatient führe oder überenge Betreuung durch die Mutter zu Mangel an sozialen Kontakten zu Gleichaltrigen und zu zu später Ablösung bzw. Selbstständigkeitsentwicklung etc.) – wenn, dann ist die Kausalkette eher umgekehrt zu sehen, ggf. ergänzt durch »Teufelskreise«
- Erwartung von schneller und ausgeprägter Veränderung
- Hinterfragen bzw. Auflösen der Diagnose ASS (es sei denn, der Systemtherapeut ist ein sehr erfahrener Experte in der Diagnostik von ASS)
- Menschen mit ASS sind Individualisten und keine Teamarbeiter (Schweitzer & von Schlippe, 2015). Mannschaftssportarten wie Fußball führen daher in der Regel zu Frust und nicht zur Verbesserung sozialer Kompetenzen

Darauf sollten Supervisoren besonders achten

- Berücksichtigt der Therapeut gleichermaßen intrafamiliäre und störungsspezifische Aspekte ausreichend?
- Reflexion zum Recht auf »So-Bleiben« im Rahmen menschlicher Vielfalt versus Verantwortlichkeit Erwachsener für die bestmögliche Entwicklung und gesellschaftliche Integration Minderjähriger

53.6 Empirische Befunde und kritische Einordnung

Die Studienlage zu Systemischer Therapie bei ASS ist noch schmal: In einer randomisierten kontrollierten Studie erhielten fünf von zehn Patienten (Durchschnittsalter 5,4 Jahre) zusätzlich zum Verhaltenstraining 20 Sitzungen Systemische Therapie in zehn Wochen (Lu, 2009). Publiziert wurden bisher außerdem eine Open-label-Studie zu Narrativer Therapie bei zehn autistischen Patienten (10–16 Jahre), die fünf Sitzungen über zehn Wochen erhielten (Cashin et al., 2012), und eine Open-label-Studie zu MST (5,4–7,5 Monate) bei Jugendlichen im Alter von 11 bis 17 Jahren mit ASS und aggressivem Verhalten (Wagner et al., 2014).

FAQ

Warum ASS berücksichtigen, wenn individuelle Unterschiede groß sind?
Viele Familien mit autistischem Kind oder Jugendlichen haben eine lange Odyssee hinter sich, bis die Autismus-Spektrum-Störung diagnostiziert wurde. Während vorher viele Interventionen nicht fruchteten, erleben die meisten Familien autismusspezifische Ansätze als hilfreich und fühlen sich verstanden – ASS-Kenntnisse erleichtern die Konstruktion anschlussfähiger Interventionen.

Der Klient sieht mich an – spricht das gegen ASS?
Häufig ist bei ASS der Blickkontakt vermindert – allerdings nicht immer. Einüben kann zur Normalisierung beitragen, aber auch zu unmoduliertem Anstarren führen.

Üblicherweise ist ASS als lebenslange Diagnose konzipiert – die Behandlung auch?
Nein. Therapie ist nur so lange sinnvoll, wie erheblicher Leidensdruck besteht (beim Klienten und / oder Angehörigen) und / oder Handlungsdruck beim Jugendamt und Aussicht auf Verbesserung durch die Therapie.

Wie viel Therapie ist gesund?
Auch wenn die Wirksamkeit von ABA als hochfrequentes Therapieverfahren besonders gut belegt ist, gibt es keine ausreichenden Belege, dass weniger Therapie weniger hilft. Es scheint aber so zu sein, dass Therapie über einen längeren Zeitraum hilfreich ist.

Weiterführende Literatur

Aarts, M. (2011). Marte Meo Programm für Autismus. Eindhoven: Aarts Publications.

Cashin, A. (2008). Narrative therapy: A psychotherapeutic approach in the treatment of adolescents with Asperger's disorder. Journal of Child and Adolescent Psychiatric Nursing, 21 (1), 48–56.

Goepfert, E., Mulé, C., von Hahn, E., Visco, Z. & Siegel, M. (2015). Family system interventions for families of children with autism spectrum disorder. Child and adolescent psychiatric clinics of North America, 24 (3), 571–583.

Helps, S. (2016). Systemic psychotherapy with families where someone has an autism spectrum condition. NeuroRehabilitation, 38, 223–230.

Hille, J. & Wünsche, R. (2012). Familie x Familie = Systemisches Familientraining mit Kindern mit einer Autistischen-Spektrum-Störung. Zeitschrift für systemische Therapie und Beratung, 30 (2), 79–84.

Neely, J., Amatea, E. S., Echevarria-Doan, S. & Tannen, T. (2012). Working with families living with autism: Potential contributions of marriage and family therapists. Journal of Marital and Family Therapy, 38 (s1), 211–226.

Simon, G. (2004). Systemic family therapy with families with a child who has a diagnosis of asperger syndrome. Human Systems: The Journal of Systemic Consultation & Management, 15 (4), 257–274.

Solomon, A. H., & Chung, B. (2012). Understanding autism: How family therapists can support parents of children with autism spectrum disorders. Family process, 51 (2), 250–264.

Stoddart, K. P. (1999). Adolescents with asperger syndrome. Three case studies of individual and family therapy. Autism, 3 (3), 255–271.

Wagner, D. V., Borduin, C. M., Kanne, S. M., Mazurek, M. O., Farmer, J. E. & Brown, R. M. (2014). Multisystemic therapy for disruptive behavior problems in youths with autism spectrum disorders: a progress report. Journal of Marital and Family Therapy, 40 (3), 319–331.

54 Schulverweigerung

Haja (Johann Jakob) Molter • Inge Singer-Rothöft

54.1 Diagnostik und Komorbidität

Unter Schulverweigerung versteht man, dass Kinder oder Jugendliche am Unterricht nicht teilnehmen, die Schule vermeiden. Ohne Schulpflicht gäbe es keine Schulverweigerung (Schweitzer & von Schlippe, 2006).

Schulverweigerung ist nur eine Seite der Medaille. Man könnte auch sagen: Schule verweigert Schule. Die vielen Stunden Unterricht, die ausfallen, die ungenügende finanzielle und personelle Ausstattung, die wechselnden politischen Vorgaben und die nicht eingelösten Versprechen der Bildungsreformer tragen zu einem Kontext bei, der sich nicht für alle Schülerinnen und Schüler als geeignet erweist (Schlee, 2014). Auch können Eltern aus unterschiedlichen Gründen auf die Anwesenheit ihrer Kinder oder Jugendlichen zur Unterstützung angewiesen sein. Oder Schüler werden aus disziplinarischen Gründen vom Unterricht ausgeschlossen.

Epidemiologie. Von den insgesamt ca. 12 Millionen Schülern und Schülerinnen verweigern etwa 10 Prozent den Besuch der Schule über mehrere Wochen und sogar über Monate hinweg. Aktuell wird davon ausgegangen, dass ein bis 2 % der Schüler und Schülerinnen an den allgemeinbildenden Schulen von der Schule fernbleiben. (Bundesministerium für Familie, Senioren, Frauen und Jugend; Hofmann & Lun, 2010)

Die Herausforderungen im schulischen Alltag erfordern einen Blick, der nicht nur die Beziehungen zwischen Lehrern, Schülern und Eltern beachtet, sondern auch den breiteren Kontext.

Wir haben es mit einer komplexen Gemengelage zu tun, der das System Schule mit ihren eigenen Gesetzmäßigkeiten nicht immer gerecht wird. (Molter & Nöcker, 2016; Bauer, 2015; Brisch, 2017). Fokus dieses Kapitels ist die Weigerung oder Vermeidung des Schulbesuchs von Schülern und Schülerinnen.

Problemsystem. Wir betrachten das Phänomen Schulverweigerung eingebettet in ein »Problemsystem«, an dem viele beteiligt sind (Goolishian et al., 1991; s. Kap. 1). Durch die Kommunikation über die »Schulverweigerung« entwickelt sich ein über das Problem charakterisiertes Sozialsystem und problemdefiniertes Kommunikationssystem. Im Falle von Schulverweigerung können immer mehr Personen einbezogen werden: Schuldirektor, Lehrer, Eltern, Großeltern, der/die Schülerin, Geschwister, Schulpsychologen, Berater, Mitarbeiter des Jugendamtes, Therapeuten u. a. m.

Aus der Problementdeckung (der/die Schülerin hat das Problem) heraus festigt sich eine Problemerklärung, die zu einem Problem stabilisierenden Verhalten führt. Das Definieren eines Problems kann ein Problemsystem mit erschaffen, das man auch als das zurzeit mögliche »Problemlösungssystem« verstehen kann. Das heißt, dass »das Problem Leute anzieht, die unweigerlich eine Meinung haben müssen – sowohl im

Hinblick darauf, wie das Problem verstanden werden kann, als auch darauf, wie es zu lösen ist. Die Meinungen als solche stellen kein Problem dar. Das Problem entsteht nun, wenn die verschiedenen Meinungen zu verschieden werden. So verschieden, dass die Anhänger der jeweiligen Meinungen nicht mehr miteinander reden. Wenn das geschieht, steht das System noch stärker still.« (Andersen, 1998, S. 26). Der Dissens untereinander wird Teil des Problems. Veränderungschance entsteht dann, wenn es in Familie, Schule und Helfersystem zu einem offenen und kooperativen Austausch mit möglich gleichwertigen Perspektiven kommt (Busse, 2016).

Die Herausforderung für Berater und Therapeuten besteht im Falle von Schulverweigerung darin, diese konstruktivistische Sichtweise als Einladung und Angebot anzubieten. Wenn Probleme im sozialen Kontext entstehen und als unerwünschter und veränderungsbedürftiger Zustand angesehen werden, können sie auch im sozialen Kontext gelöst werden. Im Therapieprozess kommt es darauf an, die an dem Zustandekommen des Problemzustandes beteiligten Kommunikationen und Personen zu identifizieren und in den Lösungsprozess konstruktiv einzubeziehen.

Schulverweigerung ist keine eindeutige ICD-Kategorie als Diagnose mit einheitlichem Störungsbild. Dennoch gibt es unterschiedliche Formen der Schulverweigerung, die in der folgenden Übersicht aufgeführten werden.

Übersicht

Formen der Schulverweigerung

Schulangst, schulbezogene soziale oder spezifische Phobie (ICD-10: F40.1, F40.2). Hier geht es vor allem darum, dass der Lebensraum Schule von den Schülern nicht mehr angstfrei erlebt wird. Gründe dafür können bei Leistungsüberforderung Angst vor Leistungsversagen (auch Examensangst), Mobbing oder Gewalt von Schülern, aggressive Auseinandersetzungen und Meinungsverschiedenheiten zwischen Eltern und Lehrern sein.

Emotionale Störung mit Trennungsangst des Kindesalters (F93.0). »Stehen bei der schulverweigernden Symptomatik kindliche Trennungsängste im Vordergrund ..., dann spiegeln diese oft Ängste vor dem Verlust des im familiären Kontext funktionierenden, aber im schulischen Kontext bedrohten Selbstwertes dar« (Schweitzer & Ochs, 2003, S. 442). Dabei sollte beachtet werden, dass aufgrund früher negativer Bindungserfahrungen eine Vulnerabilität vorliegen kann, die beim Erarbeiten von Lösungen und gewünschter Veränderung eine Rolle spielen (Brisch, 2017). Manchmal aber kann sich das Kind auch nicht vom Elternhaus trennen, weil es insgeheim besorgt ist, z. B. um eine depressive Mutter.

Schulschwänzen. Das Fernbleiben von der Schule hat mit Schulangst und Schulphobie wenig zu tun. Schulschwänzern, oft auch ihren Eltern scheint die Schule völlig egal, die Familie wirkt oft auch unbeeindruckt von sozialen Sanktionen. Aus Sicht der Kinderpsychiatrie handelt es sich um eine Störung des Sozialverhaltens, das eine Folge der Beziehungskonflikte zwischen Familie und Schule sein kann. Dieses Muster lässt sich oft über Generationen verfolgen.

54.2 Klinische Praxis

Ein Fokus der systemischen Arbeit mit Schulverweigerung ist es, in den Beschreibungen der verschiedenen Mitglieder eines Problemsystems Unterschiede herauszuarbeiten: Unterschiede in der Definition des Problems als Problem, Unterschiede in den Perspektiven, in der Problemerklärung, in den Lösungsideen und der Prognose (von Schlippe & Schweitzer, 1996.)

Schulverweigerung kann man auch hypothetisch als Botschaft eines Individuums an seine Umwelt verstehen, deren Botschaft erkundet werden kann.

Übersicht

Hypothesen zu möglichen Motiven von Schulverweigerern

- Es wird keine Verbindung zwischen Lerninhalten und ihrer Lebenswirklichkeit gesehen.
- individuelle und/oder familiär- biografische Gründe (s. Fallbeispiele)
- Betroffene fühlen ihr individuelles Potenzial nicht respektvoll gesehen (Singer, 1998). Statt herausfordernder Ermutigung (konstruktive erzieherische Präsenz), die eigenen Fähigkeiten anzunehmen und auszubauen, wurde womöglich zu viel bevormundendes Bestimmen wahrgenommen (Largo, 2009; Gopnik et al., 2000; Bauer, 2015).

Alle Kinder und Jugendlichen haben das Bedürfnis, als Person gewürdigt und als Herausforderung für ihre Gegenüber gesehen und angenommen zu werden: Du hast eine Chance, du gehörst zu uns, du hast einen Platz in dieser Welt. Wir wollen deine Botschaft an uns hören und verstehen.

So wird Schulverweigerung eine Herausforderung an die beteiligten Erwachsenen und Helfer, sich dem Dialog mit dem Kind oder Jugendlichen zu stellen. Jedes pädagogische Konzept im Umgang mit Schulverweigerung ist an seiner Passungs- und Schwingungsfähigkeit zu messen. Bietet es genügend Raum, den Empfänger der Botschaft (Schüler/innen als Adressaten und Eltern als primäres Bindungssystem, Lehrer u. a.) mit einzubeziehen, beinhaltet es Achtsamkeitsschleifen, um fortlaufende Aktualisierungen zu ermöglichen?

! Aus systemischer Sicht bieten sich verschiedene Vorgehensweisen an. Wichtig ist, die Kontextbedingungen miteinzubeziehen.

Settings. In Deutschland gibt es unterschiedliche institutionelle Strategien im Umgang mit Schulablehnung. Je nach Auftraggeber (Eltern, Schule, Jugendhilfe) wird Hilfe und Unterstützung über verschiedene Institutionen angeboten bzw. beauftragt. Je länger das Problem ungelöst ist, umso häufiger sind Institutionen in die Hilfe involviert. Dazu gehören schulpsychologische Dienste, aufsuchende Familienberatung bzw.

Familientherapie, Erziehungsberatungsstellen, kinder- und jugendpsychiatrische und -psychotherapeutische Praxen und stationäre kinder- und jugendpsychiatrische Einrichtungen. Entscheidend für eine positive Entwicklung ist die konstruktive Kooperation im Helfersystem bzw. Helfernetzwerk (Busse, 2016).

Wege zum Ziel. Der Erfolg jeder Intervention und jeder therapeutischen Maßnahme liegt im jeweiligen Zugang zur Wirklichkeit des Kindes oder Jugendlichen und dem Bemühen mit diesem in ein lösungsorientiertes Gespräch einzutreten (de Shazer, 1993). Es kann hilfreich sein, zunächst mit dem Kind oder Jugendlichen allein zu arbeiten. Jeder therapeutische Prozess (Schweitzer & von Schlippe, 2006) beginnt mit einer gemeinsamen Beschreibung der Lebenswelt des Kindes, des Jugendlichen und einer darauf aufbauenden Auftragsklärung und Rollenklärung im Helfersystem.

Die Auftragsklärung umfasst biografische Aspekte, Sichtweisen der Beteiligten, evtl. auch diagnostische Erhebungen, Genogrammarbeit, Skulpturen, Metaphern, narrative Beschreibungen und kreative Medien. Ziel ist es, ein gemeinsames Therapieziel zu entwickeln, in dem sich Indexpatient(in), Eltern, Geschwister, Lehrer und weitere Problembeteiligte mit ihren Anliegen wiederfinden.

Präventiv kann man Verschlimmerungsfragen stellen:

- Was wäre noch schlimmer als die Schulverweigerung?
- Wie könnte alles noch schlimmer für dich und die anderen werden?

Arbeitet man mit dem Kind oder Jugendlichen allein, gilt es, Akzeptanz für ihre Denkmuster zu zeigen und mögliche erste Schritte der Veränderung achtsam zu begleiten und zu unterstützen. Selbstwirksamkeitsfördernde Interventionen (Hüther, 2005) aus dem Bereich der Entspannungs- und Atemtechniken, Konfliktlösemechanismen, Umgang mit dem inneren Kritiker (Alman, 2016) und verhaltenstherapeutische Elemente (Lieb, 2009) können zum Einsatz kommen.

Die Eltern und begleitenden Helfer sollten offen und transparent über entstehende Folgen des Verhaltens informieren, um eine Vertrauensbasis zu schaffen oder wiederherzustellen. Beim Einbezug der relevanten Bezugspersonen und des Helfersystems im Umgang mit den Erwartungserwartungen (Molter & Nöcker, 2016) ist der Berater bzw. Therapeut »Dolmetscher« zwischen der Sichtweise des Jugendlichen und der Sichtweise der Erwachsenen. Er wird vorübergehend für den Jugendlichen der »gute Indianer«, der Mittler zwischen Innen- und Außenwelt (Keupp, 2001).

Umsetzungsmöglichkeiten für unkonventionelle Wege werden gemeinsam geprüft, ein alltagstauglicher Handwerkskoffer gepackt (besonders wichtig bei sozialen Phobien), Supportsysteme eingerichtet (z. B. auch mithilfe von Internet, virtuellen Welten und sozialen Netzwerken). Regelmäßige Reflexions- und Achtsamkeitsschleifen mit dem Kind, dem Jugendlichen und den am Problem beteiligten Personen und Institutionen begleiten den gesamten Prozess.

Es besteht auch die Möglichkeit, nur mit den Eltern zu arbeiten. Hier haben die Haltung und Methoden der elterlichen Präsenz (Omer & von Schlippe, 2004, 2010; Ollefs et al., 2009; s. a. Kap. 83) sich als hilfreich und wirkungsvoll erwiesen.

In der Stabilisierungsphase beginnt Schritt für Schritt die Übernahme eigener Verantwortlichkeit bis zu einer vertraglichen Übereinkunft. Das kann auch die Entscheidung beinhalten, ggf. (weiter bzw. wieder) Hilfe in Anspruch zu nehmen, um Schritte in die Selbstversorgung und den Aufbau von verlässlichen Alltagsstrukturen und, falls nötig, die Beantragung von finanziellen Mitteln zu begleiten.

Ein weiterer Ansatz kann sein, die Kinder und Jugendlichen darin zu unterstützen, die selbstbestimmte innere Führung zu übernehmen und bei der Reintegration in die Schule begleitende Hilfen anzubieten (Haase, 2016). Dabei haben therapeutische Settings häufig einen Zeit– und Loyalitätsvorteil, während Jugendhilfemaßnahmen von der weiterführenden Bewilligung der Hilfen abhängig sind.

Eine reflexive Supervision kann im Helfersystem für gute Konstruktionen sorgen und den Blick auf die Sicht der Kinder und Jugendlichen lenken. Unterschiedliche Konstruktionen werden gewürdigt und nach den potenziellen Auswirkungen gefragt.

Fallbeispiel

Fallbeispiel 1: Nadja, 16 Jahre

Nach Abbruch einer stationären Therapie lernte ich (I. Singer) als Familientherapeutin Nadja in einer kinder- und jugendpsychiatrischen Praxis kennen: Nadja (16 Jahre) war überdurchschnittlich intelligent. Ihr Vater litt unter einer bipolaren Störung, die Mutter trat sehr fürsorglich auf. Es bestanden familiäre Konflikte bei hoher Loyalität zur Familie und es existierte ein großes Helfersystem. Bei Schulbesuch erbrachte Nadja gute Leistungen, doch zum Zeitpunkt des ambulanten Therapiebeginns bestand eine mehr als einjährige Schulabsenz aufgrund heftiger psychosomatischer Schmerzsymptome.

Nach einigen Monaten Therapie stellt Nadja sich in einer Skulpturarbeit in die Mitte des sie umringenden Helfersystems mit Eltern, Freunden und Schule. Sie erlebt sich »umzingelt und die Hilfe selbst als atemberaubend«. Dennoch ist ihr Platz in der Lösungsfantasie nur minimal »freier« als in der Ist-Darstellung. Einige Wochen nach dieser Therapiestunde drückt sie im Hilfeplangespräch ihren Wunsch nach Verselbstständigung aus, zieht zunächst zur Familie der Schwester, danach zu ihrem Freund in seine Familie, dann zusammen mit dem Freund in betreutes Wohnen. Nadja geht inzwischen wieder regelmäßig zur Schule, ist weitgehend schmerzfrei, aber noch häufiger krank. Sie hält zur Mutter intensiven Kontakt. Nach dem erfolgreichen Realschulabschluss möchte sie »mit Büchern« arbeiten.

Fallbeispiel 2: Mohammed, 11 Jahre mit deutsch-türkischen Wurzeln

Status Quo beim Kennenlernen: Mohammed, elf Jahre, zweites Kind von Eltern mit türkisch-deutschen und algerischen Wurzeln. Äußerlich und in seinem Verhalten wirkte er häufig wie ein Vorschulkind. Beim Übergang in die 5. Klasse einer Gesamtschule gilt er nach kurzer Zeit als lern- und sozial-emotional behindert.

Den Eltern wird ein Wechsel in eine Förderschule nahegelegt. Mohammed habe große Leistungsdefizite, fordere ständig Aufmerksamkeit, provoziere Lehrerinnen und Mitschüler. Einige Lehrer sprechen aber auch von großer Kreativität und einem analytischen Sprachverständnis. Zu dem Zeitpunkt wollte Mohammed nicht mehr zur Schule kommen, war häufig krank oder wurde als nicht schulfähig nach Hause geschickt. Mohammed: »Ich weiß sowieso, dass mich hier niemand haben will.«

Im Rahmen der Schulsozialarbeit der Schule rege ich (I. Singer) eine Diagnostik in einer kinder- und jugendpsychiatrischen Praxis an, um vom Jugendamt eine Integrationsbetreuerin bewilligt zu bekommen. Zunächst bestätigen sich erhebliche Leistungseinschränkungen, dazu eine manifeste Angst / Aggressionsproblematik mit Wahrnehmungsbeeinträchtigungen. Eine stationäre Therapie wird empfohlen. Die Familie entscheidet sich für eine ambulante Unterstützung, meldet sich in einer Tagesklinik an. Die Situation verschlechtert sich in der Schule, Mohammed fehlt häufig, die Lehrer signalisieren verstärkt Hilfebedarf. Die Schulleiterin bietet an, Mohammed könne nach einer Therapie in der Klinik einen Neuanfang machen. Die Familie ist trotz großer Bedenken einverstanden.

Mohammed besucht für fünf Monate die Tagesklinik. Die Eltern bleiben in Kontakt mit der Schule und Schulsozialarbeiterin, die mit der Klinik kooperieren, um den Neuanfang vorzubereiten. Bei der Entlassung zeigen erneute Tests eine durchschnittliche Lernbegabung.

Aufgrund der instabilen Verfassung sind dennoch alle Beteiligten skeptisch, ob die Integration in die Gesamtschule gelingt. Mohammed beginnt in einer neuen Klasse, der Einsatz einer Integrationsbetreuerin verzögert sich. Mohammed lehnt die Betreuung ab, Eltern und Schule bestehen darauf.

Für alle überraschend arbeitet Mohammed gut mit, hat sehr gute Leistungen, fehlt kaum noch und wird nicht mehr vom Schulbesuch ausgeschlossen. Zunehmend kann er Konflikte mit anderen Schülerinnen reflektieren und klären, seine eigene Beteiligung erkennen. Im Klassenrat bespricht er seinen Ärger, hört sich von anderen Kindern konstruktive Handlungsmöglichkeiten und Unterstützungsangebote an.

Er geht weiter zu einer ambulanten Therapie. Die Eltern suchen regelmäßig das Gespräch mit Klassenlehrerinnen und Schulsozialarbeiterin. Der Verlauf erweist sich für die Beteiligten zufriedenstellend. Das kontinuierliche Einbeziehen der Beteiligten des Problemsystems federt die persönliche Entwicklung Mohammeds förderlich ab.

54.3 Gute Erfahrungen und typische Probleme

Bei chronifizierten psychischen Auffälligkeiten in der Herkunftsfamilie oder traumatischen Erfahrungen im Laufe der Biografie, liegt die Chance einer günstigen Entwicklung in der Fähigkeit des Helfersystems, Loyalität und Ambivalenz wertschätzend zu konnotieren und unkonventionellen Wegen offen zu begegnen.

Die kooperative Haltung des Helfersystems ist hilfreich bei der Therapie (s. Fallbeispiel 2, Mohammed).

Kritisch sind daher Behandlungsansätze zu betrachten, die allein auf das individuelle Verhalten der Kinder und Jugendlichen abzielen, ohne den Kontext mit einzubeziehen.

Die gesetzliche Schulpflicht bis zum 18. Lebensjahr engt die Lösungsspielräume ein. Besonders bei »schulverweigernden« Jugendlichen könnte die Befreiung von der Schulpflicht auch Freiräume ermöglichen.

54.4 Empirische Befunde und kritische Einordnung

Leitlinien zur Diagnose und Therapie von Schulverweigerung wurden bisher nicht ausgearbeitet. Es liegen bisher auch keine RCT zur Wirksamkeit von Systemischer Therapie bei dieser Problematik vor.

Weiterführende Literatur

Molter, H. & Nöcker, K. (2016). Systemisch Schule machen. Toolbox für Lehrer. Heidelberg: Auer.

Teil VI

55 Psychosomatik des Kindes- und Jugendalters

Miriam Haagen

55.1 Grundlagen und Rahmenbedingungen

Körperliche Beschwerden irritieren. Wenn wir unserem Körper keine besondere Aufmerksamkeit schenken müssen, fühlen wir uns meistens wohl. Dagegen können Körpersignale wie Herzklopfen – etwa bei Aufregung oder Anstrengung, Bauchweh bei Verdauungsvorgängen oder Angst – für Kinder, Jugendliche und ihre Eltern manchmal schwer einzuordnen sein und beunruhigen. Was heißt »psychosomatisch« im Kindes- und Jugendalter?

> **!** Gerade weil das Kind noch nicht über seine inneren Zustände und ursächliche Vorgänge Auskunft geben kann, teilt es häufig nur die entsprechenden körperlichen Signale mit.

Die Differenzierung dieser Signale fällt dann häufig den Betreuungspersonen und Ärzten zu. Lässt sich keine organische Ursache finden, sind die Betroffenen und ihre Eltern und Geschwister nicht unbedingt erleichtert. Sie fragen sich: Könnten die Beschwerden »psychosomatisch« sein? Was bedeutet das eigentlich? Der Begriff ist in aller Munde, löst aber nicht selten ein Unheimlichkeitsgefühl aus. Die Frage, was körperlich und was seelisch ist, wirkt verunsichernd. Die Unverfügbarkeit körperlicher Erfahrungen, die sich einstellen, bevor wir über sie nachdenken können, mag zu dieser Unheimlichkeit beitragen (Küchenhoff, 2016). Was wissen wir über die Beziehung von Körper und Geist, die Mediziner, aber auch Philosophen seit vielen Jahrhunderten beschäftigt? Das Bedürfnis nach gesichertem Wissen, nach Antworten auf die Frage: »Warum so und nicht anders?« empfinden wir besonders in den Fällen als dringlich, in denen wir selbst oder ein naher Angehöriger leidet. Zudem fällt es uns immer noch schwer, nicht dualistisch zu denken und Körper und Geist oder Seele nicht als Gegensätze zu begreifen, obwohl dies »das Ziel aller Ansätze psychosomatischen Denkens« ist (Kollbrunner, 2010, S. 89). Fast alle Menschen haben im Laufe einer Woche die eine oder andere Körperbeschwerde (Hausteiner-Wiehle & Henningsen, 2015), ohne dass sie einen Arzt aufsuchen.

Mutter-Kind-Interaktion. Körperliches Erleben betrifft aber nicht nur den Einzelnen, sondern wird – wie u. a. die neurobiologischen Untersuchungen zu den sogenannten Spiegelneuronen belegen – auch bei einem Gegenüber miterlebt und geteilt. Wie die Säuglings- und Kleinkindforschung zeigt (u. a. Stern, 1995), entsteht das körperliche Selbst in der körperlich-seelischen Verbindung mit der Hauptbezugsperson. Unsicherheiten im körperlichen Erleben und im emotionalen Einordnen der körperlichen

Wahrnehmung hängen mit den interaktiven körperlichen Erfahrungen der Hauptfürsorgepersonen zusammen, die diese wiederum in ihrer Kindheit gelernt haben. Unsicherheiten können sich auch darin ausdrücken, dass das emotional-körperliche Wechselspiel nicht gut ertragen werden kann oder es schwerfällt, zwischen eigenem und fremdem Erleben zu unterscheiden. In der frühen Mutter-Kind-Interaktion lernen beide Seiten diese Unterscheidung Schritt für Schritt. Und bei jedem dieser Schritte kann es sowohl zu Störungen als auch zu Heilungen (im Sinne einer Entwicklung des eigenen Körper- und Selbstbildes) kommen.

55.2 Diagnostik, Komorbidität und Differenzialdiagnostik

Die Klassifikation sogenannter psychosomatischer Störungen wird im Kindes- und Jugendalter noch komplexer, weil sich die Patienten in rascher psychophysischer und sozialer Entwicklung befinden, die mit unterschiedlichen Verletzlichkeiten einhergehen kann. Die Fähigkeit, eigene Gefühle in Worte zu fassen, sodass diese weniger über ein Körpersymptom ausgedrückt werden müssen, ist unterschiedlich ausgeprägt. Außerdem ist es wesentlich, wie Eltern auf körperliche Beschwerden bei ihren Kindern und sich selbst reagieren, ob sie in der Lage sind, Erleben oder Wahrnehmung von Gefühlen von sich und ihrem Gegenüber zu reflektieren. Somatoforme Störungen, die häufig im Kindes- und Jugendalter beginnen (Tomasson et al, 1991), führen zu einer erheblichen Einschränkung der Lebensqualität nicht nur des Kindes, sondern auch der Eltern und mitunter der ganzen Familie. Wiederholte Arztbesuche und für alle Seiten unbefriedigende Arzt-/Therapeut-Patient-Interaktionen lassen Gefühle von Hilflosigkeit und Misstrauen sowohl aufseiten der Familie als auch aufseiten der Ärzte oder Psychotherapeuten entstehen. Die DSM-5-Diagnose »Somatische Belastungsstörung« scheint dies deutlicher auszudrücken.

Die verschiedenen Dimensionen von Krankheit erhalten im Kindes- und Jugendalter eine andere Akzentuierung als bei Erwachsenen. Der Slogan der medizinischen Familientherapie – »niemand ist allein krank« – ist hier besonders evident.

Im biopsychosozialen Ansatz finden die verschiedenen Dimensionen von Krankheit, die biologische, die seelische (psychische) und die soziale, einen Ausdruck (s. Kap. 1).

Disease. Der angloamerikanische Sprachraum kennt dafür sogar unterschiedliche Begriffe: Disease bezieht sich auf die biologische Definition der Krankheit (z. B. durch den Nachweis bestimmter Keime), Illness meint das Krankheitsgefühl (z. B. Abgeschlagenheit) und Sickness bezieht sich auf die Krankenrolle mit bestimmten Verhaltenserwartungen und Verpflichtungen (z. B. das Bett zu hüten) (Noeker, 2008). Diese drei Dimensionen können bei verschiedenen Krankheiten und Individuen auf ganz unterschiedliche Weise zutage treten. Ein starkes, seelisch wahrgenommenes Krankheitsgefühl (illness) eines Schulkindes kann z. B. zum Wunsch nach Anerkennung der Krankenrolle (sickness) führen – und dazu, dass es seinen Eltern sagt, es könne wegen Bauchschmerzen heute nicht in die Schule gehen. Die hinzugezogene Kinderärztin kann aber u. U. gar keine Krankheit (disease) auf biologischer Ebene diagnostizieren. Die Ärztin kommt in diesem Fall, wenn sie ausschließlich auf objektivierbare Diagnostik gründet, zu einer anderen Beurteilung und Diagnose als der Patient oder seine Eltern.

Am Beispiel unklarer Körperbeschwerden wird ein Diagnosedilemma deutlich, das in Formulierungen wie den folgenden zutage tritt: »nicht-spezifische, funktionelle und somatoforme Körperbeschwerden (NFS)«, im englischen Sprachraum: »medically unenxplained (physical) symptoms (MU(P)S)«, somatoforme Störung (in der ICD-10 als psychische Störung klassifiziert), psychosomatische Symptome (auch in die Laiensprache eingegangen) sowie entwertende Begriffe im internen Fach- und Kollegenjargon wie z. B. »Ganzkörpersyndrom« (Hausteiner-Wiehle & Henningsen, 2015). Der Dualismus: »psychisch oder körperlich?« stellt für jedwede Leiden eine Verkürzung dar und widerspricht der – auch psychoneuroimmunologisch belegbaren – Untrennbarkeit von Seelischem und Körperlichen (Schubert, 2015). Besonders im Kindes- und Jugendalter ist Erleben eine Sache des »Organismus-in-der-Welt-und-mit-anderen-sein« (Broom, 2015, S. 375).

Körperliche Beschwerden ohne somatisch erklärbare Krankheiten sind im Kindes- und Jugendalter sehr häufig und neigen vielfach zur Chronifizierung (Jacobi et al., 2004). Sie ziehen u. U. Entwicklungseinbußen nach sich und bleiben gerade im Kindes- und Jugendalter oft unterbehandelt.

Übersicht

Häufige psychosomatische Störungen nach Altersphasen

Säuglings-, Kleinkind- und frühes Kindesalter

- psychosoziale Gedeih- und Fütterstörungen
- psychosozialer Minderwuchs
- chronische habituelle Obstipation
- Störungen der Schlaf-Wach-Regulation

Schulkindalter und Jugendalter

- somatoforme und dissoziative Störungen
- Enuresis (Einnässen) und Enkopresis (Einkoten)
- Bewegungsstörungen
- monosymptomatische Beschwerden, insbesondere Kopf- und Bauchschmerzen
- Essstörungen

Die innerlichen Reaktionen und die äußerlichen Handlungen der Eltern sind entscheidend für den Verlauf. Noeker (2008, S. 30) spricht von einer »Somatoformen Störung by proxy«, wenn hoch belastete und ängstliche Mütter inadäquates Krankheitsverhalten dem Körper des Kindes gegenüber entwickeln und sich hartnäckig weigern, medizinische Befunde zu akzeptieren. Emotionale Parentifizierung gilt auch als Risikofaktor für die Entwicklung somatoformer Beschwerden (Schier et al., 2011; s. a. Kap. 1).

Im Jugendalter gehört die Anorexie zu den schwersten psychosomatischen Erkrankungen, die schnell chronifizieren. Die Mortalitätsrate liegt auch bei behandelten Fällen im Langzeitverlauf bei ca. 15 %. (Reich & von Boetticher, 2017).

In der Pubertät kommt es auch zu einer Häufung von Konversionsstörungen. Auslösende Ereignisse sind häufig schwere narzisstische Verletzungen (real oder befürchtet), Trennungserlebnisse, Verlustängste, aggressive Konflikte (mit massiven Schuldängsten) oder traumatisierende Erfahrungen.

55.3 Therapieziele und klinische Praxis

Das folgende Beispiel zeigt die Entwicklung verschiedener Beschwerden einer Jugendlichen von Hustenattacken zu dissoziativen Anfällen.

Fallbeispiel

Patientin, 15 Jahre

Hintergrund. Als die 15-jährige Jugendliche in die Kinderklinik zur ausführlichen Diagnostik aufgenommen wird, besteht ihre Symptomatik bereits seit elf Monaten. Sie bleibt mehrere Wochen in der Kinderklinik. Sie litt unter Hustenattacken und Ohnmachtsanfällen, die so plötzlich auftraten, dass sie bereits mehrfach notfallmäßig mit dem Krankenwagen vom Schulhof ins Krankenhaus gefahren und immer nach kurzem Aufenthalt wieder entlassen wurde. Im psychosomatischen Konsilgespräch nimmt die Jugendliche sehr versiert Kontakt auf und wirkt dabei bemerkenswert fröhlich. Sie schildert ihre bisherigen Krankheits- und Behandlungserfahrungen auffallend ruhig. Von Seiten der Schule wurde ihr weiterer Schulbesuch bereits infrage gestellt, aber wenn sie von Traurigkeit oder Verzweiflung spricht, werden diese Gefühle nicht spürbar. In ihrer Mimik wirkt die Patientin teilweise freundlich erstarrt, teilweise durch eine hochgezogene Augenbraue spöttisch distanziert. Sie ist sehr anspruchsvoll und fordert von der Stationsärztin immer wieder lange Gespräche. Als diese sich zunehmend entzieht und die somatische Diagnostik keine die Symptomatik erklärenden Ergebnisse erbringt, kommt es zu einem Symptomwandel. Die Patientin klagt gereizt über starke Kopfschmerzen und führt lange Auseinandersetzungen mit den Schwestern, wenn diese ihr nicht die entsprechenden Medikamente geben.

Inzwischen gelingt es in mühevoller Motivationsarbeit, die alleinerziehende, wenig responsiv auf die Tochter reagierende Mutter (der Vater der Patienten war bereits vor Jahren verstorben) von der Notwendigkeit einer Verlegung ihrer Tochter in eine jugendpsychiatrische Abteilung zu überzeugen. Die Patientin reagiert darauf erneut mit einem Symptomwandel: Die Kopfschmerzen verschwinden und die Patientin erleidet epilepsieähnliche Anfälle, die sich derart steigern, dass wegen drohender Selbst- und Fremdverletzungsgefahr eine Sedierung unumgänglich wird. Erst nach mehreren Monaten Behandlung auf der jugendpsychiatrischen Station sistieren die psychomotorischen Anfälle und es tritt eine Depression mit selbstverletzendem Verhalten und Suizidalität auf.

Vorgehen. Im Verlauf der jugendpsychiatrischen Behandlung wurde deutlich, dass in der frühen Kindheit der Patientin schwere Traumatisierungen und Verluste aufgetreten waren, von denen die Patientin bis dato kaum etwas wusste, weil immer vermieden wurde, mit ihr darüber zu sprechen. Erst im Rahmen der stationären Behandlung gelang es ihr, eine direkte Aussprache mit ihrer Mutter zu suchen und zu fordern.

Die Symptomatik kann als Dissoziative oder Konversionsstörung (ICD-10: F44) verstanden werden, als eine Möglichkeit, psychischen Stress zu bewältigen, der durch unerträgliche innere und interpersonelle Konflikte (besonders mit der Mutter), meist in Verbindung mit traumatisierenden Ereignissen verursacht wird. Gefühle von Angst, Wut, Verzweiflung, Scham, Ekel werden dann mit Hilfe eines ausdrückenden Symptoms gleichsam neutralisiert. Die Konversionssymptome wurden auch als »Mimikri« körperlicher Symptome bezeichnet. Das verlorengegangene psychische Gleichgewicht wird durch die variierenden Symptome (Husten-, Ohnmachts- und psychomotorische Anfälle) wiederhergestellt. Dies geht einher mit einer so genannten »belle indifference«, dem ruhigen Annehmen auch einer ernsthaften Beeinträchtigung, als würde das Symptom sagen: »Ja, das kriegt ihr alle nicht raus! Ich habe was Ernstes und Schwieriges, das euch Angst macht, sodass immer wieder jemand erforschen muss, was mit mir los ist. Ich muss es jetzt nicht (mehr).« Die Symbolisierungs- und Mentalisierungsfähigkeit der Patientin war initial nur schwach entwickelt (s. Kap. 22). Dadurch wurde die anstehende Ablösung der Patientin erschwert. Die Mutter wurde durch die Erkrankung ihrer Tochter »gezwungen«, sich mit der Familiengeschichte und ihrer Bedeutung für sie und ihre Tochter auseinanderzusetzen, was sie vorher immer vermieden hatte. Im hier vorgestellten Fall hat die Mutter monatelang wiederholt auf eine weitergehende, somatische Diagnostik bestanden und war lange für Gespräche über die Familienbiografie oder den familiären Kontext kaum zu motivieren.

Der Umgang mit uneindeutigen Symptomen fällt immer schwer. »Die Illusion der Eindeutigkeit in der Medizin« (Hausteiner-Wiehle & Henningsen, 2015, S. VII) führt dazu, dass der kommunikative Charakter der Beschwerde, also das in dem Moment der berichteten Beschwerden sich subjektiv Ereignende im Arztpatientgespräch zugunsten von vermeintlich objektivierbaren »Befunden« vernachlässigt wird. Immer neue Diagnose- und Therapiemanuale zeugen von diesem Wunsch nach Objektivierbarkeit und damit Beherrschbarkeit. Patienten und Ärzte, aber auch viele Psychotherapeuten suchen den beruhigenden Effekt einer eindeutigen Diagnose. Und dennoch: Eine Diagnose kann auch beunruhigen – nicht nur wegen der anschließenden Behandlungskonsequenzen. »Eine Diagnose ist ein Name für ein unbekanntes

Drama«, formulierte der Nestor der psychosomatischen Medizin in Deutschland, Thure von Uexküll (1999).

Die Diskussion, ob eine Beschwerde »psychisch« oder »somatisch« sei, führt nicht weiter. In dem beschriebenen Fall beharrte die Mutter auf der Suche nach einer seltenen Erkrankung ihrer Tochter und forderte eine immer umfangreichere, apparative Diagnostik. Sie hat immer wieder Ärzte und Psychologische Psychotherapeuten gefunden, die sich ihrem »monokausalen und unidirektionalen Scheuklappenblick« (Hausteiner-Wiehle & Henningsen, 2015, S. 27) angeschlossen haben oder die Mutter verärgert haben, indem sie sie dazu zwingen wollten, die Psychogenese der Symptomatik »einzusehen«.

Die therapeutische Praxis sollte Psychosomatik als Haltung kultivieren. Nützliche Behandlungsansätze basieren auf der medizinischen Familientherapie wie der Kinder- und Jugendpsychotherapie mit der Förderung der Mentalisierungsfähigkeit (Asen & Fonagy, 2014) von Eltern und Kindern (s. a. Kap. 86).

In Erstgesprächen ist eine ausführliche Beschwerdeschilderung inklusive der Begleitumstände unerlässlich.

> **!** Die Kontaktaufnahme bzw. die Herstellung eines Vertrauensverhältnisses gelingt über ein ernsthaftes Interesse an den Körperbeschwerden – und zwar unter Vermeidung zu früh einsetzender Fragen nach der Bedeutung und der Verarbeitung der Beschwerden (Beschwerde und Symptom sind dabei nicht gleichzusetzen!).

Nicht selten haben Patienten und ihre Eltern bereits die Erfahrung hinter sich, dass – wenn keine organische Verursachung gefunden wurde – das Symptom nicht mehr von Interesse ist. Sie möchten aber weiterhin fast ausschließlich über die Beschwerden und dessen Auswirkung sprechen. Dieser Wunsch muss respektiert werden und die Familie die Erfahrung machen lassen, dass der Therapeut / Arzt sich feinfühlig zuwendet, d. h. die Beziehung eine von Bedeutung ist und weniger der objektivierende Blick auf das Symptom und einem mysteriösen »Dahinter«. Dann erst kann eine erweiterte biografische Anamnese erhoben werden und das psychosomatische Krankheitsmodell (s. oben) besprochen werden, wobei Beispiele oder Metaphern hilfreich sein können.

Besonders wichtig ist es, die Eltern für ein Nachdenken über Bedeutungen zu gewinnen. »In der Körperbeschwerde finden sich in gleicher Weise die Erinnerungsspur an verletzende Erfahrungen mit den wichtigen anderen wie ein Appell an diese.« (Kämmerer, 2016, S. 29).

Da körperliches Reagieren auf Belastungen nicht selten von leistungsorientierten Eltern abgewertet wird, kann es hilfreich sein, wenn je nach Alter der Patient oder seine Eltern für einige Wochen ein Beschwerdetagebuch führen, um dann noch konkreter über die Beschwerde und ihren Kontext miteinander ins Gespräch zu kommen. Wichtig ist es, die Formulierung: »*Nichts* gefunden« zu vermeiden (s. a. Kap. 43), weil dies einer Hierarchisierung der Diagnostik suggeriert (z. B. »MRT ist aussagekräftiger als Gespräch«) und auf der Beziehungsebene als Ablehnung empfunden werden kann. Letztlich entscheidend ist aber, was der Patient und seine Eltern von dem versteht, was ihm gesagt wird, und nicht, was ihm gesagt wird.

55.4 Gute Erfahrungen und typische Probleme

Damit eine Behandlung psychosomatischer Störungen bei Kindern und Jugendlichen Erfolg versprechend verlaufen kann, hat es sich im Krankenhaus als günstig erwiesen, auf Allgemeinstationen die therapeutische Begleitung durch einen Kinderpsychiater bzw. -psychotherapeuten, z. B. im Rahmen von Liaisondiensten, frühzeitig und niedrigschwellig mit einzubinden – bis hin zu von Medizinern und Psychologischen Psychotherapeuten gemeinsam geführten Beratungsgesprächen mit Patienten und ihren Eltern (Ollefs, 2013).

In der Praxis des Kinder- und Jugendpsychotherapeuten ist eine ausführliche Anamnese der körperlichen Beschwerden und, nach Möglichkeit, Absprache mit dem zuständigen Kinder- oder Hausarzt unabdingbar. Besonders hilfreich sind Überweisungen an den Ärztlichen / Psychologischen Psychotherapeuten seitens des Haus- oder Kinderarztes, weil Familien mit somatisch fixierten Überzeugungen am ehesten dem Rat des Arztes ihres Vertrauens folgen. Sie fühlen sie sich durch diesen nicht weggeschickt, wenn er selbstverständlich mit den psychotherapeutischen Kollegen kooperiert und man sich kennt.

> **!** Es sollte ein vorläufiger Abschluss weiterer somatischer Diagnostik vereinbart werden, damit die psychotherapeutische Behandlung greifen kann.

Je länger das Symptom bereits besteht, desto länger wird die Behandlung dauern – und es ist auch mit einem (oder gar mehreren) Symptomwandel wie im dargestellten Fall zu rechnen. Der diagnostische Prozess ist im engeren Sinne nie abgeschlossen und es gilt, eine frühzeitige, diagnostische Festlegung zu vermeiden (s .a. Kämmerer, 2016).

Schwere körperliche Krankheiten können auch neben somatisierenden oder anderen psychischen Erkrankungen bestehen. In diesem Bereich ist Netzwerkarbeit ganz besonders gefordert. Eine Vielzahl von Untersuchungen belegt ein erhöhtes Risiko chronisch kranker Kinder, eine psychische Störung zu entwickeln (Janiak-Baluch & Lehmkuhl, 2013). Durch eine chronische Erkrankung wie z. B. Mukoviszidose, Diabetes mellitus oder Rheumatoide Arthritis wird das familiäre Beziehungsnetz zwischen den Bezugspersonen und den Kindern durch das medizinische System, insbesondere durch die Pflegekräfte, Ärztinnen und Ärzte, verändert. Daraus können Rollenkonflikte entstehen, die zu Komplikationen in der Pflege und medizinischen Versorgung führen können. Familienmedizinisch arbeitende Psychotherapeuten können hier die Rolle von Fallmanagern einnehmen und die Berücksichtigung von Informations- und Partizipationsrechten des Kindes oder Jugendlichen mit erarbeiten.

FAQ

Wie können psychologische oder andere nichtärztliche Kinder- und Jugendlichentherapeuten damit umgehen, dass sie sich ggf. nicht so gut mit allen somatischen Krankheiten auskennen? Eine explorierende Neugier seitens des Therapeuten in Bezug auf körperliche Prozesse, Beschwerden oder Behandlungen (z. B. »Wie genau funktioniert das mit dem Inhalieren?«) kann für Familien als Modell fungieren, möglichst ohne Vorannahmen miteinander über diese Dinge zu sprechen. Daneben ist die Zusammenarbeit mit den mitbehandelnden Ärzten immer empfehlenswert.

Was können Therapeuten tun, wenn Eltern von ihnen wünschen: »Können Sie meinem Kind nicht erklären, dass es nichts hat?«? Auch an dieser Stelle ist explorierende Neugier seitens des Therapeuten für die elterliche Perspektive auf Kindheit, insbesondere ihre eigene, aber auch die ihres Kindes hilfreich. (z. B.: »Hatten Sie auch mal Kopfschmerzen, als sie zehn Jahre alt waren? Wie haben Ihre Eltern reagiert? Was hätten Sie sich gewünscht?«). Ziel ist, dass die Eltern fühlen, dass sich der Therapeut authentisch für sie interessiert, seine Vorannahmen zurückhält bzw. sich korrigieren lässt. Das kann einen Möglichkeitsraum eröffnen, in dem die Eltern selbst auf Ideen kommen, wie sie mit ihrem Kind sprechen können.

Teil VI

Wie können Therapeuten konstruktiv reagieren auf Kinder oder Jugendliche mit einer skeptischen Haltung (»Was soll das bringen, wenn wir nur spielen / reden? Wie gehen davon die Schmerzen weg?«)? Sie können z. B. sagen: »Ich weiß es auch nicht genau, aber wir könnten versuchen zu verstehen, was dein Bauch sagen will.« Oder: »Wir könnten gucken, ob du in der Stunde, in der wir hier spielen / sprechen weniger Schmerzen hast. Wir können aber auch über andere Dinge sprechen / verschiedene Spiele probieren.«

Da das Mentalisieren von affektivem Ausdruck, insbesondere, wenn er ganz auf den Körper verlagert ist, unzureichend ist, kann die Frage noch nicht befriedigend beantwortet werden. Wenn der Therapeut jedoch Zuversicht empfindet und sich hinreichend für den Patienten, die Symptomatik und die Familiendynamik interessiert, kann er Optimismus und Neugier ausstrahlen, in dem Sinne, dass er überzeugt ist, sich mit dem Patienten gemeinsam in einen Bereich der sicheren Ungewissheit zu begeben und mit ihm neugierig zu explorieren.

Weiterführende Literatur

Adler, R. et al. (Hrsg.) (2003). Psychosomatische Medizin. Modelle ärztlichen Denkens und Handelns. (6. Aufl.). München: Urban und Fischer.

Brisch, K. H. (Hrsg.). (2015). Bindung und Psychosomatik. Stuttgart: Klett-Cotta.

Hähnlein, V. & Rimpel, J. (2008). Systemische Psychosomatik. Ein integratives Lehrbuch. Stuttgart: Klett-Cotta.

Hasler, G. (2017). Resilienz: Der Wir-Faktor. Stuttgart: Schattauer.

Kämmerer, W. (2016). Auf der Suche nach dem Wort, das berührt. Heidelberg: Springer.

Schubert, C. (2016). Was uns krank macht, was uns heilt. Aufbruch in eine neue Medizin. Bielefeld: fischer & gann.

VII Systemische Therapie in besonderen Kontexten

Editorial

Systemische Therapie in besonderen Kontexten

Ulrike Borst • Kirsten von Sydow

Es gehört zu den Kernkompetenzen systemisch Aus- und Weitergebildeter, gute und wichtige Fragen zum Kontext zu stellen. Neben dieser eher diagnostischen steht die interventive Kompetenz des »Nahtstellenmanagements«. Beide Kompetenzbereiche leben durch ihren Bezug zu anderen Wissenschaftsgebieten (Soziologie, Entwicklungspsychologie, Politik, Familiensoziologie, -psychologie), die in den Kapiteln dieses Abschnitts nur angeschnitten werden können.

Themenbereiche in Teil VII

56 Krisenintervention und Suizidalität bei Erwachsenen – Urs Hepp. Krisen- und Notfallsituationen, etwa bei Selbst- und Fremdgefährdung und im Bereich des Kinderschutzes, zeichnen sich durch eine Einschränkung der Autonomie der Beteiligten aus, die in Notfällen noch wesentlich deutlicher ist als in Krisen. Professionelle Helfer kommen dadurch in die Situation, dass sie die Verantwortung übernehmen und die Betroffenen noch mehr in ihrer Autonomie einschränken, was zu einer Negativspirale führen kann. Strategien im Umgang mit Druck sind wichtig, um den Handlungsspielraum und die Zahl möglicher Optionen zu erhöhen. Dieses Kapitel plädiert für ruhiges und reflektiertes Verhalten in diesem Spannungsfeld, den Aufbau einer tragfähigen therapeutischen Allianz im Wissen um die implizite und gelegentlich auch explizite Machtposition der Professionellen sowie die schnelle Überführung der Notfalldynamik, in deren Fokus meist eine Person steht, in eine Krisendynamik, in der der Einbezug der Angehörigen in aller Regel hilfreich ist.

57 Akute Krisen und Suizidalität bei Kindern und Jugendlichen – Wilhelm Rotthaus. Wie im vorangegangenen Beitrag wird das Ansprechen von Suizidalität und ein behutsames Nachvollziehen der Ambivalenz zwischen (anders) Weiterleben- und Sterben-Wollen empfohlen. Die stark gestiegenen Zahlen von Zwangseinweisungen und Inobhutnahmen zeigen, dass gerade bei Kindern und Jugendlichen in Krisen Handlungsbedarf auf der Basis einer tragfähigen Beziehung besteht.

58 Therapie mit Paaren am Rande der Trennung – Peter Fraenkel. Natürlich gibt es Krisensituationen bei Paaren; doch wie dringlich ist dann, dass gehandelt wird? Der Autor plädiert, außer bei häuslicher Gewalt, für Verzögerung der Trennung, indem die Partner ungewohnt Neues und Verhaltensexperimente wagen. Zunächst, im ersten Gespräch, muss aber der trennungswilligere Partner dafür gewonnen werden.

59 Kindeswohlgefährdung – Bernd Reiners. Wenn ein Kind misshandelt, missbraucht oder vernachlässigt wurde, stellt sich zunächst die Frage, wie eine Wiederholung in Zukunft verhindert werden kann. Allparteiliche Neutralität lässt sich in diesen Fällen ethisch nicht vertreten. Es gilt vielmehr, das Kind zu schützen – vor weiterer Gewalt, aber auch vor überstürzten Schutzmaßnahmen. Externe Fachpersonen und ein gutes Schnittstellenmanagement sind in dieser Phase nötig. Erst dann kann über Therapie für Eltern und/oder Kind nachgedacht werden, um den interaktionellen Kontext der Gefährdung zu verstehen und zu verändern.

60 Eltern bleiben bei Trennung/Scheidung – Kurt Pelzer. In einer krisenhaften Phase ihrer Beziehung und angesichts der Aufkündigung des Paarvertrags dominieren oft heftige Affekte das Miteinander. Wie können Eltern dann zu einer disziplinierten und kindgerechten Kooperation fähig sein? Systemische Therapeuten/innen sind gut beraten, hier von Anfang an Geduld, Mitgefühl und Bescheidenheit bezüglich der erreichbaren Ziele mitzubringen und, bei allem Respekt vor störungsspezifischen Erklärungsversuchen, aufmerksam für die kontextuellen Bedingungen und neugierig auf Beziehungsmuster und »Beziehungsgeschichten« von Eltern, Familien und Helfersystem zu bleiben. Er strebt Verhandlungslösungen an und versucht nicht unbedingt, allparteilich zu sein. Er ist dann eher Mediator.

61 Patchworkfamilien – Thomas Hess & Claudia Starke. Neu zusammengesetzte (»Patchwork«-)Familien gibt es immer häufiger. Die Anforderungen an die Beteiligten werden dargestellt, und es wird aufgezeigt, wie wichtig es ist, die vorherige Familie nicht vorschnell »ad acta« zu legen. Der Beitrag befürwortet den kompromisslosen Einbezug aller betroffenen Familienmitglieder, was von den Therapeuten jedoch hohe Kompetenzen in der Gesprächsführung in Mehrpersonensettings und Konfliktmoderation verlangt.

62 Schwere Erkrankungen, Sterben und Tod im familiären Kontext – Miriam Haagen. Viele Kranke werden überwiegend von ihren Familienmitgliedern versorgt, ohne dass diese in das medizinische Versorgungsnetz miteinbezogen wären. Auch stationäre Behandlungen chronisch Kranker erfordern von Familien vielfältige Kompetenzen zur Bewältigung medizinischer und psychosozialer Belastungen. Ein familienorientiertes Arbeiten in der Medizin hat zum Ziel, die Familien in ihren Ressourcen und Kompetenzen zu stärken.

63 Systemische Therapie mit älteren Klienten – Bernadette Ruhwinkel. Im Prozess des Älterwerdens mehren sich die Anzeichen von Endlichkeit und Irreversibilität der Zeit, die dem Menschen eine erhöhte Todesbewusstheit ermöglichen, wenn der Therapeut dies fördert. Der Tod ist die ursprüngliche Quelle unserer Angst und erinnert uns daran, dass die Existenz nicht vertagt werden kann, dass immer noch Zeit zu leben verbleibt. Alle Therapeuten, unabhängig von ihrer psychotherapeutischen Ausrichtung, sollten sich mit diesen Fragen auseinandergesetzt haben, um für ältere Patienten offen zu sein, wenn sie die Endlichkeit ansprechen.

64 Eltern-Säuglings-Kleinkind-Psychotherapie – Christiane Ludwig-Körner. Der Behandlungsfokus der Eltern-Säuglings-Kleinkind-Psychotherapie liegt auf der Verbesserung der Beziehungen zwischen Eltern und Kind. Neben den Eltern werden oft auch andere Bezugspersonen oder Familienmitglieder in die Behandlung einbezogen. Eine Indikation besteht bei Anpassungsschwierigkeiten in die Elternschaft und/oder bei psychischen Problemen des Kindes, die sich häufig in Regulationsstörungen äußern.

65 Kinderorientierte Familientherapie (KOF) – Bernd Reiners. In der Kinderorientierten Familientherapie werden Probleme aus Sicht des Kindes zu verstehen und zu verändern gesucht. Dies geschieht häufig über das Spiel. Die spielerischen Äußerungen werden dann gemeinsam mit den Eltern zu entschlüsseln versucht. Wie auch sonst in der systemischen Therapie wird der Fokus der Beobachtung und der Veränderung jedoch weniger auf das Individuum als mehr auf die Interaktion zwischen den Individuen und den Kontext gelenkt.

66 Geschlechtsspezifische Aspekte – Kerstin Dittrich. Bei Frauen werden psychische Störungen mit höherer Wahrscheinlichkeit erkannt, andererseits wird ihnen auch häufiger eine psychische Störung diagnostiziert, wenn keine vorliegt. Männer dagegen berichten seltener als Frauen von psychischen Symptomen, aber auch wenn Symptome erkannt werden, wird ihnen seltener Psychotherapie empfohlen. Die geringere Inanspruchnahme von Psychotherapie bei Männern ist aber kein Hinweis auf geringeren Bedarf; darauf deutet schon die deutlich höhere Rate an vollzogenen Suiziden bei Männern hin.

67 Systemische Therapie bei Migration und Flucht – Andrea Lanfranchi. Man sollte sich im Alltag und in der therapeutischen Praxis davor hüten, generalisierend von »den Migranten« zu reden. Vielmehr geht es in der systemischen Therapie mit zugewanderten Familien, Paaren und Einzelpersonen darum, ihre Lebenswelten sowie Deutungsmuster von innen her genau zu erkunden. Dafür muss man zuerst durchaus Grundlagenwissen, etwa kulturanthropologische Informationen, abrufen können. Zugleich ist aber Offenheit für das Besondere nötig, das nur für die vor uns stehende, einzigartige Familie (oder das Paar oder das Individuum) gilt.

68 Schreiben in der Systemischen Therapie – Carmen C. Unterholzer. Schreibend entstehen neue Stimmen in Klienten bzw. Klientinnen: Schwache Stimmen werden hörbar, aus negativen Monologen werden mehrstimmige Dialoge. Diese noch unbekannten oder noch nicht gehörten Stimmen bringen neue Informationen, führen zu neuen Beschreibungen und zeigen noch nicht versuchte Möglichkeiten auf. Dem Schreiben wohnt eine performative Kraft inne. Es kann bewirken, dass Dinge sich verändern.

69 Online-Therapie – Agnes Justen-Horsten. Online-Therapie kann allein oder in einem »blended«-Format stattfinden. Das bedeutet, dass neben kopräsenten Therapiegesprächen Online-Kontakte in Form von Video-, Chat-, Telefon-, Mail- oder Short Message-Dialogen geführt werden und/oder interaktive Therapiematerialien (Tools) genutzt werden.

56 Krisenintervention und Suizidalität bei Erwachsenen

Urs Hepp

56.1 Hintergrund und spezielle Aspekte von Krisen- und Notfallsituationen

Krisen- und Notfallsituationen in der Psychiatrie zeichnen sich durch Einschränkung der Autonomie der Beteiligten aus. Professionelle Helfer kommen dadurch in die Situation, dass sie die Verantwortung übernehmen und die Betroffenen noch mehr in ihrer Autonomie einschränken, was zu einer Negativspirale führen kann. Die Unterscheidung von Notfall- und Krisensituation ist nicht bloß eine akademische Abgrenzung, sondern eine hilfreiche Differenzierung, die sehr direkt auch handlungsrelevant wird. In Notfallsituationen sind die professionellen Helfer regelhaft in einer aktiven, entscheidenden Rolle. Gefahr liegt im Verzug, es bestehen eine hohe Dringlichkeit und ein akuter Handlungsbedarf (Stunden oder sogar Minuten).

Notfallinterventionen sind auf das Individuum zentriert. Eine Krise dagegen ist gekennzeichnet durch weniger hohe Dringlichkeit, der zeitliche Rahmen des Handlungsbedarfs ist größer (24 bis 48 Stunden). Kriseninterventionen sind individuum- und systemorientiert (Hepp, 2014; Rupp, 2017). Daraus kann abgeleitet werden, dass es hilfreich und therapeutisch sinnvoll ist, wann immer möglich rasch aus einer Notfalldynamik herauszukommen und die Situation in eine Krisendynamik zu überführen (s. folgend).

> **!** In der Krisendynamik ist die Autonomie weniger eingeschränkt als unter Notfallbedingungen.

Unter Zeit- und Handlungsdruck sind gute und originelle Lösungen selten möglich, der Handlungsspielraum und die Handlungsoptionen sind eingeschränkt. Strategien im Umgang mit Druck sind daher wichtig, um den Handlungsspielraum und die Zahl möglicher Optionen zu erhöhen (Hepp, 2012).

Ein weiteres Merkmal der Notfall- und Krisensituationen ist die Tatsache, dass Entscheidungen auf der Grundlage begrenzten Wissens getroffen werden müssen (Rupp, 2017). Es ist oft nicht möglich, die gesamte Vorgeschichte zu explorieren, und dennoch sind Entscheidungen notwendig. Oft muss gehandelt werden, ohne dass bereits eine umfassende und abschließende Diagnostik erfolgt ist. Aus der systemischen Sichtweise ist dies aber nur begrenzt ein Problem, da die Auswirkungen von Interventionen in einem System ohnehin nur begrenzt vorhersehbar sind. Die Vorstellung, eine Notfall- oder Krisensituation vollständig unter Kontrolle zu haben, ist unrealistisch. Das systemische Denken kommt dieser Situation entgegen, da sich darin Diagnostik ohnehin nicht auf ein ICD-10- oder DSM-5-Label begrenzt, sondern sich letztlich aus der Interaktion ergibt (Borst, 2003; vgl. Kap. 10). Eine interessante Entwicklung ist die Personenzentrierte Integrative Diagnostik (Mezzich & Salloum, 2007) als Ergänzung zur rein nosologischen Diagnostik, die die Person in ihrem Lebensumfeld auf drei Ebenen (Gesundheitszustand, subjektive Erfahrung von Gesundheit, Beiträge zur Gesundheit) sowohl mit positiven (Ressourcen) als auch krankheitsbezogenen Merkmalen narrativ beschreibt. Die Personenzentrierte Psychiatrie stellt das Interesse an den subjektiven Erfahrungen der Patienten in den Fokus (Mezzich et al., 2010).

Oft wird von Therapeuten infrage gestellt, ob der Aufbau einer therapeutischen Beziehung in Notfall- und Krisensituationen überhaupt möglich ist. Die Qualität einer therapeutischen Beziehung ist aber nicht nur von der Dauer der Beziehung abhängig, und auch in kurzer Zeit kann gerade in schwierigen Situationen Vertrauen aufgebaut werden, das für die Bewältigung von Krisen sehr wichtig ist (Schnyder & Hepp, 2004).

Die Rolle der Therapeuten in Notfallsituationen ist aber oft eine Gratwanderung zwischen Hilfe und Kontrolle (Welter-Enderlin & Hildenbrand, 2004). Gerade die Psychiatrie, aber auch die soziale Arbeit, bewegt sich nicht nur in rein therapeutischen Gefilden, sondern bekommt von der Gesellschaft auch ordnungspolitische Aufgaben zugeteilt. In der Psychiatrie wird dies unmittelbar deutlich bei Selbst- und Fremdgefährdung, wo auch Behandlungen gegen den Willen der Patienten von Gesetzes wegen vorgesehen sind, oder im Bereich des Kinderschutzes. Es ist eine Herausforderung, in diesem Spannungsfeld, im Wissen um die implizite und gelegentlich auch explizite Machtposition der Professionellen, dennoch eine tragfähige therapeutische Allianz aufzubauen (Horvath et al., 2011).

56.2 Anwendung systemischer Konzepte

Die Autonomie der Lebenspraxis hat im systemischen Denken einen hohen Stellenwert. Ziel therapeutischen Handelns ist gerade die Sicherung der Autonomie der Lebenspraxis in einer Situation, in der diese bedroht oder beschädigt ist. Es geht also nicht primär um individuelles Wohlbefinden als Therapieziel (Welter-Enderlin & Hildenbrand, 2004). In Notfallsituationen ist es aber ein zentrales Anliegen, möglichst viel Autonomie den Patienten und ihren Angehörigen zurückzugeben, dabei dürfen wir uns aber auch nicht der Verantwortung entziehen. Autonomie ist immer auch mit Verantwortung verbunden, und gerade in Krisensituationen können oder wollen Betroffene diese Verantwortung nicht immer wahrnehmen.

Die systemische Haltung der Problem- und Veränderungsneutralität ist hilfreich in Krisensituationen und insbesondere in suizidalen Krisen.

Suizidalität. Das Akzeptieren von Suizidwünschen und von Suizid als möglicher Handlungsoption ermöglicht eine ganz andere therapeutische Auseinandersetzung (Borst & Hepp, 2012). Wenn die Professionellen, sei es aus Angst und dem Bedürfnis nach absoluter Sicherheit oder sei es aufgrund ihrer persönlichen Einstellung, eine allzu ablehnende Haltung einnehmen, wird das kaum zur Entspannung der Situation führen. Auch die Angst vor juristischen Konsequenzen hindert eine konstruktive therapeutische Auseinandersetzung. Bei Suizidalität können Alternativwege aufgezeigt werden.

> **!** Der Begriff Neutralität wird oft falsch verstanden: das heißt nicht, dass der Therapeut keine Stellung beziehen kann oder darf.

Häusliche Gewalt. Bei häuslicher Gewalt ist klar, dass Problemneutralität fehl am Platz ist. Hier braucht es eine klare Positionierung: Gewalt ist nicht akzeptabel (s. a. Kap. 57, 59). Dennoch kann man als Therapeut die Haltung einnehmen, dass ein Problem vorliegt, das es zu lösen gilt, und ohne moralische Ausführungen und Schuldzuweisungen an die Thematik herangehen, was bei den Betroffenen meist schon zu einer gewissen Entspannung führt. Hier hilft der Ansatz des Externalisierens von Problemen von White und Epston (2013) (vgl. Kap. 23). Dabei wird ein Problem (z. B. Gewalt in der Familie) von den beteiligten Personen losgelöst und ermöglicht Fragen wie: »Was macht die Gewalt mit jedem einzelnen der Beteiligten?»

In Krisen- und Notfallsituationen ist es sehr hilfreich, Angehörige mit einzubeziehen und gemeinsam nach Lösungen zu suchen. Dabei bewährt es sich, auch in einer Krisensituation Gespräche soweit möglich nach den üblichen Kriterien eines Mehrpersonengesprächs zu gestalten (Riehl-Emde, 2008).

56.3 Klinische Praxis

Das Wichtigste in Notfall- und Krisensituationen ist, Ruhe zu bewahren und nicht selbst in Aktivismus zu verfallen. Häufig fühlt man sich selbst unter Druck. Die folgenden Fragen wurden sowohl für die Supervision als auch für die Selbstsupervision in Anlehnung an das »Auftragskarussell« (Hepp, 2012; von Schlippe & Kriz, 1996) entwickelt. Sie helfen, den Druck einzuordnen und Fragen der Zuständigkeit zu klären. In der Praxis hat sich diese Checkliste sehr bewährt (s. Übersicht). Wenn es anhand dieser Liste gelingt, den Druck zu bezeichnen, widersprüchliche Erwartungen zu erkennen und Verantwortlichkeiten zu klären, bringt das schon viel Entlastung. Diffuser undefinierter Druck blockiert das eigene Handeln.

Übersicht

Checkliste: Umgang mit Druck

- Woher kommt der Druck?
- Was macht die Drucksituation aus?
- Kann ich den Druck benennen?
- Kann ich die Drucksituation in einzelne Erwartungen, Ansprüche etc. aufgliedern?
- Wer ist involviert? Wer hat welche Erwartungen? (oft spielen auch Abwesende eine entscheidende Rolle, z. B. kleine Kinder zu Hause)

- Kommt der Druck von außen oder von mir selbst?
- Ist es »gerechtfertigter« Druck, den ich übernehmen muss? (z. B. »psychotischer« Patient mit imperativen, suizidalen Stimmen)
- Handelt es sich um unerfüllbare/widersprüchliche Erwartungen? (Familie, Behörden, Polizei etc.)
- Sind die eigenen Ansprüche zu hoch?
- Gründet der Druck in meiner eigenen Biografie oder meinen Erfahrungen?
- Bin ich überhaupt zuständig? (z. B. Gewalt, ohne dass eine psychiatrische Ursache vorliegt)
- Welchen Druck bin ich bereit zu übernehmen?
- Welchen Druck gebe ich an wen und in welcher Form zurück/weiter?

Zwei Beispiele zu häuslicher Gewalt sollen der Verdeutlichung dienen.

Beispiel

(a) Ein Mitarbeiter der Strafverfolgungsbehörde schickt ein Ehepaar zur Behandlung bei häuslicher Gewalt auf die Notfallstation. Auf die Rückfrage nach dem Auftrag und nach juristischen Maßnahmen antwortet der Mitarbeiter, Ziel sei, dass der Ehemann gewaltfrei werde. Eine richterliche Maßnahme bestehe nicht.

(b) Ein psychotischer Mann kommt auf die Notfallstation. Er habe zu Hause in wahnhafter Verkennung mit dem Messer versucht, seine Mutter zu attackieren.

Teil VII

Während im ersten Fall unklar ist, ob überhaupt ein psychiatrisches Problem vorliegt, und der Auftrag unklar ist, ist im zweiten Fall klar, dass ein psychiatrischer Ausnahmezustand für die Gewalt verantwortlich ist. Im zweiten Fall fühle ich mich als Psychiater klar zuständig, während ich im ersten Fall, obwohl auch viel Druck in der Situation herrscht, den Auftrag in dieser Form nicht entgegennehme. Die Psychiatrie und Psychotherapie darf sich nicht instrumentalisieren lassen – wenn jemand gewalttätig ist, ist dies primär ein strafrechtliches Problem.

Risikoeinschätzung. Bei suizidalen Krisen und selbstverletzendem Verhalten werden oft Evaluationen von Risikofaktoren und Assessments empfohlen. Allerdings ist der klinische Wert von Risikofaktoren – die oft auch nicht beeinflussbar sind wie Alter und Geschlecht – begrenzt (Madsen et al., 2017). Die NICE-Guidelines raten sogar explizit vom Gebrauch von Instrumenten zur Einschätzung der Suizidalität ab (»Do not use risk assessment tools and scales to predict future suicide or repetition of self-harm«, National Institute for Health and Care Excellence, 2011). Hingegen ergeben Fragen zur Einschätzung der Suizidalität Sinn, da sie helfen, mit den Betroffenen in Dialog zu treten (s. Übersicht).

Übersicht

Fragen zur Einschätzung der Suizidalität

- »Haben Sie in letzter Zeit daran gedacht, dass Sie so nicht mehr leben wollen?« (Wunsch nach Veränderung)
- »Haben Sie daran gedacht, dass Sie sterben möchten?« (Todeswünsche)
- »Ist Ihnen der Gedanke gekommen, sich etwas anzutun?« (Suizidideen)
- »Haben Sie konkrete Pläne, sich etwas anzutun?« (Suizidpläne)
- »Haben Sie schon einmal versucht, sich das Leben zu nehmen?« (Parasuizidale Handlungen in der Anamnese)
- »Sind in Ihrer Familie Suizide oder Suizidversuche vorgekommen?« (Familienanamnese)

Betroffene und Angehörige präsentieren in Krisen oft eine ganze Palette von Problemen unterschiedlicher Dringlichkeit. Auch Professionelle sind in solchen Momenten nicht selten blockiert. Nur schon, die Probleme gemeinsam aufzuschreiben und z.B. nach Dringlichkeit und nach Erreichbarkeit der Lösung zu ordnen, kann zu Entlastung führen. Wenn es gelingt, nur eines der vielen Probleme in absehbarer Zeit zu lösen oder zumindest eine Veränderung zu erreichen, bewirkt dies oft eine enorme Entspannung, und obwohl die anderen Probleme noch weit von einer Lösung entfernt sind, schwindet das Gefühl der Unveränderbarkeit. Diese Lösungen müssen auch gar nicht zuerst in psychologischen Interventionen gesucht werden, oft sind auch ganz andere Lösungen hilfreich. So kann es bei suizidalen Krisen z.B. sehr hilfreich sein, eine Schusswaffe aus dem Haus entfernen zu lassen, wenn die unmittelbare Gefahr weg ist, kann in Ruhe das weiterführende Prozedere besprochen werden.

Fallbeispiel

Autonome Entscheidungen gewähren

Ein älterer Patient kommt auf die Notfallstation, nachdem eine Nachbarin aufgrund seiner Suiziddrohungen die Polizei gerufen hat. Im Gespräch verhält sich der Patient ablehnend, distanziert sich nicht von Suizidgedanken, ist aber auch nicht bereit, sich in eine psychiatrische Klinik einliefern zu lassen. Er bestätigt, zu Hause eine Handfeuerwaffe aufzubewahren, sei aber auf keinen Fall bereit, die Waffe abzugeben. Eine Entlassung nach Hause ist in der Situation kaum denkbar und eine Einweisung gegen den Willen scheint unausweichlich. Die Situation ist äußerst angespannt, weil der Patient droht, sich mit allen Mitteln gegen eine Einweisung zu wehren. Nach einem Gespräch mit dem Sohn des Patienten gelingt es, dem Patienten aufzuzeigen, dass er es selbst in der Hand hat, eine Einweisung zu verhindern, wenn er seinerseits bereit ist, eine Hand zur Lösung zu reichen. Schlussendlich willigte er ein, dass die Waffe von der Polizei beschlagnahmt und regelmäßige Termine beim Hausarzt vereinbart würden. Der Sohn erklärte sich seinerseits bereit, regelmäßige Kontakte mit dem Vater wahrzunehmen. Dem Patienten wurde so klar gemacht, dass die Entscheidung der Einweisung von seinem eigenen Verhalten abhängig ist. Somit musste der Patient autonom handeln und selbst Verantwortung übernehmen. Gleichzeitig wurde durch die Entfernung der Waffe sehr viel Druck aus dem System genommen und die Notfall- in eine Krisendynamik mit mehr Handlungsspielraum überführt.

56.4 Umgang mit Diversität

In Krisensituationen sind die Professionellen meist mit unterschiedlichsten Erwartungen und teils widersprüchlichen Aufträgen konfrontiert. Gerade Betroffene sind in solchen Situationen oft nicht zur Kooperation bereit. Auf der anderen Seite haben die Professionellen auch juristisch bei drohender Selbst- und Fremdgefährdung eine Pflicht zu handeln, soweit diese auf einen psychischen Ausnahmezustand zurückzuführen sind. Dies ergibt, wie oben dargestellt, einen Widerspruch zum Anspruch der Selbstbestimmung, und die Problemneutralität kann auch nicht mehr aufrechterhalten werden. Wertvorstellungen aufseiten der Betroffenen, aber auch aufseiten der Professionellen spielen eine wichtige Rolle und sollten reflektiert werden. Auch sollten sich Professionelle stets bewusst sein, in welcher Rolle sie sich gerade befinden: Ist es eine primär therapeutische Rolle oder ist es eine amtliche Rolle (z. B. Notfallpsychiater mit Einweisungskompetenz, Mitarbeiter einer Kinderschutzstelle etc.)?

56.5 Gute Erfahrungen, typische Schwierigkeiten und Fehler

Stationäre Behandlung. In psychiatrischen Krisen ist oft der erste Gedanke, jemanden zur Sicherheit (sowohl des Patienten als auch der involvierten Professionellen) in eine stationäre Behandlung einzuweisen. Die Vorstellung, dass jemand, der psychotisch oder gar suizidal ist, in einer Klinik gut aufgehoben ist, hat etwas Beruhigendes. Oft sind die Betroffenen allerdings nicht damit einverstanden und eine Einweisung ist nur mit mehr oder weniger Druck bis hin zur Einweisung gegen den Willen zu erreichen. Hier sollte aber immer auch eine etwas längerfristige Perspektive eingenommen werden. Das Suizidrisiko nach Beendigung der stationären Behandlung ist rund 200 Mal erhöht im Vergleich zur Allgemeinbevölkerung (Gunnell et al., 2012). Zudem ist ein stationärer Aufenthalt auch kein absoluter Schutz vor Suizid, das Risiko ist auch während eines stationären Aufenthalts groß (Busch et al., 2003; Madsen et al., 2017). Der kurzfristige vermeintliche »Gewinn« an Sicherheit muss immer auch in Relation zum langfristigen Risiko gesetzt werden. Eine Einweisung gegen den Willen des Betroffenen kann langfristig die therapeutische Beziehung beeinträchtigen. Wird aber auf eine Einweisung verzichtet, kommt man kaum umhin, die Angehörigen, die dann auch Verantwortung übernehmen, mit einzubeziehen und die Thematik der kurz- und langfristigen Risikoabwägung offenzulegen.

Non-Suizidvertrag. Oft wird vorgeschlagen, mit suizidalen Patienten einen Non-Suizidvertrag abzuschließen. Dafür fehlt aber einerseits die Evidenz (Rudd et al., 2006), andererseits ist es kommunikativ und beziehungsmäßig nicht sinnvoll, weil Patienten in suizidalen Krisen meist gar nicht in der Lage sind, auf so einen Vertrag einzugehen. Der Vertrag dient somit eher der vermeintlichen rechtlichen Absicherung der Therapeuten. Vielmehr sollte mit den Patienten und den Angehörigen besprochen werden, wie mit Krisensituationen umgegangen wird und wer und in welcher Form Hilfe bieten kann. Dazu helfen auch Krisenpläne und Notfallkarten.

Home Treatment. Auch bei psychotischen Krisen, besonders bei Erstpsychosen, sollten stationäre Einweisungen gegen den Willen der Betroffenen möglichst vermieden werden (Seikkula, 2002). Viele Formen von mobilen Kriseninterventionen und Home-Treatment-Ansätzen haben sich da bewährt (Johnson et al., 2011). Auch schwer kranke Menschen können oft im häuslichen Umfeld mindestens so gut oder gar besser behandelt werden, da die Behandlung unter realen Lebensbedingungen und nicht in der künstlichen Umgebung einer psychiatrischen Akutstation erfolgt. Dafür braucht es aber multiprofessionelle Teams, die einen 24-Stundenbereitschaftsdienst anbieten (Guhne et al., 2011; Murphy et al., 2015). Für die Angehörigen führt dies zur nötigen Entlastung.

56.6 Kritische Einordnung

Zu den Themen Notfall, Krisenintervention und Suizidalität findet sich in der systemischen Literatur und auch in Lehrbüchern erstaunlich wenig (Levold & Wirsching, 2016; Schweitzer & von Schlippe, 2015). Dabei gibt es durchaus eine systemische Tradition der Krisenintervention und Kurzzeittherapie (de Shazer, 2003b). Da sich die Systemische Therapie aber lange von störungsspezifischen Themen abgegrenzt hat, fehlen im Erwachsenenbereich auch weitgehend Studien zu Suizidalität und Notfallpsychiatrie, obwohl es sich gerade bei Suizidalität und Suizid ja nicht um Krankheitsentitäten oder Diagnosen handelt. Vielmehr ist suizidales Verhalten eine zielgerichtete Handlung (Valach et al., 2016), wobei aber auch kommunikative Aspekte eine Rolle spielen (Schweitzer & von Schlippe, 2015).

In psychiatrischen Krisen haben sich Konzepte wie Crisis Resolution Teams/Home Treatment und verschiedene Formen aufsuchender Behandlung als evidenzbasierte Alternativen zur stationären psychiatrischen Behandlung etabliert (Murphy et al., 2015). Gerade bei aufsuchenden Formen der Krisenintervention sind systemische Ansätze von großer Bedeutung (DGPPN, 2018; Guhne et al., 2011). Für psychosekranke Menschen werden Home Treatment und Familieninterventionen als primäre Behandlung (»First-Line-Service«) empfohlen sowohl bei Erstauftreten als auch bei wiederkehrenden Episoden (NICE, 2014). Im Bereich der Frühinterventionen für Menschen mit psychotischen Erkrankungen haben sich familientherapeutische Ansätze sehr bewährt (Nordentoft et al., 2015; Seikkula, 2002; Seikkula et al., 2006, s. a. Kap. 89). Sowohl das dänische OPUS- Projekt als auch das finnische Open-Dialogue-

Modell (vgl. Kap. 31) sind zwar auf längerfristige Begleitung ausgerichtet, setzen aber klar schon in der akuten Krise an. Aufsuchende Behandlung (vgl. Kap. 34) konnte in verschiedenen Settings stationäre Aufnahmen reduzieren und/oder stationäre Behandlungen verkürzen (Guhne et al., 2011; Hepp & Stulz, 2017; Murphy et al., 2015; NICE, 2014).

Evidenz. Die Evidenz für psychosoziale Interventionen zur Suizidprävention nach Suizidversuchen ist sehr begrenzt (Hawton et al., 2016), wobei sich hier klar methodisch-statistische Probleme ergeben, weil aufgrund der relativen Seltenheit von Suiziden selbst in Hochrisikogruppen unrealistisch große Studienpopulationen nötig wären (Gunnell & Frankel, 1994). Für Systemische Familientherapie gibt es zurzeit nur wenige Studien zur suizidpräventiven Wirksamkeit: Im Kinder- und Jugendbereich gibt es einige Studien zur Wirksamkeit von systemischen Interventionen bei Suizidalität, eine sehr gute Übersicht findet sich bei Retzlaff et al. (2013; vgl. Kap. 89). Besonders zu erwähnen ist die Multisystemtherapie, die in einer randomisierten Studie zu einer Reduktion von Suizidversuchen führte (Huey et al., 2004). Eine neue Kurzintervention nach Suizidversuchen mit verschiedenen Behandlungselementen verwendet unter anderem einen narrativen Interviewansatz, um das suizidale Ereignis in einen biografischen Kontext zu stellen (Gysin-Maillart et al., 2016).

Aufgrund praktischer Erfahrung ist der Einbezug der Angehörigen bei suizidalen Patienten, insbesondere nach einem Suizidversuch, sinnvoll. Die Angehörigen sind oft hilflos, ängstlich und nicht selten auch von Schuldgefühlen geplagt (Borst & Hepp, 2016). Auf der anderen Seite können Angehörige in einem Nachsorgeplan mit einbezogen werden. In Krisensituationen sind familientherapeutische Ansätze klar dem Einzelsetting vorzuziehen. Die Angehörigen sind einerseits eine wichtige Ressource, andererseits aber auch sehr belastet und brauchen deshalb Unterstützung, um nicht selbst in eine Überforderung zu geraten.

FAQ

Sollen Menschen in suizidalen Krisen immer hospitalisiert werden?
Eine Einweisung, vor allem wenn sie gegen den Willen der Betroffenen erfolgt, ist eine einschneidende Maßnahme und kann die therapeutische Beziehung auf lange Sicht negativ beeinträchtigen. Auch eine stationäre psychiatrische Behandlung bietet keine absolute Sicherheit und nach Austritt aus der stationären Behandlung ist das Suizidrisiko erhöht. Bevor eine stationäre Behandlung veranlasst wird, sollten mögliche kurzfristige Vorteile gegenüber möglichen langfristigen Nachteilen wohl abgewogen werden.

Soll mit Patienten in einer suizidalen Krise ein Non-Suizidvertrag vereinbart werden?
Non-Suizid-Verträge und -Versprechen sind nicht sinnvoll und dienen mehr der vermeintlichen (juristischen) Sicherheit des Therapeuten. Patienten sind oft damit überfordert, vor allem wenn sich das Versprechen über einen längeren Zeitraum erstreckt. Sinnvoll ist es hingegen, mit Patienten Krisenpläne zu entwickeln und zu

klären, ob und wie sie sich Hilfe holen können – dies unterstützt auch die Autonomie der Betroffenen in der Krise. Dazu ist es notwendig, die lokalen Strukturen für Kriseninterventionen gut zu kennen.

Weiterführende Literatur

Gysin-Maillart, A. & Michel, K. (2013). Kurztherapie nach Suizidversuch. Bern: Huber.

Hewer, W., Rössler, W. & Messer, T. (2017). Die psychiatrische Notfallmedizin: Management und Therapie. München:Elsevier.

National Institute for Health and Care Excellence (Ed.). (2011). Self-harm in over 8s: long-term management. Clinical guideline: National Institute for Health and Care Excellence. London: NICE.

Nock, M. K. (Ed.). (2017). The Oxford Handbook of Suicide and Self-Injury. Oxford: Library of Psychology.

Rupp, M. (2017). Notfall Seele. Ambulante Notfall- und Krisenintervention in der Psychiatrie und Psychotherapie (4. Aufl.). Stuttgart: Thieme.

57 Akute Krisen und suizidales Handeln von Kindern und Jugendlichen

Wilhelm Rotthaus

57.1 Hintergrund und allgemeine Merkmale

Merkmal der akuten Krise ist die subjektive Bewertung einer Lebenssituation als im aktuellen Beziehungskontext kaum zu beeinflussen und somit aussichtslos. Das Kind bzw. der Jugendliche hat das Erleben, angesichts der Bedingungen seines wichtigen Lebensumfeldes aktuell nur noch geringe Möglichkeiten zu haben, seine Lebensumstände positiv zu beeinflussen. Die aktuellen Entwicklungsaufgaben werden nicht mehr bewältigt.

Krisen entstehen vor dem Hintergrund chronischer Belastungen, z. B. durch lang bestehende Überforderungen in der Schule, Mobbing, unlösbare Loyalitätskonflikte im elterlichen Scheidungskrieg, chronische Erkrankung der Eltern oder durch plötzliche Schicksalsschläge wie der Verlust wichtiger Bezugspersonen durch Tod oder Scheidung, ein Verlassenwerden durch den Freund bzw. die Freundin, Misshandlungen u. a.

! Je belasteter der Jugendliche seine Lebenssituation seit Längerem bewertet, umso geringer sind seine Bewältigungskompetenzen des aktuellen Schicksalsschlages.

Wenn ein Krisenerleben über lange Zeit anhält bzw. auf einen Jugendlichen bzw. eine Jugendliche trifft, die schon über längere Zeit wahrnehmen muss, dass seine bzw. ihre Möglichkeiten, die eigene Lebenssituation zu beeinflussen, gegen Null tendieren, kann es zu einer suizidalen Handlung kommen. In einem solchen Fall wird das eigene Leben als letzte Instanz wahrgenommen, über die eine wirkungsvolle Entscheidung, also eine Kontrolle, noch möglich ist. Zugleich erscheint die suizidale Handlung als letztes Mittel, eine Erschütterung im relevanten Kontext auszulösen und eine für das eigene Leben notwendige Änderung zu bewirken.

Die Häufigkeit psychischer Krisen von Kindern und Jugendlichen ist in den letzten beiden Jahrzehnten unverhältnismäßig stark angestiegen. Die Zahl der Krisenaufnahmen in den Kliniken für Kinder- und Jugendpsychiatrie hat sich in diesem Zeitraum so sehr erhöht, dass in vielen Kliniken deutlich mehr Krisen- als Regelaufnahmen durchgeführt werden (Burchard & Diebenbusch, 2017). Parallel dazu stieg die Zahl der Inobhutnahmen im Rahmen der Jugendhilfe zwischen 1995 und 2013 um 50 % an. Suizidale Krisen sind die häufigsten Anlässe ungeplanter stationärer Aufnahmen. Diagnostisch stehen Affektive Störungen und kombinierte Störungen des Sozialverhaltens im Vordergrund. Der sozioökonomische Status der Familien ist meist niedrig. Die Kinder und Jugendlichen leben wesentlich häufiger als regulär aufgenommene in Lebenssituationen mit alleinerziehenden Müttern, oft nach Trennung und Scheidung.

57.2 Systemisches Verständnis

Krisen sind ein selbstverständlicher Teil des Lebens, sie sind immer zugleich Gefahr und Chance. Die meisten Krisen werden von Kindern und Jugendlichen gut bewältigt. Sie treffen die Kinder und Jugendlichen in ihrer systemischen Gebundenheit an ihren relevanten Lebenskontext.

Das Ausmaß der Krise ist abhängig von der Bewältigungskompetenz dieses Systems – meistens seiner Familie –, von der familiären Bindungssicherheit sowie der familiären Handlungsfähigkeit und Flexibilität, die den Mitgliedern dieses Systems helfen, wieder Kontrolle zu gewinnen.

Die suizidale Handlung ist durch zwei Paradoxien gekennzeichnet: Der Suizid eines Menschen erscheint einerseits als die vielleicht persönlichste und individuellste überhaupt denkbare Entscheidung. Gleichzeitig ist sie wie wohl keine andere Handlung in höchstem Maße auf die Umwelt bezogen, nämlich auf die Mitglieder des relevanten Lebenskontextes des jeweiligen Jugendlichen.

Die zweite Paradoxie wurde bereits 1819 von dem Philosophen Schopenhauer formuliert: »Der Selbstmörder will das Leben. Er ist bloß mit den Bedingungen unzufrieden, mit denen es ihm geworden ist.« Das bedeutet, dass bei jeder – gegebenenfalls noch so demonstrativen – Suizidhandlung zu unterstellen ist, dass die Koevolution in dem relevanten System zum Stocken gekommen ist bzw. zu einem Stillstand geführt hat. Für dieses Erstarren der gemeinsamen Weiterentwicklung sind seitens der Forschung u. a. die im Folgenden aufgeführten charakteristischen Konstellationen benannt worden.

Rigidität und Erstarrung. Bedingt durch transgenerationale Prozesse, besondere Lebensereignisse und Schicksalsschläge kann es innerhalb einer Familie zu einer hohen Rigidität und einer geringen Flexibilität in den Beziehungen kommen, die nicht an die Veränderungen der Bedürfnisse der einzelnen Familienmitglieder angepasst werden können. Jeder Veränderungsimpuls eines Mitglieds wird sanktioniert. Dieses Muster scheint unabhängig davon zu sein, ob die Familienmitglieder sehr eng aufeinander bezogene Beziehungen leben oder eher distanzierte, möglicherweise sogar feindliche.

Familiengeheimnisse. Nicht selten steht diese Rigidität und mangelnde Flexibilität in den Beziehungen damit in Zusammenhang, dass innerhalb der Familie ein Geheimnis existiert, das tabuisiert wird und in keinem Fall angesprochen werden darf. Derartige Geheimnisse betreffen Totgeburten, die Vaterschaft eines Kindes, Adoption, Inzest, Suizide und psychische Erkrankungen (insbesondere Suchterkrankungen). Oft entwickelt sich in der Familie eine große Sprachlosigkeit sowie eine Atmosphäre des Unheimlichen und Nichtgreifbaren.

Symbiotische Verstrickung. Die Häufigkeit suizidaler Handlungen in symbiotisch verstrickten Familien wird von vielen Autoren hervorgehoben. Hoch suizidale Jugendliche nehmen eine fast dreifach höhere Kontrolle, Beaufsichtigung und Einmischung in die eigenen Angelegenheiten wahr als nicht suizidale (Schroer 1995, S. 89). Individuationsschritte von Kindern und Jugendlichen werden als familiärer Verrat angesehen und mit Ausstoßung aus der Familie bedroht.

Chaos und emotionale Instabilität. So genannte Multiproblemfamilien sind häufig durch Chaos und emotionale Instabilität gekennzeichnet. Sie sind belastet durch eine Fülle chronischer Probleme wie psychische Erkrankungen eines Elternteils, gesundheitliche Schwierigkeiten, Substanzmittelmissbrauch, Kindesmissbrauch, wiederholte Arbeitslosigkeit, häufige Trennungen und Scheidungen. Kinder und Jugendliche mit Suizidgedanken und Suizidhandlungen nehmen in solchen Familien eine hohe erzieherische Inkonsistenz und Willkür wahr. Eingriffe seitens der Jugendämter und wiederholt scheiternde Heimunterbringungen können zu einer Diffusität von Zuständigkeit und Verantwortung führen. Der Jugendliche erlebt Hilflosigkeit und Ohnmacht.

57.3 Klinische Praxis

Das Vorgehen in der Praxis kann wie folgt strukturiert werden:
Einzelkontakt:

- Der Aufbau einer vertrauensvollen Beziehung zu dem Jugendlichen durch eine empathische, vorwurfsfreie Würdigung der Schwere der Krise, in der sich der Jugendliche erlebt, schafft die Grundlage für jedes hilfreiche Arbeiten.
- Im zweiten Schritt sollte eine Fokussierung auf bereits bewältigte Krisen und die individuellen Ressourcen erfolgen.
- Eine Bewertung der Krise als Herausforderung – im Sinne der Resilienzforschung – lenkt den Blick auf die Zukunft, mindert das Opfererleben und fördert die Kontrollkompetenz.
- Erfragen, ob Suizidgedanken vorliegen (Suizidanamnese; s. Übersicht).

Handelt es sich um einen Einzelkontakt im Falle von Suizidgedanken und nach Suizidhandlungen, kann folgende Vorgehensweise empfohlen werden:

- Rapport herstellen: Die Würdigung des Erlebens von Hoffnungslosigkeit und Ausweglosigkeit aufseiten des Jugendlichen und der Respekt vor seiner (möglichen) Entscheidung, sich das Leben zu nehmen, sind die Basis für die Zusammenarbeit.
- Zudem verhindert die Bestätigung der grundsätzlichen Möglichkeit eines Suizids die Gefahr einer (durchaus jugendtypischen) trotzigen Fokussierung auf ein derartiges Handeln.
- Erst dann kann allmählich die Ambivalenz zwischen dem Wunsch zu leben und dem Wunsch, sich das Leben zu nehmen, thematisiert werden.
- Schließlich sollte der Jugendliche in ersten Schritten zu einem Nachdenken darüber angeregt werden, wie ein lebenswerter Lebenskontext gestaltet sein müsste.

Die Eltern und ggf. weitere Familiemitglieder müssen einbezogen werden. Folgende Punkte sind zu bearbeiten:

- Zunächst ressourcenorientierte Arbeit an der familiären Krisenbewältigungskompetenz, u. a. mit Bewältigungsfragen.
- Suizidgedanken und Suizidversuche enthalten eine starke Botschaft, unter den bisherigen Verhältnissen nicht mehr leben zu können. Die Familie braucht viel Unterstützung dabei, diese Botschaft nicht als Schuldvorwurf, sondern als Anstoß zu einer gemeinsamen Veränderungsarbeit zu verstehen.
- Erst dann kann die Arbeit an einem Wiederanregen der familiären Koevolution beginnen.

Übersicht

Einschätzen der Suizidgefahr

Warnhinweise

- Reden über den Wunsch, zu sterben, zu verschwinden, tot zu sein.
- Energieverlust, Konzentrationsschwierigkeiten, Rückzug, Abbrechen von Freundschaften, Aufgeben von Hobbys, Verschenken von Lieblingssachen.
- Weglaufen von Zuhause.
- Anhaltendes Leiden an Verlusten durch Tod, Scheidung, Trennung, Zerbrechen einer Beziehung.
- Veränderungen im Ess- und Schlafverhalten.
- Verlust von Selbstbewusstsein.
- Verlust aller Zukunftshoffnungen.

Merkmale akuter Suizidalität

- Äußerung von Todeswünschen und Suizidabsichten; hoher Handlungsdruck.
- Konkrete Vorstellungen darüber, wo, wie und wann der Suizid durchgeführt werden soll. Planung des Suizids mit einer »harten« Methode an einem verborgenen Ort.
- Gereizte Reaktionen im Gespräch; eine tragfähige Beziehung kommt nicht zustande.
- Bereits ein oder mehrere Suizidversuche in der Vergangenheit, Suizide und Suizidversuche und / oder gravierende Todes- und Trennungserlebnisse in der Verwandtschaft.

Risikoeinschätzung

- Jeden Verdacht auf Suizidgedanken und Suizidpläne ansprechen!
- Rapport herstellen.
- Frühere Suizidgedanken und Suizidpläne erfragen.
- Aktuelle Suizidpläne detailliert thematisieren (Wie? Woher die Mittel? Wann? Wo? Wer steht am Grab? Wer grämt sich am meisten, wer am wenigsten? etc.).

Notfallplan

- Mit dem Jugendlichen Strategien absprechen, die er einsetzen kann, wenn vermehrt Gedanken an den Tod aufkommen.
- Mit den Eltern absprechen, alle Medikamente und Giftstoffe wegzuschließen, telefonisch immer erreichbar zu sein, ggf. eine Suizidwache zu organisieren.
- Ansprechpartner festlegen für selbst erlebte kritische Situationen des Jugendlichen.

Non-Suizid Vereinbarung. Keine vorgefertigten Formulare, die der Jugendliche als Selbstschutz der Therapeutin durchschaut. Die Non-Suizidvereinbarung als Selbstverpflichtung des Jugendlichen frei aushandeln (Näheres dazu: Rotthaus, 2017).

Hinweis: Wenn in einer hoch suizidalen Krise weder ein Notfallplan noch eine Suizidvereinbarung, noch eine hinreichende Beobachtung (einschließlich Suizidwachen) durch die Eltern genügend Sicherheit geben, ist eine Klinikaufnahme indiziert. Ist diese freiwillig nicht möglich, müssen die Eltern einen Antrag auf vormundschaftliche Unterbringung nach § 1631 BGB stellen und sich den – ggf. nachträglich – vom Familiengericht genehmigen lassen. Nur in Ausnahmefällen ist eine Klinikaufnahme auch nach dem Unterbringungsgesetz des jeweiligen Landes zu veranlassen. Die Therapeutin ist gehalten, den Jugendlichen in die Klinik zu begleiten. Auf diese Weise schafft sie eine Basis für einen möglichen Erhalt der therapeutischen Beziehung, so dass die Chance besteht, dass der Jugendliche nach Klinikentlassung die ambulante Therapie bei ihr fortsetzt.

Übersicht

Unverzichtbare und bewährte Vorgehensweisen im Umgang mit Suizidgedanken

- Die Ambivalenz zwischen dem Wunsch, aus dem Leben zu scheiden, und dem Wunsch, unter anderen Umweltbedingungen zu leben, sollte zur Richtschnur für das therapeutische Gespräch gemacht werden.
- Es ist zu klären, wer Mitglied des relevanten Systems ist, an das die Botschaft der Suizidhandlung des Jugendlichen gerichtet ist.
- Die Äußerung von Suizidgedanken und die suizidale Handlung sind als ein »cry for change« verstehen.
- Es ist zwischen einem aktuellen Suizidanlass und der basalen Suizidalität zu unterscheiden, also der Frage nachzugehen, warum beispielsweise der Verlust der Freundin eine so hohe Bedeutung für diesen Jugendlichen hat.
- Jede Gelegenheit sollte genutzt werden, das Kontrollerleben des Jugendlichen zu fördern.
- Zu erforschen sind die Muster in der Familie des Jugendlichen, die die Rigidität und Erstarrung des Systems bedingen.

Weitere Methoden:
- Klärung von Anliegen, Ziel und Auftrag mit dem Jugendlichen.
- Klärung von Anliegen, Ziel und Auftrag mit den Angehörigen.
- Systemische Hypothesenbildung.
- Teilearbeit.
- Arbeit im Reflecting Team.
- Genogrammarbeit.
- Narrative Therapie und das Entwickeln einer neuen heilsamen Geschichte.
- Dramatisierungen.

Pharmakotherapie. Ein medikamentöser Behandlungsversuch sollte nur bei eindeutiger Bereitschaft des Jugendlichen erfolgen, nicht wegen einer Erkrankung, sondern mit dem Ziel, zumindest für kurze Zeit die selbstzerstörerischen Gedanken in den Hintergrund treten zu lassen. Die Wirksamkeit von Trizyklika und Benzodiazepinen konnte bei Kindern und Jugendlichen nicht nachgewiesen werden. Unter den selektiven Serotoninwiederaufnahmehemmern wird noch am ehesten Fluoxetin eine Wirksamkeit zugeschrieben, gefolgt von Citalopram und Sertalin.

57.4 Gute Erfahrungen, typische Schwierigkeiten und Fehler

Gute Erfahrungen. Unverzichtbar ist die Zusammenarbeit mit den Eltern resp. der Familie als wichtiger Teil der Lösung – zunächst unter der Überschrift: Einschätzung der Wiederholungsgefahr.

Typische Fallstricke. Die Eltern erleben die Suizidgedanken oder die Suizidhandlung ihres Kindes als – zum Teil heftig abgewehrten – Schuldvorwurf und unterstellen der Therapeutin die gleichen Vorwürfe. Eine empathische Klärung des genauen elterlichen Anliegens und ein Lenken des Blickes in die Zukunft helfen, diese Schwierigkeiten zu überwinden.

57.5 Kritische Einordnung

Empfehlung an Therapeutinnen und Supervisorinnen: Die Frage an den Jugendlichen nach dem »Warum« ist in den seltensten Fällen hilfreich und stört die therapeutische Beziehung. Sie ist bei Jugendlichen negativ besetzt und fördert bestenfalls einen Hinweis auf den aktuellen Anlass zu Tage, der dann leicht den Blick auf die basale Suizidalität verdrängt.

Es ist der Frage nachzugehen, welche besonderen familiären Konstellationen dazu geführt haben, dass der Jugendliche keine Hoffnung mehr hat, (lebens-)notwendige Änderungen im System anzustoßen.

FAQ

Muss die Therapeutin nach einem Suizid während ihrer ambulanten Behandlung juristische Sanktionen fürchten, auch wenn sie die Gründe für ihre Entscheidung, keine Klinikaufnahme zu veranlassen, gut dokumentiert hat?
Bisher ist in solchen Fällen in Deutschland kein Psychotherapeut wegen eines Kunstfehlers verurteilt worden (Dorrmann, 1998, S. 153; Rotthaus, 2017, S. 64f)).

Weiterführende Literatur

Dorrmann, W. (1998). Suizid. Therapeutische Interventionen bei Selbsttötungsabsichten. München: Pfeiffer.

Plener, P. L. (2015). Suizidales Verhalten und nichtsuizidale Selbstverletzungen. Heidelberg: Springer.

Rotthaus, W. (2017). Suizidhandlungen von Kindern und Jugendlichen. Störungen Systemisch Behandeln (Bd. 7). Heidelberg: Auer.

58 Therapie mit Paaren am Rande der Trennung

Peter Fraenkel

58.1 Besonderheiten und allgemeine Merkmale

In diesem Kapitel werden spezifische Erwägungen und Techniken beschrieben, die notwendig sind, wenn man mit Paaren am Rande der Trennung (im Folgenden PAR abgekürzt) arbeitet: Paare, bei denen ein oder beide Partner das Ende der Partnerschaft ernsthaft in Betracht ziehen.

Zu dieser spezifischen Gruppe von Klienten gibt es bis heute so gut wie keine Forschung oder empirische Daten, und auch nur sehr wenig klinische Theorie, in die diese therapeutische Arbeit mit ihren speziellen Anforderungen fundiert eingebettet werden und von der sie geleitet werden könnte. Aus einer Zusammenschau der spärlich vorhandenen Literatur zu diesem Thema lassen sich lediglich Doherty et al. (2015) zitieren, die annehmen, dass schätzungsweise 30 % der Hilfe suchenden Paare sogenannte »mixed-agenda-couples« sind, in denen ein Partner die Partnerschaft aufgeben will, während der andere dafür kämpfen möchte. Es ist jedoch davon auszugehen, dass der Anteil der PARs diese Zahl noch deutlich übersteigt, da in diese Kategorie auch solche Paare einzuschließen sind, in denen beide Partner erwägen, die Beziehung zu beenden. Ein PAR wird man etwa, weil

(1) das Konfliktpotenzial zu hoch ist,
(2) die Lebensziele (z. B. zu fragen, ob und wann man ein Kind bekommt, wo man lebt, wie man die Schwiegereltern einbezieht) nicht zusammenpassen,
(3) die ethischen Grundhaltungen und Werte der Beziehung verletzt werden durch Affären, Gewalt oder finanzielle Unregelmäßigkeiten oder
(4) die gegenseitige, auch sexuelle Anziehung verschwunden ist.

Eine detaillierte Beschreibung dieser vier Typen von PAR findet sich in Fraenkel (2017b).

Abgesehen davon fehlt es allerdings an systematischen Beschreibungen und Empfehlungen für wichtige Aspekte der Diagnostik und Therapie, wie zum Beispiel die besonderen Anforderungen an die Gestaltung der ersten Sitzung mit einem PAR. Auch das ansonsten sehr hilfreiche Buch von Doherty und Harris (2017) gibt keine Hinweise auf die Details, die diese Art von Paartherapie gelingen oder scheitern lassen. Die betreffenden Fälle sind anfangs so schwankend, das Engagement in die Therapie so stark von Ambivalenz geprägt, dass die Therapie buchstäblich wegen eines falschen Worts enden kann. Dieses Kapitel versucht die beschriebene Lücke zu füllen.

Herausforderungen. Die Arbeit mit PARs bringt außergewöhnliche Herausforderungen mit sich.

(1) Es beginnt schon damit, dass ein oder beide Partner oftmals nicht einmal mehr daran interessiert sind, sich in der Therapie zu engagieren. Einer von beiden hat oder sogar beide Partner haben weitgehend die Schlussfolgerung gezogen, dass es keine Hoffnung mehr für die Partnerschaft gibt, und fühlt sich erschöpft, wütend, verbittert, gefühllos oder emotional unbeteiligt. Einer hat vielleicht sogar schon einen Anwalt zurate gezogen, der empfohlen hat, genau *eine* Therapiesitzung zu absolvieren, um hinreichend Willen und Bereitschaft, die Ehe zu retten, zu demonstrieren, auch wenn diese Absicht überhaupt nicht mehr besteht.

(2) Darüber hinaus sind diese Paare für gewöhnlich schon seit Monaten, wenn nicht sogar Jahren, miteinander im Konflikt, sodass ihre dysfunktionalen Kommunikations- und maladaptiven Interaktionsmuster fest verankert sind und angesichts einer hohen Rigidität wenig Änderung mehr möglich scheint.

(3) Schließlich ist längst verpufft, was auch immer an Quellen der Freude das Paar ursprünglich zusammengebracht und die Beziehung anfangs am Laufen gehalten hat. PARs haben oftmals seit vielen Jahren schon keine gemeinsame Sexualität, irgendeine andere Art von physischem Kontakt oder andere erfreuliche Aktivitäten mehr. So fehlen jegliche gemeinsamen guten Erfahrungen an Vergnügen und Leichtigkeit bei diesen Paaren fast vollständig. Darüber hinaus haben sie sich möglicherweise auch schon von ihrer erweiterten (Schwieger-)Familie und den gemeinsamen Freunden distanziert, aus Scham über den Stand der Beziehung oder aber aufgrund von Konflikten mit den betreffenden Personen. Es fehlt also auch an sozialer Unterstützung für die Beziehung.

Chancen. Doch trotz – und gerade wegen – aller Herausforderungen und Schwierigkeiten bietet sich hier auch eine große Chance: Die extreme Erstarrung und Inflexibilität sowie die Explosivität der Situation erlauben dem Therapeuten, das Paar in »therapeutische Experimente« einzuladen – das sind gemeinsame Aktivitäten, die dem Paar eine Ahnung davon vermitteln, wie die Beziehung potenziell sein könnte, wenn sie wirklich befriedigend wäre. Die Paare haben in der Regel ja nichts mehr zu verlieren und dabei die Chance, alles zu gewinnen! Sie könnten also zumindest neugierig darauf sein, etwas »ganz Neues« auszuprobieren, wenn sie alternative Interaktionsmuster vorgestellt bekommen. Bevor aber die widerstrebende Partnerin bereit ist, ein neues Muster auszuprobieren, muss ihr vom Therapeuten und vom Partner versichert werden, dass sie immer noch aufgeben kann, auch wenn die neuen Muster funktionieren und neue Möglichkeiten für die Paarbeziehung aufscheinen. Paradoxerweise ist es die Angst der ambivalenten Partnerin, sie könnte durch diese »Experimente« ihre antizipierte Flucht aus der Beziehung einbüßen, wenn die Therapie zeigt, dass die Beziehung gerettet werden könnte.

Gerade aus diesem Grund ist es in der ersten Sitzung mit einem solchen Paar notwendig, die nicht-verpflichtende Qualität der Therapie zu etablieren, um ein gemeinsames Einlassen überhaupt erst zu ermöglichen. Angesichts der hier dargestellten spezifischen Anforderungen an eine erste Sitzung mit einem PAR soll diese im Folgenden nun genauer dargestellt werden.

58.2 Anpassung systemischer Strategien

Die Arbeit mit PARs bedarf eines integrativen Zugangs, der einsichtsfördernde Methoden mit aktiven, handlungsbezogenen Techniken (Fraenkel, 2011a, 2011b, 2017a) kombiniert. Die Therapie bedient sich dabei des Füllhorns aller Theorien und Techniken, die über viele Dekaden hinweg in der Systemischen Therapie entwickelt wurden. Und dennoch müssen selbst die Standardtechniken und -methoden mit diesen Paaren anders angewendet werden, da die Therapiemotivation zunächst gering ist und das Vertrauen fehlt, dass eine wirksame Veränderung möglich ist. Das gilt beispielsweise für Standardmethoden, wie die Entwicklung eines Therapievertrags und der Therapieziele, Standortbestimmungen, »Hausaufgaben« (übende Aktivitäten zwischen den Sitzungen), das Einführen positiver Umdeutungen (Reframing) oder anderer neuer Sichtweisen auf die Partnerschaft oder die Arbeit an den Kommunikationsfähigkeiten.

Es sollen nun einige neue Techniken, die dazu entworfen wurden, Paare in kreative und innovative Beziehungsprozesse zu bringen, vorgestellt werden. Und dennoch sind es nicht diese kleinen, einzelnen Techniken, die die Innovation für die Arbeit mit PARs darstellen. Die maßgebliche veränderte Herangehensweise liegt in der übergeordneten Haltung zur Therapie, die sich in folgenden wesentlichen Merkmalen ausdrückt.

Übersicht

Therapeutische Haltung gegenüber Paaren am Rande der Trennung

(1) ein ausgesprochen vorsichtiger Umgang mit der ersten Sitzung, um einen flexiblen, kollaborativen und nicht-verpflichtenden Therapievertrag zu erreichen
(2) ein rigoros integrativer theoretischer und methodischer Zugang
(3) die Priorität handlungsbasierter Interventionen vor den einsichtsbasierten Interventionen, vor allem in den ersten Sitzungen

Bereits in der ersten Sitzung muss ein Gefühl emotionaler Sicherheit und »verbundener Freiheit« etabliert werden, das Bewusstsein einschließend, die Beziehung jederzeit verlassen zu können und damit weitere destruktive Konflikte zu vermeiden. Durch spezifische Unterstützung beim Bemühen um gesündere, funktionalere Interaktionen hilft die erste Sitzung dem Paar außerdem, eine Vorstellung von einer positiven Veränderung zu entwickeln. Das Paar könnte dann motiviert werden, sich weiter auf den Prozess einzulassen. Ohne diese grundlegenden Gefühle von Sicherheit einerseits und der Vorstellung neuer Perspektiven andererseits bleiben die Partner im Widerstand. Erst wenn diese zwei Prämissen in der Arbeit mit PARs vorhanden sind, steigt auch die Bereitschaft, sich auch auf einsichtsbasierte Fragestellungen und Blickwinkel einzulassen.

! Es ist zunächst notwendig, dass das Paar einen Widerspruch zwischen dem Vergangenen und der Gegenwart, die in die Zukunft weist, erlebt.

Aus den neuen Erfahrungen kann eine metakognitiv-emotionale »Plattform« entstehen. An sie kann man sich im Weiteren gemeinsam »klammern«, über dem vergangenen gemeinsamen Kampf stehend; durch diese »Metaplattform« kann eine Distanz zum Vergangenen eingenommen werden. Aus dieser »Vogelperspektive« wird nun ein neuer Blick möglich – und es kann eine Chance geben, sich von alten Mustern zu lösen und eine veränderte Zukunft anzupacken.

58.3 Umgang mit Diversität

Da diese Herangehensweise handlungs- und erfahrungsorientiert ist, funktioniert sie über alle Kulturen, Ethnien und sozioökonomischen Hintergründe hinweg. In den USA passt diese aktionsbezogene Herangehensweise beispielsweise besonders gut zur Arbeit mit Menschen mit afrikanischem oder lateinamerikanischem Hintergrund, von denen anfängliche intensive Erkundungen des familiären Hintergrunds oft abgelehnt werden. Weil diese Gruppen oftmals kulturellen Vorurteilen und Ausgrenzungserfahrungen begegnen, und weil kulturelle Regeln das Teilen von Familienproblemen und -geheimnissen verbieten, werden Fragen zur Herkunftsfamilie oft als intrusiv und beschämend empfunden.

Armut, Wohnungslosigkeit, Verlassen-Worden-Sein durch einen Elternteil, Drogen- und Alkoholmissbrauch, Gewalt sowie Probleme, die Resultat rassistischer oder ethnischer Unterdrückung sind, können mit einem Schamgefühl verbunden sein, sodass die Exploration dieser belasteten Familiengeschichten vermieden werden sollte.

Zugleich erweist sich diese Herangehensweise als ebenso hilfreich für die Arbeit mit einem Teil der Bevölkerung, der in der Literatur bisher wenig beschrieben und diskutiert wird: der Gruppe der sehr wohlhabenden, mächtigen, ökonomisch privilegierten Paare, und hierbei speziell der Männer, mit ihrer fordernden, erwartungs- und anspruchsvollen Haltung und ihren Erwartungen von sofortigen, greifbaren Resultaten (»die ihr Geld wert sind«). Solche Paare sind oftmals eine besondere Herausforderung für Therapeuten der Mittelschicht, und die hier beschriebene Herangehensweise passt gut, um schnelle, effektive Ergebnisse zu bieten.

58.4 Klinische Praxis

Die Entwicklung eines veränderlichen und nicht-verpflichtenden therapeutischen Abkommens

Die Therapie mit PARs setzt voraus, dass der Therapeut die Ambivalenz eines oder beider Partner aufmerksam mit einbezieht. In »normaler« Paartherapie können Therapeuten erwarten, dass Hilfe suchende Paare die Absicht haben, sich zumindest auf einige Sitzungen einzulassen. Dies kann in der Arbeit mit PARs nicht vorausgesetzt werden. In der ersten Sitzung sollte der Therapeut daher vor allem dazu einladen, dass beide Partner ihre gemischten, ambivalenten Gefühle der Partnerschaft gegenüber und auch gegenüber jeglichem Versuch, sie mithilfe einer Therapie zu retten, ausdrücken.

Ihre Frustration, ihr Schmerz und die erlebten Demoralisierungen müssen bezeugt, validiert und vom Therapeuten gehalten werden, anstatt sie zu übergehen. Trägt einer der beiden Partner den größeren Teil der Ambivalenz in sich und der andere Partner hingegen ist bestrebt, die Partnerschaft zu erhalten, muss der Therapeut modellhaft die Akzeptanz der Gefühle des ambivalenten Partners vorleben und den verbundeneren Partner dazu ermutigen, sich zu beruhigen und den Druck auf den anderen, er möge doch bleiben, zu reduzieren. Ein weiterer Punkt ist, dass viele dieser Paare bereits erfolglose Therapieversuche hinter sich haben. Sollte der Therapeut daher positive Veränderungen floskelhaft zusichern oder aber vereinfachte, generalisierte Theorien über die Ursprünge der Paarproblematik offerieren, wird mit hoher Wahrscheinlichkeit ein erneuter Misserfolg resultieren. Der Therapeut sollte daher bekräftigen, dass er zwar prinzipiell das Ziel verfolgt, den Paaren bei der Verbesserung und Stabilisierung ihrer Partnerschaft zu helfen, er sich aber nicht absolut allein diesem Ausgang verpflichtet fühlt. Er versichert also, dass das bestmögliche Ergebnis der gemeinsamen Arbeit durchaus auch eine einvernehmlich beschlossene Trennung oder Scheidung sein könnte. Bevor er also überhaupt von den Problemen des Paars gehört hat, reduziert der Therapeut bereits die widerstrebenden Positionen, anstatt ihre Polarisierung weiter zu schüren. Er bereitet den Boden für ein nicht-verpflichtendes und flexibles Arbeitsbündnis, indem er folgende Fragen stellt.

Zentrale Fragen in der ersten Sitzung mit PAR:

(1) Was wäre das beste Resultat der heutigen Sitzung?
(2) Was müsste in dieser Sitzung passieren, damit Sie sich vorstellen könnten, zu einer zweiten Sitzung wiederzukommen?
(3) Auf der anderen Seite: Was müssten wir verhindern, das Sie in dieser Sitzung zur Entscheidung kommen ließe, nicht mehr wiederzukommen?

Die meisten PARs tragen ihre Situation als Notfall vor mit der Hoffnung, der Therapeut könne sofort helfen – bestenfalls innerhalb einer Stunde. Der Therapeut sollte daher auch herausfinden, warum es sich im Moment so dringend und drückend anfühlt, und sollte diese Gefühle ebenfalls ernst nehmen und validieren. Gleichzeitig sollte er allerdings auch mit vorsichtigen Umdeutungen die Situation als nicht derart lebensbedrohlich entschärfen, wie sie das Paar in dem Moment erleben mag – natürlich nur, wenn es sich nicht um eine tatsächliche akute Bedrohung des Lebens handelt, wenn beispielsweise Gewalt im Spiel war. In einem solchen Fall sollte der Therapeut zunächst unverzüglich dabei helfen, eine räumliche Trennung der Partner herbeizuführen, um die Sicherheit zu gewährleisten. Der Therapeut sollte das Paar daran erinnern, dass mit der Entscheidung, zusammenzubleiben oder aber sich zu trennen, viel auf dem Spiel steht und dass die Arbeit an der Entscheidung daher einige Zeit und Besonnenheit brauchen wird. Das Ziel hierbei ist es, zu deeskalieren, sodass sich das Erleben einer Notfallsituation mit akutem Handlungsdruck dem Bewusstsein weicht, dass ein etwas längerfristiger Prozess nötig ist. Um den Druck zu reduzieren, kann der Therapeut zunächst einmal Worte und Mittel wählen, um die Wogen zu glätten und das Paar anzuleiten, sich bis zur nächsten Sitzung etwas zu beruhigen. Dies ist ein guter Moment, um beiden Partnern zu empfehlen, sich doch in irgendeiner Art von Achtsamkeits- bzw. meditativer Praxis zu üben. Dies hat zum Ziel, die allgemein hohe Anspannung zu regulieren und die intensiven negativen Gefühle zu dämpfen, sodass ein nüchterneres Zusammensein möglich wird.

! Es ist wichtig, ausführlich nach den Erfahrungen aus den vorhergehenden Therapien zu fragen, um die Wiederholung von Fehlern zu vermeiden. Es sollte auch das Gefühl des Paares bestärkt werden, dass es nun um etwas Neues geht.

Meistens erzählen die Paare, der frühere Therapeut habe sie einfach dazu aufgefordert, ihre negativen Gefühle gegenüber der Partnerschaft auszudrücken, und im schlimmsten, aber nicht seltenen Fall ihnen dabei auch gestattet, auf dieselbe destruktive Weise zu streiten wie zu Hause. Angesichts dieser Erfahrung muss der Therapeut dem Paar versichern, dass er das nicht erlauben wird. Als Begründung kann er sich dabei auf die Forschung von John Gottman (Gottman et al., 2012) beziehen, die zeigt, dass die Muster, die in nur drei Minuten einer Interaktion entstehen, vorhersagen können, ob ein Paar sechs Jahre später glücklich zusammen ist oder sich getrennt hat. Wenn er verspricht, dem Paar genau beizubringen, was diese problematischen Verhaltensweisen sind und wie man sie anhand eines strukturierten Plans von Kommunikationsstrategien vollständig vermeiden kann (Fraenkel, 2011b; Fraenkel & Markman, 1997), wird das Paar in der Regel neugierig und entwickelt die Idee einer Hoffnung, dass diese Therapie etwas Neues bieten wird und dabei praktisch umsetzbar und tatsächlich hilfreich sein kann. So sagte ein Partner einer homosexuellen Ehe vor der ersten Sitzung: »Unser vorheriger Therapeut war nett, aber er half uns nicht dabei, unsere Beziehung zu reparieren – wir brauchen Handwerkszeug, um bessere Gespräche zu haben.«

Trotz der Schwere der Gesamtsituation ist Humor oftmals hilfreich, um die Stimmung insgesamt aufzuhellen. Auch ist Humor als eine weitere Technik zu verstehen, in der ersten Sitzung Hoffnung entstehen zu lassen. So zum Beispiel, als ein Paar – er ein bekannter Psychoanalytiker, sie eine prominente Anwältin für Einwanderungsrecht – in den Praxisraum kam und er, noch bevor er sich setzte, proklamierte: »Wir sind das Paar aus der Hölle! Wir können überhaupt kein bisschen miteinander kommunizieren und haben schon drei Therapeuten ausgebrannt!«, der Therapeut spontan antwortete: »Na, dann herzlich willkommen im Fegefeuer!« – eine humorvolle Weise, auszudrücken: »Diese Therapie kann Ihnen dabei helfen, einen Möglichkeitsraum zu betreten, durch den Sie zu einem besseren Ort gelangen können (metaphorisch: Himmel).«

Auf die Fragen des Therapeuten danach, was in der ersten Sitzung passieren müsste oder was nicht passieren dürfte, damit die ambivalente Partnerin (nehmen wir hier wieder an, es sei die Frau) in die Partnerschaft zurückkommen könnte, sind typische Antworten:

- dass sie »ein einziges Mal« wirklich Gehör finden müsse und dass der Partner nur zuhören möge,
- dass der Partner »endlich einmal« die Wahrheit sagen möge, wenn er unter Verdacht steht, ein Geheimnis zu wahren,
- dass sie das Versprechen vom Partner brauche, dass er nicht versuchen werde, sie in der Beziehung zu halten, indem er ihr Schuldgefühle einredet mit Vorwürfen, das Leben der Kinder zu zerstören oder die Familie zu zerreißen,
- dass der andere die Verantwortung für seinen Teil am Konflikt oder an den widrigen Umständen übernehmen solle,
- dass der Therapeut nicht versuchen solle, sie davon zu überzeugen, die Therapie unter allen Umständen mitzumachen.

Um diese einseitigen Aussagen der ambivalenten Partnerin zu respektieren, muss der Therapeut zunächst alles beiseitelassen, was er in seiner Paartherapieweiterbildung im Hinblick auf das gleichgewichtige Hören beider Standpunkte und das gerechte Verteilen von Raum und Sprechzeit für jeden Beteiligten gelernt hat; er muss sich zunächst für einige Zeit vollständig dem Hören und Bezeugen der Wünsche und Zweifel der ambivalenten Partnerin widmen. Trotzdem ist es auch nicht hilfreich, wenn der Therapeut die Kontrolle über den Prozess vollständig an diesen ambivalenten, oft auch wütenden Partner abgibt. Der Therapeut sollte auf jeden Fall weiterhin die basalen zeitlichen und interaktiven Strukturen der Sitzung in der Hand behalten und aufmerksam über das Konfliktverhalten des Paars und insbesondere die Äußerungen der wütenden Partnerin wachen. Wenn nötig, sollte er intervenieren, wenn der Kommunikationsstil zu destruktiv zu werden droht. Trotz der oftmals zu Beginn geäußerten Bedenken, vom Therapeuten »ausgebremst« zu werden, respektiert und akzeptiert die wütende Partnerin in der Regel solche therapeutischen Eingriffe, wenn sie in ihrer Kommunikation in destruktive Muster verfällt. Sie reagiert in der Regel positiv auf die Anleitung des Therapeuten in der Selbstberuhigung. (Das gilt auch für beide Partner, wenn sie in hoch konflikthafter Interaktion gefangen sind.) Nicht selten kommt es in der Praxis genau an solchen Punkten dazu, dass sich die zunächst kritischere Partnerin hinterher sogar für das Eingreifen des Therapeuten bedankt, da sie in ihrer intensiven Wut die Kontrolle über sich verloren hatte und nur noch der Therapeut dem destruktiven Prozess ein Ende setzen konnte.

Das Aussprechen der eigenen Tendenz, dem Paar dabei helfen zu wollen, zusammenzubleiben

Gerade in der ersten Sitzung ist es wichtig, keine künstliche Neutralität bezüglich der eigenen Haltung zu den Therapiezielen vorzutäuschen. Die meisten Therapeuten sind normalerweise engagiert, dem Paar dabei zu helfen, zusammen zu bleiben. Konfrontiert mit einem oder gar beiden Partnern, die eigentlich ziemlich sicher sind, die Beziehung beenden zu wollen, mag sich der Therapeut dennoch gezwungen fühlen, eine neutrale Haltung bezüglich der Therapieziele beizubehalten. Gerade der ambivalente Partner wird dies jedoch durchschauen. Daher ist es insbesondere in der ersten Sitzung entscheidend, dass der Therapeut sich offen bekennt zu seiner Neigung,

Paaren beim Zusammenbleiben zu helfen, anstatt diese Neigung hinter einem Deckmantel der Neutralität zu verstecken. Wenn dies einmal gesagt worden ist, sollte der Therapeut das Paar dazu einladen, ihm stets zu widersprechen, wenn sie das Gefühl haben, er dränge sie versehentlich dazu, zusammenzubleiben.

Diese Form der transparenten Zusammenarbeit ist entscheidend, um das Vertrauen des Paars und vor allem des ambivalenten Partners zu gewinnen. Außerdem zeigt sie die Bereitschaft, sich von dem Paar beeinflussen zu lassen und Feedback zu bekommen, so wie ja auch die Partner sich voneinander beeinflussen lassen sollten.

Auswertung der ersten Sitzung und Stellen von Hausaufgaben

Die erste Sitzung sollte damit enden, dass der Therapeut die Partner nach ihren Gefühlen zu dieser Sitzung befragt, und er sollte weiterhin die gemischten Gefühle der ambivalenten Partnerin hinsichtlich einer Fortsetzung der Therapie validieren. Anstatt zu erwarten, dass das Paar automatisch einer Fortsetzung zustimmt, sollte der Therapeut am Ende lieber so etwas fragen wie: »Möchten Sie einen nächsten Termin vereinbaren, oder würden Sie lieber erst einmal darüber nachdenken und sich dann bei mir melden?«.

Die meisten Konzepte von Paartherapie schlagen vor, jede Sitzung mit der Verordnung von Hausaufgaben zu beenden, die Aktionen und Übungen beinhalten, um den Therapiezielen näherzukommen. In der Arbeit mit PARs muss diese Praxis jedoch an den Umstand angepasst werden, dass einer oder beide Partner noch unentschlossen sind, ob sie überhaupt zu einer nächsten Sitzung kommen werden und ob sie überhaupt an der Verbesserung der Beziehung arbeiten wollen.

Der Therapeut sollte daher anregen, genau zu evaluieren, ob diese Ehe oder Partnerschaft es wert ist, gerettet zu werden. Sobald sich das Paar dann auf einen Therapieversuch einlässt, werden sie sich in Aktivitäten engagieren müssen, die ihnen zeigen, wie ihre Beziehung sein könnte, wenn sie an ihr arbeiten würden. Ob sie zusammen bleiben wollen oder nicht, sei nicht herauszufinden, wenn die Therapie nur auf die Diskussion problematischer Verhaltensweisen und gegenseitiger Verletzungen fokussiere. Die Therapie werde keinen Erfolg haben, wenn sie nur Rückschau auf das halte, was nicht funktioniert hat. Vielmehr muss der Therapeut dem Paar aufzeigen, wie die Beziehung sein könnte, wenn die Partner sich in gelingenden Interaktionen finden würden. Dafür seien einige Strategien zu erlernen, die sie befähigen, ohne destruktive Konflikte miteinander zu kommunizieren und Probleme gemeinsam zu lösen. Sollten sie sich trotzdem scheiden lassen bzw. trennen, würden ihnen diese Fertigkeiten dennoch dienen, besonders wenn Kinder da seien und das Paar weiterhin gemeinsame Elternschaft anstrebe.

Das Paar muss auch erleben, dass es möglich sei, Spaß zusammen zu haben und miteinander Freude zu empfinden – denn wozu ist eine Ehe oder Partnerschaft gut, in der es an Genuss und Sinnlichkeit fehlt? Sie müssen herausfinden, ob sie ihre Unterschiedlichkeit respektieren lernen und in Harmonie leben können. Kurzum, die aufgegebenen Aktivitäten zu Hause seien darauf ausgerichtet, dem Paar zur Erkenntnis zu verhelfen, wie die Beziehung aussehen würde und wie es sich anfühlen würde, wenn sie gut miteinander auskämen. Diese Aktivitäten sollten als »therapeutisches Experiment zur Verbesserung der Beziehung« beschrieben werden, mit dem Ziel, dem Paar neue Erfahrungen zu vermitteln, die konkrete »Daten« darstellen, die geprüft und evaluiert werden können und ein Gefühl dafür vermitteln, wie die Beziehung wäre, würde sie sich verbessern.

Letztendlich ist es dann diese Evaluation, die bestimmt, ob das Paar die Möglichkeit zum Wachsen und Gedeihen sehen kann, oder nicht.

- Es ist jedoch wichtig, der ambivalenten Partnerin immer wieder zu versichern, dass es immer noch möglich sei, die Entscheidung zu treffen, die Partnerschaft trotzdem zu verlassen, selbst wenn diese »Experimente« zeigen würden, dass eine gute Ehe möglich wäre,
- selbst wenn sie lernen würden, besser miteinander zu kommunizieren, und
- selbst wenn sie beginnen würden, Freude oder sogar Lust miteinander zu erleben.

Der Therapeut sollte sicherstellen, dass die ambivalente Partnerin bei zunehmendem Fortschritt der Therapie nicht das Gefühl bekommt, sie sei in eine Falle getappt oder gar hinein gelockt worden. Auch für den nicht-ambivalenten Partner ist das wichtig zu verstehen – er muss lernen, vorsichtig zu sein und keinen Druck auf die ambivalente Partnerin auszuüben zu bleiben, auch wenn sich die Beziehung im Verlauf verbessert. Stattdessen sollte er eine beobachtende Position behalten und den Fortschritt und den gegenwärtigen Moment im Hier und Jetzt genießen. Eine Vielzahl solcher Aktivitäten, die als Hausaufgabe zwischen den Sitzungen gegeben werden können, wird ausführlich bei Fraenkel (2011b, 2017) beschrieben.

Transformation negativer Vorbehalte und Steigerung der Motivation

Zwei Hauptkategorien von Interventionen müssen eingesetzt werden, um die negativen Glaubenssätze und Vorbehalte der PARs zu durchdringen und ihre Veränderungsmotivation zu erhöhen: positives Umdeuten (Reframing) und der Aufbau von Intensität.

Reframing. Der positive neue Rahmen oder die Neuinterpretation wird in der Systemischen Therapie schon lange genutzt, um den radikalen und schnellen Perspektivenwechsel bei Paaren bezüglich ihrer problematischen Verhaltensweisen und Sorgen zu erreichen (s. auch Kap. 12). Dies geschieht, indem sie neu beschrieben werden als kraftvolle, positive »Vermögenswerte« der Partnerschaft. Andere Arten, die Probleme zu betrachten (keine Reframings per se), können einen Funken Hoffnung und eine neue Perspektive generieren. Folgende Reframings haben sich in der Arbeit mit PARs als hilfreich erwiesen:

(1) Konflikte sind Zeichen von Leidenschaft.
(2) Sensibilität für die Kritik des Partners zeugt davon, dass einem die Meinung des anderen immer noch wichtig ist.
(3) Ausdruck von Kritik und Unzufriedenheit sind Zeichen dafür, dass der Partner dem anderen in bestimmten Bereichen mehr zutraut als das, was bisher gezeigt wurde.

> **!** Natürlich wollen wir, dass das Paar Leidenschaft, Meinungen und Vertrauen zueinander auf nicht-destruktive Art ausdrückt. Nachdem wir die besonderen Reframings präsentiert haben, sagen wir dem Paar demnach, dass wir ihnen helfen werden, eine positive Art zu entwickeln, diese Gefühle und Gedanken zu teilen.

(1) Als ersten Schritt im Scheidungsprozess versuchen wir zunächst, die Partner von ihren Problemmustern zu trennen oder zu scheiden, nicht voneinander (s. auch Kap. 12).

(2) Die Unterschiede in den Sichtweisen sind eine gute, keine schlechte Sache – eher ein Schatz als ein Problem. Verschiedene Sichtweisen sind ganz ähnlich wie zwei verschiedene Retina-Bilder, die dem Gehirn durch zwei getrennte Augen zur Verfügung gestellt werden. Gemeinsam kreieren sie eine binokulare Sicht, die essenziell für die Tiefenwahrnehmung ist. Genauso können die verschiedenen Standpunkte der beiden Partner eine tiefere, nützlich komplexe und am Ende hilfreichere Perspektive schaffen, die zu einer erfolgreicheren Problemlösung führt.

(3) Normalerweise kann man keine perfekte Balance zwischen den jeweiligen Bedürfnissen und verschiedenen Sichtweisen der beiden Partner finden. Der Akt des Ausbalancierens ist immer von Spannungen und Anpassungen begleitet, wie bei einem Turner auf einem Schwebebalken. Es ist ganz normal, dass beim Ausbalancieren unterschiedlicher Szenarien die verschiedenen Sichtweisen Spannung erzeugen – etwa bei der Frage, wie viel Zeit mit welchen (Schwieger-)Eltern verbracht wird, ob das Geld für die Zukunft gespart werden sollte oder jetzt ausgegeben werden kann, ob ein Kind für gutes Verhalten belohnt oder für schlechtes bestraft werden sollte, wie die Zeit auf Arbeit und Familie aufgeteilt wird. Aber gesunde Spannung kann dabei auch ein Stimulus für Innovation und Wachstum sowie kreativere Problemlösung sein.

(4) Es ist immer erst einmal unbequem und komisch, neue Verhaltensweisen auszuprobieren. Mit der Zeit und mit einigen Wiederholungen werden sich diese neuen Verhaltensweisen normal und natürlich anfühlen, so als lerne man neue Tanzschritte oder neue Arten, den Golfschläger zu schwingen. In vielerlei Hinsicht ist eine erfolgreiche Ehe bzw. Partnerschaft wie eine motorische Fertigkeit: Gute Interaktionsgewohnheiten nähren gute Gefühle, und je mehr man sie übt, umso weniger komisch und unbequem werden diese neuen Fertigkeiten.

(5) Etwas Neues auszuprobieren fühlt sich angesichts der Ernsthaftigkeit und Schwere der Probleme oftmals irrational, fast albern an. Dennoch gilt hier wie auch im Allgemeinen: Neues Verhalten führt zu neuen Gedanken und Gefühlen, nicht umgekehrt.

Aufbau von Intensität. Salvador Minuchin und Kollegen (2014) stellten das Konzept der »Aufbaus von Intensität« vor, eine Technik, um schnelle Veränderung zu provozieren. Dabei werden verbale und nonverbale Mittel eingesetzt, um dem Paar eine kraftvolle Botschaft zu vermitteln, die ihre Aufmerksamkeit fesselt; eine starke neue Idee oder ein Bild, durch deren Eindrücklichkeit das Paar gar nicht anders kann als wichtige Entscheidungen über das eigene Handeln zu treffen.

Beispiel

Das Siegel der Anerkennung

Nachdem ein Paar einige wichtige Kommunikationsfertigkeiten gelernt hatte, um mit destruktiven Konflikten besser umzugehen, sagte der Therapeut langsam und auf dramatische Weise: »Sie haben gerade bewiesen, dass Sie sich in einer produktiven, gesunden Kommunikation engagieren können. Sie bekommen mein offizielles ›Siegel der Anerkennung‹. Sie können nun durch diese Tür hinausgehen (*zeigt dabei auf die Tür des Behandlungsraums*) und nie wieder jemals auf die destruktive Art und Weise miteinander reden, wie Sie es zuvor getan haben. Oder Sie kehren zurück zu Ihren vertrauten destruktiven Interaktionsweisen und ruinieren so mit Sicherheit Ihre Chancen auf eine glückliche Ehe. Es liegt nun allein an Ihnen – es ist Ihre Wahl und Ihre Verantwortung, und diese Wahl muss täglich neu getroffen werden, wenn Sie wollen, dass Ihre Ehe überlebt und gedeiht. Dieser Moment ist Ihr Moment der Entscheidung.«

Des Weiteren können auch Poesie und Musik verwendet werden, um einen intensiven Punkt zu setzen und destruktivem Verhalten zu begegnen.

Beispiel

Auswirkungen verletzender Kommentare

Ein Paar erholte sich zwar zunehmend von der Affäre der Ehefrau, doch der Ehemann wurde weiterhin Woche für Woche von beklemmenden Gefühlen und belastenden Erinnerungen heimgesucht und empfand Groll auf seine Frau. Auf passiv-aggressive Weise gab er sporadisch strafende Kommentare ab, um sie daran zu erinnern, was sie ihm angetan hatte. So stieg trotz des generellen Fortschritts und ihrer wiederholten Verteidigung auch der Groll der Frau auf ihren Mann, und sie wurde ihm gegenüber zunehmend gleichgültig und gefühllos. Auch körperlich begann sie, ihn zurückzuweisen, was ihn wiederum beunruhigte und die Fantasie lostrat, sie könne vielleicht eine neue Affäre begonnen haben. Der Therapeut fragte daher beide um Erlaubnis, ein Lied abzuspielen, und nachdem das Paar zugestimmt hatte, spielte er den Titel »*When a Woman's fed up*« (»Wenn eine Frau genug hat«) von dem R&B-Sänger R. Kelly. Der Song handelt von einer Frau, die all ihr Interesse in eine Partnerschaft verlor, nachdem der Mann ihr immer und immer wieder Unrecht getan hatte. Als das Lied zu Ende war, saßen alle noch eine Minute schweigend da und hingen dem Text nach, bis dann der Therapeut sich an den Mann wendete und in einer ruhigen, zugleich dramatischen Stimme langsam sagte: »Sie machen sie fertig mit Ihren gemeinen und fiesen Kommentaren zu dem, was sie getan hat. Dabei hat sie immer wieder um Verzeihung gebeten und hat viel verändert, um weitere Affären zu vermeiden. Wenn Sie weiter solche Dinge zu ihr sagen, werden Sie sie mit Sicherheit für immer verlieren. Sie ist kaum noch in der Lage, mit Ihnen in Verbindung zu bleiben.« Die Frau weinte und nickte in stiller Übereinstimmung, während der Mann mit weit aufgerissenen Augen den Therapeuten anschaute, zunächst wie im Schock, dann mit dem Ausdruck tiefsten Bedauerns. Um ihm zu helfen, wieder Hoffnung zu fassen, sagte der Therapeut dann freundlich: »Wenn Sie jetzt sofort damit aufhören, wird es wahrscheinlich in Ordnung sein. Aber wenn Sie es nicht tun …«, und ließ den Satz unvollendet. Der Ehemann sagte seither nie wieder solche grausamen Kommentare zu seiner Frau und die Ehe überlebte die schwere Krise.

58.5 Gute Erfahrungen und typische Probleme

Über die spezifischen, besonders heiklen und gut durchdachten Praktiken, die der Therapeut für die Arbeit mit PARs braucht, gäbe es noch mehr zu sagen, als es der knapp bemessene Platz an dieser Stelle erlaubt (s. Fraenkel, 2011b, 2017a für mehr Details). Zusammenfassend kann man sagen, dass PAR-Therapeuten während ihrer Arbeit in der Regel intensive negative Gefühle erleben werden, wie zum Beispiel Angst, Frustration und Verzweiflung. Auch wird die Gegenübertragung des Therapeuten, also die Erinnerungen an Probleme, die man in der eigenen Familie oder in eigenen vergangenen Beziehungen erlebt hat, mit Sicherheit evoziert werden. Die Unterstützung von anderen PAR-Therapeuten und Supervisoren wird daher dringend empfohlen. Diese Arbeit kann aber auch extrem befriedigend und erfreulich sein. Es ist nicht übertrieben, sie mit der eines Chirurgen zu vergleichen, der am offenen Herzen operiert. Solche Operationen beinhalten immer ein hohes Risiko und auch die Möglichkeit des Misserfolgs, doch ist sie erfolgreich, kann sie Leben retten – nicht nur die emotionalen und Beziehungsleben der beiden Partner, sondern auch diejenigen der Kinder, wenn das Paar Kinder hat.

FAQ

Welche Art von Psychopathologie eines Partners könnte den Erfolg dieser Methode gefährden?

Schwere Traumatisierung durch frühes Verlassenwerden durch die Eltern. Nach drei Jahrzehnten Paartherapie und mindestens 30 Paaren, die mit Untreue eines Partners zu tun hatten, konnte ich kürzlich zum ersten Mal einem Paar nicht helfen, darüber hinwegzukommen. Egal was ich tat: die Frau konnte keine Schritte machen. Sie hatte ein schweres Trauma aufgrund dessen, dass die Mutter die Familie verlassen hatte, als sie zwei Jahre alt war, und durch einen Vater, der sie den fürsorglichen Großeltern entzog und mit sich nahm, wenn er, der zu Hause eine

Freundin hatte, sexuelle Beziehungen zu anderen Frauen einging. Eine Affäre des Mannes ließ ihr Trauma wieder aufleben. Sie verzieh die Affäre nicht und reichte schlussendlich die Scheidung ein.

Bringt es nicht die Beziehung des Therapeuten zu beiden Partnern ins Ungleichgewicht (um mit Minuchin zu sprechen), wenn er die gemischten Gefühle des ambivalenten Partners zu Beginn der Therapie einseitig bevorzugt?
Ja, das tut es – mit Absicht: Der ambivalente Partner muss das Gefühl bekommen, vollständig validiert und unterstützt zu werden. Nur dann wird sie oder er daran denken, die Therapie fortzusetzen. Sie oder er muss sich sicher fühlen mit der Ambivalenz und darin dass der Therapeut nicht versuchen wird, sie oder ihn zu einer Fortsetzung der Partnerschaft zu nötigen.

Haben Sie Langzeit-Katamnesen Ihrer Klientenpaare?
Ja. Ich bitte die Paare, mir jeweils etwa in den Winterferien (Weihnachten, Hanukkah, Ramadan, Kwannza) eine Karte zu schreiben und mir mitzuteilen, wie es ihnen geht. Ich vereinbare mit ihnen: Wenn ich nichts von Ihnen höre, kontaktiere ich sie. Bis heute sind alle noch zusammen. Sie freuen sich immer, von mir zu hören und zu erfahren, dass die »Tür immer offen ist«, wenn sie ein paar Sitzungen brauchen, um die Erfolge zu sichern.

Weiterführende Literatur

Fraenkel, P. (2017a). On the Eve of Destruction – Therapie mit Paaren am Rande der Trennung. Familiendynamik, 42, 192 – 207.

59 Kindeswohlgefährdung

Bernd Reiners

59.1 Hintergrund

Wenn ein Kind misshandelt, missbraucht oder vernachlässigt wurde, stellt sich zunächst die Frage, wie eine Wiederholung in Zukunft verhindert werden kann. Allparteiliche Neutralität lässt sich in diesen Fällen ethisch nicht vertreten. Es gilt vielmehr, das Kind zu schützen – vor weiterer Gewalt und vor überstürzten Schutzmaßnahmen wie z. B. einer unnötigen Trennung von den Eltern. Die besondere Herausforderung für Systemiker ist es, die Gefährdung im interaktionellen Kontext zu betrachten und dennoch parteilich das Kind zu schützen (Bentovim, 1992).

Übersicht

Formen der Kindeswohlgefährdung

- körperliche und / oder emotionale Vernachlässigung
- körperliche Gewalt / Misshandlung
- sexueller Missbrauch
- psychischer Missbrauch

Teil VII

Jede Definition ist geprägt von kulturellen und historischen Faktoren. So wurde z. B. körperliche Misshandlung von Kindern bis etwa in die 1970er-Jahre in Deutschland noch für eine »normale« Erziehungsmethode gehalten und wird in manchen anderen Kulturen bis heute so gesehen.

Etwa ein Prozent aller Kinder wird jährlich als Verdachtsfall einer Kindeswohlgefährdung einem Jugendamt gemeldet, mit größeren Inzidenzen in den Stadtstaaten. Je jünger die Kinder sind, desto häufiger kommt es zu Gefährdungseinschätzungen. Dabei geht es bei über 50 % der Fälle um Vernachlässigung.

Der Evaluationsbericht Rheinland-Pfalz analysiert ca. 3.000 Meldungen in Rheinlandpfälzischen Jugendämtern (Lamberty et al., 2010). Fast 50 % der gemeldeten Kinder waren noch nicht schulpflichtig, etwa 60 % waren den Jugendämtern bereits bekannt. Bei etwas über der Hälfte der Meldungen entschieden die Jugendämter auf eine »vorhandene Gefährdung« (d. h. bei knapp der Hälfte sahen sie keine Gefährdung). Bezüglich der eingeleiteten Hilfen war die Inobhutnahme mit unter 10 % eine der seltensten Hilfeformen.

Seit Einführung des Kinderschutzparagrafen in der Jugendhilfe 2005 ist ein starker Anstieg der Meldungen und der Inobhutnahmen zu vermerken. Waren es 2005 noch ca. 19 von 10.000 Kindern, die zeitweilig in Obhut genommen wurden, waren es 2011 bereits knapp 40. Seitdem steigt die Zahl der Meldungen deutlich stärker als die wahrgenommenen Gefährdungen (Kaufhold & Pothmann, 2015).

Im Jahr 2016 wurden 133 Kinder unter 14 Jahren in Deutschland getötet oder ermordet, 100 dieser Kinder waren noch unter sechs Jahren. Die Polizeiliche Kriminalstatistik 2016 berichtet darüber hinaus von 78 versuchten Mord-/Totschlagsdelikten an Kindern, 4.237 Opfern schwerster Gewalt und 14.296 Opfern sexualisierter Gewalt (zit. n. Breyton, 2017).

Das Dunkelfeld ist in allen Gefährdungsformen weitaus höher als die offiziellen Zahlen. Allein bei der kriminellen Kinderpornoplattform »Elysium«, die 2017 von der Generalstaatsanwaltschaft Frankfurt abgeschaltet wurde, hatten sich 87.000 Nutzer registriert – z. T. Familienväter, die dort ihre eigenen Kinder zum sexuellen Missbrauch angeboten haben (Breyton, 2017).

Die von Bayer initiierte Gewaltstudie (2013) belegt, dass 22 % der befragten Kinder und Jugendlichen berichten, von Eltern »oft« oder »manchmal« geschlagen zu werden. Diese Quote erhöht sich auf ein Drittel bei Kindern aus sozial schwachen Kontexten. Metaanalysen belegen bei Erwachsenen international hohe Lebenszeitprävalenzen von emotionalem Missbrauch (27–34 %), emotionaler Vernachlässigung (18–24 %) und körperlicher Misshandlung (18–22 %). Von sexuellem Missbrauch sind 10-12 % betroffen, das weibliche Geschlecht häufiger (14–18 %; Prevoo et al., 2016). Eine deutsche Repräsentativstudie zeigt, dass die Mehrheit der Bevölkerung keine schweren Kindheitstraumata berichtet (86 %), jedoch 9 % berichten von einer Form schweren Missbrauchs, 3,3 % von zwei Formen und insgesamt 2,3 % sind extremtraumatisiert und berichten von drei (1,4 %), vier (0,8 %) oder sogar allen fünf Formen der im Fragebogen erfassten Kindheitstraumata (0,1 %; Häuser et al., 2011).

In Hinblick auf Kindesmisshandlung besteht ein Risiko der transgenerationalen Weitergabe: Ehemals misshandelte Eltern haben ein erhöhtes Risiko, selbst gewalttätig oder missbrauchend gegenüber eigenen Kindern zu sein (Pears & Capaldi, 2001).

Die Einjahresinzidenz liegt bei mindestens 1 % aller Kinder und Jugendlichen. Innerfamiliäre Gefährdung ist selten ein einmaliges Ereignis, sondern oft ein chronisches Geschehen über Jahre hinweg. Aufgrund dieser kontinuierlichen Belastung der engsten Beziehungen des Kindes sind Störungen der Bindungsfähigkeit und Traumafolgestörungen (vgl. Kap. 37, 38 und49) häufige Folgen.

Jede Gefährdung hat ihren eigenen Verlauf und jedes Kind reagiert auf eine eigene Weise. Die Ausprägung der Folgen hängt zunächst von Intensität der Gefährdung ab: Form, Gewaltanwendung, Geheimhaltungsdruck und Dauer. Je jünger das Kind ist und je näher die gefährdende Person ihm steht, desto schwerwiegender sind die Folgen. Ausgesprochen bedeutsam für die Einschätzung der Folgen ist die Reaktion der Umwelt nach der Aufdeckung der Gefährdung: Wird dem Kind geglaubt und die Misshandlung beendet? Erhält es Unterstützung bei der Verarbeitung seiner Erfahrungen?

Rechtlicher Rahmen

Alle Psychotherapeuten (sowie alle Personen, die in der Jugendhilfe arbeiten, Lehrer, Ärzte und andere Berufsgruppen) sollen (nach §4 KKG des Bundeskinderschutzgesetzes) und Jugendhilfemitarbeiter müssen (nach §8a, 4 aus SGB VIII):

(1) bei Bekanntwerden gewichtiger Anhaltspunkte für die Gefährdung eines von ihnen betreuten Kindes oder Jugendlichen eine Gefährdungseinschätzung vornehmen,
(2) bei der Gefährdungseinschätzung eine insoweit erfahrene Fachkraft beratend hinzuziehen sowie
(3) die Erziehungsberechtigten sowie das Kind oder den Jugendlichen in die Gefährdungseinschätzung einbeziehen, soweit hierdurch der wirksame Schutz des Kindes oder Jugendlichen nicht in Frage gestellt wird.

Darüber hinaus sollen sie bei den Erziehungsberechtigten auf die Inanspruchnahme von Hilfen hinwirken, wenn sie diese für erforderlich halten, und das Jugendamt informieren, falls die Gefährdung nicht anders abgewendet werden kann. (Zu dieser Information sind alle hier genannten Personen nach dem Gesetz befugt.) Diese Information soll in einem Gespräch gemeinsam mit dem Kind/Jugendlichen und den Eltern übermittelt werden, es sei denn, dies gefährdet das Kind.

Häufige Fehler in dieser Phase sind der fehlende Einbezug der Eltern bzw. das vorschnelle »Schützen« des Kindes oder auch umgekehrt das Bagatellisieren der Vorfälle. Um diese Fehler zu verhindern, ist die Einbeziehung der insoweit erfahrenen Fachkraft gesetzlich verpflichtend und fachlich sinnvoll.

59.2 Diagnostik

Standardisierte Erhebungsbögen können helfen, die Qualität der Gefährdungseinschätzung zu validieren. Problematisch ist ihr Einsatz, wenn sie Objektivität und Sicherheit suggerieren, die es in den meisten Fällen nicht gibt, wenn sie als reines Formular zur Aktenführung zweckentfremdet werden oder nicht als beziehungsbezogene Diagnostikinstrumente verstanden werden (vgl. Kinderschutzzentren, 2011).

Wenn die Bögen für eine systematische, prozessorientierte, beziehungsorientierte Gefährdungseinschätzung, für das Fallverstehen oder als Reflexionsinstrument genutzt werden, ist ihr Einsatz qualitätssteigernd. Leider wird dieser Rahmen manchmal nicht berücksichtigt.

Die meisten Städte und Kommunen haben jeweils unterschiedliche Vorgaben, welche Bögen verwendet werden sollen. Sie können über die kommunalen Jugendämter oder freien Träger eingeholt werden. Bisher existiert in Deutschland leider kein einheitlicher oder allgemein empfohlener Fragebogen.

Übersicht

Was kann ich tun, wenn ich vermute, dass ein Kind missbraucht oder misshandelt wird?

- Ruhe bewahren.
- Aussagen und Beobachtungen sofort (!) schriftlich festhalten!
- Gespräch mit einer insoweit erfahrenen Fachkraft über die Gefährdungseinschätzung und das weitere Vorgehen.
- Ergebnis des Gesprächs mit der Fachkraft kann sein:
  (a) die Vermutung kann ausgeschlossen werden,
  (b) die Vermutung muss bestätigt werden – das Kind muss geschützt werden, hierzu sind Gespräche mit einem nicht missbrauchendem Elternteil, dem Kind und / oder dem Jugendamt zu führen,
  (c) um die Vermutung zu klären, sind Gespräche mit den Eltern oder dem Kind zu führen – es sei denn, dies gefährdet das Kind.
- In keinem Fall darf die Therapeutin selbst »Ermittlungen« beginnen, indem sie z. B. mit der Schule des Kindes spricht. Solche Gespräche sind auch bei einer Gefährdung nur mit Einverständnis der Personensorgeberechtigten gestattet; ohne Wissen der Eltern hat nur das zuständige Jugendamt einen Ermittlungsauftrag.
- mit eigenen Gefühlen auseinandersetzen in Supervision / Kollegengespräch (anonym)

Bedeutung der Dokumentation. Eine Dokumentation kindlicher Aussagen, des eigenen Vorgehens, der Empfehlungen durch die Fachkraft, der Reaktionen der Eltern etc. ist bei Kindeswohlgefährdung wichtig, um bei ungünstigem Verlauf entsprechende Aussagen zu Gefährdungen und möglichen Behandlungsmaßnahmen treffen zu können. Die Aufzeichnungen sollen dokumentieren, warum zu einem gegebenen Zeitpunkt eine bestimmte Handlung (Hinzuziehen einer Fachkraft, des Jugendamtes, Gespräch mit dem Kind etc.) durchgeführt oder auch nicht durchgeführt wurde.

Übersicht

Was ist zu dokumentieren bei Verdacht auf Kindeswohlgefährdung?

- zentral: eine zeitnah erstellte schriftliche Dokumentation
- Beobachtungen von kindlichem Verhalten oder Aussagen, die auf eine Gefährdung hindeuten (inkl. Orts- und Zeitangaben),
- Kernaussagen (des Kindes / Erwachsenen) und auffällige Details (Kosenamen, ungewöhnliche Begriffe) möglichst wörtlich,
- eigene Fragen (möglichst offene Fragen, keine Suggestivfragen),
- Verhalten, Stimmungen (Tränen, Atmung, Stimmschwankungen etc.),
- Gesprächsergebnisse, wenn über die Situation mit Kollegen gesprochen wurde,
- Ergebnisse der Abklärung mit einer insoweit erfahrenen Fachkraft,

- Elterngespräche,
- Beratungs- und Hilfeangebote,
- Entscheidungen über das weitere Vorgehen (evtl. auch die Entscheidung, die Situation nur weiter zu beobachten) sollten kurz begründet werden.

59.3 Klinische Praxis

Besonders bedeutsam ist zu Beginn die Frage nach der prognostischen Gefährdung: Wird sich die Misshandlung wiederholen? Ist die Störung der Beziehung zwischen misshandeltem Kind und seinen Eltern behebbar? Wie werden die Eltern weiter mit dem Kind umgehen? Wie wird das Kind die Vorfälle verarbeiten?

Diese Fragen zeigen, dass Gefährdungseinschätzung nicht ein einmaliges Geschehen ist, sondern ein Prozess, der im Verlauf einer Behandlung immer wieder durchlaufen werden muss. Ebenso gibt es keine sichere Methode, eine (zukünftige) Gefährdung festzustellen. Die Gefährdungseinschätzung ist vielmehr ein Prozess, der Risiken und Ressourcen aller Beteiligter (Eltern, Kinder, Helfer, Umfeld) einbeziehen muss.

Da die Gefährdungseinschätzung einerseits so bedeutsam, andererseits aber so schwierig ist, soll sie immer im Zusammenwirken mehrerer Fachkräfte durchgeführt werden, die ausreichend Erfahrungen mit einer solchen Einschätzung mitbringen. Dies kann von Ärztlichen, Psychologischen oder Kinder- und Jugendpsychotherapeuten nicht per se erwartet werden. Daher ist eine Beratung durch eine insoweit erfahrene Fachkraft im Gesetz aufgenommen worden und inhaltlich sinnvoll. Eine solche muss vom örtlichen Jugendamt vorgehalten werden. In den meisten Städten und Kommunen gibt es auch insoweit erfahrene Fachkräfte bei freien Trägern, z. B. den Kinderschutzzentren, den Fachstellen gegen (sexuelle) Kindesmisshandlung etc.

Im Zusammenwirken mit einer solchen Fachkraft kann entschieden werden, ob das Kind in der Familie verbleiben kann oder das Jugendamt hinzugezogen werden muss. Das Jugendamt prüft dann seinerseits verschiedene Hilfsangebote von freiwilliger Hilfe bis zur Inobhutnahme oder der familiengerichtlichen Beantragung des Entzugs der elterlichen Sorge. Die Einbeziehung der Personensorgeberechtigten ist immer verpflichtend, jedoch wie oben dargestellt nicht immer im ersten Schritt. (Nämlich dann nicht, wenn eine Information das Kind gefährden würde.)

Trepper und Barrett (1991) empfehlen, nach der Offenlegung und gewährleistetem Schutz einen Kontext für Veränderung zu schaffen, der sich nicht an Strafe, sondern gegenseitigem Verständnis orientiert. Es geht um die systemische Haltung, den Menschen, auch den missbrauchenden oder misshandelnden, eine wertschätzende Haltung entgegenzubringen und lediglich die Handlungen zu verurteilen. Respekt gegenüber den Menschen, Respektlosigkeit gegenüber dem Symptom (Ceccin et al., 1993).

Auch Biesel und Wolff (2013) fordern die dialogisch-systemische Arbeit mit Familien in Fällen von Kindeswohlgefährdung. Es geht darum, die Familienmitglieder als Subjekte der Behandlung zu betrachten, nicht als Objekte, die es zu verwalten gilt im Sinne der eigenen Risikoreduzierung der Helfer, wie es manche aktuellen Programme nahe legen.

Für die Veränderung selbst schlagen Trepper und Barrett (1991) ein wechselndes Setting aus Familien-, Einzel-, Gruppen- und Subsystemsitzungen vor. In diesen könnten alternative Verhaltensweisen entwickelt werden. Schließlich fordern sie eine Konsolidierung, um Rückfälle auch langfristig zu verhindern.

Übersicht

Zentrale Behandlungsziele nach Jones (2000)

(1) die Misshandlung beenden
(2) angemessene Versorgung sicherstellen
(3) die Fähigkeit aller Familienmitglieder stärken, positive Beziehungen einzugehen
(4) Symptome oder Störungen behandeln
(5) Aggressionen gegen das Kind (auch durch Helfer) sollen behandelt werden.

Gefährdungseinschätzung – Schutz – Therapie

Das folgende Fallbeispiel zeigt die einzelnen Schritte im Detail auf.

Fallbeispiel

Arbeit im Gefährdungsfall

Die sechzehnjährige Lou (Name geändert) berichtet in der dritten Einzelstunde, dass ihr Vater sie am Wochenende geschlagen habe. Einmal auf den Po, jedoch so feste, dass sie hingefallen sei. Ihr Vater habe daraufhin noch zweimal in ihren Bauch getreten. Sie sei aufgestanden, in ihr Zimmer gelaufen und habe sich dort eingesperrt. Der Vater habe sie von außen angeschrien und gegen die Türe getreten, woraufhin sie aus dem Fenster geklettert sei. Einige Minuten später habe ihre Mutter sie angerufen, sie solle nicht schon wieder alles kaputt machen und zurückkommen. Nach einigem Zögern sei sie zurückgekommen und ihr Vater habe sich entschuldigt. Trotzdem habe sie jetzt Angst vor einer Wiederholung, weil die Sache, um die es eigentlich ging – ihre Mitarbeit im Haushalt – noch nicht ausgestanden sei.

Der Therapeut hält Lous Beschreibung für glaubhaft und erkundet die Situation weiter, um eine prognostische Gefährdungseinschätzung entwickeln zu können.

Zunächst beschreibt Lou, dass sie mit meiner Unterstützung mit den Eltern über die Vorfälle sprechen möchte. Zwar könne ihr Vater wütend werden, aber aus vergangenen Gesprächen vertraut sie darauf, dass die Konfrontation sie nicht erneut gefährden wird. Die Frage, welche anderen Hilfen (z. B. außerhäusliche Unterbringung) für sie wichtig sein könnten, stellt sich für sie zu diesem Zeitpunkt noch nicht. Auch glaubt sie, dass bis zum nächsten vereinbarten Familientermin keine weiteren Vorfälle geschehen.

Hier scheint der erste Behandlungsschritt (Misshandlung beenden) bereits ohne meine Unterstützung erreicht zu sein.

Nach der Sitzung bestätigt das Gespräch mit erfahrenen Fachkräften (meinen Kollegen im Team des Kinderschutz-Zentrums) das Vorgehen, die Eltern im Beisein der Tochter mit der Problematik zu konfrontieren. Dort wird es darum gehen, einen gemeinsamen Schutzplan zu entwickeln, der eine Wiederholung möglichst ausschließt und weiter die Beziehungen in der Familie stärkt.

Zum dann vereinbarten Familiengespräch erscheint Lou mit ihren Eltern. Der Vater räumt seinen Fehler sofort ein. Ein Versprechen, keine Gewalt mehr anzuwenden, das glaubhaft über ein Lippenbekenntnis hinausgeht, fällt ihm jedoch schwer. Immer wieder wird sein Ärger über Lou deutlich, die im Haushalt keine Verabredungen einhalte, freche Antworten gebe und seine Frau beleidige. Lou berichtet daraufhin, dass sie vor ihrem Geburtstag vor zwei Monaten versprochen hatte, unaufgefordert wöchentlich zwei bis drei Stunden im Haushalt zu helfen. Dies habe die ersten vier Wochen geklappt, aber seit sie wieder einen Freund habe …

An dieser Stelle schaltet sich die Mutter ein. Sie berichtet, dass Lou sich »wirklich verbessert« habe, bis der neue Freund in ihrem Leben erschien, jetzt sei alles wieder beim Alten. Dauernde Streits, Respektlosigkeit, Lou komme zu spät nach Hause, helfe nicht mit etc. Natürlich seien dies alles keine Gründe für Gewalt …

Lou schildert unter Tränen, wie viel Angst sie vor erneuten Schlägen des Vaters habe. Besonders schlimm sei für sie gewesen, dass er »nicht aufgehört« habe und dass ihre Mutter sie nicht beschützt habe. Nun ist der Vater bereit zu einem glaubhaften Versprechen. Ehe er noch einmal schlage, werde er den Raum verlassen. Dies erleichtert Lou und ihre Mutter, deren Sorge erst in diesem Moment sichtbar wird, sehr.

Wir vereinbaren, in den nächsten Sitzungen zu erarbeiten, wie Lou trotz Freund im Haushalt eingebunden werden kann und wie sie respektvoll mit ihren Eltern umgeht. Damit sind wir nah an dem ursprünglichen Auftrag der Familie, mit dem sie in die Therapie gekommen sind.

59.4 Weitere Hilfsoptionen

Kriterien für Inobhutnahme? Gelegentlich muss ein Kind zeitweilig oder auch langfristig von seinen Eltern getrennt werden. Eine Fremdunterbringung hat jedoch immer starke negative »Nebenwirkungen«. Mit einer Inobhutnahme ist eine Kindeswohlgefährdung möglicherweise akut beendet, der »Fall« ist jedoch damit noch lange nicht zu Ende.

Psychotherapie für Eltern? Manche Kinder benötigen zur Verarbeitung der Erlebnisse oder zur Beseitigung anderer Symptome eine Einzeltherapie. Allen, denen nicht geglaubt wurde, muss geholfen werden, den Glauben an die eigene Urteilsfähigkeit und in die Umwelt wieder zu finden.

59.5 Gute Erfahrungen, typische Probleme und Fehler

Da die Einbeziehung der Eltern – soweit möglich – in den weiteren Hilfeverlauf so zentral ist, werden gute Erfahrungen vor allen Dingen mit Methoden gemacht, die die Bereitschaft der Eltern fördern, sich an der Hilfe zu beteiligen. Dies sind u. a.

- wertschätzende Gesprächsatmosphäre
- Sicht der Eltern erfragen (nicht identisch mit Übernahme dieser Sicht)
- Würdigung der guten Absichten und der Versuche der Eltern, diese gute Absicht umzusetzen,
- Überforderungssituationen anerkennen,
- klares Benennen des elterlichen Problemverhaltens und der Folgen für das Kind,
- Konzentration auf Hilfen statt auf Strafen,
- maximal mögliche Transparenz bei eventuellem Hinzuziehen anderer Helfer (z. B. dem Jugendamt),
- möglichst eine gemeinsame Sicht auf die Probleme und die weitere Hilfe (Dissens klar benennen),
- klare, terminierte Absprachen über das weitere Vorgehen.

Abschließend sollen einige Komplikationen beschrieben werden, die es zu verhindern gilt:

- Nicht selten gibt es Kooperationsprobleme mit den Eltern oder mit anderen Helfern. Meinungsverschiedenheiten, Kompetenzgerangel, unklare Aufgabenteilung etc. können zu einer Verschlimmerung der Situation oder zu mangelnder Veränderungsbereitschaft führen. Eine gute Absprache, eine zügige Nachfrage kann dies manchmal verhindern.
- Manche Eltern sehen ihr Kind ausschließlich unter der Perspektive der erlebten Gefährdung. Sie dulden Fehlverhalten, weil »das arme Kind« missbraucht wurde, oder sie gestatten ihm keine Selbständigkeit, weil sie übervorsichtig geworden sind.

59.6 Kritische Einordnung

Das Thema Kindeswohlgefährdung hat zweifellos nicht nur medial eine hohe Präsenz. Es ist auch in den Köpfen der systemischen Therapeuten sehr präsent. Die zitierten Prävalenzen belegen, dass diese Präsenz auch fachlich begründet ist. Demgegenüber steht eine erstaunlich schlechte Forschungs- und Datenbasis bezüglich der Frage, welche Hilfeform welchen Kindern hilft.

Es gibt jedoch zumindest zwei RCT-Studien, die die Wirksamkeit Systemischer Familientherapie bei körperlicher Misshandlung von Kindern belegen (zitiert nach Retzlaff et al., 2013; vgl. a. Kap. 87).

Mit Kindeswohlgefährdung sind primär Sozialarbeiter befasst, die in der Kinder- und Jugendhilfe arbeiten. Doch deren Arbeitsbedingungen sind oft durch eine extreme Überlastung gekennzeichnet (z. T. Einarbeitungszeiten von nur zwei Wochen, Fallzuständigkeit für bis zu 150 Familien pro Mitarbeiter). Insofern sind hier auch politische Veränderungen dringend notwendig (Breyton, 2017).

FAQ

Welche Anlaufstellen gibt es für betroffene Kinder bzw. ihre Eltern?

Welche Stelle welche Angebote macht, ist kommunal sehr unterschiedlich.

- Beratungs- und Fachstellen (nicht in jeder Stadt vorhanden):
  (a) Kinderschutz-Zentren, beraten i. d. R. Fachleute und Betroffene zu allen Formen der Gefährdung
  (b) Fachberatungsstellen gegen sexualisierte Gewalt (z. B. Zartbitter, Wildwasser, Strohhalm, Kinderschutzbund)
  (c) Beratungsstellen für gewalttätige Männer (z. B. Männer gegen Männergewalt)
  (d) Fachstellen, die Therapie für potentielle oder tatsächliche Sexualstraftäter anbieten (z. B. https://www.kein-taeter-werden.de/)
- das örtliche Jugendamt; auch in Form anonymer Beratung, Hilfe und Unterstützung; (Hier gilt der Grundsatz: Im Zweifelsfall für das Kindeswohl, d. h. strafrechtliche Beweise sind nicht notwendig, um helfend tätig zu werden.)
- die Polizei
  (a) zur Verhinderung akuter Gefährdungssituationen
  (b) zur Aufnahme einer Strafanzeige (die selten als erster Schritt sinnvoll ist; denn Polizei und Gericht können langfristig nur tätig werden bei gesicherten Beweisen; s. u.)
  (c) zur Opferschutzberatung
- Opferschutz, z. B. »Weißer Ring«
  (a) ehrenamtliche Helfer / innen für Opfer einer kriminellen Straftat
  (b) menschlicher Beistand, Hilfe mit Behörden und Gericht
  (c) Anwaltsscheck, Rechtsbeistand
  (d) finanzielle Zuwendungen

Wo können Therapeuten bzw. Therapeutinnen mit Fragen zur Kindeswohlgefährdung Hilfe finden?

Grundsätzlich sind die örtlichen Jugendämter verpflichtet, alle Personen, die beruflich in Kontakt mit Kindern oder Jugendlichen stehen, kostenlos in Fragen der Gefährdungseinschätzung und des weiteren Vorgehens zu beraten. Dazu sind diese Berufsgruppen (über §4 KKG BKiSchG) gesetzlich befugt, wie oben dargestellt. Sie sind ebenfalls befugt, anonymisiert die Anlaufstellen für betroffene Kinder und ihre Eltern um diese Hilfe zu bitten. Die Kommunen halten kostenfreie 24-Stunden–Notdienste bereit, die häufig über besondere Nummern des Jugendamtes, in manchen Orten auch über Polizei oder Feuerwehr zu erreichen sind. Eine andere Möglichkeit ist die neue medizinische Kinderschutzhotline. Sie ermöglicht es bestimmten Berufsgruppen in Deutschland (Ärzten, [Kinder- und Jugendlichen-]Psychotherapeuten, Zahnärzten und Pflegekräften), sich telefonisch kostenfrei 24 Stunden pro Tag bei Verdacht auf Kindeswohlgefährdung beraten zu lassen, auch in Not- und Akutsituationen: www.kinderschutzhotline.de, Tel. 0800 / 19 210 00.

Wann können Kinder nicht in ihrer Familie verbleiben?
Grundsätzlich kann diese Entscheidung nur von den Eltern selbst getroffen werden oder vom zuständigen Jugendamt für die akute Inobhutnahme und von einem Familiengericht, wenn die Gefahr nicht anders abgewendet werden kann. Wichtige Indikatoren sind eine hohe Gefährdung, geringe Problemeinsicht der Eltern, geringe Bereitschaft zu Hilfe und geringe Ressourcen, die Situation zu verändern.

Wann ist an eine Strafanzeige zu denken?
Es besteht keine Strafanzeigepflicht bei Kindeswohlgefährdung, egal um welche Art von Gefährdung es sich handelt. Die Strafanzeige verfolgt nicht als primäres Ziel den Schutz des Kindes, sondern die Bestrafung des Täters oder der Täterin. Dies ist nicht nur gesellschaftlich erwünscht, sondern kann auch im Sinne der kindlichen Entwicklung durchaus sinnvoll sein. Es ist jedoch niemals der erste Schritt. Zunächst muss es um den Schutz des Kindes gehen. Erst hiernach stellt sich die Frage der Strafanzeige. Insofern kann und muss eine Strafanzeige im Einzelfall abgewogen werden. Es gilt, die Vor- und Nachteile für das betroffene Kind und alle anderen Betroffenen gegeneinander abzuwägen und letztlich die Betroffenen entscheiden zu lassen. Eine Strafanzeige gegen den Willen des Opfers, das häufig einziger Zeuge ist, ist zumeist nicht sinnvoll, da sie aus Mangel an Beweisen zu einer Einstellung führen würde. Eine Einstellung fühlt sich für Betroffene und Beschuldigte in der Regel an wie ein Freispruch bzw. so, als glaube der Richter dem betroffenen Kind nicht. Auch wenn also keine Strafanzeigepflicht besteht, besteht die Pflicht, sich mit einer insoweit erfahrenen Fachkraft zusammenzusetzen, um die weitere Gefährdung möglichst auszuschließen.

Weiterführende Literatur

Egle, U.T., Joraschky, P., Lampe, A., Seiffge-Krenke, I. & Cierpka, M. (Hrsg.). (2016). Sexueller Missbrauch, Misshandlung, Vernachlässigung (4. Aufl.). Stuttgart: Schattauer.

Goldbeck, L., Allroggen, M., Münzer, A., Rassenhofer, M. & Fegert, J.M. (2017a). Ratgeber Sexueller Missbrauch. Informationen für Eltern, Lehrer und Erzieher. Göttingen: Hogrefe.

Goldbeck, L., Allroggen, M., Münzer, A., Rassenhofer, M. & Fegert, J.M. (2017b). Sexueller Missbrauch. Leitfaden Kinder- und Jugendpsychotherapie, Band 21. Göttingen: Hogrefe.

Herrmann, B., Dettmeyer, R., Banaschak, S. & Thyen, U. (Hrsg.). (2010). Kindesmisshandlung (2. Aufl.). Heidelberg: Springer.

Kinderschutz-Zentrum Berlin e.V. (2009). Kindeswohlgefährdung – Erkennen und Helfen (11. Aufl.). Berlin: Eigenverlag.

http://www.kinderschutz-zentren.org

60 Eltern bleiben bei Trennung und Scheidung

Kurt Pelzer

60.1 Ein Ziel mit paradoxem Charakter

Trennung und Scheidung von Eltern ist ein krisenhaftes Geschehen, das für alle Beteiligten in einer Familie mit unterschiedlichen Belastungen verbunden ist. Dies gilt in besonderem Maße für die betroffenen Kinder. Klassische Studien (Amato, 2000) haben hier Pionierarbeit geleistet und die möglichen Folgen aufgezeigt. Neuere Beiträge aus dem deutschsprachigen Raum (Walper, 2011) weisen aber auch darauf hin, dass viele Eltern, wenn sie eine faire Kooperation erhalten oder herstellen können, den Veränderungsprozess für die Kinder konstruktiv unterstützen und damit schädigende Folgen verhindern können. Für eine positive Bewältigung sind dabei weniger quantitative Kriterien, wie z. B. die Kontakthäufigkeit bedeutsam, sondern die Qualität der Beziehungs- und Erziehungskompetenzen der Eltern. Insofern ist es gemeinsames Ziel aller professionellen Berater und Therapeutinnen, Eltern dabei zu unterstützen, die »Paarebene von der Elternebene« zu unterscheiden und Wege zu gelingenden Absprachen zu finden. Das viel beschworene Kindeswohl ist am ehesten erreichbar, wenn man mit den Eltern zu vertretbaren Lösungen kommt. Zuerst gilt es aber, die Herausforderung und die impliziten Tücken dieser Aufgabe für Eltern in Trennung zu sehen und es angemessen zu würdigen, wenn diese sie trotzdem annehmen.

> **!** Im Kern geht es fast immer um eine Paradoxie: In einer krisenhaften Phase ihrer Beziehung und angesichts der Aufkündigung des Paarvertrages, wenn oft heftige Affekte (Wut, Angst, Scham, Hass, Trauer, etc.) das Miteinander dominieren, sollen die Eltern zu einer disziplinierten und kindgerechten Kooperation fähig sein.

Oder zugespitzter: Sie sollen Kompetenzen (z. B. Konsensbildung in Erziehungsfragen, Selbstreflexion, Impulskontrolle) zeigen, deren Fehlen oft erst zur Paarkrise und dem Trennungsentschluss geführt haben. Systemische Therapeuten sind also gut beraten, hier von Anfang an Geduld, Mitgefühl und Bescheidenheit bezüglich der erreichbaren Ziele mitzubringen.

Dass auch die Rechtsprechung nicht von Paradoxien frei ist, zeigt ein BGH-Urteil zum sogenannten Wechselmodell (2017): Demzufolge dürfen Familiengerichte selbiges anordnen, wenn es dem Kindeswohl diene (dazu braucht man dann wahrscheinlich wieder Begutachtungen), aber nur, wenn die Kooperationsfähigkeit der Eltern gegeben ist und ihr Verhältnis nicht konfliktbelastet ist. Man fragt sich nun, wieso »kooperationsfähige« Eltern überhaupt ein Gerichtsverfahren brauchen und ob die

Anordnung eines Wechselmodells auf Antrag des einen und gegen das Interesse des anderen Elternteils den Konflikt, dessen Abwesenheit ja für ein Gelingen vorausgesetzt wird, nur wieder (ungewollt?) verstärkt.

60.2 Ein systemischer Blick auf Eskalationsdynamiken

Um konfliktarme und kooperative Umgangsformen zu unterstützen, braucht es Wissen um und Achtsamkeit für die Entstehung, die Aufrechterhaltung und die »Förderung« von eskalierenden Konflikten. Also ist es sinnvoll, einen Blick in die »Kochrezepte« derselben zu werfen. Um einen heftigen Konflikt in die Welt zu bringen, braucht es (mindestens) zweier Mitspieler, die »Bewertungsdifferenzen« (z. B. zu gut und böse, richtig und falsch oder gerecht und ungerecht) mitbringen. Für eine Eskalation braucht man dann noch eine gute Portion »affektiver Aufladung«. Die Bewertungsdifferenzen werden von heftigen Gefühlen zu Fragen »auf Leben und Tod« aufgewertet. Es kann dann unerträglich sein, wenn das Kind beim anderen Elternteil etwas »Falsches« isst oder anzieht. Für eine weitere Zuspitzung sorgt dann die Einbeziehung weiterer Mitspieler / Verbündeter in den Konflikt. Der Charakter eines Machtkampfes verselbstständigt sich zunehmend. Jeder schart seine Truppen um sich und wähnt sich in einem Spiel, wo man nur entweder gewinnen oder verlieren kann. Die Wahrnehmungen verengen sich: Für eigenes Leid werden vereinfachende Erklärungen gesucht, die in der Regel die Schuld ausschließlich beim Konfliktpartner suchen. Es wird zunehmend zu einer Etikettierung des anderen gegriffen, meist mit der Beschriftung »verrückt« oder »böse«.

Praktiker kennen genügend Beispiele, wo dann der Mann seine Frau als psychisch krank diagnostizieren lassen möchte oder umgekehrt diese ihren Mann ausschließlich als »Psychopath« gesehen haben will. Indem Erklärungen und Verantwortung für das konflikthafte Geschehen hauptsächlich in einer »Störung« eines Individuums gesucht werden, wird die komplexe Eskalationsdynamik auf einfache Schuldzuweisungen reduziert und die Reflexion interaktiver Muster erschwert. Eine solche Etikettierung erlaubt es dann auch, das eigene Verhalten nur als zwangsläufige Reaktion (»Ich kann ja nicht anders«) wahrzunehmen. Und so verfestigt sich die Überzeugung, dass es keine Ausstiege aus der Eskalationsdynamik geben kann und man bleibt sich im Hass und im chronischen Machtkampf gegenseitig »treu verbunden«.

Das ist auch da zu beobachten, wo man z. B. versucht, die Umgangsverweigerung von Kindern mit dem »Parental Alienation Syndrom« (PAS), der Eltern-Kind-Entfremdung, zu erklären (s. a. Kap. 1).

Seit dieses Syndrom 1985 erstmals beschrieben wurde, kann man auch den betroffenen Kindern eine – zu Recht umstrittene (Fegert, 2013) – Diagnose »umhängen«. Fragen stellen sich schon bei folgenden vier von acht angeführten »Hauptsymptomen« (Gardner, 2002):

(1) unbegründete Zurückweisungs- und Verunglimpfungskampagne
(2) Fehlen von normaler Ambivalenz

(3) reflexartige Parteinahme für den programmierenden Elternteil
(4) Ausweitung der Feindseligkeit auf die gesamte Familie und das Umfeld des zurückgewiesenen Elternteils

Fragen zu Umgangsverweigerung und Entfremdung. Kann ein Kind nicht auch subjektiv begründete Motive haben? Wer bestimmt, was »normale« Ambivalenz ist? Welche Bedeutung hat es, wenn ein Elternteil als »Zurückgewiesener« und der andere als »Programmierender« diagnostiziert wird? Hat man durch diese Wortwahl nicht schon Partei ergriffen und damit die Zahl der im Machtkampf verstrickten Personen weiter vergrößert?

> **!** Systemische Therapie bleibt bei allem Respekt vor störungsspezifischen Erklärungsversuchen aufmerksam für die kontextuellen Bedingungen und neugierig auf Beziehungsmuster und »Beziehungsgeschichten« von Eltern, Familien und Helfersystem.

Fragen zu Bindungen und Koalitionen. Wie ging die »Bindungstoleranz« verloren? Ist Beziehungsabbruch in den Biografien der Eltern schon früher als »Lösung« gesehen worden? Was soll erreicht oder vermieden werden, wenn der Koalitionsdruck gegenüber dem Kind erhöht wird? Womit gelingt es einem Elternteil, professionelle Helfer für seine Sichtweise und Ziele einzunehmen?

Bei fehlender Bindungstoleranz, hohem Koalitionsdruck und hasserfüllter Atmosphäre kann man die Entscheidung des Kindes, sich »auf eine Seite zu schlagen«, um so aus dem Zentrum des Konfliktes zu kommen, durchaus als »rational« und als »Lösungsoption« nachvollziehen.

60.3 »Mediationsorientierte« systemische Therapie

In diesem Ansatz, der sich für die Arbeit mit strittigen (und hochstrittigen) Paaren anbietet, werden Elemente der Mediation und der systemischen Therapie verknüpft.

> **!** Aus der Mediation übernimmt man das Ziel: die Verhandlungslösung.

Therapeutische Elemente braucht man besonders da, wo es um das Spiegeln von Konfliktmustern und das Verstehen und die Regulation von Affekten geht. Die wichtigsten Bausteine seien im Folgenden kurz aufgeführt:

(1) **Ziele (Auftrag) und Rollen klären:** Nur selten wird man in der Praxis auf Elternpaare treffen, die, wie idealtypisch erwünscht, diszipliniert und zielstrebig einen Konsens für alle strittigen Fragen erarbeiten. Der Regelfall ist eher, dass sie zwar in eine Beratung/Therapie kommen (oder geschickt wurden), aber allenfalls mit einem diffusen Allgemeinplatz wie »ihre Kommunikation zu verbessern«. Und im Erst-

gespräch finden sie sich dann binnen Sekunden in ihrem üblichen Konfliktmuster wieder. Die ersten Stunden braucht man also, um immer wieder freundlich, aber beharrlich darauf hinzuweisen, was einer Verhandlungslösung dienen könnte und was nur die Eskalationsdynamik »füttert«.

(2) **Unterstellen eine positiven »Urmotivs«:** Einen guten Zugang zu den Konfliktbeteiligten bekommt man meist, wenn man sich auf die Suche nach einem positiven Motiv am Anfang des Konfliktes macht (z. B. »Ich wollte guten Kontakt zu meinen Kindern behalten« oder »Ich wollte meine Frau nicht verlieren« etc.). Man kann so an prosozialen Affekten anschließen und die Eskalation des Konfliktes als »unglückliche« und nicht zielführende Strategie (dysfunktionale Lösung) markieren.

(3) **Spiegeln der Konfliktmuster:** Das jeweilige Verhalten wird nebst der »affektiven Begleitmusik« in »Wenn-dann«-Abfolgen detailliert erforscht und im Therapieprozess bei jedem Auftreten erneut gespiegelt.

(4) **Externalisierung der Konfliktmotoren:** Die den Konflikt anheizenden Ich-Anteile und die verstärkenden Affekte und Verhaltensweisen werden mit einer Metapher externalisiert (der »Wutlöwe«, der »Racheengel« oder der »Kampfroboter«), um die Selbstbeobachtung und die innere Differenzierung zu fördern und die Chancen einer Impulskontrolle zu erhöhen.

(5) **Distanz und Entflechtung als Etappenziel:** Oft ist ein schwerer, aber bedeutsamer Schritt für die Beteiligten, die Zerrüttung der Beziehung und damit die vorläufige Unmöglichkeit einer Kommunikation zu akzeptieren. Verblüfft stellen beide fest, dass der (verhasste) Ex-Partner in Gedanken und Gefühlen einen nach wie vor dominanten Platz einnimmt. Emanzipation und Neuorientierung können also nur über den Weg der Distanzierung erreicht werden. Je strittiger ein Elternpaar ist, desto sinnvoller ist es, eine »parallele Elternschaft« anzustreben und zu lernen, den anderen in Ruhe lassen zu können, statt sich vergeblich an der Verbesserung der Kooperation abzuarbeiten.

(6) **»Entwichtigen« von Detailfragen:** Für eine Distanzierung braucht man die Fokussierung auf wenige, allgemein bedeutsame, zu klärende Fragen. Zu oft verlieren sich strittige Eltern in Detailfragen (Welche Sendung das Kind wann schauen darf etc.). Je »unmöglicher« gelingende Absprachen sind, desto mehr muss man für Alltagsfragen auf eine »Hoheitsregel« setzen: Vorläufig bestimmt jeder in seinem Zuständigkeitsbereich / Haushalt, welche Regeln für das Kind gelten (ein Kind kann auch »in zwei Welten« gut heranwachsen). Dies kann nur durch neue Verständigungslösungen verändert werden.

(7) **Settings:** Je strittiger die Eltern sich zeigen, desto mehr sollte man auf Einzelgespräche (Distanz!) zurückgreifen. Ist zu erwarten, dass beide schon das erste Gespräch als Arena für den Machtkampf nutzen wollen, beginnt man sogar besser mit Einzelgesprächen, um die notwendige Auftrags- und Rollenklärung in relativer Ungestörtheit besprechen zu können.

(8) **Therapeutische Arbeit, auch meist im Einzelsetting, zu folgenden Themen:**
- Thematisierung der Bindungs- und Affektgeschichte, Förderung der Affektregulation
- Erforschung der Lebenswelt in Hinblick auf konfliktverstärkende und konfliktreduzierende Beziehungen
- Besseres Verstehen und Integrieren mehrgenerationaler Dynamiken
- Vorsichtige Fokussierung der Eigenbeteiligung am Konfliktgeschehen und der meist ausgeblendeten, alternativen Möglichkeiten des Denkens, Fühlens und Handelns
- Hinwendung zu zukunftsorientierten Fragen für die Zeit nach dem Konflikt
- Aufgaben und Rituale zur Verarbeitung von Trauer und Verlust

In der Chance, diese Themen zu bearbeiten, liegt der große Vorteil dieses Ansatzes gegenüber der klassischen Mediation, in der die sachorientierte Arbeit oft an der Affektdynamik und erlernten Mustern aus der Lebensgeschichte scheitert.

60.4 Ein kurzer Blick auf sogenannte »hochstrittige Eltern«

Auch in der Arbeit mit »Hochstrittigen« kann man sich an obigen Punkten orientieren. Da hier aber in der Regel schon verschiedene Institutionen (Familiengericht, Jugendamt, Anwälte, Verfahrensbeistände etc.) beteiligt sind, ist eine sorgsame Kontraktarbeit besonders wichtig. Dabei hat sich die sog. »Flurmetapher« (Pelzer, 2012) bewährt:

In einem imaginären Flur gibt es mehrere Türen, die verschiedene Beschriftungen tragen, wie z.B. Richter, Gutachter, Verfahrensbeistand, Anwalt, und natürlich »mediationsorientierte« Therapeutinnen. Dann erarbeitet man mit den Eltern, was sie über die speziellen Angebote hinter den unterschiedlichen Türen wissen (oder vermuten) und wie sich diese unterscheiden. Erst wenn dies klar ist, können sie eine tragfähige Entscheidung treffen, »in welche Tür sie nun hineingehen wollen«. Eine Verhandlungslösung ist dann am ehesten erreichbar, wenn die Eltern eine klare und bewusste Entscheidung für diese eine Tür und gegen die anderen treffen.

Eine solche Entscheidung braucht manchmal Geduld und Zeit, verhindert aber die Verwicklung in ein diffuses und verwirrendes Machtspiel. Wenn Eltern beispielsweise zu Fragen der Umgangsregelung, parallel zu einer mediationsorientierten Therapie, über den Anwalt Gerichtsanträge stellen, das Jugendamt einschalten oder ein Gutachten einfordern wollen, ist dies kaum zielführend. Nicht selten hängen sie dann noch an der Vorstellung, den gerechten Kampf mit Hilfe von machtvollen Dritten gewinnen zu wollen. Wer sich aber von der Überzeugung und dem Ziel, »das Spiel gewinnen zu können und zu wollen« noch nicht verabschiedet hat, ist noch kein echter Verhandlungspartner und muss vielleicht noch ein »Ehrenrunde« im Konfliktkarussell drehen. Erst wenn die Machtoption frustriert wird, bekommt die Verhandlungsoption eine neue Chance. Und wenn eine Mediation nicht in Gang kommt, weil die Eltern (noch) nicht in den Verhandlungsraum hineingehen wollen (indem sie z.B. auf die Frage

»Was könnten Sie anbieten, um den Anderen seinerseits zu bewegen, ein Angebot zu machen?« keine Antwort wissen oder geben wollen), muss halt wieder der Weg zum Gericht und eine juristische Lösung gesucht werden. Eine erfolgversprechende Arbeit mit »Hochstrittigen« erfordert also einen guten Kontakt, eine unterscheidbare Definition der Arbeitsansätze und verlässliche Absprachen unter den beteiligten Professionen und Institutionen. Regionale Arbeitskreise können hier wertvolle Hilfestellungen anbieten.

Reformbewegungen. In den letzten Jahren haben Reformen dazu geführt, dass Familiengerichte verstärkt auf Ausgleich, Verständigung und Schlichtung als Alternative zum Urteilsspruch abzielen. Das erscheint einerseits begrüßenswert. Vielleicht muss man aber dafür auf der anderen Seite mit einem Verlust von Klarheit und Unterscheidbarkeit der Berufsrollen und Systeme und einer damit aus Sicht der Eltern zunehmenden Diffusion bezahlen. Wenn Richter moderieren (»Güterichter«), Gutachter lösungsorientierte Verständigungen erzielen wollen, Jugendämter ausschließlich Hilfen anbieten, machen dann am Ende nicht alle dasselbe? Wir lesen beispielsweise in den »Standards systemisch-lösungsorientierter Begutachtung« des entsprechenden Fachverbandes (www.fsls.de; Stand 29.3.2018).

- Der Sachverständige sieht sich als Gestalter und wird erst zum Entscheidungshelfer, wenn dieser Weg gescheitert ist.
- Er bearbeitet die Paar- und die Elternebene.
- Er verzichtet auf psychologische Testverfahren.
- Er bleibt auch Ansprechpartner für die Eltern nach dem Verfahren.

Hier erscheint der so genannte lösungsorientierte Gutachter doch eher wie ein »systemischer Allrounder«, der durch die Hintertür eines Begutachtungsauftrags eine Mediation anbietet. Nach der Flurmetapher wäre es in der Regel eher im Sinne einer auch für die Beteiligten wünschenswerten Klarheit, wenn man Eltern im Vorfeld hilft, eine bewusste Entscheidung für ein Gutachten oder einen Beratungsprozess fällen zu können.

60.5 »Für das Kind« oder Allparteilichkeit?

Die große Verführung bei der Arbeit mit strittigen Eltern liegt darin, allzu schnell selbst in eine Machtlogik und einen Machtkampf zu geraten: »für das Kind« oder auch »für den unterdrückten Elternteil« und »gegen die Bösen«. So ehrenrührig und menschlich verständlich es auch immer ist, sich für die sicher auch oft unter unerträglich erscheinenden Belastungen leidenden Kinder zu engagieren, so ist nicht von der Hand zu weisen, dass dies die Arbeit der Mediatorin mit den Eltern beeinflusst. Parteilichkeit für die Kinder ist nur so lange unkompliziert, wie sie aus Sicht der Eltern nicht als »gegen mich« interpretiert wird. Dann nämlich provoziert man ungewollt deren Verbitterung, die weitere Entfremdung vom Helfersystem sowie die Hinwendung zu dann wieder von den Helfern kritisierten »Überlebensstrategien« (Täuschen, Tricksen, Drohen, Pseudoanpassung etc.).

Und selbst Kinder, deren Interessen man zu vertreten sich verpflichtet fühlt, reagieren manchmal mit »unbewusster« Loyalität und Schulterschluss mit den »angegriffenen« Eltern und verweigern aktiv oder passiv die weitere Zusammenarbeit.

! Für die spezifische Arbeit des »mediationsorientierten« Therapeuten scheint es zielführender zu sein, zumindest auf eine Allparteilichkeit zu setzen und sich entschieden als »Anwalt der Verhandlungslösung« zu definieren.

Dabei setzt man implizit voraus, dass eine Verhandlungslösung letztlich auch (fast) immer im Sinne der Kinder ist; und dass diese, wenn einmal gefunden und vereinbart, auch nachhaltiger ist als eine von außen erzwungene Regelung.

Natürlich ist es bei möglicher Kindeswohlgefährdung unabdingbar und auch in vielen anderen Fällen ratsam, einen eigenen Gesprächspartner für die Kinder bereitzuhalten (s. a. Kap. 59). In der Praxis bewährt haben sich vor allem Gruppenangebote für Kinder aus Trennungs- und Scheidungsfamilien. Wird dies, was ratsam erscheint, von einer zweiten Fachkraft übernommen, kann die mit den Eltern arbeitende Therapeutin ohne die unabwendbare Beeinflussung, die die direkte Arbeit mit dem Kind mit sich bringen würde, klarer in ihrer Rolle bleiben und die Perspektive einer Verhandlungslösung aufrechterhalten. In den dann notwendigen Teamgesprächen der beteiligten Kollegen zeigt sich in der Folge modellhaft, ob neue Vereinbarungen erreichbar erscheinen oder eine weitere Eskalation des Machtkampfes, dann evtl. auch unter den Profis (!), droht.

Rollen- und Aufgabenklarheit, die Unterscheidungen möglich und Kooperationen effektiver machen, bescheidene Anpassung der Ziele an die Möglichkeiten, »Begeisterung« für die Verhandlungsoption und nicht zuletzt ein liebevoller Humor angesichts menschlichen Verstrickungstalentes mit seinen leider oft tragischen Konsequenzen, Konzentration aufs »Können« statt aufs »Müssen«: Das alles kann durchaus helfen, dass die Arbeit mit strittigen Eltern nicht mehr nur als anstrengend oder ungeliebt, sondern als lebendig, kreativ, abwechslungsreich und sinnvoll erlebt wird.

61 Patchworkfamilien

Thomas Hess • Claudia Starke

61.1 Hintergrund

Der Begriff Patchworkfamilie hat sich mittlerweile für alle Formen von Stieffamilien eingebürgert. Wir übernehmen diese Sprachregelung, da die spezifischen Dynamiken weitgehend dieselben sind.

Triebfedern, die zu Patchworksituationen führen

Zwei Triebfedern wirken sich auf den Trennungs- und Patchwork-Boom der letzten Jahrzehnte aus:

(1) Das »romantische Liebesideal« (Sieder, 2008), das suggeriert, dass Liebe zwischen zwei perfekt zusammenpassenden Partnern das Glück garantiert. Folge: Bei auftauchenden Konflikten hat man falsch gewählt, man trennt sich und sucht diesmal besser.

(2) Das »Kleinfamilienideal« (Ochs & Orban, 2008), womit die Kernfamilie, bestehend aus Eltern und deren leiblichen Kindern mit konventioneller Rollenteilung gemeint ist. Folge: Getrennte Eltern haben ein negatives Image und eine »zerbrochene Familie« führt bei den meisten Betroffenen zu Gefühlen von Minderwertigkeit. Es führt zu vier wesentlichen ungünstigen Tendenzen (s. Übersicht).

Übersicht

(1) Viele Paare, die sich nach einer Trennung neu gebildet haben, ziehen zu schnell zusammen. Expartnern und Kindern wird die Chance genommen, sich langsam an die neue Situation zu gewöhnen. Und die Probleme, die nach der Fusion der zwei Familienkulturen entstehen, überraschen sie.

(2) Wenn die neue Familie gebildet ist, verführt das Wunschbild »Kernfamilie« dazu, Mutter, Vater und gemeinsame Kinder zu spielen. Die Erwachsenen haben den Anspruch, alle gleich zu behandeln, ob Stiefkinder, eigene oder gemeinsame Kinder. Die Erziehung soll für alle gleich sein, Rituale und Gewohnheiten werden nivelliert und Aktivitäten immer gemeinsam unternommen.

(3) Leibliche Elternteile übersehen, dass die Kinder und der neue Freund oder die neue Freundin einander erst einmal fremd sind und erwarten, dass diese sich auf Anhieb lieben. Dies löst Druck und dann Widerstand aus, wird den neuen Partnern und den Kindern doch die Wahl genommen, frei über »sich mögen« oder »nicht mögen« zu entscheiden.

(4) Da die Familie nun wieder »komplett« ist, betrachten die Stiefeltern den externen Elternteil als »überzählig«, sodass sie diesen nicht einbeziehen, ausgrenzen oder bekämpfen.

Rollenerwartungen und -vermischungen

Die hohen Erwartungen an Mütter und Väter basieren auf archetypischen Bildern und gesellschaftlichen Einflüssen. Dass die Rolle als Stiefmutter oder Stiefvater eine andere ist als die einer Mutter oder eines Vaters wird oft verkannt. Dies führt zu Rollenvermischungen.

Erwartungen an Mütter und Stiefmütter. Frauen stehen unter einem enormen Erwartungsdruck, den tradierten Ansprüchen gerecht zu werden. Das moderne Frauenbild vergrößert diesen noch: Eine Frau ist selbstbewusst, unabhängig, berufstätig und meistert ihr Leben selbstständig. Zudem hat sie ein interessantes Freizeit- und Liebesleben und ist attraktiv.

Sowohl Mütter wie auch Stiefmütter wollen dem Ideal einer liebenden und Geborgenheit spendenden Mutter entsprechen. Ihr oberstes Gebot: Mütter lieben alle Kinder ohne Wenn und Aber.

So geraten Stiefmütter leicht in eine der folgenden Situationen.

Übersicht

Stiefmutterfallen

- **Kampf gegen das Klischee der bösen Stiefmutter:** Dies führt bei den Frauen zu Überengagement und oft zu Überforderung und Zusammenbruch.
- **Muttersatz:** Die Stiefmutter übernimmt zu viel Verantwortung für ihre Stiefkinder und gerät dabei in Konkurrenz zur leiblichen Mutter.
- **Verleugnung von Unterschieden ihrer Liebe:** Steht sie nicht dazu, dass sie die eigenen Kinder mehr oder anders liebt als die Stiefkinder, rebellieren erstere.

Erwartungen an Väter und Stiefväter. Auch für Väter kumulieren tradierte und gegenwärtige Erwartungen: Die archetypischen sind Stärke, Autorität, Vernunft, Disziplin. Ernährer und Beschützer zu sein gehören ebenso dazu. Neu kommen Erwartungen bezüglich Emotionalität, Empathiefähigkeit und Fürsorglichkeit dazu. Ein moderner Mann soll auch trösten und Säuglinge wickeln.

In der Gesellschaft genießt der Stiefvater ein höheres Ansehen als die Stiefmutter. Und er kann sich mehr Zeit nehmen, um sich in die neue Rolle einzufinden. Dafür steht er unter scharfer Beobachtung durch die Mutter der Kinder: Kritisch verfolgt sie, ob er verständnisvoll ist, die richtigen Werte vermittelt und wie er erzieht.

Ihre Risiken sind grundsätzlich anderer Art als die der Stiefmütter.

Übersicht

Stiefvaterfallen

- **Vaterersatz:** Männer ohne eigene Kinder übernehmen oft zu viel Verantwortung für die Stiefkinder und kommen mit deren Vater in Konkurrenz.
- **Leben im Spagat:** Stiefväter mit eigenen Kindern, die auch die wirtschaftliche Hauptverantwortung für die Familie tragen, können nicht allen Ansprüchen gerecht werden und leiden darunter.
- **»Retter auf Schleudersitz«:** Stiefväter, die z.B. die Nachgiebigkeit der Mutter durch größere Strenge kompensieren, bringen sich in Gefahr, wieder von der Familie »ausgespuckt« zu werden, weil die Mutter ihre Kinder vor ihm beschützen will.
- **»Helfer in Wartestellung«:** Stiefväter, die sich in die Erziehung nicht einmischen, aber viel für die neue Familie tun, laufen Gefahr, ausgenutzt zu werden, wenn sie sich nicht genügend abgrenzen. Sie warten auf den Zeitpunkt für mehr Zweisamkeit mit der Partnerin – oft vergeblich.

61.2 Besonderheiten

Verletzlichkeit. Der Begriff »Folgefamilie« erfasst den wesentlichen Unterschied zur Kernfamilie: Es gibt eine ursprüngliche und eine darauffolgende Familie. Der Ausdruck »Patchworkfamilie« lässt dies oft vergessen. Es sind Trennungen vorausgegangen, die von Schmerz, Scham oder dem Gefühl eigenen Versagens begleitet sind und die Gestaltung einer neuen Familie beeinflussen.

Hat ein Todesfall die ursprüngliche Familie aufgelöst, leben Verstorbene als Bilder oder in Erinnerungsfetzen fort und sind dadurch omnipräsent.

Alle Mitglieder einer Patchworkfamilie müssen die Auflösung des bisherigen Lebensmodells verarbeiten, wenn nicht gar den Verlust einer geliebten Person. Kinder verlieren wichtige Bezugspersonen im Alltag. Verletzlichkeit ist bei allen da.

Ausschlaggebend für die Entwicklung der Patchworkfamilie ist, welche Konsequenzen die Betroffenen aus vorherigen Beziehungen und Trennungserlebnissen ziehen und mit welchen Erwartungen und Befürchtungen sie sich auf die neue Familie einlassen.

Rangfolge der Liebe: Das »Liebesdreieck«. Ein Stiefelternteil kommt in der Rangfolge des Partners an zweiter Stelle nach den Kindern. »Es ist sinnlos mit den Kindern um den ersten Platz konkurrieren zu wollen« (Juul, 2011, S. 47). Partner, die ihren zweiten Rang nicht akzeptieren, lösen Spannungen im »Liebesdreieck« aus. Wenn der leibliche Elternteil nicht unterscheidet zwischen Elternliebe und Partnerliebe, fragt das Kind »Wen hast du lieber, mich oder deinen Freund/deine Freundin?« Die Konkurrenzsituation zwischen Kind und Stiefelternteil ist offensichtlich.

Beziehungs- und Komplexitätszuwachs. Durch den Zusammenschluss von zwei Familien nimmt die Zahl der Beziehungen und Bezugssysteme zu. Es treffen zwei Lebenswelten aufeinander. Dies führt zu mehr Chancen, aber auch zu mehr Herausforderungen.

Die Kinder leben meist in zwei Familien im Wechsel und müssen mindestens einen Stiefelternteil akzeptieren. Falls beide Partner Kinder mitbringen, prallen zwei Wertesysteme und Familienkulturen aufeinander.

Entsteht dann noch ein gemeinsames Kind, gibt es für jeden Elternteil drei unterschiedliche »Sorten« Kinder: leibliche aus den vorherigen Verbindungen, Stiefkinder und ein gemeinsames aus der aktuellen Beziehung.

Prognostische Aspekte. Eine neugebildete Patchworkfamilie braucht zwischen zwei und drei Jahren bis zur Konsolidierung. Je jünger die Kinder sind, umso einfacher ist der Prozess. Kinder in oder nach der Pubertät tun sich meist schwer, einen Stiefelternteil zu akzeptieren.

Eine große und reife Liebe der Partner ist eine wichtige Ressource, um durchzuhalten. Die Verfügbarkeit und Rolle der Großeltern und anderer Verwandter sowie Persönlichkeitsmerkmale aller Erwachsenen können entscheidend sein für den Erfolg.

61.3 Therapie

Das amerikanische Therapeutenpaar Visher und Visher (1979) verfasste zahlreiche Publikationen zur Beratung von Patchworkfamilien. Das erste Buch in deutscher Sprache zur Therapie von Stieffamilien erschien 1986 (Krähenbühl et. al 6. Auflage 2007).

Anforderung an Therapeuten

Teil VII

Therapeutische Haltung. Die Komplexität von Patchwork-Systemen erfordert ein besonderes Maß an Allparteilichkeit. Dies bedeutet neben dem generellen Einbezug aller, die – je nach Setting – gerade nicht anwesenden Personen vor negativen Zuschreibungen zu schützen. Hinzu kommt die Forderung einer wertneutralen und respektvollen Haltung gegenüber Trennungen und Scheidungen: Verständnis für Menschen, die sich für einen Neuanfang entscheiden, und Offenheit für alle Familienformen.

Rüstzeug und wichtigste Interventionen. Die Beraterinnen müssen im Umgang mit Mehrpersonensettings erfahren sein und eine Methode zur Konfliktbearbeitung beherrschen.

Laut der Nachbefragung von Visher und Visher (1996) sind die vier hilfreichsten Interventionen:

- Normalisierung
- psychoedukative Unterstützung
- Hilflosigkeit verringern
- Paarbeziehung stärken

Aus unserer Sicht kommt noch dazu:

- Rollendifferenzierung

Settingentscheidung. Die Entscheidung über das Setting ist extrem wichtig für den Therapieerfolg. Denn schon von Beginn an kann ein Ungleichgewicht zu zusätzlichen Konflikten innerhalb des Systems und zu Misserfolg führen. Wenn von der anmeldenden Person ein Elternteil als »Problemverursacher« ausgeschlossen werden soll, können wir die Konflikte zwischen den getrennten Elternteilen nicht bearbeiten. Die Therapie beginnt beim Intake.

Anmeldungsphase: Planung des Erstgesprächs. Bei der Frage, wer alles zum System gehört, müssen wir bei Patchworkfamilien gut auf Ausgeschlossene achten. Getrennte Eltern kommen fast nie auf die Idee, ihre alten Konflikte zu bereinigen. Wir fragen so lange nach, bis deutlich wird, ob ein Konflikt vorrangig geklärt werden muss.

Wenn Stiefeltern sich zu einer Paartherapie oder ein Kind zur Abklärung oder Therapie anmelden, versteckt sich dahinter oft eine komplexe Patchwork-Problematik.

Übersicht

Vorgehensweise

- Wir erwähnen bei der Anmeldung, dass wir den anderen Elternteil auch einbeziehen werden. Die endgültige Entscheidung über die Form des Erstgesprächs fällen wir, wenn immer möglich, erst nach dem Kontakt mit diesem.
- Vorbehalte gegenüber dem Einbezug des anderen Elternteils wegen Gewalt, Übergriffen oder akuter Psychose nehmen wir ernst und überprüfen sie, denn hinter der »Unmöglichkeit« eines Einbezugs liegt oft der Wunsch, den Ex-Partner auszuschließen.
- Räumliche Distanzen werden mit der Einsicht in die Notwendigkeit überwunden. Notfalls binden wir eine Person mittels Skype ein.
- Die Beziehung der leiblichen Eltern hat Einfluss auf das Erstgespräch:
  - Falls keine deklarierten Konflikte bestehen: Patchworkfamilie mit dem externen Elternteil und den Kindern zum **Erstgespräch** einladen, aber deutlich machen, dass dies nur für das Erstgespräch gilt.
  - Falls Konflikte genannt werden, aber die Erwachsenen bereit sind gemeinsam zu beginnen, Erstgespräch staffeln: Zuerst die Eltern mit ihren Kindern, anschließend die neue Familie und zum Schluss alle, um einen Therapieplan zu entwerfen.
  - Bei Hochstrittigkeit: Beginn mit Vorgesprächen in den Subsystemen. Mutter und Vater mit ihren Kindern je separat einladen.

Parallele Subsysteme und Settingwechsel. Um sowohl die alte wie auch die neue Familie zu unterstützen, ist es bisweilen sinnvoll, in diesen beiden Subsystemen parallel zu arbeiten: So können die Beziehungen neu definiert und die Rollen differenziert werden.

Oft erfährt man erst im Laufe der ersten Sitzungen, dass noch weitere Personen zum Lösungssystem gehören. Deren Einbezug muss die Beziehungschronologie berücksichtigen. Wenn noch eine Abhängigkeit besteht, laden wir die Großeltern zusammen mit Tochter oder Sohn ein, um die Ablösungsarbeit zu fördern. Die neue Familie hat damit nichts zu tun.

Standortsitzungen mit dem Gesamtsystem sind nötig, wenn aufgrund einer situativen Veränderung eine neue Auftragslage entstanden ist, die ein Recontracting erfordert, aber auch in größeren Abständen, um den Gesamtprozess zu koordinieren.

Wenn Stiefeltern sich beraten lassen, laden wir die Kinder trotzdem einmal ein, weil die Erwachsenen wegen der Gesamtbelastung deren Leiden oft zu wenig erkennen.

Auftragsklärung und Therapieplanung. Falls alle relevanten Personen an der Auftragsklärung beteiligt wurden, ist der weitere Prozess vorgezeichnet.

Übersicht

Unterschiede zum Vorgehen mit Kernfamilien

- Die Ressourcen zu betonen ist besonders wichtig, da die Patchworkfamilie meist unter Kritik von außen steht.
- In unterschiedlichen Subsystemen klären wir die dyadischen Beziehungen: Eltern allein – Kinder allein – Mutter mit leiblichen Kindern, Stiefvater mit Stiefkindern etc.
- Das Leiden von Kindern zwischen sich streitenden Eltern wird oft nur deutlich, wenn sich diese mittels averbaler Methoden ausdrücken können.
- Oft gibt es mehrere Themenbereiche, die in unterschiedlichen Subsystemen bearbeitet werden müssen.

Reihenfolge der Bearbeitung

(1) Kinder aus dem Spannungsfeld der Erwachsenen nehmen und zwar umso eher, je jünger die Kinder sind.

(2) Heiße Konflikte vor kalten: Diese gehen wir an, sobald das Vertrauen der Klienten genügend trägt.

(3) Frühere Beziehungen vor neueren klären: Verstrickung eines Elternteils mit den eigenen Eltern kommt vor derjenigen zum Expartner. Die Beziehung zum Expartner vor der Beziehung zum aktuellen Partner.

Das Leiden der Betroffenen sehen und berücksichtigen wir, ohne den Gesamtprozess außer Acht zu lassen. Therapeutische »Feuerwehreinsätze« verdecken oft die zugrundeliegende Dynamik.

Prozesssteuerung und typische Themen

Klare Strukturierung. Wenn der Leidensdruck hoch ist und wir verschiedene Baustellen in unterschiedlichen Subsytemen bearbeiten, ist eine aktive Steuerung angesagt. Es ist wenig zielführend, in jeder Sitzung nach den Anliegen zu fragen. Wir behalten die anfänglichen Ziele im Auge und fragen nur, ob etwas Wichtiges vorgefallen ist.

Wann werden Kinder einbezogen? Zur Klärung eines Erwachsenenkonflikts müssen Kinder nicht dabei sein. Aber bis die Motivation dazu da ist, sind sie sehr hilfreich:

- Die Anwesenheit von Kindern hilft den Eltern oder Stiefeltern meist, ihre Konflikte nicht vor ihnen eskalieren zu lassen.
- Kinder führen durch ihre direkte Art zu wichtigen, bisher ausgeblendeten Themen.
- Es entlastet die Kinder, wenn sie merken, dass die Konflikte ihrer Eltern bei uns Thema sind.

Sobald die Eltern erkennen, dass die Kinder unter dem Konflikt leiden und diese aus inadäquaten Rollen befreit sind, können wir sie entlassen. Danach laden wir die Kinder sporadisch ein, um einschätzen zu können, ob sie nun außerhalb der Konflikte stehen.

Richtung therapeutischer Einflussnahme. Manche Themen werden nur selten als Anliegen genannt, sie liegen dahinter, müssen aber erkannt und bearbeitet werden.

- *Grenzen und Territorien:* Großeltern, die sich ins Leben der jüngeren Generation einmischen, sind ein Hinweis auf ungenügende Ablösung. Wenn Kinder aus zwei Familien unterschiedliche Arten im Umgang mit Eigenem und Fremden mitbringen, kann Arbeit an Territorien wichtig sein.
- *Position eines gemeinsamen Kindes:* Stiefkinder werden durch ein gemeinsames Kind des neuen Paares »entthront«, aus dem bisherigen Rollengefüge gerissen. Für ein gemeinsames Kind sind meist beide Eltern anwesend, während dessen Halbgeschwister immer nur einen leiblichen Elternteil um sich haben. Diesen Mangel können die Eltern durch zusätzliche dyadische Beziehungsangebote lindern.
- *Entschleunigung:* Frisch Verliebte neigen zu übereiltem Zusammenzug als Patchworkfamilie. Wir ermutigen sie, sich Zeit zu lassen beim Beziehungsaufbau mit Stiefkindern, und raten erst einmal auszuprobieren, wie sich ein Zusammenleben anfühlen kann, z. B. im längeren gemeinsamen Urlaub.
- *Beziehungsaufbau:* Der Aufbau einer guten Beziehung zwischen Stiefelternteil und Stiefkindern braucht bis zwei Jahre. Eine stabile Beziehung der Stiefeltern unterstützt diesen Prozess.
- *Normalisieren:* Wenn die Betroffenen hören, dass es anderen Patchworkfamilien ähnlich wie ihnen geht, sind sie erleichtert.
- *Unterstützung durch Verwandte:* Patchwork-Eltern scheuen sich oft, Verwandte oder Freunde um Kinderbetreuung zu bitten, weil sie – oft zu recht – Kritik oder Ablehnung fürchten. Sie brauchen Ermutigung, trotzdem zu fragen.
- *Ausgeschlossene einbeziehen:* Wenn Kinder externe Elternteile nur selten sehen, kreisen ihre Gedanken und Fantasien umso mehr um diese. Wir müssen diese dringend einbeziehen.
- *Aufmerksamkeit aufteilen:* Wer wann volle Aufmerksamkeit von wem erwarten darf, ist zentral. Niemand kann sich simultan auf Kind und Partner fokussieren. Direkt nach der Trennung ist für Kinder eine sichere Beziehung zu den Eltern besonders wichtig.
- *Differenzieren und ausgleichen:* Zunächst müssen die Erwachsenen Unterschiede erkennen: zwischen den verschiedenen Sorten Liebe, zwischen Familien- und Wertekulturen und zwischen Erziehungsstilen. Und zwischen den zwei oder drei Sorten Kindern. Patchwork-Kinder brauchen mit jedem leiblichen Elternteil Zeiten

allein. Wir bringen einen Prozess in Gang, der die Familie für alle akzeptable Ausgleiche finden lässt: neue Verteilung der Zeiten mit Elternteilen, Privilegien und Pflichten.

- *Partnerschaft pflegen:* Auf Patchwork-Eltern lastet viel Druck und die Liebe droht im Alltagsstress zu versickern. Wir lassen sie »Paarinseln« zur ausschließlichen Selbstfürsorge schaffen. Das Paar soll dann nicht organisieren, diskutieren und Entscheidungen fällen, sondern nur genießen.

Große Herausforderungen

Hochstrittigkeit. Die Streitthemen sind zwar fast immer sachlicher Art, aber selbst ein Gerichtsurteil oder eine Mediationsvereinbarung verhindert oft weitere Konflikte nicht. Dahinter liegen unbewältigte Verletzungen. Auch wenn die Expartner den Wunsch nach deren Aufarbeitung haben, stehen diesem Klärungsprozess häufig Schutz- und Abgrenzungsbedürfnisse entgegen (vgl. Holdt & Schönherr, 2015). Die angewandte Konfliktklärungsmethode muss diesen Schutz gewährleisten. Wir machen gute Erfahrungen mit der Klärungshilfe (Thomann & Prior, 2013; Prior, 2017). Oft braucht es mit jedem Expartner mehrere Vorgespräche im Einzelsetting, bis eine gemeinsame Konfliktarbeit möglich ist.

Dämonisierung. Unabhängig davon, von wem eine Dämonisierung ausgegangen ist, müssen wir erfragen, wer die Konfliktantreiber sind: Es können die Ex-Partner, die instrumentalisierten neuen Partner, die Patchwork-Eltern gemeinsam sein. Oder auch Eltern, Verwandte, Freunde, Anwälte. Alle Personen, die den Dämonisierungsprozess aktiv unterhalten, gehören zum Beratungsprozess.

Multiproblemfamilien. Patchworkfamilien bringen oft eine Sammlung hochdringlicher Anliegen mit. Dann ist wichtig, den Problemschilderungen nicht zu viel Zeit zu widmen. Wir müssen eine transparente Priorisierung durchführen und immer wieder auf die anfänglich vereinbarten Ziele verweisen.

Bei Patchworkfamilien, die erst kurz vor dem Auseinanderbrechen Hilfe suchen, ist die erneute Trennung oft nicht zu vermeiden. Zu verhindern, dass die Kinder retraumatisierende Verluste erleiden, ist dann unser primäres Ziel. Wir motivieren dazu, gute Beziehungen der Kinder zu einem Stiefelternteil oder zu Stiefgeschwistern, die wegziehen, aufrechtzuerhalten.

Patchworkfolgefamilie. Mehr als die Hälfte der Pachtworkfamilien zerbrechen wieder. Ein oder beide der Erwachsenen wagen danach oft einen neuen Patchwork-Versuch. Mit diesen »Leporello-Familien« (Holdt & Schönherr, 2015) wird zunehmend zu rechnen sein. Für alle Beteiligten bedeutet dies eine nochmals höhere Komplexität an Beziehungen, und es sind noch mehr Beziehungsabbrüche zu bearbeiten.

Bei der Begleitung des neuen Patchwork-Elternpaares steht die Verarbeitung der Trennung im Vordergrund. Und dann die Frage: Welche Beziehungen aus den vergangenen Familien wollen sie aufrechterhalten, welche nicht? Stehen noch Klärungen an? Dann folgen die übrigen Patchwork-Themen.

Teilabschlüsse und Abschlüsse

Wenn der Druck nachgelassen hat, wird die Therapie von den Klienten oft rasch beendet. Wir haben gelernt, nicht auf eine Fortsetzung zu drängen, denn Übergänge und extern bedingte Veränderungen bei Erwachsenen oder Jugendlichen wie Umzug, Schulwechsel etc. lösen meist neuen Beratungsbedarf aus. Eine flexible Therapieplanung ist unabdingbar. Wir bevorzugen provisorische Abschlüsse mit optionalen Folge- oder Kontrollterminen und fördern damit die Selbstverantwortung der Klienten. Sie müssen gemeinsam entscheiden, ob sie uns noch brauchen oder nicht.

In Abschlusssitzungen lassen wir einen »Notfallkoffer« entwickeln. Dieser ist mit Ressourcen und Lösungsmöglichkeiten der Familie gefüllt. Und er kommt zum Einsatz, bevor ein neuer Termin mit uns vereinbart wird – oder stattdessen.

Folgen von Patchwork-Erfahrungen für Kinder

Gescheiterte Patchworkfamilien: Kinder von Elternteilen, die sich in kurzer Folge von ihren Partnern trennen und ihren Kindern bald danach einen neuen Stiefelternteil zumuten, lassen sich erst gar nicht mehr ein auf diesen, weil sie die nächste Trennung vorausahnen. Das vorgelebte Muster, dass man den Partner auswechseln muss, wenn Konflikte auftauchen, prägt häufig deren eigene spätere Beziehungsfähigkeit.
Gelungene Patchworkfamilien: Gelingt das Zusammenleben jedoch, ist es ein soziales Biotop für alle Beteiligten, vor allem für die Kinder. Sie lernen für sich einzustehen, unterschiedliche Rollen zu erkennen, in einer Gruppe komplexe Entscheidungen zu fällen.

61.4 Praxisbeispiel mit Fragen

Teil VII

Anmeldungsphase

Die 12-jährige Syl wird von ihrer Mutter zur Therapie angemeldet. Das früher fröhliche, aktive Mädchen sei seit einigen Monaten schlecht in der Schule, missgelaunt, frech und verkrieche sich immer mehr in ihr Zimmer. Die Mutter fasst die Familiensituation so zusammen: Sie ist 44-jährig, arbeitet halbtags, ist seit vier Jahren getrennt und hat noch einen 9-jährigen Sohn Jan.

Begnügt sich die Therapeutin mit dieser Auskunft, ergeben sich drei Settingmöglichkeiten für das Erstgespräch: Syl allein, Mutter und Tochter oder Mutter, Tochter und Sohn.

Sie fragt aber weiter: »Wie oft sieht Syl ihren Vater?« die Mutter erzählt verärgert, dass sich Syl in letzter Zeit herausnehme, selber zu bestimmen, wann sie zu ihm gehe.

»Habe ich richtig gehört, dass Sie mit der Situation zwischen Ihrem Exmann, Syl und Ihnen unzufrieden sind?« Sie erklärt dann, dass es seit ca. einem Jahr schwierig geworden sei. Eigentlich hätten sie sich damals in Frieden getrennt, aber in letzter Zeit sei es angespannt zwischen ihnen.

»Und was bekommt Syl davon mit?« Alles, vermute sie. Denn ihr Exmann habe sich nach drei Jahre von seiner Freundin getrennt und nun sei Syl seine Vertraute.

»Und Sie haben keine Partnerschaft?« Ja, doch. Seit einigen Monaten habe sie einen Freund, Leo. Er habe eine eigene Wohnung, sei aber sehr oft bei ihnen.

»Darf ich Sie noch fragen, von wem damals die Trennung ausging?« Das sei eine lange Geschichte, aber letztlich habe sie den Mann rausgeschmissen, weil er fremdgegangen sei – eben mit dieser Freundin, die sich nun auch wieder von ihm getrennt habe.

»Dann wäre wohl wichtig Ihren Exmann einzubeziehen.« Das sei schwierig, er halte nichts von Psychologie und werde nicht kommen. Die Therapeutin lässt sich die Kontaktdaten trotzdem geben und verspricht, sich bald zu melden, um das Erstgespräch zu planen.

Welches Erstgespräch-Setting ist das Beste?

(a) Mutter und beide Kinder
(b) ehemalige Familie
(c) Stieffamilie
(d) Stieffamilie und Vater

Ein zielführendes Setting für das **Erstgespräch** zu wählen ist nicht so einfach. Folgende Hypothesen führen zur Entscheidung:

(1) Syl wurde nach der Trennung des Vaters von dessen Freundin zur Ersatzpartnerin.
(2) Syl tut sich schwer damit, dass die Mutter nun einen Freund hat und die Beziehung zu ihr dadurch unsicherer wird.
(3) Der Vater – noch nicht von seiner Exfrau abgelöst – realisiert, dass er nicht mehr zu dieser zurückkehren kann, da sie nun einen Freund hat. Syl spürt die Not des Vaters und schreit mit ihrer Symptomatik um Hilfe.

Um Hypothese 1 und 3 zu überprüfen, ist ein Setting mit Vater, den Kindern und der Mutter sinnvoll. Für die Hypothese 2 müsste die Mutter mit den Kindern und ihr Freund eingeladen werden. Jan gehört dazu, weil er nicht ausgelassen werden darf in einer Familiensitzung.

Da Syl vermutlich in einer inadäquaten Rolle steckt, ist ihre Entlastung prioritär.

Unser Vorschlag: Gestaffeltes Erstgespräch; zuerst ehemalige Familie (b) und anschließend Stieffamilie (c).

Auftragsklärung

Erstgespräch 1 – ehemalige Familie. Nach dem Hinweis, dass es nicht nur um Syl gehe, sondern um ein Familienthema, das dank ihr nun in den Fokus komme, beginnt die Therapeutin bei den Kindern mit Fragen nach Ressourcen und dann nach den Kontakten zum Vater: Jan gehe nicht mehr jedes zweite Wochenende wie früher, aber immer Mittwoch bis Donnerstag. Ein Grund für die Veränderung gibt er nicht an, aber auf die Frage, ob es mit dem Freund der Mutter zu tun habe, bejaht er und strahlt, blickt dann zum Vater und verkneift sich eine weitere Erläuterung. Syl erzählt ganz offen, dass sie öfter beim Vater sei, seit dessen Freundin Ina ausgezogen sei, weil sie nun mehr Zeit mit ihm allein habe, vorher hätten sie immer alles zu dritt gemacht. Sie zeigt sich erleichtert darüber, dass der Vater zusammen mit der Mutter in Therapie gehe.

Von den Eltern erfährt die Therapeutin, dass deren Trennung damals ganz rasch erfolgte: Der Vater zog zu seiner Freundin und war froh, dass die Vorwürfe aufhörten. Die Mutter schluckte ihre Wut runter und war erleichtert, endlich den Mut gehabt zu haben, ihn rauszuwerfen. Gestritten hätten sie nie. Die Kinder erzählen, nie verstanden zu haben, weshalb Papa damals so schnell weg war, und dass sie immer eine Spannung gespürt hätten.

Erstgespräch 2 – Stieffamilie. Leo ist deutlich jünger als die Mutter, offen und spontan, für Jan ein guter Spielkumpel. Er verrät, dass er bald in die Familie einziehen wolle. Syl sagt über ihn, er sei »ein Schleimer«, zeigt deutlich, dass sie ihn nicht mag. Die Mutter weist sie zurecht, sie solle bitte anständig mit ihm sein. Leo selber sagt, er habe bei Syl einfach keinen Stich, und wisse nicht, was er falsch mache.

Es ergeben sich neue Hypothesen:

(4) Die Trennung der Eltern vor vier Jahren blieb unbearbeitet.

(5) Die Mutter ist noch nicht bereit für eine neue Beziehung, was sie an Syl delegiert, die stellvertretend Leo auf Abstand hält.

(6) Leo hat zu schnell einen Platz als Ersatzvater eingenommen.

In welchen Settings und mit welchen Aufträgen sollen wir also arbeiten?

Folgt man der Hypothese 4, dann muss das Ex-Paar zuerst die Trennung verarbeiten. Danach käme die Arbeit mit der Stieffamilie mit dem Ziel zu klären, ob und wann Leo in die Familie einziehen soll (Hypothesen 5 und 6).

Weiterer Prozess. Es finden drei Sitzungen mit dem Ex-Paar statt: Mit therapeutischer Unterstützung wagen sie, die ganze Beziehungsgeschichte aufzurollen. Sie realisieren, wie sie einander verletzt und wo sie sich verpasst hatten. Sie regeln die Besuche der Kinder beim Vater neu und verbindlich für alle.

In den Sitzungen mit der Stieffamilie realisiert die Mutter, dass sie noch nicht bereit ist für eine Patchworkfamilie mit Leo. Es werden feste Zeiten vereinbart, wann Leo kommt, wann er mit Jan allein und wann mit Syl allein etwas unternimmt, um die Beziehung aufzubauen. Leo behält seine Wohnung, es wird aber ein langer Patchworkfamilien-Urlaub geplant. Einen optionalen Termin nach dem Urlaub nimmt die Patchworkfamilie nicht wahr. Sie hätten beschlossen, vorerst für ein Jahr zusammenzuziehen.

61.5 Gute Erfahrungen, Fehler und Nebenwirkungen

Gute Erfahrungen. Bei Patchworkfamilien empfiehlt sich die Arbeit in Co-Therapie: So können wir auch während eines Termins kurze Sequenzen in Subsettings machen: Mit den Eltern in einem Raum, mit den Kindern im anderen. Oder mit den Elternteilen eine Einzelsequenz einstreuen, wenn das gegenseitige Misstrauen die Arbeit erschwert. Auch die enge Zusammenarbeit mit unserer Kindertherapeutin bewährt sich: Sie gewinnt das Vertrauen im Einzelsetting mit ihnen und bringt dann ihre Einschätzung im Familiensetting ein. So gelingt es schnell, alle ins Boot zu holen und gute Lösungen zu erarbeiten.

Bei Patchwork-Systemen sind wir flexibel betreffend Setting und Terminen. Wir vereinbaren zwar in welchen Subsettings mit welchen Zielen wir arbeiten werden, aber die Sitzungen legen wir ja nach Situation dichter oder weiter auseinander. Und oft schlagen wir kurzfristig einen Setting-Wechsel vor.

Fehler

(1) Wir haben früher die Patchworkfamilien wie Kernfamilien behandelt und wurden der Komplexität und den patchworkspezifischen Dynamiken nicht gerecht.

(2) Wir fragten bei der Anmeldung zu wenig klar nach, wer alles mit beteiligt sein könnte, und übersahen Personen, die lösungsverhindernd waren, oder solche, die eine bedeutende Ressource hätten sein können.

(3) Immer wieder passierte es uns, dass wir eine Therapie begannen, während noch hochkonflikthafte rechtliche Auseinandersetzungen liefen. Jedes Mal mussten wir erfahren, dass Aussagen von uns oder von den Klienten aus Therapiesitzungen für die juristische Auseinandersetzung missbraucht wurden und dadurch das Vertrauen zu uns verloren ging.

(4) Wenn wir zu lange mit einzelnen Subsystemen gearbeitet hatten, verloren wir manchmal wichtige Beteiligte, die wir dann nur schwer wieder in den Prozess integrieren konnten. Deshalb empfehlen sich zwischendurch Standortsitzungen oder –telefonate, um den Kontakt mit allen Beteiligten sicher zu stellen.

Nebenwirkungen. *Für die Klienten:* Manche Betroffene, die von sich aus nie in Therapie gegangen wären, werden plötzlich in therapeutische Prozesse mit einbezogen. Betroffene, die impulsiv und aktiv zupackend agieren, können nicht mehr einsame Entscheidungen treffen, sondern müssen lernen in einen gemeinsamen Prozess mit Partner, Expartner, Kindern zu treten.

Für die Therapeuten: Der Aufwand in Form von Telefonaten und E-Mailkontakten ist oft sehr hoch, was in Deutschland und zunehmend auch in der Schweiz von den Kassen nicht bezahlt wird.

Die Flexibilität in der Terminvergabe muss sehr hoch sein. Man muss Pufferzeiten einbauen, um den Klienten auch kurzfristige Termine anbieten zu können.

61.6 Kritische Einordnung

Die Arbeit mit Patchworkfamilien ist sehr herausfordernd und auch wir scheitern immer mal wieder – besonders an den ungelösten Konflikten der Expartner. Die Motivation der Beteiligten, nach der Trennung noch einmal hinzuschauen, wo und weshalb sie sich verpasst haben, ist anfangs sehr gering. Und es geht uns immer wieder sehr nahe, wie sehr die Kinder leiden, wenn sie »verheizt« werden, weil sie zwischen den streitenden Eltern stehen.

Wir bemerken heute eine sehr starke und zunehmende Tendenz, auch in der Systemischen Therapie fast nur noch mit Einzelnen zu arbeiten. Dies führt leider dazu, dass Patchworkfamilien oft schlecht beraten werden. Und es hat zur Folge, dass den immer zahlreicher werdenden Patchworkfamilien immer weniger Therapeuten, die im Mehrpersonensetting arbeiten, gegenüberstehen.

FAQ

Warum ist ein Mehrpersonensetting ratsam?

Ein großer Teil unserer Patchwork-Klienten war früher oder ist parallel zu unserer Arbeit in Einzeltherapien. Diese reichen selten aus, um die Probleme einer Patchworkfamilie zu lösen.

Unseres Erachtens gibt es keine gute Alternative zur Arbeit im Mehrpersonensetting. Die Gründe sind folgende:

(1) Bei allen Methoden im Einzelsetting setzen die Wirkungen meist zu spät ein für die betroffenen Kinder. Diese dürfen nicht monate- oder jahrelang in ihrem Leiden belassen werden.

(2) Die möglichen Dynamiken in Patchwork-Systemen sind zu zahlreich und zu komplex, um alle in Einzelgesprächen erkennen zu können.

(3) Offene oder verdeckte Konflikte können durch Einzelarbeit geschürt werden, weil die Betroffenen einzelne Aussagen von Therapeuten so anpassen, dass sie diese im Kampf gegen den Ex-Partner einsetzen können.

(4) Beziehungen und Rollen in nützlicher Frist zu klären, gelingt besser im Mehrpersonensetting.

Eine vertiefte Diskussion unserer Vorgehensweise finden Sie in Hess und Starke (2017).

Es wird immer mehr Patchworkfamilien geben, die therapeutische Hilfe suchen. Bisher ist jedoch Familientherapie in Deutschland eine Domäne von Beratungsstellen, weil die Finanzierung – selbst bei krankheitswertigen Störungen einzelner Familienmitglieder – durch die Krankenversicherungen noch nicht gewährleistet ist. Es ist zu hoffen, dass diese Einschränkung bald wegfällt und Familientherapie bei entsprechender Indikation zur Pflichtleistung der Krankenversicherungen wird.

Teil VII

Weiterführende Literatur

Grünewald, K. (2015). Glückliche Stiefmutter. Geht's mir gut, geht's allen gut. Freiburg: Kreuz.

Hess, T. & Starke, C. (2017). Patchwork-Familien – Beratung und Therapie. Stuttgart: Kohlhammer.

Hess, T. (2018). Lehrbuch für die systemische Arbeit mit Paaren (3. Aufl.). Heidelberg: Auer.

Koch, C. & Strecker, C. (2014). Kindern bei Trennung und Scheidung helfen. Psychologischer und juristischer Rat für Eltern (2. Aufl.). Weinheim: Beltz.

Starke, C., Hess, T. & Belviso, N. (2015). Das PatchworkBuch. Wie zwei Familien zusammenwachsen. Weinheim: Beltz.

62 Schwere Erkrankungen, Sterben und Tod im familiären Kontext

Miriam Haagen

62.1 Trauernde Angehörige in Psychotherapie und Beratung

Die beratende Begleitung von Familien mit Todkranken, Sterbenden oder Trauernden ist immer eine schwierige Aufgabe, weil eine Krise des Übergangs in eine neue Lebensphase begleitet wird. Jeder überlebt irgendwann den Tod eines Familienmitglieds. Auch Psychotherapeuten und Psychotherapeutinnen sind davon nicht ausgenommen. Es handelt sich dabei um ein Thema, dass uns alle angeht und viele sehr berührt. Wird eine Familie vom Sterben und Tod eines ihrer Mitglieder betroffen, so bedeutet dies häufig eine tiefe Erschütterung des familiären Gleichgewichts. Alle Familienmitglieder sind mit dem Tod konfrontiert, aber das bedeutet nicht unbedingt, dass Sterben und Tod von jedem erlebt werden. Das Erleben von Sterben und Tod gehört in unserer Gesellschaft nicht mehr zu den selbstverständlichen Lebenserfahrungen, die in Familien zuverlässig tradiert werden.

! Jeder Trauerfall stellt die Familie vor die Aufgabe, über Rituale und Bräuche des Abschiednehmens nachzudenken und zu entscheiden. Dabei können Schwierigkeiten entstehen, die Einzelnen mitunter lange zu schaffen machen.

Was früher die Aufgabe von Seelsorgern war, wird heute zunehmend auch von Psychotherapeuten, Ärzten oder ehrenamtlichen Trauerbegleitern übernommen. Der seelische Schmerz und die Aufgabe der Neuanpassung können Einzelne überfordern und zu krankheitswertigen Störungen führen. Psychotherapeutisch orientierte Interventionen können – sofern sie zur geeigneten Zeit und in angemessener Form erfolgen – verhindern, dass Krisen sich vertiefen und Verluste zu seelischen Traumata werden. Allerdings verlangt das Gespräch mit Menschen, die sich in existenziellen Grenzsituationen befinden, ein besonderes Feingefühl. Ohne ein Sich-Einlassen der Helfenden kann Beratung oder Therapie in diesem Bereich nicht hilfreich werden. Andererseits können Helfende angesichts des Gefühls eigener Existenzbedrohung von ihrer Arbeit derart überfordert werden, dass sie sich nicht mehr im notwendigen Maße einlassen können. Dieter Bürgin (2013) vergleicht daher die Arbeit mit Trauernden mit der Arbeit in einem hochinfektiösen Feld. Denn die Identifizierung mit den Betroffenen bedarf sowohl eines eigenen Schutzes als auch einer nachfolgenden »Entidentifizierung«, die leichter gesagt als getan ist. Neben differenzierter Schulung für das Arbeiten in diesem Bereich wird auch die Fähigkeit zur anschließenden »Psychohygiene zur Selbstwiederherstellung« (Bürgin, 2013, S. 2) nötig.

In Deutschland stirbt pro Jahr etwa 1 % der Bevölkerung (Statistisches Bundesamt, 2011). Wenn von jedem Todesfall fünf direkte Angehörige betroffen wären, so erlebte in diesem Jahr jeder 20. in der Bevölkerung einen Todesfall in der Familie. Menschen, die einen lebensbedrohlich erkrankten Familienangehörigen haben, suchen vermehrt Beratung oder Begleitung auf. Das liegt zum einen daran, dass die Scheu, psychosoziale Hilfen in Anspruch zu nehmen, in der Bevölkerung gesunken ist, und zum anderen auch innerhalb des medizinischen Systems immer häufiger an entsprechende Fachleute verwiesen wird. Verschiedene Professionen entwickeln Ansätze zur Begleitung und zum Umgang mit Sterbenskranken, Trauernden und deren Familien: Ärzte verschiedener Fachrichtungen, Klinische Psychologen, Psychotherapeuten, aber auch Seelsorger, Familientherapeuten, ehrenamtliche Hospizhelfer und Trauerbegleiter.

62.2 Integration familientherapeutischer Konzepte in die Medizin

Wie Familienangehörige über die Krankheit eines ihrer Mitglieder miteinander sprechen, ist Ausdruck ihrer Beziehungen zueinander – die bei der Entstehung und Aufrechterhaltung seelischer Störungen, aber auch bei der Verarbeitung schwerer körperlicher Krankheiten wirksam werden. Die gezielte Einbeziehung von Angehörigen insbesondere chronisch Kranker wirkt nachgewiesenermaßen hilfreich und kostensenkend (Cierpka et al., 2001; Campbell, 2000; Hartmann et al., 2010; Martire et al., 2004). Trotz dieser Erkenntnisse und beschriebenen Erfahrungen mit einer Familienorientierung, in der der schwer erkrankte Patient vor dem Hintergrund seiner Lebensgeschichte in seinen familiären und sozialen Bezügen wahrgenommen wird, findet eine gemeinsame Beratung oder Behandlung ganzer Familien erstaunlicherweise bislang nur selten statt. Das gilt für ärztliche Praxen und psychologische Beratungen ebenso wie für Krankenhäuser in Deutschland, in denen Familienangehörige noch immer viel seltener einbezogen werden als in anderen europäischen Ländern. Doch nach wie vor stirbt die Mehrzahl der Menschen im Krankenhaus – und so belegen verschiedene Studien die mangelnde Beachtung von Angehörigen im medizinischen System (Becker et al., 2010; Hartmann et al., 1999).

Um dem Umstand Rechnung zu tragen, dass die Familie eines Patienten für diesen zugleich unterstützend und belastend sein kann, wurde in den USA bereits vor 40 Jahren ein Modell zur Integration familientherapeutischer Konzepte in die Behandlung von körperlich Schwerkranken entwickelt (McDaniel, 1996; McDaniel et al., 1997). Drei Prinzipien liegen der »systemischen Familienmedizin« zugrunde (Altmeyer et al., 2002):

- die gleichwertige Berücksichtigung psychosozialer und somatischer Faktoren bei der Diagnostik und Behandlung von Patienten
- eine enge, routinemäßige Kooperation mit den Familien
- die patientenbezogene Kooperation von interdisziplinären Behandlungsteams

Bleibt die Familie als Ganzes im Blick, dann

- können verunsicherte Angehörige durch Aufklärung beruhigt,
- das innerfamiliäre Gespräch über existenzielle Fragen kann angeregt und so
- nicht zuletzt krankheitswertigen Entwicklungen Einzelner frühzeitig begegnet werden.

Mit dem Todesfall eines Mitglieds ändert sich in Familien vieles. Bei erwartetem Tod nach langer schwerer Krankheit können sich Familienmitglieder innerlich wappnen und miteinander darüber sprechen, was sie erwarten. Das kann sehr schmerzhaft sein, wird aber, wenn über »alles« gesprochen werden konnte, häufig als tröstlich und beruhigend erlebt. Auch können offene Gespräche um existenzielle Fragen einer Medikalisierung normaler, gesundender Trauerreaktionen vorbeugen. Tritt der Todesfall überraschend ein, können die Veränderungen als überwältigend erlebt werden. Psychotraumatische Reaktionen entstehen dann in der Regel nicht durch das belastende Ereignis per se, sondern durch die Art der Verarbeitung. In diesem Zusammenhang erweisen sich Kenntnisse über die Entwicklung kindlicher Todeskonzeptionen und Trauerreaktionen auch für das Gespräch mit betroffenen Familien als hilfreich. Denn der Verlust eines nahen Angehörigen stellt nicht nur für Kinder und Jugendliche einen Risikofaktor für die weitere psychische Entwicklung dar.

Die durch den medizinischen Fortschritt steigende Lebenserwartung chronisch Kranker sowie die Verkürzung stationärer Behandlungszeiten erfordern von Familien vielfältige Kompetenzen zur Bewältigung der medizinischen und psychosozialen Belastungen ihrer kranken Angehörigen. Viele Kranke werden überwiegend von ihren Familienmitgliedern versorgt, ohne dass diese in das medizinische Versorgungsnetz miteinbezogen wären. Nicht selten sind sie mit einem frühzeitig aus dem Krankenhaus entlassenen und damit noch schwer kranken Angehörigen konfrontiert und auf die Aufgaben in der familiären Betreuung und Begleitung wenig vorbereitet. Auch die Möglichkeit, trotz schwerer Krankheiten Kinder zu bekommen, führt zu besonderen Familienkonstellationen und bedeutet eine Herausforderung für alle Familienangehörigen.

Der Fokus in der Beratung und Behandlung liegt daher auf den mit der Krankheit verbundenen Erlebens- und Verhaltensweisen aller Familienmitglieder und nicht auf Konflikten oder psychischen Symptomen einzelner Familienmitglieder. Der Bedarf an familienmedizinischer Behandlung in Akutkrankenhäusern wie auch in Rehabilitationskliniken ist hoch (Häuser & Herzog, 2002). Von den Patienten in somatischen Abteilungen weisen 30–50 % behandlungsbedürftige psychische Störungen auf oder es liegen krankheitsrelevante psychosoziale Konfliktsituationen vor (Arolt et al., 1995). Aus Sicht von Experten wie von Betroffenen besteht daher im allgemeinen Krankenhaus ein großer Bedarf an familienorientierter Behandlung und Beratung (Hartmann et al., 1999).

Die stationäre Behandlung chronisch Kranker erfordert von Familien vielfältige Kompetenzen zur Bewältigung medizinischer und psychosozialer Belastungen ihrer kranken Angehörigen.

! Trotz der Erkenntnis, dass die Einbeziehung von Angehörigen Schwer- und Sterbenskranker in den therapeutischen Prozess hilfreich ist und der Prävention psychotraumatischer Reaktionen in der Familie dient, finden Familiengespräche im medizinischen Kontext (in Deutschland) bisher nicht in dem Umfang statt, wie sie Experten und Betroffene gleichermaßen fordern.

62.3 Unterschiedliche Reaktionen von Kindern und Erwachsenen

Die Trauerarbeit von Sterbenden und die der Zurückbleibenden ist unterschiedlich, ebenso trauern Kinder, Jugendliche und Erwachsene auf verschiedene Weisen.

Kinder benötigen Unterstützung bei der Bewältigung des Verlusts eines sehr nahen Angehörigen. Dazu brauchen sie eine Bezugsperson, die hinreichend einfühlsam und innerlich wie äußerlich verlässlich zur Verfügung steht. Damit ist gemeint, dass die Betreuungsperson überwiegend in der Lage ist, die kindlichen Bedürfnisse zu reflektieren bzw. zu mentalisieren. Nach dem Verlust eines Partners oder Kindes sind Eltern aufgrund eigener starker Belastung mitunter nicht ausreichend in der Lage, sich in ihr Kind einzufühlen. Hält dieser Zustand länger an, kann dadurch eine Entwicklungsbehinderung und Psychotraumatisierung des Kindes entstehen.

Erwachsene mit durchschnittlich guten innerseelischen Funktionsstrukturen sind in der Regel mit der Fähigkeit ausgestattet, den Verlust sehr naher Angehöriger unbeschadet zu ertragen, wenngleich die Entwicklung einer pathologischen Trauerreaktion (z. B. Depression oder Sucht) eine anhaltende latente Bedrohung für die Gesundheit des Betroffenen bleibt. Je intensiver die Beziehung und Bindung zu dem bzw. der Sterbenden (oder Verstorbenen) auf der bewussten und unbewussten Ebene gewesen ist, desto schwieriger kann sich der Übergang in das Weiterleben ohne ihn bzw. sie gestalten.

Nicht selten gibt es in der Kindheit von Erwachsenen Vorerfahrungen mit Verlusten, die das Erleben und den Umgang damit in der aktuellen Familie prägen.

Beispiel

Zum Perspektivwechsel anregen

Die Ehefrau eines Krebspatienten auf einer Palliativstation bekam in ihrer Kindheit von ihrer Mutter – die selbst ein Kriegskind war – immer wieder gesagt: »Schau dir nie einen Toten an!« Trotz der Ermutigungen seitens der Palliativschwester wagt sie nicht, sich am Totenbett von ihrem Mann zu verabschieden. Auch fällt es ihr schwer, mit ihren 13 und 15 Jahre alten Kindern über den Tod des Vaters zu sprechen und sie fühlt sich im Alltag von allem überfordert; deshalb sucht sie eines Tages eine Psychotherapeutin auf. In ausführlichen Gesprächen werden die vermuteten Perspektiven der einzelnen Familienangehörigen erörtert. Dies führt dazu, dass die Mutter mit ihren Kindern freier sprechen kann und die verwitwete Familie gemeinsam den veränderten Alltag planen kann.

Die Tiefe der Bedeutung von Verlusterfahrungen in der Kindheit wird häufig von Erwachsenen verkannt. So entwickeln sich bei den Betroffenen bisweilen seelische Narben, die lange Jahre unbemerkt bleiben und erst bei einer erneuten Verlusterfahrung oder Lebenskrise wieder aufbrechen können. Trennung und Verlust in der Kindheit werden in unserer Gesellschaft inzwischen zwar als belastendes Lebensereignis gewertet, aber die tiefe emotionale Bedeutung, die einen Menschen lebenslang prägen kann, wird oft nicht gefühlt – mit anderen Worten: nicht emotional anerkannt.

Aktiver Einbezug minderjähriger Kinder. Wenn Erwachsene mit minderjährigen Kindern erkranken, ist es in unserer auf das Individuum zentrierten Medizin durchaus möglich, dass die Elternschaft von Patienten unerkannt bleibt oder gar als störend betrachtet wird (anders als in der Behandlung von Kindern, in der die Einbeziehung der Eltern und ggf. auch der Geschwister unerlässlich ist). Bisher erhalten erkrankte Eltern mit minderjährigen Kindern wenig Unterstützung, die auf ihre besonderen Bedürfnisse eingeht. Krankheits- und Gesundheitsverhalten wird aber zu einem großen Maße in Familien gelernt und prägt nicht selten das weitere Leben. Wenn minderjährige Kinder als Angehörige von Patienten nicht aktiv mit einbezogen werden, bleibt daher ein großes Potenzial für Prävention ungenutzt. Die Indikation für familienmedizinische Gespräche hängt allerdings von der Fähigkeit der Familie ab, sich unter den gegebenen Belastungen strukturell zu verändern und flexibel auf die verschiedenen Bedürfnisse ihrer einzelnen Mitglieder zu reagieren.

62.4 Familiengespräche im medizinischen Kontext

Die psychotherapeutische und beraterische Arbeit mit Familien mit körperlich Kranken erfordert ein hohes Maß an Flexibilität und Kooperationsbereitschaft seitens der (Familien-)Therapeuten, denn die Komplexität der die Begleitung betreffenden Wissensbereiche ist für den einzelnen nur noch schwer zu überschauen (von Schlippe, 2002). Der Umgang mit Familien, in denen Mitglieder von schweren körperlichen Erkrankungen mit zu erwartender Todesfolge betroffen sind, wird in psychotherapeutischen Weiterbildungen kaum gelehrt. Die angemessene Erfassung psychischer Belastungen einzelner Familienmitglieder inklusive des Erkrankten selbst setzt neben psychotherapeutischen Kenntnissen auch eine kompetente Einschätzung der durch die Erkrankung und deren Behandlung verursachten körperlichen Beschwerden voraus. Ferner werden bei der Einbeziehung minderjähriger Kinder Kenntnisse über deren kognitive und emotionale Entwicklung insbesondere in Bezug auf Körperfunktionen, Krankheit, Sterben und Tod erforderlich.

Das Familiengespräch im medizinischen Kontext wird entweder von einem Arzt oder einer Psychotherapeutin initiiert und geleitet. Die ärztliche bzw. therapeutische Grundhaltung der viel gerichteten Allparteilichkeit ermöglicht Dialoge der Familienmitglieder untereinander und fördert damit die Mentalisierungsfähigkeit der Familie. Die Notwendigkeit, sich in verschiedene Familienmitglieder und deren unterschiedliche Belastungen und Bedürfnisse einzufühlen, kann jedoch zu erheblichem »Empathiestress« (Romer & Haagen, 2007, S. 1) der Behandler führen.

Das erste Gespräch. Die Einladung zu einem Familiengespräch wirkt häufig verunsichernd. Rahmen, Kontext und Setting sind hier besonders wichtig und sollten ausführlich geklärt werden. Eine Aufklärung der Familie über das Vorgehen baut insbesondere Ängste und Befürchtungen ab und schafft die Grundlage für ein vertrauensvolles Arbeitsbündnis. Der Therapeut benennt den Umstand, dass bei einer Erkrankung wie im vorliegenden Fall alle mitbetroffen sind und dass es für alle hilfreich ist, sich gemeinsam darüber auszutauschen, wie es den Einzelnen geht. Die Krankheit bestimmt den Auftrag des Gesprächs. Die Kontextklärung dient dazu, einen emotionalen Kontakt mit der Familie herzustellen und sie darüber aufzuklären, dass die Familie nicht »untersucht« wird, sondern das Ziel darin besteht, ein Gespräch ihrer Mitglieder untereinander anzuregen.

> **!** Manchmal ist es hilfreich, explizit zu erwähnen, dass die Familie sich jetzt nicht »in Therapie« befindet, sondern das Gespräch das Selbstmanagement der Familie fördern soll. Diese Aufklärung ist wichtig, weil die medizinisch-somatische Diagnostik in der Regel pathologiezentriert ist, d. h. eine Störung oder ein Defekt finden oder ausschließen will.

Bei der Einladung zu einem Familiengespräch befürchten daher körperlich Schwerkranke häufig, bei ihnen oder ihren Familienangehörigen würde (auch noch) eine psychische Störung gesucht. Im Fokus der Familiengespräche liegen aber vielmehr die Bewältigungsmöglichkeiten einzelner Mitglieder, die Erkennung der Ressourcen und Hindernisse in der Familie – für eine Veränderung– sowie deren gezielte Unterstützung und Stärkung.

Auch wenn drängende Fragen zum Gesundheitszustand des Erkrankten im Raum stehen, empfiehlt es sich, für diese erste Gesprächsphase der Kontextklärung ausreichend Zeit zu lassen (ggf. 10 bis 20 Min. der vereinbarten 60 bzw. 90 Min.).

Im nächsten Schritt ist es wichtig zu erfahren, wie die Einzelnen von diesem Termin erfahren haben und was sie erwarten: ob Kinder z. B. Hobbytermine dafür absagen mussten, was die Gesprächsteilnehmer möglicherweise befürchten usw. Dem Moderator des Familiengesprächs sollte die Angst der Familienmitglieder vor Beschämung – ausgelöst dadurch, dass Arzt oder Therapeut etwas wahrnehmen könnten, das man verbergen möchte oder dessen man nicht gewahr ist – bewusst sein.

Nach der ausführlichen Eröffnungsrunde werden die Einzelnen gefragt, wie sie die Krankheit erleben, ob sie Vorstellungen zu ihrer Verursachung haben, welche Auswirkungen auf das Familienleben sie bis jetzt erlebt haben. Mögliche Fragen können hier sein:

- Was ist seit der Krankheit anders geworden?
- Was wurde zur Unterstützung bereits unternommen?
- Was hat geholfen?

Der Moderator stellt sicher, dass alle Familienmitglieder ausreichend zu Wort kommen. Fragen sollen zunächst in erster Linie von allen gehört und möglichst noch nicht vom Therapeuten beantwortet werden. Dabei können verschiedene Narrative ans Licht treten: die Geschichte der Krankheit, die Geschichte der Krankenhaus- bzw. Arzt-Patient-Erfahrungen, die (Kranken-)Geschichten der Familie usw. Nicht selten erleben Familienmitglieder bereits dieses gegenseitige Erzählen als entlastend. Wenn das ins Stocken geratene Gespräch untereinander auf diese Weise wieder belebt werden konnte, werden manchmal keine weiteren Gespräche benötigt.

Für die Abschlussrunde des Familiengesprächs sollte ebenfalls genügend Zeit anberaumt werden. Darin wird auch geklärt, ob neue Termine vereinbart werden sollen, welche möglichen Ziele weitere Gespräche ansteuern können und wer daran teilnehmen möchte.

Folgegespräche. Abhängig von den Bedürfnissen der Familienmitglieder und therapeutischen Überlegungen werden weitere Gespräche vorgeschlagen und gemeinsam vereinbart. Im Rahmen des »Hamburger COSIP-Beratungskonzepts« (Romer & Haagen, 2007) ging es in ausführlicheren Paar- und Familiengesprächen insbesondere um folgende Themen:

- Familiensituation mit Säuglingen und jüngeren Kindern,
- Konflikte mit Jugendlichen in der Adoleszenz, die durch die Krankheit verstärkt wurden,
- soziale Schwierigkeiten, z. B. durch Immigrantenstatus, Arbeitslosigkeit, Erkrankung beider Eltern usw.,
- Klärung der innerfamiliären Kommunikation und der aktuellen Lebensumstände bei Familien mit einem Sterbenden oder Verstorbenen.

Teil VII

Jüngere Kinder. In Familien mit jüngeren Kindern kommen zu den spezifischen Anforderungen in dieser Lebensphase – wie die Veränderung der Paarbeziehung durch die Elternschaft, Isolationstendenzen, Rollenkonflikte und Veränderungen im Berufsleben – diejenigen der akuten Erkrankung noch hinzu. Partnerkonflikte, Konflikte mit der Herkunftsfamilie, Schwierigkeiten in der Erziehung (insbesondere bei Regulationsstörungen des Schlafens, Essens usw.) oder regressive Verhaltensweisen der Kinder (z. B. Einnässen) verstärken die durch die Erkrankung ausgelösten Belastungen. Eltern bei der Priorisierung der vielfältigen Aufgaben zur Seite zu stehen und zu erreichen, dass sie sich trotz dieser Belastungen als kompetente Eltern fühlen können, gehört zu dem, was gelegentliche Paar- oder Familiengespräche hier leisten können.

Jugendliche. In Familien mit jugendlichen Kindern, deren aktuelle Entwicklung durch die verstärkte Hinwendung zu Gleichaltrigen, die Ablösung vom Elternhaus und die Suche nach einer eigenen Identität gekennzeichnet ist, treten andere spezifische Schwierigkeiten auf. Auch Eltern stehen in dieser Phase des Familienlebens vor großen Veränderungen: Sie müssen die aktive Elternschaft Schritt für Schritt beenden und sich neuen Herausforderungen stellen (berufliche Umorientierung, alternde eigene Eltern, Neuorientierung innerhalb der Paarbeziehung usw.). Die daraus resultierenden strukturellen und emotionalen Anforderungen interferieren häufig mit den Herausforderungen der schweren Erkrankung eines Elternteils. Jugendliche können in ihrer Ablösung gehemmt und gleichzeitig in parentifizierender Weise zur Übernahme von Verantwortung für das Familiensystem oder einen Elternteil gedrängt werden oder sich dazu verpflichtet fühlen. Für den erkrankten Elternteil kommen zu dem Schmerz der Trennung von den sich ablösenden Kindern die Bedrohung der eigenen Existenz und die dadurch verstärkte Verunsicherung innerhalb der Paarbeziehung hinzu. Die innerfamiliäre Kommunikation, die in dieser Lebensphase häufig erschwert ist, kann durch die plötzliche Erkrankung verbessert oder aber zusätzlich behindert werden. Hilfreich ist es, zunächst mit den Jugendlichen ein Einzelgespräch zu führen und ihr Interesse an einem Familiengespräch zu wecken. Für Fragen des familiären Alltagslebens – wie die Mithilfe im Haushalt, Anwesenheitszeiten zu Hause, das Sprechen mit Freunden und Lehrern über die elterliche Erkrankung – lassen sich Jugendliche vielfach zu einem Familiengespräch motivieren. Sie nutzen dann die Gelegenheit, nachdem sie sich von der Neutralität bzw. Allparteilichkeit des Therapeuten überzeugt haben, ihre Verbesserungsvorschläge für den familiären Alltag einzubringen. Äußerungen starker Gefühlsausdrücke indes vermeiden sie erfahrungsgemäß häufig. Dabei gilt es, den Eltern zu verdeutlichen, dass dies keineswegs bedeutet, dass entsprechende Gefühle der Angst, Trauer, Verzweiflung um den Erkrankten bei den Jugendlichen nicht vorhanden sind.

In einigen Fällen – wenn eine Klärung untereinander im Vordergrund steht – werden nach den Vorgesprächen weitere Gespräche mit den Eltern allein (die ihnen eine verstärkte Aufmerksamkeit für ihre Paarbeziehung ermöglichen) oder nur mit der Gruppe der Geschwister geführt – da Geschwister häufig nicht über die Belastungen in ihrer Familie miteinander sprechen. In solchen Subsystem-Familiengesprächen allein mit den Geschwistern kann der Austausch über die unterschiedlichen Wahrnehmungen des gemeinsamen Familienlebens geschützter stattfinden als in Gegenwart der Eltern. Sie können dazu führen, dass die durch die Belastungen zum Teil aufgelösten Generationsschranken in förderlicher Weise wieder aufgebaut werden. Ausführliche Verläufe von Paar- und Familienbegleitungen finden sich bei Romer und Haagen (2007) und Haagen und Möller (2013).

Fallbeispiel

Offene Gespräche führen

Weil der 8-jährige Tim an einer Einschlafstörung leidet, empfiehlt die Kinderärztin eine Familienberatung. Der Vater ist an Nierenkrebs erkrankt und dialysepflichtig. Die Mutter ist als Sozialarbeiterin halbtags tätig und versorgt den Fünfpersonenhaushalt quasi allein. Sie beschäftigt die Sorge, Tim, der Jüngste könnte psychisch krank werden. Es wird eine große Resignation spürbar, da über die Krankheit des Vaters in der Familie nicht gesprochen wird. Im Familiengespräch zeigen sich beide Eltern über die von ihren Kindern geäußerten Wahrnehmungen der Familiensituation sehr beeindruckt. Sie wünschen eine Fortsetzung mit den Worten: »Am Küchentisch sprechen wir nie so miteinander.« Im zweiten Gespräch machen Tims Geschwister praktische Vorschläge dazu, wie der Alltag zu Hause insbesondere für die Mutter erleichtert werden kann. Die Sorge um die Gesundheit des Vaters kann geteilt werden. Bei den Kindern löst das einen lebhaften Austausch über Ideen zu Veränderungen im Familienalltag aus. Die Eltern machen die Erfahrung, dass das Sprechen über Belastendes entlastend wirken kann, und erleben, welche Ressourcen durch die konstruktiven Ideen ihrer Kinder zutage gefördert werden. Der Grad des innerfamiliären Zusammenhalts wächst durch dieses Gespräch wieder – und führt schließlich (nach vier weiteren Familiengesprächen) auch zu einer Symptomentlastung bei Tim.

62.5 Gute und schwierige Erfahrungen

Gute Erfahrungen. Die Unbestimmtheit des Sterbens und des Todes stellt für uns Menschen generell wie auch für Familien eine große Herausforderung dar. Deren Mitglieder sind in dieser Phase mitunter besonders offen für Gespräche über ihre Lebenssituation, sofern nicht Ratschläge dominieren – und Familientherapeuten können hilfreich dabei sein, mehr Nähe untereinander entstehen zu lassen. Durch den medizinischen Fortschritt kommt es bei zahlreichen chronischen Krankheitsverläufen heute vielfach zu einer verlängerten Sterbephase, in der nicht mehr mit Heilung gerechnet wird, aber das unmittelbare Sterben möglicherweise monatelang, in manchen Fällen jahrelang nicht eintritt. Das bedeutet: Familien sind sowohl mit Phasen der Verschlimmerung von Krankheitssymptomen ihres Angehörigen konfrontiert, ohne dass unmittelbar der Prozess des Sterbens eintritt, als auch mit Phasen vorübergehender Besserung und Stabilisierung, die Hoffnungen auf einen gänzlich anderen Verlauf wecken. Psychotherapeutisch geführte Begleitungen in diesen Lebensphasen eröffnen die Chance, dass das darin erlebte Bemühen des Therapeuten bzw. Arztes um allseitige Verständigung als Vorbild für die Kommunikation der Familienmitglieder untereinander wirkt. Dazu kann auch ein offener, echter Dialog über philosophische und religiöse Fragen gehören, der bereichernd und belebend für alle Beteiligten, gerade auch den Therapeuten, wirken kann.

Schwierige Erfahrungen. Respekt vor der körperlichen Krankheit aufzubringen ist manchmal schwierig, aber eine psychotherapeutisch-diagnostizierende Haltung kann hinderlich werden im Dialog mit Familien in existenziellen Krisen. Dabei ist es die Kunst, sich einerseits tief berühren zu lassen, aber andrerseits nicht von eigenen Ängsten überwältigt zu werden. Der Tatsache, dass eigene biografische und kulturelle Erfahrungen des Therapeuten immer mit eingebracht werden, erfordert ein hohes Maß an Selbstreflexion. Auch ist die »Übersetzungsarbeit« unter Familienmitgliedern (was meint das Kind, der Erwachsene, der Mann, die Frau usw.) in Bezug auf Todesängste und Trauer besonders herausfordernd. Zudem ist die gute Vernetzung der beteiligten Professionen und Koordination der Hilfsangebote häufig Aufgabe des familienmedizinisch arbeitenden Arztes oder Therapeuten, die aber nicht immer gelingt. Das kann auch ein Leiden im Helfenden über das fragmentierte Arbeiten im Gesundheitssystem verursachen.

62.6 Kritische Einordnung

Ein familienorientiertes Arbeiten in der Medizin hat zum Ziel, die Familien in ihren Ressourcen und Kompetenzen zu stärken sowie dysfunktionale Umgangsweisen und damit einhergehende Belastungen oder Schwierigkeiten zu reduzieren. Im Fokus der auf die Bedürfnisse der Familie ausgerichteten Gespräche liegen die Erkrankung und deren Auswirkung auf die Familienmitglieder. Eine routinemäßige Einbeziehung der Familie in die Behandlung von Erkrankten sowie die Hinzuziehung geschulter Psychotherapeuten kann das Risiko dysfunktionaler Bewältigungsversuche und die Entwicklung psychischer Symptome oder Störungen verringern und sollte daher fester Bestandteil in der Behandlung von chronisch und Schwerkranken und ihren Kindern sein. Damit würde zudem die Stigmatisierungsangst vor einer psychischen Erkrankung gemindert und – falls notwendig und indiziert – die Inanspruchnahme weiterer Hilfe erleichtert. Nicht zuletzt bieten therapeutisch oder ärztlich moderierte Familiengespräche in der Medizin auch ein Modell für die offene Kommunikation über schwierige und existenzielle Themen, das nicht nur die Familien, sondern auch die Behandelnden bereichern kann.

FAQ

Ab welchem Alter kann man mit Kindern offen über Sterben und Tod eines Familienmitglieds sprechen?
Es gibt keine Altersbeschränkung. Allerdings sollte die Art des Sprechens an das Entwicklungsalter des Kindes angepasst sein. Der Tod eines sehr nahen Angehörigen sollte auch kleinen Kindern unmittelbar mitgeteilt werden. Dass Menschen sterben, weiß das Kind nicht von Anfang an. Das Verständnis der verschiedenen Dimensionen des sogenannten reifen Todeskonzeptes (die Endgültigkeit des Todes, das Sistieren aller Körperfunktionen, das Verständnis biologischer Todesursachen im Gegensatz zu magischem Denken, die Universalität: es gibt kein Leben ohne den Tod) wird von Kindern in unterschiedlichen Altersstufen erreicht. Etwa um das 9. Lebensjahr erwirbt das Kind das sogenannte reife Todeskonzept (s. Haagen & Möller, 2013). Wichtig ist, dem Kind, wenn es Fragen stellt, die Möglichkeit zu geben, seine eigenen Vorstellungen mitzuteilen. Auch ein nachträgliches Verstehen eigener Reaktionen auf den Tod, die man als Kind hatte, kann für Erwachsene sehr hilfreich sein.

Was benötigt ein Therapeut, um in palliativen oder Trauersituationen mit Familien zu sprechen?
Für den Therapeuten bedeuten Gespräche mit Familien um das Lebensende eines ihrer Mitglieder eine Herausforderung, weil das Rekurrieren auf die eigenen

Gefühle von Einsamkeit, Verzweiflung, Schmerz und Verlassen-Sein notwendig ist, ohne allerdings selbst die Fassung zu verlieren. Das kann einen Balanceakt bedeuten, der immer wieder Unterstützung und Ermutigung braucht. Kollegialer Austausch, Selbsterfahrung und Supervision sind hier besonders hilfreich.

Wie gehe ich als Therapeut damit um, wenn nicht alle am Familiengespräch teilnehmen wollen?

Selbstverständlich ist die Teilnahme am Familiengespräch freiwillig. Systemische Gesprächstechniken können durch das Nachdenken über die Beweggründe der Familienmitglieder – am Familiengespräch teilzunehmen oder ihm fernzubleiben – zu gegenseitigem Verständnis verhelfen. In der medizinischen Familientherapie kommt es vor besonders darauf an, familienbezogen zu denken, offen und flexibel zu bleiben und die viel gerichtete Allparteilichkeit zu üben. Beschämungs- und Stigmatisierungsängste sind besonders zu berücksichtigen.

Weiterführende Literatur

Haagen, M. & Möller, B. (2013). Sterben und Tod im Familienleben – Beratung und Therapie von Angehörigen von Sterbenskranken. Göttingen: Hogrefe.

Haagen, M. (2017). Mit dem Tod leben. Kinder achtsam in ihrer Trauer begleiten – Ratgeber für verwitwete Eltern. Stuttgart: Kohlhammer.

Katz, R. & Johnson, T. (2006). (Eds.). When Professionals Weep – Emotional and Countertransference Responses in End-of-Life Care. New York: Routledge.

Koch, U., Lang, K., Mehnert, A. & Schmeling-Kludas, C. (2006). (Hrsg). Die Begleitung schwer kranker und sterbender Menschen. Stuttgart: Schattauer.

Vogel, R. (2012). Todesthemen in der Psychotherapie. Stuttgart: Kohlhammer.

63 Systemische Therapie mit älteren Klienten

Bernadette Ruhwinkel

63.1 Besonderheiten, Hintergrund und allgemeine Merkmale

Der Begriff »Altern« ist heute zu sehr mit der Vorstellung eines Lebensabschnitts verbunden, in dem sich nur noch wenig bewegt. Verluste, Defizite und Abbau werden betont und damit einseitige, polarisierende Altersbilder kreiert, die der tatsächlichen Dynamik und Vielfalt dieser Lebenslage und ihren Entwicklungsaufgaben nicht gerecht werden. Die sechste Altersberichtskommission empfiehlt deshalb, statt des Alters das *Altern* stärker in den Fokus zu nehmen und damit die Lebenslauf- und Entwicklungsperspektive (Berner, 2013). Negative Altersbilder von Erstarrung und Stillstand stehen einer psychotherapeutischen Behandlung älterer Menschen entgegen, sowohl wenn der Patient oder der Hausarzt als auch wenn der mögliche Therapeut sie unreflektiert zugrunde legt. So werden zum Beispiel depressive Symptome als Begleiterscheinung des normalen Alterns verkannt (Berner, 2013).

Das Altern verläuft heute vielfältiger denn je. Uniformes Altern, wie wir es aus vergangenen Generationen kennen, wo man an Körperhaltung, Kleidung und Haartracht den Jahrgang des Menschen schätzen konnte, ist Vergangenheit. Die Menschen, die heute ins Pensionsalter eintreten (1968er Generation), werden voraussichtlich anders altern als die heute Hochbetagten (Kriegs- und Nachkriegsgeneration). Therapeuten, die heute mit Menschen über 60 Jahren arbeiten, brauchen viel Flexibilität, müssen mit kognitiven Einschränkungen und geistiger Vitalität ebenso umgehen können wie mit Schwerhörigkeit, körperlichen Erkrankungen aller Art, aber auch mit der Vorstellung von ewiger Fitness, wenn Menschen von ihrem Körper weiterhin Leistungen erwarten, wie sie mit 40 oder 50 Jahren möglich waren.

63.2 Anpassung oder Erneuerung der Strategien

Das die Dinge nicht so sind, wie sie sind, sondern wie wir über sie denken und sprechen, ist aus der Kybernetik zweiter Ordnung in der systemischen Denkweise vertraut. Wir sind Miterzeuger von Realität durch unser Reden und Denken darüber (von Schlippe & Schweizer, 2012/2013). Dies gilt auch in Bezug auf das Alter. So hat die American Psychological Association (APA, 2004) 20 Richtlinien für Psychotherapie mit älteren Menschen vorgeschlagen und die Therapeuten explizit gemahnt, ihre Vorurteile abzubauen und die eigenen Altersbilder zu reflektieren. Eine respektvolle, wertschätzende und neugierige Grundhaltung, offen dialogische gleichberechtigte Gesprächsführung, beziehungsengagierte und selbst reflektierte Therapeutenposition, Auftrags-, Ziel- und Zukunftsorientierung sind nur einige dieser Punkte (Friedrich-Hett, 2014).

! Die Grundhaltung sollte der Respekt vor dem anderen Menschen und seiner Autonomie sein, die aufrichtige Wertschätzung und die Position des Nichtwissens.

Der Therapeut unterstützt den Patienten, hilfreiche Räume der Veränderung zu erkennen und zu nutzen (Friedrich-Hett, 2007).

Setting. Das Setting kann dabei, wie oben beschrieben, variieren und sollte den Bedürfnissen der Patienten angepasst sein. Das Alter ist vielfältig geworden und nicht jeder Mensch über 80 Jahre hört schlecht oder braucht eine erhöhte Sitzfläche. Entscheidend ist die Flexibilität des Therapeuten, der auf die sehr unterschiedlichen Bedürfnislagen seiner Klienten eingehen können muss. Dem Patienten Möglichkeiten zu offerieren (verschiedene Sitzgelegenheiten, Perspektive zum oder vom Fenster weg), aus denen er das für ihn richtige wählen kann, stärkt bereits zu Beginn der Behandlung die Annahme der Klientenkompetenz.

Haltung. Systemische Therapie eignet sich für diese Altersgruppe besonders durch die Haltung, die der Therapeut zum Klienten einnimmt. Diese ist geprägt von der Überzeugung, dass der Patient der Fachmann für sich selber ist und der Therapeut der Nichtwissende (von Schlippe & Schweitzer, 2012/2013). Durch die Fragetechniken und Hypothesenbildung, die dem Patienten als Möglichkeiten angeboten werden, wird der Therapeut zum »Realitätenkellner« (Schmidt, 2008) für den Patienten. »Ausschließlich das Feedback der Klienten entscheidet dann über die Stimmigkeit der Hypothese, nicht etwa das Wissen über die richtige Ordnung (Schmidt, 2007). Die Annahme, dass der Klient kompetent ist, führt zu der weiteren Annahme, dass die Lösung für die Schwierigkeiten des Patienten im Patienten selbst zu finden ist. Diese Grundannahmen der systemischen Denkweise, die als »systemische Demut« bezeichnet wird (Schmidt, 2007), erscheinen besonders nützlich, wenn man mit Menschen arbeitet, die weit mehr Jahre an Lebenserfahrung mit sich bringen als der Therapeut.

Auftragsklärung. Eine klare Auftrags- und Zielklärung, wie in der Systemischen Therapie gefordert (s. Kap. 6), ist in der Psychotherapie mit älteren Menschen wesentlich. Die große Problemlast, die mancher ältere Patient mitbringt, und die langjährige Lebensgeschichte können kaum umfassend bearbeitet werden. Sie lassen den Therapeuten rasch resignieren, wenn nicht der Klient in seiner Kompetenz eine Auswahl trifft, welche Themen er bearbeiten möchte. Gelingt es, mit dem Patienten ein klares, erreichbares Ziel und einen erfüllbaren Auftrag für die Therapie zu erarbeiten, wird damit ein berechenbares Arbeitsbündnis geschlossen, was beiden Sicherheit und Vertrauen gibt. Dem Therapeuten sollte es gelingen, bei dieser Zielfokussierung zu bleiben, auch wenn der Klient verschiedene andere Probleme und Anliegen in das Gespräch einbringt. Eine Balance zwischen empathischem Zuhören und behutsamem Überleiten zum gemeinsam beschlossenen, zielführenden Inhalt der Therapie wird vom Therapeuten genauso gefordert wie das wiederholte Überprüfen, ob der beschlossene Auftrag und das fokussierte Ziel der Zusammenarbeit für den Klienten noch passen.

Ressourcenorientierung. Ältere Menschen sind in unserer sich an Jugendlichkeit und Dynamik orientierenden Gesellschaft zumeist daran gewöhnt, dass ihnen eine sehr defizitorientierte Betrachtung entgegengebracht wird (Friedrich-Hett, 2014). Zum Arzt oder Therapeuten gehen sie zumeist in der Erwartung, dass sie über ihre Probleme sprechen können. Dieser Erwartung sollten Therapeuten zunächst empathisch begegnen. Ein rein lösungsorientierter Ansatz würde zu kurz greifen und der Patient würde sich zu wenig verstanden fühlen. Zeigt sich der Therapeut aber einerseits einfühlsam für die Probleme des Patienten, dann auch ehrlich interessiert an den Lösungsstrategien, die der Patient in vergangenen Krisen als nützlich für sich erlebt hat, sowie an den Fähigkeiten und Begabungen des Patienten, dann fühlt sich der Patient als ganzer Mensch gesehen und wertgeschätzt. Dies fördert den Vertrauensaufbau und kann rasch die Hürde zwischen jungem Therapeuten und älterem Patienten abbauen.

63.3 Klinische Praxis

Ressourcenorientierte Fragetechniken (»Was möchten Sie in Ihrem Leben gern bewahren, was würden Sie wieder so machen?«), lösungsorientierte Fragen (»Wann ist das Problem nicht aufgetreten, was haben sie da anders gemacht, dass es nicht auftrat?«) sowie Unterschiedsfragen (vgl. dazu von Schlippe & Schweitzer, 2010) verhindern das Haften von Patient und Therapeut im Problemdenken. Dem Klienten wird von Beginn an signalisiert, dass es um die Auseinandersetzung mit der Fragilität des Menschen einerseits, um das Nutzen seiner Potenziale, auch im Sinne der Generativität (Kruse & Wahl, 2010), andererseits geht. Der Therapeut sollte dabei offen sein, auch bei spirituellen Themen neugierig nachzufragen und sie als mögliche Ressource oder Belastung des Patienten entgegenzunehmen, unabhängig von seinen eigenen Überzeugungen.

Hilfreich kann die Frage nach Vorbildern für das Älterwerden aus der eigenen Lebensgeschichte des Patienten sein. Möglicherweise gibt es in den Generationen vor dem Patienten Menschen, die auf eine Art gealtert sind, wie es der Patient sich auch wünschen würde. Die direkten oder impliziten Botschaften dieser Menschen über das Altern können wichtige Ressourcen des Klienten werden, wenn sie in der Psychotherapie bewusst gemacht werden.

Verstorbene nahe Angehörige können zu Ressourcen werden mit der Frage: Angenommen Ihre Mutter (oder ...) käme jetzt zur Tür herein und würde Sie in Ihrer Verzweiflung sehen, was würde sie Ihnen raten? Die wohlwollende Perspektive dieses fehlenden nahen Angehörigen in die Therapiearbeit einzubeziehen, kann wertvoll werden, wird aber Emotionen wach rufen, die der Therapeut mittragen muss.

Das innere Team. Die innere Vielstimmigkeit einer Person (Friedrich-Hett, 2007) kann wichtige Ressourcen des Klienten zu Tage fördern. So hat sich die leicht abgewandelte Technik des inneren Teams als wertvoll erwiesen (Schmidt, 2007). Dabei bittet man den Patienten, sich vorzustellen, dass in seinem Inneren ein runder Tisch ist, an dem seine verschiedenen Seiten, welche ihn in ganz unterschiedliche Richtungen ziehen,

Platz nehmen. Der Therapeut malt den runden Tisch auf ein Flipchart-Blatt und fordert den Patienten auf, seine unterschiedlichen Seiten, im Sinne von Ich-Anteilen oder Ego-States (Fritzsche & Hartman, 2010) zu nennen. Dabei handelt es sich um innere Stimmen, die der Patient wahrnimmt, wie zum Beispiel die Beziehungsseite (»people person«), die »ängstliche Seite« oder der »innere Kritiker«. Selten sind, im Unterschied zu Eigenschaften, Ich-Anteile, die ein Ziel verfolgen, die den Menschen in eine Richtung drängen. Der Patient lernt, sein inneres Team genauer zu beobachten und entdeckt dabei häufig leise, lange zu kurz gekommene Anteile des Selbst, die gerne auch am Tisch aufgeführt werden. Wie die Seiten benannt werden, sollte der Patient selber vorschlagen oder aus einer Auswahl des Therapeuten den für ihn stimmigen Namen wählen. Die Frage nach der Sitzungsleitung in einem so heterogenen Team wird von den Patienten je nach Ich-Stärke klar mit »Mein Ich muss das leiten« beantwortet. Bei anderen hat eine Seite des Patienten (z. B. der Pessimist, der General oder der Perfektionist) die Leitung an sich gerissen. Gelingt es, in der therapeutischen Arbeit das Ich so weit zu stärken, dass es die Teamleitung wieder fest im Griff hat, kann der Patient lernen, ein ausgewogenes Verhältnis zwischen seinen verschiedenen Anteilen und ein demokratisches Miteinander aller Teammitglieder zu etablieren. Dies führt beim Patienten zu sehr viel mehr Selbstsicherheit. Durch die Arbeit am Flipchart kann das Innere Team über mehrere Sitzungen bearbeitet werden und auch zu einem späteren Zeitpunkt bei Ambivalenzkonflikten zurate gezogen werden. Der Patient kann zum Therapieabschluss das Flipchart-Blatt mitnehmen. Die Plausibilität dieses relativ einfachen Modells eröffnet dem Patienten neue Möglichkeiten der Selbststeuerung.

Der Körper in der Psychotherapie. In der Arbeit mit älteren Menschen ist ein wesentlicher Teil des inneren Teams der Körper. Als verlässlicher Partner begleitet er uns Menschen Zeit unseres Lebens und macht zumeist klaglos bei allem mit, was sich die anderen Anteile ausdenken. Bleibt der Mensch gesund, beginnt der Körper ab dem Alter von ca. 50 Jahren mitzureden. Dies führt bei älteren Menschen zum Teil dazu, diese Signale zu ignorieren oder zu bekämpfen oder sich so exzessiv mit diesen Anteilen zu beschäftigen, dass nur noch ängstliche und körperliche Anteile zu Wort kommen und andere Seiten des inneren Teams kein Gehör mehr finden. Ein wohlwollendes und bewusstes Integrieren dieses wichtigen Partners in das gesamte Team kann den inneren Ausgleich fördern und die Entwicklungsaufgaben, die der alternde Körper der Psyche aufträgt (wie es der Körper auch in der Adoleszenz bereits von der Psyche gefordert hat), bewusst werden lassen. Der Körper ist dabei nicht nur ein Ort von Krankheit und Störung, sondern hat viele Potentiale, die mit Fragen nach der Sexualität (ein oft vergessenes Thema nicht nur bei älteren Patienten) und den Freizeitaktivitäten offen werden können. Der partnerschaftliche Umgang mit dem Körper, der gefordert werden darf, aber auch seine Bedürfnisse hat, fällt vielen Menschen schwer. Folgende Metapher kann das etwas deutlich machen: »Wenn man sein Auto immer nur bis ans Limit fährt und nie den Service macht, hat man irgendwann einen Haufen Schrott. Fährt man es sorgfältig, pflegt es und macht regelmäßige Servicearbeiten, dann kann es ein Oldtimer werden.«

Existenzielle Themen

Im Prozess des Älterwerdens erleben Menschen Verluste, zum Beispiel den Tod naher Angehöriger oder eigene schwere Erkrankungen. Dies sind Anzeichen von Endlichkeit und Irreversibilität der Zeit, die dem Menschen eine erhöhte Todesbewusstheit ermöglichen, wenn der Therapeut dies fördert (Yalom, 2010). Der Tod ist die ursprüngliche Quelle unserer Angst und erinnert uns daran, dass die Existenz nicht vertagt werden kann, dass immer noch Zeit zu leben verbleibt (Yalom, 2010). Alle Therapeuten, unabhängig von ihrer psychotherapeutischen Ausrichtung, sollten sich mit diesen Fragen, wie Yalom meint, auseinandergesetzt haben, um für die Patienten offen zu sein, wenn sie die Endlichkeit ansprechen. Todesangst wird immer verschlüsselt in die Sitzung gebracht, so als wollten die Patienten testen, ob der Therapeut diesem Thema gewachsen ist.

Beispiel

Motivation zur aktiven Lebensgestaltung geben

Eine 80-jährige Frau in schwerer depressiver Episode berichtet bei der Suche nach den Erklärungen für diese Krankheitsphase von der Parkinson-Erkrankung ihres Lebenspartners und wie diese ihn immer stärker einschränke. Mit der Frage, was denn das mit ihr mache, kommt das Thema der verbleibenden Zeit miteinander auf. Rasch wird ihre Angst deutlich, dass sie alleine zurückbleiben könne. Diese »existenzielle Isolation«, nämlich die Aussicht, den letzten Weg alleine gehen zu müssen, habe sie in eine tiefe Verzweiflung gestürzt. Sie weint in der Therapiesitzung, fühlt sich anschließend erleichtert und kann erkennen, dass sie dieses Schicksal mit allen Menschen teilt. Sie stellt sich mutig der Angst und resümiert, dass es nun darum gehen müsse, aus der verbleibenden Zeit das Mögliche zu machen. Dies bringt ihr die Motivation zum Weiterleben und zur aktiven Gestaltung des Alltags mit ihrem Partner zurück.

Psychotherapie mit älteren Menschen aus systemischer Perspektive macht es notwendig, diesen Kontext unserer Patienten zu beleuchten. Gerade in der Arbeit mit existenziellen Fragen ist das koevolutive Sich-aneinander-Entwickeln (Willi, 2005) zwischen Therapeut und Patient spürbar. Dies macht die psychotherapeutische Arbeit mit älteren Menschen besonders reizvoll.

Umgang mit Diversität

An der Frage, wie es einem selber damit gehen würde, einen 20 bis 40 Jahre jüngeren Therapeuten vor sich zu haben und mit ihm die aktuelle Lebenskrise besprechen zu müssen, wird sichtbar, wie groß die Hürde für ältere Menschen sein kann. Die Unterrepräsentanz älterer Menschen bei Psychotherapeuten (Friedrich-Hett, 2014) wird verständlich vor dem Hintergrund einer umgekehrten Übertragungs- und Gegenübertragungssituation. In der Therapie wieder in die Rolle von Sohn und Tochter zu geraten, erscheint kaum jemandem attraktiv. Durch die systemische

Haltung und den Umgang mit dem Patienten als Fachmann für sich selber gelingt es, diese Anfangshürden in der Behandlung zu überwinden.

Eigene Altersbilder bedürfen in der psychotherapeutischen Arbeit mit älteren Menschen immer wieder der Reflexion. Das Erkennen der Potenziale des Alters vor dem Hintergrund von Fragilität, Endlichkeit und Unvollkommenheit der individuellen Existenz benötigt hinreichend differenzierte Altersbilder (Kruse & Wahl, 2010). Durch die Arbeit mit älteren Menschen können Therapeuten ihre Altersbilder immer weiter ausdifferenzieren.

63.4 Gute Erfahrungen, typische Schwierigkeiten und Fehler

Folgende Punkt gilt es zu beachten:

(1) Es lohnt sich, ältere Menschen in Psychotherapie zu nehmen.

(2) Die erdrückende Problemlast, die sie zum Teil mitbringen, kann durch sorgfältige Auftragsklärung und die Annahme der Klientenkompetenz minimiert werden. Patienten wissen, was jetzt hilfreich für sie wäre.

(3) Die guten Lösungsvorschläge von Therapeuten, auch wenn der Patient explizit danach fragt, sind nur ein Beleg dafür, dass der Patient selber dem Therapeuten als zu wenig kompetent erscheint. Therapeuten sehen immer nur einen Bruchteil vom Leben ihrer Patienten und sollten sich dessen bewusst sein. Fragen der Patienten nach Lösungsvorschlägen können mit dem Hinweis auf diesen kleinen Ausschnitt, den der Therapeut hat, an den Patienten zurückgegeben werden. Therapeuten sind die Fachleute für Kommunikation und Krankheitsbilder, der Patient ist der Fachmann für sich selber. Nur wenn beide ihr Wissen zusammenlegen, kann eine gute Lösung gefunden werden.

(4) Das Thema Tod und Sterben wird vom Patienten zumeist subtil eingebracht. Therapeuten überhören diese Themen, wenn sie sich selber nicht intensiv mit ihren existenziellen Ängsten auseinandergesetzt haben.

(5) Die Problemtrance der Patienten ist ansteckend und kann sowohl den Therapeuten wie auch den Supervisor befallen. Lösungsorientierte Fragetechniken, wie Fragen nach erwünschten Ergebnissen, die Wunderfrage oder Fragen nach eigenen Erfahrungen von nützlichen Strategien in Lebenskrisen können ungeahnte Potenziale zutage fördern.

(6) Sind das Ziel und der Auftrag für diese Psychotherapie dem Patienten und dem Therapeuten noch klar? In stockenden Therapieprozessen ist dies eine wichtige Frage, um einen nächsten Schritt zu tun.

(7) Ältere Menschen gehen oft mit ihrem Denken und Reden in die Vergangenheit. Die Aufgabe des Therapeuten ist es, einerseits empathisch mitzugehen und andererseits das Hier und Jetzt nicht aus den Augen zu verlieren. »Ist es hilfreich für Sie, wenn wir gerade jetzt über diese Themen aus Ihrer Vergangenheit sprechen? Wie stehen diese Themen in Verbindung zu Ihrem Auftrag, den Sie uns für unsere Zusammenarbeit gegeben haben?«

(8) Ältere Menschen sind eine Hochrisikogruppe für Suizidalität, insbesondere alte Männer (Harbauer & Minder, 2013). Das offene Ansprechen von Todeswünschen, verbunden mit der Differenzierung von aktiven Handlungsplänen, gehört ebenso zur Psychotherapie älterer Menschen wie die Fragen nach dem Sinn des Lebens und nach spirituellen Überzeugungen, die Halt und Orientierung bieten. In der Schweiz kommt durch die Möglichkeiten der Sterbehilfe eine weitere Dimension in die psychotherapeutische Arbeit insbesondere mit älteren Menschen hinzu. Therapeuten sollten sich auch mit diesen Fragen intensiv auseinandergesetzt haben und dem Patienten Raum geben, seine Ambivalenz in diesen Fragen zum Ausdruck zu bringen. Sind behandlungsbedürftige Krankheiten ursächlich für den Todeswunsch? Arbeitet der Patient mit dem Therapeuten an den Optionen für das Weiterleben und bereitet sich parallel dazu mit der Sterbehilfeorganisation auf den assistierten Suizid vor, so sollte der Therapeut darüber etwas wissen. Er muss zum Teil aber aktiv danach fragen, da er nicht in den Prozess einbezogen werden muss.

(9) Das Beziehungsnetz älterer Menschen wird zumeist kleiner. Bestehende Beziehungen sind dadurch wichtiger. Die systemische Arbeit mit wichtigen Bezugspersonen kann die Lebensqualität älterer Menschen deutlich verbessern.

(10) Die Diagnostik psychischer Störungen im Alter ist herausfordernd. Somatische Erkrankungen, somatische Prozesse des normalen Alterns, Nebenwirkungen von Medikamenten, aber auch Hinweise auf eine Abhängigkeit (Alkohol, Benzodiazepine, Z-Medikamente (wirken schlafanstoßend) im Alter sollten Therapeuten vertraut sein (Ruhwinkel, 2013).

63.5 Kritische Einordnung

Der besondere Nutzen systemischer Therapieverfahren ist nachgewiesen. Die Wirksamkeit konnte bei schweren Störungen wie Drogenabhängigkeit, Essstörungen, Störungen des Sozialverhaltens sowie psychotischen Störungen belegt werden. Dabei zeigte sich eine Wirkung bei Indexpatienten und den Angehörigen. Indexpatienten aller Altersstufen werden mit Systemischer Therapie besser erreicht und in der Therapie gehalten als mit anderen Verfahren. Die Sitzungszahlen sind dabei niedrig. Die Therapieform ist auch für soziale Randgruppen geeignet (von Sydow, 2012). Dieser Nachweis wurde aber erst für Jugendliche und Erwachsene erbracht. Systemische Therapie mit älteren Menschen ist noch weniger erforscht. Es gibt jedochStudien, die belegen, dass es keine signifikanten Effekte des Patientenalters auf das Therapieergebnis gibt (Bohart & Wade, 2013,). »There are no inherent reasons why either systemic theory or therapy should be 'age limited'«(Pearce, 2013).

Aus der klinischen Erfahrung ist der Nutzen Systemischer Therapie im Einzel- und im Paarsetting und als Familientherapie bekannt. Die Haltung der systemischen Therapeuten erscheint dabei für ältere Menschen besonders günstig.

FAQ

Wie kann man aus der Problemtrance herausfinden?
Ressourcenorientierte Fragen (z. B. danach, was in anderen Lebenskrisen hilfreich war), lösungsorientierte Fragen (wie die Wunderfrage), Fragen nach Vorbildern für das Älterwerden.

Was versteht man unter systemischer Demut?
Die Annahme, dass der Klient selbst die größte Kompetenz für sein Leben hat und dass die Lösung des Problems im Patienten zu finden ist.

Was sind differenzierte Altersbilder heute?
Altersbilder, die einerseits die Potenziale und Ressourcen des Menschen sehen und andererseits die Fragilität und Endlichkeit nicht ausblenden.

Was ist die ursprüngliche Quelle unserer Angst?
Der Tod und die damit verbundene existenzielle Isolation, die dazu führt, dass wir den letzten Weg alleine gehen müssen.

Weiterführende Literatur

Erlbruch, W. (2010). Ente, Tod und Tulpe. München: Kunstmann.

Rinpoche, S. (2010). Das Tibetanische Buch vom Leben und Sterben. Ein Schlüssel zum tiefen Verständnis von Leben und Tod. München: Knaur.

Ruhwinkel, B. (2017). Krisen in Partnerschaften älterer Menschen. Psychotherapie im Alter, 14 (2), 163–174.

Wolter, D. K. (2011). Sucht im Alter – Altern und Sucht. Stuttgart: Kohlhammer.

Yalom, I. D. (2008). In die Sonne schauen. München: Random House.

64 Eltern-Säuglings-Kleinkind-Psychotherapie

Christiane Ludwig-Körner

64.1 Hintergrund und allgemeine Merkmale

Von der Säuglingsforschung gingen vielfältige Impulse aus, die sich nicht nur auf ein besseres Verstehen kindlicher Entwicklungen und den Beziehungsaufbau mit den versorgenden Personen richten (Stern, 1992; Dornes, 2006), sondern auch konkrete Anstöße für Beratungen und Psychotherapien im Frühbereich gaben (Stern, 1998). Da in dieser frühen Zeit Bindungs- und Persönlichkeitsmuster aufgebaut werden und damit Einstellungen, Erwartungen an die Welt sowie Fähigkeiten zum Lernen und Denken handelt es sich um eine hochsensible, vermutlich sogar die wichtigste Lebenszeit. Von daher haben frühinterventive Maßnahmen, zu denen Eltern-Säuglings-Kleinkind-Psychotherapien (ESKP) zählen, einen hohen Stellenwert. Die Eltern-Säuglings-Kleinkind-Psychotherapie ist gekennzeichnet durch die gemeinsame Arbeit mit der Mutter/dem Vater und dem Säugling/Kleinkind (0–3 Jahre), wobei die Förderung der Eltern-Kind-Beziehung im Vordergrund steht.

Für die ESKP gibt es international unterschiedliche Benennungen, die davon beeinflusst sind, ob diejenigen, die das Konzept entwickelt haben und es vertreten, den Fokus auf die Erwachsenen und ihre Beziehung zum Säugling/Kleinkind setzen (*Parent Infant Psychotherapy*: PIP bzw. *Parent-Child-Psychotherapy*: PCP) oder ob es Kindertherapeuten sind (SKEPT bzw. *Child Parent Psychotherapie*: CCP). Daneben gibt es weitere Benennungen, die oft bereits Hinweise auf die zugrunde liegende theoretische Ausrichtung geben wie z. B. »Integrative Eltern-Säuglings-Kleinkind-Psychotherapie« oder »Emotionelle Erste Hilfe« (EEH), ein körperorientiertes Verfahren oder »Verhaltens-orientierte Eltern-Kind-Psychotherapie« (VEKIP). Bindeglied zwischen den unterschiedlichen Richtungen der ESKP sind die Bindungs- und Säuglingsforschung. Im Folgenden wird – zwecks sprachlicher Vereinfachung – der Begriff ESKP verwendet.

> **!** Durch Schwangerschaft und Geburt und das sich intensiv um den Säugling Kümmernmüssen werden die elterlichen, eigenen verinnerlichten frühen Erfahrungen, die dem Bewusstsein nicht zugänglich sind, wiederbelebt und können zu verzerrten Vorstellungen, Einstellungen und Handlungen führen, die die kindliche Entwicklung z. T. schwer belasten.

Die auftretenden Symptome können vielfältig sein. Sie können sich bei den Eltern z. B. in Wochenbettdepressionen oder -psychosen, Zwängen (z. B. Zwangsgedanken oder -impulsen, das Kind töten zu wollen), Ängsten, Impulsdurchbrüchen äußern. Im kindlichen Verhalten zeigen sie sich möglicherweise in sogenannten Regulationsstörungen wie exzessives Schreien, Ein– und Durchschlafstörungen, Schwierigkeiten beim Essen (Fütter-, Gedeihstörungen) (Papoušek, 2004) oder in intensiven Aggressionen, Selbstverletzungen, psychosomatischen Erkrankungen sowie Entwicklungsverzögerungen (Sprache, Lernen, Motorik).

Entstehungsgeschichte der Eltern-Säuglings-Kleinkind-Psychotherapie. Versucht man die Anfänge der ESKP zu verorten, so landet man bei Anna Freud und ihrer »*Well Baby Clinic*«, die sie in London nach dem zweiten Weltkrieg aufbaute, um Müttern bei ihren vielfältigen Problemen im Umgang mit ihren Säuglingen / Kleinkindern beim Stillen und Füttern, aber auch bei Schlafenstörungen oder exzessiven Schreien zu helfen. Auf ihren Erfahrungen baut Selma Fraiberg, Sozialarbeiterin und Kinderanalytikerin auf, die als Pionierin der ESKP angesehen wird. In ihrem berühmten Artikel »Gespenster im Kinderzimmer: Probleme gestörter Mutter-Säugling-Beziehungen aus psychoanalytischer Sicht« (2011) beschreibt sie, wie unbewusste Erfahrungen aus der vorsprachlichen Zeit bei den Eltern wiederbelebt werden und sie in ihrem Erleben und in Handlungen dem Säugling gegenüber beeinflussen. Sie entwickelte ein Behandlungskonzept für Säuglinge und Kleinkinder, wobei sie sich nicht scheute, aufsuchende Therapien durchzuführen (»therapy in the kitchen«). Auf ihre Erfahrungen bauen fast alle Vertreter von ESKP oder SKEPT auf (Lieberman & van Horn, 2015; Cramer & Palacio-Espasa, 2009; Baradon und ihre Kolleginnen vom Anna Freud Centre, 2011; Stern, 1997; Cierpka & Windaus, 2007; Ludwig-Körner, 2016).

Weiterbildung. In Deutschland baute Mechthild Papoušek (2004), die mit ihrem Mann früh zum internationalen Kreis der Säuglingsforscher zählten, Ende der 1990er Jahre als Erste eine Weiterbildung »Integrative Eltern-Säuglingsberatung und -Psychotherapie« auf. Im Jahr 2003 startete die Autorin mit Kolleginnen eine curriculare analytische Weiterbildung in Eltern-Säuglings-Kleinkind-Psychotherapie für approbierte Erwachsenen- oder Kinder- und Jugendlichen-Psychotherapeuten, die inzwischen zusammen mit der Berliner Psychotherapeutenkammer an der International Psychoanalytic University Berlin angeboten wird. Eine Weiterbildung und Spezialisierung ist notwendig, da bei der ESKP vielseitige spezielle Kenntnisse benötigt werden, die weit über die übliche Ausbildung zum Erwachsenen- oder Kinder- und Jugendlichen-Psychotherapeuten hinausgehen. Mittlerweile gibt es in Deutschland eine Vielzahl ähnlicher Weiterbildungen für Approbierte. Letztendlich gibt es so viele Eltern-Kind-Therapien, wie es theoretisch begründete psychotherapeutische Zugänge und Mischungsmöglichkeiten gibt. Der Übergang zwischen Psychotherapie, Beratung, Krisenintervention, aber auch Erziehung ist fließend und erschwert eine systematische Einteilung. Auf das breite Angebot von Eltern-Säuglings-Kleinkind-Beratungsformen mit qualitativ sehr unterschiedlichen Fortbildungen kann in diesem Überblickskapitel nicht eingegangen werden (s. Ludwig-Körner, 2014).

64.2 Indikationen, Kontraindikationen und Nebenwirkungen

Eine Indikation für ESKP besteht bei Anpassungsschwierigkeiten in die Elternschaft und/oder bei psychischen Problemen des Kindes. Häufig äußern sich diese in den kindlichen Regulationsstörungen. Warnungen vor Diagnosezuschreibung in der frühen Kindheit müssen abgewogen werden gegen sich womöglich verfestigende maligne Beziehungsmuster. Durch das Nationale Zentrum Früher Hilfen wurde zwar der Aufbau eines präventiven und frühinterventiven Netzwerkes angestoßen, bei dem z. B. Familienhebammen Mütter nach der Geburt unterstützen – diese Hebammen können jedoch infolge ihrer relativ kurzen Fortbildung oft keinen Ersatz für ESKP bieten.

64.3 Klinische Praxis

ESKP kann in unterschiedlichen Kontexten durchgeführt werden: ambulant in Praxen, in Erziehungsberatungsstellen, Sozialpädiatrischen Zentren, Klinikambulanzen, vereinzelt in Familienzentren oder speziellen Beratungsstellen. In der Regel reichen ambulante Settings aus. Bei zu starken psychischen Belastungen von Mutter und Säugling stellen einige Kliniken einzelne Betten für Mütter mit Säuglingen zur Verfügung, wobei nur sehr wenige Kliniken (voll- oder teilstationär) eine eigens dafür spezialisierte Station haben, in der auch das Personal für diese Arbeit ausgebildet wurde, sodass diesbezüglich bundesweit eine Unterversorgung besteht (Jordan et al., 2012). Wenn Mütter unter Wochenbettdepressionen, Ängsten, Zwängen, psychotischem Erleben oder Drogensucht leiden oder aufgrund ihrer schweren Persönlichkeitsstörungen das Jugendamt befürchtet, dass die Mutter ihr Kind nicht ausreichen gut versorgen kann, erfolgt oft eine stationäre Aufnahme. Steht die Symptomatik des Kindes (Kind als Symptomträger) im Vordergrund, so findet die Behandlung meist in einer kinderpsychiatrischen Klinik statt. Die Zuweisung erfolgt jedoch oft auch danach, welche Klinik überhaupt Kapazität hat.

Fallbeispiel

Hürden bei der stationären Aufnahme

An einem sehr heißen Sommertag wandte sich ein hilfloses Elternpaar an mich, ihnen möglichst sofort mit ihrem zu früh geborenen Baby, das nicht trinken will, zu helfen. Als ich Stunden später die Eltern mit ihrem winzigen Baby traf, erschrak ich über den dehydrierten Zustand des Säuglings.

Greta war nach jahrelanger reproduktionsmedizinischer Behandlung endlich in der 28. Schwangerschaftswoche geboren worden. Die Eltern standen vor der Entscheidung, ihr inzwischen vier Monate altes Baby wieder in eine Kinderklinik einweisen zu lassen, wo sie erst vor Kurzem entlassen worden war. Die Sondenentwöhnung verlief schwierig. Schon beim Anblick der Flasche schrie das Baby jämmerlich. In der Klinik habe man ihr, nach Aussagen der Eltern, wenn sie schrie, die Flasche in den Mund gestopft. Das könnten sie nicht, berichteten die Eltern verzweifelt. Der Kinderarzt könne außer einer mehrfachen Klinikeinweisung auch nicht weiterhelfen. Aufgrund des geringen Gewichts und der Dehydrierung drohte wieder eine Sondenernährung. Eine ambulante Behandlung kam für die Psychotherapeutin aufgrund des kritischen Zustandes des Babys nicht infrage, sondern nur noch eine stationäre, auch pädiatrisch kompetente Eltern-Säuglingspsychotherapie. Auf ihren Notruf hin konnte die Familie kurzfristig in einer weit entfernten Klinik aufgenommen werden. Vorausgegangen waren heftige Auseinandersetzungen mit dem medizinischen Dienst der Krankenkasse, der einen erneuten Klinikaufenthalt nicht bewilligen wollte. Erst nach der Androhung seitens der Therapeutin, sie würde eine Aktennotiz über das Gespräch mit der Ärztin anlegen, die verantwortlich sei für Negativfolgen, wenn keine Kostenübernahme für eine stationäre Eltern-Säuglings-Psychotherapie erfolge, und sie sich zudem juristischen Beistand einhole, übernahm die Krankenkasse die Behandlungskosten.

Hinweis: Arbeitskreise, die sich um Belange im Frühbereich kümmern, sind u. a.: Marce Gesellschaft, Licht und Schatten, GAIMH, Liga für das Kind. Es handelt sich dabei u. a. um einen Zusammenschluss von qualifiziertem Fachpersonal, welches sich für die Erweiterungen der Kenntnisse über peripartale psychische Erkrankungen, die Qualifikation von Fachleuten, die Verbesserung der Versorgungsangebote und die Entstigmatisierung der Erkrankungen einsetzt.

Es scheint, dass Psychotherapeuten, die im Bereich der Säuglings- und Kleinkind-Therapie und -intervention arbeiten, geringere Berührungsängste zu benachbarten wissenschaftlichen und methodischen Richtungen haben. So findet man in diesem Bereich neben Deutungen auch Methoden wie: Umdeutungen (»reframing«), gezieltes Anbieten adäquater Modelle (»modeling«), Anregungen (»enrichment«) und die Vermittlung von Informationen wie z. B. entwicklungspsychologischer Kenntnisse, aber auch Analysen von Videomitschnitten, um Eltern auf erwünschtes bzw. sich anbahnendes Verhalten aufmerksam zu machen. Die Frage nach der »reinen Lehre« spielt eine geringe Rolle, nicht im Sinne eines »anything goes«, sondern eines respektvollen Voneinanderlernens. Dies kommt u. a. daher, dass »Therapien« von Eltern und Säuglingen / Kleinkindern oft eine Mischung darstellen, in die auch Beratung und erzieherische Hilfe einfließen, wie dies ja auch bereits von Anna Freud praktiziert wurde.

Fallbeispiel

Quälende Zwangsgedanken einer Mutter

Eine Mutter mit zwei kleinen Kindern (eineinhalb und drei Jahre) bat um Hilfe, nachdem sie erfahren hatte, dass sie wieder schwanger war. Sie hatte seit Jahren Zwangsgedanken, die sie vor allem in ihrem Beruf als Erzieherin quälten, da sie zur Mittagsschlafenszeit, wenn sie »Sitzwache« halten musste, von heftigen Impulsen überflutet wurde, die Kinder erwürgen zu wollen. Ihr Zustand besserte sich, als sie selbst in Elternzeit gegangen war. Aus Angst, ihren Beruf zu verlieren, und Scham hatte sie sich zuvor keinerlei Hilfe geholt. Nachdem ihre Zwangsimpulse, die sich nun auch gegen ihre eigenen Kinder richteten, immer stärker wurden, wollte sie »sofortige Hilfe«. Sie wehrte sich mit Vehemenz gegen eine stationäre Behandlung in einer Klinik, zumal keine Klinik zu finden war, die sie zusammen mit ihren Kindern zur Behandlung aufgenommen hätte. Der Vater ihrer Kinder, dem sie nun erstmals von ihrem langjährigen Leiden berichtete, befürchtete seine Arbeit zu verlieren, wenn er sich während des Klinikaufenthalts beurlauben ließe, um sich um die Kinder zu kümmern. Unterstützt durch eine dafür ausgebildete Einzelfallhilfe wurde eine ambulante Eltern-Säuglings-/Kleinkind-Psychotherapie durchgeführt. Sie konnte nach dem einjährigen Geburtstags des dritten Kindes erfolgreich beendet werden.

64.4 Gute Erfahrungen und typische Schwierigkeiten und Fehler

Inzwischen liegen viele Forschungen zur Wirksamkeit von ESKP vor (Salomonsson, 2014; Barlow, 2016). Da es sich um eine Therapieform handelt, die in einem sehr sensiblen Bereich Anwendung findet, sollte – um die Qualität der Behandlung zu gewährleisten – ESKP zukünftig als eigenständige Methode gesichert werden. Befinden sich Eltern mit Säuglingen in krisenhaften Zuständen, sei es infolge von Schlafmangel und/oder Schwierigkeiten, sich und den Säugling beruhigen zu können (v.a. bei Menschen mit einer Borderline-Persönlichkeitsstörung), muss der Behandler dieses schnell einschätzen und auffangen können, um eine Kindesmisshandlung zu verhindern. Im Säuglingsalter ist das Schütteltrauma die häufigste nicht natürliche Todesursache (Hermann, 2005). Die Therapeutin muss erkennen, ob die Regulationsstörungen z.B. Ausdruck von elterlichen Ängsten, Zwangsgedanken oder -impulsen oder Depressionen sind. Therapeuten müssen über ein gutes Netzwerk und Verweisungswissen verfügen und gegebenenfalls mit Jugendämtern zusammenarbeiten. So müssen sie z.B. schnell erkennen, ob Sorgerechtsstreitigkeiten im Spiel sind und sie in Gefahr laufen, eine einseitige Position einzunehmen. Therapeuten benötigen die Behandlungserlaubnis von beiden sorgeberechtigen Eltern.

64.5 Kritische Einordnung

In Anbetracht der Häufigkeit von psychischen Problemen in der peri- und postnatalen Zeit (15–20 % der Mütter haben z.B. eine Wochenbettdepression (Reck, 2008 Hübner-Liebermann et al., 2012) reichen die vorhandenen Behandlungsplätze nicht aus, zumal viele der Betroffenen bzw. Ärzte diese Psychotherapiemethode noch nicht kennen.

Mit Drucklegung erhielt die Autorin vom Innovationsfond des Gemeinsamen Bundesausschusses der Ärzte und Krankenkassen ein multizentrisches Forschungs-

Großprojekt zur Evaluation der Eltern-Säugling-Kleinkind-Psychotherapie (ESKP), in dem mittels Prävalenz- und Interventionsstudien (SKKIPPI) die Prävalenzen psychischer Störungen der Mütter/Väter nach der Geburt ihres Kindes und die Eltern-SäuglingKleinkind Psychotherapie (ESKP) als wichtiges psychodynamisches Interventionsangebot zur Förderung der Mutter/Vater-Kind-Beziehung erforscht werden.

FAQ

Handelt es sich bei der ESKP oder SKEPT um ein familientherapeutisches Verfahren?
Die ESKP entwickelte sich aus der analytischen Tradition, insofern stand das Familiensystem initial nicht im Vordergrund. Doch bei allen theoretischen Richtungen der ESKP liegt der Fokus in der Behandlung auf der Verbesserung des Beziehungsgeflechts, wobei beide Eltern oder Bezugspersonen (auch andere Familienmitglieder) in die Behandlung einbezogen werden.

Weiterführende Literatur

Baradon T., Broughton C., Gibbs, I. & James J. (2011). Psychoanalytische Psychotherapie mit Eltern und Säuglingen: Grundlagen und Praxis therapeutischer Hilfen. Stuttgart: Klett.

Dornes, M. (2006). Die Seele des Kindes: Entstehung und Entwicklung. Frankfurt a. .M.: Fischer.

Cierpka, M. (Hrsg.). (2012). Frühe Kindheit 0–3 Jahre. Beratung und Psychotherapie für Eltern mit Säuglingen und Kleinkindern. Heidelberg: Springer.

Lieberman, A. F. & Van Horn, P. (2015). Psychotherapie mit Babys und Kleinkindern. Frankfurt a. M.: Brandes & Apsel.

Ludwig-Körner, C. (2014). Frühe Hilfen. Frühförderung aus psychoanalytischer Sicht. Stuttgart: Kohlhammer.

Ludwig-Körner, C. (2016). Eltern-Säuglings-Kleinkind-Psychotherapie. Göttingen: Vandenhoeck & Ruprecht.

Roth, G. & Strüber, N. (2014). Wie das Gehirn die Seele macht. Stuttgart: Klett-Cotta.

Stern, D. (1992). Die Lebenserfahrung des Säuglings. Stuttgart: Klett-Cotta.

Stern, D. (1998). Die Mutterschaftskonstellation. Eine vergleichende Darstellung verschiedener Formen der Mutter-Kind-Psychotherapie. Stuttgart: Klett-Cotta.

65 Kinderorientierte Familientherapie (KOF)

Bernd Reiners

65.1 Besonderheiten, Hintergrund und allgemeine Merkmale

Kinderorientierte Familientherapie (KOF) wurde von dem norwegischen Psychologen und Kindertherapeuten Martin Soltvedt (2005) entwickelt (s. a. Reiners, 2013). Sie vereint das Beste der Systemischen Therapie und der Spieltherapie (Sjölin-Nilsson, 2009). In der Kinderorientierten Familientherapie wird versucht, Probleme und deren Lösungen aus Sicht des Kindes zu verstehen, zu verändern bzw. neue Wege auszuprobieren. Die Therapeutin hilft dem Kind, seinen Eltern seine Sicht der Probleme und Lösungen zu verdeutlichen. Dies geschieht häufig über das Spiel. Die spielerischen Äußerungen werden dann gemeinsam mit den Eltern zu entschlüsseln versucht. Wie in der Systemischen Therapie wird der Fokus der Beobachtung und der Veränderung jedoch weniger auf das Individuum als mehr auf die Interaktion zwischen den Individuen und den Kontext gelenkt.

> **!** Das Kind äußert seine Sicht der Probleme und mögliche Lösungswege im Spiel. Die Eltern entschlüsseln diese mit dem Therapeuten.

65.2 Klinische Praxis

Soltvedt (2005) hat einen idealtypischen Ablauf entwickelt, an dem sich der Therapieverlauf orientieren kann, aber nicht muss (also ein flexibel handhabbares Manual; s. Übersicht).

Übersicht

Therapieablauf der Kinderorientierten Familientherapie (KOF)

(1) ein bis drei Vorgespräche mit den Eltern (Auftragsklärung, Joining; Erläuterung des Settings)

(2) erste Spielsequenz mit Videoaufzeichnung (ca. 15 min): Therapeutin und Kind spielen, Eltern schauen zu.

(3) Videonachgespräch mit den Eltern (ca. 60 min): Welche Parallelen erkennen die Eltern zwischen Spiel und Alltag? Was benötigt das Kind, um in Kontakt zu kommen? So kann das Nachgespräch im Sinne eines Eltern-Coachings geführt werden.

(4) zweite Spielsequenz mit Videoaufzeichnung (ca. 15 min): Familie und Therapeutin spielen gemeinsam. Die Spielfigur der Therapeutin nimmt aktiv am Spiel

teil. Sie versucht, gemeinsame Handlungen in der Familie zu unterstützen oder zu ermöglichen. Es entsteht ein Bild des Zusammenspiels zwischen den Familienmitgliedern.
(5) Videonachgespräch mit den Eltern (ca. 60 min)
(6) einige Wiederholungen der familiären Spielsequenz mit Nachgespräch

Die Kinderorientierte Familientherapie integriert unterschiedliche Settings zu verschiedenen Zeitpunkten, erfüllt insofern die empirisch belegte Forderung nach einem multisystemischen Setting (Schmitt & Weckenmann, 2009). Die meisten empirisch validierten Familientherapieformen, beinhalten Sitzungen ohne die Kinder, also Elternsitzungen. Die Therapeutin versucht, den Eltern die Probleme ihrer Kinder verständlicher zu machen und gemeinsam mit ihnen mögliche Lösungen zu finden. Darüber hinaus fokussiert die Kinderorientierte Familientherapie darauf, elterliche Kritik und Zurückweisung zu reduzieren sowie elterliches Monitoring, Grenzsetzung, Empathie, positives Engagement und Emotionsregulation zu fördern. Die Forschung belegt, dass Veränderungen nachhaltiger und zügiger zu erreichen sind, wenn sie bei möglichst vielen Beteiligten therapeutisch angestoßen werden (Borg-Laufs, 2007). Auch dies ist durch das Setting gewährleistet.

Umgang mit Diversität. Abweichungen im Ablauf sind möglich. Wenn der Kontakt zum Kind für die Therapeutin ausgesprochen schwierig war, wird z. B. die erste Spielsequenz mit dem Kind mehrfach wiederholt, bevor ein Familienspiel gewagt wird. Sofern gravierende Partnerschaftsprobleme deutlich werden, sollten diese in einem anderen Setting bearbeitet werden, nämlich als Paartherapie.

Indikationen und Kontraindikationen

Kinderorientierte Familientherapie ist besonders für Familien mit einem Problemkind im Spielalter (ca. drei bis zehn Jahre) geeignet. Es folgt ein kurzer Überblick über die Indikationen der Kinderorientierten Familientherapie (weiterführende Informationen z. B. Brolin-Bjurmark & Nilsson, 1996; Reiners, 2013).

Übersicht

Indikationen der Kinderorientierten Familientherapie

- Eltern verstehen ihr Kind nicht
- Tempo- und Aktivitätsunterschiede zwischen Eltern und Kind, z. B.
  - schüchterne, ängstliche, zurückhaltende Kinder
  - schnelle oder hyperaktive Kinder
- Kinder, die aggressive Verhaltensweisen zeigen
- Kontaktprobleme (als besondere Formen: Autismus oder Selektiver Mutismus)
- Konzentrationsprobleme, ADHS

- Diagnostik der familiären Beziehungen
- Anbahnung von Adoption oder Pflegefamilien, Rückführung in die Herkunftsfamilie, Umgangsanbahnung

Kontraindikationen der Kinderorientierten Familientherapie

- Wenn das Familiensetting ungeeignet ist, z. B. bei extremer Hochstrittigkeit der Eltern, bei akuter innerfamiliärer Gewalt etc., ist auch das Familiensetting bei Kinderorientierter Familientherapie nicht geeignet.
- In anderen Fällen gibt es ergänzenden Bedarf, z. B. bei individuellem therapeutischen Bedarf eines Elternteils oder Bedarf nach Paartherapie. Hier könnte Kinderorientierte Familientherapie eine Rolle spielen, aber nicht den Gesamtbedarf der Familie abdecken.

  Diese Materialien eigenen sich besonders für die Kinderorientierte Familientherapie:
  - Tischsandkasten
  - Spielsachen:
    - Menschenfiguren
    - Zäune, Häuser, Bäume
    - Möbel, Telefone, Fahrzeuge
    - wilde und zahme Tiere
    - Die Alter-Ego-Figur des Therapeuten
  - Kamera, Bildschirm

Fallbeispiel

Samantha und die Wut

Die Eltern der neunjährigen Samantha (Name geändert) kommen in die Erziehungsberatungsstelle, nachdem Samantha im Sportunterricht eine Mitschülerin vom Barren gestoßen hat. Die Schule verlangt aufgrund der heftigen Verletzungen des anderen Mädchens von den Eltern eine »Behandlung«. Die Eltern denken eher, dass die Schule übertreibt. Zu Hause sei Samantha »eigentlich lieb«. Nach einer Joiningphase und Auftragsklärung mit Einbezug der Schule, die Samantha als »immer wieder aggressiv« beschreibt, erklären sich die Eltern bereit, dass ich zunächst Samantha kennenlerne und dies im Sandspiel geschehen kann.

Samantha freut sich sichtlich auf das Spiel. Sie nimmt als Erstes einen Eisbären und den größten Dinosaurier aus dem Schrank und platziert sie mitten in den Sandkasten. Björn, die Figur, die mich repräsentiert mit ihrem Hund Hasso, haben ihr Zuhause noch nicht ganz aufgebaut, da knurrt der Dino bereits, er habe Hunger. Björn spricht mit Hasso über die neuen Nachbarn, die ganz schön stark aussehen. Er wisse gar nicht, was genau Dinos essen würden. »Menschen« knurrt der Dino. Björn geht einen Schritt zurück und wirft dem Dino etwas Fleisch (ein paar Glasperlen) vor die Füße, die dieser gierig auffrisst und sich sichtlich beruhigt.

Der Eisbär knurrt nun ebenfalls, er habe Hunger. Björn möchte wieder etwas Fleisch besorgen. Ich stehe daher auf, um noch ein paar Glasperlen aus dem Schrank zu holen. Glücklicherweise habe ich mir angewöhnt, Björn mitzunehmen, denn in meiner kurzen Abwesenheit schnappt Samantha sich Hasso und lässt ihn verschwinden. Als ich zurückkomme, ist er weg. Björn wirft nun nicht sofort dem Eisbären das Fleisch zu, sondern fragt die beiden, wo Hasso sei. Statt einer Antwort greift der Eisbär Björn an. Björn ruft, während meine Hand den Dino etwas auf Abstand hält: »Ich kann dir gerne etwas von dem Fleisch geben. Hilfst du mir dann, Hasso zu finden?« Erstaunlicherweise lässt sich der Dino darauf ein. Samantha versteckt Hasso im Sand und gemeinsam finden Björn, Dino und Eisbär ihn. Kurz danach beendet Björn die Spielsequenz durch einen Anruf seines Freundes Udo, mit dem er wertschätzend darüber spricht, dass er jetzt sehr starke Nachbarn habe, die ihm sogar geholfen hätten, Hasso wiederzubekommen.

Im Nachgespräch erkennen die Eltern die Aggressivität ihrer Tochter in der Videoaufnahme des Spiels. Beiden Eltern fällt eine Parallele zum Alltag auf. Auch hier könne Samantha sehr fordernd sein. Allerdings würden sie, ähnlich wie Björn, bemüht sein, ihren »Hunger« sofort zu stillen. Tatsächlich könne sie sehr ungeduldig werden, wenn dies nicht schnell genug gelänge. Zu Hause sei das selten der Fall, weil die Eltern sehr bemüht seien, Samantha als ihrem einzigen Kind jeden Wunsch zu erfüllen. Samanthas Vater äußert Kritik, dass seine Frau das manchmal etwas übertreibe und Samantha so vielleicht nicht gelernt habe zu warten. Sie sind gerne bereit, sich die Interaktion im gemeinsamen Spiel anzuschauen.

Im ersten familiären Spiel fällt auf, dass die Mutter sehr dominant mit Samantha in Kontakt tritt. Der Vater kommt kaum dazwischen. Samantha wählt zwar erneut sehr starke Tiere (ein Krokodil und den Eisbären), diese treten jedoch nicht aggressiv in Erscheinung. Björn geht im Verlauf des Spiels zu der väterlichen Figur und fragt sie, ob sie nicht mit den beiden Tieren und der Figur seiner Frau gemeinsam etwas machen möchte. Zögerlich geht er zu der Figur seiner Frau. Gerade als er fragt, wie diese heiße, schmeißt der Eisbär die Zäune des väterlichen Grundstücks um. Dieser zieht sich sofort zurück. Seine Frau hingegen geht auf Samanthas Figur zu und bietet ihr an, mit ihr Verstecken zu spielen, was diese gerne annimmt. Björns Kommentare, dass jetzt die väterliche Figur wieder außen vor ist, dass es im Moment vielleicht noch schwierig ist, dass alle zusammen verstecken spielen, aber dies ja auch schön sei, verhallen scheinbar ungehört.

Im Nachgespräch erläutert der Vater, dass es ihm häufig wie im Spiel gehe. Er wolle etwas mit Samantha unternehmen, doch fühle er sich von Samantha und seiner Frau dazu nicht eingeladen. Es folgen einige Sitzungen über die Motive der Mutter, die einräumt, dass sie Probleme habe, den Vater »näher ran zu lassen«, auf die hier aus Platzgründen nicht eingegangen werden kann.

Im nächsten familiären Spiel, das erst einige Wochen später stattfindet, gelingt es dem Vater, mit der Tochter ein einvernehmliches Fußballspiel im Sand zu spielen. Er bändigt seine zwischenzeitliche Ungeduld. Dabei wirkt er ungeübt, ist aber mit Unterstützung Björns und zugelassen von der Mutter erfolgreich.

In einer weiteren Spielsequenz wird Samantha so sauer, dass ihre Figuren wütend die elterlichen Figuren beschimpfen. Es fliegt viel Sand durch die Gegend und nur mit Mühe und viel Unterstützung gelingt es den zusammenarbeitenden Eltern, die Situation zu klären.

Im Anschluss an diese Spielsequenz sprechen wir viel über ähnliche Vorfälle zu Hause, die jetzt häufiger geschehen, weil die Eltern Samantha mehr zumuten. Sie verlangen von ihrer Tochter mehr Geduld, was Samantha sehr wütend macht. Glücklicherweise zeigen sie sich kompetent, diese Ausbrüche auszuhalten, und im Verlauf werden sie seltener. In der Schule ist bis zum Therapieende kein weiterer Vorfall geschehen.

In diesem Fall hat die Kinderorientierte Familientherapie den Eltern dabei geholfen, zunächst das Problem in der Schule zu verstehen. Im Anschluss daran gelang es ihnen, das Verhalten ihrer Tochter als »Angewohnheit« zu verstehen und damit auch elterliche Erziehungsmöglichkeiten ins Auge zu fassen. Diese konnten zum Teil in den Spielsequenzen ausprobiert und aufgrund des zunächst im Spiel erlebten Erfolgs der elterlichen Zusammenarbeit im Alltag umgesetzt werden.

65.3 Gute Erfahrungen, typische Schwierigkeiten und Fehler

Gelegentlich ist es nicht so einfach, die Eltern zum Mitspielen zu gewinnen. Insbesondere sehr belastete Eltern können sich im Spiel als wenig flexibel oder auch hier sehr belastet zeigen, sodass die Kinder vom gemeinsamen Spiel wenig profitieren. In solchen Fällen ist zumindest zunächst an eine andere Form der Unterstützung für die Eltern, eventuell aber auch für die Kinder zu denken.

65.4 Kritische Einordnung

Videountersuchungen in Skandinavien ergaben, dass Kinderorientierte Familientherapie den Beteiligungsgrad der Kinder in Therapien deutlich steigern kann. In traditionellen Familiengesprächen kommen nur 3,5 % der gesprochenen Worte aus dem Munde eines Kindes, bei Kinderorientierter Familientherapie waren es 29 %. Bei der nonverbalen Interaktion waren die Kinder in Familientherapiesitzungen 14 % der Zeit beteiligt, in der Kinderorientierten Familientherapie bei 67 % (Palm, 2001).

Befragungen (z. B. Strid, 2001; Frishammar, 1995) ergaben, dass sich das elterliche Verständnis für ihre Kinder, ihre Veränderungsmotivation und ihre Kooperationsbereitschaft verbessert. Durchgängiges Ergebnis der Teilnehmerbefragungen von Kinderorientierte Familientherapie ist, dass die Kinder die gemeinsamen Spielsitzungen sehr schätzen. Dagegen fand Lenz (1999), dass 78 % der befragten Kinder traditionell familientherapeutische Sitzungen unangenehm fanden.

Nach der Kinderorientierten Familientherapiebehandlung wird bei der globalen Beurteilung des Funktionsniveaus nach DSM-IV im Durchschnitt ein um 13 Punkte und damit signifikant höherer Wert erreicht (Nilsson et al., 2010).

Kinderorientierte Familientherapie wirkt spielerisch und einfach, stellt aber dennoch große Herausforderungen an die Therapeutin: Wichtig sind Spielfreude und Spielfähigkeit, die Bereitschaft, sich selbst als Person mit eigenen Fehlern und Schwächen zu zeigen und auch wahrnehmen zu lassen, und das systemische Handwerk des Elterncoachings.

Kinderorientierte Familientherapie ermöglicht vielen Eltern neue Einsichten in ihr eigenes Verhalten und in das Innenleben ihres Kindes. Manche Kinder profitieren enorm von den Spielsequenzen. Aber die Probleme jeder Therapie, Widerstände aufseiten der Eltern oder Kinder oder Veränderungsängste, verschwinden nicht »einfach«, weil man Kinderorientierte Familientherapie anwendet.

Dennoch scheint der Spaß am Spielen auch aufseiten der Familie die Veränderungsbereitschaft positiv zu beeinflussen und die Dropout-Quote zu senken. Insofern bietet Kinderorientierte Familientherapie für viele Probleme eine gute Ergänzung des therapeutischen Zugangs.

FAQ

Wie viele Spiele mit dem Kind vorab sind notwendig?
Grundsätzlich gilt, dass ein gelungenes Zusammenspiel zwischen Kind und Therapeutin stattgefunden haben soll, bevor die Eltern mitspielen, da sie sonst möglicherweise ähnlich überfordert im Spiel sind wie die Therapeutin. Eine unveröffentlichte Untersuchung (Cremer, Reiners) zeigt jedoch, dass eine größere Zahl an Einzelspielen positiv mit dem Verständnis der Therapeutin für die Eltern, mit dem Verständnis der Eltern für die kindliche Problematik sowie mit ihrer Fähigkeit, neue Verhaltensweisen auszuprobieren, korreliert. Insofern scheinen mehrere Spiele günstig zu sein.

Was kann ich tun, wenn das Kind sehr viele Gegenstände aufbaut oder so lange aufbaut, dass kein Spiel zustande kommt?
Natürlich kann die therapeutische Figur sich wünschen, den Nachbarn kennenzulernen, mit ihm zu spielen etc. um dadurch zum Zusammenspiel anzuregen. Dies ist häufig erst nach mehreren Versuchen erfolgreich. Dieses kindliche Spiel-Verhalten kann mit den Eltern auf Parallelen zum Alltag untersucht werden. Im Nachgespräch kann mit den Eltern überlegt werden, wie das Kind zu mehr Zusammenspiel angeregt werden kann. Es ist kein Grund, das Spiel als »misslungen« anzusehen.

Soll ich auch Aggressionen als kindlichen Ausdruck zulassen?
Kindliche Aggressionen im Spiel zu unterbinden, würde den Selbstausdruck des Spiels schmälern. Das bedeutet aber nicht, dass sich die anderen Figuren »alles«

gefallen lassen müssen. Die Faustregel sagt: Keine Figur, die einem Mitspieler gehört, soll ermordet werden – anders als im klassischen Sandspiel geht es um Regulation der Interaktion, nicht vorrangig um Ausdruck innerer Konflikte.

Wie kann ich die Figuren im Sand vor Angriffen durch andere Figuren schützen?
Die therapeutische Figur sollte stets zwei Grundsätze gleichzeitig befolgen: Das Bedürfnis hinter der Aggression zu verstehen und zu befriedigen suchen – d. h. die Aggression nicht abzuwerten, sondern umzudeuten (Hunger, Lust zu kämpfen etc.) und zweitens die Verletzung verhindern. Dazu kann im Zweifelsfall auch die nicht spielende Hand schützend vor die Figur genommen werden oder sogar das Kind festgehalten werden. Dabei geht es aber niemals um Unterdrückung und Festhalten ohne Bewegungsspielraum, sondern nur um Kontakt und Unterbinden der Verletzung.

Weiterführende Literatur

Brächter, W. & Reiners, B. (Hrsg. 2018). Neue Wege im Sand. Systemisches Sandspiel und Kinderorientierte Familientherapie. Heidelberg: Carl-Auer.

Reiners, B. (2013). Kinderorientierte Familientherapie. Göttingen: Vandenhoeck & Ruprecht.

66 Geschlechtsspezifische Aspekte

Kerstin Dittrich

66.1 Hintergrund: Geschlecht aus systemischer Sicht

Als Systemikerin tut man sich schwer damit, Personen auf einzelne Merkmale zu reduzieren. Die Feststellung, dass man es z. B. mit einem Zwangspatienten zu tun hat, ermöglicht schließlich kaum ergiebige Rückschlüsse auf seine Lebenswirklichkeit. Eine einmal in Akten oder Lebensgeschichte verankerte Diagnose wieder loszuwerden, kann ausgesprochen schwierig sein. Konstruktivistisch gedacht, sind Parallelen zwischen Geschlecht und Diagnose nicht von der Hand zu weisen. Verglichen mit der Kategorie »Geschlecht« ist eine Diagnose allerdings die weitaus weichere Wirklichkeitskonstruktion: Das Geschlecht, das man einmal hat, verfolgt einen noch hartnäckiger als eine einmal zugewiesene Diagnose, und die Folgen der Zugehörigkeit zu der Kategorie »Mann« oder »Frau« (auf Lebenserwartung, Berufswahl, Einkommen, Sozialverhalten, Vorlieben, Lebensstil und vieles mehr) sind beträchtlich.

Männlichkeit und Weiblichkeit sind einerseits biologische Kategorien, andererseits in vieler Hinsicht fluide Konstrukte: Was als »typisch männlich« oder »typisch weiblich« gilt, ist einem ständigen kulturellen Wandel unterworfen (wie z. B. die lesenswerten Ausführungen zum historischen Wandel der von Männern und Frauen erwarteten Emotionalität bei Illouz (2016) zeigen). Auch innerhalb einer Gesellschaft gibt es ein Nebeneinander sehr unterschiedlicher Geschlechternormen. Was als männlich oder weiblich akzeptiert wird, darüber gibt es zwischen Menschen unterschiedlicher Kulturen, Milieus, Bildungsgrade, Generationen, Wohnorte oder Religiosität so unterschiedliche Vorstellungen, dass man kaum auf einen Nenner käme. Obendrein sind die Unterschiede innerhalb der Subgruppen »Männer« und »Frauen« wesentlich höher als die Mittelwertsunterschiede zwischen ihnen.

Dieses Wissen voraussetzend, wird in diesem Kapitel mit Stereotypen gearbeitet und pauschal von Männern, Frauen, weiblichem und männlichem Verhalten gesprochen. Gemeint ist damit nur, dass »Männer« mit höherer Wahrscheinlichkeit bestimmte Erfahrungen machen als »Frauen« (und andersherum). Dabei ist natürlich keine der in diesem Kapitel als »typisch weiblich« geschilderten Erfahrungen Männern grundsätzlich verschlossen, umgekehrt ebenso wenig. Die Geschlechterstereotype dienen nur dazu, therapeutisch hilfreiche Hypothesen zu entwickeln – für deren Widerlegung man jederzeit offen sein muss.

Für Therapeutinnen ist es sinnvoll, eine Vorstellung von den typischen Erfahrungswelten des jeweils anderen Geschlechtes zu haben, weil diese häufig mit typischen Vulnerabilitäten einhergehen – aber auch, weil geschlechtstypische Erfahrungen auf subtile Weise prägen, wie jemand die Gesellschaft und sich selbst in der Gesellschaft sieht.

Dies hat Folgen für die wahrgenommenen Handlungsspielräume und ist daher therapeutisch relevant.

66.2 Die Bedeutung von Geschlechterstereotypen für die Psychotherapie

Wenn wir Menschen begegnen, über die wir keine Vorinformationen haben, ist ihr Geschlecht in der Regel die erste wahrgenommene Kategorie, gefolgt vom Alter. Bei uneindeutigen Geschlechtssignalen reagieren die meisten von uns irritiert. Dem sozialen Wunsch nach Eindeutigkeit entsprach bis in jüngster Zeit die Gesetzeslage – Vornamen mussten bis zu einem BVG-Urteil aus dem Jahr 2008 ihre Träger eindeutig als männlich oder weiblich ausweisen; intersexuelle Säuglinge wurden medizinisch und rechtlich vereindeutigt, indem ihnen ein Geschlecht zugewiesen wurde.

Unser Bedürfnis nach Eindeutigkeit bei der Frage, ob jemand ein Mann oder eine Frau ist, hat gute Gründe: Es hängt viel davon ab. Welche Erwartungen wir an jemanden haben, ob wir ein Verhalten als angemessen oder unangemessen bewerten, wie wir uns jemandem gegenüber verhalten – für all das spielt es in der Regel eine große Rolle, ob jemand als Frau oder als Mann eingeordnet wird. Das bekommen beispielsweise Väter zu spüren, die eine längere Babypause planen, oder Mütter, die dies nicht tun.

Genauso entscheidend wie für das Fremdbild ist das Geschlecht in der Regel für das Selbstbild, das ein Mensch von sich hat: Mein Geschlecht rahmt die Normen, an denen ich mich messe. Die Geschlechterrollen berühren dabei nahezu alle Bereiche des sozialen Lebens, indem sie Erwartungskorridore vorgeben, die früh im Leben beginnen und bis zum Lebensende anhalten. Wie andere Erwartungen auch, wirken geschlechterrollenbezogene Erwartungen zwiespältig: Sie können einem Menschen Halt, Richtung und Anleitung geben, ihn aber auch in seiner Potenzialentfaltung einengen. Hier wird es therapeutisch interessant: Was hat ein Klient für Männlichkeits- oder Weiblichkeitsnormen verinnerlicht? Steht ein starres Geschlechterrollenbild einer Erweiterung der Handlungsspielräume im Weg? Welche Folgen hätte eine Verflüssigung?

Frauen und Männer in Therapie: Unterschiede. In der Psychotherapie sind Frauen häufig unter sich: Sowohl Psychotherapeutinnen als auch (ambulante) Patientinnen sind in der Mehrzahl weiblich. Die Ursachen sind vielschichtig: Es gibt zwar Prävalenzunterschiede zwischen den Geschlechtern, doch soziale Ursachen sind bedeutsamer. So diagnostizieren männliche ebenso wie weibliche Therapeuten Frauen – auch bei gleichen Symptomen – wesentlich häufiger eine psychische Störung als Männern. Bei Frauen wird dadurch eine tatsächlich vorliegende psychische Störung mit höherer Wahrscheinlichkeit erkannt, andererseits wird ihnen auch häufiger eine psychische Störung diagnostiziert, wenn keine vorliegt. Männer berichten seltener spontan psychische Symptome, aber auch bei gleichen Symptomen wird ihnen seltener Psychotherapie empfohlen (Piontek, 2017). Frauen sind eher bereit, eine F-Diagnose (also eine psychische Störung bzw. Verhaltensstörung) zu akzeptieren, und weisen sozialisationsbedingt positivere Vorerfahrungen mit dem Problemlöseprinzip des hilfreichen Redens über intime Themen auf. Gespräche zwischen männlichen Freunden sind dagegen häufiger von einer Statuslogik geprägt, in der Fürsorge nicht durch Problemexploration ausgedrückt wird, sondern durch Ablenkung oder Bagatellisierung (Tannen, 1991). Hilfsbedürftigkeit sowie das Eingestehen und Mitteilen persönlicher Schwächen (so die verbreitete Vorstellung von Psychotherapie) stellt das männliche Selbstbild stärker infrage als das weibliche. Das erschwert Männern den Weg in psychotherapeutische Behandlung.

Die geringere Inanspruchnahme von Psychotherapie bei Männern ist aber kein Hinweis auf geringeren Bedarf; darauf deutet schon die deutlich höhere Rate an vollzogenen Suiziden bei Männern hin. Es ist also für das Gesundheitssystem im Allgemeinen, für Therapeuten und Therapeutinnen sinnvoll, sich Gedanken darüber zu machen, wie man Psychotherapie für Männer niedrigschwelliger gestalten kann.

66.3 Anregungen zu geschlechtersensibler Therapie

Im Folgenden einige am männlichen Stereotyp orientierte Ideen zur Therapiegestaltung:

Typische Elemente männlichen Erlebens	Ideen für den therapeutischen Umgang
Der Status ist eine wichtige Dimension der Selbst- und Fremdbeurteilung. Statusgefährdende Situationen oder solche, die mit einem hohen Status nicht kompatibel sind (leiden, klagen, Hilfsbedürftigkeit zeigen), werden als bedrohlich bzw. besonders aversiv empfunden.	einen einfachen, nicht als stigmatisierend empfundenen Zugangsweg schaffen, z. B.: online, über nicht zu problemorientiert oder therapeutisch klingende Wortwahl, über Lebensweltorientierung (Schäfer & Schulte, 2016) Ressourcenorientiert arbeiten! psychoedukative Elemente der Therapie stärken: hier wird Expertenwissen über die Funktion der Psyche vermittelt Spiel mit Metaphern wie »seelische Wartung«, »Check-up«, »Training«, »Coaching«, die an positive Unterstützungserfahrungen anknüpfen Bagatellisierungstendenzen hinterfragen
hohe Schamschwelle beim Berichten von Problemen	ggf. Sitzordnung überdenken: Alternativen zu direktem Blickkontakt Alternativen zum mündlichen Bericht überlegen: Schriftlich? Online? Per Skala oder Fragebogen?
Gefahr von Einsamkeit in Krisensituationen	gruppentherapeutische Angebote erwägen
wenig Erfahrung mit Reflexion über die eigene Person, die Ursache von Problemen wird als in der Außenwelt wahrgenommen. Befriedigende Lösungen setzen im Außen an Selbstreflexion wird als sinnlos empfunden; besser sind konkrete Lösungsschritte, bei dem man Fortschritte und Ergebnisse erkennen kann	möglichst viele Elemente in die Therapie einzubauen, die Selbstwirksamkeitserleben zulassen Beobachtungsaufgaben geben, z. B. unterstützt durch Technik (Apps, Tracker o. ä.), die Selbstwahrnehmung trainieren

Teil VII

Typische Elemente männlichen Erlebens	Ideen für den therapeutischen Umgang
Cave: berufliche Rolle ist zentraler Teil der eigenen Identität; Scheitern auf diesem Gebiet wird als sehr bedrohlich wahrgenommen höhere Wahrscheinlichkeit von Gewalterfahrungen (sowohl als Täter oder Opfer), hohe Schamschwelle bei Gewalterfahrung als Opfer	hellhörig werden, supportiv arbeiten, aktiv erfragen
Versorgerlogik: Fürsorge durch materielle Versorgung und praktische Unterstützung für Dritte	als Ressource nutzen!

Weitere Anregungen zu einer für viele Männer niedrigschwelligen Gestaltung von Therapie finden sich auf der Homepage des Kieler Psychotherapeuten Johannes Vennen (http://www.maennergesundheit-sh.de/).

Im Folgenden eine unvollständige Auflistung einiger zum weiblichen Stereotyp passenden Empfindens- und Verhaltensmuster, die je nach Kontext als vulnerabel oder als Ressource wirken können (Piontek, 2017).

Typische Elemente weiblichen Erlebens	Mögliche therapeutische Relevanz
hohe Beziehungsorientierung, empfundene Verantwortung für das soziale Klima im Nahumfeld	gute Chancen auf ein emotional unterstützendes soziales Netz, aber häufig Belastung durch emotionale Verantwortung für mehrere Personen und Generationen; Gefahr von Gratifikationskrisen Konfliktfähigkeit oft wenig trainiert, Schwierigkeiten bei der Wahrnehmung bzw. beim Zugeben eigener aggressiver Impulse
routinemäßige Beschäftigung mit der eigenen Außenwirkung, hinsichtlich Verhalten wie körperlicher Attraktivität	hohe Fähigkeit zu Selbstreflexion, aber hohe Abhängigkeit des Selbstwertgefühls von Akzeptanz und Resonanz von Dritten
Schwächen zuzugeben wird seltener als bedrohlich empfunden; im Gegenteil kann es ein Mittel sein, um Nähe oder Gemeinschaft herzustellen oder um Unterstützung zu erhalten.	Offenes Zugeben von eigenen Stärken ist dagegen oft wenig trainiert und aktiviert leicht Furcht vor Gruppenausschluss als Sanktion für »Angeberei«.
Selbstwahrnehmung als potentielles Opfer, routinemäßige Überprüfung von Situationen auf Gefahrenpotenziale	Risikoaversion, präventives Einschränken von Handlungsspielräumen

Teil VII

FAQ

Wie kann ich – z. B. im stationären Kontext – damit umgehen, wenn die Klientin oder der Klient die Therapie bei mir aufgrund meines Geschlechts ablehnt?

Ab und zu wünschen sich Klientinnen oder Klienten explizit eine weibliche Therapeutin oder einen männlichen Therapeuten. Vermutlich haben noch deutlich mehr Klientinnen entsprechende Wünsche, die sie aber nicht zur Sprache bringen. Während sich solche Anliegen im ambulanten Setting durch die (in der Theorie) freie Wahl einer Therapeutenwahl von selbst sortieren, ist die Umsetzung im stationären Setting häufig schwieriger.

Grundsätzlich ist es legitim, dass sie sich ihre Therapeutin aussuchen. Sie sollen sich schließlich seelisch öffnen. Dabei helfen optimale Bedingungen, zu denen auch Fantasien darüber gehören, bei wem man sich mit welchen Themen aufgehoben fühlt, ebenso wie geschlechterstereotype Vorstellungen davon, wie sich männliche oder weibliche Therapeuten unterscheiden. An diesem Punkt kann es sinnvoll sein, in systemischer Manier gemeinsam zu erkunden, was hinter diesem Wunsch steckt. Welche Erfahrungen (z. B. traumatische Erfahrungen mit Bezugspersonen oder Behandlern des abgelehnten Geschlechts), Vorstellungen, Erwartungen und (besonders wichtig) Befürchtungen verbindet die Klientin mit Therapeuten des jeweiligen Geschlechts? Was wäre anders, wenn die Therapeutin ein Mann oder der Therapeut eine Frau wäre? Was müsste der Therapeut tun, sagen oder bleibenlassen, um »weibliche Therapie« anzubieten? Was dürfte die Therapeutin auf gar keinen Fall tun, um nicht dem Klientenbild von »typisch weiblicher« Therapie zu entsprechen, oder andersherum?

Bei solchen Reflexionen ist natürlich Fingerspitzengefühl gefragt – speziell, wenn der Verdacht besteht, dass der Wunsch vor dem Hintergrund einer (sexualisierten) Gewalterfahrung geäußert wird; nicht jede Klientin wird sich auf solche Überlegungen einlassen. Sie bieten damit aber die Chance, neue, unerwartete Interaktionserfahrungen zu machen und so starre geschlechterstereotype Ideen zu verflüssigen.

Weiterführende Literatur

Butler, J. (1991). Das Unbehagen der Geschlechter. Frankfurt / M.: Suhrkamp

Eickhorst, A. & Röhrbein, A. (Hrsg.). (2016). »Wir freuen uns, dass Sie da sind!« Beratung und Therapie mit Vätern. Heidelberg: Auer.

Möller-Leimkühler, A. (2016). Vom Dauerstress zur Depression. Wie Männer mit psychischen Belastungen umgehen und sie besser bewältigen können. Munderfing: Fischer & Gann.

Piontek, R. (2017). Doing Gender: Umgang mit Rollenstereotypen in der therapeutischen Praxis. Tübingen: dgvt.

Einordnung der Lektüre

- Das Unbehagen der Geschlechter (Butler, 1991): liefert hochrelevante Ideen, ist breit rezipiert, aber als Originaltext schwer verständlich
- Vom Dauerstress zur Depression (Möller-Leimkühler, 2016): richtet sich vorwiegend an Laien, ist aber wissenschaftlich fundiert
- Doing Gener. Umgang mit Rollenstereotypen in der therapeutischen Praxis (Piontek, 2017): ausführlich und trotzdem prägnant, wissenschaftlich sehr fundiert, gut lesbar, dezenter verhaltenstherapeutischer Hintergrund

67 Systemische Therapie bei Migration und Flucht

Andrea Lanfranchi

67.1 Hintergrund und Besonderheiten

Armut und Arbeitslosigkeit, Kriege und Naturkatastrophen, Vertreibung und Intoleranz, aber auch Streben nach Innovation und Erfolg bringen seit jeher Menschen in Bewegung. Die transnationale Mobilität hat in den letzten Jahren stark zugenommen, was zu vielen gesellschaftlichen Vorteilen, aber auch zu manchen Irritationen, Orientierungsschwierigkeiten und Verhärtungen führt. Diese sind auch bei Fachpersonen in Psychotherapie und Beratung zu spüren, denn auch sie sind vor Verunsicherungen in Bezug auf ihre Positionierung in der »mehrkulturellen Gesellschaft« nicht gefeit.

»Der ›Fremde‹ muss jede Situation in einer neuen Gruppe, die von deren Angehörigen fraglos bewältigt wird, neu definieren. Dabei stößt er jedoch auf Schwierigkeiten: Individuelles hält er für Typisches, Typisches für Individuelles, Rezeptwissen begegnet er mit Misstrauen, er weiß nicht, wann Zurückhaltung und wann Engagement am Platz ist. Es gibt Menschen, die diese Übergänge nicht schaffen, und einige von ihnen finden wir in psychiatrischen Kliniken« (Hildenbrand, 1983, Cover).

Treten psychosoziale Belastungen bei Zuwanderern auf, so betreffen sie folgende Bereiche:

- die soziale Stellung in der Gesellschaft: erschwerte gesellschaftliche und fehlende politische sowie geringe Einflussnahme auf die Verteilung kollektiver Güter, vor allem aufgrund der beschränkten strukturellen Eingliederung im Beschäftigungssystem
- die Bildungssituation: ungleiche Bildungschancen bei Kindern und Jugendlichen mit Migrationshintergrund durch Mechanismen institutioneller Diskriminierung und frühe Selektion
- die Gesundheitssituation: tendenziell schlechter werdende Gesundheitslage und eingeschränkter Zugang zur Gesundheitsversorgung
- die Einkommens- und Wohnsituation: Zugehörigkeit zu den Working Poor und enge Wohnverhältnisse in prekärer Wohnumgebung

Psychotherapie mit Migrantinnen und Migranten kann aus folgenden Gründen anspruchsvoll sein: Der Patient / die Klientin hat eine belastete und belastende Vorgeschichte mit biografischen Brüchen, Entbehrungen, manchmal kindlicher Deprivation und / oder Gewalt. Bei Flüchtlingen führen traumatische Ereignisse je nach Studie in einem Drittel bis zur Hälfte der Fälle zu Posttraumatischen Belastungsstörungen (PTBS) (Steel et al., 2009). An einer Schweizer Zufallsstichprobe haben Heeren et al. (2014) gezeigt, dass Asylsuchende im Vergleich zur Gesamtbevölkerung häufiger an

PTBS leiden: 54 % vs. 8 % bei Schweizer Bürgern und 17 % bei Arbeitsmigranten mit Aufenthaltsbewilligung. Auch Depressionen und Angststörungen kommen deutlich häufiger vor: 85 % vs. 11 % bei Schweizern und 17 % bei Arbeitsmigranten, resp. 63 % vs. 14 % und 13 %. Zur Psychopathologie führen gemäß Resultaten dieser Studie nicht nur traumatische Erfahrungen in der Vorgeschichte, sondern auch Faktoren im Zusammenhang mit einem unsicheren Aufenthaltsstatus.

Nicht jedes Trauma traumatisiert: Die PTBS-Prävalenz ist zwar bei Asylsuchenden und Flüchtlingen hoch, und Depressionen sowie Angststörungen kommen sehr häufig vor. Dennoch sind auch im Falle von traumatischen Ereignissen, familiengeschichtlichem Elend und persönlichen Tragödien oft besondere Widerstandskräfte zu erkennen und Ressourcen vorhanden, die psychotherapeutisch zu nutzen sind.

Der Patient bzw. die Klientin kann sich in der Lokalsprache (noch) nicht verständigen, geht (noch) keiner Erwerbstätigkeit nach, ist generell (noch) nicht oder wenig integriert (BFS, 2017).

> **!** Gesellschaftliche, soziale, kulturelle, sprachliche Anpassungsleistungen sind nötig, stellen aber je nach individuellen oder familiären Besonderheiten eine mehr oder weniger hohe Hürde dar. Vor allem geschehen sie nicht von heute auf morgen: Es braucht Zeit, bis Migranten Übergänge schaffen, was auch von Integrationsangeboten des Zuwanderungslandes abhängt.

Der Patient bzw. die Klientin hat einen erschwerten und ambivalenten Zugang zum Gesundheitssystem. Einerseits ist die Bereitschaft groß, sich einer Behandlung anzuvertrauen, und v. a. medizinische Institutionen werden ihres Ausbaustandards und ihrer Effizienz wegen bewundert. Andererseits weicht diese Bewunderung einem Misstrauen gegenüber anderen Rationalitätsmodellen und Krankheitsverständnissen, sodass sich in gewissen Fällen Widerstandsreaktionen entwickeln können.

Kultursensible Fachpersonen können mit solchen Ambivalenzen umgehen. Mit ihrer Beziehungskompetenz erfassen sie die spezifischen Anliegen und klären den Auftrag unter Berücksichtigung und Respektierung anderer Denk-, Zeit- und Heilungsmodelle.

Migration hat viele Gesichter

Folgende Übersicht zeigt, wie facettenreich das Gesamtbild von Migrantinnen und Migranten in westeuropäischen Ländern sein kann.

Status

- Arbeitnehmer und ihre Familien
- angeworbene Fachpersonen (Wissenschaftler, Informatiker, Krankenpflegepersonen etc.)
- Menschen ohne regulären Aufenthaltsstatus (»Sans Papiers«)
- deutschstämmige Aussiedlerfamilien

- Asylbewerber
- anerkannte Flüchtlinge
- Kontingentflüchtlinge etc.

Herkunft
- Migranten aus EU-/EFTA-Ländern (Personenfreizügigkeitsabkommen)
- Migranten aus asiatischen, afrikanischen, süd- und nordamerikanischen Ländern oder aus osteuropäischen Staaten außerhalb des EU-Raums

Sprache
- nur Erstsprache
- zweisprachig
- mehrsprachig

Aufenthaltsstatus
- Aufenthaltsbefugnis
- Aufenthaltsberechtigung
- Aufenthaltsgenehmigung
- »Vorläufig Aufgenommene« etc.

Aufenthaltsdauer
- im Zuwanderungsland geboren (zweite oder dritte Generation)
- seit vielen Jahren im Zuwanderungsland
- seit wenigen Jahren oder zeitlich befristet im Zuwanderungsland

Familienform
- Mehrgenerationenfamilie
- Kernfamilie
- Erweiterte Familie
- Single

Religionszugehörigkeit
- Christen
- Muslime
- Juden
- Buddhisten
- Konfessionslose etc.

Bildung
- nur Primarschule besucht
- Sekundarschule absolviert
- Analphabeten
- mit / ohne Berufsausbildung
- Studienabschluss

Tätigkeiten

- Arbeitnehmer
- Selbstständige / Unternehmer
- Studierende
- Familienarbeit
- Wissenschaftler
- Ruheständler / Pensionäre
- Erwerbslose etc.

Ausgehend von dieser Vielfalt sollte man sich in der Praxis davor hüten, generalisierend von »den Migranten« ohne weitere Spezifizierungen zu reden. Vielmehr geht es in der Systemischen Therapie mit zugewanderten Familien, Paaren und Einzelpersonen darum, ihre Lebenswelten sowie Deutungsmuster von innen her genau zu erkunden, statt ihnen von außen her vorurteilsbeladene Kulturmythen überzustülpen. Dafür muss man aber zuerst durchaus Grundlagenwissen zum Allgemeinen abrufen können (etwa kulturanthropologische Informationen, s. am Beispiel der Balkanländer Kaser, 1995). Gleichzeitig muss man offen sein für das Besondere, das nur für die vor uns stehende, einzigartige Familie (oder das Paar oder das Individuum) gilt.

Versucht man trotzdem, die für die psychotherapeutische Arbeit relevanten zentralen Punkte im Vergleich zwischen Klientel mit und ohne Migrationshintergrund herauszuarbeiten, so kommt man zu folgenden groben Unterschieden:

- Nach der Migration und/oder der Flucht gibt es fast immer einen Verlust von Unterstützungssystemen, weil die erweiterte Familie häufig weit weg lebt.
- Die Sprache und Kommunikation sind erschwert.
- Tradierte Rollen, etwa zwischen Mann und Frau (vor allem dann, wenn die Frau eine Erwerbstätigkeit aufnimmt), werden restrukturiert, was zu Verunsicherungen führen kann.
- Die transnationalen Beziehungen mit der Herkunftsfamilie sind eine Ressource, manchmal aber auch eine Last, vor allem dann, wenn Verwandte finanziell unterstützt werden müssen.
- Der Aufenthaltsstatus kann prekär sein, zum Beispiel in der Schweiz bei Asylsuchenden im Falle der Aufenthaltsbewilligung F (»vorläufig aufgenommen«).
- Es gibt oft Loyalitätskonflikte bei den Kindern aufgrund divergierender Botschaften, die etwa vom Eltern- und vom Schulsystem kommen.

Teil VII

67.2 Systemtherapeutische Ziele und Strategien

Interkulturelle Kompetenz erwerben. Die Verschränkung von allgemeinem Hintergrundwissen und fallspezifischem Verstehen führen zum Aufbau interkultureller Kompetenz als die Fähigkeit, die besondere Situation von Familien, Paaren oder Individuen kontextbezogen zu verstehen und entsprechende Handlungsweisen daraus abzuleiten. Im Zentrum stehen die in der Übersicht gelisteten Schritte (Hegemann, 2004).

(1) Ich setze mich mit den eigenen kulturellen Sichtweisen und Voranahmen auseinander.
(2) Ich kann Ambivalenzen aushalten, das heißt, ich kann trotz Denkmodellen, die von meinen divergieren, kooperieren.
(3) Ich reflektiere über die Gesprächskultur der eigenen Organisation (wie erfolgt in meiner Einrichtung die Kommunikation mit dem Migrationsklientel?) und ändere sie bei Bedarf.
(4) Ich beschaffe mir bedeutsame Informationen über Familienstrukturen und Rollenverständnis, Bedeutungssysteme von Krankheit oder Behinderung, Religion und Glauben, sozioökonomische Situation im Herkunftsland, aber auch Lebensbedingungen im Aufnahmeland. Hierzu frage ich mich zum Beispiel: Was unterscheidet diese portugiesische Familie in Schlieren von portugiesischen Familien in Portugal und von anderen portugiesischen Familien in Deutschland?

Transformationsdynamik erfassen und ermöglichen. In den ersten Phasen der Exploration mit Migrantinnen und Migranten werden gewöhnlich zwei Fragenkomplexe in den Vordergrund gesetzt: Wo und wie lebten die Leute vor der Migration, sowie wo und wie leben sie heute im Aufnahmeland; also die Frage nach dem Dort und Damals im Vergleich zum Hier und Jetzt. Allzu oft wird aber eine dritte, im Hinblick auf Entwicklung und Veränderung sehr bedeutsame Dimension vergessen, nämlich die Frage nach der Zeit dazwischen. Es geht also darum, herauszufinden, wie Individuen, Paare und Familien die bisherigen Prozesse von Übergängen von einer Kultur in die andere bewältigt haben bzw. wie sie diese Prozesse im weiteren Verlauf ihres »Ankommens« gestalten werden. Solche Übergänge lassen sich typischerweise als Phasensequenz darstellen (adaptiert aus Sluzki, 1979).

(1) **Vorbereitung der Migration.** Wer trifft die Entscheidung und aus welchen Gründen? Probelauf oder definitiv? Gesetzlich geregelt oder illegal?
(2) **Erste Schritte im Aufnahmeland.** Auf welche Unterstützungssysteme kann die eingewanderte Person zurückgreifen? Von welchen Denkmodellen, Motivationen und Gefühlen wird ihr Handeln geleitet?
(3) **Konsolidierung und Konfliktverleugnung.** Insbesondere im Falle einer vorgängigen Einwanderung eines Familienmitglieds (häufig des Ehemanns resp. des Vaters): Wie nützt er seinen Erfahrungsvorsprung, wie führt er die Nachkommenden in die neue Umgebung ein?
(4) **Destabilisierung und Krise.** Wie gehen eingewanderte Personen und ihre Kinder mit Veränderungen im Rollenverständnis um?

(5) **Anschluss.** Werden überlieferte Sinnzusammenhänge und Lebenslaufmuster, die angesichts einer veränderten Situation nicht mehr zur Orientierung taugen, umgearbeitet und unter Umständen mit »fremden« Kulturelementen in eine neue Synthese gebracht?

! In der Systemischen Therapie bei Migranten geht es nicht darum, zu konstatieren, wo sich ein Individuum, ein Paar oder eine Familie »kulturell« befindet, sondern herauszufinden, wie sie die bisherigen Übergänge vom Herkunfts- ins Zuwanderungsland gestalten konnten und wie sie sich im dynamischen Verlauf der Integration transformiert haben: In welcher Phase befindet sich die Familie oder das Individuum, und wie wurden die vorhergehenden Phasen bewältigt? Oft ist der Wandel seit einiger Zeit im Gange, aber noch nicht so weit gediehen, dass die Alltagsbewältigung in der Aufnahmegesellschaft störungsfrei gelingt.

Im Rahmen dieses dynamischen Verlaufsmodells sind Momente der Rigidität, manchmal auch des Widerstandes in Therapie und Beratung nichts Pathologisches, sondern normal. Der Versuch, die Stabilität der Familie zu erhalten, bewirkt während der dritten Phase, dass häufig überkompensiert wird: Familienregeln werden strikt gehandhabt und es herrscht eine gewisse Starrheit in der Familienorganisation vor. Die Familie entwickelt eine große interne Kohäsion und leistet Widerstand gegen als bedrohlich aufgefasste Einwirkungen von außen als Überlebensprinzip. Wird die nächstfolgende Stufe der Destabilisierung zugelassen, stehen die Chancen gut, dass Konflikte – statt vermieden oder verdrängt – angegangen werden, was die Möglichkeit der Strukturtransformation erhöht und eine vielschichtige Verankerung an die Lebenspraxis der Aufnahmegesellschaft erleichtert. Das krisenhafte Geschehen der vierten Phase dient demzufolge paradoxerweise genau dazu, die familiale Stabilität durch einen Bruch dieser Stabilität zu erhalten. Diese dialektische Figur wird im empirisch validierten Circumplex-Modell von Olson und McCubbin (1983) gut ersichtlich. Familien müssen auf beiden Ebenen der Familienkohäsion und -adaptation zu einer gelungenen Balance kommen, wenn sie adäquat funktionieren wollen. Zu große Nähe auf der Kohäsionsdimension führt zur Verstrickung (»enmeshment«), zu geringe Nähe zum Rückzug (»disengagement«). Zu viel Wandel bezüglich der Adaptabilitätsdimension führt zum Chaos, zu wenig Wandel zur Rigidität. Notwendig ist – bei allen Familien, angesichts des Integrationsdrucks aber ganz besonders bei Migranten – eine gewisse Virtuosität im Balancieren zwischen Integration nach innen (also Erhalten von Traditionen und Familienintimität) und Öffnung nach außen (also Wandel durch das Erschließen außerfamilialer Bereiche).

Deutungsmuster erfassen und neue Denkmodelle ermöglichen

Individuen, Paare und Familien unterscheiden sich in der Art und Weise, wie sie mit kritischen Lebenssituationen umgehen, und der Migrationszustand ist einer davon.

Während dasselbe Ereignis von einem Individuum oder einer Familie so bewältigt werden kann, dass es Anlass für positive Entwicklungsprozesse und Wachstum ist, können andere dadurch komplett destabilisiert werden, hoffnungslos blockiert bleiben oder sogar daran zerbrechen. Ob die erste oder die zweite Möglichkeit der Problembewältigung eintritt, hängt im Wesentlichen von der kognitiv-subjektiven Einschätzung der Situation durch die Betroffenen im System Individuum-Familie-Umwelt ab. Damit sind die Konstrukte der Wirklichkeit gemeint, welche das Denken und Handeln der Betroffenen steuern.

Migration und Flucht sind in aller Regel ein aktiver Schritt zur Problembewältigung, um aus einer Situation der Not oder der Unterdrückung auszubrechen. Migrierende und Flüchtlinge sind bereit, sich auf Neues einzulassen und Risiken einzugehen. Fatalistische Einstellungen (»Ich kann in meinem Leben sowieso nichts ändern«) und personadressierte Lebensorientierungen (»Um weiter zu kommen, brauche ich Begünstigungen von Freunden«) werden zugunsten neuer Weltanschauungsmuster revidiert (»Eine gute Arbeitsstelle finde ich, wenn ich über die notwendigen Qualifikationen und eine Arbeitsbewilligung verfüge«). Dennoch ist es nach der Migration möglich, dass die eigene Existenz erneut als vom übermächtigen Schicksal gekennzeichnet bestimmt wird. Wie vorher in einer Welt der sozioökonomischen Stagnation oder politisch-religiösen Verfolgung wird die eigene Existenz weiter als Spielball von kaum beeinflussbaren Kräften betrachtet. Das hat sowohl mit den Zuwanderungsbestimmungen und mit der Integrationspolitik des Aufnahmelandes (Partizipationsmöglichkeiten vs. Abschottung) als auch mit eigener Familienbiografie, die je nach Ressourcen und Belastungen zu Sonderleistungen ansporn oder entwicklungshemmend wirkt.

Bei Untersuchungen über Bildungsprozesse bei Kindern aus Migrationsfamilien können fallrekonstruktiv drei idealtypische Familienorientierungsmuster identifiziert werden, die in engem Zusammenhang mit biografischen Elementen stehen (Lanfranchi, 2002):

- **Vorwärtsgewandte Familien.** Sie sind trotz Belastungen gut in der Lage, ihr Schicksal in die eigenen Hände zu nehmen und ihr Leben autonom zu gestalten. Sie können das Spannungsverhältnis zwischen Traditionen und Modernisierung auch dank kommunikativer Kompetenz angemessen regulieren, sich auf real veränderte Formen der Lebenspraxis einlassen, statt sich an tradierten Sinnstrukturen festzuklammern. Außerdem haben sie das Gefühl und das Vertrauen, trotz gesellschaftlicher Unterprivilegierung Lebensereignisse zumindest teilweise mitbestimmen zu können.
  Ein Beispiel: Auf die Frage, ob sie möchten, dass ihre heranwachsende Tochter eines Tages heiraten wird, antwortet zuerst der aus Süditalien stammende Vater: »Ach, vielleicht heiratet sie gar nicht, mit 18 oder 19 findet sie einen Freund und zieht mit ihm zusammen«. Die Mutter: »Ist sie glücklich, sind alle glücklich«.
- **Blockierte Familien.** Sie zeigen eine traditionsgebundene Wertordnung, die wesentlich ausgeprägter ist als beim ersten Typus. Sie sind stark nach innen zentriert und schotten sich nach außen ab, sodass sie nicht mehr dort und noch nicht hier sind – wie Bergsteiger, die sich mitten in der Bergwand verstiegen haben und weder

Teil VII

vorwärts noch rückwärts kommen (Frigessi Castelnuovo & Risso, 1986). Schrumpfende Entwicklungsperspektiven, manchmal auch die Revitalisierung des Ethnischen haben nicht primär, jedenfalls nicht nur, mit realen Diskriminierungserfahrungen zu tun, sondern vorwiegend mit Eigenschaften ihrer Lebensgeschichte im Generationenverlauf. Ihre Lebensentwürfe in Bezug auf die Perspektiven der Kinder sind autonomiehemmend.
Ein Beispiel: Auf die gleiche Frage nach der Heiratsdisposition der Tochter antwortet ein anderer süditalienischer Mann, »Das können wir gar nicht wissen, aber jetzt haben wir im Heimatdorf die obere Wohnung fertig ausgebaut und sie kann dort hinziehen«. Seine Frau: »Sie soll einen Italiener heiraten, sicher keinen Schweizer. Es ginge auch mit einem Römer; wenigstens, dass er Italiener ist«.

- **Rückwärtsgewandte Familien.** Sie haben ebenfalls Mühe, die divergierenden Orientierungsmuster der Aufnahmegesellschaft mit einer autonomen Lebenspraxis zu vereinen. Ein Wandel ist zwar möglich, fokussiert sich jedoch auf die Perspektiven der Rückkehr, statt auf die eines Ankommens am Lebensort. Damit der Mythos der Rückkehr aufrechterhalten werden kann und durch nichts gefährdet wird, werden die traditionellen Rollenstrukturen auf der Paarebene und auf der Ebene der Eltern-Kind-Beziehung zementiert. Die möglichen Konsequenzen sind offensichtlich: Das Leben in einem (Dauer-)Provisorium erschwert und verhindert in vielen Fällen die Integration in die Aufnahmegesellschaft. Das »Opfer-bringen-für-eine-bessere-Zukunft« kann bedeuten, dass Konflikte im Hier und Jetzt verdrängt statt gelöst werden. Insbesondere Kinder im Schulalter haben in einer solchen Situation Mühe, Leistungsziele zu erreichen, weil sie in Loyalitätskonflikten stecken.
  Ein Beispiel: Auf die Frage nach dem Berufswunsch schüttelt eine in der Schweiz geborene, aus einer portugiesischen Familie stammende 15-jährige Schülerin den Kopf und schaut verdattert auf die Eltern. Die Mutter sagt: »Wir haben auch keine Ahnung, denn: Geht einer von uns zurück, gehen alle zurück«.

67.3 Klinische Praxis

Ein grundlegender Wirkfaktor in der Psychotherapie ist die Qualität der Beziehung zwischen Psychotherapeut oder Psychotherapeutin und Klient oder Patientin (Grawe, 2005, Kap. 3). Das gilt ganz besonders in der Arbeit mit Migrantinnen und Migranten im Falle von traditional-orientierten, partikularistisch statt universalistisch ausgerichteten Denkmustern. Das Annehmen von Psychotherapie und Beratung ist für viele ungewohnt und schambesetzt, denn Probleme werden nur in äußerster Not außerhalb der Familie »veröffentlicht« (eine italienische Redewendung sagt: Die schmutzige Wäsche soll man zu Hause waschen).

Deshalb ist das Herstellen von persönlicher Nähe, wenn möglich schon bei der telefonischen Terminvereinbarung, ganz wichtig (Prior, 2006). Vor allem zu Beginn sind mehr als Fachwissen Freundlichkeit, Aufmerksamkeit, Geduld, Respekt und Verständnis nötig. Professionelle bringen sich als Person ins Spiel und bleiben nicht auf Distanz. Gewiss findet Psychotherapie in einem Rahmen statt, der durch vorgegebene Rollen strukturiert ist, und die Psychotherapeutin tritt mit dem Klienten in einen professionellen, nicht privaten Kontakt. Damit Öffnung möglich wird und auch intime Themen zur Sprache kommen, muss aber ein Zugang zur besonderen Lebenspraxis der Klienten und Patientinnen gefunden werden, was neben einer situationsangemessenen affektiven Abstimmung auch Mitmenschlichkeit voraussetzt. Bleiben Therapeutinnen und Berater wenig fassbar, werden sie vor allem von Migrantinnen zum Beispiel direkt gefragt, ob sie Kinder haben. Das könnte als Aufforderung aufgefasst werden, Stellung zu nehmen bezüglich Lebenserfahrung, ist aber häufig ein Hinweis auf die Notwendigkeit eines Austausches von Zugehörigkeit.

Das Meilener Therapiekonzept. Das Konzept des »Fallverstehens in der Begegnung« (Welter-Enderlin & Hildenbrand, 2004; Borst, 2017, Kap. 3) begründet und integriert diese Balance zwischen dem Primat der Annäherung bei gleichzeitigem Verbleiben in der professionellen Rolle und ist deshalb sehr geeignet für die psychotherapeutische Arbeit bei Migration und Flucht. Obwohl im Vordergrund die Begegnungskompetenz steht und die Fallspezifität der Klientin oder des Patienten betont wird (Systemtherapie mit Migranten), wird selbstverständlich die Ebene des allgemeinen wissenschaftlichen Referenzwissens nicht vernachlässigt (theoretische Konzepte, diagnostische Begriffe, Verfahrenspläne für eine Systemtherapie von Migranten). Im Meilener Konzept haben auch die Handwerkzeuge ihren festen Platz, u. a. die interkulturelle Genogrammarbeit (Hardy & Laszloffy, 1995; s. auch Kap. 13), die Verwendung migrationssensibler Fragen (s. unten) und das Einsetzen passender Rituale. Ausgehend vom Konstrukt des »ambiguous loss« (Boss, 2008), wonach nach der Migration aufgrund vielfältiger Brüche und Belastungen nahe Verwandte manchmal physisch abwesend, aber psychisch sehr präsent, oder umgekehrt physisch präsent, aber psychisch sehr abwesend sind, schlägt Falicov (2002) für der Therapie mit Migranten die Unterstützung bzw. den Einsatz von Ritualen vor, zum Beispiel:

- Verbindungsrituale wie Besuche, Geschenke ...
- Erinnerungsrituale wie Erzählungen über die Vergangenheit ...
- Erholungsrituale wie das Erschaffen neuer Räume (etwa der »Schrebergarten«) …
- Kulturrituale wie religiöse Praktiken, Feste bei Lebenszyklus-Übergängen etc. …

Was tun bei Blockaden?

Eine der großen Herausforderungen ist der therapeutische Umgang mit rigiden Individuen, Paaren und Familien, die gestützt auf obige Metapher und Typologie »sich mitten in der Bergwand verstiegen haben«, also sich weder vorwärts noch rückwärts bewegen können. Wie können sie darin unterstützt werden, vermehrt das Vertrauen zu entwickeln, Ereignisse, die in ihrem Leben auftreten, mindestens teilweise vorhersagen und mitbestimmen zu können?

Die therapeutische Sequenzierung sieht schematisch folgendermaßen aus:

(1) **Ordnung.** Die Therapeutin macht sich auf dem Weg zu den Denkmodellen, Gefühlen und Handlungsspielräumen der Betroffenen (etwa gestützt auf unten angegebene migrationssensible Fragen). Anhand eines narrativen Vorgehens

Teil VII

versucht sie, die Lebenswelten des Individuums, des Paars oder der Familie in ihrer inneren Logik zu erfassen. Blankenburg (1981) nennt dies »die Versenkung in den einzelnen Fall« beziehungsweise »die Vertiefung in das individuelle Gefüge einer geschichtlich gewachsenen Familie (...) mitsamt der Welt, in der sie lebt« (S. 16). Die Geschichten aus dem Familiengedächtnis werden im interaktionellen Geschehen mit der Therapeutin, da sie erzählt werden, neu redigiert, was eine ordnende Wirkung hat.

(2) **Störung.** In einem zweiten Schritt werden Deutungsmuster, die einem Individuum, einem Paar oder einer Familie nicht mehr helfen, funktional zu entscheiden und zu handeln, destabilisiert, ja sogar »perturbiert« (Maturana & Varela, 1987). Cecchin et al. (2003) bezeichnen dies als Irreverenz (Respektlosigkeit), wohlverstanden nicht für die Personen, sondern für ihre hinderlichen Konstrukte der Wirklichkeit. Blockierende Denkmodelle können wir mit systemischen Interviewtechniken »infrage stellen« (Tomm, 1989; s. folgend). Die destabilisierende Wirkung überraschender Fragen erhöht die Chancen der Klienten, neue Optionen für ihr Handeln zu finden und neue Entwicklungen in Gang zu setzen, weil die Perspektiven »verrückt« werden (Brücher, 1988).

(3) **Neue Lebensentwürfe.** Nachdem eingefrorene Geschichten sozusagen aufgetaut sind, werden Zukunftsszenarien konkretisiert. Sie sollen wohlverstanden nicht aus belehrenden Instruktionen zur Propagierung eines idealen Familienmodells, sondern aus der spezifischen Fallstruktur hervorgehen. Durch die Verbindung von Vergangenheit und Zukunft wird somit ein Boden für Entwicklungen geschaffen (Papp & Imber-Black, 1996).

Mehrdimensionale Fallanalyse. Das Modell der mehrdimensionalen Fallanalyse bei Migration und Flucht (s. Übersicht) ist dienlich und wichtig, um die Komplexität der Arbeitshypothesen zu ordnen und um Fehldeutungen zu vermeiden. Manchmal werden kulturelle Aspekte zu stark in den Vordergrund gestellt. Beispielsweise kann man beziehungsdynamische Mechanismen bei der Entstehung von Konflikten bei Paaren nicht immer kulturell erklären, so wie soziale Belange nicht psychologisiert und kulturspezifische Aspekte nicht pathologisiert werden sollten. Das Abwägen der verschiedenen Faktoren erleichtert ein umfassendes Fallverstehen, was sich vor allem in der Supervision oder bei Fallbesprechungen im Team bewährt: Jeder berücksichtig während der Fallvorstellung eine bestimmte Dimension, die zu einem ausdifferenzierten Austausch von Hypothesen und am Schluss zu einer oder mehreren systemischen Problemdefinitionen führt.

Übersicht

Mehrdimensionalen Fallanalyse (adaptiert nach Kunze, 1998)
Kulturspezifische Faktoren

- Sprache und Kommunikation
- nonverbale Kommunikationsmuster
- Religion, kulturelle Werthaltung

- soziale Rollen Frau und Mann
- soziokulturelles Milieu, Subkultur(en)

Migrationsspezifische Faktoren
- Prozessverlauf der Migration
- Ausländergesetzgebung
- gesellschaftliche Partizipation
- Diskriminierung und Rassismus
- Erwartungs- und Erfüllungsdynamik

Psychologische Dimension
- Familiendynamik
- Entwicklung emotional, kognitiv etc.
- Persönlichkeitsstruktur
- Lebensplan, Sinnfragen

Soziale Dimension
- gesellschaftliche Rahmenbedingungen
- Einkommen, Arbeit
- Wohnlage, Wohnverhältnisse
- Bezug zu Gemeinwesen und Netzwerke

Migrationsspezifische Anamnese. Gestützt auf das Modell in der Übersicht sowie auf obiges Phasenmodell der Migration lässt sich eine handliche Einteilung zur Erhebung der Anamnese ableiten:

- Herkunftsgeschichte: soziales Umfeld, Familienstruktur, schulische und berufliche Entwicklung, politische Situation, religiöse Praxis, Gesundheitsangebote
- Migrationsgeschichte: Motive für die Migration, Umstände und Verlauf, Dauer, Stationen, Beteiligte, Traumatisierungen
- Integrationsgeschichte: rechtliche Lage (Aufenthaltsstatus), soziale Lage (Arbeiten, Wohnen, Vernetzung), transnationale Kontakte, ökonomische Lage (Möglichkeiten, Verpflichtungen), Gesundheitsverhalten

Migrationssensible Fragen

Eine weitere hilfreiche systemtherapeutische Möglichkeit, um Fallverstehen in der Begegnung im Kontext von Migration und Flucht zu begünstigen, sind migrationssensible Fragen, unter anderem zum dynamischen Verlauf der Migration (sie können auch zirkulär gestellt werden: Anregungen aus Eberding & von Schlippe, 2001; Jürgens et al., 1996):

Fragen zum Beratungssetting. Wer hat entschieden, jetzt Hilfe zu suchen und warum (Schlüsselereignis?) Wie sind Sie zu dieser Therapiestelle gekommen? Wie ist es für Sie, dass ich Sie als deutschsprachiger (oder was auch immer) Schweizer berate? Worin könnte die Chance liegen, worin die Schwierigkeit?

Fragen zum Problemdefinition. Erzählen Sie über das Problem (eher medizinische, biologische, religiöse, magische, pädagogische, andere Ursachen?). Wie beschreiben es die anderen Familienmitglieder? Angenommen, Sie wären in Ihrem Herkunftsland, wie würden Sie dann das Problem beschreiben? Hätte das Problem die gleiche Bedeutung wie jetzt?

Fragen zur Problemlösung. Angenommen, Sie wären nicht emigriert, was würden Sie tun bei einem solchen Problem? Wer würde Ihnen welche Vorschläge geben? Wer verurteilt Ihren Schritt, hierher gegangen zu sein, wer macht Ihnen Mut? Wenn Ihr Vater oder Ihre Mutter jetzt hier wäre (oder: noch leben würde), was würde er / sie sagen? Was würden Sie ihm / ihr heute erzählen?

Fragen zur Situation vor und während der Migration. Wie war Ihre Familie organisiert? (Hierarchie, Regeln, Frau / Mann, Tabuthemen?) Welche Regeln haben Sie mitgenommen, welche verändert, welche müssen Sie noch verändern? Welche Veränderungen fallen Ihnen / Ihrem Partner leichter / schwerer? Wer traf die Entscheidung, zu emigrieren? Unter welchen wirtschaftlichen, politischen, familiären Umständen? Wer war am ehesten einverstanden mit dieser Entscheidung, wer am wenigsten? Was waren die Gründe der Migration? Warum sind Sie und nicht andere gegangen? Welche anderen Optionen hätten bestanden? Welche Kräfte (»guten Geister«) sind mit Ihnen in die Migration gegangen, wer hat sie mitgegeben?

Fragen zum Situation nach der Migration. Wer in Ihrer Familie hat sich am schnellsten eingelebt und wer hat dabei die größten Schwierigkeiten? Wer gehört noch zu Ihnen dazu? Wie lange schätzen Sie, werden Sie brauchen, um sich hier wohl zu fühlen? Was müssten Sie tun (unterlassen), um dorthin zu gelangen? Welche Beispiele gibt es im Verwandten- und Freundeskreis für gut gelungene Migration? Ihre Herkunftsfamilie: Wie hat sie sich geändert, seit Sie emigriert sind? Ihre Kernfamilie: Wie hat sich Ihr tägliches Leben verändert – für Sie, für Ihre Frau / Ihren Mann, für Ihre Kinder? Sind alle Kinder mitgereist? Wie sehen die Großeltern diese Entscheidung? Welches Kind kommt am besten mit der Schule zurecht? Wie haben Sie das erreicht? etc.

67.4 Fallstricke

Überweisungskontext wird zu wenig berücksichtigt. In vielen öffentlichen, aber auch privaten Therapiestellen werden manche Patientinnen und Klienten von Behörden, Schulen, Hausärzten etc. mit Druck, in seltenen Fällen sogar mit einer gesetzlichen Therapieverschreibung überwiesen. Entsprechend sind sie »fremd motiviert«, und leisten offenen oder verdeckten Widerstand gegen die Maßnahme. Es ist wichtig, dass die Therapeutin ihre Rolle jederzeit transparent macht, auf den externen Auftrag genau hinweist und dass die Erwartungen der überweisenden Instanz bekannt sind.

Die Übersetzerin ist nicht geschult oder wenig kompetent. In der Systemischen Therapie mithilfe von Übersetzern treffen drei statt zwei Systeme aufeinander. Entsprechend komplex und störungsanfällig sind die Interaktionen. Vorprogrammiert sind Schwierigkeiten beim Einsatz von nicht geschulten Übersetzern (zufällig anwesende Familienangehörige, Spitalpersonal etc.), weil sie nicht den nötigen Fachwortschatz besitzen oder mit dem besonderen interkulturellen Kontext nicht souverän umgehen können. So kann sich zum Beispiel in der Therapie mit Flüchtlingen eine Inszenierung von Opfer-Verfolger-Retter-Konstellationen ergeben, in welcher sich der Übersetzer mit dem Patienten identifiziert, die Retterposition einnimmt und aggressive Gefühle gegen die Therapeutin ausagiert (Haenel, 2001).

Beim Einsatz qualifizierter Übersetzerinnen eröffnen sich neue Handlungsmöglichkeiten dank Entschleunigung, Kulturvermittlung und Vier-Ohren-Prinzip (Kleefeldt, 2017), vorausgesetzt, dass wir im Vorfeld die Funktion klären:

- **»Traducteur«**: Wort-für-Wort in der Ich-Form, simultan oder konsekutiv wie im Gerichtssaal; oder
- **»Interprète«** zur Vermittlung des Sinnes einer Botschaft; oder
- **Co-Therapeut**: was viel Vorbereitung und eine regelmäßige Zusammenarbeit verlangt

67.5 Kritische Einordnung

Migranten und Flüchtlinge sind im Vergleich zur ansässigen Bevölkerung psychotherapeutisch unterversorgt (Lanfranchi et al., 2004; Machleidt et al., 2007). Verglichen mit Einheimischen beschreiben Migrantinnen und Migranten ihren allgemeinen Gesundheitszustand als schlechter (BAG, 2012). Nebst Faktoren, die bei der Gesamtbevölkerung einen Einfluss auf die Gesundheit haben (wie Ausbildungsniveau und Erwerbstätigkeit) gibt es auch migrationsspezifische Gründe, die einen Teil dieser Unterschiede erklären. Gute Sprachkompetenzen gehen beispielsweise mit einem besseren Gesundheitszustand einher. Die Zugangsbarrieren beruhen aber nicht allein auf Faktoren, die bei den Migranten selber zu lokalisieren sind, wie Informationsstand über die Angebote, Gesundheits- und Krankheitskonzepte etc. Sie gründen auch auf systemimmanenten Faktoren der öffentlichen Dienste, die dringend problematisiert und verändert werden müssen und die ebenfalls die Bereiche Sprache, Information und Denkmodelle tangieren. Meist wenden sich Migrantinnen und Migranten mit ihren Beschwerden an somatische Mediziner (Mösko et al., 2011) und werden oft erst sehr spät an psychologische oder psychiatrische Fachpersonen überwiesen, sodass dann in manchen Fällen eine Chronifizierung des psychischen Unbehagens mit Krankheitswert vorliegt. Die bekannten Folgen sind hohe Kosten für das Gesundheitssystem und geringere Erfolgsraten im Rehabilitationsbereich (Wyssmüller & Efionayi, 2007).

Im Entstehen begriffen sind spezialisierte Angebote bei verschiedenen, meist universitären psychiatrischen oder psychologischen Diensten, die in der Regel niederschwellige, mithilfe geschulter interkultureller Übersetzerinnen systemisch ausgerichtete Sprechstunden für psychisch belastete Migrantinnen und Migranten bieten, insbesondere auch im Asylbereich im Falle von Traumafolgeerkrankungen (für diese spezifische Therapiearbeit s. a. Kap. 40 und 51). Dazu braucht es geeignete Aus- und Weiterbildungskonzepte zur Erhöhung der interkulturellen Kompetenz (von Lersner et al., 2016).

In Supervision und Weiterbildungen ist häufig zu beobachten, dass Migrantinnen und Flüchtlinge im Einzelsetting behandelt werden, und zwar auch in Fällen, in denen es sinnvoll und nützlich wäre, bedeutsame Familienangehörige einzubeziehen. Dort, wo dies nicht möglich ist, wird empfohlen, dass die Familie stets mitgedacht wird, und zwar nicht nur Mutter-Vater-Kinder, sondern die erweiterte Familie mit Tanten, Onkeln, Großeltern, evtl. sogar Cousins und Cousinen, und zwar egal, ob diese Personen anwesend, abwesend, weit entfernt, vermisst oder gar verstorben sind (Bittenbinder & Patel, 2017, s. a. Kap. 13)

Der systemische Ansatz ist sehr geeignet, um Migranten und Flüchtlinge nicht in ein Korsett vorgefertigter, in westlichen Industrieländern entwickelter Konzepte von Diagnostik, Krankheit und Leiden zu zwängen. Es geht nicht darum, unsere bevorzugten Theorien und Therapiemethoden überzustülpen, und auch nicht darum, lediglich Symptome, Bedürftigkeit und Defizite zu suchen und zu finden. Es geht stattdessen erstens darum, ein spezifisches Fallverstehen zu gestalten, das alle relevanten Dimensionen berücksichtigt: Kultur(en), Religion, Sprache(n), Migrationsprozess, soziale Lage im Herkunfts- und im Aufnahmeland, psychische Komponenten etc. Es geht zweitens darum, die Stärken und schöpferischen Kräfte bei zugewanderten Individuen, Paaren und Familien auszuloten, anzuerkennen und zu mobilisieren, um Transformationen vom (nicht mehr) Dort zum (noch nicht) Hier zu begünstigen.

FAQ

Muss ich mir Wissen über verschiedene Kulturen aneignen und sogar mehrere Sprachen lernen, um in der systemischen Praxis mit Migrantinnen und Migranten kompetent therapieren zu können?
Nein. Gefragt ist vielmehr eine kultursensible Haltung und Beziehungskompetenz, nicht Expertenwissen über Kulturen oder Mehrsprachigkeit, wobei die Arbeit in einer gemeinsam geteilten Sprache in den meisten Fällen effizienter und manchmal auch effektiver ist als die Therapie mit interkulturellen Übersetzerinnen.

Gibt es auch eine interkulturelle Kompetenz von Organisationen?
Ja. Die zentrale Frage ist hier: Was muss sich in einem ambulanten Dienst oder in einer psychiatrischen Klinik ändern, um (auch) Migrantinnen und Migranten zu erreichen und um sie kompetent beraten bzw. behandeln zu können? Es geht erstens um die erwähnte Erhöhung der interkulturellen Sensibilität bei allen Fachpersonen im Gesundheits-, Sozial- und Bildungsbereich. Damit verbunden geht es zweitens um die Öffnung der (öffentlichen!) Einrichtungen der Regel-

versorgung für die gesamte Bevölkerung. Dies kann auf verschiedene Arten erreicht werden: mit der Anstellung von Personal mit direktem Migrationshintergrund (»Türöffner-Funktion«, interkulturelle Vermittlung und interne Qualitätserhöhung), mit Aus- und Weiterbildungsmaßnahmen, mit der Entwicklung von niederschwelligen Angeboten sowie mit der Überzeugung, dass diese Innovationen ins Leitbild gehören und eine Führungsaufgabe sind.

Weiterführende Literatur

American Psychological Association. (2012). Crossroads: The psychology of immigration in the new century. Washington: APA, Presidential Task Force on Immigration. http://www.apa.org/topics/immigration/report.aspx [Zugriff: 05.04.2018].

Lersner, U. von & Kizilhan, J. I. (2017). Kultursensitive Psychotherapie. Göttingen: Hogrefe.

Liedl, A., Böttche, M., Abdallah-Steinkopff, B. & Knaevelsrud, C. (Hrsg.). (2017). Psychotherapie mit Flüchtlingen – neue Herausforderungen, spezifische Bedürfnisse. Stuttgart: Schattauer.

Maier, T., Morina, N., Schick, M. & Schnyder, U. (Hrsg.). (2018). Trauma – Flucht – Asyl: Ein interdisziplinäres Handbuch für Beratung, Betreuung und Behandlung. Göttingen: Hogrefe.

Radice von Wogau, J., Eimmermacher, H. & Lanfranchi, A. (Hrsg.). (2004). Therapie und Beratung von Migranten. Systemisch-interkulturell denken und handeln (Praxishandbuch). Weinheim: Beltz.

68 Schreiben in der Systemischen Therapie

Carmen C. Unterholzer

68.1 Hintergründe und Entwicklungen

Bereits Pioniere der Familientherapie regten Klienten zum Schreiben an oder schrieben selbst. Murray Bowen, Psychiater und Mitbegründer der Mehrgenerationentheorie, motivierte seine Klienten in den 1950er Jahren Briefe zu verfassen, um so biografische Daten ihrer Ahnen zu sichern und abgebrochene Beziehungen wieder aufzunehmen. Auch die Grande Dame der Mailänder Schule, Mara Selvini Palazzoli, und ihr Team um Giuliana Prata, Luigi Boscolo und Gianfranco Cecchin nutzten 20 Jahre später Briefe mit verschriftlichten Abschlussinterventionen, um zu verhindern, dass eine Familie die Abschlussintervention vergisst. Abwesenden Familienmitgliedern übermittelten sie Botschaften über Briefe oder verfassten Einladungsbriefe für sie (Penn, 2009). Karl Tomm griff Anfang der 1990er-Jahre ein Schreibprojekt des Dänen Peder Terpager Rasmussen auf und verfeinerte es. »Guided Letter Writing« ist ein strukturiertes lösungsorientiertes Programm, das sich durch ein Sparprogramm mit nur wenigen vom Staat finanzierten Therapiestunden zu einer »long brief therapy method« entwickelte. Klienten waren bis zu zwei Jahre in Therapie, hatten aber insgesamt nicht mehr als 20 Face-to-Face-Sitzungen mit einer Gesamtdauer von zehn Stunden (Terpager et al., 1992). Giorgio Nardone und sein Team um Roberta Milanese und Frederica Cagnoni empfehlen Klienten mit einer Posttraumatischen Belastungsstörung einen Traumaroman zu verfassen. Täglich sollen sie daran schreiben, um dadurch Kontrolle über die ständige Wiederkehr der Flashbacks zu erlangen und sich letztlich davon zu befreien (Nardone et al., 2007).

Schreiben spielt in den genannten Beispielen lediglich eine Nebenrolle. Dies ändert sich, als der narrative Ansatz ins systemische Feld einzieht. David Epston oder Michael White verabschieden ihre Klientinnen mit Zertifikaten und Urkunden (White & Epston, 1998), Jill Freedman und Gene Combs verweisen auf Literatinnen, wenn es um das Verfassen alternativer Geschichten geht (Freedman & Combs, 1996). Ähnlich vielfältig an Sinneseindrücken und Perspektiven wie literarische Texte sollen jene von Klientinnen sein. Wesentlich für das Schreiben in der Systemischen Therapie ist das »Writing Project« des New Yorker »Ackerman Institute for the Family«. Peggy Penn (2009) hat es in den 1990er-Jahren mit einer Forschungsgruppe (u. a. Marilyn Frankfurt, Patricia Booth, Joan de Gregorio) initiiert.

> **!** Schreibend entstehen neue Stimmen in Klienten, schwache Stimmen werden hörbar. Diese noch unbekannten oder noch nicht gehörten Töne bringen neue Informationen, führen zu neuen Beschreibungen und zeigen noch nicht

versuchte Möglichkeiten auf (Penn, 2009). Schreibend wird aus einem negativen Monolog – und mit dem kommen Klient häufig in die Therapie – ein mehrstimmiger Dialog. Schreiben wohnt eine performative Kraft inne, es bewirkt, dass Dinge sich verändern.

68.2 Therapeutisch sinnvolle Textgattungen

Sehr gebräuchlich und bekannt im therapeutischen Kontext ist der Brief oder das Therapietagebuch. Die Palette ist allerdings wesentlich breiter (Unterholzer, 2017). Gedichte – im therapeutischen Kontext spreche ich von »ein paar Zeilen« – eignen sich, wenn es darum geht, die Quintessenz einer Therapiestunde festzuhalten oder eine zentrale Aussage, eine wichtige Erkenntnis der Therapiestunde zu verankern. Arbeiten wir an Ambivalenzen oder mit unterschiedlichen Stimmen der Klientinnen, bieten sich dialogische Gattungen wie Dramolette oder Drehbücher an. Geht es im therapeutischen Prozess um die Entwicklung alternativer Geschichten, ist die Erzählung das Mittel der Wahl. Das Verfassen von Herstellungsanleitungen und Gebrauchsanweisungen hat sich bei der Rückfallprophylaxe als sinnvoll erwiesen. Manifeste, geschriebene Reden oder Kritiken können eingesetzt werden, wenn es um das Verabschieden von schädigendem Verhalten geht (s. Abb. 68.1).

! Wie alle Interventionen leben auch die schriftlichen von ihrem Neuigkeitswert. Deshalb ist es sinnvoll, Textgattungen im therapeutischen Prozess zu wechseln.

- **Briefe**, um zu informieren, zu fokussieren, zu intensivieren
- **Tagebuch:** strukturiert statt wahllos
- **Erzählungen**, um neue Perspektiven zu erlangen
- **Gedichte**, um die Quintessenz festzuhalten
- **Dialoge**, um Vielstimmigkeit zu nutzen
- **Gebrauchstexte:** Manifeste, Reden, Gebrauchsanweisungen, Kritiken, Beipackzettel

Abbildung 68.1 Textgattungen

68.3 Klinische Praxis

Viele systemische Interventionen oder deren Ergebnisse lassen sich schriftlich realisieren. Verschiedene Kontexte sind mehr oder minder geeignet dafür. Manche Techniken, wie das Externalisieren und Internalisieren, sind dazu prädestiniert, schreibend ausgeführt zu werden. Entsteht der Eindruck, eine Intervention habe wichtige Erkenntnisse gebracht, lege ich Klientinnen nahe, sie schriftlich festzuhalten (Unterholzer, 2017).

Externalisieren. Bitte ich Klienten, die mit einem Erschöpfungssyndrom zu mir in die Praxis kommen, mit ihrer Erschöpfung in einen schriftlichen Dialog zu treten, trennen sie ihr »Symptom« von sich als Person. Wenn ich Klientinnen mit essgestörtem Verhalten auffordere, einen Brief an ihre Essstörung als Freundin und einen an die Essstörung als Feindin zu schreiben, lege ich ihnen nahe, einen externalisierenden Blick auf die Störung zu werfen.

Internalisieren. Ressourcen, die durch das Externalisieren eines Problems sichtbar wurden, werden abschließend internalisiert. Die Fähigkeiten und Fertigkeiten zur Lösung des Problems werden wieder in der Person festgeschrieben. Tomm (2009) weist auf die Wichtigkeit dieser Vorgehensweise hin. Gerade beim Internalisieren ist die Nutzung kreativen Potentials sowohl auf Seiten der Klienten als auch auf Seiten der Therapeutinnen sinnvoll. »Halten Sie doch die Geschichte Ihrer Lösung schriftlich fest. Welche Verhaltens- und Sichtweisen haben sich verändert? Welche Ihrer Fähigkeiten konnten Sie aktivieren oder entwickeln, um heute sagen zu können, ich komme nun ohne therapeutische Gespräche gut zurecht?« Liegt Klientinnen das Schreiben nicht, verabschiede ich sie mit einem Brief, in dem ich ihre Veränderung, ihre erworbenen Fähigkeiten zur Problemlösung festhalte. In der Arbeit mit Kindern und Jugendlichen haben sich gemeinsam formulierte und gestaltete Zertifikate, Urkunden und Orden bewährt (White & Epston, 1998).

Metaphern. Bei der Arbeit mit Metaphern, greife ich gerne zu lyrischen Formen. »Wie sähe Ihre Beziehung aus, wenn sie kein Krieg, sondern – so wie Sie es vorher beschrieben haben – ein Tanz wäre? Halten Sie dieses Bild des Tanzes doch bitte in einem Vierzeiler fest.« Oder ich empfehle einem Vater, in einem Vierzeiler seinen Sohn als verantwortungsbewussten, jungen Mann zu beschreiben und ihm auf Augenhöhe – so hat der Vater seinen Wunsch beschrieben – zu begegnen.

Teilearbeit. Die schriftliche Form der Teilearbeit hilft Klienten, sich der Vielfalt ihrer inneren Stimmen und deren Bedürfnissen bewusst zu werden. In einem Dramolett erhalten beispielsweise die unterschiedlichen Persönlichkeitsanteile jeweils eine Stimme, um sich so Ideen für eine Konfliktlösung anzunähern. Bei überhöhten Ansprüchen, welche kritische Stimmen auf den Plan rufen, empfehle ich Klientinnen, einen Dialog mit den wohlwollenden Stimmen in sich zu verfassen. Ziel der Schreibanregung ist es, so lange am Text zu feilen, bis eine Übereinkunft zwischen den einzelnen Teilen und Stimmen erzielt worden ist. Jeder Teil soll seinen Platz erhalten, soll Beachtung finden und Wertschätzung erfahren.

Ausnahmen verschriftlichen. Ausnahmen oder Ansätze von alternativen Geschichten sind wichtige Indizien für Lösungen. Diese zu erforschen, ihnen Bedeutung zu verleihen und sie auszubauen, ist eine wesentliche Aufgabe in der Therapie. Sich ihnen schriftlich zu widmen, hilft, oft in Nebensätzen, lapidar dahingesagten, relativierenden Wörtern wie »oder«, »teilweise«, »vielleicht« Aufmerksamkeit zu schenken, ihnen dadurch Wichtigkeit und Nachdruck zu verleihen.

Experimente und Beobachtungsübungen. Die Zeiten zwischen den Therapieterminen sind wichtig für Klientinnen. Deshalb bietet es sich an, motivierten Klientinnen Beobachtungsübungen oder Ideen zum Ausprobieren eines anderen Verhaltens für die Zeit zwischen den Terminen mitzugeben. Häufig verabschiede ich sie mit Schreibideen. Sei es um die vergangene Therapiestunde nochmals zu reflektieren: »Notieren Sie sich doch bitte bis zum nächsten Mal drei Sätze des heutigen Gesprächs, die für Sie wichtig waren.« Oder um Ansätze von Lösungen oder Ausnahmen vom Problem festzuhalten: »Halten Sie doch diese Situation schriftlich fest, versuchen Sie möglichst genau, möglichst detailliert zu beschreiben, was Sie damals erlebten, wie eine Lösung aussehen könnte.« War unser Thema Ambivalenzen, rate ich ihnen, einen Dialog zu verfassen, in dem beide Stimmen – oder auch mehrere – ihre Argumente vorbringen können.

Die genannten Schreibinterventionen (s. Abb. 68.2) lassen sich in den verschiedenen Settings – ob Familien- oder Paartherapie, ob Einzel- oder Gruppentherapie – gleich gut nutzen.

- **Externalisieren**
- **Lösungen** verankern und internalisieren
- **Arbeiten** mit Metaphern
- **Teilearbeit**
- **Als-Ob-Interventionen** wie die Wunderfrage
- **Experimente**, Beobachtungsübungen
- **Zirkuläre** Fragen und Rituale
- **Unique** Outcomes oder Ausnahmen

Abbildung 68.2 Systemische Interventionen

Fallbeispiel

Klientin N. und ihr Würdigungsbrief

Frau N. verhält sich seit 25 Jahren essgestört. Als 14-Jährige bescherte ihr die Magersucht die lange vermisste mütterliche Aufmerksamkeit. Mit 19 begann sie ein Biologiestudium und zog vom ländlichen Umfeld in die Stadt. Sie fühlte sich massiv überfordert und reagierte bulimisch. Sie musste immer die Beste, Gescheiteste und Schlankste sein. Verschiedene Beziehungen »misslangen«, die Bulimie blieb ihre treueste Begleiterin. Nach mehreren stationären Aufenthalten, nach einigen ambulanten Therapien beschloss sie – nach einer längerer Therapiepause und anhaltenden bulimischen Attacken – wieder Hilfe in Anspruch zu nehmen. Sie habe die Bulimie so satt, sie wolle sie endgültig verabschieden. Da ich wusste, dass Frau N. gerne schreibt, schlug ich ihr vor, der Bulimie einen Abschiedsbrief zu schreiben – die Idee Peggy Penns, Schreiben besitze performative Kraft, im Hinterkopf. In der nächsten Stunde kam Frau N. mit ihrem Brief. Von Abschied war nicht die Rede, sondern von vielen Verdiensten der Essstörung und von ihren Vorteilen. Laut vorlesend fiel der Klientin auf, dass sie keinen Abschieds-, sondern einen Würdigungsbrief verfasst hatte. Es war offensichtlich: Solange die Vorteile, die Verdienste überwiegen, bleibt der Abschied ein Wunsch. Der Brief zeigte auf sehr differenzierte Weise, welche Funktionen die Bulimie erfüllt: Sie füllt Leere, sie gibt Sicherheit, sie steht stellvertretend für die »böse Seite« der Klientin – eine Seite, welche die stets freundliche Frau gut versteckt. Niemand weiß von ihrer Essstörung, selbst beste Freundinnen nicht.

Kürzere Texte – ein Zweizeiler über eine wichtige Erkenntnis aus der Therapiestunde, ein Titel für das vergangene therapeutische Gespräch oder ein Satz, der noch nachschwingt – schreiben Klienten direkt in der Stunde. Sie nehmen den Text mit der Empfehlung mit, in den nächsten Wochen immer mal wieder einen Blick darauf zu werfen. Längere Schreibinterventionen wie das Verfassen eines Briefes oder das detaillierte Beschreiben einer Ausnahme bieten sich als »Hausübungen« bis zur nächsten Therapiestunde an. Der Text leitet das nächste Gespräch ein – vorausgesetzt es entspricht dem Bedürfnis der Klientin.

68.4 Gute Erfahrungen, Schwierigkeiten und Fehler

Die Metaanalyse von Asay und Lambert (2001) über die Wirkfaktoren von Psychotherapie zeigt, dass 40 Prozent dessen, was in der Psychotherapie wirkt – unabhängig von der jeweiligen therapeutischen Schule –, Klientenressourcen oder extratherapeutische Faktoren sind. Dies legt nahe, bei Klientinnen, die gerne schreiben, diese Leidenschaft in der Therapie zu nutzen. Doch es lohnt sich auch – so meine Erfahrung –, schreibungeübten Klienten diese Möglichkeit anzubieten. Immer wieder gelingt es Klientinnen, dieses Medium als ein für den therapeutischen Prozess hilfreiches zu erkennen. Es regt zum intensiven Nachdenken an und es wirkt nachhaltig. Schreibend aktivieren Klienten ihre Selbstwirksamkeit und sie erzeugen Zeugnisse für später, für die Zeit nach der Therapie.

> **!** Schreiben löst bei Klienten häufig Erinnerungen an Schule, an Deutschunterricht, an Aufsatzschreiben aus. Worte wie »Themenverfehlung«, »Rechtschreibfehler« oder »Grammatikfehler« schwirren ihnen durch den Kopf. Deshalb ist es besonders wichtig, diese Erfahrungen anzusprechen und Schreibinterventionen möglichst niederschwellig zu formulieren, um Klienten nicht zu überfordern. Ihnen klarzumachen, dass im therapeutischen Kontext Rechtschreibung und Grammatik völlig irrelevant sind, entlastet. Schreiben wird als Mittel intensiver Reflexion genutzt, schulische Beurteilungskriterien sind außer Kraft gesetzt.

Sehr gute Erfahrungen mit Schreiben mache ich immer wieder mit alexithymen Menschen, die ungeübt darin sind, ihre Gefühle wahrzunehmen. Das Schreiben unterstützt sie beim Erkennen und Benennen ihrer Emotionen. Bei schreibungeübten Männern setze ich die Methode oft erfolgreich ein. Schreibend scheinen sie besser zu erkennen, was sie bedrückt und wie Wege aus der Belastung aussehen könnten. Befinden sich Klientinnen (noch) in einer Problemtrance, rate ich vom Schreiben ab. Es kann zwar entlasten, aber es kann auch dazu beitragen, sich noch mehr im Problem zu vertiefen. Wollen Klientinnen dennoch zum Stift greifen, ist eine Präzisierung der Schreibintervention zu empfehlen, um die Problemtrance nicht zu verstärken. Bei Menschen, die professionell mit Texten arbeiten, also bei Schriftstellerinnen, Textern oder Übersetzerinnen ist der Einsatz dieser Methode ebenfalls gut zu überlegen. Meiner Erfahrung nach konzentrieren sie sich stärker auf das Produkt als auf den Prozess. Sie feilen an Texten, bis sie ihren Ansprüchen genügen, der therapeutische Wert dieser Schriftstücke geht dabei manchmal verloren.

68.5 Kritische Einordung

Die folgende Übersicht gibt einen Überblick über empirisch abgeleitete Wirkungen des Schreibens in der Psychotherapie.

Übersicht

Wirkungen des Schreibens im psychotherapeutischen Kontext

- Emotionsregulierung mit den beiden Wirkfaktoren Selbstoffenbarung und Verarbeitung belastender Erlebnisse,
- Selbstwirksamkeit mit den vier Wirkfaktoren Kognitionsförderung, Neubewertung, Kohärenzerleben und Selbstkonzept / Lebensziele,
- soziale Integration mit den zwei Wirkfaktoren soziale Unterstützung und Kommunikationsförderung.

- Zeugen- oder Dokumentationswirkung: Das in Therapiestunden oder zwischen den Stunden Geschriebene ist oft der einzige – stumme – Zeuge, wenn man niemanden belasten, aber sich selbst entlasten will, oder wenn man Themen mit niemandem teilen kann, sie aber nicht in Vergessenheit geraten sollen.
- Meditative Wirkung: Therapeutisches Schreiben wirkt auf das Zeitempfinden der Klienten. Befragte Klientinnen beschreiben den Effekt von Entschleunigung, wenn sie Aufzeichnungen machen.
- Wirkung der Musterunterbrechung: Schreiben hat die Kraft, destruktive Muster zu unterbrechen.
- Kreative Wirkung: Schreiben mobilisiert kreatives Potenzial. Schreiben wird von interviewten Klientinnen als etwas Kreatives erlebt.

(Quellen: Heimes, 2012; Unterholzer, 2017)

FAQ

Wann sollten wir vom Schreiben absehen (Kontraindikationen)?
- wenn Klienten in Problemtrance sind,
- wenn eine Retraumatisierung befürchtet werden muss,
- wenn Klienten aus beruflichen Gründen schreiben.

Wann sollen Klienten am besten schreiben?
Kurze Texte sollten in der Stunde, längere zu Hause geschrieben werden.

Was macht man, wenn Klienten mit sehr viel Text kommen?
Man lässt sich von ihnen erzählen, bittet sie um eine Zusammenfassung, lässt sie wichtige Sätze unterstreichen oder den Text verknappen.

Weiterführende Literatur

Heimes, S. (2012). Warum Schreiben hilft. Die Wirksamkeitsnachweise zur Poesietherapie. Göttingen: Vandenhoeck & Ruprecht.

Penn, P. (2009). Joined Imaginations. Writing and Language in Therapy. Ohio: Taos Institute Publications.

Rechenberg-Winter, R. & Randow-Ruddies, A. (2017). Poesietherapie in der systemischen Praxis. Göttingen: Vandenhoeck & Ruprecht.

Unterholzer C. C. (2017). Es lohnt sich, einen Stift zu haben. Schreiben in der systemischen Therapie und Beratung. Heidelberg: Auer.

69 Online-Therapie

Agnes Justen-Horsten

69.1 Besonderheiten, Hintergrund und allgemeine Merkmale

Psychotherapie und Digitalisierung

Das Internet ist ein (nicht mehr ganz) neuer Kontext für Kommunikation zwischen Menschen, der wie vorher die Erfindung des Buchdrucks oder der Elektrizität zu epochalen Umwälzungen geführt hat und weiter führen wird. Niemand kann das Internet ignorieren, wer sich darauf einlässt, kann Wahlen treffen, die seine Optionen zu handeln vergrößern, im Guten wie im Schlechten. Einen individuellen und selbstbestimmten Umgang mit der Digitalisierung zu finden ist die Herausforderung für uns alle – auch für uns Therapeuten.

Denn gesellschaftliche Veränderungen wie die Digitalisierung und in diesem Zusammenhang auch die Globalisierung machen vor psychotherapeutischen Praxistüren keinen Halt. Klienten bringen solche Themen mit, von Jobverlust wegen Produktionsverlagerung nach China, Cybermobbing, Internetsucht (s. Kap. 46) bis Beziehungskrisen, weil ein Partner berufsbedingt ins Ausland muss. Auch Therapeuten beschäftigen sich mit der Interkulturalität ihrer Patienten, mit ihrem eigenen Internetauftritt, mit Online-Bewertungen ihrer Arbeit. Therapeuten werden gegoogelt und Anfragen kommen als Mail oder SMS. An der Akzeptanz, dass gesellschaftliche Veränderungsprozesse wie Globalisierung und Digitalisierung ein Teil ihrer Arbeit geworden sind, kommen Psychotherapeuten nicht vorbei. An der Frage, ob das Internet nutzbar für psychotherapeutische Behandlung ist oder sein soll, scheiden sich jedoch noch die Geister.

Offensichtlich ist der größte Widerstand digitalen Behandlungsformen gegenüber die Skepsis, ob überhaupt eine psychotherapeutische Beziehung digital herstellbar ist (vgl. Justen-Horsten & Paschen, 2016). Die Begegnung von Mensch zu Mensch in einem Raum, das physische Erleben von emotionalen Reaktionen, die Wirkung von erlebter Empathie, Akzeptanz und Authentizität, das macht Psychotherapie doch aus, so sehen es die meisten Kollegen aller psychotherapeutischen Schulen.

Für die Psychoanalyse ist die Vorstellung einer therapeutischen Fernbeziehung befremdlich (vgl. Hardt, 2012). Verhaltenstherapeuten, die u. a. psychoedukativ arbeiten und das Prinzip der Transparenz psychotherapeutischer Interventionen verfolgen, haben weniger Probleme damit, psychotherapeutische Interaktion ins Internet zu verlegen.

Allgemein kann man sagen, dass allen therapeutischen Ansätzen,

- für die die therapeutische Beziehung der zentrale Wirkfaktor ist,
- für die, die glauben, dass es Wirkprinzipien gibt, die dem Bewusstsein verschlossen sind und die sich deshalb nur indirekt äußern und
- für die, für die die Suche nach Ursachen einer Störung vorrangig ist,

die Kanalreduktion einer digitalen Kommunikation ein Störfaktor ist.

Wie steht die Systemische Therapie zur digitalen Kommunikation?

Der Systemischen Therapie ist die Unterscheidung zwischen Beratung und Therapie nicht zentral. Der Kontext – z. B. des deutschen Gesundheitssystems – macht die Unterscheidung jedoch aktuell notwendig. Wie Steve de Shazer (1989) zuspitzend beschreibt, bedeutet, etwas als ein Problem zu bezeichnen, bloß eine von vielen Möglichkeiten, um den Geschehnissen im Leben einen Sinn zu geben. Die Techniken der systemischen Gesprächsführung und Beziehungsgestaltung, z. B. zirkuläres Fragen, Skalierungsfragen, Auftragsklärung und Neutralität eignen sich besonders gut für die mediale Interaktion mit einem Klienten. Systemisches Gedankengut hat die Online-Beratung, die schon seit zwei Jahrzehnten real existiert, wesentlich mitgestaltet. Die meisten Online-Berater der großen Anbieter psychosozialer Beratungsleistungen sind systemisch ausgebildet. Hängt das jetzt nur mit der zeitlichen Koinzidenz zusammen, dass in Deutschland die Verbreitung des Internets in eine Zeit fiel, in der sich systemisches Denken und Arbeiten in den Beratungsstellen etabliert hatte? Ich glaube, es gibt überraschenderweise noch mehr Nähen zwischen systemischer Therapie und digitalen Kommunikationswegen, die im systemischen Verständnis von Veränderung begründet liegen.

Übersicht

Fünf Hypothesen zur Affinität von Systemischer Therapie zu digitaler Vermittlung

(1) **Das Internet ist ein Therapieraum wie andere.**
Der »Therapieraum« oder Interventionsbereich ist in der systemischen Therapie ein Möglichkeitsraum, den sich Klient und Therapeut von außen anschauen. Dieser Raum wird durch hypothetische oder zirkuläre Fragen geschaffen, durch eine teilnehmend beobachtende Haltung aufrechterhalten und durch Techniken wie das Reflecting Team oder Abschlussinterventionen verstärkt. Der Therapeut geht nicht davon aus, dass die Vorstellungswelt, die so entsteht, die Wirklichkeit, sondern eine subjektive von vielen möglichen Weltsichten wiedergibt. Der Aspekt, dass das, was be- oder verhandelt wird, nicht der Mensch, sondern dessen Wirklichkeitskonstruktionen sind, legt auch andere Präsenzen als die physische nahe.

(2) **Wenn Sprache das wichtigste therapeutische Medium ist – kann Therapie auch medial vermittelt werden.**
Fragen zu stellen ist in der Systemischen Therapie wichtiger als Antworten zu erhalten. Fragen sind nicht (nur) Mittel zur Anamneseerhebung, sondern therapeutische Interventionen (s. auch Kap. 14: Systemisches Fragen). Da in der Systemischen Therapie das Wort und seine kreative Nutzung einen großen Stellenwert hat, liegt es nahe, systemische Strategien da zu verwenden, wo die verbale Kommunikation – bedingt durch die mediale Vermittlung – im Vordergrund steht.

(3) **Gesprächsführung ist die Kernkompetenz des Systemikers – auch im Netz.** Systemische Therapeuten sehen sich als Experten für die Prozessgestaltung eines Therapiegesprächs. Das gibt dem Systemiker eine Grundsicherheit auch in der Gesprächsführung mit einem nicht physisch präsenten Klienten.

(4) **Schreiben gehört zu den systemischen Interventionen.** Seit der Frühzeit der Systemischen Therapie nutzen Systemiker Schreiben als therapeutisches Medium. Interventionen werden als Brief an den Klienten übermittelt, um die Bedeutung der Worte für Veränderung hervorzuheben. Beobachtungsaufgaben werden mit nach Hause gegeben. Schreibaufträge sind therapeutische Interventionen, weil sie den Klienten zu konzentrierter und nachhaltiger Reflexion anregen und ihn zur Strukturierung seiner Gedanken anleiten (s. Kap. 66: Schreiben in der Systemischen Therapie). Online-Therapie begann mit E-Mail-Beratung, in der auch das Schreiben therapeutisch genutzt wird.

(5) **Veränderung findet außerhalb des Therapieraums statt.** Systemische Interventionen regen Veränderungen an, die im Alltag wirksam werden. Außerhalb des Therapieraums beweist sich erst, ob ein neuer Gedanke Bestand hat und sich in die Tat umsetzen lässt. Über das Internet kann der Klient da erreicht werden, wo er lebt und wo die von ihm gewünschte Veränderung stattfinden soll. Er kann an Absprachen erinnert werden, seine Erfahrungen dem Therapeuten mitteilen oder bestätigende Mitteilungen des Therapeuten erhalten. Die Schriftlichkeit einer Intervention per Mail ermöglicht es dem Klienten, sie immer wieder nachzulesen und ihre Bedeutung an der Wirklichkeit zu überprüfen.

69.2 Was versteht man unter Online-Therapie?

Als Online-Therapie kann man therapeutische Interventionen verstehen, die das Internet als Medium zum Transfer nutzen. Patient / Klient und Therapeut befinden sich nicht in einem Raum (face-to-face oder kopräsent), sondern sind medial miteinander verbunden, per E-Mail, Short Message, Chat, Telefon oder Video-Kontakt im Netz. Immer häufiger liest und hört man den Begriff *E-Mental-Health*, der dasselbe meint.

Online-Therapie kann zur Selbsthilfe genutzt werden, indem dem Patienten Behandlungsmodule und Therapiematerialien bereitgestellt werden, durch die er sich allein oder mit therapeutischer Begleitung und Unterstützung durcharbeitet. Inzwischen gibt es eine Vielzahl solcher Behandlungsmanuale für viele Störungsbilder im Netz. Nachweisbar steigt die Wirksamkeit von Online-Behandlungsmanualen mit der Intensität der Beteiligung eines individuellen Therapeuten (Berger, 2015). Solche Behandlungsmodule werden von Universitäten und kommerziellen Anbietern entwickelt und oft von Krankenkassen und Klinikverbünden ihren Patienten zur Verfügung gestellt. Entsprechend der aktuellen rechtlichen Situation, sollen sie zurzeit hauptsächlich dazu dienen,

Patienten psychotherapeutische Hilfe anzubieten, die noch keinen Therapieplatz gefunden haben (z. B. der Depressionscoach, der derzeit von der Techniker Krankenkasse ihren Versicherten angeboten wird). Störungsspezifische Module existieren auch für Prävention (z. B. das Stressbewältigungs-Training von GET.ON, das die Barmer GEK fördert) und Nachsorge (z. B. netstep, eine Online-Nachsorge der St. Augustinus-Kliniken für Menschen mit Depression, sozialen Ängsten oder Panikstörungen).

Daneben gibt es die Möglichkeit, eine individuelle Psychotherapie mit digitalen Interventionen zu ergänzen. Online-Therapie in diesem Sinne findet in einem »blended«-Format statt. Das bedeutet, dass neben kopräsenten Therapiegesprächen Online-Kontakte in Form von Video-, Chat-, Telefon-, Mail- oder Short Message-Dialogen geführt werden und / oder interaktive Therapiematerialien (Tools) genutzt werden.

Online-Tools können alle zu therapeutischen Zwecken für die mediale Nutzung entwickelte Materialien sein. Sie sollten interaktiv verwendbar, d. h. durch Zugriff von Therapeut und Klient auf die individuelle Situation anpassbar sein. Hierzu zählen Entspannungs-Apps, Fragebögen mit Direktauswertung, Protokollierungs-Apps z. B. für Schlaf- oder Essverhalten, Tools zur Genogrammerstellung, Zeichen- oder Familienaufstellungstools. Die Entwicklung solcher Tools ist aufwendig und kostenintensiv. Leider gibt es nur wenige Anbieter, die Tools zur individuellen Verwendung für Psychotherapeuten zur Verfügung stellen.

Es kann sein, dass eine »blended therapy« z. B. aus Abwesenheitsgründen notwendig wird, weil Therapeut oder Klient vorübergehend oder auf Dauer nicht am selben Ort leben. Die ergänzende Nutzung von Online-Interventionen kann aber auch indikationsbedingt sinnvoll sein: In der Nachsorge z. B., wenn eine essgestörte Patientin in ihrer alltäglichen Ernährung Unterstützung und Erinnerung an therapeutische Absprachen braucht. Therapiebegleitend, wenn sich ein Patient kurz vor dem klärenden Gespräch mit einem Kollegen, der ihn immer wieder vor anderen verunglimpft, rückversichern möchte, ob er die in der Therapiestunde besprochenen Aspekte im Blick hat. Eine individuelle therapeutische Beziehung zwischen einem Patienten und seinem Therapeuten besteht – im Unterschied dazu, wenn der Patient allein Behandlungsmodule nutzt.

! Berufsrechtlich ist eine individuelle Online-Therapie für approbierte Psychotherapeuten möglich, wenn sie in Ausnahmesituationen notwendig ist und Sorgfaltspflichten eingehalten werden. Was Ausnahmesituationen und Sorgfaltspflichten sind, wird in der Musterberufsordnung für Psychotherapeuten (vgl. Bundespsychotherapeutenkammer, 2014) nicht näher beschrieben.

69.3 Klinische Praxis

Ein Beispiel für Online-Therapie in Ausnahmesituationen ist das von der Autorin und Helmut Paschen entwickelte Beratungs- und Therapieangebot für Deutschsprachige im Ausland »OnTheMove.online«.

OnTheMove.online kooperiert mit Organisationen der internationalen Zusammenarbeit, die Ihre Mitarbeiter an Dienstorte im Ausland entsenden. Im Rahmen der Duty of Care dieser Organisationen ist das Beratungsangebot ein »Begleitschutz« für Menschen, die besonderen Risiken für ihre seelische Gesundheit ausgesetzt sind. Die Risiken ergeben sich einerseits aus den Transitionen (Abschied nehmen und am neuen Ort neu beginnen müssen), andererseits aus den interkulturellen Erfahrungen und Konflikten (Verunsicherungen in Bezug auf die eigenen Werte, traumatisierende Erfahrungen). Hier ist ein standardisiertes störungsspezifisches Vorgehen nicht möglich, da die Beratungsanlässe divers und in allen Phasen einer möglichen Entwicklung psychischer Störungen zu verorten sind, sowohl in Prävention, Früherkennung, Therapie und Nachsorge.

Fallbeispiel

In and out in Africa

Hintergrund. Frau Albert, Expertin für Konfliktmanagement, nimmt eine face-to-face-Beratung in Anspruch, bevor sie zu einem mehrjährigen Aufenthalt in ein afrikanisches Schwellenland aufbricht. Ihr Anliegen ist, eine Unterstützungsmöglichkeit für sich und ihren Partner zu finden, für den Fall, dass es dort zu einer persönlichen oder Beziehungskrise kommen könnte. Sie schildert, dass sie sich bei einem früheren Auslandseinsatz für eine Fernbeziehung mit ihrem damaligen Partner entschieden hat. Die Beziehung sei dann daran zerbrochen, dass sie sich nur selten sehen konnten und sich Ihre jeweiligen Lebenswirklichkeiten zu sehr voneinander unterschieden. Unter der Trennung habe sie sehr gelitten. Sie habe sich selbst den Vorwurf gemacht, dass ihr ihre beruflichen Ambitionen wichtiger waren als das Zusammenleben mit dem Partner. Weil sie damals ihre Leidenschaft für eine Arbeit in der internationalen Zusammenarbeit für unvereinbar mit einer Partnerschaft gehalten habe, sei sie jetzt eine Reihe von Jahren in Deutschland geblieben. Ihr neuer Partner ermuntere sie, ihn mit nach Afrika zu nehmen. Dazu hätten sie sich jetzt auch entschieden. Sie glaube aber, dass er nicht richtig einschätzen könne, was ihn dort erwarte. Ihr liege sehr am Herzen, dass der gemeinsame Aufenthalt im Ausland für beide eine positive Erfahrung werde.

Vorgehen. Wir vereinbaren ein gemeinsames Gespräch für die nächste Sitzung, in dem herausgefunden werden soll, was beide dazu tun können, damit sie auch am fremden Ort ihre Beziehung pflegen und festigen können. In diesem zweiten Gespräch, das nach einer Besichtigungsreise in das afrikanische Land stattfindet, tauscht sich das Paar darüber aus, was ihnen wichtig für ein Zusammenleben am neuen Ort ist. Ein kritischer Punkt im Gespräch ist, dass Frau Alberts Partner sich offenhalten will, ob er dann zumindest zeitweise nach Deutschland zurückkehren kann, wenn sich seine beruflichen Pläne dort nicht realisieren lassen. Frau Albert sagt, da käme wieder die alte Angst auf, verlassen zu werden, weil ihr Beruf eine Zumutung für Partner sei. Als Aufgabe schreibt jeder für sich auf, was sein Beitrag dazu sein soll, dass die Beziehung lebendig bleibt. Wir verabreden einen gemein-

Teil VII

samen Videotermin in zwei Monaten. In diesem Paargespräch per Video beklagt der Partner, dass er sich oft langweilt und sich so vorkommt, als hätte er nichts anderes zu tun, als auf die Heimkehr seiner Frau zu warten. Frau Albert findet es bedauerlich, dass ihr Partner so wenig Interesse an ihrer Arbeit und ihren beruflichen Kontakten hat. Sie erinnert ihn daran, dass ein Beitrag, den sie leiste, sei, dass sie ihn immer wieder einlade, mit zu Kollegen zu kommen oder sie zu Dienstreisen zu begleiten. Er erinnert an seinen Beitrag, ihr die Hausarbeit abzunehmen und für sie beide zu kochen. Dafür fühle er sich zu wenig wertgeschätzt. Wir kommen zu dem Schluss, dass »Inhäusigkeit« und »Aushäusigkeit« gleichgewichtiger auf beide verteilt werden könnten, indem Frau Albert ihre neuen Kontakte mehr nach Hause zu gemeinsamen Essen einlädt und ihr Partner öfter Dienstreisen seiner Frau zu Erkundungsreisen für sie beide umorganisiert. Unter dem Aspekt der »Aushäusigkeit« kann Frau Albert dann auch gut akzeptieren, dass ihr Partner alle drei Monate zwei Wochen in Deutschland verbringen möchte.

Als Kommunikationskanäle nutzt OnTheMove.online die serverbasierte E-Mail-Beratung, die Telefon- und Video-Beratung und die Face-to-face-Beratung. In vielen Fällen gestaltet sich der therapeutische Prozess als »blended therapy« (s. Fallbeispiel). Die unterschiedlichen Kommunikationskanäle machen Adaptationen therapeutischer Interventionen auf das entsprechende Medium nötig. Besonders deutlich ist das in der Mailberatung, aber auch Telefon und Video zwingen Therapeuten und Berater zu einem formal und inhaltlich unterschiedlichen Vorgehen und damit zu einer besonderen Sorgfaltspflicht. OnTheMove.online bewegt sich an der Grenze zwischen Beratung und Psychotherapie. Für die Online-Psychotherapie fasst Stellpflug die in der Übersicht aufgelisteten Merkmale der Sorgfaltspflicht zusammen.

Teil VII

Übersicht

Grundlegende Aspekte der psychotherapeutischen Sorgfaltspflicht im Kontext von Online-Therapie

- die persönliche Leistungserbringung
- die Datensicherheit und die Verpflichtung zur Vertraulichkeit
- eine kopräsente Diagnosestellung
- die Verpflichtung, im Notfall helfend einzugreifen
- die ordnungsgemäße Aufklärung über die Behandlung

(vgl. Stellpflug, 2014).

Inzwischen hat die Bundespsychotherapeutenkammer (2017) eine Checkliste für Patienten entworfen, die ihnen dabei helfen soll, die Professionalität eines Online-Therapie-Angebots zu überprüfen.

69.4 Gute Erfahrungen, typische Probleme

Wie sich schon an dem Fallbeispiel zeigt, macht es Sinn, Online-Beratung präventiv zu nutzen. Wenn eine Brücke zwischen Ratsuchendem und Berater / Klient und Therapeut bereits durch face-to-face-Gespräche etabliert ist, fällt es Klienten leichter, in Krisensituationen Hilfe online aufzugreifen und anzunehmen. Damit ist dann auch ein »blended« Format einer Online-Beratung etabliert, das dem Klienten erlaubt, das mediale Setting (E-Mail, Telefon, Video oder face-to-face) selbst nach Dringlichkeit, Möglichkeit, Thematik, zeitlichen oder technischen Voraussetzungen usw. auszuwählen.

Während Online-Beratung die Anonymität des Ratsuchenden ermöglicht, ist das bei einer »blended therapy« natürlich ausgeschlossen. Dadurch ist der Grad an Verbindlichkeit größer. Dennoch schafft die digitale Verbindung zwischen Patient und Therapeut mehr Distanz und verringert die unmittelbare (weil unverzögerte) Direktheit im Kontakt. Der Therapeut kann nicht wissen, ob eine Verzögerung in der Antwort auf eine Mail oder eine Terminvereinbarung zu einem Videokontakt mit technischen Übertragungskomplikationen, mit aktuellen anderen Prioritäten oder mit Unzufriedenheit mit dem eingeschlagenen therapeutischen Kurs zusammenhängt. Im regelmäßigen therapeutischen Kontakt in der Praxis hat der Therapeut mehr Möglichkeiten der Nachfrage und der Einschätzung der aktuellen Situation. Die Patienteninitiative hat in der Online-Therapie größeres Gewicht, mit dem Vorteil, dass der Patient selbstbestimmter handeln kann, und dem Nachteil, dass der Therapeut oft im Unklaren darüber bleibt, wie und ob seine Interventionen gewirkt haben.

69.5 Kritische Einordnung

Bisher existiert keine sozial-rechtliche Regelung, d. h. keine Gebührenziffer für Online-Interventionen. Jedoch nutzen viele systemische Berater und Coaches, die freiberuflich arbeiten, seit Jahren ganz selbstverständlich das Internet für ihre Klienten, weil diese es so wollen. Wahrscheinlich schreiben auch bereits viele Psychotherapeuten Mails an ihre Patienten oder kommunizieren mit ihnen per Telefon und Skype, ohne sich darüber bewusst zu sein, dass sie damit online-therapeutisch tätig sind (und durch die Nutzung von Skype und E-Mail auch gegen das Datenschutzgesetz verstoßen).

Die Wirksamkeit von Online-Therapie wurde bereits in über 100 Studien (Berger et al., 2017) wissenschaftlich überprüft und nachgewiesen. Allerdings untersuchen diese Studien störungsspezifische Behandlungsmodule mit und ohne therapeutische Begleitung. »Blended therapy« wurde bisher selten evaluiert, und individuelle Psychotherapien online verständlicherweise gar nicht.

Eine Studie der Bertelsmann-Stiftung (2016) hat ergeben, dass Patienten gern mit ihrem Hausarzt, an zweiter Stelle aber auch mit ihrem Psychotherapeuten online kommunizieren wollen. Wenn für uns der Patient und seine Bedürfnisse im Mittelpunkt stehen, können wir uns dann diesem Wunsch verweigern? Zu unserer Professionalität – als Therapeut, Berater und Coach – gehört selbstverständlich auch, dass wir die Bedingungen unseres Handelns im Netz reflektieren und sie nach unseren professionellen Maßstäben gestalten. Da liegen noch Aufgaben vor uns, die wir nicht anderen überlassen sollten, die damit andere, z. B. rein kommerzielle Interessen, verfolgen.

Übersicht

Was es noch zu tun gibt:

- eine kostengünstige, datensichere und nutzerfreundliche Technologie für digitale beraterische und therapeutische Video- und Telefonkommunikation entwickeln,
- die Besonderheiten therapeutischer Mail-, Video- oder Telefonkommunikation herausarbeiten,
- die Übertragbarkeit therapeutischer Methodik der unterschiedlichen therapeutischen Schulen auf das Internet genauer beleuchten,
- interaktive Materialien (Tools), die von Therapeut und Klient bearbeitet werden können, weiterentwickeln,
- die Wirksamkeit von Online-Psychotherapie in einem »blended-therapy«-Format beforschen,
- für die Anerkennung der Möglichkeit und Nützlichkeit von psychotherapeutischen Online-Interventionen in den Entscheidungsgremien werben.

FAQ

Was macht den systemischen Ansatz geeignet für Online-Therapie und -Beratung?

- systemische Techniken der Gesprächsführung und Beziehungsgestaltung, wie systemisches Fragen, Auftragsklärung, die Online-Gesprächen eine Struktur geben;
- die therapeutische Haltung der Neutralität und »Neugier«, die »fremden« Klienten die Chance gibt, sich und ihren Standpunkt unbeeinflusst darzustellen;
- die kreative Nutzung des Wortes und des Schreibens: denn z. B. in der Mailberatung wechselt man »nur« Worte;
- die konstruktivistische Haltung der Systemischen Therapie: wenn es um Wirklichkeitskonstruktionen geht, an denen therapeutisch gearbeitet wird, braucht man den Klienten nicht unbedingt leibhaftig vor sich sitzen zu sehen;
- der Aspekt, dass im Gespräch angeregte Veränderung sich dann im Alltag erst zeigt.

Für welche Beratungsanlässe ist Online-Beratung geeignet?

Zur Prävention, zur Krisenintervention (außer bei schweren psychischen Störungen oder Suizidalität, wo der mediale Kontakt nicht ausreicht), zur Nachsorge und Rückfallprophylaxe; zur Intensivierung einer kopräsenten Psychotherapie dadurch, dass die Interventionen medial direkt in den Alltag des Klienten eingebracht werden können.

Was versteht man unter »blended therapy«?
»Blended therapy« ist Psychotherapie, die begleitend zu kopräsenter Therapie über mediale Kommunikationswege (z. B. Video-Kommunikation, serverbasierte Mailkommunktion, Kurznachrichten) auch Online-Interventionen und -Tools nutzt.

Weiterführende Literatur

Bundespsychotherapeutenkammer (2017). BPtK-Patienten-Checkliste für Internetpsychotherapie. URL: http://www2.psychotherapeutenkammer-berlin.de/uploads/20170627_pm_bptk_internetpsychotherapie.pdf [4.4.2018]

Justen-Horsten, A. & Paschen, H. (2016). Online-Interventionen in Therapie und Beratung. Weinheim: Beltz.

VIII Systemisch-integrative Therapiemanuale für Erwachsene

Editorial

Systemisch-integrative Therapiemanuale für Erwachsene

Kirsten von Sydow • Ulrike Borst

Manuale für Erwachsene – Teufelswerk für Systemiker?!

Manuale spielen in der Psychotherapieforschung eine besondere Rolle, doch viele systemische Therapeuten – insbesondere in den deutschsprachigen Ländern – lehnen Manuale komplett ab, da sie davon ausgehen, diese seien mit ihrer Auffassung von systemischer Therapie unvereinbar. Gleichzeitig haben viele deutschsprachige systemische Therapeuten noch nie ein Manual zur Systemischen Therapie gelesen. Oftmals wird angenommen, Psychotherapiemanuale glichen immer stupiden Kochbüchern, die keinerlei Spielraum mehr zuließen.

Manuale und »treatment integrity« in der Psychotherapieforschung

Die Wirksamkeit einer Therapie kann nur beforscht werden, wenn zuvor möglichst exakt beschrieben wurde, worin genau die Therapie besteht und nach welchen Regeln sie angewendet wird. Nur dann kann hinterher auch geprüft werden, inwieweit »manualtreu« gearbeitet wurde. In der Forschung spricht man von »treatment integrity« (oder auch von »treatment fidelity«, »treatment adherence«, oder »intervention integrity«), im Deutschen meist von »Behandlungsintegrität« oder »Manualtreue«, die erfasst, inwieweit die Behandlung so wie intendiert durchgeführt wurde.

Psychotherapieverfahren erhalten in nationalen (in Deutschland z. B. durch den Wissenschaftlichen Beirat Psychotherapie (WBP) oder den Gemeinsamen Bundesausschuss (G-BA), s. Kap. 89) und internationalen Evaluationsprozessen nur dann eine positive Bewertung (»hohe Evidenzstufe«), wenn die geprüften Interventionen exakt in Manualen beschrieben (und die Behandlungsintegrität geprüft) wurden. Zusätzlich erleichtern Manuale die Lehr- und Lernbarkeit von bestimmten psychotherapeutischen Interventionen.

Der »clash of cultures« und die Integration unterschiedlicher Sichtweisen

Systemische Therapeuten haben aber – jedenfalls bisher im deutschen Sprachraum – meist sehr große Vorbehalte gegen die Form von Psychotherapieforschung, die sich an strengen methodischen Kriterien orientiert (standardisierte Diagnostik, Manuale, RCT Designs usw.; s. a. Kap. 7, Kap. 89). Glücklicherweise ist das in anderen Industrienationen etwas anders, vielleicht auch deshalb, weil dort der Druck der Krankenversicherer nöch höher ist, dass Interventionen nur dann finanziert werden, wenn sie ihre Wirksamkeit empirisch belegen können.

Der »clash of cultures« war sehr deutlich zu spüren bei den internationalen Tagungen »Systemische Forschung«, die Jochen Schweitzer und sein Team seit 2004 alle zwei Jahre in Heidelberg organisieren. Dort wurde 2004 und 2006 immer wieder höchst kontrovers diskutiert, ob die Systemiker in Deutschland denn (nach der Ablehnung des ersten Antrags auf wissenschaftliche Anerkennung der Systemischen Therapie, s. Kap. 89) nochmals einen Antrag auf Anerkennung beim Wissenschaftlichen Beirat Psychotherapie stellen sollten (Kröger et al., 2004; von Sydow, 2004; 2006). Die Referenten aus Nordamerika und dem europäischen Ausland wie z. B. Eia Asen, Russell Crane oder Guy Diamond haben z. T. gar nicht verstanden, was hier die Frage ist, da z. B. in den USA seit Jahrzehnten große akademische Zentren der Couple and Family Therapy (CFT) sehr forschungsstark arbeiten – sonst gäbe es sie nicht, da sie gar kein Geld erhalten würden. So wurden dann schließlich auch in Heidelberg und bei den beiden Systemischen Dachgesellschaften die Argumente für eine quantitativ-empirische Forschung gehört (s. Kap. 89; von Sydow et al., 2007).

Gleichzeitig ist aber auch klar aus der Psychotherapieforschung ableitbar, dass Therapien auf die Eigenarten der Klienten individualisiert abgestimmt werden sollten – doch jedes (gute) Manual tut das ohnehin, nicht nur im systemischen Kontext. Für mich (KvS) war es jedenfalls sehr heilsam, mein erstes systemisches Manual zu lesen – das Londoner Manual zur Systemischen Paartherapie bei Depressionen. Ich fand es (und finde es immer noch) sehr gut und hätte mir gewünscht, so etwas bereits während in meiner Ausbildung in Systemischer Therapie kennengelernt zu haben (Jones & Asen, 2002, Kap. 71).

Dessen Autoren ziehen dann auch ein mild positives und nur sanft ironisches Fazit:

> »Wie die Erfahrungen in diesem Projekt zeigen, ist es möglich, innerhalb eines positivistischen wissenschaftlichen Rahmens zu arbeiten, ohne die systemische Haltung zu verraten. Betrachtet man die Ergebnisse innerhalb des vorherrschenden wissenschaftlichen Diskurses, dann beweisen sie die Effektivität der Paartherapie bei depressiven PatientInnen. Wir haben außerdem als PsychotherapeutInnen festgestellt, dass es möglich ist, die Teilnahme an solch einem Forschungsprojekt zu überleben und von ihr zu lernen.« (Jones & Asen, 2002, S. 23).

Struktur der Kapitel in Teil VIII und Teil IX

Alle manualbezogenen Kapitel orientieren sich an folgender Grundstruktur:

(1) Hintergrund (Kontext in dem das Manual entwickelt wurde)
(2) Indikationen, Kontraindikationen und Nebenwirkungen
(3) Klinische Praxis
(4) Weitere Therapieoptionen
(5) Gute Erfahrungen und typische Probleme
(6) Empirische Befunde und kritische Einordnung
(7) Frequently Asked Questions (FAQ)
(8) Weiterführende Literatur

Dargestellte Manuale der Erwachsenenpsychotherapie in Teil VIII

70 Lösungsorientierte Kurzzeittherapie (nach Steve de Shazer) – Stefan Beher. Dieser Ansatz ist (neben dem Ansatz von Minuchin) eine zentrale Grundlage der systemischen Therapie (Kap. 1), deren Wirksamkeit u.a in der Helsinki Psychotherapy Study empirisch eindrucksvoll belegt wird (Kap. 89). Damit kann mit unterschiedlichen Störungen und Problemen einzeltherapeutisch, aber auch in anderen Settings gearbeitet werden.

71 Das Londoner Manual für Systemische Paartherapie (nach Elsa Jones und Eia Asen) – Ulrike Borst und Kirsten von Sydow. Das auch in deutscher Sprache vorliegende Manual ist störungsspezifisch auf Paare mit einem depressiven Partner zugeschnitten (Jones & Asen, 2000/2002).

72 Emotionsfokussierte Paartherapie (EFT) (nach Sue Johnson) – Oskar Holzberg und Andrea Seiferth. EFT ist ein systemisch-integrativer Ansatz, der sich auf Minuchin, Bowlby und Rogers stützt. EFT ist derzeit einer der am besten beforschten Paartherapieansätze, der hilfreich ist bei Partnerschaftsproblemen, Depressionen und anderen Störungen.

73 Das Leeds Manual für Systemische Familientherapie – Peter Stratton und Helga Hanks. Dieses bisher nur auf Englisch vorliegende Manual lässt sich bei unterschiedlichen Störungen und Problemen einsetzen.

74 Differenzierungsorientierte Paar-/Sexualtherapie (nach David Schnarch) – Kirsten von Sydow. Schnarchs Arbeit wurde durch seine auch ins Deutsche übersetzten Bücher in der Öffentlichkeit sehr bekannt. Auch wenn bisher von ihm kein »Manual« veröffentlicht wurde, orientiert sich Schnarchs Ansatz an einem klaren Vorgehen. Deshalb haben wir den Ansatz hier berücksichtigt.

75 Behaviorale Paartherapie für Alkohol-/Substanzmissbrauch – Johannes Lindenmeyer. Bei diesem verhaltenstherapeutisch-systemischen Paartherapie-Manual handelt es sich um einen der am besten evaluierten Ansätze der Suchtbehandlung. Obwohl das Manual bereits in der 16. Auflage auf Englisch erschienen ist (O'Farrell & Fals-Stewart, 2006), liegt es nicht auf Deutsch vor. Das mag damit zusammenhängen, dass deutschsprachige Verhaltenstherapeuten größtenteils keine Expertise in und Interesse an Paartherapie haben – und dass deutschsprachige Systemiker sich oftmals nicht für einen Ansatz interessieren, bei dem das Wort »Behavioral« im Titel vorkommt.

76 Systemische Therapie mit der inneren Familie (nach Richard Schwartz) – Dagmar Kumbier. Dieser Einzeltherapieansatz kann bei unterschiedlichen Störungen eingesetzt werden und unterstützt die Patienten bei der Integration unterschiedlicher innerer Anteile oder Zustände. Das Manual liegt auch auf Deutsch vor (Schwartz, 2004).

77 Systemische Gruppentherapie bei komplexen Traumafolgestörungen (nach Marianne Engelbrecht Lau et al.) – Kirsten von Sydow und Marianne Engelbrecht Lau. Dieser Therapieansatz wurde in Dänemark von Marianne Engelbrecht Lau und ihrer Arbeitsgruppe für die Arbeit mit Frauen nach sexuellem Missbrauch entwickelt. Der Ansatz erwies sich in einem RCT als wirksamer als psychodynamische Gruppentherapie (s. Kap. 89).

Schließlich wird in unserem Praxisbuch noch ein weiteres Manual dargestellt, jedoch erst in Teil X:

91 »Integrative Systemische Therapie (IST)« nach William M. Pinsof. Wir haben dieses Kapitel ans Ende des Buches gestellt, da es genau genommen ein Meta-Manual ist, das

Systemische Therapie mit anderen psychotherapeutischen Zugängen integriert und insofern auch eine Integration und einen Abschluss unseres Buches darstellt.

Weiterführende Literatur

Jones, E. & Asen, E. (2002). Wenn Paare leiden: Wege aus der Depressionsfalle (Systemic therapy and depression. London & New York: Karnac Books). Dortmund: Borgmann.

Kröger, F., Schlippe, A. von & Sydow, K. von (2004). Systemische Wirksamkeitsforschung: Wie soll es forschungsstrategisch im deutschen Sprachraum weitergehen? »Ad-hoc-Task-Force«, 1. Tagung »Systemische Forschung«, Universität Heidelberg, 10. 7. 2004.

Schwartz, R. (2004). Systemische Therapie mit der inneren Familie. Stuttgart: Klett-Cotta.

Sydow, K. von (2006). Wirksamkeit Systemischer Familientherapie. Eingeladener Vortrag im Rahmen des Symposiums »Systemische Familientherapie: Effektivität, Kosten, Nutzen (Co-Referent: Russell Crane, Salt Lake City, USA), 2. Tagung »Systemische Forschung«. Heidelberg, 8.–10. 3. 2006.

Sydow, K. von, Beher, S., Retzlaff, R. & Schweitzer-Rothers, J. (2007). Die Wirksamkeit Systemischer Therapie / Familientherapie. Göttingen: Hogrefe.

70 Lösungsorientierte Kurztherapie (nach Steve de Shazer)

Stefan Beher

70.1 Hintergrund

Dass therapeutisches Wirken auf die Behandlung von Beschwerden zielt, darüber wird man wohl – bei allen Differenzen – schulenübergreifend einigen Konsens erreichen. Die spezifische Typik von Beschwerden gilt als instruktiv für Diagnostik und Behandlungstechnik; ihre genaue Analyse als zentral für eine Therapie im Allgemeinen. Diese vermeintliche Selbstverständlichkeit wird durch die *Lösungsorientierte Kurztherapie (Brief Solution Focused Therapy, BSFT)* schon seit längerem radikal infrage gestellt. Entwickelt von Steve de Shazer und Kollegen in den 1970er- und 1980er-Jahren am Brief Family Therapy Center (BFTC) in Milwaukee, wurde sie inspiriert von Ideen der Hypnotherapie Milton Ericksons, in der schon zuvor konsequent bekannte und noch unbekannte Ressourcen genutzt, Symptome in einem positiven Sinn »utilisiert« und therapeutische Beiträge an die verbalen und nonverbalen Rückmeldungen von Patienten rückgekoppelt wurden. In einer späteren Phase kam es zu einem Austausch mit der Palo-Alto-Gruppe um Paul Watzlawick (Weakland et al., 1974), ihrerseits beeinflusst von dem Anthropologen Gregory Bateson, die schon länger zentral mit systemtheoretischen Kommunikationsmodellen arbeitete, innerhalb derer auch psychische Störungen stets im Rahmen sozialer Bezugnahmen verstanden wurden (s. auch Kap. 1).

Aus diesen Wurzeln wird die konstruktivistische und systemtheoretische Prägung der BSFT deutlich. De Shazer geht davon aus, dass Lösungen einer eigenen Logik folgen und mehr miteinander gemein haben als mit den ihnen zugrunde liegenden Problemen. Therapien sind dann weder problem- noch diagnosespezifisch, und Lösungen können deutlich einfacher strukturiert sein als die Probleme, die durch sie behoben werden sollen. Für die Therapie bedeutet dies, dass Probleme gar nicht erst in aller Ausführlichkeit erhoben werden müssen. Dahinter steht die Annahme, dass die Bezugnahme auf das Problem nur tiefer in den Problemstrudel führt, während Gespräche über Lösungen umgekehrte Kräfte freisetzen: »Problem talk creates problems; solution talk creates solutions« (Das Sprechen über Probleme erzeugt Probleme, das Sprechen über Lösungen erzeugt Lösungen)« (de Shazer). Lösungsorientierte Gespräche zielen nicht primär auf die Beseitigung unerwünschten Verhaltens: Man plant weniger, das Rauchen aufzugeben, und stattdessen mehr, mit Joggen anzufangen – um dann in der Folge weniger zu rauchen.

70.2 Indikationen, Kontraindikationen und Nebenwirkungen

Durch die konsequente Fokussierung auf Lösungen kann die Lösungsorientierte Kurzzeittherapie relativ unabhängig von der zugrunde liegenden Problematik des

Klienten sehr breit eingesetzt werden: bei der Behandlung von »normalen Problemen des Lebens« bis hin zu schwereren psychiatrischen Auffälligkeiten. »Diagnosen« erscheinen dem lösungsorientierten Therapeuten eher als Zementierung von Problemkonstruktionen, die im Therapielauf aber gerade relativiert und verflüssigt werden sollen.

70.3 Klinische Praxis

BSFT kann im Wesentlichen als Abräumen von Barrieren zwischen Ist-Zustand und Lösung verstanden werden, das vor allem über die Arbeit mit Ausnahmen von Missständen, über Umdeutungen, aber auch über positive Zukunftsfiktionen erreicht wird. Für de Shazer war stets das »therapeutische System«, also die soziale Interaktion zwischen Therapeuten und Klienten, ein zentraler Bezugspunkt seiner Arbeit: Ihm zufolge offenbaren Klienten im Gespräch, in welcher Art und Weise sie eine Kooperation mit dem Therapeuten eingehen möchten. Bekannt geworden ist in diesem Zusammenhang de Shazers Typologie, die Klienten nach deren Behandlungsmotivation unterscheidet (s. Übersicht).

Übersicht

Typologie von Klienten

(a) »*Besucher*« ohne explizite Beschwerde und manifesten Veränderungsauftrag, die geschickt oder mitgenommen wurden, sollten nicht davon überzeugt werden, dass sie eine Therapie benötigen. Stattdessen sollten sie freundlich behandelt und ggf. mit Komplimenten bedacht werden.

(b) »*Klagenden*« mit Beschwerden, die die Veränderung von anderen erwarten (z. B. vom Therapeuten oder vom Partner), können Verhaltensbeobachtungs- und Denkaufgaben gestellt werden.

(c) Nur mit »*Kunden*«, also Klienten mit Beschwerden und aktiver Veränderungsmotivation, kann ein *Veränderungskontrakt* geschlossen werden. Sie erhalten Beobachtungs- und auch verhaltensrelevante Aufgaben.« In deutschen Übersetzungen wird der von de Shazer beschriebene »customer« gewöhnlich mit dem merkantilen Begriff des »Kunden« übersetzt. Für den therapeutischen Kontext könnte man vielleicht besser von »Klient mit Anliegen« sprechen.

(de Shazer, 1988, S. 103ff.)

Die Orientierung an dieser Typologie vermeidet ein Überengagement des Therapeuten und führt zu einer konsensuellen und kooperativen Beziehung mit einem Klienten, der seine Lösung selbst definieren und entwickeln muss, aus seinen persönlichen Möglichkeiten und seinem idiosynkratischen Verhältnis zur Welt heraus. Widerspruch, Ablehnung oder das Fallenlassen von Ideen wären dann in diesem Sinn positiver zu deuten, denn mit Blick auf die inhaltliche Zielgestaltung gilt der Klient und nicht der Therapeut als Experte.

> **!** Wenn der Therapeut andere Vorstellungen über therapeutische Ziele entwickelt als der Klient, dann liegt der Therapeut falsch (»then the therapist is wrong«, nach de Shazer). Das psychoanalytische Konzept des »Widerstands« gilt daher in der lösungsorientierten Therapie als Hinweis darauf, dass der Therapeut einen Fehler gemacht hat.

»Lösungen« können dementsprechend sehr unkonventionell und kontrovers ausfallen. De Shazer und Berg (1998) berichtet von einer Klientin, die sich von einem Fachmann beibringen ließ, sich mit einer Klinge selber so zu verletzen, dass keine tiefen Narben zurückblieben. Sogar die Entscheidung eines Alkoholikers, ein Bier zu trinken, würde in lösungsorientierter Perspektive als Fortschritt gelten – insofern er das Bier nicht mehr trinken »muss«, sondern sich nun bewusst dafür entscheidet, es zu trinken. Das Trinken desselben Bieres ist dann ein völlig anderer Sachverhalt; der zuvor bloß Erlebende wird nun zum Handelnden; das Opfer zum »Täter«.

Therapiesitzungen werden im klassischen Setting der BSFT auf Video aufgezeichnet und hinter einem Einwegspiegel von einem Team beobachtet, das über eine Sprechanlage mit dem Therapieraum verbunden werden kann. Den Ablauf der ersten Sitzung beschreiben de Shazer und Kollegen im Detail (s. Übersicht).

Übersicht

Ablauf der ersten Therapie-/Beratungssitzung

(1) **Erläuterung des Settings** für den Klienten, der seine Zustimmung zur Videoaufzeichnung geben muss und auf besonderen Wunsch hin auch die Möglichkeit erhält, die Teammitglieder hinter dem Einwegspiegel kurz kennenzulernen.

(2) Der Therapeut beginnt mit einer **Frage nach der Beschwerde**, die den Klienten in die Therapie führt, und versucht, diese Beschwerde so konkret wie möglich zu verstehen: Was geschieht genau, Schritt für Schritt? Wer ist alles involviert? Macht es einen Unterschied, wer zu welchem Zeitpunkt in die Beschwerde verwickelt ist oder nicht? Mit welcher Regelmäßigkeit tritt die Beschwerde auf? Je mehr Details bekannt werden, desto mehr Interventionsmöglichkeiten und Ziele können sich daraus ergeben.

(3) Die Frage nach Regelmäßigkeiten führt direkt zu der nach **Ausnahmen**: In diesem Teil geht es darum, herauszufinden, was passiert, wenn die Beschwerde nicht auftritt, und wie der Klient und seine Familie diese Ausnahmen ermöglichen. Denn Ausnahmen zeigen dem Klienten nicht nur, was aktuell schon funktioniert, sie befördern ebenso die Erwartung, dass ein künftiges Leben ohne die Beschwerde möglich ist. Dabei kann man sich auch den

Umstand zunutze machen, dass oft positive Veränderungen bereits im Zeitraum zwischen Terminvereinbarung und der ersten Therapiesitzung stattfinden.

(4) Solche Beobachtungen führen häufig wie von selbst zur **Entwicklung konkreter Ziele**, die ebenfalls die Änderungserwartungen des Klienten stärken, sich aber auch als Gradmesser für den Erfolg (und die Beendigung) der Therapie eignen.

(5) Da Klienten häufig nur vage Vorstellungen über ihre Ziele haben, hat es sich als nützlich erwiesen, den Klienten darüber zu befragen, woran er erkennen würde, wenn seine Probleme gelöst wären (**Wunderfrage**) und was dann anders wäre.

(6) Es wird nun angestrebt, das **Gespräch vorrangig auf die Abwesenheit der Beschwerde zu fokussieren**, weil Beschwerden sich insbesondere über die Erwartung stabilisieren, dass sie wieder und wieder auftreten.

(7) **Unterbrechung der Therapiesitzung** durch den Therapeuten nach etwa 30 bis 40 Minuten für 10 Minuten, um sich mit dem Team zu beraten oder selbst über den bisherigen Verlauf nachzudenken. Auch dabei liegt der Fokus auf dem, was gut für den Klienten ist, auf den Ausnahmen vom gewohnten Muster sowie darauf, wie der Klient einst sein wird, wenn die Beschwerde endgültig überwunden worden ist.

(8) Während der Pause wird eine **Abschlussintervention** entwickelt, die aus **Komplimenten** und aus **weiterführenden Vorschlägen** besteht. Komplimente zeigen dem Klienten an, was bereits gut läuft. Damit unterstützen sie ihn nicht nur in einer flexibleren Deutung seiner Situation, sondern stärken auch die therapeutische Beziehung, auf deren Boden dann die weiteren Schritte desto mehr gelingen. Diese bestehen aus therapeutischen Vorschlägen, Aufgaben oder Direktiven, die den Klienten näher an die Lösung bringen. Sofern die Beschwerden von Klienten noch nicht klar genug benannt sind, um dazu passende Interventionen zu entwickeln, wird – einer Idee von Erickson folgend – dazu angeregt, bis zur nächsten Sitzung zu überlegen, was sich im Leben alles *nicht* verändern sollte.

(9) Die **Intervention** wird häufig noch in der Pause **verschriftlicht und dem Klienten anschließend verlesen**. Diese formal exponierte Phase der Sitzung, die zusätzlich von der nach der Pause erhöhten Aufnahmebereitschaft des Klienten profitiert, soll nur wenige Minuten in Anspruch nehmen und die Sitzung schnell und freundlich beschließen. Weitere Belange, wie etwa die Vereinbarung eines neuen Termins, finden an einem anderen Ort statt.

(de Shazer et al., 1986)

Während der Therapiesitzungen stehen zentrale Fragen im Vordergrund, die es mit dem Klienten zu besprechen gilt.

Übersicht

Zentrale Fragen in der Lösungsorientierten Kurzzeittherapie

- Was tut der Klient schon jetzt Gutes, Nützliches und Effektives?
- Welche unterschiedlichen Verläufe lassen sich beobachten, wenn sich die Beschwerde realisiert oder nicht? Wie lässt sich der Verlauf ohne die Beschwerde fördern?
- Inwieweit lassen sich einzelne, konkrete Abfolgen eines problematischen Musters beobachten?
- Wie unterscheiden sich diese Muster von den Ausnahmen des Musters?
- Wie könnte man sich ein Lösungsmuster vorstellen, indem
  - die Ausnahme zur Regel gemacht wird?
  - der Ort gewechselt wird, an dem das Muster sich zeigt?
  - die am Muster beteiligten Personen wechseln?
  - die Reihenfolge der Schritte vertauscht wird?
  - neue Elemente oder Schritte dem Muster hinzugefügt werden?
  - die zeitliche Dauer der Sequenz verlängert wird?
  - das Muster zufällig begonnen oder beendet wird?
  - die Häufigkeit im Auftreten des Musters erhöht wird?
- Welche dieser Variationen würde am besten zur Welt des Klienten passen? Welche würde er am ehesten umsetzen?

(de Shazer et al., 1986)

Neben den zu erörternden Fragen ist es ebenso wichtig, gemeinsam mit dem Klienten wohlgestaltete Ziele zu entwickeln.

Übersicht

Wohlgestaltete Ziele«

- bedeutsam für den Klienten
- nicht zu groß
- möglichst konkret, präzise und verhaltensbezogen formuliert
- eher das Vorhandensein als die Abwesenheit von etwas ausdrückend
- eher einen Anfang als ein Ende beschreibend
- realistisch und erreichbar
- als Resultat »harter Arbeit« beschreibbar.

nach de Shazer (modifiziert Berg & Miller, 1998)

Inspiriert von der »Kristallkugeltechnik« Milton Ericksons (1954) entwickelte de Shazer seine berühmt gewordene »Wunderfrage«.

Die »Wunderfrage«

»Angenommen, eines Nachts passiert ein Wunder und während Sie schlafen, wird das Problem, weshalb Sie in Therapie gekommen sind, gelöst: Was wäre am nächsten Morgen anders, woran Sie merken würden, dass ein Wunder geschehen ist? Was würde Ihrem Partner auffallen?« Wichtig ist es, dann sehr präzise zu explorieren, was genau anders wäre – den gesamten Tag hindurch (beim Zähneputzen? Beim Frühstücken? Kleidung? usw.) und inwieweit alle Bezugspersonen (Kind? Katze? Chef? usw.) Änderungen bemerken würden.

Die Wunderfrage ist nützlich, um Ziele zu entwickeln und Veränderungen zu induzieren – etwa dadurch, dass man nun so tut, als sei das Wunder schon geschehen. Begonnen wird stets mit der kleinsten, einfachsten und leichtesten Veränderung; ggf. kann es ausreichen, entsprechende Ausnahmen zu verstärken und auszubauen, also das weiterzuführen, was bereits funktioniert.

(nach de Shazer, 1988)

Alle folgenden Sitzungen haben dieselbe formale Struktur und unterscheiden sich von der ersten Sitzung nur darin, dass das Sprechen über die Beschwerde nun einen möglichst geringen Stellenwert bekommt. Die Therapie konzentriert sich ab diesem Zeitpunkt ganz darauf, was geschehen ist und auch weiterhin geschehen soll, was (nach der Einführung von Variationen im Verhalten) besser lief oder was ein Klient (in weniger definierten Situationen) Gutes für sich getan hat – um danach zu prüfen, wie der Klient dies geschafft hat und was er tun müsste, damit die guten Dinge auch weiterhin geschehen. Dem Klienten soll also vorrangig dabei geholfen werden, die Veränderungen, die zwischen der ersten und der zweiten Sitzung eingetreten sind, fortzusetzen. Wenn sich nichts zum Positiven verändert hat, fragt der Therapeut danach, was der Klient überhaupt tut, das funktioniert, vielleicht auch mit dem Hinweis auf die therapeutische Erfahrung, die lehrt, dass sich die Dinge vom Nichtstun oft zum schlechteren ändern oder eben bleiben, wie sie sind. Die Suche nach Ausnahmen und kleinen Unterschieden wird auch in diesem Fall fortgesetzt, und wenn die Dinge schlimmer werden, fragt der Therapeut: »Sind Sie schon am Tiefpunkt angekommen, sodass eine Besserung bald zu erwarten ist? Oder sind Sie noch nicht ganz unten angekommen und müssen damit rechnen, dass es erst noch weiter bergab geht, bevor es wieder besser werden kann?«. Zur nächsten Sitzung bieten sich dann Beobachtungsaufgaben an, um Zeichen zu erkennen, nach denen die Dinge wieder besser werden oder erst noch schlechter werden müssen, bevor sie wieder besser werden können.

Nach de Shazer können Therapien häufig bereits nach fünf oder sechs Sitzungen beendet werden. Die Abstände zwischen den weiteren Sitzungen orientieren sich am Therapieerfolg: Treten Besserungen ein, wird das Intervall zwischen den Sitzungen verlängert, weil weniger Notwendigkeit für weitere Therapie besteht. Die zweite Sitzung findet gewöhnlich eine Woche nach der ersten statt, die dritte zwei Wochen nach der zweiten, die vierte drei Wochen nach der dritten und die vierte etwa einen Monat nach der dritten Sitzung. Erscheinen die Besserungen als stabil genug, entscheidet der Patient selbst über Notwendigkeit und Frequenz weiterer Sitzungen, nachdem der Therapeut einen Zeitraum von sechs Wochen ins Spiel gebracht hat. Sofern es zu keiner Besserung kommt, bleibt es bei wöchentlichen Sitzungen.

70.4 Gute Erfahrungen, typische Probleme

Die radikale Orientierung an den Zielen des Klienten ermöglicht es, auch mit Klienten des Typs »Besucher« oder »Kläger« im Rahmen der Möglichkeiten erfolgreich zu arbeiten, die von Therapeuten anderer Orientierung meist als kaum therapierbar erlebt werden. Dabei muss nicht zwingend Bezug auf ein klinisches Symptom genommen werden, sondern es kann auch daran gearbeitet werden, »den Job zu behalten« oder »keinen Ärger mehr mit dem Bewährungshelfer zu haben«. Gerade bei »Besuchern«, die aus einem Zwangskontext heraus in die Sitzung kommen, ist der Wunsch nach Vermeidung von Ärger wahrscheinlich vorhanden – und in der lösungsorientierten Therapie kann so nach einer Reihe von Komplimenten über das bisher vernünftige Verhalten eine gemeinsame Basis für Erfolg versprechende, weitere Gespräche entstehen. Dem kommt auch entgegen, Ziele so zu formulieren, dass es möglich wird festzustellen, wann die Therapie beendet ist (s. a. Kap. 6). Änderungen sollen ebenfalls eher klein ausfallen, um die Erfolgswahrscheinlichkeit zu steigern, aber auch aus der (systemtheoretischen) Einsicht heraus, dass auch bei komplexen Problemen kleine Änderungen, an entscheidender Stelle, große Auswirkungen haben können. Diese kleine Veränderung kann möglicherweise bloß darin bestehen, die lästigen Streitereien ab sofort in einem anderen Zimmer stattfinden zu lassen.

Insofern lohnt es sich auch, neben dem Suchen nach Ausnahmen, alte Verhaltensweisen, die nicht zum Erfolg führten, zu unterlassen, und stattdessen etwas ganz anderes zu probieren. Dies verdeutlicht das folgende Fallbeispiel nach de Shazer (1989, S. 170f.).

Fallbeispiel

Süße Kekse

Ein 8-jähriger Junge gab sich sehr häufig schweren Wutanfällen hin; die üblichen Bestrafungen (Strafpredigten, gelegentliche Schläge) halfen dabei wenig und auch mit Belohnungen, wenn er friedlich war, kam man nicht weiter. Der Therapeut regte daher an, anstatt den tobenden Jungen wieder und wieder anzuschreien, beim nächsten Mal einfach *etwas anderes* zu tun, egal wie seltsam, verrückt oder abartig dies auch erscheinen mag.

Daraufhin reichte der Vater dem Jungen bei seinem nächsten Wutanfall einen Keks, ohne dies auch nur mit einem Wort zu kommentieren, und der Junge beendete seinen Wutanfall. Als die Mutter Zeugin des nächsten Anfalls wurde, tanzte sie um den Jungen herum, während dieser um sich trat und schrie. Auch dies führte dazu, dass er seinen Anfall beendete. Im Anschluss daran berichteten weder die Lehrer noch die Eltern des Jungen von weiteren Wutanfällen. Das

Keksanbieten ebenso wie das Tanzen waren Verhaltensweisen, die zuvor niemals zusammen mit den Wutanfällen beobachtet worden waren, und ihre Inszenierung erwies sich als etwas so »anderes«, dass es prompt zur Lösung der Schwierigkeiten kam. Die Verhaltenssequenz »Wutanfall-Keks« markierte einen neuen Kontext, in dem das Kind nicht mehr wusste, was es von seinem Vater zu erwarten hatte. Es wusste bloß, dass mit den üblichen Versuchen, den Wutanfällen ein Ende zu bereiten (also Bestrafung) nicht mehr rechnen konnte. Möglicherweise wäre auch der Keks, wenn der Vater ihn ein weiteres Mal gereicht hätte, anstatt »wiederum etwas anderes« zu tun, zum Element der Verstärkung geworden. Im beschriebenen Fall reichte allerdings die einmalige Reaktion, um das Problem zu lösen.

Bei den Ausnahmen ist entscheidend, sich die Umstände, unter denen die Ausnahmen auftreten, genau schildern zu lassen. Das aktive Herbeiführen dieser Umstände kann dann als erster Schritt gesehen werden, die Ausnahme häufiger werden zu lassen und ein neues Muster für Lösungen zu entwickeln. Die Umstände der Ausnahmen müssen dazu so beschrieben werden, dass es dem Klienten möglich wird, sich willentlich für sie zu entscheiden. Ihr Herbeiführen kann dann auch als Aufgabe gegeben werden – je mehr Möglichkeiten im Herbeiführen von Randbedingungen für Ausnahmen zur Verfügung stehen, desto besser! Eine Strategie kann auch darin bestehen, zu versuchen, Ausnahmen vorherzusagen, statt immer schon dagewesene Muster aufzudecken und über ihre Vorhersagbarkeit zu stabilisieren.

Nicht allen Klienten fällt es leicht, Ziele und Lösungen für sich zu entwickeln. Hier hat es sich als hilfreich herausgestellt, Möglichkeitsräume zu erkunden und mit positiven Annahmen zu arbeiten. Das Wort »Angenommen ....« kann so zu einem Schlüsselwort, einer typischen Einleitung lösungsorientierter Fragetechniken werden. Zentral für alle Interventionen ist ihre Kompatibilität mit dem individuellen Bezugssystem des Klienten, seinen lebensgeschichtlichen Narrativen, seinen relevanten Horizonten, seinen Vorstellungen von Sinn. De Shazer beruft sich hier auch auf Linguisten und Sprachphilosophen, vor allem auf Wittgenstein. Worte haben aus dieser Perspektive keinerlei »feste« Bedeutung und keinen logischen Wert, sondern gewinnen diese erst durch ihren konkreten Gebrauch und – wie in der Interaktion zwischen Therapeut und Klient – im Austausch mit anderen (de Shazer, 2003a).

70.5 Empirische Befunde und kritische Einordnung

Die Erforschung der »Wirksamkeit« von BSFT hatte von Beginn an eine hohe Relevanz für die Arbeitsgruppe um de Shazer. So wurden zahlreiche Feldstudien durchgeführt, in denen unabhängige Forscher die positiven Ergebnisse des Ansatzes, auch über längere Zeiträume belegen (de Shazer & Berg, 1998). Neuere Forschungen zeigen die Wirksamkeit von BSFT auch in randomisierten kontrollierten Studien, wie die

Metaanalyse von Schmidt (2016) zusammenfasst – auch bei klinischen Störungen wie Depressionen und Angststörungen (s. Kap. 88).

BSFT markiert eine therapiehistorisch wichtige Wende in der Entwicklung systemischer und familientherapeutischer Interventionen, deren zentrale Bezugsperspektiven (z. B. »Ressourcenorientierung«) – wenngleich weniger radikal – heute zum Mainstream unterschiedlicher Therapieschulen zählen (s. Kap. 89). Ob Klienten allerdings wirklich immer in dem von de Shazer beschriebenen Tempo so konsequent vom Problem zur Lösung umschalten können und wollen, mag, bei allen guten Erfahrungsberichten, demgegenüber weniger sicher erscheinen.

FAQ

Was tun, wenn die Geschichte, die ein Klient erzählt, so furchtbar und hoffnungslos klingt, dass ein Fragen nach Ausnahmen unpassend erscheint?
In diesem Fall könnte man den Klienten fragen, wie er es geschafft hat, dies alles bis heute zu überstehen oder zu überleben.

Was tun, wenn der Klient überhaupt kein Ziel formulieren kann?
Menschen mit gravierenden psychischen Problemen haben zuweilen Probleme, überhaupt herauszufinden, was sie wollen, und können dann kein Ziel formulieren. In solchen Fällen kann man als Ziel genau das vorschlagen: herauszufinden, was der Klient eigentlich will und braucht. Die »Wunderfrage« kann auch in solchen Fällen nützlich sein.

Was tun, wenn der Klient an seinem Problem zu »kleben« scheint und immer wieder darauf zurückkommt?
Probleme gelten in der Lösungsorientierten Therapie als »Eintrittskarte« in die Therapie; andererseits aber auch, wie Realität schlechthin, als konstruiert. Kein Klient »hat« nach diesem Verständnis ein Problem oder ein Symptom – er zeigt vielmehr ein Verhalten, das möglicherweise unter anderen Umständen als völlig »normal« verstanden werden könnte. Es lohnt sich daher zu überlegen, wie ein Klient es eigentlich anstellt, einen bestimmten Sachverhalt als Problem zu »konstruieren«, und diesen Konstruktionsprozess sichtbar werden zu lassen. Obwohl Symptome immer auch zufällig auftreten können, hat sich dabei auch bewährt, zu hinterfragen, inwieweit Probleme auch nützlich sein können. Ziele, die mit dem problematischen Verhalten verknüpft werden, weisen oft auf mögliche Lösungen: Wie lässt sich das Ziel des »Abnehmens« etwa abseits von Nahrungsverweigerung alternativ realisieren?

Weiterführende Literatur

Shazer, S. de (2012). Der Dreh: Überraschende Wendungen und Lösungen in der Kurzzeittherapie (12. Aufl.). (Clues: Investigating solutions in brief therapy. New York: Norton & Comp.). Heidelberg: Auer.

71 Systemische Paartherapie bei Depressionen (Londoner Manual)

Ulrike Borst • Kirsten von Sydow

71.1 Hintergrund

Bereits in Kapitel 36 wurde der enge Zusammenhang zwischen Depression und Partnerschaftsproblemen beschrieben. Dabei ist oft nicht auszumachen, was zuerst kam: Verschlechterung der Paarbeziehung oder Depression? Häufig handelt es sich um eine Wechselwirkung bzw. einen zirkulären Ursache-Wirkungs-Zusammenhang.

In der Systemischen Therapie kann depressives Verhalten und depressiver Ausdruck als Teil des interaktionellen Geschehens in der Paarbeziehung gesehen werden (Asen, 2013; Kap. 36):

- depressives Verhalten als Aufforderung an den Partner, sich mehr zu engagieren
- depressives Verhalten, um den Partner in der Beziehung zu halten
- depressives Verhalten, um Hilfe zu erhalten
- depressives Verhalten als Zeichen von Loyalität (»Warum soll es mir besser gehen als ...«)

Das hier vorgestellte Paartherapie-Manual wurde im Kontext des »London Depression Intervention Trial« entwickelt, einer randomisierten kontrollierten Studie (RCT), die bei 94 Patienten mit unipolaren Depressionen die Wirksamkeit von drei Interventionen miteinander verglich, nämlich Systemischer Paartherapie, kognitiver Verhaltenstherapie (als Einzeltherapie) und die Gabe von Antidepressiva (Leff, Vearnals, Brewin et al., 2000).

Für diese Studie wurde von zwei erfahrenen systemischen Therapeuten – Elsa Jones und Eia Asen – ein Inventar systemisch-paartherapeutischer Interventionen entwickelt und in einem Manual beschrieben (Jones & Asen 2002). Die theoretischen Grundlagen dieses genuin systemischen Therapieansatzes beziehen sich u. a. auf Bateson (1982) und die Mailänder Arbeitsgruppe. Daneben wurden auch Forschungsergebnisse zur »Expressed Emotion« berücksichtigt (s. Kap. 1). Neben der Kernfrage nach der Wirksamkeit der Interventionen auf die Symptomatik der Indexpatienten sowie die Paarbeziehung interessierte auch, ob durch die systemische Paartherapie Kritik, Feindseligkeit und Überfürsorglichkeit des nicht-depressiven Partners reduziert werden können, da »high expressed emotion« nachweislich das depressionsbezogene Rückfallrisiko von Indexpatienten erhöht.

71.2 Indikationen, Kontraindikationen und Nebenwirkungen

Im RCT von Leff et al. (2000) wurden nur Menschen berücksichtigt, die Kriterien einer »Major Depression« erfüllten, stabil mit einem Partner zusammenlebten (mindestens ein Jahr) und deren Partner mindestens zwei kritische Kommentare in einem halb standardisierten Interview (Camberwell Family Interview) machten, wo also Hinweise auf eine erhöhte »expressed emotion« vorlagen. Kontraindikationen waren u.a. Psychosen, bipolare Störung oder Substanzstörungen. Bei den teilnehmenden Indexpatienten handelte es sich meist um solche, die von einer relativ schweren und/oder schon lang andauernden Depression betroffen waren. Von vielen Teilnehmern waren zuvor schon andere Therapien versucht worden, mit geringem Erfolg.

Der sehr hohe »drop-out« in einer der drei Untersuchungsgruppen (acht von elf Patienten, die mit Verhaltenstherapie behandelt wurden, brachen die Therapie ab) führte dazu, dass das RCT mit nur zwei (statt drei) Untersuchungsgruppen abgeschlossen werden konnte.

Die allgemeinen Indikationen und Kontraindikationen sowie Nebenwirkungen für Paartherapie mit Paaren, bei denen mindestens einer unter Depressionen leidet, wurden bereits in Kapitel 36 dargestellt:

Indikationen. Bei vielen Paaren, bei denen einer der Partner von Depression betroffen ist, ist Paartherapie angezeigt:

- Paartherapie bei Depressionen ist gemäß S3-Leitlinie indiziert, »wenn angemessen«.
- Auf die Paarbeziehung fokussierte Therapie ist gemäß NICE-Leitlinie für alle Patienten mit Depression indiziert, die in einer festen Partnerschaft leben und von anderen Kurz-Interventionen nicht profitiert haben.

Systemische Paartherapie ist besonders geeignet,

- um die Interaktionsmuster zu verändern, die recht regelhaft bei Paaren mit einem depressiven Partner zu beobachten sind,
- bei Paaren, die ihre Beziehung verbessern möchten.

Eine **relative Kontraindikation** ist u.a. schwere Partnergewalt (s. Kap. 36).

71.3 Klinische Praxis

Insgesamt 88 Patienten beendeten die Systemische Paartherapie bzw. die medikamentöse Behandlung (ergänzt durch Psychoedukation für Patient und Partner) regulär und wie geplant nach maximal neun Monaten oder maximal 20 Sitzungen (Systemische Paartherapie) bzw. einem Jahr (medikamentöse Therapie plus Psychoedukation). Wenn ein Paar in Systemischer Paartherapie war, bekam der depressive Partner keine Medikamente, und umgekehrt. Die Behandlungsformen wurden also strikt getrennt eingesetzt. Nach Ende der Behandlungsphase fand keinerlei Therapie statt; maximal zwei Sitzungen waren als »Booster» erlaubt, bis 12 bis 15 Monate nach Therapieende die Nachuntersuchung stattfand.

Zentrale Aspekte des auch ins Deutsche übersetzten Manuals von Elsa Jones und Eia Asen (2000/2002) werden in den folgenden Übersichten zusammengefasst. Die erste Übersicht enthält eher Prozesselemente, die zweite eher Methoden.

Übersicht

Grundlegende Elemente des Therapieprozesses

- eine unparteiische Haltung einnehmen
- die Definition des Problems von beiden Partnern erfragen
- das Problem im Kontext des Netzwerks der wichtigsten Beziehungen erfragen
- Verbindungen des aktuellen Beziehungsmusters zu generationenübergreifenden Mustern in der Vergangenheit herstellen
- erkunden, welche Lösungen das Paar schon ausprobiert hat und wie es bisher mit Rückschlägen umgegangen ist
- das Paar ermuntern, die Rolle von Beobachtern einzunehmen und ihr Beziehungsmuster »von außen« anzuschauen
- dazu ermuntern, Ziele für Veränderung erkunden
- Verhaltens- und Glaubensmuster zu hinterfragen, die unerwünschte Gefühle und Handlungen immer wieder verstärken und aufrechterhalten
- zunehmend auf Stärken und Ressourcen achten
- die Verantwortung und die Initiative für Veränderungen zunehmend der Klientin und dem Klienten überlassen
- Rückfälle antizipieren und vorbeugende Maßnahmen besprechen

(Jones & Asen, 2000/2002)

Das Manual thematisiert auch »Gender«-Aspekte sowie die Themen Trennung und Gewalt.

Die therapeutische Haltung ist geprägt durch Neugier, das Bemühen, das Interesse der Partner an Selbstbeobachtung zu wecken, und Humor. Die konkrete Arbeit wird an vielen Beispielen transparent gemacht.

Übersicht

Zentrale Methoden der Paartherapie

(1) Hypothesen aufstellen – zur Bedeutung der Depression in verschiedenen Kontexten (Überweisungs-, sozialer/kultureller Kontext inkl. Genderthemen, Familienkontext)
(2) Joining und Einbeziehen/Engagement
(3) zirkuläre Fragen
(4) Rollenspiel des Paares in der Sitzung
(5) auf Stärken fokussieren

(6) Problemlösung
(7) Infragestellen von festen Glaubenssystemen und / oder Verhaltensweisen
(8) Genogrammarbeit und Nutzung anderer Techniken zur Visualisierung von Familiengeschichte und -themen (z. B. Zeitlinie)
(9) (positives) Umdeuten
(10) Aufgaben zwischen den Sitzungen (»Hausaufgaben«)

nach Jones & Asen (2000/2002)

Trotz Manualisierung ist das Vorgehen von Jones und Asen sehr individualisiert und berücksichtigt sowohl die Eigenheiten von Therapeuten als auch von Klienten: »Jede TherapeutIn wird wahrscheinlich die meisten dieser Techniken im Verlauf der Therapie mit jedem Paar anwenden, obwohl individuelle Unterschiede zwischen den TherapeutInnen vermutlich dazu führen, dass einige Techniken häufiger als andere verwendet werden.« (Jones & Asen, 2000/2002, S. 34)

Auch aus Patientenperspektive wird ein individualisiertes Vorgehen propagiert: Die Therapeutin und der Therapeut reagieren flexibel auf die Bedürfnisse der Partner. Auch bezüglich des Settings ist das Vorgehen flexibel: In der mittleren Therapiephase können bei Bedarf die Partner auch einzeln gesehen oder weitere Familienmitglieder einbezogen werden.

Fallbeispiel

Die Depression hat Schuld

Beschrieben wird die Paartherapie der 31-jährigen Rosie, die eine lange Vorgeschichte von depressiver Symptomatik, Selbstverletzungen und Suizidversuchen sowie psychiatrischer Behandlungen hat, und ihrem Partner Jack.

- **1. Sitzung:** Rosies Depression und Jacks Leiden daran werden respektiert, die Interaktionsmuster erkundet.
- **2. Sitzung:** Jack berichtet über Rosies Depression. Rosie äußert die Theorie, dass ihre Erkrankung mit ihren früheren und aktuellen Beziehungen zu tun hat. Beide Partner bekommen die »Hausaufgabe«, Rosies Stimmungsschwankungen zu protokollieren.
- **3. Sitzung:** Rosie und Jack werden zirkulär zum Zusammenhang zwischen Rosies Stimmung und Jacks Verhalten befragt.
- **4. Sitzung:** Depressive Reaktionen erscheinen als eine Möglichkeit, in konfliktreichen Paarinteraktionen zu reagieren.
- **5. Sitzung:** Statt über Rosies Depression zu sprechen, beginnen Rosie und Jack, ihre Gefühle in Auseinandersetzungen zu differenzieren in Gereiztheit, Wut und Depression.
- **6. Sitzung:** Die Depression wird als »bequeme Strategie« umgedeutet, die alle Schuld an den Paarkonflikten der Krankheit zuschreibt.

Rosie:	*(sagt rückblickend, sie habe oft ihren Zorn hinter dem Satz: »Ich bin heute sehr depressiv« versteckt.)* Das bringt mich einfach aus schwierigen Situationen heraus.
T.:	*(an Jack)* Haben Sie Rosies Depression zeitweise bequem gefunden?
Jack:	Ich vermute, es ist ein einfacher Ausweg ... dann kann ich alle Schuld auf dieses »Depression« genannte Ding schieben, das fast außerhalb von Rosies Einfluss steht. Ich würde es schwerer finden, sie wegen der Dinge zu kritisieren, die ich an ihr nicht mag ... und ich glaube nicht, dass ihr das gefallen würde.
Rosie:	*(erzählt, wie es für sie als Kind war, sehr kritische Eltern zu haben)* Ich konnte es ihnen nie recht machen.
T.:	Glauben Sie, es hat Sie davor geschützt, kritisiert zu werden, wenn Sie depressiv wurden?
Rosie:	So habe ich das nie gesehen ... Ich vermute, als ich das erste Mal depressiv wurde, waren sie viel netter ... sie behandelten mich, als sei ich krank.
Jack:	Ich erinnere mich, als wir beide uns das erste Mal trafen ... ich hatte das Gefühl, du bist so verletzbar ... Ich wagte nicht, etwas zu sagen, was dich aufregen könnte.
Rosie:	*(anscheinend schockiert)* Du meinst, du fühltest dich von mir oder von dem, was du für meine Depression hieltst, beherrscht?

- **7.–10. Sitzung:** Jack erzählt von den früheren körperlichen Misshandlungen durch seinen Vater und die emotionale Vernachlässigung durch seine Mutter. Rosie erweist sich als starke, unterstützende Partnerin.
- **11. Sitzung:** Die beiden stellen fest und bedauern, dass sie emotional und sexuell eine große Distanz zueinander verspüren, und äußern die Befürchtung, dass ihre Kinder darunter leiden könnten.
- **12. Sitzung** (Rosie und Sohn): Auch zwischen Mutter und Sohn ist zunächst eine große Distanz, die die beiden aber im Verlauf der Sitzung überwinden. Rosie erzählt dem Therapeuten unter vier Augen, dass sie als Kind und Jugendliche sehr unter der Distanziertheit ihrer Mutter gelitten habe.
- **13. Sitzung:** Rosie hat Jack von der letzten Sitzung erzählt, und sie erzählt nun, dass sich ihr Stiefvater ihr auf unangemessene Weise genähert habe, sie sei dann jeweils erstarrt. Die beiden reden darüber, wie sie zu einer »sicheren« Nähe kommen können.
- **14. Sitzung:** Muster, die beide in ihren Herkunftsfamilien entwickelt haben, werden mit Mustern in ihrer Paarbeziehung in Verbindung gebracht.
- **15. Sitzung** (Rosie und ihre Mutter): Rosie bringt ihre Mutter mit in die Therapie, um zu verstehen, was diese früher durchgemacht hat.
- **16. Sitzung** (nach einer mehrwöchigen Pause): Gemeinsam wird darüber nachgedacht, wie ein Rückfall von Rosie in die Depression und von beiden in eine schlechte Beziehung verhindert werden kann.

(aus Jones & Asen, 2002, S. 93–109)

Teil VIII

In einem neueren Artikel beschreibt Asen (2013) eine Weiterentwicklung dieses Ansatzes, die »Partnerassistierte Therapie« mit durchschnittlich zwölf Sitzungen in 2- bis 3-wöchigen Abständen.

Übersicht

Phasen der »Partner-Assistierten Therapie«

(1) Fokus auf Symptomatik (Beschreibungen, zeitlicher Verlauf, Reaktionen anderer, zugeschriebene Bedeutungen, Ziele der Veränderung); Partner = teilnehmender Beobachter
(2) Arbeit mit Beziehungsmustern, »Rollen« der Depression (Externalisierung), Fokussierung auf Stärken und Ressourcen; Partner als Partner einbezogen
(3) Rückfallprophylaxe (hypothetische Szenarien entwickeln, antizipieren, Bewältigung vorwegnehmen)

(Asen, 2013)

Drei wichtige Aspekte der klinischen Arbeit möchten wir herausheben. In beiden Fällen geht es weniger um das, was die Therapeuten tun, als vielmehr um das, was sie nicht tun.

Übersicht

Besonderheiten der Arbeit nach dem Londoner Paartherapie-Manual

- **Nicht in Abwesenheit des Partners in ein Gespräch über die Partnerschaft einsteigen:** Sofern im Einzelsetting mit dem Indexpatienten begonnen wird, kann das spätere Einbeziehen des Partners nur gelingen, wenn im Einzelgespräch zuvor Versuche, über die Paarbeziehung zu sprechen, abgeblockt werden: Stattdessen sollten dann die Vorgeschichte (z. B. Biografie vor der Partnerschaft; Behandlungsgeschichte) exploriert werden (s. Jones & Asen, 2000/2002, S. 66).
- **Partner zunächst nur als Informant:** Initial wird der Partner nur als Informant genutzt und keinesfalls zu früh auf die Paarbeziehung fokussiert: »Erst wenn das Paar bereit ist und explizit die Erlaubnis erteilt, Fragen über die Beziehung in Angriff zu nehmen, wird der Therapeut anfangen, daran zu arbeiten. ... Doch anders als im traditionellen psychiatrischen Interview, bei dem der »Informant« allein und von der »PatientIn« getrennt befragt wird, werden in diesem Kontext beide einbezogen, und sie können nicht anders, als auf das reagieren, was der andere sagt« (Jones & Asen, 2000/2002, S. 98).
- **Keine Abwertung von Gewaltopfern, die sich nicht trennen wollen oder können**: In Fällen von häuslicher Gewalt ist es wesentlich, dass die Therapeuten Klientinnen nicht missachten, weil diese einen gewalttätigen Partner nicht verlassen können. »Wenn sie das nicht tun, ist das meistens auf sehr komplexe Faktoren zurückzuführen, wie zum Beispiel fehlendes Geld, fehlende Ressourcen und

Alternativen, soziale Konditionierung, Einschüchterung, die erlernte Rolle mit den daran geknüpften Erwartungen oder die Liebe zum Partner und das Schutzbedürfnis für ihn. Dies hinterlässt jedoch in ihnen das Gefühl, sie seien selbst schuld, wenn sie bei einem gewalttätigen Partner bleiben oder wieder zu ihm zurückkehren. Wie Virginia Goldner uns in Erinnerung ruft, kann es für Therapeutinnen schwer zu akzeptieren sein, dass es Frauen gibt, die Männer lieben, die sie misshandeln. Wenn wir es nicht schaffen, sie aus solchen Beziehungen herauszulösen, wenden wir uns oft mit abwertenden Theorien von zum Beispiel »weiblichem Masochismus« gegen sie« (Jones & Asen, 2000/2002, S. 71).

71.4 Weitere Therapieoptionen

Selbstverständlich sollten weitere Optionen angeboten werden, die sich für Menschen in depressiven Episoden bewährt haben und in Kap. 36 dargestellt werden. Dazu gehören insbesondere sozialpsychiatrische, unterstützende Maßnahmen zur Bewältigung des Alltags, Bewegungs- und Sportangebote sowie die Thematisierung der Situation der Kinder. Bei schweren und mittelschweren depressiven Episoden soll laut S3/Nationaler Versorgungsleitlinie Unipolare Depression (DGPPN et al., 2015) eine medikamentöse Behandlung angeboten werden.

71.5 Gute Erfahrungen, typische Probleme

Bei etwa einem Viertel bis einem Drittel der Paare in Paartherapie kam es zur Trennung. In diesen Fällen war meist häusliche Gewalt im Spiel. Bei einem weiteren Drittel war Gewalt ein Thema, konnte aber in der Therapie so erfolgreich behandelt werden, dass diese Paare zusammenblieben.

71.6 Empirische Befunde und kritische Einordnung

Bei Systemischer Paartherapie war die Therapieabbruchrate wesentlich geringer als bei der Pharmakotherapie (15 % vs. 56 %) – und die Drop-out-Rate war bei der Verhaltenstherapie unerwartet so hoch, dass dieser Arm gar nicht ausgewertet werden konnte (73 % der Patienten: 8 von 11).

Sowohl Medikamente als auch Paartherapie senkten das Ausmaß an Depressivität deutlich. Bezüglich des Kernsymptoms »Depression« war Systemische Paartherapie noch wirksamer als Medikation (signifikant stärkere Reduktion der depressiven Symptomatik im »Beck Depression Inventar«; allerdings ergaben sich in der »Hamilton Depression Rating Scale« keine signifikanten Gruppenunterschiede). Die Erfolge waren auch im Zwei-Jahres-Follow-up stabil: In beiden Gruppen war der Effekt auch nach einem weiteren Jahr ohne Therapie noch vorhanden, in der Paartherapiegruppe nahm die Depressivität sogar noch weiter ab (s. auch Kap. 89).

Darüber hinaus verbesserten sich bei Systemischer Paartherapie die Paar-/Familienbeziehungen stärker als bei medikamentöser Behandlung.

In Hinblick auf »Expressed Emotion« senkte die Paartherapie die durchschnittliche Zahl der feindseligen Kommentare der »gesunden« Partner deutlich, nicht jedoch ihre kritischen Äußerungen. Der Grad der kritischen Äußerungen stand aber auch nicht in systematischem Zusammenhang mit der Depressivität des Indexpatienten.

Im London Depression Intervention Trial waren die Therapiekosten von Systemischer Paartherapie kurzfristig zwar höher als die von Antidepressiva, doch sowohl im Behandlungs- als auch im 2-Jahres-Follow-up-Zeitraum unterschieden sich die gesundheitlichen Gesamtkosten in beiden Interventionsgruppen nicht signifikant voneinander. Die höheren Kosten für Systemische Paartherapie wurden durch ansonsten gesunkene Gesundheitskosten kompensiert. Gleichzeitig war die Systemische Paartherapie bzgl. des Kernsymptoms Depressionen wirksamer (Jones & Asen, 2000/2002; Leff et al., 2000).

FAQ

Ist es sinnvoll (oder im Gegenteil sogar schädlich), Paartherapie und Einzeltherapie parallel durchzuführen?
Das ist eine Frage, die verschiedene (Paar-)Therapeuten unterschiedlich beantworten werden.

Beides kombiniert bei demselben Therapeuten im Kontext von Einzeltherapie: Der Einbezug von Bezugspersonen in Richtlinien-Einzeltherapien wird in den deutschen Psychotherapierichtlinien gefordert – aber nicht immer gern gesehen von psychodynamischen Gutachtern und Supervisoren (s. von Sydow, 2014, 2015, von Sydow & Seiferth, 2015). Die Integration wird umso schwieriger, je länger eine Einzeltherapie schon ohne Einbezug des Partners stattfand und je mehr der Indexpatient bereits über die Paarbeziehung gesprochen hat.

Beides kombiniert bei demselben Therapeuten im Kontext von Paartherapie: Sowohl Jones und Asen (2000/2002) als auch andere manualisierte Paartherapien (z. B. EFT, s. Kap. 72) und die meisten praktizierenden Paartherapeuten arbeiten auch mit Einzelsitzungen, wenn beide Partner damit einverstanden sind und dadurch bei keinem der Partner der Eindruck entsteht, sie oder er werde benachteiligt.

Kontrovers wird allerdings der Umgang diskutiert, wenn Partner in Einzelgesprächen womöglich partnerschaftsrelevante Geheimnisse enthüllen könnten (z. B. Affären). Manche Therapeuten versuchen dem vorzubeugen, indem sie das vorher in der Paarsitzung, die dem Einzelgespräch vorausgeht, ansprechen und/oder die Regel aufstellen, dass alles (oder alles Partnerschaftsrelevante), was in der Einzelsitzung gesagt wird, auch in die Paartherapie kommt. Das soll Loyalitätskonflikte des Therapeuten vermeiden helfen. Dieses Vorgehen verhindert aber u. U. auch, dass wichtige Geheimnisse »auf den Tisch kommen« (z. B. Außenbeziehungen, Trennungspläne).

Manchmal brauchen Menschen ein paar Einzelgespräche, um ihre inneren Ambivalenzen zu klären. Das ist für Paartherapeuten aber oft eine schwierige Situation, denn oft werden schon im Vorbeigehen »auf dem Flur« oder am Telefon beziehungsgefährdende Geheimnisse von Klienten angesprochen.

Beides getrennt bei zwei verschiedenen Therapeuten: Kann sinnvoll sein, ist aber auch nicht unkompliziert. Nur empfehlenswert, wenn beide (oder alle drei Therapeuten bei Paar- plus zwei Einzeltherapien) darüber informiert werden und keine Einwände haben. Es muss zwischen allen Beteiligten ausgehandelt werden, ob die Therapeuten sich untereinander austauschen dürfen (nur mit schriftlichen Schweigepflichtentbindungen!) oder nicht. Beide Optionen haben Vor- und Nachteile.

Weiterführende Literatur

Asen, E. (2013). Was bedeutet Depression aus systemischer Sicht? Psychotherapie im Dialog 3, 30–33.

Jones, E. & Asen, E. (2000/2002). Wenn Paare leiden: Wege aus der Depressionsfalle (Systemic therapy and depression. London & New York: Karnac Books). Dortmund: Borgmann.

72 Emotionsfokussierte Paartherapie (EFT)

Oskar Holzberg • Andrea Seiferth

72.1 Hintergrund

Die Emotionsfokussierte Paartherapie (EFT) ist eine integrative Therapieform, die die Paarbeziehung konsequent als eine Bindungsbeziehung betrachtet, in der die emotionalen Reaktionen durch die befriedigten, bedrohten oder nicht erfüllten Bindungsbedürfnisse bestimmt werden. Darüber gerät das Paar in eskalierende Konflikte aus zirkulären Kommunikationsakten. EFT analysiert bindungstheoretisch, versteht systemisch und interveniert mit Methoden der humanistischen Psychotherapie.

In den 1980iger Jahren begründete Leslie Greenberg orientiert an Untersuchungen zum Psychotherapieprozess die Emotion-Focused Therapy als Individualtherapie. An der Seite von Greenberg entwickelte Sue Johnson (2009) EFT als paartherapeutisches Verfahren. In beiden Ansätzen gelten emotional korrigierende Erfahrungen als Grundlage jeder anhaltenden psychischen Veränderung.

EFT betont »die Bedeutung der Wahrnehmung, Akzeptanz und das Verständnis von Emotionen« im therapeutischen Prozess und unterscheidet primäre, sekundäre und reaktive Emotionen (Greenberg, 2017).

EFT stützt sich auf Bowlbys Bindungstheorie und die partnerschaftsbezogene Bindungsforschung, die belegt, dass sich die Gleichgültigkeit der Bindungstheorie auch für das Erwachsenenalter nachweisen lässt (Cassidy & Shaver, 2008; von Sydow, 2017a). Demnach suchen Partner in emotional belastenden Situationen beieinander Halt, Trost und Sicherheit. Wegen der überragenden Bedeutung des Liebespartners für die eigene emotionale Regulation werden emotionale Unerreichbarkeit und Rückzug, unmittelbar als bedrohlich erlebt. Es entstehen starke negative Affekte, Trennungs- und Verlustängste, Verzweiflung, Scham, narzisstische Entwertungen, die die gesamte Paardynamik unbewusst bestimmen.

»Die vielleicht wichtigste und grundsätzlichste Aussage der Bindungstheorie ist, dass emotionale und physische Isolation traumatisierend für Menschen ist und von unserem Gehirn als Gefahr decodiert wird, während die beruhigende Nähe von Anderen als Sicherheit entziffert wird.« (Furrow et al., 2011, S. 32)

Behandlungstechnisch lehnt sich EFT im Wesentlichen an humanistische, erfahrungsbezogene Ansätze (Rogers, Perls, Gendlin) an. Die eskalierende Paardynamik wird systemisch als zirkuläres Muster von Partnerinteraktionen verstanden und behandelt.

Die Entwicklung und Validierung von EFT geschah im Kontext ständiger Prozess- und Ergebnisforschung. In Nordamerika ist EFT ein weitverbreiteter Paartherapieansatz. In Europa ist sie bereits in den Niederlanden umfassend etabliert.

72.2 Indikationen, Kontraindikationen und Nebenwirkungen

EFT eignet sich besonders für Paare, die noch ein gewisses emotionales Interesse an ihrer Beziehung haben und bereit sind, sich damit auseinanderzusetzen, wie sie selbst zur Entstehung der Probleme in der Beziehung beigetragen haben. Ein wesentlicher Indikator des Behandlungserfolgs ist nicht das Belastungsniveau des Paares zu Beginn der Behandlung, sondern die Qualität der therapeutischen Allianz (Johnson & Talitman, 1995). Die emotionale Ausrucksfähigkeit eines Paares ist keine Voraussetzung für den therapeutischen Erfolg. Insbesondere Männer im Alter von über 35 Jahren, die von ihren Frauen als »ausdrucksarm« bezeichnet wurden, erwiesen sich in Studien durch EFT gut erreichbar. Dies gilt auch für depressiv erkrankte Frauen, Paare mit hohem Scheidungsrisiko durch chronische familiäre Belastungen, Paare, bei denen ein oder beide Partner unter posttraumatischen Belastungsstörungen leiden (der Behandlungsprozess dauert dann länger), und bei Paaren, die Beziehungstraumata erlebt haben.

Kontraindiziert ist EFT bei Paaren, die unvereinbare Ziele verfolgen, wo mindestens ein Partner sich trennen möchte, und bei missbräuchlichen Paarbeziehungen, die durch physische Gewalt oder verbale Drohungen und Einschüchterungen gekennzeichnet sind. Hier könnte der Ausdruck von Verletzlichkeit den misshandelten Partner in Gefahr bringen.

72.3 Klinische Praxis

EFT bietet eine Landkarte für prozessorientiertes Arbeiten in drei Phasen und neun Schritten.

Übersicht

EFT als strukturiertes Prozessmodell

- **Phase 1: Kontrakt.** Bindungsanamnese, negative Interaktionsmuster identifizieren und Interaktionspositionen erkennen, diese in Hinblick auf die Bindungsbedürfnisse des Paares umdeuten.
- **Phase 2: Bindung des Paares neu strukturieren.**
  - Rückzügler wieder engagieren, Angreifer »erweichen«.
  - Das Paar darin unterstützen, Bindungsbedürfnisse zu akzeptieren, die eigene Verletzlichkeit und die des Partners zuzulassen; negative Selbstbilder zu verändern, klare Bindungssignale zu senden, sich füreinander zu öffnen und sich konstruktiv zu engagieren.
- **Phase 3: Konsolidierung.** Auf Basis der sicher erlebten Bindungsbeziehung Ressourcen aufbauen und neue Lösungen finden. Rückbesinnung und Würdigung des Veränderungsprozesses.

Therapeutische Haltung

Der Therapeut versteht sich in der EFT als haltgebende und allparteiliche Bindungsfigur. Da sich die Partner in einem eskalierten Konflikt befinden, fallen sie füreinander als Halt und Sicherheit gebende Objekte aus. Hier setzt die therapeutische Haltung ein. Die Therapeutin nimmt eine konsequent empathisch verstehende Haltung ein (S. Johnson spricht von »relentless empathy«, »unnachgiebiger Empathie«). Durch anerkennende empathische Spiegelung beider Partner und »empathisches Vermuten« werden die Partner emotional beruhigt. Die gegenseitige und individuelle Emotionsregulierung wird wieder möglich. Es entsteht emotionale Sicherheit, im therapeutischen Diskurs können die primären Emotionen erreicht werden. Die Therapeutin fördert aktiv die Begegnung der Partner auf dieser emotionalen Ebene und initiiert so emotional korrigierende Veränderungsereignisse.

Zirkuläre Interaktionsmuster

Im Paar entstehen Muster zwischen »Verfolgern« (die sich aktiv fordernd um die Bindung und den emotionalen Zugang zum Partner bemühen) und »Rückzüglern« (die dem Konflikt ausweichen, meist im Bemühen, die Bindungsbeziehung nicht noch weiter zu belasten). Mit den Partnern wird ihr spezifisches eskalierendes Interaktionsmuster herausgearbeitet. Die Deeskalation dieser »Teufelskreise« ist das Ziel der ersten Therapiephase (s. Phase 1) und wird durch Umdeutung, Einsicht in das zirkuläre Geschehen und die gemeinsame Arbeit des Paares, das Muster zu verlassen, erreicht.

Wiederherstellung der Bindungsbeziehung

Im deeskalierten Paar zielt die therapeutische Arbeit jetzt darauf, die emotionale Verbundenheit der Partner wieder herzustellen. Die Therapie fokussiert auf die Gefühle und das Erleben der Klienten im »Hier und Jetzt« der therapeutischen Situation. Die Partner werden zu »enactments« (Johnson, 2009) aufgefordert. Dabei wenden sie sich im Augenkontakt direkt einander zu und sprechen die erarbeiteten, häufig von Scham und Angst bestimmten primären Gefühle aus.

Die Partner eröffnen einander ihre zugänglich gewordenen Verlustängste, Unsicherheiten oder Verletzungen. Es entstehen »berührende« Momente im Therapieraum, die zu einer neuen Qualität der emotionalen Verbindung des Paares führen. Die notwendige Bindungssicherheit stellt sich wieder her und befriedigt die tiefen Liebes- und Bindungswünsche der Partner. Das Paar entwickelt Resilienz für zukünftige Konflikte, da es nun über bindungsbezogene emotionale Kompetenzen und Kommunikationsfähigkeiten verfügt, die die Verbundenheit des Paares stärken.

Teil VIII

Fallbeispiel

Die drei Phasen der EFT in der Praxis

Ein Paar Ende 40. Sie schlank und feminin, lebhaft im Auftreten, er groß und gutmütig, aber zurückgenommen wirkend, seit 20 Jahren verheiratet. Sie berichten von eskalierenden Streits. Es werde dann laut, verletzend und rechthaberisch. Sie leidet anschließend unter Herzrasen, fühlt sich flatterig. Er spürt eine tiefe Kluft und fürchtet: »Wir haben uns verloren«.

Beide hatten in den mittleren Ehejahren Affären, zunächst sie, dann er. Während einer Zeit beruflicher Umorientierung bekamen sie zwei Kinder. Trotz einer Annäherung nach den Affären vermisst sie (auch sexuelle) Intensität. Er erlebt sich als immens verunsichert und gerät schnell unter Druck.

Bindungsanamnese. Beide berichten von angstbelasteten Kindheiten. Er hat ein enges Verhältnis zu seiner Mutter, sein Vater ist für ihn unzuverlässig und zum Teil bedrohlich. Sie berichtet von emotional kaum erreichbaren Eltern. Die haltgebenden Bezugspersonen machen gleichzeitig auch tief enttäuschende, überfordernde und verstrickende Beziehungsangebote. Seine Herkunftsfamilie löst sich durch Trennung auf, ihre durch Tod eines Elternteiles, als sie jeweils noch adoleszent sind. Beide suchen Sicherheit und Geborgenheit in frühen Ehen, die scheitern, als sie sich mit Ende 20 treffen und heftig in einander verlieben.

Deeskalation durch Identifikation des negativen Interaktionszyklus (Phase 1). Im Therapieprozess werden fortlaufend die Unterbrechungen der Bindungsbeziehung aufgearbeitet. Das Paar schildert die Situationen, in denen es zu Verstimmungen, Streit und Kontaktabbruch kommt. Die Frau erlebte sich dann als einsam und überfordert. Weil sie in ihrer Kindheit verinnerlicht hat: »Das musst Du alleine packen!«, schwankt sie dann dazwischen, einerseits weiter zu funktionieren, andererseits ihn um Hilfe zu bitten. Sie erlebt sich in ihrer Bedürftigkeit hilflos und resigniert, was sie durch forderndes und vorwurfsvolles Auftreten kompensiert. Der Mann erlebt ihr widersprüchliches Verhalten als ein »Ja, aber« und reagiert verunsichert. Einerseits fühlt er sich angegriffen und unter Druck gesetzt, andererseits spürt er ihre Not. Überfordert verteidigt er sich dann vehement. In einem eskalierenden Muster gerät sie immer stärker in die Position einer Angreiferin, während er zum abwehrenden Rückzügler wird. Er endet in einem defizitären Gefühl von Unbeholfenheit, während sie sich zurückgewiesen fühlt und darauf mit vermehrter Enttäuschungswut reagiert.

Durch die Unterstützung der Therapeutin lernt das Paar, die hinter den geschilderten sekundären Emotionen liegenden primären Emotionen von Wertlosigkeit, Scham sowie der Angst, zurückgewiesen und isoliert zu sein, auszudrücken. Sie finden Zugang zu ihren weicheren Gefühlen: Traurigkeit, berührt sein, Bedauern über schwierige Interaktionen und Sehnsucht, aufeinander zu zugehen.

Bindung wieder herstellen (Phase 2). Nach sechs Sitzungen streitet das Paar deutlich weniger, dafür setzt Sprachlosigkeit ein. Es wird deutlich, dass durch die Affären Bindungsverletzungen entstanden sind, die aufgearbeitet werden müssen, da sie eine vertrauensvolle Verbindung blockieren. Sie kann sich dann entschuldigen und sagen: »Ich habe mich für Dich entschieden«. Er kann ihr verzeihen: »Ich trage Dir nichts mehr nach«. Er fühlt sich daraufhin sicherer in der Beziehung und beginnt seine sexuellen Ängste und Wünsche äußern. Negative Selbstbilder, bei

Ihr: »Ich bin zu viel«, bei ihm: »Ich bin zu weich für einen Mann«, können jetzt bearbeitet werden. Das Paar wendet sich mutiger und geduldiger einander zu.

Im Fortgang der Behandlung berichten beide, dass Vertrauen zwischen ihnen wächst. So gelingt es der Frau (Angreiferin) sich verletzlicher zu zeigen, insbesondere wenn sie sich Unterstützung durch ihren Mann wünscht oder ihm diese anbieten möchte. Er reagiert weicher und selbstsicherer. Ihre Interaktionen werden ruhiger und eindeutiger.

Konsolidierung (Phase 3). Die Partner würdigen ihre gemeinsame Entwicklung und ihren gewonnenen emotionalen Halt. Die insbesondere von der Frau gewünschte Perspektive, miteinander alt werden zu können, wird zur geteilten Zuversicht für die Zukunft.

Nach 15 Sitzungen beendet das Paar die Therapie.

72.4 Empirische Befunde und kritische Einordnung

Es existieren über 30 Wirksamkeitsstudien zu EFT, die sie zu einer der am besten empirisch abgesicherten paartherapeutischen Methoden macht, die auch psychische Störungen (z. B. Depressionen) reduzieren kann (s. Kap. 89). »Alle Studien zeigen eine signifikante Besserungsrate von 86–90 % in 10 bis 12 Sitzungen, 70–74 % der Paare bezeichnen sich in der Katamnese als komplett erholt; diese Resultate erweisen sich selbst in mehrjährigen Nachkontrollen als stabil, auch wenn das Paar wieder unter Stress gerät« (Roesler, 2016, S. 47). Metastudien bestätigen die hohe Wirksamkeit der EFT: 70-73 % der konfliktbeladenen Paare konnten ihre Belastung lösen. (Furrow et al., 2011). »Ergebnisse aus Prozessstudien legen nahe, dass die Besserung tatsächlich, wie das Modell sagt, auf die erfahrene emotionale Tiefe (...) zurückzuführen ist und auf die Fähigkeit der Partner, sich zu öffnen sowie Bindungsängste und -Bedürfnisse gegenüber dem anderen zu äußern« (Roesler, 2016, S. 48).

In der EFT liegt eine hoch entwickelte und empirisch valide Form der Paartherapie vor, die auf dem an gesellschaftlicher Relevanz zunehmenden und durch empirische Bestätigung wachsenden Verständnis des Menschen als sozialem Bindungswesen beruht.

Kritisch ist das zu einseitig anmutende Verständnis des Menschen als monogam ausgerichtet zu sehen, das einem illusionär harmonischen Beziehungsideal Vorschub leisten kann und andere Bindungskonstellationen ausschließt. Die explizite Einbeziehung von Differenzierungsbedürfnissen (s. von Sydow & Seiferth, 2015) erscheint ungenügend entwickelt.

Weiterführende Literatur

Holzberg, O. (2015). Schlüsselsätze der Liebe. Köln: DuMont.
Johnson, S. (2008). Halt mich fest. Paderborn: Junfermann.
Johnson, S. (2009). Praxis der Emotionsfokussierten Paartherapie. Paderborn: Junfermann
Johnson, S. (2014). Liebe macht Sinn. München: btb.

Sydow, K. von (2017a). Bindung und Partnerbeziehung. In B. Strauß & H. Schauenburg, Bindung in Psychologie und Medizin: Grundlagen, Klinik und Forschung – Ein Handbuch (S. 87–100). Stuttgart: Kohlhammer.

Sydow, K. von & Seiferth, A. (2015). Sexualität in Paarbeziehungen (Reihe »Praxis der Paar- und Familientherapie«). Göttingen: Hogrefe.

73 Das Leeds-Manual für Systemische Familientherapie

Peter Stratton • Helga Hanks

73.1 Hintergrund

Das *Leeds-Manual für Systemische Familientherapie* wurde ursprünglich am Leeds Family Therapy and Research Centre (LFTRC) konzipiert, um ein rigoroses Instrument für die Outcome-Forschung zur Wirksamkeit Systemischer Therapie zu entwickeln. »Das Manual dient Forschungszwecken und ist für die Nutzung durch ausgebildete FamilientherapeutInnen oder andere geschulte TherapeutInnen mit Erfahrung im Bereich Familientherapie konzipiert. Das Manual soll als Leitfaden für die therapeutische Arbeit mit Familien in einem klinischen Umfeld dienen.« (Pote et al., 2002, S.6).

Ausgehend von der Beschreibung des therapeutischen Vorgehens eines repräsentativen Teams von Familientherapeutinnen am LFTRC wurden systematisch zentrale Interventionen der Systemischen Therapie abgeleitet (Dieses Manual wurde mit Projektförderung des Medical Research Council [MRC Small Project Grant Nr. G9700 249] entwickelt. Projektleiter: Prof. Dr. P. Stratton). Diese detaillierte Beschreibung von Praktiken war konzipiert für die interaktive Nutzung durch Therapeutinnen oder Ausbilderinnen (Stratton et al., 1990). Nachdem das Manual fertiggestellt war, untersuchten wir, inwieweit es praktizierenden Systemischen Familientherapeuten (SFT) möglich war, manualtreu zu arbeiten. Wir erhoben vorläufige Daten, um zu prüfen, ob die Wirksamkeit der Therapie durch das Einhalten einer vorgeschriebenen Herangehensweise wesentlich vermindert würde oder nicht. Eine ausführliche Beschreibung des Forschungsprozesses findet sich bei Pote et al. (2003).

73.2 Indikationen, Kontraindikationen und Nebenwirkungen

Obwohl das Manual ursprünglich primär dazu dienen sollte, eine verbesserte Beschreibbarkeit und einen gewissen Grad der Standardisierung in der Outcome-Forschung zu ermöglichen, wird es in der Praxis häufig auch in der Ausbildung systemischer Therapeuten sowie zur Definition systemischer Kompetenzen genutzt. Insofern ist es wichtig zu verstehen, dass die Absicht, das Manual in der Forschung zu nutzen, dessen Form bestimmte.

Trotz dieser Ausrichtung wissen wir, dass viele Systemtherapeuten das Manual nutzen, um ihre eigene Arbeitsweise weiterzuentwickeln. Überraschenderweise finden viele das Adhärenz-Manual am nützlichsten, das notwendigerweise vollständig präskriptiv ist.

73.3 Klinische Praxis

Während des Forschungsprozesses wurden elf »Leitlinien« abgeleitet, die den Kern des Manuals bilden (s. u.). Doch zunächst soll die Entstehungsgeschichte des Manuals in zehn Phasen beschrieben werden.

Übersicht

Zehn Phasen des Forschungsprozesses

(1) Ein aktueller Literaturüberblick wurde erstellt, um Empfehlungen zur klinischen Praxis auf den Ebenen Verfahren, Methode und Technik zu identifizieren und tabellarisch darzustellen.

(2) Mit fünf leitenden Therapeuten des LFTRC wurden teilstrukturierte Interviews unter Anwendung der Brief-Structured-Recall-Methode (Elliott & Shapiro, 1988) geführt. Insgesamt wurden zehn BSR-Interviews während verschiedener Therapiephasen – Beginn, Mitte und Ende – durchgeführt und zweifach analysiert:
- quantitativ: Die therapeutischen Intentionen wurden geratet, die Ratings grafisch dargestellt.
- qualitativ: Die teilstrukturierten Fragebögen wurden unter Anwendung der »Grounded Theory« analysiert, um die verschiedenen Themen der therapeutischen Aktivität zu identifizieren.

(3) Die durch die teilstrukturierten Interviews gewonnenen Informationen wurden zur Entwicklung eines Beobachtungssystems genutzt. Dieses wurde dann zur Analyse von Videoaufnahmen von fünfzehn Familientherapiesitzungen eingesetzt, um familien- und therapeutenbezogene Ereignisse während des Therapieprozesses zu identifizieren.

(4) Mithilfe dieses Beobachtungssystems wurden die Therapien von zwölf Familien analysiert, bei denen der überwiesene Klient zwischen zehn und zwanzig Jahre alt war.

(5) Vorläufige Entwürfe zur Spezifizierung identifizierter therapeutischer Praktiken wurden entwickelt.

(6) Fünf Familientherapiezentren Großbritanniens wurden konsultiert, um die Repräsentativität des LFTRC-Stils zu überprüfen und um ein Feedback zu den vorläufigen Verfahrensbeschreibungen zu erhalten. Die durch diese Befragungen gewonnen Informationen wurden quantitativ und qualitativ anhand von Transkripten der Treffen analysiert.

(7) Ein Manualentwurf wurde erstellt.

(8) Drei Therapeuten wurden darin geschult, den Manualentwurf zu realisieren. Ein Feedback zur Benutzerfreundlichkeit des Manuals in der Praxis wurde über Fragebögen erhoben.

(9) Entwicklung einer Adhärenz-Skala (Manualtreue) anhand der fünf gefilmten Sitzungen, in denen die Therapeuten das Manual in der Praxis anwendeten.

(10) Weitere Beobachtungen zur Ausbildung und Praxis flossen in die Endfassung des Manuals mit ein, soweit man diese Aspekte hierbei für praktikabel erachtete ...

Der Forschungsprozess, einschließlich der Konsultationen mit Therapeuten des LFTRC sowie den maßgeblichen britischen Ausbildungsinstituten, erbrachte einen umfassenden Überblick über die damalige systemische Praxis in Großbritannien. Diese Analyse wurde anschließend zu elf »Leitlinien« zusammengefasst (s. Übersicht).

Übersicht

Systemische Leitlinien

(1) **Systemfokus:** Systemisch arbeiten heißt, dass der Schwerpunkt eher auf dem System statt auf dem Individuum liegen sollte, besonders in Bezug auf die Probleme bzw. Themen, die das System »Familie« mit in die Therapie bringt.

(2) **Zirkularität:** In Beziehungssystemen entwickeln sich repetitive und zirkuläre Verhaltensmuster, die sich kontinuierlich weiterentwickeln.

(3) **Zusammenhänge und Muster:** Um Beziehungen und Probleme in Systemen zu verstehen, ist es wichtig für den Therapeuten bzw. die Therapeutin, Zusammenhänge zwischen zirkulären Verhaltensmustern und den Überzeugungen und Verhaltensweisen innerhalb von Systemen zu berücksichtigen. Der Therapieprozess sollte es den Familienmitgliedern ermöglichen, diese Zusammenhänge aus einer neuen und/oder anderen Perspektive zu betrachten.

(4) **Narrative und Sprache:** Verhaltensweisen und Überzeugungen bilden die Grundlage für Geschichten oder Narrative, die von, um und zwischen Individuen und dem System selbst konstruiert werden. Die Sprache, mit der diese Narrative und Interaktionen zwischen Individuen beschrieben werden, konstruiert die Realität ihres alltäglichen Lebens.

(5) **Konstruktivismus:** Das ist die Vorstellung, dass Menschen autonome Bedeutungssysteme entwickeln und innerhalb dieses Referenzrahmens Informationen interpretieren und verstehen.

(6) **sozialer Konstruktionismus:** Sinn wird innerhalb sozialer Interaktionen zwischen Menschen erzeugt und ist folglich kontextabhängig und stets wandelbar. Die Vorstellung, dass man einen gemeinsamen, sich in jedem Gespräch neu bildenden Sinn verhandelt, hat Vorrang vor dem Konzept einer einzigen externen Realität.

(7) **kultureller Kontext:** Der Therapeut sollte kontext- und kultursensibel arbeiten. Dies schließt Aspekte wie Rasse, Gender, Behinderung, soziale Schicht usw. ein. Das Verhältnis zwischen diesen Narrativen, die therapeutische Beziehung und ihr Kontext sowie der weitere Bezugsrahmen, in dem Therapeutenteam und

Teil VIII

Familie agieren, sollten ab dem Zeitpunkt der Überweisung während des gesamten Behandlungsverlaufs Berücksichtigung finden.

(8) **Macht (Power):** Der Therapeut sollte das Machtgefälle innerhalb der therapeutischen Beziehung sowie intrafamiliäre Machtunterschiede kritisch reflektieren.

(9) **Ko-konstruierte Praxis:** In therapeutischen Interaktionen wird Realität zwischen dem Therapeuten (und dem Team) und den Menschen, mit denen er sich trifft, ko-konstruiert.

(10) **Selbstreflexion:** Der Therapeut sollte systemisches Denken immer auch bei sich selbst anwenden. Folglich wird er jegliches Denken über Familien und ihre Prozesse zurückweisen, das nicht auch auf Therapeuten und die Behandlung zutrifft. Therapeuten sollten versuchen, ihren eigenen Konstruktionen, Arbeitsweisen und Vorurteilen gegenüber wachsam zu bleiben.

(11) **Stärken und Lösungen:** Der Therapeut sollte eine nicht-pathologisierende, positive Sichtweise auf das Familiensystem und dessen aktuelle Probleme einnehmen. Der Therapeut sollte sich mit den Stärken und Lösungen befassen, die das Familiensystem mit in die Behandlung bringt.

Entwicklung des Adhärenz-Protokolls

Drei erfahrene Familientherapeuten, die nicht am Forschungsprozess teilgenommen hatten, wurden in einem Gruppen-Workshop in der Anwendung des Manuals geschult. Ihre Manualtreue (Adhärenz) wurde anhand von Videoaufzeichnungen ihrer Therapiesitzungen gemessen.

Mithilfe eines Fragebogens kommentierten die Therapeuten das Manual und gaben Feedback zu seiner praktischen Anwendbarkeit. Diese Informationen flossen in die finale Überarbeitung des Manuals in Bezug auf dessen Umfang und Nutzerfreundlichkeit ein.

Übersicht

Aufbau des Leeds Manual für Systemische Familientherapie

(1) **Einführung**
Die Anwendungsmöglichkeiten des Manuals als Instrument für die Outcome-Forschung sowie Richtlinien seiner Nutzung werden beschrieben.

(2) **Leitlinien (die elf wesentlichen theoretischen Prämissen, s. o.)**

(3) **therapeutische Veränderung**
Erarbeitung eines hypothetischen Modells von Veränderung, welche auf der Praxis des LFTRC beruhte.

(4) **therapeutische Interventionen**
Zusammenfassung der zentralen Interventionen, die Therapeutinnen während des Therapieverlaufs anwenden sollten. Verdeutlichung dieser im Manual

durch Beispiele guter klinischer Praxis und wortgetreuer Fallvignetten aus dem Klinikalltag.

(5) **therapeutischer Rahmen**
Informationen für Therapeutinnen und Therapeutenteams über die anzuwendenden Methoden, um die Arbeit mit Familien zu organisieren, z. B. die Nutzung von Videoaufzeichnungen und Einweg-Spiegel.

(6) **spezifische Richtlinien für die Therapiesitzungen**
Übersichten über konkrete Behandlungsziele und Interventionen für Sitzungen in verschiedenen Phasen der Therapie. Zum Beispiel: Erste Sitzung – Sammlung von Informationen über die Familie durch lineares Fragen. Mittlere Sitzungen – Hinwirkung auf Veränderungen von Verhaltensweisen und Überzeugungen durch Reframing. Abschließende Sitzungen – gemeinschaftliche Endentscheidung durch lineares und zirkuläres Fragen.

(7) **unzulässige Praktiken**
Informationen über Behandlungselemente, die üblicherweise nicht in der Systemischen Therapie angewendet werden sollten. Diese Praktiken sind nicht verboten. Aber wenn sie angewendet werden, dann sollte der Forscher bzw. die Forscherin die Gründe für die Abweichung von der systemischen Position angeben.

Das Manual beinhaltet auch Materialien, die Therapeuten in ihrer Arbeit unterstützen. Dazu werden zwei Beispiele aufgeführt.

Beispiel 1: »Checkliste erste Sitzung / en«

- Wissen Sie, wer alles zur Familie gehört?
- Haben Sie Ihre Arbeitsweise und das Setting erklärt?
- Haben Sie der Familie das Therapeutenteam vorgestellt?
- Haben Sie das Thema Schweigepflicht angesprochen?
- Haben Sie der Familie die Möglichkeit gegeben, Fragen zum Therapieverlauf zu stellen?
- Haben Sie damit begonnen, sich mit allen Familienmitgliedern zu befassen?
- Kennen Sie die wichtigen Personen im erweiterten Familiensystem?
- Ist Ihnen klar, mit welchen Schwierigkeiten / Problemen die Familie derzeit ringt?
- Wissen Sie, wie die einzelnen Familienmitglieder diesen Problemen gegenüberstehen?
- Kennen Sie die Lösungsansätze und Strategien, welche die Familie bereits ausprobiert hat?
- Wissen Sie um die Stärken der Familie?
- Haben Sie eine Vorstellung davon, was die Familie gerne ändern möchte bzw. anders haben möchte?

- Haben Sie daran gedacht, die Erlaubnis zur Videoaufzeichnung schriftlich einzuholen?
- Haben Sie dem überweisenden Arzt / der überweisenden Stelle geschrieben und ihn / sie über den Termin informiert?

Beispiel 2: Auf Veränderungen hinwirken (mittlere Sitzungen)

(Selbst-)Beherrschung verbessern: Die Familie ermutigen, ein größeres Gefühl der [Selbst]Beherrschung bzw. Kontrolle über ihre Situation, ihre Gedanken, Gefühle und Verhaltensweisen zu gewinnen. Dies soll die Familienmitglieder befähigen, Verantwortung für ihre eigene Rollen und Handlungen sowie den Prozess der Veränderung zu übernehmen. Weiterhin soll den Familienmitgliedern dadurch ermöglicht werden, ein Bewusstsein für die Handlungen und Motivationen der anderen Familienmitglieder, die Veränderungen herbeiführen möchten, zu entwickeln.

Das folgende Fallbeispiel zeigt die Umsetzung des Manuals in die klinische Praxis.

Fallbeispiel

Kompetenzen stärken

Eine Mutter und ihre zwei Kinder (fünf und sieben Jahre alt) besuchen eine Sitzung während der späten mittleren Therapiephase. Die Eltern hatten sich vor drei Jahren getrennt. Seitdem findet die Mutter es schwierig, mit den Kindern zurechtzukommen. Die Therapeutin und die Familie haben gemeinsam während der Therapie herausgearbeitet, was die Mutter im Umgang mit dem Verhalten der Kinder und mit ihren eigenen negativen Gefühlen gut macht. Die Therapeutin kommentiert diese Entwicklung und hebt die Berichte der Mutter über ihre Kompetenz hervor, die oft untergehen.

Mutter: Na ja, ich glaube, in letzter Zeit läuft es ganz gut mit den Kindern, sie benehmen sich meistens wirklich gut. Aber ich weiß nicht, manchmal fühl' ich mich trotzdem elend, ich frage mich, ob ich [alles] richtig mache. Was meinen Sie?

T.: Vieles von dem, was Sie mir heute erzählen – dass es zurzeit auf und ab geht – war vorhersehbar. Ich zögere, einer Familie, die sich alleine so gute Ideen und Lösungen hat einfallen lassen, Ratschläge zu geben. Vor allem dann, wenn die meisten Ideen anscheinend die gewünschte Wirkung zeigen. Was wollten Sie denn zuletzt versuchen?

Mutter: Na ja, ich weiß nicht, manchmal glaube ich, dass es richtig ist, den Kindern Verständnis zu zeigen. Ein anderes Mal bin ich wieder sehr streng mit ihnen, wissen Sie, wenn sie sich daneben benehmen.

T.: Wenn Josie (*Freundin der Mutter*) jetzt sehen könnte, wie Sie sich Ihnen gegenüber verhalten – würde sie dann sagen, dass Sie diese beiden Ansätze kombinieren oder eher an einem der beiden festhalten?

Mutter:	Na ja, sie würde eine Mischung von beiden sehen, denke ich. Ich mein', ich versuche, jede Situation für sich zu beurteilen.
T.:	Glauben Sie, dass Sie eine größere Sicherheit entwickelt haben, wenn es darum geht zu beurteilen, was für die Kinder richtig ist und wann?
Mutter:	Na ein bisschen schon, ja. Ich mein', sie können mich nicht täuschen. Ich merke, ob sie sich einfach nur daneben benehmen oder ob sie wirklich etwas beunruhigt.
T.:	Wann haben Sie beschlossen, mit den Situationen zu Hause etwas flexibler umzugehen?

73.4 Weitere Entwicklungen

Zwei wesentliche Weiterentwicklungen des Originalmanuals waren
(1) eine spanische Version, entwickelt in Chile (Otero, 2004), sowie
(2) eine Adaption für die Arbeit mit Jugendlichen mit selbstverletzendem Verhalten, zur Anwendung in einer groß angelegten randomisiert-kontrollierten Studie: »The SHIFT Project« (Boston et al., 2009), beschrieben in Boston und Cottrell (2016).

Das Manual fand auch Anwendung im Rahmen einer Initiative der britischen Regierung, die ein Fachgremium unter der Leitung von Peter Stratton einberief, um die Kompetenzen systemischer Familientherapeutinnen zu definieren – orientiert an Manualen, auf deren Basis randomisiert-kontrollierte Studien die Wirksamkeit Systemischer Familientherapie belegten (Pilling et al., 2010; Stratton et al., 2011, s. a. Kap. 90). Parallel gab es Arbeitsgruppen, die sich mit Verhaltenstherapie und Psychodynamischer Therapie beschäftigten. Am Ende des Projekts stand eine interaktive »Karte«, die mehr als 250 Kompetenzen systemischer Therapeutinnen auflistete, zusätzlich zu den verfahrensübergreifenden Kompetenzen, die sie mit anderen Therapiemodalitäten teilen. Zugriff auf die Karte systemischer Kompetenzen ist möglich unter: http://www.ucl.ac.uk/clinical-psychology/competency-maps/systemic-therapy-map.html.

Das Manual war ein Versuch, einen umfassenden Bericht über die damalige (systemische) Praxis vorzulegen. Dennoch lädt es konkret auch immer wieder dazu ein, neuere systemische Ansätze zu integrieren, wenn diese verfügbar werden.

73.5 Gute Erfahrungen, typische Schwierigkeiten und Fehler

Die meisten Therapeuten finden das Manual sehr nützlich (z. B. »lehrreicher und klar definierter Inhalt« oder »sehr hilfreiches Instrument; könnte ein »guter Freund« werden«) und wissen die didaktischen Materialien (Illustrationen, Beispiele, Checklisten) zu schätzen. Manche Therapeuten haben Probleme mit dem Manual, z. B. »wenn es einen Interessenkonflikt in puncto Zielsetzung gibt – vor allem bei komplexen Fällen« oder »der Versuch, sich der Leitlinien ständig bewusst zu sein, kann zu rigideren Arbeitsmodellen führen.«

73.6 Empirische Befunde und kritische Einordnung

Therapeuten machen sich allgemein Sorgen, dass die Befolgung eines Manuals ihre eigene Kreativität als Therapeut hemmt. Manualisierung ist notwendigerweise ein reduktionistischer Akt, der die Freiheit und Kreativität von Therapeuten verringert. Dies scheint der Anweisung Foersters, »immer so zu handeln, dass die Anzahl möglicher Alternativen erhöht wird«, entgegenzuwirken. In seinem Artikel »Cookbooks, manuals, and paint-by-numbers« argumentiert Silverman (1996), dass es unwahrscheinlich sei, dass Manuale die Behandlung und die Standards der Outcome-Forschung verbessern. Er glaubt, dass Manuale – durch den Fokus auf Techniken zulasten der Therapeutenvariablen – eine Art der Behandlung präsentieren, die den tatsächlichen Therapieverlauf nicht widerspiegelt. Im Leeds Manual haben wir jedoch klinische Reichhaltigkeit angestrebt. Um nicht nur eine Ansammlung verschiedener Techniken darzustellen, haben wir das Manual durch die Diskussion theoretischer Prinzipien und Veränderungsmodelle angereichert und die Anwendung der Techniken durch verschiedene klinische Beispiele illustriert.

Zweitens besteht die Sorge, dass ein Manual die tatsächliche klinische Praxis nicht widerspiegelt. Wir waren uns bewusst, dass Manuale oft dafür kritisiert werden, dass sie nicht in wirklicher klinischer Praxis fundiert sind und unrealistische Ideale therapeutischer Praktiken präsentieren. Deshalb haben wir uns während der Manual-Entwicklung kontinuierlich auf tatsächliche Therapiefälle bezogen, die auch im Manual verwendet wurden. Dadurch besteht eine große Wahrscheinlichkeit, dass das Manual tatsächliche Therapieverläufe widerspiegelt, anstatt unerkennbare oder idealisierte Behandlungsformen zu präsentieren. Zudem wurden während des Forschungsprozesses fünf Familientherapiezentren in Großbritannien konsultiert, um die breite Anwendbarkeit des Manuals zu prüfen und um Feedback zu erbitten. Diese Feedbacks erfahrener Familientherapeuten, die sowohl in der Ausbildung als auch in der Praxis tätig sind, wurden laufend in das Manual integriert.

Das LFTRC-Team hat sich sehr gefreut, dass das Leeds-Manual so eine gute Resonanz gefunden hat, sowohl in der Ausbildung als auch bei qualifizierten Therapeuten in der Praxis. Weniger ermutigend ist die bisher begrenzte Verwendung des Manuals in der Forschung, vor allem in randomisiert-kontrollierten Studien, welche weiterhin am einflussreichsten in der Empfehlung wirksamer Therapien sind.

Der Wert von Manualen erweist sich nicht nur durch ihren Einsatz in Outcome-Studien. Unser Manual kann darüber hinaus verwendet werden

- als Basis für die detaillierte Beschreibung der Therapieangebote in Kliniken,
- als Hilfsmittel für Kliniken, Varianten und Stärken ihrer Praxis zu identifizieren,
- von einzelnen Therapeuten zur Erinnerung und als Zusammenfassung des ganzen Spektrums gängiger Techniken,

- als Basis für Weiterbildungsprogramme,
- um Therapeuten ohne Familientherapieweiterbildung über die Grundlagen systemischen Arbeitens zu informieren, damit sie mit Familien arbeiten können.

Eine Adaption des Leeds Manual für systemische Familientherapie findet derzeit Anwendung in einer groß angelegten randomisiert-kontrollierte Studie über Jugendliche mit selbstverletzendem Verhalten (»The SHIFT Project«: Boston et al., 2009).

Weiterführende Literatur

Boston, P., Eisler & I. Cottrell, D. (2009) SHIFT: Leeds Systemic family therapy manual for adolescent self harm. Unpublished manuscript. Institute of Health Sciences. University of Leeds. Leeds, UK. Verfügbar unter: http://medhealth.leeds.ac.uk/info/414/mental_health/1743/shift [15.05.2018].

Pote, H., Stratton, P., Cottrell, D., Boston, P., Shapiro, D. & Hanks, H. (2000) The Leeds Systemic Family Therapy Manual and Therapist Adherence Protocol. Leeds: LFTRC. https://medhealth.leeds.ac.uk/info/645/psychiatry_and_behavioural_sciences/1365/leeds_family_therapy_and_research_centre [15.05.2018].

Stratton, P. (2013) Manuals: a secure base for playful therapy? Human Systems: The Journal of Therapy, Consultation and Training, 24, 176–187.

74 Differenzierungsorientierte Paar-/Sexualtherapie (nach David Schnarch)

Kirsten von Sydow

74.1 Hintergrund

Murray Bowen (1913–1990) war Professor für klinische Psychiatrie und Direktor des Georgetown Family Centers in Washington. Er entwickelte eine an der Grundlagenforschung orientierte Familiensystemtheorie und gilt in den USA als Begründer einer wesentlichen Richtung der Familientherapie, die sich an seinem Kernkonzept, der »Differenzierung« orientiert. Im deutschsprachigen Raum dagegen ist Bowen bis heute fast unbekannt – sogar unter systemischen Therapeuten. Allerdings wurden die Bücher seiner Schüler und Schülerinnen Susan Forward (1993), Harriet Lerner (2008) und David Schnarch zu Weltbestsellern (s. Kap. 24). Bowen war auch Psychoanalytiker, legte aber nach Konflikten seine Mitgliedschaft in der psychoanalytischen Vereinigung nieder.

Es werden zunächst die Grundgedanken von Bowens Theoriegebäude skizziert und dann auf den wahrscheinlich bekanntesten Schüler Bowens eingegangen, der den Differenzierungs-Ansatz entscheidend weiter entwickelte: den Paar- und Sexualtherapeuten David Schnarch (s. Kap. 1; Groß, 2012; Kerr & Bowen, 1988; Nichols, 2010; von Sydow, 2015; von Sydow & Seiferth, 2015).

Murray Bowens systemisch-psychodynamischer Theorieansatz

Grundlegend in Bowens Ideengebäude sind »emotionale Dreiecke« und »ineinandergreifende Dreiecke« in Familien, die in steter Wechselwirkung mit dem »emotional functioning« der Familienmitglieder stehen. Damit verschob sich das lineare Ursache-Wirkungs-Paradigma als Erklärung menschlichen Verhaltens hin zu einem systemischen Modell der Familie als generationenübergreifender emotionaler Einheit mit dem Dreieck als kleinstem Element: »Wenn die emotionale Anspannung in einem Zweipersonen-System ein bestimmtes Niveau übersteigt, ›kapert‹ es eine dritte Person (»it ›triangels‹«) und ermöglicht es so, dass die Anspannung sich nun in dieses Dreieck verschiebt« (»When emotional tension in a two-person system exceeds a certain level, it ›triangles‹ a third person, permitting to shift the tension within the triangle« (Bowen, 1978, p. 174, zit. n. Groß, 2012, S. 9; Übers. KvS).

Laut Bowen ist das Hauptproblem in Familien die *emotionale Verschmelzung* zu einem »common self‹«, bei dem ein Beziehungspartner sich dem anderen anpasst, der dadurch stärker wirkt, der angepasste wirkt schwächer – aber eigentlich stehen beide nicht auf ihren eigenen Füßen. Eine solche *Fusion* kann in stressarmen Perioden gut funktionieren. Doch wenn Stress auf die Familie einwirkt, kann die Verschmelzung zu

Teil VIII

(a) Partnerschaftkonflikten,
(b) Symptomen eines Partners (insbes. des adaptiveren) oder / und zu
(c) Projektionen auf eines oder mehrere Kinder führen, insbes. bei dem Kind, das am meisten an die Eltern gebunden ist (Anonymus, 1972).

In allen Familien gibt es emotionale Fusion, jedoch in unterschiedlich starker Ausprägung. Das »Heilmittel« und Therapieziel ist *Differenzierung*.

Definition

Differenzierung wird verstanden als die »Fähigkeit, im engen emotionalen und / oder körperlichen Kontakt zu anderen ein stabiles Selbstwertgefühl zu wahren – insbesondere dann, wenn diese anderen Ihnen immer wichtiger werden« (Schnarch, 2006, S. 66) und auch dann, wenn man keinen Partner hat oder dieser nicht anwesend ist (s. a. Kap. 1).

Zentral in Bowens Theorien sind die *inneren Prozesse von Individuen*, also z. B. die Fähigkeit, eigene Ängste und Stress wahrnehmen und beruhigen zu können und möglichst resistent gegen eine »Infektion« durch die Ängste von Beziehungspartnern zu werden. »Differenzierung« ist eng verwandt mit *emotionaler Selbstregulation*, also der Fähigkeit, auch in emotional aufgeladenen Kontexten mit Bezugspersonen ruhig und »bei sich zu bleiben«, den eigenen Standpunkt nicht zu verlieren und noch klar (rational) denken zu können. Laut Bowen und Schnarch ähnelt das *Differenzierungsniveau* von Individuen meist dem ihrer Partner, Eltern und Großeltern.

Klinische Implikationen von Bowens Ansatz

Laut Bowen beginnt Differenzierung als individueller Prozess und kann dann zu Veränderungen von Beziehungen im gesamten Familiensystem führen. Klienten werden über diese Abläufe aufgeklärt und dabei unterstützt, mehr *Selbstwahrnehmung* und *Selbstberuhigung* zu entwickeln. Sie werden »gecoacht«, sich dagegen zu wappnen, dass wichtige Bezugspersonen auf Schritte hin zu mehr Differenzierung und zur *Einnahme einer »I position«* in der Regel (!) negativ reagieren. Wesentlich ist es dann, ruhig zu bleiben, sich nicht zu verteidigen oder Gegenattacken zu starten. Das führt oft dazu, dass sich die Beziehungen mittel- oder langfristig verbessern.

Eine zentrale Intervention ist *»to go home again« und das Schreiben von Briefen* – nicht um zu konfrontieren oder um sich zu versöhnen, sondern um die *Eltern und andere Familienmitglieder kennen zu lernen*, als die, die sie sind, mit all ihren guten und schlechten Seiten. Die Fähigkeit, sinnvolle *Fragen* zur Familiengeschichte zu stellen und *Unterschiede anzusprechen, ohne ängstlich oder gereizt zu werden*, ist essentiell (Lerner, 2014). Insofern arbeitet der Therapeut oft nur mit einer Person, die in ihrer subjektiven Weiterentwicklung und Auseinandersetzung mit der Herkunftsfamilie sowie ggf. ihrer neuen Familie unterstützt wird.

In *Beziehungsexperimenten* sollen Klienten ausprobieren, sich anders als gewohnt zu verhalten, also z. B. im Kontext einer Verfolger-und-Distanzierer-Beziehung als Verfolger aufzuhören dem anderen nachzustellen und zu sehen, was dann passiert (Nichols, 2010).

David Schnarchs »Feuerproben«-Ansatz der Paar-/Sexualtherapie

Der US-amerikanische klinische Psychologe und ehemalige Urologieprofessor David Schnarch (2006, 2001, 2011) entwickelte den neuen systemisch-integrativen *Crucible™-Ansatz* (crucible = Feuerprobe) zur Therapie und Beratung von Paaren mit sexuellen Problemen. Er wandte als Erster Bowens Differenzierungs-Theorien auf das sexuelle Verhalten und Erleben von Paaren an.

Der naturgegebene Konflikt zwischen Nähe- oder sogar Verschmelzungswünschen und Autonomiebedürfnissen gefährdet alle Partnerschaften – alle Paare oszillieren zwischen dem *Wohlfühl-/Sicherheits-Modus* und dem *Entwicklungs/Wachstums-Modus*, der in die existentielle Beziehungskrise führt, in die »Feuerprobe« (Schnarch, 2011). Paare versuchen oft, ihre Beziehung in einem permanenten Komfortzyklus zu halten, um Angst und Unsicherheit zu vermeiden. Doch das geht immer auch einher mit sexueller Langeweile und emotionaler Verflachung.

Schnarch betrachtet Sex als die Bühne, auf der man das Drama seines Lebens ausagiert und gleichzeitig das Skript neu schreibt. Laut Schnarch sind *Verschmelzungsfantasien* der Ursprung der meisten Partnerschafts- und Sexualprobleme – und nicht etwa ein Mangel an Nähe oder Kommunikation.

Definition

Verschmelzung bedeutet, dass innerhalb einer Partnerschaft nur Raum für *eine* Position ist (z. B. wann man zu Bett geht, aufsteht; was gegessen wird; ob, wie oft, wann und wie man zusammen Sex hat usw.).

Sexuelle Langeweile und Desinteresse werden als Indikatoren zu großer *Verschmelzungs*neigungen verstanden. Diese führen dazu, dass die Einzelnen aus Angst vor Zurückweisung und Kränkung sich und ihre sexuellen Eigenarten immer weniger zeigen, da die Akzeptanz des Partners unter diesen Umständen wichtiger wird als das Ausleben der eigenen Identität. Partner einigen sich (unausgesprochen) auf ein sexuelles Minimalprogramm und keiner riskiert es mehr, sexuelle Wünsche und Impulse zu zeigen, von denen er/sie nicht sicher sein kann, dass der Partner positiv darauf reagiert. Betroffene werden sich beim Sex innerlich eher vom Partner abwenden und sich auf ihre körperlichen Empfindungen und/oder Phantasien konzentrieren. Die Empfehlung, man solle Sexphantasien mit dem Partner teilen, wird meist nicht umgesetzt, da viele Menschen (nicht immer zu Unrecht) annehmen, dass ihr Partner negativ reagieren könnte, wenn sie ihm ihre Phantasien mitteilen.

Unvermeidbar tritt bei jedem Dauerpaar irgendwann (immer mal wieder!) eine *Krise* ein. Diese Krise kann sich z. B. auf Sex, Geld, Kinder(-wunsch), Verwandte oder Intimität beziehen. Emotional stark verschmolzene Paare vermeiden Differenzierung um fast jeden Preis und geraten so in sehr tiefe und existentielle Krisen mit hohem

Trennungsrisiko. Diesen *toten Punkt* zu erreichen, ist immer äußerst schmerzhaft. Doch die Krise ist auch eine Chance, persönlich und als Paar zu wachsen. Jedoch nur dann, wenn die Betroffenen bereit sind, sich der Krise zu stellen. Die Intensität der Krise steht laut Schnarch in Zusammenhang damit, wie weit beide Partner in ihrer persönlichen Entwicklung sind: »Jedes Mal, wenn die Wichtigkeit, die Ihr Partner für Sie besitzt, Ihren Differenzierungsgrad übersteigt, kommen Sie in Ihrer Beziehung an einen toten Punkt« (Schnarch, 2011, S. 145). Jede/r muss sich immer mal wieder dieser Herausforderung stellen, »letting go of your partner« und »hold on to yourself«. Es ist unvermeidlich, dass der Partner mit zunehmender Beziehungsdauer immer wichtiger wird – sogar dann, wenn man ihn/sie nicht mag!

In jeder Beziehung gibt es einen stark und einen wenig begehrenden Partner. Doch die Positionen ändern sich oft im Lauf der Zeit und sie variieren auch je nach Fragestellung (z.B. Häufigkeit sexueller Kontakte, Ausmaß gemeinsam verbrachter Zeit, Heirats-, Kinderwunsch). Die Person mit dem geringeren Interesse am Sex (oder einer anderen wichtigen Frage) kontrolliert ihn immer. »Not wanting to want« deutet Schnarch als Bemühen, sich gegen den Schmerz des Wollens, Brauchens, Abhängigseins und das Risiko, das Gewünschte womöglich nicht zu bekommen, zu wappnen. Dahinter steht die Angst, die Akzeptanz des Partners und/oder den Partner zu verlieren. Als Erwachsener zu wollen und zu begehren erfordert Stärke und ist nie risikolos, da man aushalten muss, womöglich das Begehrte nicht zu bekommen.

Bei Menschen mit schwacher Differenzierung kommt das sexuelle *»Begehren aus einer (inneren) Leere«*: Sie brauchen es, begehrt zu werden, um ihr Selbstwertgefühl zu stabilisieren und Depressionen und Ängste zu verscheuchen. Eine Abfuhr ist bedrohlich für ihr Selbstwertgefühl und muss deshalb vermieden werden. Menschen mit höherer Differenzierung dagegen sind fähig, *»aus der Fülle«* heraus zu begehren. Sie haben den Mut, ihre sexuellen Wünsche zu zeigen, und können eine Ablehnung oder Kritik riskieren und verkraften (s. auch Clement, 2004).

Lebendige Sexualität und Intimität ist nur dann möglich, wenn beide Partner emotional autonom und differenziert sind – also den Mut haben, sich zu zeigen und in der Lage sind, auch eine »Abfuhr« durch ihren Partner oder ihre Partnerin zu verkraften. Eine Zunahme der *Differenzierung* kann es erleichtern, sich eigene (auch »politisch unkorrekte«) sexuelle Gelüste einzugestehen, sie dem Partner zu zeigen und sie auch in einer Partnerschaft zu leben.

74.2 Indikationen, Kontraindikationen und Nebenwirkungen

> »Das Problem besteht nicht darin, dass Sie einander zu nahe sind, sondern dass Sie bezüglich Ihres emotionalen Gleichgewichts zu stark voneinander abhängig sind.«
> Schnarch (2011, S. 75)

Schnarchs Therapieansatz eignet sich für Paare mit sexuellen Problemen – besonders für sexuelle Lustlosigkeit, bei der sich durch klassische Sexualtherapie oft nicht viel verändert. Kontraindikationen wurden bisher leider nicht beforscht und sind nicht bekannt.

Persönlichkeit, Partnerschaft und Sexualität entwickeln sich laut Schnarch hauptsächlich durch Konflikte und Krisen.

Übersicht

Typische sexuelle Konflikt-Bereiche

- **Diskrepante sexuelle Wünsche.** Da Menschen immer unterschiedlich sind, ist es unvermeidbar, dass sich irgendwann herausstellt, dass Partner in ihren erotischen Wünschen nicht übereinstimmen. »Emotionale siamesische Zwillinge« interpretieren jede Unterschiedlichkeit als sexuelle Inkompatibilität und Gefahr für die Beziehung. Schnarch schlägt stattdessen vor, sexuelle Kompatibilität als Bereitschaft zu verstehen, divergente sexuelle Präferenzen kreativ zu nutzen.
- **Bedrohlichkeit der eigenen sexuellen Kraft.** Für beide Geschlechter ist die *eigene sexuelle Kraft oft bedrohlich.* Viele Männer verwechseln sexuelle Potenz mit Destruktivität und auch Frauen bewahren ihren Dauerpartner oft davor, ihre derberen sexuellen Imulse kennen zu lernen. Derber Sex (»fucking«, von Schnarch verstanden als »metabolisierte (umgewandelte) Aggression«) wird mit Dauerpartnern oft vermieden (und eher in Phantasien oder in außerehelichen Kontakten gelebt), weil die Einzelnen diese Gefühle sich selbst nicht zugestehen, es nicht tolerieren, darin vom Partner gesehen zu werden oder zu viel Angst vor negativen Reaktionen haben. Die männliche Neigung, Frauen aufzuspalten in »Mamas«, »Madonnen« und »Huren«, kann ebenso bei Frauen angetroffen werden, die auch oft dazu neigen, »to keep fucking separate from loving«.
- **Sexuelle Unterschiede.** Und schließlich ergeben sich aus dem Umgang mit sexuellen Unterschieden (eine / r will mehr, der / die andere weniger oder keinen Sex) weitergehende Probleme: Beim »*Barmherzigkeits-Sex*« macht eine / r mit bei etwas, wozu sie / er eigentlich keine Lust hat. Das ist deprimierend für den, der den »mercy-fuck« akzeptiert. Der »Geber« wird wütend auf den Empfänger, wenn er das akzeptiert, da er es als Beleg dafür erlebt, dass der andere nur seinen / ihren Körper will und nicht an ihm persönlich interessiert ist. Erst wenn Barmherzigkeits-Sex abgelehnt wird, passiert etwas: Die Partnerschaft gerät in eine Krise – die vielleicht eine Reifungskrise ist ...

(vgl. von Sydow & Seiferth, 2015)

74.3 Klinische Praxis

Schnarchs paartherapeutisches Vorgehen lässt sich folgendermaßen zusammenfassen.

Übersicht

Überblick über Schnarchs Therapie-Ansatz

- Zunächst wird das spontane sexuelle (Vermeidungs-)Verhalten von Klienten genau exploriert, da die sexuelle Interaktion eines Paares Rückschlüsse auf die Paardynamik und die Psychodynamiken beider Beteiligter erlaubt (»During sex you tell your life story«).
- Fokus ist trotz der systemischen Orientierung jeder einzelne Klient und dessen emotionale Weiterentwicklung (»The couple is *not* the client«).
- Übungen und Verschreibungen werden eingesetzt, um mehr Informationen über das Klientenpaar zu erhalten.
- Systemische Aspekte werden berücksichtigt – allerdings nur auf Paarebene. Die Beschäftigung mit der Vergangenheit erfolgt nur, insofern sie aktuell bedeutsam ist.
- Der Fokus der therapeutischen Arbeit liegt auf Handlungen: »Der Differenzierungsprozeß kommt nur dann in Gang, wenn Sie ganz konkret etwas *tun* (Schnarch, 2006, S. 234).«
- Schnarch verwendet (besonders zu Beginn der Therapie) *positive Umdeutungen* und *psychoedukative Interventionen*, in denen er den Klienten seine Sichtweise erklärt.
- Er agiert *konfrontativ*, indem er den Klienten in einer Art *sokratischem Dialog* nahe bringt, wie viel Definitionsmacht sie ihrem Partner einräumen, z. B.:
  - »Gut, dann waren Sie also die ganze Zeit glücklich über dieses schöne Erlebnis der Intimität. Jetzt soll ihr Mann einige Worte dazu sagen. Es steht nun in seiner Macht, Ihre Geschichte umzuschreiben. Bill bestimmt nicht nur, wie die Realität für Sie aussieht, Joan, sondern kann sie sogar *rückwirkend* verändern!« (Schnarch, 2006, S. 134)
- Er exploriert die sexuelle Interaktion genau (Verhalten und Gefühle), auch unter Einsatz alltagssprachlich-derber Wörter (»Wissen Sie, was Ficken ist? Haben Sie das schon einmal gemacht? Und wenn ja, warum haben Sie damit aufgehört?«, S. 324). Mit dem so gewonnen Material geht Schnarch dann aber eher systemisch und psychodynamisch um, indem er sexuelle Probleme als sinnvolles Verhalten deutet, das interaktionelle Zusammenwirken der Partner analysiert und Zusammenhänge zwischen sexuellem Verhalten und Erleben und der Biographie der Klienten herstellt, z. B.:
  - »Es klingt, als würden Sie sich abgelehnt fühlen, wenn Warren die Umarmung abbricht.' 'Ja, so fühlt es sich für mich an!' 'Das heißt, wenn er Sie nicht länger im Arm halten will, fassen Sie das als negatives Urteil über sich selbst auf. Ging Ihnen das mit Ihren Eltern ähnlich?« (Schnarch, 2006, S. 212).

- Dann ermuntert Schnarch seine Klienten dazu, sich ihrem Partner in ihren sexuellen Wünschen zu zeigen – also z. B. die Frau dazu, dass sie ihrem Mann (der immer beim Sex seine Erektion verliert, womit die sexuelle Interaktion in der Regel beendet ist) vorschlägt, sie oral zu stimulieren. Entscheidend ist, dass sie nicht nur diesen Vorschlag macht, sondern es dann auch aushält, dass ihr Mann darauf zunächst gar nicht positiv reagiert, ihre eigenen Gefühle von Zurückgewiesensein oder Kränkung im Zaum hält, da bleibt, sich nicht beleidigt zurückzieht und es aushält, abzuwarten, was passiert.

(vgl. von Sydow & Seiferth, 2015)

Zentrales Therapieziel ist die Stärkung der Differenzierung beider Partner, was mit verbesserter emotionaler Selbstregulation verknüpft ist. Die von ihm entwickelten »*Four Points of Balance*TM« sind offenbar inspiriert von achtsamkeitsbasierten Therapieansätzen und wurden alle als Markenzeichen (»Trade Mark ™«) eingetragen obwohl sie eng angelehnt zu sein scheinen an (viel) ältere philosophische und religiöse (z. B. Buddhismus) und psychotherapeutische Konzepte (z. B. achtsamkeitsbasierte Therapie) (s. Übersicht).

Übersicht

Die »vier Aspekte der Balance«

(1) »*Stabiles und flexibles Selbst (Solid Flexible Self*TM)«, verstanden als die Klarheit darüber, wer man ist, was man will und welche Ziele man hat.

(2) »Stiller Geist – ruhiges Herz (Quiet Mind – Calm HeartTM)« – die Fähigkeit sich selbst zu beruhigen, heilsam auf die eigenen Verletzungen einzuwirken und die eigenen Ängste zu verringern.

(3) »*Maßvolles Reagieren (Grounded Responding*TM*)*« – die Fähigkeit, ruhig zu bleiben und nicht überzureagieren, statt Distanz zu schaffen oder davonzulaufen, wenn der Partner in Angst verfällt oder aufgebracht ist.

(4) »*Sinnvolle Beharrlichkeit (Meaningful Endurance*TM*)* ... (dabei) sich mit den Problemen, die Sie verwirren und mit denen Sie in ihrer Beziehung ringen, auseinanderzusetzen, sowie die Fähigkeit und Bereitschaft, Unbehagen um des Wachstums willen zu ertragen.«

(nach Schnarch, 2011, S. 98f)

Schnarch stellt seine Interventionstechniken nicht systematisch dar, nur einzelne Übungen. Diese Übungen (z. B. auch »Sex mit offenen Augen«) sieht Schnarch als Anregung dazu, neue Erfahrungen zu machen, deren Ausgang unvorhersehbar ist – nicht als eine Technik, die ein bestimmtes Resultat erbringen soll.

Beispiel

Umarmen bis zur Entspannung

»Stehen Sie auf Ihren eigenen Füßen. Legen Sie die Arme um Ihren Partner. Konzentrieren Sie sich auf sich selbst. Beruhigen Sie sich – beruhigen Sie sich weiter« (Schnarch, 2006, S. 193).

In den folgenden Übersicht werden zentrale Ziele differenzierungsorientierter Therapie detailliert aufgelistet.

Übersicht

Zentrale Ziele von Schnarchs differenzierungsorientiertem Therapieansatz

- **Vom Partner ablassen.** Es geht darum, aufzuhören, daran zu arbeiten, dass der Partner sich verändert, etwas einsieht oder zugibt. Stattdessen sollen die Klienten erlernen, sich selbst besser zuzuhören und sich selbst zu trösten. Auch wenn die damit einhergehende Abgrenzung auf den Partner zunächst feindselig wirken kann, so ist die Folge eher größere Freundlichkeit: »Kindness flows from strength rather than weakness or anxiety« (Schnarch, 2006, S. 379).
- **Fokus auf das eigene Selbst: Selbstwahrnehmung und Selbstberuhigung.** Die Klienten sollen sich auf sich selbst konzentrieren *(»Hold on to yourself«)*. Damit ist nicht wütende oder beleidigte Abwendung gemeint, sondern die Konzentration auf die eigenen Wünsche, Ressourcen und Freuden wie auch Ängste, destruktive Anteile und Schwächen. Das verlangt Selbstkontrolle, Selbsterkenntnis, die Fähigkeit zur Selbstfürsorge und Emotionsregulation – also die Entwicklung der eigenen Differenzierung. Schnarch betont, dass Menschen, die ihr Gleichgewicht verlieren, vollständig selbstzentriert werden, bis sie ihr Gleichgewicht zurückerlangt haben. Insofern liege die Lösung für Partnerschaftsprobleme nicht darin, »hartherziger« zu werden – sondern vielmehr besser für das eigene Herz zu sorgen (Schnarch, 2006). Schnarch sieht im *Sich-Entkoppeln* einen Schlüssel zur intimen Verbindung.
- **Der Übergang von fremd-validierter zu selbst-validierter Intimität.** »*Fremdbestätigte Intimität* geht mit der Erwartung einher, der Partner werde akzeptieren, was wir ihm sagen, Einfühlungsvermögen zeigen oder sich seinerseits öffnen. Diese Form der Intimität wird ... vielfach mit Intimität im eigentlichen Sinne verwechselt. *Selbstbestätigte Intimität* bedeutet, uns dem Partner zu öffnen, ohne zu erwarten, dass er unsere Äußerungen akzeptiert oder sich seinerseits öffnet, und dass Sie Ihr Identitätsempfinden und Ihr Selbstwertgefühl nicht von ihm und seiner Reaktion abhängig machen« (Schnarch, 2006, S. 128).

  Der Übergang von fremdvalidierter zu selbstbestätigter Intimität erfordert Selbstkonfrontation mit den eigenen »Macken« und destruktiven Verhaltensweisen und einen »Vertrauenssprung«, eine einseitige heroische Tat, die nur gelingen kann, wenn man sich selbst dafür Bestätigung geben kann. Oftmals haben Menschen erst mitten in der tiefsten Krise genügend Mut, solch eine Tat zu wagen. »Zur Differenzierung gehört, dass Sie eine Position beziehen, die *Sie als Person* definiert« (Schnarch, 1997/2006, S. 243). Nicht selten reagieren Partner (zunächst) negativ auf solche Akte der Differenzierung (»Du zerstörst unsere Beziehung«). Differenzierung bedeutet nicht, dass man es nun »richtig« macht, sondern, dass man die eigene Sache vertritt.

- **Verbesserte Kommunikation und Intimität entsteht als Folge gesteigerter Differenzierung.** *Kommunikation* kann nur zu mehr Intimität führen, wenn das Gegenüber es ertragen kann, die Botschaft zu hören. Intimität entwickelt sich nur auf dem dornigen Weg über mutige, einseitige Enthüllungen – nicht über Vertrauen und Akzeptanz.

»Intimität gleicht einem Orgasmus beim Geschlechtsverkehr insofern, als zwei Menschen daran beteiligt sind, aber möglicherweise nur einer von beiden ihn erlebt« (Schnarch, 2006, S. 135).

74.4 Weitere Therapieoptionen

Der therapeutische Fokus auf Selbstwahrnehmung und Selbstregulation findet sich in vielen neueren integrativen Psychotherapieansätzen, sowohl solchen mit eher psychodynamischem Hintergrund (z. B. Strukturbezogene Psychotherapie: Rudolf, 2005; Mentalisierungsbasierte Therapie: s. Kap. 22 und Kap. 85), Ansätzen, die der »3. Welle der Verhaltenstherapie« zugeordnet werden (s. Brakemeier & Jacobi, 2016), und dieser Fokus ist auch in der Therapie (komplexer) Traumafolgestörungen wesentlich (s. Kap. 40; von Sydow, 2015). Die meisten dieser Ansätze arbeiten aber einzeltherapeutisch.

Einen z. T. ähnlichen Paartherapie-Ansatz verfolgt die Emotionsfokussierte Paartherapie (EFT; s. Kap. 72). Ihr Fokus liegt weniger auf Autonomie und Selbstregulation als auf Bindungsverhalten. Doch vielleicht lassen sich diese beiden scheinbar konträren Zielsetzungen als zwei ergänzende Seiten derselben (bindungstheoretischen) Medaille verstehen: Bindung und Autonomie / Selbstregulation sind beide zentral für die menschliche Psyche (von Sydow & Seiferth, 2015). In Kapitel 44 werden weitere sexualtherapeutische Therapieansätze beschrieben (s. auch von Sydow & Seiferth, 2015).

74.5 Empirische Befunde und kritische Einordnung

Schnarch ist nicht gerade bescheiden (er beschreibt seinen Ansatz z. B. als eine »Revolution« der Paartherapie) und geht mit seiner Arbeit US-typisch kommerziell um (hat seine Schlüsselbegriffe als Warenzeichen eintragen lassen, wie z. B. Passionate Marriage^{TM}, Crucible^{TM}). Manche normativen Setzungen erscheinen fragwürdig (Ideal von Sex mit offenen Augen; Ablehnung sexueller Fantasien) und es ist nicht immer klar, was genau Bowens und was Schnarchs Ideen sind. Das genuin Neue von Schnarchs Ansatz liegt darin, dass er Bowens Theorie auf die sexuelle Interaktion angewandt hat. Während Schnarch systemisch mit dem Wechselspiel der Partner umgeht, vernachlässigt er alle weiteren Systemebenen (z. B. Kinder, Erkrankungen, Berufe, Mehrgenerationsperspektive). Dennoch ist Schnarchs Ansatz ein Meilenstein der Psychotherapie von Partnerschafts- und sexuellen Problemen.

Schnarch war ursprünglich Patienten gegenüber betont nicht-normativ, verzichtete völlig auf Diagnosen und beschrieb diese Prozesse als allgemeingültig (Schnarch, 2006). Doch in seinem neuesten Buch betont er stärker, dass Differenzierungsprobleme oft besonders ausgeprägt sind bei Menschen, die in der Kindheit emotional, körperlich oder sexuell missbraucht oder schwer vernachlässigt wurden und konstatiert, orientiert an Bindungs- und neuropsychologischer Forschung: »Die ›Software‹ des Bewusstseins entsteht durch unsere Interaktionen mit anderen Menschen« (Schnarch, 2011, S. 51).

Um so normativer geriert sich Schnarch gegenüber Therapeuten: Er postuliert, Therapeuten könnten nur so weit helfen, wie ihre eigene Differenzierung höher ist als die ihrer Klienten und sie eine angeblich »bessere Ehe führen« als ihre Klienten (Schnarch, 2011, S. 429). Da – wie Schnarch selbst postuliert – Beziehungskrisen unvermeidlich sind (auch für Therapeuten!), schafft er damit einen unrealistischen und meines Erachtens ungesunden Leistungsdruck, ganz konträr zu seinem Lehrer Bowen, der offen bekannte, dass wir alle – also auch wir Therapeuten! – Probleme mit uns rumschleppen: »There is a little schizophrenia in all of us.« (Murray Bowen, 1976, S. 88, zit. n. Groß, 2012, S. 18).

Eine Studie evaluierte, inwieweit zentrale theoretische Konzepte in Zusammenhang mit sexueller und partnerschaftlicher Zufriedenheit von Paaren stehen: Differenzierung hatte keinen direkten Effekt auf die eheliche oder sexuelle Zufriedenheit – aber einen auf die sexuelle Kommunikation. »Adult attachment« hatte einen direkten Effekt auf die Ehezufriedenheit, aber nicht auf die sexuelle Zufriedenheit. Und sexuelle Kommunikation war als Moderatorvariable positiv assoziiert mit sexueller Zufriedenheit und Ehezufriedenheit (Timm & Keiley, 2011). Das stützt die Kernthese Schnarchs – mangelnde emotionale Selbstregulation und Differenzierung erhöhe das Risiko für partnerschaftliche und sexuelle Probleme. Dazu passt auch, dass ein signifikanter Zusammenhang zwischen *emotionaler Intelligenz (verstanden als die Fähigkeit, eigene und fremde Emotionen zu identifizieren und zu managen)* und der Orgasmushäufigkeit von Frauen beim Geschlechtsverkehr und der Selbstbefriedigung besteht (Burri et al., 2009).

Kontrollierte Outcome-Studien liegen zu Schnarchs Ansatz bisher noch nicht vor.

FAQ

Was können Klienten tun, wenn sie in einer tiefen partnerschaftlichen und sexuellen Krise feststecken?

Hilfreiche Selbsthilfeansätze für betroffene Individuen sind (Schnarch, 2011):

- dem Dilemma eine Bedeutung geben (also z. B. als eine Chance für persönliches Wachstum);
- wenn man nicht in der Lage ist, die eigenen Gefühle zu regulieren, so kann man zumindest versuchen, darauf über das Verhalten Einfluss zu nehmen (Atmung, leiser sprechen, bewusst angespannte Kiefernmuskeln entspannen);
- zur Selbstberuhigung ist es manchmal erforderlich, den Kontakt zum Partner zu unterbrechen – also eine »Auszeit« vereinbaren, aber gleichzeitig auch mitteilen, ab wann wieder Kontakt möglich ist;
- negative Gedankenschleifen stoppen;
- gut für sich selbst sorgen (Bewegung / Sport, Lesen, produktive Aktivitäten, Freunde, Hobbbys, Natur).

Weiterführende Literatur

Schnarch, D. (2006). Die Psychologie sexueller Leidenschaft (Passionate marriage: Love, sex, and intimacy in emotionally committed relationships. New York: Henry Holt & Comp. (Owl Book)). Stuttgart: Klett-Cotta.

Schnarch, D. (2011). Intimität und Verlangen: Sexuelle Leidenschaft in dauerhaften Beziehungen (Intimacy & desire – Awaken the passion in your relationship. New York: Beaufort.). Stuttgart: Klett-Cotta.

Sydow, K. von & Seiferth, A. (2015). Sexualität in Paarbeziehungen. Göttingen: Hogrefe.

75 Behavioral Couple Therapy for Alcohol and Drug Abuse (BCT)

Johannes Lindenmeyer

75.1 Hintergrund

Etwa 48 % aller Alkohol- und etwa 40 % aller Drogenabhängigen, die sich an das Suchthilfesystem wenden, leben in einer festen Partnerschaft (Braun et al., 2016). Während die Partner von Abhängigen orientiert am Konzept der Co-Abhängigkeit lange Zeit vorrangig als potenzielle Hemmnisse für eine erfolgreiche Überwindung der Abhängigkeit gesehen wurden, deuten empirische Studien auf eine reziproke Wechselwirkung zwischen Partnerschaftsqualität und Behandlungserfolg hin (Missel & Weissinger, 2011): Einerseits begünstigt eine stabile Partnerschaft eine erfolgreiche Behandlung von Suchtkranken, andererseits wirkt sich eine erfolgreiche Suchtbehandlung günstig auf die Partnerschaft der Betroffenen aus.

Vor diesem Hintergrund wurde eine Vielzahl von Ansätzen zur Paarbehandlung und Angehörigenarbeit bei Substanzabhängigkeit entwickelt. Mittlerweile stellt die von O'Farrell ursprünglich 1984 für die Behandlung von Alkoholabhängigen entwickelte verhaltenstherapeutische Paartherapie *Behavioral Couple Therapy* (BCT) eines der am besten evaluierten Therapieverfahren bei Substanzabhängigen dar.

BCT strebt sowohl die partnerschaftliche Unterstützung des Betroffenen bei der Erreichung dauerhafter Suchtmittelabstinenz als auch eine Steigerung der Partnerschaftsqualität durch vermehrte positive Partnerinteraktion und verbesserte Kommunikation der Partner an. Die theoretischen Grundlagen bilden die Reziprozitätstheorie (Thibaut & Kelley, 1959), wonach die Partnerschaftsqualität und -stabilität entscheidend von der Rate gegenseitiger positiver Verstärkung abhängt, die Kommunikationstheorie (Watzlawick et al., 1969) sowie systemisch-zirkuläre Konzepte (»disruptive cycles«).

75.2 Indikationen, Kontraindikationen und Nebenwirkungen

Die Zielgruppe für BCT sind seit mindestens einem Jahr zusammenlebende Paare, bei denen ein Partner substanzabhängig ist und Abstinenz von seinem Suchtmittel zumindest anstrebt. BCT ist bei Abhängigkeitsproblemen von allen Substanzen geeignet, auch wenn die meisten Erfahrungen bzw. Studien bislang für die Behandlung der Alkoholabhängigkeit vorliegen.

BCT kann an Grenzen stoßen bei schwerwiegender körperlicher Gewalt zwischen den Partnern, wenn beide Partner ein Suchtproblem haben oder einer der beiden Partner unter einer weiteren psychischen Störung leidet, die vorrangig einer Einzelbehandlung bedarf. In diesen Fällen kann es notwendig sein, dass der Therapeut die Paarbehandlung unterbricht oder beendet und zunächst besser geeignete Behandlungen für die einzelnen Partner einleitet.

Prinzipiell kann nicht ausgeschlossen werden, dass die mithilfe von BCT geförderte offene Aussprache der Partner innerhalb der Paartherapiesitzungen zu einer Konflikteskalation zwischen den Partnern bis hin zu Gewalttätigkeit, Substanzmittelrückfällen oder Trennung der Partner zwischen den Paartherapiesitzungen führt. Es ist daher eine der zentralen Aufgabe des Therapeuten im Rahmen von BCT, darauf zu achten, dass in den Therapiesitzungen die Bedürfnisse beider Partner ausreichend beachtet und gewürdigt werden, sodass keine Konflikteskalation zwischen den Therapiesitzungen entsteht.

75.3 Klinische Praxis

Im 2006 veröffentlichten Behandlungsmanual von O'Farrell und Fals-Stewart werden neun Therapiebausteine ausführlich und teilweise anhand von Kurzbeispielen beschrieben, die dann je nach Einzelfall zu einem individuellen Behandlungsplan zusammengestellt werden können (s. Übersicht).

Übersicht

Grundlegende Therapiebausteine der BCT

(1) Gewinnung des Paares für BCT
- Einholen der Erlaubnis, als Therapeut den Partner eines Suchtpatienten zu kontaktieren
- der hilfreiche Umgang mit typischen Einwänden des substanzabhängigen Patienten gegen eine Paarbehandlung
- Einladung des Partners zur Therapieteilnahme und spezifische Schritte zur Erhöhung der Therapiebereitschaft beider Partner (z. B. Vorstellung des Behandlungskonzepts in einer Informationsveranstaltung, Durchführung eines paartherapeutischen Vorgesprächs)

(2) paartherapeutisches Erstgespräch
- Aufbau einer Vertrauensbeziehung zu beiden Partnern
- diagnostische Anamnese (u. a. Details zu Substanzkonsum, Stabilität und Zufriedenheit in der Partnerschaft, Kindererziehung und -versorgung, Konflikte und Gewalt in der Partnerschaft)

(3) erste Paartherapiesitzung
- Vermittlung des Therapierationals (Verdeutlichung, warum bei Suchtmittelabstinenz nicht automatisch eine glückliche Partnerschaft entsteht; Vorstellung des spezifischen BCT-Vorgehens)
- Erläuterung der begrenzten Vertraulichkeit (»no secret policy«): Der Therapeut kann kein Geheimnis ausschließlich mit einem der Partner teilen

Teil VIII

- Erarbeitung der vier Versprechen:
  (1) keine Drohung mit Scheidung oder Trennung
  (2) keine körperliche Gewalt(-androhung)
  (3) Konzentration auf die Gegenwart und Zukunft anstelle von Diskussionen über die Vergangenheit
  (4) aktive Mitarbeit an allen Sitzungen und Erledigung der Hausaufgaben

(4) Unterstützung der Abstinenz
- Erarbeitung und Vereinbarung eines täglichen kurzen Vertrauensgesprächs (Abstinenzabsichtserklärung des Betroffenen, Unterstützungsbekundung des Partners, gegenseitiger Dank)
- Meldung an den Therapeuten, wenn dieses Ritual zwei Tage lang nicht durchgeführt wird
- Protokollierung des täglichen Vertrauensgesprächs in einem gemeinsamen Kalender
- bei Bedarf Durchführung des Vertrauensgesprächs unter Einbeziehung von Medikation (Betroffener nimmt in Gegenwart des Partners sein abstinenzunterstützendes Medikament ein)

(5) weitere Abstinenzunterstützung
- partnerschaftliche Krisenintervention bei Verlangen oder Substanzkonsum
- Umgang mit Rückfallverdacht
- gemeinsame Entscheidung über Alkohol zu Hause, Substanzkonsum des Partners, Umgang mit Alkohol-/Drogenkonsum von gemeinsamen Bekannten oder Freunden
- gemeinsame Bewältigung von Stresssituationen
- Überwindung von dysfunktionalem Partnerverhalten (z. B. sog. »Enabling«, bei dem der Partner ungewollt Substanzkonsum unterstützt)

(6) Förderung von positiven Partneraktivitäten (Reziprozitätstraining)
- Erhöhung der Häufigkeit von gegenseitiger Verstärkung (Komplimente, kleine Aufmerksamkeiten, kleine Gefälligkeiten gegenüber dem Partner)
- Bemerken und Ansprechen von positivem Partnerverhalten (»catch and tell«)
- gemeinsame Aktivitäten planen, Verabredung von Verwöhntagen, in den jeweils ein Partner den anderen verwöhnt

(7) Kommunikationstraining I
- Einüben von direktem Austausch auf Gefühlsebene anstelle von Bewertungen in Rollenspielen (u. a. aktives Zuhören und Wiederholen der Äußerungen in eigenen Worten, bevor man selbst antwortet)

(8) Kommunikationstraining II
- Einüben von Aushandeln von Vereinbarungen und gegenseitigen positiven Wünschen in Rollenspielen
- Einüben von Konfliktlösung und gemeinsamer Lösung von Alltagsproblemen in Rollenspielen

(9) Stabilisierung
   - Beratung der Partner darüber, was von BCT beibehalten werden soll (einzelne Rituale des »Recovery Plans«)
   - Identifizierung von Rückfallrisikosituationen und gemeinsamer Notfallplan

Das folgende Fallbeispiel zeigt die Umsetzung einer erfolgreichen BCT bei einer Paarbehandlung auf.

Fallbeispiel

Die BCT in der Praxis

Seit seinem Alkoholrückfall vor etwa fünf Jahren beschrieben Herr T. und seine Ehefrau ihre Ehe als Machtkampf, bei dem selbst geringe Anlässe zu anhaltendem Streit führten. Frau T. gab an, dass sie ihrem Mann nicht mehr traue, er verspreche ständig mit dem Trinken aufzuhören und schaffe es dann doch nicht. Herr T. gab an, dass er keinen Sinn in der Fortführung der Beziehung sehe, wenn sein Frau ihm bei seinem erneuten Behandlungsanlauf nicht vertraue. Beide waren trotz großer Vorbehalte zu einer Paarbehandlung im Rahmen der Entwöhnungsbehandlung von Herrn T. bereit.

Dem Paar wurde eingangs vermittelt, dass ihre Konflikte zwischen Suchtkranken und ihren Partnern sehr häufig sind, nicht einseitig einem Partner angelastet werden können und v. a. nicht gegen das grundsätzliche Potenzial der Beziehung sprechen. Es wurde am Beispiel einer organischen Erkrankung veranschaulicht, wie krankheitsbedingte Einschränkungen eines der Partner zwangsläufig schmerzliche Veränderungen in einer Partnerschaft bewirken, die wiederum auf Seiten des Kranken und des Gesunden mit unterschiedlichen Gefühlen verbunden sein können und dadurch schließlich in vermehrten und eskalierenden Streitigkeiten enden können. Letztere können sich zu Beginn der Genesung sogar noch verschärfen. Denn je besser sich die Partner auf die krankheitsbedingten Einschränkungen eingestellt hatten, desto mehr (Rück-)Veränderungen sind nunmehr erforderlich. Frau und Herr T. fanden das Erklärungsmodell nachvollziehbar und entlastend, waren aber dennoch weiterhin skeptisch, ob sie sich wieder vertragen könnten.

In nächsten Schritt wurde im Sinne eines Reziprozitätstrainings die Aufmerksamkeit beider Partner auf die positiven Aspekte ihrer Beziehung gerichtet und der gegenseitige Austausch an Nettigkeiten erhöht. Sie wurden zu Beginn und Ende jeder Therapiestunde gebeten, ihrem Partner Rückmeldung über Dinge zu geben, die sie an ihr bzw. ihm positiv fanden. Außerdem wurde ihnen aufgetragen, kleine Aufmerksamkeiten ihrem Partner gegenüber zu zeigen und gleichzeitig darauf zu achten, welche sie von ihrem Partner erhalten. Nach anfänglichem Zögern berichteten beide von vielen kleinen positiven Beziehungserfahrungen, die sie lange vermisst hätten.

Frau und Herr T. übten dann in mehreren Rollenspielen im »Kontrollierten Dialogformat« sich über negative Gefühle wie Enttäuschung, Ärger und Befürchtungen auszutauschen. Sie lernten, ihre Gefühle statt Bewertungen direkt mitzuteilen und die Äußerung des Partners zunächst in eigenen Worten als Anzeichen ihrer Bereitschaft zuzuhören zu wiederholen, bevor Sie wiederum ihr eigenes Gefühl äußerten.

Schließlich begannen sie mit therapeutischer Unterstützung, sich über ihre unterschiedlichen Gefühle zum Thema Rückfall und Vertrauen auszutauschen. Beide lernten, die Gefühle des anderen zu verstehen und zu respektieren. Sie konnten erkennen, dass sie sich beide Vertrauen wünschten. Anstelle gegenseitiger Vorwürfen und Forderungen entstand eine gemeinsame Traurigkeit über die Erkenntnis, dass ihr über die Suchterkrankung verloren gegangenes Vertrauen nur wieder langsam wachsen kann.

Abschließend wurden verschiedene gemeinsame Strategien zur Verhinderung eines Alkoholrückfalls erarbeitet und vereinbart. Beide äußerten, dass es ihnen sehr gut getan habe, dass sie nun konstruktiv über ein so heikles Thema sprechen konnten. Sie vereinbarten eine sechsmonatige Probezeit, bevor sie endgültig über eine Fortführung ihrer Ehe entscheiden wollten.

75.4 Weitere Therapieoptionen

Ursprünglich wurde BCT als »Stand-Alone«-Suchtbehandlung konzipiert in Form von ca. 12–20 ambulanten Paartherapiesitzungen unmittelbar im Anschluss an eine körperliche Entzugsbehandlung des substanzabhängigen Partners. Hierzulande werden dagegen meist einzelne Elemente von BCT als Ergänzung anderer Suchtbehandlungsangebote im Rahmen sogenannter Angehörigen- oder Partnerarbeit genutzt. Es ist hier üblich, BCT in Gruppen von maximal sechs Paaren durchzuführen. Außerdem hat sich die massierte Durchführung im Rahmen von sog. 2 x 2-tägigen Partnerseminaren mit insgesamt 24 Therapieeinheiten im stationären Setting bewährt (Lindenmeyer, 2003).

Das Manual von O'Farrell und Fals-Stewart (2006) enthält gezielte Hinweise zum Umgang mit zwischenzeitlich getrennten Paaren. Es existiert auch eine Kurzversion mit nur sechs Paartherapiesitzungen

75.5 Gute Erfahrungen, typische Schwierigkeiten und Fehler

BCT wird von teilnehmenden Paaren im Rückblick in der Regel sehr positiv bewertet. Durch die Rollenspiele lassen sich schnell Änderungen in der Partnerschaftsinteraktion erzielen, die sich in Form einer beobachtbaren Zunahme an gegenseitig gezeigter Zuneigung und einer Abnahme von Streit- und Kritikverhalten zeigen.

Andererseits ist eine sehr geringe Teilnahmebereitschaft an BCT-Angeboten zu beklagen: Im ambulanten Setting nehmen weniger als 30 % der Paare, denen BCT angeboten wurde, das Angebot wahr. Im stationären Setting gelingt bei maximal 50 % der in fester Partnerschaft lebenden Patienten eine Einbeziehung des Partners in die

Behandlung. Substanzabhängige befürchten häufig eine Bloßstellung durch ihren Partner im Rahmen der Paartherapiesitzungen. Die Partner befürchten häufig, vonseiten des Therapeuten mitverantwortlich für die Entstehung oder Aufrechterhaltung einer Suchterkrankung gemacht zu werden. Beide Seiten befürchten oft ein erneutes Aufbrechen mühsam beiseitegeschobener Konflikte im Verlauf einer Paartherapie. Das führt dazu, dass paartherapeutische Angebote relativ selten wahrgenommen werden.

Ein häufiger Fehler bei der Durchführung von BCT besteht darin, dass Therapeuten in bester Absicht einem Paar ihre eigenen Mittelschichts- bzw. Akademiker-Partnerschaftsnormen hinsichtlich Gerechtigkeit, Gleichberechtigung und Emanzipation überstülpen und damit ihren Klienten nicht gerecht werden. Außerdem besteht die Gefahr, dass sich Therapeuten zu sehr bei der Suche nach einer inhaltliche Lösung einzelner Konflikte engagieren und sich dabei auf die Seite eines der beiden Partner schlagen, statt sich auf die Veränderung des Interaktionsverhaltens des Paares zu konzentrieren. Und schließlich reagieren Therapeuten oft zu langsam und nicht energisch genug auf ungünstiges Verhalten der Partner in den Therapiesitzungen, sodass es durch zunehmende Anspannung und Emotionalität zu nicht mehr beherrschbaren Konflikteskalationen zwischen den Partnern bis hin zum Therapieabbruch oder gar einer Trennung der Partner kommt.

75.6 Empirische Befunde und kritische Einordnung

Bei BCT handelt es sich um eines der am besten evaluierten Therapieverfahren in der Suchtbehandlung. BCT hat sich im ambulanten Setting gegenüber einzeltherapeutischen Interventionsformen als eindeutig überlegen erwiesen (Powers et al., 2008). Entsprechend wird die Anwendung von BCT in der aktuellen Leitlinie als Behandlungsmethode der ersten Wahl mit dem stärksten Empfehlungsgrad angeraten (AWMF, 2015). Andererseits wird BCT im Versorgungsalltag bisher nur sehr selten eingesetzt. Neben der Ambivalenz der Betroffenen sind hier die mangelnden finanziellen Anreize im Suchthilfesystem und die unzureichende Ausbildung von Suchttherapeuten im Bereich Paartherapie hierzulande verantwortlich. Bis heute ist das Behandlungsmanual von O'Farrell und Fals-Stewart (2006) nicht ins Deutsche übersetzt worden.

FAQ

Sollen die Partner von Suchtkranken selbst ebenfalls auf Suchtmittelkonsum gänzlich verzichten?
Über diese Frage wird häufig innerhalb von Suchttherapien, aber auch Selbsthilfegruppen heftig gestritten. Ein BCT-Therapeut wird dazu inhaltlich nicht Stellung beziehen, sondern die Partner auffordern, sich darüber in einem Rollenspiel unter Zuhilfenahme der neu erworbenen Kommunikationstechniken auszutauschen. Er wird dabei beide Partner aktiv unterstützen und ermutigen, ihre eigenen Wünsche und Bedürfnisse angemessen zum Ausdruck zu bringen und die Wünsche und

Bedürfnisse des Partners zu verstehen, solange bis eine individuelle Lösung gefunden wurde. Der Schwerpunkt der therapeutischen Aufmerksamkeit liegt somit nicht so sehr auf der Art der Lösung als vielmehr auf dem partnerschaftlichem Prozess der Lösungsfindung.

Wie geht ein Therapeut mit Informationen um, die ihm von einem der Partner unter dem Siegel der Verschwiegenheit anvertraut werden?
Als BCT-Therapeut sollte man alles daran setzten, diese Situation von vornherein zu verhindern, indem man zu Behandlungsbeginn klarstellt, dass man im Rahmen von Paartherapie kein Geheimnis vor einem Partner haben kann, bzw. indem man den Betroffenen sofort unterbricht mit den Worten: »Ich muss Sie daran erinnern, dass ich keine Geheimnisse vor Ihrem Partner haben kann. Bitte reden Sie nur weiter, wenn Sie damit einverstanden sind«. Falls die Situation trotzdem eingetreten ist, dann bleibt nur, die Paartherapie zu beenden, falls ein Partner mit einer Offenlegung des Geheimnisses nicht einverstanden ist.

Wie sollen Partner auf einen Rückfall des Suchtkranken reagieren?
Entscheidend ist, dass zunächst jegliche Ursachenforschung unterbleibt, sondern sich beide Partner ausschließlich darauf konzentrieren, den Rückfall sofort zu beenden und zur Abstinenz zurückzukehren. Weil eine Einigung darüber im krisenhaften Moment eines Rückfalls schwierig ist, empfiehlt es sich, sich im Rahmen einer Suchtbehandlung verbindlich auf einen gemeinsamen Notfallplan zu verständigen und diesen schriftlich festzuhalten.

Soll man Partnerschaften zwischen Patienten in einer Therapieeinrichtung akzeptieren?
In den meisten Fällen werden alle therapeutischen Versuche, eine solche Partnerschaft zu problematisieren, die Betroffenen nur fester zusammenschweißen. Es bleibt daher nichts anderes übrig, als die neue Partnerschaft als Therapeut als Tatsache und nicht als Problem explizit zu akzeptieren. Erst auf dieser Grundlage wird es möglich sein, gemeinsam mit den Patienten zu überlegen, wie man der neuen Situation jetzt in der Therapie Rechnung tragen kann.

Es gibt aber auch manchmal Fälle, in denen eine solche Partnerschaft mit großen Gefahren für die Betroffenen verbunden ist. In diesem Fall bleibt nur die Verlegung einer der Partner in eine andere Therapieeinrichtung.

Weiterführende Literatur

O'Farrell, T. J. & Fals-Stewart, W. (2006). Behavioral Couples Therapy for Alcoholism and Drug Abuse. New York: Guilford.

76 Systemische Therapie mit der inneren Familie (nach Richard Schwartz)

Dagmar Kumbier

76.1 Hintergrund

Die Arbeit mit verschiedenen Persönlichkeitsanteilen gehört seit Freud zum Basisinventar von Psychotherapeuten. Humanistische Therapieverfahren wie Gestalttherapie und Psychodrama haben früh damit begonnen, diese verschiedenen Anteile der Psyche zu personalisieren. Der US-amerikanische Familientherapeut Richard C. Schwartz entwickelte diese Ansätze auf entscheidende Weise weiter, indem er sie mit den Prinzipien der Familientherapie verband und so den Ansatz der »Systemischen Therapie mit der inneren Familie (*Internal Family Systems Therapy, IfS)*« schuf (Schwartz, 2018; Sonneborn, 2013).

Schwartz arbeitet nicht nur mit einzelnen inneren Anteilen, sondern beschreibt die Dynamik des Gesamtsystems. Ihn beschäftigen die Fragen, welche Rollen es im inneren System gibt, wie es zu Störungen kommt und wie diese therapeutisch bearbeitet werden können. Außerdem beschreibt Schwartz als erster eine integrierende Instanz im inneren System, die er das »Selbst« nennt.

Entstehung

Schwartz betont, sein Ansatz sei daraus resultiert, dass er seinen Klienten »wirklich zugehört« habe (Schwartz, 2018). Ihm war aufgefallen, dass die Art, wie Klienten über ihr Innenleben berichteten, in erstaunlicher Weise der Dynamik der Familiensysteme ähnelte, mit denen er als Familientherapeut arbeitete. Aus dieser Beobachtung entstand die Grundidee von IfS: Das System der inneren Familie funktioniert nach den gleichen Prinzipien wie äußere Familien.

Grundgedanken

Grundhaltung. IfS geht von der Annahme aus, dass jeder einzelne Teil im Kern eine positive Absicht hat, auch wenn das Verhalten mancher Anteile hoch destruktiv erscheinen mag. Veränderung wird möglich, wenn diese gute Absicht gewürdigt und die Geschichte dahinter verstanden wird.

Manager, Feuerbekämpfer, Verletzte. Wie kommt es dazu, dass sich im inneren System eine höchst leidvolle Dynamik entwickeln kann? Bei Verletzungen und Traumatisierungen versucht das System, für Schutz zu sorgen. Schwartz unterscheidet dabei drei grundlegende Rollen.

»Verbannte«: Verletzte innere Anteile stehen im Bann von Kränkungen und Traumatisierungen. Unter dem Eindruck dieser Erfahrungen erstarren sie in der verletzenden Situation. Um zu verhindern, dass sie das Gesamtsystem mit den alten Gefühlen (z. B. Angst, Schmerz, Scham oder Schuldgefühle) überfluten und dieses dadurch in Gefahr bringen, werden die verletzten Anteile im inneren System weggesperrt.

Dafür sorgen die »Manager«. Sie übernehmen Schutzfunktionen und können dabei sehr rigide Strategien verfolgen (z. B. extreme Selbstkontrolle, Perfektionismus, Selbstaufgabe, Verleugnung oder Rücksichtslosigkeit). Wenn der Schutz durch die Manager nicht ausreicht und verbannte Anteile auszubrechen drohen, dann springen die »Feuerbekämpfer« ein. Entsprechend der akuten Gefahr eines emotionalen Flächenbrandes sind ihre Maßnahmen drastischer (z. B. Gewalt nach innen oder außen, Sucht, suizidale Gedanken oder Verhaltensweisen).

Das Selbst. Das »Selbst« ist der Sitz des Bewusstseins. Es hat die Qualität mitfühlender Beobachtung innerer und äußerer Zustände, die auch durch Meditation erreicht werden kann. Zugleich ist es die Führungsinstanz im inneren System (Schwartz, 2018). Wenn ein Mensch mit seinem Selbst verbunden ist, kann er sowohl eigenen inneren Anteilen als auch anderen Menschen mit Respekt, Anteilnahme und Gelassenheit begegnen. Im Selbst fühlt er sich inneren und äußeren Schwierigkeiten gewachsen. Schwartz geht davon aus, dass das Selbst unverletzlich ist. Ihm zufolge hat jeder Mensch, egal wie schwer und früh traumatisiert er sein mag, ein intaktes Selbst. Es kann allerdings tief verschüttet und nicht zugänglich sein.

Ziel der Therapie. Kernziel der Therapie ist die Aktivierung des Selbst und dessen Fähigkeit zur Selbstleitung und Selbstheilung. Der Therapeut unterstützt den Klienten darin, in einen Kontakt zu seinen inneren Anteilen zu kommen, der von Selbstenergie geprägt ist. Diese innere Haltung ermöglicht es dem Klienten, eine heilsame Beziehung zu sich selbst zu entwickeln. Auf dieser Basis suchen Klient und Therapeut nach einer besseren und weniger leidvollen Balance für das Gesamtsystem.

76.2 Klinische Praxis

Im ersten Schritt leitet der Therapeut den Klienten dazu an, in der Imagination ein Bild des Anteils entstehen zu lassen, mit dem der Klient arbeiten möchte. Wenn der Klient auf die Suche nach einem verletzten Anteil geht, dann werden ihm häufig zunächst die Manager begegnen, die diesen schützen. Mit Unterstützung des Therapeuten geht der Klient in Dialog mit diesen schützenden Anteilen. Ziel ist, zu verstehen, was diese fürchten, und anzuerkennen, was sie für das innere System tun.

Fallbeispiel

Manager würdigen

Herr P. möchte mit einem Anteil arbeiten, der ihn mit Angst und Scham überflutet, wenn er bei seiner Arbeit kritisiert wird. Ich bitte ihn, ein Bild dieses Anteils entstehen zu lassen, aber es gelingt ihm nicht, Kontakt zu diesem zu bekommen.

Auf meine Bitte hin, zu schauen, ob es einen Teil in ihm gebe, der Bedenken gegen die Annäherung an den verletzten Anteil habe, berichtet er, dass sein Herz heftig zu schlagen beginne. Ich schlage vor, den Anteil, der sich in diesem Herzklopfen äußert, zu bitten, einen Schritt beiseite zu gehen, damit er ihn kennenlernen könne. Es entsteht das Bild eines großen, dunklen Schattens. In einem Dialog, in dem Herr P. diesem Teil zeigt, dass er seine Bedenken achte und überzeugt sei, dass der Teil etwas Gutes wolle, wird der Anteil schrittweise kleiner und heller. Der Teil fürchtet, dass der verletzte Anteil Herrn P. mit Schmerz überfluten werde und dass Herr P. diese Gefühle nicht aushalten und sich »auflösen« werde. Als Herr P. würdigt, dass dieser Anteil ihn seit vielen Jahren schützt und die Anstrengung benennt, die das bedeutet hat, verändert sich der Anteil erneut und bekommt nun die Gestalt eines traurigen erschöpften Kindes.

! Erst wenn Manager und Feuerbekämpfer sich gewürdigt sehen und das Vertrauen entwickeln können, dass eine Annäherung an die verletzten Teile möglich ist, ohne dass die befürchtete Katastrophe passieren wird, geben sie den Weg zu den Verletzten frei.

Der Therapeut unterstützt den Klienten bei der sicheren Annäherung an verletzte Anteile und achtet darauf, dass der Klient nicht von deren Gefühlen überflutet wird. Die konkreten Schritte überlässt er so weit wie möglich dem Klienten selber. Auf diese Weise kann der Klient den Anteil bitten, ihm seine Geschichte zu zeigen, herausfinden, was dieser braucht, oder ihn aus traumatischen Situationen herausholen.

Fallbeispiel

Verletzte Anteile in die Gegenwart holen

Nachdem mehrere Manager beiseite gegangen sind, entsteht in Herrn P. das Bild eines verängstigten vierjährigen Jungen. Herr P. bekommt Angst: Ihm werde furchtbar schwindelig. Ich schlage ihm vor, den Jungen zu bitten, ihn nicht mit seinen Gefühlen zu überfluten. Denn dann könne er nicht erwachsen bleiben und für ihn sorgen. Herr P. tut dies und die Angst geht zurück. Der Junge sei nun einen Schritt zurückgetreten und schaue ihn an. Behutsam geht Herr P. nun in Kontakt mit dem Jungen. Nach einer Weile zeigt der Junge Herrn P. die Situationen, denen er entstammt: Erfahrungen von Demütigung und Gewalt durch den Vater. Er ist erleichtert, als Herr P. ihm vorschlägt, diese Situationen zu verlassen und ihn in eine sichere und leichtere Gegenwart zu begleiten.

Zuweilen wird deutlich, dass ein Teil Lasten aus der Vergangenheit trägt, z. B. eigene Gefühle von Wertlosigkeit oder familiäre Delegationen (Schwartz, 2018). Wenn der

Teil eine solche identitätsbildende Last abgelegt hat, braucht er oft etwas anderes, um die entstehende Leerstelle zu füllen.

Fallbeispiel

Anteile entlasten
Auf die Frage, ob es etwas gebe, was er in der Vergangenheit zurücklassen möchte, zeigt der Junge Herrn P. einen riesigen Rucksack. Er möchte diesen Rucksack mit einem Zauberstab in die Luft jagen. Anschließend wirkt der Junge leichter, aber auch etwas verloren. Herr P. fragt den Jungen, was er stattdessen haben möchte. Der Junge wünscht sich Zuversicht und Schutz und entwickelt gemeinsam mit Herrn P. das Bild einer »Hülle aus Licht«.

76.3 Gute Erfahrungen, typische Schwierigkeiten und Fehler

Gute Erfahrungen

IfS ist eine hochwirksame therapeutische Methode, die sehr prägnant zum Kern der unbewussten Dynamik führt und zugleich in hohem Maße ressourcenorientiert ist. Die Arbeit mit IfS ermöglicht es, sich auf Bilderwelt und Tempo des Klienten einzustellen. Der Therapeut gibt einen Rahmen und sorgt dafür, dass der Prozess in sicheren Bahnen verläuft. Der Klient sollte nicht von den Gefühlen der Verbannten überflutet werden und die Strategien der Feuerkämpfer dürfen nicht eskalieren und dem Klienten dabei womöglich schaden.

Inhaltliche Hypothesen über biografische Hintergründe überlässt der Therapeut dem Klienten, ebenso die Entscheidung darüber, welche Entwicklungen hilfreich sind. Schwartz betont, dass durch die Arbeit mit IfS das Selbst des Klienten und damit auch dessen Selbstheilungskräfte aktiviert würden (Schwartz, 2018). Dadurch werde die therapeutische Arbeit effektiver und weniger anstrengend für Therapeut und Klient. Damit ist IfS ein Musterbeispiel für das von Peter Fürstenau und Luise Reddemann entwickelte Bild für ressourcenorientierte Therapie: Zwei Erwachsene kümmern sich um den verletzten inneren Anteil des einen (Reddemann, 2017).

Typische Schwierigkeiten und Fehler

Es ist wichtig, dass der Therapeut merkt, ob er mit dem Selbst oder einem inneren Anteil arbeitet. Gut angepasste Menschen haben häufig sehr vernünftig wirkende Manager, die wie das Selbst auftreten (Schwartz, 2018). Wenn auch der Therapeut diese Anteile mit dem Selbst verwechselt, dann findet eine Pseudoentwicklung statt, in welcher der Klient alte Muster reinszeniert. Hinweise darauf können sein, dass der Klient sich erkennbar anstrengt, Leistungsdruck hat oder dass der Therapeut merkt, dass er den Prozess emotional nicht nachvollziehen kann (Kumbier, 2016).

Vor allem unerfahrene Therapeuten sind in Gefahr, zu viel Unterstützung zu geben (und damit dem Klienten zu wenig zuzutrauen) oder umgekehrt zu wenig Unterstützung zu geben. Denn auch wenn Klienten ihren eigenen Weg finden sollen: Zu Beginn brauchen die Meisten Halt und Hilfe des Therapeuten.

> **!** IfS ist nicht nur eine Methode, sondern impliziert auch eine Haltung von Respekt vor jedem einzelnen Anteil und Vertrauen in die Selbstheilungskräfte des Klienten. Daher ist IfS nur bedingt als bloße »Technik« einsetzbar.

76.4 Indikationen, Kontraindikationen und Nebenwirkungen

IfS führt schnell zum Kern der inneren Dynamik. Dieses Tempo ist nicht für alle Klienten zu jedem Zeitpunkt ihrer Therapie passend. Viele Klienten brauchen zunächst Zeit, um Vertrauen aufzubauen. Bei einigen Klienten führt der Einsatz von IfS oder anderen erlebnisaktivierenden Methoden zu Leistungsdruck oder schematischen Verhaltensweisen, diese brauchen eher ein beziehungsorientiertes Vorgehen (Kumbier, 2016). Bei psychosenahen Zuständen ist wie bei allen aufdeckenden Methoden Vorsicht angezeigt.

Wenn der Klient mit der Metaphorik etwas anfangen kann, eignet sich IfS ansonsten bei allen therapeutischen Themen, insbesondere in Traumatherapie und Psychosomatik. Voraussetzung ist, dass der Therapeut die Methode sicher beherrscht und auch stabilisierend arbeiten kann.

76.5 Weitere Therapieoptionen

Schwartz setzt IfS auch in der Arbeit mit Paaren ein (Schwartz, 2008). Auch mit Aufstellungsarbeit lässt sich die Arbeit mit dem inneren System verbinden (Kumbier, 2016).

76.6 Empirische Befunde und kritische Einordnung

Die Wirksamkeit von IfS ist inzwischen empirisch validiert. Basierend auf der Studie von Shadick et al. (2013) ist IfS in den USA 2015 als evidenzbasiertes Verfahren anerkannt worden (s. auch weiterführende Literatur und Kap. 89). Die Begrifflichkeit von IfS beschreibt sehr prägnant die Dynamik von Störungen im inneren System. Man findet bei Schwartz jedoch nur bedingt eine Beschreibung der gesunden Psyche wie beim Modell des »*Inneren Teams*« von Friedemann Schulz von Thun (2013). Die Kombination beider Modelle kann daher die Beschreibung innerer Systeme differenzieren und das therapeutische Handwerkszeug im Umgang mit diesen erweitern (vgl. Kumbier, 2016).

FAQ

In welchem Verhältnis steht IfS zu anderen Methoden, die auf innere Anteile fokussieren (z. B. Arbeit mit dem »inneren Kind«, Schematherapie, Ego-State-Therapie)?

IfS macht darauf aufmerksam, dass man immer das gesamte System (also die schützenden Manager und Feuerbekämpfer) mitbedenken muss, wenn man mit verbannten kindlichen Anteilen arbeitet. IfS bezieht also Widerstände mit ein und geht von einem komplexeren Modell der menschlichen Psyche aus als die Arbeit mit dem »inneren Kind«. Während der Therapeut in der Schematherapie mit einem Set vordefinierter Schemata arbeitet, werden die inneren Anteile in der IfS mit dem Klienten gemeinsam herausgearbeitet, der Therapeut geht also davon aus, dass diese hochindividuell sind. Auch gegenüber der Schematherapie gilt, dass IfS die Gesamtdynamik des psychischen Systems, also das Zusammenspiel der verschiedenen Anteile, stärker in den Blick nimmt. Die Ego-State-Therapie (EST) ist der IfS am ähnlichsten, der zentrale Unterschied liegt in der Stellung des Selbst. IfS fokussiert auf das Selbst, stärkt den Kontakt zwischen Selbst und Teilen und zielt darauf, dass der Klient selber mit seinen Teilen arbeitet. Die Ego-State-Therapie kennt kein vergleichbares Selbst, der Therapeut arbeitet stärker direkt mit den Teilen. Dadurch ist der Therapeut in der EST aktiver und direktiver. Das Persönlichkeitsmodell unterscheidet sich also, die IfS stellt stärker die Selbstregulation in den Mittelpunkt.

Weiterführende Literatur

Earley, J. (2014). Meine innere Welt verstehen: Selbsttherapie mit Persönlichkeitsanteilen. München: Kösel.

Earley, J. & Weiss, B. (2015). Befreiung vom Inneren Kritiker: Konstruktive innere Dialoge führen. Systemische Therapie mit der Inneren Familie. Paderborn: Junfermann.

Holmes, T. & Holmes, L. (2017). Reisen in die Innenwelt. Systemische Arbeit mit Persönlichkeitsanteilen (2. Aufl.). München: Kösel.

Kumbier, D. (2016). Das Innere Team in der Psychotherapie. Methoden- und Praxisbuch. Stuttgart: Klett-Cotta.

Schwartz, R. (2018). Systemische Therapie mit der inneren Familie. Stuttgart: Klett-Cotta.

SAMHSA (2015). Internal Family Systems (IFS) Therapy. SAMHSA Headquarters: Rockville.http://nrepp.samhsa.gov/ProgramProfile.aspx?id=1#hide4 (Zugriff: 16.05.2018)

77 Systemische Gruppentherapie bei komplexen Traumafolgestörungen – Frauen nach sexuellem Missbrauch (Kopenhagener Manual)

Kirsten von Sydow • Marianne Engelbrecht Lau

77.1 Hintergrund

Für Patientinnen, die Erfahrungen mit innerfamiliärem sexuellen Missbrauch machen mussten, wurde von der Forschungsgruppe um Dr. Marianne Engelbrecht Lau, ein problemspezifischer Ansatz systemischer Gruppentherapie entwickelt und beforscht. Lau war zu der Zeit Leiterin der Forschungsabteilung am »Stolpegaard Psychotherapy Centre: Mental Health Services, Capital region of Denmark«, einer Einrichtung außerhalb von Kopenhagen, die sich auf die Therapie erwachsener Patienten mit nichtpsychotischen Störungen konzentriert. Das therapeutische Vorgehen wurde von Mogens Holme (1999) in einem englischsprachigen Artikel beschrieben. Das Kapitel stützt sich auf diesen Text sowie die Outcome-Artikel zu dem von der Arbeitsgruppe durchgeführten RCT (Lau & Kristensen, 2007; Elkjaer et al., 2012, 2014).

77.2 Indikationen, Kontraindikationen und Nebenwirkungen

Der Therapieansatz richtet sich an Frauen, die innerfamiliären sexuellen Missbrauch in unterschiedlichen Schweregraden erlebt haben. Im RCT erfüllten über 90 % der Patientinnen die Kriterien mindestens einer Persönlichkeitsstörung (und z. T. weiterer psychischer Störungen). Die Autoren nennen noch nicht die neue Diagnose »komplexe Traumafolgestörung« als Indikation, die ja voraussichtlich erst 2018 im ICD-11 abgebildet werden wird (s. Kap. 40) – beschreiben aber exakt deren Symptomatik: »feelings of low self-esteem, anxiety, depression, flashbacks, nightmares, feelings of guilt, sexual problems and problems in relationships to significant others, for instance, partners and children« (Holme, 1999, S. 22).

77.3 Klinische Praxis

Allgemeine Rahmenbedingungen

Der Therapieansatz wurde kontinuierlich über sechs Jahre hinweg entwickelt, während derer eine Therapiegruppe in Stolpegård angeboten wurde. Die »slow open group« wird von einem erfahrenen Therapeutenpaar (einem Mann und einer Frau) geleitet und umfasst durchschnittlich sechs (5-7) Patientinnen. Die Therapeuten wurden alle 14 Tage von einem autorisierten Supervisor supervidiert, um sicherzustellen, dass sich die Therapeuten an das zugrunde liegende therapeutische Modell halten, das sich an der systemisch-lösungsorientierten Perspektive orientiert und seinen Fokus auf Ressourcen und Ausnahmen von negativen Mustern legt.

Die Therapiegruppe trifft sich zweimal wöchentlich vormittags für insgesamt fünf Therapiestunden pro Woche. Nach den Therapiesitzungen essen die Teilnehmerinnen noch gemeinsam zu Mittag. Die Behandlung dauerte in der kontrollierten Studie durchschnittlich fünf Monate (17.1 +/- 5.4 Wochen, 85.4 +/- 27.1 Stunden; Lau & Kristensen, 2007). Im Therapieraum sitzt die Gruppe um einen runden Tisch, es gibt Erfrischungen und die Teilnehmerinnen können sich nach Bedarf Notizen machen oder Bemerkungen in ihre Tagebücher schreiben.

Die systemisch-lösungsorientierte Gruppe fokussierte auf individuelle Prozesse und nutzte einen strukturierten Ansatz in Bezug auf die Entwicklung individueller Therapieziele und den Ablauf der Gesprächsrunden in jeder Therapiesitzung.

Therapeutische Kernaufgabe war es, die Lebensgeschichten der Patientinnen positiv umzudeuten und diese dabei zu unterstützen, positivere Bilder von sich selbst und ihrer Lebenssituation zu entwickeln, um so neue Verhaltensoptionen zu schaffen. Darüber hinaus wurde auch auf zentrale Symptome komplexer Traumafolgestörungen wie Flashbacks, Schuldgefühle und Zweifel an den eigenen Wahrnehmungen und Gefühlen fokussiert. Insofern war auch die Validierung der Wahrnehmungen und Gefühle der Teilnehmerinnen zentral. In jeder vierten Session erfolgte Psychoedukation über Themen, die für die Teilnehmerinnen besonders relevant sind.

Aufnahme neuer Patientinnen

Bevor neue Patientinnen in der Gruppe willkommen geheißen werden, findet ein 30-minütiges Vorbereitungstreffen statt, bei dem der »newcomer« die Gelegenheit erhält, die Therapeuten kennenzulernen, und die Gruppenregeln besprochen werden. Beim ersten Besuch des neuen Klienten in der Gruppe gibt eine erfahrene Gruppenteilnehmerin der Neuen eine Einführung darin, wie die Gruppensitzungen durchgeführt werden. Danach stellen alle Gruppenmitglieder sich vor, nennen ihren Namen und beschreiben kurz ihre Lebenssituation (z. B. Partnerschaft, Kinder, Arbeitssituation) und enthüllen auch, wer sie sexuell misshandelt hat und wie alt sie waren, als das geschah.

Sich eigene Ziele Setzen

Während der ersten zwei Wochen der Therapie wird die Patientin gebeten, ihre eigenen Therapieziele zu bestimmen und diese zu Hause oder in der Therapie aufzuschreiben. In der Therapie wird dann kontinuierlich auf die individuellen Therapieziele der Teilnehmerin Bezug genommen. Nach der halben Therapiezeit und am Ende der Therapie führen die Therapeuten eine verbale Evaluation der Zielerreichung mit der Patientin durch, um zu bestimmen, welche Fortschritte die Patientin erzielt hat.

Ablauf einer Gruppensitzung

Jede Gruppensitzung beginnt mit einer »positiven Runde«, in der alle Patientinnen reihum ein positives Ereignis nennen, das sie seit der letzten Gruppensitzung erlebt haben. Danach haben die Teilnehmerinnen die Gelegenheit, den Therapeuten positive und negative Rückmeldungen über deren Verhalten in der letzten Sitzung zu geben und etwaige Probleme, die zwischen den Patientinnen entstanden sind, anzusprechen. Die restliche Therapiezeit wird unter den Patientinnen aufgeteilt. Die Therapie wird als Einzeltherapie in einem Gruppensetting durchgeführt. Die Patientinnen müssen nicht in jeder Sitzung sprechen, aber denjenigen, die das Bedürfnis haben, über ihre Probleme zu sprechen, wird mindestens eine halbe Stunde zugeteilt. Diese Verteilung der Zeitkontingente erfolgt ohne große Auseinandersetzungen.

Die Therapeuten haben eine aktive Grundhaltung. Sie zeigen sich neugierig und stellen viele Fragen. Es wird eine freundliche, akzeptierende, integrierende und offene (»open-minded«) Arbeitsatmosphäre angestrebt. Die Co-Patientinnen werden ermuntert, sich in der jeweils stattfindenden »Einzeltherapie« aktiv zu beteiligen, indem sie Fragen stellen oder das Gesagte kommentieren. Es wird jedoch betont, dass die Co-Patientinnen die laufende Session nicht »monopolisieren« sollten, indem sie zu sehr auf ihre eigenen Lebensumstände eingehen.

In den verbleibenden fünf bis zehn Minuten der »individuellen Therapiezeit« einer Patientin wird meist eine Reflexionsrunde durchgeführt, in der die Patientin im Fokus nur zuhört, während die anderen Gruppenmitglieder und die Therapeuten mitteilen, welche Gedanken ihnen durch den Kopf gingen während die Fokus-Patientin über ihre Probleme sprach.

Beim Abschlusstreffen der Gruppe evaluieren die Patientinnen, inwieweit sie ihre individuellen Therapieziele erreicht haben, indem sie individuelles Feedback von den Therapeuten und den restlichen Gruppenmitgliedern erhalten. Das Feedback konzentriert sich auf die beobachteten Therapieerfolge und akzentuiert die Stärken und Schwächen, die die Teilnehmerinnen aneinander erkennen.

Themenspezifische psychoedukative Sessions

Jede vierte Woche wird eine Stunde der Gruppentherapie einem spezifischen Thema gewidmet, das sich die Gruppe ausgewählt hat. Einer der Therapeuten bereitet einen 10-minütigen Kurzvortrag zum Thema vor, der anschließend diskutiert wird. Themen, die hier gewählt wurden, sind z. B. die Beziehung zur Mutter, die Beziehung zu eigenen Kindern, Angstsymptome, die Beziehung zu Männern, Sexualität etc. Die Diskussionen werden oft sehr lebendig und die Verknüpfung belastender Erfahrungen mit neuen Informationen sowie die Externalisierung von Problemen kann dazu beitragen, eigene Einstellungen zu verändern.

Die Beziehung zum Täter

Es existiert eine große Variabilität im Ausmaß und der Qualität des Kontaktes zwischen den Gruppenteilnehmerinnen und ihrem »offender«. Oft fühlen sich die Patientinnen dem Täter gegenüber unterlegen und machtlos – so wie sie sich bereits fühlten, als der Missbrauch stattfand. Das heißt, dass sie den Täter als mächtig und sich selbst als hilflos oder als Opfer erleben. Das beschreibt Holme (1999) als eine nicht aktualisierte wechselseitige Beziehung. Den Patientinnen wird es oft gelingen, die Position des Missbrauchers auf der Machtskala umzudefinieren in eine »jämmerliche (despicable)« oder »unglückliche (miserable)« und so auch ihr Verhalten in der

Beziehung zu ändern und sie mental zu stärken. Wenn die Beziehung zum Täter noch stärker verstrickt ist, werden Aufgaben eingesetzt, wie Briefe an den Täter zu schreiben. Diese Briefe werden dann laut vorgelesen und offen in der Gruppe diskutiert, auch in Hinblick auf den Nutzen und die Risiken, sofern die Betroffene den Brief tatsächlich an den Täter senden sollte. Alternativ kann der Brief auch nur als Teil des Therapieprozesses genutzt (und nicht abgesandt) werden.

Feedback von den Patientinnen

Von Anfang an wurde großen Wert darauf gelegt, Feedback von den Patientinnen zu erhalten. Die ersten fünf Patientinnen wurden intensiv befragt von einem externen Psychologen. Dadurch wurden wichtige Informationen gesammelt, die dazu führten, dass statt nur einem fortan zwei Gruppentreffen pro Woche durchgeführt wurden. Außerdem wurden bei Therapieende Daten per Fragebögen gesammelt und schließlich eine randomisierte kontrollierte Studie zur Evaluation dieses Ansatzes durchgeführt (s. folgend).

77.4 Weitere Therapieoptionen

Weitere Therapieoptionen für Patientinnen und Patienten mit innerfamiliären sexuellen Missbrauchserfahrungen, die häufig die Kriterien einer komplexen PTSD oder / und von Persönlichkeitsstörungen (und / oder weiteren Störungen) erfüllen, werden in Kap. 40 beschrieben.

77.5 Gute Erfahrungen und typische Probleme

Im RCT war die Therapieadhärenz hoch (79 % derer, die die Therapie aufnahmen, führten sie zu Ende) und weitere Behandlungen waren bis zum Therapieende nur selten notwendig (weniger als 10 % der Klientinnen benötigte zusätzliche Einzel- oder Paartherapie-Sitzungen; 16 % der Teilnehmerinnen wurden Antidepressiva verschrieben; Lau & Kristensen, 2006).

Holme (1999) beschreibt drei häufige Probleme von Inzestopfern, für die die Kopenhagener Therapeuten spezifische Hilfsangebote entwickelt haben:

Flashbacks und Alpträume

Viele Inzestopfer leiden wie andere Menschen mit Traumafolgestörungen sehr unter Flashbacks (s. Kap. 40, Kap. 51). Manche erleben nie Flashbacks, während andere sie wiederholt oder gar täglich erleben. Nach sexuellem Missbrauch werden Betroffene oft von traumatischen Erinnerungen überfallen bei sexueller Aktivität oder beim abendlichen Einschlafen. Der Ansatz der Kopenhagener Arbeitsgruppe geht davon aus, dass die Ereignisse stattgefunden haben und nicht rückgängig gemacht werden können. Doch Flashbacks finden in der Gegenwart bei vollem Bewusstsein der Patientinnen statt und können zumindest partiell verändert werden. Daher werden die Patientinnen instruiert, zu versuchen, kleine Sequenzen ihrer Flashbacks zu verändern, indem sie

Teil VIII

z. B. sich vorstellen, dass die (traumatische) Geschichte ein anderes positiveres Ende findet. Alternativ wird ihnen empfohlen sich als Regisseurinnen der Filme zu betrachten, die aktuell in ihrem Kopf ablaufen.

Beispiel

»Eine Patientin litt unter Flashbacks, die kamen, wenn sie dabei war, nachts einzuschlafen. Sie hatte immer wieder erleben müssen, wie ihr älterer Bruder in ihr Zimmer kam und sich auf sie legte. Bis zum Therapiebeginn hatte sie versucht die Flashbacks zu vertreiben, indem sie an etwas anderes dachte oder aus dem Bett wieder aufstand. Wir leiteten sie an, sich den Ablauf der Flashback-Geschichte vorzustellen, dabei aber das Ende des Szenarios zu verändern. Nach einiger Zeit gelang es ihr, ein Ende zu erfinden, indem sie dem Bruder ins Gesicht spuckt, was ihn so schockiert, dass er aus dem Zimmer stürzt, während seine Hose ihm noch um die Knöchel hängt.« (zit. n. Holme, 1999, S. 24, eigene Übersetzung)

Auf diese Weise gelang es vielen Patientinnen, die Flashback-Szenarios konstruktiv zu verändern, was zu einer Reduktion der Häufigkeit und Intensität der Flashbacks beitrug. Oft verschwanden sie sogar vollständig. Die Methode orientiert sich am von Garfield (1976/1995) beschriebenen »Creative Dreaming«. Dort wird beschrieben, wie die Senoi in Malaysia mit ihren (Alb-)Träumen umgehen. Sie nutzen diese Technik, indem sie im Wachzustand versuchen den Verlauf ihrer (Alb-)Träume in einen positiveren Verlauf zu ändern und so auch Albträume abmildern. Die Kopenhagener Arbeitsgruppe hat diese Technik auch bei Albträumen von Inzestopfern mit vielversprechenden Ergebnissen eingesetzt (und dieser Ansatz scheint weitere traumatherapeutische Interventionen inspiriert zu haben, z. B. Schmucker & Köster, 2014; Thünker & Pietrowsky, 2010).

Schuldgefühle

Viele Patientinnen leiden als Folge des sexuellen Missbrauchs unter Schuldgefühlen – sogar dann, wenn sie noch sehr jung waren, als es passierte. Sie nehmen oft an, dass nichts passiert wäre, wenn sie nur gewagt hätten, sich zu wehren, oder aber wenn sie anders ausgesehen hätten. Die Therapeuten fragen die Patientinnen dann, welche Alternativen sie damals denn eigentlich hatten. Es wird besprochen, welchen Dilemmata die Patientinnen damals gegenüber standen, wie z. B. der Wahl, weiteren Missbrauch durch den Vater zu erdulden oder aber die Wahrheit einer die Lage nicht wahrnehmenden Mutter zu enthüllen und so zu riskieren, dass der Vater ins Gefängnis kommt. Weitere Beispiele umfassen die Angst davor, ein Elternteil könne Suizid oder andere erschreckende Handlungen begehen. Die Arbeitsgruppe bezieht sich auf das Buch oder den Film »Sophies Entscheidung« (Styron, 1999), das viele Patientinnen kennen. In diesem Buch wird eine Frau vor die unmögliche Entscheidung gestellt, welches ihrer beiden Kinder sie vor der Vernichtung retten soll. Die Therapeuten sprechen mit den Patientinnen darüber, wie sie ihre Entscheidungen in einer bestimmten Situation in der Vergangenheit trafen, während sie gleichzeitig keinen

Einfluss auf die Lebensumstände hatten, in denen sie damals leben mussten. So lernen die Patientinnen ihre Vergangenheit unter einem anderen Blickwinkel zu sehen, der ihnen hoffentlich dabei hilft, ein klareres Verständnis ihrer selbst zu gewinnen.

Beispiel

Eine Patientin wurde ab dem Alter von acht Jahren sexuell missbraucht. Mit 13 Jahren versuchte sich dagegen zu wehren, woraufhin ihr Vater sie vergewaltigte. Nach diesem Vorfall begann sie, selbst die Initiative zum sexuellen Missbrauch zu ergreifen. Wir verstanden ihre Initiative dem Vater gegenüber als Versuch, mit ihren Gefühlen der Hoffnungslosigkeit und Hilflosigkeit zurechtzukommen, da sie so etwas mehr Kontrolle über die Situation gewann. So werden die Schuldgefühle der Klientinnen positiv umgedeutet in eine Abwehr von Hilflosigkeit und das half der Patientin, anders mit ihren Schuldgefühlen umzugehen (vgl. Holme, 1999).

Probleme »in trusting ones own judgements«

Viele Patientinnen haben Probleme dabei, ihren eigenen Einschätzungen darüber, was richtig und falsch ist, zu trauen, z. B. in Hinblick darauf, wie sie mit ihren Kindern umgehen. Aufgrund ihrer traumatischen Vorbelastung glauben manche Klientinnen, dass sie überall sexuellen Missbrauch vermuten. Daher ist es möglich, dass sie ihrer eigenen Erfahrung misstrauen und nicht reagieren, wenn ihre Kinder vielleicht tatsächlich sexuell missbraucht werden. Das Problem, der eigenen Sicht nicht trauen zu können, kann auch andere Lebensbereiche beeinträchtigen.

Beispiel

»Eine Klientin war von einem Freund, den sie erst kürzlich kennengelernt hatte, zu einer »Sex-Party« eingeladen worden. Sie thematisierte das in der Gruppentherapie, da sie ambivalent war, ob es richtig wäre, diese Party zu besuchen. Nachdem sie die Frage mit der Gruppe besprochen hatte, wurde klar, dass ihr nicht danach war, zu dieser Party zu gehen. Allerdings war es für sie schwer zu unterscheiden, ob sie keine Lust hatte, auf diese Party zu gehen, weil sie sexuell missbraucht worden und deshalb »prüde« war, oder ob es akzeptabel war, zu zeigen, dass sie nicht auf eine solche Party gehen wollte.« (zit. n. Holme, 1999, S. 23, eigene Übersetzung)

In solchen Situationen ist die Gruppe sehr wichtig, da die anderen Patientinnen die Situation von außen sehen, das Problem kommentieren und Vorschläge einbringen. Auch die psychoedukativen Themen-Sessions sind hier hilfreich. Sie bieten eine Möglichkeit, bei der diskutiert werden kann, wie man mit solchen Situationen umgehen kann, und die Therapeuten können ihre professionellen Haltungen einbringen und als Rollenmodell dienen, das zeigt, wie sie als nicht-missbrauchte Menschen mit solchen Fragen umgehen.

77.6 Empirische Befunde und kritische Einordnung

Das durchgeführte RCT untersuchte die Wirksamkeit dieses systemisch-traumatherapeutischen Gruppentherapieansatzes bei Patientinnen, die Erfahrungen mit innerfamiliärem sexuellem Missbrauch machen mussten und die zu 91 % die Kriterien mindestens einer Persönlichkeitsstörung (und z. T. weiterer psychischer Störungen) erfüllten. In beiden Untersuchungsgruppen – systemische versus analytische Gruppentherapie – verbesserte sich die Lebensqualität und die Symptomatik nahm signifikant ab. Doch die Veränderungen erfolgten in der systemischen Gruppe früher als in der analytischen Gruppentherapie. Die Flashbacks verschwanden nur in der systemischen Bedingung komplett (Lau & Kristensen, 2007).

Das 1-Jahres- sowie das 5-Jahres-Follow-up zeigen, dass beide Interventionen weiterhin nachweisbar wirksam waren. Allerdings zeigte sich auch, dass nach einem und nach fünf Jahren die länger andauernde, aber weniger intensive psychoanalytische Gruppentherapie (2,25 Stunden über 12 Monate) ähnlich wirksam war wie die systemische Gruppentherapie, die ja nur über fünf Monate lief (Elkjaer et al., 2012, 2014). Das könnte darauf hindeuten, dass Patientinnen mit komplexen Traumafolgestörungen länger andauernde Langzeittherapien benötigen.

FAQ

Wie nahmen die Patientinnen es auf, dass auch ein männlicher Therapeut die Patientinnen behandelte?

Mogens Holme (1999) berichtet, dass nur eine von rund 100 Teilnehmerinnen sich wegen seines Geschlechts geweigert habe an der Gruppe teilzunehmen. Ein Teil der Frauen berichtete in der Evaluation, dass sie es zu Beginn der Therapie mittelmäßig schwierig fanden, auch einen männlichen Therapeuten zu haben. Doch bei Therapieende sagte die Mehrheit der Patientinnen, dass es für sie eine positive Erfahrung war, sowohl einen männlichen als auch einen weiblichen Therapeuten gehabt zu haben. Vorteile des männlichen Therapeuten seien es, dass er zuweilen Dinge anders verstanden hat, als es Frauen tun, und dass es positiv war, einen Mann in diesem konstruktiven Kontext zu erleben. Zusätzlich hatten einige Frauen das Gefühl, dass der männliche Therapeut besondere Stärken darin zeigte, ihren Partner und dessen Probleme mit dem Hintergrund der Frau zu verstehen sowie die Konsequenzen, die diese Vorbelastung für das Zusammenleben hat.

Weiterführende Literatur

Holme, M. (1999). Incest Group Therapy from a systemic / solution focused perspective. Context – Magazine for Family Therapy & Systemic Practice, 46, 22–24.

IX Systemisch-integrative Therapiemanuale für Kinder und Jugendliche

Editorial

Systemisch-integrative Therapiemanuale für Kinder und Jugendliche

Kirsten von Sydow • Ulrike Borst

Manuale für Störungen des Kindes-, Jugend- und frühen Erwachsenenalters – eine systemische Kernkompetenz

Eine der zentralen Wurzeln der Systemischen Therapie ist die Familientherapie, die in den USA als »Couple (Marital) and Family Therapy (CFT/MFT)« schon seit Jahrzehnten akademisch sehr gut verankert ist. Und so wurden und werden hier kontinuierlich an der Grundlagenforschung orientierte evidenzbasierte neue systemisch-familientherapeutische Interventionen entwickelt, evaluiert und weiter entwickelt, die sich meist auf Störungen des Kindes und Jugendalters beziehen (s. a. Kap. 1, Tab. 1). Die im Editorial zu Teil VIII beschriebene Ambivalenz vieler deutschsprachiger Systemiker gegenüber Manualen findet sich international kaum mehr. Stattdessen wird in den USA und anderswo die Manualtreue (»tratment adherence«) aktiv beforscht.

Unser Lehrbuch kann aus Platzgründen auch nicht alle systemischen Manuale abbilden: Es existieren noch weitere Therapiemanuale zu Essstörungen, Ängsten, Zwängen, Panikattacken, Depression, Paranoia, Persönlichkeitsstörungen, zu denen bisher oft empirische Studien, aber noch keine RCT vorliegen (Überblick s. Geyerhofer et al., 2018). Beispiele sind das von einer italienischen Forschergruppe entwickelte Manual zur Therapie von Essstörungen »Prison of Food« (Nardone, Verbitz & Milanes, 2005/2018) oder die weiteren Arbeiten von Nardone (1997, 2003, 2005). Des Weiteren existieren in den USA noch eine Vielzahl von Psychotherapieforschern und Manualentwicklern, die als »systemisch offene Verhaltenstherapeuten« beschrieben werden können (z. B. Gerald Patterson, Neil Jacobson, Howard Markman, John Gottman). Auch diese hatten und haben großen Einfluss auf die Systemische Paar- und Familientherapie in den USA und in Europa, insbesondere in akademischen Kontexten.

Protagonisten und Forschungszentren der systemischen Familientherapie

Wichtige Zentren sind Hochschulen in den USA und anderen Ländern, an denen u. a. die folgenden Systemiker meist Professuren (z. B. für Psychiatry, Public Health, Family Studies) bekleiden, oftmals große Forschungsgruppen leiten, lehren und neue Therapieansätze entwickeln (s. Übersicht). Dagegen ist Systemische Therapie im deutschen Sprachraum bisher kaum an Hochschulen vertreten und die meisten hier dargestellten Manuale stammen aus dem englischen Sprachraum.

Übersicht

Akademische Forschungszentren der Paar-/Familientherapie und Systemischen Therapie

USA

- University of Miami mit Howard Liddle, dem Begründer der Multidimensionalen Familientherapie (MDFT; Kap. 81), sowie José Szapocznik, dem Begründer der Brief Strategic Family Therapy (BSFT; s. Kap. 1)
- Medical University of South Carolina in Charleston mit Scott W. Henggeler, dem Begründer der Multisystemischen Therapie (MST; Kap. 82)
- Drexel University in the College of Nursing and Health Professions mit Guy Diamond, dem Begründer der Attachment Based Family Therapy (ABFT, Kap. 79), (auch: Professor Emeritus at the University of Pennsylvania School of Medicine)
- Universität Stanford und University of Chicago mit James Lock und Daniel le Grange mit ihrem Manual zur Familienbasierten Therapie für Jugendliche mit Essstörungen (FBT; s. Kap. 80). Dieses Manual wiederum baut auf die Arbeiten von Ivan Eisler und Janet Treasure am Mausdley Hospital in London auf.
- Yale University mit Eli Lebowitz mit dem Manual »Supportive Parenting for Anxious Childhood Emotions« (SPACE; s. Kap. 78)
- University of Utah mit James F. Alexander, dem Begründer der Functional Family Therapy, http://www.fftllc.com/ (s. Kap. 1)

UK

- In London wurde am Anna Freud National Centre for Childen and Families die Mentalisierungsbasierte Familientherapie (MBT-F, s. Kap. 85) von Eia Asen und Peter Fonagy entwickelt.

Israel

- An der Tel Aviv University wurde von Haim Omer SPACE (Kap. 78) und »Elterliche Präsenz – Nonviolent Resistance« (NVR, s. Kap. 84) (mit) entwickelt.

Finnland

- In Helsinki wurde von dem finnischen Psychiater Ben Furmann das lösungsorientierte Interventionsprogramm »Ich schaffs!« entwickelt (s. Kap. 83).

Struktur von Kapitel IX

Alle manualbezogenen Kapitel orientieren sich an folgender Grundstruktur:

(1) Hintergrund (Kontext, in dem das Manual entwickelt wurde)
(2) Indikationen, Kontraindikationen und Nebenwirkungen
(3) Klinische Praxis
(4) Weitere Therapieoptionen
(5) Gute Erfahrungen und typische Probleme
(6) Empirische Befunde und kritische Einordnung

(7) Frequently Asked Questions (FAQ)
(8) Weiterführende Literatur

Dargestellte Manuale der Kinder- und Jugendpsychotherapie

- »Supportive Parenting for Anxious Childhood Emotions (SPACE)«: Programm für förderliches Elternverhalten bei Kinderängsten (Kap. 78)
- Bindungsbasierte Familientherapie (Attachment-Based Family Therapy, ABFT; Kap. 79)
- »Family-based Treatment for adolescent eating disorders (FBT; Kap. 80)«
- Multidimensionale Familientherapie (MDFT; Kap. 81)
- Multisystemische Therapie (MST; Kap. 82)
- »Ich schaffs!«: Das lösungsfokussierte Manual für Kinder und Jugendliche (Kap. 83)
- Elterliche Präsenz – »Nonviolent Resistance (NVR)« Manual (Kap. 84)
- Mentalisierungsbasierte Familientherapie (MBT-F; Kap. 85)

Schließlich wird in unserem Praxisbuch noch ein weiteres Manual dargestellt, das in allen Altersgruppen anwendbar ist – Integrative Systemische Therapie (IST) nach Bill Pinsof – das aber haben wir ans Ende des Buches gestellt, da es genau genommen ein Meta-Manual ist, das Systemische Therapie mit anderen psychotherapeutischen Zugängen integriert und insofern auch eine Integration und den Abschluss unseres Buches darstellt (Kap. 91).

Weiterführende Literatur

Nardone, G., Verbitz, T. & Milanese, R. (2018). Prison of Food: Research and Treatment of Eating Disorders. Oxon & New York: Routledge.

Sydow, K., von Beher, S., Retzlaff, R. & Schweitzer-Rothers, J. (2007). Die Wirksamkeit Systemischer Therapie / Familientherapie. Göttingen: Hogrefe.

78 SPACE (Supportive Parenting for Anxious Childhood Emotions) – ein Programm für förderliches Elternverhalten bei Kindesängsten

Eli Lebowitz • Haim Omer

78.1 Hintergrund

Angst bei Kindern ist auf vielfältige Weise mit Eltern und Elternschaft verbunden: zunächst durch die genetische und epigenetische Weitergabe, aber auch mit Blick auf das Verhalten der Eltern und deren Erziehungsstil sowie deren Reaktionen auf Angstsignale beim Kind. Werden diese Verbindungen und Mechanismen erkannt, ist es möglich, neuartige Interventionsstrategien, z. B. elternbezogene Therapien, zu entwickeln, die auf spezifische und in anderen Therapieansätzen nicht ausreichend beachtete Aspekte von Kinderängsten ausgerichtet sind. Das SPACE-Programm ist ein Beispiel für eine Behandlungsform, die darauf beruht, eine zentrale elterliche Verhaltensweise zu verstehen: das familiäre Entgegenkommen. Dadurch, dass im SPACE-Programm Eltern trainiert werden, ein weniger hohes Maß an familiärem Entgegenkommen zu zeigen, stellt es eine neuartige Behandlungsform von Kinderängsten und komorbiden Störungen dar.

Die Hinweise darauf, dass familiäres Entgegenkommen im Rahmen kindlicher Angstsymptome eine wichtige Rolle spielt, haben dazu geführt, dass das Programm SPACE entwickelt wurde. (*Die Übersetzung des englischen Worts »accomodation« als »Entgegenkommen« ist eine von vielen Möglichkeiten. »Mit-Agieren« klänge zu vorwurfsvoll, »Mit-Gehen« oder »Anpassung« zu harmlos. Gemeint sind elterliche Reaktionen auf die Angst des Kindes, wie sie in Abschnitt 78.3 im ersten Beispiel aufgelistet sind.*)

Das SPACE-Programm zielt darauf ab, familiäres Entgegenkommen zu reduzieren und so die Behandlung von Angststörungen und komorbiden Störungen bei Kindern zu verbessern (Lebowitz & Omer, 2013). Familiäres Entgegenkommen wird mit stärkeren Angstsymptomen, erhöhten Beschwerden, beträchtlichem Leiden und der Destabilisierung von Familie und Elternschaft in Zusammenhang gebracht (Lebowitz et al., im Druck, 2013; Lewin et al., 2014; Merlo et al., 2009; Norman et al., 2015; Peris et al., 2008; Thompson-Hollands et al., 2014). Außerdem sagt familiäres Entgegenkommen schlechtere Ergebnisse von verhaltensbezogenen wie auch medikamentösen Kindertherapien vorher (Garcia et al., 2010; Merlo et al., 2009; Rudy et al., 2014).

Theorie. Das familiäre Entgegenkommen steht im Widerspruch zu den Zielen der Verhaltenstherapie bei Angststörungen, die auf Bewältigung, Selbstregulierung und gesteigerte Konfrontation mit Angst erzeugenden Reizen und Situationen fokussiert (Silverman & Pina, 2008). Familiäres Entgegenkommen dagegen ermöglicht es dem Kind, Angst erzeugende Reize und Situationen fortwährend zu meiden, und bewirkt, dass ein Muster fortgesetzt wird, gemäß dem sich das Kind zur Regulierung von quälender innerer Erregung auf die Eltern verlässt, statt Selbstregulierung und unabhängige Bewältigung zu lernen. Eine Reduktion familiären Entgegenkommens hätte deshalb vermutlich eine positive Wirkung: Es würde die Fähigkeit des Kindes, seine Angst selbst zu bewältigen, steigern und diese vermindern. Da es einem Kind mit Angststörungen durch ein hohes Maß an familiärem Entgegenkommen möglich ist, quälende Situationen zu vermeiden, könnte zudem seine Motivation für eine Therapie geringer sein, als wenn es gezwungen wäre, sich schwierigen Situationen zu stellen und sie auszuhalten. Wird das Maß an familiärem Entgegenkommen durch eine Behandlung der Eltern verringert, könnte dies die Motivation des Kindes steigern, eine eigene Therapie zu machen.

Letztlich könnte zu viel familiäres Entgegenkommen dazu beitragen, dass das Kind zu weniger Einsicht bereit ist. Das Kind könnte nämlich, darauf wurde in der Forschung bereits hingewiesen, das familiäre Entgegenkommen als eine Form von Bestätigung seiner ängstlichen Gedanken und Vorstellungen deuten, wodurch seine Einsicht geschmälert und seine Ängstlichkeit nur verstärkt würden (Adelman & Lebowitz, 2012).

Beispiel

Ein Kind, das eine generalisierte Angststörung oder Angst vor Krankheiten hat und dessen Eltern – wenn dem Kind etwas fehlt – im Einvernehmen miteinander wiederholt bei ihm Fieber messen, könnte deren Verhalten als Bestätigung seiner Angst vor Krankheiten deuten und umso ängstlicher werden.

Der Schwerpunkt des SPACE-Programms, auf Selbstveränderung der Eltern statt auf Fremdveränderung (des Kindes) zu setzen, sowie die Verpflichtung, auf aggressive oder eskalierende Konflikte zu verzichten, haben ihre philosophischen Wurzeln im gewaltfreien Widerstand, wie er auf gesellschaftspolitischer Ebene von Schlüsselfiguren wie Gandhi und Martin Luther King Jr. vorbereitet worden ist. Das Konzept des gewaltfreien Widerstands ist in diversen Interventionen, in denen konstruktiv mit potenziell höchst konfliktträchtigen Situationen umgegangen wird, umgesetzt worden, z. B. in Bezug auf Familien, Schulen und Krankenhausstationen (s. auch Kap. 84; Lavie-Levavi et al., 2013; Newman et al., 2014; Ollefs et al., 2009; Omer & Dolberger, 2015; Omer & von Schlippe, 2004, 2010; Omer et al., 2013; Schmidt, 1995; van Holen et al., 2015). Auf diesen Ansatz beruft sich das SPACE-Programm sowohl in der Hinsicht, dass Veränderung aufseiten der Eltern betont wird, als auch in der Hinsicht, dass den Eltern konstruktive Methoden angeboten werden, um mit verstörenden Reaktionen auf verringertes Entgegenkommen wirksam umgehen zu können. Sobald die Eltern in Techniken des gewaltfreien Widerstands trainiert werden, können sie ihren Kindern besser eine »Ankerfunktion« anbieten und die ängstlichen oder aggressiven Reaktionen des Kindes abmildern, statt sie zu verschärfen (Omer & Lebowitz, 2012).

78.2 Indikationen, Kontraindikationen und Nebenwirkungen

Das SPACE-Manual gibt als Zielgruppe an: Eltern von Kindern, die die DSM-5-Kriterien der generalisierten Angststörung, sozialen Phobie, spezifischen Phobie, Störung mit Trennungsangst, Panikstörung und / oder Agoraphobie erfüllen.

Besonders indiziert ist das Programm bei Kinderängsten und kindlichen Zwängen, die in Abhängigkeit zum Elternverhalten stehen; also bei Ängsten und Zwängen, deren Entstehung und Aufrechterhaltung zumindest teilweise in Modelllernen oder zu großem Mit-Gehen und Entgegenkommen der Eltern gesehen wird.

Als Nebenwirkungen können auftreten: destruktives Verhalten des Kindes, Drohung mit Selbstverletzung oder Suizid. Für diese Fälle bietet das SPACE-Manual eigene Gegenmaßnahmen an (s. Abschn. 78.3).

78.3 Klinische Praxis

Das manualisierte Programm SPACE (Lebowitz & Omer, 2013) besteht aus zwölf einstündigen, wöchentlich stattfindenden Elterntrainings-Sitzungen. Die Mutter muss an allen Sitzungen teilnehmen. Ist ein weiterer Elternteil verfügbar, wird er / sie ermutigt, ebenfalls teilzunehmen, nötig ist das jedoch nicht.

! Das Kind nimmt an den Behandlungssitzungen nicht teil.

Übersicht

Die acht Teile der Behandlung

(1) die Bühne bereiten
(2) das Entgegenkommen erfassen
(3) ein Zielverhalten wählen und das Kind informieren
(4) einen Plan formulieren, wie das Entgegenkommen reduziert werden kann
(5) das Entgegenkommen verringern (Fortsetzung)
(6) weitere Ziele – die Eltern übernehmen die Führung
(7) weitere Ziele (Fortsetzung)
(8) Zusammenfassung und Abschluss

Ziele. Im Rahmen des SPACE-Programms werden die Eltern angeleitet, Situationen, in denen familiäre Nachgiebigkeit stattfindet, systematisch aufzuzeichnen, zu beobachten und ihr Verhalten abzuschwächen. Die Eltern werden zuerst über wesentliche Aspekte, die Kinderängste und die entsprechenden Elternrollen betreffen, informiert. Sie werden trainiert und ermutigt, der Angst des Kindes mit einer unterstützenden Haltung zu begegnen. Sie lernen, einerseits Akzeptanz ausdrückende und bestätigende Formulierungen für die Schwierigkeiten des Kindes zu finden und zugleich auszudrücken, dass sie Vertrauen in die Fähigkeit des Kindes haben, ein gewisses Maß an Ängstlichkeit bewältigen zu können. Anschließend werden die verschiedenen Formen des Entgegenkommens, das die Eltern dem Kind gegenüber zeigen, sorgfältig und detailliert aufgezeichnet.

Vorgehensweise. Der Therapeut analysiert die alltäglichen Strukturen und Gewohnheiten und achtet dabei besonders auf Momente, in denen sich häufig familiäres Entgegenkommen entwickelt, z.B. bei den Mahlzeiten, zu den Schlafenszeiten, bei sozialen Interaktionen und in Trennungssituationen. Nachdem die Eltern die ersten Aufzeichnungen gemacht haben, werden sie gebeten, im Laufe der Woche konkrete Handlungen, in denen sich familiäres Entgegenkommen widerspiegelt, zu beobachten und dazu die vom Therapeuten vorbereiteten Tabellen zu benutzen. Danach wird als erster Behandlungsfokus eine Form des Entgegenkommens ausgewählt. Die Eltern werden angeleitet, ihr Kind auf unterstützende Weise wissen zu lassen, dass sie seine Schwierigkeiten zwar sehen und anerkennen, aber zuversichtlich sind, dass es bessere Bewältigungsmöglichkeiten besitzt und das momentane Entgegenkommen im Grunde nicht hilfreich ist. Danach wird gemeinsam mit dem Therapeuten ein detaillierter Plan erarbeitet, in dem die konkreten Veränderungen im Verhalten der Eltern beschrieben sind. Das Kind wird über den Plan informiert, und in den darauf folgenden Wochen arbeiten die Eltern systematisch daran, ihr Entgegenkommen zu verringern. In den Therapiesitzungen werden ihre Fortschritte überprüft und Schwierigkeiten besprochen.

Das SPACE-Programm umfasst Module für die »Störungsbehebung« einiger üblicher Schwierigkeiten, die während des Therapieprozesses auftreten können.

Übersicht

Die vier Sitzungsmodule

(1) Sitzungsmodul: mit extrem störendem Verhalten umgehen
(2) Sitzungsmodul: mit Androhung von Selbstverletzung oder Suizid umgehen
(3) Sitzungsmodul: Unterstützer finden und engagieren
(4) Sitzungsmodul: die Zusammenarbeit der Eltern verbessern

Forschungsergebnisse über energische Verhaltensweisen von Kindern, die von den Eltern Entgegenkommen erzwingen möchten, und über negative Reaktionen, wenn den Kindern kein Entgegenkommen zuteil wird, haben dazu geführt, dass ein Modul über den Umgang mit aggressivem oder destruktivem Verhalten des Kindes integriert wurde (Lebowitz et al., 2011a; Lebowitz et al., 2014; Lebowitz et al., 2011b). Ein weiteres Modul zielt darauf ab, die Fähigkeit der Eltern zur Zusammenarbeit in der Behandlung zu steigern. Oft haben beide Elternteile unterschiedliche Ansichten, worin die Schwierigkeiten des Kindes bestehen und wie mit diesen am besten umzugehen ist, sodass der Therapeut daran arbeiten muss, dass ein gemeinsamer Prozess möglich wird (Omer & Lebowitz, 2012). Ein anderes Modul gibt jenen Eltern Unterstützung, deren Kinder infolge der von den Eltern unternommenen Schritte drohen, sich etwas anzutun. Die Eltern lernen nicht nur, ihrem Kind maximalen Schutz zu bieten, sondern auch, das Ziel des schwächer werdenden Entgegenkommens nicht aus dem Blick zu verlieren. Ein weiteres Modul soll den Eltern dabei helfen, Unterstützung auch außerhalb der Familie zu suchen, damit Eltern und Kind in dem schwierigen Prozess zusätzlich gestützt werden.

Beispiel

Instruktion der Eltern – Beispiele fürs Entgegenkommen

Es gibt unendlich viele Möglichkeiten, wie Eltern mit den Angstsymptomen ihrer Kinder mitgehen. Hier sind einige typische Beispiele, aber der Berater sollte darauf achten, dass er elterliches Verhalten in Zusammenhang mit der Angst gründlich untersucht:

- stellvertretend sprechen für ein Kind mit sozialer Angst
- neben dem Kind schlafen, das allein im Bett Angst hat
- Entschuldigungen schreiben für ein Kind, das vor der Klasse sprechen oder an Schulveranstaltungen teilnehmen sollte
- abends nicht weggehen oder nur einen bestimmten Babysitter haben
- Fragen beantworten zu einer anhaltenden Sorge des Kindes
- dem Kind immer genau sagen, was die eigenen Termine und Pläne sind
- Essen schneiden für ein Kind, das Angst davor hat, ein Messer zu berühren
- keine Gäste nach Hause einladen
- die Fenster oder Rollläden nicht öffnen
- wiederholte oder rigide Abendrituale
- dem Kind immer wieder versichern, dass es nichts falsch gemacht hat
- wegen der Angst des Kindes besondere Nahrungsmittel kaufen oder spezielle Lebensmittel vermeiden
- Bücher oder Filme mit bestimmten Angst auslösenden Bildern nicht nach Hause bringen
- bestimmte Strecken fahren
- gewisse Wörter nicht sagen
- schwören oder versprechen, dass gewisse Dinge nicht passieren werden
- das Kind zu unnötigen medizinischen Untersuchungen oder Prozeduren begleiten
- zu Hause das Licht anlassen
- keine Ballons im Haus haben
- spezielle Kleidungsstücke vorbereiten
- dem Kind die Hausaufgaben abnehmen, weil es Angst hat
- das Kind zu Stellen im Haus begleiten, an denen es sich allein fürchtet

(SPACE-Manual, S. 13)

Ankündigung
Beispiel einer Ankündigung bei einem neunjährigen Jungen mit Schulphobie und -verweigerung:

»Steven, wir lieben dich sehr. Wir verstehen, dass du dich sehr unwohl fühlst, wenn du in die Schule gehst oder auch nur daran denkst. Wir haben gesehen, wie sehr du dich bemüht hast, und wir wissen, dass du wirklich besorgt bist deswegen. Wir glauben auch, dass es für dich sehr wichtig ist, in die Schule zu gehen, und wir sind sehr zuversichtlich, dass du es schaffen wirst, deine Angst zu besiegen. Wir haben entschieden, dass wir es nicht mehr zulassen werden, dass du zu Hause bleibst und nicht zur Schule gehst. Wir werden alles tun, dass sich das ändert. Wir sind nicht sauer auf dich und wollen dich nicht bestrafen. Wir sind einfach zu sehr in Sorge, als dass wir der Angst erlauben, dir so zu schaden. Wir werden Hilfe holen bei jedem, der uns helfen kann, diese Herausforderung zu meistern, und wir hoffen, dass du mit uns an diesem Problem arbeitest. Wir lieben dich sehr – Mama und Papa.«

(SPACE-Manual, S. 20)

Reduktion des Entgegenkommens
Für ein Kind mit ausgedehnten »Gutenacht-Ritualen« und Einbezug beider Eltern:

Ein Elternteil sagt dem Kind im Bett »Gute Nacht«, das andere sagt ihm »Gute Nacht« im Wohnzimmer.

Nach dem »Gutenacht«-Sagen wird der Raum sofort verlassen. Wenn das Kind wach oder in Aufruhr ist, kehrt ein Elternteil nach 20 Minuten in den Raum zurück, aber führt kein Ritual durch. Er sagt: »Ich weiß, dir geht es im Moment schlecht, aber ich bin sicher, es wird dir gleich besser gehen«.

Das Kind wird nicht bestraft, wenn es aufsteht oder tobt, es sei denn, es wird physisch aggressiv.

Am Morgen sagen beide Eltern: »Ich bin stolz auf dich – du bist ohne Ritual eingeschlafen!«.

Wenn das Kind über eine Stunde lang in extremem Aufruhr ist, bitten die Eltern für den folgenden Abend eine Tante ins Haus und verlassen selbst das Haus, nachdem sie einmal »Gute Nacht« gesagt haben.

Das Kind wird über den Plan informiert – außer über die Möglichkeit, dass die Eltern das Haus verlassen.

(SPACE-Manual, S. 33)

78.4 Weitere Therapieoptionen

Die Grundsätze des SPACE-Programms werden auch in anderen Kontexten angewendet, die sich durch ein hohes Maß an familiärem Entgegenkommen auszeichnen, z. B.

bei jungen Erwachsenen, die den Übergang in die Eigenständigkeit noch nicht vollzogen haben und von den Eltern stark abhängig sind (Lebowitz et al., 2012).

78.5 Gute Erfahrungen, typische Probleme

Der Schwerpunkt des SPACE-Programms, das Verhalten der Eltern (in Bezug auf familiäres Entgegenkommen) zu modifizieren, statt das Verhalten des Kindes direkt zu ändern, ermöglicht nicht nur, dass ein in anderen Therapieansätzen unbeachteter eigenständiger Veränderungsmechanismus in Gang kommt. Darüber hinaus bietet er zwei weitere Vorteile:

Erstens: Weil sich die Eltern auf ihre eigene Veränderung und nicht auf die Veränderung des Kindes konzentrieren, wird das Risiko, dass der Konflikt zwischen Eltern und Kind eskaliert, erheblich reduziert. Die Eltern stehen nicht unter dem Druck, ihrem Kind spezifische Verhaltensweisen oder Reaktionen abverlangen zu müssen, und werden folglich nicht zu enttäuschten oder aggressiven Versuchen verleitet, genau diese Verhaltensweisen des Kindes zu bewirken. Kinder können auf reduziertes Entgegenkommen ablehnend reagieren, aber die Eltern sind in der Lage (und werden dazu angeleitet), sich von diesen ablehnenden Reaktionen zu distanzieren, statt entsprechende Situationen eskalieren zu lassen. Eine solche Distanzierung wäre nicht möglich, wenn die Eltern Forderungen bzgl. des Verhaltens ihres Kindes durchsetzen wollten.

Der zweite Vorteil, der mit der Schwerpunktsetzung des SPACE-Programms verbunden ist, besteht darin, eine Behandlung auch in solchen Fällen durchführen zu können, in denen das Kind nicht selbst in die Therapie einbezogen ist. Gründe dafür können u. a. mangelnde Motivation, geringe Einsicht und Widerstand wie auch der Umstand sein, dass das Kind in der Vergangenheit auf direkte Behandlung nicht angesprochen hat. Dadurch, dass das SPACE-Programm gemeinschaftlich umgesetzt wird und Teil einer breit angelegten Behandlungsstrategie, Kindertherapie eingeschlossen, sein kann, öffnet sich die Tür für die Behandlung einer großen Zahl von Kindern, die sonst nicht den Weg in eine psychosoziale Therapie gefunden hätten; denn die Möglichkeit, therapeutisch zu arbeiten, besteht auch in solchen Fällen, in denen das Kind nicht direkt beteiligt werden kann.

78.6 Empirische Befunde und kritische Einordnung

Zwei klinische Studien und mehrere Fallberichte haben die praktische Umsetzbarkeit und Akzeptanz des SPACE-Programms für Kinder mit Angst- und Zwangsstörungen bestätigt und den vorläufigen Nachweis seiner Wirksamkeit erbracht (Lebowitz, 2013, 2015; Lebowitz et al., 2014). Ergebnisse weisen auch darauf hin, dass – so die Hypothese – die kindliche Motivation zur Einzelbehandlung steigt, wenn Eltern das Maß an familiärem Entgegenkommen erfolgreich herunterschrauben (Lebowitz et al.,

2014). Derzeit läuft eine größere randomisierte kontrollierte Studie, in der das SPACE-Programm mit kognitiver Verhaltenstherapie verglichen wird.

Weiterführende Literatur

Lebowitz, E.R. & Omer, H. (2013). Treating Childhood and Adolescent Anxiety: A Guide for Caregivers. New York: Wiley.

Omer, H. & Lebowitz, E.R. (2012). Ängstliche Kinder unterstützen. Die elterliche Ankerfunktion. Göttingen: Vandenhoeck & Ruprecht.

Wir danken dem Verlag Klett-Cotta für die freundliche Genehmigung, den Beitrag »Der elterliche Einfluss auf Kinderängste. Zugrundeliegende Mechanismen und Konsequenzen für die Behandlung« von E.R. Lebowitz & H. Omer, Familiendynamik, 41 (02), 2016, 114–128, in der Übersetzung von Astrid Hildenbrand, für dieses Kapitel verwenden zu dürfen. Die Kürzung und Neustrukturierung des Textes sowie die Anreicherung mit Elementen aus dem SPACE-Manual besorgte Ulrike Borst.

79 Bindungsbasierte Familientherapie (Attachment-Based Family Therapy, ABFT)

Guy Diamond

79.1 Hintergrund

Attachment-Based Family Therapy (ABFT; Diamond, Diamond, & Levy, 2014) ist ein evidenzbasierter Behandlungsansatz, der sich an der Bindungstheorie und -forschung orientiert. Ziel von ABFT ist es, interpersonelle Brüche zu reparieren und neue, sichere Beziehungen zwischen Eltern / Bezugspersonen und Kind(ern) (wieder) aufzubauen. ABFT strebt an, die Gefühlsregulation, die Beziehungsorganisation und das Problemlösen innerhalb der Familie zu verbessern. Das stärkt den familiären Zusammenhalt (Kohäsion), was ein Schutzfaktor gegen Depressionen, Suizidalität und anderes Risikoverhalten ist (Garber, Robinson, & Valentiner, 1997; Restifo & Bogels, 2009).

Die Wurzeln der ABFT liegen in der Strukturellen Familientherapie (Minuchin, 1974; s.a. Kap. 1); der Multidimensionalen Familientherapie (MDFT; Liddle, 2001; s. Kap. 81), der Emotionsfokussierten Therapie (EFT; Johnson, 1996; s. Kap. 72) und der »Contextual Family Therapy« (Boszormenyi-Nagy & Krasner, 1986; s. Kap. 1). Das ABFT-Manual ist prozess- und interpersonell fokussiert, bietet aber auch eine Struktur und eine »Landkarte«, um tiefenorientierte Kurzzeittherapie in 12-16 Wochen durchzuführen. Das Modell setzt sich aus fünf Behandlungsaufgaben zusammen, die miteinander in Wechselwirkung stehen und die auf kritische Therapieprozesse fokussieren. Diese Aufgaben dienen als Leitfaden, um der Familie dabei zu helfen, Bindungsbrüche zu reparieren sowie Vertrauen und Bindungssicherheit zu stärken.

Die Bindungstheorie postuliert, dass Kinder, die in emotionale Not oder Stress geraten, biologisch so programmiert sind, Unterstützung und Zuwendung von ihren Eltern zu suchen (Bowlby, 1969). Sofern Kinder ihre Eltern in Stresssituationen als responsiv und zugänglich erleben, entwickeln sie das Gefühl, dass
(a) die Welt ein sicherer Ort ist und
(b) dass sie selbst es wert sind, geliebt und beschützt zu werden.

Im Lauf der Zeit werden diese Erfahrungen verinnerlicht als Arbeitsmodelle (»working models«) von Beziehungen, die die Erwartungen an zukünftige Beziehungserfahrungen prägen. Sofern Kinder gut behandelt wurden, suchen sie (später) nach ähnlich guten Beziehungen. Wenn Kinder jedoch belastende oder traumatische Beziehungserfahrungen machen mussten, internalisieren sie Erwartungen, dass ihre Beziehungspartner nicht zugänglich oder sogar verletzend sein werden. Angesichts von Beziehungen, in denen sie nicht sicher vertrauen können, entwickeln Kinder dann unsichere Bindungsstrategien (interpersonelle Strategien), die sie vor noch mehr Schaden bewahren sollen: vermeidende, verstrickte oder inkohärente / desorganisierte.

Wenn innere Arbeitsmodelle von realen Beziehungserfahrungen geprägt werden, dann können umgekehrt auch reale Beziehungserfahrungen innere Arbeitsmodelle verändern, was wiederum weitere Verhaltensänderungen zur Folge haben kann. Bindungsbasierte Familientherapeuten arbeiten daran, die Hoffnung des Jugendlichen auf Bindungssicherheit wieder zum Leben zu erwecken, und fördern bindungsstärkendes (sensitives und zugängliches) Elternverhalten. Mit diesem Ansatz verbessern sich die familiäre Kommunikation, Problemlösefähigkeit und Emotionsregulation. Das trägt dazu bei, korrektive Bindungserfahrungen stattfinden zu lassen, die Jugendlichen helfen, vergangene Traumatisierungen und Beziehungsbrüche durchzuarbeiten und sichere Bindungsbeziehungen mit den Eltern wieder aufzubauen.

79.2 Indikationen, Kontraindikationen und Nebenwirkungen

Indikationen. Die Wirksamkeit dieses Ansatzes wurde belegt für Jugendliche mit Depressionen, Suizidalität, Traumafolge- und Substanzkonsumstörungen. ABFT ist in unterschiedlichen Behandlungskontexten anwendbar. Das typische Alter von Indexpatienten liegt zwischen 12 und 21 Jahren. ABFT wurde bisher im ambulanten und stationären Kontext, aufsuchend, in Kliniken und in Heimen praktiziert. Wir haben den Ansatz auch erfolgreich bei jungen Erwachsenen eingesetzt, die nicht mit ihren Eltern zusammenleben, aber das Gefühl hatten, dass Schwierigkeiten in der Eltern-Kind-Beziehung ihr Leben belasteten. Der Nutzen von ABFT wurde auch in der jugendlichen und erwachsenen GLBTQ (»Gay, Lesbian, Bisexual, Transgender, Questioning«) Population erkundet. Verschiedene entwicklungspsychologische Studien weisen darauf hin, dass gute Familienbeziehungen diese Gruppe gegen etwaige soziale Stigmatisierung und andere Stressoren schützen können. ABFT kann dabei helfen, Beziehungsbrüche zu reparieren und stärkere familiäre/soziale Unterstützung für diese (manchmal) stigmatisierte Population aufzubauen. Der Ansatz wurde auch adaptiert für den Einsatz bei jüngeren Kindern, deren Eltern lernen wollen, einen Beelterungs-/Erziehungsstil zu erlernen, der stärker die Bindungssicherheit des Kindes fördert und es dem Kind ermöglicht, wieder auf die Zugänglichkeit der Eltern zu vertrauen.

Kontraindikationen. ABFT ist nicht empfehlenswert bei akuten Psychosen, Autismus-Spektrum-Störungen auf niedrigem Funktionsniveau, starken kognitiven Defiziten oder schweren externalisierenden Verhaltensstörungen.

Kombination von ABFT mit anderen Interventionen. Bei Patienten mit schweren Störungen können ergänzende Behandlungen hilfreich sein wie Verhaltenstherapie, Dialektisch-Behaviorale Therapie (DBT) oder Medikation. Idealerweise sollten diese ebenfalls im Kontext eines systemisch-bindungsorientierten Rahmens erfolgen, der den ABFT-Behandlungsansatz prägt. Die zentralen Prinzipien und Aufgaben der ABFT können bei der therapeutischen Arbeit mit jeder Familie genutzt werden.

Implementierung in unterschiedliche stationäre Kontexte. ABFT kann auch auf Krisen- oder Akutstationen und in der stationären Heimerziehung eingesetzt werden. In diesen Settings zeigen Familien oft eine hohe Motivation, in die Behandlung einbezogen zu werden. Hier kann das Behandlungsteam die Familien zu einem zweitägigen Workshop einladen. Familien, die weiter weg wohnen, können im Hotel übernachten. Dann wird die ABFT-Aufgabe 1 am ersten Vormittag durchgeführt und die Aufgaben 2 und/oder 3 im Lauf der zwei Tage. Angesichts der Krise gelangen manche Familien sogar schon bis zu Aufgabe 4, doch die meisten realisieren das dann erst zu Hause mit ihren ambulanten Familientherapeuten.

79.3 Klinische Praxis

Die ABFT gliedert sich in fünf Therapieaufgaben/Themen (»treatment tasks«) (s. Übersicht), die darauf abzielen, »korrektive Bindungserfahrungen« zu ermöglichen und so auch die Autonomie der Indexpatienten zu stärken. Die Aufgaben sind kein Äquivalent von Therapiestunden, sondern jeweils eine Gruppe von Vorgehensweisen, die darauf abzielen, spezifische Ziele in der Therapie zu erreichen (z. B. die therapeutische Allianz aufzubauen).

Aufgabe 1 fokussiert darauf, die Allianz mit den Familienmitgliedern aufzubauen und sie zu einer Therapie zu motivieren, die sich auf den (Wieder-)Aufbau von Beziehungen konzentriert. Der Therapeut fokussiert darauf, die Sehnsucht des Jugendlichen nach Schutz und Unterstützung wiederzubeleben ebenso wie das Verlangen der Bezugspersonen nach einer liebevollen Beziehung und Verbindung mit dem Kind. Der Therapeut empfiehlt die Eltern als »Medizin«, die dem Jugendlichen helfen kann, mit Depressionen und Suizidideen besser klar zu kommen und gesund zu werden.

Aufgabe 2 besteht aus Einzeltherapiesitzungen mit dem Jugendlichen. Der Therapeut unterstützt den Jugendlichen dabei, Situationen zu identifizieren, in denen die Bezugspersonen seine Bindungsbedürfnisse frustriert oder sogar traumatisiert haben, und dabei, diese Erfahrungen in Worte zu fassen. Das soll die Jugendlichen darauf vorbereiten, diese gefühlten Ungerechtigkeiten und Bindungsverletzungen in Aufgabe 4 dann mit den Eltern zu diskutieren.

In Aufgabe 3 versucht der Therapeut in Paar- oder Einzelsitzungen mit den Bezugspersonen diesen dabei zu helfen, sich damit auseinanderzusetzen, wie von ihnen selbst erlebte belastende Lebensereignisse und Stressoren sowie transgenerationale »Erbschaften« von Bindungsverletzungen ihren Erziehungsstil prägen. Diese Reflexion hilft Bezugspersonen dabei, mehr Empathie für die Erfahrungen ihres jugendlichen Kindes zu entwickeln. Mit dieser Einsicht werden Bezugspersonen motiviert, neue Emotionsregulations- und Erziehungsfertigkeiten zu erlernen (»emotion coaching/parenting skills«).

In Aufgabe 4 bringt der Therapeut den Jugendlichen und seine Bezugspersonen wieder zusammen, um gemeinsam zu besprechen, wie die Bindungs-Verletzungen das Vertrauen in der Beziehung beschädigt haben. Wenn Jugendliche diese Gedanken, Gefühle und Erinnerungen mitteilen können und von ihren Bezugspersonen Würdigung und Mitgefühl erhalten, steigt ihre Bereitschaft, sich mit eigenen Anteilen an

Familienkonflikten auseinanderzusetzen. Dadurch, dass Bezugspersonen die Erfahrungen des Jugendlichen anerkennen, werden die Jugendlichen emotional besser reguliert und kooperativer. Obwohl in diesen Gesprächen vielleicht nicht alle Beziehungsprobleme thematisiert oder gelöst werden können, dient dieser wechselseitige, respektvolle und oft emotional bewegende Dialog als eine »korrektive Bindungserfahrung«, die einen erneuerten Sinn für Vertrauen und Engagement in Gang setzen kann. In diesem neuen emotionalen Klima werden Bezugspersonen zu einer Ressource und einer sicheren Basis für den Jugendlichen.

Aufgabe 5 fokussiert dann darauf, die Bezugspersonen als Unterstützer einzusetzen bei der Suche des Jugendlichen nach der Entwicklung seiner Kompetenz und Autonomie. Die Jugendlichen beginnen, Rat, Unterstützung und Ermutigung bei ihren Bezugspersonen zu suchen, während sie neue Möglichkeiten erkunden und versuchen, mit ihren Lebensbelastungen zurechtzukommen.

Übersicht

Aufgaben und Phasen der »Attachment-Based Family Therapy (ABFT)«

Aufgabe 1: Beziehungsorientierte Umdeutung (»Relational Reframe«)
- Phase 1: »Joining« und die Depression verstehen
- Phase 2: das Thema auf Bindungsthemen verlagern
- Phase 3: die Verbesserung der Familienbeziehungen zum Ziel der Behandlung machen

Aufgabe 2: Aufbau der Allianz mit dem Jugendlichen (»Adolescent Alliance«)
- Phase 1: Therapeutische Beziehung aufbauen und Erkundung der Depressionen
- Phase 2: ein Bindungs-Narrativ entwickeln und es mit den Depressionen verknüpfen
- Phase 3: Themen für Aufgabe 4 auswählen, diskutieren und einüben

Aufgabe 3: Aufbau der Allianz mit den Eltern(teilen) (»Parent Alliance«)
- Phase 1: aktuelle Belastungen und eigene »Attachment Ruptures« der Eltern erkunden
- Phase 2: diese Themen mit der Erfahrung des Jugendlichen verknüpfen
- Phase 3: »Emotion Coaching« der Eltern vorbereiten und durchführen. Die Einwilligung der Eltern erhalten, um sie zu coachen

Aufgabe 4: Bindungsverletzungen reparieren (»Repairing Attachment«)
- Phase 1: der Jugendliche enthüllt seine Erfahrungen, die Eltern hören zu
- Phase 2: die Eltern enthüllen ihre Erfahrungen
- Phase 3: gemeinsamer explorativer Austausch (Mutual Explorative Conversation)

Aufgabe 5: die Autonomie des Jugendlichen stärken (»Promoting Autonomy«)
- alltägliche Aufgaben und Kooperation zu Hause besprechen

- Kompetenz und Autonomie des Jugendlichen außerhalb des Elternhauses stärken
- Gespräche zur Erkundung der Identitätsentwicklung (sexuelle, ethnische, religiöse etc.)

79.4 Gute Erfahrungen und typische Probleme

Erfolge. In unseren Studien führten etwa 90 % der Fälle innerhalb von etwa acht Wochen bedeutsame Gespräche über ihre Bindungserfahrungen. ABFT ist eine Therapie, die den Klienten gegenüber respektvoll, aber auch direktiv ist und klinische Gespräche schnell fokussiert auf zentrale Bindungsverletzungen, die Familienkonflikten und Misstrauen zugrunde liegen. Wenn es uns gelingt, schnell zu den »Wurzeln« solcher Probleme zu gelangen, können wir neue Grundlagen für Vertrauen und Kooperation aufbauen, die es der Familie erlauben, mehr verhaltensorientierte Probleme zu bearbeiten (Schule, Medikation, das Elternhaus fürs Studium verlassen, etc.). Selbst wenn Bindungsverletzungen nicht repariert werden können (z. B. Eltern sind zu depressiv oder unzugänglich), helfen diese bindungsorientierten Gespräche dem Jugendlichen dabei, mit dem existenziellen Verlust der Eltern-Kind-Beziehung zurechtzukommen. Insofern funktioniert der Ansatz nicht in jedem Fall, aber selbst in Fällen mit solchen unheilbaren Bindungsverletzungen helfen wir jedem Familienmitglied, mehr Verantwortung für ihren Anteil am Problem und an der Lösung zu übernehmen.
Herausforderungen. Für manche Jugendlichen hat sich die Tür bereits geschlossen. Ihre Enttäuschung, Verletzung oder Zurückweisung hat sich zu lange hingezogen, so dass Jugendliche nicht mehr bereit sind, nochmals zu versuchen, die Beziehungen zu reparieren. Wir geben Jugendliche nicht leicht auf, müssen aber manchmal unsere Ziele zurückstufen.

Die andere typische Herausforderung liegt aufseiten der Eltern: Viele der Eltern, mit denen wir arbeiten, haben gravierende psychische oder Substanzkonsum-Probleme. Manchmal sind sie psychisch nicht zugänglich genug, um sich in dieser Art von Therapie zu engagieren. Aufgabe 3 wird benötigt, um diese Begrenzungen empathisch zu verstehen und kollaborativ zu entscheiden, wie es weitergehen soll. Manchmal kommen Eltern nur zu dieser Aufgabe, um zu sagen, dass es ihnen leid tut, aber dass sie nicht so für ihr Kind da sein können, wie es dessen Bedürfnissen entspricht. Das ist enttäuschend, aber oft auch eine Erleichterung für den Jugendlichen, der sich oft selbst die Schuld gibt an den Familienkonflikten.

79.5 Empirische Befunde und kritische Einordnung

Empirisch nachgewiesene Wirksamkeit (»efficacy«). Forschung zur ABFT wird am »Center for Family Intervention Science (CFIS)« an der Drexel University und anderen

Standorten weltweit durchgeführt (s. Diamond, Russon & Levy, 2016). Eine Reihe von Studien belegt die Wirksamkeit von ABFT bei jugendlichen Indexpatienten der Altersgruppe 12 bis 18 Jahre. Sie zeigen, dass ABFT wirksamer ist, Depressionen und Suizidalität zu verringern, als Wartelisten-Kontrollgruppen oder »treatment as usual« (Diamond et al., 2002; Diamond et al., 2010). ABFT wurde auch adaptiert für die Arbeit mit suizidalen LGB (Lesbian-Gay-Bisexual) Jugendlichen (Diamond et al., 2012) und mit jungen Erwachsenen mit ungelöster Wut (»unresolved anger«) gegenüber einer Bezugsperson (Diamond, Shahar, Sabo & Tsvieli, 2016). Sekundäranalysen zeigen, dass ABFT auch bei schwer depressiven Jugendlichen und solchen mit sexuellen Missbrauchserfahrungen wirksam ist, beides Prädiktoren für geringe Wirksamkeit von Behandlungen, die Medikation und Kognitive Verhaltenstherapie kombinieren (Asarnow et al., 2009; Barbe et al., 2004). Mehrere Prozessstudien haben die postulierten Veränderungsmechanismen erforscht (s. Diamond et al., 2016). Die Datenerhebung zu einer neuen Studie, die ABFT mit »Family-Enhanced Non-Directive Supportive Therapy« vergleicht, wurde soeben abgeschlossen. Die Ergebnisse liegen noch nicht vor, scheinen aber vielversprechend.

Implementierungsforschung. Israel und Diamond (2013) erkundeten in einem Klinik-Setting in Norwegen die Machbarkeit des Vorhabens, Therapeuten in ABFT zu trainieren. Weitere Herausforderungen werden in drei neuen Artikeln über die Implementierung von ABFT in Australien (Diamond, Wagner & Levy, 2016), Belgien (Santens et al., 2016) und Schweden (Ringborg, 2016) dargestellt. In den USA planen wir mit einem LGBTQI Jugendzentrum, eine Implementierungsstudie mit ABFT in einer kommunalen Beratungsstelle, die mit dieser Population arbeitet, durchzuführen.

Jugendliche aus Familien mit geringem Einkommen und ethnischen Minoritäten wurden bemerkenswert wenig berücksichtigt in klinischen Studien, die Interventionen bei Depressionen und Suizidalität testeten (Bernal, Jimenez-Chafey & Rodriguez, 2009). ABFT hat jedoch eine lange Geschichte der erfolgreichen Arbeit mit solchen Populationen. ABFT war auch wirksam bei Jugendlichen, die belastet sind durch eine Geschichte von sexuellem Missbrauch und bei Bezugspersonen mit schweren Depressionen (Diamond et al., 2016).

Die dargestellten empirischen Belege erfüllen die Kriterien für eine »promising intervention« (Chambless & Hollon, 1998) und ABFT wird aktuell gelistet im »National Registry of Evidence-based Programs und Practices (NREPP)« der USA.

FAQ

Gibt es einen Zertifizierungprozess für ABFT?

Ja. Das Training besteht üblicherweise aus einem dreitägigen Einführungs-Workshop, 26 online Supervisions-Sitzungen, einem dreitägigen Fortgeschrittenen-Workshop und der Übersendung einiger Filmaufnahmen für die finale Anerkennung. Trainees können an Teilen oder der gesamten Trainingssequenz teilnehmen.

Welche Qualifikationen benötigen diejenigen, die daran interessiert sind, eine Zertifizierung in ABFT zu erwerben?
Jeder Therapeut mit fortgeschrittenem klinischen Training könnte vom ABFT-Training profitieren. Grundlagen in Familientherapie werden nicht verlangt, sind aber hilfreich.

Welche Kosten sind mit der Zertifizierung verknüpft?
Die Kosten sind abhängig von verschiedenen Faktoren und variieren für Einzelne, Gruppen und Agenturen. Mehr Informationen finden sich auf unserer Website www.abfttraining.com oder www.drexel.edu/abft oder können per E-Mail bei der ABFT-Trainingsleiterin, Suzanne Levy Ph.D. erfragt werden: slevy@drexel.edu.

Weiterführende Literatur

Diamond, G.S., Diamond, G.M., & Levy, S.A. (2014). Attachment-Based Family Therapy for Depressed Adolescents. Washington, DC: American Psychological Association Press.

Der Beitrag wurde von Kirsten von Sydow aus dem Englischen ins Deutsche übersetzt.

80 Familienbasierte Therapie für Jugendliche mit Essstörungen (Family-Based Treatment for Adolescent Eating Disorders, FBT)

Roslyn Binford Hopf • James Lock • Daniel Le Grange

80.1 Hintergrund

Anorexia nervosa (AN) ist seit über 140 Jahren bekannt. Es existieren unterschiedliche Ansätze zur Behandlung von AN mit variierender Wirksamkeit. In Deutschland wird die Behandlung von Essstörungen oft stationär durchgeführt (Herpertz-Dahlmann et al., 2014). Obwohl stationäre Behandlungen im Allgemeinen effektiv sind in der Wiederherstellung von Gewicht, wirken sie oft störend auf das Familien-, Sozial- und das Schulleben des Kindes. Auch sind Rückfälle und Wiedereinweisungen relativ häufig.

Die am häufigsten erforschte Behandlungsmethode für Jugendliche mit AN ist die »Familienbasierte Therapie (Family-Based Treatment for Adolescent Eating Disorders, FBT)«, auch »Maudsley Approach« genannt, da diese Form der Familientherapie von einem Behandlungs-Team am Maudsley Hospital in London entwickelt worden ist (Dare & Eisler, 1997). FBT bietet eine ambulante Behandlungsalternative zu kostenintensiven stationären Aufenthalten für Patienten mit Anorexia nervosa. Das FBT-Manual liegt bisher nur auf Englisch vor (Lock & LeGrange, 2013).

80.2 Indikationen, Kontraindikationen und Nebenwirkungen

Es existieren manualisierte Ansätze für Jugendliche mit Anorexia nervosa (Lock & Le Grange, 2013) und Bulimia nervosa (BN; Le Grange & Lock, 2007). Ebenfalls entwickelt und beforscht wurden Anwendungen für prodromale AN (Loeb et al., 2011; Sweeney et al., 2015), Betroffene im Übergang vom Jugend- zum Erwachsenenalter (16–21 Jahre; Dimitropoulos et al., 2015), Tele-Health-Angebote (Anderson et al., 2015) und für die Behandlung von Adipositas des Kindesalters (Loeb et al., 2015).

80.3 Klinische Praxis

Anders als bei vielen anderen Behandlungsmethoden für Anorexia nervosa bezieht FBT die Eltern des Patienten aktiv mit ein. Sie sind direkt in die Therapiesitzungen involviert. Mit Unterstützung des Therapeuten übernehmen die Eltern wieder mehr Verantwortung für die Ernährung ihrer Kinder.

Das Externalisieren der Störung ist eine zentrale Komponente der Therapie. Der Therapeut externalisiert die Krankheit, indem er betont, dass nicht die Patienten verantwortlich für die Essstörung sind, sondern dass die Essstörung den Patienten kontrolliert. Die Eltern sollen also die Krankheit von der Person ihres Kindes trennen.

Die meisten jungen Patientinnen mit einer Anorexia nervosa benötigen ca. 20–30 Sitzungen über zwölf Monate hinweg. Bei Jugendlichen mit AN kann die Therapie meist in 6 Monaten durchgeführt werden. FBT gliedert sich in drei Phasen.

Phase I

In Phase I (50 % der Behandlungsdauer) werden die Eltern dazu ermuntert, die Verantwortung für die Gewichtszunahme und Wiederherstellung gesunden Essverhaltens ihres Kindes zu übernehmen. Die Therapeuten helfen den Eltern dabei, einen Weg zu finden, dass ihr Kind an Gewicht zunimmt. Der Fokus liegt auf der Zunahme (oder aber Abnahme) des Gewichts. Es wird kein spezifisches Gewichtsziel gesetzt. Es ist wesentlich, dass alle Familienmitglieder zu den Sitzungen kommen, weil die Anorexia nervosa sich auf das Familienleben auswirkt.

In der ersten Sitzung wird die Gefährlichkeit der Krankheit betont. Anorexia nervosa wird als eine lebensbedrohliche Krankheit beschrieben mit der höchsten Todesrate bei psychischen Erkrankungen (Steinhausen, 2009). Diese Botschaft wird unterstützt durch eine Übersicht über körperliche (z. B. Hypothermia, Störung des Hormonhaushalts, niedrige Knochendichte und Osteoporose, Herzprobleme) und psychische Auswirkungen von Mangelernährung (depressive Stimmung, Interesselosigkeit, Freudlosigkeit, soziale Isolierung, Konzentrationsstörungen u. a.).

In der zweiten Sitzung wird eine »Familienmahlzeit« bzw. ein »Familienpicknick« durchgeführt. Das Ziel ist, den Eltern das Gefühl zu geben, dass die Essstörung überwindbar ist. Die Eltern bringen ein für ihre Familie typisches Essen mit. Wichtig ist, dass die Eltern etwas mitbringen, um die Krankheit zu besiegen, und nicht ein Essen, das die Krankheit sich »wünscht«. Während des Essens stellt die Therapeutin Fragen über Essgewohnheiten zu Hause (z. B. »Gibt es Mahlzeiten, die Sie zusammen als Familie essen?«, »Sitzen Sie alle am Tisch?«, »Inwiefern hat die Essstörung die Mahlzeiten beeinflusst?«). Die Familienmahlzeit gibt den Therapeuten die Gelegenheit zu beobachten, wie die Familie sich verhält, wenn ihr Kind mit der Anorexia nervosa isst. Gleichzeitig gewinnen die Therapeuten die Möglichkeit, die Eltern zu ermutigen, ihr Kind dazu zu bringen, ein bisschen mehr zu essen als sonst.

Den Eltern wird vermittelt, dass sie für eine begrenzte Zeitspanne die Verantwortung tragen müssen, dass ihr Kind isst. Die Therapeutin sagt etwas wie: »Obwohl Ihr Kind eigentlich alt genug ist zu entscheiden, was es essen will, ist es derzeit nicht in der Lage dazu, da die Anorexia nervosa die Oberhand gewinnt. Darum müssen Sie beide entscheiden, was Ihr Kind braucht, und nicht, was es aufgrund der Anorexia nervosa will.«

Ähnlich wie das Pflegepersonal auf der Station sollen die Eltern Mitgefühl und Empathie für ihr Kind mit der Essstörung zeigen, aber gleichzeitig auch beharrlich in ihrer Überzeugung bleiben, dass Verhungern keine Option ist. Die Therapeutin sagt zu den Patienten beispielsweise: »Es ist schade, dass die Anorexia nervosa dazu führt, dass du nicht merkst, wie gefährlich die Krankheit für dich ist. Ich bin traurig zu sehen, wie die Anorexia nervosa dein Leben bestimmt und dir die Kontrolle über dein Leben genommen hat. Ich weiß, dass die Anorexia nervosa es dir nicht erlaubt, zu erkennen, wie ernst die Lage ist und wie krank du eigentlich bist. Ich vermute, dass du mehr Angst vor dem Essen als vor dem Tod hast. Essen ist direkt vor dir und der Tod ist weit weg.«

Die Therapeuten geben den Eltern keine leichte Aufgabe, aber sie schenken ihnen die Zuversicht, dass diese intuitiv wissen, wie sie ihr Kind ernähren sollten. Die Therapeuten erklären weiter, dass die Anorexia nervosa die Eltern verunsichert und eingeschüchtert hat. Wenn das Elternpaar andere Kinder hat, machen die Therapeuten die Eltern darauf aufmerksam, dass diese der Beweis dafür sind, dass sie gute Instinkte haben und nichts falsch gemacht haben und nichts falsch machen werden.

Die Therapeuten sollen die Frustration und gleichzeitig die Sorgen der Familie reflektieren, die alles versucht hat (z. B. Klinikaufenthalt), um diese Krankheit in dem Griff zu bekommen, aber nichts hat auf Dauer geholfen. Die AN bestimmt ihr Leben. Die Eltern müssen wissen, wie kritisch die Lage ist: Es darf kein Gramm verloren gehen oder es besteht die Gefahr, dass eine Einweisung droht. Essen ist das notwendige Medikament und sie können es sich nicht leisten, nur eine halbe Dosis zu geben. Die volle Dosis muss gegeben werden.

Um Erfolg mit der Umsetzung dieser Behandlungsmethode zu haben, ist es sehr wichtig, dass beide Eltern eine gemeinsame Front bilden und die gleiche Botschaft dem Kind gegenüber vermitteln. Der Therapeut sagt beispielsweise: »Die meisten Paare haben unterschiedliche Ansichten darüber, wie man Probleme löst, was vollkommen in Ordnung ist. Wenn es aber um die Ernährung Ihres Kindes geht (was es isst, wann es ist, wie viel es isst), müssen Sie einer Meinung sein. Sie müssen sich einig sein. Schon die kleinste Unstimmigkeit führt dazu, dass die Anorexia nervosa gewinnt und von Ihrem Kind Besitz ergreift.«

Die Rolle der Geschwister. Die Geschwister stellen ihre Ideen vor, wie sie ihren betroffenen Geschwistern das Gefühl geben können, dass sie für sie da sind (z. B. eine DVD zusammen schauen, ihnen zuzuhören oder sie umarmen, wenn es alles zu viel für sie ist).

! Die Geschwister sollen keine Vorschriften über das Essen machen. Das ist allein die Aufgabe der Eltern.

Phase II

Ein spürbares Gefühl von Erleichterung in der Familie ist ein guter Hinweis, dass die nächste Phase eingeleitet werden kann. Die Patientin hat stetig zugenommen und akzeptiert, dass sie Hilfe von ihren Eltern benötigen, um die Krankheit zu besiegen. In Phase II wird die Kontrolle über das Essen auf die Patienten nach und nach zurück übertragen, d. h., dass sie mehr Möglichkeiten bekommen, zu entscheiden, was sie essen möchten. Allerdings, haben die Eltern ein Vetorecht. Obwohl weiterhin die

Essstörungs-Symptome zentrales Thema der Therapiegespräche bleiben, können jetzt auch andere familiäre und erziehungsbezogene Anliegen zur Sprache kommen.

Beispiel

Die Patientin möchte gerne mit ihren Freundinnen ins Restaurant und anschließend zusammen mit ihnen ins Kino gehen. Obwohl ihre Eltern natürlich unterstützen, dass ihre Tochter mit ihren Freundinnen ausgeht, sind sie besorgt, ob die Tochter schon in der Lage ist, selbstständig und ohne elterliche Unterstützung zu essen. Daher machen sie den Plan, dass ihre Tochter die Freundinnen zum Kinobesuch treffen darf, nachdem sie vorher mit ihren Eltern Abendessen gegessen hat.

Phase III

Die letzte Phase der Behandlung beginnt, wenn die Patienten selbst in der Lage sind, ihr Gewicht bei 95 % des Idealgewichts zu halten. Nun liegt der Fokus auf dem Aufbau einer gesunden Identität als Jugendliche. Die Patienten erhalten Unterstützung dabei, wie sie sich mit typischen Konflikten der Jugendzeit (z. B. Pubertät, Autonomie, »Dating«/Verabredungen usw.) zurecht finden können. Die Stärkung ihre Autonomie und Selbstständigkeit so wie das Setzen von altersgemäßen Grenzen zwischen ihnen und ihre Eltern stehen jetzt im Mittelpunkt. Außerdem werden die Eltern über ihre Paarbeziehung befragt und es wird erkundet, wie sie ihr Leben neu organisieren wollen, nachdem die Kinder erwartungsgemäß das Haus verlassen haben.

80.4 Empirische Befunde und kritische Einordnung

FBT bei Anorexia nervosa. FBT hat sich bei der Behandlung von Jugendlichen, die unter Anorexia nervosa leiden, als sehr effektiv erwiesen. Es liegen zwölf publizierte randomisierte Untersuchungen vor (Russell et al., 1987; Le Grange et al., 1992, 2016; Lock et al., 2010; Eisler et al., 2000, 2016; Robin et al., 1999; Gowers et al., 2007; Madden et al., 2015; Agras et al., 2015; Godart et al., 2012; Herpertz-Dahlmann et al., 2014). Signifikante Verbesserungen werden sowohl zum Therapieende als auch in Follow-up-Erhebungen belegt in Bezug auf das gestörte Essverhalten: Etwa die Hälfte der Patientinnen hat bei Behandlungsende ihr Gewicht stabilisiert und menstruiert (wieder); im 5-Jahres-Follow-up sind ein Drittel oder mehr gewichtsmäßig gesundet. Verbesserungen im psychischen Wohlbefinden (z. B. Sorgen über Essen, Körper und Gewicht) sind ebenfalls ausgeprägt.

In einem der größten RCT der Universität von Chicago und der Universität von Stanford (Lock et al., 2010) wurden 120 Jugendliche mit AN randomisiert FBT oder Einzeltherapie zugewiesen. Die Ergebnisse des 12-Monats-Follow-ups zeigen, dass etwas weniger als die Hälfte der Jugendlichen mit FBT ihre Essstörung überwunden hatten (Remission). Einen Rückfall erlitten nur 10 %. Bei den Jugendlichen, die mit

Einzeltherapie behandelt worden waren, lag die Erfolgsquote hingegen nur bei 23 % und die Rückfallquote sogar bei 45 %. Bei den FBT-Jugendlichen mussten nur 15 % stationär behandelt werden, während bei der anderen Therapiegruppe der Anteil bei 37 % lag. Diese Zahlen bestätigen die Wirksamkeit der FBT für Jugendlichen mit AN.

FBT bei Bulimia nervosa. Drei Studien belegen, dass FBT auch für Jugendlichen mit Bulimia nervosa wirksam ist (Le Grange et al., 2007, 2015; Schmidt et al., 2007). Sie zeigen, wie wichtig es ist, die Eltern zur Unterstützung ihrer heranwachsenden Kinder mit Bulimia nervosa zu mobilisieren. In der zuletzt erschienenen Studie (Le Grange et al., 2015) wurden 110 Teilnehmer randomisiert auf FBT für BN (FBT-BN) oder Kognitive Verhaltenstherapie für Heranwachsende (CBT-A). Als Remission definiert wurde das Nicht-Vorkommen von Essanfällen (»Binge Eating«) und »Purging« (selbst-induziertes Erbrechen) innerhalb der 28 Tage vor der Beurteilung. 39 % der FBT-BN-Teilnehmer im Vergleich zu 20 % der CBT-A-Teilnehmer waren zum Ende der Therapie remittiert. Diese statistisch signifikante Differenz bei der Remission wurde bei der 6-Monats-Katamnese bestätigt (44 % vs. 25 %), war allerdings statistisch nicht länger signifikant bei der 12-Monats-Katamnese (49 % vs. 32 %). Die Studienergebnisse belegen die Wirksamkeit von FBT auch bei Jugendlichen mit BN.

Die Forschung zeigt, dass die Familie bestens geeignet dafür ist, die richtige Hilfe zu geben. Eltern sollten daher als Teil der Lösung statt als Teil des Problems betrachtet werden. Lock und Le Grange (2005) haben ein Handbuch für Eltern veröffentlicht, das darlegt, welche positive Rolle die Eltern bei der Gesundung ihres Kinds spielen können.

Zusammenfassend bleibt festzuhalten, dass die FBT eine vielversprechende Behandlungsmethode für jugendliche Patienten ist, die weniger als drei Jahren unter Anorexia nervosa leiden. FBT führt zu sehr guten Behandlungserfolgen und es gelingt meist innerhalb eines kürzeren Zeitraums (ca. zwölf Monate oder weniger), die Krankheit in den Griff zu bekommen. Die Behandlungserfolge sind stabil und Klinikaufenthalte können meist vermieden werden. Vor diesem Hintergrund wurde FBT zu einem priorisierten Behandlungsansatz in Großbritannien, den USA, Kanada und Australien und zu einer bevorzugten Psychotherapieform für Jugendliche mit Essstörungen. FBT sollte daher auch in Deutschland als Therapieform für Jugendliche mit Magersucht und Bulimie anerkannt und eingesetzt werden.

FAQ

Welche anderen Fachleute sollten in das FBT-Behandlungsteam einbezogen werden?
Es wird kein großes Expertenteam benötigt. FBT kann von einem Behandlungsteam effektiv umgesetzt werden, das aus einem FBT-Therapeuten und einem Kinderarzt oder Hausarzt besteht. Der Arzt ist notwendig zur Rückversicherung, dass die Patienten medizinisch hinreichend stabil sind, um auf ambulanter Basis behandelt zu werden. Der Arzt muss nicht auf Essstörungen spezialisiert sein. Er oder sie sollte jedoch die FBT-Behandlungsmethode unterstützen oder mindestens gegenüber der FBT-Behandlungsmethode aufgeschlossen sein. Eine Ernährungs-

beraterin wäre erforderlich, sofern die Eltern bezüglich der Ernährung Unterstützung benötigen. Ein Psychiater und / oder andere Therapeuten sind erforderlich, wenn Komorbiditäten (z. B. Depressionen oder Angststörungen) bestehen. Je größer das Team, desto wichtiger ist es, dass die Mitglieder des Teams die gleiche Botschaft geben, damit es keine widersprüchlichen Informationen gibt.

Wie kann ich FBT meinen Patienten anbieten?

Dr. Le Grange und Dr. Lock sind die Co-Direktoren / Leiter des »Training Institute for Child and Adolescent Eating Disorders, LLC«. Informationen bezüglich der formalen Ausbildung und Zertifizierung der FBT-Behandlung finden Sie auf der Webseite des Training-Instituts: www.train2treat4ed.com. Fortbildungs-Seminare werden auf der Webseite angekündigt. Bitte kontaktieren Sie ggf. das Training-Institut, um herauszufinden, ob ein Seminar in Ihrer Institution oder Praxis angeboten werden könnte.

Weiterführende Literatur

Lock, J. & Le Grange, D. (2005). Help your teenager beat an eating disorder. New York: Guilford.

Lock, J. & Le Grange, D. (2013). Treatment manual for anorexia nervosa: A family-based approach (2nd ed.). New York: Guilford.

81 Multidimensionale Familientherapie (MDFT)

Andreas Gantner • Howard Liddle

81.1 Hintergrund

Die Multidimensionale Familientherapie (Multidimensional Family Therapy, MDFT) wurde seit 1985 von Howard Liddle an der University of Miami Medical School entwickelt und in ihrer Wirksamkeit intensiv beforscht. Zielgruppe der MDFT sind drogenmissbrauchende, delinquente Jugendliche mit multiplen Verhaltensauffälligkeiten bzw. komorbiden psychiatrischen Störungen und ihre Familienangehörigen, sowie andere relevante Bezugspersonen. Multidimensionale Familientherapie ist ein integratives, familienorientiertes Behandlungssystem für Jugendliche und junge Erwachsene, welches in unterschiedlichen Settings erprobt wurde und angepasst werden kann. MDFT hat ihre systemischen Wurzeln in der strukturell-strategischen Familientherapie und ist einer empirischen Forschungstradition verpflichtet: Das zugrunde liegende Risiko- und Schutzfaktorenmodell bezieht sich auf Ergebnisse der Entwicklungspsycho(patho)logie, Familienpsychologie und Suchtforschung. Orientiert an einer ökologischen Perspektive werden Individuen und ihre Familien immer eingebettet in ihre sozialen Kontexte verstanden und folgerichtig auch relevante außerfamiliäre Bezugspersonen bzw. -systeme in die Konzeption und Behandlung einbezogen.

Übersicht

Grundlegende Ziele der Multidimensionale Familientherapie

- Verringerung, bzw. Beendigung des jugendlichen Substanzmissbrauchs
- Verbesserung der familiären Beziehungen und Interaktionen
- Verringerung delinquenter Verhaltensweisen
- Verbesserung psychischer Symptome (z. B. Depressionen, Ängste)
- Verbesserung der schulischen Leistungsfähigkeit

81.2 Indikationen, Kontraindikationen und Nebenwirkungen

Die Indikationen für eine erfolgreiche Durchführung der Multidimensionale Familientherapie lauten wie folgt:

- Jugendliche und junge Erwachsene (12–25 Jahre) mit Substanzstörungen, Verhaltenssüchten und / oder anderen Verhaltensauffälligkeiten
- Mitwirkung mindestens eines Elternteils oder einer anderen relevanten Bezugsperson

Kontraindikationen sind akute Suizidalität, akute psychotische Symptome oder Substanzabhängigkeiten, die eine stationäre Behandlung erfordern.

81.3 Klinische Praxis

Die Multidimensionale Familientherapie unterscheidet vier verschiedene Interventionsebenen, in denen therapeutisch in flexiblen Settings mit unterschiedlichen Zielen und Strategien phasenspezifisch gearbeitet wird.

Interventionsebene Jugendlicher
Jugendliche mit Suchtproblemen haben in der Regel keine explizit formulierte Therapiemotivation. Motivierung und Aufbau einer therapeutischen Arbeitsbeziehung zum Jugendlichen ist eine zentrale Aufgabe der Therapeutin. Dabei soll der Jugendliche die Erfahrung machen, dass die Therapeutin an seiner Seite steht und ihn im Hinblick auf die Erreichung seiner Ziele unterstützt. Dem Herausarbeiten von Ambivalenzen des Jugendlichen in Bezug auf den Drogenkonsum und dessen Auswirkungen kommt dabei eine besondere Bedeutung zu. Dem jugendlichen Klienten werden dabei konkrete Problemlösungsstrategien im Umgang mit Konsum und Suchtverlangen, Eltern bzw. Angehörigen, Freunden / Peers und dem sozialen Umfeld (Schule, Jugendhilfe, Ausbildung) angeboten. Die Therapeutin berücksichtigt dabei stets die Fähigkeiten bzw. den Entwicklungsstand des Jugendlichen. Auf der Basis eines gemeinsamen Arbeitsbündnisses wird außerdem systematisch die kognitive und emotionale Selbstexploration des Jugendlichen gefördert, die Ergebnisse werden dann in Familiensitzungen weiterkommuniziert. Der Jugendliche wird vorbereitet, den Eltern seine Sicht der Dinge zu erzählen.

Interventionsebene Eltern
Die Arbeit mit den Eltern beinhaltet zwei verschiedene Ansatzpunkte: Einerseits fokussiert MDFT die Eltern in ihrer Rolle als erwachsene Einzelpersonen, unabhängig von ihren Aufgaben als Eltern und Erzieher. Es wird herausgearbeitet, inwiefern individuelle Schwierigkeiten wie psychische Probleme, Alkoholmissbrauch oder aktuelle Belastungen und Stressfaktoren (z. B. Partnerschaftskrise, Arbeitslosigkeit) die Erziehungspraxis negativ beeinflussen. Oft liegen hier langfristige, manchmal chronische Probleme vor, die im Rahmen von MDFT nur sehr eingeschränkt bearbeitet werden können. Aufgabe ist es hier, Eltern mit ihren eigenen Anliegen und Problemen zu verstehen, für Hilfebedarf zu sensibilisieren und ggf. an weiterführende Hilfen zu vermitteln. Grundhaltung dabei ist, die Eltern zu motivieren, »etwas für sich zu tun«, damit sie in der Folge auch für ihre Kinder besser präsent sein können.

Der zweite Ansatzpunkt betrifft den Erziehungsstil der Eltern, dessen Stärken gewürdigt und dessen Schwächen therapeutisch beeinflusst werden sollen. Hier geht es um Fragen nach einem ausgewogenen Verhältnis von Nähe / Distanz, Fürsorge / Selbstverantwortung, Kontrolle / Gewährenlassen etc. sowie um die Klärung, inwieweit die Eltern in diesen Punkten eine gemeinsame Haltung vertreten. In den Sitzungen mit einzelnen Eltern bzw. Elternpaaren werden diese in ihren Erziehungsfähigkeiten gefördert und in ihrem elterlichen Selbstvertrauen gestärkt, sodass sie wieder Gewissheit erlangen, Bedeutung für und Einfluss auf ihr Kind zu haben. Die zentrale Botschaft an die Eltern ist hier: »Sie sind die Medizin!« Dabei kommen u. a. psychoedukative Ansätze zum Einsatz, um Wissen zu speziellen Themen wie Drogen, Sucht, ADHS oder Depressionen zu vermitteln. Es werden auch Informationen zur Adoleszenz und Erziehungsfragen (z. B. nach altersgemäßer Kommunikation mit dem Jugendlichen, dem Setzen von Grenzen oder den Konsequenzen im Hinblick auf getroffene Absprachen) gegeben.

Interventionsebene Familie

Der Wiederaufbau positiver emotionaler Beziehungen in der Familie gilt als zentraler Wirkfaktor für langfristige Therapieerfolge bzgl. Problemverhalten wie Drogenmissbrauch. MDFT fördert deshalb die Entdeckung und Einübung neuer Formen der familiären Kommunikation. Gegenseitige Offenheit und Vertrauen werden gefördert und es wird angestrebt, positive emotionale Beziehungen / Bindungen zwischen den Familienmitgliedern wieder zu beleben und zu vertiefen. Das Thematisieren und Offenlegen negativer Gefühle auf beiden Seiten wie Enttäuschung, Ohnmacht, Wut, Verlassenheit, aber auch das Verstärken oder Erinnern an aktuell schwer zugängliche Gefühle wie Zuneigung, Bindung, liebevolle Verantwortung ist häufig für Jugendliche wie für Eltern eine große Herausforderung. Diese emotionale Klärung wird jedoch als unverzichtbarer Baustein für zukünftig bessere Kommunikation und gelingende Problemlösung in der Familie angesehen. Die hierfür zentrale methodische Herangehensweise des »Enactment« (Minuchin, 1983) beschreibt die Förderung der direkten Kommunikation der Beteiligten miteinander in den Sitzungen: Die Therapeutin regt die Interaktion an, moderiert sie und gibt praktische Hilfestellung beim Ausprobieren neuer Formen positiver familiärer Verständigung.

Die zentralen belastenden Themen der Familie werden in der Regel zunächst in Einzelsitzungen mit den Jugendlichen und Eltern angesprochen und für die Familiensitzung vorbereitet. Das Pendeln und Vermitteln zwischen den Subsystemen beschleunigt und vertieft den therapeutischen Prozess auf der familiären Ebene. Es werden sowohl Themen aus der Einzelarbeit für Familiensitzungen genutzt als auch Themen aus Familiensitzungen in darauf folgenden Einzelsitzungen mit Jugendlichen und Eltern weiter bearbeitet

Interventionsebene außerfamiliäres Umfeld

Da Veränderungen auf der individuellen und familiären Ebene oft nicht ausreichen, muss oft das außerfamiliäre soziale Umfeld als Risiko- und Schutzfaktor einbezogen werden. Ziel ist, Eltern und Jugendliche im Umgang mit dem relevanten sozialen System zu unterstützen oder kompetenter zu machen, falls Probleme und Defizite in diesem Bereich als Belastung wirken bzw. vorhandene Ressourcen als zusätzliche Schutzfaktoren noch nicht genutzt werden. Hier geht es vor allem um Peers, relevante außerfamiliäre Erwachsene und professionelle Bezugspersonen wie Mitarbeiter des

Jugendhilfesystems, von Schulen, Behörden (bei delinquenten Jugendlichen z. B. die Jugendgerichtshilfe) oder medizinischen Diensten. Die Therapeutin stellt bei Bedarf Kontakte zu den Institutionen her, vereinbart Treffen und begleitet Eltern bzw. Jugendliche zu diesen Terminen, um möglichst positive Ergebnisse für die Familie zu erzielen.

81.4 Weitere Therapieoptionen

MDFT kann als flexibles Behandlungssystem eingebettet sein in ein umfassenderes Betreuungs- und Behandlungsangebot, das sowohl pädagogische Jugendhilfemaßnahmen umfassen als auch vor, während und nach stationären Aufenthalten integriert werden kann. Bei der Einbeziehung des außerfamiliären Umfeldes ist das vernetzte und kooperative Vorgehen mit einem erweiterten Hilfesystem besonders relevant, um Behandlungsabbrüche zu vermeiden und längerfristige Entwicklungsziele für Jugendliche und deren Eltern zu erreichen. In diesem Vorgehen mit flexiblem Setting und kreativen Methoden gibt es viel Übereinstimmung mit der in Deutschland bereits in Ausbildungsgängen etablierten Systemischen Kinder- und Jugendlichenpsychotherapie (Rotthaus, 2001; Retzlaff, 2016; s. Kap. 88).

81.5 Gute Erfahrungen und typische Probleme

Aus Erfahrung wissen wir, dass eine systemisch orientierte Vorgehensweise bei Jugendlichen mit Suchtproblemen eine große Herausforderung darstellt. Die teilweise in den Familien vorherrschende hohe emotionale Negativität und Abwertung, die erlittene Ohnmacht und Verzweiflung sowie die oft damit einhergehende mangelnde Motivation kann auch bei Therapeuten schnell ein Gefühl von Hoffnungslosigkeit erzeugen. Die Verlockungen, sich mit dem Jugendlichen gegen die Eltern (oder umgekehrt) zu verbünden, sind groß. Unter dem Stichwort »Nachreifung« konzentriert man sich oftmals primär auf den Jugendlichen mit dem Ziel der Verbesserung seiner Entwicklungsprobleme. Eine nachhaltige Veränderung dysfunktionaler Kommunikationsmuster und das Erarbeiten einer besseren Bindung zur Familie werden aber ohne intensiven Einbezug der Eltern selten erreicht. Eine empathische Allparteilichkeit, die den Bedürfnissen der Eltern und der Kinder Rechnung trägt, ist komplexer als die Arbeit mit nur einem Subsystem. Die Arbeit im Spannungsfeld von externen Auflagen bzw. Sanktionen aus dem außerfamiliären Umfeld (Jugendamt, Schule) und den individuellen Wünschen der Familienmitglieder stellt zusätzlich Herausforderungen für das therapeutische Personal dar. Die Arbeit mit Familien und das Pendeln zwischen den Subsystemen erfordert ein hohes Maß an Rollenflexibilität, Aktivität und Engagement seitens der Therapeuten sowie eine intensive Supervision, die zentraler Bestandteil der Multidimensionalen Familientherapie ist.

Fallbeispiel

Jugendlicher Cannabisklient

Hintergrund. Der 15-jährige Mirko machte bereits mit elf Jahren erste Erfahrungen mit Cannabis. Ab dem zwölften Lebensjahr konsumierte er regelmäßig bis zu zwei Gramm täglich. Mirko zeigte schon vor dem Cannabiskonsum Lernschwierigkeiten und aggressive Verhaltensauffälligkeiten in der Schule. Zum Zeitpunkt der Therapieaufnahme bestand eine akute schwere Depression mit suizidalen Gedanken, nachdem Mirko seiner Freundin zuliebe den Konsum seit 14 Tagen eingestellt hatte. Weder der Drogenmissbrauch noch die gravierende Entzugssymptomatik waren von den Eltern in ihrer Schwere wahrgenommen worden. Die Therapeutin veranlasste kurzfristig (für 14 Tage) eine Einweisung in die Kinder- und Jugendpsychiatrie zur Stabilisierung und weiteren psychiatrischen Diagnostik. Die ambulante MDFT-Behandlung wurde währenddessen mit den Eltern und in gemeinsamen Sitzungen mit Mirko in der Klinik fortgesetzt.

Die Eltern hatten sich getrennt, als Mirko vier Jahre alt war, seither lebte Mirko bei seinem Vater, der seine früheren Alkoholprobleme weitgehend überwunden hatte. Beide Eltern leben mittlerweile mit neuen Partnern zusammen und hielten in Bezug auf das gemeinsame Kind einen oberflächlichen Kontakt aufrecht. In getrennten Elterngesprächen wurde deutlich, dass noch immer unterschwelliger Groll / Vorwürfe und latente Abwertung der Mutter seitens des Vaters und Schuldgefühle / Enttäuschung und erlittene Zurückweisung seitens der Mutter in Bezug auf die gemeinsame Trennungsgeschichte und das Erziehungsverhalten bestanden. Zielrichtung der Elternsitzungen war, eine engere, besser miteinander abgestimmte Beziehung zum Sohn herzustellen.

Vorgehensweise. Im Rahmen der MDFT wurden während fünf Monaten insgesamt acht Sitzungen mit dem Jugendlichen, 16 Sitzungen mit den Eltern, elf Familiensitzungen und elf Kontakte mit außerfamiliären Bezugspersonen (Klinik, Schule) durchgeführt. Fokus der therapeutischen Arbeit waren die getrennt lebenden Eltern. Die Eltern wurden motiviert, offener über ihre Gefühle und Verletzungen zu sprechen. Nach dieser Klärung konnte eine gemeinsam abgestimmte Haltung und Erziehungsstrategie erarbeitet werden. Die Mutter wurde aufgrund eigener depressiver Probleme in eine Psychotherapie vermittelt. Mirko konnte mit vorübergehender medikamentöser Unterstützung nach der Trennung von seiner ebenfalls psychisch instabilen Freundin eine eigenständige Abstinenzmotivation entwickeln und seine schulischen Leistungen deutlich verbessern.

81.6 Empirische Befunde und kritische Einordnung

Multidimensionale Familientherapie wurde bisher in zehn abgeschlossenen randomisierten klinischen Studien erfolgreich evaluiert (Liddle 2010, 2016; von Sydow et.al. 2013; s. auch Kap. 89). In Deutschland wurde MDFT im Rahmen der transnationalen

INCANT-Studie beforscht und implementiert (Tossmann et al., 2012; Spohr et al., 2012). MDFT gilt international als das wirksamste Behandlungsangebot für Jugendliche mit Cannabisstörungen und hat zahlreiche »Best Practice«-Auszeichnungen erhalten (s. SAMHSA, weiterführende Literatur). Die Ergebnisse der MDFT-Studien wurden in Deutschland vom Wissenschaftlichen Beirat Psychotherapie positiv bewertet und trugen mit zur Anerkennung der Systemischen Therapie / Familientherapie als wissenschaftliches Therapieverfahren bei (von Sydow et al., 2007; s. a. Kap. 89). Ein Transfer der jugendspezifischen Multidimensionalen Familientherapie in die Versorgungspraxis stellt große Herausforderungen. Obgleich sich dieser systemische Behandlungsansatz in mehreren internationalen Studien als wirksam erwiesen hat, ist eine regelhafte Finanzierung der Multidimensionalen Familientherapie derzeit nicht gesichert. Notwendig für die Verankerung von MDFT in Einrichtungen gemäß festgelegter Qualitätskriterien sind strukturelle und organisatorische Bedingungen, also personelle und finanzielle Ressourcen sowie die notwendige Vernetzung zwischen Jugend-, Suchthilfe und kinder- und jugendpsychiatrischer Versorgung (Tossmann & Gantner, 2016).

FAQ

Was mache ich, wenn sich ein Jugendlicher dem ersten Familiengespräch entzieht?
Wir führen dann zunächst Gespräche mit den Eltern allein. Darin erkunden wir, ob die Motivation des Jugendlichen gefördert werden kann, etwa indem die Eltern ihre Haltung oder ihr Verhalten ändern.

Setzt MDFT Drogenfreiheit des Jugendlichen voraus?
Nein. Wir arbeiten mit den Jugendlichen und den Eltern schrittweise an Veränderungszielen auf verschiedenen Ebenen. Fortbestehender Konsum kann phasenweise akzeptiert werden, wenn grundlegende Entwicklungsziele erreichbar bleiben.

Weiterführende Literatur

SAMHSA: http://mdft.org/mdft-program/best-practice-recognition (Zugriff: 16.05.2018)

Spohr, B., Gantner, A., Bobbink, J. & Liddle, H. (2011). Multidimensionale Familientherapie. Jugendliche bei Drogenmissbrauch und Verhaltensproblemen wirksam behandeln. Göttingen: Vandenhoeck & Ruprecht.

82 Multisystemische Therapie (MST)

Bruno Rhiner

82.1 Hintergrund

Multisystemische Therapie (MST) wurde von Scott Henggeler vor drei Jahrzehnten mit primärem Fokus auf Störungen des Sozialverhaltens entwickelt (Henggeler et al., 1986, 2012). Adaptationen wurden entwickelt für den Substanzmissbrauch (substance abuse, SA) als MST-SA (Henggeler et al., 2006, Stanger et al., 2009, Stanger, 2010) und für den Kinderschutzbereich (child abuse and neglect, CAN) als MST-CAN (Swenson et al., 2009, 2010). Multisystemische Therapie integriert systemisch-familientherapeutische und kognitiv-verhaltenstherapeutische Grundprinzipien in einem stark strukturierten, aufsuchenden und zeitlich begrenzten Therapieverfahren. Eine zentrale Grundannahme der MST ist, dass die Kernproblematik (das Problemverhalten der Jugendlichen bei MST, Misshandlung und Vernachlässigung der Kinder bei MST-CAN) aus einer systemischen Sicht als multideterminiert betrachtet werden muss. Um eine anhaltende Verhaltensänderung in diesen Familien zu erreichen, müssen demnach therapeutisch alle Faktoren aus den Systemen Familie, Schule, Peers und Umgebung miteinbezogen werden. Typische Einflussfaktoren, aufgegliedert in die verschiedenen Systeme für die Störung des Sozialverhaltens (Eigenheer et al., 2016) oder für Missbrauch und Verwahrlosung in der Eltern-Kind-Beziehung (Rhiner et al., 2012) sind in den Abbildungen 82.1 und 82.2 dargestellt.

Zusammen mit den Eltern, dem Jugendlichen und allfälligen Zuweisern wird zu Beginn der Behandlung eine ausführliche Anamnese der Stärken und Schwächen in allen relevanten Systemen (Individuum, Familie, Schule / Arbeit, Peers, Umfeld) gemacht. Ebenfalls werden zu Beginn übergeordnete Behandlungsziele gemeinsam definiert. Nach Abschluss der Abklärungsphase erstellt der Therapeut gemeinsam mit der Familie und dem Jugendlichen für alle übergeordneten Behandlungsziele sogenannte Fit-Analysen. Dabei werden für jedes Problemverhalten die Einflussfaktoren aus allen Systemen gesucht, überprüft und daraus entsprechende Interventionen abgeleitet. Auf dieser Grundlage können in der Folge die Einflussfaktoren und Interventionen priorisiert werden. Die therapeutische Herausforderung ist es, aus den kräftigsten Einflussfaktoren sinnvolle Interventionen abzuleiten. Dabei werden einerseits Wirkfaktoren mit einem möglichst großen Einfluss, wenn möglich auf mehrere Problemverhalten, gesucht, andererseits sollen daraus Interventionen entwickelt werden, die sich auch umsetzen lassen. Der Effekt der wöchentlich neu evaluierten Interventionen auf das Problemverhalten wird nicht nur mit der Familie,

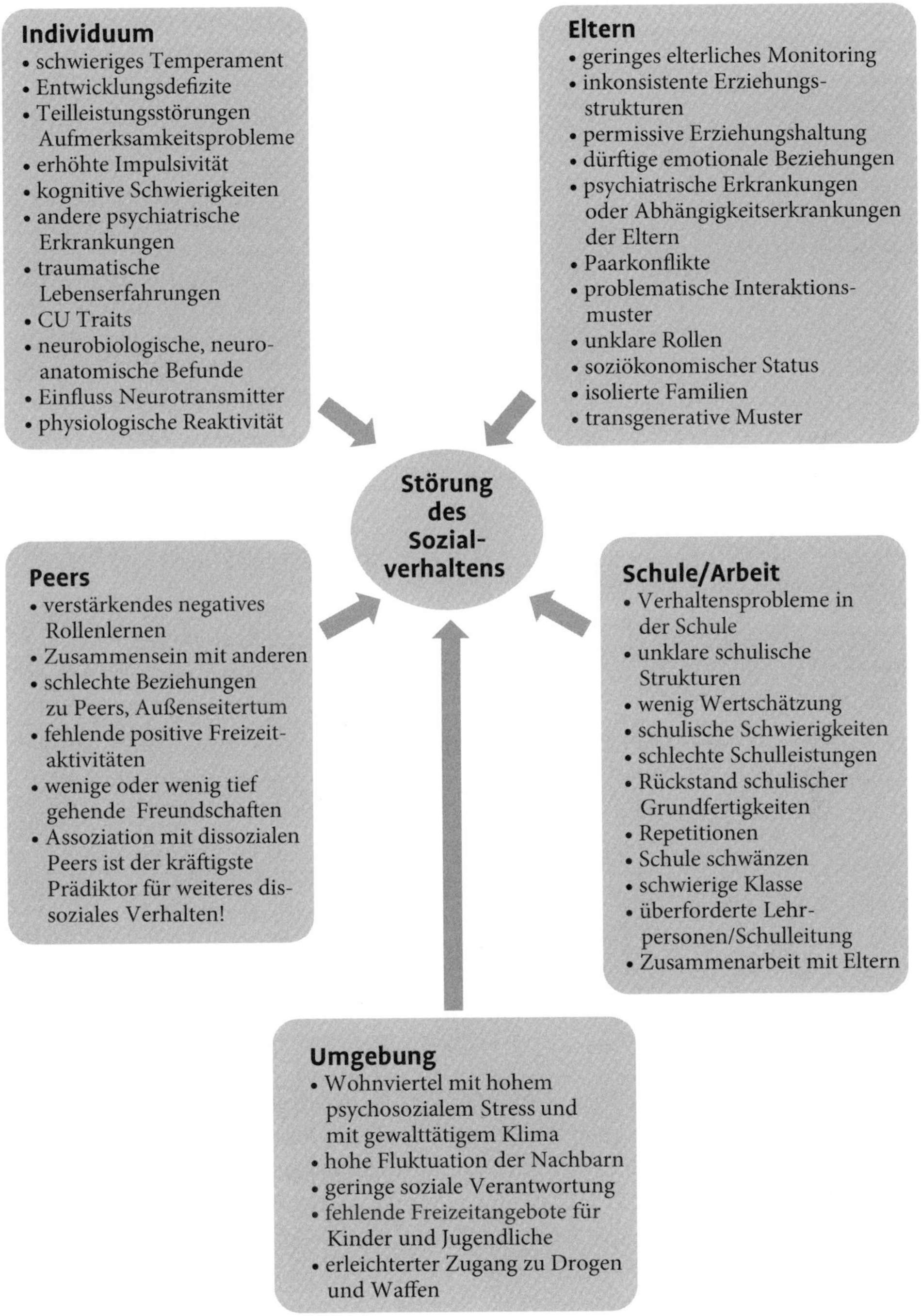

Abbildung 82.1 Einflussfaktoren auf Störungen des Sozialverhaltens aus multisystemischer Sicht

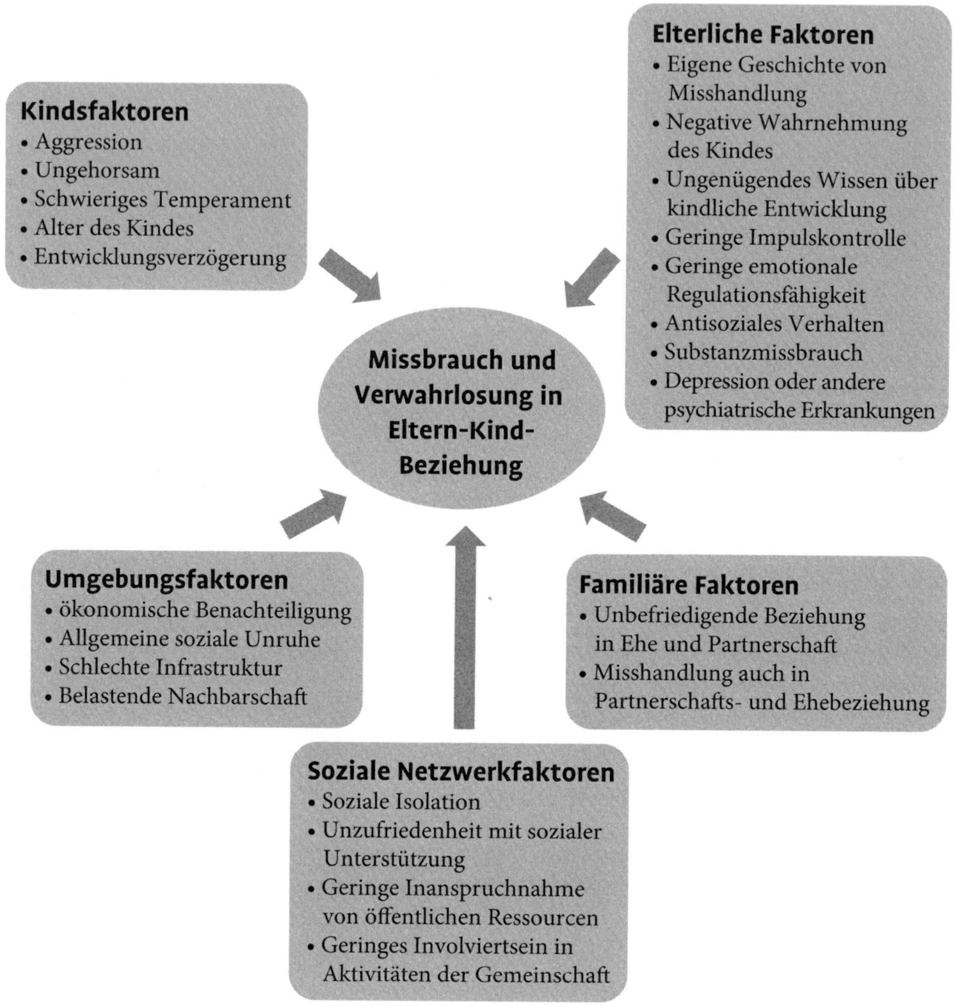

Abbildung 82.2 Einflussfaktoren auf Missbrauch und Verwahrlosung in der Eltern-Kind-Beziehung aus multisystemischer Sicht

Teil IX

sondern regelmäßig auch im Team gemeinsam reflektiert und so ständig die Passung in den übergeordneten Therapieplan überprüft. Dieses Vorgehen, die Fit-Analysen und das Ableiten von Interventionen mit ständiger Evaluation bleibt wegweisend über den gesamten Therapieverlauf und nennt sich MST analytischer Prozess (s. Abb. 82.3).

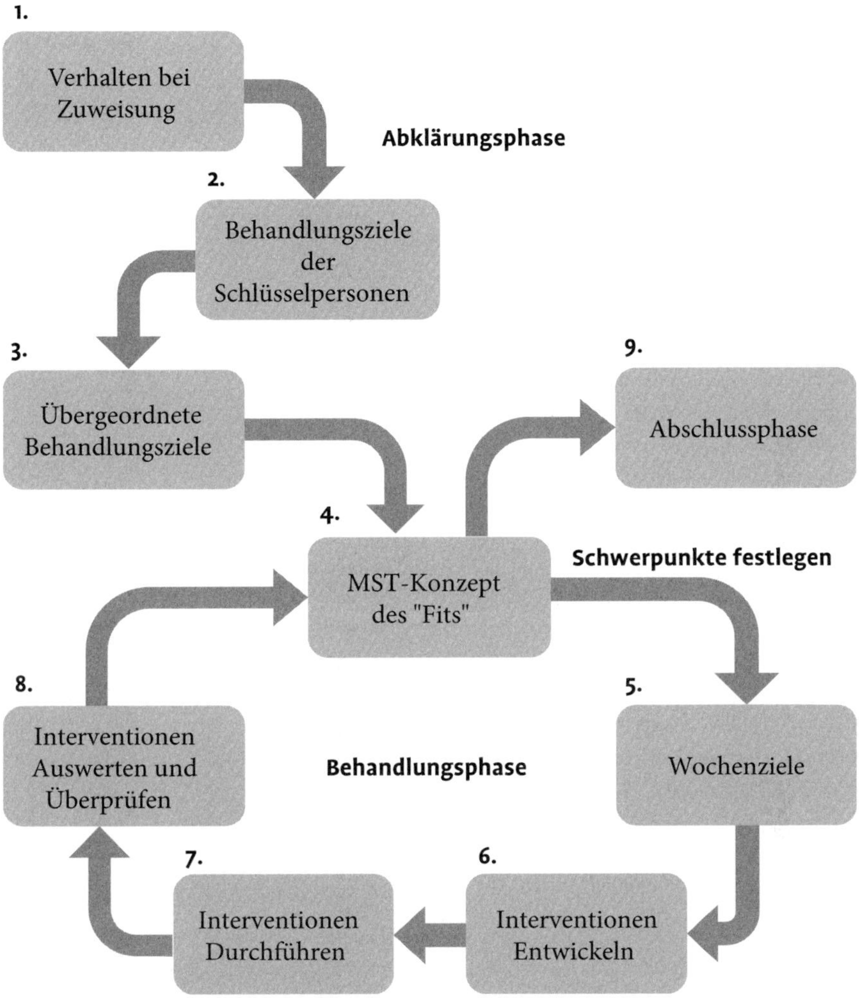

Abbildung 82.3 MST analytischer Prozess

Ein MST-Team besteht aus vier Therapeuten und einem Teamleiter, der selbst keine Fälle übernimmt. Jeder Therapeut behandelt vier bis sechs Familien parallel bzw. drei bis vier Familien in MST-CAN. Die geringe Fallzahl pro Therapeut ermöglicht eine hochfrequente Behandlung der einzelnen Familien, die allerdings zeitlich begrenzt ist, bei MST auf fünf Monate bzw. MST-CAN auf neun Monate. Die klinische Arbeit in MST folgt neun Behandlungsprinzipien. Verschiedene Studien haben gezeigt, dass die Behandlungsergebnisse wesentlich davon abhängen, wie gut sich der Therapeut an diese Behandlungsprinzipien hält.

Übersicht

Neun MST-Behandlungsprinzipien

(1) **den »Fit« finden:** Primär zielt die Diagnostik darauf, den Zusammenhang zwischen dem definierten Problemverhalten und dem breiteren systemischen Kontext zu verstehen.

(2) **positiv und auf Stärken orientiert:** In therapeutischen Kontakten wird das Positive hervorgehoben und der Hebel zur Veränderung bei systemischen Stärken angesetzt.

(3) **Verantwortung steigern:** Interventionen sollen im Rahmen der Familie verantwortungsvolle Verhaltensweisen fördern und unverantwortliche Verhaltensweisen verringern.

(4) **gegenwartsorientiert, handlungsorientiert und klar definiert:** Interventionen sind handlungsorientiert und beziehen sich auf aktuelle und gut definierte Probleme.

(5) **Interaktionsmuster/-sequenzen bearbeiten:** Die Interventionen zielen auf Handlungsmuster, die innerhalb eines Systems und zwischen den einzelnen Systemen wiederkehren und die offensichtlichen Probleme aufrechterhalten.

(6) **Entwicklungsadäquat:** Die Interventionen sind auf den Reifegrad und die Bedürfnisse des Kindes / Jugendlichen abgestimmt.

(7) **kontinuierlicher Einsatz:** Die Interventionen verlangen den Familienmitgliedern täglichen oder wöchentlichen Einsatz ab.

(8) **Evaluation und Messbarkeit:** Der Behandlungserfolg wird beständig aus mehreren Perspektiven beurteilt und es obliegt den professionellen Helfern, Hindernisse auf dem Weg zum Erfolg überwinden zu helfen.

(9) **Generalisierung:** Die Familie soll die Interventionen möglichst breit anwenden können. Veränderungen sollen von Dauer sein und die Bezugspersonen dazu befähigen, die verschiedenen Bedürfnisse der Familienmitglieder in ihren multiplen Systemen zu berücksichtigen.

82.2 Indikationen, Kontraindikationen und Nebenwirkungen

Die Indikation für MST und MST-SA sind Jugendliche im Alter von 12–17 Jahren mit einer schweren Störung des Sozialverhaltens, bei MST-SA kombiniert mit Substanzmissbrauch. Den Schweregrad ermessen wir vor allem daran, dass der Verbleib des Jugendlichen in der Familie oder in Schule und Ausbildung stark gefährdet ist. Die Indikation für MST-CAN sind Familien mit Kindern, die von Misshandlung und Vernachlässigung betroffen sind. Die Kinder müssen ein Alter von 6–17 Jahren haben. Das Programm verlangt eine aktuelle Gefährdungsmeldung innerhalb der letzten 180 Tage an die Kinderschutzbehörde. Alle drei MST-Varianten brauchen ein familiäres Bezugssystem, das für die Mitarbeit und Entwicklung offen ist. Ein wichtiges Ausschlusskriterium ist, wenn das Kind oder der Jugendliche durch den Verbleib in der

Familie akut gefährdet ist oder durch sein Verhalten andere Familienmitglieder gefährdet sind.

82.3 Klinische Praxis

Fallbeispiel

Störung des Sozialverhaltens mit ausgeprägtem Substanzkonsum

Yves behandelte seine Eltern arrogant und verfügte über deren Eigentum besitzergreifend und destruktiv. Er hatte zu Hause mehrere Diebstähle verübt und hielt sich kaum mehr an Familienregeln. In der Freizeit hatte er regen Kontakt zu einem delinquenten Freundeskreis, konsumierte regelmäßig Drogen und dealte im Freundeskreis, machte Spritzfahrten mit einem gestohlenen Auto zusammen mit einem Freund. In der Schule hatte er trotz guter kognitiver Begabung nur knapp den Schulabschluss erreicht. Ständige Provokation mit Gewaltbereitschaft gegenüber Mitschülern und provozierendes Verhalten gegenüber Lehrpersonen hatten schlussendlich zum Schulverweis geführt.

Nach einer Analyse der Stärken und Schwächen im gesamten System wurden mit der Familie unter anderen folgende übergeordneten Behandlungsziele vereinbart:

(1) gewaltfreies Aufstehen am Morgen und pünktliches regelmäßiges Erscheinen zur Lehrstelle
(2) adäquate Leistungen in der Berufsausbildung
(3) Einhaltung der Ausgangszeiten bis 22:00 Uhr unter der Woche
(4) keine weiteren Delikte

Mit der hochengagierten und kompetenten Familie war es in einer ersten Interventionsphase sehr rasch möglich, ein verbessertes Monitoring und konsistentere Strukturen aufzubauen und gleichzeitig den Boden einer grundsätzlich wertschätzenden Beziehung zwischen den Eltern und Yves zu stärken. Er selber bagatellisierte zu Beginn den starken Einfluss seines Drogenmissbrauchs, der sich hauptsächlich in der Clubszene abspielte, wo sich Yves auch als DJ engagierte. Der Einfluss des Drogenkonsums auf fast alle übergeordneten Behandlungsziele wurde überdeutlich und ließ einen Behandlungserfolg ohne eine entsprechende Entwicklung unmöglich erscheinen. Die sorgfältige Analyse von Art und Ausmaß des Drogenkonsumverhaltens und die Objektivierung über Speichel- und Urintests auf die entsprechenden Substanzen sind eine Grundvoraussetzung für eine erfolgreiche Therapieplanung. Neben einem sorgfältigen Assessment des Drogenmissbrauchs werden mit den Familien ein Drogentestprotokoll und ein ausgeklügeltes Belohnungssystem erstellt. Im Fallbeispiel Yves beinhaltete dieses Belohnungssystem starke finanzielle Anreize, die ihm den Kauf eines ersehnten DJ Mischpults ermöglichten. Die Fit-Analyse für das Problem »Yves konsumiert und verkauft illegale Drogen« zeigt Abbildung 82.4.

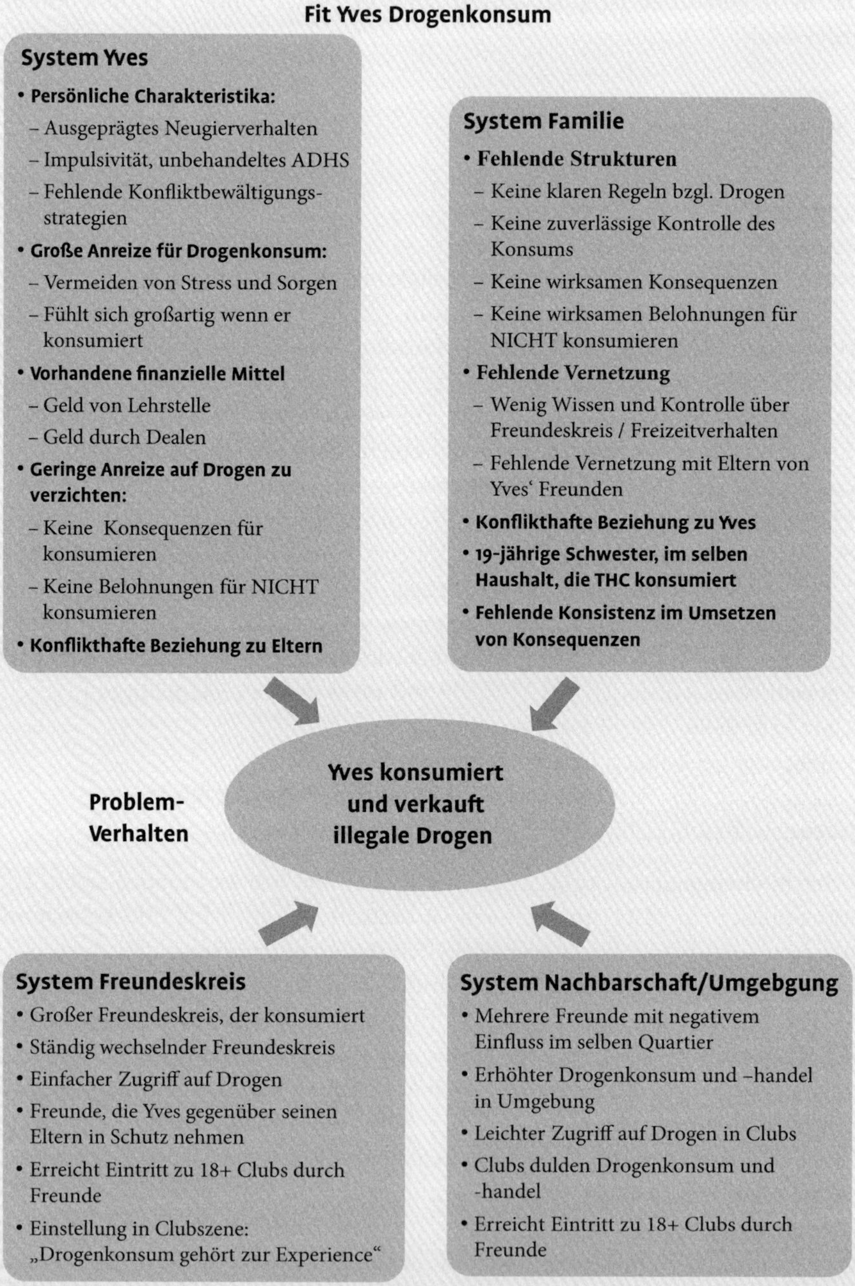

Abbildung 82.4 Fit-Analyse für das Problem »Yves konsumiert und verkauft illegale Drogen«

Die wöchentlichen Interventionen zielen darauf ab, möglichst viele der Einflussfaktoren, die zum problematischen Verhalten führen, zu neutralisieren. Eine wichtige Voraussetzung in unserem Fallbeispiel war, dass die Eltern in Absprache mit dem Lehrmeister den Lehrlingslohn auf ein Sperrkonto überweisen ließen und so Yves' Zugriff auf die Finanzen einschränken konnten. Häufig braucht es mehrere Interventionen, verteilt auf mehrere Systeme, um eingefahrene Verhaltensmuster zu verändern oder zu durchbrechen. Naheliegenderweise sind die Interventionen im System Familie einfacher und unmittelbarer umsetzbar, leider aber häufig nicht ausreichend, um wirklich langfristige Veränderungen zu erreichen. Schwieriger und anspruchsvoller sind die Interventionen in den anderen Systemen. Speziell anspruchsvoll sind Interventionen im System der Peers.

In unserem Fallbeispiel kam der Durchbruch erst, als die Eltern mit polizeilicher Unterstützung, gegen starken Widerstand der Clubbesitzer, ein Hausverbot für Yves in den Clubs durchsetzen konnten.

Fälle können dann abgeschlossen werden, wenn die vereinbarten Behandlungsziele über vier Wochen hinweg stabil erreicht wurden. In der Abschlussphase der Therapie werden mit allen Familien sogenannte positive Fits erstellt, die aufzeigen, welche Faktoren hauptsächlich zur Entwicklung beigetragen haben, und diese werden dann in einer Art Rezept für den nachhaltigen Erfolg für die Familien zusammengefasst.

82.4 Gute Erfahrungen und typische Probleme

Die überzeugende Wirkung erzielt MST in der Anwendung über ein gemeinsam verantwortliches Team mit dadurch möglicher hoher Behandlungsintensität, einem 24 Stunden Bereitschaftsdienst und der aufsuchenden Arbeit in den Systemen direkt vor Ort. MST ist damit sozusagen eine jugendpsychiatrische Intensivstation zu Hause bei den Familien und kann die Probleme dort behandeln, wo sie entstehen, in der Familie, in der Gleichaltrigengruppe, in der Schule und am Arbeitsplatz. Diese hoch dosierte und intensive Form der Systemischen Therapie in einem Team gemeinsam anzuwenden, macht den Therapeuten Freude. Für die betroffenen Familien bedeutete es viel Arbeit, beeindruckend ist jedoch die große Dankbarkeit der betroffenen Familien, wenn die Behandlung gelingt. Viele der jetzt mit MST erfolgreich behandelten Jugendlichen und deren Familien hätten wir mit herkömmlichen Therapieangeboten nicht erreicht, oder wir hätten nicht schnell genug Fortschritte erreichen können, was vielmals zum Therapieabbruch geführt hätte.

Um ein MST-Behandlungsteam zu verwirklichen, ist multisystemisches Denken und Handeln auch auf übergeordneter politischer Ebene nötig. Die Bereitschaft zum gemeinsamen Handeln der Systeme Gesundheit, Sozialwesen, Erziehung und Justiz zeigt sich unter anderem in einer gemeinsamen Finanzierungsgrundlage, schafft aber im Gegenzug auch eine gemeinsame Haltung in den oberen Hierarchiestufen dieser

Systeme, die erfolgreiches Arbeiten an der MST-Basis erst ermöglicht. In den drei Schweizer Kantonen Thurgau, Aargau und Basel, die MST in die kinder- und jugendpsychiatrische Versorgung integriert haben, wird die Finanzierung je zu 50 % durch die medizinischen Kostenträger (Krankenkassen) und die öffentliche Hand getragen. Entscheiden sich die politisch Verantwortlichen in einer Versorgungsregion für den Aufbau eines MST-Teams, muss bei MST-Services eine Lizenz beantragt werden. Die Voraussetzungen für eine Implementierung werden genau geprüft; wenn sie erfüllt sind, wird das Team durch MST-Services ausgebildet und fortwährend begleitet. Die langjährige Forschung zur MST und die standardisierte Qualitätskontrolle garantieren dafür, dass die erwarteten klinischen Ergebnisse und finanziellen Einsparungen sich auch tatsächlich realisieren lassen. Die klaren Behandlungskonzepte, das Arbeiten im Team, die engmaschige Supervision und die ständige Prozesskontrolle schützen die Therapeuten davor, in komplexen Fällen die Übersicht zu verlieren, und geben erst das Rückgrat, in hochkomplexen und belastenden Fällen die therapeutische Wirksamkeit nicht zu verlieren (Eigenheer et al., 2016).

82.5 Empirische Befunde und kritische Einordnung

Aktuell gibt es über 60 in Peer-Review-Verfahren begutachtete Artikel über MST, davon sind über die Hälfte RCT-Studien zur Wirksamkeit. Die Anzahl der Publikationen steigt weiterhin stetig an. MST wurde auch in mehreren Metaanalysen (Fonagy et al., 2002; Bachmann et al., 2010; Nice, 2012) und in zahlreichen Leitlinien als eine der wirkungsvollsten Interventionsformen bei delinquenten Jugendlichen empfohlen. Wenn man die Ergebnisse aller Outcome- und Längsschnittstudien zusammenfasst, zeigen sich folgende Effekte der MST (MST-Services, 2017):

langfristige Wirkungen

- 39 % weniger Wiederverurteilungen
- 74 % weniger Wiederverurteilungen aufgrund von Gewaltdelikten
- 54 % weniger Fremdplatzierungen
- 37 % weniger Kontakte zu Familiengerichten
- 33 % weniger Tage in Haft

unmittelbare Wirkungen

- Funktionsniveau der Familie verbesserte sich
- der Substanzkonsum der Jugendlichen reduzierte sich
- psychische Belastung der Jugendlichen verringerte sich
- hohe Zufriedenheit der Zuweiser und Klienten mit dem MST-Programm
- gesteigerte schulische und berufliche Integration / Leistungsfähigkeit
- weniger Suizidversuche

Die Wirksamkeit von MST konnte auch in langfristigen Katamnesen nachgewiesen werden. Selbst nach 21.9 Jahren blieb die Verhaftungsrate der MST-Gruppe aufgrund von schweren Straftaten um 36 % und die Verhaftungsrate aufgrund von Gewaltdelikten sogar um 75 % tiefer als die der Kontrollgruppe (Sawyer & Borduin, 2011).

Obwohl die Therapieabbruchraten bei Jugendlichen mit Störungen des Sozialverhaltens normalerweise hoch sind, erreicht MST, dass 98 % der Jugendlichen die Therapie regulär beenden (Henggeler et al., 1996).

Die Therapiemanuale erfordern, dass abgesichert wird, dass die Therapie auch wie im Manual vorgesehen durchgeführt wird. Von MST-Services wird daher nicht nur im Rahmen von Therapiestudien, sondern auch im therapeutischen Alltag in einem sehr arbeitsaufwendigen System überprüft, wie gut sich die Therapeuten und Supervisoren an das Manual halten. Je besser sich der Therapeut an das Manual hält, umso höher die erzielte Effektstärke (Schoenwald et al., 2003, 2008).

Fazit. Speziellere und komplexere Krankheitsbilder, wie Störung des Sozialverhaltens, chronischer Missbrauch oder Vernachlässigung von Kindern oder ausgeprägter Drogenkonsum, bringen klassische Versorgungssysteme an ihre Grenzen. Gerade diese hochintensiven Patienten und deren Familien können mit den üblichen Behandlungsangeboten der ambulanten, teilstationären oder stationären Kinder- und Jugendpsychiatrie nicht erreicht werden. Auch die aktuell an vielen Orten wieder vermehrt aufkommenden aufsuchenden Therapien wie, Home Treatment, greifen hier zu kurz. Die Multisystemische Therapie, als Spezialform der aufsuchenden Arbeit, ist in unseren Versorgungsstrukturen zu einem unverzichtbaren Behandlungsangebot geworden. Es braucht für diese anspruchsvollen Fälle zwingend ein hoch dosiertes Therapieangebot, wie es über ein ganzes Behandlungsteam unter enger Supervision und in der technischen Strukturiertheit durch MST angeboten werden kann. Das intensive aufsuchende Therapieangebot des MST schließt hier wirksam eine Versorgungslücke im System (Eigenheer et al., 2016).

FAQ

Was ist, wenn die Jugendlichen die Teilnahme an dieser Therapie verweigern?
Die Diagnose »Störung des Sozialverhaltens« impliziert, dass sich die Jugendlichen der Therapie verweigern. Der Leidensdruck zeigt sich nicht beim Jugendlichen, sondern wird durch dessen Interaktionen im Umfeld induziert. Das therapeutische Bündnis wird mit den erwachsenen Bezugspersonen geschlossen und die Behandlung unabhängig vom Einverständnis des Jugendlichen begonnen. Im Behandlungsverlauf gelingt es in den meisten Fällen, die Mitarbeit der Jugendlichen zu gewinnen.

Wieso brauchen diese Jugendlichen überhaupt eine Therapie, die brauchen doch nur klarere pädagogische Strukturen?
»Störung des Sozialverhaltens« ist im Jugendalter eine anerkannte Diagnose (ICD-10 und DSM-5), im Gegensatz zum Erwachsenenalter, wo nur eine dissoziale Persönlichkeitsstörung diagnostiziert werden kann. Dies ist für die Jugendlichen aus Entwicklungsperspektive eine große Chance. Ohne eine adäquate Therapie ist

die Prognose eher schlecht. Komorbiditäten zum Beispiel mit Aufmerksamkeitsstörungen oder Depressionen sind häufig, was einen medizinisch-therapeutischen Ansatz umso bedeutungsvoller macht.

Weiterführende Literatur

Eigenheer, R., Rhiner, B., Schmid, M. & Schramm, E. (2016). Störung des Sozialverhaltens bei Jugendlichen. Die Multisystemische Therapie in der Praxis. Göttingen: Hogrefe.

http://mstservices.com/ (Zugriff: 16.05.2018)

http://www.stgag.ch/psychiatrische-dienste-thurgau/angebot-finder/kinder-jugendpsychiatrie/aufsuchend/multisystemische-therapie-mst.html (Zugriff: 16.05.2018)

83 »ich schaff's« – das lösungsfokussierte Programm für Kinder und Jugendliche

Thomas Hegemann • Christina Achner

83.1 Hintergrund

»ich schaff's« ist die deutschsprachige Fassung eines lösungfokussierten Motivationsprogramms für die Arbeit mit Kindern und Jugendlichen. Es wurde von Ben Furman (2008a, 2008b) in Helsinki unter dem Namen »Kids Skills« entwickelt, um Kinder mit Problemen dabei zu unterstützen, Fähigkeiten zu lernen, mit denen sie diese Probleme bewältigen können. Konzeptionelle Grundlage ist die Idee der Lösungsfokussierung (Hegemann, 2012) wie sie von Steve de Shazer (de Shazer & Dolan, 2008) und Insoo Kim Berg (de Jong & Kim Berg, 2010) beschrieben wurde (s. auch Kap. 70). Lösungsfokussierung steht in Zusammenhang mit dem Konzept der Zirkularität. Verhalten ist demnach am besten in der Interaktion mit anderen und in seinem Kontext erklärbar. Andererseits basiert sie auf den Konzepten der Hypnotherapie von Milton Erickson (Zeig, 2006). Furman hat als einer der ersten diesen Ansatz konsequent an die Arbeit mit Kindern adaptiert. Hegemann und andere (Bauer & Hegemann, 2008; Achner & Hegemann, 2014) haben *ich schaff's* mit Modifikationen in Stil und Aufbau für die Arbeit mit Jugendlichen adaptiert.

Übersicht

Grundideen von »ich schaff's«

- Jeder kann auf Ressourcen und bisherige Kompetenzen aufbauen.
- Lernen gelingt leichter mit Zuversicht, Freude und in der Vernetzung mit anderen.
- Profis haben die Aufgabe, Kinder und Jugendliche, die wenig Zuversicht haben, die resigniert und schlecht vernetzt sind, genau hierin zu unterstützen.

83.2 Indikationen, Kontraindikationen und Nebenwirkungen

Der Ansatz lässt sich in unterschiedlichen psychotherapeutischen Kontexten (Einzel-, Gruppentherapie und stationäre Therapie in kinder- und jugendpsychiatrischen Kliniken) und in verschiedenen anderen Kontexten (z. B. Jugendhilfemaßnahmen, an Schulen, im Förderbereich, im Sport, in der Physio-, Logo- und Ergotherapie) einsetzen zum Erwerb emotionaler, sozialer wie auch körperlicher Kompetenzen.

Es gibt nur wenige Kontraindikationen. »ich schaff's« ist nur anwendbar mit Kindern und Jugendlichen, mit denen man ins Gespräch kommen kann. Insofern bestehen Kontraindikationen für kleine Kinder (jünger als drei Jahre), Kinder und Jugendliche mit schweren geistigen Einschränkungen oder solchen, die unsere Sprache nicht ausreichend beherrschen.

Klagen kommen eher von Profis, denen es nicht gelingt, Motivation herzustellen. Wie de Shazer (1984) anschaulich darstellt, ist »Widerstand« aus lösungsfokussierter Perspektive eine nicht hilfreiche Konstruktion. Hilfreicher ist es, sich Gedanken darüber zu machen, wie ein guter Rapport hergestellt werden kann, um mit Kindern und Jugendlichen ins Gespräch zu kommen.

83.3 Klinische Praxis

Die folgende Übersicht zeigt den Ablauf für Jugendliche (Bauer & Hegemann 2008). Für jüngere Kinder gibt es geringfügige Modifikationen (Furman, 2008b).

Übersicht

Ablauf von »ich schaff's« in 15 Schritten

(1) **Leben als Zeitreise betrachten:** Hier geht es darum, auf bisherige Lernerfolge zu achten, Visionen für eine besseres Leben zu entwickeln, aktuelle Probleme einzugrenzen etc.

(2) **Ziele setzen:** Lernfelder abstecken, festlegen, was zu lernen ist

(3) **nach dem Nutzen suchen:** den das Erlernen neuer Fähigkeiten mit sich bringt

(4) **Fähigkeiten erlernen:** festlegen, welche kleinstmögliche Fähigkeit realistisch in überschaubarer Zeit gelernt werden kann

(5) **Helfer suchen:** möglichst mehrere Personen aus unterschiedlichen Kontexten ausmachen, die mit der Bitte um konkrete Unterstützung angesprochen werden

(6) **imaginäre Helfer festlegen:** Symbole, Mottos, Power Animals festlegen, diese ständig erinnern

(7) **Gründe für Optimismus suchen:** Ressourcen, frühere Erfolge, Kompetenzen etc. ausfindig machen, die dafür sprechen, dass auch jetzt erfolgreiches Lernen wahrscheinlich ist

(8) **Zuversicht fördern:** die genannten Helfer gezielt fragen, welche guten Gründe sie sehen, dass das Lernen der neuen Fähigkeit gelingen wird

(9) **einen Stufenplan erstellen:** die Abfolge nacheinander folgender Lernschritte festlegen

(10) **Starten:** Verbindlich festlegen, wann es genau mit dem ersten kleinen Schritt losgeht

(11) **Protokollieren:** eine Methode festlegen, mit der man sich und anderen Rechenschaft ablegen kann, wie die Fortschritte ablaufen

(12) **sich auf Rückschläge vorbereiten:** Rückschläge gehören zu allem Lernen dazu! Daher gilt es, die Helfer frühzeitig zu bitten, wie sie in diesem Fall unterstützen sollen

(13) **Feiern und Danken:** rechtzeitig überlegen, wie der Fortschritt gebührend gefeiert werden kann, wann der Anlass dazu gegeben ist, wie den Helfern angemessen gedankt werden kann
(14) **neu erlernte Fähigkeiten weitergeben:** nachdenken, welche Menschen von diesen Lernfortschritten profitieren können
(15) **an die Zukunft denken:** Jetzt geht es darum, an Schritt 1 anzuschließen, das Leben als einen kontinuierlichen Lernprozess zu betrachten und sich den nächsten Lernschritt zu überlegen

Wesentlich für die Arbeit mit *ich schaff's* ist es, eine gute Vertrauensbeziehung zwischen Profis und Klienten herzustellen. Dafür werden manchmal viel Zeit und Mühe benötigt. Manchmal gelingt es auch nicht, weil die Umstände es nicht zulassen.

Eine zweite grundlegende Voraussetzung ist es, einen sicheren Rahmen zu schaffen, vor allem in Gruppensettings. Respektloses oder gar verletzendes Verhalten, darf von Profis nicht geduldet werden. Es gilt in solchen Fällen den Prozess sofort zu unterbrechen, bis eine Arbeitsatmosphäre von gegenseitigem Respekt wiederhergestellt ist.

! Die Methodik ist immer Träger einer inneren Haltung, das gilt auch für dieses Motivationsprogramm.

Fallbeispiel

Julian, 14 Jahre mit Christina Achner

Hintergrund. Der Kontakt wurde durch die alleinerziehende Mutter hergestellt, vermittelt durch Julians Lehrerin. Sie erklärte mir, dass sie mit Julian vor einiger Zeit bei einem Kinder- und Jugendtherapeuten vorstellig wurde und die Hypothese »Asperger-Syndrom« geäußert wurde.

Die Mutter beschreibt, dass Julian sich sowohl im Schul- als auch im privaten Kontext zurückziehe, keine Freundschaften habe und traurig wirke. Weiterhin raste er aus, wenn sie ihm ihre Sorgen mitteile; er schließe sich ein, schmeiße Gegenstände an die Wand – einschließlich seiner selbst gebauten Modelle.

Vorgehensweise. Zum Start beginne ich mit einem Ressourceninterview: Julians großes Interesse gilt dem Modellbau. Jede freie Minute verbringt Julian in seinem Zimmer, der »Werkstatt von Daniel Düsentrieb«. Er liebt es, wie aus tausend kleinen Teilen, unter seinen Händen ein Ganzes entsteht, ist stolz auf sein Fingerspitzengefühl, seine Ausdauer und legt größten Wert auf Schönheit und Korrektheit. Er verbindet dieses Interesse mit »stolz auf sich sein, abschalten von nervigen, komischen Gedanken und Gefühlen, sich wirksam erleben«.

Auf meine Frage, was ihn denn nerve, berichtet er Folgendes: Am meisten ärgere er sich über sich selbst. Er möchte gerne in Kontakt sein mit Jugendlichen, sehe keinen Weg, das umzusetzen, und fühle sich wie im Gefängnis. Seine nützlichste

Strategie sei, sich in sein Zimmer zu beamen. Seit einiger Zeit nehme der Stress mit seiner Mutter zu, die ihn ständig mit ihren Sorgen bedränge.

Auf meine Frage »Angenommen, du entscheidest dich dafür, dass wir beide uns in nächster Zeit öfters treffen, wozu möchtest du die Zeit denn nutzen?« lautete die Antwort: »Mein Gefängnis verlassen können.«

Wir begannen mit der Vision. Er griff die ihm vorgestellte Strategie Walt Disneys (Alexa Mohl, 1996), Problemen zu begegnen, sofort auf und bestimmte im Raum drei Positionen, wobei er Position zwei und drei für sich übersetzte in »der Stratege und der Vorsichtige«. In der Position des Visionärs reiste und träumte sich Julian in die Zukunft die er »Alles easy« nannte. Aus den Notizen seiner Ideen entstand eine »Alles-easy-Landschaft = AeL«. Im Mittelpunkt von »AeL« träumte sich Julian in einen Tüftler und Erfinder. Menschen suchen ihn auf, bitten ihn um Rat in schwierigen technischen Fragen. Er erfindet die wildesten Ideen, die vor ihm niemand erdacht hat. Julian sieht sich dabei inmitten von mehreren Personen, denen er von seinen Ideen erzählt, und zusammen versuchen sie die Ideen umzusetzen. Er sieht sich in einer Gruppe Motorad fahren, mit Zelt und Gepäck. Er lebt in einer WG und das ist so richtig cool.

Die Position des Strategen nutzte Julian, um konkret zu werden und Ziele zu formulieren, um sich seinem Traum anzunähern:

- lernen, Gedanken und Gefühle steuern zu können
- lernen, Geduld mit sich zu haben
- lernen, auf andere zugehen, sie anzusprechen und sich mitzuteilen
- lernen, auch wenn es schwer und fast unmöglich erscheint, es trotzdem tun

Die Position des Vorsichtigen diente Julian dazu, genau achtzugeben. Er möchte z. B. kleine Schritte gehen, experimentieren und daraus lernen, sich Unterstützer suchen, sich auf Zeiten vorbereiten, wenn es mal nicht so läuft.

Julian entschloss sich dazu, aus seinem Vorhaben ein Projekt zu machen, es bekam das Motto, **»DD«** (für Daniel Düsentrieb). Mit »DD« kam eine vierte Position in den Raum, als Metaposition, die sich im Verlauf des Prozesses als nützliche Ressource entfaltete. Julian genoss es, in die Position von »DD« zu schlüpfen. Bei unserem zweiten Treffen interviewte ich »DD« zu Julians Gefängnis. »DD« empfahl Julian, dass Gefängnis zu behalten. Er soll daraus in seiner Vorstellung einen sicheren und coolen Ort entwickeln. Ein Ort der Freiheit und Sicherheit. Julian nahm diesen Tipp sehr ernst und integrierte ihn in sein Vorhaben.

Wichtige Unterstützer für Julian waren:

- seine Mutter: für ihren Wunsch selbst die Verantwortung für sich zu übernehmen
- seine Lehrerin: für ihre Vermittlung im Kontext Schule
- sein Vater: für seine Hilfe im Projektmanagement, die er aus USA über Skype als praktische Tipps einbrachte.
- imaginärer Helfer »DD»: als Mutmacher

Optimismus tankte Julian bei seinem Interesse Modellbau. Er erinnerte sich an einige Situationen, die kaum lösbar erschienen, und trotzdem hat er nie aufgegeben.

Das Zutrauen der Mutter in Julian, gespeist aus den guten Erfahrungen der Vergangenheit, beeinflusste die Beziehung der beiden nachhaltig positiv. Diese Perspektive ermöglichte der Mutter, Julian vermehrt in seinen Kompetenzen wahrzunehmen, und die Sorgen nahmen ab, sodass sie ihre Aufmerksamkeit mehr auf sich selbst konzentrieren konnte.

Erster konkreter Schritt. Julian bastelte an einem Text zu guten Gedanken und Gefühlen (Berking, 2010), in Kombination mit einem inneren Ort der Sicherheit und Freiheit (Reddemann, 2010). Diesen Text diktierte Julian auf sein Handy und nahm sich vor, täglich dreimal den Text anzuhören in entspannter Atmosphäre. Aus der »DD«-Position kam noch der wichtige Tipp, aus dem Material der »AeL« eine Heldengeschichte zu erfinden, aufzuschreiben und kontinuierlich weiter zu entwickeln.

Mit seiner Lehrerin entwickelte Julian die Idee, in der Schule einige seiner Modelle auszustellen, daraus entwickelte sich eine Projektgruppe Modellbau unter Julians Leitung. Das war ein riesen Entwicklungsschritt von Julian, an dem als Berater im Hintergrund Julians Vater die tragende Rolle als »Fachmann« für Projekte eine wichtige Rolle einnahm.

Feiern und Danken. Die erste spontane Idee von Julian war ein Motorradtrip zusammen mit seinem Vater durch Kalifornien. Seine Mutter und Lehrerin wollte Julian zu einem Abendessen einladen, Julian kocht leidenschaftlich gerne.

Insgesamt hatte Julian sechs Termine im Zeitraum von acht Monaten mit mir. Im Rahmen seiner Möglichkeiten machte Julian mutige und erfreuliche Fortschritte.

Inzwischen sind einige Jahre vergangen, Julian hat bereits sein Abitur geschrieben. In der Auseinandersetzung mit seinem Vater entschied sich Julian erst einmal für eine Lehre, später möchte er gerne zur Universität gehen. Von Zeit zu Zeit meldet sich Julian bei mir. Er erzählte mir, dass es die Projektgruppe Modellbau an seiner ehemaligen Schule noch gibt. Einmal pro Woche bietet er für Schüler das Projekt an. Am Ende des Schuljahres gibt es eine Ausstellung. Julian und sein Vater verbrachten vier Wochen mit Motorrad und Zelt in Kalifornien.

83.4 Weitere Therapieoptionen

Der lösungsfokussierte Ansatz »ich schaff's« kann mit einer Vielzahl anderer Verfahren und Methoden kombiniert werden:

- Lerntheoretisch-verhaltenstherapeutische Methoden helfen beim Üben von neuem Verhalten
- Achtsamkeitsfokussierende Methoden helfen bei der Selbstbeobachtung
- Gesprächspsychotherapeutische Methoden helfen bei guten Joining

- Szenische Methoden helfen beim Veranschaulichen
- Gruppendynamische Methoden helfen bei der Umsetzung in Gruppen und Klassen

Voraussetzung ist immer eine lösungsfokussierte Ausrichtung.

83.5 Gute Erfahrungen und typische Probleme

»ich schaff's« sollte als Anleitung für uns Profis verstanden werden, Kinder und Jugendliche in ihrem So-Sein zu respektieren und sie anzuregen, Experten für die Lösung ihrer eigenen Herausforderungen zu sein. Da jeder Fall einzigartig ist, bewährt sich am Anfang anteilnehmende Neugier, um herauszufinden, was die individuellen Bedürfnisse sind, und jedes Problem als einen Hinweis auf Fähigkeiten, zu betrachten: Fähigkeiten, die verschüttet, vergessen, vernachlässigt oder neu zu entdecken sind!

! Im interkulturellen Kontext gilt für »ich schaff's«, sich kundig zu machen in der jeweiligen Kultur und Religion, Informationen einzuholen und Veränderungen vorzunehmen, um das Modell in die jeweiligen kulturellen Welten einpassen zu können.

Schwierigkeiten bei der Umsetzung basieren zum größten Teil darauf, dass den Klienten Ziele oder zu lernende Fähigkeiten aufgenötigt werden, die Erwachsene für erforderlich halten und hinter denen die Klienten selbst nicht stehen. Die zweithäufigsten Schwierigkeiten bestehen in mangelnder Nachhaltigkeit der Betreuung und zu wenig unterstützenden Helfern.

83.6 Empirische Befunde und kritische Einordnung

»ich schaff's« als lösungfokussiertes Motivationsprogramm ist eine Hilfe, um die therapeutische und beraterische Haltung der konsequenten Ressourcen-Suche methodisch umzusetzen. Die Studienlage ist bisher dünn. Es gib eine eher qualitative Studie (Bentner et. al., 2013). »ich schaff's« ist auch kein Allheilmittel und in manchen Fällen nicht hinreichend. Kinder und Jugendliche benötigen mehr als nur Beratung, was über die Möglichkeiten von »ich schaff's« hinausgeht. Sie benötigen Sicherheit, Anleitung durch gute Modelle, Experimentiermöglichkeiten, Grenzen, Hilfestellung, ganz einfach einen guten Rahmen. Manche von ihnen haben mehr, mache weniger Glück zu diesen Feldern. »ich schaff's« als niederschwelliges Angebot bietet allen etwas, auch denen mit schwereren Lernbedingungen.

FAQ

Wie lässt sich »ich schaff's« in der Arbeit mit »unkooperativen« Jugendlichen einsetzen?

Nach Steve de Shazer kann man sagen, dass die Idee von Widerstand nicht hilfreich ist. So etwas wie Widerstand zeigt allenfalls an, dass es noch nicht gelungen ist, Kooperation herzustellen. Wenn wir die Interessen und Bedürfnisse der Jugendlichen respektieren, ist Kooperation unvermeidlich! »ich schaff's« macht daher nur Sinn, wenn ausreichend Kooperation hergestellt ist.

Was ist zu beachten bei der Arbeit mit Jugendlichen, die Traumen erlebt haben?

Hier gilt es, Mut zu machen und dabei zu unterstützen, auf Ressourcen zu vertrauen und alles zu fördern, was das Kohärenzgefühl (Antonovsky, 1997) steigert. Hier gilt ebenfalls, mit Kindern und Jugendlichen nur solche Ziele anzugehen, die ihnen selber wichtig sind.

Was kann man tun mit »unkooperativen« Eltern?

Kinder und Jugendliche werden angehalten, sich Helfer zu suchen. Wenn die Eltern gute Helfer sind, umso besser. Wenn Eltern sich schwer tun, können andere Helfer dazu kommen. Auf jeden Fall erhöht sich die Kooperation ganzer Familien, wenn den Eltern mit Respekt begegnet wird.

Wie lässt sich mit »ich schaff's« in Zwangskontexten arbeiten?

Hier gilt es, fair und offen die Zwangskontexte und die eigene professionelle Rolle darin zu benennen und mit den Jugendlichen zu besprechen, welche Möglichkeiten bestehen, durch eigenen Einsatz die Freiheiten wieder zu erhöhen.

Weiterführende Literatur

Bauer, C. & Hegemann, T. (2008). Ich schaffs! – Cool ans Ziel. Das lösungsorientierte Programm für die Arbeit mit Jugendlichen. Heidelberg: Auer.

Furman B. (2017). Ich schaffs! in Aktion. Das Motivationsprogramm für Kinder in Fallbeispielen. Heidelberg: Auer.

Furman B. (2008b). Ich schaffs! Spielerisch und praktisch Lösungen mit Kindern finden. Heidelberg: Auer.

Hegemann, T. & Dissertori, B. (2018) Ich schaffs! in der Schule. Das lösungsfokussierte 15-Schritte-Programm für den schulischen Alltag. Heidelberg: Auer.

84 Elterliche Präsenz – Nonviolent Resistance (NVR) Elterncoaching

Uri Weinblatt

84.1 Hintergrund

Ursprünglich stammt das Konzept des gewaltlosen Widerstands aus dem sozialpolitischen Bereich. Benachteiligte Gruppen, die moralisch gegen den Einsatz von Gewalt in ihrem Kampf gegen Ausbeutung und Unterdrückung waren, zugleich aber den Eindruck hatten, dass Dialog und gutes Zureden ihrerseits nicht zum Ziel führten, entwickelten eine Reihe gewaltfreier Methoden, um ihren Kampf zu führen. Diese Strategien waren Inspiration für das Programm des gewaltfreien Elterntrainings (Nonviolent Resistance, NVR), das Eltern beim Umgang mit Kindern und Jugendlichen, die gewalttätiges und selbstschädigendes Verhalten zeigen, helfen sollte.

Die theoretische Begründung für den Einsatz von gewaltlosem Widerstand in diesem Bereich liegt in der elterlichen Hilflosigkeit. Eltern von Kindern mit schweren Verhaltensproblemen erleben sich dem Kind gegenüber häufig als machtlos (Bugental & Lewis, 1998), glauben, dass nichts hilft, und fühlen sich schon im Vorfeld drohender Forderungen und Konfrontationen besiegt. Einige lassen ihre Frustration in Strafen oder Gewalt münden; andere geben den machtvollen Forderungen des Kindes nach, und wieder andere oszillieren zwischen Impulsivität und Unterordnung.

NVR wurde als Alternative zur Verhaltensmodifikation entwickelt. Diese beruht auf der Annahme, dass durch Verstärkung und Bestrafung das kindliche Verhalten beeinflusst werden kann. Im NVR sollen die Eltern dem negativen Verhalten des Kindes widerstehen, anstatt es zu kontrollieren. Ein zentrales Prinzip des NVR ist, dass wir nur unsere eigene Reaktion und nicht die eines anderen bestimmen können.

Es wäre eine Illusion zu erwarten, dass Kinder mit dem ersten Einsatz von NVR ihre Gewalt bzw. ihr destruktives Verhalten aufgeben. Wenn Eltern beginnen, sich stärker auf das eigene Verhalten als auf das des Kindes zu konzentrieren, erleben sie jedoch mehr Kontrolle. Nicht Kontrolle über das Kind, sondern Kontrolle, die von der Fähigkeit herrührt, das eigene Verhalten zu steuern, die kindliche Reaktion zu antizipieren und Attacken oder Provokationen ohne Eskalation zu überstehen. Die Effekte von NVR zeigen sich zuerst bei den Eltern: Sie überwinden ihre Hilflosigkeit, werden selbstbewusster und sind in der Lage, ihre Frustration in produktive Handlungen umzuwandeln. Diese Prozesse führen zu einer neuen Situation, in der extremes Verhalten der Eltern und der Kinder nicht mehr so leicht aufrechterhalten wird. Die Nachricht an die Eltern lautet: »Ihr müsst nicht gewinnen – nur durchhalten!«. Dadurch sind die Eltern vom Druck, das Verhalten des Kindes verändern zu müssen, befreit und somit deutlich entlastet.

Die Sprache von NVR ist ausdrücklich eine Sprache des Kampfes. In der Therapie spricht der Therapeut offen über den elterlichen Kampf gegen das schädliche Verhalten des Kindes. Dieser »Kampf« unterscheidet sich jedoch grundlegend davon, was üblicherweise unter einem »Kampf« verstanden wird, denn

(a) die Eltern verpflichten sich zu einer gewaltlosen und nicht-demütigenden Haltung,
(b) die Eltern übernehmen Verantwortung für ihre eigene Seite im Prozess der Eskalation,
(c) im NVR ist das Ziel der Eltern nicht – wie sonst bei Kämpfen üblich –, den Gegner zu besiegen, sondern dem schädlichen Verhalten standzuhalten und dadurch sich selbst und das Kind zu schützen, und
(d) die Eltern bekämpfen das aggressive Verhalten ihres Kindes, während sie gleichzeitig die positiven Aspekte der Beziehung pflegen und fördern.

Diese Elemente charakterisieren NVR als einen »konstruktiven Kampf« im Gegensatz zu einem »destruktiven Kampf« (Alon & Omer, 2006).

84.2 Indikationen, Kontraindikationen und Nebenwirkungen

Die Behandlung von Kindern mit aggressiven oder anderen Verhaltensauffälligkeiten erfolgt über die Eltern. Die Daten zur Effektivität von Elterntrainings stützen diesen elternbezogenen Ansatz. Doch obwohl Eltern eine wichtige Rolle spielen, sind die Programme in der Regel auf die Kinder fokussiert, die Eltern werden als Mediatoren oder Co-Therapeuten betrachtet, die für das Verhalten der Kinder verantwortlich sind. In den letzten Jahren wurden Eltern aber mehr und mehr als Klienten mit ihren eigenen Bedürfnissen verstanden. Aus dieser Perspektive werden Verbesserungen der Reaktionen, des Selbstwerts, der wahrgenommenen Unterstützung und des Wohlbefindens der Eltern zu eigenen Therapiezielen. Der Behandlungserfolg bemisst sich insofern sowohl nach Veränderungen kindbezogener wie auch elternbezogener Variablen. Schließlich ist das Leid der Eltern nicht weniger real als das der Kinder und verdient daher auch nicht weniger Beachtung. Zudem kommen Verbesserungen elterlicher Gefühle dem Kind zu Gute: insbesondere dann, wenn sie zu mehr Präsenz der Eltern führen und impulsive Reaktionen und eskalierende Verhaltensweisen reduziert werden.

Da es sich bei NVR um ein Programm handelt, das elterlichen Werten und Bedürfnissen eine hohe Priorität gibt, ist es vor allem für solche Eltern attraktiv, die Schwierigkeiten mit dem Durchhalten anderer Programme haben. Beispielsweise können sich Eltern, die Schwierigkeiten mit kontrollfokussierten Ansätzen und Bestrafungen haben, häufig besser mit dem NVR-Ansatz identifizieren.

Ursprünglich wurde NVR als Elterncoachingprogramm für Kinder und Jugendliche mit schweren Verhaltensproblemen entwickelt – insbesondere für Familien, in denen ein Kind verbale oder physische Gewalt (gegen Geschwister oder Eltern) anwendet, deutliche Disziplinprobleme zu Hause und in der Schule zeigt, die Schule schwänzt, Drogen oder Alkohol missbraucht, stiehlt oder damit droht, sich das Leben zu nehmen oder wegzulaufen. Kinder, die sich so verhalten, kooperieren häufig nicht im therapeutischen Prozess. NVR akzeptiert diese scheinbar nicht vorhandene Motivation aufseiten des Kindes und versucht die Eltern nicht zu überzeugen, ihr Kind in die Therapie zu zwingen. Eltern, die fragen: »Wollen Sie unser Kind sehen?« wird dann geantwortet: »Nicht wirklich, Sie als Eltern sind genug«. Die Strategie, nur auf die Eltern als Mittel der Veränderung zu setzten, sendet ihnen die Botschaft: Sie sind diejenigen, die ihre Familie verändern können, sie sollten nicht darauf warten, dass ihr Kind motiviert ist, sich zu ändern, sondern sie können durch ihr Verhalten diese Motivation wecken. Hierdurch kann Eltern geholfen werden, die bereits alles (erfolglos) versucht haben, um mit den Kindern eine kooperative Beziehung aufzubauen. Zu verstehen, dass Veränderungen auch durch einseitige Handlungen entstehen können, entbindet sie davon, weitere (Streit-) Gespräche zu führen, die Frustration und Enttäuschung oder Passivität, Entfremdung und versteckten Ärger auslösen können.

NVR ist hoch bedeutsam in der Behandlung nicht-kooperativer Kinder und Jugendlicher, die noch nicht dazu bereit sind, an Therapie teilzunehmen. Außerdem ist NVR hochwirksam in Situationen, in denen die keine Kommunikation mehr zwischen Eltern und Kindern stattfindet und die Beziehung zwischen beiden teilweise oder komplett abgebrochen zu sein scheint.

Weniger bedeutsam ist NVR, wenn Kinder bzw. Jugendliche motiviert sind, Veränderungen durch aktives Zutun herbeizuführen, oder wenn Gespräche zu einer Verbesserung der Beziehung zwischen Eltern und Kindern führen. Folglich beginnen Therapeuten ihre Behandlung gern mit NVR und können dann bei sich verändernden Bedingungen und ersten Erfolgen auf alternative familientherapeutische Methoden zurückgreifen.

84.3 Klinische Praxis

Das NVR Programm (Omer & von Schlippe, 2004) beinhaltet vier Hauptarten von Interventionen (s. Tab. 84.1). Durch die Nutzung aller Interventionstypen können die besten therapeutischen Erfolge erzielt werden, denn jede Gruppe von Interventionen erhöht den Effekt der anderen Gruppen. Zum Beispiel ist die Demonstration elterlicher Präsenz (z. B. das Sit-in) meist effektiver, wenn Eltern vorher Versöhnungsgesten eingesetzt haben.

Tabelle 84.1 Hauptinterventionen des »Nonviolent Resistance (NVR) Elterncoachings«

Hauptgruppe der Interventionen	Ziele und Charakteristik
Demonstration elterlicher Präsenz	Interventionen, bei denen Eltern das Problemverhalten der Kinder durch die Demonstration ihrer Präsenz infrage stellen / herausfordern
Selbstkontrolle und Deeskalation	Interventionen, die auf die Reduktion und Prävention von Eskalationen abzielen
Unterstützung und öffentliche Meinung	Interventionen, die Eltern unterstützen, indem ein starkes soziales Netzwerk aufgebaut wird
Versöhnungsgesten	Interventionen, die positive Interaktionen zwischen Eltern und Kind fördern

Demonstration elterlicher Präsenz

Demonstrationen elterlicher Präsenz sind im NVR die zentralen Maßnahmen, um Eltern das Mittel elterlichen Widerstands beizubringen. Die Maßnahmen finden drinnen und draußen statt und richten sich nach den spezifischen Problemen des Kindes. Eine der zentralen Techniken, durch die Eltern ihre Präsenz zeigen können, ist das Sit-In. Hierfür betreten Eltern das Kinderzimmer, setzen sich hin und kündigen dem Kind an, dass sie im Raum bleiben werden und auf einen Vorschlag des Kindes warten, wie das Problemverhalten, das das Sit-In ausgelöst hat, zu vermeiden sei. Die Eltern werden instruiert, ruhig zu bleiben und Diskussionen und Provokationen zu vermeiden. Das Sit-In dauert bis zu einer Stunde, wenn nicht vorher ein akzeptabler Vorschlag des Kindes kommt. Der Therapeut bereitet die Eltern darauf vor, den verschiedenen Reaktionen des Kindes zu widerstehen, ohne dass es zu einer Eskalation kommt. Das Sit-In ist somit auch ein wichtiges Übungsfeld für die elterliche Prävention von Eskalationen. Es ist nicht als Bestrafung gedacht, sondern als Mittel, um elterliche Präsenz zu zeigen und die elterlichen Fähigkeiten zum Widerstand ohne Eskalation zu verbessern. Der Erfolg des Sit-Ins zeigt sich nicht nur in Veränderungen im kindlichen Verhalten, sondern in der Fähigkeit der Eltern, im Raum zu bleiben, Eskalationen zu vermeiden und Provokationen zu widerstehen. Erfolgreich ist ein Sit-In, wenn es den Eltern nicht nur das Gefühl gibt, dass sie deutlich spürbar anwesend waren, sondern auch in anderen Situationen hilft, präsenter zu werden. In einigen Fällen gelang es den Eltern, sich selbst, ihre Kinder und das Haus vor den aggressiven Ausbrüchen eines gewalttätigen Kindes zu schützen, ohne dass eine unmittelbare weitreichende Veränderung im Verhalten des Kindes stattfand. Ein Elternteil äußerte sich: »Er ist noch immer ein Tornado, aber das Haus ist eine deutlich sicherere Unterkunft geworden.«

Die Haupttechniken zur Demonstration von Präsenz außerhalb des Hauses sind die Telefonrunde und der elterliche Besuch. In der Telefonrunde reagieren die Eltern darauf, dass das Kind nicht zur vereinbarten Zeit nach Hause kommt. Dazu rufen sie Freunde des Kindes und deren Eltern (gewöhnlich zehn oder mehr) an, erzählen diesen, dass ihr Kind nicht nach Hause gekommen ist, und bitten um Hilfe. Außerdem bitten sie die anderen Eltern, ihren Kindern Bescheid zu sagen, dass sie nach ihrem Kind suchen. Die Eltern des betroffenen Kindes werden vorher gründlich instruiert, wie sie einer Eskalation seitens des eigenen Kindes vorbeugen können, sobald dieses nach der »taktlosen« Intervention nach Hause kommt. Die Telefonrunde ist dabei nicht nur ein Werkzeug, um das Kind zu finden, sondern zeigt dem Kind durch den Kontakt mit Freunden auch klar die Präsenz der Eltern und erweitert das Netzwerk der Eltern, indem manche Eltern der Freunde anschließend dem Unterstützungsnetzwerk beitreten.

Der elterliche Besuch meint das tatsächliche Auftauchen der Eltern an dem Ort, wo sich das Kind ohne Erlaubnis der Eltern aufhält. Eltern können dazu Nachtclubs, Straßenecken oder die Häuser von Freunden aufsuchen. Die Eltern werden zuvor instruiert, wie sie sich bei einem solchen Besuch verhalten sollen, um einer Eskalation der Situation vorzubeugen. Ähnlich wie beim Sit-In liegt der Schwerpunkt auf der Hilfe für die Eltern, mehr Präsenz zu zeigen, und dem Risiko der Eskalation zu widerstehen. Die Haltung der Eltern sollte dabei eindeutig keine kontrollierende Haltung sein. Beispielsweise sollten die Eltern, wenn sie am Aufenthaltsort des Kindes ankommen, in ruhigem Ton sagen: »Wir sorgen uns um dich und möchten, dass du mit uns nach Hause kommst. Wir wissen, dass wir dich nicht dazu zwingen können, uns zu gehorchen, und wir möchten das auch nicht. Wir werden hier bleiben und auf dich warten.« Eine ähnliche Ansprache ist charakteristisch für die Telefonrunde: »Wir haben kein Interesse daran, irgendjemanden anzurufen! Wenn du uns sagst, wo du hingehst und zur vereinbarten Zeit wiederkommst, werden wir niemanden anrufen. Wenn du das nicht tust, haben wir keine andere Wahl.« Obwohl die Telefonrunde und der elterliche Besuch gewöhnlich recht unangenehm für das Kind sind, sind die nicht-kontrollierende Haltung und das Leiden der Eltern oft Teil der Intervention (Man denke beispielsweise an Eltern, die eine Stunde lang in Eiseskälte darauf warten, dass ihr Kind eine Party verlässt.). Diese beiden Elemente erzeugen im Kind einen inneren Konflikt, der hilft, das eigene Verhalten zu verändern. Dies geschieht, indem sich das Kind für das neue Verhalten entscheidet, und nicht, weil es dazu gezwungen wird.

Unterstützung und öffentliche Meinung

Andere Personen in das einzubeziehen, was zu Hause passiert, ist ein entscheidender Baustein im Umgang mit negativen Verhaltensweisen des Kindes. Typische Aufgaben dieser Unterstützer im NVR sind

(a) den Widerstand der Eltern zu unterstützen und zu legitimieren (sowohl gegenüber den Eltern als auch gegenüber dem Kind);
(b) dabei zu helfen, das Siegel des Schweigens zu brechen und das negative Verhalten des Kindes zum Thema zu machen;
(c) in Situationen akuter Polarisierung oder Beziehungsabbruchs zwischen Eltern und Kind zu vermitteln;
(d) bei der Entschärfung akuter Eskalation zu helfen und
(e) das Kind durch öffentliche Meinung unter Druck zu setzen, sein negatives Verhalten zu reduzieren.

Dabei wird der Druck durch die öffentliche Meinung mit positiver Tönung aufgebaut. So können Unterstützer das Kind zum Beispiel anrufen oder besuchen, ihre Zuneigung und Sorge ausdrücken und Hilfe beim Lösen des Problems anbieten. In diesem Zuge sollten sie jedoch gleichzeitig betonen, dass das negative Verhalten inakzeptabel ist und das Kind damit aufhören muss.

Den Eltern wird geholfen, mehrere Helfer zu finden, um sie bei diesen Aufgaben zu unterstützen. Hierfür wird ein Brief »An die Unterstützer« aufgesetzt, in dem Ziele und Prinzipien der Behandlung dargelegt werden. Wenn möglich, wird die zweite oder dritte Sitzung des NVR genutzt, um die Unterstützer zu treffen.

Der Einsatz eines unterstützenden Netzwerks in NVR ähnelt dem anderer Ansätze (zum Beispiel im Multisystemischen Ansatz; s. Kap. 82). Der gezielte Einsatz der Unterstützer als Quelle öffentlicher Meinung, die den elterlichen Widerstand stärkt, ist jedoch spezifisch für NVR. Beispielsweise werden die Unterstützer explizit instruiert, das Kind nach einem aggressiven Ausbruch zu kontaktieren und ihm zu sagen, dass sie davon wissen und Hilfe anbieten wollen, um die Schwierigkeiten zu überwinden; wobei sie klar stellen, dass derartiges Verhalten inakzeptabel ist.

Selbstkontrolle und Deeskalation

Elterliche Machtlosigkeit erhöht das Risiko, dass Betroffene die Fassung verlieren, nachgeben oder zwischen beiden Extremen oszillieren. Genau diese beiden elterlichen Reaktionen verschärfen eine Eskalation. Es gibt zwei Typen von Eskalationen:

(a) komplementäre Eskalation, bei der das Nachgeben der Eltern die Ansprüche und Drohungen des Kindes erhöhen und
(b) symmetrische Eskalation, bei der Feindseligkeit Feindseligkeit erzeugt (Omer & von Schlippe, 2004).

Selbstkontrolle und Anti-Eskalations-Schritte sind essenzieller Teil des NVR Programms.

Übersicht

Zentrale Ansätze zur Stärkung elterlicher Selbstkontrolle

(a) Das »*Prinzip der Verzögerung*« sieht vor, dass Eltern nicht direkt auf schwieriges oder provokantes Verhalten des Kindes reagieren sollen. Stattdessen sollen sie dem Kind mitteilen, dass sie über das Problem nachdenken werden und später darauf zurückkommen werden. Dieses Prinzip wird durch die Maxime »*Schmiede das Eisen, wenn es kalt ist*« illustriert;
(b) »*Der Provokation standhalten*« bezieht sich auf den Teil des Programms, der dem Erkennen der Verhaltensmuster von Eltern und Kind, die zu Eskalation und Kontrollverlust führen, und der Entwicklung alternativer, nicht-eskalierender Reaktionen gewidmet ist;
(c) die *nicht-kontrollierende Haltung*, welche sich auf das systematische Vermeiden von Handlungen und Aussagen bezieht, die Botschaften vermitteln wie: »Ich bin der Chef«. Die Eltern werden unterstützt, gegenteilige Botschaften zu

senden, wie zum Beispiel: »Ich kann dich nicht kontrollieren! Ich kann nur mich selbst kontrollieren und deinen negativen Verhaltensweisen widerstehen.«. Diese nicht-kontrollierende Haltung reduziert das Bedürfnis des Kindes zu beweisen, das die Eltern falsch liegen, und befreit die Eltern davon, das Kind zum Gehorsam zu bringen. So wird dem Widerstand der Zwangscharakter genommen.

Versöhnungsgesten

Versöhnungsgesten sind Verhaltensweisen, die dazu dienen, geschädigte Beziehungen zu reparieren und weitere Eskalation zu verhindern. Hierzu gehören Erklärungen, die zeigen, dass das Kind respektiert wird, Vorschläge für gemeinsame Aktivitäten, Entschuldigungen und symbolische Geschenke. Die Versöhnungsgesten der Eltern werden einseitig gesendet und sind nicht an positives Verhalten des Kindes geknüpft – hierin unterscheiden sie sich also maßgeblich von positiver Verstärkung.

Das Ziel der Gesten besteht darin, die positiven Aspekte der Beziehung zu fördern und aufrechtzuerhalten; sie laufen parallel zum elterlichen Widerstand ab und motivieren Eltern teilweise sogar, schwierigere Maßnahmen (z. B. Sit-Ins) zu versuchen.

Fallbeispiel

Versöhnungsgesten zeigen

Hintergrund. David (48) und Sara (43) kamen verärgert und besorgt zur Therapie. Ihr 15-jähriger Sohn Bruno kam in letzter Zeit mehrmals betrunken nach Hause und brauchte sogar medizinische Hilfe. In den letzten Monaten verbrachte er viel Zeit mit einer Gruppe von Freunden, die viel trinken und bis spät nachts unterwegs sind. Wenig überraschend kommt er daher ab und an zu spät zur Schule oder schwänzt ganze Tage. Die Eltern haben immer wieder versucht, mit Bruno darüber zu sprechen, aber diese Versuche führen zu Auseinandersetzungen, in denen der Sohn herumschreit und sogar Dinge zerstört. Die Eltern baten Bruno, zu einem Therapeuten zu gehen, was er mit »Ich hab kein Problem, ihr habt eins! Ihr solltet mal in Therapie gehen!« quittierte. Sie haben versucht, mit Bestrafungen wirksam zu werden, und haben sein Handy eingezogen. Dies veranlasste den Sohn dazu, seiner Mutter das Handy wegzunehmen und zu erklären: »Du bekommst dein Handy zurück, wenn ich meins wieder habe!« An dieser Stelle haben die Eltern beschlossen, Hilfe für sich selbst zu suchen.

Vorgehensweise. Normalerweise beginnt der NVR-Prozess mit einer kurzen Intervention, die »Die Ankündigung« genannt wird: Die Eltern lesen dem Kind eine kurze Nachricht vor, die klar stellt, wie sich die Dinge von nun an zu Hause verändern werden. Diese nur einige Minuten in Anspruch nehmende Intervention ist ein erster, sehr wichtiger Schritt, elterliche Präsenz zu zeigen. Die Eltern nehmen wieder eine aktive Rolle ein und haben eine erste Möglichkeit, Strategien zur Selbstkontrolle und Deeskalation anzuwenden.

Mithilfe des Therapeuten schrieben die Eltern folgende Botschaft:

»Lieber Bruno,

In den letzten fünf Monaten gab es sehr viele Spannungen zwischen uns. Da war zu viel Alkohol und zu viele verpasste Schultage. Wir haben uns entschieden, alles zu tun, um unsere Beziehung zu dir wieder zu verbessern und dich vor Dingen zu schützen, die dir schaden. Um das zu erreichen, werden wir Folgendes tun: (a) Wir werden in deinem Leben wieder präsenter sein. (b) Wir werden es nicht akzeptieren, wenn du an Schultagen trinkst. Und (c) wir werden unser Möglichstes tun, um dir zu helfen, in der Schule wieder Erfolge zu haben. Wir werden auch andere Leute, denen du und unsere Familie am Herzen liegen, mit einbeziehen, um uns zu helfen. Diesen Brief schreiben wir dir, weil wir uns um dich sorgen und dich lieben,

Mama und Papa. »

Am nächsten Tag lasen die Eltern Bruno ihren Brief vor. Davon war er nicht beeindruckt: »Das ist doch dumm! Ich werde machen, was ich will, es ist mein Leben!«. Die Eltern reagierten hierauf nicht und blieben still. Ein paar Tage später, als Bruno abends nicht nach Hause kam, fuhren die Eltern zu einem Park, in dem ihr Sohn häufig mit seinen Freunden war. Sie fanden Bruno mit ein paar anderen Jungs trinkend vor. Sie näherten sich der Gruppe und setzten sich auf eine Bank, um die Gruppe zu beobachten. Bruno, der gemerkt hatte, dass seine Eltern ihn beobachten, versuchte zunächst sie zu ignorieren. Seine Freunde, die sich in der Situation unwohl fühlten, forderten ihn auf, mit seinen Eltern zu sprechen, um sie los zu werden. Bruno kam auf sie zu: »Verpisst euch! Ihr seid peinlich. Wenn ihr nicht abhaut, haue ich von zu Hause ab!«. Hierauf antworteten die Eltern ruhig: »Wir kümmern uns um dich. Wir werden nicht gehen. Wir werden hier bleiben und aufpassen, dass du dich nicht betrinkst.« Die Eltern blieben für eine Stunde dort sitzen. Die Gruppe, die sich durch ihre Anwesenheit gestört fühlte, hörte auf zu trinken und verließ den Park. Die Eltern folgten ihrem Sohn weiter. Als Bruno realisierte, dass seine Eltern nicht aufgaben, kam er erneut auf sie zu: »OK. Ich komme heim. Seid ihr jetzt zufrieden?!« In den nächsten Tagen zog sich Bruno von seinen Eltern zurück und sprach nicht mehr mit ihnen.

Die Eltern waren instruiert, Versöhnungsgesten zu zeigen, und hörten auf, ihn zu kritisieren oder zu beschuldigen. Stattdessen begannen sie, mit ihm zu reden, und luden ihn in ein Restaurant ein. Diese Angebote schlug Bruno aus, zog sich jedoch etwas weniger zurück.

Die Eltern bezogen zwei Onkel ein, die Bruno mochten. Diese sprachen mit Bruno und sagten ihm, dass sie wüssten, was die Eltern getan hätten, und das gut fänden. Sie erklärten ihm, dass die Eltern sich so verhielten, weil sie ihn lieben und an ihn glauben. Nach diesem Gespräch begann Bruno wieder, mit seinen Eltern zu sprechen.

In den folgenden Wochen mussten die Eltern noch dreimal zum Park kommen. Diese Aktionen ließen Bruno deutlich weniger trinken und er hielt sich abends auch nicht mehr so viel draußen auf. Außerdem schufen sie eine Distanz zwischen ihm und seinen Trinkkumpanen, da diese Bruno seltener einluden, weil sie befürchteten, dass unweigerlich Brunos Eltern als ungebetene Gäste wieder mitkommen würden.

In dieser Zeit hatte Bruno ein paar gute Gespräche mit einem seiner Onkel, in denen er auch zugab, dass diese Freundesgruppe einen negativen Einfluss auf ihn hat. Außerdem äußerte er die Befürchtung, in der Schule zu versagen. Daher wurde ein Nachhilfelehrer für ihn gefunden und zum ersten Mal in seinem Leben akzeptierte Bruno diese Hilfe. Seine Schulleistungen wurden in der Folge deutlich besser.

Nach drei Monaten Therapie berichteten die Eltern, dass Kämpfe zu Hause nur noch selten vorkämen und Bruno mehr Zeit mit ihnen verbringe. An Wochenenden trinke er zwar noch Alkohol, komme aber nicht mehr betrunken nach Hause.

84.4 Gute Erfahrungen und typische Probleme

Traditionelle Ansätze zur Disziplinierung problematischen Verhaltens erscheinen Fachleuten und Eltern zunehmend problematisch. NVR dagegen bietet mit seinem elternorientierten Ansatz und durch Vermeidung der Eskalationsfalle »Macht und Kontrolle« ein Modell elterlicher Autorität, das in den Augen von Eltern und Therapeuten sinnvoll und akzeptabel ist. Damit ist NVR eine dringend benötigte Alternative zu vorliegenden Elterntrainings. Während viele Behandlungsansätze auf der Theorie des sozialen Lernens aufbauen, fokussiert NVR auf Präsenz und Deeskalation. Ansätze, die Bestrafung nutzen, können zu Eskalation – insbesondere bei älteren Kindern – führen. Bestrafte Kinder drohen damit, ihre Eltern zu strafen, und tun dies tatsächlich auch häufig. Den Annahmen der Lerntheorie folgend , hätten die Eltern dann keine Alternative, als die Dosis ihrer Bestrafung zu erhöhen, was die Gefahr mit sich bringt, dass die Kinder in gleicher Weise reagieren. Das Modell empfiehlt also Strategien, die unter Umständen zu einer schnellen Eskalation führen können. Hierbei handelt es sich nicht um ein rein theoretisches Problem – Eltern berichten häufig, dass die Angst vor der Reaktion ihres Kindes das Haupthemmnis im Einsatz von Sanktionen ist. NVR bietet einen Weg aus dieser Sackgasse.

Obwohl NVR entwickelt wurde, um sich vor allem den Bedürfnissen von Eltern zu nähern, beinhaltet es dennoch Herausforderungen. Die erste besteht darin, die Eltern dazu zu bewegen, gegen das destruktive Verhalten ihres Kindes einzuschreiten. Viele Eltern haben Angst vor ihrem Kind oder davor, dass sich das Kind selbst verletzten könnte. Der Therapeut muss also eine gute Balance zwischen Unterstützung und Ermutigung finden, um die Eltern und ihre Ängste zu validieren. Das bedeutet oft, nur langsam vorzugehen und den elterlichen Ängsten den nötigen Raum zu geben. Die zweite und meist größere Herausforderung besteht darin, Dritte in die Situation innerhalb der Familie mit einzubeziehen. Eltern von Kindern mit Verhaltensproblemen haben oft viel zu verstecken. Sie schämen sich häufig für ihre Erziehung und das Verhalten ihrer Kinder, dafür, Hilfe zu brauchen, und für ihre eigene Hilflosigkeit. Für den Prozess, Helfer zu akquirieren, ihnen Einblick in das Familienleben zu geben und eine Politik der Offenheit zu etablieren, müssen die Eltern einige Hindernisse überwinden, die vor allem mit der Angst vor Bloßstellung zu tun haben (Weinblatt, 2013). Die Ängste beinhalten:

- **Scham, weil man Hilfe braucht.** Eltern haben häufig Sorge, dass ihre Bitte um Hilfe abgelehnt wird. Nach Hilfe zu fragen macht die Eltern verletzbar für Ablehnung.
- **Angst vor dem Versagen.** Es gibt keine Garantie dafür, dass das Einbeziehen anderer die Beziehung zwischen Eltern und Kind verändern wird. Eltern, die bereits eine Art Niederlage erleben oder erlebt haben, können kein weiteres Versagen gebrauchen. Misserfolge würden sie nur weiter beschämen.
- **Die Angst vor Stigmatisierung.** Eltern befürchten, dass das Einbeziehen Dritter zu einer Stigmatisierung und Ablehnung ihres Kindes führen könnte. Ebenso fürchten sie, selbst als schlechte, schwache und inkompetente Eltern stigmatisiert zu werden.

Therapeuten sollten mit den Eltern ihre Ängste besprechen und ihre Befürchtungen validieren. In diesen Gesprächen muss der Therapeut den Eltern helfen herauszufinden, wer aus dem sozialen Umfeld tatsächlich ein guter Unterstützer sein kann, wie diese Person angesprochen und in ihrer Rolle als Helfer angelernt werden kann.

84.5 Empirische Befunde und kritische Einordnung

Eine erste Evaluationsstudie zu einem NVR-Training mit Eltern von Kindern mit akuten Verhaltensproblemen (fünf Therapiesitzungen und zehnmalige telefonische Unterstützung) konnte im Vergleich zur Wartegruppe eine Reduktion der elterlichen Hilflosigkeit und der eskalierenden Verhaltensweisen sowie einen Anstieg der wahrgenommenen sozialen Unterstützung nachweisen (Weinblatt & Omer, 2008). Die über die Eltern erfassten negativen Verhaltensweisen von Kindern konnten ebenso reduziert werden. Studien in anderen Ländern (Deutschland, Belgien und England) zeigten die Wirksamkeit von NVR in einer Vielzahl sozialer und kultureller Settings (Oleffs et al., 2009; van Holen et al., 2015). Diese Studien konnten belegen, dass NVR Gewalt und andere externalisierende Symptome, Eltern-Kind-Eskalationen und elterliche Hilflosigkeit deutlich reduzieren konnte. Behandlung mit NVR half Eltern auch, gegenüber den Kindern eher positive und fürsorgliche Gesten zu zeigen, häufig in Situationen, in denen positive Interaktionen wegen chronischer Konflikte unmöglich geworden waren. Umsetzbarkeit und Akzeptanz der Behandlung waren hoch, ebenso wie die elterliche Zufriedenheit.

NVR wurde auch für andere Bedingungen angepasst und angewandt, in denen Betreuer mit aggressivem oder gewalttätigem Verhalten zu tun haben. In Kapitel 78 wird ein weiteres Elterncoaching beschrieben, das nachweislich wirksam bei Kindern mit Angst- oder Zwangsstörungen ist (Lebowitz, 2013).

FAQ

Sieht der Therapeut das Kind jemals im Rahmen des NVR Coaching?
Es ist nicht notwendig, dass der Therapeut das Kind sieht, um Erfolg zu haben. Meistens verweigert das Kind selbst eine Therapieteilnahme. Häufig ist es so, dass Eltern erleichtert sind, wenn sie erfahren, dass es nicht notwendig ist, das Kind zur Therapie mitzubringen, da sie daran vorher schon mehrfach gescheitert sind.

Müssen die Eltern schon zu Beginn des therapeutischen Prozesses über das Prinzip des gewaltlosen Widerstands aufgeklärt werden?
Die »Theorie« des gewaltlosen Widerstands müssen Eltern nicht kennen, um das NVR Programm anwenden zu können. Dennoch erhalten Eltern in manchen Elterncoachings umfangreiche Informationen zur Entwicklung des NVR und seinen Prinzipien. Diese Praxis erwies sich als sinnvoll.

Wie lang dauert der therapeutische Prozess?
NVR wurde als Kurzintervention (fünf bis zehn Sitzungen) entwickelt. Trotzdem dauert die Behandlung in manchen Familien, in denen das Kind schwere Probleme mit der Emotionsregulation mitbringt, länger.

Ist es für Eltern schwer, Unterstützer zu involvieren?
Für einige Familien ist es nicht leicht, Außenstehende in »Familienangelegenheiten« einzubeziehen. Viele Eltern haben Angst, dass sie von anderen kritisiert oder sogar beschämt werden. Sie fürchten, dass der Ruf ihres Kindes Schaden nimmt.

In anderen Situationen erklären Eltern, keine geeignete Person zu kennen. Im Rahmen des NVR werden diese Ängste validiert und versucht, die Gefahr von Verurteilung und Beschämung zu reduzieren. Unsere Erfahrung zeigt, dass selbst sehr isolierte Familien Unterstützer finden können, besonders dank moderner Technik, mit der auch weit entfernt lebende Angehörige Einfluss nehmen können.

Ist das Sit-In eine Art Bestrafung?
Nein, dabei handelt es sich um eine Form des Protests und der Demonstration. Da Eltern instruiert werden, sich möglichst ruhig und still zu verhalten, wurde z. T. kritisiert, dass dies an Ignorieren als Bestrafung erinnert. Der Hauptgrund, warum Eltern instruiert werden, ruhig zu sein, liegt darin, dass häufig jede Art der Konversation Aggressionen beim Kind triggern kann. Das Stillsein hat also das Ziel, die Intervention für alle Beteiligten möglichst sicher zu gestalten.

Weiterführende Literatur

Omer, H. & Schlippe, A. von (2004). Autorität durch Beziehung. Praxis des gewaltlosen Widerstandes in der Erziehung. Göttingen: Vandenhoeck & Ruprecht.

85 Mentalisierungsbasierte Therapie mit Familien (MBT-F)

Eia Asen • Uri Weinblatt

85.1 Hintergrund

Die Begriffe Mentalisation und Mentalisieren werden häufig synonym verwendet, wobei das Verb »Mentalisieren« besser darstellt, dass es sich um einen aktiven, ständig ablaufenden Prozess handelt und nicht um eine stabile Eigenschaft oder einen fixierten Geisteszustand. Dieser hauptsächlich unbewusst und ohne größere kognitive Anstrengungen ablaufende Prozess ist am einfachsten damit zu beschreiben, dass wir uns selbst von außen und die anderen von innen wahrzunehmen versuchen. Mentalisieren (Fonagy, 1991; s. auch Kap. 22) bezieht sich auf Einstellungen und Fähigkeiten, die zum Verständnis eigener und fremder mentaler Zustände und deren Verbindungen zu Gefühlen und Verhalten notwendig sind.

Der rekursive Charakter dieses Prozesses schafft die Verbindung zum systemischen Ansatz. Mentalisieren bezieht sich auf den Prozess des Wahrnehmens und Interpretierens menschlichen Verhaltens hinsichtlich bewusster mentaler Zustände wie Gefühle, Bedürfnisse, Motive oder Absichten. Dieser ist wesentlich für die Repräsentation, Kommunikation und Regulation von Gefühlen und Glaubenssätzen, die mit den eigenen Wünschen und Bedürfnissen im Zusammenhang stehen. Das Mentalisieren ermöglicht es uns also, ein Bild der Gedanken, Gefühle und Intentionen unserer Mitmenschen zu erfassen, um so ihre Handlungen verstehen zu können. Dies passiert in gleicher Weise, wie wir auch unsere eigenen subjektiven Erfahrungen verarbeiten. Diese Fähigkeit entwickelt sich bereits im Zuge früher Bindungsbeziehungen; sind diese beeinträchtigt und gestört, kann das daher zu entwicklungsbedingter Vulnerabilität des Mentalisierens führen (s. Kap. 1).

Interaktion mit anderen. Mentalisieren entwickelt sich in Interaktionen mit anderen und ist ein grundlegend bidirektionaler oder transaktionaler sozialer Prozess: Wie gut wir Andere verstehen können, hängt auch davon ab, wie gut die Menschen in unserer Umgebung mentalisieren. Die Erfahrung, wie andere mentalisieren, verinnerlichen wir, so dass unser eigenes Einfühlungsvermögen wächst und wir so besser an interaktiven sozialen Prozessen teilhaben können.

Effektives Mentalisieren setzt sich aus vier Komponenten oder Dimensionen zusammen:

(1) automatisiertes versus kontrolliertes Mentalisieren
(2) Mentalisieren der eigenen Person versus anderer
(3) Mentalisieren internaler versus externaler Merkmale
(4) kognitives versus affektives Mentalisieren

Effektives Mentalisieren erfordert ein Gleichgewicht dieser Dimensionen, wobei es vom Kontext abhängt, welche mehr, welche weniger abgerufen werden.

Mentalisieren unter Stress. Unter Stress kommt es beinahe zwangsläufig zu Schwierigkeiten beim Mentalisieren. Ist es nicht möglich, den Prozess des Mentalisierens wieder zu harmonisieren, so kann schnell ein Teufelskreis entstehen, bei dem intensive Gefühle dazu führen, dass die Fähigkeit zur Reflexion über eigene und fremde Gedanken und Gefühle zeitweise verloren geht. Ein Hauptanliegen der MBT-F ist es daher, die Fähigkeit zum Mentalisieren auch in emotional hoch aufgeladenen Familiendiskursen, die oft zu inner-familiärer Gewalt führen, zu erhöhen und aufrechtzuerhalten. Die oberste Zielsetzung therapeutischer Interventionen besteht darin, Familienmitgliedern zu helfen, die Vorläufer konflikthafter und problematischer Begegnungen sowie die daraus entstehenden Dynamiken und Interaktionen frühzeitig zu mentalisieren.

Der Fokus der Arbeit liegt dabei auf den Kontexten, die spezifische Gefühle, Bedürfnisse, Wünsche, Vorstellungen und Gedanken hervorrufen, die dann wiederum zum Zusammenbruch des Mentalisierens beitragen. Ziel des MBT-F ist es also, den Kreislauf des Nicht-Mentalisierens zu durchbrechen, bevor dieser zu weiteren verwirrenden und destruktiven Interaktionen zwischen den Familienmitgliedern führt.

Unterstützung effektiven Mentalisierens. Da defizitäres oder nicht-effektives Mentalisieren dauerhaft negative Auswirkungen auf die Funktionalität einer Familie haben kann, versucht MBT-F, Nicht-Mentalisieren abzuwenden und effektives Mentalisieren zu fördern. Tabelle 1 gibt einige Merkmale effektiven Mentalisierens wieder. MBT-F basiert auf der Annahme, dass Stärken des Mentalisierens identifiziert, validiert und gefördert werden müssen. MBT-F beschäftigt sich *nicht* damit, »pathologische« Mentalisierungsmuster zu analysieren, und strebt auch nicht an, spezifische »dysfunktionale« Denk- und Verhaltensweisen zu ändern.

Übersicht

Merkmale effektiven Mentalisierens

- **Offenheit für Neues:** Neugier für mentale Zustände entwickeln
- **Bewusstsein für Konsequenzen:** verstehen, wie unsere Gedanken, Gefühle und Handlungen sich auf andere auswirken — und wie wir selbst von denen anderer betroffen sind
- **Undurchsichtigkeit mentaler Zustände:** wissen, dass man sich der mentalen Zustände anderer nie ganz sicher sein kann
- **Perspektivübernahme:** sich selbst durch die Augen des anderen sehen können und würdigen, dass andere die Welt anders wahrnehmen könnten als man selbst
- **reflexive Erwägungen:** flexibel, entspannt und offen nach den Gedanken und Gefühlen anderer streben, statt sie kontrollierend oder zwanghaft zu jagen
- **Versöhnlichkeit:** verstehen, dass Handlungen anderer, selbst wenn sie verletzend sind, aus einem legitimen mentalen Zustand resultieren
- **Fähigkeit des »Gebens und Nehmens«:** abwechseln können

Teil IX

- **autobiografische Kontinuität:** vergangenes und aktuelles Erleben verbinden können
- **Glaube an Veränderbarkeit:** hoffen, dass sich Dinge ändern können
- **Verantwortungsübernahme:** Zurechnungsfähigkeit vermuten
- **Vertrauen:** nicht-paranoide Einstellungen annehmen
- **Verspieltheit und Selbstironie:** sich selbst nicht zu ernst nehmen
- **Demut:** sich der Grenzen eigener Fähigkeiten und eigenen Wissens bewusst sein

Effektives Mentalisieren bedarf keiner ständigen expliziten Reflexion. Das wäre kaum umzusetzen und stünde jeder Spontaneität im Weg. Das Ziel der Behandlung ist es vielmehr, jedes Familienmitglied dazu zu befähigen, ausgewogenen zu mentalisieren und sich dabei dem Kontext je nach Bedarf flexibel und kreativ anzupassen.

Die therapeutische Haltung zielt darauf ab, ein Gleichgewicht in der therapeutischen Arbeit zu erzeugen: Der Therapeut möchte nicht erreichen, dass die Familienmitglieder ihre Äußerungen exzessiv oder zwanghaft reflektieren. Er ermutigt sie vielmehr, ein Gleichgewicht zu finden zwischen Intuition und Reflexion, Ergründen und Erspüren, In-sich-hinein-hören und Auf-Situationen-schauen, über eigene Reaktionen und das Erleben anderer nachzudenken.

Das kann erreicht werden, indem man den Pol fördert, der der bevorzugten Art des Diskurses entgegengesetzt ist. Beispielsweise kann eine übermäßige Abhängigkeit von kognitiven Bedürfnissen ausbalanciert werden, indem Familienmitglieder darin unterstützt werden, sich auf die emotionalen Auswirkungen fest verankerter Vorstellungen zu konzentrieren.

85.2 Indikationen, Kontraindikationen und Nebenwirkungen

Der mentalisierungsbasierte Ansatz eignet sich unserer Ansicht nach für alle Fragen und Problemstellungen, die Familien ins Behandlungszimmer führen. Spezifische Techniken des Mentalisierens können in jedes psychotherapeutisches Modell und Setting integriert werden.

Die Indikation für eine »pure« Mentalisierungsbasierte Therapie mit Familien (MBT-F), wenn sie denn wirklich als spezifische Modalität gebraucht würde, wäre die Arbeit mit Verhaltens- und emotionalen Problemen bzw. Störungen im Bereich der Kinder- und Jugendpsychiatrie. Bezüglich der Arbeit mit Erwachsenen und ihren Familien wurde bisher kein spezifisches Modell entwickelt, jedoch erfolgreich evaluierte Ansätze zur einzeltherapeutischen Behandlung, insbesondere von Borderline-Persönlichkeitsstörungen und (komplexen) Traumafolgestörungen (s. Kap. 40).

Kontraindikationen bestehen beim Vorliegen schwerwiegender Lernbehinderungen und akuter Psychosen, da Halluzinationen und Wahnvorstellungen so überwältigend sein können, dass die Fähigkeit des Mentalisierens zeitweise total blockiert ist.

85.3 Klinische Praxis

Die therapeutische Haltung. Der primäre Fokus des Therapeuten liegt auf dem mentalen Status (Gedanken, Gefühle, Wünsche, Bedürfnisse, Einstellungen, etc.) der einzelnen Familienmitglieder sowie den Beziehungen zwischen den Familienmitgliedern (Asen & Fonagy, 2014). Der Therapeut erkennt verschiedene Perspektiven an und vermittelt den positiven Wert einer solchen Vielschichtigkeit. Dabei muss er konstant und explizit überprüfen, ob er das, was die Patienten zum Ausdruck bringen, korrekt interpretiert (»Habe ich Sie richtig verstanden: ... ?«). Hierdurch zeigt der Therapeut, dass er die Gefühle anderer nicht einfach erahnen oder wissen kann, ohne sie durch explizites Fragen zu eruieren. Außerdem hilft er einem Familienmitglied, auszudrücken, was es fühlt, indem er die Unterhaltung durch das Stellen derartiger, augenscheinlich »naiver« Fragen unterbricht.

Vorgehensweise. Ein Mentalisierungselement wird durch den Therapeuten eingeführt, indem er einseitige oder anschuldigende Aussagen (wie z. B. »Er versucht immer mich aufzuziehen!«) unterbricht und fragt: »Und fühlt sich das an, als ob er Sie absichtlich ärgern wollen würde?«.

Der Therapeut kann zirkuläre Fragen stellen, um Mentalisieren anzuregen. Eine Möglichkeit hierzu wäre die Frage nach der Beziehung zwischen zwei Familienmitgliedern an einen Dritten (z. B. » Was denkst du, wie es für deine Mutter war, als du im Auto diesen Trotzanfall hattest?«, »Was glaubst du, welche Gefühle deine Eltern zueinander hatten, als du so herumgeschrien hast?«).

»Was wäre wenn«-Fragen können ebenso hilfreich sein. Wenn beispielsweise ein Kind einen Trotzanfall hatte, bei dem es die Eltern dazu bewegen wollte, mit dem Auto anzuhalten: »Wie hättest du dich gefühlt, wenn deine Eltern angehalten hätten?«; und zur Mutter: »Was nahmen Sie an, was Ihr Sohn gedacht und gefühlt hätte, hätten Sie einfach angehalten?«

Mentalisierungsfokussierte Interventionen beginnen meist mit Fragen zur Orientierung und enden damit, eine gemeinsame »Gefühls-Sprache« zu etablieren. Der interpersonale und emotionale Kontext bedeutender Ereignisse wird in Bezug auf den begleitenden mentalen Status erschlossen. Dies kann jedoch sehr aufwändig sein, da Menschen häufig den Ablauf und die Fakten von Ereignissen umdeuten. Dabei kann der Therapeut als positives Modell dienen, indem er nach Erklärung und Reflexion fragt und immer wieder der Sequenz »stopp, wiederholen, explorieren und reflektieren« folgt. Das ist besonders dann nützlich, wenn man auf sehr ausgeprägte Formen des Nicht-Mentalisierens stößt. Eine wichtige Komponente des Ansatzes ist die wiederholte Überprüfung dessen, was das Mentalisieren gestört oder verhindert hat. Wenn der Therapeut nicht-bewusst aufhört, die Gefühle und Gedanken zu prüfen, die kurz vor dem Rückgang des Mentalisierens auftraten, dann könnten diese unbeabsichtigt das Nicht-Mentalisieren aufrechterhalten oder noch weiter intensivieren.

Die Technik »Pausieren und Überprüfen« als Teil der Mentalisierungsschleife (s. Abb. 85.1) verlangsamt Interaktionen und erlaubt es den Familienmitgliedern, schrittweise effektiv(er) zu mentalisieren, sodass Gefühle, Kognitionen und der Fokus auf sich selbst und die anderen gleichgewichtig integriert werden können. Es ist nicht einfach, den Anspruch des ausbalanciert abgestimmten Mentalisierens im therapeutischen Prozess umzusetzen. Nur mit viel Übung und Supervision ist es möglich, diese therapeutische Haltung, die als Prinzip einfach zu formulieren ist, sicher und konsequent anzuwenden.

Die Sequenz (1) Handlung, (2) Pause und (3) Reflexion kommt bei vielen Techniken zur Anwendung. Sie hat das Ziel, das Mentalisieren wiederherzustellen und effektiv zu gestalten. Die Wiederherstellung des Mentalisierens spiegelt sich in Kommentaren, die die Merkmale effektiven Mentalisierens (s. Übersicht) aufweisen.

Die Mentalisierungsschleife

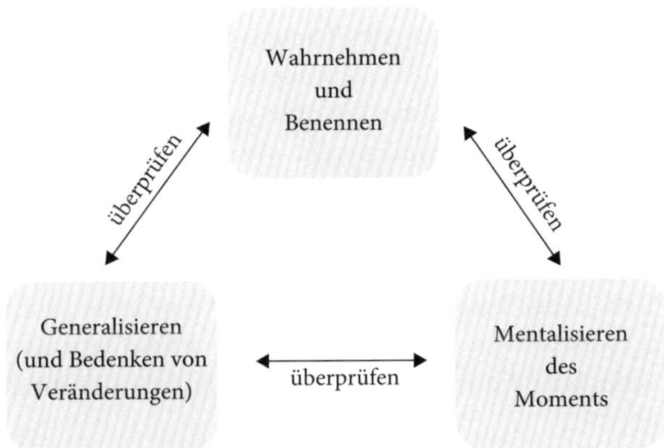

Abbildung 85.1 die Mentalisierungsschleife

Der MBT-F-Therapeut verfolgt fortlaufend die Mentalisierungsfähigkeit der Familienmitglieder, um mentale Zustände sichtbar zu machen. Sollte die Fähigkeit zum Mentalisieren geschwächt sein, tritt der Therapeut unterstützend auf und hilft, die Fähigkeit wieder zu beleben. Die Mentalisierungsschleife (Asen & Fonagy, 2014) ist sowohl Instrument als auch Orientierungshilfe: Sie beschreibt die therapeutische Haltung und erlaubt es dem Therapeuten, sowohl das eigene Mentalisieren als auch das der Klienten zu fördern; sie beschreibt und lenkt die Aufmerksamkeit auf spezifische Interaktions- und Kommunikationsmuster in der Familie.

Sich explizit auf psychische Zustände zu konzentrieren – sie wahrzunehmen und zu benennen – führt dazu, dass die spontane familiäre Interaktion kurzzeitig gestoppt wird. Der Therapeut erkennt ein bedeutsames Interaktionsmuster und versucht es herauszuarbeiten: »Mir ist aufgefallen, dass Sie, Mutter, wegschauten, als Sie, Vater, vom Streit mit Ihrem Sohn Martin erzählten. Ist das noch jemandem aufgefallen, oder habe ich mir das nur eingebildet?« Weist der Therapeut auf ein solches Muster hin, sollte er immer überprüfen, ob seine Beobachtung Validität für die Wahrnehmungen der Familienmitglieder besitzt (»Ist das noch jemandem aufgefallen?«). Dieses Überprüfen ist sehr wichtig und wird in allen Phasen der Schleife wiederholt, denn es zeigt den Kern des Mentalisierens; so werden Respekt und Neugier gefördert. Nicht zuletzt schützt der Therapeut auch sich selbst davor, aus dem Prozess des aktiven Mentalisierens herauszufallen.

Den Moment mentalisieren. Wenn der Therapeut Bestätigung erhält und die Familienmitglieder eine genauere Betrachtung des Themas erlauben, beginnt der Hauptteil der Intervention: Das »Mentalisieren des Moments«. Indem der Therapeut Familienmitglieder dazu auffordert, über die Gefühle und Verhaltensweisen der anderen nachzudenken, fördert er das Mentalisieren. »Was denkst du über das, was gerade passiert ist? Was fühlt wohl Mutter, dass sie sich so verhält? Und wie beeinflusst das die anderen? Was machen Sie daraus, Vater? Ich frage mich, wie sich das für dich anfühlt, Martin, wenn so etwas zwischen deinen Eltern passiert? Und was denken Sie, Mutter, wie es sich für Martin oder Ihren Mann anfühlt? Wenn jemand die Gedanken Ihrer Frau lesen könnte, was wüsste er dann?« In dieser Phase gibt es eine Vielzahl von Mentalisierungstechniken, die jedes Familienmitglied beim Mentalisieren unterstützen können (s. Tab. 85.2).

Tabelle 85.2 Mentalisierungstechniken

Mentalisierungstechniken	
individuelles Mitschwingen	Der Therapeut exploriert, wie jedes Familienmitglied auf Handlungen und Aussagen der anderen reagiert. Dabei sucht er häufig nach ähnlichen Erfahrungen aus der Vergangenheit, die in der aktuellen Situation mitschwingen.
Infragestellen des Personalpronomens »Wir«	»Wir« zu sagen, kann Mentalisieren hemmen. Der Therapeut unterbricht, wenn das Wörtchen »Wir« benutzt wird, und fragt neugierig nach den verschiedenen Perspektiven der Familienmitglieder.
Neugier im »Inspektor Columbo«-Stil	Durch naives Nachfragen, für die er sich entschuldigt, zeigt der Therapeut wohlwollende Neugier.
Anheizen und Monitoring der Erregung	Der Therapeut steigert die Intensität des Affekts, um Mentalisierungsprozesse, die einzuschlafen scheinen, anzuheizen
Herunterkochen	Der Therapeut stoppt überhitzte Interaktionen, sodass die Familienmitglieder ihre Fähigkeit zum Mentalisieren zurückgewinnen können

Tabelle 85.2 (Fortsetzung)

Mentalisierungstechniken	
Aufblähen und Übersteigern	Indem der Therapeut das Gesagte durch Tonlage und Affektivität überdramatisch wiedergibt, fördert er Mentalisieren
Modell sein	Der Therapeut zeigt effektives Mentalisieren, indem er eigene Gedanken und Gefühle mitteilt

Wenn beispielsweise ein Elternteil gerade spekuliert, was das Kind gedacht haben könnte (»Mentalisieren des Moments«), sollte der Therapeut als nächstes den Elternteil dazu motivieren, seine Überlegungen mit denen anderer Familienmitglieder abzugleichen: »Vater denkt, das Johnny zufrieden damit ist, dass wir offen reden. Mutter, was denken Sie, wie Johnny das findet? Genauso frage ich mich, was seine Schwester dazu denkt.« Auf diese Weise motiviert der Therapeut die Familienmitglieder dazu, ihre Perspektiven einzubringen, über mentale Zustände laut nachzudenken und immer zu überprüfen, ob die anderen es ähnlich oder ganz anders sehen. Dieser Prozess des wiederholten Überprüfens – der den Therapeuten einschließt – führt zu einer Schleife: Was wahrgenommen wird, wird benannt; was benannt wird, wird infrage gestellt; Wahrnehmungen werden von allen Beteiligten überprüft.

Werden Familienmitglieder dazu angeregt, zu spezifische Sequenzen »zurückzuspulen« und sie erneut zu überprüfen, wird eine Metaperspektive erzeugt und so eine effektive Haltung zum Mentalisieren gefördert. An einem bestimmten Punkt kann der Therapeut ein Familienmitglied bitten, den mentalen Zustand im »Hier und Jetzt« mit anderen Situationen zu verknüpfen und auf den familiären Alltag zu »generalisieren«. So wird versucht, die spezifischen, aktuellen Interaktionen in Verbindung zu setzen mit den allgemeinen, habituellen Mustern, die sich zu Hause entfalten. Mit einer einfachen, offenen Frage kann dies erreicht werden: »Haben Sie mitbekommen, dass ähnliche Dinge auch zu Hause passieren?« Das wiederum ermöglicht den Familienmitgliedern, darüber nachzudenken, wie sie ähnliche Situationen in der Zukunft durch weniger problematisches Verhalten lösen könnten. Der Therapeut könnte dies anregen, indem er fragt: »Wie könnten Sie anders damit umgehen, wenn so etwas das nächste Mal passiert?«. Dieser Schritt ist das »Generalisieren und Bedenken von Veränderungen«, der an die Kreativität und Selbsthilfefähigkeiten der Familienmitglieder appelliert. Führt dies zu Vorschlägen eines Familienmitglieds, bemüht sich der Therapeut um »Wahrnehmen und Benennen«: »Mir fällt auf, dass Vater sich wünscht, dass Mutter ihn sanft zur Seite nimmt, wenn das passiert, anstatt vor den Kindern darüber zu reden. Habe ich das richtig verstanden?«. Und die Mentalisierungsschleife des beständigen Überprüfens beginnt von Neuem.

Anders ausgedrückt: Immer dann, wenn die Familienmitglieder über eine bestimmte Situation nachdenken, ist es das Ziel des Therapeuten, die Situation in den größeren Kontext des familiären Zusammenlebens einzubetten: »Was wir gesehen haben ist, dass, als Vater redete, Mutter versucht hat, einen Streit zu vermeiden und darum weggeschaut hat. Martin hat sich dann schuldig und verwirrt gefühlt, Vater fühlte sich allein gelassen ... Vielleicht war das das einzige Mal, dass es so abgelaufen ist, vielleicht aber auch nicht ... Könnten sich alle darüber austauschen, ob Sie das wiedererkennen als etwas, was zu Hause oder anderswo manchmal passiert?« Diese Phase soll Familienmitgliedern helfen, ähnliche Interaktionen als Teil eines Musters zu erkennen. So könnten sie in künftigen Situationen sich ihrer Rolle bewusster werden und sich dank emotionaler Distanz anders verhalten.

Die Mentalisierungsschleife sollte niemals rigide eingesetzt werden, sondern dem Gesprächsverlauf angepasst werden. Der Therapeut sollte ein Gleichgewicht zwischen dem Beobachten der Interaktionen, die ihren natürlichen Lauf nehmen, und dem Eingreifen in bestimmte Interaktionen halten. Im Verlauf der Sitzungen beendet der Therapeut fortlaufend mentalisierungsfeindliche mentale Zustände und verstärkt effektives Mentalisieren. Dabei wahrt er Respekt vor der Neigung, *nicht* zu mentalisieren, und dem Risiko, durch Mentalisieren verletzlich zu sein.

Um effektives Mentalisieren zu üben, wurde eine ganze Reihe von Spielen und Übungen konzipiert (siehe z. B. Asen & Fonagy, 2014, 2017). Einige davon sind in der folgenden Übersicht aufgeführt.

Übersicht

Spiele und Übungen zum Mentalisieren

- **Rollentausch.** Das Kind wird gebeten, von einer typischen, schwierigen Situation zu berichten (z. B. zu Bett gehen, ein Schulfest besuchen, Aufgaben im Haushalt übernehmen). Die Eltern sollen dann in einem Rollenspiel die Position des Kindes einnehmen, sich vorstellen und berichten, was wahrscheinlich im Kopf des Kindes in dieser Situation vorgehen könnte. Das Kind hört den Eltern lediglich dabei zu, wie sie versuchen, diese Aufgabe zu bewältigen. Unter Umständen kann es gebeten werden, den Eltern zu helfen oder sie zu beraten, indem es ihnen erklärt, was sie denken, sagen oder fühlen sollten. An einem bestimmten Punkt hält der Therapeut Eltern und Kind dazu an, darüber laut nachzudenken, wie sie tatsächlich in einer solchen Situation (so oder ganz anders) gedacht und gefühlt hätten.
- **Das »Gefühls-Finder-Spiel«.** Die Familienmitglieder sollen eine Geschichte erfinden, die vom Gefühleerleben handelt. Bei jedem entscheidenden Punkt der Geschichte fragt der Erzähler: »Und dann fühlte ich mich...?«. Das Kind soll dann den passenden Gesichtsausdruck oder das passende Wort finden. Nun offenbart der Erzähler, was er tatsächlich fühlte. Jedes Mal, wenn das Kind richtig lag, geht es einen Schritt auf dem Spielplan eines Leiterspiels weiter. Lag das Kind nicht richtig, helfen Familie oder Therapeut dem Kind zu verstehen, was die Situation für den Protagonisten bedeutete und was er daher dachte.
- **Der »Gedanken-Pause-Knopf«.** Die Familie wird gebeten, ein Problemszenario zu berichten und nachzustellen. Kurz bevor das Kind das Problemverhalten zeigt, wird der Pauseknopf gedrückt. Ist der Pauseknopf gedrückt, nimmt ein Familienmitglied die Rolle des Kindes ein, und das Kind selbst kann weggehen,

um zu unterbrechen und nachzudenken. Es soll so viele Gründe wie möglich herausfinden, warum es nicht so reagieren sollte. Ab und an soll der Elternteil sagen »Ich werde es tun!«, worauf das Kind reagieren soll mit: »Nein! Stopp und Nachdenken!« und dann damit fortfährt, Gründe zusammenzutragen. Am Ende erzählt das Kind seinen Eltern alle erarbeiteten Gründe und diese loben es dafür.

- **»Gedankenscannen«.** Jedes Familienmitglied bekommt das Abbild eines Gehirns im Querschnitt, auf dem etwa zehn kleine und große »Ventrikel« (Löcher) zu sehen sind. Dem Vater wird z. B. gesagt: »Stellen Sie sich vor, das ist das Gehirn Ihrer Tochter. Notieren Sie in den Löchern alle Gedanken und Gefühle, die sie Ihrer Meinung nach im Moment hat. Die großen Gedanken und Gefühle gehören in die großen Löcher, die kleinen und die geheimen in die kleinen Löcher.« Der Mutter kann dieselbe Aufgabe gegeben werden. Die Tochter wiederum könnte gebeten werden zu überlegen, wie ihrer Meinung nach ihre Mutter ihr Gedankenhirn (also das der Tochter) einschätzt. Für die Aufgabe sollte nicht mehr als 5 Minuten Zeit gegeben werden. Anschließend können die drei verschiedenen Gedankenscans einander gezeigt und verglichen werden. Hinterher kann eine Diskussion darüber geführt werden, wie genau jedes Familienmitglied die mentalen Zustände der anderen kennt.

85.4 Weitere Therapieoptionen

Viele Techniken der MBT-F sind keine Neuerfindungen, sondern eine Sammlung von Methoden und Praktiken, die von einigen systemischen Therapeuten bereits neben weiteren erfahrungs- und theoriebasierten Ansätzen verwendet werden. Die von uns beschriebenen Strategien haben gemeinsam, dass sie

(a) versuchen, mentalisierungsfeindiche Interaktionen und Kommunikationen, die zu Familienkonflikten führen können, zu verringern, und
(b) zum Ziel haben, familiäre Interaktionen zu verstärken, die eine Basis für nicht-konflikthafte Alternativen bilden.

Obwohl also die Techniken nicht neu sind, zeichnet sich die vorgestellte Methodenauswahl doch dadurch aus, dass sie auf eine grundlegende menschliche Kompetenz fokussiert – das Mentalisieren. Mentalisierungsbasierte Therapie mit Familien ist also verglichen mit Systemischer Therapie weder besonders neu- noch andersartig. Sie ist eher als hilfreiches Zusatzmodul zu verstehen, das bereits bestehende Therapieansätze sinnvoll ergänzen kann. Der Begriff »Mentalisierungsinformierte Systemische Therapie« scheint also passender zu sein und passender zu bezeichnen, wo ihr Platz ist und worin ihr Potenzial liegt.

85.5 Gute Erfahrungen und typische Probleme

Da effektives Mentalisieren nur in einem kontinuierlichen Fluss erreicht werden kann, ist eine gut strukturierte Abfolge von Interventionen notwendig, um Chaos und Verwirrung zu vermeiden. Daher ist eine klare Reihenfolge der einzelnen therapeutischen Schritte erforderlich, um den Prozess sicher zu implementieren: von der Ermutigung zu möglichst natürlichen Interaktionen, über die Wahrnehmung und Benennung realer oder potenziell problematischer Interaktions- und Kommunikationsmuster, über das ‚Pausieren und Reflektieren', hin zum Spekulieren und Experimentieren. Wird diese Struktur eingehalten, wird MBT-F von Familien und deren einzelnen Mitgliedern gewöhnlich als hilfreiche Intervention empfunden.

Ein großes Problem für Therapeuten bei dieser Version der Familientherapie besteht zumeist darin, Kreisläufe des Nicht-Mentalisierens in der Kommunikation und Interaktion zwischen Familienmitgliedern zu erkennen und diese dann zu unterbinden. Dieses Problem tritt zum Beispiel dann auf, wenn ein Familienmitglied die Unterhaltung dominiert und der Therapeut sich von dessen Erzählungen in den Bann ziehen lässt, sodass er lediglich passiv zuhört oder sich gar führen lässt, während die anderen Familienmitglieder bereits buchstäblich abgeschaltet haben. In diesem Fall scheint die Mentalisierungsfähigkeit des Therapeuten momentan eingeschränkt, sodass er selbst Teil des Nicht-Mentalisierungskreislaufs wird. Um hier wieder herauszukommen, ist es zunächst einmal notwendig, dass der Therapeut selbst erkennt, dass er sein Ziel aus den Augen verloren hat: »Könnten Sie vielleicht kurz einmal Pause machen? Ich bin gerade ein wenig verloren und auch verwirrt. Ich würde gern einfach ein paar Minuten zurückgehen, zu dem Punkt, an dem Sie sagten ... .«. Zu dem Punkt zurückzukehren, an dem das Mentalisieren beendet wurde, ist äußerst wichtig, wenn mit diesem Ansatz gearbeitet werden soll. Das Zurückkehren kann sowohl vonseiten des Therapeuten als auch durch ein Familienmitglied angeregt werden.

Schwierigkeiten können aber auch dann auftreten, wenn der Therapeut rigide insistierend zum Mentalisieren anhält. Dies wäre dann der Fall, wenn die Familienmitglieder dazu angehalten werden, im Prinzip jede Kommunikation und Interaktion mit Hinblick auf Mentalisieren zu betrachten. Familien in diese Denkweise zu zwingen, kann zum »Pseudomentalisieren« führen. Wer mehrmals und wiederholt gefragt wird: »Was glauben Sie geht gerade in Xs Kopf vor? Und was denkt wohl Y? Und Z – was geht wohl in seinem Kopf vor?« versperrt sich eher, als dass er sich öffnet. Ähnliche Schwierigkeiten tauchen auf, wenn der Therapeut sich nur auf eine Dimension des Mentalisierens konzentriert – wie zum Beispiel emotionsfokussiertes Arbeiten, bei dem er Familienmitglieder nur dazu anhält, sich auf die Gefühle des Anderen zu konzentrieren. Wie bereits beschrieben, ist es das Ziel der mentalisierungsbasierten systemischen Therapie, Mentalisieren in ausgewogener und ausbalancierter Weise zu etablieren, sodass alle Familienmitglieder mit einbezogen werden und ein Gleichgewicht in allen Dimensionen des Mentalisierens hergestellt wird.

85.6 Empirische Befunde und kritische Einordnung

MBT ist eine evidenzbasierte therapeutische Intervention für Erwachsene mit emotional-instabiler Persönlichkeitsstörung vom Borderline Typ. In einer randomisierten Kontrollstudie (RCT) konnte deren Wirksamkeit nachgewiesen werden (Bateman & Fonagy, 1999). Weitere Studien bestätigen diese ersten Ergebnisse. Eine Version des (s. Kap. 40) MBT für Personen mit Tendenz zur Selbstverletzung (MBT-A) wurde ebenfalls mittels einer RCT überprüft und konnte ebenso in ihrer Wirksamkeit belegt werden (Rossouw & Fonagy, 2012). Zur Evaluation von MBT-F werden zurzeit einige RCTs durchgeführt, aber bisher liegen noch keine Ergebnisse vor. Nichtsdestotrotz haben einige Studien Behandlungseffekte untersucht, zum Beispiel Keaveny et al. (2012), und brachten vielversprechende Ergebnisse.

FAQ

Inwiefern unterscheidet sich MBT-F von anderen systemischen Ansätzen?
Während MBT-F viele Gemeinsamkeiten mit anderen systemischen (aber auch kognitiven und psychodynamischen) Ansätzen aufweist, ist es gleichzeitig einzigartig hinsichtlich seiner Fokussierung auf das Mentalisieren. Andere Ansätze verstärken Mentalisieren lediglich indirekt, während MBT-F sich direkt darauf konzentriert, das Mentalisieren zu verstärken; effektiveres Mentalisieren ist also gleichermaßen Mittel und Ziel der Therapie.

Ist es notwendig, dass alle Familienmitglieder zur Therapie kommen?
MBT-F ist ein flexibler Therapieansatz. Sitzungen werden den Bedürfnissen der Familie angepasst und im gemeinsamen Gespräch abgestimmt. Da mentalisierungsbasierte Therapie ursprünglich eine Intervention für die Einzeltherapie war, ist es sogar möglich, mit nur einem Familienmitglied mentalisierungsfokussiert zu arbeiten.

Welchen Stellenwert hat Psychoedukation zum Thema »Mentalisieren«?
Das Konzept des Mentalisierens psychoedukativ – also rein kognitiv – zu erklären bringt wenig. Daher ist es nicht notwendig, dass Familien sich damit im Detail vertraut machen, um Fortschritte zu erzielen. Gleichzeitig können interessierte Familienmitglieder auf MBT-F-Webseiten verwiesen werden, die das Konzept des Mentalisierens auf einfache Weise erklären.

Wie lang dauert die Behandlung?
MBT-F führt recht schnell zu veränderten Dynamiken innerhalb der Familie und kann daher als Kurzzeittherapie verstanden werden. Gleichzeitig benötigen einige Familien aber längerfristig therapeutische Unterstützung, um stabile Mentalisierungsfähigkeiten zu entwickeln.

Wie wird mit familiärer Gewalt im MBT-F umgegangen?
Gewalt ist häufig eine Folge von temporär verloren gegangener Mentalisierungsfähigkeit. Wenn Familienmitglieder die Intentionen hinter dem Verhalten anderer als Missachtung, Respektlosigkeit, Angriff, Erniedrigung oder Verletzung missverstehen, werden sie anfälliger für aggressives und destruktives Verhalten. Effektives Mentalisieren zu vermitteln reduziert diese Risiken. Wird das gewalttätige Familienmitglied besser im Mentalisieren, lernt es eigene Bedürfnisse besser wahrzunehmen, diese gewaltfrei zu benennen und auch die Intentionen anderer Familienmitglieder genauer einzuschätzen. Auf diese Weise können schmerzliche und bedrohliche Situationen in positive Interaktionen verwandelt werden.

Wie werden in der Therapie Probleme gelöst?
Verlieren Familienmitglieder ihre Fähigkeit zum Mentalisieren, dann büßen sie meist auch gleichzeitig die Fähigkeit zum Problemlösen ein. Zudem verlieren sie oft auch die Motivation und Bereitschaft, aktiv am Problemlöseprozess teilzuhaben. Um Probleme in Beziehungen zu lösen, müssen sich die Familienmitglieder in einem kooperationsbereiten Zustand befinden, der sich durch Neugier, Offenheit, Flexibilität und Verantwortungsübernahme auszeichnet. Diese Merkmale kennzeichnen auch das effektive Mentalisieren. Die Mentalisierungsfähigkeit zu verbessern fördert somit auch die Fähigkeiten zum Problemlösen und die Motivation, sich daran aktiv zu beteiligen.

Wie wird man ein qualifizierter MBT-F-Therapeut?
Therapeuten mit systemischem Hintergrund erscheint der Übergang zur Arbeit mit MBT-F natürlich, und das Konzept gut integrierbar in früher Gelerntes. Die Fähigkeit, ineffektives Mentalisieren zu erkennen, es zu unterbinden und effektives Mentalisieren zu fördern, ist jedoch nicht zu unterschätzen. Sie kann nur durch Training und Supervision erlernt werden.

Weiterführende Literatur

Bateman, A.W. & Fonagy, P. (Hrsg.). (2015). Handbuch Mentalisieren. Gießen: Psychosozial-Verlag.

Kirsch, H., Brockmann, J. & Taubner, S. (2016). Praxis des Mentalisierens. Stuttgart: Klett-Cotta.

X Methodenintegration und weitere Aspekte professioneller Praxis

Editorial

Methodenintegration und weitere Aspekte professioneller Praxis

Kirsten von Sydow • Ulrike Borst

In diesem letzten abschließenden Teil unseres Lehrbuchs wird in zwei Kapiteln auf wichtige allgemeine Aspekte von Psychotherapie eingegangen. Drei weitere Kapitel widmen sich der Forschung und der Aus- und Weiterbildung und abschließend wird ein integrativer systemischer Therapieansatz vorgestellt.

Themenbereiche in Teil X

86 Ethik und Berufsrecht – Martin Stellpflug und Jan Moeck. Die beiden Juristen beschreiben zentrale ethische und berufsrechtliche Aspekte.

87 Risiken und Nebenwirkungen – Bernhard Strauß. Die Risiken und Nebenwirkungen von Psychotherapie generell und besonders von Systemischer Therapie werden von einem fachkundigen Psychotherapieforscher beleuchtet.

88 Die Approbationsausbildung und -prüfung – Reinert Hanswille. Der Leiter einer Approbationsausbildung gibt einen Überblick über die deutsche Ausbildung in Systemischer Therapie, die mit der Approbation abschließt.

89 Forschungsstand, wissenschaftliche und sozialrechtliche Anerkennung der Systemischen Therapie – Kirsten von Sydow. Es wird ein Überblick über vorliegende Studien zur Wirksamkeit von Systemischer Therapie bei Störungen Erwachsener sowie von Kindern und Jugendlichen gegeben, der sich primär daran orientiert, was international als »Goldstandard« gilt, nämlich RCT-Studien und Metaanalysen. Dabei werden auch die Metaanalysen des IQWiG (2017) zusammengefasst, die Grundlage für die Entscheidung der sozialrechtlichen Zulassung der Systemischen Therapie in Deutschland sein werden.

90 Aus- und Weiterbildung in Systemischer Therapie an Hochschulen und privaten Instituten – Kirsten von Sydow, Ulrike Borst und Stefan Geyerhofer. Drei Autoren, die in den drei deutschsprachigen Ländern arbeiten, geben einen Überblick über die derzeitigen Aus- und Weiterbildungen in Systemischer Therapie (meist an privaten Instituten) und einen Ausblick in die Zukunft, wo Psychotherapie – zumindest in Deutschland – noch stärker akademisch verankert werden soll. Dabei wichtig ist die Orientierung an »Schlüsselkompetenzen«. Hier werden auch Vorarbeiten aus den USA und UK beschrieben, wo Forschergruppen bereits elaborierte Übersichten über systemische Schlüsselkompetenzen entwickelt haben.

91 Integrative Systemische Therapie (IST) – William M. Pinsof. Der US-Amerikaner Pinsof ist einer der weltweit wichtigsten systemischen Therapeuten. Er entwickelte das »Family Institute at Northwestern University« zu einem herausragenden Forschungs-

und Ausbildungs- und klinischen Zentrum. Er entwickelte zunächst die »Integrative Problem Centered Therapy« und daraus dann die »Integrative Systemic Therapy«, die in diesem Kapitel genauer dargestellt wird. Hier wird Systemische Therapie integriert mit Allgemeiner Psychotherapie – ein, wie wir finden, hervorragender Abschluss unseres Buches.

86 Ethik und Berufsrecht

Martin Stellpflug • Jan Moeck

Ethik und Berufsrecht sind eng miteinander verbunden. Während sich die Medizin- und Psychotherapieethik mit den Fragen danach befasst, was aus moralischer Sicht im Umgang mit menschlicher Krankheit und Gesundheit gewollt und erlaubt ist, formuliert das Berufsrecht Antworten auf diese Fragen und normiert Handlungspflichten und -optionen. Die Ethik kann helfen, Rechtsvorschriften und rechtliche Freiräume oder Lücken unter moralischen Aspekten zu überprüfen und Argumente zu ihrer Beibehaltung oder Reform zu liefern (Schöne-Seifert, 2007).

86.1 Ethik in der Psychotherapie

Im Bereich der Medizinethik wird ein kohärentistischer Begründungsansatz vertreten, wonach vier allgemein befürwortete Moralprinzipien (Respekt der Patientenautonomie, Schadenvermeidung, Nutzenmehrung, Gerechtigkeit), die ethischen Grundlagen für Handeln im Gesundheitswesen widerspiegeln. In Konstellationen von ethischer Relevanz sollen die vier Prinzipien gleichgewichtig beachtet werden. Indem die Implikationen der Situation und mögliche Verhaltensweisen für alle vier Prinzipien geprüft und erwogen werden, lässt sich eine differenzierte Betrachtung ethischer Gemengelagen erreichen. Dabei kann eine klare Benennung des ethischen Konflikts oft der erste Schritt auf dem Weg zu einer Problemlösung sein (Marckmann, 2015).

Respekt der Patientenautonomie. Aus diesem Prinzip lässt sich ableiten, dass derjenige, der psychotherapeutische Behandlung sucht, frei und ohne äußeren Druck eine selbstbestimmte Entscheidung über die Inanspruchnahme von Psychotherapie treffen soll. Um eine autonome Entscheidung zu gewährleisten, muss er über die Behandlung angemessen aufgeklärt werden. Patientenautonomie umfasst zudem das Recht auf informationelle Selbstbestimmung, welche den Schutz von Geheimnissen (Schweigepflicht) und den Anspruch auf Informationen über den Gang der Behandlung (Einsichtsrecht) beinhaltet.

Schadensvermeidung. Das Prinzip der Schadensvermeidung umfasst sowohl das Unterlassen von Handlungen, die schädigende Wirkung haben (können), als auch das Begrenzen von eingetretenen bzw. nicht abwendbaren Schäden. Es gehört zur Pflicht von Psychotherapeuten, ihre Interventionen auf mögliche schädigende Wirkung zu überprüfen und ggf. korrigierend oder schadenbegrenzend zu reagieren (Stellpflug & Berns, 2015).

Prinzip der Nutzenmehrung. Mit diesem Prinzip ist die originäre Aufgabe der Psychotherapeuten angesprochen, die Behandlung psychischer Erkrankung und die Linderung der Beschwerden des Patienten, die nach bestem Vermögen zu leisten sind.

Gerechtigkeit. Dieses Prinzip beinhaltet die Forderung nach Fairness und Gleichheit im Sinne fehlender Diskriminierung.

Beispiel

Eine verlässliche Einhaltung von vereinbarten Sitzungsterminen oder angekündigten Telefonsprechzeiten, das Unterlassen einer nicht aufgrund therapeutischer Indikation gerechtfertigten Bevorzugung einzelner Patienten bei der Terminvergabe und die Erhebung einer angemessenen Vergütung entsprechen einem fairen Umgang mit Patienten.

86.2 Rechtsgrundlagen des Berufsrechts

Für alle Angehörigen der Heilberufe regeln die Kammer- und Heilberufsgesetze der Bundesländer einige Berufspflichten; darüber hinaus ermächtigen sie die Heilberufskammern, Berufsordnungen zu erlassen. Psychotherapeuten werden mit Erhalt der Approbation automatisch Mitglied der Kammer, in deren Bereich sie ihren Beruf ausüben oder ihren Wohnsitz haben. Die Berufsordnung »ihrer« Kammer ist für die Kammermitglieder verbindlich.

Zum Ziel einer Vereinheitlichung der Berufsordnungen der Landeskammern hat der Deutsche Psychotherapeutentag eine *Musterberufsordnung für die Psychologischen Psychotherapeuten und Kinder- und Jugendlichenpsychotherapeuten verabschiedet (MBO)*. Im Wesentlichen orientieren sich die Berufsordnungen der Kammern an der MBO. Da es vereinzelt Abweichungen gibt, wird im Folgenden auf die MBO abgestellt.

Nach § 4 Abs. 1 MBO sind Psychotherapeuten verpflichtet, sich neben den Vorschriften der Berufsordnung selbst auch über weitere für die Berufsausübung geltende Vorschriften unterrichtet zu halten, diese zu beachten und darauf gegründete Anordnungen und Richtlinien zu befolgen. Solche Vorschriften sind z. B. diejenigen über den *Behandlungsvertrag im Bürgerlichen Gesetzbuch (BGB)*. Für die zur vertragspsychotherapeutischen Versorgung zugelassenen Psychotherapeuten umfasst dies u. a. auch die Vorgaben im *Bundesmantelvertrag-Ärzte* und der *Psychotherapie-Richtlinie*.

86.3 Allgemeine Berufspflichten

Die allgemeinen Berufspflichten sind in § 3 MBO geregelt. Nach § 3 Abs. 1 MBO sind Psychotherapeuten verpflichtet, ihren Beruf gewissenhaft auszuüben und dem ihnen entgegengebrachten Vertrauen zu entsprechen. Die Konkretisierung dieser Pflicht obliegt den Kammern und Heilberufsgerichten.

Beispiel

Es entspricht der Pflicht zur gewissenhaften Berufsausübung, dass Psychotherapeuten zeitnah Berichte an die private Krankenversicherung des Patienten verfassen und einreichen, da dies für die Erstattung der Behandlungskosten von erheblicher Bedeutung ist (Berufsgericht Gießen, MedR 2016, S. 745 f. mit Anmerkungen Moeck).

Im Rahmen einer Systemischen Therapie / Familientherapie dürfte es einer gewissenhaften Berufsausübung entsprechen, die Allparteilichkeit gegenüber den am Therapieprozess Beteiligten sicherzustellen.

Einer allgemeinen Berufspflicht entspricht schließlich auch die Beachtung der bereits genannten vier ethischen Prinzipien, § 3 Abs. 2 MBO.

86.4 Spezielle Berufspflichten

Die MBO enthält einen umfangreichen Kanon an Berufspflichten, Obliegenheiten und Handlungsempfehlungen. Im Folgenden soll auf einige Berufspflichten, die als besonders praxisrelevant gelten, näher eingegangen werden.

Aufklärung und Einwilligung

Das Erfordernis der Einwilligung des Patienten in die psychotherapeutische Behandlung resultiert verfassungsrechtlich aus dem Gebot der Achtung und dem Schutz der Würde und der Freiheit des Menschen und seines Rechts auf Leben und körperliche Unversehrtheit. Um eine sinnvolle Entscheidung über die Einwilligung treffen zu können, muss der Patient adäquat aufgeklärt werden.

! Fehlt es an einer informierten Einwilligung (informed consent), ist die Behandlung grundsätzlich rechtswidrig, und zwar auch dann, wenn sie therapeutisch indiziert ist und lege artis durchgeführt wird.

Aufklärungs- und Informationspflichten. Neben der Aufklärung über sämtliche für die Einwilligung wesentlichen Umstände, u. a. betreffend Art, Durchführung, zu erwartende Folgen und Risiken sowie Erfolgsaussichten der psychotherapeutischen Behandlung, umfasst die Aufklärungspflicht auch die Klärung der Rahmenbedingungen der Behandlung und damit z. B. Honorarregelungen.

! Da Systemische Therapie bislang keine Leistung der GKV ist, treffen Psychotherapeuten in diesem Bereich spezifische Informationspflichten: Weiß der Psychotherapeut, dass eine vollständige Übernahme der Behandlungskosten durch Dritte, insbesondere durch die GKV, Fürsorgeeinrichtungen nach dem

Beihilferecht und private Krankenversicherungen, nicht gesichert ist oder ergeben sich hierfür hinreichende Anhaltspunkte, muss er den Patienten vor Beginn der Behandlung über die voraussichtlichen Kosten der Behandlung in Textform informieren (weiterführend zur wirtschaftlichen Informationspflicht: Stellpflug et al., 2014).

Einwilligungsfähigkeit. Insbesondere wenn es um die Behandlung von Minderjährigen – auch im Rahmen einer Systemischen Therapie / Familientherapie – geht, muss sich der Psychotherapeut Gewissheit verschaffen, ob der Patient einwilligungsfähig ist. Dies sind Minderjährige nur dann, wenn sie über die behandlungsbezogene natürliche Einsichtsfähigkeit verfügen. Nach der Rechtsprechung soll als grobe Orientierungsmarke die Vollendung des 14. Lebensjahres gelten. Bei jüngeren Minderjährigen ist eher davon auszugehen, dass sie noch nicht über die erforderliche Einsichtsfähigkeit verfügen, bei älteren Minderjährigen ist diese eher anzunehmen.

Bei einwilligungsunfähigen Minderjährigen ist die Einwilligung des oder der Sorgeberechtigten einzuholen. Im Fall des gemeinsamen Sorgerechts müssen beide Sorgeberechtigten einwilligen, da die Ausübung der Sorge und die Vertretung des Kindes gemeinschaftlich erfolgen.

Schweigepflicht

Wirksame psychotherapeutische Arbeit findet in einer vertrauensvollen Beziehung statt. Eine wesentliche Voraussetzung für die Entwicklung und Aufrechterhaltung einer solchen Beziehung ist Vertraulichkeit. Die Verschwiegenheit des Psychotherapeuten ist dafür ein wesentlicher Aspekt. Der Bedeutung der Schweigepflicht entsprechend, ist ihre Verletzung auch strafbar. Außerdem begründet der Bruch der Schweigepflicht die Verletzung einer Nebenpflicht aus dem Behandlungsvertrag, aufgrund derer der Patient Schadenersatz beanspruchen kann.

Die therapeutische Schweigepflicht gilt grundsätzlich gegenüber jedermann. Sie ist auch gegenüber solchen Personen zu beachten, die ebenfalls der Schweigepflicht unterliegen, also auch unter Psychotherapeuten und gegenüber Ärzten.

! Insbesondere im Zusammenhang mit der Supervision wird häufig übersehen, dass Informationen aus dem Behandlungsverhältnis nur weitergegeben werden dürfen, wenn dies entweder anonymisiert geschieht oder der Patient ausdrücklich in die Weitergabe solcher Informationen eingewilligt hat.

Schweigepflicht bei Einwilligungsunfähigen. Bei einwilligungsunfähigen Minderjährigen haben die Sorgeberechtigten ein Informationsrecht gegenüber dem Psychotherapeuten. Für eine effiziente psychotherapeutische Arbeitsbeziehung zwischen Therapeut und Patient kann es jedoch erforderlich sein, dass die Eltern auf solche Informationen verzichten, die das Therapieziel vereiteln und den Weg dorthin ineffizient machen. Diese Aufgabe ist vom Psychotherapeuten spezifisch psychotherapeutisch zu lösen, sodass er seinem Patienten Verschwiegenheit in Übereinstimmung mit den gesetzlichen Vertretern zusichern kann (Stellpflug & Berns, 2015).

Offenbarungsbefugnisse. Psychotherapeuten sind zur Offenbarung befugt, wenn eine Schweigepflichtentbindung des Patienten vorliegt oder sie aufgrund gesetzlicher Vorschriften zur Offenbarung berechtigt oder verpflichtet sind.

Darüber hinaus kann die Offenbarung zum Schutze eines höheren Rechtsguts gerechtfertigt sein, z. B. wenn Leib oder Leben des Patienten selbst (Suizidalität) oder eines Dritten in Gefahr sind. In einer solchen Situation ist der Therapeut gehalten, eine Abwägungsentscheidung zu treffen, die gut dokumentiert sein sollte. Für den Fall einer möglichen Kindeswohlgefährdung sieht § 4 des Gesetzes zur Kooperation und Information im Kinderschutz (KKG) ein bestimmtes Prozedere vor, in dessen Rahmen Psychotherapeuten zur Einschätzung der Kindeswohlgefährdung einen Anspruch auf Beratung durch eine erfahrene Fachkraft gegenüber dem Träger der öffentlichen Jugendhilfe (Jugendamt) haben.

Schließlich ist die Zulässigkeit des Bruchs der Schweigepflicht bei einem berechtigten Interesse des Psychotherapeuten anerkannt, z. B. zur gerichtlichen Geltendmachung offener Honorarforderungen oder zur Verteidigung gegen unberechtigte Anschuldigungen.

Dokumentation und Einsichtsrecht. Psychotherapeuten sind verpflichtet, zum Zweck der Dokumentation in unmittelbarem zeitlichen Zusammenhang mit der Behandlung oder Beratung eine Patientenakte in Papierform oder elektronisch zu führen. Zweck der psychotherapeutischen Dokumentation ist die Therapiesicherung, die Rechenschaftslegung und die Beweissicherung.

Therapiesicherung. Die Aufzeichnungen sollen gewährleisten, dass Psychotherapeuten ihre Behandlung oder Beratung sachgemäß strukturieren, den Verlauf stets kontrollieren und Änderungen vornehmen können. Im Fall eines etwaigen Therapeutenwechsels oder einer Krisensituation soll eine sachgemäße Weiterbehandlung sichergestellt sein.

Rechenschaftslegung. Die Dokumentation soll eine Überprüfung ermöglichen, ob der Aufzeichnende lege artis behandelt oder beraten hat. Sie soll auch eine etwa erforderliche Sachaufklärung z. B. in einem Berufsaufsichtsverfahren ermöglichen.

Beweissicherung. Im Haftungsfall gilt die Vermutung, dass der Behandelnde eine therapeutisch gebotene wesentliche Maßnahme nicht getroffen hat, wenn er diese trotz Dokumentationspflicht nicht aufgezeichnet hat. Damit dient die Dokumentation der Beweissicherung auch zugunsten des Therapeuten.

Der Anspruch des Patienten auf Einsicht umfasst grundsätzlich die gesamte Patientenakte. Lediglich soweit einer Einsichtnahme erhebliche therapeutische Gründe oder sonstige erhebliche Rechte Dritter entgegenstehen, kann sie verweigert werden. Die Verweigerung muss begründet werden (Abdruck einer beispielhaften Begründung bei Stellpflug und Berns (2015, S. 178). Persönliche Aufzeichnungen des Therapeuten unterfallen dagegen grundsätzlich dem Einsichtsrecht.

FAQ

Muss die Einwilligung beider sorgeberechtigter Elternteile bereits während der probatorischen Sitzungen vorliegen oder genügt es, wenn die Eltern den Antrag auf Genehmigung der Psychotherapie durch die Krankenkasse gemeinsam unterzeichnen?
Für die Beantwortung ist maßgeblich, wann die psychotherapeutische Behandlung beginnt, denn die Sorgeberechtigten müssen die Einwilligung vor Beginn der Behandlung erteilen. Es spricht einiges dafür, dass die Probatorik bereits Teil der Behandlung ist, sodass die Einwilligung beider Elternteile bereits zu diesem Zeitpunkt vorliegen muss.

Gilt die Schweigepflicht auch gegenüber solchen Personen, die selbst schweigepflichtig sind (andere Psychotherapeuten oder Ärzte)?
Die Schweigepflicht gilt grundsätzlich gegenüber jedermann und damit auch gegenüber anderen Berufsgeheimnisträgern.

Weiterführende Literatur

Stellpflug, M. & Berns, I. (2015). Musterberufsordnung (3. Aufl.). Heidelberg: Psychotherapeutenverlag.

87 Risiken und Nebenwirkungen

Bernhard Strauß

87.1 Hintergrund

Auch gut entwickelte Therapien können unter Umständen schaden. Dies hat in der Pharmakotherapie schon lange zu umfangreichen Forschungsarbeiten zu Nebenwirkungen geführt; diese Untersuchungen sind heute eine wesentliche Voraussetzung für die Zulassung eines Medikaments. In der Psychotherapie ist dies anders: Obwohl bereits seit mehr als 150 Jahren wissenschaftlich fundierte Psychotherapie praktiziert wird, fehlt bisher eine nebenwirkungsorientierte Forschungstradition und Behandlungskultur, wofür es sicher mehrere Gründe gibt, z. B. die Tatsache, dass Nebenwirkungen auch die Folge von therapeutischen Fehlern sein können (Jakl, 2018).

87.2 Haupt- und Nebenwirkungen

Psychotherapieforscher widmeten sich vorrangig dem Nachweis der Effektivität psychotherapeutischer Behandlungen (z. B. Lambert, 2013), obwohl beispielsweise Bergin (1971) schon früh auf mögliche negative Wirkungen psychotherapeutischer Behandlungen hinwies. Die Abgrenzung einer vorübergehenden Verschlechterung des Befindens eines Patienten als möglicher Bestandteil der Behandlung oder aufgrund bestimmter Lebensumstände von einer Verschlechterung durch eine nicht korrekt angewandte therapeutische Technik erscheint schwierig. Ebenso schwierig ist die Einordnung einer vorzeitigen Beendigung einer Behandlung durch den Patienten, die nicht notwendigerweise immer einen Misserfolg signalisieren muss. Die nähere Bestimmung von Rückfällen, schwierigen Behandlungsverläufen und Erfolglosigkeit einer Psychotherapie erscheint gleichermaßen komplex. Diese konzeptionellen Schwierigkeiten ziehen sich durch die gesamte Literatur mit Unklarheiten bzgl. der Abgrenzung

(a) von Hauptwirkungen, Nebenwirkungen, mangelnder Therapiewirksamkeit, Spontanverläufen oder gar Kunstfehlern,
(b) unmittelbaren und mittelbaren Therapiefolgen oder
(c) verschiedenen Graden der Therapiekorrektheit oder -güte.

(Haupt et al., 2018)

Übersicht

Unterschiedliche Typen von unerwünschten Effekten von Psychotherapie (nach Hoffmann, Rudolf & Strauß, 2008, S. 5)

- Misserfolge: »die unzureichende oder fehlende Erreichung der in der Therapie explizit und implizit angestrebten Ziele«.
- unerwünschte Wirkungen (Nebenwirkungen): »das Auftreten anderer – und dabei nachteiliger – Effekte als der angestrebten Therapieziele«. Diese können sehr unterschiedlichen Ursprung haben.
- Therapieschäden: »das Auftreten unerwarteter, anhaltender und für den Patienten erheblich nachteiliger Auswirkungen der Therapie«.

Einen weiteren Systematisierungsvorschlag unterbreiteten Lieberei und Linden (2008), in dem sie zwischen unerwünschten Ereignissen und Nebenwirkungen psychotherapeutischer Behandlungen unterschieden. Unerwünschte Ereignisse umfassen alle negativen bzw. nicht erwünschten Entwicklungen und Vorkommnisse im Rahmen der Behandlung, beispielsweise das Hinzukommen neuer Symptome, Spannungen in der Patient-Therapeut-Beziehung, Probleme und Veränderungen in familiären oder beruflichen Beziehungen bzw. Situationen. Nebenwirkungen hingegen stehen in direktem Zusammenhang mit therapeutischen Interventionen und können ausschließlich in Bezug zum Behandlungsprozess beschrieben werden. Ein wichtiges Kriterium in der Erfassung von Nebenwirkungen ist die Beurteilung des Schweregrads. Übliche leichtere Nebenwirkungen, wenn sie denn unvermeidlich sind, müssen wohl in Kauf genommen werden, während schwere Nebenwirkungen einen Behandlungsausschluss darstellen. Die Schwere einer Nebenwirkung wird üblicherweise nach ihren Konsequenzen beurteilt (z. B. leichte Beunruhigung bis zu massiven Veränderungen im Leben / in Beziehungen und Suizidalität). Als besonders problematische und schwerwiegende Form von Nebenwirkungen im Rahmen der therapeutischen Beziehung werden missbräuchliche Übergriffe, wie sexueller oder narzisstischer Missbrauch seitens des Therapeuten angesehen. Die Übersicht zeigt die verschiedenen fachlichen Entscheidungen, die notwendig sind, um Psychotherapienebenwirkungen zu bestimmen und zu klassifizieren. Diese Entscheidung wird bspw. in der von Linden (2011) entwickelten Methode UE/ATR (Unwanted Effects / Adverse Treatment Responses) getroffen.

Übersicht

Fachliche Entscheidungen in der Bestimmung von Psychotherapie-Nebenwirkungen

(1) Was ist ein verdächtiges Ereignis?
  - Symptomatik
  - Therapieprozess
  - Lebensumfeld
  - Krankheitsverarbeitung

(2) Was ist ein unerwünschtes Ereignis?
   - negativ, auch wenn intendiert
   - inakzeptabel, wenn es eine bessere Therapie gäbe
(3) Was ist ein die Therapie bedingtes unerwünschtes Ereignis?
   - bekannt aus randomisiert-kontrollierten Studien oder dem Nebenwirkungsprofil
   - erklärbar durch den Therapieprozess
(4) Was ist ein durch korrekte Therapie bedingtes unerwünschtes Ereignis?
   - kein unethisches Verhalten des Therapeuten
   - keine idiosynkratischen Therapiebesonderheiten
(5) Was ist ein durch korrekte Therapie bedingtes relevantes unerwünschtes Ereignis?
   - Schwere
   - Nachhaltigkeit

87.3 Erfassung unerwünschter Wirkungen von Psychotherapie

Ein umfassender Überblick über die Probleme bei der Erfassung negativer Ereignisse in der Psychotherapie und mögliche Lösungswege findet sich beispielsweise bei Lilienfeld (2007).

Der Versuch, negative Aspekte von Psychotherapie gezielt abzubilden, hat bereits Tradition. So wurde schon vor Jahrzehnten von der Arbeitsgruppe um Hans Strupp mit der Vanderbilt Negative Indicators Scale (VNIS, 1981) ein Instrument zur Erfassung von negativen Indikatoren in der Psychotherapie entwickelt, das bis heute erstaunlich wenig Anwendung fand (vgl. Strauß et al., 1992). Die VNIS erfasst potenziell problematische Aspekte des Therapeutenverhaltens, Patientencharakteristika und deren Interaktion und erwies sich als geeignet, um negative Ergebnisse vorherzusagen, wobei insbesondere negative Faktoren in der therapeutischen Beziehung, noch mehr aber technische Fehler bzw. mangelnde therapeutische Kompetenz die besten Prädiktoren für negative Veränderungen waren. Die Zahl der Forschergruppen, die Instrumente zur Erfassung von unerwünschten Wirkungen und Nebenwirkungen entwickelt, wächst erfreulicherweise. Nachdem Linden (2011) eine Klassifizierung unerwünschter Entwicklungen im Rahmen psychotherapeutischer Behandlungen entwickelte und ein erstes Instrument zu deren systematischen Erfassung vorlegte (UE-ATR-Checkliste), haben Nestoriuc & Rief (2013) ein Fragebogeninstrument erprobt. Das Inventar zur Erfassung negativer Effekte von Psychotherapie (INEP) versucht negative Effekte in den Bereichen Symptomatik, Stigmatisierung, negative Folgen in der Partnerschaft, Familie, Freundeskreis, finanzielle und rechtliche Nachteile, Probleme in der therapeutischen Beziehung und unethisches, grob fahrlässiges Therapeutenverhalten zu differenzieren. Bezüglich Übergriffen und problematischer Therapeutenverhaltensweisen gibt es eine Skala von Franke & Riecher-

Rößler (2011, Selbstbeurteilungsbogen zur »Wahrung von Grenzen in therapeutischen Beziehungen«). In jüngster Zeit wurden weitere Methoden auch für andere Settings weiterentwickelt (z. B. ein INEP für den stationären Therapiebereich). Speziell im Zusammenhang mit internetbasierten Therapien liegt ein neues Instrument vor, das Negative Effects Questionnaire (NEQ, Böttcher et al. 2018). Für die Gruppenpsychotherapie haben Strauß und Drobinskaya (2018) die Skala zur Erfassung von negativen und unerwünschten Erfahrungen (NUGE) entwickelt. Eine Übersicht über die einzelnen Verfahren und deren Zugänglichkeit findet sich bei Linden und Strauß (2018b).

87.4 Indikationen, Kontraindikationen und Nebenwirkungen

Indikationen. Eine zu den Indikationen passende Psychotherapie ist eine Grundvoraussetzung für deren positive Wirkungen.

Kontraindikationen. Orientiert an der Systematik von Haupt et al. (2018) sind auch Kontraindikationen zu den unerwünschten Aspekten im Kontext von Psychotherapie zu zählen. Eine kürzlich durchgeführte Literaturrecherche ergab allerdings, dass die große Mehrzahl der Arbeiten zu diesem Thema lange vor der Jahrtausendwende publiziert wurde. Die geringere Bedeutung dieses Themas kann auch damit zusammenhängen, dass die Psychotherapieforschung in den letzten Jahrzehnten sich fast ausschließlich auf störungsspezifische Ansätze bezieht und die randomisiert-kontrollierte Studie von Ultrakurzzeittherapien die Forschung dominiert, was u. a. auch impliziert, dass Patienten für diese Studien bereits im Vorfeld schon sehr sorgfältig ausgewählt werden (z. B. Ausschluss von Komorbiditäten, Persönlichkeitspathologie etc.).

Non-Response, Verschlechterungen. Informationen über die »wahre« Verteilung von Therapieergebnissen, lassen sich verlässlich wahrscheinlich vor allem aus Studien ableiten, die naturalistisch sind und in denen die übliche therapeutische Praxis beobachtet wird. Bezogen auf 6960 Therapien, die durch 696 Therapeuten durchgeführt wurden, berichteten kürzlich Kraus et al. (2011) aus einem »Forschungs-Praxis-Netzwerk« über die Verteilung von reliablen Verbesserungen, Verschlechterungen bzw. »Non-response«. Je nach Ergebniskriterium belief sich der Anteil nicht klassifizierbarer (d. h. keine reliable Veränderung) bzw. schädigender (Verschlechterungen) Therapeuten auf 33–65 %! Ähnlich wie in vergleichbaren Studien, etwa von Okiishi et al. (2001), zeigten sich deutlich Therapeuten, die »systematisch« negative Effektstärken (zwischen -.91 und -1.49) und solche, die systematisch positive Effektstärken (zwischen 1.0 und 1.52) produzierten.

Unerwünschte Ereignisse. Gemäß Linden (2011) sind »unerwünschte Ereignisse (unwanted events, UE) .... alle Ereignisse, die zeitlich parallel zur Psychotherapie im Erleben, Verhalten oder der Umwelt des Patienten auftreten. Diese umfassen körperliche oder psychische Symptome und Beschwerden des Patienten, aber auch negative Entwicklungen in der Partnerschaft, im Beruf oder im sonstigen Leben«. Angaben zur Häufigkeit dieser unerwünschten Ereignisse liegen bisher kaum vor.

Teil X

Nebenwirkungen und Krankheitsverschlechterungen. Die Bezeichnung für negative Veränderungen bzw. Verschlechterungen in Psychotherapien ist bis heute nicht ganz unumstritten. Es ist die Rede von »deterioration«, »negative effects« oder »negative results«. In der Tat ist es so, dass negative Effekte in experimentellen und kontrollierten Studien nicht wirklich kausal belegbar sind. Andererseits gibt es aber genügend Evidenz dafür, dass ein erheblicher Prozentsatz von Psychotherapie nicht profitiert bzw. sich verschlechtert, was sich bereits in den klassischen Metaanalysen zeigte. Bei Smith und Glass (1977) wurde beispielsweise berichtet, dass 9 % aller Effektstärken im negativen Bereich lagen. Im Handbook of Psychotherapy and Behavior Change (Lambert, 2013) wird ausgeführt, dass Psychotherapie für einen Teil derer, die Hilfe suchen, schädlich ist, wobei auch hier wieder ein Anteil von 5-10 % mit Verschlechterungen beziffert wird.

Therapieschäden. Die 2007 erschienene Arbeit von Lilienfeld (2007) mit dem Titel »Psychological treatments that cause harm« erregte Aufsehen, prangerte sie doch eine ganze Reihe von psychotherapeutischen Methoden als schädlich an.

Generell lädt das in psychotherapeutischen Behandlungen oft vorliegende Abhängigkeitsverhältnis zu Grenzüberschreitungen unterschiedlichster Art ein. Dieses Ungleichgewicht ist maßgeblich für das Auftreten und die Schwere der Folgen von Missbräuchen jeglicher Art. So liegt ein Missbrauch immer dann vor, wenn es in einer Abhängigkeitssituation wie der Therapeut-Patient-Beziehung vonseiten des Therapeuten zu einer Grenzüberschreitung kommt. Eine solche Grenzüberschreitung findet stets dann statt, wenn die Abhängigkeitssituation zwischen Patient und Therapeut zum eigenen narzisstischen, finanziellen oder sexuellen Vorteil des Therapeuten genutzt wird und schädigt in den allermeisten Fällen den Patienten erheblich (Kaczmarek et al., 2013).

Zu den derzeit am besten untersuchten Grenzüberschreitungen im Rahmen psychotherapeutischer Behandlungen zählen sexuelle Übergriffe durch Therapeuten. Es wird berichtet, dass bis zu 10 % der Therapeuten mindestens einmal im Rahmen ihrer beruflichen Tätigkeit sexuelle Grenzüberschreitungen gegenüber Patienten begehen. Schätzungen zufolge finden in Deutschland jährlich ca. 300 sexuelle Grenzverletzungen seitens der behandelnden Psychotherapeuten statt. Wobei sich diese Zahlen jedoch ausschließlich auf die derzeit anerkannten Richtlinienverfahren beziehen (Eichenberg et al., 2009).

87.5 Spezifische Nebenwirkungen systemischer Psychotherapien

Ein Blick in die neuesten Reviews zeigt, dass es offensichtlich keine systematischen Studien zu Risiken und Nebenwirkungen von Systemischer Therapie gibt.

Familienaufstellungen nach Hellinger. Die Systemische Therapie wurde im Kontext von Risiken und Nebenwirkungen besonders heftig im Zusammenhang mit den sogenannten Familienaufstellungen diskutiert, die Bert Hellinger in den 1970er Jahren in breitem Maße praktizierte und mit der er eine große Zahl von Menschen erreichte, die

– wie von Sydow (2015) meint – »ein tiefes Bedürfnis nach klaren Strukturen und einfachen Antworten hatten« (S. 23). Im Zusammenhang mit diesen Aufstellungsarbeiten ist viel berichtet worden von Dekompensationen und Abhängigkeiten, die tatsächlich den Charakter von Gefährdung hatten. Entsprechend wurde dem Protagonisten dieser Methode vorgeworfen, einzelne Elemente der Systemischen Therapie, die ihre Wurzeln in unterschiedlichen Theorien haben, für seine Inszenierungen missbraucht zu haben. Die Deutsche Gesellschaft für Systemische Familientherapie weist ausdrücklich darauf hin, dass dieses Vorgehen nicht prototypisch für den Therapieansatz sei (vgl. z. B. die Stellungnahme der DGSF vom Februar 2003).

Traumatisierende Erkenntnisse. Dennoch wird an dieser Diskussion deutlich, dass Methoden, die aus einer Theorie der Mehrgenerationenperspektive abgeleitet sind und die mithilfe von Genogrammarbeit, Aufstellungen und – in ihrer erlebnisaktivierenden Variante – auch Familienskulpturen realisiert werden, Klienten mit völlig überraschenden, z. T. erschreckenden, wenn nicht gar traumatisierenden Erkenntnissen überfluten können. Dies wäre eine Nebenwirkung, wenn die entsprechenden Methoden gut indiziert angewandt werden oder aber ein unerwünschtes und schädliches Ereignis, das den Charakter eines Kunstfehlers hat (wie es im Zusammenhang mit Hellingers Praktiken sicher eher der Fall war), wenn die therapeutische Technik nicht nach den Regeln der Kunst angewandt würde.

Mangelnde Motivation und unreflektierte Parteilichkeit. Von Sydow (2015) befasste sich mit spezifischen Problemen im therapeutischem Prozess systemischer Therapien und nennt bspw. die mangelnde Motivation von Indexpatienten, die damit potenziell ihre Angehörigen negativ beeinflussen können. Andere unerwünschte Effekte sind unreflektierte Parteilichkeit von Therapeuten oder die Enthüllung von Familiengeheimnissen, die bei einzelnen Angehörigen – ähnlich wie im o. g. genannten Aufstellungsfall – zu heftigen Reaktionen führen könnten.

Einzel- oder Paartherapie? Gerade in systemischen Therapien sind mögliche negative Auswirkungen psychotherapeutischer Behandlungen auf Partnerschaften oder die Familie relevant, auf die beispielsweise Thomä und Thomä (1988) früh aufmerksam machten. Die Autoren meinten, dass v. a. in psychoanalytischen Behandlungen die Einbeziehung des Partners lange vernachlässigt worden sei, was zu Gefühlen von Ausgeschlossenheit und Misstrauen führen könne. Hessler und Lamprecht (1986) machten durch die Untersuchung von 44 unbehandelten Partnern über einen Zeitraum von ein bis zwei Jahren nach der stationären Psychotherapie des anderen Partners deutlich, dass bei den nicht-behandelten Partnern immerhin 16 Suizidversuche, ein erheblicher Anstieg von negativen Lebensereignissen, Krankschreibungen sowie eine verstärkte Inanspruchnahme medizinischer Leistungen zu verzeichnen war. Umfassende Studien aus dem angloamerikanischen Raum (z. B. die Metaanalyse von Smith & Glass, 1977) sprechen ebenfalls für das Risiko negativer Auswirkungen verschiedenster Psychotherapien und Settings auf den Partner. Eine Metaanalyse zur Paartherapie belegt, dass bei Patienten mit Depressionen Einzel- und Paartherapie bzgl. der Symptomatik gleichermaßen wirkungsvoll sind, sich die Paarbeziehung aber nur nach einer Paartherapie verbesserte (Barbato & D'Avanzo, 2008). Bei Störungen des Kindesalters führte eine psychodynamische Einzeltherapie zu Verschlechterungen der Familienbeziehungen, systemisch-strukturelle Familientherapie dagegen zu Verbesserungen (Szapocznik et al., 1989). Das deutet eher darauf hin, dass lege artis durchgeführte systemische Paar- und Familientherapien möglicherweise weniger negative Effekte auf das familiäre Umfeld haben als Einzeltherapien.

Auswirkungen nach Therapiebeendigung. Beushausen (2016) differenziert langfristige Nebenwirkungen, die auch nach Abschluss einer Therapie oder Beratung anhalten und über die Therapeuten meist wenig erfahren (z. B. Nebenwirkungen bei Dritten, also bspw. bei Angehörigen oder engen Vertrauten und Freunden von Indexpatienten), passagere Nebenwirkungen, die durch Krisen und Verwirrungen, Befindlichkeitsschwankungen und extremen Ereignissen gekennzeichnet sind, wie bspw. der Suizid eines Familienangehörigen. Dem gegenüber stehen leichtere Nebenwirkungen wie vorübergehende Unsicherheiten in Folge eines Familiengesprächs oder einer systemischen Intervention. In allen Fällen wäre nach der Definition von Linden et al. (2018) davon auszugehen, dass Nebenwirkungen von Psychotherapie unerwünschte Ereignisse sind bzgl. der unmittelbaren Krankheitssymptomatik, ggf. im weiteren Lebensumfeld des Patienten, die aber immer durch eine weitgehend korrekt durchgeführte Behandlung verursacht werden. Definitorisch weisen Linden et al. darauf hin, dass Nebenwirkungen naturgemäß immer »negative und unerwünschte« Begleitwirkungen sind und nicht zufällig eingetretene positive Begleiteffekte (wie man sie eigentlich von Beginn einer Therapie an mit psychotherapeutischen Interventionen auch intendiert; siehe bspw. Freuds Konzeption von der Liebes-, Arbeits- und Genussfähigkeit). Linden et al. (2018) machen somit auch deutlich, dass Nebenwirkungen auch dann unerwünschte Effekte sind, wenn sie therapeutisch intendiert sind.

Fazit. Die verschiedenen Ansätze der Systemischen Therapie haben vermutlich eine unterschiedliche Prävalenz von Risiken, unerwünschten und Nebenwirkungen. Es ist davon auszugehen, dass Techniken, die der strukturell strategischen Perspektive, der Mehrgenerationenperspektive, der erlebnisaktivierenden Familientherapie entstammen (von Sydow, 2015), möglicherweise nebenwirkungsreicher sind als lösungsorientierte Ansätze oder Ansätze, die sich aus der Perspektive der Selbstorganisation ableiten. Da etliche systemische Therapietechniken in Gruppen (oder Familien als speziellen Gruppen) angewandt werden, gelten naturgemäß alle Nebenwirkungen und unerwünschten Wirkungen von Gruppenpsychotherapien auch für diese Techniken. Eine ausführliche Zusammenfassung der Nebenwirkungen bei Gruppentherapie findet sich z. B. bei Strauß & Mattke (2018).

Schließlich sind Nebenwirkungen und unerwünschte Folgen von Psychotherapie auch im Kontext institutioneller und struktureller Faktoren zu bedenken. Beushausen (2016) nennt hier z. B. konzeptionelle Mängel im Behandlungsangebot, mangelnde Supervision / Intervision oder Fortbildung der Mitarbeiter einer therapeutischen Einrichtung oder die Nutzung eines für einen Patienten unangemessenen Settings.

87.6 Kritische Einordnung

Insbesondere vor dem Hintergrund der Bedeutung von Erwartungen in der Psychotherapie und dem Placebo-/Nocebo-Problem versteht sich, dass bei der Aufklärung über Nebenwirkungen ein richtiges Maß gefunden werden muss zwischen der ethisch und juristisch erforderlichen Aufklärung und einer allzu großen Abschreckung von Psychotherapiepatienten. Gerade deshalb ist es nötig, die Forschung zu Nebenwirkungen und unerwünschten Wirkungen in der Psychotherapie weiter zu betreiben.

FAQ

Wie lassen sich Nebenwirkungen von Psychotherapie im engeren Sinne definieren?
Nebenwirkungen sind andere – in der Regel nachteilige – Effekte einer Therapie, die nach den Regeln der Kunst, also völlig korrekt durchgeführt wird.

In welchen Anwendungen Systemischer Therapie lassen sich mehr Nebenwirkungen und Risiken vermuten?
Es ist davon auszugehen, dass eher erlebnisaktivierende Techniken (z. B. in der Familientherapie) oder Techniken, die der Mehrgenerationsperspektive entstammen risikoreicher sind als beispielsweise lösungsorientierte Ansätze.

Weiterführende Literatur

Caspar, F., Kächele, H. (2008). Fehlentwicklungen in der Psychotherapie. In S. C. Herpertz, F. Caspar & C. Mundt (Hrsg.), Störungsorientierte Psychotherapie. München: Elsevier.

Hoffmann, S. O., Rudolf, G. & Strauß, B. (2008). Unerwünschte und schädliche Wirkungen von Psychotherapie. Psychotherapeut, 53, 4–16.

Linden, M. & Strauß, B. (2018a). (Hrsg.). Erfassung von Risiken und Nebenwirkungen von Psychotherapie. Berlin: Wissenschaftlich Medizinische Verlagsgesellschaft.

Linden, M. & Strauß, B. (2018b). (Hrsg.). Risiken und Nebenwirkungen von Psychotherapie (2. Aufl.). Berlin: Wissenschaftlich Medizinische Verlagsgesellschaft.

88 Die Approbationsausbildung und -prüfung

Reinert Hanswille

88.1 Hintergrund

Mit dem Psychotherapeutengesetz von 1998 wurde die Approbation für den Bereich der nicht-ärztlichen heilkundlichen Psychotherapie eingeführt. Diese kann nach einer Übergangsphase nur noch durch eine Ausbildung an einer staatlich anerkannten Ausbildungsstätte in einem wissenschaftlich anerkannten Verfahren durchgeführt werden. Die wissenschaftliche Anerkennung eines Psychotherapieverfahrens wird vom wissenschaftlichen Beirat Psychotherapie (WBP) ausgesprochen. Verhaltenstherapie und Systemische Therapie wurden für alle Altersbereiche anerkannt, Psychodynamische Therapie (tiefenpsychologisch fundierte Psychotherapie, Psychoanalyse) bisher nur als Verfahren der Erwachsenenpsychotherapie. Im Anerkennungsverfahren befindet sich zurzeit die humanistische Psychotherapie (Gestalttherapie, Gesprächspsychotherapie, Psychodrama, Körpertherapie etc.).

Seit einigen Jahren wird die Reform des Psychotherapeutengesetzes angemahnt. Der Reformbedarf wird vor allem mit zwei Argumenten begründet:

(1) Durch die Bologna-Reform (die Veränderung des Studiums vom Diplom zum Master) gibt es keine Absolventen mehr, die entsprechend dem Gesetz eine Zulassung zur Ausbildung erlangen können. Alle Masterabschlüsse müssen geprüft und im Rahmen einer Einzelfallentscheidung zur Ausbildung zugelassen werden, was für die Teilnehmer Unsicherheit bedeutet (Ermöglicht mein Master mir die Zulassung oder doch nicht?). Auch die Ausbildungsstätten würden von mehr Rechtsklarheit profitieren.

(2) Im Psychotherapeutengesetz von 1998 ist versäumt worden, die Ausbildung auf solide finanzielle Füße zu stellen. Viele Ausbildungsteilnehmer erhalten während der einzelnen Ausbildungsphasen nicht genügend Geld, um für sich und ihre Familie einen geregelten Lebensunterhalt sicherstellen zu können. In der Regel wird die praktische Tätigkeit Teil 1 und Teil 2 nicht vergütet und auch die praktische Ausbildung wird nicht ausreichend entlohnt.

Hinzu kommt das Interesse des Bundesministeriums für Gesundheit, die Aus- und Weiterbildung von Psychotherapeuten und die für Mediziner in ähnlichen Strukturen durchzuführen.

88.2 Der Erwerb der Approbation nach dem gegenwärtig gültigen Psychotherapeutengesetz

Das zurzeit noch gültige Psychotherapeutengesetz (Psychotherapeutengesetz) regelt die Ausbildung, wobei zwischen Psychologischer Psychotherapie und Kinder- und Jugendlichenpsychotherapie unterschieden wird.

Zulassung und Umfang der Ausbildung

Die Ausbildung in Psychologischer Psychotherapie kann begonnen werden, wenn ein Diplom in Psychologie mit dem Schwerpunkt Klinische Psychologie vorliegt. Andere Studiengänge sind nicht zugelassen.

Die Ausbildung in Kinder- und Jugendlichenpsychotherapie kann begonnen werden, wenn ein Diplom in Psychologie, Erziehungswissenschaften, Sozialpädagogik, Sozialer Arbeit oder Heilpädagogik vorliegt. In wenigen Bundesländern kann auch ein anderer Studienabschluss zur Aufnahme berechtigen.

Masterabschlüsse bedürfen einer Ausnahme. In der Regel werden Masterabschlüsse in Psychologie für Psychologische Psychotherapie und in Psychologie, Pädagogik und Heilpädagogik für die Kinder- und Jugendlichenpsychotherapie zugelassen, wenn sie den Rahmenstudienordnungen der »alten« Diplome entsprechen. Das genaue Prozedere ist in den Bundesländern leicht unterschiedlich. Auskunft erteilt das Landesprüfungsamt des jeweiligen Bundeslandes.

Die Ausbildung, die mit der Approbation abschließt, ist eine staatlich anerkannte Ausbildung, ähnlich bewertet wie ein Hochschulabschluss. Das ist formal der zentrale Unterschied zu einer Weiterbildung, die durch die Dachverbände zertifiziert werden kann (s. Hanswille, 2015). Der Erwerb der Approbation ist die Zulassung zur heilkundlichen Psychotherapie.

Die Approbation kann in einer dreijährigen Vollzeitmaßnahme oder in einer fünfjährigen Teilzeitform erworben werden. Während der Ausbildung in Teilzeitform können die Ausbildungskandidaten mit ca. 20 Wochenstunden in ihrem Beruf arbeiten (s. Tab. 88.1).

Tabelle 88.1 Inhalt der Ausbildung PP und KJP nach der Ausbildungs- und Prüfungsverordnung

Inhalt der Ausbildung PP und KJP	Umfang in Stunden
Praktische Tätigkeit Teil 1: 1200 Stunden in einer psychiatrischen Klinik	1800 Stunden
Praktische Tätigkeit Teil 2: in der ambulanten Versorgung	600 Stunden
Praktische Ausbildung (eigenverantwortliche Psychotherapie)	600 Stunden
Supervision 50 Stunden Einzel-, 100 Stunden Gruppensupervision	150 Stunden
Theorie – 200 Stunden Allgemeine Grundlagen – 400 Stunden im Vertiefungsgebiet	600 Stunden
Selbsterfahrung	120 Stunden
Wahlpflichtangebot (Gestaltung durch die Ausbildungsstätte)	930 Stunden

Der Gesamtumfang der Weiterbildung beträgt mindestens 4.200 Stunden. Diese Vorgaben für die Ausbildung zum Psychologischen Psychotherapeuten und Kinder- und Jugendlichen-Psychotherapeuten werden durch die Ausbildungs- und Prüfungsverordnung festgelegt.

Die Besonderheiten einer Ausbildung im Vertiefungsgebiet Systemische Therapie zeigen sich vor allem in den Ausbildungsabschnitten Theorie, Supervision und Selbsterfahrung. In vielen Seminaren wird mit unterschiedlichen Settings wie z. B. Familien, Paare, Subsysteme, Einbeziehung des Kontextes eingeübt, in den störungsorientierten Seminaren steht die systemische Entstörung im Mittelpunkt, die Selbsterfahrung findet auch als Familienrekonstruktion statt.

Im Jahr 2008 erfolgte die wissenschaftliche Anerkennung der Systemischen Therapie für Erwachsene und Kinder und Jugendliche durch den Wissenschaftlichen Beirat Psychotherapie (WBP) (s. Kap. 87). Seitdem besteht im berufsrechtlichen Sinne die Möglichkeit, eine Approbation im Vertiefungsgebiet Systemische Therapie zu erwerben. Dadurch wurde auch ein neuer Qualitätsmaßstab in der Aus- und Weiterbildung für Systemiker gesetzt. Junge Kolleginnen und Kollegen, die vor der Wahl stehen, eine Ausbildung oder Weiterbildung in Systemischer Therapie zu beginnen, haben es schwer, eine für ihre Zukunft sinnvolle Entscheidung zu treffen. Einerseits eröffnet die Approbation im Psychotherapiemarkt die größeren Chancen, ein höheres Einkommen und mehr berufliche Anerkennung zu erlangen, andererseits ist sie mit einem großen Zeitaufwand und hohen Kosten verbunden. Leider gibt es auch keine Zwischenlösungen, wie z. B. erst eine Weiterbildung in Systemischer Therapie zu absolvieren und dann anschließend noch einen kleinen Zusatz zu machen, was viele jungen Kolleginnen vorziehen würden. Es können auch kaum Vorleistungen aus anderen Weiterbildungen bei der Ausbildung Anerkennung finden, weshalb die Entscheidung für oder gegen eine Approbation zu Beginn einer Aus- oder Weiterbildung gefällt werden sollte. Die Institute bieten dazu ausführliche Informationsveranstaltungen an.

Die wahrscheinliche sozialrechtliche Anerkennung wird den Absolventen der Ausbildung mittelfristig ermöglichen, einen Kassensitz zu erhalten und dann mit den gesetzlichen Krankenkassen abzurechnen. Für den Bereich der Psychologischen Psychotherapie wird im Jahr 2019 mit einer Entscheidung gerechnet (s. Kap. 87). Da für den KJP-Bereich das Antragsverfahren bisher noch nicht eröffnet wurde, wird sich ein Entscheidungsprozess hier noch länger hinziehen (ca. drei bis fünf Jahre).

Systemische Selbsterfahrung als Familienrekonstruktion

Beispielhaft wird ein Element der Approbationsausbildung vorgestellt: Die Familienrekonstruktion als wichtiger, »typisch systemischer« Teil der Selbsterfahrung. Familienrekonstruktion erfolgt im Gruppensetting (z. B. 16 Teilnehmer) in mehrtägigen Blockseminaren (z. B. über zwölf Tage).

Übersicht

Ziele der Selbsterfahrung als Familienrekonstruktion

- in Kontakt kommen mit der eigenen Herkunftsfamilie
- Aussöhnung und Befriedung mit der mehrgenerationalen Familiengeschichte und den Ereignissen in der eigenen Herkunftsfamilie
- Bindungsmuster und Traumatisierungen wahrnehmen, Verwurzelung mit der Herkunftsfamilie erlebbar machen und sie auch in ihrer Begrenztheit annehmen lernen
- Stärken, Ressourcen und Kräfte aus der Familiengeschichte aktivieren und spürbar werden lassen
- Verantwortungen klären, Grenzen ziehen und Delegationsprozesse hinterfragen, um die eigene Autonomie zu stärken
- Verständnis und Empathie für die Lebenswirklichkeiten der Ahnen gewinnen durch Einordnung in historische Prozesse und familiäre Dynamiken
- Bewusstheit und Erfahrungswissen für Übertragungs- und Gegenübertragungsprozesse in der eigenen Therapeutenrolle gewinnen
- prozessgestaltende Ideen für systemische Veränderungsprozesse erleben

(s. auch von der Recke & Wolter-Cornell, 2017, S. 60ff)

Eine Familienrekonstruktion teilt sich in mehrere Phasen auf, die in der folgenden Übersicht beschrieben werden.

Übersicht

Ablauf des Familienrekonstruktionsseminars

Vorbereitungsphase (notwendige Vorarbeiten der Teilnehmer):

- ein Genogramm ihrer eigenen Familie erstellen
- eine Familienchronologie erstellen, in die bedeutsame gesellschaftliche und politische Ereignisse eingetragen werden
- die Eltern über ihre Lebensgeschichte zu befragen und sie beide um einen Lebenslauf zu bitten
- Familienfotos und ein Lieblingsspielzeug zum Seminar mitzubringen

Eingangsphase

- Begrüßung und Information
- Klärung des Kontrakts und der Grundregeln des Seminars
- Bildung von Triaden für das Seminar
- Ressourcenarbeit (Familie in Tieren malen, daraus einen »Ressourcosaurus« erstellen. Der Ressourcosaurus fügt alle positiven Eigenschaften der Tiere, die für die einzelnen Familienmitglieder gewählt wurden, zusammen. Das entstandene Fabeltier, der Ressourcosaurus erhält dann einen Namen.)

- grundlegende traumatherapeutische Stabilisierungsarbeit einüben (»sicherer Ort«, »Tresortechnik«)

Kleingruppenarbeit und getrennte Trainerarbeit
- Entwicklung der Fragestellung für die Familienrekonstruktion
- Die Trainer lesen die Lebensläufe und studieren das mitgebrachte Material.

Rekonstruktionsprozess im Plenum
- Joining
- Klärung von Anliegen / Zielen
- die eigentliche Genogrammarbeit
  - Die gesamte Gruppe betrachtet das Genogramm und die Bilder der Indexperson und liest die Familienchronologie.
  - vertikale und horizontale Betrachtung der Inhalte (z. B. Delegationen, Geschichten) und der Gestaltung des Genogramms (z. B. mitgebrachte Bilder, Narrative)
  - Zentrale Familiengeschichten werden erzählt und mit der Gruppe geteilt. Die mitgebrachten Fotos und Gegenstände sorgen auch für einen sinnlichen und visuellen Kontakt mit der Familie.
- szenische Vertiefung des ausgewählten Anliegens (z. B. zentrale Themen der Familiengeschichte, wie Flucht, Vertreibung, Verluste, Delegationen) mittels:
  - Skulptur/Aufstellung zu vergangenen, aktuellen oder erwünschten zukünftigen Familienkonstellationen
  - Lebenslinienarbeit (z. B. zur Integration traumatischer Erfahrungen in die Lebens- und Familiengeschichte)
  - Dialoge mit Verstorbenen (z. B. um Vergebungs- und Aussöhnungsprozesse anzustoßen)
  - Gespräche mit noch nicht geborenen Kindern (um Ideen über zukünftige Entwicklungen anzuregen)

Durch die langfristige Vorbereitung wird die Selbsterfahrung in Ausbildungsgruppe und Familiensystem zum ständigen Thema. Bereits das kann Veränderungen induzieren. Kinder nehmen nach Jahren wieder Kontakt mit Eltern oder Großeltern auf, Familien beginnen wieder ein Gespräch über sich selbst, Eltern setzen sich mit ihrer Geschichte und ihren Herkunftsfamilien auseinander, Kontakte zu entfernten Verwandten werden intensiviert. Gleichzeitig wird auch deutlich, welche Themen heute noch tabuisiert oder verletzend sind, Trauer und Wut auslösen. Deutlich werden auch die Ressourcen der Familie (z. B. gute Beziehungen, Liebe). Die gesamte Familie begibt sich auf den Weg – analog zu der Erfahrung, die die systemische Therapeutin mit und bei ihren Patienten anstößt.

In der Familienrekonstruktion werden eigene Familienmuster reflektiert, zentrale Konflikt- und Problemthemen der Herkunftsfamilie bearbeitet und familiäre Ressourcen erarbeitet. Dadurch lernt die Teilnehmerin Systemmuster zu erkennen und sich mit den Strukturen, Regeln, Mustern, Geheimnissen, Tabus, transgenerationalen Mustern auseinanderzusetzen (z. B. bzgl. Bindung, Delegationen, Traumatisierungen, physischen, psychischen und sexuellen Gewalterfahrungen, Verlusten). Durch diesen Prozess wird jede einzelne Familienrekonstruktion zur Selbsterfahrung für jede Teilnehmerin und eine tiefe Berührung mit grundlegenden Gefühlen und Lebensthemen (z. B. Geburt, Liebe, Trennung, Tod). Darüber hinaus werden durch das mehrtägige Zusammensein in der Gruppe viele Muster aus der eigenen Lebensgeschichte aktualisiert (Zugehörigkeit, Bindung, Ausgrenzung, Grenzen setzen, Autonomie etc.). Für viele Teilnehmer gehört die Familienrekonstruktion darum zu den erfahrungsdichtesten, sensitivsten und erlebnisreichsten Wochen ihres bisherigen Lebens. Die Selbsterfahrung ist auch ein wichtiger Bestandteil der Gruppenbildung, die Stabilität und Vertrauen in der Gruppe schafft und die Teilnehmer unterstützen kann. Durch das Wissen und das Bemühen umeinander in der Selbsterfahrung entwickelt sich ein stabiles Netz, das im weiteren Verlauf der Ausbildung wichtige Impulse für die Entwicklung der Therapeutenpersönlichkeit geben kann.

Die Approbationsprüfung

Die Ausbildung schließt mit der Approbationsprüfung, bestehend aus einem schriftlichen und einem mündlichen Teil, nach frühestens drei bzw. fünf Jahren ab.

- **Schriftliche Prüfung.** Die schriftliche Prüfung wird bundesweit zum gleichen Zeitpunkt geschrieben. Sie besteht aus 80 Fragen, davon sind ca. 10 frei zu beantworten, alle anderen Fragen arbeiten mit Multiple-Choice-Antworten. Die Prüfung gilt als bestanden, wenn mindestens 60 % der Fragen zutreffend beantwortet sind »oder wenn die Zahl der vom Prüfling zutreffend beantworteten Aufgaben um nicht mehr als 12 Prozent die durchschnittlichen Prüfungsleistungen der Prüflinge unterschreitet und die Aufsichtsarbeit mindestens mit »ausreichend« benotet wird« (PsychTh-APrV. §16 Abs.4).
- **Mündliche Prüfung.** Die mündliche Prüfung besteht aus einer Einzelprüfung und einer Gruppenprüfung. Zur mündlichen Prüfung müssen 2 Fallberichte eingereicht werden, die Gegenstand der Prüfung sind. Die Einzelprüfung dauert 30 Minuten und die Gruppenprüfung mit 4 Prüflingen 120 Minuten. Gegenstand der mündlichen Prüfung sind die eingereichten Fallberichte und Themen des Vertiefungsgebietes, in dem die Prüfung abgelegt wird. Themen können z. B. sein: Ätiologie, Pathogenese und Aufrechterhaltung von Störungen mit Krankheitswert, theoretische Grundlagen und klinisch-empirische Befunde, Kriterien der generellen und differenziellen Indikation in den wissenschaftlich anerkannten psychotherapeutischen Verfahren und Methoden einschließlich der Evaluation von Behandlungsverläufen sowie Theorie und Praxis der Therapeuten-Patienten-Beziehung (in Anlehnung aus der PsychTh-APrV. §17).

Die Prüfung gilt als insgesamt bestanden, wenn jeder der vorgeschriebenen Prüfungsteile (schriftliche und mündliche Prüfung) bestanden ist. Die Ergebnisse der Einzelprüfungen werden verrechnet und ergeben dann das Gesamtergebnis der Approbationsprüfung, wobei der mündliche Teil doppelt gewichtet wird, der schriftliche Teil nur einfach (PsychTh-APrV. §18).

Die Prüfung wird im Durchschnitt von 90–95 % der Prüflinge bestanden. Sie kann bei Nicht-Bestehen bis zu zweimal wiederholt werden (PsychTh-APrV. §12).

88.3 Reform der Psychotherapeutenausbildung

Seit einigen Jahren wird die Reform des Psychotherapeutengesetzes diskutiert und von der Bundesregierung betrieben. Die Profession der Psychotherapeuten, die Ärzteschaft, die deutsche Krankenhausgesellschaft und die gesetzlichen Krankenkassen verfolgen dabei unterschiedliche Interessen bei der Reform der Ausbildung (Hanswille, 2016).

Die Bundesregierung plant im Jahr 2018 einen Gesetzesentwurf vorzulegen. Der gegenwärtige Diskussionsstand sieht vor, dass nach der Reform des Psychotherapeutengesetzes damit zu rechnen ist, dass die Aus- und Weiterbildung für Psychotherapeuten aus zwei Phasen bestehen wird. Nach jetzigem Diskussionsstand ist mit folgender Ausgestaltung zu rechnen.

- **Phase 1:** Diese Phase wird aus einem *Studium der Psychotherapiewissenschaften* bestehen, das wahrscheinlich an den Fakultäten für klinische Psychologie angesiedelt ist. Es wird zehn bis zwölf Semester umfassen und mit einem Master und einem anschließenden Staatsexamen abschließen. Mit dem bestandenen Staatsexamen wird eine allgemeine Approbation (für Kinder/Jugendliche und Erwachsene) erteilt. Das Studium beinhaltet theoretische wie praktische Inhalte und mehrere Praxisphasen in den unterschiedlichen Anwendungsbereichen der Psychotherapie. Neben den Grundlagen zur Psychotherapie und Psychotherapiewissenschaften sollen alle wissenschaftlich anerkannten Psychotherapieverfahren in Theorie und Praxis unterrichtet werden. Die theoretischen und praktischen Inhalte umfassen 2.900 Stunden. Die praktische Ausbildung in den Feldern der psychotherapeutischen Versorgung hat den Umfang von 2.300 Stunden. Das Studium beinhaltet eine Prüfung jeweils nach dem ersten und zweiten Teil des Studiums. Nach Bestehen der abschließenden Staatsprüfung wird dann die Approbation verliehen.
- **Phase 2:** Diese Phase umfasst die *vertiefende Weiterbildung*, ähnlich der vertiefenden Weiterbildung der Mediziner nach der Approbation. Diese wird bezogen auf nur eine Altersgruppe (Kinder/Jugendliche oder Erwachsene) und in nur einem Vertiefungsverfahren angeboten. Die vertiefende Weiterbildung wird fünf Jahre dauern. In dieser Zeit erhalten die Weiterbildungsassistenten ein Gehalt, das am Einkommen der Assistenzärzte in Krankenhäusern orientiert sein soll. Die Weiterbildung erfolgt stationär in der Klinik, ambulant in der Regel in der Weiterbildungsstätte und im sogenannten institutionellen Bereich (Jugendhilfe, Suchthilfe, Sozialpsychiatrie etc.). Nach Ende der Weiterbildung wird die *Fachkunde* verliehen und die Abrechnungsmöglichkeit mit der gesetzlichen Krankenkasse ist gegeben.

88.4 Kritische Einordnung

Wahrscheinlich wird es ca. 2.000 – 2500 Studienplätze bundesweit geben. Es ist davon auszugehen, dass der Numerus Clausus (NC) wahrscheinlich noch über dem jetzigen Psychologie-NC liegen wird. Von den Kritikern der Reform wird vor allem ins Feld geführt, dass sich in Zukunft bereits sehr junge Menschen mit 17 oder 18 Jahren für den Beruf des Psychotherapeuten entscheiden müssen und dieser wahrscheinlich fast nur noch von Frauen ergriffen wird, die einen entsprechenden NC erzielen. Es steht zu befürchten, dass bedeutsame Inhalte aus den Wissenschaften Pädagogik, Soziologie und Philosophie nicht mehr genügend Raum finden. Auch die Verleihung der Approbation gleich nach dem Ende des Studiums wird kritisch gesehen.

Außerdem sehen viele Kritiker die Gefahr, dass die vertiefende Weiterbildung nach der Approbation überwiegend nur an Universitäten und großen Klinikverbünden angeboten werden kann und die Vielfalt der jetzigen Ausbildung verloren gehen kann. Auch die Finanzierung der Weiterbildung (in der Höhe der ärztlichen Vergütung in der Facharztweiterbildung) ist immer noch nicht gesichert.

Aus »Systemischer Sicht« ist die allgemeine Approbation zu befürworten, weil damit ohne rechtliche Probleme mit dem gesamten System therapeutisch gearbeitet werden kann, was gegenwärtig für die Kinder- und Jugendlichenpsychotherapeuten rechtlich nur mit großen Einschränkungen möglich ist.

FAQ

Ist es sinnvoll eine psychotherapeutische Ausbildung im Vertiefungsgebiet Systemische Therapie zu machen?
Schon jetzt ist es sinnvoll, eine Approbation im Vertiefungsgebiet Systemische Therapie zu erwerben. Nach einer sozialrechtlichen Anerkennung der Systemischen Therapie scheint es für alle, die zur Ausbildung nach dem PTG zugelassen werden können, die in ihrem späteren Berufsleben therapeutisch arbeiten möchten, empfehlenswert, eine Approbationsausbildung im Vertiefungsgebiet Systemische Therapie zu machen. Denn die Approbation ist der höchste Qualifizierungsstandard im Bereich der Psychotherapie.

Wie lange wird es die Postgraduale Ausbildung zum Psychologischen Psychotherapeuten und Kinder- und Jugendlichen Psychotherapeuten noch geben?
Wahrscheinlich wird es die Postgraduale Ausbildung (nach dem gegenwärtig gültigen Psychotherapeuten-Gesetz) zum psychologischen Psychotherapeuten und Kinder und Jugendlichen-Psychotherapeuten noch bis zu sechs bis acht Jahre nach Verabschiedung des neuen Psychotherapeutengesetzes geben. Es empfiehlt sich zu beobachten, wann das neue Psychotherapeutengesetz vom Bundestag verabschiedet wird.

Weiterführende Literatur

Hanswille, R. (2016). Aus- und Weiterbildung. In R. Hanswille (Hrsg.), Handbuch systemische Kinder- und Jugendlichenpsychotherapie (2. Aufl., S. 539–545). Göttingen: Vandenhoeck & Ruprecht.

Hanswille, R., Eckert J. & Wienand-Kranz D. (2016). Wenn sich die geplante Psychotherapieweiterbildung nicht zu einem »closed shop« entwickeln soll, benötigt es kreative Lösungen. Psychotherapeuten Journal, 15(2), 142–150.

89 Forschungsstand, wissenschaftliche und sozialrechtliche Anerkennung der Systemischen Therapie

Kirsten von Sydow

89.1 Hintergrund

Die Wirksamkeit von Psychotherapie – also hier von Systemischer Therapie – ist von zentraler Bedeutung für die Patienten und ihre Angehörigen, die immer hoffen, durch Therapie ihre Probleme loszuwerden oder zumindest reduzieren zu können. Ebenso hoffen natürlich auch die Therapeuten mit ihrer Arbeit wirksam zu sein. Darüber hinaus orientieren sich inzwischen die Gesundheitssysteme und damit die Regularien in Medizin und Psychotherapie aller Industrienationen und vieler weiterer Länder an der wissenschaftlichen Evidenz, also der empirischen Forschung zur Wirksamkeit von Interventionen (»evidence-based medicine / psychotherapy«). Insofern ist die wissenschaftliche und sozialrechtliche Anerkennung von Psychotherapien gekoppelt an den Nachweis von Evidenz für die Wirksamkeit des jeweiligen Psychotherapieansatzes. Als »Goldstandard« gelten dabei – überall in der Welt – randomisierte, kontrollierte Studien (»randomized controlled trials, RCT«) und Metaanalysen, die die Effekte mehrerer RCTs statistisch zusammenfassen.

Vor diesem Hintergrund konzentrieren sich die Ausführungen in diesem Kapitel auf RCTs und Metaanalysen. Es wird zunächst der Forschungsstand zur Wirksamkeit von Systemischer Therapie bei Störungen Erwachsener sowie bei Störungen von Kindern und Jugendlichen zusammengefasst. Dann wird der bisherige Prüfungsprozess der Systemischen Therapie und der Stand ihrer wissenschaftlichen und sozialrechtlichen Anerkennung dargestellt.

In allen europäischen Länder (einschließlich Österreichs und der Schweiz), in denen Psychotherapie von solidarfinanzierten Versicherungssystemen unterstützt wird, wird Systemische Therapie in gleichem Maße wie die bisher in Deutschland als Richtlinienverfahren geltenden Ansätze (Verhaltenstherapie, Tiefenpsychologisch fundierte Psychotherapie oder psychoanalytische Therapie) finanziert (Borcsa, 2016). Abschließend wird auf den Stand der Evaluation und Anerkennung der Systemischen Therapie in Deutschland eingegangen.

89.2 Wirksamkeit von Systemischer Therapie bei Störungen Erwachsener

Primärstudien (RCTs)

Ein Review zur Wirksamkeit von Systemischer Therapie (Einzel-, Paar-, Familien-, Gruppen-, Multifamiliengruppentherapie) bei Störungen erwachsener Indexpatienten identifizierte bis Ende 2008 38 RCT-Studien (von Sydow et al., 2010; s. a. von Sydow et al., 2007). Die Wirksamkeit von Systemischer Therapie wird in 34 Studien bei Depressionen, Angststörungen, somatoformen Störungen, Essstörungen, psychosozialen Faktoren bei somatischen Krankheiten, Substanzstörungen (Alkohol, Heroin) und bei Schizophrenie (kombiniert mit Medikation und Psychoedukation) belegt.

Seither wurden weitere RCT-Studien publiziert, von denen einige hier kurz beschrieben werden (s. Carr, 2018a; von Sydow, 2015):

- **Angst- und Persönlichkeitsstörungen:** Zehn Stunden systemische Einzeltherapie waren bei sozialer Phobie signifikant wirksamer als zehn Stunden minimale supportive Therapie; das galt allerdings nur bei Patienten mit »purer« Phobie, nicht bei solchen, die auch unter einer komorbiden Persönlichkeitsstörung litten (Rakowska, 2011).
- **Persönlichkeitsstörungen nach Erfahrungen mit innerfamiliärem sexuellem Missbrauch:** Ein RCT mit Patientinnen, die zu 91 % die Kriterien mindestens einer Persönlichkeitsstörung (und z. T. weiterer psychischer Störungen) erfüllten, belegt signifikante Verbesserungen durch systemische Gruppentherapie. Die Veränderungen erfolgten in der systemischen Gruppe früher als in der analytischen Gruppentherapie (Lau & Kristensen, 2007; Elkjaer et al., 2013; s. a. Kap. 77).
- **»Binge eating disorder« mit Adipositas (Castelnuovo, Manzoni, Villa Cesa & Molinari, 2011):** Das Outcome von stationärer Therapie plus verhaltenstherapeutischen Telefonkontakten danach unterschied sich zunächst nicht von stationärer Therapie plus systemischer Telefon-Therapie, doch im Follow-up ergaben sich signifikante Unterschiede zugunsten der Systemischen Therapie.
- **Diabetes Typ 2 (Garcia-Huidboro et al., 2011):** Hier war die Kombination von medizinischer Routinebehandlung mit Familientherapie der reinen Routinebehandlung überlegen bzgl. somatischer Parameter und der Reduktion von Depressivität.

Langfristige Wirksamkeit. Es existieren eine Reihe von Follow-up Studien über 0,5 bis zu drei Jahren, die die langfristige Wirksamkeit von systemischer Therapie bei Erwachsenen belegen (Carr, 2018a; von Sydow et al., 2007, 2010; von Sydow, 2015). Noch längere Follow-up Intervalle wurden z. B. in der »Helsinki Psychotherapy Study« mit Nachuntersuchungen zu Depressionen, Angst- und Persönlichkeitsstörungen bis zu 10 Jahre nach der Intervention realisiert (s. u. 89.2.2 u. 89.4; Knekt et al., 2008, 2011; Knekt, Virtala, Härkänen et al., 2016).

Metaanalysen

Aufgrund der Vielzahl der vorliegenden Metaanalysen/Cochrane-Reviews (Übersichten: Carr, 2018a; von Sydow et al., 2007, 2010; von Sydow, 2015) kann nur auf die wichtigsten Arbeiten eingegangen werden.

Die Metaanalyse von Pinquart et al (2014) extrahierte aus mehr als 6.000 Abstracts 37 RCT zur Systemischen Therapie bei psychischen Störungen Erwachsener (Pinquart, Oslejsek & Teubert, 2014). Sie belegt, dass Systemische Therapie signifikant größere Kurz- (g=0,51) und Langzeiteffekte (g=0,55) auf psychische Störungen zeigte als Kontrollgruppen ohne Behandlung. Die Effektstärke lag im mittleren Bereich. Beim Vergleich von Systemischer Therapie mit aktiven Alternativbehandlungen werden ebenfalls größere Kurzzeiteffekte (g=0,25) belegt. Im Follow-up ergab sich ein nicht signifikanter positiver Trend für die Systemische Therapie (g=0,13). Die Kombination von Systemischer Therapie plus Medikation war kurz- (g=0,71) und langfristig (g=0,87) der reinen Medikation signifikant und deutlich überlegen.

Störungsspezifische Analysen belegen, dass Systemische Therapie bei Interventionsende signifikant positivere Effekte auf affektive Störungen, Zwangsstörungen, Essstörungen und Schizophrenie hatte als bei unbehandelten Kontrollgruppen. Nur bzgl. Substanzstörungen waren die Effekte nicht signifikant. Belege für die signifikant überlegene Wirksamkeit von Systemische Therapie in Follow-up-Erhebungen beim Vergleich mit unbehandelten Kontrollgruppen liegen vor für affektive Störungen, Essstörungen und Schizophrenie (s. Tab. 89.1).

Tabelle 89.1 Störungsspezifische Ergebnisse der Metaanalyse von Pinquart et al. (2014, S. 9, Tab. II und Tab. III)

Störungsbereich (Anzahl verwertbarer RCT)	Systemische Therapie vs. »andere aktive Therapie« (z. B. Verhaltenstherapie)	Systemische Therapie vs. »keine Zusatzbehandlung« (auch: ST + Medikation vs. »pure« Medikation)
Angststörungen (5/0)	*PT: ST = KG* *FU: ST = KG*	—
Zwangsstörungen (0/2)	—	**PT: ST > KG**
Affektive Störungen (5/5)	*PT: ST = KG*	**PT: ST > KG** **FU: ST > KG**
Essstörungen (4/2)	*PT: ST = KG* *FU: ST = KG*	**PT: ST > KG** **FU: ST > KG**
Somatoforme Störungen (1/0)	**PT: ST >> KG**	—
Schizophrenie (0/6)	—	**PT: ST > KG** **FU: ST > KG**
Substanzstörungen (8/3)	*PT: ST = KG* *FU: ST = KG*	PT: ST = KG FU: ST = KG

Anmerkungen zu Tab. 89.1:

PT: Post-Test; FU: Follow-Up;

=: kein signifikanter Unterschied zwischen den Untersuchungsgruppen;

ST > KG: Systemische Therapie signifikant wirksamer als Alternativgruppe.

Fettdruck: Belege für die Überlegenheit von Systemischer Therapie;

kursive Schreibweise: Belege dafür, dass sich die Wirksamkeit von Systemischer Therapie nicht signifikant von anderen Therapien unterscheidet.

Teil X

Beim Vergleich von Systemischer Therapie mit aktiven Behandlungsgruppen wurde nur bzgl. somatoformen Störungen ein signifikanter und bemerkenswert hoher Effekt (g=0,98) gefunden. Gleichzeitig bestanden keine signifikanten Unterschiede zwischen der Wirksamkeit von Systemischer Therapie und anderen aktiven Behandlungsgruppen bzgl. affektiven, Angst-, Ess-, Substanzstörungen und Schizophrenie. Auch im Follow-up ergaben sich beim Vergleich mit anderen aktiven Behandlungen keine signifikanten Wirksamkeitsdifferenzen. Der Vergleich zwischen Systemischer Therapie und Richtlinientherapien (Verhaltenstherapie, Psychodynamische Therapie) kam zum Ergebnis: »systemic therapy and other psychotherapies are similarily efficacious.« (Pinquart et al., 2014, S. 10).

Systemische Therapie hat signifikant geringere Drop-out-Raten als alternative Therapien (15 % vs. 23 %). Die Effekte von Systemischer Therapie sind höher, wenn Manuale verwendet werden und die Therapie-Dosis (Stundenzahl) bei Systemischer Therapie ähnlich hoch war wie in den Vergleichsgruppen (und nicht geringer wie in vielen Studien). Die »allegiance« des Forschers spielte interessanterweise keine Rolle (Pinquart et al., 2014).

Die Metaanalysen des IQWiG (2017). Die derzeit umfassendste Metaanalyse zur Wirksamkeit der Systemischen Therapie bei erwachsenen Patienten mit einer psychischen (oder somatischen) Störung wurde vom IQWiG (2017) im Auftrag des Gemeinsamen Bundesausschusses (GB-A) erstellt (s. Abschn. 89.4). Auf der Basis von systematischen Literaturrecherchen wurden 42 methodisch hochwertige RCT-Studien extrahiert. 33 RCT erbrachten für die Fragestellung verwertbare Daten. Die Ergebnisse wurden in ein »8 x 3 = 24«-Felderschema eingeordnet: Soweit relevante Daten vorlagen, wurden für acht Störungsgruppen jeweils drei verschiedene Vergleichstypen untersucht (s. Tab. 89.2). Die Ergebnisse in jedem Feld wurden in verschiedene Evidenzklassen eingeteilt, je nach den Ergebnissen der durchgeführten Metaanalysen und den methodischen Eigenarten der zugrundeliegenden Studien (s. Tab. 89.2).

In der Hälfte der Felder von Tabelle 89.2 dominiert der Kursiv- oder Fettdruck: Sofern signifikante Unterschiede vorliegen, belegen sie fast alle die höhere Wirksamkeit von Systemischer Therapie. Das gilt für die Störungen: Depressionen, Essstörungen, gemischte Störungen, körperliche Erkrankungen, Schizophrenie und (überwiegend auch) Substanzstörungen. Bei Persönlichkeitsstörungen ergibt sich kein signifikanter Wirksamkeitsunterschied zwischen Systemischer Therapie und alternativen Richtlinienpsychotherapien. Systemische Therapie erzielt auch bei einer Vielzahl gravierender somatischer Erkrankungen wirksame Verbesserungen des somatischen und/oder psychischen Befindens (Bronchialkarzinom, chronische entzündliche Darmkrankheiten, chronische Hepatitis, HIV-Infektion, koronare Herzkrankheit, Myokardinfarkt, orthopädische Beschwerden, Rückenschmerzen, rheumatoide Arthritis).

Tabelle 89.2 Ergebnisse des IQWiG-Abschlussberichtes (IQWiG, 2017, S. 7)

Störungsbereich (Anzahl verwertbarer RCT)	**Systemische Therapie vs. »andere Psychotherapie« (z. B. Verhaltenstherapie)**	**Systemische Therapie vs. »Beratung / Informationsvermittlung«**	**Systemische Therapie vs. »keine Zusatzbehandlung« (auch: ST + Medikation vs. »pure« Medikation)**
Angst- und Zwangsstörungen (4)	AHP geringerer Nutzen	*AHP Nutzen*	**Hinweis Nutzen**
Depression (6)	*AHP Nutzen*	*AHP Nutzen*	*AHP Nutzen*
Essstörungen (3)	*AHP Nutzen*	*AHP Nutzen*	—
Gemischte Störungen (1)	*AHP Nutzen*	—	—
Körperliche Erkrankungen (9)	*AHP Nutzen*	—	*AHP Nutzen*
Persönlichkeitsstörungen (1)	<->	—	—
Schizophrenie und bipolare Störungen (5)	—	<->	**Hinweis Nutzen**
Substanzstörungen (6)	<->	*AHP Nutzen*	<->

Anmerkungen zu Tab. 89.2:

Evidenzklassen des IQWiG

Beleg Nutzen: »Beleg für einen Nutzen (der Systemische Therapie)« (sehr hohe Evidenz)

Hinweis Nutzen: »Hinweis für einen Nutzen (der Systemische Therapie)« (hohe Evidenz) (Fettdruck)

AHP Nutzen: »Anhaltspunkt (AHP) für einen Nutzen (der Systemische Therapie)« (Evidenz) (kursive Schreibweise)

<->: »kein Anhaltspunkt (AHP) für einen Nutzen, einen Schaden oder einen geringeren Nutzen der Systemische Therapie« (kein signifikanter Unterschied zwischen Systemische Therapie und Alternativgruppe)

AHP geringerer Nutzen: »Anhaltspunkt (AHP) für einen geringeren Nutzen (der Systemische Therapie)« (= negatives Ergebnis für Systemische Therapie) (Feld grau unterlegt)

—: keine verwertbare Daten.

Nur bei »Angst- und Zwangsstörungen« besteht scheinbar in einem Feld eine Überlegenheit alternativer Psychotherapien (s. Kap. 89.4).

Ein Cochrane-Review zur Wirksamkeit von Paartherapie bei Depressionen (Barbato & D'Avenzo, 2008) leitet aus der Analyse von acht Studien ab, dass kein signifikanter Unterschied in der Wirksamkeit von Paar- und Einzeltherapie oder zwischen Paartherapie und antidepressiver Medikation besteht. Paartherapie war signifikant wirksamer als keine oder minimale Behandlung. Die Partnerschaftsqualität verbesserte sich stärker durch Paar- als durch Einzeltherapie. Es bestanden keine signifikanten

Differenzen in den Drop-out-Raten von Paar- und Einzeltherapie, aber die Drop-out-Rate von Paartherapie war signifikant kleiner als die von antidepressiver Medikation.

Eine Metaanalyse von 52 RCT-Studien belegt, dass bei der Versorgung von Patienten mit kardiovaskulären Erkrankungen (einschließlich Schlaganfall), Krebs oder anderen somatischen Erkrankungen der Einbezug von Bezugspersonen signifikant positive Effekte hat – nicht nur auf die körperliche (Effektstärke = 0.32) und psychische Gesundheit des Erkrankten (0.28), sondern auch auf die psychische Gesundheit der Angehörigen (0.35) (Hartmann et al., 2010).

O'Farrell and Fals-Stewarts (2001) analysierten 36 RCT zu Alkoholabhängigkeit: Paar-/Familientherapie war signifikant wirksamer als Einzeltherapie oder Warteliste-Kontrollgruppen in Bezug auf Alkoholkonsum/-Störungen, Initiation der Behandlung, Drop-out-Rate, Therapieerfolg und das Wohlbefinden der Familienmitglieder. Paar- und Einzeltherapie verbesserten beide die Paarbeziehung. Die Evidenzbasis war am besten für Behaviorale Paartherapie, am zweitbesten für Systemische Paartherapie.

Der neueste Cochrane-Review zu »Family intervention for schizophrenia« beruht auf der Analyse von 53 RCT-Studien: Familientherapie reduziert Rückfall- und Hospitalisierungsrisiken signifikant und erhöht die »compliance with medication«. Die Drop-out- Rate und das Suizidrisiko verändern sich dadurch nicht signifikant. Familientherapie kann auch soziale Beeinträchtigungen und den Grad von »Expressed Emotion« in der Familie reduzieren (Pharoah et al., 2010).

Reviews und Leitlinien

Reviews und Leitlinien werden an anderer Stelle zusammengefasst (Carr, 2018a; von Sydow et al., 2010). Beispielhaft soll nur darauf hingewiesen werden, dass die britischen *NICE Guidelines für Schizophrenie* (National Institute for Health and Care Excellence, 2014) auf der Basis von 37 Primärstudien ableiten, dass (Multi- und Mono-)Familientherapie robust positive Effekte hat auf das Rückfallrisiko, die Symptombelastung und Institutionalisierung während der Behandlung und im Follow-up. Die Befunde deuten auch darauf hin, dass Familientherapie kosteneffektiv ist. Die Leitlinien empfehlen, dass Paar-/Familientherapie allen Menschen mit Schizophrenie und ihren Familien zugänglich sein sollte, sowohl Ersterkrankten als auch solchen mit wiederkehrenden schizophrenen Episoden. Paar-/Familientherapie sollte mehr als zehn Sitzungen umfassen und 3-12 Monate andauern.

89.3 Wirksamkeit von Systemischer Therapie bei Störungen von Kindern und Jugendlichen

Primärstudien (RCTs)

Für einen systematischen Review zur Wirksamkeit Systemischer Therapie konnten bis 2011 N=85 »randomized controlled trials« (RCT) zur Systemischen Familientherapie bei Störungen (ICD-10, DSM-IV) kindlicher und jugendlicher Indexpatienten identifiziert werden (Retzlaff et al., 2013; von Sydow et al., 2013). Internalisierende und gemischte Störungen werden in 38 RCT untersucht, von denen 33 RCT die Wirksamkeit der Systemische Therapie belegen. Das wird noch ergänzt durch eine neue Studie, die belegt, dass Multisystemische Therapie (MST) die Medikamentenadhärenz und damit auch die somatische Gesundheit HIV-infizierter Jugendlicher verbessert (Letourneau, Ellis, Naar-King et al., 2013). Für externalisierende Störungen belegen 42 der 47 RCTs die Wirksamkeit der Systemischen Therapie (von Sydow, 2015). Systemische Ansätze schnitten fast durchweg erfolgreich ab – also besser als oder ebenso gut wie andere Interventionen (z. B. Verhaltenstherapie) oder besser als Wartegruppen / medizinische Routinebehandlung. Durch mehrere RCT belegt wird die Wirksamkeit Systemischer Therapie bei Depressionen und Suizidalität, Essstörungen, psychosozialen Faktoren bei somatischen Krankheiten (Asthma, Diabetes, Adipositas, HIV), Störungen des Sozialverhaltens, Substanzstörungen und ADHS. Es existieren auch Belege für die Wirksamkeit von Systemischer Therapie bei Angststörungen, autistischen Störungen und Misshandlung / Vernachlässigung von Kindern.

Langfristige Wirksamkeit. Die vorliegenden RCTs belegen auch die langfristige Wirksamkeit systemischer Interventionen über sechs Monate bis ca. vier Jahre. Darüber hinaus ist die Wirksamkeit einer systemischen Intervention (Multisystemische Therapie (MST); s. Kap. 82) auch noch nach 25 Jahren nachweisbar: Die Geschwister der Indexklienten, die wegen dissozialer Handlungen mit ihren Familien MST erhalten hatten, waren 25 Jahre später signifikant seltener straffällig geworden als die Geschwister der Vergleichsgruppe (Wagner et al., 2014).

Wirksamkeitsnachweise auch aus Europa. Obwohl die meisten Studien aus den USA stammen, so »funktioniert« Systemische Therapie auch in Europa: So belegt eine europäische Multicenter-Studie, die in Deutschland, Belgien, der Schweiz, den Niederlanden und Frankreich realisiert wurde, dass bei der Therapie von Jugendlichen mit Cannabisabhängigkeit sowohl Multidimensionale Familientherapie (MDFT, s. Kap. 81) als auch Individualtherapie wirksam waren. Jedoch konnten mit MDFT signifikant mehr Jugendliche in der Therapie gehalten und die Prävalenz von Abhängigkeitserkrankungen stärker reduziert werden (Rigter, Henderson, Pelc et al., 2013).

Metaanalysen

Eine Reihe von Metaanalysen und Cochrane-Reviews belegt die Wirksamkeit von Familientherapie bei Kindern und Jugendlichen, bestimmten Formen Systemischer Therapie und bestimmten Störungen (Überblick: Carr, 2018b; Retzlaff et al., 2013; von Sydow et al., 2007, 2013; von Sydow, 2015). Die Metaanalysen stammen meist aus den USA und beforschen zum Teil die Wirksamkeit der manualisierten »Trademark« Therapien (s. Kap. 1) wie Brief Strategic Family Therapy (BSFT), Funktionelle Familientherapie, Multidimensionaler Familientherapie (MDFT) (s. Kap. 81), oder Multisystemischer Therapie (MST) (s. Kap. 82) bei dissozialen und Substanzstörungen (z. B. Baldwin et al., 2012; Hartnett et al., 2017; van der Pol et al., 2017).

Die Metaanalyse von Riedinger et al. (2017). Während viele Metaanalysen die Wirksamkeit von Familientherapie bei Kindern und Jugendlichen untersuchen (s. Carr, 2018b), existiert bisher erst eine Metaanalyse die auf die Wirksamkeit Systemischer

Therapie bei psychischen Störungen des Kindes- und Jugendalters fokussiert (Riedinger et al., 2017). Bis zum Publikationsjahr 2014 wurden 56 RCT identifiziert und analysiert. Beim Vergleich mit Kontrollgruppen ohne Behandlung zeigte die Systemische Therapie signifikant größere Kurzzeiteffekte (g=0,59) im mittleren Bereich. Die Analyse zu Langzeiteffekten beruht auf nur zwei Studien und ergab einen nichtsignifikanten positiven Trend für die Systemische Therapie (g=0,27). Beim Vergleich mit aktiven Alternativbehandlungen zeigte Systemische Therapie signifikant größere Kurz- (g=0,32) und Langzeiteffekte (g=0,28).

Da nur wenige Studien Systemische Therapie mit unbehandelten Kontrollgruppen verglichen, konnten dazu keine störungsspezifischen Analysen durchgeführt werden, nur zum Vergleich von Systemischer Therapie mit anderen aktiven Interventionen (s. Tab. 89-3): Diese Analysen belegen, dass Systemische Therapie bei Interventionsende signifikant positivere Effekte auf externalisierende, Substanz- und gemischte Störungen hatte, während sich bei Angst/Depression und Essstörungen nur nicht signifikante positive Trends zeigten. Im Follow-up schnitt Systemische Therapie signifikant besser bei allen untersuchten Störungsgruppen außer den gemischten Störungen ab.

Tabelle 89.3 störungsspezifische Ergebnisse der Metaanalyse von Riedinger et al. (2017, S. 7, Tab. 2)

Störungsbereich (Anzahl verwertbarer RCT)	Systemische Therapie vs. »andere aktive Therapie« (z. B. Verhaltenstherapie)
Angststörungen/Depressionen (3)	*PT: ST = KG* **FU: ST > KG**
Externalisierende Störungen (12)	**PT: ST > KG** **FU: ST > KG**
Substanzstörungen (16)	**PT: ST > KG** **FU: ST > KG**
Essstörungen (7)	*PT: ST = KG* **FU: ST > KG**
Gemischte Störungen (6)	**PT: ST > KG** *FU: ST = KG*

Anmerkungen zu Tab. 89.3:
PT: Post-Test; FU: Follow-Up;
=: kein signifikanter Unterschied zwischen den Untersuchungsgruppen;
ST > KG: Systemische Therapie signifikant wirksamer als Alternativgruppe.
Fettdruck: Belege für die Überlegenheit von Systemischer Therapie;
kursive Schreibweise: Belege dafür, dass sich die Wirksamkeit von Systemischer Therapie nicht signifikant von anderen Therapien unterscheidet.

Beim Vergleich zwischen Systemischer Therapie und Verhaltenstherapie ergaben sich weder im Posttest noch im Follow-up signifikante Unterschiede. Beim Vergleich mit anderen Therapien (Psychodynamische Therapie, Gesprächspsychotherapie, Psychoedukation) erwies sich Systemische Therapie als signifikant wirksamer (Posttest: g=0,52; Follow-up: g=0,42; Riedinger et al., 2017: S. 7, Tab. 4). Im Follow-up erwiesen sich längere Interventionen auch als effektstärker. Andere Moderator-Effekte wurden nicht identifiziert. Die meisten der untersuchten Primärstudien untersuchten Jugendliche und ältere Kinder.

89.4 Die Prüfung und der Stand der wissenschaftlichen und sozialrechtlichen Anerkennung der Systemischen Therapie in Deutschland

Mit der Ratifizierung des deutschen Psychotherapeutengesetzes im Jahr 1999 wurden bis auf weiteres alle damals bereits etablierten Verfahren (Psychoanalyse, Tiefenpsychologisch fundierte Psychotherapie, Verhaltenstherapie) ungeprüft von den Krankenkassen weiter finanziert, während sich »neue Verfahren« in Deutschland einem aufwendigen Prüfprozess stellen müssen, bei dem drei Hürden zu nehmen sind, um in den Leistungskatalog der gesetzlichen Krankenkassen aufgenommen zu werden (s. Übersicht).

Übersicht

Der dreistufige Prüfprozess für »neue Psychotherapieverfahren« in Deutschland

(1) Der *Wissenschaftliche Beirat Psychotherapie (WBP)* entscheidet über die wissenschaftliche Anerkennung des Verfahrens und prüft Wirksamkeit und Unschädlichkeit des Verfahrens (getrennte Prüfungen für Erwachsenenpsychotherapie und Kinder-/Jugendpsychotherapie).

(2) Der *Gemeinsame Bundesausschuss (GB-A)* prüft (erneut) Wirksamkeit und Unschädlichkeit sowie indikationsbezogenen Nutzen, medizinische Notwendigkeit und Wirtschaftlichkeit im sozialrechtlichen Prüfungsverfahren und entscheidet dann, ob das »neue Verfahren« in den Leistungskatalog der gesetzlichen Krankenkassen aufgenommen werden kann, orientiert an den Psychotherapierichtlinien (G-BA, 2016).

(3) Im Jahr 2007 wurde vom WBP und G-BA zusätzlich noch ein »*Schwellenkriterium*« eingeführt, das Wirksamkeitsnachweise speziell bei Angst- und affektiven Störungen verlangt (Retzlaff, von Sydow, Rotthaus, Beher, Schweitzer, 2009).

Die wissenschaftliche Anerkennung der Systemischen Therapie durch den Wissenschaftlichen Beirat Psychotherapie (WBP)

Nachdem in Deutschland ein erster Antrag auf wissenschaftliche Anerkennung der Systemische Therapie abgelehnt worden war (Schiepek, 1999; WBP, 2000), beauftragten die beiden systemischen Dachverbände DGSF und Systemische Gesellschaft (SG) eine Forschergruppe, die bereits zuvor Übersichtsarbeiten zur Wirksamkeit von Systemischer Therapie erstellt hatte, mit der Erstellung einer zweiten Expertise zur Wirksamkeit der Systemischen Therapie. Die Expertise (von Sydow, Beher, Retzlaff & Schweitzer, 2007) wurde vom Wissenschaftlichen Beirat Psychotherapie (WBP) begutachtet. Auf diesem Hintergrund wurde Systemische Therapie Ende 2008 vom WBP als wissenschaftlich fundiertes Verfahren der Erwachsenen- sowie die Kinder- und Jugendlichentherapie anerkannt (WBP, 2009). Derzeit sind nur Verhaltenstherapie und Systemische Therapie für das gesamte Altersspektrum vom WBP wissenschaftlich anerkannt. Psychodynamische Therapie ist derzeit nur als Verfahren der Erwachsenenpsychotherapie wissenschaftlich anerkannt.

Prüfung der Systemischen Therapie als Verfahren der Erwachsenentherapie durch den GB-A und IQWiG

Erst 2013 wurde vom *Gemeinsamen Bundesausschuss (G-BA)* das Verfahren zur Evaluation der Systemischen Therapie als Verfahren der Erwachsenentherapie eröffnet. Hier wird erneut die Wirksamkeit und Unschädlichkeit des Verfahrens geprüft sowie die Kosteneffektivität von Systemischer Therapie, die der WBP nicht geprüft hatte. Der G-BA hat die Prüfung der Systemischen Therapie zum Teil ausgelagert und das *Institut für Qualität und Wirtschaftlichkeit im Gesundheitswesen (IQWiG)* 2013 beauftragt, eine Nutzenbewertung der »Systemische Therapie bei Erwachsenen als Psychotherapieverfahren« vorzunehmen. Das IQWIG hat 2016 seinen Vorbericht und 2017 seinen mehr als 800 Seiten umfassenden Abschlussbericht im Internet veröffentlicht (IQWiG, 2016, 2017; s. www.iqwig.de). Die wichtigsten Ergebnisse des Abschlussberichts wurden bereits in Abschnitt 89.2 dargestellt.

Probleme der forschungsmethodischen Kriterien von G-BA und IQWiG werden an anderer Stelle ausführlicher beschrieben (Retzlaff et al., 2017).

Was ist die relevante Vergleichstherapie? Üblicherweise wird eine neue Leistung vom G-BA nur dann aufgenommen, wenn diese einen größeren Nutzen bzw. einen geringeren Schaden hat als ein bereits zugelassenes Verfahren oder wenn das Verfahren wirtschaftlicher ist und Kostenvorteile bringt. Doch die Richtlinienverfahren wurden ja durch das vom Gesetzgeber verabschiedete Psychotherapeutengesetz (vorläufig) anerkannt und bisher noch gar nicht vom G-BA (und nur teilweise vom WBP) überprüft. Die nachträgliche Überprüfung der Richtlinienverfahren durch den G-BA erfolgt derzeit und ist noch nicht abgeschlossen. Richtlinienverfahren eigenen sich deshalb derzeit nicht als Vergleichskriterium für neu zuzulassende Verfahren.

Mangel an Befunden zu schädlichen Wirkungen – ein ubiquitäres Problem in der Psychotherapieforschung. Obwohl für die meisten Störungsbereiche der Nutzen von Systemischer Therapie nachgewiesen wurde, konstatiert das IQWiG, keine abschließende Nutzen-Schaden-Gesamtabwägung vornehmen zu können, da die Studien angeblich keine Daten zu unerwünschten Ereignissen bzw. Nebenwirkungen lieferten (IQWIG 2017). Gleichzeitig bestätigt das IQWiG (2016, S. 86), dass in der gesamten psychotherapeutischen Literatur bisher unerwünschte Ereignisse und Nebenwirkungen nicht systematisch erfasst wurden. Weitere Befunde zu unerwünschten Ereignissen bzw. Nebenwirkungen von Systemische Therapie werden an anderer Stelle beschrieben, s. Kap. 87 (Retzlaff et al., 2017). Auch wenn das IQWiG die Bedeutung der *Drop-out-Rate* hinterfragt, gilt in der Psychotherapieliteratur eine niedrige Abbrecherrate als Indikator für eine gelingende therapeutische Beziehung. Hier ist die Systemische

Therapie nachweislich anderen Therapieverfahren überlegen (Pinquart, et al., 2016; von Sydow, et al., 2007, 2010).

Kosten-Nutzen-Effektivität. Auch gesundheitsökonomische Gesichtspunkte sollen bei der Bewertung durch den G-BA berücksichtigt werden. Hier existieren eine Fülle von Belegen für die Kosteneffektivität von Systemischer Therapie sowie des Settings »Paar-/Familientherapie« (z. B. Crane & Russell, 2016; von Sydow et al., 2007).

Das »Schwellenkriterium« des GB-A. Für die sozialrechtliche Anerkennung neuer Psychotherapieverfahren ist die Erfüllung des »Schwellenkriteriums« zentral, also Wirksamkeitsbelege in den beiden Störungsbereichen »Affektive Störungen« und »Angst- und Zwangsstörungen«. Darüber hinaus muss die Wirksamkeit des Verfahrens in weiteren Bereichen belegt werden, was die Systemische Therapie nach Einschätzung des IQWiG zu erfüllen scheint bzgl. Ess-, Substanzstörungen, Schizophrenie, somatischen Krankheiten und gemischten Störungen (s. Tab. 89.2).

Schwellenkriterium I Störungsbereich »Ängste und Zwänge«. Hier gelangt das IQWiG (2017) zu diskrepanten Einschätzungen: Beim Vergleich zu »keiner Zusatzbehandlung« konstatiert es einen »Hinweis auf einen Nutzen« der Systemischen Therapie, beim Vergleich zu Beratung / Psychoedukation einen »Anhaltspunkt für einen Nutzen« – jedoch beim Vergleich zu »anderer Psychotherapie« wird ein angeblich »geringerer Nutzen« der Systemischen Therapie beschrieben (s. Tab. 89.2).

Die letzte Aussage stützt sich allein auf die »*Helsinki Psychotherapy Study*«. In ihr wurde Systemische Therapie mit psychodynamischer Kurz- und Langzeittherapie verglichen (Knekt et. al, 2004, 2008, 2011, 2016). Aufgrund der Daten zu verschiedenen Auswertungszeitpunkten konstatiert das IQWiG einen Anhaltspunkt zuungunsten der systemischen Therapie. Hierzu ist festzuhalten, dass die Therapiedosis der drei verglichenen Interventionen extrem variierte: Systemische Kurzzeittherapie (KZT): umfasste maximal zwölf Sitzungen (á 90 Min.) mit einer maximalen Therapielänge von acht Monaten, psychodynamische Kurzzeittherapie maximal 20 Sitzungen und psychodynamische Langzeittherapie umfasste zwei bis drei Sitzungen pro Woche über zweieinhalb bis drei Jahre, durchschnittlich 232 Sitzungen. Zum anderen belegt die Studie eine bemerkenswert hohe Wirksamkeit von Systemischer Therapie auch bei Angststörungen (s. Übersicht).

Übersicht

Ergebnisse der »Helsinki Psychotherapy Study« zu Angststörungen

- Systemische Kurzzeittherapie verglichen mit psychodynamischer Kurzzeittherapie: kein signifikanter Unterschied in der Wirksamkeit im 1-, 3- und 5-Jahres-Follow up.
- Systemische Kurzzeittherapie verglichen mit psychodynamischer Langzeittherapie:
  - kein signifikanter Wirksamkeits-Unterschied im 1-Jahres-Follow-up.
  - Widersprüchliche Ergebnisse im 3- und 5-Jahres-Follow-up: In einem Angst-Fragebogen (HARS) ergab sich jeweils kein signifikanter Unterschied

Teil X

– in einem anderen Angst-Fragebogen (SCL-90-ANX) jedoch eine geringere Wirksamkeit der Systemischen Therapie.

- Der 10-Jahres-Follow-up wurde vom IQWiG nicht mehr berücksichtigt (Knekt, Virtala, Harkanen et al., 2016):
  - Es wird kein Signifikanztest referiert, aber die Rohwerte für Angst sind nach Systemischer Therapie günstiger (geringer) als die nach psychodynamischer Kurzzeittherapie (SCL-ANX).
  - Bzgl. der Remission von Angst ergab sich kein signifikanter Unterschied zwischen Systemischer Therapie und psychodynamischer Langzeittherapie (SCL-ANX; Tab. 4).

Darüber hinaus belegt eine weitere Studie zur sozialen Phobie, die vom IQWIG noch nicht berücksichtigt werden konnte, dass systemische Therapie signifikant wirksamer ist als kognitive Verhaltenstherapie (Hunger et al., 2016, eingereicht).

Schwellenkriterium II Störungsbereich »Affektive Störungen«. Für diesen Bereich stellt das IQWiG in allen drei Vergleichsgruppen jeweils einen »Anhaltspunkt für einen Nutzen« der Systemische Therapie fest (s. Tab. 89.2; IQWIG 2017, S. 7). Darüber hinaus ist die Evidenz noch stärker, da das Londoner RCT von Leff et al. (2000) in der die Wirksamkeit von Systemische Therapie, Pharmakotherapie und kognitiver Verhaltenstherapie bei Depressionen verglichen wurde (s. Kap. 71), vom IQWiG aus nicht stichhaltigen Gründen nicht berücksichtigt wurde. Diese Studie ist ein weiterer methodisch stringenter Beleg für den Nutzen systemischer Therapie bei Depressionen (Retzlaff et al., 2017; von Sydow et al., 2010).

Auf der Basis des Berichtes des IQWiG (2017) hat der GB-A am 22.11.2018 »Systemische Therapie« als Verfahren der Erwachsenenpsychotherapie auch sozialrechtlich anerkannt (s. https://www.g-ba.de/beschluesse/3588/), da der indikationsbezogene Nutzen und die medizinische Notwendigkeit der Systemischen Therapie als Psychotherapieverfahren für folgende Anwendungsbereiche der Psychotherapie-Richtlinie hinreichend belegt sind:

Angststörungen und Zwangsstörungen

Affektive Störungen: depressive Episoden, rezidivierende depressive Störungen, Dysthymie

Psychische und Verhaltensstörungen durch psychotrope Substanzen/ Opioide

Essstörungen

Schizophrene und affektive psychotische Störungen

Bedeutsam war auch, dass keine Erkenntnisse zur Unwirksamkeit oder zum Schaden der Systemischen Therapie in den übrigen Anwendungsbereichen der Psychotherapie-Richtlinie gefunden wurden.

Am 28.11.2019 hat der Gemeinsame Bundesausschuss eine Änderung der Psychotherapie-Richtlinie beschlossen durch die für die ambulante psychotherapeutische Behandlung von Patienten künftig mit der Systemischen Therapie ein weiteres Richtlinienverfahren als Kassenleistung zur Verfügung steht – bisher jedoch nur für erwachsene Indexpatient*innen ab 18 Jahre (https://www.kbv.de/html/1150_43241.php).

Und seit Juli 2020 ist Systemische Therapie zugelassen durch die Krankenkassen, allerdings nur mit einem Maximalkontingent von 48 Therapiestunden für die Langzeittherapie. Möglich ist die Arbeit im Einzel- und/oder Mehrpersonensetting (z.B. mit Paaren oder Familien) sowie Gruppentherapie.

89.5 Der Stand der Prüfung der Systemische Therapie als Verfahren der Kinder- und Jugendlichenpsychotherapie durch den GB-A

Der Prüfprozess bzgl. Systemische Therapie als Verfahren der Kinder- und Jugendlichenpsychotherapie wurde bis heute (01/2021) – mehr als zwölf Jahre nach der wissenschaftlichen Anerkennung – vom G-BA noch immer nicht eröffnet. Das überrascht angesichts der sehr guten empirischen Evidenz zur systemischen Kinder- und Jugendlichenpsychotherapie mit mindestens 86 RCT Studien (s. Kap. 89.3). Noch mehr überrascht es angesichts der Tatsache, dass Systemische Therapie international bei bestimmten Störungen des Kindes- und Jugendalters das am häufigsten evaluierte und erfolgreichste Verfahren ist (s. Überblick)

Übersicht

Systemische (Familien-)Therapie wird international besonders empfohlen bei:

- **Störungen des Sozialverhaltens und jugendliche Delinquenz:** Systemische Therapie (Multisystemische Therapie, MST) reduziert nachweislich die Zeit, die jugendliche Delinquente in Institutionen verbringen, und die Wahrscheinlichkeit weiterer Festnahmen und wirkt damit auch für die Gesellschaft Kosten sparend (s. Kap. 82).
- **Substanzstörungen:** Nach den US-Behandlungsempfehlungen sind familiäre Interventionen bei der Behandlung adoleszenter Substanzstörungen eine essenzielle Behandlungskomponente. Multidimensionale Familientherapie (MDFT) und Multisystemische Therapie (MST) werden durch die US-Regierung propagiert und gefördert und zunehmend auch in Europa implementiert (s. Kap. 81, Kap. 82).
- **Anorexia nervosa (im Jugendalter):** Auch hier ist Systemische Therapie (gemeinsame Behandlung der Familie oder getrennte Behandlung von Eltern und Jugendlichem) der wohl erfolgreichste Therapieansatz (s. a. Kap. 80).

(s. Carr, 2018b; Retzlaff et al., 2013; von Sydow et al., 2007, 2013)

89.6 Kritische Einordnung

Allgemeine Wirkfaktoren nicht vergessen. Der Fokus dieses Kapitels ist die Wirksamkeit Systemischer Therapie bei spezifischen Störungen. Doch daneben sind auch in der Systemischen Therapie »common factors« wie eine gute Arbeitsbeziehung/Allianz, ein strukturiertes zielorientiertes Vorgehen, und aufseiten des Therapeuten gute interpersonelle Fähigkeiten, gute Gefühlsmodulation, Wärme und Akzeptanz sowie die Fähigkeit, gerade mit kritischem Feedback von Patienten konstruktiv umzugehen, wichtig (s. Kap. 2, 3; Sexton, Gordon, Gurman et al., 2011; Wampold & Imel 2015).

Systemische Therapie als Verfahren der Erwachsenenpsychotherapie. Die Metaanalysen des IQWiG (2017) belegen ebenso wie die aus der Arbeitsgruppe um Pinquart, dass Systemische Therapie bei Störungen Erwachsener genauso wirksam und in manchen Anwendungsbereichen sogar wirksamer ist als die derzeitigen Richtlinienverfahren (die aktuell auch vom GB-A geprüft werden). Systemische Therapie hat zusätzlich positive Auswirkungen auf Angehörige von Patienten und verfügt über die geringste Abbruchrate aller Psychotherapieverfahren. Eine sozialrechtliche Zulassung der systemischen Therapie würde erwachsenen Patienten den Zugang zu einem hochwirksamen Psychotherapieverfahren ermöglichen und die Wahlfreiheit von Patienten und von Psychotherapeuten erhöhen. Es bleibt zu hoffen, dass nach einem lang andauernden Prüfprozess die Anerkennung durch den G-BA bald erfolgen wird. Dadurch werden sich gegebenenfalls die Approbationsweiterbildung in Systemischer Therapie (s. Kap. 88) ebenso wie das Psychologie- und Psychotherapie-Studium und die Forschung an Hochschulen und die Ausbildung an privaten Instituten weiter entwickeln (s. Kap. 90). Das verändert auch die Aus- und Weiterbildung von Ärzten. So absolvierte 2016 die erste Ärztin in Deutschland ihre Facharztweiterbildung für Psychiatrie und Psychotherapie mit Systemischer Therapie als »Erstverfahren«. Das war nicht ganz einfach, da noch nicht allen ausbildenden Psychiatern bekannt zu sein scheint, dass die Weiterbildungsordnung »Psychiatrie und Psychotherapie« alle wissenschaftlich anerkannten Psychotherapieverfahren zulässt – also auch Systemische Therapie (Dittrich, 2018).

Systemische Therapie als Verfahren der Kinder- und Jugendpsychotherapie. Zweifel an der angeblichen Evidenzorientierung des deutschen Gesundheitssystems kommen auf, wenn man bedenkt, dass als Verfahren der Kinder- und Jugendlichenpsychotherapie nur Verhaltenstherapie und Systemische Therapie (seit 2008) in Deutschland durch den WBP wissenschaftlich anerkannt sind und dass gleichzeitig zehn Jahre später das Verfahren zur Prüfung der Systemische Therapie als Jugendpsychotherapie noch immer nicht eröffnet wurde, während ungeprüft psychodynamische Ansätze der Kinder- und Jugendpsychotherapie weiter von den Krankenkassen finanziert werden (s. a. Retzlaff & von Sydow, 2015). Auch wenn viele psychodynamische Psychotherapeuten inzwischen die Familien ihrer Patienten mit einbeziehen, so gibt es immer noch einige, die mit Kindern und Jugendlichen rein individualtherapeutisch arbeiten – was dem Indexpatienten zwar kurzfristig symptomatisch ähnlich gut hilft wie Systemische Familientherapie, aber nachweislich langfristig eher zur Verschlechterung der Familienbeziehungen beiträgt – während Systemische Therapie sich hier positiver auswirkt (Szapocznik et al., 1989). Im Interesse psychisch belasteter Kinder/Jugendlicher und ihrer Eltern sollte hier das Verfahren zur Prüfung der Systemischen

Therapie als Verfahren der Kinder- und Jugendpsychotherapie vom G-BA schnellstmöglich eröffnet werden.

FAQ

Wann wird der G-BA die Überprüfung der Systemischen Therapie als Verfahren der Kinder- und Jugendlichenpsychotherapie (in Deutschland) einleiten, durchführen und abschließen?
Die Einleitung einer baldigen Prüfung wurde durch den G-BA angekündigt. Also hoffentlich sehr bald!
Erhalten systemische Therapeuten (in Deutschland) für die aufwendigere und anspruchsvollere Arbeit im Mehrpersonensetting – also z. B. mit Paaren oder Familien – ein höheres Honorar von den gesetzlichen Krankenkassen als für Einzeltherapie?
Nein, bisher gibt es nur eine Abrechnungsziffer für systemische Einzel- oder Mehrpersonentherapie. Nur für Gruppentherapie wird (wie auch in den anderen Richtlinienverfahren) in Abhängigkeit von der Gruppengröße ein höheres Honorar gezahlt.

Weiterführende Literatur

Retzlaff, R., Haun, M. W., Beher, S. & von Sydow, K. (2017). Systemische Therapie – auf dem Weg zur sozialrechtlichen Anerkennung? Psychotherapeutenjournal, 4, 355-362.

Carr, A. (2018a). Couple therapy, family therapy and systemic interventions for adult-focused problems: the current evidence base. Journal of Family Therapy (2018) 00: 00–00. doi: 10.1111/1467-6427.12225

Carr, A. (2018b). Family therapy and systemic interventions for child-focused problems: the current evidence base. Journal of Family Therapy (2018) 00: 00–00. doi: 10.1111/1467-6427.12226

IQWIG (2017). Systemische Therapie bei Erwachsenen. Abschlussbericht. https://www.iqwig.de/download/N14-02_Abschlussbericht_Systemische-Therapie-bei-Erwachsenen_V1-0.pdf (Zugriff: 25.05.2018)

90 Aus- und Weiterbildung in Systemischer Therapie an Hochschulen und privaten Instituten

Kirsten von Sydow • Ulrike Borst • Stefan Geyerhofer

90.1 Systemische Aus- und Weiterbildung im Umbruch

Derzeit erfolgt die Aus- und Weiterbildung in Systemischer Therapie in unterschiedlichen Kontexten (s. Übersicht). Dabei muss berücksichtigt werden, dass sich die Psychotherapie-Regularien in den meisten europäischen Ländern mehr oder weniger am Konzept der »Therapieschule (Verfahren)« orientieren (z. B. in Deutschland, Österreich, Schweiz, Italien, Frankreich oder in Großbritannien) – es in Europa also meist um die Lehre im Verfahren »Systemische Therapie (Systemic Therapy)« geht, während sich in den USA das Gesundheitssystem an anderen Regeln orientiert: Dort gibt es »Couple / Marital and Family Therapy (CFT/MFT)« als Grundorientierung und als Beruf »Couple and Family Therapist«. CFT wird an vielen US-Universitäten in Master- und Promotions-Studiengängen gelehrt und beforscht. Die Grundhaltung ist in CFT immer systemisch, aber immer auch offen für die Integration von verhaltenstherapeutischen, bindungsorientierten u. a. Interventionen (von Sydow et al., 2007). Darüber hinaus werden in Nordamerika spezifische systemische »trademark«-Therapien an großen Forschungszentren (weiter-)entwickelt, beforscht und gelehrt (s. Teil VIII, Teil IX). Auch die Medizin ist in den USA stärker systemisch ausgerichtet: Der Fachbereich, der auf Deutsch »Allgemeinmedizin« heißt, wird in den USA »Family Medicine« genannt.

Systemische Therapie wird bisher in Deutschland und der Schweiz primär an privaten Instituten gelehrt. Doch in Österreich und in der Schweiz wurden im letzten Jahrzehnt auch Hochschullehrgänge für Systemische Therapie eingerichtet, meist in Kooperation mit privaten Instituten. Bereits seit Jahrzehnten existieren akademische Studiengänge zur »Couple (Marital) and Family Therapy« in den USA und zur Systemischen Therapie in UK. Da die gesetzgeberischen Vorhaben in Deutschland darauf hindeuten, dass Psychotherapie in Zukunft generell an Hochschulen gelehrt werden wird, sollen hier auch Entwicklungen aus dem englischen Sprachraum skizziert werden.

Tabelle 90.1 gibt einen Überblick über Varianten Systemischer Aus- und Weiterbildungen in den deutschsprachigen Ländern und die so erreichbaren Abschlüsse. Es wird deutlich, dass die formalen Vorgaben sehr ähnlich sind. Die deutsche Approbationsausbildung wird genauer in Kap. 88 beschrieben.

Tabelle 90.1 Varianten von Aus- und Weiterbildungen in Systemischer Therapie

Land	Deutschland		Schweiz		Österreich	
Kontext	Approbations-ausbildung (s. a. Kap. 88)	Systemischer Therapeut (DGSF, 2014; SG, 2015)	Studium ZHAW	Private Institute	Studium SFU Wien mit OEAS	Private Institute (ÖAS, LASF, ÖAGG – Sektion Familientherapie)
Teilnehmer	MA-Psychologen Ärzte nur ST-KiJu: MA-Soz.-Arbeiter MA-Soz.-Pädagoge	MA-Psychologen Ärzte Soz.-Arbeiter Soz.-Pädagoge Theologen …		MA-, Dipl.-, Lizentiats-Psychologen Ärzte		
Abschluss	Approbation als »Psychologischer Psychotherapeut« oder »Kinder- und Jugendpsychotherapeut«	Weiterbildungsnachweis (Zertifikat) der SG oder DGSF	MAS »Systemische Psychotherapie mit kognitiv-behavioralem Schwerpunkt« u. »Eidgenössisch anerkannter Psychotherapeut oder »Facharzt für Psychiatrie und Psychotherapie (FMH)«	»Eidgenössisch anerkannter Psychotherapeut« oder »Facharzt für Psychiatrie und Psychotherapie (FMH)«	BA, MA, Dr. phil. »Psychotherapiewissenschaft« und »Eingetragener Systemischer Familientherapeut«	»Eingetragener Systemischer Familientherapeut«

Tabelle 90.1 (Fortsetzung)

Land	Deutschland		Schweiz		Österreich	
Theorie (UE zu 45 Min.) -verfahrensübergreifend -systemisch	**600 UE**	**300 UE**	**500 UE**	**500 UE**		**240 UE**
Praktische klin. Tätigkeit -psychiatrische Klinik -psychosom. Klinik / Praxis	**1.800 h** 1200 h 600 h	–	**2 Jahre 100%** mind. 1 Jahr 100%	**2 Jahre 100%** mind. 1 Jahr 100%		**550 h** davon systemisch: 150 h
Patientenbehandlung (unter Supervision) -davon: im Mehrpersonensetting	**600 h**	**200 UE**	**500 UE**	**500 UE**		**600 h**
Supervision (Sup) -davon Einzelsupervision	**150 h** keine Vorgabe	**150 UE** keine Vorgabe	**175 UE** mind. 50 UE	**150 UE** mind. 50 UE		**Praxisseminare mit Sup: 400 UE**
Intervision / Peer-Gruppe	–	**100 UE**		–		**70 UE**
Abgeschl. dokum. Fälle Fälle mit Live-/Film-/Ton		**4 Fälle** 2 Fälle	**10 Fälle**	**10 Fälle** je nach Institut		
Selbsterfahrung (SE) -davon im Einzelsetting -davon im Gruppensetting	**120 h** keine Vorgabe	**150 UE** keine Vorgabe	**125 UE** mind. 50 UE	**100 UE** mind. 50 UE		**mind. 220 h** mind. 80 h 140 h

Tabelle 90.1 (Fortsetzung)

Land	Deutschland		Schweiz		Österreich	
Zusatzquote: Sup oder SE	**entfällt**	**entfällt**	**0 UE**	**50 UE**		
Abschlussqualifikation und Evaluation	**Prüfung**	**Arbeit oder Kolloquium**	**Prüfung**	**Arbeit oder Kolloquium**		**40-50 UE** Evaluation, Reflexion und

Anmerkungen:

Zeitliche Grundeinheiten: Unterrichtseinheiten (UE; in der Regel jeweils 45 Min.) bzw. bzgl. Patientenbehandlung jeweils 50 Min.

DGSF: Deutsche Gesellschaft für Systemische Therapie, Beratung und Familientherapie; SG: Systemische Gesellschaft.

BA: Bachelor; MA: Master; MAS: Master of Advanced Studies; SFU: Sigmund-Freud-Universität Wien; ZHAW: Züricher Hochschule für Angewandte Wissenschaften.

90.2 Systemische Aus- und Weiterbildung an privaten Instituten

Deutschland

Die deutsche Approbationsausbildung zum Psychologischen Psychotherapeuten und zum Kinder- und Jugendpsychotherapeuten wird ausführlich in Kap. 88 dargestellt.

Die folgende Übersicht integriert die recht ähnlichen inhaltlichen Vorgaben der beiden deutschen Dachgesellschaften DGSF und SG. Eine solche akkreditierte systemische Weiterbildung führt allerdings nicht zur Approbation.

Übersicht

Inhalte akkreditierter systemischer Weiterbildungen in Deutschland: Theorie und Methodik (300 UE)

(1) **Systemisches Basiswissen**
- Wissenschaftstheoretische und epistemologische Grundlagen
- Grundlagen, aktuelle Entwicklungen, familientherapeutische / systemische Schulen
- Schnittstellen zu anderen relevanten therapeutischen und beraterischen Richtungen
- Geschichte der Familientherapie / Systemischen Therapie
- Einbeziehung von gesellschaftlichen und institutionellen Kontexten
- intra- und interindividuelle Verarbeitungsformen lebensgeschichtlicher, affektiver und kognitiver Beziehungserfahrungen

(2) **Systemische Diagnostik**
- systemdiagnostische Modelle für die Beschreibung und Erklärung kommunikativer Muster, Probleme, Konflikte und Beziehungsstrukturen
- Systemische Modelle für die Beschreibung und Erklärung psychischer, psychosomatischer und körperlicher Symptome, Verarbeitungs- und Bewältigungsformen
- Diagnostik von Ressourcen und Lösungskompetenzen.

(3) **Therapeutischer bzw. Beratungs-Kontrakt**
- Therapeutische / beraterische Haltung
- Indikations- und Kontextklärung
- Aufbau, Entwicklung, Beendigung einer therapeutischen / Beratungs-Beziehung, Kooperation mit KlientInnen
- Anerkennung und Förderung der besonderen Ressourcen und der Einzigartigkeit von Klienten und Klientensystemen
- Berücksichtigung des sozialen und institutionellen Kontextes der therapeutisch-beraterischen Arbeit und Förderung der Kooperation mit Helfern und Helfersystemen
- Reflexion der Rolle als Therapeutin / Berater und des Arbeitskontextes

(4) **Systemische Interventionen**
- Methodik der Gesprächsgestaltung
- Vermittlung und Training systemischer Interventionen und Techniken
- Setting-Wahl
- Arbeit in unterschiedlichen Settings, Kontexten und Arbeitsfeldern
- Nutzung des therapeutischen Teams
- Planung, Durchführung und Evaluation von Interventionen
- systemische Vorgehensweisen und Konzepte bei der Vorbeugung, Behandlung und Rehabilitation psychischer, psychosomatischer und körperlicher Störungen
- spezielle Vorgehensweisen in Krisen- und Belastungssituationen

(5) **Persönliche Weiterentwicklung und Ethik**
- Entwicklung einer systemischen Haltung und der eigenen professionellen Persönlichkeit
- Ethische Grundsätze beraterischer Arbeit, Reflexion eigener emotionaler Reaktionen, Definition unethischen Verhaltens

(DGSF, 2014; SG, 2015)

Bemerkenswert ist, dass der Fokus der von den systemischen Dachverbänden akkreditierten Weiterbildung praxisbezogen ist, während forschungsnahe Themen, die auch in systemischen Approbationsausbildungen (s. Kap. 88) gelehrt werden, hier bisher fast keine Rolle spielen. So kommen die Themen »Forschung und Evaluation« fast gar nicht vor, es werden keine Informationen über Forschungsmethodik vermittelt. Nicht erwähnt wird auch das Thema »standardisierte Diagnostik / Fragebögen«.

Schweiz

Die Trennlinie zwischen kassenfinanzierten und nicht-kassenfinanzierten Psychotherapien verläuft in der Schweiz nicht zwischen verschiedenen Verfahren, sondern zwischen Berufsgruppen und Versicherungen (Grund- und Zusatzversicherung): Die für jeden Schweizer obligatorische Grundversicherung bezahlt nur psychotherapeutische Leistungen, die entweder von Fachärzten für Psychiatrie und Psychotherapie selbst erbracht oder von diesen an von ihnen angestellte psychologische Psychotherapeuten delegiert wurden. Leistungen selbstständig arbeitender psychologischer Psychotherapeuten können bei vielen Zusatzversicherungen in Rechnung gestellt werden.

Seit einigen Jahren gibt es Bestrebungen, die Krankenversicherungsverordnung (KVV) zu ändern, so dass psychologische Psychotherapeuten auf Anordnung eines Arztes selbstständig Psychotherapien durchführen und der Grundversicherung in Rechnung stellen können.

Die Weiterbildung zum Psychotherapeuten auf Basis eines mit dem Master, Lizentiat oder Diplom abgeschlossenen Psychologiestudiums, in dem auch eine »genügende Studienleistung in klinischer Psychologie und Psychopathologie erbracht« worden sein muss (Art. 7 Nr. 2), ist im Bundesgesetz über die Psychologieberufe (Psychologieberufegesetz, PsyG) geregelt, das seit 2013 in Kraft ist (https://www.admin.ch/opc/de/classified-compilation/20 091 366/201 801 010 000/935.81.pdf).

Kern des PsyG sind die Bestimmungen über die Akkreditierung von Weiterbildungsgängen, die zu einem eidgenössisch anerkannten Fachtitel führen, z. B. als »eidgenössisch anerkannte/r Psychotherapeut/in«. Nach Inkrafttreten des PsyG wurden schweizweit zunächst 65 Weiterbildungsgänge, davon 7 deutschsprachige systemische oder kombinierte, provisorisch akkreditiert. Bis zum März 2018 musste dann die definitive Akkreditierung beantragt werden. Dafür musste nachgewiesen werden, dass die Qualitätsstandards nach PsyG erfüllt werden. Eine Re-Akkreditierung ist alle sieben Jahre vorzunehmen.

Im PsyG sind die Anforderungen an die Weiterbildungsgänge, die im Rahmen der Akkreditierung überprüft werden, in Form von Akkreditierungskriterien festgehalten (Art. 13). Um die Überprüfung jenes zentralen Akkreditierungskriteriums zu ermöglichen, das auf die Erreichung der vom Gesetz in Artikel 5 vorgegebenen Weiterbildungsziele ausgerichtet ist (Art. 13 Abs. 1 Bst. b), wurden Qualitätsstandards formuliert (https://www.bag.admin.ch/bag/de/home/themen/berufe-im-gesundheitswesen/akkreditierung-gesundheitsberufe/akkreditierung-vonweiterbildungsgaengen-im-bereich-psychologieberufe/akkreditierungskriterien-qualitaetsstandards.html). Die Zahlenwerte des dritten Prüfbereichs »Inhalte der Weiterbildung« werden in Tab. 90-1 wiedergegeben. Die Schweiz hat mit dem PsyG die Voraussetzungen geschaffen, unabhängig von einer eventuell schnell veraltenden Verfahrensorientierung eine qualitativ hochstehende Psychotherapie-Weiterbildung gesetzlich zu verankern. Berufsrechtlich sind weiterhin die Kantone in der Verantwortung, Praxisbewilligungen auszustellen. Sozialrechtlich ist, ebenfalls ohne enge Verfahrensorientierung, die Kassenfinanzierung von psychologischer Psychotherapie aktuell unter den anfangs aufgeführten Bedingungen (als delegierte Psychotherapie), in Zukunft hoffentlich auch in selbstständiger Berufsausübung gegeben. Die durch das PsyG geregelten Weiterbildungen kommen den deutschen Approbationsweiterbildungen gleich, indem sie auch die praktische Tätigkeit und die eigenen Psychotherapien als integrale Bestandteile der Weiterbildung betrachten und einbeziehen.

Österreich

Die Ausbildung in Österreich richtet sich nach dem seit 1990 bestehenden Bundesgesetz für Psychotherapie. Seit damals ist die Systemische Therapie als Therapieschule anerkannt. Eingetragene Systemische Psychotherapeuten, offiziell als »Systemische Familientherapeuten und -therapeutinnen« bezeichnet, können ihre Leistungen direkt mit den Krankenkassen abrechnen (Kassenvertrag), oder die Rechnungen des Therapeuten werden den Klienten teilweise und in unterschiedlichen Höhen, je nach Setting und Kasse, erstattet. Die Inhalte und Dauer der Ausbildung sind im Psychotherapiegesetz geregelt und gliedern sich in eine ca. zweijährige Basisausbildung, das Propädeutikum, und eine mindestens vierjährige fachspezifische Ausbildung, das Fachspezifikum. Derzeit bieten drei private Ausbildungsinstitute (ÖAS, LASF, ÖAGG – Sektion Familientherapie) die Fachspezifische Ausbildung zum / zur Systemischen

Familientherapeuten / in an. Seit Beginn der gesetzlich geregelten Ausbildung hat sich die Systemische Therapie in Österreich zur größten Therapieschule Österreichs entwickelt, gemessen an der Anzahl der Ausbildungsstellen, der Studierenden und der Absolventen. Die drei Ausbildungsvereine zusammen bieten Ausbildungen in Wien, Graz, Linz, Salzburg und Innsbruck an. Die ÖAS bietet auch Ausbildungslehrgänge an der Sigmund Freud Universität (SFU) in Wien an (s. Abschn. 90.3).

Struktur, Umfang, Größe der Ausbildungsgruppen und Inhalte der Ausbildung unterscheiden sich je nach Ausbildungsverein. Während die meisten Lehrgänge in durchgehenden Gruppen von mindestens vier Jahren absolviert werden, bietet die ÖAS auch Lehrgänge an, die nur die ersten zwei Jahre als fixe Gruppe stattfinden und dann eine flexiblere Gestaltung mehr im universitären Charakter erlauben. Alle drei privaten Ausbildungsvereine und auch die SFU führen eine Lehrambulanz, in der Studierende beobachten und im Reflecting Team mitgestalten, in den meisten Fällen aber auch selbst ab dem dritten Jahr mit Klienten arbeiten können. Die formalen Vorgaben finden sich in Tab. 90.1. Die Inhalte der Theorieseminare ähneln den Vorgaben der deutschen systemischen Dachgesellschaften (s. auch Übersicht). Bemerkenswert ist, dass – im Mutterland der Psychoanalyse – vergleichsweise viele Selbsterfahrungsstunden (ges. mind. 220 Stunden) verlangt werden und dass die Evaluation nicht nur als punktuelle Überprüfung, sondern eher als kontinuierlicher Evaluationsprozess angelegt ist: Dafür werden 40-50 Unterrichtseinheiten eingeplant (Evaluation der Ausbildungsfortschritte, Feedback, Reflexion aller Ausbildungsteile, Live-Supervision etc.).

Der Abschluss der Ausbildung berechtigt zur Einreichung um Anerkennung als Psychotherapeutin beim zuständigen Bundesministerium und damit zur eigenständigen Ausübung von Psychotherapie in jedem Kontext.

90.3 Systemische Aus- und Weiterbildung an Hochschulen

Deutschsprachige Länder

Deutschland. In Deutschland existiert bisher nach unserer Kenntnis kein akademischer Studiengang, der zu einer Qualifikation in Psychotherapie mit dem Schwerpunkt Systemische Therapie führt (auch wenn verschiedene private Hochschulen planen, solche Studiengänge einzurichten, z. B. http://sfu-berlin.de / index.php/studium-psychotherapiewissenschaft/). Es gibt nur einzelne, meist ca. 5-40 UE umfassende Lehreinheiten zur Systemischen Therapie / Familientherapie z. B. im Kontext von Psychologie-Master-Studiengängen oder in Psychotherapie-Master-Studiengängen, die mit einer Ausbildung in einem derzeit sozialrechtlich zugelassenen Verfahren (Verhaltenstherapie, Tiefenpsychologisch fundierte Psychotherapie) gekoppelt sind (s. z. B. Psychologische Hochschule Berlin (PHB): http://psychologische-hochschule.de/).

Außerdem existieren verwandte akademische Angebote, die jedoch alle *nicht* zu einer Qualifikation als approbierter systemischer Psychotherapeut führen, z. B.:

- Psychologische Hochschule Berlin (PHB): Masterstudium »Psychologie und Psychotherapie der Familie« (s. http://psychologische-hochschule.de/studium-ausbildung/psychologie-und-psychotherapie-der-familie/)
- Hochschule für Angewandte Wissenschaften Hamburg (HAW): Weiterbildungs-Masterstudium »Angewandte Familienwissenschaften« (M. A.)
- Universität Lübeck: Vertiefung »Familienpsychologie« im Psychologie-Bachelor-Studium (https://www.uni-luebeck.de/studium/studiengaenge/psychologie/bachelor/studieninhalte/wahlfaecher/familienpsychologie.html)
- Universität Magdeburg: »Familienpsychologie« als Schwerpunkt im Masterstudiengang Psychologie (http://www.ipsy.ovgu.de/ipsy_media/eppp/Master_FamPsy_Beschreibung.pdf)

Schweiz und Österreich. Hier existieren einzelne akkreditierte Studiengänge mit einem Fokus auf systemischer Therapie (s. auch Tab. 90.1), z. B.:

- »Master of Advanced Studies in systemischer Psychotherapie mit kognitiv-behavioralem Schwerpunkt (MAS PT)« vom Institut für Angewandte Psychologie (IAP) an der Züricher Hochschule für Angewandte Wissenschaften (ZHAW) in Kooperation mit dem Zentrum für Systemische Therapie und Beratung Bern (ZSB). Die berufsbegleitende, 4- bis 5-jährige postgraduale Weiterbildung in festen Gruppen führt, zusammen mit mehrjähriger praktischer Tätigkeit an psychiatrisch-psychotherapeutischen Einrichtungen, Psychologen zum Fachtitel »eidg. anerkannte/r Psychotherapeut/in« (62 ECTS Punkte) und Ärzte zum Facharzttitel. https://weiterbildung.zhaw.ch/de/iap-institut-fuer-angewandte-psychologie/programm/mas-systemische-psychotherapie-mit-kognitiv-behavioralem-schwerpunkt.html
- Im Rahmen des integrativen Studiums der *Psychotherapiewissenschaft* an der Sigmund Freud Universität (SFU) in Wien wird ab dem dritten Studienjahr als Schwerpunkt eine psychotherapeutische Schule gewählt. Eine Option ist Systemische Familientherapie (in Kooperation mit der ÖAS). Im Rahmen dieses Schwerpunkts werden alle Lehrinhalte vermittelt, wie sie das Psychotherapiegesetz vorsieht, so dass nach Abschluss auch eine Eintragung in die PsychotherapeutInnen Liste des Ministeriums erfolgen kann, die zur Ausübung des Berufs berechtigt. Akkreditiert sind die Studiengänge »Bakkalaureat« und »Magisterium« sowie der Promotionsstudiengang (»Doktorat für Psychotherapiewissenschaft«). Seit 2006 existiert eine psychotherapeutische Universitätsambulanz, in der ein großer Teil der Praxis absolviert werden kann. Lehrgänge der SFU existieren auch in Linz und Berlin. https://ptw.sfu.ac.at/de/

Direktstudium Psychotherapie (Deutschland)

In Deutschland plant das Bundesministerium für Gesundheit (BMG) in Kürze ein Gesetz zur Reform der Psychotherapieausbildung vorzulegen. Die bisherigen zwei Berufe (Psychologischer Psychotherapeut, Kinder- und Jugendlichenpsychotherapeut) sollen zu einem Beruf mit einheitlichem Berufsbild zusammengeführt werden, wobei die genaue Berufsbezeichnung noch offen ist. Ein dreijähriges polyvalentes Bachelorstudium und ein darauf aufbauendes zweijähriges (Psychotherapie-)Masterstudium sollen dann eine umfassende altersgruppen- und verfahrensübergreifende Erstausbildung bieten. Alle wissenschaftlich anerkannten psychotherapeutischen Verfahren sollen im Studium gelehrt werden (Vorstand der DGPs, 2017).

Im Anschluss an das Studium erfolgt eine Weiterbildung zum Fachpsychotherapeuten mit verfahrensspezifischen Schwerpunktsetzungen und einer Spezialisierung auf Erwachsenen- und/oder Kinder-/Jugendpsychotherapie. Erst danach wird eine Niederlassung möglich werden.

In Hinblick auf das Psychotherapiestudium existieren noch viele offene Kontroversen (z. B. Finanzierung; »dürfen« nur Universitäten ein Psychotherapiestudium anbieten oder auch Fachhochschulen? Polyvalenz und (Un-)Durchlässigkeit des Studiums; Zugang und Quereinstieg für bestimmte andere Studiengänge bzw. -abschlüsse möglich?). Aber wie auch immer diese Kontroversen entschieden werden: Nach aller Voraussicht wird sich das Studium an definierten Schlüsselkompetenzen orientieren, über die Psychotherapeuten nach der Approbation verfügen sollen. Insofern ist es von zentraler Bedeutung, dass die Systemische Therapie in Deutschland sich an der Entwicklung solcher psychotherapeutischer Schlüsselkompetenzen aktiv beteiligt.

Englischsprachige Länder: Kompetenzorientierung

Im deutschen Sprachraum existieren noch fast keine Vorarbeiten zu kompetenzorientierter Aus- und Weiterbildung in Psychotherapie.

Aus dem englischen Sprachraum dagegen liegen folgende zukunftsweisende Entwürfe vor.

USA. Die »Task force« der »American Association for Marriage and Familiy Therapy (AAMFT)«, an der eine Reihe namhafter Paar- und Familientherapeuten und -forscher (z. B. James F. Alexander, Sue Johnson, Russ Crane) beteiligt waren, leitete 127 Kompetenzen ab, die zentral für Paar- und Familientherapeuten sind – sowohl allgemeinpsychotherapeutische als auch spezifisch systemische. Die Kompetenzen werden gegliedert in sechs Hauptthemen (s. Übersicht) und differenziert in konzeptuelle, Wahrnehmungs-, Handlungs-, Evaluations- und professionelle Schlüsselkompetenzen.

Übersicht

Schlüsselkompetenzen der *American Association for Marriage and Familiy Therapy (AAMFT)*: Überblick und Beispiele für zentrale Kompetenzen

(1) Zugang zur Behandlung, z. B.

- konzeptuelle Kompetenzen: systemische Konzepte, Theorien und Techniken verstehen, die die Grundlage der klinischen Praxis der Paar- und Familientherapie bilden

Teil X

- Wahrnehmungs-Kompetenzen: kontextbezogene und systemische Dynamiken erkennen (z. B. Geschlecht, Alter, sozioökonomischer Status, Kultur, ...)
- Handlungs-Kompetenzen: Eingangsinformationen sammeln und sichten und dabei in ausgewogener Weise individuelle, familienbezogene, umgebungsbezogene, kulturelle und kontextuelle Faktoren beachten

(2) Klinische Befunderhebung und Diagnose, z. B.
- konzeptuelle Kompetenzen: Kenntnisse der menschlichen Entwicklungspsychologie; menschlichen Sexualität; Geschlechtsentwicklung; Psychopathologie; Psychopharmakologie; Partnerschafts- und Familienentwicklungsprozesse (z. B. Familienbeziehungs- und Systemdynamiken)
- Wahrnehmungs-Kompetenzen: das Engagement jedes Klienten im Veränderungsprozess erfassen
- Handlungs-Kompetenzen: Die behavioralen und Beziehungsprobleme des Klienten systemisch und kontextsensibel erfassen und diagnostizieren; wirksame systemische Interviewtechniken und Strategien einsetzen; die Familiengeschichte und -dynamik erheben mit Hilfe des Genogramms oder anderer diagnostischer Instrumente

(3) Behandlungsplanung und Fallführung
(4) Therapeutische Interventionen
(5) Juristische Fragen, Ethik und Standards
(6) Forschung und Programmevaluation

(Quellen: AAMFT, 2007; Nelson et al., 2007; Übersetzung durch von Sydow, Borst & Geyerhofer)

Großbritannien. Für die UK-»Expert Reference Group« für CORE erstellte eine internationale Gruppe von »scientist-practitioners« der Systemischen Therapie um Peter Stratton (u. a. Eia Asen, Ivan Eisler, Howard Liddle, Scott Henggeler, Jose Szapocznik) eine Liste der Kompetenzen, die notwendig sind, um wirksame Systemische Therapien durchzuführen (Pilling et al, 2010). Aus der Analyse von Fachliteratur und Manualen wurden Kompetenzen abgeleitet, die sich an evidenzbasierter Praxis orientieren.

Übersicht

Systemische Schlüsselkompetenzen der UK-»Expert Reference Group« für CORE: Überblick und Beispiele für zentrale Kompetenzen

Universelle therapeutische Kompetenzen – genutzt in allen Formen von Psychotherapie
z. B. Wissen, Aufbau einer therapeutischen Allianz, Diagnostik, Supervision, ethische Regeln

Grundlegende systemische Kompetenzen

(1) Kenntnisse der Grundlagen des systemischen Ansatzes

- Kenntnisse systemischer Prinzipien, die die therapeutische Arbeit leiten
  - ein Individuum und dessen Probleme in seinen weiteren Systemkontext einordnen / lokalisieren: Familie, Teilhabe am öffentlichen Leben, persönliche Netzwerke, kultureller und sozialpolitischer Kontext
- Kenntnis systemischer Theorien über psychologische Probleme, Resilienz und Veränderung
  - die Rolle, die das System spielt in der Entwicklung und der Aufrechterhaltung psychologischer Probleme
  - Verständnis dafür, warum Veränderungen in den Systemen notwendig ist, um Verbesserungen psychologischer Probleme zu unterstützen
- Kenntnis systemischer Ansätze, die therapeutische Veränderungen ermöglichen
  - Beziehungsmuster in einem System und ihre Relation zum präsentierten Problem verstehen können
  - Bedeutung historischer und transgenerationaler Faktoren
  - Ressourcen des Systems, die Veränderungen ermöglichen können, und die Bedeutung des weiteren Kontexts, einschließlich des Therapeuten, für Veränderung

(2) Fähigkeit, Systemische Therapie zu initiieren

- systemische Befunderhebung initiieren und durchführen
- Probleme und den Kontext, in dem sie auftreten, verstehen
- Überweisungskontext verstehen und die Fähigkeit, das weitere System einzubeziehen
- Engagement anregen und weiter entwickeln (Person, Familie, weiterer Kontext) Systemisches Fallverständnis entwickeln und Klienten dabei unterstützen, angemessene Ziele zu formulieren
- den Kontext für eine systemische Intervention herstellen
- relevante Bezugspersonen und weitere soziale und Helfer-Netzwerke einbeziehen
- die Rolle des Therapeuten und des Teams klären; kollaborativer Ansatz
- therapeutische Allianz und verwandte Faktoren

(3) Fähigkeit, eine systemische Perspektive beizubehalten und weiter entwickeln

- Fahigkeit, die eigene Arbeit kontinuierlich zu reflektieren
  - Diskussionen mit Klienten und Feedback von Kollegen konstruktiv nutzen
  - therapeutische Veränderung kollaborativ vorantreiben
  - die eigene therapeutische Arbeit im Licht von externem Feedback reflektieren
- den Therapiefortschritt kontinuierlich überprüfen, einschließlich des Einsatzes von Ergebnismaßen
- die Kommunikation zwischen allen beteiligten Systemmitgliedern stärken

Teil X

- Therapieabschlüsse konstruktiv gestalten
  - den angemessenen Zeitpunkt für den Therapieabschluss identifizieren
  - die eingetretenen Veränderungen evaluieren
  - Strategien, um positive Veränderungen aufrechtzuerhalten und Rückfällen vorzubeugen

Spezifische systemische Techniken

Die Fähigkeit,

- systemische Hypothesen zu entwickeln (und zu revidieren)
  - den Überweisungskontext zu erkunden
  - Faktoren, die in Zusammenhang mit der Entstehung und Aufrechterhaltung des Problems stehen, zu explorieren
  - eine fragende Haltung zu entwickeln und den Klienten beim Verständnis des Problems und der Entwicklung neuer Perspektiven zu unterstützen
- zirkuläre Fragen zu stellen (Interviewen)
- Systemische Techniken, um Veränderung zu fördern
  - externalisieren,
  - positives Umdeuten (»reframing«),
  - erlebnisaktivierende Techniken, z. B. Rollenspiele, Skulptur
  - Entwicklung neuer Geschichten / Narrative
  - die Stärken Einzelner und ihrer Familienmitglieder identifizieren
- an der Lösung von Problemen zu arbeiten
- Systeme symbolisch-bildlich darzustellen, z. B.
  - Genogramme
  - Skulpturen (sculpting)
  - Rollenspiele
- Inszenierungen zu verwenden, z. B.
  - Eltern und Kinder bitten, Familienstreits nachzustellen,
  - oder spontane Diskussionen nutzen (und entwickeln)
- im Team systemisch zu arbeiten
- mit unterschiedlichen Arten von Reflexion zu arbeiten, z. B.
  - mit dem Reflektierenden Team
  - mit Live-Kommentaren in der Therapiesitzung
- den Klienten zu erklären, wie das Team beteiligt wird, und sich mit den Klienten auf die passendste Art des Teameinbezugs einigen

Problemspezifische systemische evidenzbasierte Ansätze (s. Teil VIII, Teil IX)

- Störungen des Sozialverhaltens (bei Kindern und Jugendlichen)
  - Funktionelle Familientherapie (FFT; Sexton & Alexander, 2004; s. Kap. 1),
  - Multisystemische Therapy (MST; Henggeler et al., 1998; s. Kap. 82),

- Brief Strategic Family Therapy (BSFT; Szapocnik et al, 2003; s. Kap. 1)
- Multidimensionale Familientherapie (MDFT; Liddle, 2002; s. Kap. 81)

▶ Anorexia nervosa
- Systemische Therapie (Eisler et al., 2003; Lock et al., 2001; s. Kap. 80)

▶ Depressionen (Erwachsene)
- Systemische Paartherapie bei Depressionen (Jones & Asen, 1999) (s. Kap. 71)

Metakompetenzen

▶ generische Metakompetenzen (relevant in allen Therapien)
- Klinische Urteilskraft einsetzen beim Einsatz von Therapiemethoden
- Interventionen in Reaktion auf Klientenfeedbacks anpassen

▶ systemische Metakompetenzen: Fähigkeit, ...
- die interpersonelle Perspektive zu nutzen
- eine nicht-pathologisierende Sicht auf das System zu entwickeln und aufrechtzuerhalten
- einen relationalen Ansatz aufrechtzuerhalten
- systemische Interventionen anschlussfähig zu implementieren

(Quellen: Pilling et al., ohne Jahr)

Auch wenn in Bezug auf die klinische Praxis ähnliche Lehrinhalte gefordert werden wie von den deutschsprachigen systemischen Dachgesellschaften (s. Abschn. 90.2), fällt auf, dass diese Übersicht systematischer ist, sie verfahrensübergreifende Inhalte explizit aufgreift, die Notwendigkeit von Forschung und Evaluation selbstverständlich berücksichtigt und spezifische systemische Manuale integriert. Insofern können diese britischen und amerikanischen Vorarbeiten als Grundlage für die Entwicklung von (akademischen) Schlüsselkompetenzen im deutschsprachigen Kontext genutzt werden.

90.4 Weitere zentrale Ausbildungsbestandteile: Klinische Praxis, Selbsterfahrung, Supervision und Prüfungen

Klinische Praxis

Die Anforderungen, die in den verschiedenen Aus- und Weiterbildungskontexten bzgl. klinischer Praxis (z. B. Arbeit im klinischen Feld, abgeschlossene Fälle) gestellt werden, werden in Tab. 90.1 zusammengefasst (s. a. Kap. 88). Wir wollen jedoch ausführlicher auf einen Aspekt eingehen, der in den deutschsprachigen Ländern in größerem Umfang nur im Kontext systemischer Aus- und Weiterbildungen vermittelt wird.

Paar- und Familiengespräche führen können. Die deutschen Psychotherapierichtlinien empfehlen den Einbezug von »Beziehungspersonen aus dem engeren Umfeld« (§9) wie Partner / in oder Familie in die Richtlinien-Einzel-Psychotherapie »zur Erreichung eines ausreichenden Behandlungserfolges« (http://www.g-ba.de/downloads/62-492-323/RL-

Psycho-2009-02-19.pdf). Bei Erwachsenen kann das in etwa jeder vierten Stunde erfolgen. Doch während Gruppentherapie nur von Therapeuten abgerechnet werden darf, die darin trainiert sind, wird in Deutschland offenbar angenommen, dass die Fähigkeit zum Führen von Paar- und Familiengesprächen jedem Therapeuten angeboren ist. Die Psychotherapierichtlinien werden jedoch in der ambulanten Praxis bestenfalls bei Kindern und Jugendlichen, bei Erwachsenen dagegen (anders als an Kliniken) offenbar praktisch gar nicht genutzt: Weniger als 1 % aller abgerechneten Stunden Richtlinientherapie mit Erwachsenen sind Bezugspersonen (»B«)-Ziffern, also KZT oder LZT mit Einbezug von Bezugspersonen; Best, 2010), obwohl manche Therapeuten vielleicht auch Bezugspersonen einbeziehen, ohne das zuvor zu beantragen. Die Zahlen lassen annehmen, dass ein theoriegeleitetes eigenes Verfahren nötig ist, um den Einbezug des sozialen Kontextes gewährleisten zu können. Die Mehrheit der Richtlinien-Therapeuten ist nicht (hinreichend) system-/paar-/familientherapeutisch ausgebildet und meist auch nicht auf die besondere Problematik von Paar-/Familiengesprächen im Kontext von Einzeltherapien vorbereitet (s. a. von Sydow & Seiferth, 2015).

Eine Inhaltsanalyse der in den USA geforderten Ausbildungsbestandteile für unterschiedliche psychotherapeutische Professionen zeigt, dass »Marriage and Family Therapists (MFT)« dreimal mehr Theorieseminare über systemische Grundlagen- und Anwendungsforschung zu Paaren / Familien als andere »mental health« Disziplinen (u. a. »clinical psychology«, Psychiatrie) absolvieren und dass in den USA die MFT-Qualifikation 16 mal mehr »face-to-face family therapy hours« erfordert als jede andere therapeutische Richtung (Crane, Shaw, Christenson, Larson, Harper & Feinauer, 2010). Nur in systemischen Kontexten hat Arbeit im Mehrpersonensetting einen hohen Stellenwert.

Die generell geringeren Abbruchquoten systemisch-familientherapeutischer Therapeuten beim Vergleich mit anderen Therapeuten (s. Kap. 89) stehen vermutlich in Zusammenhang damit, dass die Arbeit im Mehrpersonensetting (Paare, Familien usw.) eine besondere klinische Herausforderung darstellt, die bisher nur im systemischen Kontext (und CFT in den USA) systematisch trainiert wird.

Selbsterfahrung

Der »kleinste gemeinsame Nenner« für eine Definition von Selbsterfahrung ist: die Anwendung der Methode auf die eigene Person. Die Selbsterfahrung im Kontext von systemischen Therapieaus- und -weiterbildungen dient dem Ziel, eigene Fühl-Denk-Interaktionsmuster und Einstellungen, typische Beziehungsmuster und eigene Probleme besser kennenzulernen und gegebenenfalls zu ändern. Es geht darum, eigene blinde Flecken zu erkennen und zu verstehen, wie sie zu Fallstricken in der Therapie werden können. Es können unterschiedliche Settings genutzt werden (Einzel-, Paar-, Familien-, Gruppen-, Multi-Paar-Gruppen-Setting). In Kap. 3.4 sind Abstufungen der Inhalte und Ziele von Selbsterfahrung aufgeführt.

Weiterbildungsgänge in Systemischer Therapie unterscheiden sich darin, welche Methodik und welche Themen in (Gruppen-) Selbsterfahrungsseminaren fokussiert werden.

Übersicht

Häufige Themen und methodische Zugänge von systemischer Gruppen-Selbsterfahrung

(1) Herkunftsfamilie:
- Familienrekonstruktion in Gruppen (mit Genogramm, Skulptur, Elternbiografie, Familienfotos usw.)
- Briefe an Mutter / Vater schreiben
- Gespräche mit Bezugspersonen

(2) Partnerschaft und aktuelle Familie:
- Teilnehmer in fester Beziehung: Paar-Selbsterfahrungs-Gruppen, z.B. »Hold-me-tight«-Seminare (s. Kap. 72)
- Bindungsorientierte Gruppe für Singles
- Gruppe für (werdende) Eltern

(3) Berufliche Situation:
- Identität als Psychotherapeut / in
- individuelle Fallstricke und blinde Flecken
- Burn-out-Prävention

Einzel-Selbsterfahrung bzw. Eigentherapie ist in Deutschland nicht verpflichtend, in der Schweiz und in Österreich dagegen mit 50 bzw. 80 Therapiestunden vorgeschrieben. Hier können als besonders heikel empfundene Themen der Weiterbildungskandidatinnen, wie z. B. Nähe-/Distanz-Probleme mit Klientinnen, besser angesprochen werden als in der Gruppenselbsterfahrung. Bei einigen Kandidatinnen ist Einzel-Selbsterfahrung sogar dringend angezeigt. Die Indikation ergibt sich häufig aus Problemen, die sich in der Supervision zeigen. Durchgeführt werden sollte die Selbsterfahrung immer von einer anderen Person als der Supervisorin.

Peergruppen. Generell üblich sind im systemischen Kontext ausbildungsbegleitende niederfrequente Gruppen (ohne Leitung als »Peergruppen«), in denen theoretische Inhalte, klinische Erfahrungen, die private und berufliche Situation und die Identität als Psychotherapeutin reflektiert werden können; sie dienen auch der Burn-out Prävention.

Supervision. Supervision ist in allen systemischen Aus- oder Weiterbildungskontexten (in unterschiedlichem Umfang) verpflichtend vorgeschrieben (s. Tab. 90.1). Es wird oft mit Film-/Tonaufnahmen und wörtlichen Transkripten gearbeitet, sowie mit »Live-Supervision« (Supervisor und evtl. auch Supervisionsgruppe im Therapieraum oder hinter einer Scheibe »live« in der Sitzung dabei, auch als »reflective team«). Auch zur Evaluation und Prüfung werden oft Live-Supervisionen oder Filmaufnahmen eingesetzt.

Der damals spärliche Stand der Forschung zum Thema »Gruppensupervision in der Systemischen Therapie« wird in einer älteren Publikation zusammengefasst (von Sydow, 2006). Absolventen eines Systemischen Ausbildungsgangs in den USA (N=85, 54 % weiblich, Durchschnittsalter 26 Jahre) wurden zu ihren Erfahrungen interviewt (Liddle, Davidson & Barrett, 1988c): Die Trainings-Gruppe wurde von der großen Mehrheit positiv erlebt, insbesondere die persönliche Unterstützung, die Erzeugung neuer Ideen und das Feedback zum eigenen klinischen Stil waren förderlich. Besonders hilfreich war es auch, die anderen Ausbildungsteilnehmer bei der klinischen Arbeit direkt beobachten zu können. Einzelne Teilnehmer hatten jedoch Probleme mit Konkurrenzgefühlen gegenüber anderen Gruppenteilnehmern oder kritisierten, dass nicht mehr Zeit in gruppenbezogene Inhalte wie Rivalität oder das Geben und Annehmen von Feedback investiert worden war.

Noch wichtiger aber war der Supervisor, der als Experte wirken sollte. Vertrauen zum Supervisor war von essenzieller Bedeutung für den positiven Verlauf der Ausbildung.

Übersicht

Attribute kompetenter Supervisoren

(1) seine/ihre Beziehungskompetenzen (Humor, Sensitivität, Kommunikation, Respekt, Herausfordern, Unterstützen, Enthusiasmus)
(2) gibt regelmäßig klares Feedback
(3) Konzeptualisierungsfähigkeiten: Konzeptualisiert den Fall hinreichend komplex, aber klar und konkret.
(4) wird als berufliches Rollenmodell gesehen

(Liddle et al., 1988c)

Eine Einzelfallstudie, bei der der Blutdruck des Therapeuten während einer Life-Supervision kontinuierlich gemessen wurde, belegt, dass die Anwesenheit von Beobachtern und Mitwirkenden beim Therapeuten einigen Stress erzeugt, der u. U. sogar das Erlernen komplexer sozialer Fähigkeiten behinderten und so die Trainingsphase verlängern kann (Kushnir, 1997).

Auswahl von Teilnehmern und Prüfungen

Auswahl von Teilnehmern. Bei der Auswahl von Bewerbern für systemische Aus- und Fortbildungsgänge gibt es in Deutschland anders als in den USA jenseits der erforderlichen formalen Qualifikation nur wenige klar geregelte Voraussetzungen. Dabei könnte es sich für alle Beteiligten lohnen, bereits vor Aufnahme in die Ausbildung die interpersonale Kompetenz zu erheben: Caspar und Eversmann (2009) konnten zeigen, dass die im Gruppenauswahlverfahren gezeigte interpersonale Kompetenz der beste Prädiktor für den Erfolg der (Verhaltenstherapie-)Ausbildung ist. Teilnehmer mit hoher interpersonaler Ausgangskompetenz »wiesen deutlich weniger Therapieabbrüche und mehr reguläre Therapieabschlüsse auf und zeigten eine höhere Bereitschaft zur therapiebegleitenden Diagnostik bei durchschnittlich höherer therapeutischer Effektivität« (Caspar & Eversmann 2009, S. 214).

Ausbildungsbegleitende Evaluation und Abschlussprüfungen. In der Schweiz und in Österreich sowie in der deutschen Approbationsausbildung sind Zwischen- und Abschlussprüfungen etabliert. Evaluationen der Lernfortschritte erfolgen, noch wenig systematisiert, an Hand von Transkripten, Protokollen, Videoaufnahmen und/oder Livesupervisionen im Rahmen von Kolloquien oder Supervisionen, aber auch als schriftliche und mündliche Prüfungen.

Empirische Studien belegen, dass die durch Supervisoren eingeschätzte familientherapeutische Kompetenz von Therapeuten in direktem Zusammenhang mit den Therapieergebnissen steht (hier: den Rückfallraten jugendlicher Indexpatienten mit dissozialen Störungen). Die Rückfallrate der Klienten von als »hoch kompetent« eingeschätzten Therapeuten lag bei 14%, die der »kompetenten« Therapeuten bei 17%, der »grenzwertig kompetenten« bei 25% und die der als »nicht kompetent« eingeschätzten bei 29%. Nur die beiden Gruppen mit »(hoch) kompetenten« Therapeuten unterboten die Rückfallrate der »treatment-as-usual« Kontrollgruppe (22%; Sexton & Alexander, 2003). Darüber hinaus ließ sich in einer prospektiven Studie mit angehenden Psychiatern sogar prognostizieren, wer später wegen sexueller Grenzverletzungen gegenüber Patientinnen seine Lizenz verlieren würde (Garfinkel, Bagby, Waring & Dorian, 1997). Hier müssen alle psychotherapeutischen Ausbildungsinstitute ihre Verantwortung ernst nehmen – auch die systemischen.

Neue Prüfungsformate. International wurden »Objective Structured Clinical Exercises (OSCE)« (simulierte klinische Situationen) in der Systemischen Therapie / Paar- und Familientherapie entwickelt, die auch zunehmend in Deutschland an medizinischen Hochschulen eingesetzt werden (Miller, 2010).

FAQ

Als systemisch interessierte Studienabsolventin würde ich gern eine Psychotherapieausbildung absolvieren. Raten Sie mir derzeit zu einer systemischen Ausbildung?

Antwort bezogen auf die Situation in Deutschland: Sofern Sie Psychologin oder Ärztin sind, rate ich Ihnen, die Entscheidung bzgl. der sozialrechtlichen Zulassung abzuwarten und – sofern Systemische Therapie anerkannt wird – eine Psychotherapie-Approbationsausbildung in Systemischer Therapie aufzunehmen. Sollte sich diese Entscheidung noch lange hinziehen, ist eine Approbationsausbildung in einem der derzeitigen Richtlinienverfahren eine zweite Option (Verhaltenstherapie oder Tiefenpsychologisch fundierte Therapie – sofern diese an einem Institut oder einer Hochschule stattfindet, das offen für andere Richtungen ist und an dem auch Grundkenntnisse und -kompetenzen zur Systemischen Therapie gelehrt werden), oder aber ein Psychotherapie-Direktstudium, sobald das möglich ist.

Falls Sie Sozialarbeiterin oder Sozialpädagogin (evtl. auch Lehrerin) sind, kommt für Sie innerhalb der Psychotherapie nur eine Approbationsausbildung in Kinder- und Jugendlichenpsychotherapie infrage. Da bis heute (Stand: 05.06.18) noch immer nicht das Verfahren zur sozialrechtlichen Prüfung der Systemischen Therapie als Verfahren der Kinder- und Jugendlichenpsychotherapie eröffnet wurde, bietet derzeit eine Approbationsausbildung in Verhaltenstherapie vermutlich die besten Berufsaussichten. (Psychodynamische Kinder- und Jugendpsychotherapie wird z. Zt. zwar auch von den Kassen finanziert, aber wohl irgendwann auch geprüft. Da derzeit in Deutschland als Kinder- und Jugendpsychotherapie nur

Verhaltenstherapie und Systemische Therapie wissenschaftlich anerkannt sind, ist eine derartige Ausrichtung nicht risikolos).

Antwort bezogen auf die Schweiz: In der Schweiz führen die akkreditierten Weiterbildungsgänge in Systemischer Therapie für Personen mit einem Hochschulabschluss in Psychologie auf Masterstufe ebenso zum Fachtitel »eidgenössisch anerkannte/r Psychotherapeut/in« wie die akkreditierten Weiterbildungsgänge anderer Verfahren. Nach einem Medizinstudium kann die Psychotherapieweiterbildung innerhalb der Facharztweiterbildung ebenso in Systemischer Therapie erfolgen wie in anderen Verfahren, sofern die Weiterbildungsgänge von den Fachgesellschaften SGPP oder SGKJPP anerkannt sind. Personen mit anderen Grundberufen, z. B. Sozialarbeiter, können an einigen Instituten die Weiterbildung in Systemischer Therapie absolvieren, dürfen aber den gesetzlich geschützten Titel »Psychotherapeut« nicht führen.

Antwort bezogen auf Österreich: In Österreich ist die Systemische Therapie seit 1990 ein anerkanntes Therapieverfahren, die Ausbildungen sind gut etabliert und werden landesweit von drei Ausbildungsvereinen angeboten. Sollten Sie einen der aufgelisteten »Quellenberufe« (Psychologin, Ärztin, Sozialarbeiterin, Sozialpädagogin, Theologin, Kommunikationswissenschaftlerin usw.) und das Propädeutikum absolviert haben, steht einer facheinschlägigen Ausbildung zur/m Systemischen Familientherapeutin nichts im Wege. Alle drei anerkannten Ausbildungsvereine veranstalten regelmäßig Informationsabende für interessierte Studierende.

Weiterführende Informationen

Nelson, T. S., Chenail, R. J., Alexander, J. A., Crane, D. R., Johnson, S. M. & Schwallie, L. (2007). The development of core competencies for the practice of Marriage and Family Therapy. Journal of Marital and Family Therapy, 33(4), 417–438.

Pilling, S., Roth, A. D. & Stratton, P. (ohne Jahr). The competences required to deliver effective Systemic Therapies. https://www.ucl.ac.uk/pals/research/cehp/research-groups/core/competence-frameworks/Systemic_Therapy (Zugriff: 11.06.2018)

Deutschland:

Systemische Gesellschaft (SG): www.systemische-gesellschaft.de

Deutsche Gesellschaft für Systemische Therapie, Beratung und Familientherapie e. V. (DGSF): www.dgsf.org

Schweiz:

Schweizerische Vereinigung für Systemische Therapie und Beratung SYSTEMIS e. V.: www.systemis.ch

Österreich:

Österreichische Arbeitsgemeinschaft für Systemische Therapie und Systemische Studien (ÖAS): www.oeas.at

Lehranstalt für Systemische Familientherapie (La:sf): www.la-sf.at

ÖAGG Sektion Familientherapie: www.oeagg.at/site/ausbildung/psychotherapie/systemischefamilientherap

Sigmund Freud Privat Universität (SFU): https://ptw.sfu.ac.at/de/

91 Integrative Systemische Therapie (nach William M. Pinsof) – IST

William M. Pinsof

91.1 Hintergrund

Historisch gesehen lässt sich die Integrative Systemische Therapie als die Integration der Arbeiten von Douglas Breunlin und seinen Kollegen zu Metarahmen (1993, 1997), Bill Pinsofs Arbeit zur Integrierten Problemzentrierten Therapie (1995) und Jay Lebows Arbeit zur Psychotherapieintegration und allgemeinen Wirkfaktoren (»common factors«; 1987, 2015) verstehen. Bevor wir unsere Perspektive als IST beschrieben haben, haben wir sie »Integrative Problemzentrierte Metarahmen« (Breunlin et al., 2011; Pinsof et al., 2011) genannt.

91.2 Die Ziele der Integrativen Systemischen Therapie

Die Integrative Systemische Therapie (IST; Pinsof et al., 2017) bietet eine psychotherapeutische Metaperspektive, die es Therapeuten ermöglicht, spezifische psychotherapeutische Modelle gleichzeitig zu überwinden und auf sie zuzugreifen, und der die therapeutische Praxis in einem multisystemischen (»systemischen«) Kontext verortet. (*Anm. der Herausgeberinnen:* Der Begriff »psychotherapeutisches Modell« ist in diesem Zusammenhang und angepasst auf die deutschen Verhältnisse am ehesten als »Psychotherapieverfahren« zu verstehen.)

Das erste Ziel. Die Integrative Systemische Therapie zielt auf eine Überwindung spezifischer Modelle der Psychotherapie ab. Es ist abgeleitet aus der Annahme, dass diese spezifischen Modelle von den Prägungen, Vorannahmen, Vorlieben und Fokussen ihrer Entwickler geprägt sind, aus denen sich eine bestimmte Sprache entwickelt, in der das Feld der Psychotherapie beschrieben wird. So kommt es, dass verschiedene Modelle häufig und unvermeidlich ähnliche Aspekte der psychotherapeutischen Landschaft in ihrer eigenen Sprache beschreiben, dabei aber die Landschaftsbeschreibungen anderer Ansätze ignorieren oder entwerten. Beispiele dafür sind das psychoanalytische Konzept der »Übertragung«, was Verhaltenstherapeuten als »Übungstransfer« oder Generalisierung bezeichnen; das verhaltenstherapeutische Konzept der »Exposition«, was Familientherapeuten und Emotionsfokussierte Therapeuten »Konfrontation« nennen und Gestalttherapeuten »sich seinen katastrophisierenden Erwartungen stellen«; und schließlich das Konzept der »Achtsamkeit«, was über Jahre buddhistischer Praxis noch »Meditation« hieß. Es ist an der Zeit, dass das Feld der Psychotherapie eine reife klinische Wissenschaft wird, die das Sammelsurium und das Sprachgewirr überwindet, die aus dem Wuchern einzelner Psychotherapiemodelle erwachsen sind, und sich in Richtung eines umfassenden und leitlinieninformierten Rahmens bewegt, in dem benannte und noch nicht benannte Strategien und Techniken zum Einsatz kommen.

Das zweite Ziel. Alle psychotherapeutischen Praktiken sollen bei der IST in einem multisystemischen Kontext verortet werden. Das basiert auf der Annahme, dass alle Arten von Psychotherapie absichtlich oder unbeabsichtigt in ein »Klientensystem« oder »Patientensystem« intervenieren, das aus all den Menschen besteht, dic an Aufrechterhaltung und/oder Lösung des gezeigten Problems beteiligt sind oder sein könnten (Pinsof, 1983, 1995). IST differenziert Klientensysteme in direkte und indirekte Systeme bzw. in Mitglieder »im Therapieraum« und solche, die nicht direkt involviert sind. Die meisten Therapeuten verstehen ihre Arbeit nur als Intervention in das direkte System: Ein Psychopharmakologe beispielsweise interveniert in ein biologisches System, um den Dopamin- oder Serotoninspiegel zu verändern. Ein Einzeltherapeut interveniert in das Leben eines Einzelnen, wohingegen ein Paartherapeut in eine Paarbeziehung interveniert. Integrative Systemische Therapie versteht all diese unterschiedlichen Interventionen als Interventionen in einem Klientensystem – sowohl im direkten als auch im indirekten System. Denn die Interventionen des Psychopharmakologen und des Einzeltherapeuten betreffen nicht nur den Klienten, sondern auch dessen Partner, Kinder oder Eltern. Mit wenigen Ausnahmen (Fishbane, 2015) verstehen Paartherapeuten nicht, dass ihre Interventionen auch einen Einfluss auf den Dopamin- und Serotoninspiegel haben – ebenso wie auf die Kinder und die Herkunftsfamilien beider Partner -, und durch diese vermittelt werden. Das Feld der Psychotherapie muss den gängigen Fokus auf das Individuum und das Einzelsystem (für die Psychopharmakologie: den vornehmlich biologischen Fokus) hinter sich lassen und eine Perspektive entwickeln, die berücksichtigt, dass Menschen und ihre Psychotherapien in verschiedenen Systemen simultan stattfinden – biologisch, psychologisch, beim Paar, in der Familie, in der Gemeinde, etc. – unabhängig davon, wer sich gerade im Therapieraum befindet.

91.3 Die Essenz der Integrativen Systemischen Therapie

Die Integrative Systemische Therapie ist problemfokussiert. Sie ist stets mit den gezeigten Problemen befasst, für die die Klienten Hilfe suchen. Jedes Problem ist Teil einer Sequenz von Ereignissen. Die Integrative Systemische Therapie fokussiert auf Problemsequenzen – Sequenzen von Gedanken, Gefühlen und Verhalten, die mit dem gezeigten Problem einhergehen. Beispielsweise stellt sich ein Ehemann wegen seiner Depressionen vor. Dann würde ein IST Therapeut danach fragen, was dem Auftreten der Depression vorausging und was in der Folge passierte. Ähnliche Fragen würden einem Paar gestellt, das einen belastenden Partnerschaftskonflikt als Anliegen vorbringt, oder einer Familie, die mit einem trotzigen, die Schule schwänzenden Jugendlichen kommt. Der sequenzielle Fokus beschäftigt sich sowohl mit Mikro- als auch mit Makrosequenzen. So wird etwa die Frage »Warum gerade jetzt?«, eine Frage zur

Makrosequenz, unweigerlich zu Beginn, aber auch immer wieder später in der Therapie gestellt. Der sequenzielle Fokus verortet das Problem in Zeit und Raum. Die Identifikation der Problemsequenz ist ein kollaborativer Prozess mit den Indexklienten aus dem direkten System.

! Die Integrative Systemische Therapie fokussiert zunächst auf Problemsequenzen, dann aber auch auf Lösungssequenzen, die als transformierte Problemsequenzen das gezeigte Problem reduzieren, bessern oder auflösen.

Im Prozess der Transformation lernen Index-Klienten, Problemsequenzen zu erkennen, um dann etwas anderes zu machen, was zur Lösungssequenz wird. Ein Beispiel: Der Therapeut findet heraus, dass der Depression des Mannes oft ein Konflikt mit seiner Frau und den Kindern vorausgeht. Der Mann wird nicht wütend, sondern zieht sich zurück und frisst den ganzen Ärger in sich hinein. Frau und Kinder reagieren darauf, indem sie auf ihn zugehen und sich für alles, was sie getan und gesagt haben, entschuldigen. Der Therapeut arbeitet nun mit dem Klientensystem, um Hindernisse herauszufinden, die den Ehemann davon abhalten, seinen Ärger auszudrücken und sich zu engagieren. Die Identifikation und Implementierung der Lösungssequenz ist ebenfalls ein kollaborativer Prozess, der die wichtigsten Mitglieder des Klientensystems einbezieht.

91.4 Metarahmen zur Hypothesenbildung

Integrative Systemische Therapie entwickelt Hypothesen mit dem Ziel zu verstehen, welche Hemmnisse im Klienten-System die Implementierung der Lösungen verhindern. Ein hypothesengenerierender Metarahmen ist eine konzeptuelle Struktur für die Exploration und Organisation spezifischer Aspekte (manchmal Hemmnisse) von Klientensystemen. Sieben Aspekte sind hier bedeutsam: Entwicklungsphase, Geist, Geschlecht, Biologie, Organisation, Kultur und Spiritualität. Die Frage »Warum gerade jetzt?« bezieht sich offensichtlich auf den Aspekt der »Entwicklung«.

Beispiel

Ist der Mann Anfang 40, könnte der Therapeut die Hypothese bilden, dass seine Depression und sein Rückzug zu diesem Zeitpunkt entstanden sind, weil er sich mit seiner unbefriedigenden beruflichen Laufbahn als Rechtsanwalt in einer Sackgasse fühlt und merkt, dass er in seiner Kanzlei niemals Partner werden wird.

Oder, wenn der Mann in seinen Sechzigern ist, könnte der Therapeut die Hypothese haben, dass die zunehmende Reizbarkeit und der Rückzug damit zu tun haben, dass ihm sein Altern und die abnehmende Leistungsfähigkeit bewusst werden.

Bei dem Paarkonflikt könnte (wenn es sich um junge Eltern handelt) der Therapeut die Hypothese entwickeln, dass das Paar mit dem Verlust der »sicheren partnerschaftlichen Verbundenheit« zu kämpfen hat, weil die Verantwortung für Arbeit und Kindererziehung so übermächtig ist.

Bei der Familie könnte es sein, dass der trotzige Jugendliche mit dem Eintritt in die Pubertät und mit der notwendigen Abgrenzung von seinen Eltern zu kämpfen hat. Gleichzeitig könnte der Therapeut mit Blick auf den Jugendlichen über das Konzept »Geschlecht« hypothetisieren und sich fragen, ob der Jugendliche (und die Familie) möglicherweise mit seiner sexuellen Orientierung und/oder geschlechtlichen Identität zu kämpfen hat.

91.5 Die Blaupause

Wie im vorangegangenen Abschnitt beschrieben, ist für die Integrative Systemische Therapie weniger das Testen, Diagnostizieren oder Kategorisieren zentral, als vielmehr das Entwickeln von Hypothesen. Das Hypothesenbilden ist Teil einer umfassenderen Struktur, der so genannten »Blaupause«. Sie umfasst vier Komponenten: das Hypothesenbilden, das Planen, die Umsetzung im Gespräch und das Auswerten des Feedbacks. Die Blaupause ist abgeleitet aus der klinisch-experimentellen Methodik, die das Herzstück der IST darstellt. Therapie wird verstanden als eine Sequenz von »Experimenten«, die kollaborativ und rekursiv von Therapeuten- und Klientensystem entworfen und implementiert werden, bis das gezeigte Problem ausreichend gelöst ist. Die experimentellen Schritte sind:

- das Bilden von Hypothesen darüber, was die Hemmnisse sind, die die Umsetzung einer Lösungssequenz verhindern
- das Planen von Interventionen, um die Hypothesen zu testen und die Hemmnisse zu verändern
- Umsetzung der geplanten Intervention im Rahmen der Gespräche zwischen Klienten und Therapeuten
- Auswertung des Feedbacks zur Intervention und, wenn nötig, eine Neuformulierung der Hypothesen über die Hemmnisse

An dieser Stelle wird die Blaupause erneut mit einem nun besser informierten, verfeinerten und fokussierten Set von Hypothesen eingesetzt.

Die Blaupause fußt auf der Grundannahme der IST, dass das Wissen über eine Person, ein Paar oder eine Familie zunehmen kann, jedoch niemals abgeschlossen ist.

91.6 Metarahmen zur Planung

Ähnlich wie die Metarahmen zur Hypothesenbildung formuliert die IST auch Metarahmen zur Planung, die den therapeutischen Prozess integrieren und organisieren. Sie können als »Container« für therapeutische Strategien und Techniken verstanden werden.

Exkurs

Gemeinsame Sprache und allgemeine Wirkfaktoren

Wie eingangs beschrieben, bedienen sich die meisten spezifischen psychotherapeutischen Modelle ihrer eigenen Sprache und benutzen häufig unterschiedliche Begriffe und Theorien, um ähnliche Phänomene zu thematisieren. IST macht sich den Trend in der heutigen Psychotherapie zu eigen, allgemeine Wirkfaktoren zu identifizieren und hervorzuheben (Sprenkle et al., 2014). Das Problem der Bewegung, die sich mit allgemeinen Wirkfaktoren befasst, ist, dass ihr eine Theorie fehlt, die diese Wirkfaktoren verbindet. IST wurde entwickelt, um der »Common factor«-Bewegung eine kohärente und vereinende theoretische Struktur zu geben.

- Die Metarahmen zur Hypothesenbildung repräsentieren den Versuch der IST, die vorliegenden Theorien zur Problementstehung und -aufrechterhaltung zu organisieren und zu integrieren.
- Die Metarahmen zur Planung stehen für den Versuch der IST, Interventionsstrategien und -techniken aus verschiedenen psychotherapeutischen Modellen in der Sprache der allgemeinen Wirkfaktoren zu integrieren und zu organisieren. Im Wesentlichen wird dabei der Versuch unternommen, einzelne Strategien und Techniken aus ihren »Heimatmodellen« zu extrahieren und sie, orientiert an ihren Fokussen und Veränderungsmechanismen, zu bündeln.

Es gibt sechs Metarahmen zur Planung, und die Reihenfolge ist entscheidend:

(1) Planung von Handlungen. Der Metarahmen zur Planung von Handlungen beinhaltet Interventionsstrategien, die eine direkte Verhaltensänderung bei den Indexklienten intendieren. Das Ziel ist die Veränderung der Problemsequenz in eine Lösungssequenz, indem auf das Verhalten der Schlüsselpersonen fokussiert wird.

Beispiel

Zum Beispiel der Fall eines Vaters, der sich aus dem Konflikt mit seiner Frau und dem heranwachsenden Sohn zurückzieht: Der Therapeut könnte den Mann anleiten, dass er seine Frau bittet, sich zeitweise zurückzuhalten und sich mit ihm darüber zu beraten, was sie beim Sohn erreichen will, um anschließend mit ihr gemeinsam dem Sohn die gemeinsame Haltung mitzuteilen, ohne dabei in Ärger oder Entwertung zu verfallen. Das könnte nach sich ziehen, dass die Frau die Argumente des Sohnes besser hören kann, warum er nicht exakt das tun mag, was sie verlangt. Danach könnte er mit Frau und Sohn daran arbeiten, allseits akzeptable Verhaltensweisen zu entwickeln.

Solche Handlungsstrategien orientieren sich an der Arbeitshypothese, dass Indexklienten die Fähigkeit haben, die Lösungssequenz umzusetzen, jedoch Ermutigung, Unterstützung und vielleicht auch Instruktionen dafür brauchen. Evidenz für die

Bestätigung dieser Hypothese kommt aus dem sich entwickelnden Verständnis des Therapeuten von den Fähigkeiten der beteiligten Klienten.

Beispiel

Eine Frau, die erfolgreich ein Unternehmen mit über 200 Angestellten leitet, war nicht in der Lage, ihrem Mann zu sagen, was sie an Erziehungsunterstützung und Zuneigung von ihm braucht. Der Therapeut weist auf die Diskrepanz zwischen ihrem durchsetzungsfähigen Auftreten ihren Angestellten gegenüber und ihrer Unfähigkeit, ihrem Mann gegenüber bestimmt aufzutreten, hin. Der Therapeut fragt spezifisch: »Was hält Sie davon ab, sich mit Ihrem Ehemann genauso zu verhalten, wie Sie es jeden Tag bei der Arbeit mit Ihren Angestellten gut hinbekommen?«

Bevor er allerdings diese Frage stellt, würde er sie ermutigen oder anleiten, sich auf die Lösungssequenz direkt mit ihrem Mann einzulassen, entweder in der Therapiesitzung oder zu Hause. Die Frage »Was hält Sie davon ab …?« folgt logischerweise erst dem gescheiterten Versuch, die Lösungssequenz umzusetzen.

Handlungsbezogene Metarahmen beziehen sich auf Strategien, die sich ableiten aus behavioralen Interventionsmodellen wie dem des sozialen Lernens oder der operanten Konditionierung, Lösungsorientierten Therapien, Strukturellen Paar- und Familientherapien und kommunikationsbasierten Therapien.

(2) Gefühle und Bedeutungen. Wenn Klienten sich nicht auf die Verhaltensweisen einlassen können, die Lösungssequenzen ausmachen würden, geht es in der nächsten Stufe des Planungsmetarahmens um Gefühle und Bedeutungen. Hier geht es darum, die Gedanken und Gefühle der Indexklienten zu verändern. Die Arbeitshypothese ist, dass die Klienten die Lösungen nicht umsetzen konnten, da es diesbezüglich blockierende Gedanken und Gefühle gibt.

Beispiel

Der passive Ehemann könnte die katastrophisierende Erwartung haben, dass sich seine Ehefrau in ihrer Autorität untergraben fühlen könnte, wenn er sich in ihre Auseinandersetzung mit dem Sohn einmischen würde, oder aber, dass der Sohn ihn hassen könnte, wenn er ihn maßregeln würde (so wie er selbst seinen Vater für dessen Beleidigungen hasste). In erstem Fall würde der Therapeut den Ehemann bitten, seine Frau zu fragen, ob sie sich untergraben fühlen würde, wenn er intervenieren würde. Im zweiten Szenario würde der Therapeut den Ehemann dazu ermutigen, seinen Sohn danach zu fragen, wie er sich mit ihm fühlen würde, wenn er ihm bezüglich seines trotzigen und verweigernden Verhaltens Grenzen setzen würde.

Der Planungsmetarahmen zu Emotionen und Bedeutungen bezieht sich auf kognitiv-verhaltenstherapeutische, emotionsfokussierte und narrative Interventionsstrategien. Therapeuten hinterfragen und ersetzen maladaptive Kognitionen, verstärken adaptive und reduzieren dysfunktionale Emotionen, und transformieren oder reduzieren dysfunktionale Narrative, um Lösungssequenzen zu ermöglichen.

(3) Bio-behaviorale Strategien. Wenn Strategien mit dem Fokus auf Emotionen und Bedeutungen nicht hinreichend wirksam sind, wenden sich die Therapeuten dem *bio-behavioralen* Planungsmetarahmen zu, der auf der Annahme basiert, dass primäre Hindernisse für die Lösungen aus biologischen Metarahmen zur Hypothesenbildung abzuleiten sind. Bio-behaviorale Strategien umfassen psychopharmakologische Interventionen, Neuro- und Biofeedback, EMDR, Achtsamkeit / Meditation, Akupunktur und physisches Training.

Beispiel

Bei einer Frau mit schwerer unipolarer Depression, die weder auf aktivierende (Handlung) noch auf kognitiv-verhaltenstherapeutische Strategien (Emotion / Bedeutung) reagiert hat, könnte der Therapeut empfehlen, eine psychiatrische Einschätzung einzuholen und gegebenenfalls Antidepressiva einzunehmen. Alternativ, wenn die Ehefrau in einer Paartherapie ist, könnte der Therapeut mit der Frau und dem Mann über potenzielle Nutzen und Risiken der Antidepressiva sprechen. Wenn beide für diese Möglichkeit offen sind, könnte der Therapeut einen Psychiater empfehlen, der den multi-systemischen Einfluss psychotroper Medikation berücksichtigt, dass also z. B. die Depression gebessert, aber zugleich die sexuelle Intimität eingeschränkt werden könnte.

Die drei bis hierher beschriebenen Metarahmen können auch als »Planungs-Metarahmen des *Hier und Jetzt*« bezeichnet werden. Sie fokussieren auf die proximalen Hemmnisse, die aktuell die Implementierung der Lösungssequenz verhindern. Im Kontrast dazu können die folgenden drei Metarahmen als die »historischen« oder auch die »Planungsmetarahmen des *Dort und Damals*« verstanden werden. Sie fokussieren auf distale Hemmnisse, die aus der Vergangenheit kommen, aber gegenwärtig die Problemlösung verhindern. Typischerweise beginnt die IST mit den Strategien aus den Hier-und-Jetzt-Metarahmen und geht erst bei deren Versagen über zu den Strategien aus den historischen Metarahmen.

(4) Herkunftsfamilie. Diese Bewegung beginnt mit dem Planungsmetarahmen der *Herkunftsfamilie*, der die Hemmnisse adressiert, die aus der Herkunftsfamilie der Index-Klienten herrühren. Zwei Kategorien von Strategien sind von besonderer Bedeutung:

Die erste umfasst *transgenerationale Muster* in den Herkunftsfamilien der Klienten.

Beispiel

Zum Beispiel könnte es sein, dass ein Vater es schwer findet, seiner Frau und seinen erwachsenen Kindern gegenüber Verletzlichkeit zu zeigen, da er in einer Familie aufgewachsen ist, in der Generationen von Männern für ihre Stärke und ihren Stoizismus verehrt wurden. Verletzlichkeit und Angst zu zeigen würde bedeuten, kein richtiger Mann zu sein. Indem der Therapeut sich nun der Metarahmen zur Hypothesenbildung zum Geschlecht und zur Kultur bedient, könnte er die einschränkende Natur dieser Annahmen beleuchten und dem Vater helfen zu sehen, wie diese Annahmen Einsamkeit und Isolation der Männer in der Familie fördern. Genogrammarbeit kann bei dieser Arbeit ausgesprochen hilfreich sein.

Die zweite Kategorie von Strategien beinhaltet die *direkte Veränderung der historischen Muster* in der Herkunftsfamilie. Dazu gibt es zwei Varianten: die erste beinhaltet, den Klienten bei der aktiven Veränderung seines Verhaltens innerhalb der transgenerationalen Verhaltensmuster zu coachen.

Beispiel

Zum Beispiel könnte dies bedeuten, den oben beschriebenen Vater zu bitten, seinen Vater zu besuchen und mit ihm darüber ins Gespräch zu kommen, wie dessen Anspruch und Bedürfnis, stark und stoisch zu sein, sein Leben und seine Beziehungen beeinflusst hat. Der Therapeut könnte den Klienten auch dazu anleiten, sich seinem Vater gegenüber verletzlich zu zeigen und mit ihm über seine eigene Einsamkeit und seine Schamgefühle bezüglich des Scheiterns seiner Ehe zu sprechen.

Die zweite Variante beinhaltet, wichtige Familienmitglieder aus der Herkunftsfamilie des Klienten, üblicherweise Eltern oder Geschwister, für eine kurze Episode (typischerweise zwei bis vier Sitzungen) in die Arbeit mit der Herkunftsfamilie einzubeziehen. Der Fokus dieser Arbeit liegt darauf, sein Verhalten gegenüber der Herkunftsfamilie in den Sitzungen zu verändern. Diese Art der Arbeit resultiert oft darin, dass Muster geändert werden oder aber dass akzeptiert wird, wenn Mitglieder der Herkunftsfamilie sich nicht ändern können. Beides sind produktive Resultate.

(5) Internalisierte Repräsentation. Wenn die Arbeit mit der Herkunftsfamilie die Hemmnisse des Klienten, Lösungsansätze zu realisieren, nicht ausreichend aufhebt, sollte der Therapeut übergehen zu dem Planungsmetarahmen der *Internalisierten Repräsentationen.* Dieser Metarahmen bezieht sich auf die verinnerlichten mentalen Repräsentationen früherer Beziehungen und Personen beim Indexklienten, inklusive infantilem und Kindheitsselbst des Klienten. Die Kernhypothese dieses Metarahmens ist, dass das Klientensystem die Lösungen nicht umsetzen konnte, weil psychologisch frühe/archaische, internalisierte Selbst- und Objektrepräsentationen dem entgegenstehen.

Beispiel

So zum Beispiel eine Ehefrau, die von Angst überflutet wird, wenn sie Ärger über ihren Ehemann empfindet. Sie befürchtet, dass er, wenn sie ihren Ärger ausdrücken würde, mit narzisstischer Wut und Liebesentzug reagieren würde. Der Therapeut und der Ehemann helfen ihr nun zu sehen, dass der Ehemann nicht besonders narzisstisch ist und ihr auch noch nie seine Liebe entzogen hat. Der Therapeut fragt sie dann, wann in ihrem Leben sie diese Art von Angst gefühlt hat, woraufhin sie sofort antwortet: »mit meinem Vater. Wenn ich ihn auf irgendeine Weise herausgefordert habe, konnte ich seine Wut spüren, und er hat mich einfach links liegen gelassen. Es fühlte sich an, als würde ich gar nicht existieren«. Therapeut und Ehemann ermutigen sie dann, ihren Ärger über ihn (den Ehemann) anzusprechen und darüber, wie er ihre Autorität der gemeinsamen Tochter gegenüber untergräbt. Sie tut das, und ihr Mann antwortet mit Empathie und dem Versprechen, sein Verhalten zu verändern.

Häufig klärt die Arbeit mit der Herkunftsfamilie die internalisierten Selbst- und Objektrepräsentationen, indem der »Vater von heute« dem »verinnerlichten Vater aus der Kindheit« gegenübergestellt wird. Sie stellt auch das kompetente und ressourcenvolle »erwachsene Kind von heute« heraus und betont den Kontrast zum relativ hilflosen »internalisierten Kind aus der Kindheit«.

(6) Selbst. Wenn die Arbeit mit den internalisierten Repräsentationen die Einschränkungen bei der Umsetzung der Lösungssequenz nicht beseitigt, wird der Fokus der therapeutischen Arbeit auf den Metarahmen der Arbeit am Selbst verschoben. Er basiert auf der Hypothese, dass die narzisstischen Verletzlichkeiten des Indexklienten die Lösungssequenz behindern. Die narzisstische Verletzlichkeit verweist auf die Neigung eines Menschen, Kritik oder Nichtbeachtung als persönlichen Angriff und narzisstische Kränkung zu erleben. Eine solche Verletzlichkeit vermindert die interpersonelle Resilienz und Flexibilität der Person.

Beispiel

Wenn zum Beispiel der Mann aus dem oben beschriebenen Fallbeispiel in Wut geraten würde, wenn seine Ehefrau ihre Kritik und ihren Ärger über ihn äußert, würde der Therapeut explorieren, wie er ihre Kritik wahrnimmt und sie personalisiert, also als persönlichen Angriff versteht. Das Ziel wäre, ihm dabei zu helfen, diese Kritik nicht als Angriff auf sein Selbst zu erleben, sondern als Kritik an seinem Verhalten zu verstehen.

Der grundlegende Mechanismus der Arbeit am Selbst ist relational, in der Beziehung zwischen den Index-Klienten und/oder zwischen dem Therapeuten und dem Klienten.

Das Selbst des Klienten wird resilienter und weniger verletzlich, indem eine wichtige interpersonelle Beziehung wiederholt gestört und dann empathisch wieder repariert wird.

Beispiel

Zum Beispiel erlebt ein Klient den Therapeuten als unaufmerksam und unempathisch. Er interpretiert das Verhalten des Therapeuten als persönliche Beleidigung oder als Angriff auf sein persönliches Wohl. Wenn nun der Therapeut diesen »Bruch« in der therapeutischen Beziehung wahrnimmt und ihn empathisch anspricht (»Mir scheint, dass Sie aufgebracht darüber sind, dass ich nicht fähig war zu verstehen, was Sie mir sagen wollten. Es tut mir leid, dass ich da etwas verpasst habe. Lassen Sie uns noch einmal schauen, ob ich es jetzt verstehen kann.«), wird das Selbst des Klienten gestärkt.

Wenn dieser Prozess der Beziehungsrupturen und -reparaturen wiederholt über Monate oder sogar Jahre stattfindet, werden das Selbst des Klienten und seine emotionale Resilienz gestärkt.

91.7 Durchführung

In Verbindung mit den Metarahmen zur Planung formuliert die Integrative Systemische Therapie ein Set von Interventionskontexten.

(1) Der erste Kontext ist der *Familienkontext*, der mindestens zwei Personen aus verschiedenen Generationen einer Familie oder eines Systems einbezieht. Der typische Familienkontext besteht aus mindestens einem Elternteil und einem Kind.

(2) Der *Paarkontext* schließt mindestens zwei Personen derselben Generation einer Familie oder eines Systems ein und wird als Paartherapie exemplifiziert.

(3) Der *Einzelkontext* betrifft eine Person, typischerweise den Indexklienten aus dem Klientensystem.

Wie in Abbildung 91.1 dargestellt, kreuzen sich Therapiekontext und Planungsmetarahmen. Das bedeutet, dass der Therapeut zum Beispiel die Handlungsstrategien in Familien-, Paar- oder einzeltherapeutischen Kontexten einsetzen kann. Ebenso kann der Therapeut Strategien zur Arbeit mit der Herkunftsfamilie, genauso wie jede andere Strategie aller anderen Planungsmetarahmen, in jedem der genannten Kontexte anwenden. In anderen Worten, in der IST sind die Interventionsstrategien nicht an einen bestimmten Kontext gebunden. Der Therapeut kann also z. B. eine Übertragungsinterpretation aus dem Planungsmetarahmen internalisierter Repräsentationen (»Sie reagieren auf ihre Ehefrau, als wäre sie Ihre intrusive und kontrollierende Mutter«) zu einem Mann in Einzel-, Paar- oder Familientherapie vornehmen. Die Verwendung des Begriffs »Therapiekontexte« ist darauf ausgelegt, die IST das konventionelle Denken in Modalitäten überwinden zu lassen, in dem spezifische Kontexte mit spezifischen Modellen und Strategien verknüpft werden. In der Zusammenschau von Planungs-Metarahmen und Therapiekontexten wird die IST zu einer postmodularen und Post-Modalitäts-Perspektive, also einem Ansatz, der weder an bestimmte Therapiesettings noch an bestimmte Interventionsfokusse gebunden ist.

Metarahmen		Therapiekontexte		
MR für die Hypothesenbildung	**MR für die Planung**	**Familie / Gemeinde**	**Paar / Eltern**	**Einzelne**
Sequenzen, Organisation, Entwicklung	Handlung			
Kultur, Geschlecht, Spiritualität, Denken	Emotion / Bedeutung			
Biologie	Biobehavioral			
Intergenerationale Muster	Herkunftsfamilie			
Psychische Organisation	Internale Repräsentationen			
Entwicklung des Selbst	Selbst			

Abbildung 91.1 Therapiekontext und Planungsmetarahmen

91.8 Der Pfeil und die Leitlinien: Was ist wann zu tun?

Der Pfeil in Abbildung 91.1 kreuzt die Planungsmetarahmen und Therapiekontexte. Er symbolisiert, dass eine Integrative Systemische Therapie vom Familien- zum Einzelkontext sowie vom Handlungs- über die dazwischenliegenden Metarahmen zu den Selbststrategien verläuft. Die Praxis der Integrativen Systemischen Therapie ist durch ein Set von Leitlinien organisiert, die den Therapeuten zu einem bestimmten Vorgehen anleiten. Das prozesshafte Vorgehen, dargestellt durch den Pfeil, ist in fünf IST-Leitlinien operationalisiert.

Übersicht

Leitlinien der Integrativen Systemischen Therapie

(1) Die *interpersonelle Leitlinie* macht geltend, dass sich die Therapie von einer interpersonellen hin zu einer individuellen Perspektive bewegen sollte. Es gibt eine Menge an Begründungen für diese Forderung (vgl. Pinsof et al., 2017), deren Erläuterung den Rahmen dieses Kapitels jedoch sprengen würde.

(2) Die *zeitliche Leitlinie* fordert, dass die Therapie vom Hier-und-Jetzt zum Dort-und-Damals, also von der Gegenwart zur Vergangenheit fortschreiten sollte.
(3) Die *Kosten-Nutzen-Leitlinie* gibt vor, dass der Therapeut zunächst die direktesten, einfachsten und günstigsten Interventionen nutzen sollte, bevor er die indirekteren, komplexeren und teureren Interventionen versucht.
(4) Die *Gesundheits-Leitlinie* nimmt an, dass das Klientensystem so lange gesund ist, bis es sich als krank erwiesen hat. Dies bedeutet, dass IST-Therapeuten ihre Arbeit mit der Annahme beginnen, dass Klienten ihre Probleme mit minimalen, direkten und unterstützenden Interventionen lösen können. Erst wenn Klienten klar zeigen, dass sie zu eingeschränkt sind, um die Strategien eines bestimmten Planungs-Metarahmens effektiv anzuwenden, bilden die Therapeuten Hypothesen über ein komplexeres Netz an Einschränkungen, die ausgefeiltere Interventionen eines Planungs-Metarahmens niedrigerer Stufe erfordern.
(5) Die *»vom Scheitern getriebene« Leitlinie* fordert, dass das Fortschreiten von links nach rechts und von oben nach unten, wie in Abbildung 91.1 dargestellt, jeweils erfolgt, wenn der höhere Metarahmen und der weiter links stehende Kontext bei der Implementierung der Lösungssequenz gescheitert ist.

91.9 Die Arbeitsbeziehung als Allianz

Die gesamte therapeutische Arbeit, die in Abbildung 91.1 dargestellt ist, wird gesteuert von und basiert auf einer guten therapeutischen Allianz. Integrative Systemische Therapie verwendet das »IST-Modell der Allianz« (Integrative Psychotherapy Alliance Model; Pinsof & Catherall, 1986; Pinsof et al., 2008), das die therapeutische Beziehung auf zwei Hauptdimensionen verortet: eine inhaltliche Dimension aus Aufgaben, Zielen und Bindungen und eine interpersonelle Dimension bestehend aus Selbst, Anderen, Gruppen und Innerem. Eine ausführliche Erklärung des Modells würde den Rahmen des Kapitels sprengen; aber im Vergleich zu anderen Beziehungsmodellen betrachtet nur dieses Modell die Arbeitsbeziehung als Bündel von Allianzen in multiplen Subsystemen, darunter die Klient-zu-Klient-Beziehung und die Klient-zu-Therapeut-Beziehung.

Die IST-Praxis orientiert sich an der *Allianz-Leitlinie*, die betont, dass der Aufbau und die Aufrechterhaltung einer guten therapeutischen Beziehung Priorität vor dem Therapieprozess entlang dem Pfeil und der Einhaltung der fünf oben vorgestellten »Pfeil-Leitlinien« hat. Dies bedeutet: Wenn die Beteiligung des Klientensystems die Verletzung einer Leitlinie erforderlich macht, wird der IST-Therapeut das tun, bis zu dem Punkt, an dem die Therapie dadurch offensichtlich unwirksam wird.

Beispiel

Wenn ein Mann sich weigert, mit seiner Frau zusammen zu erscheinen, um die Eheprobleme gemeinsam zu besprechen, wird der Therapeut zunächst die interpersonelle Leitlinie übergehen und ihn erst einmal einzeln sehen. Sollte der Mann nach drei Monaten Therapie allerdings immer noch über seine Frau klagen, aber nicht bereit sein sie mitzubringen, kann der Therapeut wohl vorschlagen, die Therapie so lange zu unterbrechen, bis der Ehemann bereit ist, seine Frau zur Therapie mitzubringen.

91.10 Integrative systemische Therapie als strukturierte und disziplinierte Improvisation

Obwohl Integrative systemische Therapie Leitlinien und Pfeile und viele Empfehlungen für die Praxis enthält, lehnt sie Therapieregeln und Manualtreue definitiv ab. IST versteht Psychotherapie als idiosynkratischen, idiografischen und improvisierten Prozess. Jede Therapieepisode ist einzigartig und erfordert Improvisation und klinisches Urteilsvermögen. Die Jazzmetapher scheint sehr zur IST zu passen: In der IST, wie auch im Jazz, geht es um einen strukturierten, geplanten und disziplinierten Prozess, der aber auf unterschiedlichste Weise »ins Spiel kommt«, in der IST mit jedem einzelnen Klientensystem und in jeder Therapieepisode. Wie jeder gute Jazzmusiker eine eigene Stimme und einen einzigartigen Klang hat, adaptiert auch jeder IST-Therapeut das Modell an seine Persönlichkeit und seine Werte, um damit seinen einzigartigen »Klang« zu schaffen, der die Therapie wahr und authentisch werden lässt.

91.11 Integrative systemische Therapie als Rahmen für lebenslanges Lernen

Integrative systemische Therapie bietet einen Rahmen für das Wachstum des Therapeuten über sein Berufsleben hinweg. Jeder der Metarahmen zur Hypothesenbildung und Planung ist eine lebendige und wachsende offene Struktur, die in der Lage ist, neue Strategien und Techniken einzubinden. Kein Therapeut kann die IST-Perspektive vollständig beherrschen, doch jeder Therapeut kann darin wachsen und sich entwickeln, auf jeder Stufe des Lebenslaufs. IST als solche regt Wachstum und Lernen beim Therapeuten an, vom ersten bis zum letzten Tag seiner oder ihrer Praxis.

Weiterführende Literatur

Pinsof, W., Breunlin, D. C., Russell, W. P., Lebow, J., Rampage, C. & Chambers, A. (2017). Integrative Systemic Therapy. Washington, D. C.: APA.

Schlusswort

Kirsten von Sydow • Ulrike Borst

Wir hatten vor, ein integratives Abschlusskapitel zu schreiben – bis wir den Beitrag von William Pinsof zu »Integrativer Systemischer Therapie (IST; s. Kap. 91) gelesen und festgestellt haben, dass sein hervorragender integrativer Entwurf nicht zu übertreffen ist und er so eigentlich schon »unser« integratives Abschlusskapitel geschrieben hat. Deshalb schließen wir jetzt mit einem kurzen Schlusswort.

Systemische Therapie ist wissenschaftlich begründet. Wir hoffen, mit diesem Buch (und der dazugehörigen DVD) einen Beitrag dazu geleistet zu haben, Systemische Therapie noch besser lehr- und lernbar zu machen. Dabei war es uns wichtig, auch in einem sehr praxisorientierten Lehrbuch immer eine Brücke zur Theorie, zur Grundlagenforschung und zur Psychotherapieforschung zu schlagen, also ein »translationales« (die Grundlagenforschung in die Praxis übersetzendes) und evidenzorientiertes Werk vorzulegen. Gleichzeitig hoffen wir auch, dass uns der Spagat zwischen Wissenschaft und der kreativen, humorvollen und überraschenden systemischen Praxis gelungen ist und es uns damit gelungen ist, als Systemikerinnen »anders zu bleiben« (von Sydow, 2013). Wichtig war uns aber auch immer, Brücken zu bauen zur »Allgemeinen Psychotherapie« (Grawe et al., 1994) und zu anderen Psychotherapieverfahren, so haben wir eine Reihe von systemisch-integrativen Manualen vorgestellt, die kognitiv-behaviorale und/oder bindungstheoretische Ansätze integrieren (s. Teil VIII, IX).

Systemische Therapie ist wirksam und wissenschaftlich und sozialrechtlich anerkannt – fast überall: Systemische Therapie/Familientherapie ist in den meisten Industrieländern wissenschaftlich und sozialrechtlich anerkannt. 2018 wurde Systemische Therapie auch in Deutschland sozialrechtlich anerkannt und 2020 zum Verfahren der ambulanten Psychotherapie – aber bisher nur für Erwachsene ab 18 Jahren. Das Verfahren zur Prüfung der ST als Kinder- und Jugendlichenpsychotherapie wurde bis Januar 2020 noch immer nicht eröffnet (s. Kap. 89). Wir hoffen, dass sich das schnell ändert und Systemische Therapie auch für Kinder und Jugendliche in Deutschland sozialrechtlich anerkannt wird. Dieses Lehrbuch jedenfalls zeigt, dass ST in der Lage ist, einen wirksamen Beitrag zur Behandlung aller wichtigen psychischen (und vieler somatischer) Störungen zu leisten.

Systemische Therapie ist unverkennbar ein eigenständiges Verfahren. Auch wenn wir in diesem Buch nicht wenige integrative Ansätze beschrieben haben und der »Allgemeinen Psychotherapie« viel abgewinnen können, so denken wir doch, dass die Systemische Therapie ein eigenständiges Verfahren darstellt, das als grundlegende Psychotherapie-aus- oder -weiterbildung gelehrt und gelernt werden sollte, bevor andere Methoden anderer Verfahren integriert werden. Systemische Therapeuten tun etwas Anderes oder tun Dinge anders. Was sie tun, wurde im Rahmen eines Forschungsprojekts von Rebecca Hilzinger, Christiana Hunger-Schoppe und anderen (2016, 2018) im Kontext der

Entwicklung einer *Systemtherapeutischen Adhärenzskala (STAS)* beschrieben und soll hier im Sinne eines zusammenfassenden Rückblicks auf das gesamt Buch nochmals aufgelistet werden.

Typisch systemische therapeutische Kompetenzen. Es wurde zunächst ermittelt, welche therapeutischen Kompetenzen besonders typisch für systemische Therapie sind. In einem zweiten Schritt wurde unter 204 systemischen Therapeuten / Beratern (darunter 75 Lehrtherapeuten) eine Online-Umfrage durchgeführt. Die Befragten sollten angeben, inwieweit die Items der STAS »geeignet, eindeutig, relevant und spezifisch« sind, um die systemische klinische Praxis zu beschreiben.

Übersicht

Zentrale Aspekte der systemischen therapeutischen Praxis – geordnet nach der von systemischen (Lehr-)Therapeuten zugeschriebenen Relevanz

(1) Umdeuten von Symptomen oder Diagnosen
- Der Therapeut sieht das Symptom selbst bereits als Lösungsversuch und deutet Symptome und Diagnosen in diesem Sinne um.
- Ankerbeispiele:
  »In welchen Situationen hilft Ihnen die Angst?«
  »Wenn Sie dieses Problem lösen würden, wird dann auch irgendetwas komplizierter?«

(2) Klient im Kontext seiner Beziehungen (sehen)

(3) wertschätzendes, ressourcen-/lösungsorientiertes Sprechen

(4) Ziel-/Veränderungsaktualisierung
- Der Therapeut berücksichtigt die Ziele des Klienten in Bezug auf den therapeutischen Prozess.
- Ankerbeispiele:
  »Wenn wir bei Stunde 26 angekommen sind, was soll dann geschehen sein?«
  »Sie hatten zu Beginn unserer Gespräche die Idee, dass Sie zuhause ausziehen. Wie ist das jetzt?«

(5) Spielen mit Symptomen

(6) Multiperspektivität und Konstruktivismus

(7) Reflexion über das Therapiesystem

(8) radikale Klientenorientierung

(9) gemeinsame Sprache entwickeln

(Hilzinger et al., 2016, 2018)

Systemische Therapie ist bisher noch zu wenig sichtbar. Trotz ihres internationalen Gedeihens ist Systemische Therapie bisher national und international längst (noch?) nicht so gut sichtbar wie die weltweit als »trade mark« etablierten Schulen »Psychoanalyse« oder »(Kognitive) Verhaltenstherapie (Cognitive Behavioral Therapy, CBT)«.

Das hängt damit zusammen, dass Systemische Therapie nicht immer »Systemische Therapie« genannt wird. Systemische Interventionen laufen in den USA nämlich überwiegend unter dem Etikett »*Couple (Marital) and Family Therapy (CFT/MFT)*«. *CFT/MFT (und »Family Medicine«)* kann man in den USA im Master- und Promotionsstudiengang studieren und so eine Berufsqualifikation als »Couple and Family Therapist« erwerben. Die Vertreter von CFT sind immer systemisch orientiert, aber auch sehr integrativ, so dass oft auch andere Interventionen (z. B. aus der Verhaltenstherapie) mit integriert werden.

Da europäische Psychotherapiegesetze und -regularien meist einen Verfahrens- oder Schulenbezug vorschreiben, wird der *Begriff »Systemische Therapie«* derzeit am häufigsten in Europa verwendet, wo ST als solche in vielen Ländern (s. Kap. 89) ein anerkanntes Verfahren ist. Insofern setzt sich das Etikett »*Systemische Therapie*« in Europa langsam durch.

Viele Elemente der Systemischen Therapie sind auch für andere Therapieverfahren nützlich. In der systemischen Therapie haben viele bewährte Elemente älterer Therapiemodelle in z. T. veränderter Form Platz gefunden. Das gilt für das psychodynamische Konzept der Gegenübertragung, das zur Reflexion eigener Emotionen und Verhaltensweisen im Kontakt mit den Klienten wurde, für humanistische Methoden (z. B. gesprächstherapeutische Basisvariablen; Psychodrama-Interventionen) und für Parallelen zwischen der verhaltenstherapeutischen Bedingungsanalyse und dem, was Systemiker unter »Kontextualisierung des Problems« verstehen (von Sydow et al., 2007).

Gleichzeitig hat die systemische Therapie etwas genuin Neues zu bieten, das das Interesse anderer Therapierichtungen weckt: Die Verhaltenstherapie integriert schon seit einigen Jahren systemische Konzepte und Interventionen wie Genogramm, Skulptur oder systemische Fragen (z. B. Hand, 2008; Lieb, 2009; Tominschek, 2014). Auch in der Psychodynamischen Therapie werden systemische Ansätze integriert (z. B. Fürstenau, 2001/2007).

Was nicht-systemische Therapeuten von der Systemischen Therapie lernen können

In der Folge werden Themen skizziert, die ein Beitrag der ST zur Allgemeinen Psychotherapie sein können:

Ressourcenorientierung. Die Ressourcenperspektive, die von der Systemischen, der Humanistischen und der Hypnotherapie geprägt wurde, hat gewaltigen Einfluss auf die Weiterentwicklung der Psychotherapie, die lange im Bann einer Defizitorientierung war (und zum Teil noch ist). Forschungsarbeiten »bestätigen in einem Ausmaß, das uns selbst überrascht hat, die überragende Wichtigkeit der Ressourcenaktivierung für ein gutes Therapieergebnis. Ressourcenaktivierung spielt danach in ganz verschiedenen therapeutischen Konstellationen eine zentrale funktionale Rolle für die Herbeiführung positiver therapeutischer Veränderungen« (Grawe & Grawe-Gerber, 1999, S. 72).

Lösungsorientierte Fragen und positive Umdeutungen (s. Kap. 12, Kap. 14, Kap. 70) lassen sich in unterschiedlichen therapeutischen Kontexten hier nutzbringend einsetzen.

Sensibilität für Kontexte und komplexe Beziehungen. In Bezug auf die theoretische Integration von und das praktische Handwerkszeug für den therapeutischen Umgang mit komplexen triadischen (oder quadratischen usw.) Beziehungen geht der systemische Ansatz weit hinaus über z. B. die psychodynamische oder bindungsorientierte Therapie. Die Grundlagenforschung belegt, dass komplexe, z. B. triadische Beziehungen die menschliche Entwicklung tatsächlich in einer Weise prägen, der ein rein dyadischer Fokus nicht gerecht wird (s. Kap. 1; von Sydow, 2015).

Beziehungen zwischen drei und mehr Personen sowie die mentalen Repräsentationen komplexer Beziehungen können z. B. durch triadische Fragen, Fragen zum Überweisungskontext, durch Genogramm- und Skulpturarbeit erkundet und bearbeitet werden. Eigene Selbsterfahrung und Supervision mit Genogramm oder Skulptur sowie der Einsatz solcher Methoden mit Patienten führt oft zu neuen Einsichten – macht z. B. Einzeltherapeuten manchmal deutlich, dass jede Einzeltherapie ein hilfreicher und/oder destruktiver Eingriff in eine Partnerschaft und Familie ist. Systemische Konzepte wie »Delegation«, »Parentifizierung« oder »Triangulierung« gewinnen dann oft mehr Anschaulichkeit (s. Kap. 1, Kap. 13, Kap. 15).

Mehrgenerationenperspektive und »ererbte Traumata«. Familientherapeuten arbeiten schon immer mit Genogrammen und interessieren sich für die Lebensgeschichten von Eltern und Großeltern, beziehen diese z. T. auch in Therapien mit ein – nicht nur bei kindlichen, sondern auch bei erwachsenen Indexpatienten. Das Augenmerk gilt Ressourcen, aber auch Belastungen und Traumatisierungen aus der Vergangenheit und deren möglicher Weitergabe an die nächste Generation.

Die Bindungs-, Entwicklungs- und Familienforschung hat relativ unabhängig von dieser schon lange etablierten klinischen Praxis eine Vielzahl empirischer Belege für die »transgenerationale Weitergabe« z. B. von Bindungsstörungen und Traumatisierungen von einer Generation auf die nächste geliefert (s. Kap. 1; Bücher über »*Kriegskinder*« und »*Kriegsenkel*«).

Das Genogramm (Kap. 13) ist ein einfach anwendbares und höchst nützliches Instrument zur Erfassung von Informationen über die Familie über mindestens drei Generationen, das sich in Einzel-, Paar- und Familientherapien gut nutzen lässt.

Paar- und Familiengespräche führen können. Bisher wird die Fähigkeit, Paar- und Familiengespräche zu führen, fast nur in systemischen Aus- und Weiterbildungen systematisch gelehrt. Der Erwerb dieser Kompetenz erfordert ein hohes Maß an »face-to-face«-Therapiesitzungen mit Paaren und Familien (Kap. 90, Crane, Shaw, Christenson, Larson, Harper & Feinauer, 2010). Der z. B. in den deutschen Psychotherapierichtlinien empfohlene Einbezug von »Beziehungspersonen aus dem engeren Umfeld« (§9) wie Partner/in oder Familie in die Richtlinien-Einzel-Psychotherapie »zur Erreichung eines ausreichenden Behandlungserfolges« (http://www.g-ba.de/downloads/62-492-323/RL-Psycho-2009-02-19.pdf) findet bisher bei erwachsenen Indexpatienten fast nie und bei Kindern und Jugendlichen noch viel zu selten statt (Best, 2010). Hier bestehen bei nicht-systemischen Therapeuten meist noch deutliche Ausbildungsdefizite.

Fragende und kooperative therapeutische Grundhaltung. Die Kooperation zwischen Behandler und Patient findet im neuen deutschen Patientenrechtegesetz Beachtung. Schon lange zuvor war Kollaboration und eine Netzwerkperspektive in der Systemischen Therapie zentral. Dabei steht nicht nur die Zusammenarbeit zwischen Patienten und Behandler(n), sondern auch die zwischen allen anderen relevanten Akteuren wie den Angehörigen des Indexpatienten (z. B. Partner/in, Familienangehörige und Freunde) und anderen Mitbehandlern im Vordergrund. Systemische Konzepte zur Kooperation aller beteiligten Behandler (z. B. mit anderen Therapeuten, Ärzten, Sozialarbeitern usw.) mit Patienten und Bezugspersonen werden schon seit Jahrzehnten entwickelt. Neue Ansätze zur Entwicklung integrierter Versorgungsangebote mit intensiven kurzeittorientierten Behandlungskonzepten und der Verschränkung ambulanter, teilstationärer und stationärer Leistungen, sind von einer systemischen Sicht auf das Gesundheitswesen inspiriert (s. Kap. 2, 3, 33).

Die folgende Übersicht fasst bindungsorientiert-psychotraumatologisch-systemische Ideen kollaborativer Zusammenarbeit zu Leitsätzen zusammen, die allgemein die Psychotherapie und Beratung leiten können.

Leitsätze der kollaborativen Zusammenarbeit in der Psychotherapie

- **fragende, nicht »besserwisserische« Grundhaltung**
  - Bereitschaft, dem/den Klienten zuzuhören
  - Respekt vor der Weisheit der Klienten(-familien)
  - Bereitschaft, von den Klienten zu lernen
  - Bewusstsein dafür, dass der Patient in der Regel selbst am besten weiß, was gut für ihn ist und was nicht
  - Unterstützung der Selbstbestimmung und der Entwicklung der Patienten
  - Unterstützung der Autonomieentwicklung des Patienten – auch der Abgrenzung vom Therapeuten und der Therapie
- **kulturelle Neugier**
- **Überzeugung, dass Ressourcen vorhanden sind, und die Fähigkeit, daran anzuknüpfen**
- **partnerschaftliches Arbeiten, das die Arbeitsweise an die Klienten anpasst**
- **Bereitschaft, sich von Klienten überprüfen zu lassen**
  - Bereitschaft, sich auch wissenschaftlich überprüfen zu lassen
- **Bewusstsein für die Grenzen der eigenen therapeutischen Möglichkeiten und Wissen darum, dass manchmal auch ganz etwas Anderes entscheidend zum Wohlbefinden leidender Klienten beitragen kann,** z. B.
  - andere Psychotherapieansätze,
  - nichttherapeutische Interventionen (z. B. Yoga, Sport),
  - Lebens-Entwicklungen (z. B. Sich-Verlieben, Kinder-Bekommen, Reisen)
  - positive Erfahrungen (z. B. Musik, Tanz, Natur) und/oder

- politische und juristische Veränderungen (z. B. offizielle Anerkennung der Leiden von KZ-Insassen, traumatisierten Kriegsveteranen oder Flüchtlingen, Opfern sexuellen Missbrauchs usw.).

(Brisch, 1999; van der Kolk, 2014; Madsen, 2007; von Sydow, 2015)

Die Systemische Therapie der Zukunft

Die Systemische Therapie bietet reichhaltige und nachweislich wirksame Möglichkeiten, Beziehungsmuster zu erkennen und zu verändern und damit psychische Störungen zu heilen und zu lindern. Doch die Systemische Therapie hat sich in Deutschland, Österreich und der Schweiz lange eher forschungsfern entwickelt, insofern ist, anders als z. B. in den USA und Großbritannien, hier noch eine Veränderung in der systemischen Ausbildungspraxis nötig. Wir plädieren für eine stärkere Integration von Grundlagen- und Wirksamkeits-Forschung, von – auch standardisierter – Diagnostik und von Psychotherapie-Manualen. Wir hoffen, mit diesem Lehrbuch und der zugehörigen DVD einen ersten Schritt in diese Richtung zu machen.

Allerdings verlangt das den (angehenden und fertig ausgebildeten) Systemikern mehr »strenges Denken« ab – obwohl Systemiker doch so viel mehr Freude am »lockeren«, kreativen und spielerischen Denken haben. Diese Forderung löst einige Ambivalenz und Konflikte (auch zwischen den beiden Herausgeberinnen!) aus. Doch einer der wichtigsten Vordenker der Systemischen Therapie – Gregory Bateson – schrieb schon 1972 über wissenschaftlichen Fortschritt:

> »Es geht »erstens (um) das lockere Denken und die Errichtung einer Struktur auf wackligen Grundlagen, und dann um die Korrektur zu strengem Denken und das Einsetzen einer neuen Untermauerung unter die schon konstruierte Masse.
> Ich glaube, die Wissenschaft wird aufgehalten, wenn wir anfangen, uns zu lange entweder auf strenges oder auf lockeres Denken zu spezialisieren«
> (Bateson, 1972, S. 131).

Wir hoffen, dass es uns mit unserem Buch und mithilfe vieler hochkompetenter Koautorinnen und Koautoren gelungen ist, sowohl kreative Möglichkeiten der Systemischen Therapie darzustellen als auch diese Strukturen zu untermauern durch empirische Forschung.

Anhang

Literatur

Abbate-Daga, G., Gramaglia, C., Marzola, E., Amianto, F., Zuccolin, M. & Fassino, S. (2011). Eating disorders and major depression: role of anger and personality. Depression Research and Treatment. Turin: University of Turin.

Abilgaard, P. (2013). Stabilisierende Psychotherapie in akuten Krisen. PITT für die psychotherapeutische Grundversorgung. Stuttgart: Klett-Cotta.

Achner, C. & Hegemann, C. (2014). Mit Motivation an individuelle Ziel. In Begleiten – Stärken – Herausfordern. Das Praxisheft zur individuellen Förderung von Jugendlichen. Stuttgart: Jugendstiftung Baden-Württemberg.

Adelman, C. B. & Lebowitz, E. R. (2012). Poor insight in pediatric obsessive compulsive disorder: Developmental considerations, treatment implications, and potential strategies for improving insight. Journal of Obsessive-Compulsive and Related Disorders, 1, 119.

Aderhold, V. (2017). Das Un-Wesen psychischer Krankheiten. Über den aktuellen Zerfall von Krankheitskonstruktionen und den phänomenalen Nutzen der Konstruktionslücke. Familiendynamik 42, 112–120.

Aderhold, V. & Borst, U. (2009). Viele Wege in die Psychose. Neue Empirie zur alten Hypothese von Vulnerabilität und Stress. Familiendynamik, 34, 370-385.

Aderhold, V. & Greve, N. (2011). Bedürfnisangepasste Behandlung und offene Dialoge In M. Müller & B. Bräutigam (Hrsg.), Hilfe, sie kommen (S. 313–323). Heidelberg: Auer.

Aderhold, V., Alanen, Y., Hess, G. & Hohn, P. (Hrsg.). (2003). Psychotherapie der Psychosen. Integrative Behandlungsansätze aus Skandinavien. Gießen: Psychosozial.

Agras, W., Lock, J., Brandt, H., Bryson, S., Dodge, E., Halmi, K. et al. (2014). Comparison anorexia nervosa: A randomized parallel trial. JAMA Psychiatry, 71, 1280–1286.

Aguglia, E., Pascolo-Fabrici, E., Bertossi, F. & Bassi, M. (2007). Psychoeducational intervention and prevention of relapse among schizophrenic disorders in the Italian community psychiatric network. Clinical Practice and Epidemiology in Mental Health, 3–7.

Aguilar-Raab, C. (2012). Standardisierte Fragebogenverfahren im Rahmen der Paar- und Familiendiagnostik. In M. Ochs & J. Schweitzer (Hrsg.), Handbuch der Forschung für Systemiker (S. 331–354). Göttingen: Vandenhoeck & Ruprecht.

Aguilar-Raab, C., Grevenstein, D. & Schweitzer, J. (2015). Measuring Social Relationships in Different Social Systems: The Construction and Validation of the Evaluation of Social Systems (EVOS) Scale. PLoS ONE, 10 (7), e0133 442.

Aiken, M. (2017). Cyber effect. London: Murray.

Alanen, Y. O. (2001). Schizophrenie – Entstehung, Erscheinungsformen und Bedürfnisangepasste Behandlung. Stuttgart: Klett-Cotta.

Alanen, Y. O. (2003). Entwicklungsprojekte in der Bewährung: Evaluation und Erfahrungs-/Therapieberichte. In V. Aderhold, Y. Alanen, G. Hess & P. Hohn (Hrsg.), Psychotherapie der Psychosen – Integrative Behandlungsansätze aus Skandinavien (S. 64–142). Gießen: Psychosozial.

Alanen, Y. O., Lehtinen, K., Räkköläinen, V. & Aaltonen, J. (1991). Need-adapted treatment of new schizophrenic patients: Experiences and results of the Turku project. Acta Psychiatrica Scandinavica, 83, 363–372.

Albus, C., Appels, A. & Adler, R. H. (2003). Koronare Herzkrankheit. Bio-psycho-soziale Aspekte zur Ätiologie und Pathogenese einer »Volkskrankheit«. In T. von Uexküll (Hrsg.), Psychosomatische Medizin. Modelle ärztlichen Denkens und Handelns (S. 861–878). München: Urban & Fischer.

Allen, J. G. & Fonagy, P. (2006). Handbook of Mentalization-Based Treatment. West Sussex, UK: Wiley.

Allen, M. L., Garcia-Huidobro, D., Porta, C., Curran, D., Patel, R., Miller, J. & Borowsky, I. (2016). Effective Parenting Interventions to

Reduce Youth Substance Use: A Systematic Review. Pediatrics, 138 (2), pii: e20154425.
Alman, B.M. (2016). Weniger Stress, mehr Kindheit. Heidelberg: Auer.
Altmeyer, S. & Hendrischke, A. (2011). Einführung in die systemische Familienmedizin. Heidelberg: Auer.
Altmeyer, S., Kröger, F. & McDaniel, S. (2002). Systemische Familienmedizin. In M. Wirsching & P. Scheib (Hrsg.), Paar und Familientherapie (S. 411–424). Heidelberg: Springer.
Amato, P.R. (2000). The consequences of divorce for adults and children. Journal of Marriage and the Family, 62, 1269–1287.
American Psychiatric Association (APA) (2010). Guidelines for Treatment of Schizophrenia. Washington, DC: American Psychiatric Association.
American Psychiatric Association (APA) (2012). Levels of personality functioning. http://www.dsm5.org/ProposedRevisions/Pages./LevelsofPersonalityFunctioning.aspx [30.04.2018].
American Psychiatric Association (APA) (2013). Diagnostic and Statistical Manual of Mental Disorders DSM-5. Arlington, VA: American Psychiatric Publishing.
American Psychological Association (APA) (2017). Clinical Practice Guideline for the Treatment of Posttraumatic Stress Disorder (PTSD) in Adults. Washington, DC: American Psychological Association.
Andersen, T. (1987). The Reflecting Team: Dialogue and Meta-Dialogue. Family Process, 26, 415–428.
Andersen, T. (1990). Das reflektierende Team. Dialoge und Dialoge über Dialoge. Dortmund: modernes lernen.
Andersen, T. (1991). Beziehung, Sprache und Verstehen in reflektierenden Prozessen. Systeme, 5, 102–111.
Andersen, T. (1997). Steigerung der Sensitivität des Therapeuten durch einen gemeinsamen Forschungsprozeß von Klienten und Therapeuten. Zeitschrift für Systemische Therapie, 15, 160–167.
Andersen, T. (2004). Reflecting Talks: My Version. In K. Jordan (Ed.), The Quick Theory Reference Guide: A Resource for Expert and Novice Mental Health Professionals (pp. 427–444). New York: Nova Science Publishers.
Anderson, C.M., Gerard, E., Hogarty, G.E. & Reiss, D.J. (1980). Family treatment of adult schizophrenic patients: A psycho-educational approach. Schizophrenia Bulletin, 6 (3), 490–505.
Anderson, C.M., Griffin, S., Rossi, A., Pagonis, I., Holder, D. & Treiber, R. (1986). A comparative study of the impact of education vs. process groups for families of patients with affective disorders. Family Process, 25, 185–205.
Anderson, H. & Goolishan, H.A. (1988). Human Systems as Linguistic Systems: Preliminary and Evolving Ideas about the Implications for Clinical Theory. Family Process, 27 (4), 371–393.
Anderson, H. & Goolishian, H. (1992). Der Klient ist Experte: Ein therapeutischer Ansatz des Nichtwissens. Zeitschrift für Systemische Therapie, 10 (3), 176–189.
Anderson, H. & Jensen, P. (Eds.). (2007). Innovations in the Reflecting Process. London: Karnac Books.
Anderson, K., Byrne, C., Goodyear, A., Reichel, R. & Le Grange, D. (2015). Telemedicine of family-based treatment for adolescent anorexia nervosa: A protocol of a treatment. Journal of Eating Disorders, 3 (25).
Andrecht, U. & Geiken, G. (2006). Ressourcenorientierte Familiendiagnostik in der Kinder- und Jugendpsychiatrie. In M. Vogt-Hillmann & W. Burr (Hrsg.), Kinderleichte Lösungen: Lösungsorientierte kreative Kindertherapie (S. 171–187). Dortmund: Borgmann.
Angermaier, M.J.W. (2010). Lösungsorientierte Gruppenpsychotherapie (2. Aufl.). Weinheim: Beltz.
Antonovsky, A. (1987). The Salutogenetic Perspective: Toward a New View of Health and Illness. Advances, 4, 47–55.
Arbeitsgemeinschaft ADHS der Kinder- und Jugendärzte e.V. (2007). Aktualisierte Fassung der Leitlinien und Update des Kapitels »Medikamentöse Therapie«. München: Elsevier.
Arbeitsgemeinschaft der Wissenschaftlichen Medizinischen Fachgesellschaften (AWMF) (2015). S3-Leitlinie – Screening, Diagnose

und Behandlung von alkoholbezogenen Störungen. www.awmf.de [30.04.2018].

ARD/ZDF-Online-Studie.de (2017). http://www.ard-zdf-onlinestudie.de/ [30.04.2018].

Arnkil, R. (2008). Remembering the future: Future dialogue and the future of dialogising. In J. Lehtonen & S. Kalliola (Eds.), Dialogue in Working Life Research and Development in Finland (pp. 131–143). Frankfurt a. M.: Peter Lang.

Arnold, S., Joraschky, P. & Cierpka, A. (2008). Die Skulpturverfahren. In M. Cierpka (Hrsg.), Handbuch der Familiendiagnostik (3. Aufl., S. 305–333). Heidelberg: Springer.

Arntz, A. & van Genderen, H. (2010). Schematherapie bei Borderline-Persönlichkeitsstörungen. Weinheim: Beltz.

Arolt, V. & Diefenbacher, A. (Hrsg.). (2003). Psychiatrie in der klinischen Medizin. Konsiliarpsychiatrie, -psychosomatik und -psychotherapie. Darmstadt: Steinkopff.

Arolt, V., Driessen, M., Bangert-Verleger, A., Neubauer H., Schürmann, A. & Seibert, R. (1995). Psychische Störungen bei internistischen und chirurgischen Krankenhauspatienten: Prävalenz und Behandlungsbedarf. Nervenarzt, 66, 670–677.

Asay, T. P. & Lambert M. J. (2001). Empirische Argumente für die allen Therapien gemeinsamen Faktoren: quantitative Ergebnisse. In M. A. Hubble, B. L. Duncan & S. D. Miller (Hrsg.), So wirkt Psychotherapie. Empirische Ergebnisse und praktische Folgerungen (S. 41–81). Dortmund: modernes lernen.

Asen, E. (2005). Von Multi-Institutionen-Familien zur Selbsthilfe. Zeitschrift für systemische Therapie und Beratung, 23, 166–171.

Asen, E. (2013). Was bedeutet Depression aus systemischer Sicht? Psychotherapie im Dialog, 3, 30–33.

Asen, E. & Fonagy, P. (2012). Mentalization-based therapeutic interventions for families. Journal of Family Therapy, 34, 347–370.

Asen, E. & Fonagy P. (2014). Mentalisierungsbasierte therapeutische Interventionen für Familien. Familiendynamik, 39, 234–249.

Asen, E. & Fonagy, P. (2017). Mentalizing family violence part 2: Techniques and interventions. Family Process, 56, 22–44.

Asen, E. & Scholz, M. (2008). Multi-Familientherapie in unterschiedlichen Kontexten. Praxis der Kinderpsychologie und Kinderpsychiatrie, 57, 362–380.

Asen, E. & Scholz, M. (2013). Praxis der Multifamilientherapie (3. Aufl.). Heidelberg: Auer.

Asen, E., Dawson, N. & McHugh, B. (2001). Multiple Family Therapy. The Marlborough Model and its Wider Applications. London: Karnac.

Asen, K. E. (1992). Tageskliniken für ganze Familien. TW Neurologie Psychiatrie, 6, 492–499.

Asperger, H. (1944). Die »Autistischen Psychopathen« im Kindesalter. Archiv für Psychiatrie und Nervenkrankheiten, 117, 73–136.

Ausbildungs- und Prüfungsverordnung für Psychologische Psychotherapeuten (PsychTh-APrV). http://www.gesetze-im-internet.de/psychth-aprv/ [30.04.2018].

Bach, S. (2013). Autismus. Struktur und Verlauf tiefgreifender Entwicklungsstörungen. Eine systemtheoretische Betrachtung. Frankfurt: Peter Lang.

Bachmann, C. J., Lehmkuhl, G., Petermann, F. & Scott, S. (2010). Evidenzbasierte psychotherapeutische Interventionen für Kinder und Jugendliche mit aggressivem Verhalten. Kindheit und Entwicklung, 19 (4), 245–254.

Bundesamt für Gesundheit (BAG) (2012). Gesundheit der Migrantinnen und Migranten in der Schweiz. Bern: Bundesamt für Gesundheit.

Baldwin, S. A., Christian, S., Berkeljon, A. & Shadish, W. R. (2012). The effects of family therapies for adolescent delinquency and substance abuse: a meta-analysis. Journal of Marital and Family Therapy, 38 (1), 281–304.

Bamberger, G. (2010). Lösungsorientierte Beratung. Beltz: Weinheim.

Bandelow, B., Lichte, T., Rudolf, S., Wiltink, J. & Beutel, M. (Hrsg.). (2015). S3-Leitlinie Angststörungen. Heidelberg: Springer.

Bandler, R. (1978). Mit Familien reden. Gesprächsmuster und therapeutische Veränderung. München: Pfeiffer.

Bandler, R., Grinder, J. & Satir, V. (1976). Changing with Families. Palo Alto: Science and Behavior Books.

Barbato, A. & D'Avanzo, B. (2008). Efficacy of Couple Therapy as a Treatment for Depression: A Meta-Analysis. Psychiatr Q, 79, 121–132.

Barlow, J., Bennett, C., Midgley, N., Larkin, S.K. & Wei, Y. (2016). Parent–infant psychotherapy: a systematic review of the evidence for improving parental and infant mental health. Journal of Reproductive and Infant Psychology, 34 (5), 464–482.

Barthelmess, M. (2016). Die systemische Haltung. Göttingen: Vandenhoeck & Ruprecht.

Bassler, M., Potratz, B. & Krathauser, H. (1995). Der »Helping Alliance Questionnaire« (HAQ) von Luborsky. Psychotherapeut, 40, 23–32.

Bateman, A.W. & Fonagy, P. (1999). The effectiveness of partial hospitalization in the treatment of borderline personality disorder: a randomised controlled trial. American Journal of Psychiatry, 156, 1563–1569.

Bateman, A.W. & Fonagy, P. (2004/2008). Psychotherapie der Borderline-Persönlichkeitsstörung (Psychotherapy for Borderline Personality Disorder. Mentalisation-based treatment. Oxford: Oxford University). Gießen: Psychosozial.

Bateman, A.W. & Fonagy, P. (2006). Mentalization Based Treatment for Borderline Personality Disorder: A Practical Guide. Oxford: Oxford University Press.

Bateman, A.W., Campbell, C., Lyten, P. & Fonagy, P. (2018). A mentalization-based approach to common factors in the treatment of borderline personality disorder. Current Opinion in Psychology, 21, 44–49.

Bateman, A.W., O'Connell, J., Lorenzini, N., Gardner, T. & Fonagy, P. (2016). A randomised controlled trial of mentalization-based treatment versus structured clinical management for patients with comorbid borderline personality disorder and antisocial personality disorder. BMC Psychiatry, 16 (1), 304.

Bateson, G. (1982). Geist und Natur. Eine notwendige Einheit. Frankfurt a.M.: Suhrkamp.

Bateson, G. (1983). Ökologie des Geistes. Frankfurt a.M.: Suhrkamp.

Bateson, G., Jackson, D.D., Haley, J. & Weakland, J.H. (1956). Towards a Theory of Schizophrenia. Behavioral Science, I, 251–264.

Bauer, C. & Hegemann, T. (2008). Ich schaffs! – Cool ans Ziel. Das lösungsorientierte Programm für die Arbeit mit Jugendlichen. Heidelberg: Auer.

Bauer, J. (2015). Selbststeuerung. München: Blessing.

Bäuml, J. (2008). Psychosen aus dem schizophrenen Formenkreis. Ein Ratgeber für Patienten und Angehörige (2. Aufl.). Heidelberg: Springer.

Bäuml, J. & Pitschel-Walz, G. (Hrsg.). (2008). Psychoedukation bei schizophrenen Erkrankungen. Konsensuspapier der Arbeitsgruppe »Psychoedukation bei schizophrenen Erkrankungen«. Stuttgart: Schattauer.

Bäuml, J., Kissling, W. & Pitschel-Walz, G. (1996). Psychoedukative Gruppen für schizophrene Patienten: Einfluss auf Wissensstand und Compliance. Nervenheilkunde, 15, 145–150.

Bäuml, J., Behrendt, B., Henningsen, P. & Pitschel-Walz, G. (2016). Handbuch der Psychoedukation für Psychiatrie, Psychotherapie und Psychosomatische Medizin. Stuttgart: Schattauer.

Bäuml, J., Froböse, T., Kraemer, S., Rentrop, M. & Pitschel-Walz, G. (2006). Psychoeducation: A basic psychotherapeutic intervention of patients with schizophrenia and their families. Schizophrenie Bulletin, 32 (1), 1–9.

Bäuml, J., Pitschel-Walz, G., Basan, A., Kissling, W. & Förstl, H. (2003). Die Auswirkungen des protektiven Potentials von Angehörigen auf den Langzeitverlauf schizophrener Psychosen: Ergebnisse der 7-Jahres-Katamnese der Münchner PIP-Studie. In W. Binder & W. Bender (Hrsg.), Die dritte Dimension in der Psychiatrie (S. 129–159). Köln: Claus Richter-Verlag.

Bäuml, J., Pitschel-Walz, G., Berger, H., Gunia, H., Juckel, G. & Heinz, A. (2010). Arbeitsbuch PsychoEdukation bei Schizophrenie (APES). Stuttgart: Schattauer.

Bäuml, J., Pitschel-Walz, G., Volz, A., Engel, R. & Kissling, W. (2007). Psychoeducation in schizophrenia: rehospitalisation and hospital days – 7 year follow-up of the Munich Psychosis Information Project-Study. Journal of Clinical Psychiatry, 68, 854–861.

Bäuml, J., Pitschel-Walz, G., Volz, A., Lüscher, S., Rentrop, M., Kissling, W. & Jahn, T. (2016). Psychoeducation improves Compliance and Outcome in Schizophrenia without an Increase of Adverse Side Effects. A 7-Year Follow-up of the Munich PIP-Study. Schizophrenia Bulletin, 42 (1), 62–70.

Bayer-Gewaltstudie (2013). http://kinderförderung.bepanthen.de/static/documents/Factsheet_Gewaltstudie_2013.pdf, [11.06.2017].

Beck, A.T., Brown, G.K. & Steer, R.A. (2013). Beck-Depressions-Inventar-FS (BDI-FS). Manual. Deutsche Bearbeitung von S. Kliem & E. Brähler. Frankfurt a.M.: Pearson Assessment.

Beck, U. (2016). Die Metamorphose der Welt. Berlin: Suhrkamp.

Becker, T., Arnold, K., Gühne, U., Riedel-Heller, S.G. & Kösters, M. (2013). DGPPN S3-Leitlinie Psychosoziale Therapien bei schweren psychischen Erkrankungen – Überblick, Chancen und Grenzen. Sozialpsychiatrische Informationen, 43, 9–15.

Becvar, D.S. & Becvar, R.J. (2009). Family therapy: A systemic integration (7th ed.). Boston: Pearson.

Béhérec, L., Quilici, G., Rosier, A., Gerardin, P., Campion, D. & Guillin, O. (2014). Efficacite des traitements pharmocologiques dans les troubles envahissants du développement: une revue de la littérature. Encephale, 40 (2), 188–196.

Bejerot, S. & Nylander, L. (2003). Low prevalence of smoking in patients with autism spectrum disorders. Psychiatry Research, 119 (1–2), 177–182.

Belliger, A. & Krieger, D.J. (Hrsg.). (2013). Ritualtheorien. Ein einführendes Handbuch (5. Aufl.). Wiesbaden: Springer VS.

Benish, S.G., Imel, Z.E. & Wampold, B.E. (2008). The relative efficacy of bona fide psychotherapies for treating post-traumatic stress disorder: A meta-analysis of direct comparisons. Clinical psychology review, 28 (5),746–758.

Bentner, A. (Hrsg.). (2013). Vom Meckern zum Wünschen. Studie zur Wirksamkeit des lösungsfokussierten Programms »Ich schaffs!«. Heidelberg: Auer.

Bentovim, A. (1992). Traumaorganisierte Systeme. Systemische Therapie bei Gewalt und sexuellem Missbrauch in Familien. Mainz: Matthias-Grünewald.

Berg, I.K. & Miller, S.D. (1998). Kurzzeittherapie bei Alkoholproblemen. Ein lösungsorientierter Ansatz. Heidelberg: Auer.

Berger, T. (2015). Internetbasierte Interventionen bei psychischen Störungen, Göttingen: Hogrefe.

Berger, T., Klein, J.P. & Moritz, S. (2017). Internetbasierte Interventionen. In E.-L. Brakemeier & F. Jacobi (Hrsg.), Verhaltenstherapie in der Praxis (S. 881–892). Weinheim: Beltz.

Bergin, A.E. (1971). The evaluation of therapeutic outcomes. In A.E. Bergin & S.L. Garfield (Eds.), Handbook of Psychotherapy and Behavior Change (pp. 217–270). New York: Wiley.

Berking, M. (2010). Training emotionaler Kompetenzen. Emotionale Kompetenz, die Fähigkeit, konstruktiv mit Stress und belastenden Gefühlen umzugehen (2. Aufl.). Heidelberg: Springer.

Berking, M., Jacobi, C. & Grosse Holtforth, M. (2003). Veränderungen klinisch relevanter Ziele und Therapieerfolg: Eine Studie an Patienten während einer kognitiven Verhaltenstherapie. Zeitschrift für Psychotherapie, Psychosomatik und Medizinische Psychologie, 53 (3/4), 171–177.

Berman, M.B. & Sperling, W.H. (Eds.). (1994). Attachment in adults: Clinical and developmental perspectives. New York: Guilford.

Berner, F. (2013). Altersbilder, Gesundheit und Psychotherapie. Psychotherapie im Alter, (10) 2, 191–201.

Berner, M.M., Rüther, A., Stieglitz, R.-D. & Berger, M. (2000). Das Konzept der »Evidence-based Medicine« in der Psychiatrie. Nervenarzt, 71, 173–180.

Berns, U. (2006). Psychotherapieausbildung im Licht empirischer Psychotherapieforschung. Psychotherapeut, 51, 26–34.

Bernstein, D.P., Stein, J.A., Newcomb, M.D. et al. (2003). Development and validation of a brief screening version of the Childhood Trauma Questionnaire. Child Abuse & Neglect, 27, 169–190.

Bertelsmann-Stiftung (2016). Videosprechstunden: Sinnvolles Instrument in der ambulanten Versorgung – Akzeptanz in der Ärzteschaft zentraler Hebel für die Etablierung https://www.bertelsmann-stiftung.de/fileadmin/files/BSt/Publikationen/GrauePublikationen/SpotGes_VideoSprechstunde_dt_final_web.pdf [10.9.2018]

Berthoud, E. & Elderkin, S. (2014/2013). Die Romantherapie. (The novel cure. Edinborgh: Canongate Books). Berlin: Insel.

Beushausen, J. (2016). Risiken und Nebenwirkungen in der Beratung und Therapie. Vortrag auf der DGSF-Tagung 2016, Frankfurt a. M.

Beutler, L. E., Forrester, B., Gallagher-Thompson, D., Thompson, L. & Tomlins, J. B. (2012). Common, Specific, and Treatment fit Variables in Psychotherapy Outcome. Journal of Psychotherapy Integration, 22 (3), 255–281.

Bundesamt für Statistik (BFS) (2017). Statistischer Bericht zur Integration der Bevölkerung mit Migrationshintergrund. Neuchâtel: BFS.

Bundesgerichtshof (BGH) (2017). BGH-Urteil von Februar 2017. http://juris.bundesgerichtshof.de/cgi-bin/rechtsprechung/document.py?Gericht=bgh&Art=pm&Datum=2017&Sort=3&nr=77 519&linked=bes&Blank=1&file=dokument.pdf [28.02.2017].

Beversdorf, D. Q., Smith, B. W., Crucian, G. P., Anderson, J. M., Keillor, J. M., Barrett, A. M. et al. (2000). Increased discrimination of »false memories« in autism spectrum disorder. Proceedings of the National Academy of Sciences of the United States, 97 (15), 8734–8737.

Biesel, K. & Wolff, R. (2013). Das dialogisch-systemische Fall-Labor. Eine Methode zur Untersuchung problematischer Kinderschutzfälle. In BAG der Kinderschutz-Zentren (Hrsg.), Aufbruch – Hilfeprozesse gemeinsam neu gestalten (S. 115–141). Köln: Die Kinderschutz-Zentren.

Bilke-Hentsch, O., Aden, A. & Leménager, T. (2014). Pathologischer Internet- und Mediengebrauch bei Kindern und Jugendlichen. psychup2date, 77–94.

Bilke-Hentsch, O., Batra, A. & Wölfling, K. (Hrsg.). (2014). Praxisbuch Verhaltenssucht. Stuttgart: Thieme.

Bilke-Hentsch, O., Seiffge-Krenke, I. & te Wildt, B. (2014). Psychodynamische Konzepte der Internet- und Medienabhängigkeit bei Kindern und Jugendlichen. Psychotherapie und Psychodynamik, 309–324.

Birkle, S. M., Legenbauer, T., Grasmann, D. & Holtmann, M. (2017). Disruptive Affektregulationsstörung: eine umstrittene neue Diagnose im DSM-5. Zeitschrift für Kinder- und Jugendpsychiatrie und Psychotherapie. 45, 98–103.

Bischoff, C., Zenz, H. & Traue, H. C. (2003). Kopfschmerz. In T. von Uexküll (Hrgs.), Psychosomatische Medizin. Modelle ärztlichen Denkens und Handelns (S. 817–834). München: Urban und Fischer.

Bittenbinder, E. & Patel, N. (2017). Systemische Praxis in globalen Zusammenhängen – zwischen Solidarität und Abwehr. Familiendynamik, 42 (1), 18–26.

Bke-Stellungnahme (2013). Erziehungsberatung der Zukunft. Aus Anlass des 14. Kinder- und Jugendhilfeberichtes, Informationen für Erziehungsberatungsstellen 02/2013. Fürth: Bundeskonferenz für Erziehungsberatung e. V.

Black, L. (1996). Vom Einfachen zum Komplexen: Vier Fragen an Individuen, Paare und Familien mit mehrfachen Problemen. In B. Hildenbrand (Hrsg.), Erhalten und Verändern. Rosmarie Welter-Enderlins Beitrag zur Entwicklung der systemischen Therapie und Beratung (S. 49–58). Heidelberg: Auer.

Blankenburg, W. (1981). Nomothetische und idiographische Methodik in der Psychiatrie. Schweizer Archiv für Neurologie, Neurochirurgie und Psychiatrie, 128, 13–20.

Blankenburg, W. (1989). Futur-II-Perspektive in ihrer Bedeutung für die Erschließung der Lebensgeschichte des Patienten In W. Blankenburg, K. Heinrich, U. H. Peters & B. Neundörfer (Hrsg.), Biografie und Krankheit (S. 76–84). Stuttgart: Thieme.

Bock, T. (2014). Eigensinn und Psychose – »Noncompliance« als Chance (6. Aufl.). Neumünster: Paranus.

Bode, S. (2009). Die vergessene Generation: Kriegskinder brechen ihr Schweigen (7. Aufl.). Stuttgart: Klett-Cotta.
Bode, S. (2009/2015). Kriegsenkel: Die Erben der vergessenen Generation (15. Aufl.). München: Piper.
Bodenmann, G. (2000). Stress und Coping bei Paaren. Göttingen: Hogrefe.
Bodenmann, G. & Kessler, M. (2011). Präventionsprogramme für Paare – Methoden und Wirksamkeit. Familiendynamik, 36, 346–355.
Bohus, M. (2002). Borderline-Störung. Göttingen: Hogrefe.
Bohus, M., Limberger, M., Frank, U., Chapman, A., Kühler, T. & Stieglitz, R. D. (2007). Psychometric properties of the Borderline Symptom List (BSL). Psychopathology, 40, 126–132.
Bonney, H. (2008). Training von Aufmerksamkeit und Impulskontrolle. In H. Bonney (Hrsg.), ADHS – Kritische Wissenschaft und therapeutische Kunst (S. 228–243). Heidelberg: Auer.
Bonney, H. (2015). ADHS na und? Vom heilsamen Umgang mit handlungsbereiten und wahrnehmungsstarken Kindern. Heidelberg: Auer.
Bonoldi, I., Simeone, E., Rocchetti, M., Codjoe, L., Rossi, G., Gambi, F., Balottin, U., Caverzasi, E., Politi, P. & Fusar-Poli, P. (2013). Prevalence of self-reported childhood abuse in psychosis: A meta-analysis of retrospective studies. Psychiatry Research, 210, 8–15.
Borcsa, M. & Schelenhaus, S. (2011). Der Fragebogen zur Erfassung der Wirksamkeit von Systemischer Therapie SCORE 15. Ein Werkstattbericht. Systeme, 25 (2), 137–140.
Bordin, E. S. (1979). The generalizability of the psychoanalytic concept of the working alliance. Psychotherapy: Theory, Research & Practice, 16 (3), 252–260.
Borg-Laufs, M. (Hrsg.). (2007). Lehrbuch der Verhaltenstherapie mit Kindern und Jugendlichen 1: Grundlagen. Tübingen: dgvt.
Borisenkov, M. F., Petrova, N. B., Timonin, V. D., Fradkova, L. I., Kolomeichuk, S. N., Kosova, A. L. & Kasyanova, O. N. (2015). Sleep characteristics, chronotype and winter depression in 10-20-year-olds in northern European Russia. Journal of Sleep Research, 24 (3), 288–295.
Borst, U. (2003). Diagnostik und Wissen in der psychiatrischen Klinik: Bis wohin nützlich, ab wann hinderlich? Familiendynamik, 28, 201–218.
Borst, U. (2011). Wenn die Liebe überschattet wird. Leben mit einem depressiven Partner. Stuttgart: Patmos.
Borst, U. (2013). Systemische Therapie. Handwerk der Psychotherapie, Band 1. Tübingen: Psychotherapie-Verlag.
Borst, U. (2015). Nicht alles geht – Ethik in der Psychotherapie aus systemischer Perspektive. Systeme, 29 (2), 5–23.
Borst, U. (2017). So nah und doch auch fern. Die Dialektik des Fallverstehens in der Begegnung. Systeme, 31 (1), 22–42.
Borst, U. & Hepp, U. (2012). Die Leiden der Angehörigen – Suizidalität und Suizid in der systemischen Therapie. Psychotherapie im Dialog, 2 (12), 36–40.
Borst, U. & Lanfranchi, A. (2011). Liebe und Gewalt in nahen Beziehungen: Therapeutischer Umgang mit einem Dilemma. Heidelberg: Auer.
Borst, U. & Leherr, H. (2008). Zwangsbehandlung und Verhandlungskultur in der Psychiatrie. Familiendynamik, 33, 161–176.
Böse, R. &. G. Schiepek (1994). Systemische Theorie und Therapie. Ein Handwörterbuch. Heidelberg: Asanger.
Boss, P. (2008). Verlust, Trauma und Resilienz. Die therapeutische Arbeit mit dem »uneindeutigen Verlust«. Stuttgart: Klett-Cotta.
Boston, P. & Cottrell, D. (2016). Trials and Tribulations – an RCT comparing manualized family therapy with Treatment as Usual and reflections on key issues that arose in the implementation. Journal of Family Therapy, 38, 172–188.
Boszormenyi-Nagy, I. & Spark, G. M. (2015). Unsichtbare Bindungen. Die Dynamik familiärer Systeme (10. Aufl.). Stuttgart: Klett-Cotta.
Böttcher, J., Carlbring, P., Kottorp, A., Andersson, G. & Rozental, A. (2018). Der Negative Effects Questionnaire. In M. Linden & B. Strauß (Hrsg.), Erfassung von Risiken und

Nebenwirkungen von Psychotherapie (o. A.d.S.). Berlin: MVG.
Bowen, M. (1978). Family therapy in clinical practice. New York: Jason Aronson.
Bowen, M. (1985). On the differentiation of self (1972). In M. Bowen (Ed.), Family therapy in clinical practice. Lanham, MD: Rowman & Littlefield Publishers.
Bowlby, J. (1979). The making and breaking of affectional bonds. London: Tavistock.
Bowlby, J. (1997). Attachment and Loss. Vol. 1: Attachment (rev. ed.). London: Pimlico.
Brächter, W. (2010). Geschichten im Sand. Grundlagen und Praxis einer narrativen systemischen Spieltherapie. Heidelberg: Auer.
Brakemeier, E.-L. & Jacobi, F. (Hrsg.). (2017). Verhaltenstherapie in der Praxis. Weinheim: Beltz.
Brandl-Nebehay, A. (2005). Rhythmus, Takt und Timing. Vom Umgang mit der Zeit im therapeutischen Prozess. In I. Manfredini, U. Russinger & K. P. Grossmann (Hrsg.), Obertöne – Unterschiede. Vielstimmigkeiten in der systemischen Therapie (S. 113–124). Wien: lasf.
Braun, B., Künzel, J. & Brand, H. (2016). Jahresstatistik 2014 der professionellen Suchtkrankenhilfe. In DHS (Hrsg.), Jahrbuch Sucht 16. Lengerich: Pabst.
Braun, U. (1998). Qualitäts-Monitoring – Ein praktikables Ergebnis-Feedback-System für die Psychotherapie. In A. Lairaiter & H. Vogel (Hrsg.), Qualitätsssicherung in der Psychotherapie und psychosozialen Versorgung (S. 224–251). Tübingen: dgtv.
Brehm, B., Schill, J. E., Biscaldi, M. & Fleischhaker, C. (2015). FETASS – Freiburger Elterntraining für Autismus-Spektrum-Störungen. Heidelberg: Springer.
Brennan, K. A., Clark, C. L. & Shaver, P. R. (1998). Self report measurement of adult attachment: An integrative overview. In J. A. Simpson & W. S. Rholes (Eds.), Attachment theory in close relationships (pp. 46–76). London: Guilford.
Brent, D. A., Holder, D., Kolko, D., Birmaher, B., Baugher, M., Roth, C., Iyengar, S. & Johnson, B. A. (1997). A clinical psychotherapy trial for adolescent depression comparing cognitive, family, and supportive therapy. Archives of General Psychiatry, 54 (9), 877–885.
Breunlin, D. C. (1999). Toward a theory of constraints. Journal of Marriage and Family Therapy, 25 (3), 365–382.
Breunlin, D. C., Pinsof, W. M., Russell, W. P. & Lebow, J. L. (2011). Integrative problem centered metaframeworks (IPCM) therapy I: Core concepts and hypothesizing. Family Process, 50 (3), 293–313.
Breunlin, D. C., Schwartz, R. C. & Mac Kune-Karrer, B. M. (1997). Metaframeworks: Transcending the models of family therapy. Revised and Updated. San Francisco, CA: Jossey-Bass.
Brewin, C. R., Andrews, B. & Valentine, J. D. (2000). Meta-analysis of risk factors for posttraumatic stress disorder in trauma-exposed adults. Journal of Consulting and Clinical Psychololgy, 68 (5), 748–766.
Breyton, R. (2017). Jeder kennt einen Täter. Welt kompakt, 14.07.17, S. 4.
Brisch, K. H. (2017). Bindungsstörungen. Von der Bindungstheorie zur Theorie (14. Aufl.). Stuttgart: Klett-Cotta.
Brolin-Bjurmark, G. & Nilsson, G. (1996). Arbete med barnorienterad familjeterapi – BOF. Stockholms läns landsting, omsorgsnämndens rapportserie, 96–103.
Bronfenbrenner, U. (1981). Die Ökologie der menschlichen Entwicklung. Natürliche und geplante Experimente. Stuttgart: Klett-Cotta.
Brooke, S. G., Hinshaw, S. P., Swanson, J. M., Arnold, L. E., Vitiello, B., Jensen, P. S. et al. (2009). The MTA at 8 Years: Prospective Follow-up of Children Treated for Combined-Type ADHD in a Multisite Study. Journal of the American Academy of Child and Adolescent Psychiatry, 48 (5), 484–500.
Brosius, C., Michaels, A. & Schrode, P. (Hrsg.). (2013). Ritual und Ritualdynamik. Schlüsselbegriffe, Theorien, Diskussionen. Göttingen: Vandenhoeck & Ruprecht.
Brücher, K. (1988). Über die strukturellen Bedingungen psychotherapeutischer Prozesse. Fundamenta Psychiatrica, 2, 228–238.
Brühlmann T. (2011). Begegnung mit dem Fremden. Zur Psychotherapie, Philosophie und Spiritualität menschlichen Wachsens. Stuttgart: Kohlhammer.

Buchholz, M.B. (1998). Sprachliche Interaktion und Diagnose. System Familie, 11, 47–59.
Buchholz, M.B. (2007). Das Können des Unbegrifflichen. Ein kleiner Literaturrundflug. Psycho-News-Letter Nr. 59.
Buchholz, M.B. (2017). Obduktion der Objektivität. Familiendynamik, 42, 284–293.
Büchi, S. & Sensky, T. (1998). PRISM (Pictorial Representation of Self and Illness Measure) – eine einfache Visualisierungsmethode für Forschung und Praxis. Verhaltenstherapie, 8, 112–117.
Bullut, M., Arslantas, H. & Ferhan Dereboy, I. (2016). Effects of Psychoeducation Given to Caregivers of People with a Diagnosis of Schizophrenia. Issues in Mental Health Nursing, 37 (11), 800–810.
Bundeministerium für Justiz und für Verbraucherschutz. Psychotherapeutengesetz: https://www.gesetze-im-internet.de/psychthg/BJNR131110998.html [03.03.2017].
Burchard, F. & Diebenbusch, T. (2017). Kriseninteration in einer Versorgungsklinik für Kinder- und Jugendpsychiatrie. Praxis Kinderpsychologie Kinderpsychiatrie, 66 (1), 5–25.
Burnham J. (1992). Approach-Method-Technique: Making distinctions and creating connections. Human Systems, 3, 3–26.
Burri, A.V., Cherkas, L.M. & Spector, T.D. (2009). Emotional Intelligence and Its Association with Orgasmic Frequency in Women. The Journal of Sexual Medicine, 6 (7), 1930–1937.
Busch, K.A., Fawcett, J. & Jacobs, D.G. (2003). Clinical correlates of inpatient suicide. Journal of Clinical Psychiatry, 64 (1), 14–19.
Busse, S. (2016). Vortrag in Karlsruhe 2016, zit. n. Ullrich, M. & Wollersen, A. Überleben in Teams. Journal Supervision (2017), S. 6.
Butzlaff, R.L. & Hooley, J.M. (1998). Expressed Emotion and Psychiatric Relapse: A Meta-analysis. Archives of General Psychiatry, 55 (6), 547–552.

Carr, A. (2012). Family therapy: Concepts, process and practice (3rd. ed.). Chichester/UK: Wiley.
Carr, A. (2018a). Couple therapy, family therapy and systemic interventions for adult-focused problems: the current evidence base. Journal of Family Therapy (2018) 00: 00–00. doi: 10.1111/1467-6427.12225.
Carr, A. (2018b). Family therapy and systemic interventions for child-focused problems: the current evidence base. Journal of Family Therapy (2018) 00: 00–00. doi: 10.1111/1467-6427.12226.
Carr, A., Fry, J., Casey, T., Forrest, M., Beirne, F. & Cassells, C. (2013). Positive Systemic Practice: The Crosscare Teen Counselling Model of Intervention for Adolescents and their Parents (A Practice Manual). Dublin: Crosscare Teen Counselling.
Cashin, A. (2008). Narrative therapy: A psychotherapeutic approach in the treatment of adolescents with Asperger's disorder. Journal of Child and Adolescent Psychiatric Nursing, 21 (1), 48–56.
Cashin, A., Browne, G., Bradbury, J. & Mulder, A. (2012). The effectiveness of narrative therapy with young people with autism. Journal of Child and Adolescent Psychiatric Nursing, 26 (1), 32–41.
Cassidy, J. & Shaver, P. (2008). Handbook of Attachment. New York: Guilford.
Cassin, S.E. & Ranson, K.M. von (2005). Personality and eating disorders: a decade in review. Clinical Psychology Review, 25 (7), 895–916.
Cecchin, G. (1987). Zum gegenwärtigen Stand von Hypothetisieren, Zirkularität und Neutralität: eine Einladung zur Neugier. Familiendynamik, 13, 190–203.
Ceccin, G., Lane, G. & Ray, W.A. (1993). Respektlosigkeit – eine Überlebensstrategie für Therapeuten. Heidelberg: Auer.
Cecchin, G., Lane, G. & Ray, W.A. (2003). Irriverenza. Una strategia di sopravvivenza per i terapeuti. Roma: Franco Angeli.
Ceri, V., Özlü-Erkilic, Z., Özer, Ü., Kadak, T., Winkler, D., Dogangün, B. & Akkaya-Kalayci, T. (2017). Mental health problems of second generation children and adolescents with migration background. International Journal of Psychiatry in Clinical Practice, 21 (2), 142–147.

Chabannes, J. P., Bazin, N., Leguay, D., Nuss, P., Peretti, C. S., Tatu, P., Hameg, A., Garay, R. P. & Ferreri, M. (2008). Two-year study of relapse prevention by a new education program in schizophrenic patients treated with the same antipsychotic drug. European Psychiatry, 23, 8–13.

Chan, S. W., Yip, B., Tso, S., Cheng, B. S. & Tam, W. (2009). Evaluation of a psychoeducation program for Chinese clients with schizophrenia and their family caregivers. Patient Education and Counseling, 75 (1), 67–76.

Chehade, S. & Sydow, K. von (2016). Familienskulptur mit FSPlay: Von Kindern wahrgenommene Familienbeziehungen. Psychotherapeut, 61, 407–415.

Chien, W. T. & Wong, K. F. (2007). A family psychoeducation group program for Chinese people with schizophrenia in Hong Kong. Psychiatric Services, 58 (7), 1003–1006.

Choe, K., Sung, B. J., Kang, Y. & Yoo, S. Y. (2016). Impact of Psychoeducation on Knowledge of and Attitute toward Medications in Clients with Schizophrenia and Schizoaffective Disorders. Perspectives in Psychiatric Care, 52 (2), 113–119.

Cholemkery, H. & Freitag, C. (2014). Soziales Kompetenztraining für Kinder und Jugendliche mit Autismus-Spektrum-Störungen. Weinheim: Beltz.

Chung, M. C., Farmer, S., Werrett, J., Easthope, Y. & Chung, C. (2001). Traumatic stress and ways of coping of community residents exposed to a train disaster. Australian & New Zealand Journal of Psychiatry, 35 (4), 528–534.

Cierpka, M. (Hrsg.). (2008). Handbuch der Familiendiagnostik (3. Aufl.). Heidelberg: Springer.

Cierpka, M. & Frevert, G. (1994). Die Familienbögen – Ein Inventar zur Einschätzung von Familienfunktionen. Göttingen: Hogrefe.

Cierpka, M. & Stasch, M. (2003). Die GARF-Skala: Ein Beobachtungsinstrument zur Einschätzung der Funktionalität von Beziehungssystemen. Familiendynamik, 28 (2), 176–200.

Cierpka, M. & Windaus, E. (2007). Psychoanalytische Säuglings-Kleinkind-Eltern-Psychotherapie: Konzepte – Leitlinien – Manual. Frankfurt a. M.: Brandes & Apsel.

Cierpka, M., Krebeck, S. & Retzlaff, R. (2001). Arzt, Patient, Familie. Stuttgart: Klett-Cotta.

Ciompi, L. (1997). Die emotionalen Grundlagen des Denkens. Entwurf einer fraktalen Affektlogik. Göttingen: Vandenhoeck & Ruprecht.

Clarkin, J. F., Yeomans, F. E. & Kernberg, O. F. (2008). Psychotherapie der Borderline-Persönlichkeit: Manual zur psychodynamischen Therapie (2. Aufl.). Stuttgart: Schattauer.

Clement, U. (1998). Sexualität in der systemischen Therapie. Familiendynamik, 23 (4), 366–376.

Clement, U. (2004). Systemische Sexualtherapie. Stuttgart: Klett-Cotta.

Clement, U. (2015). Guter Sex trotz Liebe. Berlin: Ullstein.

Cloitre, M., Cohen, L. R. & Koenen, K. C. (2006/2014). Sexueller Missbrauch in der Kindheit: Ein Therapieprogramm komplexer Traumafolgen (Treating survivors of childhood abuse: Psychotherapy for the interrupted life. Guilford). Göttingen: Hogrefe.

Cloitre, M., Garvert, D. W., Brewin, C. R., Bryant, R. A. & Maercker, A. (2013). Evidence for proposed ICD-11 PTSD and complex PTSD: a latent profile analysis. European Journal of Psychotraumatology, 4, 20 706.

Cohen, J. (2015). New Research in Treating Child and Adolescent Trauma. PTSD Research Quarterly, 26 (3), 1–8.

Conen, M. L. (2002a). Aufsuchende Familientherapie. In U. Pfeiffer-Schaupp (Hrsg.), Systemische Praxis. Modelle-Konzepte-Perspektiven (S. 82–101). Freiburg: Lambertus.

Conen, M. L. (2002b). Wenn es keine Hoffnung gibt, muß man sie erfinden. Heidelberg: Auer.

Conen, M. L. (2007). Wo keine Hoffnung ist, muss man sie erfinden, Aufsuchende Familientherapie. Heidelberg: Auer.

Conen, M. L. & Cecchin, G. (2011). Wie kann ich Ihnen helfen, mich wieder los zu werden? (4. Aufl.). Heidelberg: Auer.

Cook, J. M., Bibyanova, T. & Coyne, J. C. (2009). Influential psychotherapy figures, authors, and books: An internet survey of over 2.000 psychotherapists. Psychotherapy (Chic), 46 (1), 42–51.

Anhang

Cooper, D. (1971). Psychiatrie und Antipsychiatrie. Frankfurt a. M.: Suhrkamp.
Cooper, M. L., Shaver, P. R. & Collins, N. L. (1998). Attachment styles, emotion regulation and adjustment in adolescence. Journal of Personality and Social Psychology, 74 (5), 1380–1397.
Craig, G. & Mayo, M. (1995). Community Empowerment. A Reader in Participation and Development. London: Zed Books.
Cramer, B. & Palacio-Espasa (2009). Psychotherapie mit Müttern und ihren Babys. Gießen: Psychosozial.
Cristea, I. A., Gentili, C., Cotet, C. D., Palomba, D., Barbui, C. & Cuijpers, P. (2017). Efficacy of Psychotherapies for Borderline Personality Disorder. A Systematic Review and Meta-analysis. JAMA Psychiatry, 74 (4), 319–328.
Cromwell, R. E., Fournier, D. G. & Kvebaek, D. (1981). The Kvebaek Family Sculpture Technique. A diagnostic research tool in family therapy. Jonesboro/TN: Pilgrimage.
Cunningham Owens, D. G., Carroll, A., Fattah, S., Clyde, Z., Coffey, I. & Johnstone, E. C. (2001). A randomized, controlled trial of a brief interventional package for schizophrenic out-patients. Acta Psychiatrica Scandinavica, 103, 362–369.

d'Allancé, M. (2000). Robbi regt sich auf. Frankfurt a. M.: Moritz.
Daimler, R., Sparrer, I. & Varga von Kibed, M. (2008). Basics der Systemischen Strukturaufstellungen. Eine Anleitung für Einsteiger und Fortgeschrittene (5. Aufl.). München: Kösel.
Dale, J. & Weinberg, R. (1990). Burnout in sport: A review and critique. Journal of Applied Sport Psychology, 2, 67–83.
Daniels, J. (2006). Sekundäre Traumatisierung – Kritische Prüfung eines Konstruktes. Bielefeld: Universität Bielefeld.
Dare, C. & Eisler, I. (1997). Family therapy for anorexia nervosa. In D. M. Garner & P. Garfinkel (Eds.), Handbook of treatment for eating disorders (pp. 307–324). New York: Guilford.
Dare, C. & Eisler, I. (2000). A multi-family group day treatment programme for adolescent eating disorder. European Eating Disorders Review, 8 (1), 4–18.
de Haen, J. (2013). Autismus. In B. Reiners (Hrsg.), Kinderorientierte Familientherapie (S. 218–231). Göttingen: Vandenhoeck & Ruprecht.
de Haen, J. (2016). Autistische Störungen. In R. Hanswille (Hrsg.), Handbuch systemische Kinder- und Jugendlichenpsychotherapie (2. Aufl., S. 248–253). Göttingen: Vandenhoeck & Ruprecht.
de Jong, J. T., Komproe, I. H., Van Ommeren, M., El Masri, M., Araya, M. et al. (2001). Lifetime events and posttraumatic stress disorder in 4 postconflict settings. Jama, 286 (5), 555–562.
de Jong, P. & Berg, I. K. (2010). Lösungen (er)finden: Das Werkstattbuch der lösungsorientierten Kurztherapie. Dortmund: modernes lernen.
de Shazer, S. (1984). Death of Resistence. Family Process, 23, 11–17. Deutsch: de Shazer, S. (1990). Noch einmal Widerstand. Zeitschrift für Systemische Therapie, 2, 76–80.)
de Shazer, S. (1985). Keys to Solution in Brief Therapy. New York: Norton.
de Shazer, S. (2003a). Sinn stiftende Verfahren. Familiendynamik, 28 (1), 95–108.
de Shazer, S. (2003b). Wege der erfolgreichen Kurztherapie (8. Aufl.). Stuttgart: Klett-Cotta.
de Shazer, S. (2015). Der Dreh: Überraschende Wendungen und Lösungen in der Kurzzeittherapie (13. Aufl.). Heidelberg: Auer.
de Shazer, S. & Berg, I. K. (1998). Kurzzeittherapie – Von Problemen zu Lösungen. Aufzeichnung eines Seminars vom Weltkongress für Familientherapie in Düsseldorf. Mühlheim-Baden: Auditorium Netzwerk.
de Shazer S. & Dolan Y. (2008). Mehr als ein Wunder – Lösungsfokussierte Kurztherapie heute. Heidelberg: Auer.
de Shazer, S., Berg, I. K., Lipchik, E., Nunnally, E., Molnar, A., Gingerich, W. & Weiner-Davis, M. (1986). Brief Therapy: Focused Solution Development. Family Process, 25 (2), 207–221.
Dehner-Rau, C. & Reddemann, L. (2008). Trauma: Folgen erkennen, überwinden und an ihnen wachsen (3. Aufl.). Stuttgart: Klett-Cotta.
Deissler, K. G., Keller, T. & Schug, R. (1995). Kooperative Gesprächsmoderation. Selbst-

reflexive systemische Diskurse. Zeitschrift für Systemische Therapie, 13 (1), 12–30.

Denborough, D. (2017). Geschichten des Lebens neu gestalten. Göttingen: Vandenhoeck & Ruprecht.

Denton, W. H., Nakonezny, P. A. & Burwell, S. R. (2010). Reliability and validity of the Global Assessment of Relational Functioning (GARF) in a psychiatric family therapy clinic. Journal of Marital & Family Therapy, 36 (3), 376–387.

Derogatis, L. R. (1997). SCL-90R, adminstration, scoring & procedures manual-I for the R(evised) version and other instruments of psychopathology rating scale series. Baltimore, MD: Johns Hopkins University School of Medicine.

Deutsche Gesellschaft für Kinder- und Jugendpsychiatrie und Psychotherapie (DGKJP), Bundesarbeitsgemeinschaft leitender Klinikärzte für Kinder- und Jugendpsychiatrie und Psychotherapie (BAG), Berufsverband der Ärzte für Kinder- und Jugendpsychiatrie und Psychotherapie in Deutschland (BKJPP) (2007). Leitlinien zur Diagnostik und Therapie von psychischen Störungen im Säuglings-, Kindes- und Jugendalter (3. Aufl.). Köln: Deutscher Ärzte Verlag.

Deutsche Gesellschaft für Kinder- und Jugendpsychiatrie, Psychosomatik und Psychotherapie (DGKJP), Berufsverband für Kinder- und Jugendpsychiatrie, Psychosomatik und Psychotherapie in Deutschland e. V. (BKJPP), Bundesarbeitsgemeinschaft der Leitenden Klinikärzte für Kinder- und Jugendpsychiatrie, Psychosomatik und Psychotherapie e. V. (BAG), Bundespsychotherapeutenkammer(BPtK) (2013). Leitlinie Behandlung von depressiven Störungen bei Kindern und Jugendlichen Langfassung, Evidenz- und konsensbasierte Leitlinie (S3). http://www.awmf.org/uploads/tx_szleitlinien/028-043l_S3_Depressive_Störungen_bei_Kindern_Jugendlichen_2013-07.pdf [30.04.2018].

Deutsche Gesellschaft für Kinder- und Jugendpsychiatrie, Psychosomatik und Psychotherapie (DGKJP), Deutsche Gesellschaft für Psychiatrie und Psychotherapie, Psychosomatik und Nervenheilkunde (DGPPN), Aspies, Bundesverband Autismus Deutschland, Bundesarbeitsgemeinschaft der Leitenden Klinikärzte für Kinder- und Jugendpsychiatrie, Psychosomatik und Psychotherapie, Berufsverband für Kinder- und Jugendpsychiatrie, Psychosomatik und Psychotherapie in Deutschland et al. (2016). Autismus-Spektrum-Störungen im Kindes-, Jugend- und Erwachsenenalter Teil 1: Diagnostik. Interdisziplinäre S3-Leitlinie der DGKJP und der DGPPN sowie der beteiligten Fachgesellschaften, Berufsverbände und Patientenorganisationen Langversion. http://www.awmf.org/uploads/tx_szleitlinien/028-018l_S3_Autismus-Spektrum-Stoerungen_ASS-Diagnostik_2016-05.pdf [30.04.2018].

Deutsche Gesellschaft für Neurologie (2012). Diagnostik und Therapie der erektilen Dysfunktion. http://www.awmf.org/uploads/tx_szleitlinien/030-112l_S1_Diagnostik_Therapie_erektile_Dysfunktion_2012.pdf [17.09.2013].

Deutsche Gesellschaft für Psychiatrie und Psychotherapie, Psychosomatik und Nervenheilkunde (DGPPN) (Hrsg.). (2005). S3 Praxisleitlinien in Psychiatrie und Psychotherapie. Band 1 – Behandlungsleitlinie Schizophrenie. Darmstadt: Steinkopff.

Deutsche Gesellschaft für Psychiatrie und Psychotherapie, Psychosomatik und Nervenheilkunde (DGPPN) (Hrsg.). (2006). S-3-Behandlungsleitlinie Schizophrenie. Darmstadt: Steinkopff.

Deutsche Gesellschaft für Psychiatrie und Psychotherapie, Psychosomatik und Nervenheilkunde (DGPPN) (2012). Positionspapier zum Thema Burnout: 07.03.2012. www2.psychotherapeutenkammer-berlin.de/uploads/stellungnahme_dgppn_2012.pdf [02.05.2018].

Deutsche Gesellschaft für Psychiatrie und Psychotherapie, Psychosomatik und Nervenheilkunde, BÄK, KBV & AWMF (2015). S3-Leitlinie/Nationale Versorgungs-Leitlinie (NVL) Unipolare Depression, Langfassung. 2. Auflage, Version 5, AWMF-Register-Nr. nvl-005 Ergänzungen.

Deutsche Gesellschaft für Psychiatrie und Psychotherapie, Psychosomatik und Nervenheilkunde (DGPPN) (2018). S3-Leitlinie Zwangsstörungen. http://www.awmf.org/leitlinien/detail/ll/038-017.html [02.05.2018].

Deutsches Institut für Medizinische Dokumentation und Information (DIMDI) (2017). ICD-10-GM Version 2017. https://www.dimdi.de/static/de/klassi/icd-10-gm/kodesuche/onlinefassungen/htmlgm2017/block-f80-f89.htm#F84 [09.05.2017].

Deutsches Institut für Medizinische Dokumentation und Information (DIMDI) (2017). ICD-10-GM Version 2017. https://www.dimdi.de/static/de/klassi/icd-10-gm/kodesuche/onlinefassungen/htmlgm2017/block-f30-f39.htm#F32 [02.05.2018].

Diamond, G., Siqueland, L. & Diamond, G. M. (2003). Attachment-based family therapy for depressed adolescents: Programmatic Treatment Development. Clinical Child and Family Psychology Review 6 (2), 107–127.

Diamond, G. S. et al. (2002). Attachment-based family therapy for depressed adolescents: A treatment development study. Journal of the American Academy of Child & Adolescent Psychiatry, 41 (10), 1190–1196.

Diamond, G. S. et al. (2010). Attachment-based family therapy for adolescents with suicidal ideation: A randomized controlled trial. Journal of the American Academy of Child & Adolescent Psychiatry, 49 (2), 122–131.

Dilling, H., Mombour, W., Schmidt, M. H. & Schulte-Markwort, E. (Hrsg.). (2004). Internationale Klassifikation psychischer Störungen: ICD-10 Kapitel V (F). Diagnostische Kriterien für Forschung und Praxis (3. Aufl.). Bern: Huber.

Dilts, R. (1998). Von der Vision zur Aktion. Paderborn: Junfermann.

Dilts, R., Hallbom, T. & Smith, S. (2006). Identität, Glaubenssysteme und Gesundheit (5. Aufl.). Paderborn: Junfermann.

Dimitropoulos, G., Freeman, V. E., Allemang, B., Couturier, J., McVey, G., Lock, J. & Le Grange, D. (2015). Family-based treatment with transition age youth with anorexia nervosa: a qualitative summary of application in clinical practice. Journal of Eating Disorders, 3, 1.

Dinger, U. (2016). Bindungsaspekte im Psychotherapieprozess. In B. Strauß & H. Schauenburg (Hrsg.), Bindung in Psychologie und Medizin (S. 270–282). Stuttgart: Kohlhammer.

Doherty, W. J. & Harris, S. M. (2017). Helping couples on the brink of divorce: Discernment counseling for troubled relationships. D. C.: American Psychological Association.

Doherty, W. J., Harris, S. M. & Wilde, J. L. (2015). Discernment counseling for »mixed-agenda« couples. Journal of Marital and Family Therapy, 42, 246–255.

Dolle, K. & Schulte-Körne, G. (2014). Komplementäre Ansätze zur Behandlung von depressiven Störungen bei Kindern und Jugendlichen. Praxis der Kinderpsychologie und Kinderpsychiatrie, 63 (3), 237–263.

Donebedian, A. (1966). Evaluating the quality of medical care. Milbank Memorial Funds Quarterly, 44, 166–203.

Donovan, M. (2015). Systemic psychotherapy for 'harder to reach' families; mentalization-based therapeutic interventions for families and the politics of empiricism. Journal of Family Therapy, 37, 143–166.

Downing, G. (2008). A different way to help. In A. Fogel, B. King & S. Shanker (Eds.), Human development in the 21st century: Visionary ideas from systems scientists (pp. 200–205). Cambridge, UK: Cambridge University Press.

Downing, G. (2015). Work with mentalization in Video Intervention Therapy: Help for children, adolescents, and their parents. Published in Italian translation in F. Lambruschi & F. Lionetti (Eds.), Strumenti de valutazione e interventi de sostengo alla genitorialita (pp. 211–232). Rome: Carocci.

Downing, G., Buergin D., Reck, C. & Ziegenhain, U. (2008). Intersubjectivity and attachment: Perspectives on an in-patient parent-infant case. Infant Mental Health Journal, 29 (3), 278–295.

Downing, G., Wortmann-Fleischer, S., von Einsiedel, R., Jordan, W. & Reck, C. (2013). Video intervention therapy with parents with a psychiatric disturbance. In K. Brandt, B. Perry, S. Seligman & E. Tronick (Eds.), Infant and early childhood mental health: core concepts and clinical practice (pp. 261–280). Washington, DC: American Psychiatric Association.

Drexler, D. (2015). Einführung in die Praxis der Systemaufstellungen. Heidelberg: Auer.

Drimalla, E. (2015). Amor altert nicht: Paarbeziehung und Sexualität im Alter. Göttingen: Vandenhoeck & Ruprecht.

Driver, J., Tabares, A., Shapiro, A. F. &Gottman, J. M. (2012). Couple interaction in happy and unhappy marriages: Gottman laboratory studies. In F. Walsh (Ed.), Normal family processes: Growing diversity and complexity (4th ed., pp. 57–77). New York: Guilford.

Dube, S. R., Williamson, D. F., Thomson, Felitti, V. J. & Anda, A. F. (2004). The interrelatedness of multiple forms of childhood abuse, neglect, and household dysfunction. Child Abuse and Neglect, 28 (7), 771–784.

Durkee, T., Kaess, M., Carli, V., Brunner, R. & Wasserman, D. & The SEYLE group (2012). Prevalence of pathological internet use among adolescents in Europe: demographic and health related risk factors. European Psychiatry, 27, 598.

Durrant, M. (2015). Auf die Stärken kannst du bauen. Lösungsorientierte Arbeit in Heimen und anderen stationären Settings. (5. Aufl.). Dortmund: modernes lernen.

Ebbecke-Nohlen, A. (2000). Zur Organisation von Ambivalenz – Der systemische Ansatz in der Borderline-Therapie. Psychotherapie im Dialog, 4, 36–45.

Eberding, A. & Schlippe, A. von (2001). Gesundheit und Migration: Konzepte der Beratung und Behandlung von Migranten. In P. Marschalck & K. H. Wiedl (Hrsg.), Konzepte der multikulturellen Beratung und Behandlung von Migranten (S. 261–282). Osnabrück: Rasch.

Eck, A. (2017). Von der Paradoxie des Wollenwollens zum sex worth wanting: Therapeutische Alternativen zur Lustpille für die Frau. Familiendynamik, 42 (3), 182–191.

Eder, L. (2003). Der systemische Ansatz in der Therapie sozialer Ängste. Psychotherapie im Dialog, 4 (1), 17–24.

Eder, L. (2007). Psyche, Soma und Familie. Theorie und Praxis einer systemischen Psychosomatik. Stuttgart: Kohlhammer.

Eder, L. (2008a). Übersichten. Systemische Psychosomatik: Teil 1. Familiendynamik, 33, 90–105.

Eder, L. (2008b). Übersichten. Systemische Psychosomatik: Teil 2. Familiendynamik, 33, 194–211.

Efran, J. S., Heffner, K. P. & Lukens, R. J. (1988). Alkoholismus als Auffassungssache, Strukturdeterminismus und Trinkprobleme, Zeitschrift für systemische Therapie, 6 (3).

Ehlers, A., Bisson, J., Clark, D. M., Creamer, M., Pilling, S., Richards, D. et al. (2010). Do all psychological treatments really work the same in posttraumatic stress disorder? Clinical Psychology Review, 28, 746–758.

Ehrenthal, J. C. (2015). ECR-RD. Experiences in Close Relationships – Revised Deutsche Version. In D. Richter, E. Brähler & J. S. Ernst (Hrsg.), Diagnostische Verfahren für Beratung und Therapie von Paaren und Familien (S. 117–120). Göttingen: Hogrefe.

Ehrenthal, J. C., Dinger, U., Lamla, A., Funken, B. & Schauenburg, H. (2009). Evaluation der deutschsprachigen Version des Bindungsfragebogens »Experiences in Close Relationships – Revised« (ECR-RD). Psychotherapie, Psychosomatik & Medizinische Psychologie, 59 (6), 215–223.

Ehrenthal, J. C., Tomanek, J., Schauenburg, H., & Dinger, U. (2013). Bindungsrelevante Situationen in der Psychotherapie. Der Psychotherapeut, 58, 474–479.

Ehring, T., Welboren, R., Morina, N., Wicherts, J. M., Freitag, J. & Emmelkamp, P. M. G. (2014). Meta-analysis of psychological treatments for posttraumatic stress disorder in adult survivors of childhood abuse. Clinical Psychology Review, 34, 645–657.

Eichenberg, C. (2007). Online-Sexualberatung. Zeitschrift für Sexualforschung, 20 (3), 247–262.

Eichenberg, C., Dorniak, J. & Fischer, G. (2009). Sexuelle Übergriffe in therapeutischen Beziehungen. Psychotherapie, Psychosomatik, Medizinische Psychologie, 59, 337–344.

Eidenbenz, F. (2015). Systemische Therapie bei Internetabhängigkeit–Phasenmodell. Suchttherapie, 179–186.

Eigenheer, R., Rhiner, B., Schmid, M. & Schramm, E. (2016). Störung des Sozialverhaltens bei Jugendlichen. Die Multisystemische Therapie in der Praxis. Göttingen: Hogrefe.

Eisler, I., Dare, C., Hodes, M., Russell, G., Dodge, E. & Le Grange, D. (2000). Family therapy for adolescent anorexia nervosa: the results of a controlled comparison of two family interventions. Journal of Child Psychology and Psychiatry, 41, 727–736.

Eisler, I., Simic, M., Hodsoll, J., Asen, E., Berelowitz, M., Connan, F., Ellis, G., Hugo, P., Schmidt, U., Treasure, J. & Landau, S. (2016). A pragmatic randomised multi-centre trial of multifamily and single family therapy for adolescent anorexia nervosa. BMC Psychiatry, 16 (1), 422.

Elkhaouda, S. (2010). Geschlechtsspezifische Faktoren in der Vorhersage der Depressivität bei Jugendlichen. Digitale Dissertation, Universität Münster. http://repositorium.uni-muenster.de/document/miami/c84b9ff7-650f-4e48-afa6-8f88d19fcdd8/diss_-elkhaouda.pdf [02.05.2018].

Elliott, R. & Shapiro, D.A. (1988). Brief Structured Recall: A more efficient method for studying significant therapy events. British Journal of Medical Psychology, 61, 141–153.

Engel, G.L. (1980). The clinical application of the biopsychosocial model. American Journal of Psychiatry, 137, 535–544.

Epston, D. & White, M. (1990). Consulting your consultant: The documentation of alternative knowledges. Dulwich Center Newsletter, No. 4.

Epston, D., White, M. & »Ben« (1995). Consulting your consultant: A means to the co-construction of alternative knowledges. In S. Friedman (Ed.), The reflecting team in action (pp. 277–313). New York: Guilford.

Erickson, M. (1954). Pseudo-Orientation in time as hypnotic procedure. Journal of Clinical and Experimental Hypnosis, 2, 261–283.

Escudero, V. (2012). Reconsidering the 'heresy' of using treatment manuals. Journal of Family Therapy, 34, 106–113.

Facchini, S., Martin, V. & Downing, G. (2016). Pediatricians, well-baby visits, and Video Intervention Therapy: Feasibility and acceptability of a video-feedback infant mental health support intervention in a pediatric premary health care setting. Frontiers in Psychology, 7, 179.

Fachverband Systemisch-Lösungsorientierter Sachverständiger (2011). Standards systemisch-lösungsorientierter Begutachtung. URL: http://www.fsls.de/fileroot/broschuerefslsstandards.pdf [19.9.2018].

Fairburn, C.G. (2008). Cognitive Behaviour Therapy and Eating Disorders. New York: Guilford.

Fairburn C.G. & Harrison, P.J. (2003). Eating disorders. Lancet, 361 (9355), 407–416.

Falicov, C.J. (2002). Die uneindeutigen Verluste der Migration – Familienresilienz durch kulturelle Rituale. In R. Welter-Enderlin & B. Hildenb rand (Hrsg.), Rituale – Vieltfalt in Alltag und Therapie (S. 89–121). Heidelberg: Auer.

Falloon, I.R.H., Boyd, J.L. & McGill, C.W. et al. (1985). Family Management in the Prevention of Morbidity of Schizophrenia. Archives of General Psychiatry, 42, 887–896.

Fegert, J. (2013). Endgültiges Aus für das PAS im DSM5. Zeitschrift für Kindschaftsrecht und Jugendhilfe, 5, 190–191.

Fichtner, J. (2015). Trennungsfamilien – lösungsorientierte Begutachtung und gerichtsnahe Beratung. Göttingen: Hogrefe.

Fiedler, P. (2003). Integrative Psychotherapie bei Persönlichkeitsstörungen (2. Aufl.). Göttingen: Hogrefe.

Fiedler, P. (2004). Sexuelle Orientierung und sexuelle Abweichung. Weinheim: Beltz.

Fiedler, P. & Herpertz, S. (2016). Persönlichkeitsstörungen (7. Aufl.). Weinheim: Beltz.

Finke, J. (2004). Gesprächspsychotherapie. Grundlagen und spezifische Anwendunge (3. Aufl.). Stuttgart: Thieme.

Fischer, G. & Riedesser, P. (2003). Lehrbuch der Psychotraumatologie (3. Aufl.). München: Reinhardt.

Fischer, G., Reddemann, L. & Eichenberg, C. (2012). Posttraumatische Belastungsstörung: Mehrdimensionale Psychodynamische Traumatherapie (MPTT) und Psychodynamisch-Imaginative Traumatherapie (PITT). Göttingen: Hogrefe.

Fischer, H.R., Borst, U. & Schlippe, A. von (2016). Was tun? Stuttgart: Klett-Cotta.

Fischer, M. & Menn, R. (1994). Möglichkeiten systemischen Arbeitens mit Gruppen, oder woran würde ein »Weiser aus dem Morgen-

land« erkennen, dass die Gruppentherapie systemisch ist? Systema, 8 (1), 51–58.
Fishbane, M. D. (2013). Loving with the brain in mind: Neurobiology and couple therapy. New York: Norton.
Fitzgerald, M. (2004). Autism and Creativity: Is There a Link Between Autism in Men and Exceptional Ability? Hove: Brunner-Routledge.
Fivaz-Depeursinge, E. (2009). Trianguläre Kommunikation von Babys in »Zwei-für-einen«- versus »Zwei-gegen-einen«-Dreiecken. Familiendynamik, 34, 136–145.
Flament, M. F., Godart, N. T., Fermanian, J. & Jeammet, P. (2001). Predictive factors of social disability in patients with eating disorders. Eating and Weight Disorders, 6 (2), 99–106.
Flatten, G., Gast, U. Hofmann, A., Knaevelsrud, C., Lampe, A., Liebermann, P., Maercker, A., Reddemann, L. & Wöller, W. (2011). S3-Leitlinie Posttraumatische Belastungsstörung. Trauma & Gewalt, 3, 202–210.
Fleischhaker, C., Sixt, B. & Schulz, E. (2010). Dialektisch-Behaviorale Therapie für Jugendliche (DBT-A). Heidelberg: Springer.
Fliegel, S. & Kämmerer, A. (2009). Psychotherapeutische Schätze 1: 101 bewährte Übungen und Methoden für die Praxis. Tübingen: dgvt.
Fliegel, S. & Schlippe, A. von (2005). Editorial Handeln auf den Grenzlinien der Psychotherapie. Psychotherapie im Dialog, 6 (2), 207–213.
Flückiger, C., Caspar, F., Grosse Holtforth, M. & Willutzki, U. (2009).Working with patient ́s strengths: A microprocess approach. Psychotherapy Ressource, 19, 213–223.
Flückiger, C., Forrer, L., Schnider, B., Bättig, I., Bodenmann, G. & ZInbarg, R. E. (2016). A Single-blinded, Randomized Clinical Trial how to Implement an Evidence-based Treatment for Generalized Anxiety Disorder – Effect of Three Different Strategies of Implementation. EBioMedicine, 3, 163–171.
Flückiger, C., Frischknecht, E., Wüsten, G. & Lutz, W. (2008). Ressourcenpriming – Veränderungen der Aufmerksamkeitsfokussierung bei Novizen und erfahrenen Therapeuten zu Therapiebeginn. Zeitschrift für Psychiatrie, Psychologie und Psychotherapie, 56, 61–68.
Flückiger, C., Zinbarg, R. E., Znoj, H. J. & Ackert, M. (2014). Resource activation in generalized anxiety disorder: An observer-based microprocess analysis of in-session outcomes. Psychotherapy, 51, 535–545.
Fombonne, E., Wostear, G., Cooper, V., Harrington, R. & Rutter, M. (2001). The Maudsley long-term follow-up of child and adolescent depression. 1. Psychiatric outcomes in adulthood. British Journal of Psychiatry, 179 (3), 210–217.
Fonagy, P. (1991). Thinking about thinking: Some clinical and theoretical considerations in the treatment of a borderline patient. International Journal of Psycho-Analysis, 4, 639–656.
Fonagy, P. (2013). Interview with Peter Fonagy by Martin Pollecoff. The Psychotherapist, 53, 16–18.
Fonagy P., Gergely G., Jurist E. & Target M. (2002). Affektregulierung, Mentalisierung und die Entwicklung des Selbst. Stuttgart: Klett–Cotta.
Fonagy, P., Steele, M., Steel, H., Moran, G. & Higgitt, A. (1991). The capacity for understanding mental states: The reflective self in parent and child and its significance for security of attachment. Infant Mental Health Journal, 12, 201–218.
Fonagy, P., Target, M., Contrell, D., Phillips, J. & Kurtz, Z. (2002). What works for whom? New York: Guilford.
Ford, J. D. & Courtois, C. A. (2014). Complex PTSD, affect dysregulation, and borderline personality disorder. Borderline Personality Disorder and Emotion Dysregulation, 1, 9.
Forsberg, S. & Lock, J. (2005). Family-based treatment of child and adolescent eating disorders. Child and Adolescent Psychiatric Clinics of North America, 24, 617–629.
Forward, S. (1989/1993). Vergiftete Kindheit. Elterliche Macht und ihre Folgen (Toxic parents: Overcoming their hurtful legacy and reclaiming your life. New York: Bantam) (11. Aufl.). München: Goldmann.
Foulkes, S. H. (1964). Therapeutic group analysis. London: Karnac Books.
Fountain, C., Winter, A. S. & Bearman, P. S. (2012). Six developmental trajectories

characterize children with autism. Pediatrics, 129 (5), e1112–1120.
Fraenkel, P. (2011a). Die Therapeutische Palette: Ein Leitfaden für die Weichenstellungen in der integrativen Paartherapie. Familiendynamik: Systemische praxis und forschung, 36, 52–69.
Fraenkel, P. (2011b). Sync your relationship, save your marriage: Four steps to getting back on track. New York: Palgrave-Macmillan.
Fraenkel, P. (2017a). Integration in couple and family therapy. In J. Lebow, A. Chambers & D. Breunlin (Eds.), Encyclopedia of couple and family therapy. New York: Springer.
Fraenkel, P. (2017b). The eve of destruction: Therapie mit Paaren am Rande der Trennung (Therapy with partners on the edge of separation and divorce). Familiendynamik: Systemische Praxis und Forschung, 3, 172–181.
Fraenkel, P. & Markman, H. J. (2002). Prevention of marital disorders. In D. S. Glenwick & L. A. Jason (Eds.), Innovative strategies for promoting health and mental health across the life span (pp. 245–271). New York: Springer.
Fraiberg, S., Adelson, E. & Shapiro, V. (1975). Ghosts in the nursery. A psychoanalytic approach to the problems of impaired infant-mother relationships. Journal of the American Academy of Child & Adolescent Psychiatry, 14 (3), 387–421.
Fraiberg, S. H. (2011). Seelische Gesundheit in den ersten Lebensjahren, Gießen: Psychosozial-Verlag.
Fraley, R. C., Waller, N. G. & Brennan, K. A. (2000). An item-response theory analysis of self-report measures of adult attachment. Journal of Personality and Social Psychology, 78, 350–365.
Frances, A. (2016). Eine entfesselte Diagnose-, Test- und Therapiewut. Kritische Überlegungen zum Diagnostischen und Statistischen Manual Psychischer Störungen – DSM-5. Familiendynamik, 41, 142–148.
Francis, A. (2017). Wer ist krank – und wer nicht?! Die entscheidende Rolle psychiatrischer Diagnosen und ihre gravierenden Mängel. Familiendynamik, 42 (2), 102–111.
Franke, G. H. (2000). Brief Symptom Inventory von L. R. Derogatis (Kurzform der SCL-90-R). Göttingen: Beltz Test GmbH.
Franke, I. & Riecher-Rössler, A. (2011). Missbrauch in therapeutischen Beziehungen. Der Nervenarzt, 82, 1145–1150.
Frazier, T. W., Youngstrom, E. A., Haycook, T., Sinoff, A., Dimitriou, F., Knapp, J. & Sinclair, L. (2010). Effectiveness of medication combined with intensive behavioral intervention for reducing aggression in youth with autism spectrum disorder. Journal of Child and Adolescent Psychopharmacology, 20, 167–177.
Fredman, S. J., Baucom, D. H., Boeding, S. E. & Miklowitz, D. J. (2014, September 8). Relatives' Emotional Involvement Moderates the Effects of Family Therapy for Bipolar Disorder. Journal of Consulting and Clinical Psychology. Advance online publication. http://dx.doi.org/10.1037/a0037713.
Freedman, J. & Combs, G. (1996). Narrative Therapy. The social construction of preferred realities. New York: Norton.
Freeman, J., Epston, D., Hargens, J. & Lobovits, D. (2011). Ernsten Problemen spielerisch begegnen. Narrative Therapie mit Kindern und ihren Familien. Dortmund: modernes lernen.
Freitag, C. M. (2008). Autismus-Spektrum-Störungen. München: Reinhardt.
Friedman, S. (Ed). (1995). The Reflecting Team in Action. New York: Guilford.
Friedrich-Hett, T. (2007). Positives Altern. Neue Perspektiven für Beratung und Therapie älterer Menschen. Bielefeld: Transcript.
Friedrich-Hett, T., Artner, N. & Ernst, R. A. (Hrsg.). (2014). Systemisches Arbeiten mit älteren Menschen Konzept und Praxis für Beratung und Psychotherapie. Heidelberg: Auer.
Frigessi Castelnuovo, D. & Risso, M. (1986). Emigration und Nostalgia. Frankfurt a. M.: Cooperative.
Frishammar, L. (1995). Kan man mäta vad som sker i barnorienterad familjeterapi (BOF)? Uppsats inom ramen för legitimationsgrundande familjeterapiutbildning. Unveröffentlichtes Manuskript.
Fristad, M. A., Gavazzi, S. M. & Soldano, K. W. (1998). Multi-family psychoeducation groups for childhood mood disorders: A program description and preliminary efficacy data. Contemporary Family Therapy, 20 (3), 385–402.

Fristad, M. A., Goldberg-Arnold, J. S. & Gavazzi, S. M. (2003). Multi-family psychoeducation groups in the treatment of children with mood disorders. Journal of Marital and Family Therapy, 29 (4), 491–504.

Fritzsche, K. (2013). Praxis der Ego-State-Therapie. Heidelberg: Auer.

Fritzsche, K. & Hartman, W. (2010). Einführung in die Ego-State-Therapie. Heidelberg: Auer.

Früchtel, F., Budde, W. & Cyprian, G. (2012). Sozialer Raum und Soziale Arbeit. Fieldbook: Methoden und Techniken. Springer: Heidelberg.

Fruzzetti, A. E. & Fantozzi, B. (2008). Couple therapy and the treatment of borderline personality and related disorders. In A. Gurman (Ed.), Clinical handbook of couple Therapy (4th ed., pp. 567–590). New York: Guilford.

Fruzzetti, A. E., Santisteban, D. A. & Hoffman, P. D. (2007). Dialectical Behavior Therapy with families. In L. A. Dimeff & K. Koerner (Eds.), Dialectical behavior therapy in clinical practice: Applications across disorders and settings (pp. 222–244). New York: Guilford.

Fryszer, A. & Schwing, R. (2017). Systemisches Handwerk. Werkzeug für die Praxis. Göttingen: Vandenhoeck & Ruprecht.

Fuchs, P. (2011). Die Verwaltung der vagen Dinge. Gespräche zur Zukunft der Psychotherapie. Heidelberg: Auer.

Funcke, D. & Hildenbrand, B. (2017). Ursprünge und Kontinuität der Kernfamilie. Eine Einführung in die Familiensoziologie. (Studienbrief für die Fernuniversität in Hagen). Wiesbaden: Springer VS.

Furman, B. (2005). Ich schaff's! Spielerisch und praktisch Lösungen mit Kindern finden – Das 15-Schritte-Programm für Eltern, Erzieher und Therapeuten. Heidelberg: Auer.

Furman, B. (2008a). Es ist nie zu spät, eine glückliche Kindheit zu haben. Dortmund: modernes lernen.

Furman, B. (2008b). Ich schaffs! Spielerisch und praktisch Lösungen mit Kindern finden. Heidelberg: Auer.

Furman, B. (2010). »Ich schaff's!« in Aktion. Das Motivationsprogramm für Kinder in Fallbeispielen. Heidelberg: Auer.

Furman, B. & Ahola, T. (1995). Die Zukunft ist das Land, das niemandem gehört. Probleme lösen im Gespräch. Stuttgart: Klett-Cotta.

Furrow, J., Johnson, S. & Bradley, B. (2011). The Emotionally Focused Casebook. New York: Routledge.

Gadamer, H.-G. (1993). Über die Verborgenheit der Gesundheit. Frankfurt a. M.: Suhrkamp.

Gammer, C. & Cable, M.-C. (Eds.). (1999). Adolescence, Crises familiale: therapie familiale par phases. Paris: Eres.

Gandhi, M. K. (1951). Satyagraha non-violent resistance. Ahmedabad: Navajivan Pub. House.

Garcia, A. M., Sapyta, J. J., Moore, P. S., Freeman, J. B., Franklin, M. E., March, J. S. & Foa, E. B. (2010). Predictors and Moderators of Treatment Outcome in the Pediatric Obsessive Compulsive Treatment Study (POTS I). Journal of the American Academy of Child and Adolescent Psychiatry, 49, 1024–1033.

Gardner, R. (2002). Das elterliche Entfremdungssyndrom. Berlin: Verlag für Wissenschaft und Bildung.

Gassmann, D. & Grawe, K. (2004). Die Messung interpersonaler Ressourcen im Therapieprozess: Ergebnisse der Mikroanalyse KMP. Verhaltenstherapie und psychosoziale Praxis, 36, 63–72.

Gassmann, D. & Grawe, K. (2009). Ressourcenorientierte Psychotherapie – Schwerpunkt soziale Ressourcen. In B. Röhrle & A.-R. Laireiter (Hrsg.), Soziale Unterstützung und Psychotherapie (S. 99–120). Tübingen: dgvt.

Gehring, T. M. (1998). Familiensystemtest (FAST) (2. Aufl.). Weinheim: Beltz.

Gehring, T. M. (2015). Familiensystemtest (FAST). In D. Richter, E. Brähler & J. Ernst (Hrsg.), Diagnostische Verfahren für Beratung und Therapie von Paaren und Familien (S. 161–167). Göttingen: Hogrefe.

Gelin, Z., Cook-Darzens, S. & Hendrick, S.(2017). Evidenzbasis. In E. Asen & M. Scholz (Hrsg.), Handbuch der Multifamilientherapie (S. 354–375). Heidelberg: Auer.

Gemeinhardt, B. (2006a). Die Funktionalität der Alkoholabhängigkeit auf dem Hintergrund mehrgenerationaler familiärer Muster. Suchttherapie, 7. Stuttgart: Thieme.

Gemeinhardt, B. (2006b). Systemisch Lösungsfokussierte Gruppentherapie im Suchtbereich. In R. Basdekis-Josza & M. Krausz (Hrsg.). Gruppentherapie in der Suchtbehandlung (S. 215–235). Stuttgart: Klett-Cotta.

Genazino, W. (2001). Ein Regenschirm für diesen Tag. München: Hanser.

Gendlin, E. & Wiltschko, J. (2007). Focusing. Eine schulenübergreifende Methode für Psychotherapie und Alltag. Stuttgart: Klett-Cotta.

Georgi, H., Wedekind, E. & Levold, T. (1990). Im Bauch des Walfisches – Zur Verdaulichkeit psychoanalytisch-systemischer Ansätze im stationären Psychiatriealltag. Zeitschrift für Systemische Therapie und Beratung, 8 (4), 225–237.

Gergen, K. & Gergen, M. M. (2009). Einführung in den sozialen Konstruktionismus. Heidelberg: Auer.

Gersons, B. P. & Schnyder, U. (2013). Learning from traumatic experiences with brief eclectic psychotherapy for PTSD. European journal of psychotraumatology, 4.

Gest, S., Holtmann, M., Bogen, S., Schulz, C., Pniewski, B. & Legenbauer, T. (2016). Chronotherapeutic treatments for depression in youth. European Child and Adolescent Psychiatry, 25 (2), 151–161.

Geue, K., Strauß, B. & Brähler, E. (2016). Diagnostische Verfahren in der Psychotherapie (3. Aufl.). Göttingen: Hogrefe.

Geyerhofer, S. (2011). Von den Mitteln und Zwecken der systemischen Therapie. Eine kritische Auseinandersetzung mit der »Kybernetik II« – und eine Erinnerung an den Nutzen störungsspezifischen Wissens in der Systemischen Therapie. Systemische Notizen, 1, 6–10.

Geyerhofer, S. & Unterholzer, C. C. (2003). »Meine Symptome aus dem Mund eines anderen«. Ehemalige KlientInnen als Ressource in der Psychotherapie. Systeme, 17/1.

Geyerhofer, S. & Unterholzer, C. C. (2008a). »Meine Symptome aus dem Mund eines anderen«. Ehemalige KlientInnen als Ressource in der Psychotherapie. Systemische Notizen, 4/ 76–90 (Überarbeitete Fassung).

Geyerhofer, S. & Unterholzer, C. C. (2008b). Former Clients as a resource in psychotherapy: "My symptoms spoken out by somebody else". Journal of Brief, Strategic & Systemic Therapies. Vol. 2/1.

Geyerhofer, S., Ebmer, J. & Pucandl, K. (2004). Systemische Therapie und die Zufriedenheit der KlientInnen. Systeme, 18 (2), 133–154.

Geyerhofer, S., Ritsch, M. & Thoma, C. (2017). Systemische Haltung und Störungsspezifisches Wissen – vom entweder / oder zum sowohl / als auch. (Zur Publikation eingereicht.).

Giddens, A. (1995). Konsequenzen der Moderne. Frankfurt a. M.: Suhrkamp.

Gilligan, S. G. (2015). Liebe dich selbst wie deinen Nächsten. Die Psychotherapie der Selbsterziehung (4. Aufl.). Heidelberg: Auer.

Giron, M., Fernandez-Yanez, A., Mana-Alvarenga, S., Molina-Habas, A., Nolasco, A. & Gomez-Beneyto M. (2009). Efficacy and effectiveness of individual family intervention on social and clinical functioning and family burden in severe schizophrenia: a 2-year randomized controlled study. Psychological Medicine, 40 (1), 73–84.

Girsberger, T. (2014). Die vielen Farben des Autismus. Stuttgart: Kohlhammer.

Glass, S. P. (2003/2015). Die Psychologie der Untreue (NOT just friends. New York: Free Press / Simon & Schuster). Stuttgart: Klett-Cotta.

Glynn, S. M., Eth, S., Randolph, E. T., Foy, D. W., Urbaitis, M., Boxer, L. et al. (1999). A test of behavioral family therapy to augment exposure for combat-related posttraumatic stress disorder. Clinical Trial Randomized Controlled Trial. Journal of Consulting and Clinical Psychology, 67 (2), 243–251.

Godart, N., Berthoz, S., Curt, F., Perdereau, F., Rein, Z. & Wallier, J. et al. (2012). A Randomized Controlled Trial of Adjunctive Family Therapy and Treatment as Usual Following Inpatient Treatment for Anorexia Nervosa Adolescents. PLOS ONE, 7 (1), e28 249.

Goepfert, E., Mulé, C., Hahn, E. von, Visco, Z. & Siegel, M. (2015). Family system interventions for families of children with autism spectrum disorder. Child and adolescent psychiatric clinics of North America, 24 (3), 571-583.

Goethe, J. W. von (1955). Goethes Werke. Hamburger Ausgabe. Hamburg: Christian Wegner.
Goolishian, H. A. & Anderson, H. (1989). From construction to conversation: A book of readings. Galveston: Galveston Family Institute.
Goolishian, H. A. & Anderson, H. (1991). Ein Ausgangspunkt für Konversation. In L. Reiter & C. Ahlers (Hrsg.), Systemisches Denken und therapeutischer Prozess (S. 11–22). Heidelberg: Springer.
Gopnik, A., Kuhl, P. & Meltzoff, A. (2000). Forschergeist in Windeln. Wie Ihr die Kind die Welt begreift. München: Ariston.
Gottman, J. M. & Silver, N. (1999/2002). Die 7 Geheimnisse der glücklichen Ehe (The 7 principles for marriage work. New York: Crown). München: Ullstein.
Gowers, S. G., Clark, A., Roberts, C., Griffiths, A., Edwards, V., Bryan, C., Smethurst, N., Byford, S. & Barrett, B. (2007). Clinical effectiveness of treatments for anorexia nervosa in adolescents: Randomised controlled trial. British Journal of Psychiatry, 191, 427–435.
Grant, B. F., Chou, S. P., Goldstein, R. B., Huang, B., Stinson, F. S., Saha, T. D., Smith, S. M., Dawson, D. A. Pulay, A. J., Pickering, R. P. & Ruan, W. J. (2008). Prevalence, correlates, disability, and comorbidity of DSM-IV borderline personality disorder: results from the Wave 2 National Epidemiologic Survey on Alcohol and Related Conditions. Journal of Clinical Psychiatry, 69(4), 533–545, PMID 18 426 259, PMC 2676 679.
Grawe, K. (1995). Grundriß einer Allgemeinen Psychotherapie. Psychotherapeut, 40 (3), 130–145.
Grawe, K. (1998). Psychologische Therapie. Göttingen: Hogrefe.
Grawe, K. (2004). Neuropsychotherapie. Göttingen: Hogrefe.
Grawe, K. (2005). Empirisch validierte Wirkfaktoren statt Therapiemethoden. Report Psychologie, 7/8, 311.
Grawe, K. & Braun, U. (1994). Qualitätskontrolle in der ambulanten Praxis. Zeitschrift für Klinische Psychologie, 23, 242–267.
Grawe K. & Grawe-Gerber, M. (1999). Ressourcenaktivierung: Ein primäres Wirkprinzip in der Psychotherapie. Psychotherapeut, 44 (2), 63–73.
Grawe, K., Donati, R. & Bernauer, F. (1994). Psychotherapie im Wandel. Von der Konfession zur Profession. Göttingen: Hogrefe.
Gray, C. (2015). The New Social Story Book: Over 150 Social Stories That Teach Everyday Social Skills to Children and Adults with Autism and Their Peers (15th ed.). Arlington: Future Horizons.
Green, L. (2013). The well-being of siblings of individuals with autism. International Scholarly Research Notices Neurology, doi: 10.1155/2013/417 194 [30.04.2018].
Greenberg, L. (2017). Emotion-Focused Therapy. Washington, DC: American Psychological Association.
Greenfield, S. (2015). Mind Change. London: Random House.
Greve, N., Herder, K. & Schuchardt-Hain, C. (2004). »Psychose hin – Psychose her«: Systemische Gruppenarbeit und Evaluationsgespräch mit psychoseerfahrenen Klienten. Systema, 8 (1), 70–83.
Groß, A. (2012). Die Bowen'sche Familiensystemtheorie. Eine Einführung in Theorie und Praxis. Kontext, 43 (1), 4–21.
Grosse Holtforth, M., Krieger, T., Altenstein, D. & Dörig, N. (2013). Expositionsbasierte kognitive Therapie bei Depressionen. Psychotherapie im Dialog, 3, 16–21.
Grossmann, K. P. (2005). Die Selbstwirksamkeit von Klienten. Ein Wirkverständnis systemischer Therapien. Heidelberg: Verlag für systemische Forschung.
Grossmann, K. P. (2009). Ein Tagebuch langsamer Therapie. Wien: Krammer.
Grossmann, K. P. (2014). Systemische Einzeltherapie. Göttingen: Hogrefe.
Grossmann, K. P. (2016). Therapie mit Männern. Heidelberg: Auer.
Grossmann, K. P. & Grossmann, K. E. (2008). Die psychische Sicherheit in Bindungsbeziehungen. Basis für psychologische Anpassungsfähigkeit. Familiendynamik, 33, 231–259.
Grossmann, K. P. &. Russinger, U. (2011). Verwandlung der Selbstbeziehung. Heidelberg: Verlag für systemische Forschung.

Group for the Advancement of Family Psychiatry (1996). Global Assessment of Relational Functioning Scale (GARF): I. Background and Rationale. Family Process, 35 (2), 155–172.

Grünwald, H. S. & Massenbach, K. von (2003). Ergebnisqualität ambulanter systemischer Therapie – Eine Multizenterstudie in der deutschsprachigen Schweiz. Psychotherapie Psychosomatik Medizinische Psychologie, 53, 1–8.

Grünwald, H. S., Kiss, A. & Keller, C. (2008). Ergebnisqualität methodenübergreifender ambulanter Psychotherapie – Eine Wirksamkeitsstudie in der deutschsprachigen Schweiz. Psychotherapie Psychosomatik Medizinische Psychologie, 58, 387–394.

Grünwald, H. S., Stauffacher, K., Kiss, A., Ostafin-Hermann, C. & Liechti, J. (2013). Ergebnisqualität ambulanter systemischer Therapie bei Anorexie. Familiendynamik, 38 (1), 52–68.

Guhne, U., Weinmann, S., Arnold, K., Atav, E. S., Becker, T. & Riedel-Heller, S. (2011). Akutbehandlung im häuslichen Umfeld: Systematische Übersicht und Implementierungsstand in Deutschland. Psychiatrische Praxis, 38 (3), 114–122.

Gunnell, D. & Frankel, S. (1994). Prevention of suicide: Aspirations and evidence. Bmj, 308 (6938), 1227–1233.

Gunnell, D., Metcalfe, C., While, D., Hawton, K., Ho, D., Appleby, L. & Kapur, N. (2012). Impact of national policy initiatives on fatal and non-fatal self-harm after psychiatric hospital discharge: time series analysis. The British journal of psychiatry: the journal of mental science, 201 (3), 233–238.

Gutstein, S. E. & Sheely, R. K. (2002). Relationship Development Intervention with Young Children: Social and Emotional Development Activities for Asperger Syndrome, Autism, PDD and NLD. London: Kingsley.

Gysin-Maillart, A., Schwab, S., Soravia, L., Megert, M. & Michel, K. (2016). A Novel Brief Therapy for Patients Who Attempt Suicide: A 24-months Follow-Up Randomized Controlled Study of the Attempted Suicide Short Intervention Program (ASSIP). PLoS medicine, 13 (3), e1001 968.

Haagen, M. & Möller, B. (2013). Sterben und Tod im Familienleben – Beratung und Therapie von Angehörigen von Sterbenskranken. Göttingen: Hogrefe.

Haenel, F. (2001). Ausgewählte Aspekte und Probleme in der Psychotherapie mit Folteropfern unter Beteiligung von Dolmetschern. Curare: Zeitschrift für Ethnomedizin, 16, 305–315.

Hagen, M. & Möller, B. (2013). Sterben und Tod im Familienleben: Beratung und Therapie von Angehörigen von Sterbenskranken. Göttingen: Hogrefe.

Hahlweg, K. (2015). PFB. Partnerschaftsfragebogen. In D. Richter, E. Brähler & J. S. Ernst (Hrsg.), Diagnostische Verfahren für Beratung und Therapie von Paaren und Familien (S. 277–280). Göttingen: Hogrefe.

Hahlweg, K. & Baucom, D. H. (2008). Partnerschaft und psychische Störung. Göttingen: Hogrefe.

Hahlweg, K. & Dose, M. (1998). Schizophrenie. Göttingen: Hogrefe.

Hähnlein, V. & Rimpel, J. (2008). Systemische Psychosomatik: Ein integratives Lehrbuch. Stuttgart: Klett-Cotta.

Haken, H. & Schiepek G. (2006/2010). Synergetik in der Psychologie. Selbstorganisation verstehen und gestalten. Göttingen: Hogrefe.

Hamilton, E., Carr, A., Cahill, P., Cassells, C. & Hartnett, D. (2015). Psychometric Properties and Responsiveness to Change of 15- and 28-Item Versions of the SCORE: A Family Assessment Questionnaire. Fam Process, 54 (3), 454–63.

Hanswille, R. (2014). Familientherapie. In T. Levold & M. Wirsching: Systemische Therapie und Beratung – das große Lehrbuch (S. 189–197). Heidelberg: Auer.

Hanswille, R. (2015). Aus- und Weiterbildung. In R. Hanswille (Hrsg.), Handbuch systemische Kinder- und Jugendlichenpsychotherapie (2. Aufl., S. 539–545). Göttingen: Vandenhoeck & Ruprecht.

Hanswille, R. (2016). Systemische Kinder- und Jugendlichenpsychotherapie. Ein Handbuch (2. Aufl.). Göttingen: Vandenhoeck & Ruprecht.

Hanswille, R. & Kissenbeck, A. (2008/2014). Systemische Traumatherapie. Konzepte und Methoden für die Praxis (3. Aufl.). Heidelberg: Auer.
Hanswille, R., Eckert, J. & Wienand-Kranz, D. (2016). Wenn sich die geplante Psychotherapieweiterbildung nicht zu einem »closed Shop« entwickeln soll, benötigt es kreative Lösungen. Psychotherapeuten Journal, 15 (2), 142–150.
Harbauer, G. & Minder, J. (2013). Hilfreiche Erklärungsmodelle zur Suizidprävention im Alter. Zeitschrift für Psychiatrie & Neurologie, 4, 3–9.
Harbin, H. T. & Maziar, H. M. (1975). The families of drug abusers: A literature review. Family Process, 14, 411–431.
Hardt, J. (2012). Psychoanalyse in der virtuellen Welt. In A. Springer, B. Janta & K. Münch (Hrsg.), Nutzt Psychoanalyse?! (S. 111–130). Gießen: Psychosozial-Verlag.
Hardy, K. V. & Laszloffy, T. A. (1995). The cultural genogram: Key to training culturally competent family therapists. Journal of Marital and Family Therapy, 21 (3), 227–237.
Hargens, J. (2007). Schluss ist, wenn ich es sage. Therapieende aus lösungsorientiert konstruktivistischer Sicht. Psychotherapie im Dialog, 7 (2), 134–138.
Hargens, J. & Schlippe, A. von (Hrsg.). (1998). Das Spiel der Ideen. Reflektierendes Team und systemische Praxis. Dortmund: Borgmann.
Harlow, B. L. & Stewart, E. G. (2005). Adult-Onset Vulvodynia in Relation to Childhood Violence Victimization. American Journal of Epidemiology, 161 (9), 871–880.
Hart, D. & Michaels, A. (2003). Ritualdynamik. Soziokulturelle Prozesse in historischer und kulturvergleichende Perspektive. Forum Ritualdynamik, Nr. 1. Heidelberg: Ruprecht-Karls-Universität. http://www.ub.uni-heidelberg.de/archiv/4581 [03.07.2017].
Hartmann, H. (2011). Erweiterte Aufmerksamkeits-Interaktions-Therapie – AIT: Kleines Lehrbuch der modernen Autismus-Therapie mit dialogischem Schwerpunkt. Tübingen: dgvt.
Hartmann, M., Bäzner, E., Wild, B., Eisler, I. & Herzog, W. (2010). Effects of interventions involving the family in the treatment of adult patients with chronic physical diseases: a meta-analysis. Psychotherapy & Psychosomatics, 79 (3), 136–48.
Hartmann, M., Topp, F., Kronmüller, K., Zipfel, S. & Herzog, W. (1999). Family Medicine – Empirischer Bedarf zwischen Kosten und Nutzen. Psychotherapie Psychosomatik Medizinische Psychologie, 49, 468.
Hasan, A. A., Callaghan, P. & Lymn, J. S. (2015). Evaluation of the impact of a psychoeducational intervention for people diagnosed with schizophrenia and their primary caregivers in Jordan: a randomized controlled trial. BMC Psychiatry, 15, 15–72.
Hauch, M. (Hrsg.). (2006). Paartherapie bei sexuellen Störungen: Das Hamburger Modell: Konzept und Technik. Stuttgart: Thieme.
Haug, S., Puschner, B., Lambert, M. J. & Kordy, H. (2004). Veränderungsmessung in der Psychotherapie mit dem Ergebnisfragebogen (EB-45). Zeitschrift für Differenzielle und Diagnostische Psychologie, 25 (3), 141–151.
Haun, M. W., Kordy, H., Ochs, M., Zwack, J. & Schweitzer, J. (2012). Langfristige Wirkungen systemtherapeutisch erweiterter stationärer Psychiatrie im Erleben von PatientInnen, MitarbeiterInnen und externen KooperationspartnerInnen. Systeme, 26 (2), 142–169.
Haupt, M. L., Linden, M. & Strauß, B. (2018). Definition und Klassifikation von Psychotherapie-Nebenwirkungen. In M. Linden & B. Strauß (Hrsg.), Risiken und Nebenwirkungen von Psychotherapie (2. Aufl., o. A.d.S.). Berlin: MWV.
Hauser, M., Galling, B. & Correll, C. U. (2013). Suicidal ideation and suicide attempts in children and adolescents with bipolar disorder: a systematic review of prevalence and incidence rates, risk factors, and targeted interventions. Bipolar Disorders, 15 (5), 507–523.
Häuser, W. & Herzog, W. (2002). Paar- und Familientherapie im allgemeinen Krankenhaus. In M. Wirsching & G. Scheib (Hrsg.), Paar- und Familientherapie (S. 537–552). Heidelberg: Springer.
Häuser, W., Schmutzer, G., Brähler, E. & Glaesmer, H. (2011). Misshandlungen in Kindheit und Jugend. Ergebnisse einer Umfrage einer repräsentativen Stichprobe der deutschen Be-

völkerung. Deutsches Ärzteblatt, 108 (17), 287–294.
Hausteiner-Wiehle, C. & Henningsen, P. (2015). Kein Befund und trotzdem krank? Stuttgart: Schattauer.
Hautzinger, M., Keller, F. & Kühner, C. (2009). BDI-II. Beck-Depressions-Inventar. Revision (2. Aufl.). Frankfurt a. M.: Pearson.
Hawton, K., Witt, K. G., Taylor Salisbury, T. L., Arensman, E., Gunnell, D., Hazell, P. et al. (2016). Psychosocial interventions for self-harm in adults. The Cochrane database of systematic reviews, 5, CD012 189.
Hayes, S. C. & Strosahl, K. D. (2014). Akzeptanz- und Commitment-Therapie: Achtsamkeitsbasierte Veränderungen in Theorie und Praxis. Paderborn: Junferman.
Hebebrand, J., Casper, R., Treasure, J. & Schweiger, U. (2004). The need to revise the diagnostic criteria for anorexia nervosa. Journal of Neural Transmission, 111 (7), 827–40.
Heekerens, H. P. (2008). Effektivität aufsuchender Familien-fokussierter Interventionen. Praxis der Kinderpsychologie und Kinderpsychiatrie, 57, 130–146.
Heekerens, H. P. (2009). Möglichkeiten aufsuchender Formen von Familientherapie durch Erziehungsberatungsstellen, Erziehungsberatung aktuell, Mitteilungen der LAG Bayern 1/2009.
Heeren, M., Wittmann, L., Ehlert, U., Schnyder, U., Maier, T. & Müller, J. (2014). Psychopathology and resident status – comparing asylum seekers, refugees, illegal migrants, labor migrants, and residents. Comprehensive Psychiatry, 55 (4), 818–825.
Hegemann, T. (2004). Interkulturelle Kompetenz in Beratung und Therapie. In J. Radice von Wogau, H. Eimmermacher & A. Lanfranchi (Hrsg.), Therapie und Beratung von Migranten. Systemisch-interkulturell denken und handeln (S. 79–91). Weinheim: Beltz.
Hegemann, T. (2012). Lösungsfokussierung. In J. Wirth & H. Kleve (Hrsg.), Lexikon des systemischen Arbeitens – Grundbegriffe der systemischen Praxis, Methodik und Theorie (S. 253–257). Heidelberg: Auer.
Hegemann, T. & Oestereich, C. (2009). Einführung in die interkulturelle systemische Beratung und Therapie. Heidelberg: Auer.
Hehl, F. J. & Ponge, I. (1997). Der Prozess der Aussiedlung – Veränderungen von familiären Strukturen. System Familie, 10, 10–20.
Hehl, F. J. & Priester, G. (1998). Trennt sich eine Frau vom Mann wegen ihrer früheren Beziehungen in der Herkunftsfamilie? System Familie, 11, 80–86.
Heinrichs, N. (2006). Partnerschaftsdiagnostik. In W. Lutz (Hrsg.), Lehrbuch der Paartherapie (S. 36–56). München: Reinhardt.
Hell, D. (2014). Welchen Sinn macht Depression? Ein integrativer Ansatz. Reinbek: Rowohlt.
Hendrischke, A. & Wachter, M. von (2016). Systemische Familien-Psychoedukation in der Psychosomatischen Medizin. In J. Bäuml, B. Behrendt, P. Henningsen & G. Pitschel-Walz (Hrsg.), Handbuch der Psychoedukation für Psychiatrie, Psychotherapie und Psychosomatische Medizin (S. 463–479). Stuttgart: Schattauer.
Henggeler, S. W., Halliday-Boykins, C. A., Cunningham, P. B., Randall, J., Shapiro, S. B. & Chapman, J. E. (2006). Juvenile drug court: Enhancing outcomes by integrating evidence-based treatments. Journal of Consulting and Clinical Psychology, 74 (1), 42–54.
Henggeler, S. W., Pickrel, S. G., Brondino, M. J. & Crouch, J. L. (1996). Eliminating (almost) treatment dropout of substance abusing or dependent delinquents through home-based multisystemic therapy. The American Journal of Psychiatry, 153 (3), 427–428.
Henggeler, S. W., Rodick, J., Borduin, C. M., Hanson, C. L., Watson, S. M. & Urey, J. R. (1986). Multisystemic treatment of juvenile offenders: Effects on adolescent behavior and family interaction. Developmental Psychology, 22 (1), 132–141.
Henggeler, S. W., Schoenwald, S. K., Borduin, C. M., Rowland, M. D. & Cunningham, P. B. (2012). Multisystemische Therapie bei dissozialem Verhalten von Kindern und Jugendlichen. Heidelberg: Springer.
Henningsen, P., Hartkamp, N., Loew, T., Sack, M., Scheidt, C. E. & Rudolf, G. (2002). Somatoforme Störungen. Leitlinien und Quelltexte. Stuttgart: Schattauer.
Hensel, T. (2013). Psychotherapie komplexer Traumafolgestörungen bei Kindern und Ju-

gendlichen. In M. Sack, U. Sachsse & J. Schellong (Hrsg.), Komplexe Traumafolgestörungen. Diagnostik und Behandlung von Folgen schwerer Gewalt und Vernachlässigung (S. 331–343). Stuttgart: Schattauer.

Hepp, U. (2012). Druck der Zeit: Notfall- und Krisensituationen. In U. Borst & B. Hildenbrand (Hrsg.), Zeit essen Seele auf. Der Faktor Zeit in Therapie und Beratung (S. 157–171). Heidelberg: Auer.

Hepp, U. (2014). Psychiatrische Notfallsituationen im ambulanten Setting. Praxis, 103 (9), 503–510.

Hepp, U. & Stulz, N. (2017). »Home treatment« für Menschen mit akuten psychischen Erkrankungen. Nervenarzt, 88 (9), 983–988.

Hepp, U., Gamma, A., Milos, G., Eich, D., Ajdacic-Gross, V., Rossler, W. et al. (2006). Inconsistency in reporting potentially traumatic events. British Journal of Psychiatry, 188, 278–283.

Hepp, U., Moergeli, H., Buchi, S., Bruchhaus-Steinert, H., Kraemer, B., Sensky, T. & Schnyder, U. (2008). Post-traumatic stress disorder in serious accidental injury: 3-year follow-up study. British Journal of Psychiatry, 192 (5), 376–383.

Hepp, U., Moergeli, H., Buchi, S., Wittmann, L. & Schnyder, U. (2005). Coping with serious accidental injury: A one-year follow-up study. Psychotherapy and Psychosomatics, 74 (6), 379–386.

Herman, J. (1997/2010). Die Narben der Gewalt: Traumatische Erfahrungen verstehen und überwinden (Trauma and recovery: The aftermath of violence – from domestic abuse to political terror. New York: Basic) (3. Aufl.). Paderborn: Junfermann.

Herman, N. (2016). Fettlogik überwinden (11. Aufl.). Berlin: Ullstein TB.

Hermans, B. E. (2016). Depressive Symptome. In R. Hanswille (Hrsg.), Handbuch systemische Kinder- und Jugendlichenpsychotherapie (S. 303–309), 2. Aufl. Göttingen: Vandenhoeck & Ruprecht.

Herpertz, S. C. & Saß, H. (2002). Persönlichkeitsstörungen. Stuttgart: Thieme.

Herpertz-Dahlmann, B., Schwarte, R., Krei, M., Egberts, K., Warnke, A., Wewetzer, C. et al. (2014). Day-patient treatment after short inpatient care versus continued inpatient treatment in adolescents with anorexia nervosa (ANDI): A multicenter, randomized, open-label, non-inferiority trial. The Lancet, 383 (9924), 1222–1229.

Herrmann, B. & Sperhake, J. (2005). Das Shaken Baby Syndrom. Zeitschrift der DGgKV Deutsche Gesellschaft gegen Kindesmisshandlung und -vernachlässigung, 8, 4–17.

Herwig-Lempp, J. (2007). Ressourcen im Umfeld: Die VIP-Karte. In B. Michel-Schwartze (Hrsg.), Methodenbuch Soziale Arbeit. Basiswissen für die Praxis (S. 207–226). Wiesbaden: VS Verlag.

Hess, T. & Starke, C. (2017). Patchwork-Familien – Beratung und Therapie. Stuttgart: Kohlhammer.

Hesse, J., Friedrich, T., Greve, N., Hennecke, C., Herder, K., Schuchardt-Hain, C. & Wittmund, B. (2001). Systemische Gruppenpsychotherapie. Psychotherapie im Dialog, 2 (1), 44–50.

Hessel, A. von, Geyer, M.& Brähler, E. (2000). Inanspruchnahme des Gesundheitswesens und Akzeptanz psychosozialer Kompetenzen. Zeitschrift für Psychosomatische Medizin, 46, 226–241.

Hessler, M. & Lamprecht, F. (1986). Der Effekt stationärer psychoanalytisch orientierter Behandlung auf den unbehandelten Partner. Psychotherapie, Psychosomatik & Medizinische Psychologie, 36, 173–178.

Hildenbrand, B. (1983). Alltag und Krankheit: Ethnographie einer Familie. Stuttgart: Klett-Cotta.

Hildenbrand, B. (1991). Alltag als Therapie. Bern: Huber.

Hildenbrand, B. (2004). Fallrekonstruktive Familienforschung und Familientherapie: Die Sequenzanalyse in der Genogrammarbeit. Familiendynamik, 29 (3), 257–287.

Hildenbrand, B. (2005). Fallrekonstruktive Familienforschung. Anleitungen für die Praxis (2. Auflage). Wiesbaden: VS Verlag.

Hildenbrand, B. (2009). Die »Bewältigung« chronischer Krankheit in der Familie – Resilienz und professionelles Handeln. In D. Schaeffer (Hrsg.), Bewältigung chronischer Krankheit im Lebenslauf (S. 133–158). Bern: Huber.

Hildenbrand, B. (2012a). Objektive Daten im Gespräch. Die biografische Illusion: der Gang der Argumentation bei Pierre Bourdieu. Sozialer Sinn, (1), 57–78.

Hildenbrand, B. (2012b). Systemische Forschung mittels fallrekonstruktiver Familienforschung. In M. Ochs & J. Schweitzer (Hrsg.), Handbuch Forschung für Systemiker (S. 197–214). Göttingen: Vandenhoeck & Ruprecht.

Hildenbrand, B. & Welter-Enderlin, R. (2006). Resilienz – Gedeihen trotz widriger Umstände. Heidelberg: Auer.

Hille, J. & Wünsche, R. (2012). Familie x Familie = Systemisches Familientraining mit Kindern mit einer Autistischen-Spektrum-Störung. Zeitschrift für systemische Therapie und Beratung, 30 (2), 79–84.

Hilzinger, R., Schweitzer, J. & Hunger, C. (2016). Wie prüfe ich, ob es systemisch war? Ein Überblick über systemische Adhärenzskalen am Beispiel von psychotherapeutischen Wirksamkeitsstudien zu sozialer Angst. Familiendynamik, 43 (3), 2–11.

Hirst, M. (2005). Carer distress: a prospective, population-based study. Social Science & Medicine, 61 (3), 697–708.

Hochstrasser B., Brühlmann, T., Cattapan, K.,Hättenschwiler, J., Holsboer-Trachsler, E. & Kawohl, W. (2016). Therapieempfehlungen des Schweizer Expertennetzwerks Burnout (SEB) SÄZ. http://sgad.ch/zusammenfassung-therapieempfehlungen-burnout-behandlung/ [02.05.2018].

Hochstrasser B., Bardeleben, U. von, Ruckstuhl, L. & Soyka, M. (2008). Therapie des Burnout: Theoretischer Hintergrund, Klinik und Darstellung eines stationären multimodalen Behandlungskonzeptes. Nervenheilkunde, 1 (2), 11–24.

Hoffmann, F., Petermann, F., Glaeske, G. & Bachmann, C. J. (2012). Prävalenz depressiver und komorbider psychiatrischer Störungen bei Jugendlichen in Deutschland: Eine Analyse von Krankenkassendaten. Zeitschrift für Kinder- und Jugendpsychiatrie und Psychotherapie, 40 (6), 399–404.

Hoffmann, S. O., Rudolf, G. & Strauß, B. (2008). Unerwünschte und schädliche Wirkungen von Psychotherapie. Psychotherapeut, 53, 4–16.

Hofmann-Lun, I. (2010). Thema Schulverweigerung – Ergebnisse aus den Untersuchungen des DJI. Forschungsschwerpunkt »Übergänge in Arbeit«. München: Deutsches Jugendinstitut.

Hogarty, G. E., Anderson, C. M., Reiss, D. et al. (1991). Family psychoeducation, social skills training and maintenance chemotherapy in the aftercare Treatment of Schizophrenia: II. Two-Year Effects of a Controlled Study on Relapse and Adjustment. Archives of General Psychiatry, 48, 340–347.

Holdt, S. & Schönherr, M. (2015). Lösungsorientierte Beratung mit getrennten Eltern. Ein Praxisbuch. Stuttgart: Klett-Cotta.

Holmes, T. & Holmes, L. (2010). Reisen in die Innenwelt. Systemische Arbeit mit Persönlichkeitsanteilen. München: Kösel.

Holsboer-Trachsel, E., Hättenschwiler, J., Beck, J., Brand, S., Hemmeter, U., Keck,E. et al. (2010). Die somatische Behandlung der unipolaren depressiven Störungen-1. Teil. Swiss Medical Forum, 10, 802–9.

Holz, E. & Michael, T. (2013). Sport und Bewegung bei Depression. Psychotherapie im Dialog, 3, 61–63.

Holzberg, O. (2015). Schlüsselsätze der Liebe: 50 kluge Gedanken, die ihre Beziehung verbessern können. Köln: DuMont.

Homeier, S. & Schrappe, A. (2009). Flaschenpost nach irgendwo: En Kinderfachbuch für Kinder suchtkranker Eltern. Frankfurt a. M.: Mabuse.

Homeier, S. (2008). Sonnige Traurigtage: Ein Kinderfachbuch für Kinder psychisch kranker Eltern (3. Aufl.). Frankfurt a. M.: Mabuse.

Horn, H. (2009). Dokumentation und Evaluation in der Psychotherapie von Kindern und Jugendlichen. In H. Hopf & E. Windaus (Hrsg.), Lehrbuch der Psychotherapie. Band 5: Psychoanalytische und tiefenpsychologisch fundierte Kinder- und Jugendlichenpsychotherapie (3. Aufl., S. 83–85). München: CIP Medien.

Hornung, W. P., Feldmann, R., Klingberg, S. et al. (1999). Long-term-effects of a psychoeducational psychotherapeutic intervention for schizophrenic outpatients and their key-persons – results of a five-year follow-up. European Archives of Psychiatry and Clinical Neuroscience, 249, 162–167.

Hornung, W. P., Holle, R., Schulze Monking, H., Klingberg, S. & Buchkremer, G. (1995). Psychoedukativ-psychotherapeutische Behandlung von schizophrenen Patienten und ihren Bezugspersonen. Ergebnisse einer 1-Jahres-Katamnese. Nervenarzt, 66, 828–834.

Horowitz, D., Strauß, B., Thomas, A. & Kordy, H. (2016). IIP-D: Inventar zur Erfassung interpersonaler Probleme – Deutsche Version (3. Aufl.). Göttingen: Hogrefe.

Horowitz, L. M., Rosenberg, S. E., Baer, B. A., Ureño, G. & Villasenor, V. S. (1988). Inventory of interpersonal problems: Psychometric properties and clinical applications. Journal of Consulting and Clinical Psychology, 56, 885–892.

Horvath, A. O., Del Re, A. C., Flückiger, C. & Symonds, D. (2011). Alliance in individual psychotherapy. Psychotherapy, 48 (1), 9–16.

Howard, K. I., Lueger, R. J., Maling, M. S. & Martinovic, Z. (1993). A phase model of psychotherapy outcome: causal mediation of change. Journal of Consulting and Clinical Psychology, 61, 678–685.

Hoyer, J. (2015). Sexuelle Funktionsstörungen und ambulante Psychotherapie. Psychotherapeut, 58, 371–378.

Hoyer, J., Helbig, S. & Margraf, J. (2005). Diagnostik der Angststörungen. Göttingen: Hogrefe.

Hoyer, J., Klein, V., Schierz, K. & Briken, P. (2015). Screening für sexuelle Funktionsstörungen nach DSM-5. Zeitschrift für Sexualforschung, 28, 36–42.

http://www.maennergesundheit-sh.de/index.php/service/veroeffentlichungen

Hubble, M. A., Duncan, B. L. &. Miller, S. D. (2001). Einleitung. In M. A. Hubble, B. L. Duncan & S. D. Miller (Hrsg.), So wirkt Psychotherapie. Empirische Ergebnisse und praktische Folgerungen (S. 17–38). Dortmund: modernes lernen.

Hübner-Liebermann, B., Hausner, H. & Wittmann, M. (2012). Peripartale Depressionen erkennen und behandeln. Deutsches Ärzteblatt Int, 109 (24), 419–424.

Huey, S. J. Jr, Henggeler, S. W., Rowland, M. D., Halliday-Boykins, C. A., Cunningham, P. B., Pickrel, S. G. & Edwards, J. (2004). Multisystemic therapy effects on attempted suicide by youths presenting psychiatric emergencies. Journal of the American Academy of Child and Adolescent Psychiatry, 43 (2), 183–190.

Hunger, C., Bornhäuser, A., Weinhold, J. & Schweitzer, J. (2014). Erleben in sozialen Systemen. Kurzvorstellung eines neuen Fragebogens und Darstellung seiner Ergebnisse in der Heidelberger RCT-Studie zur Wirksamkeit von Systemaufstellungen. Familiendynamik, 4, 316–325.

Hunger, C., Geigges, J. & Schweitzer, J. (in Vorb.). Support and anxiety social networks as well as positive and negative social support: What do patients with social anxiety disorders experience in their social relationships?

Hunger, C., Hilzinger, R. & Schweitzer, J. (2016). Wenn einer keine Angst hat, hat er keine Phantasie. Soziale Ängste, soziale Angststörungen und systemtherapeutische Behandlungsmöglichkeiten Familiendynamik, 41, 100–113.

Hüther, G. (2005). Bedienungsanleitung für ein menschliches Gehirn. Göttingen: Vandenhoeck & Ruprecht.

Hüther, G. (2007). Die nutzungsabhängige Herausbildung hirnorganischer Veränderungen bei Hyperaktivität und und Aufmerksamkeitsstörung: Einfluss präventiver Maßnahmen und therapeutischer Interventionen. In M. Leuzinger-Bohleber et al. (Hrsg.), ADHS-Frühprävention statt Medikalisierung. Theorie, Forschung, Kontroversen (2. Aufl., S. 222–237). Göttingen: Vandenhoeck & Ruprecht.

Hüther, G. & Bonney, H. (2016). Neues vom Zappelphilipp (4. Aufl.). Weinheim: Beltz.

Hüther, G., Korittko, A., Wolfrum, G. & Besser L. (2012). Neurobiologische Erkenntnisse zur Herausbildung psychotraumabedingter Symptomatiken und ihre Bedeutung für die Traumapädagogik. Trauma & Gewalt, 6 (3), 2–9.

Illouz, E. (2016). Warum Liebe weh tut: eine soziologische Erklärung. Berlin: Suhrkamp.

Imber-Black, E. (1998/1999). Die Macht des Schweigens: Geheimnisse in der Familie (The secret life of families. New York: Bantam). Stuttgart: Klett-Cotta.

Imber-Black, E. (2006). Familien und größere Systeme: Im Gestrüpp der Institutionen (5. Aufl.). Heidelberg: Auer.

Imber-Black, E. (2015). Ritualthemen in Familien und Familientherapie. In E. Imber-Black, J. Roberts & R. A. Whiting (Hrsg.), Rituale. Rituale in Familien und Familientherapie (6. Aufl., S. 71–118). Heidelberg: Auer.

Imber-Black, E., Roberts, J. & Whiting, R. A. (Hrsg.). (2015). Rituale. Rituale in Familien und Familientherapie. (6. Aufl.). Heidelberg: Auer.

Institut für Qualität und Wirtschaftlichkeit im Gesundheitswesen (IQWiG) (2016). Systemische Therapie bei Erwachsenen als Psychotherapieverfahren (Zwischenbericht). https://www.iqwig.de/de/projekte-ergebnisse/projekte/nichtmedikamentoese-verfahren/n14-02-systemische-therapie-bei-erwachsenen-als-psychotherapieverfahren.6247.html [17.06.2017].

Institut für Qualität und Wirtschaftlichkeit im Gesundheitswesen (IQWiG). (2017). Systemische Therapie bei Erwachsenen. Abschlussbericht. Verfügbar unter www.iqwig.de/download/N14- 02_Abschlussbericht_Systemische-Therapie-bei- Erwachsenen_V1-0.pdf, Zugriff am 10.10.2017.

Isebaert, L. (2005). Kurzzeittherapie – ein praktisches Handbuch. Stuttgart: Thieme.

Jacobi, F., Klose, M. & Wittchen, H.-U. (2004). Psychische Störungen in der deutschen Allgemeinbevölkerung: Inanspruchnahme von Gesundheitsleistungen und Ausfalltage. Bundesgesundheitsblatt, Gesundheitsforschung, Gesundheitsschutz, 47, 736–744.

Jacobi, F., Höfler, M., Siegert, J., Mack, S., Gerschler, A., Scholl, L. et al. (2014). Twelve-month prevalence, comorbidity and correlates of mental disorders in Germany: The Mental Health Module of the German Health Interview and Examination Survey for Adults (DEGS1-MH). International Journal of Methods in Psychiatric Research, 23 (3), 304–319.

Jacobi, F., Höfler, M., Strehle, J. et al. (2014). Psychische Störungen in der Allgemeinbevölkerung – Studie zur Gesundheit Erwachsener in Deutschland und ihr Zusatzmodul Psychische Gesundheit (DEGS1-MH). Nervenarzt, 85 (1), 77–87.

Jaffee, S. R., Moffitt, T. E., Caspi, A., Fombonne, E., Poulton, R. & Martin, J. (2002). Differences in early childhood risk factors for juvenile-onset and adult-onset depression. Archives of General Psychiatry, 59 (3), 215–222.

Jaite, C., Pfeiffer, E., Lehmkuhl, U. & Salbach-Andrae, H. (2013). Traumatische Kindheitserlebnisse bei Jugendlichen mit Anorexia nervosa im Vergleich zu einer psychiatrischen und einer gesunden Kontrollgruppe: Zeitschrift für Kinder- und Jugendpsychiatrie und Psychotherapie, 41 (2), 99–108.

Jäkel-Wurzer, D. (2010). Töchter im Engpass. Eine fallrekonstruktive Studie zur weiblichen Nachfolge in Familienunternehmen. Heidelberg: Auer.

Jakl, B. (2018). Die rechtlichen Nebenwirkungen der Psychotherapie. In M. Linden & B. Strauß (Hrsg.), Risiken und Nebenwirkungen von Psychotherapie (2. Aufl., o. A.d.S.). Berlin: MWV.

JAMES-Studie (2016). Zürich: Zürcher Hochschule für Angewandte Wissenschaften (ZHAW).

Janiak-Baluch, B. & Lehmkuhl, G. (2013). Psychische Störungen und somatoforme Symptome in der ambulanten pädiatrischen Versorgung. Praxis Kinderpsychologie und Kinderpsychiatrie, 62, 654–699.

Jellouschek, H. (2003). »Warum hast du mir das angetan?« Untreue als Chance (12. Aufl.). München: Piper.

Jellouschek, H. (2014). Paartherapie. Damit die Liebe bleibt. Freiburg: Herder.

Jellouschek, H. (2016). Der Schlüssel zur Treue. Warum es sich lohnt, für die Liebe zu kämpfen. Freiburg: Herder.

Jellouschek, H. (2017). Trennungsschmerz und Neubeginn. Wie aus Abbrüchen Aufbrüche werden. Freiburg: Herder.

Jellouschek, H. & Jellouschek-Otto, B. (2013). Grenzen der Liebe. Nähe und Freiheit in Partnerschaft und Familie. Stuttgart: Klett-Cotta.

Jellouschek, H. & Jellouschek-Otto, B. (2014). Familie werden – Paarbleiben. Wie man einen wichtigen Lebensübergang meistert. Bern: Huber.

Jenny, B., Goetschel, P. & Steinhausen, H.-C. (2011). KOMPASS – Zürcher Kompetenztraining für Jugendliche mit Autismus-Spektrum-Störungen: Ein Praxishandbuch für

Gruppen- und Einzelinterventionen. Stuttgart: Kohlhammer.
Jewell, T., Blessitt, E., Stewart, C., Simic, M. & Eisler, I. (2016). Family therapy for child and adolescent eating disorders: a critical review. Family Process, 55 (3), 577–594.
JIM/KIM-Studien (2016). Stuttgart: Medienpädagogischer Forschungsverbund Südwest.
Johnson, S. (2009). Praxis der Emotionsfokussierten Paartherapie. Paderborn: Junfermann.
Johnson, S. (2011). Halt mich fest. Sieben Gespräche zu einem von Liebe erfüllten Leben. Emotionsfokussierte Therapie in der Praxis (2. Aufl.). Paderborn: Junfermann.
Johnson, S. (2014). Liebe macht Sinn. München: btb.
Johnson, S. M. & Talitman, E. (1996). Predictors of success in emotionally focused couple therapy. Journal of Marital and Family Therapy, 23, 135–152.
Johnson, S. M. & Whiffen, V. E. (2003). Attachment processes in couple and family therapy. New York: Guilford.
Johnson, S., Totman, J. & Hobbs, L. (2011). Crisis and emergency services. In G. Thornicroft, G. Szmukler, K. T. Mueser & R. E. Drake (Eds.), Community Mental Health (pp. 118–128). Oxford: Oxford University Press.
Johnstone, M. (2010). Mein schwarzer Hund: Wie ich meine Depression an die Leine legte (3. Aufl.). München: Kunstmann.
Johnstone, M. & Johnstone, A. (2009). Mit dem schwarzen Hund leben: Wie Angehörige und Freunde depressiven Menschen helfen können, ohne sich selbst dabei zu verlieren. München: Kunstmann.
Jones, D. P. H. (2002). Die Behandlung des misshandelten oder vernachlässigten Kindes und seiner Familie. In M. E. Helfer, R. S. Kempe & R. D. Krugman (Hrsg.), Das misshandelte Kind (o. A.d.S.). Frankfurt a. M.: Suhrkamp.
Jones, E. & Asen, E. (2002). Wenn Paare leiden – Wege aus der Depressionsfalle. Therapeutische Forschung und Praxis. Dortmund: Borgmann.
Jones, M. (1976). Prinzipien der therapeutischen Gemeinschaft. Stuttgart: Huber.
Jordan, J., Bielau, H., Cohrs, S., Hauth, I., Hornstein C., Marx. A., Reck, C. & Einsiedel, R. von (2012). Aktuelle Versorgungs- und Finanzierungslage von Mutter-Kind-Einheiten für schwangerschaftsassoziierte psychische Störungen in Deutschland. Psychiat Prax, 39 (5), 205–210.
Jürgens, G., El Hachimi, M. & Schlippe, A. von (1996). Hilfreiche Fragen zum Thema: »Arbeit mit Familien im Kontext von Migration«. Systhema, 10 (3), 43–45.
Justen-Horsten, A. & Paschen, H. (2016). Online-Interventionen in Therapie und Beratung. Weinheim: Beltz.
Juul, J. (2011). Aus Stiefeltern werden Bonuseltern. Chancen und Herausforderungen für Patchwork-Familien. München: Kösel.

Kabat-Zinn, J. (2006). Gesund durch Meditation: Das große Buch der Selbstheilung. Frankfurt a. M.: Fischer.
Kabat-Zinn, J. & Kroh, M. (2006). Gesund durch Meditation – das grosse Buch der Selbstheilung. Frankfurt a. M.: Fischer.
Kaczmarek, S. & Strauß, B. (2018). Empirische Befunde zum Spektrum und zur Häufigkeit von unerwünschten Wirkungen, Nebenwirkungen und Risiken von Psychotherapie. In M. Linden & B. Strauß (Hrsg.), Risiken und Nebenwirkungen von Psychotherapie (2. Aufl., o. A.d.S.). Berlin: MWV.
Kamp-Becker, I., Duketis, E., Sinzig, J., Poustka, L. & Becker, K. (2010). Diagnostik und Therapie von Autismus-Spektrum-Störungen im Kindesalter. Kindheit und Entwicklung, 19 (3), 144–157.
Kaplan, A. S. & Noble, S. (2007). Management of anorexia nervosa in an ambulatory setting. In J. Yager & P. S. Powers (Eds.), Clinical manual of eating disorders (pp. 127–147). Washington, DC: American Psychiatric Publishers.
Kaser, K. (1995). Familie und Verwandtschaft auf dem Balkan. Analyse einer untergehenden Kultur. Wien: Böhlau.
Kaslow, F. W. (Ed.). (1996). Handbook of relational diagnosis and dysfunctional family patterns. New York: Wiley.
Katschnig, H., Simon, M. D. & Kramer, B. (1997). Wie sie leben – wie sie leiden – was sie hoffen. Die Ergebnisse einer Umfrage bei An-

gehörigen von psychisch Kranken. Kontakt – Zeitschrift der HPE Österreich, 20.
Kaufhold, G. & Pothmann, J. (2015). Gefährdungseinschätzungen – und was dann? Ergebnisse zu den abgeschlossenen »8a-Verfahren« der Jugendämter 2014. Kommentierte Daten der Kinder- und Jugendhilfe, 2 (15), 8–12.
Keaveny, E., Midgley, N., Asen, E., Bevington, D., Fearon, P., Fonagy, P. et al. (2012). Minding the family mind: the development and initial evaluation of mentalization-based treatment for families. In N. Midgley & I. Vrouva (Eds.), Minding the child (pp. 98–112). New York: Routledge.
Keaveny, E., Midgley, N., Asen, E., Bevington, D., Fearon, P., Fonagy, P., Jennings-Hobbs, R. & Wood, S. (2012). Minding the family mind: the development and initial evaluation of mentalization-based treatment for families. In N. Midgley & I. Vrouva (Eds.), Minding the Child. New York: Taylor & Francis.
Kerr, M. & Bowen, M. (1988). Family Evaluation: An Approach Based on Bowen Theory. New York: Norton.
Keupp, H. (1997). Von der (Un-)Möglichkeit, erwachsen zu werden – Jugend heute als »Kinder der Freiheit« oder als »verlorene Generation«. Journal für Psychologie, 5 (4), 36–54.
Kiecolt-Glaser, J. K., Loving, T. J., Stowell, J. R., Malarkey, W. B., Lemeshow, S., Dickonson, S. L. & Glaser, R. (2005). Hostile maritial interactions, proinflammatory cytokine production and wound healing. Archives of General Psychiatry, 62, 1377–84.
Kierkegaard, S. (2002). Der Begriff Angst (3. Aufl.). Hamburg: Europäische Verlagsanstalt.
Kilian, H. (2001). Zur Systemischen Therapie bei »Persönlichkeitsstörungen«. Familiendynamik, 26, 166–179.
Kilian, H. (2007). Zur Systemischen Therapie bei Persönlichkeitsstörungen. Psychotherapie im Dialog, 8 (4), 316–322.
Kinderschutz-Zentren (2011). Empfehlungen zur Nutzung von Gefährdungseinschätzungs-Bögen in den Kinderschutz-Zentren. Köln: Eigenverlag der Kinderschutz-Zentren.
Kindl-Beilfuß, C. (2010). Fragen können wie Küsse schmecken. Systemische Fragetechniken für Anfänger und Fortgeschrittene (2. Aufl.). Heidelberg: Auer.
Kindl-Beilfuß, C. (2012). Einladung ins Wunderland. Heidelberg: Auer.
King, M. L., Jr. (2003). Martin Luther King explains nonviolent resistance. In S. Plous (Ed.), Understanding prejudice and discrimination (pp. 500–506). New York: McGraw-Hill.
Kinney, J. Haapala, D. A. & Booth, C. (1991). Keeping Families Together. The Homebuilders Model. New York: Taylor & Francis.
Kiresuk, T. J. & Sherman, R. E. (1968). Goal Attainment Scaling: A General Method for Evaluating Comprohensive Community Mental Health Programs. Community Mental Health Journal, 4 (6). 443–453.
Kleefeldt, E. (2017). Die Kommunikation der Kommunikation. Eine systemtheoretische Betrachtung der Beratung und Therapie mit DometscherInnen. Familiendynamik, 41 (1), 11–17.
Klein, D. M. & White, J. M. (1996). Family theories: An introduction. Thousand Oaks: Sage.
Klein, R. (2009). Berauschte Sehnsucht. Zur ambulanten systemischen Therapie süchtigen Trinkens. Heidelberg: Auer.
Knekt, P., Lindfors, O., Härkänen, T., Välikoski, M., Virtala, E., Laaksonen, M. A. & Renlund, C. (2008). Randomized trial on the effectiveness of long- and short-term psychodynamic psychotherapy and solution-focused therapy on psychiatric symptoms during a 3-year follow-up. Psychological Medicine, 38 (5), 689–703.
Knekt, P., Lindfors O., Sares-Jaske L. et al. (2013). Randomized trial on the effectiveness of long- and short-term psychotherapy on psychiatric symptoms and working ability during a 5-year follow-up. Nordic Journal of Psychiatry, 67 (1), 59–68.
Knobloch-Fedders, L. M., Pinsof, W. M. & Mann, B. J. (2007). Therapeutic alliance and treatment progress in couple psychotherapy. Journal of Marital and Family Therapy, 33 (2), 245–257.
Knuf, A. (2016). Empowerment und Recovery. Köln: Psychiatrie-Verlag.

Kohut, H. (1977). The restoration of the self. New York: International Universities Press.
Kollbrunner, J. G. (2010). Die Reanimation der Psychosomatik. Gießen: Psychosozial-Verlag.
Kordy, H. & Lutz, W. (1995). Das Heidelberger Modell: Von der Qualitätskontrolle zum Qualitätsmanagement stationärer Psychotherapie durch EDV-Unterstützung. Psychotherapie Forum, 3, 197–206.
Korittko, A. (2016). Posttraumatische Belastungsstörung bei Kindern und Jugendlichen. Heidelberg: Auer.
Korittko, A. & Pleyer, K. H. (2016). Traumatischer Stress in der Familie. Systemtherapeutische Lösungswege (5. Aufl.). Göttingen: Vandenhoeck & Ruprecht.
Krähenbühl, V., Jellouschek, H., Kohaus-Jellouschek, M. & Weber, R. (2007). Stieffamilien. Struktur – Entwicklung – Therapie (6. Aufl.). Freiburg: Lambertus.
Kraus, D. R., Castonguay, L., Boswell, J. F., Nordberg, S. S. & Hayes, J. A. (2011). Therapist effectiveness: Implications for accountability and patient care. Psychotherapy Research, 21, 267–276.
Kriz, J. (2004). Personzentrierte Systemtheorie – Grundlagen und Kerrnaspekte. In A. von Schlippe & W. C. Kriz (Hrsg.), Personzentrierung und Systemtheorie. Perspektiven für psychotherapeutisches Handeln (S. 13–67). Göttingen: Vandenhoeck & Ruprecht.
Kriz, J. (2014). Medikalisierung versus psychosoziale Perspektive. In T. Levold & M. Wirsching (Hrsg.), Systemische Therapie und Beratung – das große Lehrbuch (S. 20–23). Heidelberg: Auer.
Kriz, J. (2017). Subjekt und Lebenswelt. Personzentrierte Systemtheorie für Psychotherapie, Beratung und Coaching. Göttingen: Vandenhoeck & Ruprecht.
Kröger, F., Hendrischke, A., Schweitzer, J. et al (1998). Psychotherapie in der systemischen Familienmedizin. Psychotherapeut, 43, 352–359.
Krüger-Brand, H. E. (2017). Gesundheits-Apps: Eine Frage des Vertrauens. Deutsches Ärzteblatt PP, 11, 524–525.
Kruse, A. & Wahl, H. W. (2010). Zukunft Altern. Individuelle und gesellschaftliche Weichenstellungen. Heidelberg: Spektrum Akademischer Verlag.
Kulhara, P., Chakrabarti, S., Avasthi, A., Sharma, A. & Sharma, S. (2009). Psychoeducational intervention for caregivers of Indian patients with schizophrenia: a randomised-controlled trial. Acta Psychiatrica Scandinavica, 119 (6), 472–83.
Kumbier, D. (2013). Das Innere Team in der Psychotherapie. Methoden- und Praxisbuch. Stuttgart: Klett-Cotta.
Kumbier, D. (2016). Aufstellungsarbeit mit dem Inneren Team. Methoden- und Praxisbuch für Gruppen. Stuttgart: Klett-Cotta.
Kunze, N. (1998). Interkulturelle psychologische Beratung. Wege zum Menschen, 4, 195–205.
Kuttenreiter, V. &. Thomanetz, A. (2010). »Warum siehst du nicht, wie ich wirklich bin?« – Identität und Paarbeziehung. In A. Brandl-Nebehay & J. Hinsch (Hrsg.), Paartherapie und Identität. Denkansätze für die Praxis (S. 19–47). Heidelberg: Auer.

Laireiter, A. & Vogel, H. (Hrsg.). (1998). Qualitätssicherung in der Psychotherapie und psychosozialen Versorgung. Ein Werkstattbuch. Tübingen: dgvt.
Lakoff, G. & Johnson, M. (2014). Leben in Metaphern. Konstruktion und Gebrauch von Sprachbildern (8. Aufl.). Heidelberg: Auer.
Lambert, M. J. (1992). Implications of outcome research for psychotherapy integration. In J. C. Norcross & M. R. Goldfried (Eds.), Handbook of psychotherapy integration (pp. 94–129). New York: Wiley.
Lambert, M. J. (Ed.). (2004). Bergin and Garfield's Handbook of Psychotherapy and Behavior Change (5th ed.). New York: Wiley.
Lambert, M. J. (2007). Presidential address: what we are have learned from a decade of research aimed at improving psychotherapy outcome in routine care. Psychtherapy Research, 17, 1–14.
Lambert, M. J. (2010). »Yes, it is time for clinicians to routinely monitor treatment outcome.« In B. Duncan, S. Miller, B. Wampold & M. Hubble (Eds.), The Heart and Soul of Change (2nd ed., pp. 237–266). Washington, DC: American Psychological Association.

Lambert, M. J. (2013). The effectiveness of psychotherapy. In M. J. Lambert (Ed.), Handbook of psychotherapy and behavior change (6th ed., pp. 169–219). New York: Wiley.
Lambert, M. J. & Barley, D. E. (2002). Research summaryon the therapeutic relationship and psychotherapy outcome. In J. C. Norcross (Ed.), Psychotherapy relationships that work (pp. 17–32). New York: Oxford University Press.
Lambert, M. J., Hannöver, W., Nisslmüller, K., Richard, M. & Kordy, H. (2002). Fragebogen zum Ergebnis von Psychotherapie. Zur Reliabilität und Validität der deutschen Übersetzung des Outcome Questionnaire 45.2 (OQ-45.2). Zeitschrift für Klinische Psychologie und Psychotherapie: Forschung und Praxis, 31, 40–46.
Lambert, M. J., Morton, J., Hatfield, D., Harmon, C., Hamilton, S., Reid et al. (2004). Administration and scoring manual for the Outcome Questionnaire (OQ-45.2) (3rd ed.). Wilmington, DE: American Professional Credentialling Services LLC.
Lambert, M. J., Whipple, J. L., Veermersch, D. A., Smart, D. W., Hawkings, E. J., Nielson et al. (2002). Enhancing psychotherapy outcomes via providing feedback on client treatment response: A replication. Clinical Psychology and Psychotherapy, 9, 91–103.
Lamberty, J., de Paz Martínez, L. & Müller, H. (2010). Kinderschutz und Hilfen zur Erziehung. Evaluationsbericht zur Umsetzung § 8a SGB VIII in den Jugendämtern von Rheinland-Pfalz. Mainz: Institut für Sozialpädagogische Forschung.
Lambrou, U. (2010). Familienkrankheit Alkoholismus. Im Sog der Abhängigkeit (Neuausgabe). Reinbek: Rowohlt.
Lanfranchi, A. (1993). Immigranten und Schule. Opladen: Leske + Budrich.
Lanfranchi, A. (2002). Schulerfolg von Migrationskindern: die Bedeutung familienergänzender Betreuung im Vorschulalter. Opladen: Leske + Budrich.
Lanfranchi, A., Wogau, P. von & Eimmermacher, H. (2004). Zugang von Migrantinnen und Migranten zu den Sozial- und Gesundheitssystemen. In J. Radice von Wogau, H. Eimmermacher & A. Lanfranchi (Hrsg.), Therapie und Beratung von Migranten. Systemisch-interkulturell denken und handeln (S. 104–120). Weinheim: Beltz.
Laqueur, H. P. (1972). Mechanisms of change in multiple family therapy. In C. J. Sager & H. Kaplan (Eds.), Progress in Group and Family Therapy (pp. 400–415). New York: Bruner / Mazel.
Largo, R. (2009). Schülerjahre. München: Piper.
Lauber, C. & Kawohl, W. (2013). Supported Employment. In W. Rössler & W. Kawohl (Hrsg.), Soziale Psychiatrie. Das Handbuch für die psychosoziale Praxis (S. 129–37). Stuttgart: Kohlhammer.
Laucht, M., Schmidt, M. H. & Esser, G. (2004). The development of at-risk children in early life. Educational and Child Psychology, 21 (1), 20–31.
Lauterbach, M. (2015). Gesundheitscoaching. Strategien und Methoden für Fitness und Lebensbalance im Beruf (3. Aufl.). Heidelberg: Auer.
Lavi-Levavi, I., Shachar, I. & Omer, H. (2013). Training in nonviolent resistance for parents of violent children: Differences between fathers and mothers. Journal of Systemic Therapies, 32, 79–93.
Lazarus, R. S. (1993). Coping theory and research: past, present, and future. Psychosomatic Medicine, 55 (3), 234–247.
Lazarus, R. S. & Folkman, S. (1984). Stress, Appraisal and Coping. New York: Springer.
Le Brocque, R., Hendrikz, J. & Kenardy, J. (2010). The Course of Posttraumatic Stress in Children: Examination of Recovery Trajetories Following Traumatic Injury. Journal of Pediatric Psychology, 35 (6), 637–645.
Le Grange, D. & Lock, J. (2007). Treating bulimia in adolescents. A family based approach. New York: Guilford.
Le Grange, D., Eisler, I., Dare, C. & Russell, G. (1992). Evaluation of family treatments in adolescent anorexia nervosa: A pilot study. International Journal of Eating Disorders, 12, 347–357.
Le Grange, D., Hughes, E. K., Court, A., Yeo, M., Crosby, R. D. & Sawyer, S. M. (2016). Randomized clinical trial of parent-focused treatment and family-based treatment for adolescent anorexia nervosa. Journal of the Ame-

rican Academy of Child & Adolescent Psychiatry, 55, 683–692.
Le Grange, D., Lock, J., Agras, S., Bryson, S. & Jo, B. (2015). Randomized clinical trial of family-based treatment and cognitive-behavior therapy for adolescent bulimia nervosa. Journal of the American Academy of Child and Adolescent Psychiatry, 54, 886–894.
Le Grange, D., Swanson, S. A., Crow, S. J. & Merikangas, K. R. (2012). Eating disorder not otherwise specified presentation in the US population. International Journal of Eating Disorders, 45, 711–718.
Lebowitz, E. R. (2013). Parent-based treatment for childhood and adolescent OCD. Journal of Obsessive-Compulsive and Related Disorders, 2, 425–431.
Lebowitz, E. R. (2015). Treatment of Extreme Family Accommodation in a Youth with Obsessive-Compulsive Disorder. In E. A. Storch & A. B. Lewin (Eds.), Clinical Handbook of Obsessive-Compulsive and Related Disorders. A Case-Based Approach to Treating Pediatric and Adult Populations (pp. 321–335). Zürich: Springer.
Lebowitz, E. R. & Omer, H. (2013). Treating Childhood and Adolescent Anxiety: A Guide for Caregivers. Hoboken, NJ: Wiley.
Lebowitz, E. R., Dolberger, D., Nortov, E. & Omer, H. (2012). Parent training in non violent resistance for adult entitled dependence. Family Process, 51, 1–17.
Lebowitz, E. R., Omer, H. & Leckman, J. F. (2011). Coercive and disruptive behaviors in pediatric obsessive–compulsive disorder. Depression and Anxiety, 28, 899–905.
Lebowitz, E. R., Omer, H., Hermes, H. & Scahill, L. (2014). Parent Training for Childhood Anxiety Disorders: The SPACE Program. Cognitive and Behavioral Practice, 21, 456–469.
Lebowitz, E. R., Panza, K. E. & Bloch, M. H. (2016). Family accommodation in obsessive-compulsive and anxiety disorders: a five year update. Expert Review of Neurotherapeutics, 16, 45–53.
Lebowitz, E. R., Storch, E. A., MacLeod, J. & Leckman, J. F. (2014). Clinical and Family Correlates of Coercive–Disruptive Behavior in Children and Adolescents with Obsessive–Compulsive Disorder. Journal of Child and Family Studies, 24, 2589–2597.
Lebowitz, E. R., Vitulano, L. A. & Omer, H. (2011). Coercive and disruptive behaviors in pediatric obsessive compulsive disorder: A qualitative analysis. Psychiatry, 74, 362–371.
Lebowitz, E. R., Woolston, J., Bar-Haim, Y., Calvocoressi, L., Dauser, C., Warnick, E., Scahill, A., Chakir, A. L., Shechner, T., Hermes, H., Vitulano, L. A., King, R. A. & Leckman, J. F. (2013). Family accommodation in pediatric anxiety disorders. Depression and Anxiety, 30, 47–54.
Leff, J., Vearnals, S., Brewin, C. R. et al. (2000). The London depression intervention trial. Randomised controlled trial of antidepressants v. couple therapy in the treatment and maintenance of people with depression living with a partner: clinical outcome and costs. British Journal of Psychiatry, 177, 95–100. (dt. Übersetzung: Familiendynamik, 2002, 1, 104–121).
Lehrhaupt, L. & Meibert, P. (2013). Stressbewältigen durch Achtsamkeit. München: Kösel.
Lehtinen, V., Aaltonen, J. & Koffert, T. (2000). Two-year outcome in first episode psychosis treated according to an integrated model. Is immediate neuroleptisation always needed? European Psychiatry, 15, 312–320.
Leichsenring, F., Beutel, M., Salzer, S., Haselbacher, A. & Wiltink, J. (2015). Soziale Phobie: Psychodynamische Therapie. Göttingen: Hogrefe.
Leiman, M. (2004). Dialogical sequence analysis. In H. J. M. Hermans & G. Dimaggio (Eds.), The dialogical self in psychotherapy (pp. 255–269). New York: Brunner & Routledge.
Leitner, A., Märtens, M., Höfner, C., Koschier, A., Gerlich, K. et al. (2012). Psychotherapie: Risiken, Nebenwirkungen und Schäden – Zur Förderung der Unbedenklichkeit von Psychotherapie. Forschungsbericht. Krems: Donau-Universität.
Lemenager, T., Gwodz, A., Richter, A., Reinhard, I., Kämmerer, M. & Mann, K. (2013). Self-concept deficits in massively multiplayer online role-playing games addiction. European addiction research, 19 (5), 227–234.

Lemmens, G., Eisler, I., Buysse, A., Heene, A. & Demyttenaere, K. (2009a). The effects on mood of adjunctive single-family and multi-family group therapy in the treatment of hospitalized patients with major depression. A 15-month follow-up study. Psychotherapy and Psychosomatics, 78, 98–105.

Lenz, A. (1999). Kinder in der Erziehungs- und Familienberatung. Ein Praxisforschungsprojekt. Erziehungsberatung-Info, 54 (1), 25–42.

Lenz, A. (2010). Ressourcen fördern. Materialien für die Arbeit mit Kindern und ihren psychisch kranken Eltern. Göttingen: Hogrefe.

Lenz, A. (2012). Psychisch kranke Eltern und ihre Kinder. Köln: Psychiatrie-Verlag.

Lerner, H. (2008). Wohin mit meiner Wut? Neue Beziehungsmuster für Frauen (6. Aufl.). Frankfurt a. M.: Fischer.

Lerner, H. (2014). Beziehungsregeln: Die ultimativen Tipps für alle, die Partnerschaftskrisen satt haben. München: Goldmann.

Lersner, U. von, Baschin, K., Wormeck, I. & Mösko, M. O. (2016). Leitlinien für Trainings inter-/transkultureller Kompetenz in der Aus-, Fort- und Weiterbildung von Psychotherapeuten. Psychotherapie, Psychosomatik, Medizinische Psychologie, 66 (2), 67–73.

Levold, T. (2014). Systemische Therapie und Diagnostik. In T. Levold & M. Wirsching (Hrsg.), Systemische Therapie und Beratung – das große Lehrbuch (S. 130–150). Heidelberg: Auer.

Levold, T. & Martens-Schmid, K. (1999). Systemische Therapie. In E. Behnsen, K. Bell, D. Best et al. (Hrsg.), Management Handbuch für die psychotherapeutische Praxis (o. A.d.S.). Heidelberg: Hüther.

Levold, T. & Wirsching, M. (Hrsg.). (2016). Systemische Therapie und Beratung – das große Lehrbuch. (2. Aufl.). Heidelberg: Auer.

Lewin, A. B., Park, J. M., Jones, A. M., Crawford, E. A., De Nadai, A. S., Menzel, J., Arnold, E. B., Murphy, T. K. & Storch, E. A. (2014). Family-based exposure and response prevention therapy for preschool-aged children with obsessive-compulsive disorder: A pilot randomized controlled trial. Behaviour Research and Therapy, 56, 30–38.

Liberman, R. P., Mueser, K. T., Wallace, C. J. et al. (1990). Training skills in the psychiatrically disabled: learning coping and competence. In E. Straube & K. Hahlweg (Eds.), Schizophrenia. Concepts, Vulnerability and Models (pp. 193–216). New York: Springer.

Liddle, H. A. (2010). Therapieansatz und Wirksamkeit der MDFT bei Substanzstörungen in der Adoleszenz. Sucht, 56, 1.

Liddle, H. A. (2016). Multidimensional Family Therapy. In T. Sexton & J. Lebow (Eds.), Handbook of Family Therapy (pp. 231–249). New York: Routledge.

Lieb, H. (2009). So habe ich das noch nie gesehen. Systemische Therapie für Verhaltenstherapeuten. Heidelberg: Auer.

Lieb, H. (2014). Was geschieht eigentlich, wenn jemand jemandem die Diagnose »Persönlichkeitsstörung« gibt? Psychotherapie im Dialog, 15 (3), 22–26.

Lieb, H. (2015). Fallsupervision: Den passenden Fokus finden und dabei alles im Auge haben. Psychotherapie im Dialog, 1, 30–35.

Lieberei, B. & Linden, M. (2008). Unerwünschte Effekte, Nebenwirkungen und Behandlungsfehler in der Psychotherapie. Zeitschrift für Evidenz, Fortbildung und Qualität im Gesundheitswesen, 102, 558–562.

Liechti, J. & Liechti-Darbellay, M. (2011). Im Konflikt und doch verbunden. Heidelberg: Auer.

Lilienfeld, S. O. (2007). Psychological treatments that cause harm. Perspectives of Psychological Sciences, 2, 53–70.

Lincoln, T. M. (2017). Psychotische Störungen. In E.-L. Brakemeier & F. Jacobi (Hrsg.), Verhaltenstherapie in der Praxis (S. 479–491). Weinheim, Beltz.

Lincoln, T. M., Wilhelm, K., Nestoriuc, Y., Lincoln, T. M., Wilhelm, K. & Nestoriuc, Y. (2007). Effectiveness of psychoeducation for relapse, symptoms, knowledge, adherence and functioning in psychotic disorders: a meta-analysis. Schizophrenia Research, 96, 232–245.

Linden, M. (2011). How to define, find, and classify side effects in psychotherapy: from unwanted events to adverse treatment reactions (UE-ATR checklist). Clinical Psychology & Psychotherapy.

Linden, M., Strauß, B., Brakemeier, E.-L., Nestoriuc, Y. & Wasilewski, J. (2018). Definition

Anhang

und Entscheidungsschritte in der Bestimmung und Erfassung von Nebenwirkungen. In M. Linden & B. Strauß (Hrsg.), Erfassung von Risiken und Nebenwirkungen von Psychotherapie (o. A.d.S.). Berlin: WMV.
Lindenmeyer, J. (2003). Angehörigenarbeit in der Behandlung von Alkoholabhängigen. Praxis der Verhaltensmedizin und Rehabilitation, 183–189.
Linehan, M. M. (1993). Cognitive-behavioral treatment of Borderline Personality Disorder. New York: Guilford.
Lipchik, E. (1994). Die Hast, kurz zu sein. Zeitschrift für Systemische Therapie, 12, 228–235.
Lochmann, E. & Hoyer, J. (2013). Verhaltensaktvierung bei Depression. Psychotherapie im Dialog, 3, 57–60.
Lock, J. & Le Grange, D. (2005). Help your teenager beat an eating disorder. New York: Guilford.
Lock, J. & Le Grange, D. (2013). Treatment manual for anorexia nervosa: A family-based approach (2nd ed.). New York: Guilford.
Lock, J., Agras, W. S., Bryson, S. & Kraemer, H. (2005). A comparison of short- and long-term family therapy for adolescent anorexia nervosa. Journal of the American Academy of Child and Adolescent Psychiatry, 44, 632–639.
Lock, J., Le Grange, D., Agras, W. S. & Dare, C. (2001). Treatment manual for anorexia nervosa: A family-based approach. New York: Guilford.
Lock, J., Le Grange, D., Agras, W. S., Moye, A., Bryson, S. & Booil, J. (2010). Randomized clinical trial comparing family-based treatment with adolescent-focused individual therapy for adolescents with anorexia nervosa. Archives of General Psychiatry, 67, 1025–1032.
Loeb, K. L., Celio Doyle, A., Anderson, K., Parter, A., Sweeney, C., Hail, L., Craigen, K., Hildebrandt, T. & Le Grange, D. (2015). Family-based treatment for child and adolescent obesity: ransdevelopmental approach. In K. L. Loeb, D. Le Grange & J. Lock (Eds.), Family Therapy for Adolescent Eating and Weight Disorders. New Applications (pp. 177–229). New York: Routledge.
Loeb, K. L., Craigen, K. E., Munk Goldstein, M., Lock, J. & Le Grange, D. (2011). Early treatment of eating disorders. In D. Le Grange & J. Lock (Eds.), Eating disorders in children and adolescents: A clinical handbook (pp. 337–361). New York: Guilford.
Loranger, A. W. (1996). IPDE International Personality Disorder Examination ICD-10 Modul. Deutschsprachige Ausgabe Im Auftrag der WHO von W. Mombour, M. Zaudig, P. Berger, K. Gutierrez, W. Berner, K. Berger, M. von Cranach, O. Giglhuber, M. von Bose. Bern: Huber.
Loranger, A. W., Sartorius, N., Andreoli, A., Berger, P., Buchheim, P., Channabasavanna, S. M., Coid, B., Dahl, A., Diekstra, R. F., Ferguson, B. et al. (1994). The international personality disorder examination. Archives of General Psychiatry, 51, 215–224.
Loth, W. (1998). Auf den Spuren hilfreicher Veränderungen. Das Entwickeln Klinischer Kontrakte. Dortmund: modernes lernen.
Loth, W. (2007). Endlich anfangen. Psychotherapie im Dialog, 8 (2), 148–151.
Loth, W. & Schlippe, A. von (2004). Die Therapeutische Beziehung aus Systemischer Sicht. Psychotherapie im Dialog, 5 (4), 343–347.
Lu, P. (2009). Family therapy of autistic children. China Journal of Health Psychology, 12, 1409–1410.
Luborsky, L., Singer, B. & Luborsky, G. (1975). Comparative studies of psychotherapies: Is it true that »Everybody has wen and all must have prizes«? Archives of General Psychiatry, 32, 995–1008.
Luby, J., Lenze, S. & Tillman, R. (2012). A novel early intervention for preschool depression: findings from a pilot randomized controlled trial. Journal of Child Psychology and Psychiatry, 53 (3), 313–322.
Ludewig, K. (1988). Nutzen, Schönheit, Respekt – drei Grundkategorien für die Evaluation von Therapien. System Familie, 1, 103–114.
Ludewig, K. (1993). Systemische Therapie. Grundlagen klinischer Theorie und Praxis (2. Aufl.). Stuttgart: Klett-Cotta.
Ludewig, K. (2000). Das Familienbrett. Theorie, Methode, Entwicklungen. In K. Ludewig. & U. Wilken (Hrsg.), Das Familienbrett: Ein Verfahren für die Forschung und Praxis mit Familien und anderen sozialen Systemen (S. 13–36). Göttingen: Hogrefe.

Ludewig, K. (2002). Leitmotive systemischer Therapie. Stuttgart: Klett-Cotta.
Ludewig, K. (2005). Einführung in die theoretischen Grundlagen der Systemischen Therapie. Heidelberg: Auer.
Luhmann, N. (1996). Soziale Systeme. Grundriß einer allgemeinen Theorie. Frankfurt a. M.: Suhrkamp.
Ludewig, K. & Wilken, U. (Hrsg.). (2000). Das Familienbrett: Ein Verfahren für die Forschung und Praxis mit Familien und anderen sozialen Systemen. Göttingen: Hogrefe.
Lutz, W., Stammer, H., Leeb, B., Dötsch, M., Bölle, M. & Kordy, H. (1996). Das Heidelberger Modell der Aktiven Internen Qualitätssicherung stationärer Psychotherapie. Psychotherapeut, 41, 25–35.

Macdonald, A. J. (1994). Brief Therapy in Adult Psychiatry. Journal of Family Therapy, 16, 415–426.
MacFarlane, M. M. (Ed.) (2004a). Family treatment of personality disorders: Advances in clinical practice. Haworth: Routledge.
MacFarlane, M. M. (2004b). Systemic treatment of Borderline Personality Disorder: An integrative approach. In M. M. MacFarlane (Ed.), Family treatment of personality disorders: Advances in clinical practice (pp. 205–240). Haworth: Routledge.
Machleidt, W., Behrens, K., Ziegenbein, M. & Calliess, I. T. (2007). Integration von Migranten in die psychiatrisch-psychotherapeutische Versorgung in Deutschland. Psychiatrische Praxis, 34 (7), 325–331.
Madden, S., Miskovic-Wheatley, J., Wallis, A., Kohn, M., Lock, J., Le Grange, D., Jo, B., Clarke, S., Rhodes, P., Hay, P. & Touyz, S. (2015). A randomized controlled trial of in-patient treatment for anorexia nervosa in medically unstable adolescents. Psychological Medicine, 45, 415–427.
Madsen, T., Erlangsen, A. & Nordentoft, M. (2017). Risk Estimates and Risk Factors Related to Psychiatric Inpatient Suicide. An Overview. International journal of environmental research and public health, 14 (3).
Maercker, A. & Augsburger, M. (2017). Psychotraumatology: Differentiation, extension and public discourse. Review. Der Nervenarzt, 88 (9), 967-973.
Maffei, C. von, Görges, F., Kissling, W., Schreiber, W. & Rummel-Kluge, C. (2015). Using films as a psychoeducational tool for patients with schizophrenia: a pilot study using a quasi-experimental pre-post design. BMC Psychiatry, 15, 93–97.
Main, T. F. (1981). Das Konzept der therapeutischen Gemeinschaft: Wandlungen und Wechselfälle. In H. Hilpert, R. Schwarz & F. Beese (Hrsg.), Psychotherapie in der Klinik (S. 46–66). Heidelberg: Springer.
Mandell, D. S., Walrath, C. M., Manteuffel, B., Sgro, G. & Pinto-Martin, J. (2005). Characteristics of children with autistic spectrum disorders served in comprehensive community-based mental health settings. Journal of Autism and Developmental Disorders, 35 (3), 313–321.
Mandelli, L., Petrelli, C. & Seretti, A. (2015). The role of specific early trauma in adult depression: A meta-analysis of published literature. Childhood trauma and adult depression. European Psychiatry, 30 (6), 665–680.
Marckmann, G. (Hrsg.). (2015). Praxisbuch Ethik in der Medizin. Berlin: MWV.
Märtens, M. (2002). Therapieschäden – Risiken und Nebenwirkungen von Psychotherapie. Mainz: Matthias-Grünewald-Verlag.
Märtens, M. (2005). Misserfolge und Misserfolgsforschung in der Psychotherapie. Psychotherapie im Dialog, 6 (2), 145–149.
Märtens, M. & Petzold, H. (2002). Die schwierige Entdeckung von Nebenwirkungen. In M. Mertens (Hrsg.), Therapieschäden: Risiken und Nebenwirkungen von Psychotherapie (S. 15–38). Mainz: Matthias-Grünewald-Verlag.
Marti, D. (2012). Pharmakotherapie. In M. Landolt & T. Hensel (Hrsg.), Traumatherapie bei Kindern und Jugendlichen (S. 232–240). Göttingen: Hogrefe.
Martire, L. M., Lustig, A. P., Schulz, R. Miller, G. E. & Helgeson, V. S. (2004). Is it beneficial to involve a family member? A meta-analysis of psychosocial interventions for chronic illness. Health Psychology, 23, 599–611.
Marzola, E., Desedime, N., Giovannone, C., Amianto, F., Fassino, S. & Abbate-Daga, G.

(2015). Atypical Antipsychotics as Augmenation Therapy in Anorexia Nervosa. PLOS ONE, 10 (4), e0125 569.
Maslach, C., Schaufeli, W. B. et al. (2001). Job burnout. Annual Review of Psychology, 52, 397–422.
Masters, W. H. & Johnson, V. E. (1973). Impotenz und Anorgasmie. Frankfurt a. M.: Goverts, Krüger & Stahlberg.
Matoni, H. (2004). Ambulante Therapie bei Asperger-Syndrom in der »Autismus-Therapie-Ambulanz LiNie«. Forum der Kinder- und Jugendpsychiatrie, Psychosomatik und Psychotherapie, 14 (4), 45–56.
Maturana, H. & Varela, F. (1987). Der Baum der Erkenntnis. Die biologischen Wurzeln des menschlichen Erkennens. Bern: Scherz.
McCarty, C. A. & Weisz, J. R. (2007). Effects of psychotherapy for depression in children and adolescents: what we can (and can't) learn from meta-analysis and component profiling. Journal of the American Acadamy of Child and Adolescent Psychiatry, 46 (7), 879–886.
McDaniel, S. H. (1996). Kooperative, familienorientierte Gesundheitsfürsorge. Psychotherapeut, 41, 45–50.
McDaniel, S. H., Hepworth, J. & Doherty, W. J. (1997). Familientherapie in der Medizin: Ein biopsychosoziales Behandlungskonzept für Familien mit körperlich Kranken. Heidelberg: Auer.
McDaniel, S., Doherty, W. J. & Hepworth, J. (2013). Medical family therapy and integrated care. Washington, DC: American Psychological Association.
McFarlane, W. R. (1993). Multiple Family Groups and the Treatment of Schizophrenia. In W. R. McFarlane (Ed.), Family Therapy in Schizophrenia. New York: Guilford.
McGoldrick, M. (2013). Wieder heimkommen. Auf Spurensuche in Familiengeschichten (3. Aufl.). Heidelberg: Auer.
McGoldrick, M. & Gerson, R. (1990). Genogramme in der Familienberatung. Bern: Huber.
McGrath, J. J. (2006). Variations in the incidence of schizophrenia: data versus dogma. Schizophrenia Bulletin, 32, 195–197.
McLuhan, M. (1967). The Medium is the Message. London: Penguin.
McPhee, D., Johnson, S. M. & van der Veer, M. M. (1995). Low sexual desire in women: The effects of marital therapy. Journal of Sex and Marital Therapy, 21, 159–182.
McWilliams, S., Hill, S., Mannion, N., Fetherston, A., Kinsella, A. & O'Callaghan, E. (2012). Schizophrenia: a five-year follow-up of patient outcome following psychoeducation for caregivers. European Psychiatry, 27 (1), 56–61.
Mehler-Wex, C. (2008). Depressive Störungen. Heidelberg: Springer.
Meiss, O. (2016). Hypnosystemische Therapie bei Depression und Burnout. Heidelberg: Auer.
Melle, T. (2016). Die Welt im Rücken (6. Aufl.). Berlin: Rowohlt.
Merl, H., Mezgolich, H. & Hüpf, J. (1988). Die Arbeit mit dem Reflektierenden Team – Ein erster Erfahrungsbericht. System Familie 1, 244–253.
Merlo, L., Lehmkuhl, H., Geffken, G. & Storch, E. (2009). Decreased family accommodation associated with improved therapy outcome in pediatric obsessive-compulsive disorder. Journal of Consulting and Clinical Psychology, 77, 355–360.
Mertens, S. (2009). Das Innere Team mit Tieren: Tiere als Persönlichkeitssymbole in Psychotherapie und Beratung. München: Reinhardt.
Mezzich, J. E., Salloum, I. M., Cloninger, C. R., Salvador-Carulla, L., Kirmayer, L. J., Banzato, C. E., … Botbol, M. (2010). Person-centred integrative diagnosis: conceptual bases and structural model. Canadian journal of psychiatry. Revue canadienne de psychiatrie, 55 (11), 701–708.
Michaels, A. (2011). Wozu Rituale. Spektrum der Wissenschaften, Spezial (1), 6–13.
Michalak, J. & Grosse Holtforth, M. (2006). Where Do We Go From Here? The Goal Perspective in Psychotherapy. Clinical Psychology: Science and Practice, 13 (4), 346–365.
Mikulincer, M. & Shaver, P. (2007). Adult Attachment. New York: Guilford.
Miller, L. & Wrate, R. M. (2014). Integrated Family Therapy – A Paramodern Position (2nd ed.) http://www.integratedfamilytherapy.com/download/integrated-family-therapy-miller-wrate.pdf [02.05.2018].

Miller, S. (2015). Warum die meisten Therapeuten nur durchschnittlich sind (und was wir dagegen tun können). Tony Rousmaniere im Gespräch mit Scott Miller. Familiendynamik, 40, 160–167.

Mills, J. C. & Crowley, R. J. (2011). Therapeutische Metaphern für Kinder und das Kind in uns (4. Aufl.). Heidelberg: Auer.

Milne, D., Reiser, R., Aylott, H., Dunkerley, C., Fitzpatrick, H. & Wharton, S. (2010). The systematic review as an empirical approach to improving CBT supervision. International Journal of Cognitive Therapy, 3 (3), 278–294.

Minuchin, P., Colapinto, J. & Minuchin, S. (2000). Verstrickt im sozialen Netz. Neue Lösungswege für Multiproblem-Familien. Heidelberg: Auer.

Minuchin, S. & Fishman, H. C. (1983/1985). Praxis der strukturellen Familientherapie. Strategien und Techniken. Freiburg: Lambertus.

Minuchin, S. (1974). Therapeutic implications of a structural approach. In S. Minuchin (Ed.), Families and family therapy (p. 102). Cambridge: Harvard University Press.

Minuchin, S. (1983/1997). Familie und Familientherapie. Theorie und Praxis struktureller Familientherapie (10. Aufl.). Freiburg: Lambertus.

Minuchin, S., Reiter, M. D. & Borda, C. (2014). The craft of family therapy: Challenging certainties. New York: Routledge.

Minuchin, S., Rosmann, B. L. & Baker, L. (1978/1995). Psychosomatische Krankheiten in der Familie (6. Aufl.) (Psychosomatic families: Anorexia Nervosa in context. Cambridge, MA: Harvard University). Stuttgart: Klett-Cotta.

Missel, P. & Weissinger, V. (2011). Wirksamkeitsstudien zur Suchtrehabilitation Verfahrensweise und Ergebnisse der Einjahreskatamnesen des Fachverbandes Sucht e. V. zum Entlassjahrgang 2008. Abhängigkeiten, 11 (1), 50–68.

Mitchell, J. T. & Everly, G. S. (1993). Critical incident stress debriefing (CISD): An operations manual for the prevention of traumatic stress among emergency services and disaster workers. Ellicott City, MD: Chevron.

Mohl A. (1996). Der Zauber Lehrling II. Das NLP Lern- und Übungsbuch. Was wir von Walt Disney lernen können, ist seine Kreativitätsstrategie. Junfermann: Paderborn.

Möller, H.-J., Laux, G. & Kapfhammer, H.-P. (2017). Psychiatrie, Psychosomatik, Psychotherapie. Heidelberg: Springer.

Mollica, R. (2006/2009). Unsichtbare Wunden heilen (Healing invisible wounds. Orlando / Florida: Harcourt). München: Südwest / Random House.

Molter, H. & Nöcker, K. (2016). Systemisch Schule machen. Toolbox für Lehrer. Heidelberg: Auer.

Molter, H. & Osterhold, G. (Hrsg.). (2009). Systemische Suchttherapie (4. Aufl.). Kröning: Asanger.

Mondloch, M. V., Cole, D. C. & Frank, J. W. (2001). Does how you do depend on how you think you'll do? A systematic review of the evidence for a relation between patients' recovery expectations and health outcomes. Cmaj, 165 (2), 174–179.

Monk, G., Winslade, J. K., Crocket, K. & Epston, D. (Eds.). (1997). Narrative Therapy in Practice: The Archaeology of Hope. San Francisco: Jossey Bass.

Monson, C. M., Macdonald, A. & Brown-Bowers, A. (2012). Couple / family therapy for posttraumatic stress disorder: review to facilitate interpretation of VA/DOD Clinical Practice Guideline. Journal of Rehabilitation Research and Development, 49 (5), 717–728.

Monson, C. M., Rodriguez, B. F. & Warner, R. (2005). Cognitive-behavioral therapy for PTSD in the real world: do interpersonal relationships make a real difference? Journal of Clinical Psychology, 61 (6), 751–761.

Moore, A. M., Hamilton, S., Crane, D. R. & Fawcett, D. (2011). The Influence of Professional License Type on the Outcome of Family Therapy. American Journal of Family Therapy, 39 (2), 149–116.

Mosch, E. (2009). Mamas Monster: Was ist nur mit Mama los? (2. Aufl.). Bonn: Balance.

Mösko, M., Pradel, S. & Schulz, H. (2011). Die Versorgung von Menschen mit Migrationshintergrund in der psychosomatischen Rehabilitation. Bundesgesundheitsblatt, 54 (4), 465–474.

Mowrer, O. H. (1947). On the dual nature of learning – a re-interpretation of »conditioning« and »problem solving«. Harvard Educational Review, 17, 102–148.
MST Services. (2017). Online-Zugriff: http://mstservices.com/ [02.05.2018].
Mühlig, S., Mathey, A. & Paulick, J. (2017). Psychoedukation. In E.-L. Brakemeier & F. Jacobi (Hrsg.), Verhaltenstherapie in der Praxis (S. 203–212). Weinheim: Beltz.
Murphy, S. M., Irving, C. B., Adams, C. E. & Waqar, M. (2015). Crisis intervention for people with severe mental illnesses. The Cochrane database of systematic reviews, 12, CD001 087.
Murray, R. M. (2016). Mistakes I Have Made in My Research Career. Schizophrenia Bulletin, 43 (2), 253–256.
Musil, R. (1978). Der Mann ohne Eigenschaften. Bd. 1. Reinbek: Rowohlt.

Nardone, G. et al. (2007). The Strategic Treatment of Post Traumatic Stress Disorder. Journal of Brief, Strategic & Systemic Therapies, 1 (2), 19–36.
Nardone, G. & Hildenbrand, A. (2007). Pirouetten im Supermarkt: strategische Interventionen für Therapie und Selbsthilfe Heidelberg: Auer.
Nardone, G. & Watzlawick, P. (1993). The Art of Change: Strategic Therapy and Hypnotherapy without Trance. San Francisco: Jossey-Bass.
Narzisi, A., Costanza, C., Umberto, B. & Filippo, M. (2014). Non-pharmacological treatments in autism spectrum disorders: an overview on early interventions for pre-schoolers. Current Clinical Pharmacology, 9 (1), 17–26.
Nasr, T. & Kausar, R. (2009). Psychoeducation and the family burden in schizophrenia: a randomized controlled trial. Annals of General Psychiatry, 8,17.
Natho, F. (2010). Gespräche mit dem inneren Schweinehund. Arbeit mit Tierfiguren in systemischer Beratung und Therapie (2. Aufl.). Göttingen: Vandenhoeck & Ruprecht.
National Institute for Health and Care Excellence (NICE). (Ed.). (2005). Post-traumatic stress disorder: Management. London.
National Institute for Health and Care Excellence (NICE). (2009). Borderline personality disorder: Recognition and management. Clinical guideline [CG78].
National Institute for Health and Care Excellence (NICE). (Ed.). (2011). Self-harm in over 8s: Long-term management. Clinical guideline. London: National Institute for Health and Care Excellence.
National Institute for Health and Care Excellence (NICE). (2012). Borderline personality disorder: recognition and management. Clinical guideline. https://www.nice.org.uk/guidance/cg78/resources/borderline-personality-disorder-recognition-and-management-975 635 141 317 [10.9.2018].
National Institute for Health and Care Excellence (NICE). (Ed.). (2014). Psychosis and schizophrenia in adults: Prevention and management. London: National Institute for Health and Care Excellence. https://www.nice.org.uk/guidance/cg178/evidence/full-guideline-490 503 565 [02.05.2018].
National Institute for Health and Care Excellence (NICE). (2016). https://www.nice.org.uk/guidance/cg90/chapter/1-Guidance [02.05.2018].
Nestoriuc, C. & Rief, W. (2018). Nebenwirkungen in der Verhaltenstherapie. In M. Linden & B. Strauß (Hrsg.), Risiken und Nebenwirkungen von Psychotherapie (2. Aufl., o. A.d.S.). Berlin: MWV.
Netzwerk Psychische Gesundheit Schweiz (2014). Psychische Gesundheit und Beschäftigung in der Schweiz, Obsan Forschungsbericht Nr. 12/13 2014, http://www.npg-rsp.ch.
Neuweg, G. H. (1999/2001). Könnerschaft und implizites Wissen. Münster: Waxmann.
Newman, M., Fagan, C. & Webb, R. (2014). Innovations in practice: The efficacy of non-violent resistance groups in treating aggressive and controlling children and young people: A preliminary analysis of pilot NVR groups in Kent. Child and Adolescent Mental Health, 19, 138–141.
Ngoc, T. N., Weiss, B. & Trung, L. T. (2016). Effects of the family schizophrenia psychoeducation program for individuals with recent onset schizophrenia in Viet Nam. Asian Journal of Psychiatry, 22, 162–166.

Nichols, M.P. (2010). Family therapy: Concepts and methods (9th Ed.). Boston: Pearson.

Nielsen, S. (2007). Epidemiology of eating disorders. In T. Jaffa & B. McDermott (Eds.), Eating Disorders in Children and Adolescents (pp. 82–94). Cambridge: Cambridge University Press.

Nilsson, M., Lundberg, I., Williamson, S., Nilsson, K. & Wesslund, A. (2010). Barnorienterad familjeterapi, BOF vid BUPs länsklinik i Västerbotten 2003–2009. Unveröffentlichtes Manuskript.

Noeker, M. (2008). Funktionelle und somatoforme Störungen im Kindes- und Jugendalter (Bd. 11). Göttingen: Hogrefe.

Norcross, J.C. (2002). Psychotherapy Relationsships that work: Therapists constributions and responsiveness to patients needs. New York: Oxford University Press.

Norcross, J.C. (2011). Psychotherapy Relationships That Work. Evidence-Based Responsiveness (2nd ed.). New York: Oxford University Press.

Nordentoft, M., Melau, M., Iversen, T., Petersen, L., Jeppesen, P., Thorup, A., … Jorgensen, P. (2015). From research to practice: how OPUS treatment was accepted and implemented throughout Denmark. Early Intervention in Psychiatry, 9 (2), 156–162.

Norman, K.R., Silverman, W.K. & Lebowitz, E.R. (2015). Family Accommodation of Child and Adolescent Anxiety: Mechanisms, Assessment, and Treatment. Journal of Child and Adolescent Psychiatric Nursing, 28, 131–140.

Noyon, A. & Heidenreich, T. (2013). Schwierige Situationen in Therapie und Beratung (2. Aufl.). Weinheim: Beltz.

Nugent, N., Saunders, B., Williams, L., Hanson, R. Smith, D. & Fitzgerals, M. (2009). Posttraumatic Stress Symptom Trajectories in Children Living in Families Reported for Familiy Violence. Journal of Traumatic Stress, 22 (5), 460–466.

Nusbaum, M.R., Gamble, G., Skinner, B. & Heiman, J. (2000). The high prevalence of sexual concerns among women seeking routine gynecological care. The Journal of Family Practice, 49 (3), 229–232.

O'Farrell, T.J. & Fals-Stewart, W. (2006). Behavioral Couples Therapy for Alcoholism and Drug Abuse. New York: Guilford.

Ochs, M. (2013). Vier Grundorientierungen Systemischer Psychotherapie. Projekt Psychotherapie, 3, 20–23.

Ochs, M. & Orban, R. (2008). Familie geht auch anders. Wie Alleinerziehende, Scheidungskinder und Patchworkfamilien glücklich werden. Heidelberg: Auer.

Okiishi, J., Lambert. M.J., Nielsen, S.L., Ogles, B.M. (2001). Waiting for the supershrink. Clinical Psychology and Psychotherapy, 42, 993–1006.

Ollefs, B. (2013). Wenn Kinder-Krankheiten Eltern hilflos werden lassen – Familienmedizinische Erfahrungen in einer Kinder- und Jugendklinik. Familiendynamik, 38 (2), 126–137.

Ollefs, B., Schlippe, A. von, Omer, H. & Kritz, J. (2009). Jugendliche mit externalem Problemverhalten. Effekte von Elterncoaching. Familiendynamik, 34 (3), 256–265.

Olson, D.H. & McCubbin, H.I. (1983). Families – What makes them work. Beverly Hills: Sage.

Olson, M., Seikkula, J. & Ziedonis, D. (2014). The key elements of dialogical practice in open dialogue: fidelity criteria. http://umassmed.edu/psychiatry/globalinitiatives/opendialogue/ [02.05.2018].

Olsson, A. & Phelps, E.A. (2004). Learned fear of »unseen« faces after Pavlovian, observational, and instructed fear. Psychological Science, 15, 822–828.

Omer, H. & Dolberger, D.I. (2015). Helping parents cope with suicide threats: An approach based on nonviolent resistance. Family Process, 54, 559–575.

Omer, H. & Lebowitz, E.R. (2012). Ängstliche Kinder unterstützen. Die elterliche Ankerfunktion. Göttingen: Vandenhoeck & Ruprecht.

Omer, H. & Schlippe, A. von (2004). Autorität durch Beziehung. Die Praxis des gewaltlosen Widerstands in der Erziehung. Göttingen: Vandenhoeck & Ruprecht.

Omer, H. & Schlippe, A. von (2010). Stärke statt Macht. Neue Autorität in Famillie, Schule und Gemeinde. Göttingen: Vandenhoeck & Ruprecht.

Omer, H., Steinmetz, S. G., Carthy, T. & Schlippe, A. von (2013). The Anchoring Function: Parental Authority and the Parent-Child Bond. Family Process, 52, 193–206.

Orban, R. & Ochs, M. (2011). Gelingende Kooperation gestalten als Kernkompetenz aufsuchender Jugendhilfe. In M. Müller & B. Bräutigam (Hrsg.), Hilfe, sie kommen (S. 261–276). Heidelberg: Auer.

Orinstein, A. J., Helt, M., Troyb, E., Tyson, K. E., Barton, M. L., Eigsti, I.-M. D., Naigles, L. & Fein, D. A. (2014). Intervention History of Children and Adolescents with High-Functioning Autism and Optimal Outcomes. Journal of Developmental and Behavioral Pediatrics, 35 (4), 247–256.

Orlinsky, D., Grawe, K. & Parks, K. B. (1994). Process outcome in psychotherapy – Noch einmal. In A. E. Bergin & S. L. Garfield (Eds.), Handbook of Psychotherapy and Behavior Change (4th ed., pp. 270–378). New York: Wiley.

Otero, I. (2004). Traducción y Adaptación: Equipo de Psicología Sistémica Constructivista EPSIC Departamento de Psicología, Universidad de Chile 2004.

Ozer, E. J., Best, S. R., Lipsey, T. L. & Weiss, D. S. (2003). Predictors of posttraumatic stress disorder and symptoms in adults: a meta-analysis. Psychological Bulletin, 129 (1), 52–73.

Palm, C. (2001). Terapi på lika villkor? En jämförande studie mellan BOF och traditionella familjeterapisamtal. Delmoment i 15p. vetenskapsteori forsknings- och utvärderingsmetoder. Eskilstuna. Unveröffentlichtes Manuskript.

Papoušek, M. (Hrsg.). (2004). Regulationsstörungen der frühen Kindheit. Bern: Huber.

Papp, P. A. & Imber-Black, E. (1996). Familienthemen: Übergänge und Wandel. System Familie, 9 (1), 12–21.

Papp, P., Scheinkman, M. & Malpas, J. (2013). Breaking the Mold: Sculpting Impasses in Couples' Therapy. Family Process, 52 (1), 33–45.

Paschke-Müller, M. S., Biscaldi, M., Rauh, R., Fleischhaker, C. & Schulz, E. (2017). TOMTASS – Theory-of-Mind-Training bei Autismusspektrumstörungen: Freiburger Therapiemanual für Kinder und Jugendliche (2. Aufl.). Heidelberg: Springer.

Patterson, J. M. (2002). Integrating family resilience and family stress theory. Journal of Marriage & Family, 64, 349–360.

Pearce, J. (2013). Family Therapy. In T. Dening & A. Thomas (Eds.), Oxford Textbook of Old Age Psychiatry (p. 263). New York: Oxford University Press.

Pears, K. C. & Capaldi D. M. (2001). Intergenerational transmission of abuse: a two-generational prospective study of an at-risk sample. Child Abuse & Neglect, 25 (11), 1439–1461.

Pedrina, F. (2005). Mütter und Babys in psychischen Krisen. Forschungsstudie zu einer psychotherapeutisch geleiteten Mutter-Säuglingsgruppe am Beispiel postpartaler Depression. Frankfurt: Brandes & Apsel.

Peichl, J. (2014). Innere Kinder, Täter, Helfer & Co: Ego-State-Therapie des traumatisierten Selbst. Stuttgart: Klett-Cotta.

Pekkala, E. & Merinder, L. (2002). Psychoeducation for schizophrenia. Cochrane Review. Cochrane Data Base, Syst. Review, 2, CD002 831.

Pelzer, K. (2012). Mit Klarheit und Bescheidenheit. Systemische Überlegungen zur Beratung »hochstrittiger Eltern«. In H. Molter, R. Schindler & A. von Schlippe (Hrsg.), Vom Gegenwind zum Aufwind (S. 156–184). Göttingen: Vandenhoeck & Ruprecht.

Penn, P. (2009). Joined Imaginations. Writing and Language in Therpay. Ohio: (Taos Institute Publications.

Penn, P. & Frankfurt, M. (1994). Creating a Participant Text: Writing, Multiple Voices, Narrative Multiplicity. Family Process, 33, 217–233.

Peris, T. S., Bergman, R. L., Langley, A., Chang, S., McCracken, J. T. & Piacentini, J. (2008). Correlates of accommodation of pediatric obsessive-compulsive disorder: parent, child, and family characteristics. Journal of the American Academy of Child and Adolescent Psychiatry, 47, 1173–1181.

Perry, B., Pollard, R., Blakely, T., Baker, W. & Vigilante, D. (1995). Childhood Trauma, the Neurobiology of Adaptation, and »Use-dependent« Development of the Brain: How

»States« Become »Traits«. Infant Mental Health Journal, 16 (4), 271–291.
Persevic, R., Lambert, M. J. & Kordy, H. (2004). Computer supported monitoring of patient treatment response. Journal of Clinical Psychology, 60, 285–299.
Pharoah, F., Mari, J., Rathbone, J. & Wong, W. (2006). Family intervention for schizophrenia. Cochrane Database, Syst. Rev., 18 (4), CD000 088.
Phillips, M. (2009). Chronische Schmerzen behutsam überwinden: Anleitungen zur Selbsthilfe. Heidelberg: Auer.
Phillips, M. & Frederick, C. (2003). Handbuch der Hypnotherapie bei posttraumatischen und dissoziativen Störungen. Heidelberg: Auer.
Pilling, S., Roth, A. D. & Stratton, P. (2010). The competences required to deliver effective systemic therapies. https://www.ucl.ac.uk/pals/research/cehp/research-groups/core/pdfs/Systemic_Therapy/Systemic_Clinicians_competences_required_for_effective_systemic_therapies.pdf [30.04.2018].
Pinquart, M., Oslejsek, B. & Teubert, D. (2014). Efficacy of systemic therapy on adults with mental disorders: A meta-analysis. Psychotherapy Research. http://dx.doi.org/10.1080/10 503 307.2014.935 830 [28.07.2014].
Pinsof, W. M. (1995). Integrative problem centered therapy: A synthesis of biological, individual and family therapies. New York: Basic Books.
Pinsof, W. M. (2014). Using the STIC to Measure Progress in Therapy and Supervision. In T. C. Todd & C. L. Storm (Eds.), The Complete Systemic Supervisor: Context, Philosophy, and Pragmatics (2nd ed., pp. 1–5). Hoboken, NJ: Wiley.
Pinsof, W. M. & Catherall, D. R. (1986). The integrative psychotherapy alliance: Family, couple, and individual therapy scales. Journal of Marital and Family Therapy, 12 (2), 137–151.
Pinsof, W. M. & Wynne, L. C. (1995). The effectiveness and efficacy of marital and family therapy: An empirical overview, conclusions, and recommendations. Journal of Marital and Family Therapy, 21 (4), 585–613.
Pinsof, W. M., Breunlin, D. C., Russell, W. P. & Lebow, J. L. (2011). Integrative problem centered metaframeworks (IPCM) therapy II: Planning, conversing, and reading feedback. Family Process, 50 (3), 314–336.
Pinsof, W. M., Breunlin, D. C., Russell, W. P., Lebow, J., Rampage, C. & Chambers, A. (2017). Integrative Systemic Therapy. Washington, DC: American Psychological Association.
Pinsof, W. M., Zinbarg, R. E. & Knobloch-Fedders, L. (2008). Factorial and construct validity of the revised short form Integrative Psychotherapy Alliance Scales for family, couple, and individual, Fam Process, 47 (3), 281–301.
Pinsof, W. M., Zinbarg, R. E., Lebow, J. L., Knobloch-Fedders, L. M., Durbin, E., Chambers, A., Latta, T., Karam, E., Goldsmith, J. & Friedman, G. (2009). Laying the foundation for progress research in family, couple, and individual therapy: the development and psychometric features of the initial systemic therapy inventory of change (STIC). Psychotherapy Research, 19 (2), 143–156.
Piontek, R. (2017). Doing Gender: Umgang mit Rollenstereotypen in der therapeutischen Praxis. Tübingen: dgvt.
Pitschel-Walz, G., Bäuml, J., Engel, R., Voss, A. & Kissling, W. (2006). Psychoeducation and compliance in the treatment of schizophrenia: results of the Munich Psychosis Information Project-study. Journal of Clinical Psychiatry, 67 (3), 443–452.
Pitschel-Walz, G., Leucht, S., Bäuml, J., Kissling, W. & Engel, R. R. (2001). The effect of family interventions on relapse and rehospitalization in schizophrenia – A meta-analysis. Schizophrenia Bulletin, 27 (1), 73–92.
Politte, L. C., Henry, C. A. & McDougle, C. J. (2014). Psychopharmacological interventions in autism spectrum disorder. Harvard Review of Psychiatry, 22 (2), 76–92.
Poole, L. A., Lewis, A. J., Toumbourou, J. W., Knight, T., Bertino, M. D. & Pryor, R. (2016). A Multi-Family Group Intervention for Adolescent Depression: The BEST MOOD Program. Family Process, May 9.
Pote, H., Stratton, P., Cottrell, D., Shapiro, D. & Boston, P. (2003). Systemic Family Therapy

can be manualised: Research process and findings. Journal of Family Therapy, 25, 236–262.

Pote, H., Stratton, P., Cottrell, D., Shapiro, D., Boston, P. & Hanks, H. (2002). Leeds Systemic Family Therapy Manual. https://medhealth.leeds.ac.uk/info/645/psychiatry_and_behavioural_sciences/1365/leeds_family_therapy_and_research_centre [02.05.2018].

Poustka, L., Rothermel, B., Banaschewski, T. & Kamp-Becker, I. (2012). Intensive verhaltenstherapeutische Interventionsprogramme bei Autismus-Spektrum-Störungen. Kindheit und Entwicklung, 21 (2), 81–89.

Powers, M. B., Vedel, E. & Emmelkamp, P. M. G. (2008). Behavioral couples therapy (BCT) for alcohol and drug use disorders: A meta-analysis. Clinical Psychology Review, 28 (6), 952–62.

Preiß, M. & Remschmidt, H. (2007). Depressive Störungen im Kindes- und Jugendalter – Eine Übersicht. Zeitschrift für Kinder- und Jugendpsychiatrie und Psychotherapie, 35 (6), 385–397.

Preß, H. & Gmelch, M. (2014). Die »therapeutische Haltung« – Vorschlag eines Arbeitsbegriffs und einer klientenorientierten Variante. Psychotherapeutenjournal, 4, 358–366.

Prevoo, M. J. L., Stoltenborgh, M., Alink, L. R. A., Bakermans-Kranenburg, M. J. & van IJzendoorn, M. H. (2016). Methodological Moderators in Prevalence Studies on Child Maltreatment: Review of a Series of Meta-Analyses. Child Abuse Review. Published online in Wiley Online Library (wileyonlinelibrary.com) https://doi.org/10.1002/car.2433 [02.05.2018].

Prior, Ch. (2017). Klärungshilfe – ein starkes Gefäss für heisse oder kalte Konflikte. In T. Hess & C. Starke (Hrsg.), Patchwork-Familien. Beratung und Therapie (o. A.d.S.). Stuttgart: Kohlhammer.

Prior, M. (2006). Beratung und Therapie optimal vorbereiten. Informationen und Interventionen vor dem ersten Gespräch. Heidelberg: Auer.

Prior, M. (2010). Therapie und Beratung optimal vorbereiten. Heidelberg: Auer.

Prochaska, J. O. (2001). Wie Menschen es schaffen, sich zu ändern, und wie wir noch mehr Menschen dabei unterstützen können. In M. A. Hubble, L. Duncan & S. D. Miller (Hrsg.), So wirkt Psychotherapie (S. 253–286). Dortmund: modernes lernen.

Punamäki, R., Palosaari, E., Diab, M., Peltronen, K. & Qouta, S. (2015). Trajektories of posttraumatic stress symptoms (PTSS) after major war among Palestinian children. Journal of Affective Disorders, 172 (1), 133–140.

Rabovsky, K., Jensen, M. & Kohler, Th. (2016). Diagnosenübergreifende Psychoedukation. In J. Bäuml, B. Behrendt, P. Henningsen & G. Pitschel-Walz (Hrsg.), Handbuch der Psychoedukation für Psychiatrie, Psychotherapie und Psychosomatische Medizin (S. 418–431). Stuttgart: Schattauer.

Radebold, H. (2009). Die dunklen Schatten unserer Vergangenheit: Hilfen für Kriegskinder im Alter (3. Aufl.). Stuttgart: Klett-Cotta.

Rakowska, J. M. (2011). Brief strategic therapy in patients with social phobia with or without personality disorder. Psychotherapy Research, 21 (4), 462–471.

Rappaport, R. A. (1999). Ritual and religion in the making of humanitiy. Cambridge: Cambridge University Press.

Reck, C. (2008). Depressionen und Angststörungen im Peripartalzeitraum: Epidemiologie, Mutter-Kind-Beziehung und Behandlungskonzept. Nervenheilkunde, 6, 489–490.

Reddemann, L. (2001). Imagination als heilsame Kraft. Zur Behandlung von Traumafolgen mit ressourcenorientierten Verfahren. Stuttgart: Klett-Cotta.

Reddemann L. (2002). Imagination als heilsame Kraft – Sicher über gute innere Bilder verfügen wenn man in Not ist. Stuttgart: Pfeiffer bei Klett-Cotta.

Reddemann, L. (2011). Psychodynamisch Imaginative Traumatherapie (PITT) – Das Manual: Ein resilienzorientierter Ansatz in der Psychotraumatologie (6. Aufl.). Stuttgart: Klett-Cotta / Pfeiffer.

Reddemann, L. (2015). Kriegskinder und Kriegsenkel in Psychotherapie. Folgen der NS-Zeit und des Zweiten Weltkriegs erkennen und bearbeiten. Stuttgart: Klett-Cotta.

Reddemann, L. (2016). Imagination als heilsame Kraft: Ressourcen und Mitgefühl in der Be-

handlung von Traumafolgen. Dortmund: Leben lernen.
Reddemann, L. & Dehner-Rau, C. (2008). Trauma: Folgen erkennen, überwinden und an ihnen wachsen (3. Aufl.). Stuttgart: Trias.
Reddemann, L. & Dehner-Rau, C. (2013). Trauma heilen: Ein Übungsbuch für Körper und Seele. (4. Aufl.). Stuttgart: Klett-Cotta / Pfeiffer.
Reddemann, L. & Wöller, W. (2017). Komplexe Posttraumatische Belastungsstörung. Praxis der psychodynamischen Therapie. Göttingen: Hogrefe.
Reed, G. M., Drescher, J., Krueger, R. B., Atalla, E., Cochran, S. D., First, M. B., … Saxena, S. (2016). Disorders related to sexuality and gender identity in the ICD-11: revising the ICD-10 classification based on current scientific evidence, best clinical practices, and human rights considerations. World Psychiatry, 15 (3), 205–221.
Rehbein, F., Baier, D. Kleimann, M. & Mößle, T. (2015). Computerspielabhängigkeitsskala CSAS. Ein Verfahren zur Erfassung der Internet Gaming Disorder nach DSM-5. Göttingen: Hogrefe.
Reich, G. & Boetticher, A. von (2017). Hungern, um zu leben – die Paradoxie der Magersucht. Psychodynamische und familientherapeutische Konzepte. Gießen: Psychosozial-Verlag.
Reiners, B. (2013). Kinderorientierte Familientherapie. Göttingen: Vandenhoeck & Ruprecht.
Reis, O. (2014). Risiko- und Schutzfaktoren der Suchtentwicklung, entwicklungsdynamische Aspekte. In A. Batra & O. Bilke-Hentsch (Hrsg.), Praxisbuch Sucht (2. Aufl., S. 8–15). Stuttgart: Thieme.
Reiter, L. (1997). Zur Rolle der Angehörigen in der Therapie depressiver Patienten. In L. Reiter, E. J. Brunner & S. Reiter-Theil (Hrsg.), Von der Familientherapie zur systemischen Perspektive (2. Aufl., S. 105–120). Heidelberg: Springer.
Renneberg, B., Schmitz, B., Doering, S., Herpertz, S., Bohus, M. & Leitlinienkommission Persönlichkeitsstörungen (2010). Behandlungsleitlinie Persönlichkeitsstörungen. Psychotherapeut, 55, 339–354.
Renshaw, K. D., Blais, R. K. & Caska, C. M. (2011). Distress in spouses of combat veterans with PTSD: the importance of interpersonally based cognitions and behaviors Risk and resilience in U. S. military families (pp. 69–84). New York: Springer.
Retzer, A. (1998). Die Methode der Neutralität in der systemischen Psychotherapie: Definition – Methode – Ethik. Psychotherapie Forum, 6 (1) Suppl., 5–7.
Retzer, A (2004). Systemische Familientherapie der Psychosen. Göttingen: Hogrefe.
Retzer, A. (2006). Systemische Paartherapie. Stuttgart: Klett-Cotta.
Retzer, A. (2007). Passagen. Systemische Erkundungen (2. Aufl.). Stuttgart: Klett-Cotta.
Retzer, A. (2016). Lob der Vernunftehe. Eine Streitschrift für mehr Realismus in der Liebe. Frankfurt a. M.: Fischer.
Retzlaff, R. (2008/2016). Spiel-Räume. Lehrbuch der Systemischen Therapie mit Kindern und Jugendlichen (6. Aufl.). Stuttgart: Klett-Cotta.
Retzlaff, R. (2010). Familien-Stärken. Behinderung, Resilienz und systemische Therapie. Stuttgart: Klett-Cotta.
Retzlaff, R. (2013). Einführung in die systemische Therapie mit Kindern und Jugendlichen. Heidelberg: Auer.
Retzlaff, R., Sydow, K. von, Beher, S., Haun, M. W. & Schweitzer, J. (2013). The efficacy of systemic therapy for internalizing and other disorders of childhood and adolescence: a systematic review of 38 randomized trials. Family process, 52 (4), 619–652.
Revenstorf, D. (2005). Das Kuckucksei. Über das pharmakologische Modell in der Psychotherapieforschung. Psychotherapie in Psychiatrie, Psychotherapeutischer Medizin & Klinischer Psychologie, 10 (1), 22–31.
Revenstorf, D. (2008). Therapeutische Kompetenz und Methodenäquivalenz. Vortrag gehalten auf dem Symposium »Zukunft der Psychotherapie« der Bundespsychotherapeutenkammer am 9. März 2008 in Berlin.
Rhiner, B., Schmid, M. & Fürstenau, U. (2012). MST CAN – Multisystemische Therapie Child Abuse and Neglect. Ein evidenzbasiertes Therapieverfahren im Bereich Kinderschutz. Zeitschrift Kindesmisshandlung und Vernachlässigung, 15 (2), 112–125.

Richter, D., Brähler, E. & Ernst, J. (Hrsg.). (2015). Diagnostische Verfahren für Beratung und Therapie von Paaren und Familien. Göttingen: Hogrefe.

Richter, D., Brähler, E. & Strauß, B. (Hrsg.). (2014). Diagnostische Verfahren in der Sexualwissenschaft (Diagnostik für Klinik und Praxis, Bd. 7). Göttingen: Hogrefe.

Richter-Appelt, H. (2010). Vortrag »Intersexualität – Leben zwischen den Geschlechtern: Erfahrungen aus dem Hamburger Forschungsprojekt« beim Forum Bioethik des Deutschen Ethikrates. https://docplayer.org/28360334-Intersexualitaet-leben-zwischen-den-geschlechtern.html [23.06.2010]

Riedel, R. & Epple, H. (2004). Aufsuchende Familientherapie: Den Ressourcenreichtum der ganzen Familie für die Therapie nutzen. Systeme, 18 (1).

Riedinger, V., Pinquart, M. & Teubert, D. (2017). Effects of Systemic Therapy on Mental Health of Children and Adolescents: A Meta-Analysis, Journal of Clinical Child & Adolescent Psychology, 46 (6), 880–894.

Riehl-Emde, A. (2008). Durchführung des Erstgesprächs. In M. Cierpka (Hrsg.), Handbuch der Familiendiagnostik (3. Aufl., S. 55–66). Heidelberg: Springer.

Riehl-Emde, A. (2014). Wenn alte Liebe doch mal rostet: Paarberatung und Paartherapie für Ältere. Stuttgart: Kohlhammer.

Ringler, M. (1995). Das Setting in der Psychotherapie. In O. Frischenschlager, M. Hexel, W. Kantner-Rumplmair, M. Ringler, W. Söllner & U. Wisiak (Hrsg.), Lehrbuch der psychosozialen Medizin. Wien: Springer.

Riva Crugnola, C., Ieradi, E., Albizzati, A. & Downing, G. (2016). Effectiveness of an attachment-based intervention program in promoting emotion regulation and attachment in adolescent mothers and their infants: A pilot study. Frontiers, 7, 195 doi: 10.3389/fpsyg.2016.00195.

Riva Crugnola, C., Ieradi, E., Albizzati, A. & Downing, G. (2017). Promoting responsiveness, emotion regulation and attachment in young mothers and infants (PRERAYMI): An implementation of Video Intervention Therapy and psychological support. In H. Steele & M. Steele (Eds.), Handbook of attachment-based interventions. New York: Guilford.

Rober, P. (2005). The therapist's self in dialogical family therapy: some ideas about not-knowing and the therapist's inner conversation. Family Process, 44 (4), 477–495.

Roberts, J. (2015). Den Rahmen abstecken: Definition, Funktion und Typologie von Ritualen. In E. Imber-Black, J. Roberts & R. A. Whiting (Hrsg.), Rituale in Familien und Familientherapie. (6. Aufl., S. 14–70). Heidelberg: Auer.

Roberts, N. P., Kitchiner, N. J., Kenardy, J. & Bisson, J. (2009). Multiple session early psychological interventions for the prevention of post-traumatic stress disorder. The Cochrane database of systematic reviews, 3, CD006869.

Robin, A. L. & Foster, S. L. (2003). Negotiating Parent-Adolescent Conflict: A Behavioral-Family Systems Approach. New York: Guilford.

Robin, A. L., Siegel, P. T., Moye, A. W., Gilroy, M., Dennis, A. B. & Sikand, A. (1999). A controlled comparison of family versus individual therapy for adolescents with anorexia nervosa. Journal of the American Academy of Child and Adolescent Psychiatry, 38, 1482–1489.

Roediger, E. (Hrsg.). (2008). Schematherapie. Stuttgart: Schattauer.

Roesler, C. (2016). Paarbeziehung als Bindung und Emotionsfokussierte Paartherapie. Psychotherapeut, 6 (1), 43–48.

Romano, V., Janzen, J. I. & Fitzpatrick, M. R. (2009). Volunteer client attachment moderates the relationship between trainee therapist attachment and therapist interventions. Psychotherapy Research, 19 (6), 666–676.

Romer, G. & Haagen, M. (2007). Kinder körperlich kranker Eltern. Göttingen: Hogrefe.

Roos, J., Lehmkuhl, U., Berger, C. & Lenz, K. (1995). Erfassung und Analyse sozialer Beziehungsstrukturen von Kindern in der klinischen Praxis und Forschung: »Soziales Beziehungsverfahren für Kinder (SOBEKI)«. Zeitschrift für Kinder- und Jiugendpsychiatrie, 23, 255–266.

Rosa, H. (2011). Beschleunigung und Depression. Überlegungen zum Zeitverhältnis der Moderne. Psyche, 65, 1041–1060.

Rose, S., Bisson, J., Churchill, R. & Wessely, S. (2001/2005). Psychological debriefing for preventing post traumatic stress disorder (PTSD). Cochrane Database of Systematic Reviews.

Rösing, I. (2008). Ist die Burnout-Forschung ausgebrannt? Analyse und Kritik der internationalen Burnout-Forschung (2. Aufl.). Kröning: Asanger.

Rosner, R. & Steil, R. (2013). Posttraumatische Belastungsstörung bei Kindern und Jugendlichen. Der Neurologe & Psychiater, 14 (1), 2–10.

Rossouw, T. & Fonagy, P. (2012). Mentalization-based treatment for self-harm in adolescence. A randomized controlled trial. Journal of the American Academy of Child and Adolescent Psychiatry, 51, 1304–1313.

Rottenberg, J. (2014). The Depths. The Evolutionary Origins of the Depression Epidemic. New York: Basic Books.

Rotthaus, W. (1989). Die Auswirkungen systemischen Denkens auf das Menschenbild des Therapeuten und seine therapeutische Arbeit. Praxis der Kinderpsychologie und Kinderpsychiatrie, 38, 10–16.

Rotthaus, W. (Hrsg.). (2001). Systemische Kinder- und Jugendlichenpsychotherapie. Heidelberg: Auer.

Rotthaus, W. (2017). Suizidhandlungen von Kindern und Jugendlichen. Heidelberg: Auer.

Rowe, C. L. (2012). Family therapy for drug abuse: review and updates 2003-2010. Journal of Marital and Family Therapy, 38 (1), 59–81.

Rudd, M. D., Mandrusiak, M. & Joiner Jr, T. E. (2006). The case against no-suicide contracts: the commitment to treatment statement as a practice alternative. Journal of Clinical Psychology, 62 (2), 243–251.

Rudolf, G. (2005). Strukturbezogene Psychotherapie. Leitfaden zur psychodynamischen Therapie struktureller Störungen. Stuttgart: Schattauer.

Rudy, B. M., Storch, E. A. & Lewin, A. B. (2014). When Families Won't Play Ball: A Case Example of the Effect of Family Accommodation on Anxiety Symptoms and Treatment. Journal of Child and Family Studies, 23, 1–9.

Ruf, G. D. (2015). Depression und Dysthymia. Störungen systemisch behandeln. Heidelberg: Auer.

Rufer, M. (2012). Erfasse komplex, handle einfach. Systemische Psychotherapie als Praxis der Selbstorganisation – ein Lernbuch. Göttingen: Vandenhoeck & Ruprecht.

Rufer M. & Schiepek G. (2015). Therapie als Förderung von Selbstorganisationsprozessen. Ein Beitrag zu einem integrativen Leitbild systemischer Psychotherapie. Familiendynamik, 39, 326–335.

Rufer, M. (2013). »Erfasse komplex, handle einfach«. Systemische Psychotherapie als Praxis der Selbstorganisation – ein Lernbuch (2. Aufl.). Göttingen: Vandenhoeck & Ruprecht.

Ruhwinkel, R. (2013). Alkoholabhängigkeit im Alter – Herausforderung für Diagnostik und Beratung. Suchtmagazin, 2, 37–40.

Rummel-Kluge, C. B., Kluge, M. & Kissling, W. (2013). Frequency and relevance of psychoeducation in psychiatric diagnoses: Results of two surveys five years apart in German-speaking European countries. BMC Psychiatry, 13, 170.

Rummel-Kluge, C. B., Pitschel-Walz, G., Bäuml, J. & Kissling, W. (2006). Psychoeducation in schizophrenia – results of a survey of all psychiatric institutions in Germany, Austria and Switzerland. Schizophrenia Bulletin, 32 (4), 765–775.

Rump, M. J. & Maß, R. (2015). Sexualtherapeutische Versorgung auf dem Lande. Zeitschrift für Sexualforschung, 28, 22–35.

Rumpf, H. J., Meyer, C., Kreuzer, A. & John, U. (2012). Prävalenz der Internetabhängigkeit (PINTA) Bericht an das Bundesministerium für Gesundheit. http://www.drogenbeauftragte.de/fileadmin/dateien-dba/Drogenund-Sucht/Computerspiele_Internetsucht/Downloads/PINTA-Bericht-Endfassung_280611.pdf.

Rupp, M. (2017). Notfall Seele. Ambulante Notfall- und Krisenintervention in der Psychiatrie und Psychotherapie (4. Aufl.). Stuttgart: Thieme.

Russell, G. F. M., Szmukler, G. I., Dare, C. & Eisler, I. (1987). Family therapy versus individual therapy for adolescent females with anorexia nervosa and bulimia nervosa. Archives of General Psychiatry, 44, 1047–1056.

Sachsse, U. (Hrsg.). (2009). Traumazentrierte Psychotherapie. Theorie, Klinik und Praxis. Stuttgart: Schattauer.
Sack, M. (2010). Schonende Traumatherapie. Ressourcenorientierte Behandlung von Traumafolgestörungen. Stuttgart: Schattauer.
Salomonsson, B. (2014). Psychoanalytic therapy with infants and parents: Practice, theory and results. London: Karnac.
Santisteban, D. A., Mena, M. P., Muir, J., McCabe, B., Abalo, C. & Cummings, A. M. (2015). The Efficacy of Two Adolescent Substance Abuse Treatments and the Impact of Comorbid Depression: Results of a Small Randomized Controlled Trial. Psychiatric Rehabilitation Journal, 38 (1), 55–64.
Santisteban, D. A., Muir, J. A., Mena, M. P. & Mitrani, V. B. (2003). Integrative borderline adolescent family therapy: Meeting the challenges adolescents with borderline personality disorder. Psychotherapy: Theory, Research, Practice, Training, 40 (4), 251–264.
Sawyer, A. M. & Borduin, C. M. (2011). Effects of multisystemic therapy through midlife: A 21.9-year follow-up to a randomized clinical trial with serious and violent juvenile offenders. Journal of Consulting and Clinical Psychology, 79 (5), 643–652.
Sax, W., Weinhold, J. & Schweitzer, J. (2010). Ritual Healing East and West: A Comparison of Ritual Healing in the Garhwal Himalayas and »Family Constellation« in Germany. The Journal of Ritual Studies, 24 (1), 61–77.
Saxena, K., Huemer, J., Völkl-Kernstock, S., Emslie, G. & Chang, K. (2013). Depressive Erkrankungen. In G. Lehmkuhl, F. Poustka, M. Holtmann & H. Steiner (Hrsg.), Lehrbuch der Kinder- und Jugendpsychiatrie. Band 2: Störungsbilder (S. 852–873). Göttingen: Hogrefe.
Schade, N., Torres, P. & Beyebach, M. (2011). Cost-efficiency of a brief family intervention for somatoform patients in primary care. Families, Systems & Health, 29 (3), 197–205.
Schäfer, E. & Schulte, M. (2016). Erfolgsfaktoren für die Arbeit mit Vätern oder: Was Akteure in Unterstützungs- und Hilfesystemen beachten sollten, wenn sie Arbeit mit Vätern auf den Weg bringen wollen. In A. Eickhorst & A. Röhrbein (Hrsg.), »Wir freuen uns, dass Sie da sind!« Beratung und Therapie mit Vätern (S. 72–85). Heidelberg: Auer.
Schäfer, I. & Spitzer, C. (2009). Deutsche Version des »Adverse Childhood Experiences Questionnaire (ACE)«. Hamburg: Universität Hamburg.
Schäfer, S. (2010). Immer öfter eine gute Wahl: Lizenzfreie Testverfahren. Psychotherapie Aktuell, 3, 12–16.
Scheib, P. & Brunner E. S. (2002). Qualitätsmanagment und Behandlungsrichtlinien in der Paar- und Familientherapie. In M. Wirsching & P. Scheib (Hrsg.), Paar- und Familientherapie (S. 663–676). Heidelberg: Springer.
Scheib, P. & Wirsching, M. (2004). Paar- und Familientherapie: Leitlinie und Quellentext. Stuttgart: Schattauer.
Schiepek, G. (1999). Die Grundlagen der Systemischen Therapie. Göttingen: Vandenhoeck & Ruprecht.
Schiepek, G. & Aichhorn, W. (2013). Real-Time Monitoring in der Psychotherapie. Psychotherapie, Psychosomatik, Medizinische Psychologie, 63, 39–47.
Schiepek, G. & Rufer, M. (2008). Systemische Therapie – eine wissenschaftliche, evidenzbasierte und bio-psycho-soziale Methodologie. Familiendynamik, 4.
Schiepek, G., Aichhorn, W., Gruber, M., Strunk, G., Bachler, E. & Aas, B. (2016). Real-Time Monitoring of Psychotherapeutic Processes: Concept and Compliance. Frontiers in Psychology, 7, 604.
Schiepek, G., Aichhorn, W. & Strunk, G. (2012). Der Therapie-Prozessbogen (TPB). Faktorenstruktur und psychometrische Daten. Zeitschrift für Psychosomatische Medizin und Psychotherapie, 58, 257–266.
Schiepek, G., Eckert, H. & Kravanja, B. (2013). Grundlagen systemischer Therapie und Beratung. Psychotherapie als Förderung von Selbstorganisationsprozessen. Göttingen: Hogrefe.
Schier, K., Egle, U., Nickel, R., Kappis, B., Herke, M. & Hardt, J. (2011). Parentifizierung in der Kindheit und psychische Störungen im Er-

wachsenenalter. Psychotherapie, Psychosomatik, Medizinische Psychologie, 61, 364–371.
Schindler, A. (2012). Bindung und Sucht – theoretische Modelle, empirische Zusammenhänge und therapeutische Implikationen. In K.H. Brisch (Hrsg.), Bindung und Sucht (S. 13–31). Stuttgart: Klett-Cotta.
Schindler, A. & Bröning, S. (2015). A Review on Attachment and Adolescent Substance Abuse: Empirical Evidence and Implications for Prevention and Treatment. Substance Abuse, 36 (3), 304–313.
Schindler, A., Sack, P.M., Küstner, U., Gemeinhardt, B. & Thomasius, R. (2010). Familientherapeutische Frühintervention bei jungen Drogenabhängigen – Ergebnisse und klinische Implikationen der Eppendorfer Familientherapiestudie. Sucht, 56, 1.
Schindler, A., Sydow, K. von, Beher, S., Schweitzer-Rothers, J. & Retzlaff, R. (2010). Systemische Therapie bei Substanzstörungen: Historische Entwicklung und aktuelle evidenzbasierte Varianten. Sucht, 56 (1), 13–20.
Schlee, J. (2014). Schulentwicklung gescheitert. Die falschen Versprechen der Bildungsreformer. Stuttgart: Kohlhammer.
Schlippe, A. von (2003). Grundlagen systemischer Beratung. In B. Zander & M. Knorr (Hrsg.), Systemische Arbeit in der Erziehungsberatung (S. 30–54). Göttingen: Vandenhoeck & Ruprecht.
Schlippe, A. von (2007). Das »Auftragskarussell« oder auch »Münchhausens Zopf«. In S. Fliegel & A. Kämmerer (Hrsg.), Psychotherapeutische Schätze: 101 bewährte Übungen und Methoden für die Praxis (S. 30–36). Tübingen: dgvt.
Schlippe, A. von (2013). Verwechslung von Anlass, Anliegen, Auftrag und Kontrakt. Mein erster Tag als Psychologe in der Kinderpsychiatrie. Systemagazin, http://www.systemagazin.de/beitraege/erstesmal/03_von_schlippe.php [02.05.2018].
Schlippe, A. von & Kriz, J. (1996). Das »Auftragskarussell« – eine Möglichkeit der Selbstsupervision in der systemischen Therapie und Beratung. System Familie, 9, 106–110.
Schlippe, A. von & Schweitzer, J. (2007). Lehrbuch der Systemischen Therapie und Beratung. Göttingen: Vandenhoeck & Ruprecht.
Schlippe, A. von & Schweitzer, J. (2012). Wann aufhören? den Abschluss klären. In A. von Schlippe & J. Schweitzer (Hrsg.), Lehrbuch der Systemischen Therapie und Beratung I (S. 494). Göttingen: Vandenhoeck & Ruprecht.
Schlippe, A. von & Schweitzer, J. (2012/2013). Lehrbuch der systemischen Therapie und Beratung I: Das Grundlagenwissen. (2. Aufl.). Göttingen: Vandenhoeck & Ruprecht.
Schlippe, A. von, El Hachimi, M. & Jürgens, G. (2003). Multikulturelle systemische Praxis. Heidelberg: Auer.
Schlippe, A. von, Senf, W. & Broda, M. (2002). Psychotherapie und chronische Krankheit – die Psychotherapie muss »Beine« bekommen. Psychotherapie im Dialog, 1 (3), 98–99.
Schlitt, S., Berndt, K. & Freitag, C.M. (2015). Das Frankfurter Autismus-Elterntraining (FAUT-E): Psychoedukation, Beratung und therapeutische Unterstützung. Stuttgart: Kohlhammer.
Schmidt, G. (2001). Konferenzen mit der inneren Familie. In P.U. Hesse (Hrsg.), Teilearbeit: Konzepte von Multiplizität in ausgewählten Bereichen moderner Psychotherapie (o.A.d.S.). Heidelberg: Auer.
Schmidt, G. (2007). Liebesaffären zwischen Problem und Lösungen. Heidelberg: Auer.
Schmidt, G. (2008). Vorwort. In S. Radatz, Beratung ohne Ratschlag (S. 23). Wien: Verlag systemisches Management.
Schmidt, G. (2017). Liebesaffären zwischen Problem und Lösung, Hypnosystemisches Arbeiten in schwierigen Kontexten. Heidelberg: Auer.
Schmidt, H.M., Höhn, C., Widmeier, E. & Berner, M.M. (2017). Psychosoziale Interventionen für sexuelle Funktionsstörungen bei Frauen. Zeitschrift für Sexualforschung, 30, 213–247.
Schmidt, K.L. (1995). Transforming abuse: nonviolent resistance and recovery. Philadelphia: New Society Publishers.
Schmidt, S. (2016). Eine systemische Perspektive auf die Praxis der Achtsamkeit. Kontext, 47, 335–353.

Schmidt, U., Lee, S., Beecham, J., Perkins, S., Treasure, J., Yi, I., et al. (2007). A randomized controlled trial of family therapy and cognitive behavior therapy guided self-care for adolescents with bulimia nervosa and related disorders. American Journal of Psychiatry, 164, 591–598.

Schmied, E. & Grawe, K. (2013). Die funktionale Rolle von Ressourcenaktivierung für therapeutische Veränderungen. In J. Schaller & H. Schemmel (Hrsg.), Ressourcen. Ein Hand- und Lesebuch zur psychotherapeutischen Arbeit (S. 165–178). Tübingen: dgvt.

Schmit, E., Schmit, M. K. & Lenz, A. S. (2016). Meta-Analysis of Solution-Focused Brief Therapy for Treating Symptoms of Internalizing Disorders. Counseling Outcome Research & Evaluation, 7 (1), 21–39.

Schmitt, A. (2006). Vom praktischen und (meta)theoretischen Nutzen von Familienbrett und Fingerpuppen. Familiendynamik, 31, 391–408.

Schmitt, A. (2014). Die Mängel des systemischen Theoriegebäudes aus der Sicht eines Praktikers. Familiendynamik, 39 (2), 144–155.

Schmitt, A. & Weckenmann, M. F. (2009). Settingdesign in der (systemischen) Therapie mit Kindern. Familiendynamik, 34, 74–90 u. 182–192.

Schmucker, M. & Köster, R. (2017). Praxishandbuch IRRT. Imagery Rescripting & Reprocessing Therapy bei Traumafolgestörungen, Angst, Depression und Trauer (3. Aufl.). Stuttgart: Klett-Cotta.

Schnarch, D. (1997/2006). Die Psychologie sexueller Leidenschaft (Passionate Marriage. New York: Henry Holt & Comp.). Stuttgart: Klett-Cotta.

Schnarch, D. (2009/2011). Intimität und Verlangen: Sexuelle Leidenschaft in dauerhaften Beziehungen (Intimacy & desire – Awaken the passion in your relationship. New York: Beaufort.). Stuttgart: Klett-Cotta.

Schneewind, K. A. (2010). Familienpsychologie (3. Aufl.). Stuttgart: Kohlhammer.

Schnyder, U. & Hepp, U. (2004). Die therapeutische Beziehung in der Krisenintervention. In W. Rössler (Ed.), Die therapeutische Beziehung (S. 97–117). Heidelberg: Springer.

Schnyder, U., Buchi, S., Sensky, T. & Klaghofer, R. (2000). Antonovsky's sense of coherence: trait or state? Psychotherapy and Psychosomatics, 69 (6), 296–302.

Schoenwald, S. K., Carter, R. E., Chapman, J. E. & Sheidow, A. J. (2008). Therapist adherence and organizational effects on change in youth behavior problems one year after multisystemic therapy. Administration and Policy in Mental Health and Mental Health Services Research, 35 (5), 379–394.

Schoenwald, S. K., Halliday-Boykins, C. A. & Henggeler, S. W. (2003a). Client-level predictors of adherence to MST in community service settings. Family Process, 42 (3), 345–359.

Schöne-Seifert, B. (2007). Grundlagen der Medizinethik. Stuttgart: Kröner.

Schopenhauer, A. (1912). Die Welt als Wille und Vorstellung. Erster Band. München: Georg Müller.

Schreiber-Wicke, E. (2002). Der Neinrich. Stuttgart: Thienemann.

Schroer, S. (1995). Jugendliche Suizidalität als Entwicklungschance. München: MMV Medizin.

Schubert, C., (2014). Psychoneuroimmunologie und Psychotherapie (2. Aufl.). Stuttgart: Schattauer.

Schulte, D. (1993). Wie soll Psychotherapieerfolg gemessen werden? Zeitschrift für Klinische Psychologie, 22, 374–393.

Schulte, D. (1996). Therapieplanung. Göttingen: Hogrefe.

Schulz von Thun, F. (1998). Miteinander Reden 3: Das Innere Team und situationsgerechte Kommunikation. Reinbek: Rowohlt.

Schulz von Thun, F. (2004). Das innere Team in Aktion. Praktische Arbeit mit dem Modell (9. Aufl.). Reinbek: Rowohlt.

Schulze, B. & Rössler, W. (2006). Burn-out-Syndrom. Diagnose und Therapie in der klinischen Praxis. Neurologie & Psychiatrie, 4, 23–25.

Schumacher, B. (2008a). Systemische Angsttherapie in einer Sitzung, Teil I [Systemic therapy for anxiety in one session, part I]. Familiendynamik, 33 (1), 16–34.

Schumacher, B. (2008b). Systemische Angsttherapie in einer Sitzung, Teil II [Systemic the-

rapy for anxiety in one session, part I]. Familiendynamik, 33 (2), 177–193.
Schütz, A. (1971). Gesammelte Aufsätze I. Den Haag: Nijhoff.
Schwartz, R.C. (1995/2004). Systemische Therapie mit der inneren Familie (Internal Family Systems Therapy. New York: Guilford). Stuttgart: Pfeiffer / Klett-Cotta.
Schwartz, R.C. (2008). You Are The One You've Been Waiting For, Bringing Courageous Love To Intimate Relationships. Oak Park: Trailheads Press.
Schwartz, R.C. (2016). Systemische Therapie mit der inneren Familie. Stuttgart: Klett-Cotta.
Schwarz, B. (2004). Das kleine Wutmonster. Wien: Betz.
Schwarzkopf, K., Conrad, N., Straus, D., Porschke, H. & Känel, R. von (2016). Einmal Burnout ist nicht immer Burnout: Eine stationäre multimodale Psychotherapie ist eine effektive Burnout-Behandlung. Praxis, 105 (6), 315–321.
Schweitzer, J. & Aderhold, V. (2013). Systemische Therapien bei Menschen mit psychotischen Verhaltens- und Erlebnisweisen. Psychotherapeut, 58, 357–363.
Schweitzer, J. & Nicolai, E. (2010). SYMPAthische Psychiatrie. Handbuch systemisch-familienorientierter Arbeit. Göttingen: Vandenhoeck & Ruprecht.
Schweitzer, J. & Schlippe, A. von (2006). Schizophrenie und schizoaffektive Psychosen – Sinnvoll kommunizieren über Unverständliches. In J. Schweitzer & A. von Schlippe (Hrsg.), Lehrbuch der systemischen Therapie und Beratung II. Das störungsspezifische Wissen (S. 43–67). Göttingen: Vandenhoeck & Ruprecht.
Schweitzer, J. & Schlippe, A. von (2006). Lehrbuch der systemischen Therapie und Beratung Band II. Das Störungsspezifische Wissen. Göttingen: Vandenhoeck & Ruprecht.
Schweitzer, J. & Schlippe, A. von (2015). Lehrbuch der systemischen Therapie und Beratung II. Das störungsspezifische Wissen (6. Aufl.). Göttingen: Vandenhoeck & Ruprecht.
Schweitzer, J. & Weber, G. (1982). Beziehung als Metapher: Die Familienskulptur. Familiendynamik, 7, 113–128.
Schweitzer, J., Aguilar-Raab, C. & Hunger, C. (2014). Systemveränderungen messbar machen: EVOS und EXIS als neuartige »Systemfragebögen«. Kontext, 45 (4), 416–429.
Schweitzer, J., Armbruster, J., Menzler-Fröhlich, K.H. et al. (1995). Der ambulante Umgang mit »Pathologie« und »Chronizität« im Sozialpsychiatrischen Dienst mit betreutem Wohnangebot. In J. Schweitzer & B. Schumacher (Hrsg.), Die unendliche und die endliche Psychiatrie (S. 156–201). Heidelberg: Auer.
Schweitzer, J., Hunger, C. & Hilzinger, R. (eingereicht). Soziale Angststörungen (Reihe: Störungen systemisch behandeln, Hrsg. Hans Lieb). Heidelberg: Auer.
Schweitzer, J., Weinhold, J. & Schlippe, A. von (2016). Rituale. In T. Levold & M. Wirsching (Hrsg.), Systemische Therapie und Beratung – das große Lehrbuch (2. Aufl., S. 272–276). Heidelberg: Auer.
Schweitzer-Rothers, J. & Ochs, M. (2008). Systemisch-konstruktivistische Diagnostik: Vom Verfeinern des Möglichkeitssinns. In M. Cierpka (Hrsg.), Handbuch der Familiendiagnostik (S. 137–152). Heidelberg: Springer.
Schwenkhagen, A. (2011). Lust auf Rezept? Medikamentöse Therapieoptionen bei Frauen mit sexuellen Problemen. Zeitschrift für Sexualforschung, 24, 49–76.
Schwing, R. (2014a) Allgemeine Grundlagen systemischer Praxis. In In T. Levold & M. Wirsching. (Hrsg.), Systemische Therapie und Beratung – das große Lehrbuch (S. 151–156). Heidelberg: Auer.
Schwing, R. (2014b). Auftragsklärung. In T. Levold & M. Wirsching (Hrsg.), Systemische Therapie und Beratung – das große Lehrbuch (S. 172–174). Heidelberg: Auer.
Schwing, R. (2016). Beendigung der Therapie. In T. Levold & M. Wirsching (Hrsg.), Systemische Therapie und Beratung – das große Lehrbuch (2. Aufl., S. 653). Heidelberg: Auer.
Schwing, R. & Fryszer, A. (2006). Systemisches Handwerk. Werkzeug für die Praxis. Göttingen: Vandenhoeck & Ruprecht.
Schwing, R. & Fryszer, A. (2013). Systemische Beratung und Familientherapie. Kurz, bündig, alltagstauglich. Göttingen: Vandenhoeck & Ruprecht.

Seidler, G. H., Freyberger, H. & Maercker, A. (Hrsg.). (2011). Handbuch der Psychotraumatologie. Stuttgart: Klett-Cotta.
Seiffge-Krenke, I. (2007). Depression bei Kindern und Jugendlichen: Prävalenz, Diagnostik, ätiologische Faktoren, Geschlechtsunterschiede, therapeutische Ansätze. Praxis der Kinderpsychologie und Kinderpsychiatrie, 56 (3), 185–205.
Seiffge-Krenke, I. (2009). Psychotherapie und Entwicklungspsychologie: Beziehungen, Herausforderungen, Ressourcen, Risiken. Heidelberg: Springer.
Seiffge-Krenke, I. & Cincaya, F. (2017). Behandlungsabbrüche: Therapeutische Konsequenzen einer Metaanalyse. Göttingen: Vandenhoeck & Ruprecht.
Seikkula, J. (2002). Offener Dialog mobilisiert selbst bei schwierigen Psychiatriepatienten die verborgenen Ressourcen. In N. Greve & T. Keller (Hrsg.), Systemische Praxis in der Psychiatrie (S. 141–162). Heidelberg: Auer.
Seikkula, J. (2003). Offener Dialog in der Psychosebehandlung. In V. Aderhold, Y. O. Alanen, G. Hess & P. Hohn (Hrsg.), Psychotherapie der Psychosen – Integrative Behandlungsansätze aus Skandinavien (o. A.d.S.). Gießen: Psychosozial-Verlag.
Seikkula, J. & Alakare, B. (2015). Bedürnisorientierter Ansatz und Offener Dialog: Von der Mobilisation familiärer Entwicklungsprozesse in der Therapie psychotischer Störungen. Psychotherapie im Dialog, 3, 28–33.
Seikkula, J. & Arnkil, T. E. (2007). Dialoge im Netzwerk. Neue Beratungskonzepte für die psychosoziale Praxis. Neumünster: Paranus.
Seikkula, J. & Trimble, D. (2005). Healing elements of therapeutic conversation: dialogue as an embodiment of love. Family Process, 44, 461–475.
Seikkula J., Alakare, B. & Aaltonen, J. (2011). The comprehensive open-dialogue approach (II). Long-term stability of acute psychosis outcomes in advanced community care: The Western Lapland Project. Psychosis, 3, 1–13.
Seikkula, J., Aaltonen, J., Alakare, B., Haarakangas, K., Keränen, J. & Lehtinen, K. (2006). Five-year experience of first-episode nonaffective psychosis in open-dialogue approach: Treatment principles, follow-up outcomes, and two case studies. Psychotherapy Research, 16 (2), 214–228.
Seikkula, J., Aaltonen, J., Kalla, O. et al. (2013). Couple therapy for depression in a naturalistic setting in Finland: a 2-year randomized trial. Journal of Family Therapy, 35 (3), 281–302.
Seligman, M. (1995). The effectiveness of psychotherapy: the Consumer Reports study. American Psychologist, 50, 965–974.
Selvini-Palazzoli, M., Boscolo, L., Cecchin, G. & Prata, G. (1980). Hypothesizing-circularity-neutrality: Three guidelines for the conductor of the session. Family Process, 19, 3–12.
Selvini-Palazzoli, M., Boscolo, L., Cecchin, G., Prata, G. & Steininger, G. (2011). Paradoxon und Gegenparadoxon. Ein neues Therapiemodell für die Familie mit schizophrener Störung (12. Aufl.). Stuttgart: Klett-Cotta.
Serpell, L., Treasure, J., Teasdale, J. & Sullivan, V. (1999). Anorexia nervosa: friend or foe? International Journal of Eating Disorders, 25, 177–186.
Sexton, T. L., Alexander, J. F. &. Leigh Mease, A. (2004). Levels of evidence for the models and mechanisms of therapeutic change in family and couple therapy. In M. J. Lambert (Ed.), Handbook of psychotherapy and behavior change (pp. 590–646). New York: Wiley.
Sexton T. L., Gordon, K. C., Gurman, A., Lebow, J., Holtzworth-Munroe, A. & Johnson, S. (2011). Guidelines for classifying evidence-based treatments in couple and family therapy. Family Process, 50, 377–392.
Shadick, N. A., Sowell, N. F., Frits, M. E., Hoffman, S. M., Hartz, S. A. et al. (2013). A randomized controlles trial of an internal family systems-based psychotherapeutic intervention on outcomes in rheumatoid arthritis: A proof-of-conceupt study. The Journal of Rheumatology, 40 (11), 1831–1841.
Shalev, A., Liberzon, I. & Marmar, C. (2017). Post-Traumatic Stress Disorder. The New England Journal of Medicine, 376 (25), 2459–2469.
Sharp, G. (1973). The Politics of Nonviolent Action. Boston: Sargent.
Shifren, J. L., Monz, B. U., Russo, P. A., Segreti, A. & Johannes, C. B. (2008). Sexual problems and distress in United States women: Preva-

lence and correlates. Obstetrics & Gynecology, 112, 970–978.
Sieder, R. (2008). Patchworks – das Familienleben getrennter Eltern und ihre Kinder. Stuttgart: Klett-Cotta.
Silverman, W.H. (1996), Cookbooks, Manuals and Paint-by-Numbers: Psychotherapy in the 90's. Psychotherapy, 33, 2.
Silverman, W.K. & Pina, A.A. (2008). Psychosocial treatments for phobic and anxiety disorders in youth. In M.C. Roberts (Ed.), Handbook of Evidence-Based Therapies for Children and Adolescents (pp. 65–82). New York: Springer.
Simon, G. (2004). Systemic Family Therapy With Families With A Child Who Has A Diagnosis Of Asperger Syndrome. Human Systems: The Journal of Systemic Consultation & Management, 15 (4), 257–274.
Singer, K. (1998). Die Würde des Schülers ist antastbar. Reinbek: Rowohlt.
Sjölin-Nilsson, B. (2009). Einführungskurs Kinderorientierte Familientherapie in Köln. Mündliche Mitteilung.
Slesnick, N. & Zhang, J. (2016). Family systems therapy for substance-using mothers and their 8- to 16-year-old children. Psychology of Addictive Behaviors, 30 (6), 619–29.
Sluzki, C.E. (1979). Migration and Family Conflict. Family Process, 18 (4), 379–390.
Smith, D.C., Hall, J.A., Williams, J.K., An, H. & Gotman, N. (2006). Comparative efficacy of family and group treatment for adolescent substance abuse. American Journal of Addiction, 15 (Suppl. 1), 131–6.
Smith, E.C. & Grawe, K. (2003). What makes psychotherapy sessions productive? A new approach to bridging the gap between process research and practice. Clinical Psychology and Psychotherapy, 10, 275–285.
Smith, M.L. & Glass, G.V. (1977). Meta-analysis of psychotherapy outcome studies. American Psychologist, 32, 752–760.
Smock, S.A., Trepper, T.S., Wetchler, J.L., McCollum, E.E., Ray, R. & Pierce, K. (2008). Solution-focused group therapy for level 1 substance abusers. Journal of Marital & Family Therapy, 34 (1), 107–120.
Sobanski, E., Marcus, A., Hennighausen, K., Hebebrand, J. & Schmidt, M.H. (1999). Further evidence for a low body weight in male children and adolescents with Asperger's disorder. European Child and Adolescent Psychiatry, 8 (4), 312–314.
Solomon, A.H. & Chung, B. (2012). Understanding autism: How family therapists can support parents of children with autism spectrum disorders. Family process, 51 (2), 250–264.
Soltvedt, M. (2005). BOF. Barnorienterad Familjeterapi. Falun / Schweden: Mareld.
Sonneborn, U. (2013). Die systemische Therapie mit der Inneren Familie. Psychotherapie, 18, 92–101.
Sparks, J. (1997). Voices of experience: Inviting former clients to rejoin the therapy process as consultants. Journal of Systemic Therapies, 16 (4), 367–375.
Spitczok von Brisinski, I. (1999). Zur Nützlichkeit psychiatrischer Klassifikationen in der systemischen Therapie – DSM, ICD und MAS als Hypothesenkataloge dynamischer Systemkonstellationen. Zeitschrift für systemische Therapie, 17, 43–51.
Spitczok von Brisinski, I. (2003). Systemische und lösungsorientierte Ansätze in der Psychopharmako-therapie des Kindes- und Jugendalters. Zeitschrift für systemische Therapie, 21, 157–167.
Spitczok von Brisinski, I. (2009). Folge- und Begleitstörungen bei Autismus. In E. Weber & I. Bühlow (Hrsg.), Mit Autismus muss gerechnet werden (S. 150–169). Verden: BoD.
Spitczok von Brisinski, I. (2013). Zum Umgang mit Grenzbefunden am Beispiel autistischer Symptome. Forum der Kinder- und Jugendpsychiatrie, Psychosomatik und Psychotherapie, 23 (1), 51–89.
Spitczok von Brisinski, I. (2017). Familie und Individuation – Systemische Perspektiven in der psychotherapeutisch-psychiatrischen Behandlung. Psychotherapie im Dialog, 2, 56–59.
Spitczok von Brisinski, I., Hamburg, S., Schmolze, C. & Rehwald, T. (1998). Solutions-focused systemic therapy in autism of Asperger type. In IACAPAP (Ed.), 14. International Congress of the International Association for Child and Adolescent Psychiatry and Allied Professions – Abstracts. Stockholm, 268.

Spohr, B., Gantner, A., Bobbink, J. & Liddle, H. (2011). Multidimensionale Familientherapie. Jugendliche bei Drogenmissbrauch und Verhaltensproblemen wirksam behandeln. Göttingen: Vandenhoeck & Ruprecht.

Sprenkle, D., Davis, S. & Lebow, J. (2009). Common factors in relational psychotherapy. New York: Guilford.

Stachowske, R. (2009). Mehrgenerationentherapie und Genogramme in der Drogenhilfe. Heidelberg: Asanger.

Stanger, C. & Budney, A. J. (2010). Contingency management approaches for adolescent substance use disorders. Child and Adolescent Psychiatric Clinics of North America, 19, 547–562.

Stanger, C., Budney, A. J., Kamon, J. L. & Thostensen, J. (2009). A. randomized trial of contingency management for adolescent marijuana abuse and dependence. Drug and Alcohol Dependence, 105, 240–247.

Stangier, U., Clark, D. M., Ginzburg, D. M. & Ehlers, A. (2016). Soziale Phobie. Göttingen: Hogrefe.

Stanton, M. D. & Todd, T. C. (Eds.). (1982). The family therapy of drug abuse and addiction. New York: Guilford.

Staschek, B. (2011). Familienhebammen – Auf den Anfang kommt es an! In M. Müller & B. Bräutigam (Hrsg.), Hilfe, sie kommen (S. 72–86). Heidelberg: Auer.

Steel, Z., Chey, T. D. S., Marnane, C., Bryant, R. A. & van Ommeren, M. (2009). Association of torture and other potentially traumatic events with mental health outcomes among populations exposed to mass conflict and displacement: a systematic review and meta-analysis. JAMA, 302 (5), 537–549.

Steele, H. & Steele, M. (2008). On the origins of reflective functioning. In F. Busch (Ed.), Mentalization: Theoretical considerations, research findings, and clinical implications (pp. 133–158). New York: Analytic Press.

Stein, M. B., Hilsenroth, M., Pinsker-Aspen, J. H. & Primavera, L. (2009). Validity of DSM-IV axis V Global Assessment of Relational Functioning scale: a multimethod assessment. Journal of Nerv Ment Disorders, 197 (1), 50–55.

Steinhausen, H. C. (2009). Outcome of Eating Disorders. Child and Adolescent Psychiatric Clinics of North America, 18, 225–242.

Stellpflug, M. (2014). Rechtliche Rahmenbedingungen von Internetpsychotherapie. Psychotherapie Aktuell, 6 (2), 12–14.

Stellpflug, M. & Berns, I. (2015). Musterberufsordnung (3. Aufl.). Heidelberg: Psychotherapeutenverlag.

Stellpflug, M., Jacobi, F. & Brakemeier E.-L. (2014). Behandlungsverträge in der Psychotherapie: Wirtschaftliche Informationspflicht. Deutsches Ärzteblatt PP, 12 (10), 452–454.

Stern, D. N. (1995). Mutterschaftskonstellationen. Stuttgart: Klett-Cotta.

Stern, D. N. (2007/2010). Der Gegenwartsmoment. Veränderungsprozesse in Psychoanalyse, Psychotherapie und Alltag. Frankfurt a. M.: Brandes & Apsel.

Stern, D. N. et al. (The Boston Change Process Group). (2012). Veränderungsprozesse – Ein integratives Paradigma. Frankfurt a. M.: Brandes & Apsel.

Stierlin, H. (1978). Delegation und Familie: Beiträge zum Heidelberger familiendynamischen Konzept. Frankfurt a. M.: Suhrkamp.

Stierlin, H. (1997). Der Begriff »Individuation« in systemischer Sicht. In L. Reiter, E. J. Brunner & S. Reiter-Theil (Hrsg.), Von der Familientherapie zur systemischen Perspektive (S. 19–39). Heidelberg: Springer.

Stoddart, K. P. (1999). Adolescents with Asperger Syndrome Three Case Studies of Individual and Family Therapy. Autism, 3 (3), 255–271.

Stolle, M., Stappenbeck, J., Wendell, A. & Thomasius, R. (2011). Family-based prevention against substance abuse and behavioral problems: culture-sensitive adaptation process for the modification of the US-American Strengthening Families Program 10-14 to German conditions. Public Health, 19, 389–395.

Stratton, P., Bland, J., Janes, E. & Lask, J. (2012). Entwicklung eines Indikators zur Einschätzung des familiären Funktionsniveaus und eines praktkablen Messinstruments zur Wirksamkeit systemischer Familien- und Paartherapie: Der SCORE. In M. Ochs & J. Schweitzer (Hrsg.), Handbuch der For-

schung für Systemiker (S. 355–377). Göttingen: Vandenhoeck & Ruprecht.
Stratton, P. (2014). SCORE: Systemic Clinical Outcome And Routine Evaluation Index Of Family Functioning And Change. Using The Score-15 (with contributions from Judith Lask, Gary Robinson, Marcus Averbeck, Reenee Singh, Julia Bland and Jan Parker). In D. Law & M. Wolpert (Eds.), Guide to using outcomes and feedback tools with children young people and families (pp. 120–128). London: CORC.
Stratton, P., Bland, J., Janes, E. & Lask, J. (2010). Developing a practicable outcome measure for systemic family therapy: The SCORE. Journal of Family Therapy, 32, 232–258.
Stratton, P., Reibstein, J., Lask, J., Singh, R. & Asen, E. (2011). Competences and occupational standards for systemic family and couples therapy. Journal of Family Therapy, 33, 123–143.
Stratton, P., Lask, J., Bland, J., Nowotny, E., Evans, C., Singh, R. et al. (in press). Validation of the SCORE-15 Index of family functioning and change for detecting therapeutic improvement early in therapy. Journal of Family Therapy.
Stratton, P., Preston-Shoot, M. & Hanks, H. (1990). Family Therapy: Training & Practice. Birmingham: Venture Press.
Strauß, B. & Drobinskaya, A. (2018). Ein Fragebogen zur Erfassung unerwünschter Wirkungen von Gruppenpsychotherapie (NUGE). In M. Linden & B. Strauß (Hrsg.), Erfassung von Risiken und Nebenwirkungen von Psychotherapie (o.A.d.S.). Berlin: MWV.
Strauß, B. & Mattke, D. (2018). Nebenwirkungen und unerwünschte Wirkungen von Gruppenpsychotherapie. In M. Linden & B. Strauß (Hrsg.), Risiken und Nebenwirkungen von Psychotherapie (2. Aufl., o.A.d.S.). Berlin: MWV.
Strauß B., Linden, M., Haupt, M.-L. & Kaczmarek, S. (2012). Systematik und Häufigkeit von unerwünschten Wirkungen, Nebenwirkungen und Fehlentwicklungen in der Psychotherapie. Psychotherapeut, 57, 385-394.
Strauß, B., Strupp, H.H. & Burgmeier-Lohse, M. (1992). Deutsche Version der Vanderbilt-Psychotherapie-Prozeßskalen: Beschreibung und Anwendung in zwei Kurztherapien. Zeitschrift für Klinische Psychologie, Psychopathologie und Psychotherapie, 40, 411–430.
Streeck-Fischer, A. (2011). Traumafolgestörungen bei Kindern und Jugendlichen. In G. Seidler, H. Freyberger & A. Maercker (Hrsg.), Handbuch der Psychotraumatologie (S. 450–468). Stuttgart: Klett-Cotta.
Strid, S. (2001). Beskrivning av konsultpsykologens arbetsuppgifter i utredningslägenheten. In J. Stilgård & K. och Tilander (utg.), Utredningslägenheten och barnperspektivet – en utvärdering av en metod för barnavårdutrendingar och stöd – i samarbete mellan familj, barnpsykiatri och socialtjänst vid socialförvaltningen i Karlstad (pp. 43–61). Utvecklings- och utvärderingscentrum, Karlstads socialförvaltning.
Strupp, H.H., Moras, K., Sandell, J.A., Waterhouse, G.J., O'Malley, S.S., Keithly, L. & Gomes-Schwartz, B. (1981). Vanderbilt Negative Indicators Scale: An instrument for the identification of deterrents to progress in time-limited dynamic psychotherapy. Unpublished manuscript, Vanderbilt University, Vanderbilt Psychotherapy Research Project, Nashville, TN.
Sweeney, C., Loeb, K.L., Parter, A., Hail, L. & Zucker, N. (2015). Family therapy for prodromal anorexia nervosa. In K.L. Loeb, D. Le Grange & J. Lock (Eds.), Family Therapy for Adolescent Eating and Weight Disorders: New Applications (pp. 157–176). New York: Routledge.
Swenson, C.C., Penman, J., Henggeler, S.W. & Rowland, M.D. (2009). Multisystemic Therapy for child abuse and neglect: Revised manual. Unpublished treatment manual, Medical University of South Carolina.
Swenson, C.C., Schaeffer, C.M., Henggeler, S.W., Faldowski, R. & Mayhew, A.M. (2010). Multisystemic therapy for child abuse and neglect: a randomized effectiveness trial. Journal of Family Psychology, 24, 497–507.
Swift, J. & Greenberg, R.P. (2012). Premature Discontinuation in Adult Psychotherapy: A Meta-Analysis. Journal of Consulting and Clinical Psychology, 80 (4), 547–559.
Sydow, K. von (1994). Die Lust auf Liebe bei älteren Menschen (2. Aufl.). München: Reinhardt.

Sydow, K. von (2006). Gruppensupervision in der Aus- und Fortbildung von Familientherapeuten. Gruppenpsychotherapie & Gruppendynamik, 42, 53–74.
Sydow, K. von (2007). Systemische Psychotherapie (mit Familien, Paaren und Einzelnen). In C. Reimer, J. Eckert, M. Hautzinger & E. Wilke (Hrsg.), Psychotherapie: Ein Lehrbuch für Ärzte und Psychologen (3. Aufl., S. 289–315). Heidelberg: Springer.
Sydow, K. von (2008). Bindungstheorie und systemische Therapie. Familiendynamik, 33 (3), 260–273.
Sydow, K. von (2010). Das Erstinterview in der systemischen Therapie. In J. Eckert, S. Barnow & R. Richter (Hrsg.), Erstgespräche (S. 84–101). Bern: Huber.
Sydow, K. von (2012). Evaluationsforschung zur Wirksamkeit systemischer Psychotherapie. in Handbuch Forschung für Systemiker. In M. Ochs & J. Schweitzer (Hrsg.), Handbuch der Forschung für Systemiker. Göttingen: Vandenhoeck & Ruprecht.
Sydow, K. von (2014). FSPlay – Familienskulptur mit Playmobilfiguren (FSPlay) (PSYNDEX Tests Review). In Leibniz-Zentrum für Psychologische Information und Dokumentation (ZPID) (Hrsg.), PSYNDEX (Online-Datenbanksegment PSYNDEX Tests Dok.-Nr. 9006705). Trier: ZPID. (Zugriff, Februar 2017: http://www.zpid.de/retrieval/PSYNDEXTests.php?id=9006705).
Sydow, K. von (2015). Systemische Therapie. München: Reinhardt.
Sydow, K. von (2016a). Bindung und Paarbeziehung. In B. Strauß & H. Schauenburg (Hrsg.), Bindung in Psychologie und Medizin (S. 416). Stuttgart: Kohlhammer.
Sydow, K. von (2016b). Forschungsmethoden zur Erhebung der Partnerschaftsbindung. In G. Gloger-Tippelt (Hrsg.), Bindung im Erwachsenenalter. Ein Handbuch für Forschung und Praxis (3. Aufl., S. 287–317). Bern: Huber.
Sydow, K. von (2017a). Bindung, Paar-/Familientherapie und Systemische Therapie (Kap. 24). In B. Strauß & H. Schauenburg (Hrsg.), Bindung in Psychologie und Medizin: Grundlagen, Klinik und Forschung – Ein Handbuch (S. 327–339). Stuttgart: Kohlhammer.
Sydow, K. von (2017b). Bindung und Partnerbeziehung. In B. Strauß & H. Schauenburg (Hrsg.), Bindung in Psychologie und Medizin: Grundlagen, Klinik und Forschung – Ein Handbuch (S. 87–100). Stuttgart: Kohlhammer.
Sydow, K. von (2017c). Psychotherapie mit älteren Menschen. In A. Gumz & S. Hörz-Sagstetter (Hrsg.), Psychodynamische Therapie in der Praxis (S. 552–562). Weinheim: Beltz.
Sydow, K. von, Beher, S., Retzlaff, R. & Schweitzer, J. (2007). Die Wirksamkeit Systemischer Therapie / Familientherapie. Göttingen: Hogrefe.
Sydow, K. von, Beher, S., Schweitzer, J. & Retzlaff, R. (2006). Systemische Familientherapie bei Störungen des Kindes und Jugendalters. Psychotherapeut, 51 (2), 107–143.
Sydow, K. von, Beher, S., Schweitzer, J. & Retzlaff, R. (2010). The Efficacy of Systemic Therapy With Adult Patients: A Meta-Content Analysis of 38 Randomized Controlled Trials. Family Process, 49 (4), 457–485.
Sydow, K. von, Retzlaff, R., Beher, S., Haun, M. & Schweitzer, J. (2013). The efficacy of systemic therapy for childhood and adolescent externalizing disorders: A systematic review of 47 RCT. Family Process, 52 (4), 576–618.
Sydow, K. von, Schindler, A., Beher, S., Retzlaff, R. & Schweitzer-Rothers, J. (2010). Die Wirksamkeit von Systemischer Therapie bei Substanzstörungen. Sucht, 56, 21–42.
Sydow, K. von & Seiferth, A. (2015). Sexualität in Paarbeziehungen. Göttingen: Hogrefe.
Szafranski, D. D., Talkovsky, A. M., Farris, S. G. & Norton, P. J. (2014). Comorbidity: Social anxiety disorder and psychiatric comorbidity are not shy to co-occur. In J. W. Weeks & J. W. Weeks (Eds.), The Wiley Blackwell handbook of social anxiety disorder (pp. 201–222). New York: Wiley-Blackwell.
Szapocznik, J., Rio, A., Murray, E., Cohen, R., Scopetta, M., Rivas-Valquez, A., Hervis, O. & Posada, V. (1989). Structural family versus psychodynamic child therapy for problematic Hispanic boys. Journal of Consulting & Clinical Psychology, 57 (5), 571–578.

Tangney, J.P. & Dearing, R. (2002). Shame and Guilt. New York: Guilford.
Tannen, D. (1991). Du kannst mich einfach nicht verstehen: Warum Männer und Frauen aneinander vorbeireden. München: Goldmann.
Tarrier, N., Barrowclough, C., Vaughn, C. et al. (1988). The Community Management of Schizophrenia – A Controlled Trial of a Behavioural Intervention with Families to Reduce Relapse. British Journal of Psychiatry, 153, 532–542.
Tarrier, N., Sommerfield, C. & Pilgrim, H. (1999). Relatives' expressed emotion (EE) and PTSD treatment outcome. Psychological Medicine, 29 (4), 810-811.
te Wildt, B. (2012). Medialisation. Göttingen: Vandenhoeck & Ruprecht.
Terpager, P.R. & Tomm, K. (1992). Guided Letter Writing: A Long Brief Therapy Method Whereby Clients carry Out Their Own Treatment. Journal of Strategic and Systemic Therapies, 11 (4), 1–18.
Teufel, K., Wilker, C., Valerian, J. & Freitag, C.M. (2017). A-FFIP – Autismusspezifische Therapie im Vorschulalter. Heidelberg: Springer.
Thibaut, J.W. & Kelley, H.H. (1959). The social psychology of groups. New York: Wiley.
Thoma, C. (2009). Angsten und Entangsten. Amstetten: ISKAM-Eigenverla).
Thomä, H. & Thomä, B. (1988). Die Rolle der Angehörigen in der psychoanalytischen Technik. Zeitschrift für Psychoanalyse, 22, 802–822.
Thomann, Ch. & Prior, Ch. (2013). Klärungshilfe 3 – das Praxisbuch (3. Aufl.). Reinbek: Rowohlt.
Thomann, Chr. & Schulz von Thun, F. (1991). Klärungshilfe. Handbuch für Therapeuten, Gesprächshelfer und Moderatoren in schwierigen Gesprächen. Reinbek: Rowohlt.
Thomas, S., Reddy, K.N. & Sagar, J.V.K. (2015). Psychosocial issues of siblings of children with autism spectrum disorder. International Journal of Advanced Research, 3 (4), 119–124.
Thomasius, R. (Hrsg.). (2004). Familientherapeutische Frühbehandlung des Drogenmißbrauchs. Eine Studie zu Therapieeffekten und -prozessen. Hamburg: Dr. Kovac.
Thompson-Hollands, J., Kerns, C.E., Pincus, D.B. & Comer, J.S. (2014). Parental accommodation of child anxiety and related symptoms: Range, impact, and correlates. Journal of Anxiety Disorders, 28, 765–773.
Tiedermann, F. von & Jellouschek, H. (2000). Systemische Paartherapie. Ein integratives Konzept. Psychotherapie im Dialog, 2, 37–44.
Tienari, P., Wynne, L.C., Sorri, A. et al. (2004). Genotype-environment interaction in schizophrenia-spectrum disorder. Long-term follow-up study of Finnish adoptees. British Journal of Psychiatry, 184, 216–222.
Tilden, T. & Wampold, B.E. (Eds.). (2017). Routine Outcome Monitoring in Couple and Family Therapy. New York: Springer.
Tomasson, K., Kent, D. & Coryell, W. (1991). Somatization and Conversion Disorders: Comorbidity and Demographics at Presentation. Acta Psychiatrica Scandinavica, 84, 288–293.
Tominschek, I. & Schiepek, G. (2007). Zwangsstörungen. Praxis der Paar- und Familientherapie, Bd. 4. Göttingen: Hogrefe.
Tominschek, I., Zaudig, M., Mehl, C., Vant, E. & Hauke, W. (2016). Gruppentherapie bei Zwangsstörungen. Ein verhaltenstherapeutisch-systemischer Leitfaden. Göttingen: Hogrefe.
Tomm, K. (1987). Interventive interviewing: Part 11. Reflexive questioning as a means to enable self-healing. Family Process, 26, 167–183.
Tomm, K. (1989). Das systemische Interview als Intervention: Teil III. Lineale, zirkuläre, strategische oder reflexive Fragen? System Familie, 2, 21–40.
Tomm, K. (2009). Das Problem externalisieren und die persönlichen Mittel und Möglichkeiten internalisieren. In K. Tomm (Hrsg.), Die Fragen des Beobachters. Schritte zu einer Kybernetik zweiter Ordnung in der systemischen Therapie (S. 214–222). Heidelberg: Auer.
Tomm, K. (2009). Die Fragen des Beobachters. Schritte zu einer Kybernetik zweiter Ordnung in der systemischen Therapie. Heidelberg: Auer.
Torgersen, S. (2012). Epidemiology. In T.A. Widinger (Ed.), The Oxford handbook of personality disorders (pp. 186–205). Oxford: Oxford University Press.

Tossmann, P., Jonas, B., Rigter, H. et al. (2012). Multidimensionale Familientherapie (MDFT) bei cannabisbezogenen Störungen. Sucht, 58 (3), 157–166.

Tossmann, P. & Gantner, A. (2016). Frühintervention, Beratung und Behandlung bei Cannabisstörungen. Suchttherapie, 17, 1–5.

Treasure, J. L., Smith, G. & Crane, A. (2017). Skills-based Learning for Caring for a Loved One with an Eating Disorder: The New Maudsley Method (2nd ed.). New York: Routledge.

Treasure, J. L., Todd, G., Brolly, M., Tiller, J., Nehmed, A. & Denman, F. (1995). A pilot study of a randomized trial of cognitive analytical therapy vs educational behavioral therapy for adult anorexia nervosa. Behaviour Research and Therapy, 33, 363–367.

Trepper, T. S. & Barret, M. J. (1991). Inzest und Therapie. Ein (system)therapeutisches Handbuch. Dortmund: modernes lernen.

Trowell, J., Joffe, I., Campbell, J., Clemente, C., Almqvist, F., Soininen, M._et al. (2007). Childhood depression: a place for psychotherapy. An outcome study comparing individual psychodynamic psychotherapy and family therapy. European Child & Adolescent Psychiatry, 16 (3), 157–167.

Tryon, G. S. & Winograd, G. (2011). Goal Consensus and Collaboration. In J. C. Norcross (Ed.), Psychotherapy Relationships That Work (pp. 153–167). New York: Oxford University Press.

Tschuschke, V. (2005). Die Psychotherapie in Zeiten evidenzbasierter Medizin, Fehlentwicklungen und Korrekturvorschläge. Psychotherapeutenjournal, 2, 106–115.

Tschuschke, V., Crameri, A., Koehler, M., Berglar, J., Muth, K., Staczan, P. et al. (2015). The Role of Therapists' Treatment Adherence. Psychotherapy Research, 25, 420–434.

Uexküll, T. von (1999). Persönliche Mitteilung.

Uexküll, T. von & Wesiack, W. (2003). Integrierte Medizin als Gesamtkonzept der Heilkunde: ein bio-psycho-soziales Modell. In T. von Uexküll (Hrsg.), Psychosomatische Medizin. Modelle ärztlichen Denkens und Handelns (S. 3–42). München: Urban und Fischer.

Unterholzer, C. C. (2013). Ansätze der Poesie- und Bibliotherapie. In W. Rössler& B. Matter (Hrsg.), Kunst- und Ausdruckstherapien. Ein Handbuch für die psychiatrische und psychosoziale Praxis (S. 201–210). Stuttgart: Kohlhammer.

Unterholzer, C. C. (2017). Es lohnt sich, einen Stift zu haben. Schreiben in der systemischen Therapie und Beratung. Heidelberg: Auer.

Vachon, D., Krueger, R., Rogosch, F. & Cicchetti, D. (2015). Assessment of the Harmful Psychiatric and Behavioral Effects of Different Forms of Child Maltreatment. Journal of the American Medical Association, Psychiatry, 72 (11), 1135–1142.

Valach, L., Michel, K. & Young, R. A. (2016). Suicide as a Distorted Goal-Directed Process: Wanting to Die, Killing, and Being Killed. Journal of Nerveous and Mental Disorders, 204 (11), 812–819.

van der Kolk, B. A. (2005). Developmental trauma disorder. A new, rational diagnosis for children with complex trauma histories. Psychiatric Annals, 35, 401–408.

van der Kolk, B. A. (2015). Verkörperter Schrecken. Traumaspuren im Gehirn, Geist und Kürper und wie man sie heilen kann. Lichtenau: Probst.

van der Pol, T. M., Hoeve, M., Noom, M. J., Stams, G., Doreleijers, T., van Domburgh, L. & Vermeiren, R. (2017). Research Review: The effectiveness of multidimensional family therapy in treating adolescents with multiple behavior problems – a meta-analysis. Journal of Child Psychology and Psychiatry, 58 (5), 532–545.

van Holen, F., Vanderfaeillie, J. & Omer, H. (2016). Adaptation and evaluation of a nonviolent resistance intervention for foster parents: A progress report. Journal of Marital and Family Therapy, 42, 688–700.

Visher, E. B. & Visher, J. S. (1979). Stepfamilies. A guide to working with stepparents and stepchildren. New York: Brunner / Mazel.

Visher, E. B. & Visher, J. S. (1996). Therapy with Stepfamilies. New York: Brunner / Mazel.

Volosinov, V. N. (1973). Marxism and the philosophy of language. New York: Seminar Press.

von der Recke, T. & Wolter-Cornell, U. (2017). Dimensionen systemischer Familienrekonstruktion. Göttingen: Vandenhoeck & Ruprecht.

Wagner, D.V., Borduin, C.M., Kanne, S.M., Mazurek, M.O., Farmer, J.E. & Brown, R.M. (2014). Multisystemic therapy for disruptive behavior problems in youths with autism spectrum disorders: a progress report. Journal of Marital and Family Therapy, 40 (3), 319–331.

Wagner, E. &. U. Russinger (2016). Emotionsbasierte systemische Therapie. Intrapsychische Prozesse verstehen und behandeln. Stuttgart: Klett-Cotta.

Wagner, E., Henz, K. & Kilian, H. (2016). Persönlichkeitsstörungen. Störungen systemisch behandeln. Heidelberg: Auer.

Walper, S. (2011). Die Folgen von Trennung und Scheidung für Kinder in Deutschland. Frühe Kindheit, 2/11.

Walter, J.L. & Peller, J.E. (2004). Lösungs-orientierte Kurztherapie. Dortmund: modernes lernen.

Wambach, S., Kojan, I., Burghardt, C. & Häuser, W. (2001). Der Arztbrief. Psychotherapeut 1, 43–50.

Wampold, B.E. (2001). The great psychotherapy debate. Models, methods, and findings. Mahwah: Lawrence Erlbaum.

Wampold, B.E. (2015). How important are common factors in psychotherapy? An update. World Psychiatry, 14, 270–277.

Wampold, B.E. & Budge, S.L. (2012). The 2011 Leona Tyler Award Address: The releationship – and its realationship to the common and specific factors of psychtherapy. The Counseling Psychologist, 40, 601–623.

Wampold, B.E. & Imel, Z.E. (2015). The Great Psychotherapy Debate. New York: Routledge.

Wampold, B.E., Imel, Z.E., Laska, K.M., Benish, S., Miller, S.D., Flückiger, C., Del Re, A.C., Baardseth, T.P. & Budge, S. (2010). Determining what works in the treatment of PTSD. Clinical Psychology Review, 30, 923–933.

Wang, L.Q., Chien, W.T., Yip, L.K. & Karatzias, T. (2016). A randomized controlled trial of a mindfulness-based intervention program for people with schizophrenia: 6-month follow-up. Neuropsychiatric Disease and Treatment, 7 (12), 3097–3110.

Watzlawick, P. (1976/1987). Wie wirklich ist die Wirklichkeit? München: Piper.

Watzlawick, P. (2009). Anleitung zum Unglücklichsein. München: Piper.

Watzlawick, P., Beavin, J.H. & Jackson, D.D. (1969/2011). Menschliche Kommunikation: Formen, Störungen, Paradoxien (12. Aufl.) (Pragmatics of human communication: A study of interactional patterns, pathologies, and paradoxes. New York: Norton). Bern: Huber.

Watzlawick, P., Weakland J.H. & Fisch R. (1974/2008). Lösungen: Zur Theorie und Praxis menschlichen Wandels (7. Aufl.) (Change: Principles of problem formation and problem resolution. New York: Norton & Comp.). Bern: Huber.

Waxman, R., Fenton, M.C., Skodol, A.E., Grant, B.F. & Hasin, D. (2014). Childhood maltreatment and personality disorders in the USA: Specifity of effects and the impact of gender. Personal Mental Health, 8 (1), 30–41.

Weakland, J.H. & Herr, J.J. (1979/1992). Beratung älterer Menschen und ihrer Familien (2. Aufl.; Counseling elders and their families. New York: Springer). Bern: Huber.

Weakland, J.H., Fisch, R., Watzlawick, P. & Bodin, A.M. (1974). Brief Therapy: Focused Problem Resolution. Family Process, 13 (2), 141–168.

Weber, R. (2012). Navigieren auf Sichtweite – Prozesssteuerung in der Paartherapie. Stuttgart: Klett-Cotta.

Weber, R. (2013). Paare in Therapie. Erlebnisaktivierende Methoden in der Paartherapie. Stuttgart: Klett-Cotta.

Wedekind, E. & Georgi, H. (2010). Systemische Orientierungsmöglichkeiten in der Gruppenarbeit. Familiendynamik, 35 (4), 302–309.

Wedekind, E., Blum-Maurice, R. & Schäfer, N. (2003). Psychotherapie für Arme – Ein Plädoyer für Aufsuchende Familientherapie als eigene Jugendhilfeleistung. Systeme, 17 (1), 84–93.

Weinberg, D. (2013). Psychotherapie mit komplex traumatisierten Kindern. Behandlung von Bindungs- und Gewalttraumata der frühen Kindheit (2. Aufl.). Stuttgart: Klett-Cotta.

Weinblatt, U. (2016). Die Nähe ist ganz nah! Scham und Verletzungen in Beziehungen überwinden. Göttingen: Vandenhoeck & Ruprecht.
Weingarten, K. (1999). Das Unscheinbare und das Gewöhnliche: die alltägliche Praxis einer postmodernen narrativen Therapie. Familiendynamik, 1, 29–50.
Weiss, T. & Haertel-Weiss, G. (1991). Familientherapie ohne Familie. Kurztherapie mit Einzelpatienten. München: Kösel.
Weiß, W., Kessler, T. & Gahleitner, S. B. (Hrsg.). (2016). Handbuch Traumapädagogik. Weinheim: Beltz.
Weissman, M. M., Markowitz, J. C. & Klerman, G. L. (2009). Interpersonelle Psychotherapie: Ein Behandlungsleitfaden. Göttingen: Hogrefe.
Weisz, J. R., McCarty, C. A. & Valeri, S. M. (2006). Effects of psychotherapy for depression in children and adolescents: a meta-analysis. Psychological Bulletin, 132 (1), 132–149.
Welter-Enderlin, R. (1998). Was hat Säuglingsforschung mit Therapie und Beratung zu tun? In B. Hildenbrand & R. Welter-Enderlin (Hrsg.), Die emotionale Rahmung beraterischer und therapeutischer Prozesse (S. 213–227). Heidelberg: Auer.
Welter-Enderlin, R. (2005). Deine Liebe ist nicht meine Liebe. Partnerprobleme und Lösungsmodelle aus systemischer Sicht. Paderborn: Junfermann.
Welter-Enderlin, R. & Hildenbrand, B. (Hrsg.). (1998). Gefühle und Systeme. Heidelberg: Auer.
Welter-Enderlin, R. & Hildenbrand, B. (2004). Systemische Therapie als Begegnung (4. Aufl.). Stuttgart: Klett.Cotta.
Welter-Enderlin, R. & Hildenbrand, B. (Hrsg.). (2011). Rituale-Vielfalt in Alltag und Therapie. (3. Aufl.). Heidelberg: Auer.
Welter-Enderlin, R. & Jellouschek, H. (2002). Systemische Paartherapie – Ein integratives Konzept. In M. Wirsching & P. Scheib (Hrsg.), Paar- und Familientherapie (S. 199–226). Heidelberg: Springer.
Wernet, A. (2000). Einführung in die Interpretationstechnik der Objektiven Hermeneutik. Opladen: Leske + Budrich.
Wessel, M. A., Cobb, J. C., Jackson, E. B., Harris, G. S. Jr. & Detwiler, A. C. (1954). Paroxysmal fussing in infancy, sometimes called colic. Pediatrics, 14 (5).
Wessiepe, K. (o.D.). GenoGraph 2.1, http://www.klaus-wessiepe.de/geno.htm [02.05.2018].
Whisman, M. A. & Beach, S. R. H. (2015). Couple Therapy and Depression. In A. S. Gurman, J. L. Lebo & D. K. Snyder (Eds.), Clinical Handbook of Couple Therapy (5th ed., pp. 585–605). New York: Guilford.
White, M. (1988). The externalizing of the problem and the re-authoring of lives and relationships. Dulwich Centre Newsletter, 3–21.
White, M. (1991). Deconstruction and family therapy. Dulwich Centre Newsletter, 3, 21–40.
White, M. (1992). Therapie als Dekonstruktion. In J. Schweitzer, A. Retzer & H. R. Fischer (Hrsg), Systemische Praxis und Postmoderne (S. 39–63). Frankfurt a. M.: Suhrkamp.
White, M. (2007/2010). Landkarten der narrativen Therapie. Heidelberg: Auer. [Maps of Narrative Therapy. New York: Norton.]
White, M. & Epston, D. (2013). Die Zähmung der Monster – der narrative Ansatz in der Familientherapie (7. Aufl.). Heidelberg: Auer.
Whiting, R. A. (2015). Leitfaden für die Konstruktion therapeutischer Rituale. In E. Imber-Black, J. Roberts & R. A. Whiting (Hrsg.), Rituale. Rituale in Familien und Familientherapie (6. Aufl., S. 119–150). Heidelberg: Auer.
Wiegand-Grefe, S., Mattejat, F. & Lenz, A. (Hrsg.). (2010). Kinder mit psychisch kranken Eltern. Klinik und Forschung. Göttingen: Vandenhoeck & Ruprecht.
Wikipedia (2017). https://de.wikipedia.org/wiki/Werther-Effekt [01.11.2017].
Wile, D. B. (1993). After the fight: Using your disagreements to build a stronger Relationship. New-York: Guilford.
Wille, A. (1982). Der Familienskulptur-Test. Praxis der Kinderpsychologie und Kinderpsychiatrie, 31, 150–154.
Willi, J. (2005). Ökologische Psychotherapie. Reinbek: Rowohlt.
Willutzki, U. (2002). Allgemeine Prinzipien der Psychotherapie sozialer Ängste: Die Rolle von Ressourcen. In T. Fydrich & U. Stangier

(Hrsg.), Soziale Phobie und soziale Angststörungen (S. 370–396). Göttingen: Hogrefe.
Willutzki, U. & Teismann, T. (2013). Ressourcenaktivierung in der Psychotherapie. Göttingen, Hogrefe.
Willutzki, U. & Teismann, T. (2017). Ressourcenaktivierung. In E.-L. Brakemeier & F. Jacobi (Hrsg.), Verhaltenstherapie in der Praxis (S. 225–235). Weinheim: Beltz.
Willutzki, U., Teismann, T. & Schulte, D. (2012). Psychotherapy for social anxiety disorder: long-term effectiveness of resource-oriented cognitive-behavioral therapy and cognitive therapy in social anxiety disorder. Journal of Clinical Psychology, 68 (6), 581–591.
Willutzki, U., Neumann, B., Haas, H., Koban, C. & Teismann, T. (2006). Therapiemanual zur kombiniert-ressourcenorientierten Vorgehen bei sozialen Ängsten. Bochum: Ruhr Universität Bochum.
Wilms, B. (2014). Gruppentherapie. In T. Levold & M. Wirsching (Hrsg.), Systemische Therapie und Beratung. Das große Lehrbuch (S. 210–216). Heidelberg: Auer.
Wingenfeld, K., Schäfer, I., Terfehr, K., Grabski, H., Driessen, M., Grabe, H., Löwe, B. & Spitzer, C. (2011). Reliable, valide und ökonomische Erfassung früher Traumatisierung: Erste psychometrische Charakterisierung der deutschen Version des Adverse Childhood Experiences Questionnaire (ACE). Psychother Psychosom Med Psychol, 61 (1), e10–4.
Winnicott, D. W. (1971/2010). Vom Spiel zur Kreativität (Playing und reality. New York: Basic) (12. Aufl.). Stuttgart: Klett-Cotta.
Winter, S., Köberle, C., Lenz, K., Pfeiffer, E. & Lehmkuhl, U. (2013). Systematik somatoformer Störungen des Kindes- und Jugendalters. Praxis Kinderpsychologie und Kinderpsychiatrie, 62, 639–653.
Wirsching, M. (2002). Vom Erstkontakt zum Behandlungsabschluss. In M. Wirsching & P. Scheib (Hrsg.), Paar- und Familientherapie (S. 146–196). Heidelberg: Springer.
Wirsching, M. (2016). Behandlungsbbrüche. In M. Wirsching & T. Levold (Hrsg.), Systemische Therapie und Beratung – das große Lehrbuch (S. 177–181). Heidelberg: Auer.
Wirsching, M. & Scheib, P. (2002). Paar- und Familientherapie. Heidelberg: Springer.
Wischmann, T. & Stammer, H. (2016). Der Traum vom eigenen Kind: Psychologische Hilfen bei unerfülltem Kinderwunsch (5. Aufl.). Stuttgart: Kohlhammer.
Wissenschaftlicher Beirat Psychotherapie (WPB) (2008). Gutachten zur wissenschaftlichen Anerkennung der Systemischen Therapie. Berlin: WBP. http://www.wbpsychotherapie.de/downloads/GutachtenSystemische-Therapie20 081 214-1.pdf, [02.05.2018].
Wissenschaftlicher Beirat Psychotherapie (WBP) (2009). Gutachten zur wissenschaftlichen Anerkennung der Systemischen Therapie. Deutsches Ärzteblatt, 106 (5), A208–A211.
Wissenschaftlicher Beirat Psychotherapie (WBP) (2010). Verfahrensbeschreibung der Systemischen Therapie (2. Entwurf, 02.12.2010). Internes Arbeitspapier. Publikation im Internet in Vorbereitung.
Wissenschaftlicher Beirat Psychotherapie (WPB) (2017). Gutachten zur wissenschaftlichen Anerkennung der Systemischen Therapie des Wissenschaftlichen Beirats Psychotherapie. http://www.wbpsychotherapie.de/page.asp?his=0.113.134.135, [03.03.2017].
Wittchen, H.-U. & Fehm, L. (2003). Epidemiology and natural course of social fears and social phobia. Acta Psychiatrica Scandinavica, 108 (417), 4–18.
Wogau, J. R. von, Eimmermacher, H. & Lanfranchi, A. (Hrsg.). (2004). Therapie und Beratung von Migranten: Systemisch-interkulturell denken und handeln. Weinheim: Beltz.
Wolf, G., Fünfgeld, M., Oehler, R. & Andrae, S. (2015). Empfehlungen zur Psychotherapie und Beratung mit lesbischen, schwulen und bisexuellen Klient_innen. Verhaltenstherapie & Psychosoziale Praxis, 47 (1), 21–48.
Wolf, M., Limberger, M. F., Kleindienst, N., Stieglitz, R.-D., Domsalla, M., Philipsen, A., Steil, R. & Bohus. M. (2009). Kurzversion der Borderline-Symptom-Liste (BSL-23): Entwicklung und Überprüfung der psychometrischen Eigenschaften. Psychotherapie, Psychosomatik, Medizinische Psychologie, 59 (8), 321–324.
Wölfling, K., Leménager, T., Peukert, P. & Batra, A. (2013). Computer games and Internet ad-

diction as well as pathological gambling. Therapy approaches. Nervenarzt, 84 (5), 576–583.
Wöller, W. (2013). Trauma und Persönlichkeitsstörungen: Ressourcenbasierte Psychodynamische Therapie (RPT) traumabedingter Persönlichkeitsstörungen (2. Aufl.). Stuttgart: Schattauer.
Wöller, W. (2014). Bindungstrauma und Borderline-Störung: Ressourcenbasierte Psychodynamische Therapie (RPT). Stuttgart: Schattauer.
Wortmann-Fleischer, S., Hornstein, C. & Downing, G. (2015). Postpartale psychische Störungen. Ein interaktionszentrierter Therapieleitfaden. Stuttgart: Kohlhammer.
Wortmann-Fleischer, S., von Einsiedel, R. & Downing, G. (Hrsg.). (2012), Stationäre Eltern-Kind-Behandlung: ein interdisziplinärer Praxisleitfaden (S. 157–161). Stuttgart: Kohlhammer.
Wyssmüller, C. & Efionayi, D. (2007). Literatur- und Datenstudie zum Thema »Migration und Invalidenversicherung«. Neuchâtel: SFM.

Xia, J., Merinder, L. B. & Belgamwar, M. R. (2011). Psychoeducation for schizophrenia. Cochrane Database Syst Rev:CD002 831.

Yalom, I. D. (1989). Theorie und Praxis der Gruppenpsychotherapie. München: Pfeiffer.
Yalom, I. D. (2010). Existentielle Psychotherapie. Köln: Edition Humanistische Psychologie.
Young, J. E., Klosko, J. S. & Weishaar, M. E. (2005). Schematherapie. Ein praxisorientiertes Handbuch. Paderborn: Junfermann.
Young, K. S. (1996). Internet addiction: the emergence of a new clinical disorder. Cyber Psychology and Behaviour, 3 (1), 237–244.

Zeig, J. K. (2002). Einzelunterricht bei Erickson. Heidelberg: Auer.
Zeig, J. K. (Hrsg.). (2006). Meine Stimme begleitet Sie überallhin. Ein Lehrseminar mit Milton H. Erickson. Stuttgart: Klett-Cotta.
Zels, M. (2017). Fast wie Freunde. Mannheim: Kunstanstifter-Verlag.
Zimmer, D. (2004). Wie arbeiten Verhaltenstherapeuten mit der therapeutischen Beziehung. Psychotherapie im Dialog, 55 (4), 335–340.
Zubin, J. & Spring, B. (1977). Vulnerability: A new view of schizophrenia. Journal of Abnormal Psychology, 86, 103–126.
Zwack, J. & Schweitzer, J. (2008). Multiprofessionelle systemisch-familientherapeutische Teamweiterbildung in der Akutpsychiatrie. Auswirkungen auf die Teamkooperation und die Mitarbeiterbelastung. Psychiatrische Praxis, 35, 15–20.

Über die Herausgeberinnen

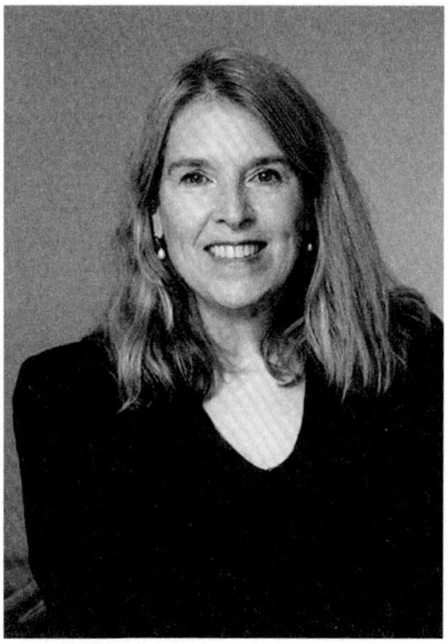

Kirsten von Sydow studierte Psychologie an der Universität Bonn und wurde dort promoviert zum Thema Psychosexuelle Entwicklung im Lebenslauf. Sie arbeitete als wissenschaftliche Mitarbeiterin in verschiedenen Forschungsprojekten der Universitäten Bonn, Augsburg und LMU München. An der Klinik für Psychosomatik und Psychotherapie der Universität Gießen absolvierte sie ihre Weiterbildung zur Tiefenpsychologisch fundierten Psychotherapeutin und parallel am Institut für Familientherapie in Weinheim die zur Systemischen (Paar- und Familien-)Therapeutin. Sie realisierte ein DFG-Projekt (mit Habilitationsstipendium) zum Thema Elternschaft, Paarbeziehung und Sexualität und habilitierte sich an der Universität Hamburg. Danach forschte sie am Max-Planck-Institut für Psychiatrie in München.

Nach der Geburt ihres Sohnes zog sie aus familiären Gründen zurück nach Hamburg und arbeitete als Vertretungsprofessorin für Klinische Psychologie und Psychotherapie an der Universität Duisburg-Essen und der Universität Hamburg. Seit 2004 ist sie stellvertretendes Mitglied des Wissenschaftlichen Beirats Psychotherapie (WBP). Seit 2010 Professorin für Klinische Psychologie und Psychotherapie an der Psychologischen Hochschule Berlin (PHB, www.psychologische-hochschule.de) in Teilzeit (seit Ende 2013 auf eigenen Wunsch beurlaubt). Seit 2005 eigene Praxis für Psychotherapie und Beratung in Hamburg (tiefenpsychologisch und systemisch; Einzel- und Paartherapie).

Kirsten von Sydow ist Psychologische Psychotherapeutin und Kinder- und Jugendlichenpsychotherapeutin mit integrativer, translationaler (an der Grundlagenforschung orientierter) und evidenzorientierter Grundhaltung (tiefenpsychologisch, systemisch). Sie lehrt im Bereich Psychotherapie an der PHB sowie anderen Ausbildungsinstituten und Hochschulen in Deutschland, Österreich und der Schweiz.

Zu ihren Forschungsschwerpunkten gehören Psychotherapieforschung (Systemische Therapie; Paar- und Familientherapie), Bindungstheorie und bindungsorientierte Therapie, Sexualität / Sexualstörungen im Lebenslauf, Partnerschaftsprobleme, Elternschaft, psychosomatische Gynäkologie und Geburtshilfe, Altern / Gerontologie und Substanzkonsumstörungen. Fünf Bücher (»Systemische Therapie« 2015; »Sexuelle Beziehungen« 2015 (mit A. Seiferth); »Die Wirksamkeit der Systemischen Therapie / Familientherapie 2007 (mit S. Beher, R. Retzlaff und J. Schweitzer); »Die Lust auf Liebe bei älteren Menschen« 1994; »Lebenslust: Weibliche Sexualität von der frühen Kindheit bis ins hohe Alter« 1993).

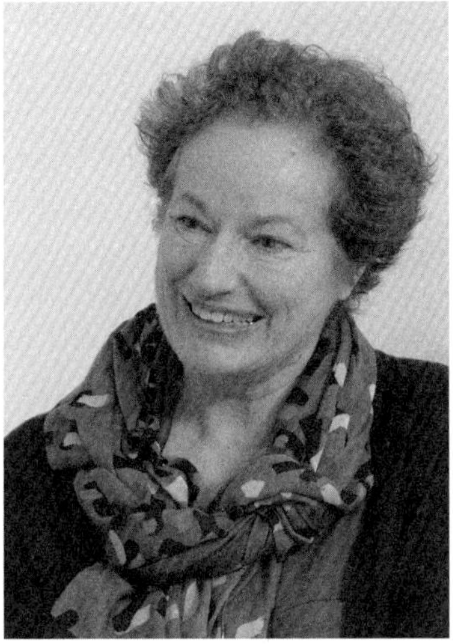

Ulrike Borst wurde schon zu Schulzeiten von einer Freundin zur Laienhilfe in einer großen psychiatrischen Klinik mitgeschleppt, seither hat die Psychiatrie sie nicht mehr losgelassen. Nach dem Psychologiestudium in Zürich und Düsseldorf und einer einjährigen Asienreise Promotion bei Rudolf Cohen in Konstanz über Aufmerksamkeit und Hirnaktivität bei schizophrenen Patienten. Anschließend DFG-Projekt zu einem verwandten Thema, dann für ein Jahr Forschungsstelle in der Neurorehabilitation für Kinder und Jugendliche.

Ab 1986 und 1989 bekamen die Töchter Vorrang vor der wissenschaftlichen Arbeit, und eine Halbtagsstelle in einer Psychiatrischen Klinik brachte die Wende zur klinischen Arbeit. Von 1989 bis 2007 blieb sie der Psychiatrischen Klinik Münsterlingen (CH) treu: erst als Stationspsychologin auf einer Schizophreniestation, dann in Doppelfunktion als Leiterin des Qualitätsmanagements für die ganze Klinik und therapeutische Leiterin einer Psychotherapiestation, ab 2002 als Leiterin Unternehmensentwicklung für die gesamten Psychiatrischen Dienste Thurgau (CH) sowie Paar- und Familientherapeutin im Rahmen ambulanter Nachbehandlungen.

Parallel zur Arbeit in der Psychiatrie Weiterbildung in systemischer Therapie und Beratung. Seit 1998 Dozentin und Supervisorin am Ausbildungsinstitut für systemische Therapie und Beratung in Meilen / Zürich, dessen Leitung sie Anfang 2006 von Rosmarie Welter-Enderlin übernahm. Neben dem Institut liegt ihre Zürcher Praxis für Einzel-, Paar- und Familientherapie, seit 2013 gibt es zusätzlich die Konstanzer Praxis. Für verschiedene psychiatrische Einrichtungen ist sie weiterhin als Projektleiterin, Beraterin, Supervisorin oder In-House-Trainerin tätig.

Ulrike Borst ist approbierte psychologische Psychotherapeutin (1999) mit Zusatzbezeichnung Systemische Therapie, eidgenössisch anerkannte Psychotherapeutin, hat den Fachtitel für Psychotherapie sowie Klinische Psychologie FSP, ist Lehrtherapeutin SG und Lehrende Supervisorin SG.

Sie ist zusammen mit Hans Rudi Fischer, Arist von Schlippe und Christina Hunger-Schoppe Herausgeberin der Zeitschrift »Familiendynamik«, Autorin der Bücher »Wenn die Liebe überschattet wird« (2011) und »Systemische Therapie« (2013), Co-Autorin des Buchs »Was tun?« (2016, mit Hans Rudi Fischer und Arist von Schlippe) und Herausgeberin der Bücher »Liebe und Gewalt in nahen Beziehungen« (2011, mit Andrea Lanfranchi) und »Zeit essen Seele auf« (2012, mit Bruno Hildenbrand).

Autorenverzeichnis

Achner, Christina
ich schaff's Institut
Landshuter Allee 21
80637 München

Aderhold, Volker, Dr. med.
Ernst-Moritz-Arndt Universität Greifswald
Ellernholzstraße 1-2
17 487 Greifswald

Asen, Eia, Professor Dr.
Anna Freud National Centre für Children and Families
12 Maresfield Gardens
London NW3 5SU
Vereinigtes Königreich

Baumann, Sebastian, Dipl.-Psych.
Deutscher Verband für systemische Forschung, Therapie
Brandenburgische Str. 22
10 707 Berlin

Bäuml, Josef, Professor Dr.
Klinik für Psychiatrie und Psychotherapie, Klinikum rechts der Isar der TU München
Ismaninger Straße 22
81 675 München

Beher, Stefan, Dipl. Soz./Dipl.-Psych.
Ruhr Universität Bochum
Universitätsstraße 150
44 780 Bochum

Beilfuß, Carmen, Dr.
ISFT Magdeburg
Hegelstr. 18
39 104 Magdeburg

Bilke-Hentsch, Oliver, Dr. med.
Modellstation Somosa
Zum Park 20
8404 Winterthur
Schweiz

Binford Hopf, Roslyn, Ph. D.
Im Haderheck 40a
61 462 Koenigstein im Taunus

Bonney, Helmut, Dr. med.
Benzburweg 18
4410 Liestal
Schweiz

Borst, Ulrike, Dr. rer. nat.
Leiterin des Ausbildungsinstituts für Systemische Therapie und Beratung
Klosbachstr. 123
8032 Zürich
Schweiz

Bruchhaus Steinert, Helke, Dr. med.
Klosbachstrasse 123
8032 Zürich
Schweiz

Diamond, Guy, PhD
Drexel University College of Nursing and Health Professions
Counseling and Family Therapy Department
1601 Cherry Street, Philadelphia, PA 19 102
USA

Dittrich, Kerstin, Dipl. Psych.
Merseburger Straße 95
04 177 Leipzig

Eder, Lothar, Dipl.-Psych.
Augartenstraße 68
68 165 Mannheim

Engelbrecht Lau, Marianne, Dr. med.
Region Hovedstadens psykiatriske hospital
Kristineberg 3
2100 København Ø
Denmark

Epple, Hartmut, Dipl.-Psych
Schönhauser Allee 6-7
10119 Berlin

Fraenkel, Peter, Dr.
19 W 34th St, Penthouse
New York, New York County 10001
USA

Gantner, Andreas, Dipl.-Psych.
Potsdamer Str. 131
10783 Berlin

Gertz, Miriam
Geblergasse 70/19-21
1170 Wien
Österreich

Geyerhofer, Stefan, Mag.
Am Heumarkt 9/2/22
1030 Wien
Österreich

Grossmann, Konrad Peter, Univ.-Doz. Dr
Lehranstalt für systemische Familientherapie der Erzdiözese Wien für Berufstätige
Trauttmansdorffgasse 3a
1130 Wien
Österreich

Grünwald, Hugo, Professor Dr.
ZHAW Angewandte Psychologie
Pfingstweidstrasse 96
8005 Zürich
Schweiz

Haagen, Miriam, Dr. med.
Bredeneschredder 4a
22395 Hamburg

Haas, Sebastian, Dr. med., MHA
Privatklinik Hohenegg AG
Hohenegg 1
8706 Meilen
Schweiz

Hanswille, Reinert, Dipl.-Päd.
ifs - Institut für Systemische Familientherapie, Supervision und Organisationsentwicklung
Bochumer Str. 50
45276 Essen

Hegemann, Thomas, Dr. med.
ich schaff's Institut
Landshuter Allee 21
80637 München

Hepp, Urs, Professor Dr.
Psychiatrische Dienste Aargau
Haselstrasse 1
5401 Baden
Schweiz

Hermans, Björn Enno, Dr. med.
An St. Albertus Magnus 39
45136 Essen

Hess, Thomas, Dr. med.
Praxisgemeinschaft Rothuswies
Asylstrasse 46
8708 Männedorf
Schweiz

Hildenbrand, Bruno, Professor Dr.
Friedrich-Schiller-Universität Jena
Carl-Zeiß-Straße 2
07743 Jena

Holzberg, Oskar, Dipl.-Psych.
Moltkestr. 50b
20253 Hamburg

Hunger-Schoppe, Christina, Priv.-Doz. Dr. phil.
Institut für Medizinische Psychologie
Bergheimer Straße 20
69115 Heidelberg

Jellouschek, Hans, Dr. theol., Lic. phil.
Baumgartenring 7
72119 Ammerbuch

Justen-Horsten, Agnes, Dr.
Psychotherapeutische Praxis, OnTheMove.online / Psychosoziale Beratung für Deutsche im Ausland
Marienstrasse 22
10117 Berlin

Korittkon Alexander, Dipl.-Soz.
Baumbachstraße 3
30 163 Hannover

Kumbier, Dagmar, Dipl. Psych.
An der Alster 18
20 099 Hamburg

Lanfranchi, Andrea Professor Dr.
Interkantonale Hochschule für Heilpädagogik
Schaffhauserstrasse 239
8050 Zürich
Schweiz

Lebowitz, Eli R., PhD
Yale University School of Medicine
Child Study Center
30 South Frontage Road, New Haven, CT, 06 519
USA

Le Grange, Daniel, Ph.D
University of California,
Department of Psychiatry and Department of Pediatrics
3333 California Street, Box 0503, LH Suite 245
San Francisco, CA 94 143-0503
USA

Liddle, Howard A, Professor Dr.
University of Miami
Coral Gables, FL 33 124
305-284-2211
USA

Lindenmeyer, Johannes, Dr.
salus klinik Lindow
Straße nach Gühlen 10
16 835 Lindow

Lock, James, MD, Ph.D.
Department of Psychiatry and Behavioral Sciences
Stanford University School of Medicine
Stanford, CA 94 305
USA

Ludwig-Körner, Christiane, Professor Dr.
International Psychoanalytic University Berlin gGmbH
Stromstr. 1
10 555 Berlin

Malzer-Gertz, Margarete, Dr.
Krimweg 3
24 975 Maasbüll

Moeck, Jan, Dr.
Kurfürstendamm 195
10 707 Berlin

Molter, Johann Jakob , Dipl.-Psych.
Neanderstraße 8
40 233 Düsseldorf

Nicolai, Elisabeth , Professor Dr. sc. hum.
Helm Stierlin Institut
Schloß Wolfsbrunnenweg 29
69 118 Heidelberg

Omer, Haim, Professor Dr.
Tel Aviv University
6 Borochov, Hod Hasharon
Israel

Pauli, Dagmar, KD Dr. med.
Psychiatrische Universitätsklinik Zürich
Neumünsterallee 3
8032 Zürich
Schweiz

Pelzer, Kurt
Sülzburgstr.105a
50 937 Köln

Pitschel-Walz, Gabriele, Priv.-Doz.
Klinik für Psychiatrie und Psychotherapie, Klinikum rechts der Isar der TU München
Ismaninger Straße 22
81 675 München

Reiners, Bernd, Dipl.-Psych.
Neustraße 42
52 159 Roetgen

Rhiner, Bruno, Dr. med.
Chefarzt Kinder- und Jugendpsychiatrischer Dienst

Schützenstrasse 15
8570 Weinfelden
Schweiz

Rotthaus Schweiz, Wilhelm, Dr. med.
Commerstraße 1
50126 Bergheim

Rufer, Martin, Fachpsychologe
Zentrum für Systemische Therapie und Beratung
Villettemattstrasse. 15
3007 Bern
Schweiz

Ruhwinkel, Bernadette, Dr. med., MAS&C
Privatklinik Hohenegg AG
Hohenegg 1
8706 Meilen
Schweiz

Schindler, Andreas, Dr. phil. Dipl.-Psych.
Universitätsklinikum Hamburg-Eppendorf
Martinistraße 52
20246 Hamburg

Seiferth, Andrea, Dipl.-Psych.
Verbindungsstr. 6b
22607 Hamburg

Singer-Rothöft, Inge, Dipl.-Psych.
Grafenberger Allee
40237 Düsseldorf

Spitczok von Brisinski, Ingo, Dr.
LVR-Klinik Viersen
Johannisstr. 70
41749 Viersen

Starke, Claudia, Dr. med.
Gemeinschaftspraxen Asylstr. 46
8708 Männedorf
Schweiz

Stoltze, Karin, Dipl.-Psych.
ISFT Magdeburg
Hegelstr. 18
39104 Magdeburg

Stratton, Peter Michael, Professor Dr.
Leeds Family Therapy & Research Centre
University of Leeds
Leeds LS2 9LJ

Vereinigtes Königreich
Stellpflug, Martin H., Professor Dr., M.A.
Kurfürstendamm 195
10707 Berlin

Strauß, Bernhard, Professor Dr.
Universitätsklinikum Jena
Stoystraße 3
07740 Jena

Tominschek, Igor, Dr.
Tagesklinik Westend
Westendstraße 185
80686 München

Unterholzer, Carmen, Dr.
Institut für Systemische Therapie
Am Heumarkt 9/2/22
1030 Wien
Österreich

von Sydow, Kirsten, Professor Dr.
Klinische Psychologie und Psychotherapie
Psychologische Hochschule Berlin (PHB)
Am Köllnischen Park 2
10179 Berlin

Wagner, Elisabeth, Dr.
Kaiserstraße 10
1070 Wien
Österreich

Weinblatt, Uri, Dr. phil.
Institut für systemische Impulse, Entwicklung und Führung gmbh
Hornbachstrasse 50
8008 Zürich
Schweiz

Wilms, Bettina, Dr. med.
Carl-von-Basedow-Klinikum Saalekreis gGmbH
Vor dem Nebraer Tor 11
06268 Querfurt

Sachwortverzeichnis

T

U

V

Beltz Video Learning »Systemische Therapie in der Praxis«

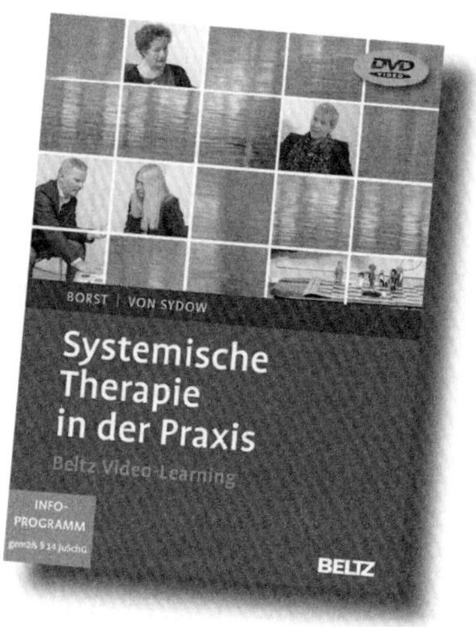

Ulrike Borst & Kirsten von Sydow (2018)
Beltz Video-Learning »Systemische Therapie in der Praxis«
Videostreaming auf psychotherapie.tools,
ca. 240 Minuten Laufzeit

Zeitgleich mit der Publikation dieses Lehrbuchs »Systemische Therapie in der Praxis« wurden 2018 in der Reihe »Beltz Video Learning« auch Lehrvideos gedreht. In über vier Stunden Videomaterial werdenviele der in diesem Lehrbuch beschriebenen psychotherapeutischen Vorgehensweisen durch Experten veranschaulicht.
Einbezogen sind sowohl das klassische systemische Repertoire als auch moderne Weiterentwicklungen der Systemischen Therapie im Einzel-, Paar- und Familiensetting, störungs- und problemspezifische Ansätze sowie neue systemisch-interative Manuale wie EFT oder MDFT.

Warum diese Lehrvideos?
Psychotherapeutische Expertise kann nicht nur durch Lesen oder Zuhören im Seminar erworben werden. Mindestens ebenso wichtig ist es, durch Beobachtung von anderen, mehr darüber zu erlernen, wie man Dinge tun kann. Im Kontext von Familientherapie und Systemischer Therapie hatte das Beobachtungs- oder Modelllernen (Albert Bandura) und die Reflexion von Psychotherapie aufgrund direkter Beobachtung schon immer einen besonders hohen Stellenwert.
Wenn Sie beobachten, wie eine erfahrene Therapeutin oder ein erfahrener Therapeut systemische Therapiegespräche mit Einzelpersonen, Paaren und Familien durchführt, können Sie mehr darüber lernen, »how to do it«, als wenn Sie nur lesen oder hören, wie Systemische Therapien theoretisch durchgeführt werden sollten. Darüber hinaus liefern Therapievideos ausgezeichnetes Material für Diskussionen und die kritische Reflexion im Rahmen von Seminar- oder Intervisionsgruppen. Und vielleicht geht es auch darum, zu erkennen, dass selbst sehr erfahrene Experten nicht immer perfekt sind – und dass es in der Systemischen Therapie (und der Psychotherapie generell) nicht um Perfektion geht, sondern um fehlerfreundliches Arbeiten von »hinreichend guten« Therapeuten (hier paraphrasieren wir Winnicott, der von der »hinreichend guten Mutter« spricht).

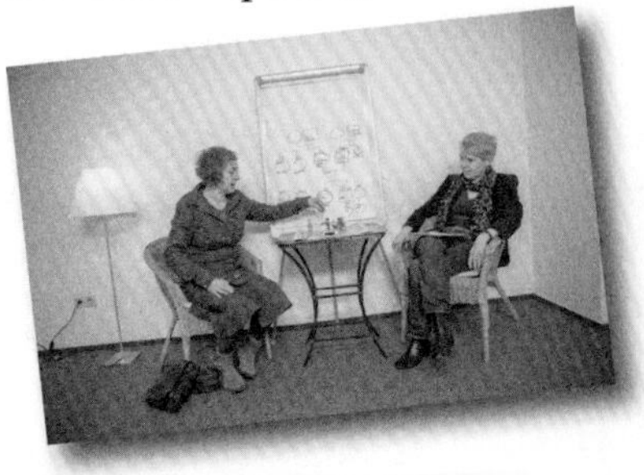

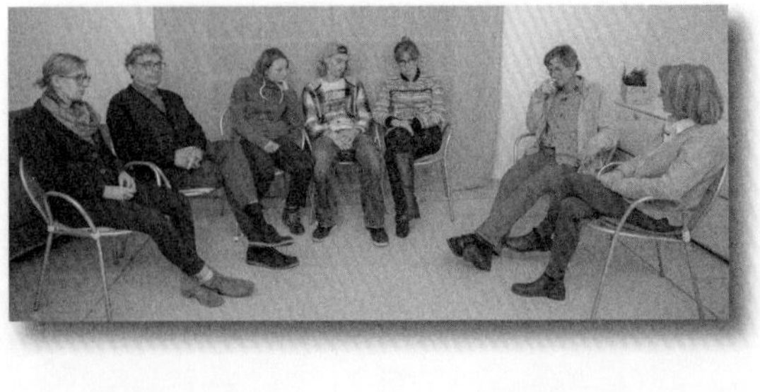

Was wird gezeigt?

Die Videos verfolgen das Ziel, einen möglichst repräsentativen und umfassenden Querschnitt wichtiger Interventionen der Systemischen Therapie darzustellen: Die Arbeit in unterschiedlichen Settings (Einzel-, Paar- und Familientherapie, ambulant und stationär), unterschiedlichen Lebensphasen (vom Jugendalter bis zum höheren Alter), unterschiedlichen Phasen der Therapie (Therapiebeginn, spätere Sitzungen und Abschluss), mit unterschiedlichen Störungsbildern (u. a. Depressionen, Essstörungen, Substanzkonsumstörungen, somatischen Störungen) und Problemlagen (u. a. Partnerschaftsprobleme in Zusammenhang mit Außenbeziehungen; Arbeitsplatzprobleme; Probleme in Patchwork-Familien; Probleme mit schweren Erkrankungen, Sterben und Tod), unterschiedlichen Interventionen, schwierigen therapeutischen Konstellationen sowie »klassischen« und modernen manualisierten Interventionsansätzen. Zunächst werden grundlegende Aspekte der Systemischen Therapie veranschaulicht: Erstgespräche mit Einzelpersonen und Paaren, die für die Systemische Therapie besonders zentralen symbolisch-metaphorischen Verfahren »Genogramm« und »Skulptur« und die Arbeit in wechselnden Settings (Familien-, Einzel- und Paartherapie) sowie das störungsspezifische systemische Vorgehen bei Depressionen, Essstörungen und Burn-out/Arbeitsstörungen demonstriert. Darüber hinaus wird jedoch auch das Vorgehen bei spezifischen Problemlagen wie Konflikten in Patchwork-Familien, dem Umgang mit schweren Erkrankungen, Sterben und dem Tod sowie die Arbeit mit älteren Klienten gezeigt. Abschließend erfolgt ein Einblick in zwei moderne forschungsbasierte, manualisierte, systemisch-integrative Ansätze, nämlich die Emotionsfokussierte Paartherapie (EFT) und die Multidimensionale Familientherapie (MDFT).

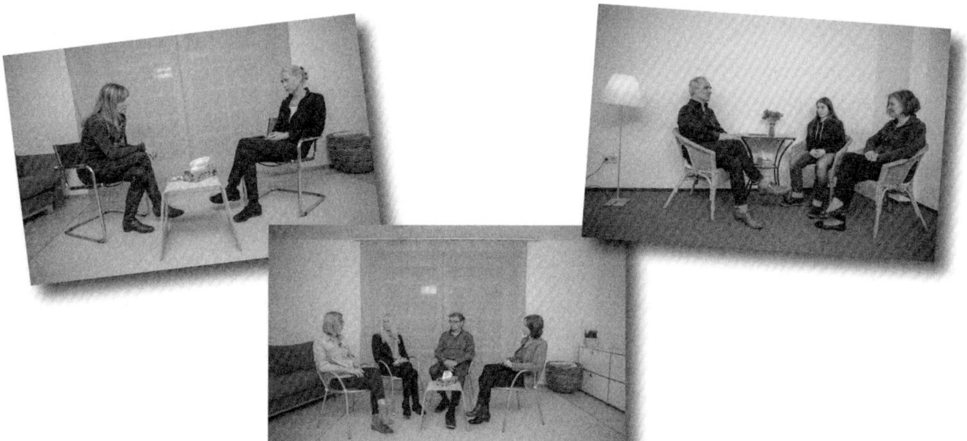

Grundlagen und störungsspezifische Systemischen Therapie

▶ Grundlagen der Systemischen Therapie: Einzeltherapeutisches Erstgespräch • Paartherapeutisches Erstgespräch • Umgang mit schwierigen Situationen in der Anfangsphase • Genogramm • Familienskulptur mit Playmobil-Figuren (FSPlay) • Reguläre Therapiebeendigung und Therapieabbrüche • Veränderungen des Settings als Intervention

Störungsspezifische Therapie, Umgang mit besonderen Problemkonstellationen und manualisierte systemisch-integrative Therapieansätze

- Störungsspezifische Therapie: Depressionen (Einzel- und Paargespräch) • Essstörungen (Familiengespräch) • Burn-out und Arbeitsstörungen (Erst- und Abschlussgespräch im Kontext stationärer Therapie)
- Umgang mit besonderen Problemkonstellationen: Patchwork-Familien • Schwere Erkrankungen, Sterben und Tod im familiären Kontext • Systemische Therapie mit älteren Klienten
- Manualisierte systemisch-integrative Therapieansätze: Emotionsfokussierte Paartherapie (EFT) • Multidimensionale Familientherapie (MDFT)

In Untertiteln wird das therapeutische Vorgehen kommentiert, indem beschrieben wird, was gerade passiert (auch unter Nutzung der entsprechenden Fachtermini) oder warum der Therapeut sich gerade entsprechend verhält. Damit soll die Anwendung der systemischen Konzepte noch klarer verdeutlicht werden. Durch das Ausblenden der Untertitel haben Sie jedoch auch die Möglichkeit, das Vorgehen ohne diese Kommentare auf sich wirken zu lassen, was didaktisch ebenfalls sehr wertvoll sein kann.

Was war uns bei diesen Lehrvideos wichtig?

- **»State-of-the-Art«-Therapeutenverhalten.** Das Beziehungsverhalten sollte so gestaltet sein, dass eine authentische Arbeitsatmosphäre entsteht. Auch sollten bewährte (und evidenzbasierte) Interventionen eingesetzt und angewandt werden. Beides ist selbstverständlich abhängig von der Persönlichkeit und dem Stil der jeweiligen Therapeuten, dem Setting, der jeweiligen Problematik sowie den interaktionellen Eigenheiten der dargestellten Patienten. Insofern wird hier kein »perfektes und ultimatives« Therapievorbild gegeben, sondern einen – hoffentlich! – stimmigen und prägnanten, von therapeutischer Expertise in Theorie und klinischer Praxis geprägten Eindruck. Dies ist unserer Auffassung nach den Therapeutinnen und Therapeuten, die in den hier demonstrierten Bereichen alle ausgewiesene Experten sind, sehr gut gelungen.
- **Realistisches Patientenverhalten.** Echte Therapievideos, auf denen reale Patienten zu sehen sind, sind aus patienten- und datenschutzrechtlichen Gründen für ein Produkt wie das vorliegende nicht geeignet. Es ist aber möglich, realistische Therapiesituationen, die auf realen Fällen beruhen, im Rollenspiel so zu entwickeln, dass sie der klinischen Praxis sehr nahe kommen. Auf Seite der Schauspielpatienten gehören dazu neben darstellerischem Geschick und der Fähigkeit, sich auf so ein Rollenspiel (ohne detailliertes Drehbuch) authentisch einlassen zu können, auch die Kompetenz, Patienten und ihre Probleme und Ressourcen realistisch darstellen zu können. Auch dies ist unserer Auffassung nach hier ausgezeichnet gelungen – daher unser herzlicher Dank auch an die Darstellerinnen und Darsteller (z. T. ausgebildete Schauspielerinnen, z. T. selbst systemische Therapeuten)!

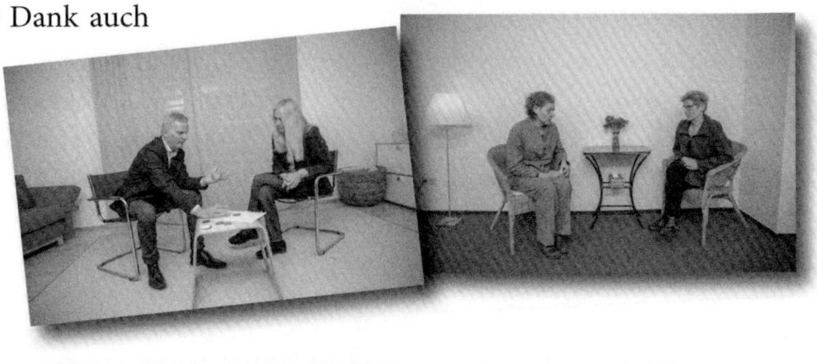

Track	Titel	Video-Therapeut	Bezug zu Lehrbuchkapiteln
	Grundlagen der Systemischen Therapie		
1.1	Einzeltherapeutisches Erstgespräch	Sydow	Kap. 4
1.2	Paartherapeutisches Erstgespräch	Bruchhaus-Steinert	Kap. 5
1.3	Umgang mit schwierigen Situationen in der Anfangsphase	Malzer-Gertz	Kap. 11
1.4	Genogramm	Sydow	Kap. 13
1.5	Familienskulptur mit Playmobil-Figuren (FSPlay)	Sydow	Kap. 15
1.6	Reguläre Therapiebeendigung und Therapieabbrüche	Malzer-Gertz	Kap. 27
1.7	Veränderungen des Settings als Intervention	Rufer	Kap. 35
	Störungsspezifische Therapie, Umgang mit besonderen Problemkonstellationen und manualisierte systemisch-integrative Therapieansätze		
2. Störungsspezifische Therapie			
2.1	Depressionen (Einzelgespräch und Paargespräch)	Borst	Kap. 36
2.2	Essstörungen (Familiengespräch)	Pauli	Kap. 46
2.3	Burnout und Arbeitsstörungen	Haas	Kap. 45
3. Umgang mit besonderen Problemkonstellationen			
3.1	Patchworkfamilien	Starke & Hess	Kap. 61
3.2	Schwere Erkrankungen, Sterben und Tod im familiären Kontext	Haagen	Kap. 62
3.3	Systemische Therapie mit älteren Klienten	Ruhwinkel	Kap. 63
4. Manualisierte systemisch-integrative Therapieansätze			
4.1	Emotionsfokussierte Paartherapie (EFT)	Seiferth	Kap. 72
4.2	Multidimensionale Familientherapie (MDFT)	Gantner	Kap. 81

Weitere Praxis-Lehrbücher

Das Lehrbuch »Verhaltenstherapie in der Praxis« bietet einen umfassenden und praxisnahen Überblick für alle Verhaltenstherapeut:innen – ob Psychotherapeutin in der Ausbildung oder erfahrener Behandler. Von Probatorik bis Therapieende, von Angst- bis Zwangstörung – in 83 Kapiteln wird die Verhaltenstherapie umfassend vorgestellt. In der neuen Auflage sind dabei Änderungen im Diagnosesystem der ICD, moderne Behandlungsansätze und Themen wie z.B. globale Krisen integriert. Die starke Praxisorientierung, die Berücksichtigung von Diversität (u.a. VT bei Älteren und Intelligenzminderung) und rechtlichen Aspekten sowie die Integration verschiedener Techniken der Beziehungsgestaltung machen dieses Buch zu einer wertvollen Ressource und einem unverzichtbaren Nachschlagewerk.

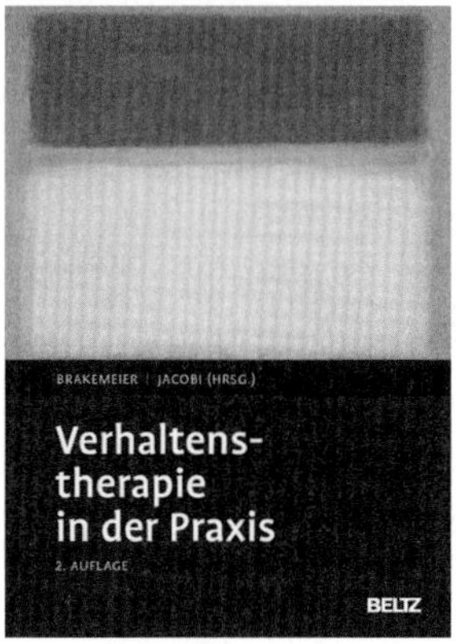

Brakemeier • Jacobi (Hrsg.)
Verhaltenstherapie in der Praxis
2. Auflage 2025
1014 Seiten. Gebunden.
ISBN 978-3-621-29097-5

Das umfassende Lehrbuch vermittelt praxisnah Methoden und Interventionen der Psychodynamischen Psychotherapie. Das Ziel: Wissenschaftlich gesicherte Methoden direkt in die Praxis übertragen und anwenden. Dafür werden empirisch fundierte Techniken mit Beispielen, FAQs und Tipps von erfahrenen Expert:innen dargestellt. Die Herausgeberinnen Antje Gumz und Susanne Hörz-Sagstetter stellen gemeinsam mit zahlreichen renommierten Autor:innen psychodynamische Konzepte, Strategien und Techniken mithilfe anschaulicher Fallbeispiele und Therapiedialoge vor.

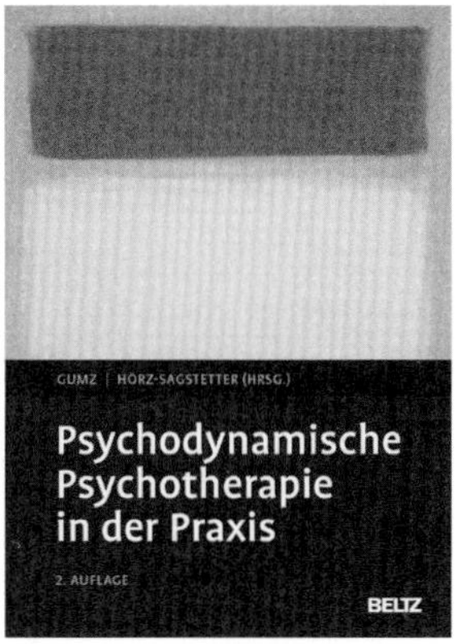

Gumz • Hörz-Sagstetter (Hrsg.)
Psychodynamische Psychotherapie in der Praxis
2. Auflage 2025
942 Seiten. Gebunden.
ISBN 978-3-621-29026-5

www.beltz.de **BELTZ**